JN433105

Third Edition

EMERGENCY

RESCUE and TRANSPORTATION

환자구조 및 이송

저자

이재민 · 윤형완 · 한승태

Third Edition

EMERGENCY
RESCUE and TRANSPORTATION
환자구조 및 이송

초판 1쇄 발행 | 2019년 3월 4일
3판 1쇄 인쇄 | 2025년 8월 20일
3판 1쇄 발행 | 2025년 9월 5일

지 은 이 이재민, 윤형완, 한승태
발 행 인 장주연
출 판 기 획 최준호
출 판 편 집 박미애
표지디자인 김재욱
편집디자인 주은미
일 러 스 트 유학영
마 케 팅 박예진
발 행 처 군자출판사(주)
등록 제4-139호(1991. 6. 24)
본사 (10881) 파주출판단지 경기도 파주시 회동길 338(서패동 474-1)
전화 (031) 943-1888 팩스 (031) 955-9545
www.koonja.co.kr

ISBN 979-11-7068-330-8

정가 44,000원

Third Edition

EMERGENCY
RESCUE and TRANSPORTATION

환자구조 및 이송

Emergency Rescue and Transportation

저자

이재민 Lee Jae-min

- 1급 응급구조사
- 광주보건대학교 응급구조학과

윤형완 Yun Hyeong-wan

- 1급 응급구조사
- 전주비전대학교 응급구조학과

한승태 Han Seung-tae

- 1급 응급구조사
- 육군 특수전사령부 특수전학교

감수

박희진 Park Hee-jin

- 이학박사
- (사)한국응급구조학회 이사장(前)
- 서영대학교 응급구조학과(前)
- 남부대학교 응급구조학과 겸임교수(前)

신동민 Shin Dong-min

- 미국응급구조사
- 한국응급구조학회 회장(前)
- 한국교통대학교 응급구조학과(現)

머리말

우리나라의 응급구조사는 응급의료체계 내에서 다양한 사고 현장에 출동하여 환자 상담, 구조, 이송, 응급처치 등의 구급·구조 업무를 수행하는 핵심 인력이다. 이들은 각종 재난과 응급상황에서 신속하고 적절한 대응을 통해 국민의 생명과 안전을 지키는 중요한 역할을 담당하고 있다.

본서는 응급구조학을 공부하는 학생들과 현장에서 종사하는 응급구조사 선생님들이 실제 상황에 즉시 적용할 수 있는 실무능력을 향상하는 데 도움을 주고자 집필한 것이다. 특히 출동 단계에서부터 현장 평가와 계획 수립, 손상 환자에 대한 정확한 판단과 적절한 응급처치, 장비 활용 등 구조 전 과정의 핵심 내용을 충실히 반영하였다. 아무리 우수한 의료진과 시설이 갖춰져 있더라도, 현장에서의 초기 대응이 늦거나 부적절하다면 환자에게 심각한 합병증이나 불이익이 초래될 수밖에 없다. 따라서 본서는 현장 실무에서 즉시 활용 가능한 지식과 술기를 체계적으로 정리하였으며, 각 Chapter마다 이해를 돕는 설명과 요약, 현장사진을 함께 수록하였다.

제3판에서는 기존 내용 전반에 걸쳐 보완과 수정 작업을 진행하였다. 특히, '대량재해 총론'은 우리나라의 현장상황과 재난관리체계에 맞추어 전면적으로 개편함으로써, 실제 대규모 재난 상황에서 현장대응역량을 높일 수 있도록 하였다. 또한, 최신 사례와 자료를 반영하여 현장 실무에 보다 효과적으로 적용할 수 있도록 구성하였다.

오늘날 다양한 재난과 사고가 빈번하게 발생함에 따라 응급구조사의 역할과 책임은 더욱 중요해지고 있다. 이에 본서에서는 이론뿐만 아니라 현장에서 실제로 적용할 수 있는 지식과 경험을 바탕으로, 각종 응급상황에 효과적으로 대응하는 방법을 담고자 하였다.

앞으로도 우리나라의 현실과 제도에 맞추어 지속적인 연구와 노력을 기울여 내용을 꾸준히 보완하고, 새로운 지식과 이론을 반영할 것이다.

본서의 출간 과정에서 아낌없는 조언과 도움을 주신 여러 선생님과 지인들께 깊이 감사드린다. 현장 사진 자료를 제공해주신 분들께도 감사의 마음을 전한다. 또한, 군자출판사 장주연 사장님과 편집부 선생님들께서 출판 전반에 보여주신 세심한 배려에도 진심으로 감사드린다.

마지막으로, 집필 과정에서 충분히 함께하지 못한 가족에게 미안함과 사랑의 마음을 전한다.

2025년 8월

선도해 나가는 응급구조사를 바라는 마음으로

저자 대표 **이 재 민**

Contents

PART 01 구급차 운행 및 구조

Chapter 01 구급차 운행

Chapter 02 환자의 이송

PART 03 대량재해

Chapter 07 재난관리 및 재난의학

Chapter 08 재해 유형과 관련 질병

PART 04 위험물/테러

Chapter 09 위험물 사고 관리

Chapter 10 테러에 대한 대응

부록

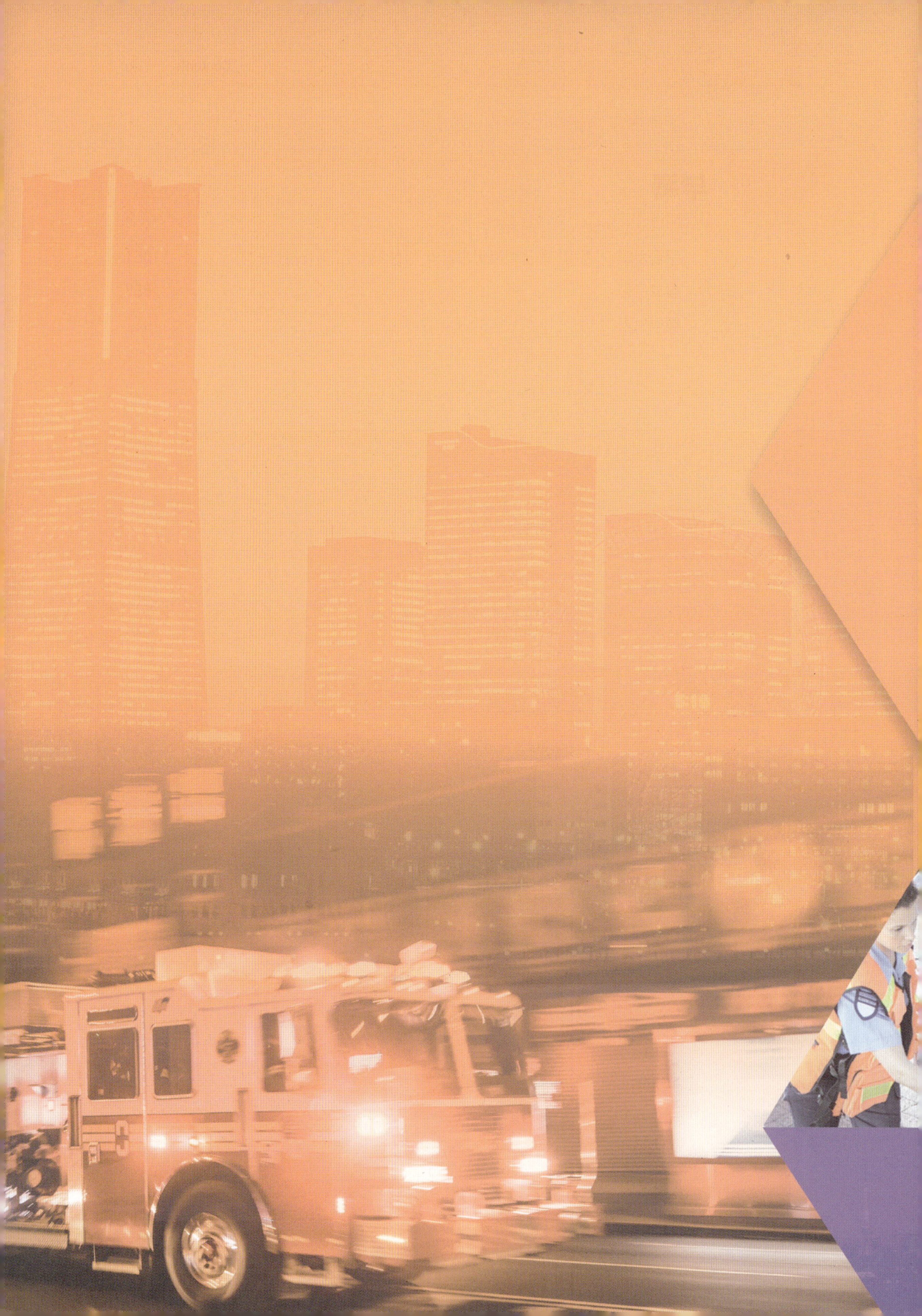

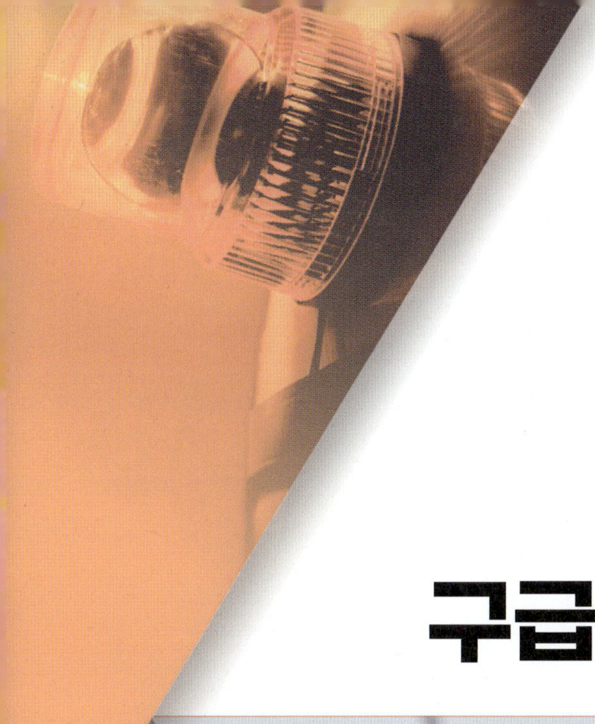

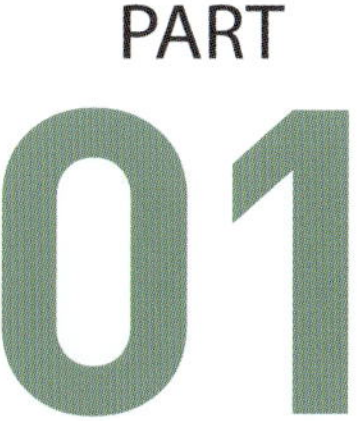

구급차 운행 및 구조

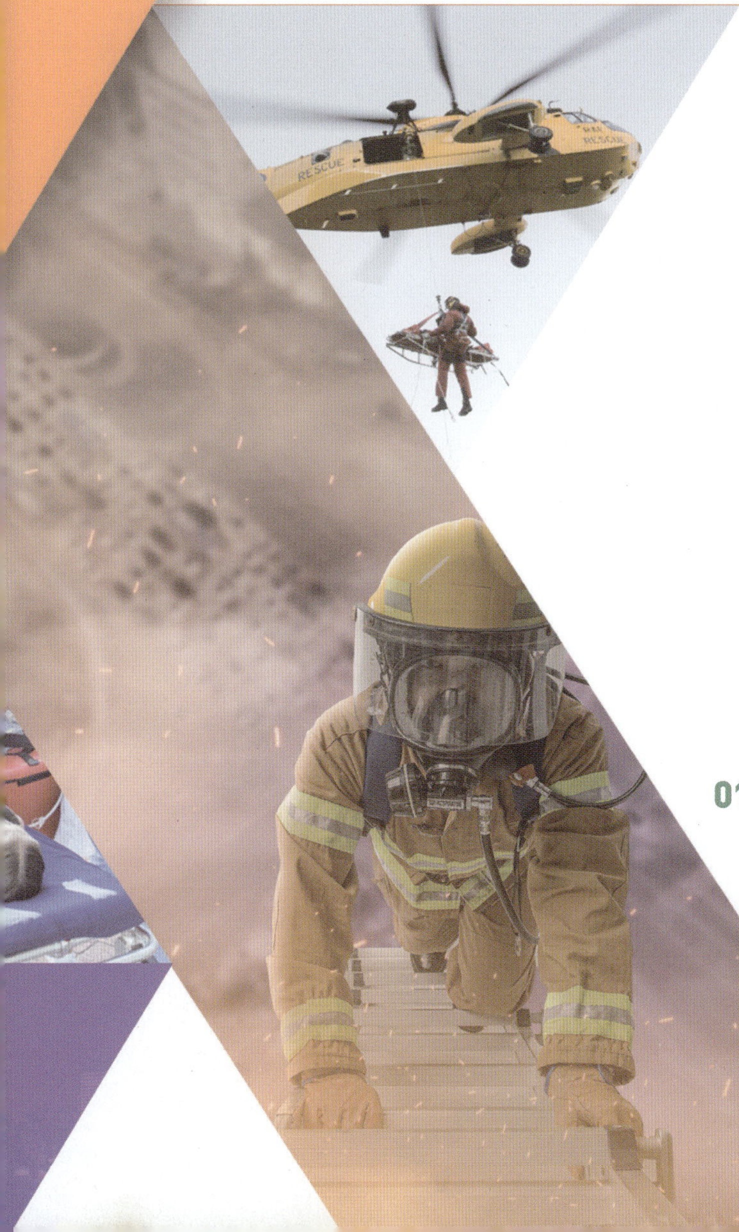

Chapter

구급차 운행 01

01 개요

현대의 의미의 구급차는 1972년 나폴레옹 군대의 외과의사인 도미니크 장 래리(Dominique Jean Larrey)와 퍼시(Percy)가 야전 의무대 창설계획을 수립하고 전쟁터에서 부상당한 군인들을 치료 가능한 후방으로 이송하기 위한 포장마차로부터 시작되었다. 당시 구급차인 "Ambulance Volantes"는 부상자를 전투가 끝날 때까지 전장에 방치해 두었던 당시 상황에서는 아주 큰 진전이었다. 그러나 환자를 이송하지 못한 공백시간(Therapy free interval) 48시간은 부상자 사망률이 46%에 이르렀으나 1854년 Crimia 전쟁에서 나이팅게일의 활약과 1864년 앙리 뒤낭의 노력으로 국제적십자가 창설되어 부상당한 군인들이 전쟁터 현장에서 인도적 차원의 응급처치를 받을 수 있었다(그림 1-1).

제1차 세계대전 동안에는 총과 대포를 비롯한 전쟁수단이 발전되어 참호 속의 상황은 점점 더 참혹한 양상으로 변해 갔다. 이에 Sirhugh Owen-Thomas는 Ring Splint를 고안하여 폐쇄성 대퇴골 골절을 고정함으로써 현장 사망률을 80%에서 20%로 감소시킨 계기로 현장 응급처치의 개념이 인정되어 참호속의 부상자를 응급처치할 수 있게 되었다.

1938년 독일의 Martin Kirscher에 의해 현장에서 빠른 이송이 부상자 사망률을 감소시킨다는 개념이 도입되었다. Martin Kirscher는 "의사가 부상자에게로 가야지 부상자가 의사에게로 와서는 안 된다."라고 하여 빠른 이송의 개념을 정립하였으며 제2차 세계대전 후인 1956년 K. H. Bauer에 의해 재차 강조되었다. 이에 1957년에는 의사가 탑승한 구급차가 출범하였다.

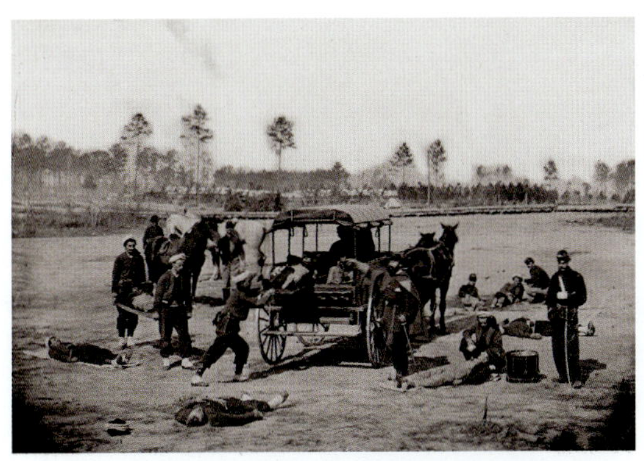

그림 1-1. 미국 남북전쟁 당시의 구급차

우리나라에서는 1906년에 최초로 구급차가 도입되었고, 1906년 이전까지는 들것에 응급환자를 눕힌 상태에서 이송하였다. 그 이전에는 장의 차량이 흔히 사용되었다(그림 1-2). 이후 1938년 경성 소방서에 구급차가 도입되어 운행되었고 재난이나 사고현장을 비롯해 모든 응급환자를 대상으로 출동했으며 전화번호 119를 통해 이용됐다. 대한민국 최초의 동력 구급차 기록이며 119구급차라는 것이다. 1950년대 전주예수병원에서 구급차를 운영한 기록이 있으며, 1962년 개정 의료법에서 종합병원은 '구급실'과 '구급거'를 운영해야 한다고 규정하고 있다. 이외에도 경찰 등에서 필요에 따라 구급차를 운영했던 것으로 추측된다. 한편, 1972년에 전주 소방서에서 구급차를 운영한 기록이 있다. 응급치료를 위한 의료장비는 거의 없었고, 환자 곁에서 응급처치할 수 있는 대원은 없었고 환자실의 공간은 매우 좁았다. 이에 더 좋은 응급의료장비가 필요하게 되었다.

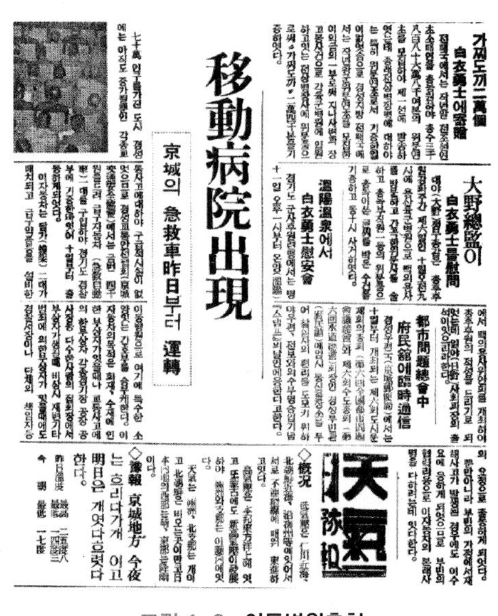
移動病院出現

京城의 急救車昨日부터 運轉

大野總監이

白衣勇士를慰問

溫陽溫泉에서

白衣勇士慰安會

都市問題總會中

府民館에臨時郵便局

天氣

그림 1-2. **이동병원출현**
(동아일보, 1938년 10월 11일)

1982년 3월, 서울에 9대의 구급차를 갖춘 소방 구급대가 창설되면서 비로소 119 구급차의 시대가 열려 현재까지 이어지고 있다(그림 1-3). 한편, 1994년 응급의료에 관한 법률에서 "응급환자이송업"을 허가하였고 이에 따른 사설 구급차도 활동하고 있는데, 주로 병원 간 이송을 담당한다.

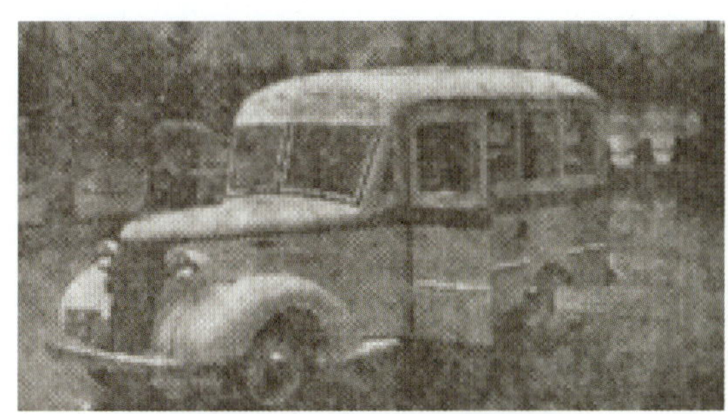

대한민국 최초의 동력 구급차(추정)

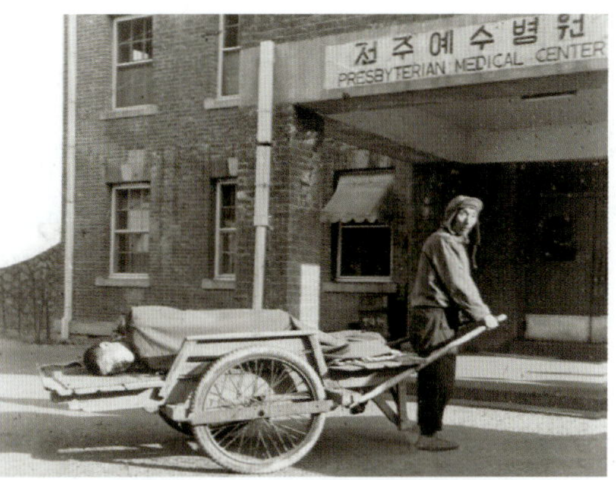

전주예수병원 최초의 구급차(2010년 3월 5일)

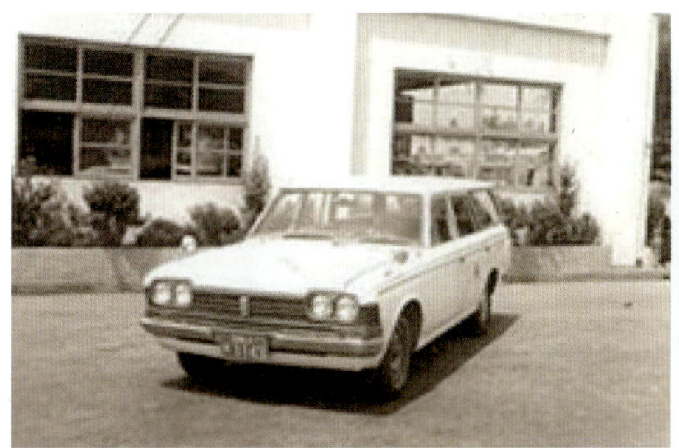

1972년 전주소방서 구급차

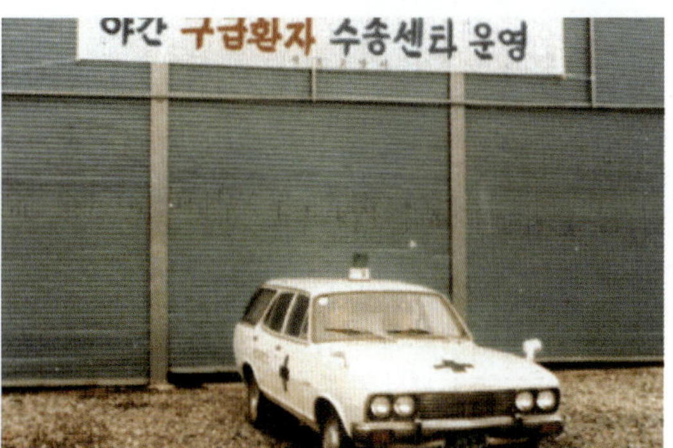

1987년 원주소방서 119구급차량

그림 1-3. **구급환자 이송 구급차량**

구급차등 정의

응급환자의 이송, 응급의료를 위한 장비 등의 운반 등 「응급의료에 관한 법률」에서 정하는 기준을 갖추고 응급의료의 목적에 이용되는 자동차, 선박 및 항공기 등의 이송수단을 말한다(응급의료에 관한 법률 제2조 정의).

응급의료에 관한 법률 시행규칙 제39조 응급구조사의 배치

구급차등의 운용자는 응급환자를 이송하거나 이송하기 위하여 출동하는 때에는 법 제48조의 규정에 따라 그 구급차등에 응급구조사 1인 이상이 포함된 2인 이상의 인원이 항상 탑승하도록 하여야 한다. 다만, 의료법에 의한 의사 또는 간호사가 탑승한 경우에는 응급구조사가 탑승하지 아니할 수 있다.

의료법 제9조 종합병원(법률 제1035호, 1962. 3. 20)

본법에서 종합병원이라 함은 의료를 행하는 장소로서 보건사회부령으로 정하는 진료전문과목 중 적어도 내과, 외과, 소아과, 산부인과, 안과, 이비열후과, 피부과, 비뇨기과, 정신신경과, 방사선과, 임상병리과 및 치과로 구분되고 다음 각호에 해당하는 인원과 시설을 구비한 것을 말한다.

① 보건사회부령으로 정하는 인원삭의 각과전문의사, 치과의사, 약사, 간호원 및 기타 종사원
② 각과 전문의 진료실
③ 입원실
④ 수술실 및 산실
⑤ 구급실 및 구급거
⑥ 임상병리검사시설
⑦ 방사선장치
⑧ 조제실
⑨ 소독시설
⑩ 급식시설
⑪ 난방시설
⑫ 급수시설
⑬ 세탁시설
⑭ 오물처리시설
⑮ 병이해부실
⑯ 연구실
⑰ 강의실
⑱ 도서실
⑲ 기타 보건사회부령으로 정하는 시설

국내의 구급차는 공식적으로 표준화된 규격과 사양을 갖추지 않았고, 먼저 도입된 미국의 구급차는 응급구조사가 활동할 수 있는 응급의료장비와 공간이 만족되는 기준에 의거(정부규정)하여 제작되고 있었다. 미국의 구급차 설계의 가장 중요한 것은 차량의 폭과 길이가 증가하고, 환자가 위치하는 높이가 더 높아졌다. 국내에서도 2000년 7월에 개정된 응급의료에 관

한 법률시행 규칙 안에서 구급차의 사용범위와 구급차의 장비 및 관리, 정부가 추천하는 형태의 구급차 제원에 대한 내용이 법제정 되었고, 2015년 9월 30일에 수정되어 구급차의 기준에서 구급차 운행연한을 9년으로 정하고 있다.

병원 전 응급처치의 모든 목적은 응급구조사 및 구급차가 현장에 도착하지 않는다면 결코 달성할 수 없다. 구급차를 운전하기 위해서는 평소 자가용을 운전할 때와 다른 특별한 요소들을 포함하여 도로 위에서의 모든 위험적인 요인을 알아야 할 것이다. 이러한 위험성을 인지하여야 하는 것은 구급차를 운전하는 대원의 책임이다.

구급차 운행의 목적은 환자의 생명유지 및 보존하면서 신속하고 안전하게 응급의료기관으로 이송하는 것이다. 응급구조사가 구급차를 운행하다보면, 삶과 죽음의 갈림길에 선 응급환자를 자주 접하게 된다. 이런 경우 환자를 응급의료기관으로 이송하다 교통사고가 발생하면 본연의 목적을 달성하지 못하는 경우가 적지 않게 발생한다. 현장출동이나 현장에서 응급의료기관까지 신속하게 움직인다는 것은 응급구조사의 마음을 조급하게 만들고, 선행된 조급한 마음은 '안전'을 간과하게 된다. 응급구조사가 과속과 주의의무를 무시하게 되면 응급환자와 동료의 생명도 위태롭게 만들 수 있다.

Tip **도미니크 장 래리**(Dominique Jean Larrey, 1766-1842)

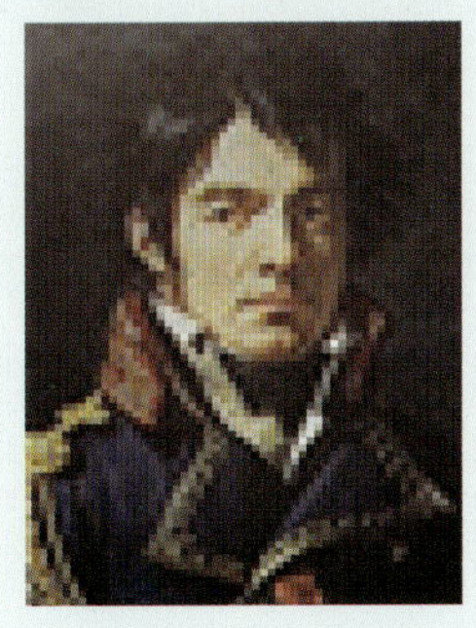

도미니크 장 래리는 피레네산맥 근처 마을에서 태어난 프랑스의 외과의사이자 군의관으로, 현대 야전외과의 창시자로 평가받는다. 그는 과다출혈로 인한 증상을 처음으로 '쇼크'라는 용어로 명명하였으며, 그의 앰뷸런스 시스템은 많은 국가에서 모방되었다.

'응급의학의 아버지'로 불리는 그는 응급환자 치료의 기본 원칙과 조직적 구조를 수립했으며, 이는 오늘날까지도 유효하다. 19세기 초까지만 해도 전쟁터에서 부상을 입는 것은 사실상 죽음을 의미했다. 당시 병사들은 총탄, 포탄, 총검 등에 의해 부상을 당해도 즉각적인 치료를 받지 못한 채 방치되었고, 전투가 끝난 후에야 살아남은 소수의 부상자들이 수거되었다. 이들은 험난한 길을 따라 후방의 야전병원으로 이송되었으며, 야전병원은 주로 교회나 공공건물, 강가 근처에 마련되었다. 그러나 부상자들은 제대로 된 침구 없이 바닥에 누워 치료를 기다려야 했고, 대부분 창상 감염, 파상풍, 가스괴저 등으로 목숨을 잃었다. 그럼에도 불구하고 당시로서는 이러한 야전병원이 유일한 생존 가능성이 있는 곳이었다.

〈계속〉

래리는 1792년 프랑스 혁명군의 군의관으로 복무하면서, 부상병들의 참혹한 현실을 직접 목격하고 큰 충격을 받았다. 그는 전장에서 부상당한 병사들을 최대한 신속히 구조하기 위해 자원봉사자와 간호병들과 함께 적극적으로 나섰다. 그는 "의사는 인도주의 정신을 실천해야 한다. 죄가 있든 없든 모든 부상자에게 똑같이 붕대를 감아주어야 한다. 의사에게 중요한 것은 오직 병든 생명체뿐이다."라고 말했다. 이러한 신념에 따라 래리는 적군의 부상자들도 치료했으며, 이로 인해 비난을 받기도 했다.

주임 군의관이 된 후, 래리는 여러 반대에도 불구하고 '앰뷸런스' 개념을 도입하는 데 성공했다. 처음에는 기마 외과의사 3명과 간호병 1명으로 구성된 소규모 부대가 탄생했다. 이들은 붕대, 외과도구 등을 갖춘 말을 타고 다니며 부상자에게 신속히 응급처치를 제공했다. 이후에는 보다 체계적인 '앰뷸런스 부대'가 만들어졌으며, 가벼운 쌍두마차에 붕대, 외과도구, 세척용 대야, 그리고 부상자 2명을 태울 수 있는 바구니까지 장착되었다. 이를 통해 전장에서 지혈과 응급 붕대 처치, 긴급 절단술까지 가능해졌으며, 부상자들은 후방 야전병원으로 이동하는 동안에도 안정적인 치료를 받을 수 있었다. 이는 전시 의료체계에 혁신적인 변화를 가져온 중요한 발전이었다.

02 구급차의 구조적 측면

국내 구급차는 응급환자를 의료기관으로 이송할 때까지 최소한의 응급처치를 시행할 수 있도록 응급의료관리 운영규칙, 구급차 사용규칙, 구급차 사용 추천요령 및 교통안전기준에 적합하게 구급차의 내부를 제작하도록 하였다.

구급차의 구조에는 심폐소생술을 시행하기 위한 공간, 산소를 투여할 수 있는 장비, 무선통신장비, 필요한 의료장비의 보관 장소, 환자와 응급구조사를 위한 공간들 있다. 응급구조사를 위해서는 도심 또는 지방과 관계없이 응급의료에 필수적인 장비를 모두 갖추도록 넓은 공간과 장비 수납공간이 있어야 한다(그림 1-4). 그러나 우리나라의 도심 및 시내 도로는 좁고,

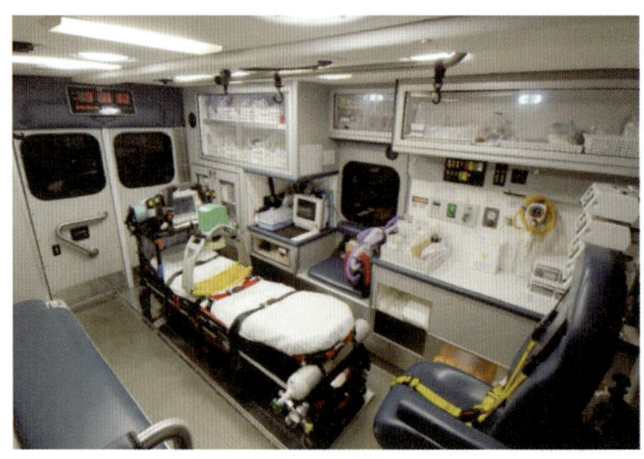

그림 1-4. 구급차 환자실에는 장비를 수납할 수 있는 공간이 있어야 한다.

구불구불하며, 자동차가 진입하기 어려운 골목이 있다는 것을 고려하여 국내의 환경 및 도로 특성에 맞는 구급차의 개발이 되고 있지만, 더 발전되어야 할 것이다.

1) 구급차를 위한 기본 요건

구급차는 운전자의 공간과 환자의 공간으로 나누어서, 2명의 응급구조사와 2명의 환자를 태울 수 있게 고안된 응급처치를 위한 차량을 구급차로 정의하고 있다. 이송 도중 1명의 환자가 계속 심폐소생술을 받을 수 있는 공간이 갖추어져야 한다. 또한, 현장에서나 이송 도중 응급처치를 시행할 수 있는 장비와 필요한 물품을 갖추어야 하고, 응급구조사와 환자를 위험한 환경에서 보호하고 구조도 할 수 있는 장비가 적재될 수 있어야 한다. 또한, 구급차와 응급의료진, 공공 안전기관, 119구급상황관리센터(구급상황관리자)와 항상 무선으로 통신할 수 있는 통신장비가 갖추어져야 한다. 구급차는 가장 안전하고 편안하게 구조되어서 이송 중에도 환자상태나 손상이 악화하지 않도록 해야 한다.

2) 구급차의 구조

정부가 추천하는 구급차의 형태도 초기보다는 아주 세밀해졌으며 들것, 척추고정판, 의료장비 보관함, 수액 걸이, 산소통과 인공기도, 응급구조사석, 환풍기, 경광등 및 경음기, 커튼, 에어컨 등이 기본적으로 적재되어야 한다. 미국은 주마다 구급차 면허에 있어서 각자의 기준을 가지고 있는 반면에 일본에서는 전국적으로 일원화된 규격과 장비를 갖추고 있다. 우리나라는 구급차의 형태에 따라서 구급차를 다음 2가지로 나누고, 이에 따라서 구급차가 갖추어야 할 의료장비의 기준(표 1-1)을 달리하고 있다(그림 1-5, 6).

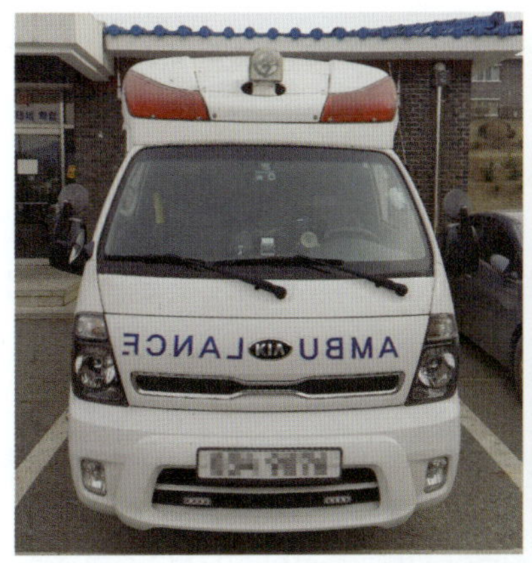

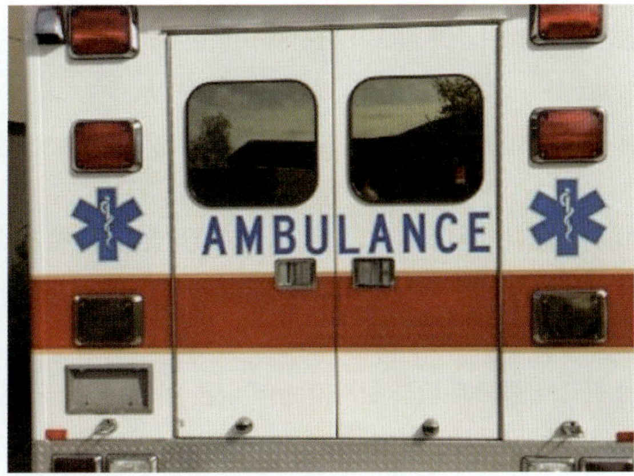

그림 1-5. 특수 구급차: 응급환자이송 및 진료에 적합하도록 된 구급차

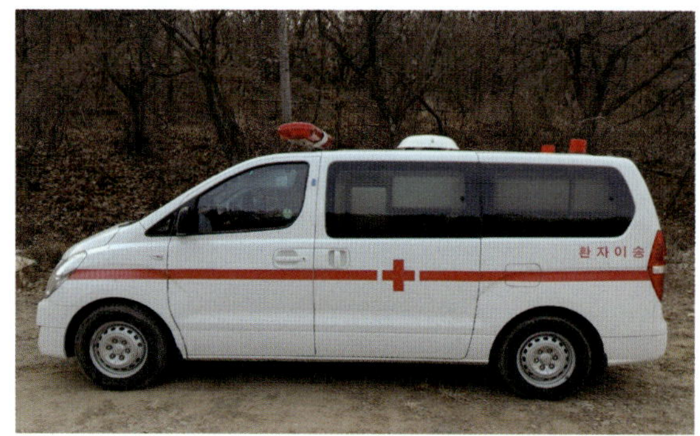

그림 1-6. **일반 구급차: 환자 이송에만 주로 이용되는 구급차**

 **구급차 특징**

구급차는 응급환자의 신속한 이송과 응급의료 지원을 위해 사용되는 특수 목적 차량이다. 구급차 내부에는 부상자가 눕는 침대를 비롯해 다양한 의료 기구 및 의약품이 갖춰져 있으며, 구급대원이 탑승하여 응급처치를 할 수 있는 충분한 공간이 확보되어야 한다.

구급차는 용도와 기능에 따라 의료 장비, 의약품, 규격, 외관 표시 등의 기준이 다르게 적용된다. 국내에서 운용 중인 구급차는 크게 화물차 개조형, 승합차 개조형, 외국차 수입형의 세 가지 형태로 구분된다.

 **구급차 종류**(응급의료법 제46조, 시행규칙 제38조제1항 기준)

구급차는 크게 "특수구급차"와 "일반구급차"로 구분된다.

1) 일반구급차: 위급의 정도가 중하지 아니한 응급환자의 이송에 주로 사용되는 구급차
   - 구급차 외관상 "붉은색" 표시

2) 특수구급차: 위급의 정도가 중한 응급환자의 이송에 적합하도록 제작된 구급차
   - 구급차 외관상 "녹색" 표시

   ① 기타(중환자용 특수구급차): 심정지, 급성심근경색, 급성뇌졸중, 중증 외상 환자 등 중환자의 이송에 적합하도록 제작된 구급차

3) 운용 및 규정
   ① 구급차 종류에 따라 환자 이송에 따른 이송처치료 기준, 구급차에 구비해야 하는 의료장비, 의약품 기준이 다르게 적용한다.
   ② 구급차의 형태, 표시, 내부장치 등에 관한 기준은 보건복지부와 국토교통부의 공동부령으로 정한다.

〈계속〉

③ 자동차등록증의 '차명'에 특수구급차(예시: 스타렉스특수엠블런스, 그랜드스타렉스특수구급차 등)로 기입이 되어있어도, 운용자가 이를 일반구급차로 운용하고자 하면 일반구급차의 도색 표시 기준 등에 맞도록 하여 일반구급차로 신고하고, 이를 일반구급차로 운용 가능하다.

④ 그러나 일반구급차로 제작된 차량을 특수구급차로 신고하거나, 일반구급차로 신고 후 특수구급차의 비용 등을 수취하는 등의 행위를 해서는 안 된다.

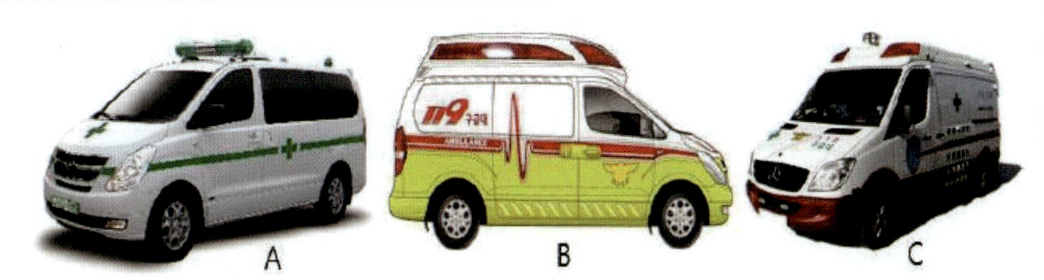

A : 일반구급차 B : 특수구급차 C : 중환자용 특수구급차

3) 외부 인식

구급차를 일반차들과 구분하기 위해서, 바깥 색은 흰색 바탕이고, 주황색 띠와 푸른색 글자와 문장을 넣어야 한다. 문장이나 마크를 표시하기 위한 재료는 어두운 곳에서도 반사될 수 있어야 한다. '생명의 별(star of life)' 마크를 구급차의 측면, 뒷면, 지붕에 표시하여 응급의료서비스와 응급구조의 전문성을 나타낼 수 있으나, 우리나라에서는 구급차의 외부 표시로 주로 녹십자 표시가 사용된다(그림 1-7). 이는 법적으로 규정된 사항이므로 구급차는 흰색 바탕에 녹십자 표시를 포함해야 한다. 특수구급차는 적색 띠와 "응급출동" 문구를 추가로 표시해야 한다. 구급차 고유 숫자, 종류, 색, 경고등, 회전등의 위치 등을 따로 정하고 있다. 사이렌은 높이를 변화할 수 있어서 다른 차량의 운전자들이 소리를 알아들을 수 있어야 한다.

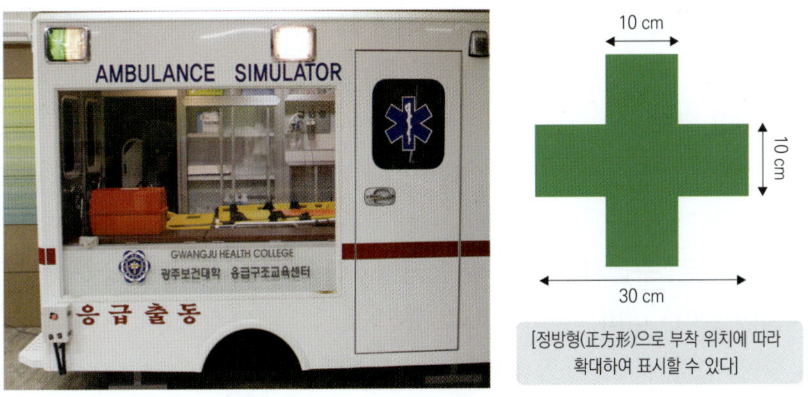

그림 1-7. 국내에서는 구급차의 외부 표시로 주로 녹십자 표시가 사용된다.

4) 구급차의 차대(섀시)

구급차의 차대는 승차 시 부드러운 주행감을 제공해야 하며, 하중이 실렸을 때에도 지면에서 최소 15 cm 이상의 높이를 유지해야 한다. 또한, 30 cm 깊이의 물에서도 원활하게 운행할 수 있어야 한다.

구급차는 강력한 제동 능력과 내구성이 뛰어난 안전한 타이어를 갖추어야 하며, 지역 및 기후 조건에 따라 4륜구동(4WD) 기능이 필요할 수도 있다. 구급차의 차체는 트럭 섀시에 탑재될 수도 있다. 국내에서도 이러한 형태의 구급차가 제작되고 있다.

구급차의 전체 길이는 환자실과 운전실의 구조에 따라 달라질 수 있다. 즉, 환자실과 운전석이 일체형으로 설계되었는지, 혹은 운전석이 별도로 탑재되었는지에 따라 길이가 결정된다.

5) 구급차 차체

구급차의 차체는 안전성을 최우선으로 설계되어야 하며, 내부에 돌출된 구조물이 없어야 한다. 또한, 환자나 응급구조사에게 위험을 초래할 수 있는 요소가 없어야 한다.

구급차 내부는 온도 조절이 가능하고, 외부와 격리되며, 쉽게 청소할 수 있는 구조여야 한다. 내부 공간은 충분히 확보되어야 하며, 최소 2명의 들것 환자와 2명의 응급구조사가 탑승할 수 있어야 한다. 또한, 응급 장비 및 응급 물품을 적재할 수 있는 공간이 마련되어야 한다.

(1) 구급차의 창문 설치 기준

① 출입문을 제외한 창문 제한
  ㉠ 앞면과 뒷문의 출입문, 환자실 측면 문을 제외하고는 창문이 없어야 한다.

② 운전실과 환자실 연결
  ㉠ 운전실과 환자실 사이에는 직접적인 출입문이 필요하며, 통로가 있는 경우 운전자가 해당 문을 잠글 수 있어야 한다.
  ㉡ 만약 운전실과 환자실 사이에 직접적인 통로가 없다면, 창문 또는 통화 장치가 설치되어야 한다.

(2) 운전자의 시야 확보

① 야간 운행 시, 후미의 조명이 운전자의 시야를 방해하지 않도록 설계되어야 한다.

(3) 환자실 내부 기준(「구급차의 기준 및 응급환자이송업의 시설 등 기준에 관한 규칙」 제4조 환자실의 길이 · 너비 · 높이에 따라 규정)

① 환자실 길이: 운전석과의 구획 칸막이에서 뒷문의 안쪽 면까지 250 cm 이상이어야 한다.
(※ 내부에 차체에 고정된 칸막이가 반드시 설치되어야 하며, 간이 칸막이는 인정되지 않음)

② 침대 끝과 뒷문 사이 공간: 25 cm 이상의 공간을 확보해야 한다.

③ 환자실 내부 너비: 간이침대를 바닥에 고정했을 때, 최소 25cm 이상의 통로 공간이 있어야 한다.

  ㉠ 환자실 폭은 표준 들것 2개를 수용할 수 있어야 하며, 응급구조사가 발을 자유롭게 움직일 수 있는 공간이 필요하다(그림 1-8).

④ 환자실 내부 높이

  ㉠ 특수구급차: 150 cm 이상

  ㉡ 일반구급차: 120 cm 이상

⑤ 통로 내 돌출 금지

  ㉠ 들것 사이의 통로 및 환자의 머리와 가슴 위쪽에는 돌출된 장애물이 없어야 한다.

⑥ 장비 보관 및 고정

  ㉠ 이송 도중 필요한 장비는 환자실 내부의 장비함에 항상 비치되고 고정되어야 한다.

⑦ 안전한 물품 배치

  ㉠ 모든 물품은 안정된 위치에 보관하여, 사고 발생 시 위험 요소가 되지 않도록 해야 한다.

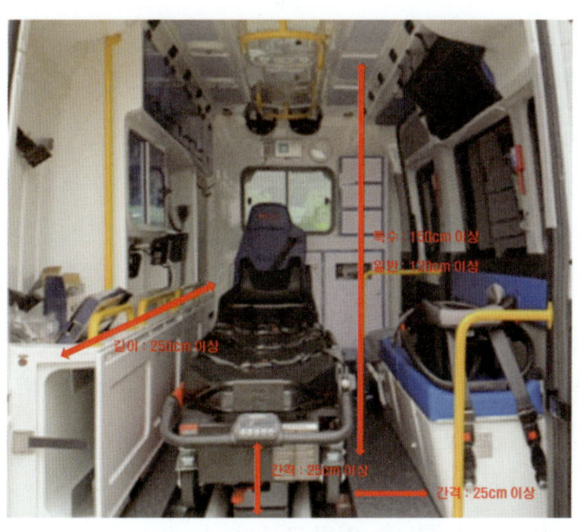

그림 1-8. 구급차 환자실의 너비 및 높이

6) 구급차 규격

(1) 구급차의 법적 근거

① 응급의료에 관한 법률 시행규칙 제38조(구급차 등의 장비 및 관리)

㉠ 구급자동차는 위급의 정도가 중한 응급환자의 이송에 적합하도록 제작된 구급차(이하 "특수구급차"라 한다)와 위급의 정도가 중하지 아니한 응급환자의 이송에 주로 사용되는 구급차(이하 "일반구급차"라 한다)로 구분한다.

㉡ 응급의료 전용헬기의 장비 · 의약품 · 환자인계점 관리 등에 관한 기준이 있다.

㉢ 구급차등에 갖추어야 하는 의료장비 · 구급의약품 및 통신장비의 기준이 있다(별표 16).

㉣ 구급차 장착 장비의 기준과 장비장착에 따른 정보 수집 · 보관 · 제출 방법 및 동의 절차에 관한 사항이 있다(별표 16의2).

㉤ 구급차등에 갖추어야 하는 의료장비 · 구급의약품 · 통신장비 등의 관리와 구급차등에 관한 관리기준이 있다(별표 17).

② 구급차의 기준 및 응급환자 이송업의 시설 등 기준에 관한 규칙

③ 자동차 및 자동차 부품의 성능과 기준에 관한 규칙 제58조(경광등 및 사이렌)

④ 자동차 관리법 제3조(자동차의 종류)

⑤ 119 구조 · 구급에 관한 법률 시행규칙 제7조(119 구급대에서 갖추어야 할 장비의 기준) 등

(2) 형태(구급차 기준 규칙 제2조)

① 「자동차관리법」 제3조에 따른 승합자동차 또는 화물자동차

② 지붕구조의 덮개가 있을 것

③ 간이침대 또는 보조 들것을 실을 수 있는 크기의 문이 있을 것

7) 구급차의 표시(구급차 기준 규칙 제3조, 119구급차는 소방관계법령에서 정하는 표시 가능)

① 바탕색은 흰색: 구급차 외관의 50%를 초과하는 면적이 흰색일 것

② 전 · 후 · 좌 · 우면 중 2면 이상에 녹색십자 표시

③ 전 · 후 · 좌 · 우면의 중앙부위에 너비 5 cm – 10 cm 띠를 가로로 표시

※ 띠 색깔: 특수구급차–적색, 일반구급차–녹색

④ 구급차 종별 글씨 표기

㉠ 특수구급차 : 전 · 후 · 좌 · 우면 중 2면 이상에 붉은색으로 "응급출동" 표시

㉡ 일반구급차 : 전 · 후 · 좌 · 우면 중 2면 이상에 붉은색 또는 녹색으로 "환자이송" 또는 "환자후송" 표시("응급출동" 표시는 할 수 없음)

⑤ 좌 · 우면 중 1면 이상에 구급차를 운용하는 기관의 명칭 및 전화번호 표시

㉠ 상기 구급차 종별 글씨 표기 및 운용기관 명칭 · 전화번호 표시면은, 해당 표기내용을 명확히 식별할 수 있도록 흰색 바탕을 유지하는 것을 원칙으로 하며, 해당 의료기관의 시설 장비 등 기타 사항 및 광고 등을 기재하는 것은 「의료법」 제57조제1항 제2호에 따른 옥외광고물 심의절차에 따라야 한다.

⑥ 구급차와 유사한 도색 또는 표지 사용의 금지(「도로교통법」 제42조)

㉠ 구급차는 긴급자동차에 해당하며, 긴급자동차가 아닌 차량이 긴급자동차로 오인할 수 있는 색칠 또는 표지 등을 하거나 운전하여서는 안 된다.

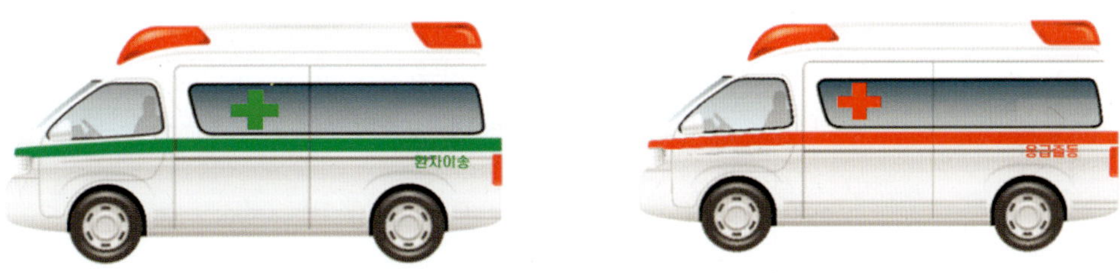

그림 1-9. **적절하게 외부 표시가 된 구급차**

8) 구급차의 환자실 내부 표면

① 설치된 장치는 표면에 견고하게 부착되어야 하며 날카로운 부분이 없도록 하여야 한다.

② 노출된 구조물의 가장자리는 16분의 5 cm 이상의 반지름으로 깎아 내고, 노출된 모서리는 10분의 12 cm에서 10분의 25 cm의 반지름으로 둥글게 하여야 한다.

③ 환자실 표면

㉠ 비누나 물이 스며들지 아니할 것

㉡ 살균할 수 있을 것

㉢ 곰팡이에 저항성이 있을 것

㉣ 열에 강할 것

㉤ 청소하기가 쉬울 것

9) 구급차 내부장치내부장치(구급차 기준 규칙 제6조 [별표 2])

구급차의 기준 및 응급환자이송업의 시설 등 기준에 관한 규칙에 의거하여 구급차의 내부에 갖추어야 할 장치의 기준은 표 1-1과 같다.

표 1-1. 구급차의 내부에 갖추어야 할 장치의 기준

구 분	장 치	형식·형태·재질 등의 기준	설치 기준
1. 공통	가. 간이침대 (Main Stretcher)	1) 시트의 재질은 가죽·인조가죽 또는 비닐이어야 한다. 2) 침대의 금속부분은 강하고 가벼운 알루미늄 재질이어야 한다. 3) 차량에서 분리가 가능하고 견고하게 부착할 수 있는 부속장치가 있어야 한다. 4) 시트에는 가슴·엉덩이·발목 등 3개 이상의 부위를 고정시킬 수 있는 환자고정장치를 설치하여야 한다. 이 경우 띠는 가죽·나일론 등 쉽게 끊어지지 않는 재질이어야 하고, 쉽게 조이고 풀 수 있는 조임쇠가 있어야 한다.	1식(평상시는 차량에 부착)
	나. 보조 들것 (Sub-Stretcher)	들것의 지지대는 가볍고 강한 재질이어야 하며, 접고 펼 수 있는 형태여야 한다.	1식(평상시는 접어서 한쪽 면에 부착하여 보관)
	다. 갈고리	1) 비닐팩으로 된 정맥주사용 수액 세트 등을 걸 수 있는 형태여야 한다. 2) 접으면 부착 면과 평행상태를 유지하여야 하며, 접고 펼 수 있는 구조여야 한다.	1개 이상(천장 또는 옆면에 부착)
	라. 의료장비함	여러 의료장비를 신속하고 쉽게 이용할 수 있도록 보관할 수 있어야 한다. ※ 참고. 의료장비들이 차량 내부에 흐트러지지 않게 정돈해놓을 수 있는 별도의 함(종이, 플라스틱 또는 천 소재 등)을 구비하면 된다.	1개 이상
	마. 응급의료인 좌석	간이침대 옆 또는 앞에 고정식 또는 접이식으로 설치하여야 한다(일반구급차에 간이침대 옆에 긴 의자가 설치되어 있는 경우 긴 의자로 대체할 수 있다).	1개
1. 공통	바. 조명장치	1) 환자실의 이동조명장치를 제외한 모든 조명을 켰을 경우 구급차 간이침대 표면에서 측정시 150럭스 이상이 되어야 한다. 2) 환자실의 조명등은 천장에 부착되어야 하고, 흰색 외에 색깔이 있는 조명등을 사용하지 않아야 한다. 3) 조명등에는 조명등이 깨질 경우 인체에 영향을 미치지 않도록 플라스틱 덮개를 설치하여야 한다.	2개 이상
	사. 이동조명장치	1) 이동시키면서 환자의 신체 부위를 비추기 쉽도록 설치하여야 한다. 2) 이동조명장치는 조명장치보다 밝은 조도를 가져, 환자 국소 처치시 활용할 수 있어야 한다.	1개
	아. 환풍기	환자실 내부 뒷면의 천장에 설치하여야 한다.	1개 이상
	자. 전기공급장치 (콘센트)	환자실에 설치하여야 한다. ※ 참고. 환자가 의료기관 등에서 사용하던 기본적 의료장비(환자의 활력징후 모니터, 심전도 모니터링장비 등) 등을 호환하여 연결할 수 있는 220V전원 콘센트를 원칙으로 한다. - 이 경우 일반구급차는 기존 전원선 등을 활용하거나 차량용 배터리에 별도로 직접 연결, 일정용량의 전원을 교류로 변경하여 220V 전원콘센트 형태로 출력하는 인버터를 설치할 수도 있다(시거잭 자체만은 인정 안 됨).	2개 이상
	차. 기타	「응급의료에 관한 법률 시행규칙」 별표 16에 따른 의료장비 등을 갖출 수 있는 공간 및 설치대를 마련하여야 한다.	부착물을 견고하게 부착할 수 있는 적정한 수의 부속장치 설치

<table>
<tr><th>구 분</th><th>장 치</th><th>형식·형태·재질 등의 기준</th><th>설치 기준</th></tr>
<tr><td rowspan="5">2. 특수 구급차</td><td rowspan="2">가. 간이침대
(Main Stretcher)</td><td>공통사항에 다음의 사항이 추가되어야 한다.
1) 접고 펼 수 있는 것으로서 네 바퀴가 달려 밀거나 당겨서 손쉽게 옮길 수 있어야 한다.
2) 침대의 윗부분을 올리고 내릴 수 있는 장치를 갖춘 구조여야 한다.</td><td rowspan="2"></td></tr>
<tr><td>※ 참고. 일반구급차-가. 간이침대의 항목들에 더해서 추가로 1), 2)를 만족하는 간이 침대</td></tr>
<tr><td>나. 긴 의자</td><td>1) 환자를 실은 상태로 보조 들것을 놓을 수 있는 규모여야 한다.
2) 보조 들것을 고정할 수 있는 장치가 있어야 한다.
3) 간이침대와 긴 의자 사이에는 사람이 다닐 수 있는 공간이 있어야 한다.</td><td></td></tr>
<tr><td>다. 물탱크와 연결된 싱크대</td><td>1) 재질은 플라스틱 또는 알루미늄 등 가볍고 잘 부서지지 않는 것으로 한다.
2) 배수가 잘 되어야 하고, 사용한 물을 저장하였다가 버릴 수 있는 설비를 연결하여야 한다(그림 1-10).</td><td>1개(환자실 내부의 1개 모퉁이에 설치)</td></tr>
<tr><td rowspan="2">라. 교류발생장치</td><td>1) 의료장비 등에 사용할 수 있는 교류전기를 발생시킬 수 있어야 한다.
2) 환자실에 있는 전기공급장치에 연결하여 전기를 사용할 수 있어야 한다.</td><td></td></tr>
<tr><td>※ 참고. 자동차의 일반 주행 및 에어콘 등에 사용하는 주전력 배터리 외에 일정시간 동안 의료장비 등에 전원을 공급할 수 있는 별도의 장치 확보
- 이 경우 특수구급차는 별도의 발전기 등 발전설비를 설치하거나 주전력 배터리 외에 추가 배터리 등을 설치
※ 설치방법에 따라 자동차구조변경 승인 사항에 해당되는 경우가 있어(자동차 구조, 설계방식에 따라 다름) 필요시 각 지역 자동차검사소에 문의한다.
- 자동차소유자가 국토교통부령으로 정하는 항목에 대하여 튜닝을 하려는 경우에는 「자동차관리법」 제34조 및 제77조 규정에 따라 시장·군수·구청장의 승인을 받아야 한다(시장·군수·구청장은 한국교통안전공단, 조합등 또는 제68조에 따른 연합회에 위탁할 수 있다).</td><td></td></tr>
</table>

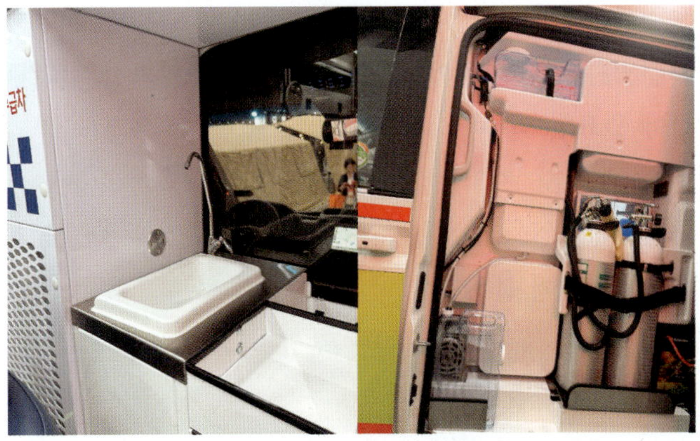

그림 1-10. 특수구급차에 장착된 물탱크와 연결된 싱크대

10) 구급차 용도

응급환자의 이송 등 응급의료의 목적에 이용되는 자동차 말한다. 구급차의 용도로는 아래와 같고, 다른 용도에의 사용은 금지된다(응급의료법 제45조, 같은 법 시행규칙 제37조).

① 응급환자 이송

용도 응급환자란, 질병, 분만, 각종 사고 및 재해로 인한 부상이나 그 밖의 위급한 상태로 인하여 즉시 필요한 응급처치를 받지 아니하면 생명을 보존할 수 없거나 심신에 중대한 위해가 발생할 가능성이 있는 환자 또는 이에 준하는 사람(응급의료법 시행규칙 제2조제1호 [별표 1]의 응급증상 및 이에 준하는 증상, 또는 이러한 증상으로 진행될 가능성이 있다고 응급의료종사자가 판단하는 증상에 어느 하나라도 부합되는 사람)을 말한다.

② 응급의료를 위한 혈액, 진단용 검사대상물 및 진료용 장비 등의 운반

용도 이식수술 등을 위한 장기 이송 및 관련 의료진의 이송도 가능하다.

③ 응급의료를 위한 응급의료종사자의 운송

용도 응급환자에 대한 응급의료를 제공하는 응급구조사와 의료인를 말한다.

④ 사고 등으로 현장에서 사망하거나 진료를 받다가 사망한 사람을 의료기관 등에 이송

용도 현장이나 의료기관에서 진료를 받다가 사망한 사례의 경우 장례식장으로의 이송이나 사망원인 규명을 위한 부검실시를 위해 국립과학수사연구원 등지로의 이송 목적으로 사용 가능한다.

⑤ 그 밖에 보건복지부령으로 정하는 용도

㉠ 「지역보건법」 제2조제1호에 의한 보건소 등 지역보건의료기관에서 행하는 보건사업의 수행에 필요한 업무

용도 감염병 관리 등 지역보건업무 수행을 위해 보건소 등 지역보건의료기관과 협약 등을 통해 수행하는 업무를 말한다.

㉡ 구급차등의 이용이 불가피한 척추장애환자 또는 거동이 불편한 환자의 이송

용도 의료기관의 환자 소개 · 유인 · 알선 등을 위해 교통편의 제공 목적으로 사용 불가하다.

㉢ 다수인이 모이는 행사 등에서 발생되는 응급환자 이송을 위한 대기

용도 체육행사, 지역행사 시 행사주체와의 별도 계약을 통해 구급차 대기 업무 수행 가능하다.

* 대기업무의 장소는 응급환자이송업체의 업무 지역을 벗어날 수 없으며(허가 외 지역 영업 시 응급의료법 제51조 제1항 위반), 국토순례·체육경기 등 지역을 연속적으로 이동하며 이루어지는 행사는 지역별 업체 활용을 한다.

시 · 도지사 또는 시장 · 군수 · 구청장은 응급의료법 제 45조 제44조의2제2항(구급차등의 운용신고 등)을 위반한 구급차등의 운용자에 대하여는 그 운용의 정지를 명하거나 구급차등의 등록기관의 장에게 해당 구급차등의 말소등록을 요청할 수 있다. 이 경우 말소등록을 요청받은 등록기관의 장은 해당 구급차등에 대한 등록을 말소하여야 한다. 시 · 도지사 또는 시장 · 군수 · 구청장은 관할 구역에서 운용되는 구급차의 응급환자 이송에 따른 용도 외의 사용 여부를 확인하기 위하여 필요한 경우 시 · 도 경찰청장 또는 경찰서장에게 구급차의 교통법규 위반사항 확인을 요청할 수 있다. 이 경우 요청을 받은 시 · 도 경찰청장 또는 경찰서장은 정당한 사유가 없으면 이에 따라야 한다. 또 보건복지부장관, 시 · 도지사, 시장 · 군수 · 구청장은 구급차를 용도 외로 운용한 자에 대해 업무정지를 명할 수 있다(1차 위반 – 업무정지 15일, 2차 위반 – 업무정지 1개월, 3차 위반 – 업무정지 2개월).

질문 및 답변

1. 사망자 이송은 구급차의 용도 외 사용에 해당하는가?

☞ 답변: 응급의료법 제45조 제1항 제4호에 따르면, 사고 등으로 현장에서 사망하거나 진료 중 사망한 사람을 의료기관 등으로 이송하는 것은 가능하도록 규정되어 있습니다.법제처는 이에 대해 "구급차를 이용하여 가정 또는 병원에서 사망한 자의 시신을 병원 장례식장으로 이송하거나, 부검 등의 목적으로 국립과학수사연구원에 이송하는 것은 응급의료법을 위반한 것으로 볼 수 없다"는 유권해석을 내린 바 있습니다(법제처 법령해석 13–0187, 2013.6.18.). 그러나, ① 병원에서 사망한 사람을 장례식장까지 이송하는 것은 가능하나, ② 장례식이 시작된 이후의 시신 이송(예: 장례식장 → 화장장 또는 매장지)은 구급차의 목적 외 사용으로 판단될 수 있습니다.

2. 구급차에 환자 외에 보호자가 동승할 수 있는가?

☞ 답변: 응급의료법에서는 구급차 내 보호자 동승 인원수에 대한 별도 규정을 두고 있지 않습니다. 응급의료법 제48조 및 시행규칙 제39조에 따르면, 구급차에는 법적으로 정해진 필수인력이 탑승해야 하며, 그 외 인원(예: 보호자)의 동승 여부는 환자의 중증도와 상황(예: 소아 환자의 보호자 탑승 필요 등)에 따라 판단할 필요가 있습니다. 따라서 환자 또는 보호자의 동의를 받은 후, 상황을 고려하여 보호자 동승 여부를 결정하는 것이 바람직합니다.

11) 구급차의 운행연한(구급차 기준 규칙 제7조의2)

① 운행연한: 구급차는 일정 운행연한(차령) 하에서만 운영될 수 있으며, 이를 초과하여 운행할 수 없다.

㉠ 구급차의 운행연한(차령)을 9년으로 제한한다.

㉡ 해당 구급차의 형태 · 표시 및 내부장치에 관한 사항이 준수되고, 차령 기간이 만료되기 전 2개월 이내 「자동차관리법」에 따른 임시검사를 받아 검사기준에 적합한 경우 최대 2년까지 연장 가능하다.

㉢ 이 경우 매 6개월마다 연장된 차령 기간에 있는 구급차 역시 구급차의 형태 · 표시 및 내부장치에 관한 사항이 준수되고, 연장을 받은 차령 기간이 만료되기 전 2개월 이내 「자동차관리법」에 따른 임시검사를 받아 검사기준에 적합한 경우 연장 가능하다(최대 11년까지 운행 가능).

㉣ 시장 · 군수 · 구청장은 구급차의 수급이 현저히 곤란하다고 인정되는 때에 응급의료법 제46조의2제2항에 따라 보건복지부와 국토교통부의 공동부령 구급차 기준 규칙으로 정하는 안전성 요건이 충족되는 경우 6개월의 범위에서 본문에 따른 차령을 초과하여 운행하게 할 수 있다.

② 차령기산일: 차령기산일은 구급차 운용 신고 · 허가 · 통보일과 무관, 「자동차관리법」에 의한 자동차 등록원부 상의 "자동차 등록일" 기준으로 산정한다.

㉠ 제작연도에 등록된 자동차: 최초의 신규등록일

㉡ 제작연도에 등록되지 아니한 자동차: 제작연도의 말일

차령기산일 산정 방법

차령 산정의 목적은 노후 차량의 운행을 제한하여 구급차 안전을 확보하는 것이므로 차량의 실제 제작연도를 기준으로 산정하는 것을 원칙으로 한다. 그러나 제작연도, 자동차 등록 여부에 따라 기산일의 일부 차이가 있다.

※ 사례

구 분	제작연도	자동차 등록일	차령기산일
제작연도에 등록된 차량	2019년	2019년 6월 1일	2019년 6월 1일
제작연도에 등록되지 아니한 차량	2018년	2019년 6월 1일	2018년 12월 31일

12) 속도와 가속도

모든 장비와 물품을 모두 실은 구급차는 속도와 가속도를 낼 수 있어야 한다. 고속도로의 주행 중 위치를 유지하고 위험 상황을 피할 수 있어야 하고, 속도와 가속도의 한계는 교통량 속에서 구급차의 안정성을 유지할 수 있도록 고안되어야 한다.

구급차 운전자는 갖추어야 할 사실들을 명심하면서 운전을 해야 한다.

① 방어적이고 안전 운전해야 한다.

② 높은 속도의 운전훈련, 구급차운영의 판단력, 환자안전의 우선주의를 가져야 한다.

③ 과속은 정지거리가 길어지며, 위험한 상황이 발생했을 때 피하기 어렵다.

④ 과속은 교통사고(출돌 가능성)를 증가시킨다.

⑤ 구급차를 운행할 때에는 항상 탑승자 모두 안전띠를 착용해야 한다.

⑥ 응급상황과 다른 사람의 안전을 고려해야 하는 경우만 교통법규를 지키지 않아도 된다.

㉠ 비응급 상황에서는 속도제한, 정지등과 양보표시, 다른 법과 제한된 운행규칙들을 지켜야 한다.

⑦ 교차로에서는 항상 조심해서 접근하고, 갑작스러운 회전을 하지 않는다.

03 구급차량 운전자의 조건과 적성

현재 우리나라에서는 도로교통법 제80조 관련하여 제한을 두고 있다. 예를 들면, 1종 보통면허(대형면허, 보통면허, 소형면허, 특수면허)로도 긴급자동차를 운전할 수 있으나, 12인승 이하 승용 및 승합차에 한하며, 그 외의 특수긴급자동차를 운전하기 위해서는 1종 대형면허를 소지하여야만 한다. 또한, 구급차를 운전하기 위해서 법에 따른 조건과 응급이송에 관한 중요성을 이해하고 특수한 상황에서도 합리적이고 안전한 운행방법을 알고 있어야 한다.

일반적으로 응급구조사는 구급차 운전을 위한 적절한 적성이 필요한데, 이런 적성이란 운전에 적합한 시력, 청력, 운동능력, 정신적 판단능력 등을 골고루 갖추어 교통정보에 대하여 신속 · 정확한 인지와 인지된 정보를 분석 · 종합하여 정확한 판단과 신속한 조작으로 이어지는 과정에 적합한 능력을 소지한 것을 말한다. 응급구조사가 적합한 능력을 갖추기 위해서는 몇 가지 조건들이 필요하다(표 1-2).

표 1-2. 운전 적성 조건

의학적인 조건	- 마음과 몸이 건강
기능적인 조건	- 반응시간의 적정 - 일정한 수준이상의 시력 - 시각, 지각과 반응 동작이 균형 있게 일치
심리적인 조건	- 자기 억제력이 강함 - 주의집중

Tip 도로교통법 제80조 운전면허

② 지방경찰청장은 운전을 할 수 있는 차의 종류를 기준으로 다음 각 호와 같이 운전면허의 범위를 구분하고 관리하여야 한다. 이 경우 운전면허의 범위에 따라 운전할 수 있는 차의 종류는 행정자치부령으로 정한다.

1. 제1종 운전면허
   가. 대형면허, 나. 보통면허, 다. 소형면허, 라. 특수면허(대형견인차면허, 소형견인차면허, 구난차면허)
2. 제2종 운전면허
   가. 보통면허, 나. 소형면허, 다. 원동기장치자전거면허
3. 연습운전면허
   가. 제1종 보통연습면허, 나. 제2종 보통연습면허

③ 지방경찰청장은 운전면허를 받을 사람의 신체 상태 또는 운전 능력에 따라 행정자치부령으로 정하는 바에 따라 운전할 수 있는 자동차등의 구조를 한정하는 등 운전면허에 필요한 조건을 붙일 수 있다.

④ 지방경찰청장은 제87조 및 제88조에 따라 적성검사를 받은 사람의 신체 상태 또는 운전 능력에 따라 제3항에 따른 조건을 새로 붙이거나 바꿀 수 있다.

구급차를 운전하기 위한 가장 기초적인 조건으로는 의학적으로 몸과 마음이 건강하여야 한다. 사고의 유형 중 신체적 결함이 원인이 된 사고들이 잦다는 것은 이미 밝혀진 사실이다. 운전자는 핸들을 잡고 체인지 레버를 조작하고 각종 페달을 밟기 위해서 손, 발은 물론 상당 시간 운전대에 앉아서 때로는 몸을 돌려서 좌우 후방의 안전을 확인하여야 하는데, 이러한 신체의 동작이 운전에 견딜 수 있는 운동능력을 갖추고 있지 아니하면 안 된다. 또한, 단순한 기계적 작업과는 달라서 높은 지적능력이 필요하다. 그것은 교통이 빈번한 도로상에서 각종 상황과 차량흐름 변화에 대처해서 적절하고 신속한 판단이 요구되기 때문이다.

통계청 자료에 의하면 부주의로 인한 사고가 전체사고의 50%에 이르고 있다. 예를 들면 교차로사고, 추돌사고, 끼어들기 사고 등이 그런 부주의로 인한 사고라고 할 수 있겠다(그림 1-11). 응급이송을 하는 응급구조사는 일반 운전자와는 달리 응급상황에서 고도의 판단력이 요구되는데 이는 많은 경험과 교육을 통해서 가능하며, 정서적으로 안정되지 아니하고 자기 억제력이 저하되면 주변 교통상황에 부주의하게 되고 판단력이 저하되어 본인은 물론 응급환자와 동료의 생명을 위태롭게 만들게 된다. 따라서 응급이송의 임무를 완료하기 위해서는 신체적, 정신적인 조건뿐만이 아니라 많은 경험과 교육들이 필요하다.

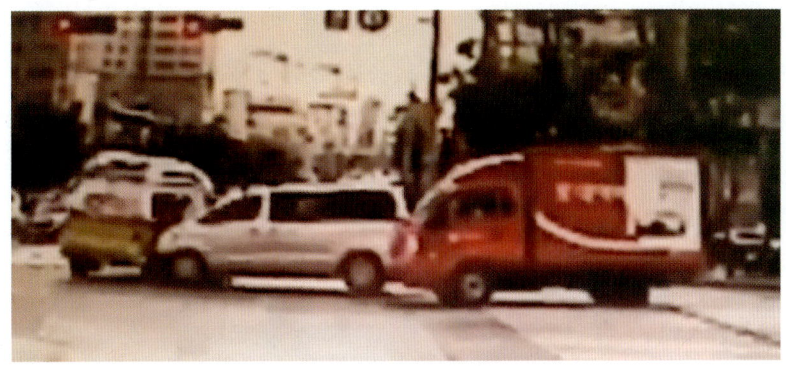

그림 1-11. 교차로에서 발생한 구급차 사고

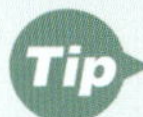

Tip 소방공무원임용령 시행규칙 [별표 5] 〈개정 2022. 6. 3.〉

소방공무원 채용시험 신체조건표(제23조제7항 관련)

부분별	합격기준
체격	시험실시권자가 지정한 기관에서 실시한 소방공무원 채용시험 신체검사의 결과 건강상태가 양호하고, 직무에 적합한 신체를 가져야 한다.
시력	두 눈의 시력(교정시력을 포함한다)이 각각 0.8 이상이어야 한다.
색각(色覺)	색맹 또는 적색약(赤色弱)(약도를 제외한다)이 아니어야 한다.
청력	두 귀의 청력(교정청력을 포함한다)이 각각 적어도 40데시벨(dB) 이하의 소리를 들을 수 있어야 한다.
혈압	고혈압(수축기혈압이 145 ㎜Hg을 초과하거나 확장기 혈압이 90 ㎜Hg을 초과하는 것) 또는 저혈압(수축기혈압이 90 ㎜Hg 미만이거나 확장기혈압이 60 ㎜Hg 미만인 것)이 아니어야 한다.
운동신경	운동신경이 발달하고 신경 및 신체에 각종 질환의 후유증으로 인한 기능상 장애가 없어야 한다.

04 호위차량 이용

경험이 부족한 구급차 운전자가 호위(에스코트, escort) 차량을 너무 가까이 따라갈 경우, 앞 차량이 갑자기 정차했을 때 충돌 위험이 커질 수 있다. 이로 인해 경찰이 구급차를 호위할 경우, 추가적인 위험이 발생할 수 있다. 따라서 구급차 운전자가 현장이나 병원의 위치를 정확히 알지 못해 경찰의 도움이 필요한 경우를 제외하고는 호위를 권장하지 않아야 한다.

1) 호위 차량과의 거리 유지 중요성

① 구급차 운전자는 앞뒤로 호위 차량에 둘러싸였을 때, 다른 운전자들이 해당 차량이 호위 중이라는 사실을 인식하지 못할 수 있음을 유념해야 한다.

㉠ 일반 운전자들은 응급차량 운행 절차를 잘 모르기 때문에 호위 차량이 지나간 후 바로 구급차 앞에서 정지할 가능성이 있다.

② 호위 차량과 구급차 간의 적절한 간격을 유지해야 한다.

㉠ 도로 또는 고속도로에서 일반 운전자는 사이렌 소리를 듣거나 백미러를 통해 호위 차량을 먼저 인식할 가능성이 있다.

㉠ 호위 차량과의 거리가 너무 가까우면 앞 차량이 급정거할 경우 구급차가 제때 멈추지 못할 위험이 있다.

2) 구급차와 경찰차의 속도 및 제동 차이

① 구급차와 경찰차는 제동 거리와 가속력이 다르다.

㉠ 구급차가 경찰차를 너무 가깝게 따라가면 경찰차가 급제동할 경우 충돌 위험이 증가한다.

㉡ 구급차의 가속력이 경찰차보다 낮아 경찰차를 따라가지 못할 수도 있으며, 두 차량 간 거리가 멀어질수록 다른 차량이 끼어들 가능성이 커진다.

㉢ 다른 차량의 운전자는 경찰차와 구급차가 함께 이동 중이라는 사실을 인지하지 못할 수도 있다. 경찰차가 지나간 후 구급차 앞으로 갑자기 끼어들 가능성이 있으므로 주의가 필요하다.

3) 호위 속도 조절의 필요성

① 호위 차량이 너무 천천히 이동하면 권위적으로 보일 수 있으며, 오히려 교통 흐름을 방해하고 사고 위험을 증가시킬 수 있다.

㉠ 적절한 속도를 유지하며 다른 운전자들에게 혼선을 주지 않도록 해야 합니다.

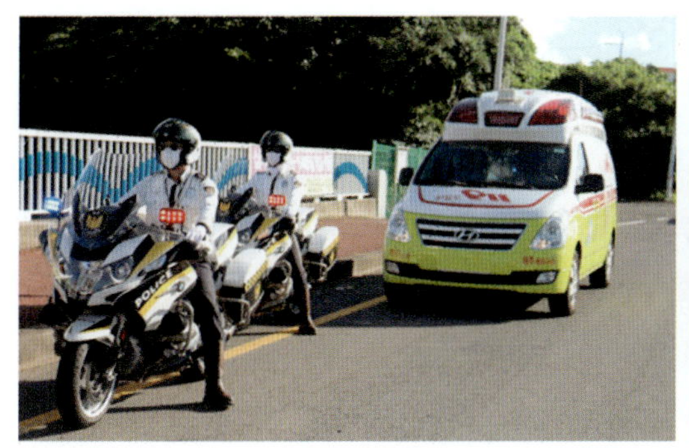

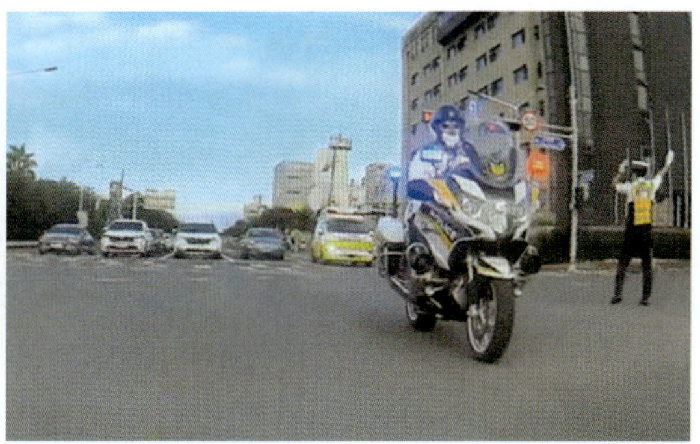

그림 1-12. 순찰 오토바이가 구급차를 호위하고 있다.

4) 구급차를 따라오는 차량(환자 가족 차량)의 위험성

① 구급차 운행 시 환자 가족이 구급차를 너무 가까이 따라오는 것은 사고 위험을 증가시킬 수 있다.

㉠ 구급차와 일반 차량은 뒤따라오는 차량을 쉽게 인지하기 어렵다.

㉡ 구급차가 갑자기 정지해야 하는 상황에서, 뒤따르던 차량이 충돌할 위험이 있다.

㉢ 이를 방지하기 위해 환자 가족들에게 구급차를 가까이 따라오지 않도록 사전에 안내해야 한다(그림 1-13).

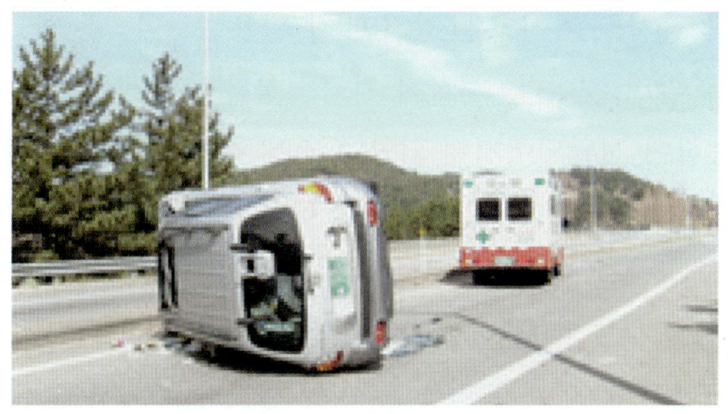

그림 1-13. 구급차량 뒤따르는 차량의 전복

5) 운전자의 안전 확보 및 경고 장치 사용

① 구급차 운전자는 자신의 안전을 보호해야 하며, 경고 장치는 최소한의 필요할 때만 사용해야 한다.

㉠ 과도한 경고 장치 사용은 다른 운전자들에게 혼선을 줄 수 있으므로, 꼭 필요한 경우에만 사용해야 한다.

6) 다수의 구급차가 동시에 출동할 때의 위험성

① 여러 대의 차량이 동시에 출동할 경우, 특히 같은 방향으로 가까이 운행할 때, 이는 호위 출동과 유사한 위험을 초래할 수 있다.

㉠ 구급차들이 서로 가까이 출동하면 제동 거리 확보가 어려워 충돌 위험이 증가한다.

㉡ 신호등이 있는 교차로나 교통이 혼잡한 지역에서는 운전자 간 혼선이 발생할 가능성이 크다.

② 두 대 이상의 차량이 동시에 같은 교차로에 접근할 경우, 위험성은 더욱 높아진다.

㉠ 서로 양보할 수 없는 상황이 발생할 수 있으며, 일반 운전자들은 첫 번째 구급차에는 양보하더라도, 두 번째 구급차에는 양보하지 않을 가능성이 있다.

㉡ 이로 인해 두 번째 차량이 교차로에서 사고에 노출될 위험이 커진다.

③ 여러 대의 차량이 함께 출동할 경우, 교차로에서는 더욱 신중한 주행이 필요하다.

㉠ 차량 간 안전거리를 충분히 확보해야 한다.

㉡ 각 차량이 신호와 주변 교통상황을 면밀히 확인한 후 진입하는 것이 중요하다.

㉢ 따라서 교차점에서 특별한 주의가 요구된다.

05 안전운전에 영향을 미치는 요소

사람은 우수한 감각 장치를 가지고는 있지만 잘 활용하느냐, 못 하느냐 하는 것은 모름지기 의식 활동의 여하에 달린 것이다. 시각적 자극 · 청각적 자극 · 기타 각종정보는 감각기로 받아들여 각 신경을 통하여 전달되어지게 되고 중추에 전달된 정보는 기억중추 · 종합중추 등의 보조를 얻어서 처리 판단되어 행동으로서의 동작을 결정하게 된다. 이런 동작을 결정하고 실행하는데 영향을 미치는 요소는(표 1-3) 구급차량 운전자뿐만 아니라 모든 운전자에 공통된 요소들이나 응급이송의 임무를 수행할 응급구조사에게는 더욱 밀접하고 상호 연관성이 있는 요소들이다. 이러한 요소들에 의하여 긴급출동 중 사고가 증가하느냐 감소하느냐와 밀접한 관련이 있다.

응급구조사가 출동 중에 발생하는 교통상황은 매우 종합적이고 즉흥적이다. 사고를 피해 응급이송이라는 목적을 달성하기 위해서는 운전자의 인지기능, 운동기능, 지능, 주의력, 판단력, 성격, 운전자의 정서적인 측면 등이 정상적인 상태로 유지된 상태에서 사고를 줄일 수 있다.

표 1-3. 안전운전에 미치는 요소

1) 생리적 특성	가. 연령 나. 인지기능 (1) 시력 (2) 심시력 (3) 시야 (4) 현혹시력 (5) 야간시력 (6) 동체시력 (7) 색채 식별능력 (8) 청력 다. 운동기능 (1) 신체적 조건 (2) 신체적 질환 (3) 정신적 질환	2) 심리적 특성	가. 지능 나. 주의력 다. 판단력 라. 성격 마. 정서적 측면 (1) 감정운전 (2) 자기과신 (3) 신경질
		3) 성격 특성	
		※ 심 시 력 : 위치 관계를 입체적 3D(입체적) 개념으로 인지하는 눈 ※ 현혹시력 : 차의 라이트를 직접 눈에 받으면 눈부심 때문에 순간적으로 시력을 잃어버리는 정도, 눈이 정상 시력으로 회복될 때까지는 보통 3초로부터 10초 정도까지 걸림 ※ 동체시력 : 움직이는 사물을 보는 시력과 그에 대한 반응정도	

1) 구급차 안전에 영향을 주는 요소

구급차 사고는 겉보기에는 안전해 보이는 상황에서 자주 발생한다. 뉴욕시의 18년간 통계에 따르면, 구급차 충돌 사고는 주로 다음과 같은 조건에서 발생한다.

① 교차로(72%)

② 낮 시간대(67%)

③ 건조한 도로(60%)

④ 맑은 날씨(55%)

특히 교차로를 주행할 때는 최대한 주의를 기울여야 하며, 다음 사항을 고려해야 한다.

① 구급차의 제동거리

② 경광등과 사이렌이용

③ 도로교통법

④ 소속 기관의 관리운영규정

⑤ 교차로를 안전하게 통과하는데 필요한 적정속도 등

(1) 구급차 충돌 사고가 많은 교차로에서의 안전수칙

① 정지신호에 멈추고, 주변을 확인한 후 신중하게 통과한다.

② 교차로에서는 항상 서행하며 주변 차량의 움직임을 주의 깊게 살핀다.

③ 다른 운전자들이 구급차의 진행 의도를 알 수 있도록 시선을 맞추거나 신호를 준다.

④ 구급차 면책 조항을 적용할 경우, 경광등과 사이렌을 적절하게 사용한다.

⑤ 경광등과 사이렌의 기능은 시민들에게 통행권이나 차선을 양보해 달라고 부탁하는 것이다.

⑥ 교차로에서는 항상 다른 차량의 왼쪽으로 추월한다.

㉠ 경우에 따라 중앙선을 침범해 신중하게 추월해야 할 수도 있다.

㉡ 오른쪽으로 추월할 경우, 다른 차량이 구급차에 길을 비켜주기 위해 우측으로 이동하면서 충돌 사고가 발생할 위험이 크다.

⑦ 교차로를 통과하는 데 걸리는 시간을 예측하고, 안전하게 진입할 수 있을지 판단한다.

⑧ 교차로에 보행자가 있는지 주의 깊게 관찰한다.

㉠ 보행자가 구급차와 다른 방향을 쳐다보고 있다면, 다른 긴급자동차를 주시하고 있을 가능성이 있다.

⑨ 구급차는 무게 때문에 급제동이 어렵다는 점을 기억해야 한다.

㉠ 시속 50 km/h의 낮은 속도에서도 짧은 거리 내에서는 급정지할 수 없다.

㉡ 교차로를 통과할 때는 충분한 제동거리를 확보하며 브레이크 사용을 고려해야 한다.

(2) 추가적인 구급차 사고 발생 요인

구급차 사고는 다양한 요인에 영향을 받을 수 있다.

① 출퇴근 시간대 교통 체증

㉠ 주중에는 차량 이동이 많아 교통 체증이 심하다.

㉡ 특히 사무실 밀집 지역에서는 출퇴근 시간대에 교통 혼잡이 더욱 심각해진다.

② 날씨 영향

㉠ 역풍이 불거나 눈이 많이 내리는 경우 운행 속도가 감소하고 출동 시간이 지연된다.

㉡ 기상 악화 시에는 차간 거리를 충분히 확보하고 주행해야 한다.

③ 도로 공사 및 유지 보수 작업

㉠ 도로 공사 구간에서는 교통이 혼잡할 가능성이 크므로, 출동 전에 공사 지역을 미리 확인하고 최적의 이동 경로를 계획해야 한다.

④ 철도 및 도로 교차점

㉠ 화물열차 등으로 인해 교통이 정체될 가능성이 높은 지역에서는 우회 도로를 파악하여 신속한 출동 체계를 마련해야 한다.

⑤ 다리 및 터널 통과 시 주의 사항

㉠ 출퇴근 시간에는 다리나 터널 통과 시간이 길어질 수 있다.

㉡ 다리 앞에서 차량이 정차해 있을 가능성을 고려하여 주행해야 한다.

⑥ 등 · 하교 시간대 도로 통제

㉠ 이 시간대에는 제한 속도가 낮아지므로 교통 흐름이 느려진다.

㉡ 응급차량은 붉은 경광등을 켠 채 정차 중인 통학버스를 절대 앞지르지 않는다(그림 1-14).

㉢ 어린이들은 응급차량을 신기하게 여겨 도로로 뛰어나올 수 있으므로 주의해야 한다.

㉣ 학교 및 운동장 인근에서는 속도를 줄이고, 학교 교차로에서는 교통 통제 요원의 지시에 따른다.

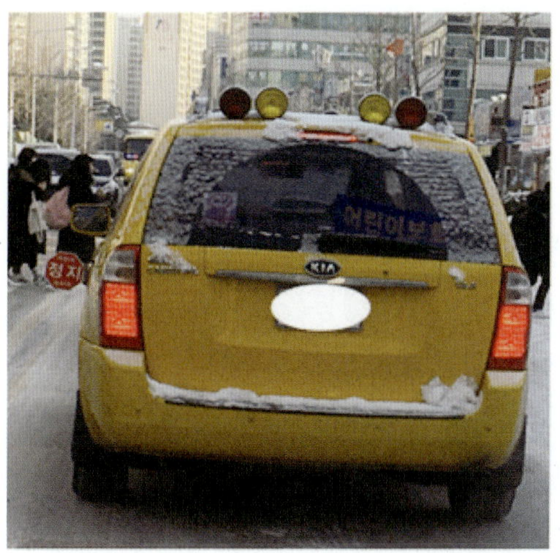

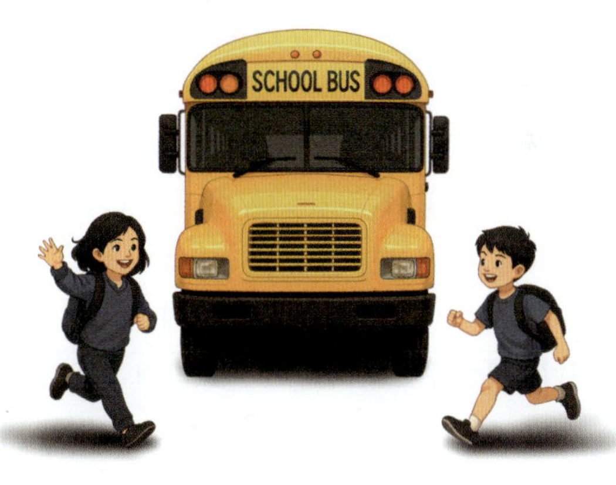

그림 1-14. 붉은 등을 반짝이면서 정차해 있는 통학버스를 앞지르지 않는다.

Tip 긴급차량의 과속의 문제

응급구조사는 응급환자를 짧은 시간 내에 병원으로 안전하게 이송하기 위해 충분한 훈련과 경험을 바탕으로 모든 지식을 활용해야 한다. 대부분의 경우, 현장에서 적절한 응급처치가 이루어져 환자의 상태가 안정되어 있다면, 이송 차량의 속도를 높이는 것은 불필요하며 오히려 위험할 수 있다. 그럼에도 불구하고 응급환자 이송 시 응급구조사가 과속을 유발하는 주요 원인은 다음과 같다.

① 119구급상황관리자의 경험부족

경험이 부족한 구급상황관리자는 긴장상태에서 자신도 모르게 흥분하여 응급차량의 과속을 유발할 수 있다. 따라서 119구급상황관리자는 신고자를 정신적으로 안정시키고 상황을 침착하게 대처할 수 있는 노련함을 갖추어야 한다.

〈계속〉

② 응급차량의 장비 미비
환자의 상태를 안정시키기 위한 필요한 장비가 부족할 경우, 차량 내부에서 충분한 응급처치를 할 수 없으므로 병원으로 빠르게 이송하기 위해 과속하는 경향이 있다.

③ 응급구조사의 훈련부족
응급처치 능력이나 자신감이 부족한 경우, 현장에서의 역할보다는 단순히 병원으로의 신속한 이송에만 집중하게 되어 과속을 선택하게 될 수 있다.

④ 운전요령의 미숙
안전하게 응급차량을 운행하는 훈련을 제대로 받지 못한 응급구조사는 상황에 따른 적절한 운전기술을 구사하지 못해, 과속이 유일한 운전 방법이라는 잘못된 인식에 빠질 수 있다.

06 불리한 환경상황

대부분의 운전자는 맑고 화창한 날씨에도 자신의 차량을 주변에 잘 보이게 하거나, 다른 운전자의 행동을 예측하는 데 어려움을 겪는다. 더구나, 악천후(예를 들어 안개, 먼지바람, 미끄러운 도로 등)에서는 일반 운전자들이 더욱 당황하여 돌발적인 행동을 할 가능성이 커진다. 이러한 상황에서는 최대한 신중하게 운전하고, 주변 차량의 움직임을 예측하기 위해 노력해야 한다. 시야가 조금이라도 나쁘다면 더욱 세심한 주의를 기울이고, 동료 운전자나 보행자가 실수할 가능성까지 고려해야 한다. 사실, 이런 환경에서는 자기 자신조차도 과신해서는 안 된다.

운전 시에는 천천히, 신중하게, 예측하며 행동해야 하며, 겨울철 폭설, 태풍, 산불 등 응급구조사에게 도전이 될 수 있는 기후 조건에서도 과거 응급차량 운전 교육에서 배운 내용을 떠올려 활용해야 한다.

07 구급차 안전운행

1) 구급차 운행

구급차를 운행하기에 앞서서 선행되어야 할 조건들이 있다. 안전한 운행을 위해서는 환자의 응급처치에 있어서도 중요한 요소이고, 구급차 운전에는 훈련과 판단력이 필요하다. "연습은 완전함을 만든다"라는 말처럼, 응급구조사는 언제나 어떠한 장소이거나 어떤 차량에서도 주행연습을 숙달될 때까지 연습해야 한다.

구급차에서는 탑승한 모든 사람들은 안전벨트를 항상 착용해야 한다. 안전벨트는 의심할 여지없이 모든 구급차 또는 응급차량에서 가장 중요한 안전장치이다. 이에 현장 출동 중이나 환자 응급치료 시행 중에도 가능한 안전벨트를 착용해야 한다.

대부분의 구급차 운행에 있어서는 일정한 도로를 따라 주행하지만, 예기치 못한 상황에 대비하여 다른 도로망도 알고 있어야 하고(그림 1-15), 대형 재난이 발생한 경우에는 모든 공공기관과 응급의료기관 등이 참여해야 하고, 안전이 확인된 도로망으로만 주행하는 것이 바람직하다. 구급차 운전자는 뜻하지 않은 교통체증을 접하게 되면 119구급상황관리자에게 연락하여 다른 운전자에게 교통체증에 대해 알려주어 다른 도로망을 이용하도록 해야 한다.

대부분 도로에서 좌측 차로가 가장 적은 교통량이 보이고, 다른 차선은 오른쪽으로 이동하여 도로를 확보해 줄 수 있기 때문에 여러 차선이 있는 (고속)도로에서는 구급차가 가장 좌측 차선을 이용하는 것이 바람직하며, 구급차를 운행하는 운전자는 항상 방어운전을 해야 한다. 이러한 방어운전은 다음 같은 상황에서 모든 가능성을 열어두고 안전운행을 해야 한다.

① 주위 차량의 운전자가 운전미숙

② 주위 차량의 부주의로 인해 사고

③ 신호가 없는 도로 등

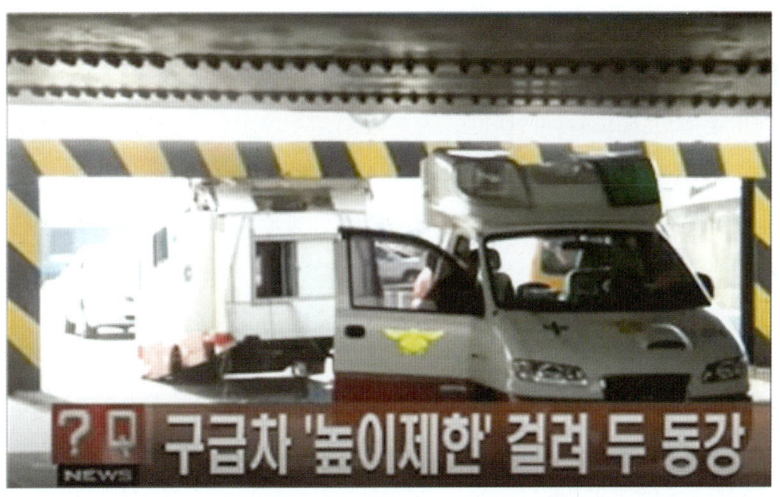

그림 1-15. 다른 도로망 파악(구급차 '높이제한' 걸려 두동강)

구급차가 안전 운행을 하기 위해서는 다음과 같다.

① 긴급자동차에 대한 특례 올바르게 사용

㉠ 응급구조사는 환자의 안녕을 위해서 절대적으로 필요할 때만 통행우선권을 활용한다.

㉡ 무조건 과속으로 운행하는 것은 자신과 환자에게 위험을 가할 수 있으므로 가능한 억제한다.

② 경음기 과신 금기

㉠ 구급차 장비 중에게 가장 많이 남용되는 것의 하나가 경음기이다.

㉡ 방음된 차량내부의 운전자, 가속할 경우, 라디오를 틀어놓았을 경우, 에어컨이나 히터가 작동될 경우에는 경고음을 듣지 못한 경우가 많다.

③ 다른 도로망 계획

㉠ 도심이나 외곽의 여러 도로망을 숙지하여 목적지까지 최단거리와 최소 시간에 도착할 수 있도록 이송로를 결정해야 한다.

㉡ 실제 이송로를 적절히 변경하는 것이 속도를 증가시키는 것보다 시간을 절약할 수 있다.

㉢ 자주 막히는 도로, 신호등이 많은 도로망을 잘 숙지하여 주변의 도로를 선택하는 것이 바람직하다.

④ 안전한 교차로 통과

㉠ 구급차 경고음에 의해 다른 운전자는 오른쪽으로 자동차를 이동하여 멈추거나 오른쪽으로 위치하여 이송로를 확보해 줄 거라 생각하지만 이는 잘못된 판단이고, 이런 경우 구급차는 과속하게 되어 사고를 유발하게 된다.

㉡ 신호가 바뀌는 순간, 초록신호가 점멸되려고 할 때 고속으로 질주하게 되면 심각한 사고가 발생한다.

⑤ 안전 운행을 위한 지침 이행

㉠ 교통이 혼잡한 도로를 피한다.

㉡ 일방통행로는 가급적 피한다.

㉢ 도착 시에는 안전한 곳에 주차한다(주행방향에 반대로 주차하는 경우에는 전조등(headlights)을 끄고 비상등으로 경고를 한다).

㉣ 긴급한 경우를 제외하고는 제한 속도를 준수한다.

㉤ 교통흐름에 따라 구급차를 주행한다.

㉥ 병원으로 이송 중에는 가급적 경음기를 사용하지 않는다.

㉦ 비상등과 경음기는 다른 운전자에게 경고하기 위한 목적으로도 사용될 수 있다.

㉧ 항상 안전거리를 유지한다(예: 시속 60 km이면 17 m/sec로 주행하므로 앞 차량과 최소 34 km 이상 되로록 안전거리를 유지한다).

Tip 자동차 조명

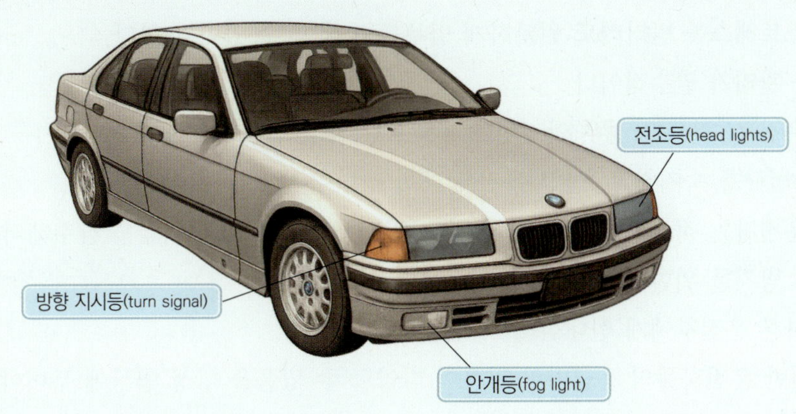

① 전조등(headlights) : 조명과 신호를 위해 차량 앞쪽에 있는 규정 조명 장치

② 방향 지시등(turn signal): 차량의 방향을 바꿀 때나 다른 차량에게 일시적 위험 상태임을 신호하기 위해 단속적으로 빛을 내는 발광 장치

(1) 구급차 출동의 의미와 운전자의 필수 조건

구급차가 출동 명령을 받고 움직인다는 것은 응급구조사와 구급차가 동일한 목적(응급 이송)을 가지고 차고지를 떠나, 현장을 거쳐 응급실로 이동한 후 귀소하는 과정을 의미한다.

이 과정에서 임무를 안전하게 완수하기 위해서는 구급차 운전자와 차량 자체가 교통사고를 유발할 수 있는 모든 요소를 제거할 필요가 있다. 또한, 구급차에 적재된 장비가 완비되고 청결 상태가 유지된 것을 전제로, 운전자와 일반 차량 운전자들이 고려해야 할 사항을 점검해야 한다.

① 신체적 · 정신적으로 건강해야 한다.

구급차 운전자는 신체적 결함이 없어야 하며, 운전에 영향을 미칠 수 있는 약물 복용이나 음주 후에는 절대 운전해서는 안 된다.

㉠ 감기약, 진통제, 진정제(졸음 유발 또는 반응 저하), 항히스타민제, 각성제, 정신안정제 등의 약물 복용 후에는 운전할 수 없다.

㉡ 마리화나, 코카인, 환각제 등 불법 약물을 사용한 경우 운전이 절대 금지된다.

② 정신적으로 안정되고 감정을 통제할 수 있어야 한다.

㉠ 극한 상황에서도 침착함을 유지하고, 정신적 충격에도 안전 운전을 유지할 수 있어

야 한다.

㉡ 경광등과 사이렌을 작동할 때 당황하거나 감정적으로 동요하는 운전자는 적합하지 않다.

㉢ 스트레스를 받더라도 원활하게 업무를 수행할 수 있어야 한다.

③ 시력 관리가 필수적이다.

㉠ 운전 시 필요한 경우 안경이나 콘택트렌즈를 착용해야 한다.

④ 교통법규를 숙지하고, 안전 운전에 대한 강한 신념을 가져야 한다.

㉠ 운전자는 적극적인 태도를 가지되, 과도한 자신감으로 위험을 감수해서는 안 된다.

⑤ 위험 방지를 위한 운전 기술과 지식을 갖춰야 한다.

㉠ 다른 운전자에게 인내심을 가져야 한다.

– 일반 운전자들의 응급차량 반응이 다양할 수 있음을 항상 염두에 두어야 한다.

– 타인의 운전 습관이 미숙하더라도 화를 내지 않고 인내해야 한다.

㉡ 제한된 면허로는 운전해서는 안 된다.

⑥ 교통사고 발생 시 적절한 대응 능력을 갖춰야 한다.

㉠ 사고 발생 시 신속하고 정확한 조치를 취할 수 있도록 관련 지식과 대처 방법을 숙지해야 한다.

⑦ 개인적인 상태(스트레스, 질병, 피로)에 따라 자신의 운전 능력을 점검해야 한다.

㉠ 운전자는 자신의 신체 및 정신적 상태를 고려하여 안전 운전이 가능한지 평가해야 한다.

⑧ 현장과 주변 교통 상황에 익숙해야 한다.

㉠ 운전자는 출동 지역의 도로망과 교통 상황을 충분히 숙지해야 한다.

⑨ 구급차의 장치 조작에 정통해야 한다.

㉠ 운전자는 자신이 운전하는 구급차의 모든 장치를 숙달해야 하며, 조작법을 정확히 이해해야 한다.

⑩ 교대 시 철저한 점검을 수행해야 한다.

㉠ 교대 시간에는 반드시 차량을 점검하고 이상 여부를 확인해야 한다.

㉡ 만약 응급구조사가 심리적 부담이나 피로 누적으로 인해 임무 수행에 문제가 발생할 가능성이 있다면, 예비 인력을 준비하고 충분한 휴식을 보장해야 한다.

위의 조건이 충족된다면, 응급구조사는 출동지역의 교통 상황 및 도로망을 분석하여 최단거리와 최단 시간 내에 이동해야 하며, 신속성과 안전성을 동시에 확보하여 응급의료서비스의 질을 높여야 한다.

응급의료에 관한 법률 제47조 구급차등의 장비

① 구급차등에는 응급환자에게 응급처치를 할 수 있도록 의료장비 및 구급의약품 등을 갖추어야 하며, 구급차등이 속한 기관·의료기관 및 응급의료지원센터와 통화할 수 있는 통신장비를 갖추어야 한다.

② 구급차에는 응급환자의 이송 상황과 이송 중 응급처치의 내용을 파악하기 위하여 보건복지부령으로 정하는 기준에 적합한 다음 각 호의 장비를 장착하여야 한다. 이 경우 보건복지부령으로 정하는 바에 따라 장비 장착에 따른 정보를 수집·보관하여야 하며, 보건복지부장관이 해당 정보의 제출을 요구하는 때에는 이에 따라야 한다.

1. 구급차 운행기록장치 및 영상기록장치(차량 속도, 위치정보 등 구급차의 운행과 관련된 정보를 저장하고 충돌 등 사고발생 시 사고 상황을 영상 등으로 저장하는 기능을 갖춘 장치를 말한다)
2. 구급차 요금미터장치(거리를 측정하여 이를 금액으로 표시하는 장치를 말하며, 보건복지부령으로 정하는 구급차에 한정한다)
3. 「개인정보 보호법」 제2조제7호에 따른 영상정보처리기기

③ 제1항에 따라 갖추어야 하는 의료장비·구급의약품 및 통신장비 등의 관리와 구급차등의 관리 및 제2항에 따른 장비의 장착·관리 등에 필요한 사항은 보건복지부령으로 정한다.

④ 제2항제3호에 따른 장비는 보건복지부령으로 정하는 구급차 이용자 등의 동의 절차를 거쳐 개인영상정보를 수집하도록 하고, 이 법에서 정한 것 외에 영상정보처리기기의 설치 등에 관한 사항은 「개인정보 보호법」에 따른다.

구급차등에 갖추어야 하는 장비의 관리기준 (응급의료에 관한 법률 시행 규칙 제38조 제4항), [별표 17]

1. 감염예방을 위하여 구급차등은 주 1회 이상 소독하고, 구급차등에 갖추어진 의료장비도 사용 후 소독하여야 하는 등 청결하게 관리되어야 한다.
2. 감염관리를 위한 소독약제, 감염관리방법 등 기타 세부 사항은 보건복지부장관이 정하는 방법에 따른다.
3. 구급차등의 의료장비, 구급의약품, 통신장비, 구급차 운행기록장치 및 영상기록장치, 구급차 요금미터장치 및 영상정보처리기기가 항상 사용 가능한 상태로 유지되어야 한다.
4. 구급차등의 연료는 최대주입량의 4분의 1 이상인 상태로 유지되어야 하는 등 차량 자체는 항상 사용 가능한 상태로 유지되어야 하며 정기점검 등이 이루어져야 한다.
5. 사고를 대비한 책임보험 및 종합보험에 가입되어 있어야 하고, 비상등, 신호탄, 소화기 및 보온포가 준비되어야 한다.
6. 구급차등의 통신장비는 응급의료지원센터 및 응급의료기관과 항상 교신이 이루어 질 수 있도록 관리되어야 한다.

7. 구급차는 「구급차의 기준 및 응급환자이송업의 시설 등 기준에 관한 규칙」에서 정하는 사항에 따라 관리·운영되어야 한다.
8. 구급차등의 내부에 환자 또는 그 보호자가 잘 볼 수 있도록 해당 구급차등의 이송처치료의 금액을 나타내는 표를 부착하여야 하고, 환자를 이송하는 경우에는 환자 또는 그 보호자에게 구급차의 이송요금에 관한 사항을 알려야 한다.

① 이송처치료의 기준(제11조 관련)

구분	요금의 종류	구급차의 운용자	
		법 제44조제1항제1호부터 제4호까지에 따른 의료기관 등	법 제44조제1항제5호에 따른 비영리법인
일반 구급차	기본요금 (이송거리 10 km 이내)	30,000원	20,000원
	추가요금 (이송거리 10 km 초과)	1,000원/1 km	800원/1 km
	부가요금 (의사, 간호사 또는 응급구조사가 탑승한 경우)	15,000원	10,000원
특수 구급차	기본요금 (이송거리 10 km 이내)	75,000원	50,000원
	추가요금 (이송거리 10 km 초과)	1,300원/1km	1,000원/1 km
공통	할증요금 (00:00~04:00)	기본 및 추가요금에 각각 20% 가산	

비고: (1) "이송거리"는 환자가 구급차에 실제로 탑승한 거리이다.
(2) 응급환자가 선박 및 항공기에 탑승한 경우의 이송처치료의 기준은 보건복지부장관이 따로 정하여 고시한다.

9. 구급차 요금미터장치가 장착된 구급차의 내부에는 신용카드 결제기를 설치하여야 하고, 환자를 이송하는 경우에는 요금미터장치를 사용하여 운행하여야 하며, 환자 또는 그 보호자가 신용카드 결제를 요구하면 응하여야 한다.
10. 구급차등의 운행기록을 기재하는 구급차등 운행기록 대장을 비치·작성하고 구급차등 운용자는 이를 3년간 보관하여야 한다.

2) 구급차 운전대를 잡는 방법

(1) 직진 주행 시

① 구급차량 운전자는 전방의 넓은 시야를 확보한다.

② 핸들을 잡을 때는 10시 방향과 2시 방향에 가볍게 손을 올려놓아야 한다.

③ 특별한 상황이 아니라면 절대 한 손으로 운전해서는 안 된다.

(2) 회전 시

① 핸들을 조작하는 속도는 차량 속도에 비례해야 한다.

② 곡선 도로나 차선을 변경할 때는 현재 속도에 맞춰 부드럽게 회전시켜야 한다.

③ 특히, 고속 주행 중 핸들을 급격하게 돌리는 경우(예: 오른손이 2시 방향, 왼손이 10시 방향으로 급회전) 차량이 전복될 위험이 크므로 주의해야 한다(그림 1-16).

(3) 주의사항

① 운전 중 손이 겹쳐지지 않도록 주의해야 한다.

㉠ 손을 겹치면 핸들 조작이 원활하지 않거나 사고를 유발할 수 있다.

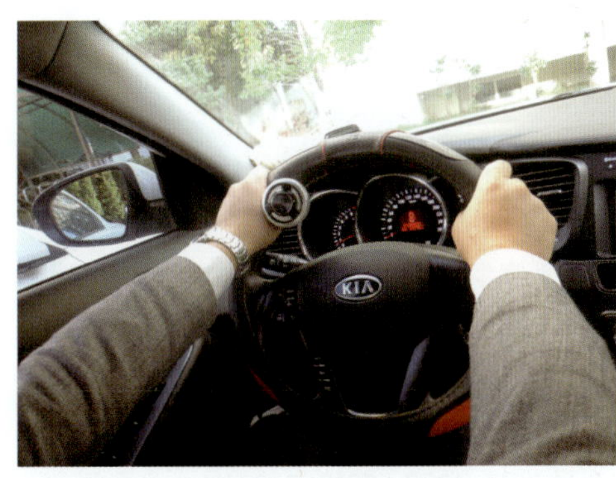

그림 1-16. **운전대 잡는 법.** 직진 주행 시 운전사의 손은 운전대의 10시 방향(왼손)과 2시 방향(오른손)에 위치시켜야 한다. 왼쪽으로 회전할 때는 오른손이 운전대를 따라 자연스럽게 미끄러지며, 왼손이 시계 반대 방향으로 당기는 방식으로 회전이 시작된다. 이때 운전사의 손은 겹쳐져서는 안 된다.

3) 긴급자동차에 대한 특례

구급차를 비롯한 긴급차량이 종종 사고를 일으키는 원인이 되는 뉴스를 종종 볼 수가 있다. 이들 긴급자동차는 왜 사고가 나는 것일까? 모든 일반차량들이 긴급자동차에 대한 방어운전이나 양보운전을 한다면 사고는 일어나지 않을 것이나, 일반차량 운전자들은 이러한 긴급자동차의 갑작스러운 출현에 미처 방어할 준비나 양보할 준비가 되지 않아 교차로나 신호등이 있는 도로에서 사고가 자주 발생하게 된다. 이는 구급차량을 운전하는 응급구조사가 긴급자동차에 대한 특례의 잘못된 적용 및 이해로 인하여 신호위반이나 교차로 등의 도로를 가로질러 운전하기 때문이다. 법에서 제시한 우선 통행 및 특례법은 모든 사고에 대한 방어막이나 면죄부가 될 수가 없다. 이는 사고를 일으키지 아니하고 운전할 때 발생하는 긴급차량의 예외 조건일 뿐이다. 예를 들어, 구급차가 응급상황이 아닌 상태에서 과속하거나 불법 유턴을 한다면 차량이나 운전자에게 범칙금이나 벌점을 부여하게 된다. 이러한 긴급자동차에 대한 특례법을 잘못 인지하고 운행하다 보면 곤혹스럽게 될 것이다. 따라서 구급차를 운전할 때에는 교통법규를 준수하고 부득이한 경우에는 주위의 교통상황을 잘 살펴 환자와 대원의 생명을 위태롭게 만들지 말아야 한다.

Tip 도로교통법 제2조 정의

① "긴급자동차"란 다음 각 목의 자동차로서 그 본래의 긴급한 용도로 사용되고 있는 자동차를 말한다.
가. 소방차
나. 구급차
다. 혈액 공급차량
라. 그 밖에 대통령령으로 정하는 자동차

Tip 제29조(긴급자동차의 우선 통행)

① 긴급자동차는 제13조제3항에도 불구하고 긴급하고 부득이한 경우에는 도로의 중앙이나 좌측 부분을 통행할 수 있다.
② 긴급자동차는 이 법이나 이 법에 따른 명령에 따라 정지하여야 하는 경우에도 불구하고 긴급하고 부득이한 경우에는 정지하지 아니할 수 있다.
③ 긴급자동차의 운전자는 제1항이나 제2항의 경우에 교통안전에 특히 주의하면서 통행하여야 한다.
④ 교차로나 그 부근에서 긴급자동차가 접근하는 경우에는 차마와 노면전차의 운전자는 교차로를 피하여 일시정지하여야 한다. 〈개정 2018. 3. 27.〉
⑤ 모든 차와 노면전차의 운전자는 제4항에 따른 곳 외의 곳에서 긴급자동차가 접근한 경우에는 긴급자동차가 우선통행할 수 있도록 진로를 양보하여야 한다. 〈개정 2016. 12. 2., 2018. 3. 27.〉
⑥ 제2조제22호 각 목의 자동차 운전자는 해당 자동차를 그 본래의 긴급한 용도로 운행하지 아니하는 경우에는 「자동차관리법」에 따라 설치된 경광등을 켜거나 사이렌을 작동하여서는 아니 된다. 다만, 대통령령으로 정하는 바에 따라 범죄 및 화재 예방 등을 위한 순찰·훈련 등을 실시하는 경우에는 그러하지 아니하다. 〈신설 2016. 1. 27.〉 [전문개정 2011. 6. 8.]

구급차량 운전자가 다른 차량의 안전에 대해 정당하지 못하게 운전하는 경우, 교통위반 과태료, 재판, 감금 등 결과에 책임을 질 준비를 해야 한다. 다음은 전형적으로 구급차 운행을 규제하는 법률에 포함된 주의사항이다.

① 차량에 적합한 운전면허증을 소지해야 하며 훈련과정을 완수해야 한다.
② 응급상황에 출동하거나 환자나 부상자의 응급이송을 하는 경우 구급차 운전자에게 적용되는 법률 내에서 특권을 준다.
③ 특권은 예외적으로 무모한 운전을 하거나, 다른 사람의 안전을 무시하면서 운전을 할 경우에는 구급차량 운전자에게 특권을 주지 않는다.
④ 특권은 운전자가 법률에 명시된 방법으로 경고 장치를 사용하는 경우에만 적용된다.

Tip **도로교통법 시행령 제3조 긴급자동차의 준수 사항**

① 긴급자동차(제2조제2항에 따라 긴급자동차로 보는 자동차는 제외한다)는 다음 각 호의 사항을 준수하여야 한다. 다만, 법 제17조제3항의 속도에 관한 규정을 위반하는 자동차등을 단속하는 긴급자동차와 제2조제1항제5호에 따른 긴급자동차는 그러하지 아니하다.

1. 「자동차관리법」 제29조에 따른 자동차의 안전 운행에 필요한 기준(이하 "자동차안전기준"이라 한다)에서 정한 긴급자동차의 구조를 갖출 것
2. 사이렌을 울리거나 경광등을 켤 것(법 제29조에 따른 우선 통행, 법 제30조에 따른 특례 및 그 밖의 법에 규정된 특례를 적용받으려는 경우에만 해당한다)

② 제2조제1항제5호의 긴급자동차와 같은 조 제2항에 따라 긴급자동차로 보는 자동차는 전조등 또는 비상표시등을 켜거나 그 밖의 적당한 방법으로 긴급한 목적으로 운행되고 있음을 표시하여야 한다.

대부분의 법률에서는 구급차량 운전자에게 다음과 같이 허가하고 있다.

① 사적인 재산을 침해하지 않고 생명이 위험하지 않은 한 어디든지 차량을 주차할 수 있다.

② 정지 신호등, 깜빡이는 붉은 정지 신호등, 정지 표지판을 지나쳐 갈 수 있다.

㉠ 응급차량 운전자에게 완전히 정지하고 나서 주위를 관찰하면서 조심스럽게 통과한다.

㉡ 운전자가 속도를 늦추면서 조심해서 운행하도록 하고 있다.

③ 도로가 주행하는 데 문제가 없는지 확인하면서 적절한 신호등을 켜고, 다른 사람의 생명이나 재산에 피해를 주지 않도록 조치하고 난 후, 통행금지 지역으로 다른 차량을 지나쳐 갈 수 있다. 붉은 등을 깜빡이고 주행하고 있는 학교 버스를 추월해서는 안 된다. 학교 버스 운전자가 학생들을 내려주고 난 후 붉은 등을 끌 때까지 기다려야 한다.

④ 다른 차선으로 운행을 해야 할 경우에는 신호하면서 세심한 주의를 필요로 한다.

⑤ 응급상황에서는 다른 차선이나 특정방향으로의 운전할 수 없는 운행법규를 무시할 수 있다.

Tip

제30조(긴급자동차에 대한 특례)

긴급자동차에 대하여는 다음 각 호의 사항을 적용하지 아니한다. 다만, 제4호부터 제12호까지의 사항은 긴급자동차 중 제2조제22호가목부터 다목까지의 자동차와 대통령령으로 정하는 경찰용 자동차에 대해서만 적용하지 아니한다. 〈개정 2021. 1. 12.〉

1. 제17조에 따른 자동차등의 속도 제한. 다만, 제17조에 따라 긴급자동차에 대하여 속도를 제한한 경우에는 같은 조의 규정을 적용한다.
2. 제22조에 따른 앞지르기의 금지
3. 제23조에 따른 끼어들기의 금지
4. 제5조에 따른 신호위반
5. 제13조제1항에 따른 보도침범
6. 제13조제3항에 따른 중앙선 침범
7. 제18조에 따른 횡단 등의 금지
8. 제19조에 따른 안전거리 확보 등
9. 제21조제1항에 따른 앞지르기 방법 등
10. 제32조에 따른 정차 및 주차의 금지
11. 제33조에 따른 주차금지
12. 제66조에 따른 고장 등의 조치

[전문개정 2011. 6. 8.]

제60조(갓길 통행금지 등)

① 자동차의 운전자는 고속도로등에서 자동차의 고장 등 부득이한 사정이 있는 경우를 제외하고는 행정안전부령으로 정하는 차로에 따라 통행하여야 하며, 갓길(「도로법」에 따른 길어깨를 말한다)로 통행하여서는 아니 된다. 다만, 다음 각 호의 어느 하나에 해당하는 경우에는 그러하지 아니하다. 〈개정 2013. 3. 23., 2014. 11. 19., 2017. 7. 26., 2019. 12. 24.〉

1. 긴급자동차와 고속도로등의 보수·유지 등의 작업을 하는 자동차를 운전하는 경우
2. 차량정체 시 신호기 또는 경찰공무원등의 신호나 지시에 따라 갓길에서 자동차를 운전하는 경우

② 자동차의 운전자는 고속도로에서 다른 차를 앞지르려면 방향지시기, 등화 또는 경음기를 사용하여 행정안전부령으로 정하는 차로로 안전하게 통행하여야 한다. 〈개정 2013. 3. 23., 2014. 11. 19., 2017. 7. 26.〉

[전문개정 2011. 6. 8.]

제34조의2(정차 또는 주차를 금지하는 장소의 특례)

① 다음 각 호의 어느 하나에 해당하는 경우에는 제32조제1호·제4호·제5호·제7호·제8호 또는 제33조제3호에도 불구하고 정차하거나 주차할 수 있다.

1. 「자전거 이용 활성화에 관한 법률」 제2조제2호에 따른 자전거이용시설 중 전기자전거 충전소 및 자전거주차장치에 자전거를 정차 또는 주차하는 경우
2. 시장등의 요청에 따라 시·도경찰청장이 안전표지로 자전거등의 정차 또는 주차를 허용한 경우

② 시·도경찰청장이 안전표지로 구역·시간·방법 및 차의 종류를 정하여 정차나 주차를 허용한 곳에서는 제32조제7호·제8호 또는 제33조제3호에도 불구하고 정차하거나 주차할 수 있다.

[전문개정 2021. 1. 12.]

구급차 운행 중 충돌사고가 발생하면, 두 가지 주요한 문제에 기인하여 법률을 해석할 것이다.

① 다른 사람의 안전을 충분히 고려했는가?

㉠ 무엇보다도 구급차량 운전자에게는 중요시되는 사항이다.

② 응급상황이었는가?

㉠ 진정한 응급상황이란 응급구조사는 얻을 수 있는 최선의 정보에서 환자의 생명이 위험하거나 사지가 손실될 가능성이 있는 경우를 말한다. 응급구조사가 출동명령을 받았을 때 충분한 정보가 없을 경우가 있으므로 '충돌' 사고에는 응급출동을 해야 할 것이다. 그러나 사고현장에 도착해서 환자상태가 치명적인 손상 없이 안정적이라면 응급상황이 아니다. 응급상황이 아닌 경우에는 경고등과 사이렌을 켜고 병원으로 신속하게 이송하는 것은 바람직하지 않다.

4) 안전운행 표준지침

(1) 안전운행 일반사항

① 안전운전

㉠ 운전원은 도로교통 관련 법규 · 지침 등 제반사항을 준수한다.

㉡ 운전원은 차량 정차 및 주변 위험요인 확인 후 운행 책임자(단위지휘관)에게 보고한다.

㉢ 소방차량 탑승 모든 대원은 차량 하차 시 주변 위험요인 등을 확인한다.

② 안전벨트

㉠ 소방차량에 탑승한 모든 인원은 안전벨트를 착용한다. 단, 개인보호장비착용 등 안전벨트를 착용할 수 없는 상황은 제외한다.

③ 승하차주의

㉠ 운전원은 모든 대원 승차 후 문 닫힘 상태를 확인하고 출발한다.

㉡ 모든 대원은 차량 하차 시 주변 위험요인을 확인한다.

④ 긴급표시

㉠ 운전원은 소방차량의 운행 및 주 · 정차 시 타 차량 운전자가 인식할 수 있도록 경광등 및 사이렌을 작동한다.

⑤ 안전우선

㉠ 운전원은 방어운전과 적정속도를 고려하여 주행한다.

㉡ 진출입이 곤란한 지역 통과 시 동승 대원이 하차하여 수신호를 운전원에게 보내고 운전원은 차량을 서행한다.

㉢ 운전원은 앞차와의 안전거리를 확보한다.

㉣ 소방차량 탑승 모든 대원은 악천후에 대비해 장비를 관리하고 장착한다.

㉤ 운전원은 이면도로 또는 협소 도로에서는 보행자 및 자전거 등 돌발상황을 항상 주의하고 운행책임자(단위지휘관)는 이를 확인한다.

㉥ 운전원은 교차로나 신호등이 설치되지 않은 장소 운행 시 반드시 시야를 확보하고 사각지대를 주의하여야 하며 일시정지 후 좌 · 우를 살피고 서행한다.

㉦ 운전원 및 운행책임자는 보행자 및 타 차량 움직임을 미리 파악한다.

㉧ 운전원 및 운행책임자는 회전 시 보행자 및 자전거를 주의한다.

(2) 특수한 상황의 안전수칙

① 각별한 주의

㉠ 운전원은 언덕길 또는 산길, 도로 모퉁이나 커브길, 철길 건널목, 횡단보도의 경우에는 특히 주의한다.

② 제한속도 초과

㉠ 운전원은 통행량이 적은 경우, 도로 · 시계상태가 양호한 경우, 포장도로인 경우에 한하여 제한속도를 초과할 수 있다.

③ 차선침범

㉠ 운전원은 불가피하게 중앙선을 넘거나 반대차선 운행 시 전조등, 사이렌 등을 활용하여 긴급차량이 주행 중인 상황을 상대방에게 알리며 전방 차량 등에 주의를 기울이면서 안전속도로 서행한다.

④ 교차로 진입

㉠ 운전원은 교차로 통과 시 다음 사항을 주의한다.

- 중앙선을 넘거나 반대차선으로 운행하여 교차로에 진입할 경우
- 교차로 진입 시 안전 확인 후 진행
- 시야가 나쁜 교차로에 진입할 때 또는 커브 길을 돌 때에는 전조등을 위 · 아래로 번갈아 비추어 차가 접근하고 있음을 알림

⑤ 야간운행

㉠ 운전원은 야간운행 시 중앙선으로부터 조금 떨어져서 운행한다.

㉡ 중앙선 부근에 서 있는 보행자에 주의한다.

㉢ 중앙선에 바짝 붙어오는 차량으로부터 방어운전을 한다.

⑥ 감속운전

㉠ 운전원은 비 오는 날, 안개 낀 날, 눈길, 빙판길 및 블랙아이스가 있는 경우 맑은 날보다 속도를 20% 이상 감속한다.

5) 대체 경로의 선택

구급차가 응급환자나 손상환자가 있는 현장 도착하는 시간이 지연될 경우, 운전자는 다른 경로를 선택하거나 다른 구급차의 출동 요청을 고려해야 한다. 변화하는 상황이 출동에 영향을 미치기 때문에 계획하고 지역 지형 및 도로를 파악할 수 있는 자세한 지도를 가져야 한다. 지도에는 학교, 다리, 터널, 철도, 교차로, 심한 정체 지역과 같은 교통문제가 있는 지점이 나타나 있어야 하고 또한 도로와 건물공사 지역이나 장 · 단기 우회로와 같은 일시적인 문제도 표시되어야 한다.

차고 및 사무실에도 지도를 두고 구급차 안에도 지도를 비치해 두어야 하며, 교통문제 발생 시 신속하고 안전하게 대체 경로를 선택할 수 있어야 한다.

특수상황에서의 구급차 운행

① 빙판길, 눈길, 자갈길 이나 모래가 있는 길 등 기후와 도로상태가 열악한 경우에는 우선적으로 감속 운행을 한다.

② 물기 있는 도로에서 주행시에 차가 옆으로 밀리는 현상을 수막현상(hydroplaning)이라 한다.

㉠ 자동차 시속 50 km 이상의 속도가 되면 도로표면의 물은 자동차 바퀴의 접촉면을 채우기 때문에 바퀴가 도로 표면에서 뜬 상태가 된다.

㉡ Hydroplaning 현상이 생기게 되면 구급차 운전자는 브레이크를 꽉 밟지 말고 서서히 작동시켜서 조금씩 속도를 줄여야 한다.

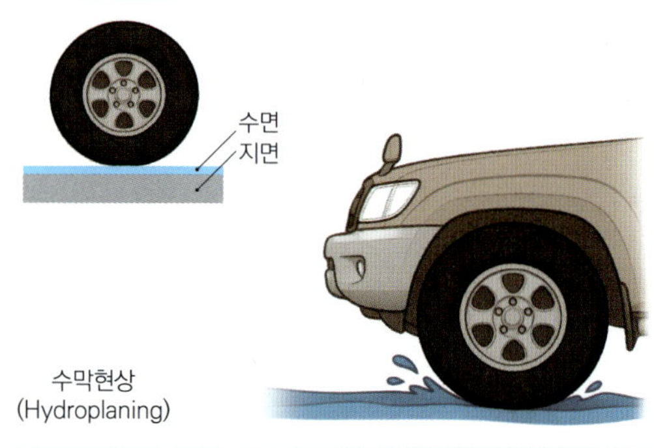

수막현상
(Hydroplaning)

③ 물속 주행

㉠ 물이 고여 있는 도로 주행은 피한다.

㉡ 피할 수 없다면 감속하고 와이퍼를 작동한다.

㉢ 물속에서 나온 후에는 제동부분을 마를 때까지 브레이크를 여러 번 밟아주어 물기를 제거한다.

④ 시계의 감소

㉠ 안개, 눈이나 비가 내린 경우에는 좁아지고 가려진 시야로 인해 감속 운행을 해야 하고, 야간에는 하향등만 사용하여 최상의 시야를 확보해야 한다.

㉡ 구급차 운전자는 주간에도 전조등을 사용하여 다른 운전자에게 시야를 넓혀주어야 한다.

⑤ 기름 종류의 액체가 도로 표면에 흐른 경우 또는 도로표면이 결빙된 경우

㉠ 구급차 바퀴의 마찰력이 감소하기 때문에 상당히 위험하다. 이에 양질의 4계절 바퀴와 적절한 속도로 안전 운행한다.

㉡ 추운환경에서는 스노타이어를 이용하여 미끄러움을 방지한다.

㉢ 다리나 육교를 주행할 경우 결빙될 확률이 높기 때문에 주의하여 운행한다.

긴급차량 안전운행 매뉴얼

1) 긴급차량 안전운행을 위한 확인사항

① 차량 안전운행 매뉴얼을 상시 휴대하여 숙지하고 상황별 복명복창을 생활화한다.

② 차량 출발 전 바퀴 고임목과 차량주변 위험요인, 적재품 낙하방지, 적재함 개방여부 등을 확인

③ 출동 중에는 반드시 경광등이나 사이렌을 울리거나 전조등을 점등한 상태로 신속하게 운행하되 긴급 자동차로서의 교통법규를 준수한다.

④ 현장 도착 후 도로의 평면에 부서하고 사이드 브레이크 및 바퀴 고임목을 반드시 고정한다.

⑤ 산길이나 언덕길, 도로모퉁이, 주택가 골목길, 철도 건널목, 터널 주행 시나 눈, 비, 안개 등 악천후의 경우는 감속 운행한다.

⑥ 귀서 후에는 다음 출동에 지장 없도록 각종 장비 확인·점검 및 소화용수와 차량연료를 충분히 보충하고 대기한다.

2) 차량 출발 전

① 안전띠 착용 ② 주차 브레이크 해제 ③ 전후·좌우 확인

④ 전조등 점등 후 출발 ⑤ 안전운행

(1) 구급차량인 경우

① 응급처치용 기자재 및 응급의료장비 등이 안전하게 적재되었는지 확인한다.

② 환자이송에는 신속함도 필요하지만 안전이 우선임을 상기한다.

③ 교통법규를 준수한다.

④ 앞지르기를 할 경우 안전거리를 충분히 확보한다.

3) 출동 중 건널목과 교로 진입 시[출동 중 사이렌 작동]

① 일단정지 또는 서행 ② 좌우 확인 후 서행 ③ 통과 ④ 안전운행

(1) 구급차량인 경우: 안전거리를 충분히 확보하고 교차로나 건널목 진입 시 주의한다.

4) 출동 중 앞지르기[탑승자 전원 주변경계]

① 전방 안전거리 확보 ② 좌우 안전거리 확보 ③ 추월

④ 주행차로 복귀 ⑤ 안전운행22

5) 현장 도착[또는 귀서] 후 차량부서 시

① 주차[부서] 장소 확보 ② 브레이크 확인

③ 안전띠 해제 ④ 좌우 확인

⑤ 하차 및 고인목 설치

* 주차 및 후진의 경우 1명의 보조자가 차량의 안전을 확보한다.

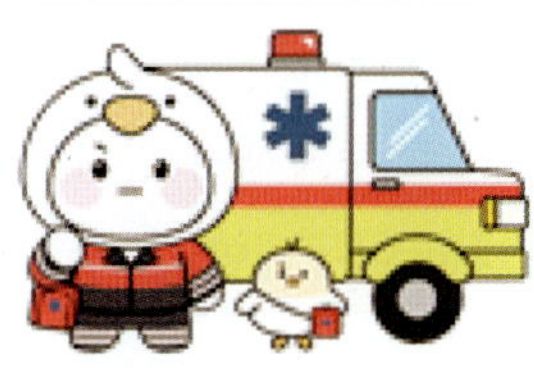

(1) 구급차량인 경우:
① 구급활동이 용이할 수 있도록 충분한 작업공간 확보한다.
② 2차 사고를 방지하기 위한 안전조치 강구한다(차량유도자 배치).
③ 귀서 후에는 다음 출동에 대비하여 장비점검을 철저히 한다.

6) 긴급출동 운행 시 안전운행 기본 10훈

① 적신호 교차로에서는 일시정지 후 좌우를 살피면서 서행 통과한다.
② 적신호 교차로에서 피양차량 등에 의한 사각이 있을 경우 그 직전ㄴ에서 확실하게 일시정지 후 안전을 확인하고 통과한다.
③ 적신호 교차로에서는 주위 보행자 및 차량 등의 움직임을 확실하게 파악한 후 안전속도로 통화한다.
④ 적신호 교차로에서 좌회전 시는 좌측통행 보행자와 자전거 등에 주의한다.
⑤ 신호등이 없는 교차로에서는 교차로 직전에 확실하게 일시정지 후 좌우 안전을 확인하고 서행으로 통과한다.
⑥ 이면도로나 협소한 도로에서는 보행자나 자전거 등의 돌연 돌출에 주의하면서 안전운행한다.
⑦ 중앙선을 넘어 운행하거나 일방통행로의 역방향으로 운행시는 전방의 차량 등에 주의를 기울이면서 안전한 속도로 주행 또는 서행한다.
⑧ 후진하는 경우에는 후진방향, 위치 및 장애물 등을 확인한 후 서행하고 사각이 있는 경우는 안전여부를 반드시 파악한다.
⑨ 도로교통상황에 따라 상시 안전운행에 주의한다.
⑩ 현장 도착 시에는 현장 작업 전에 반드시 고임목을 이용하여 차량을 안전하게 고정주차 후 현장활동 실시한다.

08 응급현장에서의 구급차 주차

대부분이 차량 흐름 상황에서 주차할 때에는 교통의 조절과 흐름을 위해서 적절한 곳에 정차하고, 흐름을 방해하지 않도록 사고차량 옆에 주차하지 않으며, 주행방향 앞이나 뒤에 위치시킨다. 사고 현장에서 구급차로 자신을 막아서 보호하고 차량 흐름 방향으로 앞바퀴가 향하게끔 차를 세워야 한다. 만약 업무 중에 헤드라이트의 불빛이 필요하거나 화재진압을 위해 출구 전면으로 접근하는 경우라면 적절하다. 하지만 구급차는 뒤쪽에서 환자를 싣기 때문에 구급차를 구석에 주차하는 것은 적절하지 않다. 뒤쪽을 보호하고, 환자를 싣기 위한 최적의 위치로 주차해야 한다. 단, 구급차가 현장에 가장 먼저 도착했을 경우는 예외이다. 나중에 현장에서 이동해야 할 수도 있있다는 점을 반드시 기억해야 한다(그림 1-17).

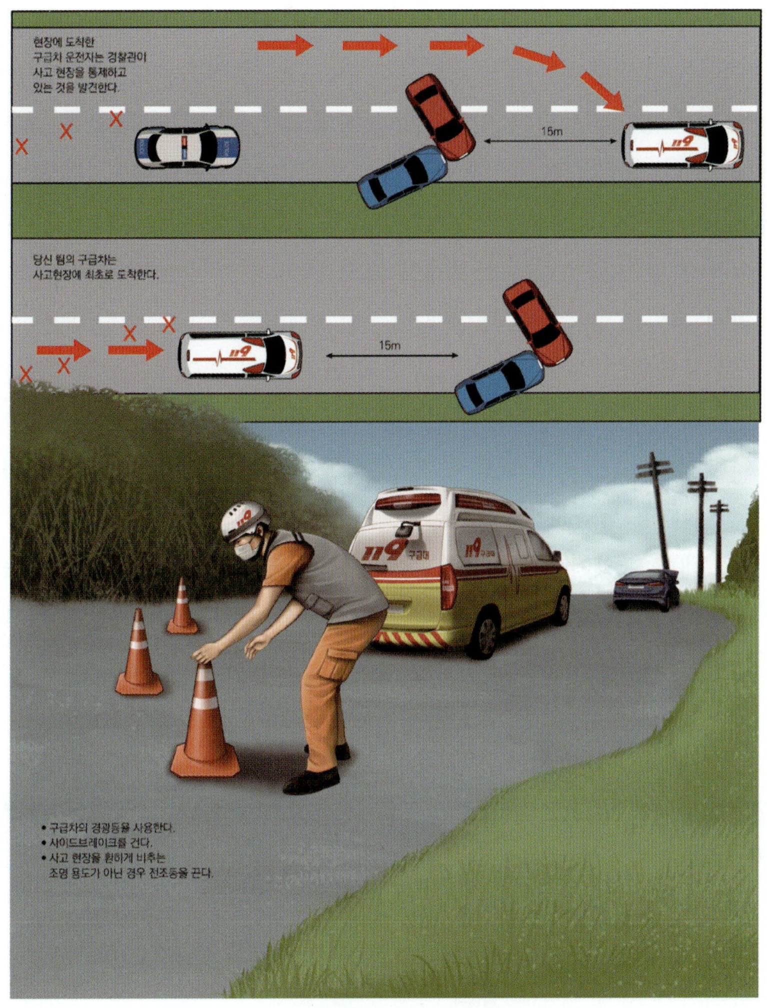

그림 1-17. **사고현장에서의 구급차 주차**

1) 사고현장에서의 구급차의 정차 및 주차

응급구조사는 출동 중 입수되는 현장 정보(무전이나 신고 사항 등)를 바탕으로 구급차의 위치를 어느 곳에 얼마나 거리를 두고 주차 시킬 것인지와 구조차나 경찰차 등의 지원차량과 함께 출동되는지를 확인하여 사전 주차계획을 출동 중에 세워야 한다.

① 현장에 최초로 도착하는 경우(선 도착한 경우)

㉠ 동료와 환자에게 잠재적인 위험요소가 있는지 현장평가를 수행한다.

㉡ 위험한 지역을 설정한다.

㉢ 주행 중인 자동차의 운전자에게 경고 할 수 있도록 진행방향에서 사고현장 도착 전 15 m에 주차를 시키고(사고 잔해의 후방 주차), 가능한 한 빨리 신호탄을 쏘아 올리거나 비인화성 경고 장치를 설치한다.

② 현장의 안전이 이미 확보된 경우(후 도착한 경우)

㉠ 다른 자동차의 교통흐름에 방해되지 않도록 사고현장을 지난 후 15 m에 주차한다.

㉡ 현장에 있는 응급의료팀에 의해 사고현장지휘체계가 이미 확립된 경우, 응급구조사는 현장 도착 전부터 지시사항을 전달받을 수 있다. 예를 들어, 다발성 사고의 경우, 어느 곳에 주차하고, 누구에게 보고할 것인지를 알려준다.

③ 자동차 화재가 없는 경우에는 현장에서 최소 15 m 떨어진 곳에 주차한다.

④ 자동차 화재가 있는 경우에는 현장에서 최소 30 m 떨어진 곳에 주차한다(그림 1-18).

⑤ 유독가스가 누출되는 경우에는 오르막길 또는 바람이 불어오는 반대방향에 주차한다.

⑥ 인화물질이 흐르고 있으면 흐름의 반대쪽에 위치시킨다.

㉠ 언덕이나 커브가 있는 도로에 주차시킬 때에는 반드시 바퀴에 고임목을 고이고, 차량의 후방에 경고표지판을 설치한다.

⑦ 폭발물이 탑재한 차량인 경우에는 현장에서 600−800 m 떨어진 장소에 주차한다.

⑧ 전봇대 전선줄이 현장에 늘어진 경우에는 전봇대와 전봇대 사이를 반경으로 하는 원의 밖에 주차한다.

⑨ 현장에 주 · 정차시키는 경우 주행방향과 같은 방향으로 위치시킨다.

차량의 후방에 위치시킬 경우에는 비상등과 표지판을 이용하여 뒤에 오는 차량이 당황하거나 충돌하지 않도록 조치하여야 한다.

① 구급차 뒷문이 열려 있는 경우 비상등과 경광등을 보지 못하거나 전방주시를 소홀히 하여 사고가 일어날 수 있다. 빨간색 경고등의 빛은 술에 취했거나 피로에 지친 운전자를 끌어당긴다는 연구 결과도 있다.

② 구급차를 갓길에 주차하며 전조등을 끄고, 자동차 깜빡이를 사용하는 것이 좋다.

㉠ 양쪽 동시에 깜빡이는 점멸등은 주행 중인 자동차가 구급차의 크기와 위치를 식별하는 데 도움이 된다.

현장에 최초로 도착하였을 경우 구조작업 도중 또는 응급처치 중에 달려오는 차량에 의하여 발생하는 사고를 예방하여야 한다.

① 현장상황 상 부득이하게 차량의 흐름을 방해하게 될 경우에는 최대한 신속하게 환자를 안전한 장소로 옮겨 응급처치를 시행한다.

② 차량 흐름에 방해가 최소화되도록 노력하여야 한다.

③ 사고현장을 지나는 차량에 의하여 응급구조사와 경찰 및 환자들이 상처를 입거나 심지어는 사망하는 사고가 드물지 않게 발생한다.

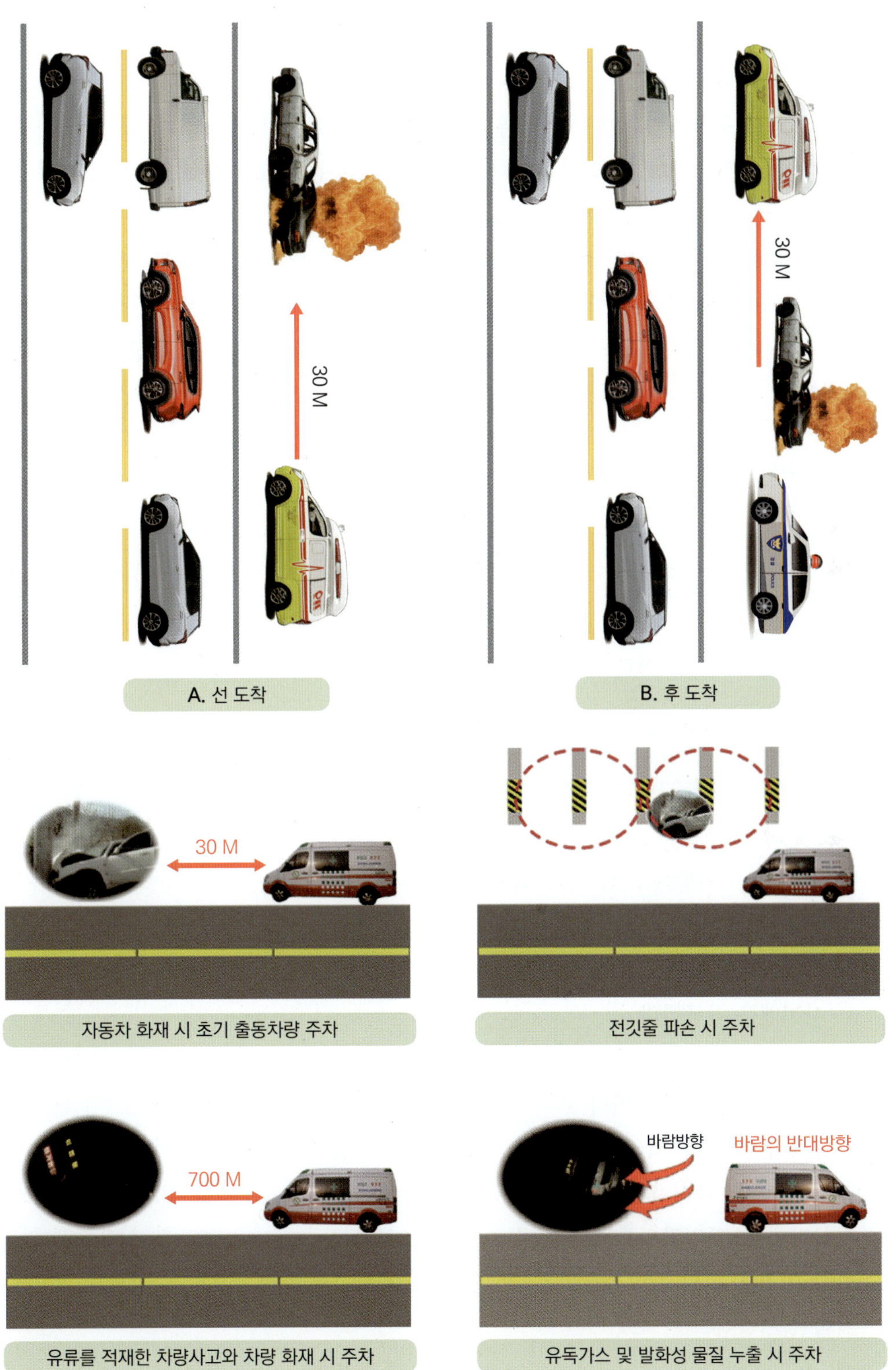

그림 1-18. 최대한 안전을 확보하는 차량 위치선정.
① 차량의 경고등을 켠다. ② 고인목을 설치한다. ③ 사고현장에 불필요한 전조등은 끈다.

㉠ 가능한 사고현장에서는 대원과 환자의 안전을 제일 우선으로 생각하고 이에 맞게 행동하여야 한다.

④ 사고현장에 구급차를 주차하는 경우 여러 상황을 고려하여야 한다(표 1-4).

㉠ 가능하다면 경찰이 도착할 때까지 동료에게 교통통제 도움을 요청한다.

고속도로에서의 교통사고와 교통이 혼잡하여 차들이 서행하는 곳 또는 교차로일 경우에 구급차의 주차 위치는 달라질 것이다. 또한, 구조차나 견인차 및 경찰차 같은 지원부서 차들의 예상 도착시각에 의해서도 구급차의 위치가 달라진다. 하지만, 사전 예상한 주차 위치와 현장 상황으로 인한 현장에서의 주차 위치는 변경될 수도 있다

표 1-4. 구급차의 정차 및 주차

① 출동한 대원의 안전을 고려해서 위치시킨다.
② 사고현장 바로 옆에 위치하여 교통의 흐름을 방해하지 말아야 한다.
③ 최초 현장도착시에는 사고현장의 후방 15 m에 위치시킨다(도착 전).
④ 차량화재가 있는 경우 30 m 떨어진 곳에 정차시킨다.
⑤ 선착한 구조차 또는 경찰차량이 있다면 사고현장의 전방에 위치시킨다.
⑥ 전선줄이 늘어져 있는 경우 전봇대 간의 반경으로 하는 원의 밖에 위치시킨다.
⑦ 폭발물 등을 탑재한 차량이 사고가 난 경우는 600-800 m 떨어진 곳에 위치시킨다.
⑧ 인화물질 등의 위험물이 흐를 경우 반대쪽에 정차시킨다.
⑨ 유독가스 등을 탑재한 차량의 사고의 경우 바람이 불어오는 반대 방향 또는 언덕위에 위치시킨다.

2) 도로상에서 현장활동 시 주차

① 출동 중 다른 차량에 의한 사고 위험성이 있는지 파악한다.

② 선착대는 상황실에 교통상황을 전파하고 교통통제를 위한 유관기관에 협조를 요청한다.

㉠ 운전원은 사고장소를 식별할 수 있도록 현장 후면에 주차 후 경광등, 비상점멸등 및 사이렌을 작동한다.

③ 현장대원이 활동할 수 있도록 15 m 정도의 공간을 확보(대원들의 2차 사고로 부터 보호받을 수 있도록 차량 배치)한다.

④ 현장지휘관은 주변의 안전 확인 후 대원들이 하차할 수 있도록 지시한다.

⑤ 대원 하차 후 즉시 교통흐름 및 차량통제(유관기관 인계 전까지)를 실시하고 고임목, 안전삼각대 등 안전장비를 설치할 수 있도록 조치한다.

⑥ 현장 여건을 고려하여 현장활동 대원들이 2차 사고로부터 보호받을 수 있도록 안전조치를 실시한다(그림 1-19).

(예: 속도제한에 비례한 거리의 후방지점에 차량 및 안전요원 배치/ 제한속도 80 km → 80 m)

※ 현장 상황에 따라 변경 가능

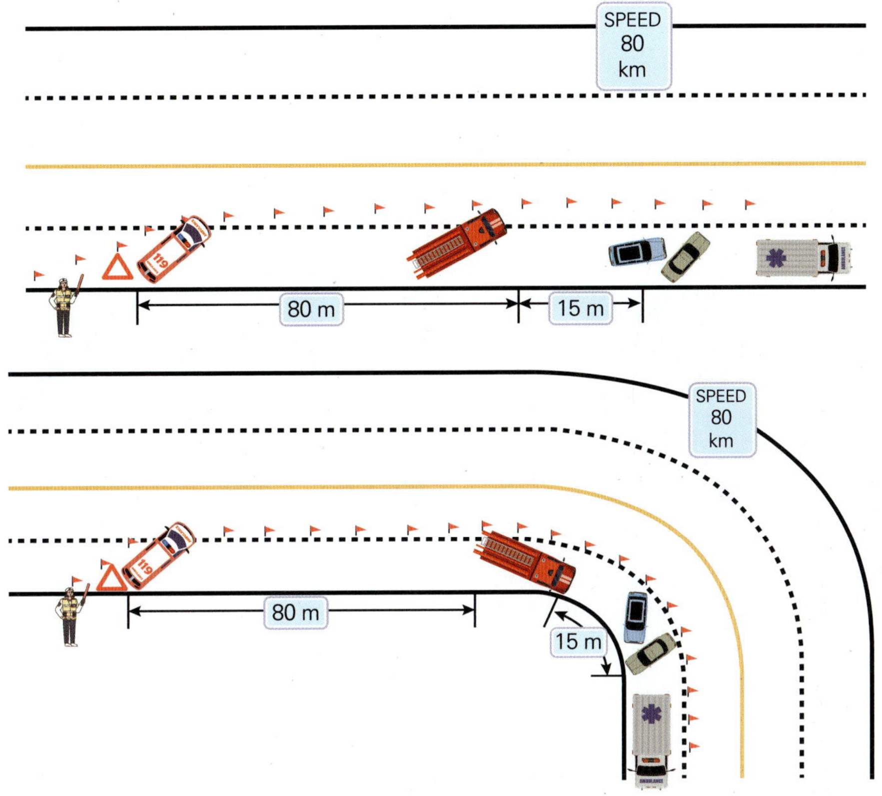

그림 1-19. **도로상의 주차**

⑦ 운전원은 경사진 곳에 2차 사고를 방지할 수 있도록 조향장치를 조정하고 응급구조사는 고임목을 설치 후 운전원에게 전파한다.

⑧ 모든 현장활동대원은 통제된 도로 등 방호구역에서 벗어나지 않도록 주의한다.

⑨ 교통사고 현장에서는 다음과 같이 안전조치를 실시한다.

㉠ 현장에 흐른 유류, 오일 등으로 인한 미끄럼 방지를 위해 흡착포, 모래 등을 뿌리고 작업을 개시한다.

㉡ 차량 받침목 등으로 최대한 안정화, 고정화 조치 후 작업을 실시한다.

㉢ 날카로운 부분은 보호조치하고 차량 잔해물은 안전하게 제거한다.

㉣ 통제선(Fire-Line 등)으로 활동구역을 설정하고 사고차량을 고정시킨다.

㉤ 엔진정지, 배터리 단자 제거조치(① -제거, ② +제거)를 하고 기자재의 불꽃에 주의한다.

㉥ 구조 장비 설치 시 2차 사고예방을 위해 안전한 장소를 선정한다.

㉦ 하이브리드(전기)차량에 메인전원 제거 등 접근 시 보호장비를 철저히 작용한다.

3) 구급차 후진

구급차를 후진할 때는 거울(back mirror or side mirror)의 사각지대가 크므로 보행자나 물체, 다른 차량에 부딪힐 위험이 있다는 점을 인식해야 한다. 가능하다면 구급차 뒤에 안내자를 배치하여 후진을 도와주도록 한다(그림 1-20).

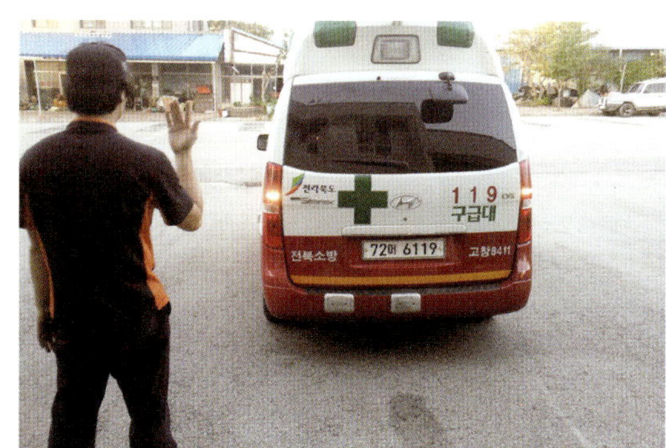

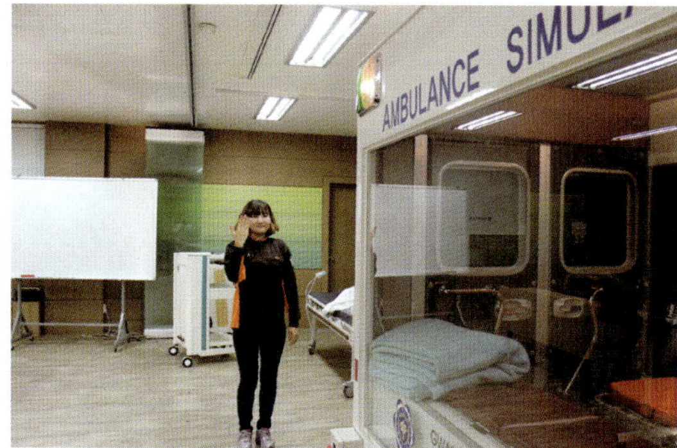

그림 1-20. **구급차를 후진할 때는 안내자의 도움을 받도록 한다.**

대부분 응급의료시스템에서는 구급차의 후진에 대한 규칙을 정해두고 있다. 구급차의 후진은 수리비가 발생하는 구급차 손상의 주요 원인이 되므로, 가능하면 구급차를 후진해야 하는 상황을 피하는 게 좋다. 그러나 꼭 해야 하는 경우에는 다음의 규칙을 따른다(표 1-5).

표 1-5. **구급차의 후진 규칙**

① 보조자를 둔다.
② 차량을 후진하기 전에 보조자와 협의한다.
③ 보조자는 항상 보이는 위치에 있어야 한다.
㉠ 보조자가 보이지 않는다면 보일 때까지 구급차를 정지한다.
④ 움직이기 전에 수신호에 대해 의견이 일치하여야 한다.
⑤ 움직이는 동안 보이지 않는 위험에 대한 경고 소리를 들을 수 있도록 창문을 내려야 한다.
⑥ 후진 전에 차량 뒤쪽으로 가서 주위를 살핀다.
㉠ 지상의 물체들은 후진 중에 보이지 않을 수 있다.
⑦ 구급차가 움직이는 동안 소리가 나는 경고 장치를 이용한다.

구급차를 주차한 후에는 사이드 브레이크를 올리고, 구급차가 다른 차량과 충돌했을 때 앞으로 나가는 움직임을 저지할 수 있도록 타이어 밑에 고임목을 단단하게 설치해야 한다.

응급구조사는 현장평가를 수행하고 모든 필요한 감염차단장비와 위험물질 예방조치를 취해야 한다.

4) 현장 진입에 따른 구급차 주차

구급차가 불필요하게 교통의 흐름을 방해하는 경우, 일반 대중들이 불평하는 경우가 종종 있다. 응급구조사가 사람의 생명을 구하기 위해 도로를 차단하는 것을 왜 일반인들이 반대하는지 이해하기 어려울 수도 있다. 하지만 만일 응급구조사가 안전을 이유로 도로를 차단하여 구급차를 주차해야 할 경우, 그렇게 할 수 있다. 다만, 사고와 관련되지 않은 다른 사람들에 대한 배려가 반드시 필요하다(그림 1-21). 예를 들면, 아파트에 주차할 때는 다른 사람들이 지나갈 수 있는 공간을 고려하여 다른 차량을 방해하지 않도록 주차해야 한다.

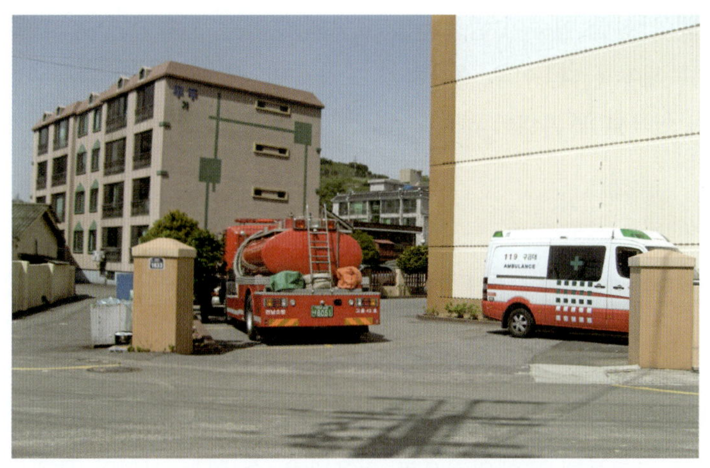

그림 1-21. **사고와 관련되지 않은 다른 사람들에 대해 배려가 필요하다.**

건조한 날씨에는 차량 하부의 뜨거운 열기에 의해 잔디에 화재가 발생할 수 있다. 흐린 날씨에는 구급차 무게로 인해 진흙 길이 되고 구급차가 빠져나오기 어렵게 될 수 있다. 야간에 도로 옆에 주차하는 경우는 특히 위험하다. 일부 운전자들은 사고 현장에 주의가 분산되어 한쪽으로 미끄러지거나 주차된 구급차와 충돌할 수 있다. 또는 모든 경광등을 켜는 것보다 휴대용 조명등을 사용하는 것이 더 안전할 수도 있다. 마찬가지로 반대쪽에서 주행하는 차량의 시야가 차단되지 않도록 전조등(headlight)을 끄고 비상등을 이용하여 경고를 해야 하며, 특히 2차선 도로인 경우는 더욱 주의해야 한다.

도로상에서 차 밖으로 나갈 때는 항상 눈에 잘 띄는 보호의류를 입어야 한다. 반사 조끼는 가볍고 낮과 밤 모두 눈에 잘 띄는 장점이 있다. 충돌사고로 인해 환자 구출작업이 필요한 경우에는 고성능의 보호의류를 착용해야 한다.

5) 사고현장의 교통정리

사고현장에서 응급구조사가 제일 먼저 고려해야 할 사항은 환자의 안전과 응급처치이다. 그러나 현장에 도착했을 때 교통 통제를 담당할 경찰관을 찾기 어려운 경우가 많다. 이처럼 구급차가 최초로 도착한 상황에서는 주변 사람들에게 도움을 요청하거나, 동료에게 경찰관이 도착할 때까지 교통정리를 맡기도록 지시하여 응급구조사가 원활하게 응급처치를 수행할 수 있도록 조치해야 한다.

교통 통제의 목적은 원활한 차량 흐름을 유지하는 것뿐만 아니라, 동일한 장소에서 유사한 사고가 발생하지 않도록 예방하는 데 있다. 따라서 경찰관이 도착하기 전에 환자가 안정되고 응급처치 및 안전한 이송이 완료되면 교통의 흐름을 원활하게 유지하기 위해 응급구조사가 교통 통제를 해야 한다. 이후 경찰차가 도착하면, 통제 업무를 경찰관에게 인계한 뒤 응급구조사 본연의 업무로 복귀해야 한다.

09 타인의 안전을 위한 고려

응급구조사는 공공을 위해 존재한다. 이는 응급구조사의 자격증, 장비, 매일 사용하는 무선주파수, 그리고 운행하는 도록까지 모두 공공의 이익을 위한 것임을 의미한다. 업무 수행하기 위해 일부 도로교통법을 예외적으로 적용받을 수 있는 직업적 특권도 이에 포함된다. 그러나 구급차를 운전하는 대원은 과속하거나 무리하게 앞서 나가려는 행동이 일반 국민들에게 불편을 줄 수 있음을 명심해야 한다.

이러한 특권을 남발하면 자칫 동료나 시민의 생명을 위협하는 심각한 결과를 초래할 수 있으며, 이는 돌이킬 수 없는 후회와 좌절로 이어질 수 있다. 사고는 순식간에 발생하며, 속도가 '응급의료체계'에서 가장 중요하다는 주장도 있지만, '전문적인 응급의료체계'에서 가장 필요적인 요소는 바로 '지식과 안전'이다. 응급구조사는 누구보다도 많은 훈련과 경험을 쌓아야 하며, 이를 바탕으로 꼭 전문가가 되어야 한다.

10 구급차의 경고장치 사용

구급차에는 경고 장치와 경음기(사이렌) 등이 설치되어야 한다. 「자동차 및 자동차부품의 성능과 기준에 관한 규칙」제58조에 따르면, 구급자동차는 다음의 기준에 따라 경광등, 사이렌 설치할 수 있다.

① 경광등은 녹색(다른 색은 불가), 1등당 광도는 135칸델라 이상 2천 5백칸델라 이하로 규정되어 있다.

② 경음기의 음 크기는 자동차의 전방 20미터의 위치에서 90데시벨 이상 120데시벨 이하로 설정되어야 한다.

정부에서 권장하는 구급차에서는 장방형의 경광등 및 경음기가 부착되어 있으며, 경음기의 스피커는 2개가 적절하다. 또한, 특정 상황에서는 특별한 경고음을 발산하는 장치가 필요할 수도 있다.

구급차는 항상 대중과 소통하는 중요한 역할을 수행하며, 차량 외부에 부착된 표식과 경광등은 시민들에게 응급구조사의 사명감을 전달하는 역할을 한다. 또한, 응급의료 관련 표식이나 로고를 명확히 표시하여 긴급상황에서 신속하게 인식될 수 있도록 하는 데 중점을 둔다.

응급차량의 안전운행은 경고 장치를 적절하게 사용하면서도 철저한 방어 운전이 병행될 때만 가능하다. 119신고접수시스템의 기술적 발전과 119상황관리자의 중증도 분류 적절성에도 불구하고, 대부분 구급차는 신고자 요청에 따라 출동 시 조명등과 사이렌을 사용한다. 반면 환자를 싣고 병원으로 이송하는 과정에서 조명등과 사이렌의 사용할지는 응급구조사의 판단에 따라 달라진다(경고등과 사이렌 사용은 치명적이거나 위험한 응급상황에만 사용해야 함).

연구에 따르면, 다른 차량 운전자들은 구급차가 15-30 m 정도의 거리까지 접근해야 비로소 구급차를 발견하거나 사이렌 소리를 인지할 수 있는 경우가 많다. 그러므로 경고등과 사이렌을 울리면서 운행한다고 해서 반드시 안전이 확보되는 것은 아니다.

자동차 및 자동차부품의 성능과 기준에 관한 규칙(약칭: 자동차규칙) 제58조 경광등 및 사이렌

① 「도로교통법」 제2조제22호에 따른 긴급자동차에는 다음 각 호의 기준에 적합한 경광등 및 사이렌을 설치할 수 있다.〈개정 1997. 1. 17., 2005. 8. 10., 2006. 5. 30., 2012. 8. 31., 2014. 6. 10., 2017. 11. 14., 2022. 10. 26.〉

1. 경광등은 다음 각목의 기준에 적합할 것
   가. 1등당 광도는 135칸델라이상 2천5백칸델라이하일 것
   나. 등광색은 다음 기준에 적합할 것

구분	등광색
(가) 경찰용 자동차중 범죄수사·교통단속 그 밖의 긴급한 경찰임무 수행에 사용되는 자동차 (나) 국군 및 주한국제연합군용 자동차중 군내부의 질서유지 및 부대의 질서있는 이동을 유도하는데 사용되는 자동차 (다) 교도소 또는 교도기관의 지동차중 도주자의 체포 또는 피수용자의 호송·경비를 위하여 사용되는 자동차 (마) 소방용자동차	적색 또는 청색
(가) 전신·전화의 수리공사등 응급작업에 사용되는 자동차와 우편물의 운송에 사용되는 자동차중 긴급 배달우편물의 운송에 사용되는 자동차 (나) 전기사업·가스사업 그밖의 공익사업 기관에서 위해방지를 위한 응급작업에 사용되는 자동차 (다) 민방위업무를 수행하는 기관에서 긴급예방 또는 복구를 위한 출동에 사용되는 자동차 (라) 도로의 관리를 위하여 사용되는 자동차중 도로상의 위험을 방지하기 위하여 응급작업에 사용되는 자동차 (마) 전파감시업무에 사용되는 자동차 (바) 기타자동차	황색
구급차·혈액 공급차량	녹색

2. 사이렌음의 크기는 자동차의 전방으로부터 20미터 떨어진 위치에서 90데시벨(C) 이상 120데시벨(C) 이하일 것

② 「자동차관리법」에 의한 구난형특수자동차와 도로의 청소를 위한 노면청소용자동차에는 다음 각호의 기준에 적합한 경광등을 설치할 수 있다. 〈신설 1995. 7. 21., 1997. 1. 17., 2005. 8. 10.〉

1. 경광등의 광도는 제1항제1호 가목의 기준에 적합할 것
2. 등광색은 황색일 것
   [제목개정 1995. 7. 21., 2017. 11. 14.]

1) 적정한 주의

구급차를 운행할 때 조명등과 사이렌을 사용하도록 하는 법적으로 정해져 있다. 이는 긴급 운행 중임을 다른 운전자에게 알리는 수단이 될 수 있으나, 이를 사용한다고 해서 다른 사람들의 안전에 대한 주의 의무가 면제되는 것은 아니다. 따라서 구급차 운전자는 조명등과 사이렌을 활용하되, 주변 차량과 보행자의 안전을 최우선으로 고려하며 신중하게 운행해야 한다.

응급구조사의 준수사항(응급의료에 관한 법률 시행규칙 제32조 관련[별표 13])

1. 구급차내의 장비는 항상 사용할 수 있도록 점검하여야 하며, 장비에 이상이 있을 때에는 지체 없이 정비하거나 교체하여야 한다.
2. 환자의 응급처치에 사용한 의료용 소모품이나 비품은 소속기관으로 귀환하는 즉시 보충하여야 하며, 유효기간이 지난 의약품 등이 보관되지 아니하도록 하여야 한다.
3. 구급차의 무선장비는 매일 점검하여 통화가 가능한 상태로 유지하여야 하며, 출동할 때부터 귀환할 때까지 무선을 개방하여야 한다.
4. 응급환자를 구급차에 탑승시킨 이후에는 가급적 경보기를 울리지 아니하고 이동하여야 한다.
5. 응급구조사는 구급차 탑승시 응급구조사의 신분을 알 수 있도록 소속, 성명, 해당자격 등을 기재한 아래 표식을 상의 가슴에 부착하여야 한다.
6. 준수사항 위반 시 처분
   ① 행정처분(응급의료법 시행규칙 제45조 [별표 18] 2호 하목)
   – 1차 위반 – 응급구조사 자격정지 7일, 2차 위반 – 자격정지 15일, 3차 위반 – 자격정지 1개월
   ② 과태료(응급의료법 시행령 제29조 [별표2] 2호 카목)
   – 1차 위반 – 응급구조사 과태료 50만원 , 2차 위반 – 75만원 , 3차 위반 – 100만원

2) 사이렌

사이렌은 청각 경고 장치로 일반적으로 응급구조사가 혼잡한 도로에서 긴급차량임을 알리는 수단으로 사용된다. 그러나 실제로 사이렌을 울리며 응급환자를 이송할 때 많은 운전자가 사이렌을 잘못 사용하는 경우가 있다. 다른 운전자들이 청각 경고 장치에 양보를 하지 않는 경우도 있으며, 구급차에 탑승한 환자와 구급차 운전자가 사이렌 소리에 의한 영향을 고려해야 한다.

① 사이렌을 사용해야 하는 경우만 사용한다.

㉠ 구급차는 구급현장으로 출동할 땐 항상 사이렌을 사용해야 하며, 많은 운전자 중에는 사이렌이 울릴 때 구급차에 우선 통행권이 부여된다고 오해할 수 있다. 따라서 심각한 환자를 이송하는 경우에만 위험을 감수할 필요성이 있으며 모든 사람의 안전을 위해 적정한 주의를 행하여야 한다.

② 모든 운전자가 사이렌 경적을 들을 것이라고 기대하지 않는다.

㉠ 건물, 나무, 밀집한 관목 등으로 인해 사이렌 소리가 들리지 않을 수도 있다.

③ 심장질환 등의 환자들은 사이렌이 계속 울리면 공포와 불안이 증가하여 환자의 상태가 악화될 수 있다.

④ 다른 운전자의 특이한 운전방식에 대비해야 한다.

㉠ 응급구조사는 사이렌 소리를 들었지만 이를 무시하는 운전자가 있다는 것을 항상 염두에 두어야 한다.

– 운전자들은 사이렌이 울리더라도 덜 양보하는 경향이 있다.

㉡ 일부 운전자는 사이렌 소리에 당황할 수 있음을 예측해야 한다.

– 사이렌을 끄고 차량방송장치를 통해 "우측으로 비켜서 정차해주세요. 감사합니다."라고 정중하게 말하고, 처음 전달되지 않으면 반복하여 말한다.

㉢ 항상 다른 운전자 운전이 서툴 수 있다는 것을 고려한다.

⑤ 구급차 운전자도 계속 울리는 사이렌 소리에 영향을 받을 수 있다.

㉠ 실험에 따르면 경험이 적은 구급차 운전자는 사이렌이 지속되면 운전 속도를 16–25 km/h 정도 높일 수 있다.

㉡ 사이렌을 울리면서 운행할 때, 구급차 운전자는 때때로 사이렌이 울리지 않을 때 쉽게 통과할 수 있었던 커브도 통과하지 못할 수 있다.

㉢ 장시간 사이렌을 사용할 경우, 구급차 운전자는 청력 문제뿐만 아니라 불안감이 증가할 수 있다.

⑥ 다른 차 가까이에 서서 사이렌을 울리지 않도록 한다.

㉠ 다른 차량이 급정거할 수 있기 때문에 구급차 운전자는 제때 멈추지 못할 수 있다.

– 차량이 앞에 가까이 있을 때는 경적을 사용한다.

㉡ 절대로 누군가를 놀라게 하기 위해 사이렌을 사용해서는 안 된다.

⑦ 사이렌은 상황에 따라서 적절하게 사용해야 한다.

㉠ 구별 없이 사이렌을 사용하거나 다른 운전자를 위협하려는 목적으로는 사용하지 않는다.

㉡ 반드시 필요한 경우 외에는 사이렌의 사용을 최소화한다.

⑧ 고속으로 주행할 경우, 다른 운전자는 사이렌 소리를 즉시 알아차리지 못할 수 있다.

㉠ 구급차 운전자가 듣는 것만큼 다른 차량 운전자가 사이렌 소리를 잘 들을 수 있다고 믿고 경음기에 전적으로 의존하지 않도록 한다. 이는 교통사고를 일으킬 수 있다.

㉡ 다른 운전자가 백미러로 경광등을 볼 수 있도록 충분한 거리를 확보하며 운전해야 한다. 구급차를 본 운전자는 본능적으로 급정거할 수 있다는 것을 예측해야 한다(그

림 1-22).

⑨ 사이렌을 사용하지 않고도 의도를 명확히 해야 한다.

㉠ 상대 차량이 신호를 보냈을 때, 구급차는 먼저 멈추고, 다른 운전자가 반응할 수 있도록 시간을 준 후 진행해야 한다.

㉡ 이를 통해 다른 운전자가 구급차의 의도를 정확히 파악하고, 안전하게 도로를 양보할 수 있도록 유도한다.

⑩ 사이렌을 사용하지 않고도 긴급차량임을 표시할 수 있다.

㉠ 응급이송 차량임을 표시하기 위해서는 경광등 및 전조등과 비상점멸등 등을 사용하여 긴급자동차임을 표시할 수 있다. 이러한 경광등 및 전조등과 비상점멸등 등은 일반 운전자가 룸미러나 사이드미러로 쉽게 볼 수 있다.

Tip 경음기 사용 시 주의사항

① 필요한 경우가 아니면 가급적 사용을 자제한다.
② 일반 운전자 모두가 경음기 소리를 인지한다고 생각해선 안 된다.
③ 경음기 소리에 놀란 운전자가 돌발 행동을 할 수 있으므로 방어운전 준비를 해야 한다.
④ 경음기 소리에 환자의 상태가 악화될 수 있다.
⑤ 부득이하게 경음기 사용 시 환자에게 사전 통보하도록 한다.

Tip 운전자들이 양보하지 않는 이유

① 응급이송에 대한 불신임(선행권 남용포함)
② 미숙한 운전자의 심리적 불안감
③ 방음된 차량
④ 기계음에 묻혀 인지하지 못함

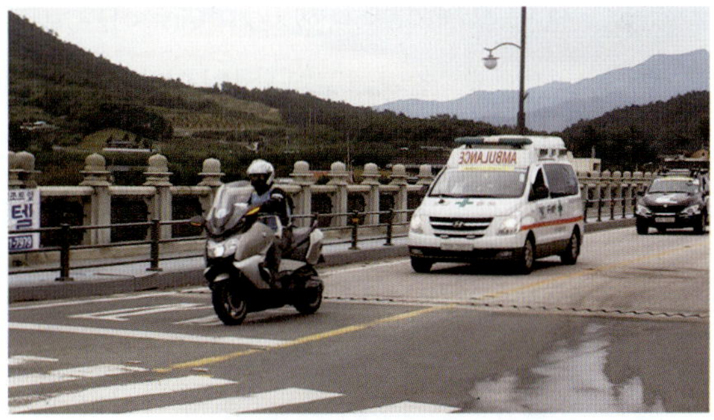

그림 1-22. **적정한 주의: 차의 경광등과 사이렌은 실제보다 더 놀라게 하고 짜증 나게 할 수 있다.**

3) 경적

경적(horn)은 모든 구급차에 기본적으로 장착되어 있는 장비로, 경험이 풍부한 응급구조사는 경적을 적절히 사용하면 사이렌만큼 효과적일 수 있음을 알고 있다.

① 경적이나 경광등 등은 길을 양보받기 위해 정중히 요청하는 도구로 사용해야 하며, 이

를 당연히 요구하는 것이 아닌 요청의 수단으로 삼아야 한다.

② 다른 운전자가 길을 양보하지 않을 때 실망스러울 수 있지만, 감정을 조절하고 침착함을 유지하는 것이 중요하다. 감정을 즉시 표출하거나 잠재적으로 침착성을 잃을 수 있는 상황에서는 이를 피하는 것이 좋다.

4) 시각적 경고 장비

주간과 야간에 관계없이 구급차가 도로에 있을 때, 다른 운전자가 육안으로 구급차를 식별할 수 있도록 전조등을 켠다. 전조등 외에 보조등이 설치된 경우, 보조등은 야간에만 사용해야 한다. 가장 유용한 조명은 자동차 전면 중앙에 위치한 것이며, 이는 앞차의 백미러를 통해 쉽게 확인할 수 있다. 구급차는 기본적으로 다음 사항을 준수해야 한다.

① 구급차가 도로에서 주행 중일 때는 밤낮을 가리지 않고 헤드라이트를 켜야 한다.
 ㉠ 헤드라이트를 켜서 다른 운전자가 구급차를 잘 인식할 수 있도록 한다.
 ㉡ 시야가 좋지 않거나 비가 와서 와이퍼를 사용할 경우 모든 차량에 헤드라이트를 사용하는 것이 좋다.
 ㉢ 낮이나 밤에도 구급차의 크기와 위치를 명확하게 인식할 수 있도록 점등하여 운행한다.

② 차량 끝의 모서리에 있는 큰 등은 교대로 깜빡이지 말고 세로 또는 가로로 함께 깜빡여야 한다.
 ㉠ 이를 통해 다가오는 다른 차량이 주차된 구급차의 전체 크기를 파악할 수 있다.
 ㉡ 모든 운전자와 보행자가 360° 어느 방향에서나 쉽게 구분할 수 있도록 해야 한다.

③ 일반적으로 조명기구에 하나의 조명체계만을 사용하는 것보다 단일광 전구와 플래시라이트를 혼합하여 사용하는 것이 가장 효과적이다.

④ 사방 회전등과 방향 지시등은 응급조명으로 사용할 수 없다.
 ㉠ 일반 차량과 혼동될 수 있으며, 회전등은 방향 지시등과 비슷한 기능을 하므로 혼동을 줄 수 있다.

⑤ 응급출동 시 현장으로 운행 중이거나 병원으로 이송 중일 때, 모든 응급조명을 사용해야 한다.
 ㉠ 구급차는 어디에서나 쉽게 식별될 수 있어야 한다.

구급차가 항상 응급조명을 사용하는 것은 시민들에게 혼란을 줄 수 있다. 만약 모든 시간에 조명등을 사용한다면 다른 운전자가 구급차에게 양보하지 않을 수 있다. 따라서 경고등과 사이렌은 위급하거나 응급 상황에서 사용해야 한다.

11 구급차의 장비와 준비물품

구급차 장비와 준비된 물품들은 응급구조사가 손쉽게 접근할 수 있도록 적절하게 배치되어야 한다. 따라서 구급차를 제작할 때는 응급장비와 물품의 크기와 용도를 충분히 고려하여 제작해야 하며, 전기 공급을 위해 전기단자는 적절한 위치에 설치되어 전류가 안전하게 흐르도록 해야 한다. 구급차에 실리는 응급장비는 국가에서 허용하는 것만을 적재해야 하며, 응급구조사가 사용할 수 없는 장비는 실어서는 안 된다. 구급차의 기본 물품은 응급의료에 관한 법률 시행규칙 별표 16(제38조 제2항 관련)에 명시된 내용을 준수한다(표 1-5, 6).

응급현장에서 사용되기 위한 많은 물품은 현장 상황에서 효과적으로 사용하기 위해 최상의 상태로 유지해야 한다.

① 구급차에 비치된 약물은 유효기간이 정해져 있으므로, 매 근무 교대 시 유통기한을 반드시 확인해야 한다. 유통기한이 임박한 약물은 먼저 사용될 수 있도록 표시하고, 사용 후에는 폐기해야 한다.

② 마약성 진통제와 같은 관리대상 약물을 사용한 경우, 근무교대가 시작되거나 끝나는 시점에 반드시 확인하고 서명해야 한다.

③ 물품들은 소홀히 다루지 않도록 하여 파손이나 불량이 발생하지 않도록 관리해야 한다.

④ 소독 유효기간이 지난 물품은 응급현장에서 사용할 수 없으므로, 매주 1회 "장비 점검 및 소독 점검의 날"을 정해 점검 및 소독을 시행한다.

⑤ 전염성 질환이 의심되는 환자를 이송한 후에는 반드시 구급차를 적절한 방법으로 소독해야 한다(그림 1-23).

⑥ 구급장비에서 발생할 수 있는 문제를 사전 점검을 통해 확인함으로써 장비로 인한 환자 손상이나 응급구조사의 부상 위험을 줄일 수 있다.

⑦ 장비와 물품의 배치는 응급상황에서 자주 사용되는 빈도수에 맞춰 적절히 배치해야 한다. 생명유지와 직접적으로 관련된 장비와 물품은 환자와 가장 가까운 위치에 배치하여 손쉽게 사용할 수 있도록 해야 한다(그림 1-24).

㉠ 들것 머리 부분: 기도 유지, 인공호흡 및 산소 공급에 필요한 장비를 배치한다.

㉡ 들것 측면 부분: 순환기 계통 응급처치 장비, 출혈 지혈 장비, 혈압계 등 배치한다.

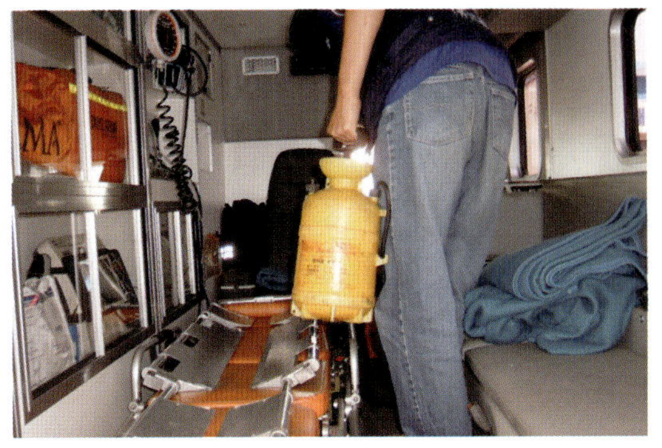

그림 1-23. 구급차 소독

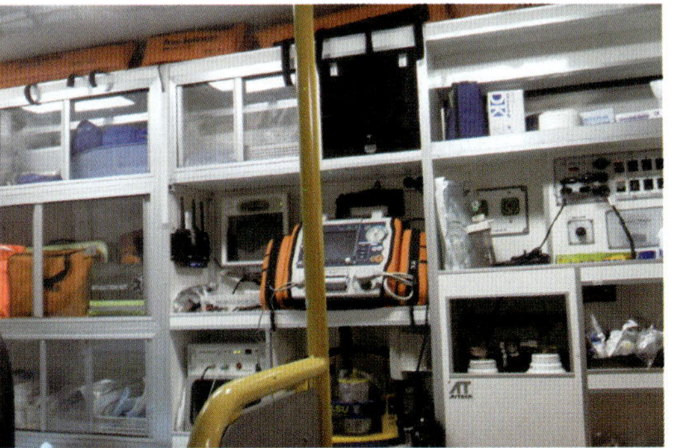

그림 1-24. 구급차 내부 장비와 물품 배치

Tip 구급차 및 의료장비의 소독과 청결(응급의료법 시행규칙 제38조제5항 [별표 17])

1) 구급차의 소독: 주 1회 이상 실시

① 낮은 수준 소독제(low-level disinfectant)나 이를 함유한 환경소독용 티슈 등을 이용해 환자와 접촉가능성이 있는 구급차 내부 표면(침상, 문손잡이, 조명 스위치를 비롯한 전체 내부) 및 의료장비(환자접촉면 및 사용자 손잡이를 중심으로)들을 깨끗하게 소독 후 잘 말려야 한다.

㉠ 10분 이내에 대부분의 영양성 세균과 일부 진균과 바이러스를 제거할 수 있으나 결핵균과 아포는 사멸시키지 못하는 소독제로 1:500으로 희석한 차아염소산나트륨(Sodium hypochlorite, 속칭 락스류), 4급 암모늄염 제제(염화벤잘코늄 등), 70-90% 알코올 제제(Ethanol/Isopropanol), 아이오도퍼 소독제 등을 말한다(의료기관 사용 기구 및 물품 소독 지침, 보건복지부 고시 제 2017-101호 준용).

㉡ 일부 구급차 내부 표면의 시트 표면, 의료장비 표면의 특성을 고려하지 않고 위와 같은 소독제를 사용하는 경우 부식될 우려가 있으니, 반드시 내장재, 장비특성과 소독제의 특성을 확인한 후 적절한 소독제를 골라 시행한다.

㉢ 소독제는 식약처에 허가 또는 등록된 제품을 사용할 것

② 환자의 혈액 등으로 오염된 표면 및 바닥은 1회용 장갑 등을 착용하고 중간수준 소독제(intermediate-level disinfectant)를 이용해 제품별 기준에 따라 희석하여 세척 실시한다.

㉠ 세균, 바이러스, 진균과 결핵균은 죽이지만 세균 아포만 죽이지 못하는 수준의 소독제로 1:500으로 희석한 차아염소산나트륨(Sodium hypochlorite, 속칭 락스류), 70-90% 알코올 제제(Ethanol/Isopropanol), 아이오도퍼 소독제 등을 말한다.

③ 환자의 침상에 린넨 등을 사용할 시, 깨끗하게 세탁 또는 소독된 린넨을 사용하고, 한 명 환자 사용 후에는 반드시 새 것 또는 세탁된 것으로 교체한다.

2) 구급차의 의료장비의 청결 관리: 사용 후 1회용 기구 등은 폐기 또는 소각, 그 외 재사용장비의 소독은 장비제조사의 소독기준에 따르는 것을 원칙으로 한다.
① 의료장비의 환자접촉면 및 사용자 손잡이 등은 낮은 수준 소독제나 이러한 성분을 함유한 환경소독용 티슈 등을 이용해 사용 후 즉시 소독한다.
② 환자에게 사용한 후두경날은 '의료기관 사용 기구 및 물품 소독 지침(보건복지부 고시 제2017-101호)'을 준용해 준위험기구에 해당하므로 높은 수준의 소독을 실시하고 멸균증류수로 깨끗이 행군 뒤 건조 후 보관한다.

응급의료장비와 준비 물품들은 다음과 같은 특징이 있다.
① 내구성이 강하다.
㉠ 구급차 내에서뿐만 아니라 현장으로 장비를 이동할 가능성이 크기 때문에 내구성이 뛰어난 장비가 필요하다.
② 소형이다.
㉠ 운반이 쉽도록 가볍고 크기가 작아야 하며, 공간을 효율적으로 활용할 수 있어야 한다.
③ 표준화된 장비를 적재한다.
㉠ 응급구조사가 다른 구급차를 이용해도 눈에 익은 장비나 물품이어야 하며, 장비를 사용할 때 어려움이 없어야 한다.

구급차 내 보관함은 다음과 같은 주의사항이 있다.
① 쉽게 열리도록 해야 한다.
㉠ 이송 도중 차량의 흔들림으로 보관함이 열리지 않도록 설계되어야 한다.
② 잠금장치가 있어야 한다(개방방법은 간단해야 한다).
㉠ 안전을 고려한 잠금장치가 필요하며, 개방이 복잡하지 않도록 해야 한다.
③ 재질은 가능한 투명한 것을 사용하여 안의 내용물을 쉽게 알 수 있도록 해야 한다.
㉠ 재질이 투명하지 않은 경우, 내용 목록을 외부에 표시하여 신속히 인지할 수 있도록 해야 한다.

Tip 정기적으로 점검해야 하는 항목은 다음과 같다.

① 자동제세동기(AED) ② 혈당측정기 ③ 심장 모니터
④ 호기말이산화탄소분압 측정기 ⑤ 산소공급 장비 ⑥ 자동 이송용 인공호흡기(ATV)
⑦ 산소포화도 측정기 ⑧ 흡인기 ⑨ 후두경 날
⑩ 발광 탐침 ⑪ 펜라이트 ⑫ 배터리로 작동되는 기타 장비

1) 특수구급차 및 일반구급차 장비와 물품

응급현장에서 사용되기 위한 많은 물품은 현장 상황에서 효과적으로 사용하기 위하여 최상의 상태를 유지해야 한다. 즉, 물품들을 소홀히 다루어서 파손되거나 작동이 되지 않는다면 의미가 없으며, 또한 소독 유효기간이 지난 물품을 실으면 현장에서도 사용할 수 없기 때문이다. 장비와 물품의 배치는 응급상황에서 흔히 사용되는 빈도수에 따라서 적절히 배치되어야 한다. 1년에도 3-4차례밖에 사용되지 않는 장비나 물품을 가장 가까운 곳에 위치시키면 비효율적일 것이다. 그러나 생명유지와 직접적인 관련이 있는 장비와 물품들은 환자와 가장 가까운 장소에 배치해야 한다(표 1-6).

표 1-6. 구급차에 갖추어야 할 의료장비의 기준

구분	장비분류	구급차 구분	
		특수구급차	일반구급차
가. 환자 평가용 의료장비	신체검진	가) 체온계(쉽게 깨질 수 있는 유리 등의 재질로 되지 않은 것) 나) 청진기 다) 휴대용 혈압계 라) 휴대용 산소포화농도 측정기	가) 체온계(쉽게 깨질 수 있는 유리 등의 재질로 되지 않은 것) 나) 청진기 다) 휴대용 혈압계 라) 휴대용 산소포화농도 측정기
		마) 환자감시장치(환자의 심전도, 혈중산소포화도, 혈압, 맥박, 호흡 등의 측정이 가능하고 모니터로 그 상태를 볼 수 있는 장치) 바) 혈당측정기	
나. 응급 처치용 의료장비	1) 기도확보 유지	가) 기도확보장치 (구인두기도기, 비인두기도기 등)	가) 기도확보장치 (구인두기도기, 비인두기도기 등)
		나) 후두경 등 기도삽관장치 (기도삽관튜브 등 포함)	
	2) 호흡유지	가) 성인용·소아용 산소 마스크 (안면용·비재호흡·백밸브) 나) 의료용 산소발생기 및 산소공급장치 다) 전동식 의료용 흡인기 (흡인튜브 등 포함)	가) 성인용·소아용 산소 마스크 (안면용·비재호흡·백밸브) 나) 의료용 산소발생기 및 산소공급장치 다) 전동식 의료용 흡인기 (흡인튜브 등 포함)
		라) 의료용 분무기(기관제 확장제 투여용) 마) 휴대용 간이인공호흡기(자동식)	
	3) 심장 박동 회복	자동심장충격기 (Automated External Defibrillator)	
	4) 순환유지	정맥주사세트	정맥주사세트
	5) 외상처치	가) 외상처치에 필요한 기본 장비(압박붕대, 일반거즈, 반창고, 지혈대, 라텍스장갑, 비닐장갑, 가위 등)	가) 외상처치에 필요한 기본 장비(압박붕대, 일반거즈, 반창고, 지혈대, 라텍스장갑, 비닐장갑, 가위 등)
		나) 부목(철부목, 공기 또는 진공부목 등) 및 기타 고정장치(경추·척추보호대 등)	

구분	장비분류	구급차 구분	
		특수구급차	일반구급차
라. 통신장비		다음의 어느 하나의 장비를 갖추어야 한다. 다만, 「119구조·구급에 관한 법률」에 따른 119구조대 및 119구급대의 구급차에 대해서는 소방관계 법령에서 따로 정할 수 있다. 가) 법 제15조에 따라 구축한 응급의료정보통신망 나) 「전파법」에 따라 할당받은 주파수를 사용하는 기간통신서비스의 이용에 필요한 무선단말기기	

※ 선박 및 항공기에 갖추어야 하는 의료장비·구급의약품 및 통신장비의 기준은 보건복지부장관이 따로 정하여 고시한다.
※ 소방119 구급차의 구급장비 기준은 『구급장비 기준 제2조(구급차의 장비 기준)에 따른다.
- 소방방재청 고시 제2013-4호, 2020. 2. 25. 제정
- 119구급대원 현장응급처치 표준지침

(1) 구급차의 구급의약품(응급의료법 시행규칙 제38조제3항 [별표 16])

구급의약품은 필요시 항상 사용 가능하도록 구비되어야 하며, 유통기한 내의 제품이어야 한다. 「약사법」 등 관련 법령에 따라 정해진 방법으로 보관하여 약품이 변질되지 않도록 관리에 주의해야 하며, 의약품 관리대장을 상시 작성하고, 모든 의약품 투여 시 그 용법 및 용량은 지도의사의 구체적인 지시에 따라야 한다(표 1-7).

표 1-7. **구급차에 갖추어야 할 구급의약품의 기준**

구분	장비분류	구급차 구분	
		특수구급차	일반구급차
다. 구급 의약품	1) 의약품	가) 비닐 팩에 포장된 수액제제(생리식염수, 5% 포도당용액, 하트만용액 등) 나) 에피네프린 (심폐소생술 사용용도로 한정한다) 다) 아미오다론 (심폐소생술 사용용도로 한정한다)	가) 비닐 팩에 포장된 수액제제(생리식염수, 5% 포도당용액, 하트만용액 등) 나) 에피네프린 (심폐소생술 사용용도로 한정한다) 다) 아미오다론 (심폐소생술 사용용도로 한정한다)
		라) 주사용 비마약성진통제 마) 주사용 항히스타민제 바) 니트로글리세린(설하용) 사) 흡입용 기관지 확장제	
	2) 소독제	가) 생리식염수(상처세척용) 나) 알콜(에탄올) 또는 과산화수소수 다) 포비돈액	가) 생리식염수(상처세척용) 나) 알콜(에탄올) 또는 과산화수소수 다) 포비돈액

① 비닐 팩에 포장된 수액제제: 환자가 출혈, 저혈압, 고혈당 등으로 수액제제 투여가 필요할 시 응급으로 혈액량 등을 보충하기 위해 정맥투여가 가능한 형태로, 유리병이 아닌 비닐팩에 포장된 생리식염수(NS), 포도당액(5% DW), 하트만 용액 등의 제제를 말한다.
② 에피네프린: 심폐소생술 사용 용도로 한정되며, 임의로 희석하여 타 용도로 사용하는 것은 허용하지 않는다.
③ 아미오다론: 심폐소생술 사용 용도로 한정한다.
④ 주사용 비마약성진통제: 비마약성진통약제
⑤ 주사용 항히스타민제: 알러지 반응 등에 투여 가능한 항히스타민제
⑥ 설하용 니트로글리세린(Sublingual Nitryglycerin), 협심증(angina pectoris) 등 허혈성심질환(ischemic heart disease)환자의 흉통 경감을 위해 투여
㉠ 2급 응급구조사는 환자가 해당 약물을 휴대하고 있는 경우에 한하여 그 약물을 투여할 수 있다.
⑦ 흡입용 기관지 확장제(Bronchodilator): 천식 환자에 대한 응급처치용
㉠ 2급 응급구조사는 환자가 해당 약물을 휴대하고 있는 경우에 한하여 그 약물을 투여할 수 있다.
⑧ 생리식염수: 정맥주사용 생리식염수와 별도로 상처세척용 생리식염수를 구비하여야 하며, 보통 비닐 팩이 아닌 플라스틱 용기에 담긴 형태를 의미한다.
⑨ 알콜 또는 과산화수소수: 소독용 알콜 또는 과산화수소수를 구비한다.
㉠ 포비돈액: 소독용 포비돈액을 구비한다.

(2) 구급차의 통신장비(응급의료법 시행규칙 제38조제3항 [별표 16])

① 특수구급차는 통신장비를 갖춰야 하며, 이는 구급차에 장착된 형태로 응급의료전용주파수를 사용할 수 있는 무전기를 의미한다. 다만, 119구급대 구급차에 장착된 무전기는 소방용 전파지정기준에 의한 전파를 사용할 수 있는 경우 구급차 무전기에 갈음한다.
㉠ 현재 응급의료전용주파수는 미운영중으로 휴대전화로 대체 가능하다.
② 운전기사 및 환자실의 응급의료종사자가 동시에 사용할 수 있도록 설치(구급차 기준 규칙 제7조)한다.
③ 응급의료지원센터 및 응급의료기관과 항상 교신될 수 있는 상태 유지한다.
(응급의료법 시행규칙 제38조제5항 [별표 17])

표 1-8. **구급차에 갖추어야 할 통신장비의 기준**

구분	장비분류	구급차 구분	
		특수구급차	일반구급차
라. 통신장비		다음의 어느 하나의 장비를 갖추어야 한다. 다만, 「119구조·구급에 관한 법률」에 따른 119구조대 및 119구급대의 구급차에 대해서는 소방관계 법령에서 따로 정할 수 있다. 가) 법 제15조에 따라 구축한 응급의료정보통신망 나) 「전파법」에 따라 할당받은 주파수를 사용하는 기간통신서비스의 이용에 필요한 무선단말기기	

※ 선박 및 항공기에 갖추어야 하는 의료장비·구급의약품 및 통신장비의 기준은 보건복지부장관이 따로 정하여 고시한다.
※ 소방119 구급차의 구급장비 기준은 『구급장비 기준 제2조(구급차의 장비 기준)에 따른다.
- 소방방재청 고시 제2013-4호, 2020. 2. 25. 제정
- 119구급대원 현장응급처치 표준지침

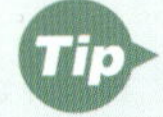

관련 처벌 조항

보건복지부장관, 시·도지사, 시장·군수·구청장은 구급차등을 운용하는 자가 응급의료법 제47조제1항을 위반하여 구급차등에 의료장비, 구급의약품 등과 통신장비를 갖추지 않은 경우 의료기관 등의 개설 또는 영업에 허가를 취소하거나 6개월 이내의 기간을 정하여 업무 정지를 명할 수 있다. 만약, 1차 위반 시 업무정지 1개월, 2차 위반 시 업무정지 2개월, 3차 위반 시 업무정지 3개월을 명할 수 있다. (응급의료법 제55조제3항제1호, 같은 법 시행규칙 제45조 [별표 18] 2호 저목).

2) 환자 치료를 위한 장비

(1) 환자 이송장비

각 구급차에는 바퀴 달린 들것, 접는 들것, 응급구조사가 계단이나 좁은 공간에서 환자를 운반할 수 있는 다용도 들것 등을 갖추어야 한다. 접을 수 있는 들것은 한 단위로서 결합할 수 있다. 들것은 움직이거나 적재하기 쉽고, 청소나 소독이 간편해야 한다. 접는 들것은 편평해야 하고, 펼쳐진 상태에서는 환자가 지면보다 높게 위치해야 한다.

① 바퀴 달린 구급차 들것

㉠ 바퀴가 달린 들것은 높이 및 자세를 조정할 수 있다.

- 최저 높이는 제일 윗부분이 구급차의 바닥에서 20-30 cm에 위치한다.
- 들것의 상부는 위쪽으로 60° 기울일 수 있게 하여 Fowler's position(반 좌위)으로 환자를 위치시킬 수 있다.
- 머리를 밑으로 숙이거나 하지를 높이는 Trendelenburg position(트렌델렌버그 자세)

을 취할 수 있게 10°를 기울일 수 있다.

- 기도유지를 위해서 환자가 supine position(바로 누운 자세)거나 prone(엎드린 자세) 또는 lateral position(옆으로 누운 자세)을 취할 수 있다.
- 질병 및 손상환자를 환자상태에 따라 자세를 취할 수 있다.

㉡ 들것의 크기 및 하중 능력은 다음과 같다.

- 들것은 길이가 1.9 m, 폭은 50 cm 이상이어야 한다.
- 들것은 250–300 kg의 무게를 지탱할 수 있도록 견고해야 한다.

㉢ 안전장치로는 고정 끈 및 보호 받침장치가 있어 환자가 들것에서 떨어지거나 머리나 발끝 쪽으로 미끄러지지 않도록 하여 환자 낙상 방지 기능이 있다.

㉣ 추가 기능으로는 다음과 같다.

- 척추고정판을 환자 밑에 깔아 심폐소생술을 효과적으로 시행(심폐소생술 용이)할 수 있다(그림 1-25).
- 정맥 수액 보관함의 분리 받침대가 있다.
- 구급차에서 들것을 꺼낼 때나 차량에 적재할 때 들것 다리가 자동으로 펴짐/접힘 기능이 있다.
  - 응급구조사가 들것을 쉽게 내리고 적재할 수 있다.
  - 응급상황에서는 응급구조사의 쉬운 조작 및 신속한 환자 이동이 가능하다.

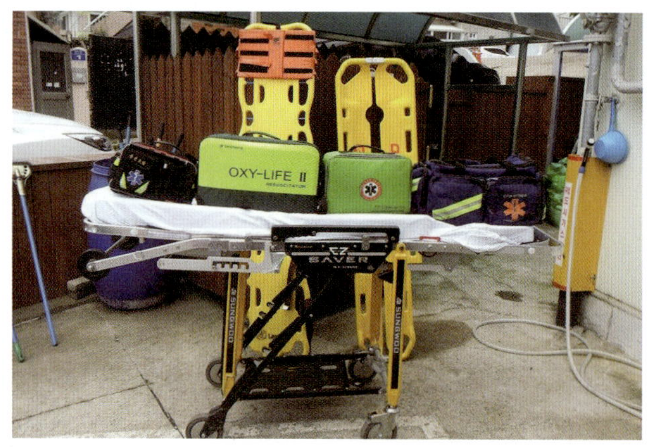

그림 1-25. **바퀴 달린 구급차용 들것으로 X-ray가 투과될 수 있는 제거 가능한 판넬 또는 판이 위에 설치되어 있다.**

② 접이식 들것

㉠ 간이침대가 무겁거나 넓을 때, 앙와위 자세로 환자를 계단 이동 시 사용 가능하다.

㉡ 좁은 공간에서 유용하다.

③ 계단형 접는 의자
㉠ 환자를 앉은 자세로 계단 이동 시 사용한다.
㉡ 계단 이동에 특화된 설계되었다.

④ 분리형 들것
㉠ 좁은 공간에서 환자의 움직임을 최소화하여 들어 올릴 때 사용한다.
㉡ 환자 안전을 위해 움직임 최소화한다.

⑤ 바구니 또는 스토크스(stokes) 들것
㉠ 장거리 환자 운반이나 high–angle, off–the–road 구조 시 사용한다.
㉡ 특수 상황에 적합하고 견고한 설계되었다.

⑥ 소아용 안전 좌석(선택 사항)
㉠ 영아나 소아를 구급차로 이송할 때 사용한다.
㉡ 소아 환자의 안전한 이송을 위한 특수 설계되었다.

(2) 기도유지, 환기 소생술을 위한 장비

응급상황에서 기도를 확보하고 환기를 보조하기 위해 필수적이며, 응급구조사가 적절히 사용할 수 있도록 준비되어야 한다(그림 1–26).

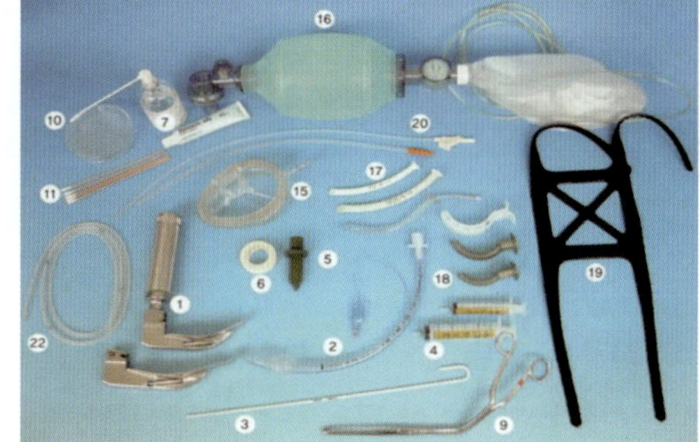

그림 1–26. 기도유지, 환기 소생을 위한 장비

① 인공기도(Airway)
㉠ 성인, 소아, 영아용 입인두기도기(OPA)와 14–30 Fr 크기의 부드러운 코인두기도기(NPA)가 필요하다.
㉡ 입인두기도기는 의식이 없는 환자에서 혀의 이완으로 인한 기도 폐쇄를 방지하기 위해 사용되며, 코인두기도기는 의식이 있는 환자에게도 사용될 수 있다.

② 포켓 마스크
㉠ 일방향 밸브가 있는 포켓 마스크가 준비되어 있어야 하며, 기관내삽관을 하지 않은 환자의 환기에 사용된다.

③ 후두경과 기도삽관 튜브
㉠ 기도 확보를 위해 후두경과 다양한 크기의 기관내삽관 튜브가 필요하다.

④ 백–밸브 마스크(BVM)
㉠ 성인, 소아, 영아용으로 다양한 크기의 마스크가 준비되어 있으며, 공기 쿠션이 있어 얼굴에 밀착 가능해야 한다. 마스크는 투명 재질로 제작되어 있어야 한다(그림 1–27).

㉡ 마스크는 환자의 피부색 변화와 구토 여부, 호흡 이상들을 관찰할 수 있도록 투명한 재질로 제작된 것이 바람직하다.

⑤ 흡인기

㉠ 구강 내 이물질(혈액, 구토물, 타액, 점액 등)을 제거하여 기도를 유지하는 데 필수적이다.

⑥ 혀 보호기(Tongue protector)

㉠ 경련이나 발작 시 혀를 보호하기 위해 사용된다.

⑦ 의료용 산소발생기 및 산소공급장치

㉠ 산소를 제공하기 위한 장비로, 마스크나 비강 캐뉼라 등을 포함한다

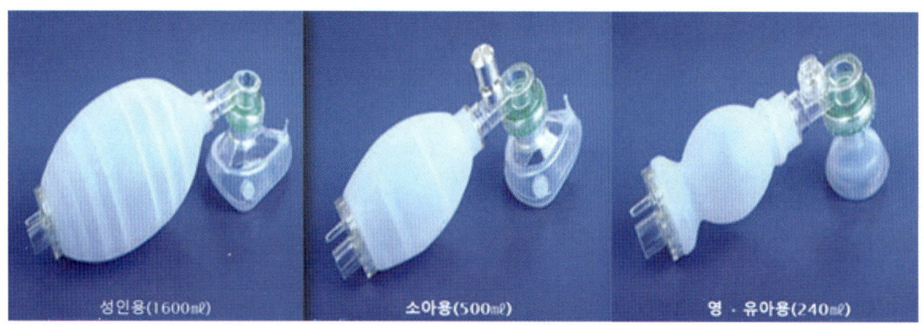

그림 1-27. **백-밸브 마스크(성인, 소아, 영 · 유아용)**

(3) 산소요법

정부에서 추천한 구급차 내 산소공급 장치는 1,000–3,000 L 산소통이다. 구급차는 2개의 산소 공급장치(고정 및 휴대용)가 장착되어 있어 2명의 환자에게 동시에 산소를 공급할 수 있다.

① 고정식 산소공급 시스템

㉠ 3,000 L급 M형 산소 저장 용기를 기준으로 설치

㉡ 2단계 압력조절기(30–70 psi)와 디지털 감압 밸브 장착

㉢ 무중력 유량계: 들것 머리맡에 가시성 확보된 위치 설치한다.

㉣ 산소 공급관: 백-밸브 마스크/투명 일회용 마스크/코비관 연결 호환성 확보

- 코 내로 산소를 공급할 수 있는 코비관(nasal catheter)도 필요
- 산소마스크와 백-밸브 마스크 등의 호흡 기구에 연결되어 있어야 함
- 산소마스크: 반쯤 열리고 밸브가 없고 투명하고 일회용(성인, 소아, 유아를 위해서 다양한 크기)

㉤ 산소 투여 튜브, 투명 마스크, 조절기를 손쉽게 사용할 수 있어야 함

ⓑ 분당 15 L 이상 산소 공급 가능(그림 1-28)

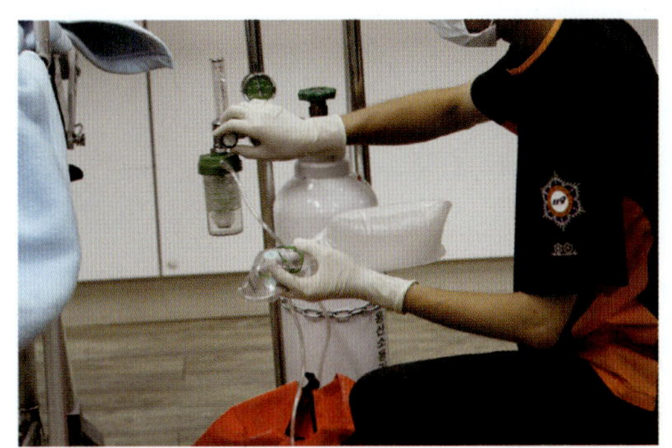

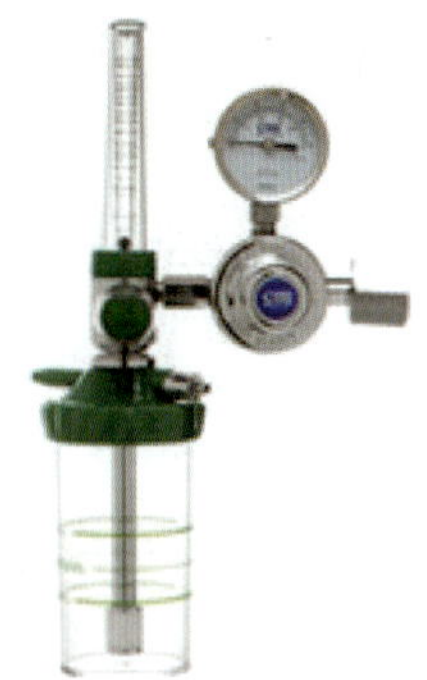

그림 1-28. 산소발생기 및 산소공급 장치

② 휴대용 산소장비

㉠ 휴대용 산소통은 차량 밖의 현장에서 신속히 사용할 수 있도록 구급차의 문 근처 위치

㉡ 연결 장치, 압력계, 속도계, 공급튜브, 산소마스크로 구성

㉢ D형 실린더 2세트(350 L 용량)

㉣ 15 L/min 유량 조절기와 휴대용 가습기 포함

③ 현장 활용 키트 구성

㉠ 압력계/속도계 부착 휴대용 조절기

㉡ 산소마스크 3종(성인 · 소아 · 유아)

㉢ 코비관(Nasal catheter)

④ 호흡보조장비

㉠ 백-밸브 마스크 2세트(그림 1-29)

- 호흡정지 시에는 일반적인 산소마스크와 비강 산소투여기로 인위적인 산소투여를 시행할 수 없기 때문에 필요에 따라 산소를 투여하여 인공호흡 유도
- 1개는 차량 내에서 사용, 다른 하나는 백-밸브 마스크와 휴대용 산소통이 같이 하나의 단위로 갖추어 차량 밖 현장 사용
- 수동으로 호흡량과 호흡 횟수를 조절할 수 있고 전력은 재충전할 필요가 없는 백-밸브 마스크 타입(bag-valve-mask type)의 휴대용 인공호흡기 필요
- 산소통에 부착할 경우 환자에게 거의 100%의 산소 공급
- 소아용 백-밸브 마스크 비치
  • 가장 소아용부터 성인용까지의 다양한 크기의 마스크 준비
  • 가장 즉, 얼굴의 크기에 따라서 적당한 마스크를 선택해야만 적절한 산소 투여

– 영아용 과압방지 장치(60 cmH_2O 초과 시)

㉡ 차량용 1세트(3,000 L 시스템 연동)

㉢ 현장용 1세트(휴대용 실린더 결합)

㉣ 소아용 특수마스크: 얼굴 크기별 3단계 사이즈 구비

㉤ 비재호흡 마스크: 저장낭 부착형 40 L/min 용량

㉥ 비강 캐뉼라

⑥ 특수장치

㉠ 네뷸라이저: 기관지확장제 분무 투여용

㉡ 휴대용 간이인공호흡기(자동식) – 수동식 BVM 대체용 자동장치

– 의식이 없는 환자에게 마스크를 통해 산소 등을 압력을 걸어 공급을 해야 할 상황

– 들것으로 이송하는 등 이송 인력의 손 부족으로 어려운 경우 등에 대비

– 일시적으로 환자에게 산소를 공급할 수 있는 장비

㉢ 블로바이(blow-by)* 시스템: 소아용 저유량 산소전달

– 산소 투여하기 위한 플라스틱 컵 1개(안면텐트, face tent)(그림 1-29).

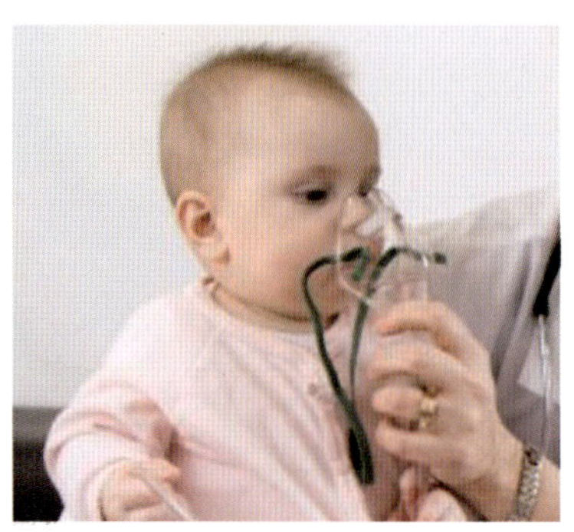
blow-by 산소 투여

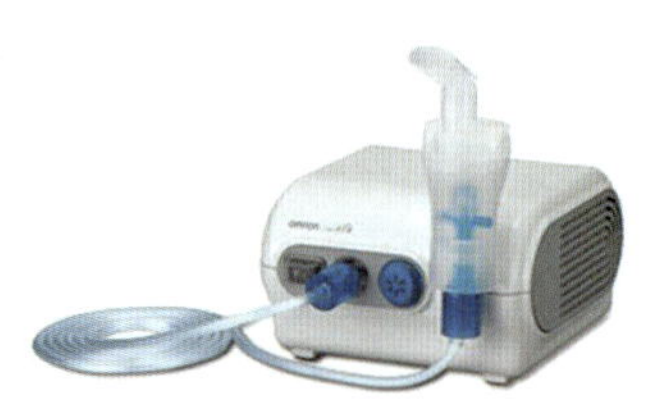
의료용 분무기

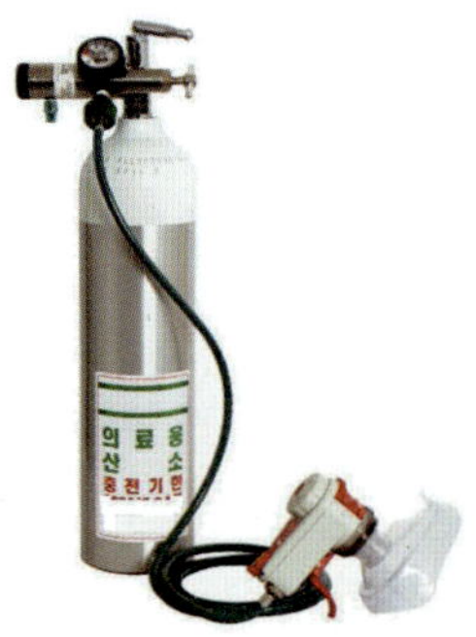

휴대용 간이인공호흡기

그림 1-29. **산소공급 장비**

* blowby : 실린더와 피스톤 사이로 압축 또는 폭발 가스가 새는 것을 말한다.
가스가 피스톤(피스톤 링)과 실린더의 틈새 또는 밸브 등을 통해 이상 유출하는 현상을 말한다.

구급차 및 환자 이송 시 산소 공급과 관련된 장비에 대한 중요한 사항들을 정리하면 다음과 같다.

① 산소 공급 장비

㉠ 1시간 이상 환자를 이송할 때는 기도 건조화 방지를 위해 가습기가 부착된 산소 공급 장치가 필요하다.

- 1시간 이내 산소 투여 시에는 가습기가 불필요하다.
- 멸균 상태가 유지되지 않은 가습기는 호흡기 감염 위험을 높일 수 있다.

㉡ 구급차에는 주로 복합 기능 조절기가 장착되어 있어 liter–flow 산소 공급, 흡인, 양압 환기 등 다양한 기능을 수행할 수 있다.

- Liter–flow 산소 공급은 환자에게 분당 산소를 공급하는 유량을 리터단위로 측정하여 제공하는 방식이다. 이 방식은 산소농도(FiO_2)를 조절하여 환자의 상태에 맞는 적절한 산소를 공급하는 데 사용된다.
- 산소 유량이 1 L/min 증가할 때마다 흡입산소농도(FiO_2)가 약 4%씩 상승한다.
  (예를 들어, 1 L/min로 공급하면 FiO_2는 약 24%, 2 L/min로 공급하면 약 28%가 된다)

㉢ 여분의 산소 탱크로 D, E 또는 D 산소 실린더를 구비해야 한다.

- 이들에는 누수검출기(hydrostat)의 최근 검사 날짜가 표시되어 있어야 한다.

② 필수 장비

㉠ 백–밸브 마스크와 산소통은 필수 장비이다. 특수 구급차의 경우 휴대용 인공호흡기도 기본 장비에 포함된다.

㉡ 유량 제한 산소 동력 환기 장치 1개가 필요하다.

- 자동식 산소 소생기, 백밸브마스크(bag–valve mask), 비강 캐뉼라(nasal cannula), 안면 마스크(face mask), 네뷸라이저(nebulizer)

③ 장비 관리

㉠ 모든 장비는 청소와 소독이 용이해야 한다.

이러한 장비들은 환자의 안전한 이송과 적절한 산소 공급을 위해 중요하며, 정기적인 점검과 관리가 필요하다.

(4) 흡인장비

전동식 의료용 흡인기(흡인튜브 등 포함)는 환자에게서 분비되는 분비물 · 혈액 등을 음압장치 등을 이용해 빨아들여 구강 또는 상처부위 등에서 제거할 수 있는 흡인기(suction device) 및 튜브(suction tip, tube or catheter), 세척액 등 부속품 일체를 포함하며, 휴대용 흡인기와 차량에 고정된 흡인기(수동이 아닌 전기로 작동되는 형태)가 모두 갖춰져야 한다(그림 1-30). 튜브는 1회용으로 사용하여야 하며, 흡인장비 구성용품 및 주의사항은 다음과 같다.

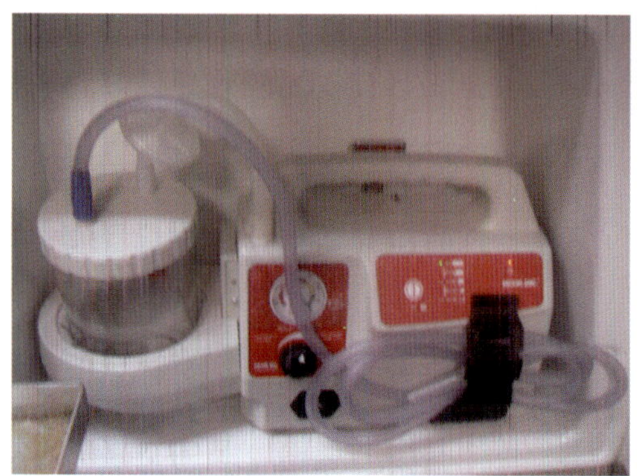
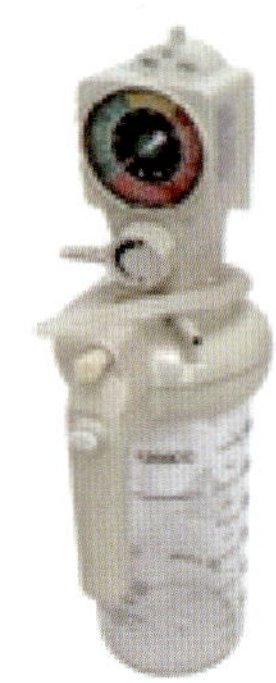

그림 1-30. **흡입장비**

① 환자 머리 쪽에 앉은 사람이 쉽게 사용할 수 있어야 한다.
② 구성용품은 본체, 흡인관, 연결관, 부서지지 않는 수집병, 흡인관을 깨끗이 씻는 증류수 등이 있다.
③ 흡인기에 연결되는 흡입관은 환자의 구강 내로 삽입되어 이물질을 제거하게 된다.
④ 고정된 흡인장비는 공급 튜브 끝에서 분당 30 L/min 이상의 공기유량을 충분히 제공할 수 있어야 한다.
   ㉠ 흡인 튜브의 흡인관을 막았을 때 4초 이내에 음압 300 mmHg 이상의 진공압력이 전달되어야 한다.
   ㉡ 소아에게 사용할 때에는 흡인관의 흡입력을 조절하여 사용한다.
⑤ 흡인관은 단단한 재질보다는 약간 부드러운 것이 바람직하다.
   ㉠ 끝이 딱딱하고 지름이 크고 꼬이지 않는 튜브가 있어야 한다.
   ㉡ 여러 종류의 멸균 카테터가 있어야 한다.
⑥ 휴대용 흡인장비는 배터리, 손이나 발 운동, 산소, 압축 공기로 작동된다.
⑦ 구경이 큰 양커 팁(Yankauer tip) 뿐만 아니라, 튜브의 규격에 맞아야 한다.
⑧ 흡인관을 구강 내로 삽입할 때에는 환자의 위치와 관계없이 기도까지 도달하는 것이 바람직하지만, 환자의 호흡이 정상이면 구강 내에만 위치하도록 한다.
   ㉠ 부적절한 삽입으로 인하여 구토를 유발할 수 있으므로 주의한다.
⑨ 모든 흡인기의 구성물들은 쉽게 청소되고 소독될 수 있는 종류여야 한다.

(5) 심폐소생술 보조(심박동회복)장비

구급차에서 심폐소생술과 제세동기를 시행하기 위해서는 다음과 같은 장비가 갖춰져 있어야 한다.

① CPR 시 필요한 짧은 척추고정판 또는 긴 척추고정판

② 자동심장충격기(또는 자동제세동기)

㉠ 자동심장충격기(automated external defibrillator, AED)는 환자의 피부에 부착된 전극을 통하여 전기충격을 심장에 보내 심방이나 심실의 세동(비정상적으로 빠르게 떨려 제대로된 심장기능을 하지 못하는 상태)을 제거하는 제세동기를 자동화하여 만든 의료기기를 적재한다.

※ 환자의 심박동을 자동으로 측정 및 환자에게 제세동이 필요한 상황을 확인하는 음성, 문자, 점멸등의 방법을 통해 사용자에게 안내할 수 있는 기기이다.

③ 병원까지 이송시간이 15분 이상 소요될 경우에는 자동심폐소생기를 사용하여 심폐소생술이 시행될 수 있도록 한다.

운행 중인 구급차 내에서 흉부압박을 수행하는 것은 상당히 어려우며, 설령 시행한다고 하여도 정지된 상태에서 시행하는 것보다 효율성이 40−50% 정도이다. 그러므로 운행 중인 구급차 내에서는 자동으로 흉부압박을 가할 수 있는 장비를 이용하는 것이 바람직하다. 구급차 안에서 흉부압박과 인공호흡을 시행하기는 기술적으로도 상당히 어려운 문제이다. 그러므로 흉부압박과 인공호흡을 자동으로 시행해 주는 장비를 사용하면 다른 처치를 동시에 수행하기가 매우 수월할 것이다(그림 1-31).

④ 순환유지를 위한 정맥주사세트: 환자에게 수액을 주사할 수 있는 주사바늘, 주사기, 수액 라인 등을 말한다(그림 1-32).

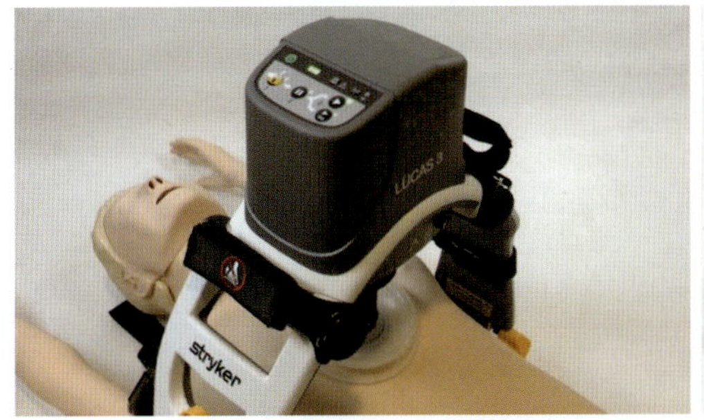

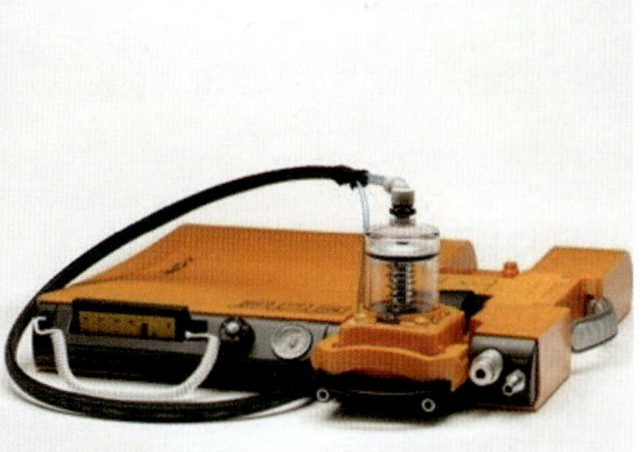

그림 1-31. 자동심폐소생기(좌측: 루카스, 우측: X-CPR)

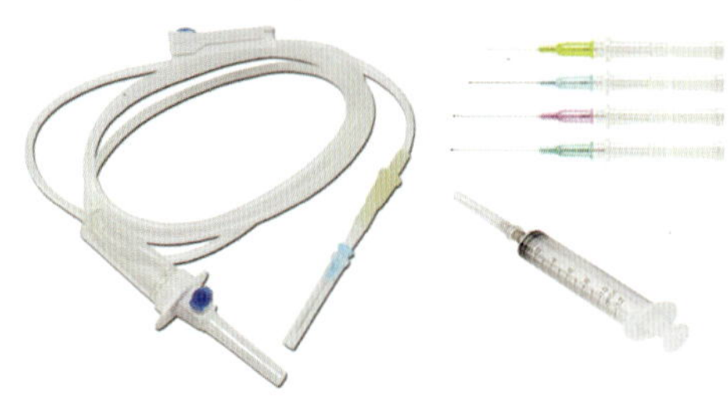

그림 1-32. 정맥주사세트

4) 환자 처치를 위한 물품

(1) 기본 공급 물품

구급차에는 다음과 같은 물품이 기본적으로 적재되어 있어야 한다(표 1-9).

표 1-9. 기본 공급 물품(119구조·구급에 관한 법률 및 소방력 기준에 관한 규칙)

물품명	개수	물품명	개수
베개	2개	혈압계	1개
베갯잇	2장	청진기	1개
시트	2장	가위	1쌍
담요	4장	1회용 컵	1 꾸러미
수건	4장	깨지지 않는 물 그릇	1개
일회용 구토물 용기	6개	젖은 수건	1 꾸러미
1회용 화장지	2 상자	차가운 팩	4개
변기	1개	암모니아 흡인기	6개
소변기	1개	세척용액	4개
일회용 온도계	2개	결박 용구	2개
모래주머니	4개	소모품이나 쓰레기를 담는 쓰레기통	1개

(2) 환자평가용 의료장비

휴대용 선입 장비(first-in kit)는 모든 형태와 크기를 딱딱한 용기나 부드러운 봉지에 넣을 수 있다. 휴대용 장비에는 다음과 같은 준비품목들이 포함된다(그림 1-33).

① 기도: 기도흡인, 감염통제, 개인용 보호장비(일반응급구조사가 사용할 수 있는 성인 및 소아용 기관내삽관 장비)

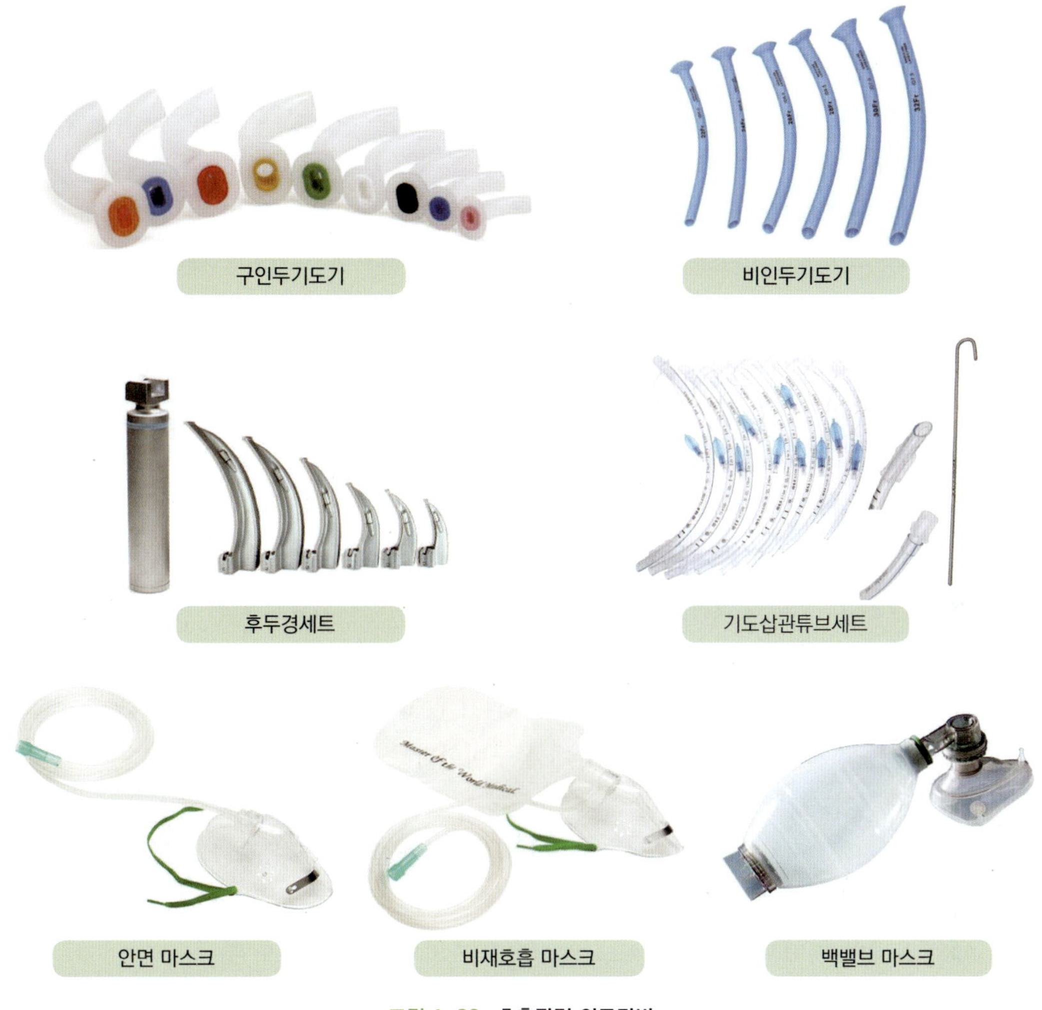

그림 1-33. **호흡관련 의료장비**

㉠ 기도확보장치: 구인두기도기 사이즈별*로 1개 이상 및 비인두기도기 사이즈별로 1개 이상(최소 총4개 이상)

※ 구강(또는 비강) 기도유지기는 사용 후 멸균소독이 가능한 소재로 하며, 사용 전 항상 포장된 상태 유지한다.

㉡ 후두경 등 기도삽관장치(기도삽관튜브 등 포함)

- 후두경은 핸들(손잡이)과 블레이드를 사이즈별*로 결합하여 결합이 잘 되는지 확인하고 결합 시 블레이드에 불이 들어와야 한다.
- 기도삽관튜브세트는 사이즈별* 기도삽관튜브, 탐침(스타일렛), 기도 내 고정을 위

* 사이즈별이라 함은 성인용·소아용 각각 최소 1개 이상씩을 의미한다.

해 공기를 불어넣을 수 있는 주사기(ballooning syringe), 삽관 후 고정을 위한 바이트 블록 등을 포함하며, 인공호흡기와 탈착이 용이하여야 한다.

② 호흡: 일방향 밸브와 산소 투입구가 달린 포켓 마스크, 백-밸브 마스크, 산소통, 산소 공급 장비

㉠ 성인용 · 소아용 산소 마스크 (안면용, 비재호흡, 백밸브), 단순 안면 마스크(simple face mask), 비재호흡 마스크(non-rebreathing mask), 백밸브마스크(일명 '앰부마스크')를 성인용, 소아용으로 구분하여 각 1개 이상씩(최소 총 6개 이상)비치하여야 하며, 이는 산소공급장치와 연결하여 환자에게 소가 투여될 수 있도록 하여야 한다.

③ 순환: 혈압 커프, 붕대와 드레싱, 압박붕대, 자동 제세동기

④ 목과 척추 고정, 경성 경추보호대

⑤ 신체를 노출하기 위한 가위와 덮을 담요

⑥ 활력징후 측정 장비

활력징후를 측정할 수 있는 장비는 다음과 같다(그림 1-34).

㉠ 혈압계(소아용, 성인용, 그리고 비만 성인용으로 구분)

- 휴대용 혈압계: 구급차량 내에 부착되지 않고 휴대하여 환자의 혈압을 측정할 수 있는 전자식 또는 수동식 혈압계를 구비한다.

㉡ 청진기(성인용과 소아용)

- 청진기: 환자 청진 또는 수동혈압계, 비위관 삽입여부 등을 확인할 수 있는 청진기를 구비한다.

㉢ 체온계와 저체온 온도계(적어도 27℃(82℉)까지 내려가는 온도계)

- 체온을 측정할 수 있는 장비로 고막 또는 비접촉식 체온계 구비한다.
- 바닥에 떨어져 깨질 우려가 있으므로 유리 등의 재질로 된 것으로는 적재하지 않는다.

㉣ 펜 라이트

㉤ 휴대용 지침서(소아의 활력징후와 다른 정보를 신속하게 알 수 있는 지침서)

⑦ 휴대용 산소포화농도 측정기(Pulse Oxymetry): 손가락 등에 집게 형태로 물려서 환자의 산소 농도 및 맥박을 측정할 수 있는 전자식 기구. 환자가 호흡곤란을 호소하거나 또는 기관삽관, 기도유지기를 사용한 환자에게는 반드시 사용하여 산소포화도가 적정수준에서 유지되고 있는지 확인하는데 사용한다.

⑧ 환자감시장치: 통상 'EKG모니터링'으로 불리우는 장비로, 환자의 심전도, 혈중산소포화도, 혈압, 맥박, 호흡 등의 측정이 가능하고 전자식 모니터로 그 상태를 볼 수 있는 장치를 말한다. 구급차에서 분리하여 환자를 현장에서 구급차로 이송시 휴대할 수 있

는 형태로 갖추는 것을 권장하나, 차량에 고정된 형태도 가능하다.

⑨ 혈당측정기: 환자로부터 소량의 혈액을 채취하여 혈당을 전자식으로 측정하는 장비로 측정에 필요한 측정용지 및 이를 버릴 폐기물통 등을 포함한다.

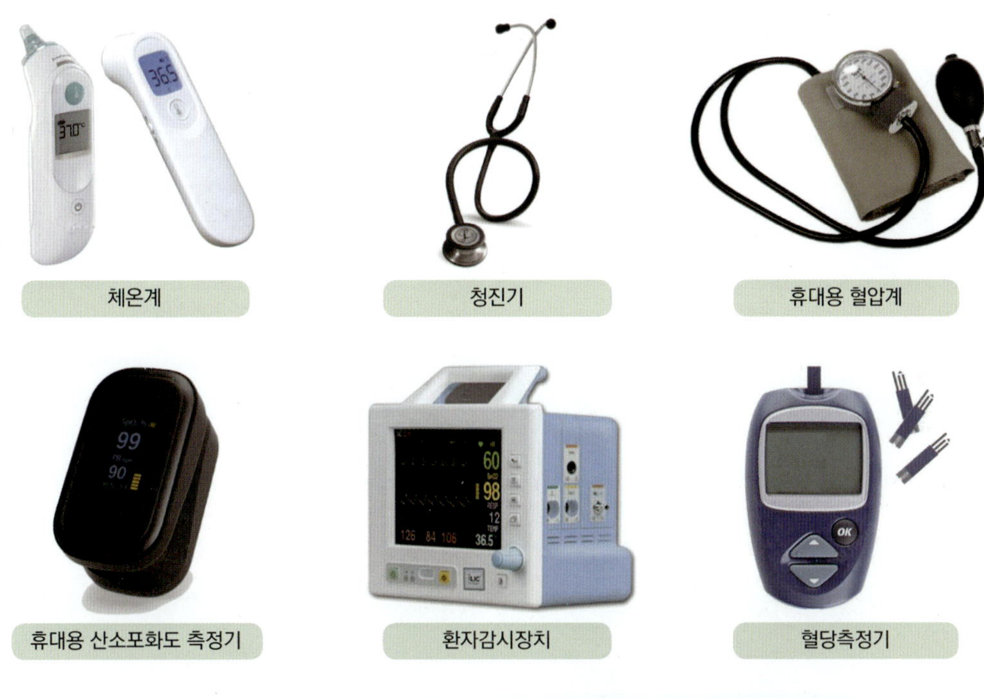

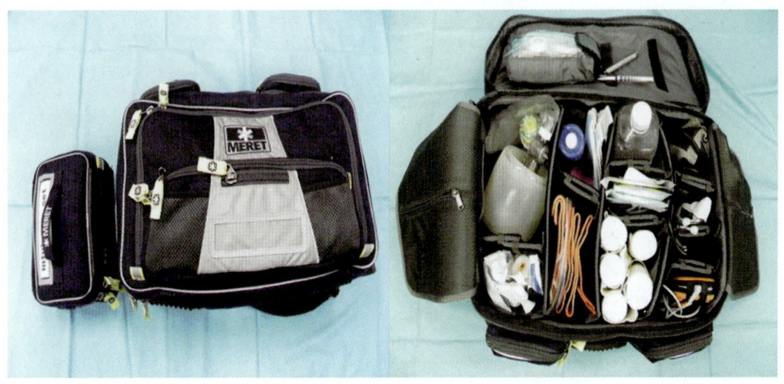

그림 1-34. **기초소생가방(환자평가 및 간단한 응급처치)**

(3) 골절고정장비와 준비물품

구급차에는 손상된 사지의 처치와 척추손상(골절이나 탈구)이 의심되는 경우에 고정하기 위한 다양한 장비를 갖춰야 한다(그림 1-35).

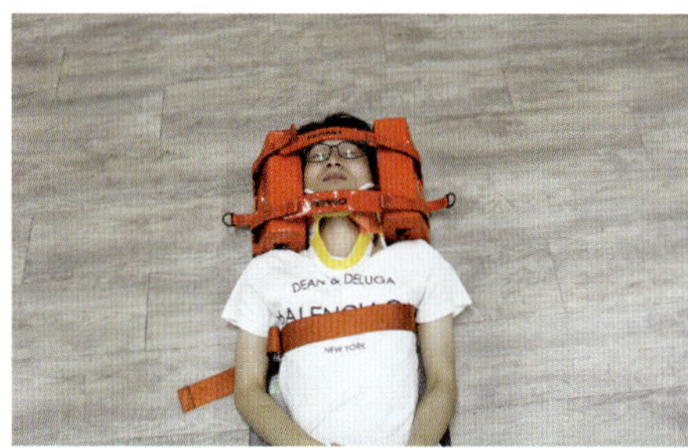
두부고정장비

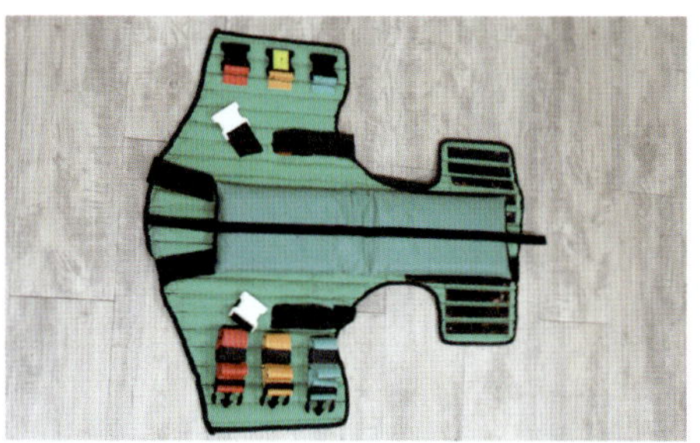
척추손상 환자를 위한 KED

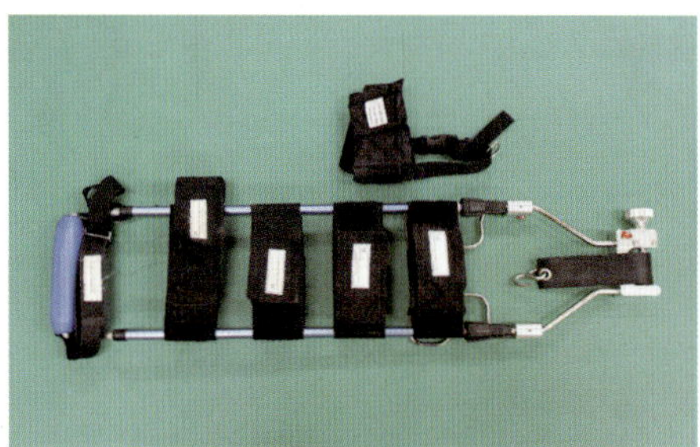
견인부목

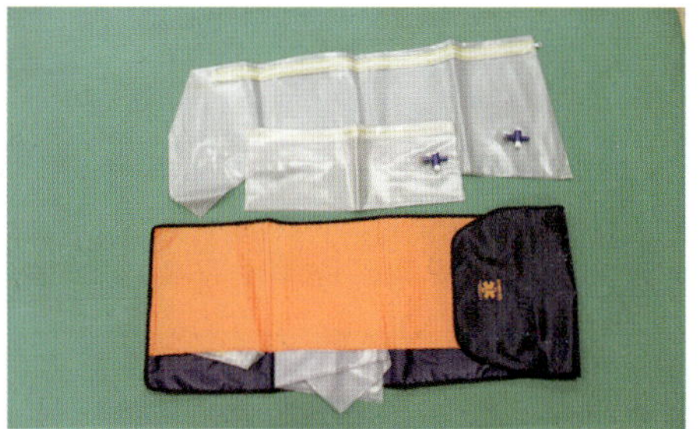
공기부목

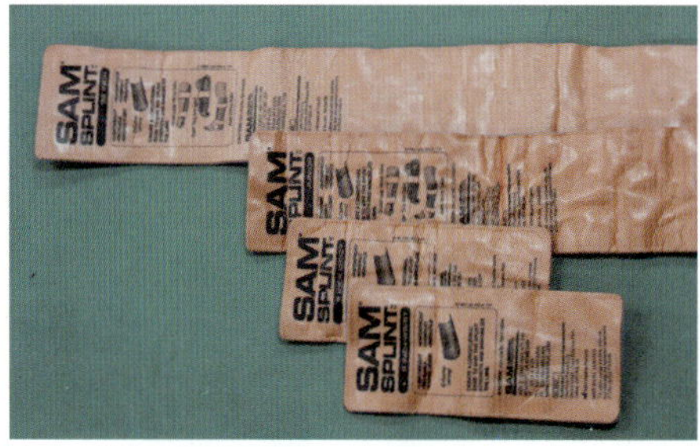

알루미늄 부목

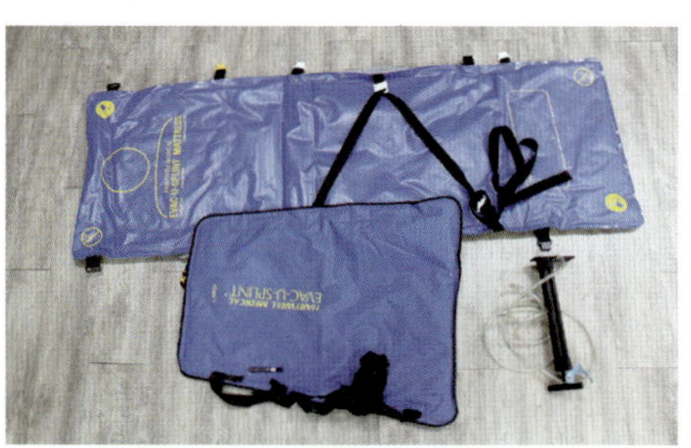
진공부목

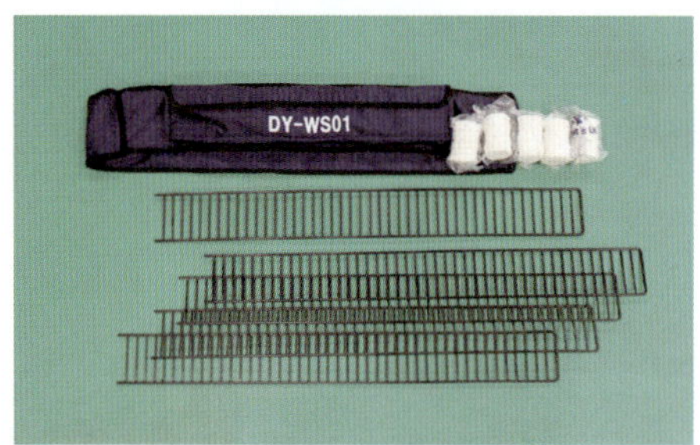

철사부목

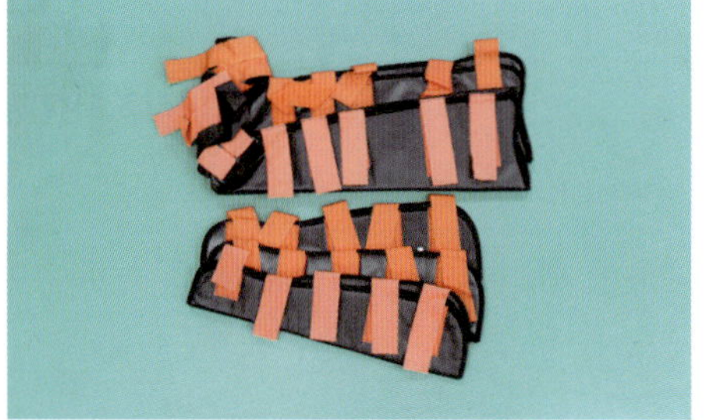
Velcro 끈이 달린 패드부목

그림 1-35. **골절고정장비와 준비물품**

① 통증과 부종이 있는 변형된 허벅지를 고정하기 위한 성인용, 소아용 견인부목(traction splint)

② 사지와 하지를 고정하기 위한 패드를 댄 부목판, 상자부목, 나무부목, 공기부목, 진공부목, 사다리부목, 박스부목, 알루미늄 지주와 Velcro fastener가 있는 연성부목, 패드를 댄 알루미늄(SAM)부목, 극저온의 가스가 주입된 부목(그림 1-35)

③ 골절된 손가락을 고정하기 위한 설압자

④ 부목과 같이 사용하고 붕대와 삼각건을 만들 수 있는 삼각형 붕대

⑤ 부목을 고정하기 위한 여러 개의 두루마리 접착 붕대

⑥ 손상된 사지에 사용하는 화학적 냉각 팩 6개

⑦ 몸 전체를 고정하기 위해 speed clip이나 Velcro 끈이 달린 긴 척추고정판 2개

⑧ 성인용, 소아용의 다양한 크기의 경성 경추고정장비

⑨ 척추 손상 가능성이 있는 좌상 환자를 위한 KED, XP1, Kansas Board, LSP halfback board

⑩ 운반 장비에 환자를 고정하기 위한 air-craft-style 버클이나 D-ring이 달린 9피트 2인치의 끈

⑪ 두부고정장비(Headband, Bashaw CID, Ferno Head Immobilizer)나 담요

(4) 상처 및 쇼크 처치를 위한 준비물품

구급차에는 여러 가지 붕대 및 드레싱 재료로 개방성 상처를 치료하고 지혈하기 위해 물품들을 갖춰야 한다(그림 1-36).

① 멸균 거즈 패드(큰 것; 4×4인치, 작은 것; 2×2인치)와 거즈 10-20장을 1개로 포장하여 소독한 것을 10개씩 준비

② 5×9인치 혼합 드레싱

③ 일반적인 멸균 드레싱(복합 외상 드레싱), 대략 10×36인치 정도

④ 탄력붕대 : 큰 것(6인치)과 작은 것(4인치)을 각각 10개씩 준비

⑤ 필름 테이프 : 넓은 것으로 복부나 흉부의 내부 장기가 돌출 시
개방성 흉부상처와 내장적출을 봉인하기 위한 압박붕대

⑥ 압박붕대처럼 다양하게 사용하며 체온유지 및 신생아에게 산소텐트를 만들어 주기 위한 알루미늄 호일(별도 포장으로 멸균되어 있는 상태)

⑦ 화상 물품(burn kit) : 멸균 화상시트 또는 포장된 화상처치 장비(그림 1-36)

⑧ 경미한 상처를 처치하기 위한 포장된 접착밴드(1×3/4인치와 1×1/2인치)

⑨ 반창고 : 저자극성 접착테이프

⑩ 삼각건과 붕대를 고정하기 위한 큰 안전핀 4개

⑪ 붕대용 가위

⑫ 성인용, 유아용 쇽방지용하의(PASG)

⑬ 체온을 유지하기 위한 알루미늄 담요(구조 담요)

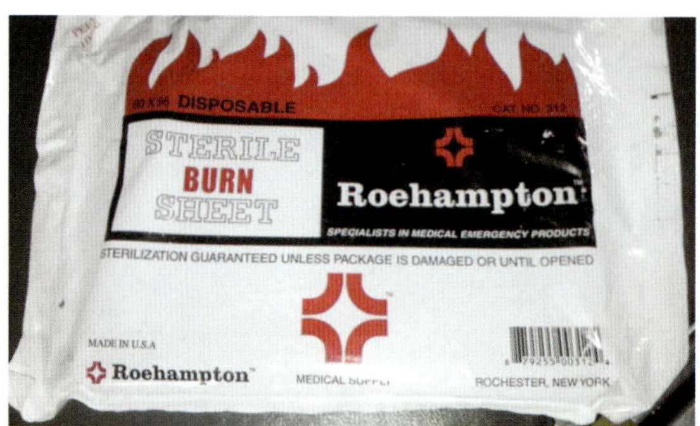

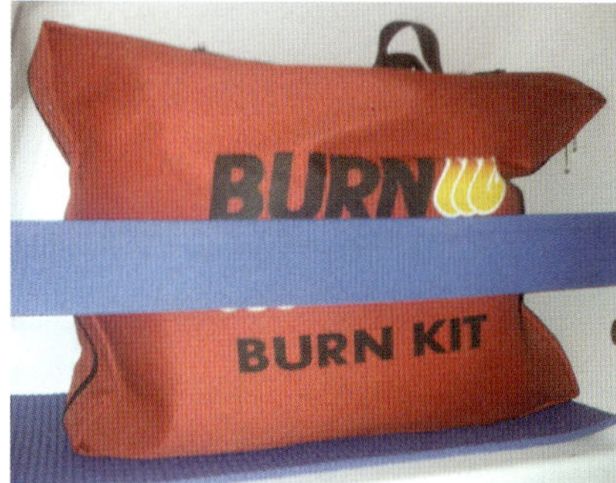

그림 1-36. **화상물품(burn kit)**

(5) 출산 준비물품

응급 상황에서 분만 처리 시 기본적으로 사용할 수 있는 장비로 분만용 응급장비를 반드시 준비해야 하고, 식품의약품안전처 허가 받은 제품이어야 한다. 일회용 물품 꾸러미에서 제공되는 멸균 출산장비에는 다음과 같은 물품이 포함되어야 한다(그림 1-37).

① 멸균 외과용 장갑 여러 개

② 탯줄 집게(umbilical clamp) 또는 탯줄 테이프 4개

③ 멸균 외과용 가위 1개

④ 고무 밸브 주사기(3온스 – 고무로 된 구형의 흡인기)

⑤ 4인치 거즈 패드 12장

⑥ 멸균 처리 장갑 4개

⑦ 소독수건 5개

⑧ 아기 보온담요 1장(receiving 담요)

⑨ 영아 포대기

⑩ 방수용 패드

⑪ 산과용 패드

⑫ 탯줄용 가위

⑬ 1상자 위생적인 수건(냅킨–각각 포장되고 멸균된 것)

⑭ 큰 비닐봉지 2개

⑮ 영아용 모자 2개

각 구급차는 현장이나 병원으로부터 신생아를 이송하기 위하여, 단독으로 혹은 들것에 고정하여 이동할 수 있는 신생아 보육기(incubator)를 적재할 수 있어야 한다. 보육기는 충분한 산소와 습도 제공, 체온 조절, 응급 시 신생아의 머리 부분에서의 처치를 수행할 수 있어야 한다. 이러한 목적들을 위해 적절한 크기의 인공호흡 장치와 구강흡인장치를 갖추어야 한다.

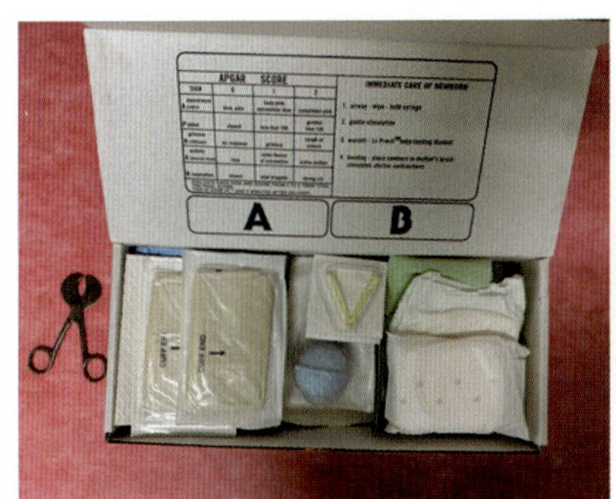

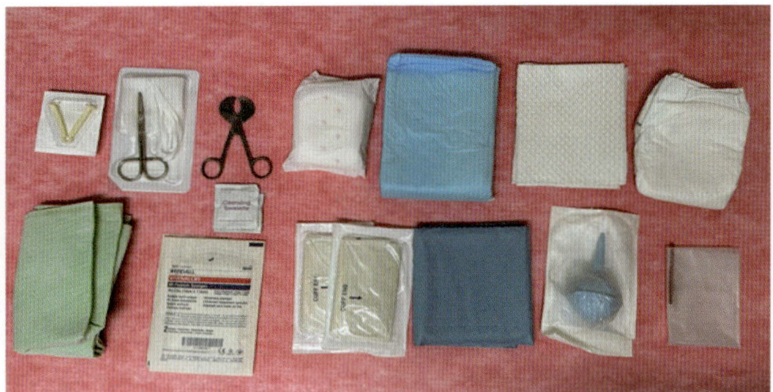

그림 1-37. **분만세트**

(6) 급성중독, 뱀 교상, 화학화상, 당뇨 응급상황에 대한 처치를 위한 약물, 장비, 준비물품

정해진 용량의 활성탄(activated charcoal)과 구토 시럽(syrup of ipecac)이 마실 물과 컵과 함께 비치돼야 한다.

① 구토에 대비하여 구토물을 담을 수 있는 비닐 주머니가 갖추어져야 한다.

② 지역 중독센터 또는 응급센터가 있으면 해당 전화번호가 중독 장비(poisoning kit)에 기재되어야 한다.

③ 독성 물질에 노출된 후에는 피부와 눈을 닦는데 필요한 장비와 물품이 갖춰져 있어야 한다.

④ 뱀에 물렸을 때 사용되는 장비는 위험한 독사들이 있는 지역의 구급차에 준비되어야 한다.

응급처치 장비에는 중독을 방지하는 여러 가지 장비들이 있다. 다음과 같은 물품들이 포함되어야 한다.

① 독을 희석하기 위해 마실 물

② 활성탄

③ 종이컵과 구강 투여를 위한 장비

④ 눈이나 피부를 멸균된 물로 씻기 위한 장비

⑤ 뱀 물린 상처에 응급처치를 위한 수축 밴드

⑥ 포도당 연고

(7) 응급장비 가방

운전자가 구급차를 주차하는 동안, 구급차를 떠나서 현장의 환자에게로 가는 응급구조사가 휴대할 응급장비 가방이 구급차에 비치되어 있어야 한다.

이 구급장비 가방은 다음과 같은 것들을 포함한다.

① 가볍고 튼튼해야 한다.

② 방수되고 열기 쉬우며 안전해야 한다.

③ 중독센터를 포함하여 응급구조사가 꼭 알아야 할 공공기관이나 특수 의료기관의 전화번호가 기재되어 있어야 한다.

응급장비 가방에 들어 있어야 할 물품은 다음과 같으나 지역이나 여건에 따라서 변경될 수 있다(그림 1-38).

□ 삼각건	□ 가위	□ 여러 넓이의 반창고
□ 혀 보호기(bite block)	□ 상처 드레싱 물품	□ 탄력 붕대
□ 인공기도(airway)	□ 백-밸브 마스크(bag-valve mask)	
□ 혈압계, 청진기, 손전등	□ 휴대용 흡인기	
□ 소독된 거즈(큰 것, 작은 것)	□ 체온계, 일회용 반창고	
□ 암모니아	□ 간단한 환자 보고서	

□ 지역 의료진에 의해서 필요하다고 인정되는 다른 물품들

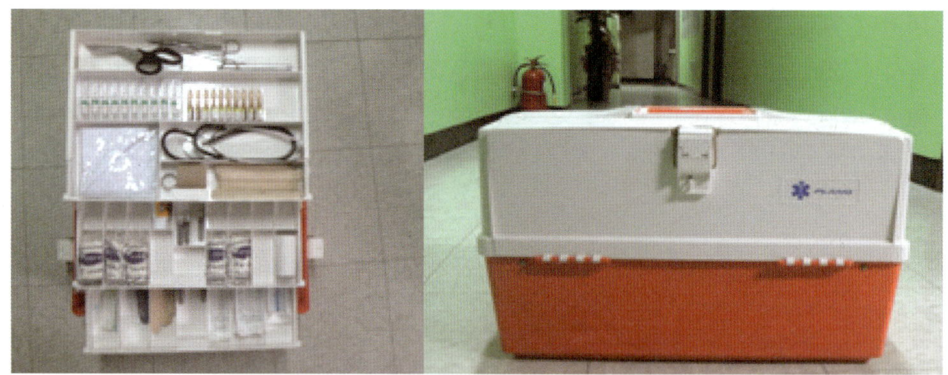

그림 1-38. **전형적인 응급장비 가방.** 이 장비는 가볍고 강하고 방수가 되며 쉽게 열릴 수 있어야 한다.

5) 환자 감염통제, 안위, 보호물품

구급차에 다음과 같은 준비품들이 갖춰져 있어야 한다.

① 베개 및 베개보 4개

② 여분 시트 2장

③ 담요 4장

④ 일회용 구토물 용기 6개

⑤ 일회용 변기, 소변기, 화장실 휴지

⑥ 화장지 2통

⑦ 일회용 종이컵 1팩

⑧ 젖은 수건 1팩

⑨ 멸균된 물 또는 식염수 4ℓ

⑩ 연성 부목 4개

⑪ 생물학적 위험물질 보관 봉지 또는 폐기물

⑫ 쓰레기 처리를 위한 큰 노란 봉지 1팩

⑬ 중급 소독제(결핵균인 mycobacterium tuberculosis를 파괴한다)

⑭ Lysol 같은 저급 소독

⑮ 1 : 100 수준의 정렬된 빈 스프레이 병, 플라스틱 물병, 출혈된 혈액을 제거하기 위한 표백제가 든 플라스틱 병(필요하다면 매일 표백제 1과 물 100의 분량을 측정하여 혼합물을 만든다)

⑯ 응급구조사가 사용할 눈 보호대 또는 보호용 안경

⑰ 차량(BLS 또는 ALS) 용 물품 용기 상자와 약 상자(ALS 팀)

⑱ 라텍스, 비닐이나 인조장갑 보관함

⑲ 개인별 N−95나 HEPA 호흡기

6) 안전장비와 기타 장비

환자가 발생한 현장은 비바람이나 폭풍이 치는 환경 혹은 추운 환경일 수도 있으며, 주위가 식별되지 않을 정도로 어두운 경우도 있다. 이러한 환경에서 환자와 응급구조사의 안전을 유지하기 위해서는 다음과 같은 장비가 필요하므로 구급차에는 구조사의 안전을 위한 개인 보호용 장비, 경고, 표시, 불을 밝히는 장비, 위험물질 통제 장비, 그리고 접근과 해체를 위한 도구가 적재되어 있어야 한다.

① 응급출동지침서

② 병원 전 처치 보고서(PCRs), 다른 기록 형식

③ 중증도 분류표와 기록지 등
   ㉠ command 조끼
   ㉡ 대량제해 사고 시 현장 치료 영역에 따른 붉은색, 초록색, 검은색, 노란색의 방수포
④ 대량재해 사고 관리 일지
⑤ 대원 개인안전장비(안전모; 얼굴막이가 있는 것, 보호복, 보호용 안경, 장갑)
⑥ 바퀴 고임목
⑦ 쌍안경
⑧ 일회용 타이벡[1] (Typeck) 낙하복
⑨ 조명탄(2개의 신호탄: 다른 차량을 안전한 도로로 유도하는 것)
⑩ 휴대용 무전기
⑪ 큰 투광조명등/스포트라이트(2개의 이동 가능한 일광 조명등)
⑫ 반사되는 또는 불빛을 비추는 경고등
⑬ 소화기
⑭ 소아 환자를 위한 동물 인형
⑮ 선택 준비물품
   ㉠ 자기 충족 호흡 기구(SCBA)
   ㉡ 농축 스포츠음료(게토레이)와 소생 부위 냉각기

현장에서 사고환자를 구출할 수 있는 간단한 구조장비가 갖추어져야 한다(응급의료법 시행규칙 제38조제5항 [별표 17]). 구급차의 조건에는 구조장비에 대한 구체적인 언급이 없다. 하지만 간단한 구조장비는 적재되어 있어야 한다(그림 1-39).

① 긴급 상황에서 사용 가능한 구조 출동장비
   ㉠ 비상등: 비상시 사용가능한 휴대용 조명기구 등
   ㉡ 신호탄: 섬광신호탄 등 반드시 화약류로 구매하지 않아도 됨
   ㉢ 소화기
   ㉣ 보온포
② 긴급 상황에서 사용 가능한 간단한 구조장비
   ㉠ 쇠 지렛대, 망치, 도끼, 바퀴 받침대, 쇠톱
   ㉡ 반지 절단기

---

1 고밀도 폴리에틸렌을 극세 섬유로 방사시켜 고열로 스펀 접착제 제조공업에 의하여 개발된 부직포이다. 이것은 종이보다 가볍고, 필름보다 강하고, 일반 천보다 다양한 용도로 쓰인다. 방수성, 투습성, 복사열 차단 등의 여러 우수 특성들을 지니고 있다.

㉢ 스프링이 들어간 중심 펀치
㉣ 작은 망치, 지렛대, 다른 접근 도구
㉤ 머리가 편평한 도끼 또는 만능도끼
㉥ 낙하 로프
㉦ 만능 로프 등

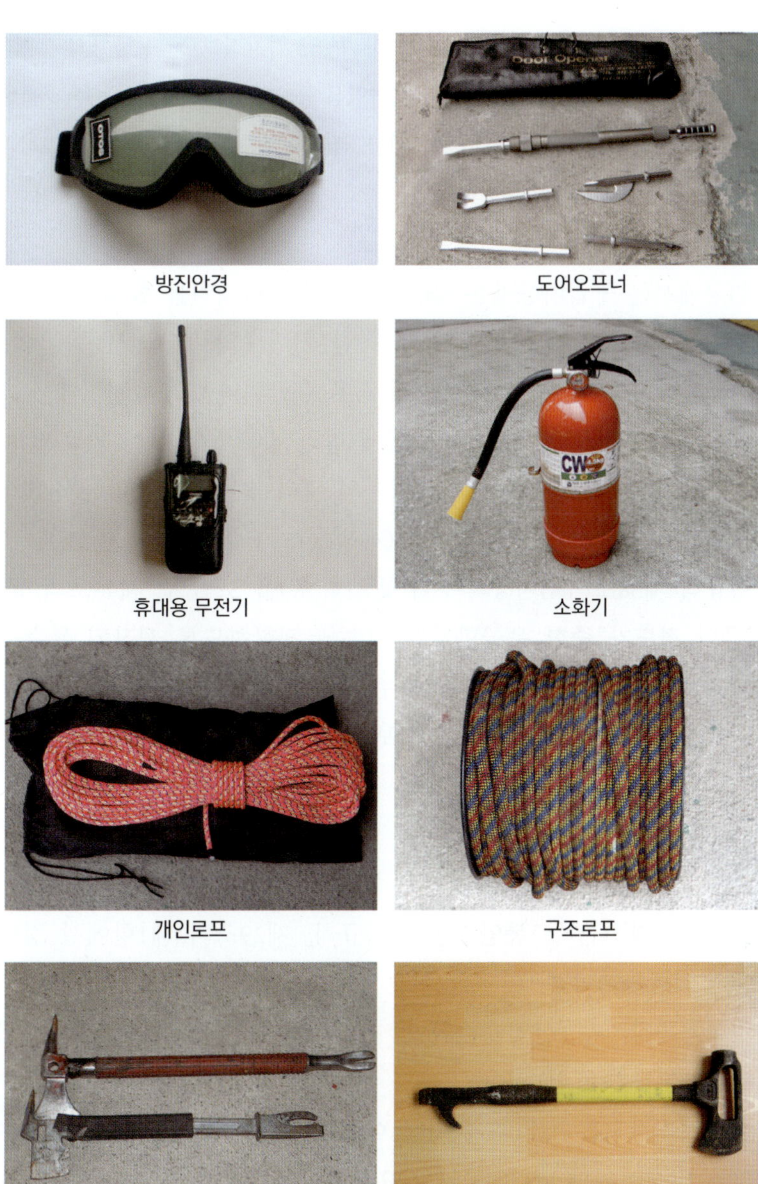

그림 1-39. **안전장비와 기타 장비**

7) 기타 구급차의 의무설치 장비

응급의료에 관한 법률 제47조(구급차등의 장비)제2항에서 구급차에는 응급환자의 이송 상황과 이송 중 응급처치의 내용을 파악하기 위하여 보건복지부령으로 정하는 기준에 적합한 다음 각 호의 장비를 장착하여야 한다. 이 경우 보건복지부령으로 정하는 바에 따라 장비 장착에 따른 정보를 수집 · 보관하여야 하며, 보건복지부장관이 해당 정보의 제출을 요구하는 때에는 이에 따라야 한다(신설 2015. 1. 28., 2023. 3. 14.).

① 구급차 운행기록장치 및 영상기록장치(차량 속도, 위치정보 등 구급차의 운행과 관련된 정보를 저장하고 충돌 등 사고발생 시 사고 상황을 영상 등으로 저장하는 기능을 갖춘 장치를 말한다)

② 구급차 요금미터장치(거리를 측정하여 이를 금액으로 표시하는 장치를 말하며, 보건복지부령으로 정하는 구급차에 한정한다)

동법 동조제3항에서는 구급차등에는 응급환자에게 응급처치를 할 수 있도록 의료장비 및 구급의약품 등을 갖추어야 하며, 구급차등이 속한 기관 · 의료기관 및 응급의료지원센터와 통화할 수 있는 통신장비를 갖추어야 한다. 이 경우 구급의약품의 적정상태를 유지하기 위하여 필요한 조치(개정 2015. 1. 28., 2021. 3. 23.)에 따라 갖추어야 하는 의료장비 · 구급의약품 및 통신장비 등의 관리와 필요한 조치, 구급차등의 관리 및 제2항에 따른 장비의 장착 · 관리 등에 필요한 사항은 보건복지부령으로 정한다(개정 2015. 1. 28., 2021. 3. 23.).

같은 법 시행규칙 제38조(구급차등의 장비 및 관리 등)을 보면 법 제46조의 규정에 의한 구급자동차는 위급의 정도가 중한 응급환자의 이송에 적합하도록 제작된 특수구급차와 위급의 정도가 중하지 아니한 응급환자의 이송에 주로 사용되는 일반구급차로 구분하고 있고, 구급차 장착 장비의 기준과 장비장착에 따른 정보 수집 · 보관 · 제출 방법 및 동의 절차에 관한 사항은 다음과 같다.

가. 구급차 기본 장착 장비 기준

① 구급차 운행기록장치는 「교통안전법 시행규칙」 제29조의2제1항에서 정한 운행기록장치의 기준에 적합하여야 한다.

② 구급차 영상기록장치는 「산업표준화법」 제12조에 따른 한국산업표준에 적합한 자동차용 사고영상기록장치로 한다.

③ 구급차 요금미터장치는 제11조에 따른 이송처치료를 금액으로 표시하여야 하며 전기로 작동하는 방식이어야 한다. 구급차 요금미터장치에 관하여 이 규칙에서 정한 것 외에는 「자동차관리법」 제47조와 같은 법 시행규칙 제94조 및 제95조의 택시요금미터에 관한 규정을 준용하며, 이 경우 "택시요금미터"는 "구급차 요금미터장치"로, "택시요금

체계"는 "제11조에 따른 이송처치료 요금체계"로 보되, 검정에 관한 사항은 택시요금 미터에 관한 사항을 따른다.

④ 구급차 영상정보처리기기는 구급차 내부의 조도를 고려하여 이송 중 응급처치의 내용을 파악하기에 적합한 영상촬영 기능과 그 영상을 디지털방식으로 저장할 수 있는 기능을 가진 것으로 한다.

나. 정보의 수집·보관·제출 방법 및 동의 절차

① 구급차 운행기록장치 및 영상기록장치

㉠ 구급차 영상기록장치는 차량 전면 방향 등의 외부만 촬영하도록 장착하고 교통사고 증거수집이나 범죄의 입증 또는 예방 목적 외에는 사용할 수 없다.

㉡ 구급차 운행기록장치에 기록된 운행기록은 6개월간 보관하고, 구급차 영상기록장치에 기록된 영상기록은 1개월간 보관하며, 보관 기관이 만료한 때에는 지체 없이 파기하여야 한다.

㉢ 구급차 운행 기록 및 영상 기록은 운행기록장치 및 영상기록장치 또는 저장장치(개인용 컴퓨터, CD, 휴대용 플래시메모리 저장장치 등을 말한다. 이하 같다)에 보관하여야 한다.

㉣ 구급차 운행 기록 및 영상 기록의 제출은 기록파일을 인터넷 또는 저장장치를 이용하여 제출한다.

㉤ 구급차 운행 기록 및 영상기록 장착에 따른 정보 수집 · 보관 및 제출 관련 세부 사항은 보건복지부장관이 정한다.

② 구급차 요금미터장치

㉠ 법 제44조제1항제2호, 제4호 및 제5호에 따른 자가 운용하는 구급차는 구급차 요금미터장치를 장착하여야 한다. 다만, 「의료법」 제35조에 따라 개설된 부속 의료기관이 운용하는 구급차의 경우에는 장착하지 아니할 수 있다.

㉡ 구급차 운용자는 구급차의 내부에 구급차 이용자에게 요금이 잘 보이도록 요금미터장치를 장착하여야 한다.

③ 구급차 영상정보처리기기

㉠ 구급차 운용자는 영상정보처리기기를 응급처치의 내용을 파악할 수 있는 적절한 위치와 각도로 환자실에 설치하여야 하고 임의로 변경이 불가능하도록 하며, 녹음기능은 사용할 수 없다.

㉡ 구급차 영상정보처리기기는 이송 중인 환자(이송을 돕기 위하여 환자와 탑승한 보호자 등을 포함한다. 이하 같다) 및 환자에게 응급처치를 제공하고 있는 응급의료종사자 등에 대한 영상정보를 수집한다.

ⓒ 구급차 운용자는 구급차 운행시 영상정보처리기기가 항상 작동하도록 하여야 하며 임의로 차량 내 조명이나 영상정보처리기기의 전원을 끄는 등 영상정보 수집을 방해하는 행위를 해서는 아니 된다.

ⓓ 구급차 운용자는 환자 등 구급차 이용자에게 서면으로 영상정보 수집 동의여부를 확인하여야 한다. 다만, 환자 등이 의사표시를 할 수 없는 상태에 있는 경우에는 그러하지 아니하다.

ⓔ 구급차 영상정보처리기기에 의하여 수집된 영상정보는 1개월간 보관한다.

ⓕ 구급차 운용자는 환자 또는 보호자가 쉽게 알아볼 수 있도록 환자실내에 「개인정보 보호법 시행령」 제24조에 따라 설치 목적 및 장소, 촬영 범위 및 시간, 관리책임자의 성명 및 연락처, 영상정보처리기기 설치 · 운영을 위탁한 경우 수탁관리자 성명(또는 직책) · 업체명 및 연락처 등이 기재된 영상정보처리기기 설치사실에 대한 안내판을 설치하여야 한다.

ⓖ 구급차 운용자는 영상정보처리기기 운영 · 관리 방침을 수립하고 이를 해당 기관의 인터넷 홈페이지 등에 게재하여 정보주체에게 공개하여야 한다.

ⓗ 구급차 운용자는 구급차 영상정보처리에 관한 업무를 총괄하여 책임질 구급차 영상정보 관리책임자를 지정하여야 하며, 지정된 관리책임자 외의 자는 개인정보보호법령에서 정하는 바에 따라 임의로 이를 열람할 수 없다.

ⓘ 구급차 운용자는 법률에서 정하는 등 특별한 경우를 제외하고 수집된 영상정보를 목적 외로 이용하거나 제3자에게 제공할 수 없다.

ⓙ 구급차 운용자는 영상정보가 분실 · 도난 · 유출 · 변조 또는 훼손되지 아니하도록 안전성 확보에 필요한 조치를 강구하여야 한다.

ⓚ 이 규칙에서 정한 것 외에 구급차 영상정보와 관련된 사항은 개인정보 보호법령에서 정하는 바에 따른다.

구급차등에 갖추어야 하는 의료장비 · 구급의약품 · 통신장비 등의 관리 및 필요한 조치와 구급차등에 관한 관리기준은 다음과 같다.

① 감염예방을 위하여 구급차등은 주 1회 이상 소독하고, 구급차등에 갖추어진 의료장비도 사용 후 소독하여야 하는 등 청결하게 관리되어야 한다.

② 감염관리를 위한 소독약제, 감염관리방법 등 기타 세부 사항은 보건복지부장관이 정하는 방법에 따른다.

③ 구급차등의 의료장비, 구급의약품, 통신장비, 구급차 운행기록장치 및 영상기록장치, 구급차 요금미터장치 및 영상정보처리기기가 항상 사용 가능한 상태로 유지되어야 한다.

④ 구급차등의 의료장비 및 구급의약품은 적정한 온도와 습도 등을 유지하여 보건위생상 위해가 없고 효능이 떨어지지 않도록 관리되어야 한다.

⑤ 구급차등의 연료는 최대주입량의 4분의 1 이상인 상태로 유지되어야 하는 등 차량 자체는 항상 사용 가능한 상태로 유지되어야 하며 정기점검 등이 이루어져야 한다.

⑥ 사고를 대비한 책임보험 및 종합보험에 가입되어 있어야 하고, 비상등, 신호탄, 소화기 및 보온포가 준비되어야 한다.

⑦ 구급차등의 통신장비는 응급의료지원센터 및 응급의료기관과 항상 교신이 이루어 질 수 있도록 관리되어야 한다.

⑧ 구급차는 「구급차의 기준 및 응급환자이송업의 시설 등 기준에 관한 규칙」에서 정하는 사항에 따라 관리 · 운영되어야 한다.

⑨ 구급차등의 내부에 환자 또는 그 보호자가 잘 볼 수 있도록 해당 구급차등의 이송처치료의 금액을 나타내는 표를 부착하여야 하고, 환자를 이송하는 경우에는 환자 또는 그 보호자에게 구급차의 이송요금에 관한 사항을 알려야 한다.

⑩ 구급차 요금미터장치가 장착된 구급차의 내부에는 신용카드 결제기를 설치하여야 하고, 환자를 이송하는 경우에는 요금미터장치를 사용하여 운행하여야 하며, 환자 또는 그 보호자가 신용카드 결제를 요구하면 응하여야 한다.

⑪ 구급차등의 운행기록을 기재하는 구급차등 운행기록 대장을 비치 · 작성하고 구급차등 운용자는 이를 3년간 보관하여야 한다.

(1) 구급차 운행기록장치(Ambulance Digital Tachograph)

구급차 운행기록장치는 자동차의 속도 · 위치 · 방위각 · 가속도 · 주행거리 및 교통사고 상황 등을 기록하는 자동차의 부속장치 중 하나인 전자식 운행기록장치를 말한다(그림 1-40).

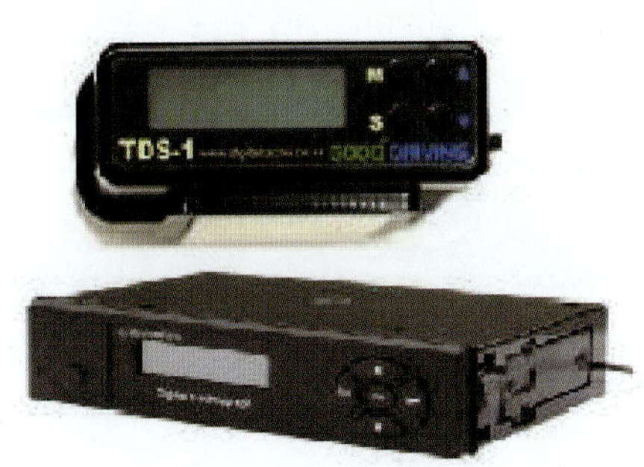

디지털 운행기록장치 형태

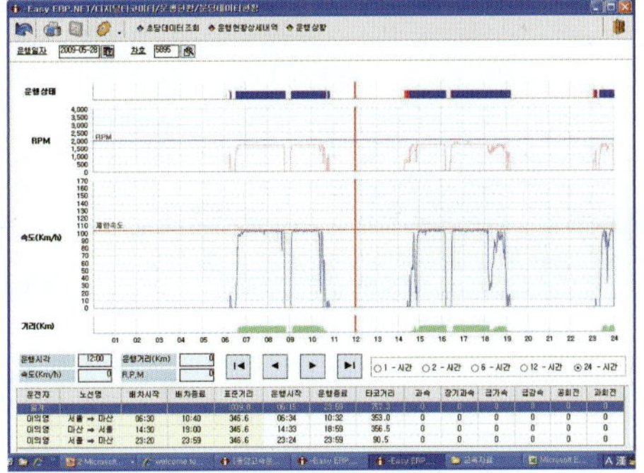

기능: 시간, 속도, RPM 등 기록

그림 1-40. 구급차 운행기록장치

(2) 구급차 영상기록장치(Digital Video Recorder, DVR)

구급차 영상기록장치는 일반 카메라기능의 제품으로 차량에 일정 이상의 충격(사고발생)이 오면 사고 전후의 동영상을 기록하는 장치(일명 '차량용 블랙박스')이다(그림 1-41).

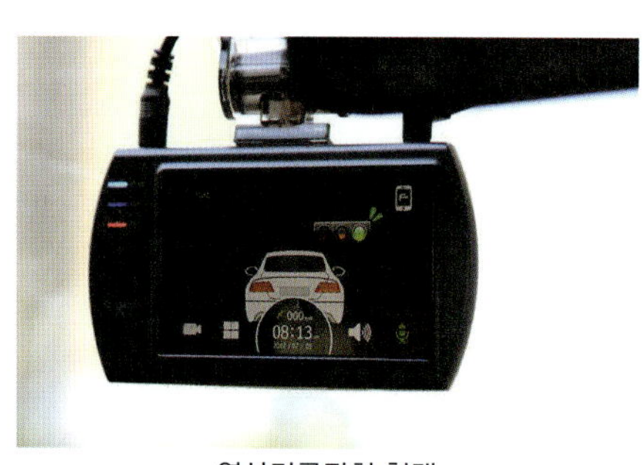

영상기록장치 형태

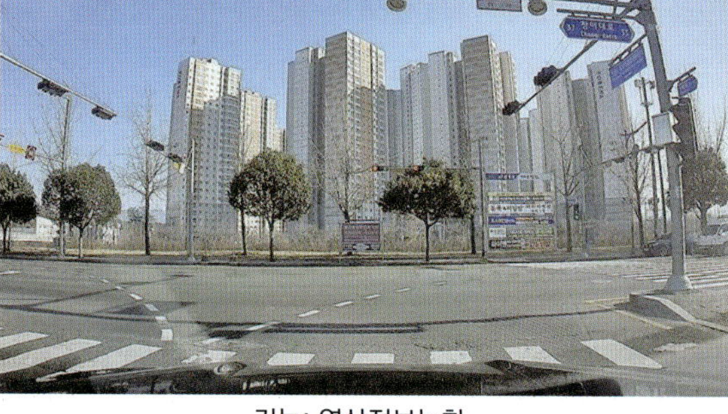

기능: 영상정보녹화

그림 1-41. **구급차 영상기록장치**

(3) 구급차 영상정보처리기기(CCTV)

구급차 영상정보처리기기는 구급차 내부에 설치되어 사람 또는 사물의 영상 등을 촬영하거나 이를 유 · 무선망을 통하여 전송하는 장치이다(그림 1-42).

구급차 영상기록장치(일명 블랙박스)가 차량 전면을 촬영하여 주행 중 사고 등에 대한 영상기록을 확보하는 기기인 반면에, 구급차 영상정보처리기기(일명 CCTV)는 별도로 차량 내부에 이송 중 응급처치의 내용을 파악하기에 적합토록 설치한 장비를 말한다.

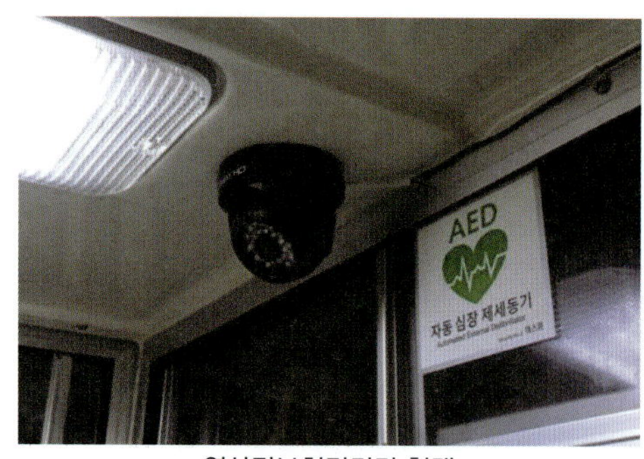

영상정보처리기기 형태

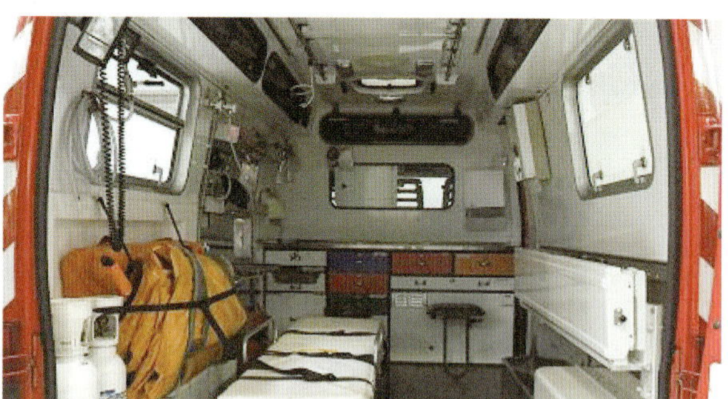

기능: 구급차 내부 영상정보녹화

그림 1-42. **구급차 영상정보처리기기**

(4) 구급차 요금미터장치

구급차 요금미터장치는 구급차의 이동거리를 측정하여 이를 금액으로 표시하는 장치를 말한다. 구급차 운용자는 구급차의 내부에 구급차 이용자에게 요금이 잘 보이도록 요금미터장치를 장착하여야 한다(그림 1-43).

① 의료기관(다만, 의료기관 중 「의료법」 제35조에 따라 개설된 부속 의료기관이 운용하는 구급차의 경우에는 장착하지 아니할 수 있음)

② 응급환자이송업

③ 응급환자 이송 목적의 비영리법인

119구급대, 보건소 등 국가 및 지자체, 다른 법령에 따라 구급차를 두는 마사회, 사업장 등의 운용 구급차는 이송처치료를 받지 않으면 장착하지 않아도 된다.

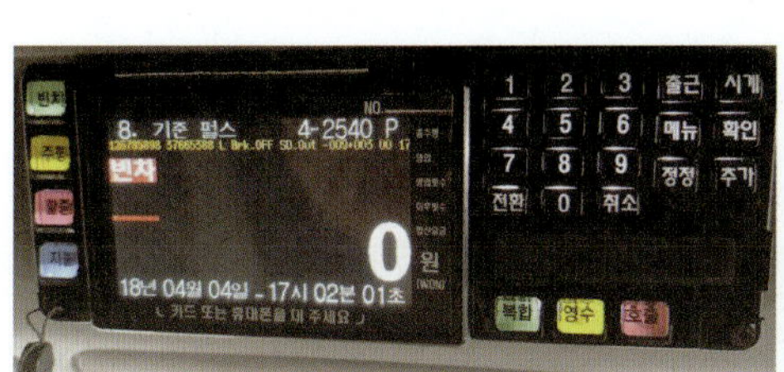

요금미터장치 형태

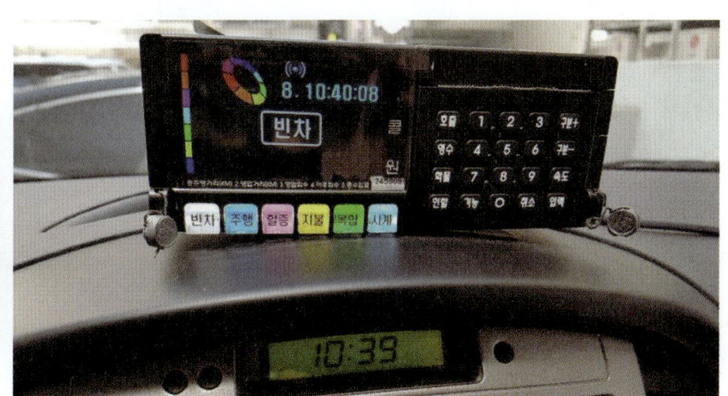

그림 1-43. **구급차 요금미터장치**

12 구급차의 차량 관리

응급구조사는 구급차의 관리에 책임이 있다. 정부에서도 구급차량의 세부관리 기준을 정하여 관리하고 있다. 구급차의 외관은 청결하게 관리되어야 한다.

① 외관이 찌그러져 있거나 도색이 벗겨져 있지 말아야 한다.

② 외부에 흙이나 먼지 등이 과도하게 묻지 않아야 한다.

③ 안전하고 이동 시 쉽게 알아볼 수 있어야 한다.

④ 정기적으로 일반적인 검사를 해야 하는데, 정비표를 이용(장비 교체와 필요한 장비 공급) 한다.

㉠ 차체 점검표, 제동장치, 배터리, 엔진 냉각 시스템, 유액의 양, 팬 벨트, 냉각수와 호스, 내 · 외부의 전등, 경고 장치와 경음기 등

㉡ 바퀴의 압력 및 손상 정도 측정

㉢ 차량 문의 상태

㉣ 온도 조절 장치

㉤ 통신 장비

㉥ 연료 및 용액(엔진오일, 냉각수, 트랜스미션 오일, 파워 스티어링, 파워브레이크 등)

㉦ 시험 운행 및 와이퍼 검사

㉧ 응급의료장비와 물품

㉨ 차량공구

⑤ 응급의약품은 출동이 끝날 때마다 다시 채워 넣어야 한다.

⑥ 일반적 검사의 첫 번째 종류는 매일 변화하는 것에 대한 검사이다.

⑦ 구급차는 사고에 대비하여 책임보험과 종합보험에 가입하여야한다.

※ 구급차등에 갖추어야 하는 장비의 관리기준(응급의료에 관한 법률 시행규칙 제38조 제5항 관련 별표 17)

1) 일일점검(수시)

일일점검은 하루에 한 번 이상 점검하는 것으로 매일 교대 점검 시간에 수행하며, 안전운행에 필요한 기본적인 항목들을 확인하는 것을 목적으로 한다. 점검 항목은 다음과 같다.

(1) 시동 전 구급차 점검

구급차가 차고에 주차되어 있을 때 다음과 같이 같은 항목을 점검한다.

① 차량의 몸체를 점검한다.

㉠ 차량 외부에 안전운행을 방해할 수 있는 위험 요소가 있는지 확인한다.

② 바퀴의 압력과 타이어의 손상정도를 점검한다.

㉠ 정상적인 운행 중 타이어는 충격을 흡수하는 역할을 한다(그림 1-44).

㉡ 모든 타이어의 공기압을 측정하여 적절하게 팽창되어 있는지 확인한다.

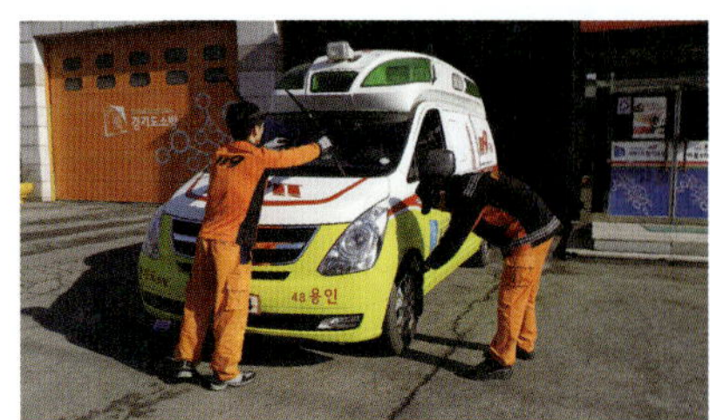
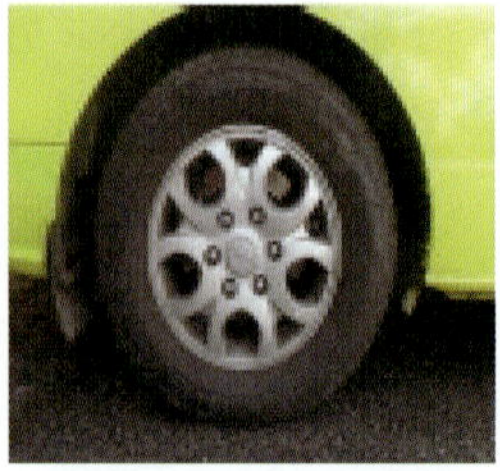
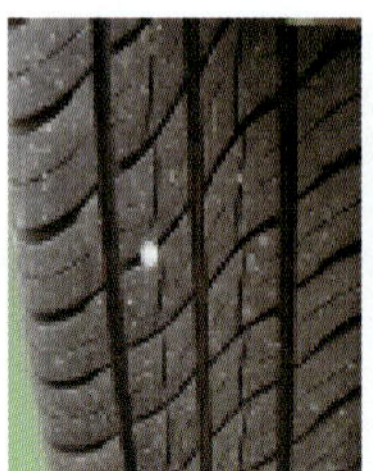
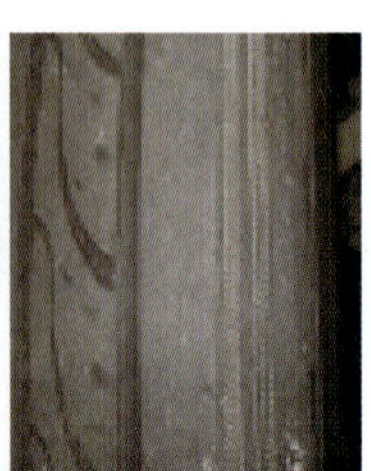

그림 1-44. 와이퍼, 타이어 등을 점검한다.

③ 창문과 거울을 점검한다(그림 1-45).

㉠ 깨진 유리나 헐겁거나 손상된 부분이 있는지 확인하고, 각 창문의 내부가 깨끗한지 확인한다.

④ 모든 문의 상태와 잠금장치, 창문 작동 여부를 확인한다.

⑤ 엔진 냉각 시스템의 구성요소를 점검한다(냉각수와 호스 상태 등)(그림 1-46).

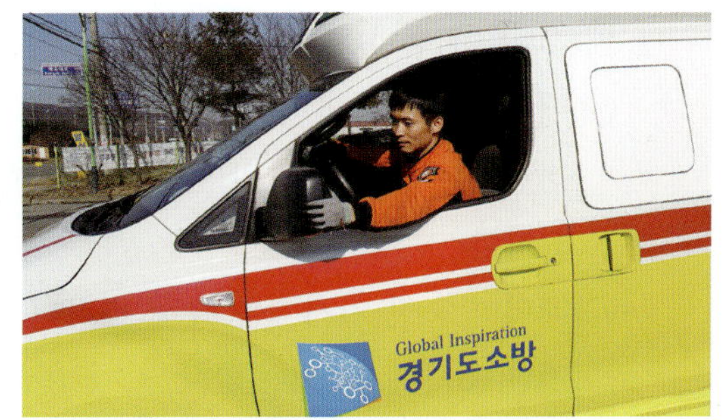

그림 1-45. **창문, 문, 거울을 확인한다.**

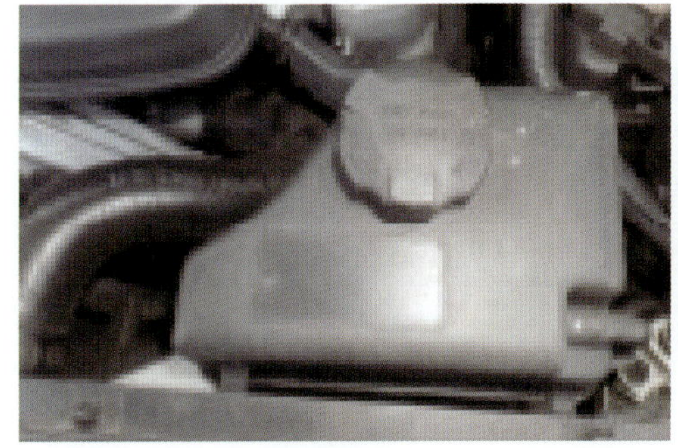

냉각수

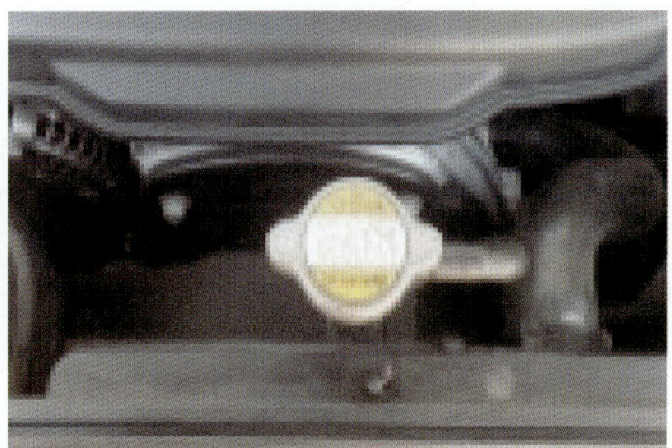

라지에이터

그림 1-46. **냉각시스템**

⑥ 엔진 오일, 브레이크 오일, 핸들액 등 각종 액체의 양을 점검한다.

㉠ 연료 탱크: 특별한 상황이 아니라면 최소 1/4 이상 채워져 있어야 한다(응급의료법 시행규칙 제38조제5항 [별표 17]).

– 연료통 주위에 누유 흔적이 있는지 확인한다.

㉡ 기타 용액: 엔진 오일, 냉각수, 미션 오일, 동력 방향조절 장치(파워 스티어링)(그림 1-47), 파워 브레이크, 유리 세척액 등을 확인한다.

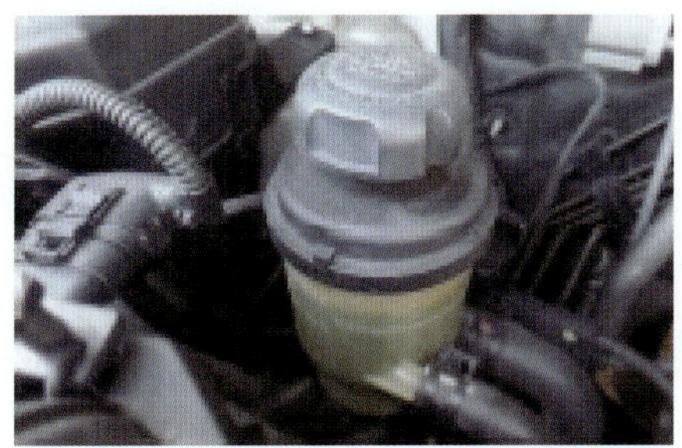

그림 1-47. **파워스티어링 오일: 탱크 옆면에 표시된 HOT 「MAX」와 「MIN」사이에 오일 수준이 있는지 확인한다.**

⑦ 배터리를 점검한다(표 1-10).

㉠ 배터리는 차량의 전기 시스템에 필수적인 요소이다. 따라서, 배터리를 정기적으로 점검하는 것은 차량의 안정적인 운행과 긴급 상황에서의 신뢰성을 보장하는 데 중요하다.

㉡ 배터리 충전 지시계를 통해 배터리의 상태를 쉽게 확인할 수 있으며, 이에 따라 적절한 조치를 취할 수 있다.

㉢ 아래 표는 배터리 충전 지시계의 표시 상태에 따른 배터리 상태와 필요한 조치 사항을 나타낸다.

표 1-10. **배터리 충전 지시계**

표시창 상태	배터리 상태	필요 조치 사항
녹색	장상	사용 가능
흑색	충전 부족	배터리 충전 필요
흰색	액부족	배터리 교환

⑧ 차량 내부와 물품들이 깨끗한지 혹은 파손되었는지를 점검한다.

㉠ 매 출동 후에 구급차의 내부를 청소하고 오염을 제거해야 한다.

㉡ 부서지거나 손상된 장비는 바로 교환해야 한다.

⑨ 경적 및 사이렌 소리가 최고조로 작동되는지 확인한다.

㉠ 각 벨트를 끝까지 당겨서 많이 닳은 곳이 없는지 확인한다.

㉡ 3점식 안전벨트가 쉽고 부드럽게 다시 감기는지 확인한다.

㉢ 연결 장치가 간섭이나 지연됨이 없이 잠기고 해제되는지 버클과 플레이트를 점검한다.

⑩ 안전벨트가 손상이 있는지 점검한다.

⑪ 운전석을 편안하게 하고 핸들과 페달 작동이 잘 되는지 점검한다.

⑫ 출동 후 항상 보충하고 연료를 확인한다.

⑬ 차량 공구

Tip 시동 전

① 외관 : 마크·엠블럼 부착물, 차량의 변형·파손·부식
② 누유 : 엔진 오일, 파워스티어링 오일, 차동기어 오일, 브레이크 오일, 쇽업쇼버 오일
③ 누수 : 냉각수 및 냉각 라인
④ 배선 체결 : 배터리 터미널
⑤ 타이어 : 타이어 상태
⑥ 기타 : 안전벨트, 연료량 등

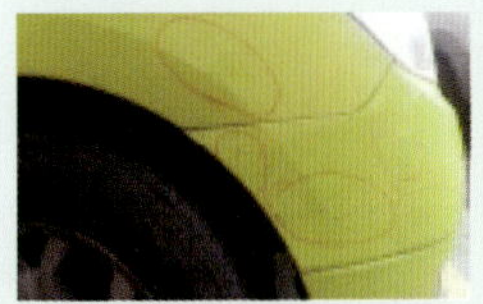
파손

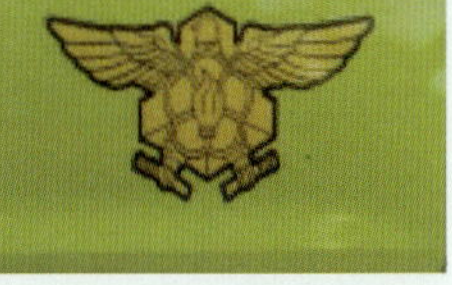
마크

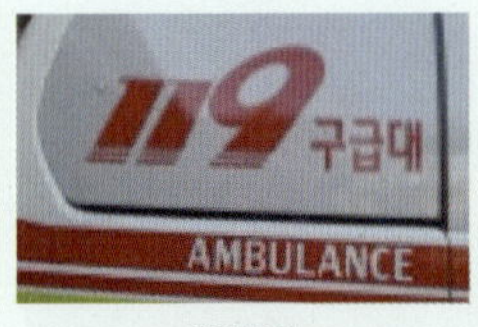

엠블럼

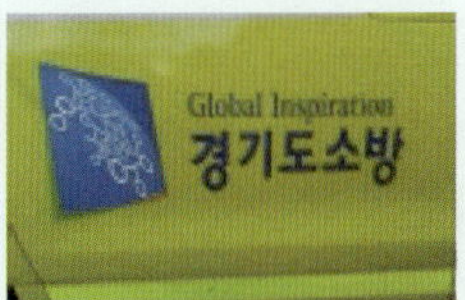

엠블럼

(2) 시동 중 구급차 점검

응급구조사가 구급차량에 시동을 걸어본다. 자동차 배기가스에 문제가 있으면 구급차를 차고에서 밖으로 주차한다. 주차 브레이크를 "주차" 상태로 변환시키고 동료 응급구조사에게 바퀴에 고임목을 설치하게 하여 차량을 고정한다. 그리고 다음 단계를 실행한다.

① 계기판을 확인(오일 압력, 엔진 온도, 자동차의 전기체계)한다(그림 1-48).

② 제동장치(브레이크 페달을 밟아본다) 및 핸들링을 정비하기 위해서 매일 시험 운행한다.
   ㉠ 페달이 적절하게 밟히는지 또는 부적절한지 확인한다.

③ 사이드 브레이크를 점검한다. 사이드 브레이크가 잠겨져 있는지 확인 후 주차상태로 변환한다.

④ 창문의 와이퍼와 워셔액이 작동되는지 확인한다.
   ㉠ 창문과 거울의 청결도와 위치의 검사 : 적절한 기능을 위해서 와이퍼를 검사한다.

⑤ 모든 내 · 외부의 전등, 경고 장치와 경음기 등을 작동시킨다.
   ㉠ 동료에게 구급차 주위를 돌게 해서 불빛과 회전등의 작동을 확인한다(그림 1-49).
   ㉡ 동료에게 구급차를 돌면서 헤드라이트, 방향 지시등, 사방등, 브레이크등, 사이드와 후미의 조명등, 운전석표시등을 확인한다(그림 1-50).

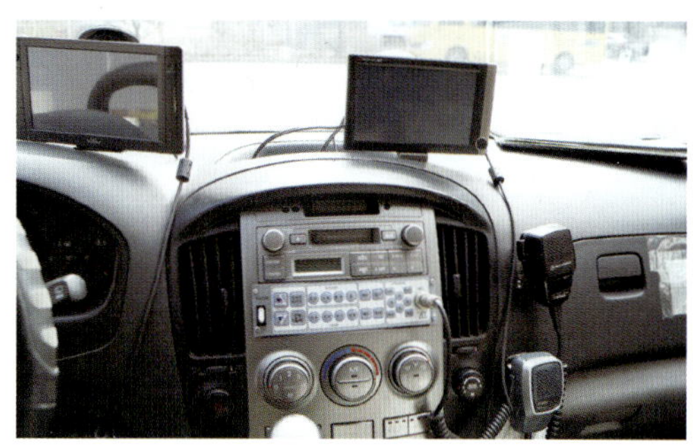

그림 1-48. **계기판과 통신장비를 확인한다.**

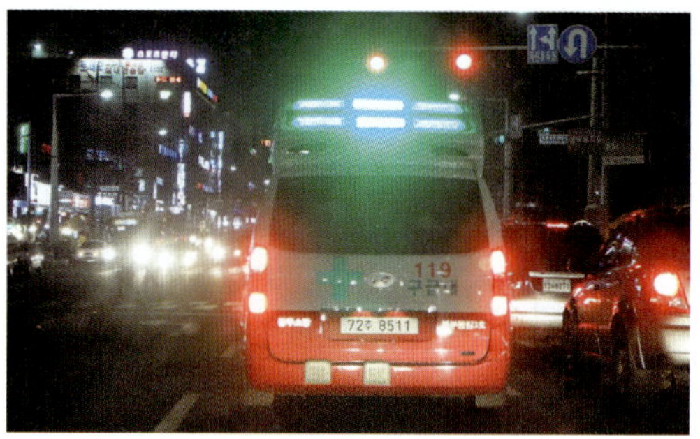

그림 1-49. **내·외부의 경고 장치와 경음기 등을 점검한다.**

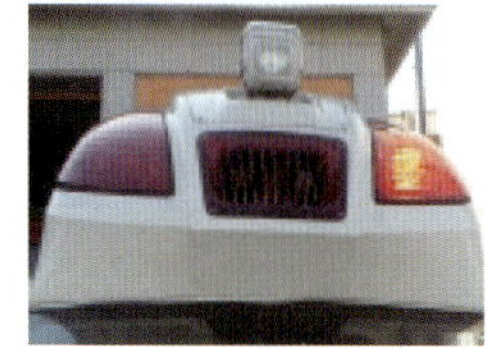

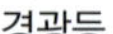

경광등

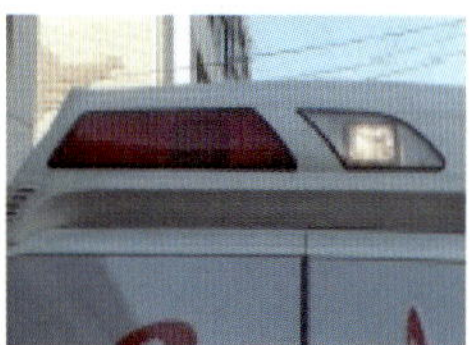

작업등

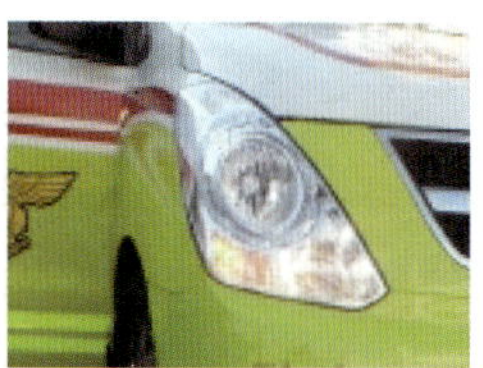

전조등

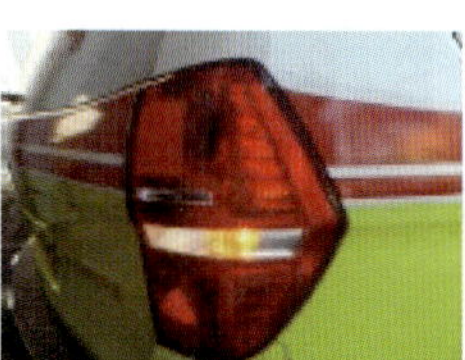

후미등

그림 1-50. **각종 등화장치가 미점등되거나 불량한지 점검한다.**

⑥ 운전석과 환자 칸의 온도조절장치(냉 · 난방 장비) 작동을 확인한다.

⑦ 변속기 액을 확인한다.

⑧ 통신 장비(차량 내 고정용과 무선전화뿐만 아니라 휴대용 통신장비)를 점검한다.

　㉠ 119구급상황관리센터 및 응급의료기관과 항상 교신이 이루어질 수 있도록 관리한다.

⑨ 차량에 후진 경고 장비가 장착되어 있는 경우에는 후진시킬 때 후진 경고가 작동하는지 확인한다.

⑩ 응급의료 장비와 물품 : 산소, 응급장비 가방, 흡인기 등을 점검한다.

Tip 시동 중

① 시동: 시동, 계기판
② 장치 성능: 경광등·등화장치, 사이렌, 와이퍼, 냉난방장치
③ 제동장치: 풋 브레이크, 주차 브레이크
④ 통신장비: UHF, TRS
⑤ 영상장치: 영상정보장치(CCTV), 웹패드, 내비게이션
⑥ 환자실 내 주요 장치 등

(3) 시동정지 후 구급차 점검

① 누유: 엔진 오일, 브레이크 오일, 변속기 오일, 파워스티어링 오일 등
② 누수: 냉각수
③ 기타: 장비별 특성에 따라 추가

2) 정기점검 및 주간 점검

정기점검은 자동차 정기점검일 연 1회를 준수하여야 하고, 구급차를 주기적으로 주간 점검을 실시하는데 특정 요일을 정해 놓고 매주 정기적으로 점검을 실시한다. 일일점검과 병행하여 보다 세밀한 점검을 실시한다. 구급차 차체와 엔진 부속물들은 일반적인 차량이나 트럭보다 더 많은 부하를 받게 된다. 그러므로 정기적인 예방 관리를 위하여 제조업체의 권고 사항을 엄격히 따라야 한다. 특히 윤활유와 필터 교환, 트랜스미션과 다른 서비스, 브레이크, 휠 정비, 휠 베어링, 방향전환(스티어링) 부속에 신경을 써야 한다. 많은 출동횟수가 장기적인 관리 요구를 결정하는 데 도움을 주기 때문에, 출동한 거리기록계를 포함하여 허브(Hobbs)나 엔진 운전시간을 사용하고 있다. 응급처치 보고양식과 같이 지역이나 개인에 따른 차량운행이 일반적 검사양식에 영향을 줄 수 있다. 효과적인 관리를 위해서는 일목요연하게 검사항목을 기록한 검사양식을 검사 기간별로 스스로 개발해야 한다. 이 검사양식을 사용해서 중복되거나 생략되는 것이 없어야 한다. 이 양식은 다음의 검사를 위해 법률적 문서로 보관해야 한다. 이를 위해 구급차 운행기록 대장을 비치 · 작성하고, 3년간 구급차 운용자가 보관한다(응급의료에 관한 법률 시행규칙 [별지 제16호의2서식]).

Tip 응급의료에 관한 법률 시행규칙 [별지 제16호의2서식] 〈신설 2017. 12. 1.〉

응급의료에 관한 법률 시행규칙 [별지 제16호의2서식] 〈신설 2017. 12. 1.〉

구급차등 운행기록대장

구급차 등 구분		[ ] 일반 구급차 [ ] 특수 구급차 [ ] 항공기 [ ] 선박 [ ] 기타		
공통	운용기관명			
	통보(신고)번호			
	제작 연월일			
구급차	차대번호		등록번호	
	자동차 최초등록일			
	운행연한	최초 운행연한		
		1차 연장 운행연한		
		2차 연장 운행연한		
		3차 연장 운행연한		
		4차 연장 운행연한		

운 행 기 록														
운행일	운 행 내 역							환 자 내 역		응 급 구 조 사 및 처 치 기 록				기 타	
	출발지	출발시간	도착지	도착시간	운행거리 (km)	누적 주행거리 (km)	운행목적 (번호)	환자 성명	환자를 제외한 탑승자 수	응급구조사 성명	응급구조사 자격번호	출동 및 처치기록 작성 유무	미작성 사유	운전자 성명	서명

297㎜×210㎜[백상지(80g/㎡) 또는 중질지(80g/㎡)]

운행기록대장 작성방법(빈칸이 없이 모두 기입하도록 한다)

① 운행일은 월-일로 기입한다.

② 출발지와 도착지는 구체적인 장소명(의료기관인 경우 의료기관명)으로 기입한다.

③ 출발시간과 도착시간은 24시간제로 기입한다.

④ 운행목적은 다음 중 하나를 골라 번호로 표시한다(응급의료에 관한 법률 제45조 및 같은 법 시행규칙 제37조).

㉠ 응급환자의 이송

㉡ 응급의료를 위한 혈액, 진단용 검사 대상물 및 진료용 장비 등의 운반

㉢ 응급의료종사자의 운송
㉣ 사고 등으로 현장에서 사망하거나 진료를 받다가 사망한 사람을 의료기관 등에 이송
㉤ 지역보건법에 의한 보건소 등 지역보건의료기관에서 행하는 보건사업의 수행에 필요한 업무
㉥ 구급차등의 이용이 불가피한 척추장애 환자 또는 거동이 불편한 환자의 이송
㉦ 다수인이 모이는 행사 등에서 발생되는 응급환자이송을 위한 대기
㉧ 자동차 관련 법령에 따라 차량을 유지 정비(자동차 정기검사, 주유 등)하기 위한 불가피한 운행의 경우

⑤ 환자를 이송한 경우 환자의 성명을 기입하고, 환자의 보호자나 다른 동승자가 있을 경우 명수를 기입한다(환자 및 응급구조사, 운전사의 명수는 제외하고 순순히 환자 외에 탑승한 다른 동승자가 있을 경우 그 명수를 기입할 것).
⑥ 응급구조사 성명과 자격번호를 기입한다.
⑦ 출동 및 처치기록지 작성 여부에 동그라미를 쳐서 표시한다.
㉠ 만약 출동 및 처치기록지를 미작성할 경우 그 사유를 기입한다.
⑧ 운전자의 성명과 옆 칸에 서명한다.

3) 환자 칸의 준비물품과 장비 점검

엔진을 끄고 환자 칸과 차량 외형을 모두 점검한다.

① 환자 칸 내부를 확인 및 점검한다.
㉠ 내부 표면과 실내장식에 손상이 있는지를 살핀다. 오염물질이 제거되었는지, 환자 칸이 깨끗한지를 확인한다.

② 처치물품과 장비를 확인한다.
㉠ 물품들을 점검하면서 완전성, 상태, 작동상태를 확인한다.
㉡ 산소탱크의 압력을 확인한다. 공기부목을 부풀려서 공기가 새지 않는지 점검한다. 환자에게 사용할 산소 장비가 적절히 작동하는지 점검한다.
㉢ 구조장비가 녹이 슬거나 청결한지 점검한다.
㉣ 배터리를 작동시켜서 배터리가 충분한지를 확인한다. AED와 같은 장비는 추가로 점검해서 잘 작동이 되는지 확인한다.
㉤ 구급차에 갖춰진 모든 장비와 물품을 점검하고 검사보고서에 기록한다.

③ 점검이 끝나면 검사보고서를 작성한다.
㉠ 문제가 있는 장비는 교체하고 부족한 물품은 보충한다.

④ 감염방지 장비와 차량을 깨끗하게 한다.
㉠ 구급차를 깨끗하게 관리해서 지역주민들에게 자신이 소속되어 있는 기관의 이미지를 높인다. 자신의 직업과 업무에 자부심을 가진 사람은 긍지를 가지고 구급차도 잘 관리한다.

1. 구급차 일일점검부

(앞쪽)

소속	정부물품식별번호	차량번호

☐ 점검결과

점검구분	점검항목		점검내용	점검결과(0000년) 월일 / 단위						
시동 전	외관	마크·엠블럼 부착물	부착물 탈락·훼손 수	개						
		차량의 변형·파손	변형 및 파손부위 개소	개소						
	누유 누수	차동기어·액슬 오일	바닥 누유·누수 흔적	유·무						
		브레이크 오일								
		쇽업소버 오일								
		엔진오일								
		파워오일								
		냉각수								
		에어탱크·호스 누기	에어압력 게이지 압력	kg/㎠						
	배선 체결	배터리 터미널	터미널·배선 체결	적·부						
	타이어	타이어 상태	편 마모·트레드 마모·카커스(골격) 손상·공기압(육안점검) 등	개 (종류)						
시동 중	시동	시동	시동	가·부						
		계기판	시동 후 점등된 경고등 수 (parking, 안전벨트 제외)	개 (종류)						
	장치 성능	경광등·등화장치	손상·미점등 장치 수	개						
		싸이렌	음량 크기·제어성	적·부						
		크레인 또는 윈치 (옵션으로 탑재된 경우)	작동	가·부						
			작동 시 이음	유·무						
	제동 장치	브레이크	정지 시 밀림	유·무						
		배기브레이크	작동	가·부						
			작동 표시등 점등	가·부						
		주차브레이크	경사지 또는 2단 출발 시 밀림	유·무						
	기타	장비별 특성에 따라 추가								

(뒤쪽)

점검구분	점검항목		점검내용	단위						
정지 후	누유 누수	차동기어·액슬 오일	바닥 누유·누수 흔적	유·무						
		브레이크 오일								
		쇽업소버 오일								
		엔진오일								
		냉각수								
			장비 점검자							
			장비 관리자							

☐ 결과조치

날짜	부적합 사항		조치사항	장비 관리자
	항목	내용		
				(인)

유 의 사 항

출처: 소방장비관리규칙 [별지 제9호 서식] <개정 2012.12.28.>

2. 구급차동차 정기 점검부

(앞쪽)

소속	정부물품식별번호	차량번호

□ 점검결과

점검 구분	점검항목		점검내용	점검결과(0000년)						
				월일 / 단위	/	/	/	/	/	/
시동 전	오일	엔진오일	게이지에 의한 오일량 (MIN ~ MAX)	적 • 부						
		브레이크 오일								
	기타	캡	틸팅 작동	가 • 부						
		냉각수	게이지에 의한 수량 (MIN ~ MAX)	적 • 부						
		워셔액								
		에어클리너	더스트 인디케이터 (적색 도달 여부)	여 • 부						
		발전기 배선	터미널 • 배선 체결	적 • 부						
	윤활 장치	그리스자동주입기	주입 • 도포	적 • 부						
		동력추진축								
		타이로드 엔드								
시동 중	오일	자동미션오일	게이지에 의한 오일량	적 • 부						
	장치 성능	자동이탈식 수구	키 ON시 자동이탈	가 • 부						
		조명장치	외부조명등, 작업등 미점등	개						
	제동 장치	브레이크	정지 시 밀림	유 • 무						
		배기브레이크	작동	가 • 부						
			작동 표시등 점등	가 • 부						
		주차브레이크	경사지 또는 2단 출발 시 밀림	유 • 무						
	조명 장치	조명탑	작동 시 이음 확인	유 • 무						
			조명등 미점등 개수	개						
		발전기	시동	가 • 부						
			게이지에 의한 오일량 (MIN ~ MAX)	적 • 부						
		배전반	시험스위치 작동 시 차단기 작동	가 • 부						

(뒤쪽)

시동 중	□ 배연 장치	송풍기	작동 시 이상 진동	유·무						
			회전수 조절	가·부						
		배연기	작동 시 이상 진동	유·무						
			회전수 조절	가·부						
		고발포기	작동 시 이상 진동	유·무						
			회전수 조절	가·부						
	기타	장비별 특성에 따라 추가								
정지 후	타이어	마모	편마모	유·무						
			트레드 마모	유·무						
			카커스(골격) 손상	유·무						
			장비 점검자							
			장비 관리자							

□ 결과조치

날짜	부적합 사항		조치사항	장비 관리자
	항목	내용		
				(인)
				(인)
				(인)
				(인)
				(인)
				(인)
				(인)
				(인)
				(인)

Tip 제38조 구급차등의 장비 및 관리 등

① 법 제46조의 규정에 의한 구급자동차는 위급의 정도가 중한 응급환자의 이송에 적합하도록 제작된 구급차(이하 "특수구급차"라 한다)와 위급의 정도가 중하지 아니한 응급환자의 이송에 주로 사용되는 구급차(이하 "일반구급차"라 한다)로 구분한다.

② 법 제46조의3제1항에 따른 응급의료 전용헬기의 장비·의약품·환자인계점 관리 등에 관한 기준은 별표 15의2와 같다.

③ 법 제47조제1항의 규정에 따라 구급차등에 갖추어야 하는 의료장비·구급의약품 및 통신장비의 기준은 별표 16과 같다.

④ 법 제47조제2항 및 제4항에 따라 구급차 장착 장비의 기준과 장비장착에 따른 정보 수집·보관·제출 방법 및 동의 절차에 관한 사항은 별표 16의2와 같다.

⑤ 법 제47조제3항에 따라 구급차등에 갖추어야 하는 의료장비·구급의약품·통신장비 등의 관리 및 필요한 조치와 구급차등에 관한 관리기준은 별표 17과 같다.

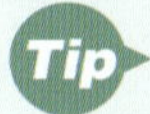

구급차등에 갖추어야 하는 장비 등의 관리기준(응급의료에 관한 법률 시행규칙 [별표 17])

1. 감염예방을 위하여 구급차등은 주 1회 이상 소독하고, 구급차등에 갖추어진 의료장비도 사용 후 소독하여야 하는 등 청결하게 관리되어야 한다.
2. 감염관리를 위한 소독약제, 감염관리방법 등 기타 세부 사항은 보건복지부장관이 정하는 방법에 따른다.
3. 구급차등의 의료장비, 구급의약품, 통신장비, 구급차 운행기록장치 및 영상기록장치, 구급차 요금미터장치 및 영상정보처리기기가 항상 사용 가능한 상태로 유지되어야 한다.
4. 구급차등의 의료장비 및 구급의약품은 적정한 온도와 습도 등을 유지하여 보건위생상 위해가 없고 효능이 떨어지지 않도록 관리되어야 한다.
5. 구급차등의 연료는 최대주입량의 4분의 1 이상인 상태로 유지되어야 하는 등 차량 자체는 항상 사용 가능한 상태로 유지되어야 하며 정기점검 등이 이루어져야 한다.
6. 사고를 대비한 책임보험 및 종합보험에 가입되어 있어야 하고, 비상등, 신호탄, 소화기 및 보온포가 준비되어야 한다.
   ※ 반드시 화약류로 구매하지 않아도 됨
   ※ 기존의 간단한 구조 · 출동장비, 구명대 등은 보유 의무 삭제
7. 구급차등의 통신장비는 응급의료지원센터 및 응급의료기관과 항상 교신이 이루어 질 수 있도록 관리되어야 한다.
8. 구급차는 「구급차의 기준 및 응급환자이송업의 시설 등 기준에 관한 규칙」에서 정하는 사항에 따라 관리·운영되어야 한다.

9. 구급차등의 내부에 환자 또는 그 보호자가 잘 볼 수 있도록 해당 구급차등의 이송처치료의 금액을 나타내는 표를 부착하여야 하고, 환자를 이송하는 경우에는 환자 또는 그 보호자에게 구급차의 이송요금에 관한 사항을 알려야 한다.
10. 구급차 요금미터장치가 장착된 구급차의 내부에는 신용카드 결제기를 설치하여야 하고, 환자를 이송하는 경우에는 요금미터장치를 사용하여 운행하여야 하며, 환자 또는 그 보호자가 신용카드 결제를 요구하면 응하여야 한다.
11. 구급차등의 운행기록을 기재하는 구급차등 운행기록 대장을 비치·작성하고 구급차등 운용자는 이를 3년간 보관하여야 한다.

13 구급차의 출동

응급출동의 지령을 받게 되면 응급구조사는 어느 경로를 이용하여 안전하게 현장에 도착할지 결정하여야 한다. 교통이 혼잡한 구간은 가능한 한 피해야 하며, 특히 학교 주변 지역은 수업이 시작하고 끝나는 시간이 위험도가 높기 때문에 가능한 피하는 것이 바람직하다. 철도 건널목이나 공사지역 등을 미리 파악해 두어야 한다. 현장으로 출동하기 전에 근무 지역 내 최선의 경로를 사전에 숙지하는 것이 중요하다.

때때로 지령의 내용에 따라 대응하는 방법이 달라질 수 있다. 예를 들어, 신고 내용에 어린이나 심각한 외상이 포함된 경우에는 속도가 안전보다 더 중요하다고 판단하고 운전 시 주의를 덜 기울일 가능성이 있다. 그러나 동료 직원과 관련된 사고일 때에도 구급차 운전대원을 급하게 만들지 않도록 하여야 한다. 응급상황의 전문가로서 신고 내용이 응급구조사의 판단에 영향을 주지 않도록 하여야 하며, 항상 주의를 기울여 운전해야 한다.

14 구급차 주 들것을 이용한 환자탑승 및 내리기

구급차에 환자를 싣거나 내릴 때는 환자가 안전하고 신속하게 움직여질 수 있도록 주의를 기울여야 한다. 대부분 환자는 들것을 이용하여 구급차에 싣는다. 하지만 일부의 경우는 응급구조사의 약간의 도움으로 구급차 환자실에 스스로 타는 경우가 더 안전할 수도 있다. 들것이든 일반 좌석이든 간에 반드시 환자의 어깨와 허벅지 벨트를 고정하여야 한다.

환자의 보호자나 동승자가 탑승하는 경우 일반적으로는 구급차의 앞쪽 좌석에 안전띠를 매고 탑승한다. 예외적인 경우도 있다. 예를 들면 다음과 같다.

① 어린이 환자의 부모라든가 환자와의 통역이 필요한 경우 등이다.

② 죄수의 이송과 같이 경찰의 동승이 필요한 경우에는 환자 옆에 경찰이 착석하여야 한다.

모든 경우에 탑승자들은 이용 가능한 고정 장치를 이용하여 고정되어야 한다. 다수의 환자를 이송하는 경우에는 가장 심각한 환자를 마지막에 탑승시키는 것이 내릴 때 가장 빨리 내릴 수 있기 때문에 바람직하다.

환자를 구급차에 탑승시킬 때는 구급차에 어떤 장비들이 실려 있는지에 따라 다음의 순서대로 진행된다(그림 1-51).

① 들것의 바퀴는 땅바닥에 있는 채로 들것의 머리 부분은 구급차의 환자실 쪽 위로 기울인다. 들것의 머리 쪽 아래에 있는 보조바퀴 2개가 틀을 따라서 움직이도록 맞춘다(1단계).

② 환자의 무게를 2개의 머리 쪽 보조바퀴와 다리 쪽 응급구조사에 의지한 채, 들것의 옆쪽으로 가서 고정쇠를 해제하고, 들것 아래쪽을 들어 올려 들것이 완전히 접히도록 한다. 들것의 하부 쪽 바퀴와 머리 쪽 보조 바퀴는 수평이 된다(2단계).

③ 들것의 나머지 부분을 구급차의 뒤쪽으로 밀어 넣어 6개의 바퀴에 힘이 가해지도록 한다(3단계).

④ 들것을 밀어 넣어 들것 아래쪽 부분이 단단한 고정쇠에 의해 고정되도록 한다. 고정쇠는 들것의 바닥이나 환자실의 옆쪽에 있다(4단계).

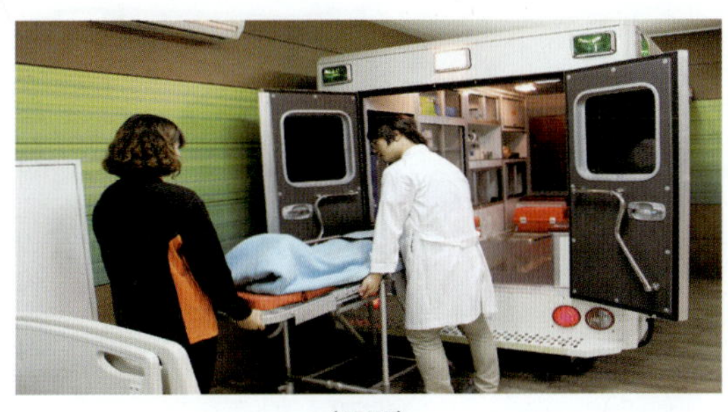
(1단계)

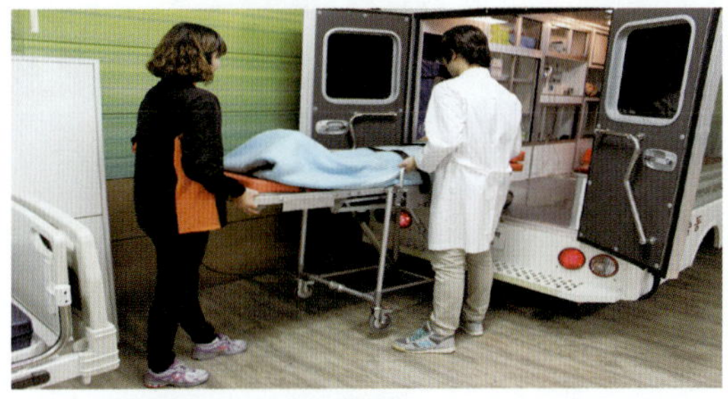
(2단계)

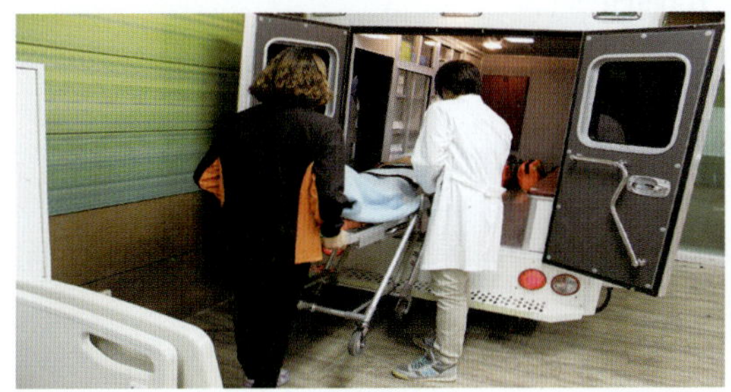
(3단계)

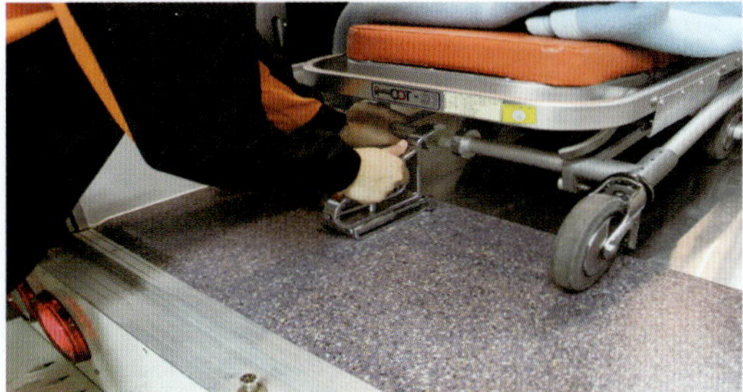
(4단계)

그림 1-51. **환자 탑승시키기**

대부분 구급차는 혼자서 들것을 구급차에 실을 수 있는 구조로 되어있다. 이 경우 구급차의 뒤쪽에 들것이 들리면서 실을 수 있는 장치가 마련되어 있다. 구급차의 머리 쪽 보조 바퀴를 이 장치에 대고 동료대원이 들것의 바퀴를 들어 올리는 동안 앞쪽으로 밀어 넣는다. 모든 잠금장치가 고정되었는지 눈으로 확인해야 하며, 해당 지침에 따라야 한다. 환자를 내릴 때는 다음의 단계를 따라야 한다(그림 1-52).

① 환자가 들것에 고정되어 있는지 확인한다(1단계).

② 머리와 다리 쪽 고정 장치를 해제한다(2단계).

③ 들것이 고정 장치에서 빠지도록 위로 들어 올리면서 앞으로 끌어낸다(3단계).

④ 동료대원이 들것의 옆쪽에서 조심스럽게 들것을 구급차 밖으로 끌어낸다(4단계).

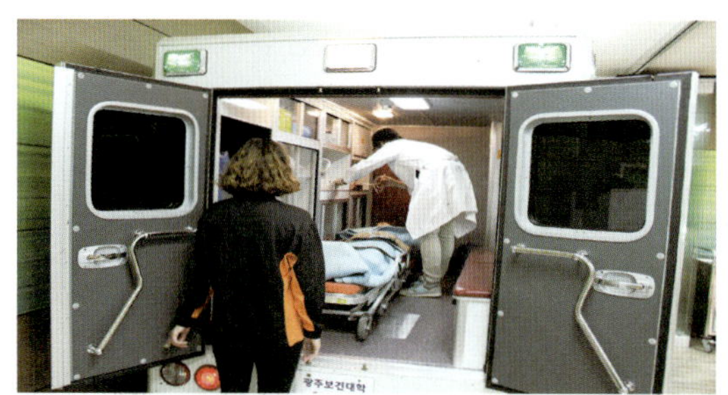

(1단계)

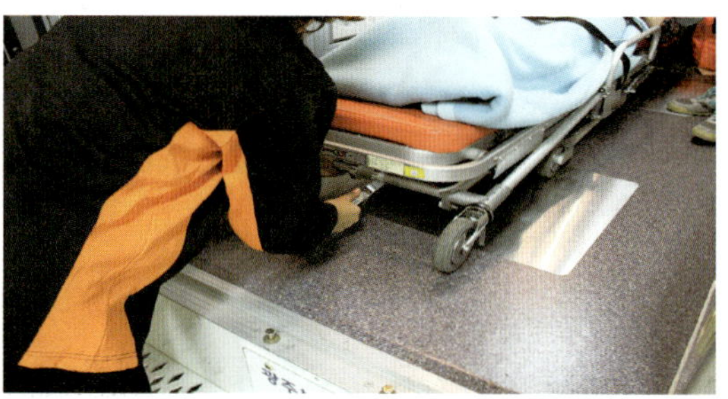

(2단계)

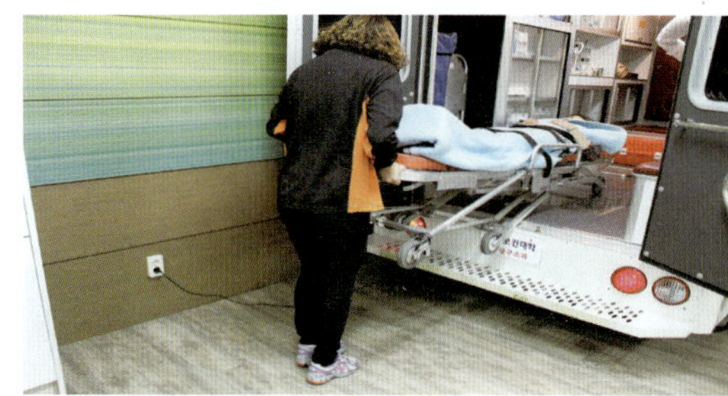

(3단계)

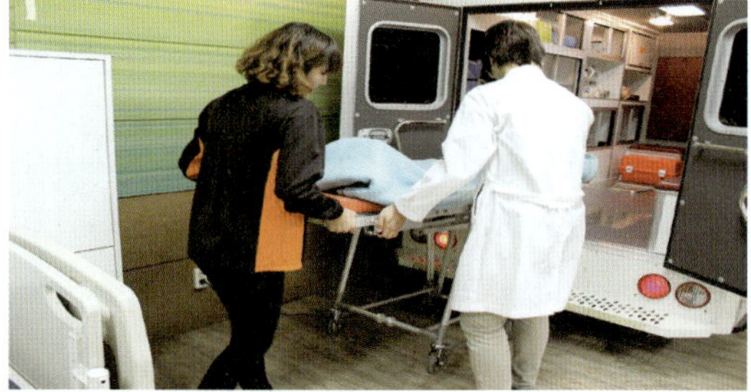

(4단계)

그림 1-52. **환자 내리기**

15 구급차 주 들것 안전 고정장치의 사용

표준운영절차(SOP)에 의하면 환자뿐 아니라 구급차 안의 모든 사람은 안전띠를 착용하여야 한다(그림 1-53). 어린이들은 들것이 적절히 고정되지 않으면 들것 위에 올려놓고 이송해서는 안 된다. 어린이에게 어른용 좌석벨트를 채우는 것은 바람직하지 않다. 여러 가지 어린이 고정 장치가 있지만, 이를 정확하게 사용하는 것이 더욱 권장된다. 물론 구급차를 운전하는 응급구조사도 좌석벨트를 사용하여야 한다. 또 환자실에서 응급처치하는 동안에도 고정 장치를 활용해야 한다.

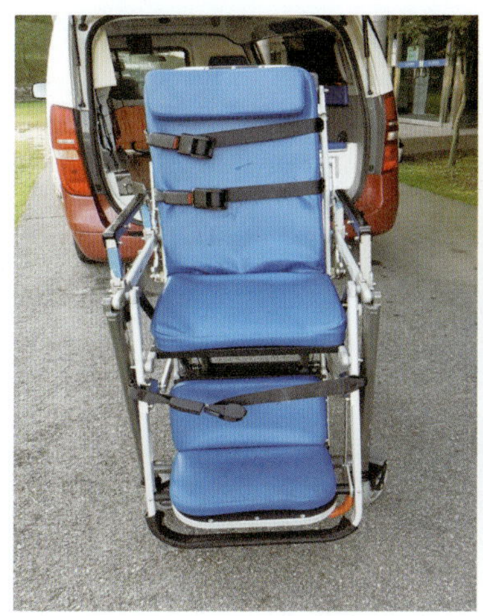

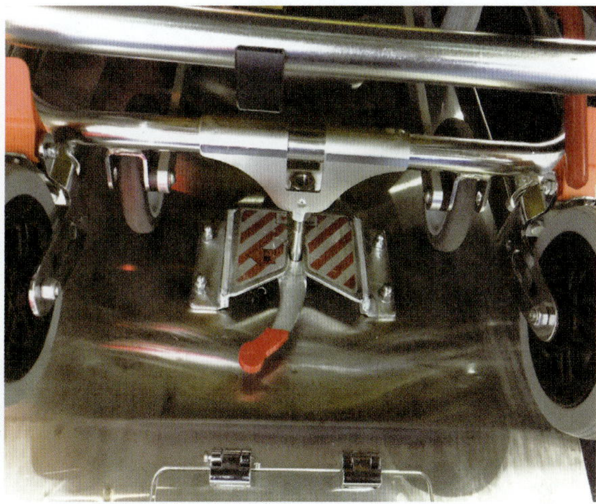

그림 1-53. 들것 안전띠 및 들것 안전 고정장치

Chapter

환자의 이송 02

01 개요

응급구조사의 역할은 현장 도착부터 환자 이송까지 매우 중요하고 복잡하다. 현장에 도착하면 응급구조사와 환자의 안전이 최우선이다. 안전이 확보된 후에는 환자의 생명을 위협하는 문제점에 집중하여 우선순위를 결정한다. 이때 기본 인명구조술의 ABC's(기도, 호흡, 순환)는 가장 중요하다.

응급처치 과정에서는 때로 현장에서 정맥로를 확보해야 한다. 응급처치가 끝나면 들것이나 기타 응급 장비를 사용하여 환자의 체위를 적절히 유지하며 이송 준비를 한다. 이송 시에는 환자의 움직임을 최소화하기 위해 척추고정판이나 분리형 들것(scoop stretcher)을 사용하는 것이 좋다. 이는 병원 도착 후 환자의 추가 손상을 방지하는 데 도움이 된다.

환자 이송은 최소 2명의 응급구조사가 담당하며, 필요시 현장에서 자원봉사자를 선발할 수 있다. 자원봉사자나 초기반응자에게는 이송 방법과 역할에 대해 간단하고 명확하게 설명해야 한다. 이송 과정에서는 환자를 들어 올리고, 내리고, 당기고, 고정하는 등의 방법을 적절히 사용해야 하며, 이 중 하나라도 부적절하게 수행되면 환자의 상태가 악화될 수 있다.

위험한 환경에서는 응급처치나 평가 전에 환자를 안전한 장소로 이동시켜야 한다. 환자 이동에 대한 순위와 계획을 수립하여 서두르지 않는 것이 중요하다. 이는 환자의 추가 손상 및 악화를 방지하는 데 도움이 된다.

응급구조사의 능력이 구조 결과를 좌우하므로, 다양한 상황에 대비한 지속적인 훈련과 교육이 필수적이다. 특히 환자를 들것에 완전히 고정하고 이송하는 방법은 꾸준한 연습을 통해 습득해야 한다. 이송이 완료된 후에는 사용한 방법의 타당성을 평가하여 향후 개선점을 찾는 것도 중요하다.

응급구조사가 현장에서 적절한 판단을 내리고, 안전하고 효과적으로 환자를 이송할 수 있도록 하는 체계적인 교육과 훈련이 매우 중요하다. 이를 통해 환자의 생명을 보호하고 추가적인 손상을 방지할 수 있다.

02 환자의 이송

1) 환자 이송

환자 이송의 목적은 환자의 생명을 구하고 더 나은 의료시설로 이송하여 적절한 치료를 제공하는 것이다. 또한 환자 상태에 맞는 최선의 방법을 선택하여 추가적인 손상을 줄이는 것도 중요하다.

환자 이송의 일반원칙은 다음과 같다.

① 안전하고 신속하게 이송한다.

② 적절한 의료시설로 확실하게 이송한다.

③ 환자의 상태를 우선 고려하여 응급처치 한다.

　㉠ 임종호흡(a dying patient) 상태의 환자

　㉡ 심하게 손상당한 환자는 현장에서 응급처치 하는 것이 좋다.

④ 부주의로 인한 환자 상태 악화를 방지한다.

⑤ 환자의 생명이 위험(화재나 낙화물질, 유독 기체 등)한 경우 신속히 안전한 장소로 옮긴다.

이송 시 주의사항은 다음과 같다.

① 이송 전 필요한 응급처치를 수행한다.

② 필요한 운반 장비를 준비한다.

③ 적절한 환자 운반 자세를 결정한다.

④ 환자의 보온에 유의한다.

⑤ 필요한 인원과 절차를 준비한다.

⑥ 안전하고 빠른 운반 경로를 선택한다.

환자 이송 시에는 환자 상태에 따른 적절한 방법을 선택해야 한다. 이송 전 응급처치와 환자평가가 중요하며, 이송 중에도 지속적으로 환자 상태를 모니터링해야 한다. 부상의 상태, 도움을 주는 사람의 수, 사용 가능한 기구, 이송 거리 등을 고려하여 적절한 운송방법을 선택해야 한다.

환자운반

환자를 운반하는 방법은 상처의 응급처치와 다름없이 중요한 일이다. 옮기는 방법이 잘못되면 도리어 나쁜 결과를 가져오는 수가 있습니다.

① 편안하게, 가장 적절한 방법으로 확실하게, 안전하게 옮긴다.

2) 응급구조사의 근·골격계 부상방지 원칙(환자운반 역학)

환자운반 역학(body mechanics)이란 신체를 적절히 사용함으로써 부상을 방지하며 들어 올리고 운반하기를 쉽게 하는 것이다. 환자를 한 장소에서 다른 곳으로 옮길 때는 명확한 계획이 수립되어야 하고, 필요에 따라서는 들것, 담요, 부목, 가죽, 끈 등과 같은 장비와 보조도구 등을 사용해야 한다. 환자를 들어 올리기 전에 다음과 같은 것들을 고려해야 한다.

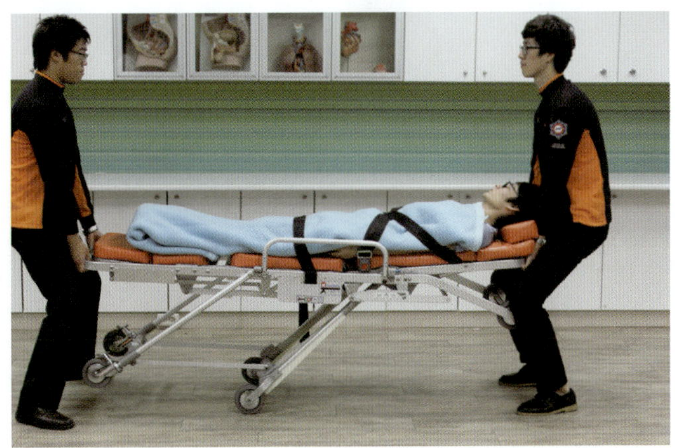

그림 2-1. **주 들것 들어올리기**

(1) 환자를 고정하고 감싸서 이송시킬 때, 고려해야 할 요소는 다음과 같다.

① 이송 중 실제적이고 잠재적인 위험이 포함된 환자의 문제점이다.

② 응급구조사와 환자의 안전에 장애가 되는 위험과 제약이다.

③ 보조 장비나 도움을 줄 수 있는 보조자의 필요 여부이다.

④ 응급구조사의 자신과 동료의 신체적, 기술적 능력이나 제약이다.

(2) 응급구조사의 근·골격계 부상방지 원칙(환자를 들어 올리는 원칙)은 다음과 같다.

① 환자 상태 평가

㉠ 굴리거나 밀고 당길 수 없는 경우에만 들어 올린다.

㉡ 환자 체중을 고려하여 응급구조사의 신체적 한계(나이, 성별, 근육 상태)를 개별화하여 판단한다.

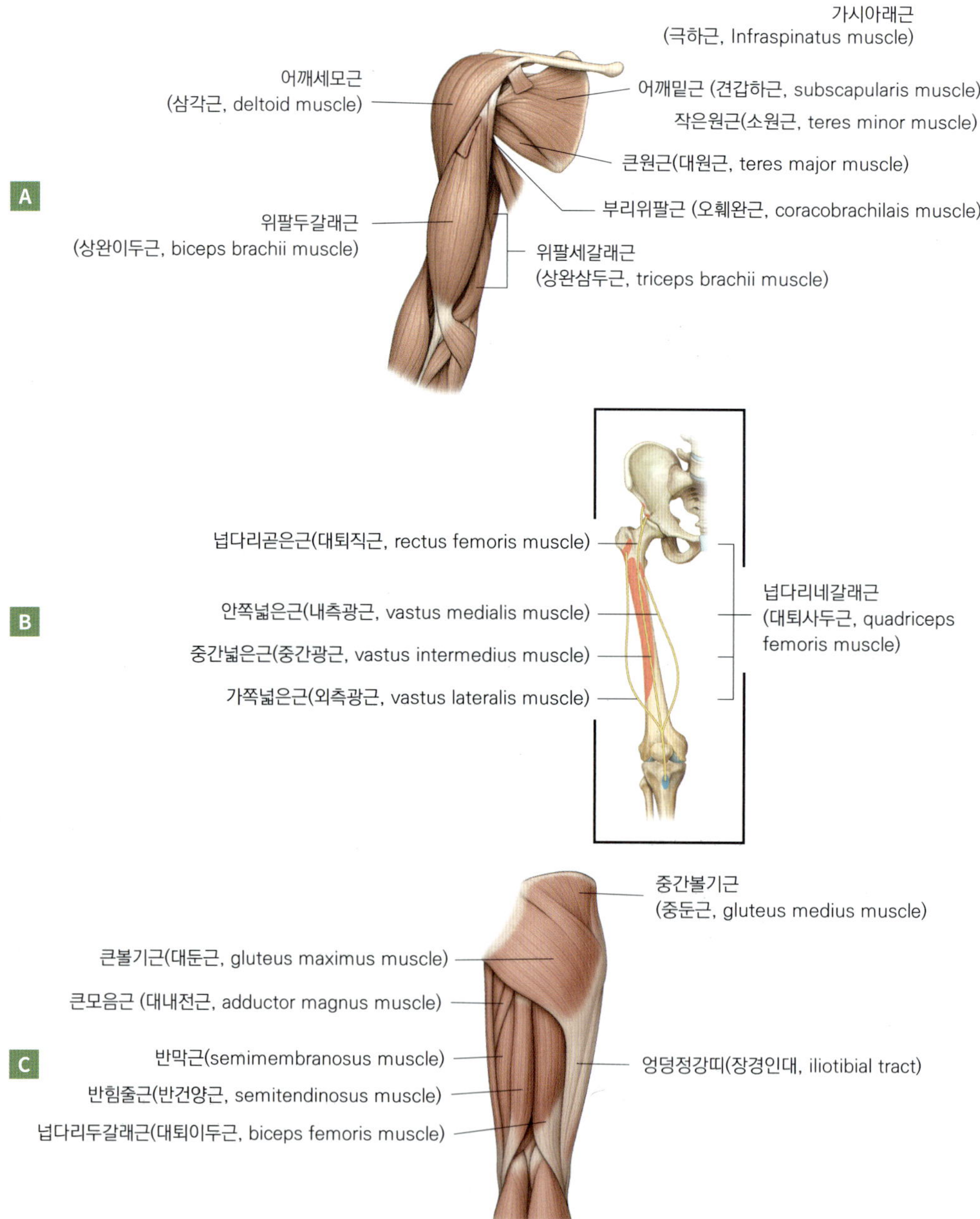

그림 2-2. **이동할 때 강한 근육으로 위팔 두갈래근(A), 넙다리네갈래근(B), 둔근(C)을 이용한다.**

- 환자의 체중을 고려하여 들어 올릴 수 있는지 판단한다.
- 부담 없이 들어 올릴 수 있는 체중을 들어 올린다.

② 신체 역학 준수

㉠ 자세 설정

- 발을 어깨 너비로 벌리고 단단한 바닥에서 한쪽 발을 약간 앞으로 위치시킨다.
- 단단하고 편평한 바닥 위에서 어깨 너비로 발을 벌려야 한다.
  - 운반할 때 걸음은 어깨 너비보다 길거나 넓어서는 안 된다.
- 허리 높이보다 낮은 곳에서 들 때: 무릎을 구부리고 등을 곧게 편 후 다리 힘으로 일어선다.
- 환자/물체를 몸 가까이 붙이고 중량을 양발에 균등하게 분배한다.

㉡ 근육 활용

- 허벅지(넙다리네갈래근), 엉덩이(둔근), 팔(위팔 두갈래근) 등 강한 근육 위주로 사용한다(그림 2-2).
  - 허벅지와 엉덩이 근육에 의해 주어지는 것이 확신되면, 환자를 들어 올릴 때는 무릎을 곧게 편다.
- 허리 대신 다리 근육을 사용하고, 어깨와 척추, 골반을 일직선으로 유지한다. 그리고 복부에 힘을 준다.

③ 동작 원칙

㉠ 갑작스럽게 움직이지 않고 천천히 조절된 동작으로 이동한다.

㉡ 방향 전환 시 몸을 비틀지(twisting) 말고 회전(rotation)하는 것보다 선회 축 이동(pivoting)을 사용한다.

- 몸을 틀거나 비틀지 말고, 들어 올릴 때 다른 동작을 하면 부상의 원인이 될 수 있다.

㉢ 계단 이동 시 계단용 들것을 사용한다.

㉣ 등을 곧게 세워야 하며, 허리가 아닌 엉덩이로 숙이고 무릎을 구부린다(그림 2-3).

㉤ 정상 균형을 유지하기 위해 뒤쪽보다는 앞쪽으로 향한다.

- 뒷걸음 시 보조자에게 등을 받쳐 달라고 요청한다.

④ 팀워크 및 장비 활용

㉠ 팀원과 사전에 계획을 논의하고 이동 중 지속적으로 소통한다.

㉡ 비슷한 체격의 응급구조사가 협력하거나, 주변 인력(소방대원 등)의 도움을 요청한다.

- 비슷한 힘과 키를 가진 응급구조사들이 함께 들어 올리면 훨씬 쉬울 것이다.
- 자신의 신체적 특성과 동료가 물체를 들기 어려운 신체적 한계에 대해 알아야 한다.

㉢ 보조 장비로 주들것, 계단용 들것, 안전벨트 등을 최대한 활용한다.

- 가급적 힘이 적게 드는 장비를 최대한 활용한다.

⑤ 부상 방지 핵심

㉠ 허리를 곧게 유지하고 머리를 똑바로 세우고 부드럽게 조정하며 움직인다.

- 갑작스럽고 급격한 움직임은 지나치게 근육을 긴장시키고 상해를 입힌다.
- 중력의 중심이 한쪽으로 치우치지 않도록 하고 근육이 지나치게 긴장하지 않도록 한다.

㉡ 물체를 몸에서 멀리 들면 부상 위험이 높아지므로, 몸 중심에 최대한 가까이 유지한다.

- 몸에서 멀어질수록 부상의 가능성은 커진다.

㉢ 한 손으로 들거나 몸을 한쪽으로 굽히지 않는다.

- 한 손으로 들어 올릴 때는 한쪽으로 몸을 굽히는 것을 피해야 한다.
- 허리를 곧게 세우고 고정한다.

⑥ 사후 관리

㉠ 이송 후 환자를 병원 관계자에게 안전하게 인계한다.

㉡ 이동 과정의 문제점을 검토하고 팀 내 교육/훈련에 반영한다.

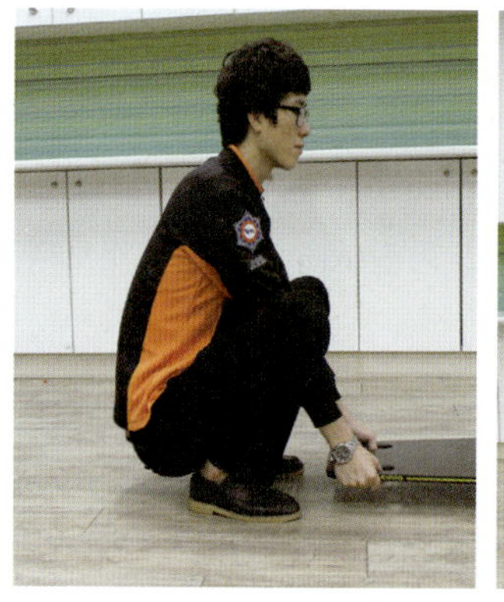
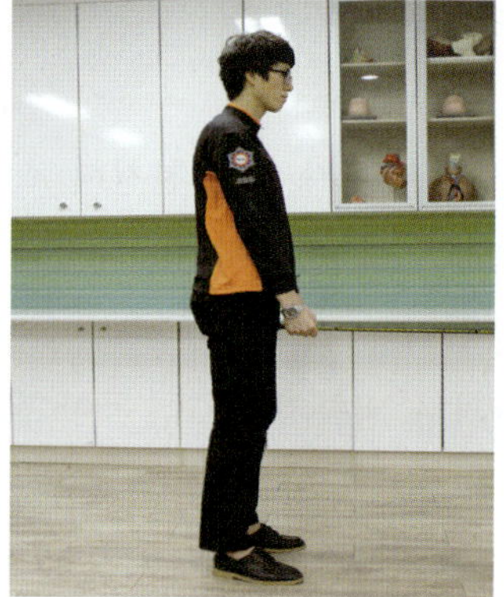

그림 2-3. **들어올리기 동작**

(3) 이동방법 선정

응급구조사는 안전하고 적절한 들것 등 이동수단을 선정한다.

① 주들것을 최대한 활용하며 차선책으로 계단용 들것(슬라이딩 형식) 등을 활용한다.

② 들것에 환자를 안전벨트로 고정시켜 추락을 예방한다.

③ 주들것을 의자형에서 수평으로 변형시킬 때 들것의 틈에 환자나 구급대원의 신체가 끼어 손상되지 않도록 한다.

환자의 이송이 끝나면 병원 관계자에게 안전하게 인계한다. 환자를 이동시키는 응급구조사는 이송 계획과 각자의 임무가 무엇인지를 알아야 한다. 환자가 응급의료센터로 안전하게 인계되었으면, 다음 출동을 위한 준비를 해야 한다. 이동하는 동안에 발생했던 문제점들을 다시 검토하고, 개선점에 대하여 평가회 혹은 토론회를 가져야 한다. 재검토와 평가를 통하여 수정하거나 추가할 사항이 명확해지고, 교육이나 훈련방법이 개선된다. 이러한 과정을 통하여 응급구조사는 더욱 자신감을 느끼게 되며, 응급처치나 업무 능력이 향상될 것이다.

03 환자이송이 필요한 경우 상황에 따른 이송 순위

환자이송이 필요한 경우 상황에 따른 이송 순위는 크게 긴급/응급 이송과 비응급 이송으로 나눌 수 있다.

1) 긴급/응급이송

환자의 주변에 화재와 같은 위험요소가 있거나 신속하고 전문적인 응급처치가 필요한 경우에 적용된다. 이러한 상황에서는 환자를 가능한 한 빨리 이송해야 한다. 그러나 시간적 여유가 있다면 1인 구조법은 피하는 것이 좋다. 특히 환자가 불타는 건물 내에 있거나, 유독가스 등 위험 요소가 환자 주변에 있는 경우, 또는 환자의 위치나 체위로 인해 필요한 응급처치를 할 수 없는 경우에는 신속한 이송이 필수적이다.

2) 비응급 이송

환자가 다른 응급의료종사자의 도움이 필요하여 이송하게 되는 경우에 적용된다. 이 경우에는 이송 전이나 이송 중에 환자의 손상부위에 대해 정확한 판단을 해야 한다.

어떤 유형의 이송이든 응급구조사는 환자의 상태와 주변 상황을 신속히 평가해야 하며, 이송 중에도 지속적으로 환자의 상태를 모니터링해야 한다. 긴급/응급 이송 시에도 가능한 한 안전한 이송 방법을 선택해야 하며, 비응급 이송의 경우에도 환자 상태가 갑자기 악화될 수 있으므로 주의 깊은 관찰이 필요하다. 필요한 경우 의료기관과 사전 연락을 취하여 환자 도착 시 적절한 준비를 할 수 있도록 하는 것도 중요하다.

빨리 안전한 장소로 이동해야 할 경우

① 환자가 불타고 있는 건물 내에 있는 경우
② 유독가스가 있을 경우와 같이 위험한 요소가 환자 주위에 있는 경우
③ 환자가 위치한 장소나 부적절한 체위 때문에 필요한 응급처치를 시행할 수 없는 경우

04 환자를 이동장비에 옮기는 방법

환자를 이동장비로 옮길 때는 척추손상의 유무를 기준으로 적절한 방법을 선택해야 한다.

1) 척추손상이 의심되는 환자

척추손상이 의심되는 환자는 이동 중 추가 손상을 방지하기 위해 머리, 목, 척추를 고정하는 것이 필수적이다. 다음과 같은 절차를 따른다.

① 고정 작업

㉠ 척추손상이 의심되는 환자는 이동 전에 머리, 목, 척추를 고정한다.

㉡ 차량에 앉아 있는 경우에는 짧은 고정대나 조끼형 구조장비를 사용해 환자를 고정한 뒤 긴 척추고정판으로 옮긴다.

② 긴 척추고정판 사용

㉠ 환자가 누워 있거나 앉아 있는 경우에는 직접 긴 척추고정판으로 옮긴다.

㉡ 긴 척추고정판을 구급차 들것에 올려 병원으로 이송한다.

③ 안정화의 중요성

㉠ 척추 손상의 우려가 있는 환자는 반드시 안정화하여 추가 손상을 방지한다.

2) 척추손상이 의심되는 않은 환자

척추손상이 의심되지 않는 경우에는 보다 간단한 방법으로 환자를 이동할 수 있다. 상황에 따라 다음의 방법을 활용한다.

① 사지운반법

㉠ 팔다리 부상 환자를 들것이나 계단형 의자로 옮길 때 사용한다.

㉡ 누워 있거나 앉아 있는 환자를 들어 올리는 방식이다.

② 직접 들기

㉠ 땅에서 들것으로 직접 옮길 때 사용하는 방법이다.

③ 시트 당기기법

㉠ 환자를 들것으로 옮길 때 시트를 활용하여 당기는 방식이다.

④ 직접운반법

㉠ 침대에서 또는 침대 높이에 위치한 들것으로 환자를 옮길 때 사용하는 방법이다.

⑤ 주의사항

㉠ 모든 이동 과정에서 환자의 상태를 지속적으로 관찰하며 추가 손상을 방지해야 한다.

㉡ 적절한 장비와 인력을 활용하여 안전하고 효율적으로 이동을 수행한다.

㉢ 척추손상이 의심되는 경우에는 반드시 전문적인 고정장비를 사용하여 안정화를 우선시해야 한다.

이러한 방법을 준수하면 환자의 상태를 악화시키지 않고 안전하게 병원으로 이송할 수 있다.

05 환자이송의 원칙

1) 긴급이동

무너질 위험이 있는 빌딩 안 혹은 불이 붙은 차 안에 환자가 있다면 속도가 무엇보다도 중요한 문제일 것이다. 환자를 먼저 안전한 장소로 이동하고 난 후, 추정진단을 하고, 환자의 척추를 고정하거나 들것을 옮겨야 할 것이다. 그리고 긴급이동이 요구되는 상황에는 다음과 같다.

① 현장이 위험한 경우이며, 응급구조사 자신과 환자 보호를 위하여, 재빨리 환자를 이동시켜야 한다.

㉠ 현장이 위험한 경우에는 통제 불가능한 교통체증, 화재나 화재의 위험이 있는 곳, 폭발 가능성, 감전이나 유독가스, 방사능의 위험이 있는 지역 등이 해당한다.

② 환자의 생명이 위험한 상황인 경우 응급처치를 위해서 환자를 안전하고 적당한 장소로 옮겨야 한다.

㉠ 심폐소생술을 하기 위해 환자를 단단하고 평평한 바닥으로 옮겨야 한다.

㉡ 과다한 출혈인 경우 환자를 지혈하기 위해서 옮겨야 하는 경우도 있다.

③ 응급구조사가 다른 환자를 돌봐야 할 경우에 긴급이동을 한다.

㉠ 현장에 환자의 생명이 위험한 환자가 여러 명이 발생한 경우, 환자를 한 곳으로 이동시킬 수도 있다.

 **긴급이동**

① 즉각적(수 초-수십 초)
② 화재 또는 임박한 화재 및 폭발 위험성
③ 적대적 환경, 총격 또는 다른 무기들
④ 빠르게 흘러가는 물에 휩쓸려 가거나 빠질 위험성

긴급이동(emergency move)에 있어 환자에게 가장 큰 위험은 척추부상이 악화될 수도 있다는 것이다. 환자의 생명을 보호하기 위해서 빨리 이동해야 하므로, 완전한 척추보호가 불가능할 가능성이 있다. 그러므로 부상의 악화를 방지하거나 최소화하기 위해서 몸의 긴 축 방향(long axis)으로 환자를 움직여야 한다. 몸의 긴축이란 머리끝에서부터 척추를 따라 몸의 중심으로 이어지는 선을 말한다.

끌기(drag)라 불리는 몇 가지의 급박한 상황의 이동법이 있다. 만약 환자가 지면이나 바닥에 있다면 환자의 경부와 견갑부 부위의 옷을 잡아당기고 끌면서 현장에서 이동할 수 있다. 더욱 간편한 방법으로는 환자를 담요 위에 놓고 담요를 끌면서 이동하는 방법이다. 따라서 옷이나 발, 어깨 또는 담요 등을 잡고 환자를 끌어당긴다. 이러한 이동은 목이나 척추 보호를 할 수 없고, 척추손상을 더욱 악화될 가능성이 있으므로 긴급할 때에만 사용된다. 긴 축 방향 끌기(long-axis drag)는 어깨 부분을 붙잡고 끌어줌으로써 몸은 자연스러운 자세가 되며, 척추와 팔다리는 정상적인 배열상태로 되는 것이다. 그 밖에 끌기 및 운반과 부축법 등이 있다.

(1) 환자 끌기

항상 누워있는 환자의 몸을 끌 때는 머리에서 발까지의 긴축(long axis)방향으로 끌어야 한다(drags). 절대 옆에서 끌지 말아야 하며, 아울러 몸을 굽히거나 비틀어서는 안 된다.

 **끌기 설명**

① 어깨 끌기 : 응급구조사는 환자 상체를 잡고서 환자 체중을 자신의 어깨와 팔의 힘으로 지탱하며 끈다.
② 옷 끌기 : 응급구조사는 환자의 의복을 잡고서 장축(long axis)에 일치하게 끌어당겨야 한다. 응급구조사는 자신의 다리와 등의 근육을 사용하고, 팔을 곧게 뻗어서 가장 강하게 끌어당길 수 있다.
③ 담요 끌기 : 응급구조사는 환자를 견인하기 위하여 담요를 사용할 수 있다. 이때 다리와 배부(背部) 근육을 사용하고 팔을 곧게 뻗음으로써 가장 강하게 끌어당길 수 있다. 담요로 몸을 둘러싸야 하는데, 이것은 환자의 머리, 경부, 사지를 보호해 주고 떠받쳐 준다.
④ 소방관 끌기 : 환자를 눕히고 손을 함께 묶는다. 환자의 발을 벌린다. 몸을 구부려 환자의 팔을 당신의 목에 걸치게 한 후, 서서히 응급구조사 및 구조대원은 몸을 일으키고 손과 무릎을 이용하여 기어간다. 이때 환자의 머리를 가능한 낮게 있도록 한다(그림 2-4).

■ 긴급이동 시 1인 끌기법

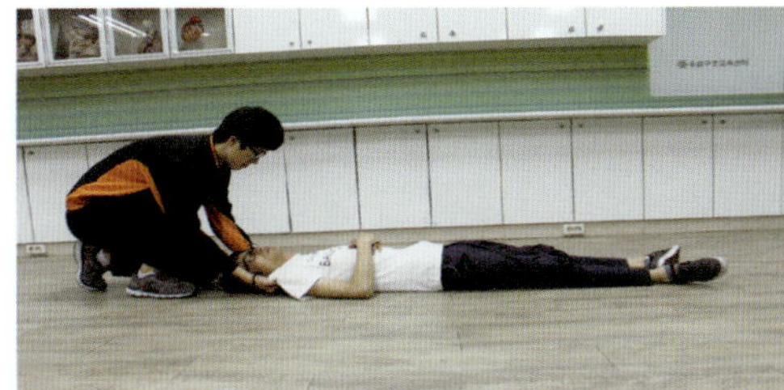

① 옷 끌기

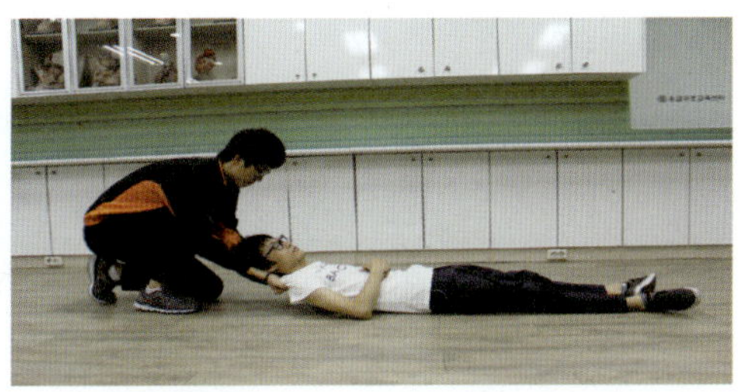

② 경사 끌기(머리부위를 항상 먼저 끌 것)

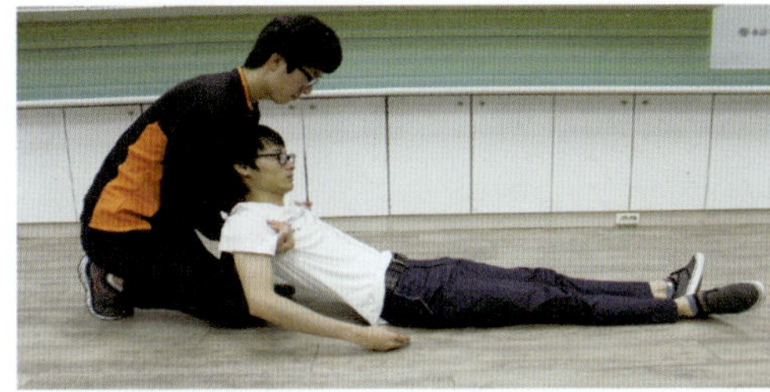

③ 어깨 끌기(신체 끌기법)

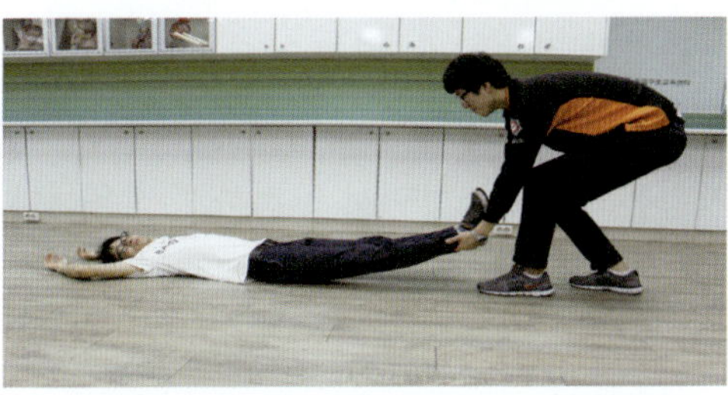

④ 다리 끌기(환자의 머리를 부딪치지 않도록 주의)

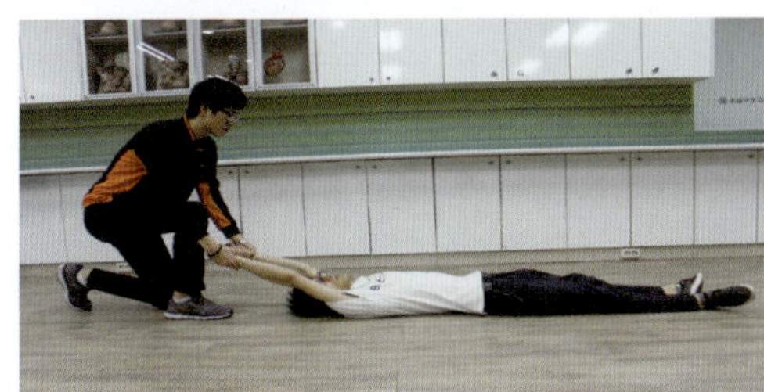

⑤ 팔 끌기

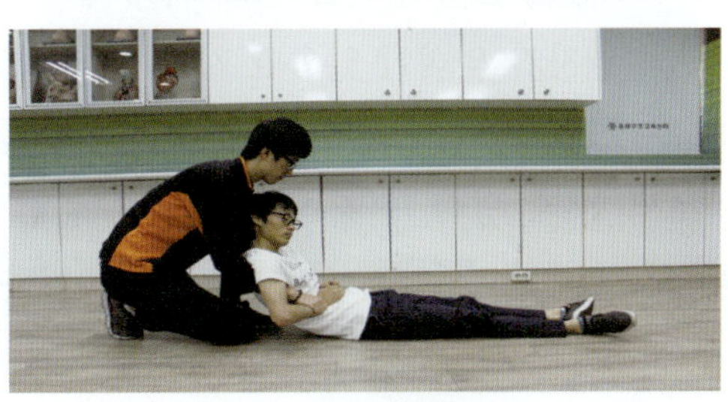

⑥ 팔과 팔 끌기

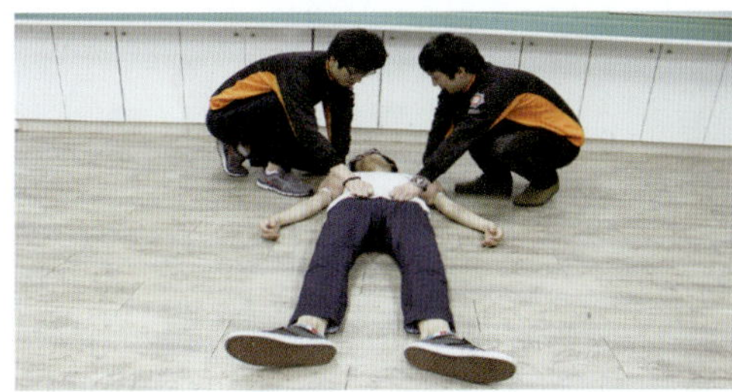

⑦ 바지 끌기

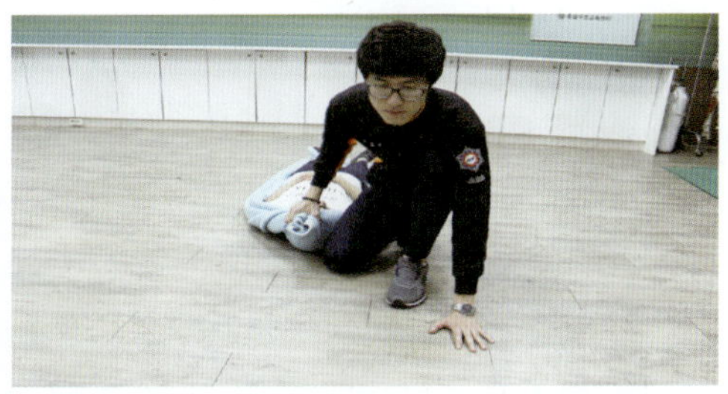

⑧ 담요 끌기

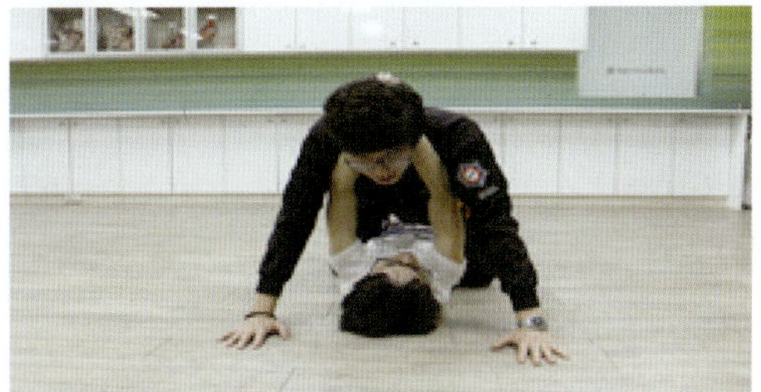

⑨ 소방관 끌기

그림 2-4. **응급이동 시 일인 끌기법**

(2) 환자 운반법

(가) 부축법

부축법(side crutch support)(그림 2-5)은 환자가 어느 정도 걸을 수 있지만 도움이 필요한 경우에 사용하는 이동 기술이다. 자세로는 환자의 한 팔을 응급구조사의 목 주위에 둔다. 응급구조사는 다른 팔로 환자의 허리를 지지한다. 환자가 안전하게 걸을 수 있도록 돕는다. 환자에게 지속적으로 말을 걸어 주변 상황을 알려준다.

부축법을 적용하기 위해 환자는 자신의 몸무게를 어느 정도 버틸 수 있어야 하며, 응급구조사는 환자가 지탱할 수 없는 체중만 보조한다. 또한 환자의 균형 상실과 갑작스러운 체중의 부과에 주의하면서 환자의 손상 부위 반대쪽에 도와야 한다. 부축법은 환자의 상태와 주변 환경을 지속적으로 평가하면서 안전하게 적용해야 하는 이동 기술이다.

(나) 안기법

환자의 등을 감싸서 손을 어깨 아래 넣고, 다른 팔은 환자의 무릎 아래 넣은 후 들어 올린다. 만약 환자가 의식이 있으면 가까운 쪽에 있는 환자의 팔을 응급구조사 및 구조대원의 어깨에 올리도록 한다. 응급구조사의 팔, 어깨 등이 상당한 체중을 견뎌야 하며, 균형과 체중의 전이로써 할 수 있다. 환자 체중의 앞쪽 중심점은 응급구조사의 팔에 있기 때문에 환자를 이동시키는 동안에 응급구조사는 균형을 유지하는 데 주의한다. 이 방법(그림 2-6)은 응급구조사의 등에 상당한 하중을 주기 때문에 주로 가벼운 환자의 운반에 적절한 방법이다.

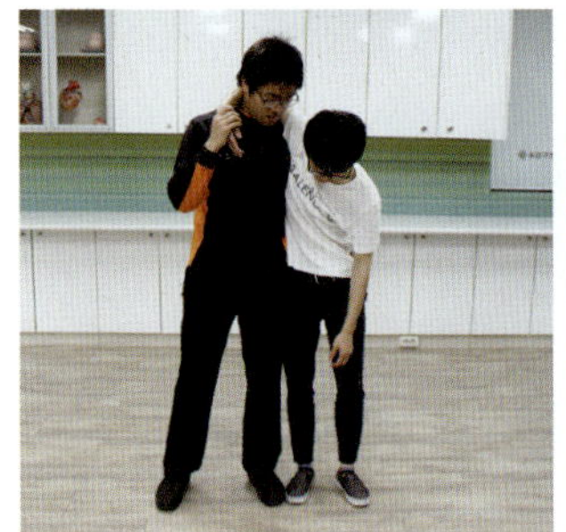
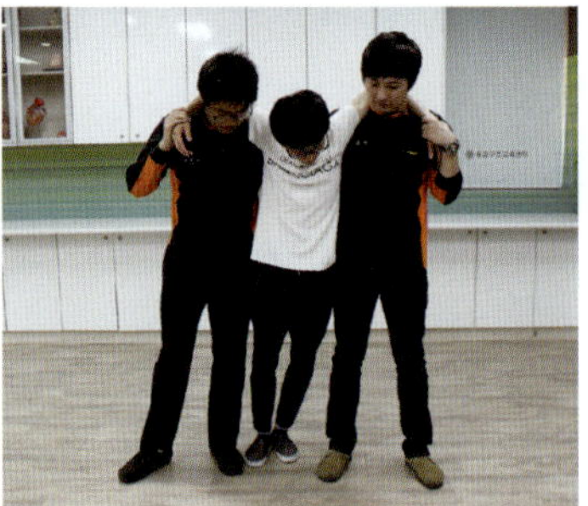
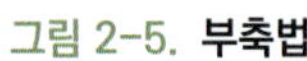
그림 2-5. **부축법**

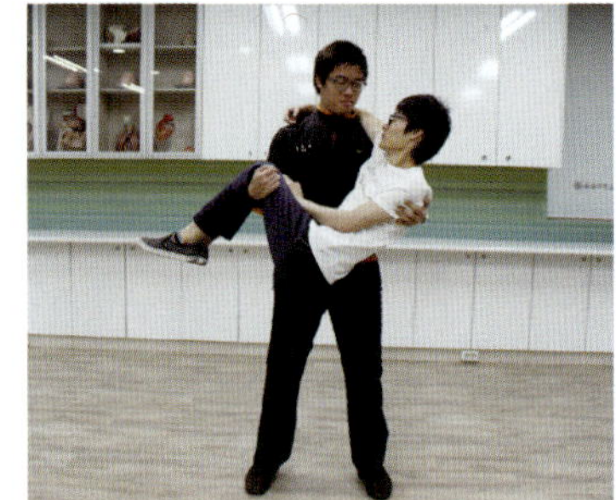
그림 2-6. **안기법**

(다) 어깨운반법(1인 구조)

부상에 지장이 없을 때 응급구조사 및 구조대원이 화재 현장에서 구출하는 것처럼 어깨에 환자를 걸치고 옮긴다면 보다 먼 거리를 갈 수 있다(그림 2-7). 균형과 체중의 전이는 환자의 상체를 응급구조사의 어깨에 걸쳐 끌어올려서 적용할 수 있다. 동시에 응급구조사는 자신의 엉덩이를 환자의 엉덩이 아래로 내리고 무릎을 구부리고 응급구조사는 발로 균형을 유지하면서 다리로 들어 올린다(그림 2-8). 갑작스러운 체중 이동으로 균형이 상실되는 것을 조심해야 한다.

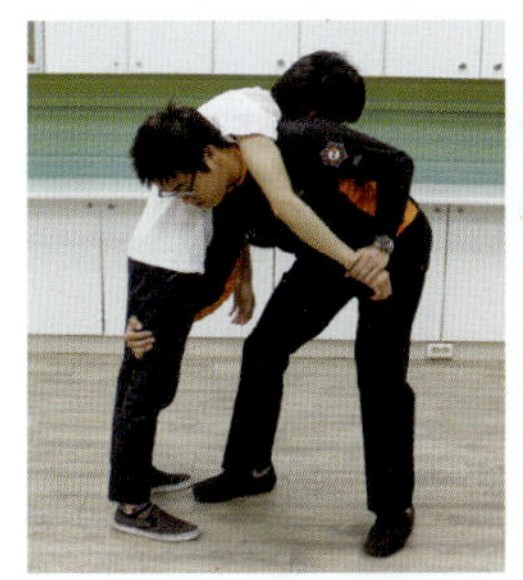
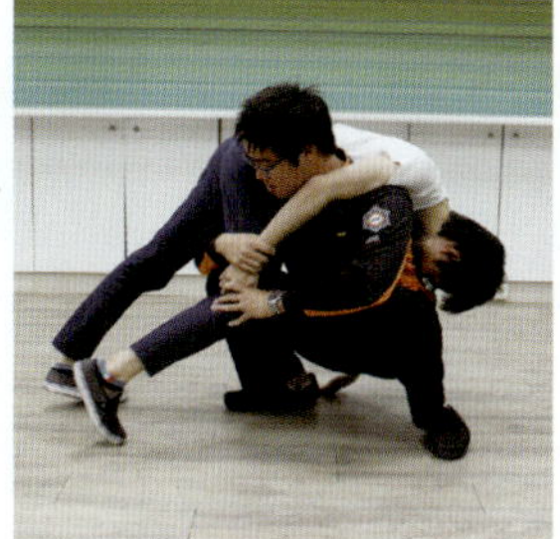
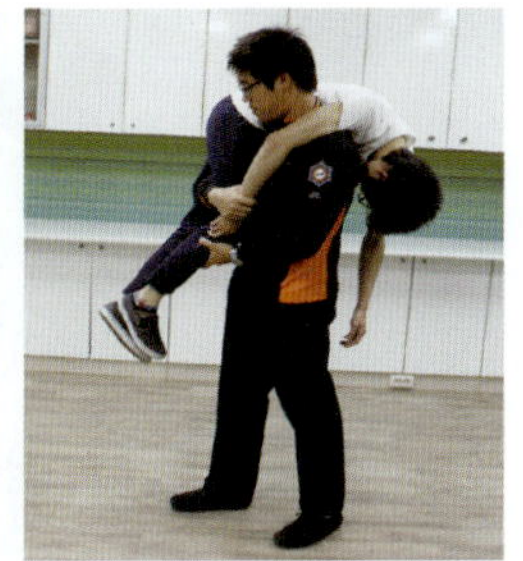

그림 2-7. 어깨운반법(1인 구조)

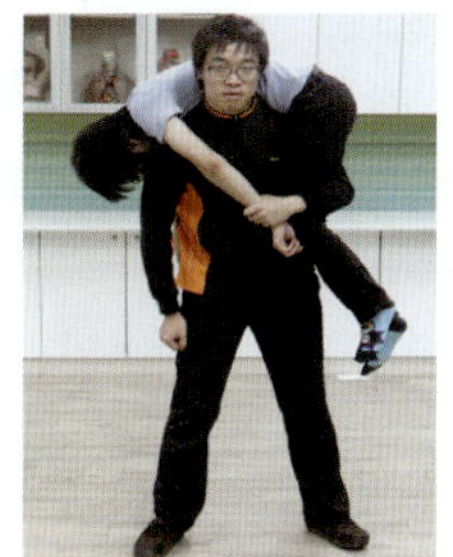

그림 2-8. 어깨운반 이동

(라) 메기운반법

환자를 세워서 응급구조사 및 구조대원의 등에 댄 다음, 환자의 팔을 응급구조사 및 구조대원의 어깨에 올리고 가슴 부근에서 팔을 교차시킨다. 가능한 환자의 팔을 곧게 펴고 응급구조사 및 구조대원 어깨에 환자의 겨드랑이가 오게 한다. 환자의 팔목을 잡고 구부려서 응급구조사 및 구조대원 등 위로 들어 올린다(그림 2-9).

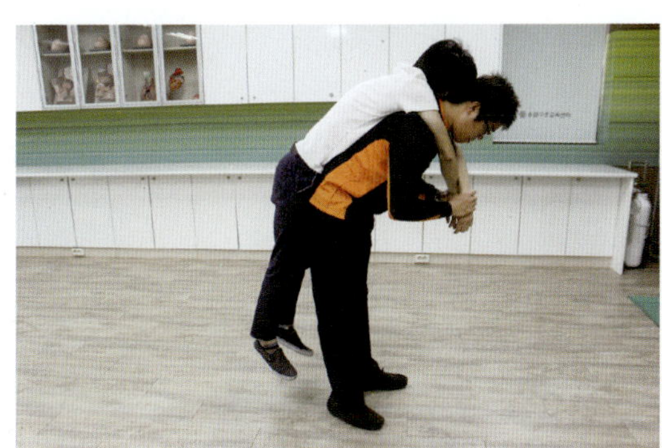
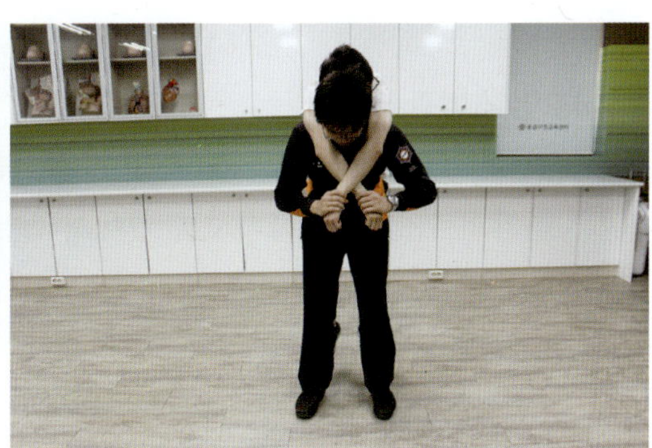

그림 2-9. 메기운반법

(마) 업기 운반법(1인 구조)

환자가 일어서도록 한 후 환자의 손을 응급구조사 및 구조대원의 어깨에 걸쳐놓고 가슴에서 손을 교차시킨다. 몸을 굽혀 환자를 업는다. 환자가 자신의 팔을 잡고 있는 동안, 다리를 잡고서 등위로 환자를 들어 올린다(그림 2-10). 팔을 환자 무릎 아래로 넣어서 손목을 잡는다. 응급구조사는 환자 체중의 대부분을 자신의 등에서 다리를 따라 견뎌야 한다. 무릎과 엉덩이를 굽히고 다리로 지탱하여 들어 올리면 환자의 체중을 전이할 수 있다. 응급구조사는 환자의 다리 위치에 항상 관심을 두어야 한다. 환자를 업는 운반법으로, 환자의 양팔을 'X'자로 하여 응급구조사의 양손으로 잡는다.

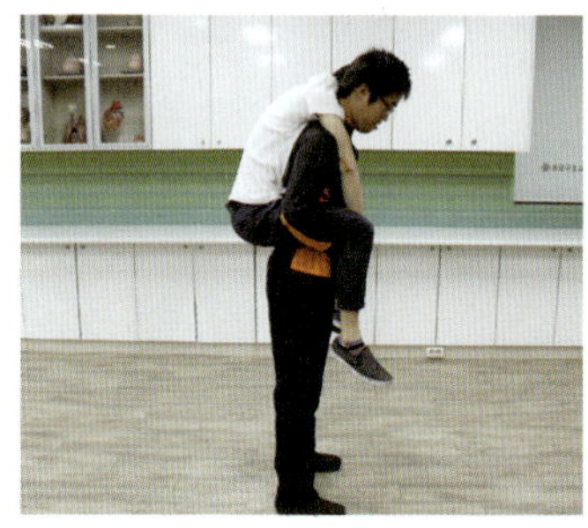

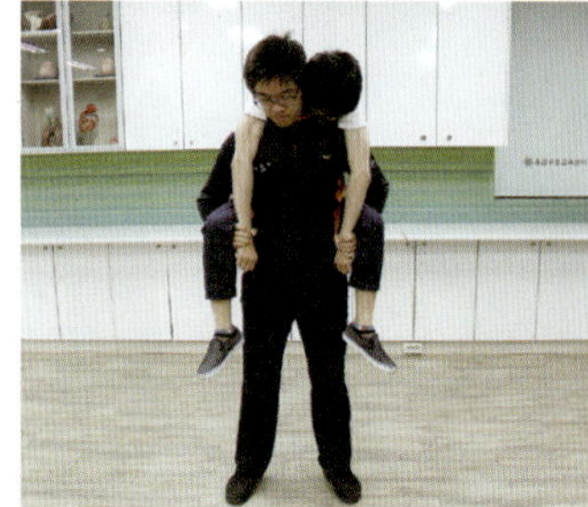

그림 2-10. **업기법 1**

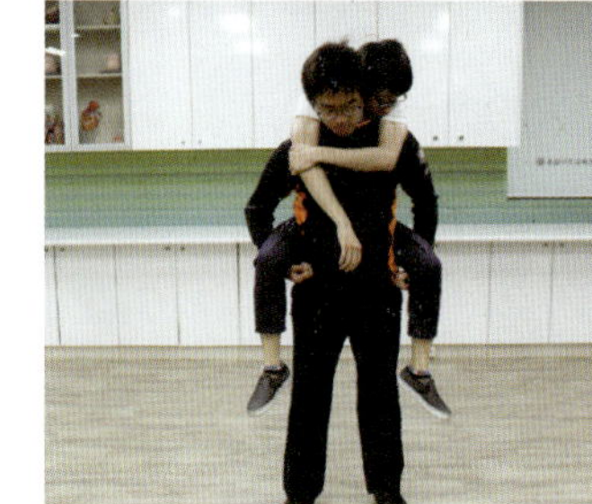

그림 2-11. **업기법 2**

(바) 2인 부축법

환자의 팔을 두 응급구조사의 어깨에 걸친다. 응급구조사 및 구조대원은 한쪽 팔로는 환자의 손을 잡고, 또 다른 팔은 환자의 허리에 두른 다음 환자가 안전하게 걸을 수 있게 돕는다. 환자는 자신의 몸무게를 견뎌야 한다. 응급구조사는 환자에게 요구되는 체중 부분만을 지탱해주면 된다. 응급구조사는 환자의 균형 상실과 갑작스러운 체중 부담에 항상 경계심을 가져야 한다(그림 2-12).

(사) 2인 소방관 부축법

누군가 한 응급구조사 및 구조대원이 환자를 들어 올린다. 이때 다른 응급구조사 및 구조대원은 환자의 위치가 잘 잡히도록 옆에서 돕는다(그림 2-13).

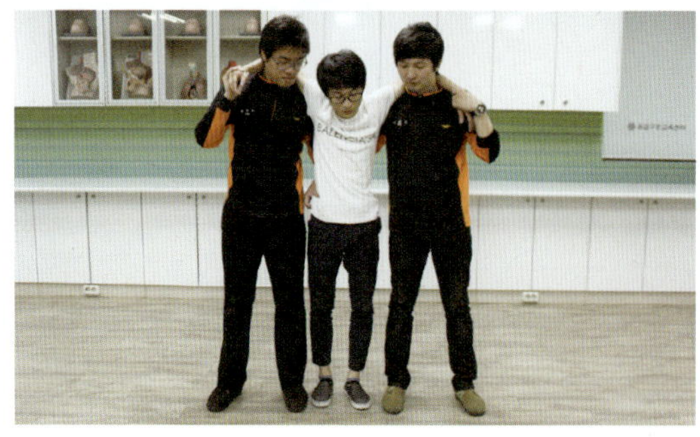

그림 2-12. **2인 부축법**

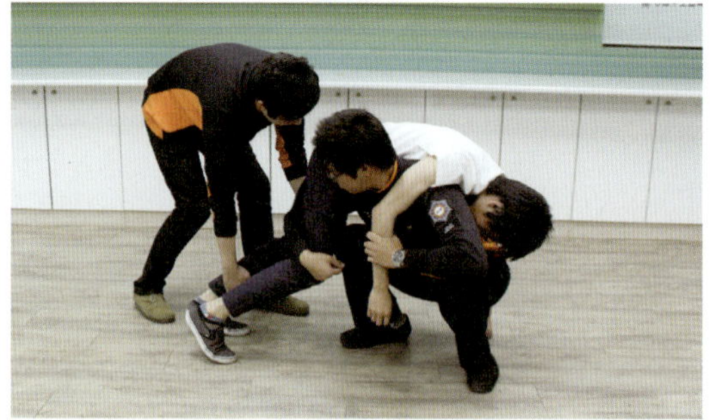

그림 2-13. **2인 소방관 부축법**

(아) 안장 운반법(네손 안장법)

2명의 응급구조사 및 구조대원이 양팔을 이용하여 서로의 다른 쪽 팔을 마주 잡아서 사각형(ㅁ) 모양의 안장을 만들고 이때 환자는 양손으로 응급구조사 및 구조대원의 어깨를 안전하게 잡는다(그림 2-14).

안장 운반법 엉덩이와 무릎을 구부리고 다리를 지탱하여 들어 올림으로써 균형 있고 쉽게 들어 올릴 수 있다.

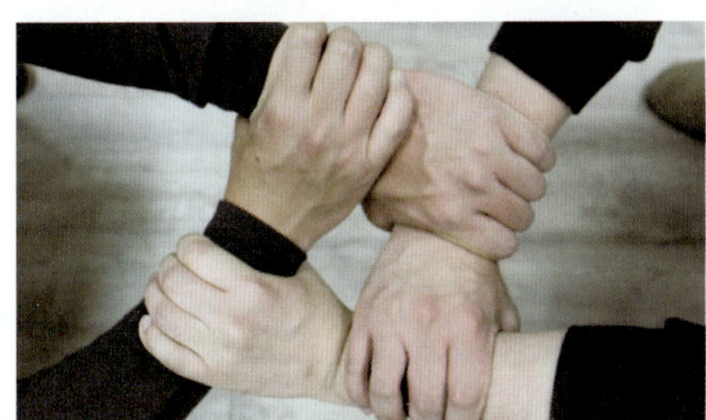

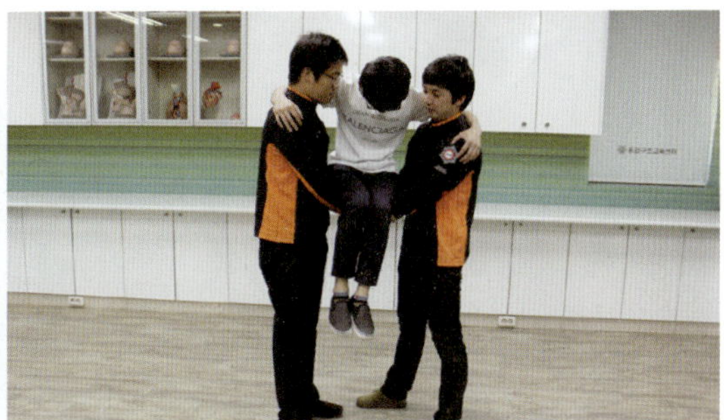

그림 2-14. **안장 운반법(Seat lift and carry)**

(자) 양손안장법

응급구조사 및 구조대원은 한쪽 팔을 이용하여 서로의 다른 쪽 팔을 마주 잡아서 -자 모양의 안장을 만들고 나머지 한쪽 팔은 환자의 등을 받친다. 안장운반법은 엉덩이와 무릎을 구부리고 다리를 지탱하여 들어 올림으로써 균형 있고 쉽게 들어 올릴 수 있다(그림 2-15).

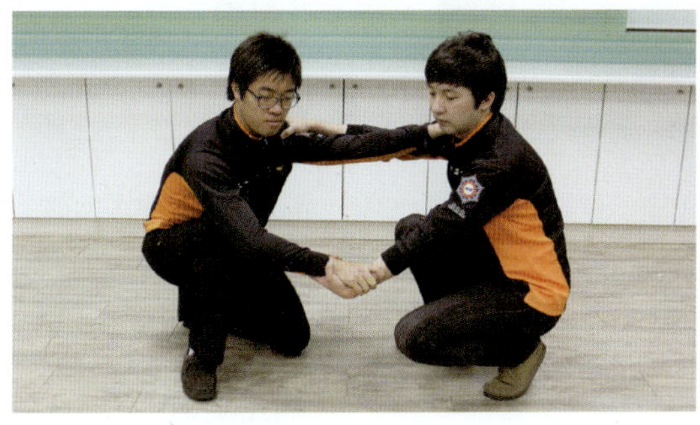

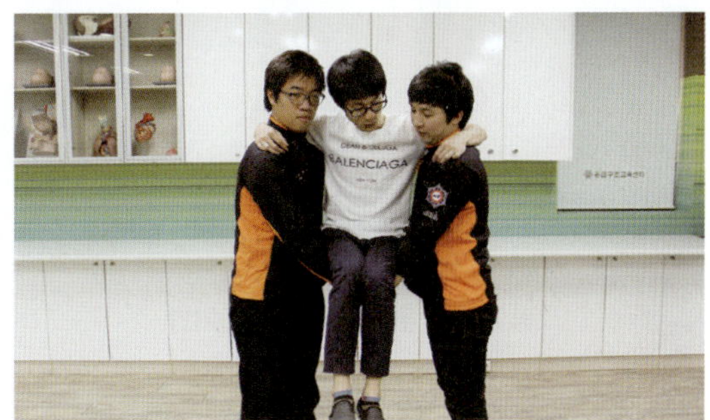

그림 2-15. **양손안장법**

(차) 무릎-겨드랑이 들기법

무릎-겨드랑이 들기법은 두 명의 응급구조사나 구조대원이 협력하여 환자를 안전하게 운반하는 방법이다. 환자의 양손을 가슴 위로 엇갈리게 놓고 환자의 겨드랑이를 통해서 응급구조사 및 구조대원의 팔을 집어넣어 양팔을 붙잡는다. 다른 응급구조사 및 구조대원은 다리를 붙잡는다. 응급구조사 및 구조대원은 자신의 엉덩이와 무릎을 구부리고 양쪽 다리를 이용하여 환자를 들어 올려 균형을 잡는다(그림 2-16, 17). 주의사항으로 환자의 흉곽에 압박을 가할 수 있어 환자가 약간의 불편함을 느낄 수 있다. 따라서 환자의 상태를 고려하여 적절히 사용해야 한다. 무릎-겨드랑이 들기법은 특히 좁은 공간에서 환자를 이동시킬 때 유용하며, 구조자들의 협력과 정확한 기술이 필요한 방법이다.

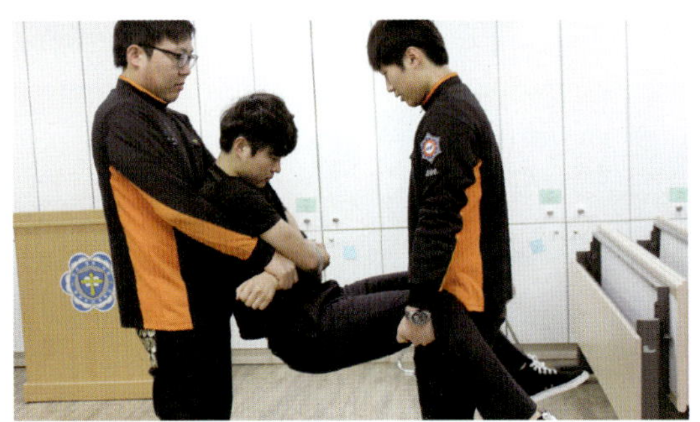

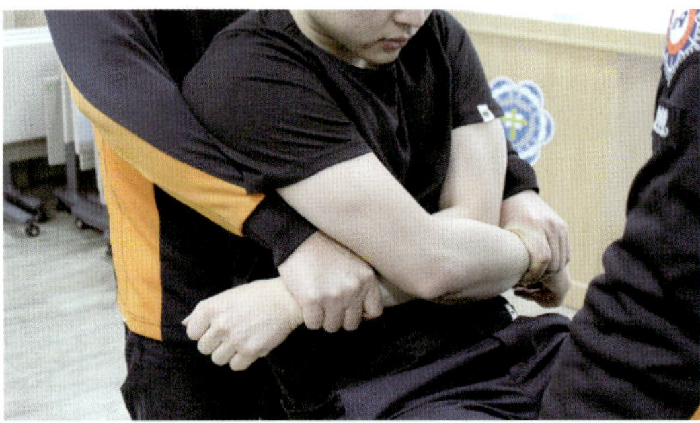

그림 2-16. **무릎 - 겨드랑이 운반법(Extremity lift and carry)**

(카) 의자운반법

응급구조사 및 구조대원이 좁은 통로나 계단에서 이동 시에 쓸모가 있다. 환자의 체중을 받쳐줄 만한 의자를 사용한다(그림 2-18).

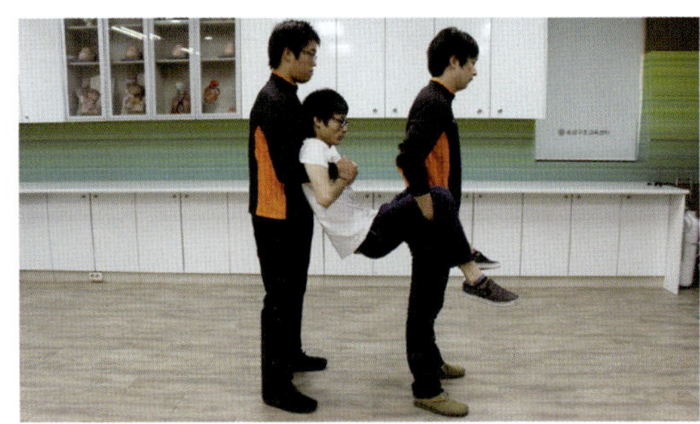

그림 2-17. **무릎-겨드랑이 들기법**

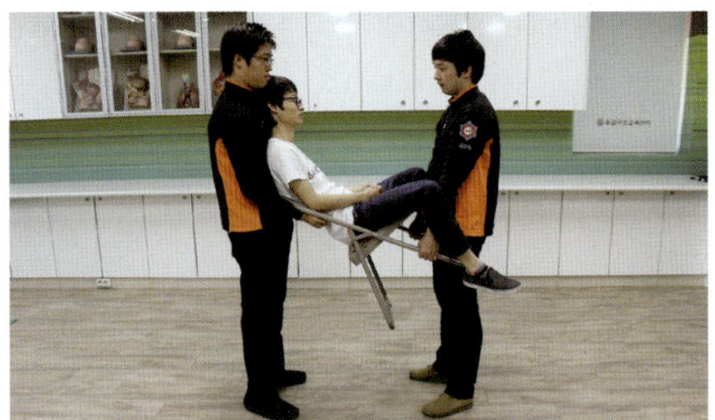

그림 2-18. **의자운반법**

(타) 수평운반법

응급구조사 및 구조대원 3명에서 6명의 대원이 환자의 양편에 자리를 잡고 환자 밑으로 손을 맞잡아서 운반한다(그림 2-19). 이때는 척추가 움직이지 않도록 하는 것이 중요하다.

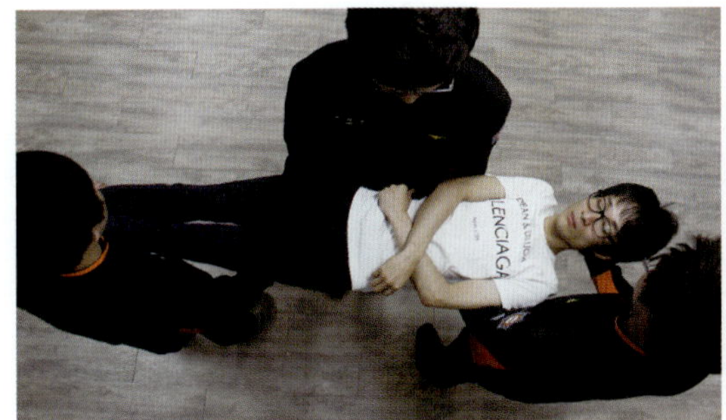

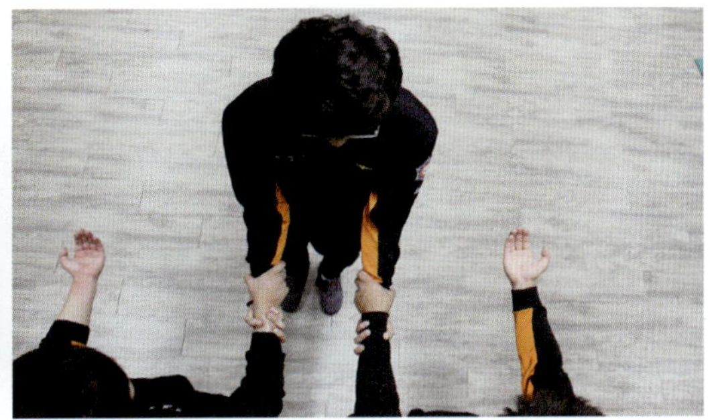

그림 2-19. **수평운반법**

2) 응급이동

응급이동(urgent move)은 환자의 생명을 위협하는 상황에서 신속한 이송이 필요한 경우에 적용되며, 척추 보호 조치를 병행해야 하는 이동 기술이다. 이 방법은 환자의 상태 악화를 방지하고 의료적 처치를 신속히 제공하기 위해 사용된다.

(1) 적응증

① 환자의 생명 유지에 필수적인 처치를 현장에서 제공할 수 없을 때(예: 호흡 부전, 쇼크, 의식 저하)

㉠ 환자의 호흡 상태가 불규칙하거나, 쇼크(shock)나 정신상태 변화로 응급처치를 하기 위한 경우

② 현장 환경이 환자 상태를 급격히 악화시킬 위험이 있을 때(예: 추락 위험 등)

㉠ 열이나 추위 때문에 건강이 급격히 악화될 경우에는 빨리 이송

㉡ 현장의 상황들이 환자의 건강을 악화시키는 경우

(2) 척추 고정 원칙

① 긴 척추고정판 사용: 척추 손상이 의심되는 경우 장비를 활용해 신체 장축을 유지하며 이동한다.

② 통나무굴리기(log roll)로 환자를 측면에서 뒤집어 척추고정판에 고정시킨 후 이송한다.

③ 주의사항으로는 인체 역학 원칙을 준수(허리 대신 다리 힘 사용, 등 곧게 유지)한다.

④ 차량 내 긴급 구출은 화재 · 폭발 위험이 있는 경우 KED 대신 수동 척추고정 후 신속히 이송한다.

(3) 응급이동 vs 긴급이동 비교

응급이동과 긴급이동은 환자 이송의 목적, 척추 고정 필요성, 대표 사례에서 차이가 있다. 즉, 응급이동은 환자 상태에 초점을 두고, 긴급이동은 현장 위험에 초점을 둔 이송 방식이다.

표 2-1. 응급이동 vs 긴급이동 비교

구분	응급이동	긴급이동
목적	생명 위협 가능성 대비	즉각적 위험 회피(화재 등)
척추 고정	필수	생략 가능
대표 사례	쇼크 환자 이송	화재 현장 탈출

긴 척추고정판으로 환자를 이송하는 것은 아주 목숨이 위급하거나 척추부상의 위험이 의심스러운 경우에 사용되는 응급이동이다. 만약 환자가 땅에 반듯하게 누워 있다면, 정확한 굴리기 연습법을 한 후 척추고정대에 안전하게 고정되면, 척추고정대와 환자는 들것에 의해 구급차에 실려져야 한다. 통나무 굴리기 방법을 실시하기 위해 환자에게 몸을 뻗을 때, 인체역학의 원칙을 기억해야 한다. 응급구조사 및 구조대원의 등은 곧게 세우고 엉덩이부터 구부려서 어깨 근육을 이용해 굴리기를 돕는다.

응급이동의 다른 예로는 환자를 빨리 차량 밖으로 구조하는 경우이다. 만약 환자가 치명적인 손상을 입었다면, 차 안에서 짧은 척추고정대나 KED로 환자를 고정하는 것에 시간을 많이 소모하는 것은 치명적일 수 있다. 빨리 구조를 해야 하는 경우에는 응급구조사 및 구조대원들은 환자를 차에서 긴 척추고정판에 옮길 때 장비를 사용하기보다는 단순히 손으로 척추를 고정하는 빠른 과정을 실행해야 한다.

응급이동

① 1–2분 안에 중재
② 아래턱 밀어 올리기 또는 손가락 훑기로는 해소할 수 없는 기도 폐쇄
③ 심정지 또는 호흡정지
④ 인공 폐환기 또는 폐환기 보조가 필요한 가슴 및 기도손상
⑤ 중증 쇼크 또는 지혈할 수 없는 대량출혈

3) 비응급이동

비응급이동은 환자의 생명에 즉각적인 위협이 없을 때 실시하는 이송 방법으로, 안전성과 편안함을 최우선으로 한다.

(1) 적용 조건

① 현장 평가 완료: 출혈, 골절 등 기본 응급처치(부목 고정 등)가 선행되어야 한다.

② 환자 상태: 의식이 명확하며 통증 · 불안이 관리된 상태이다.

③ 환경적 요인: 화재 · 추락 위험 등 추가 위험이 없는 안전한 현장이다.

(2) 주요 원칙

① 2차 손상 방지: 머리–목–척추 정렬 유지 및 골절 부위를 고정한다.

② 환자 편안함: 통증 유발 동작을 최소화한다.

③ 구조자 안전: 인체역학 원칙 준수(허리 대신 다리 힘 사용)한다.

(3) 비응급이동 장비 및 방법

비응급이동 시에는 다양한 장비와 방법을 상황에 맞게 사용한다.

표 2-2. 비응급이동 장비 및 세부내용

구분	세부 내용
들것	- 리프트 들것, 스쿠프 들것 등 상황에 맞게 선택
이송 장비 이동	- 2-4명의 구조자가 협력해 환자를 천천히 옮김
병원 시트 사용	- 시트를 말아 환자를 미끄러지듯 이동(sheet drag)
올리기 기술	- 협력 리프팅(예: 4인 리프트)으로 균형 잡기
병원 들것 이동	- 슬라이드 보드 사용해 매트리스→들것으로 이동

우선 현장평가와 부목 고정과 같은 현장 응급처치가 먼저 해결되어야 한다. 비응급이동은 부상이나 추가의 손상을 방지하고, 환자가 느끼는 고통, 불안감을 해소하려는 방법으로 실행되어야 한다.

비응급이동을 실시할 경우 환자는 현장평가와 응급처치를 받은 장소에서 환자 이송 장비로 옮겨져야 한다.

4) 비응급이송의 원칙

① 응급구조사의 육체적인 능력과 한계를 염두에 두고 무리하지 말아야 한다.

㉠ 응급구조사의 능력과 한계를 넘으면 도움을 청하여야 한다.

② 응급구조사가 환자를 이송할 수 없다고 판단되면 환자를 옮기려는 행동을 시행하지 말아야 한다.

③ 모든 업무를 수행할 때에는 균형을 유지하도록 하여야 한다.

④ 환자를 이송하면서 걸을 때는 한 발짝 한 발짝 확실하게 움직여야 한다.
⑤ 환자나 들것은 일정하고 확실하게 잡아야 한다.
⑥ 환자를 들거나 내릴 때는 허리를 사용하지 말고 다리를 이용하여야 한다. 그리고 가능한 허리를 꼿꼿이 세우고 무릎을 구부렸다 펴면서 환자를 들어 올린다.
⑦ 환자를 잡거나 이동할 때에는 다리를 꼿꼿이 세우고 어깨와 허리의 근육을 사용하여야 한다.
⑧ 어떤 물체를 잡아당기는 행위를 하는 경우에도 허리를 꼿꼿이 세우고 팔과 어깨를 이용하여 잡아당겨야 한다.
⑨ 모든 행위를 시행할 때에는 동료와 잘 협조하면서 천천히 그리고 부드럽게 수행한다.
⑩ 모든 환자를 이동할 때에는 가능한 팔을 몸체에 밀착시켜 균형을 유지하도록 한다.
⑪ 모든 근육을 장시간 수축시키지 말아야 한다.

(1) 들것 올리기

들것(주 들것/긴척추고정판)을 들어 올릴 때의 올바른 자세는 다음과 같다.

응급구조사는 허리를 곧게 펴고, 무릎을 굽힌 자세에서 들것을 든다. 이때 허리에 힘을 주기보다는 허벅지와 다리의 근력을 이용하는 것이 원칙이다. 환자의 상태와 무게를 고려하여 최소 2인이 상호 신호에 맞춰 동시에 들기 시작해야 한다.

들것을 들어 올릴 때는 등을 굽히지 않고, 몸 전체를 들 듯이 천천히 일어선다. 이러한 자세를 지키면 근골격계 부상을 예방할 수 있으며, 환자의 추가 손상 위험도 줄어든다(그림 2-20, 21). 특히, 척추고정판을 사용할 때는 환자의 신체가 흔들리지 않도록 상체, 골반, 하체를 고정시킨 뒤, 응급구조사는 환자를 향해 같은 방향을 보며 안정적으로 들어 올려야 한다. 단 한 명의 급작스런 움직임이 환자의 추가 손상 원인이 될 수 있으므로 사전에 준비 구호("하나, 둘, 셋" 등)로 맞추는 것이 중요하다.

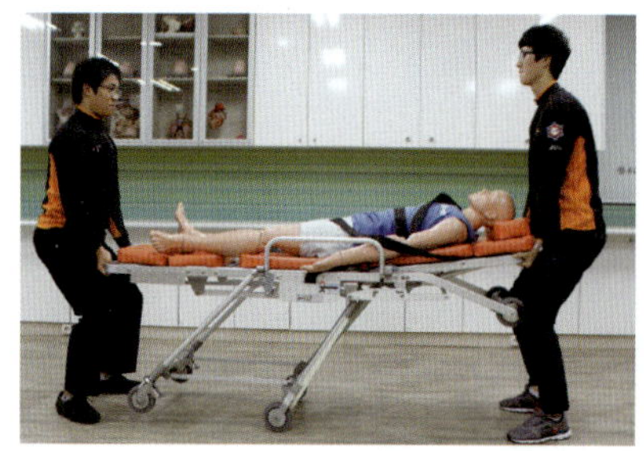

그림 2-20. 주 들것 들어올리기

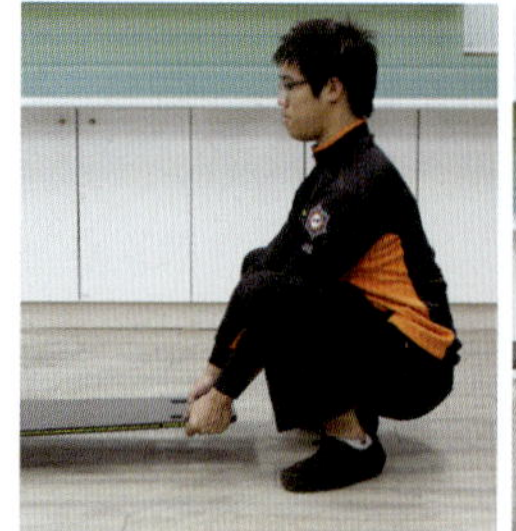
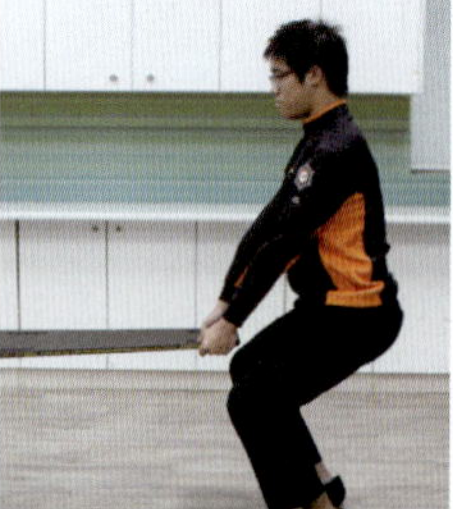
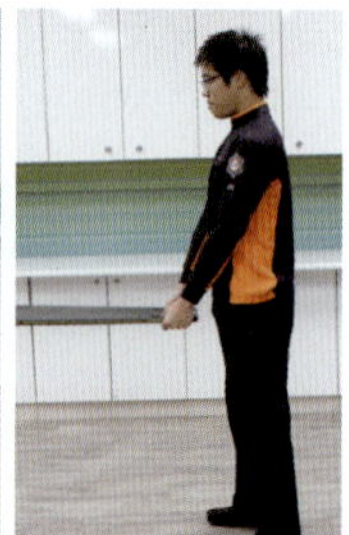

그림 2-21. 긴척추고정판 들어올리기

PART 01

(2) 직접 들어올리기

직접 들어올리기는 척추손상이 의심되지 않고 지면에 앙와위로 누워있는 환자에게 적용된다. 환자를 먼 거리에 있는 주 들것에 옮길 때 주로 이 방법을 사용한다. 만약 환자가 반 복와위 혹은 측와위 자세로 발견되었다면 환자를 통나무 굴리기(log-rolled) 해야 한다. 직접 들어올리기는 응급구조사 또는 구조대원 3인이 있어야 하지만 2인이 할 수도 있다(그림 2-22). 직접 들어올리기의 방법은 다음과 같다.

① 응급구조사 1은 환자의 머리 쪽, 응급구조사 2는 환자의 허리 쪽, 응급구조사 3은 환자의 무릎 쪽에 위치한다. 모든 응급구조사는 똑같이 무릎을 꿇는 것이 좋다.

② 응급구조사 1은 한쪽 팔을 환자의 목과 어깨 부위에 쓸어안으며 머리를 지지한다. 다른 팔은 환자 등 쪽 아랫부분을 잡는다.

③ 응급구조사 2는 두 팔을 환자의 허리 아래에 놓고 다른 두 명의 응급구조사는 팔을 등 쪽 중간 혹은 엉덩이 아래쪽으로 밀어 넣는다.

④ 응급구조사 3은 한쪽 팔을 환자의 무릎 아래에 다른 팔은 엉덩이에 놓는다.

⑤ 응급구조사 1이 지시를 하면, 다른 응급구조사들은 무릎 위까지 환자를 들어 올리고 각자 팔을 무릎에 올려놓고 환자를 지지한다.

⑥ 신호하면, 각각 환자를 가슴 쪽으로 감싸안는다. 다시 신호하면, 환자를 안은 채 일어서서 구급차로 이동시킨다.

⑦ 구급차용 주 들것에 환자를 내려놓을 때는 역순으로 하면 된다.

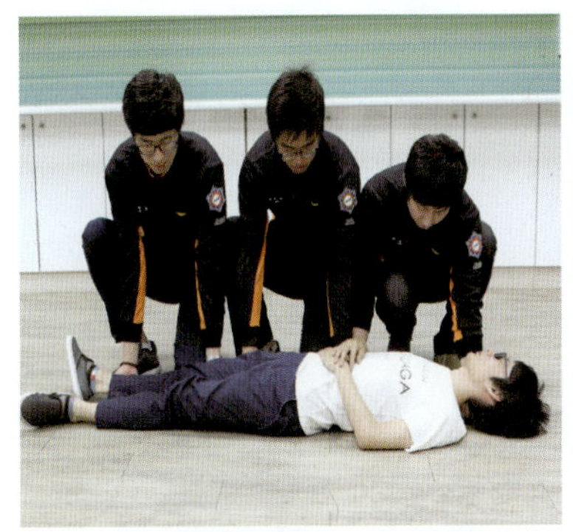

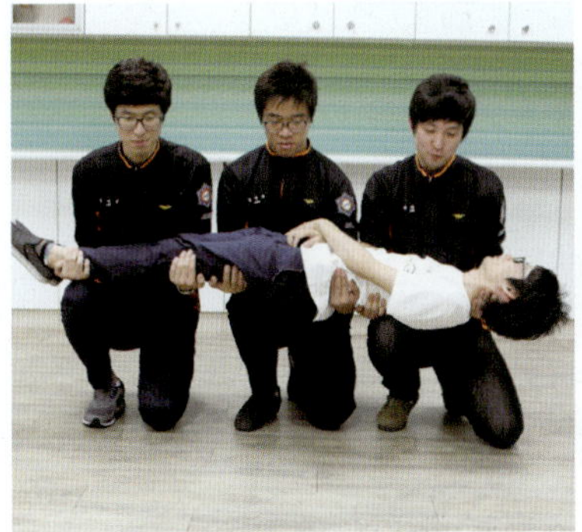

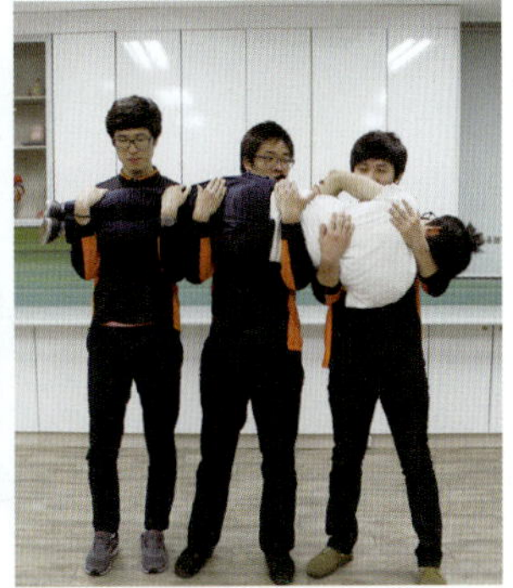

그림 2-22. **직접 들어 올리기**

(3) 계단 이동하기

① 계단 이송을 위해 척추고정판이나 들것으로 환자를 운반할 때는 환자가 몸통 상부와 양 겨드랑이를 가로지르는 벨트가 적절히 착용되었는가를 확인하여야 한다. 이때 자유로워야 하며 고정판에 환자를 고정하기 위해 아랫배와 접한 넓적다리의 주변(서혜부)에 벨트 착용을 해야 한다.

② 긴 척추고정판이나 들것으로 환자를 싣고 계단을 내려갈 때는 환자의 머리 부분이 발 부분보다 더 높이 올려지도록 해야 한다.

③ 들것으로 계단을 오를 때에는 척추고정판이나 들것에 들어 올려 두부 쪽이 먼저 가야 한다.

④ 들것 대신에 계단식 의자로 환자를 운반할 때는 무릎을 구부리고 환자의 무게를 유지하며 가능한 신체 가까이 팔을 붙인다(그림 2-23, 24, 25).

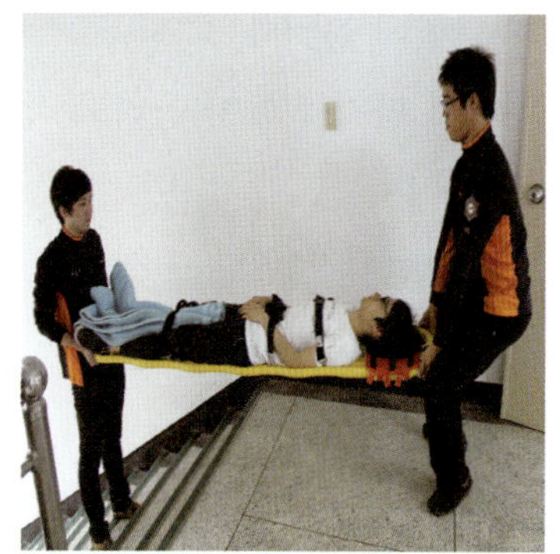
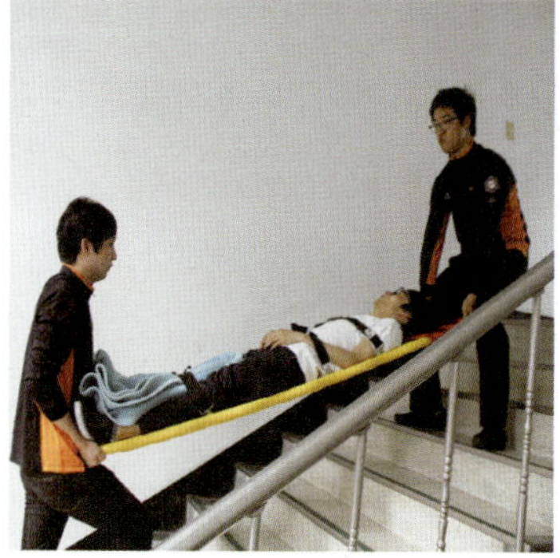
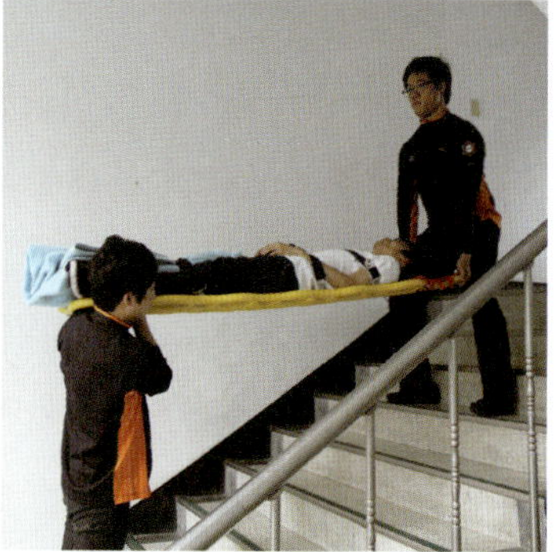

그림 2-23. 들것계단 이동하기

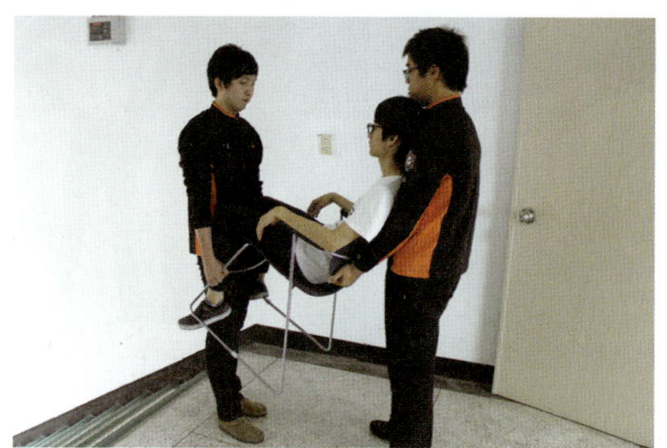
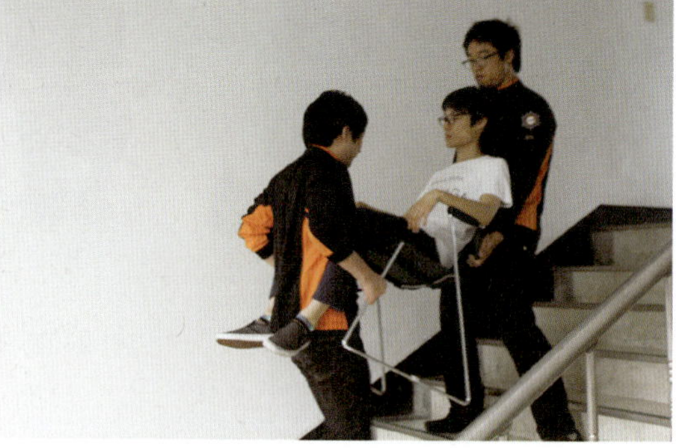

그림 2-24. 의자형 들것 계단 이동하기

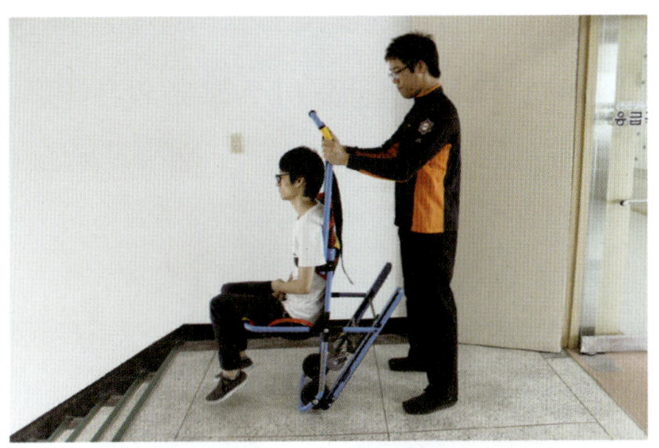

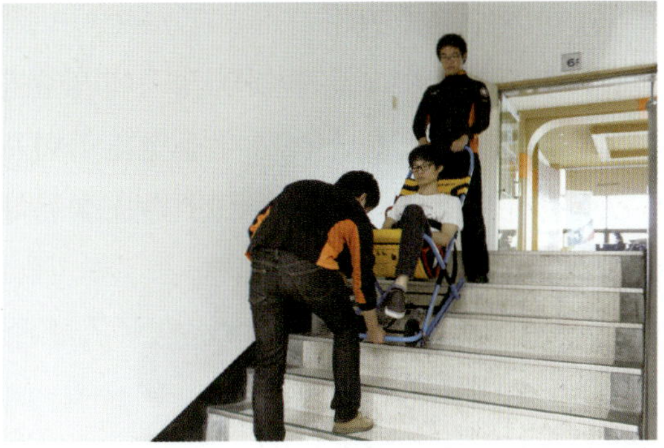

그림 2-25. 계단용 들것 이동하기

(4) 다이아몬드형 운반

환자가 백보드에 앙와위로 있거나 구급차 침대 위에 누워 있든지 아니면 반좌위 자세로 있다면 환자의 무게는 그 장비의 양 끝에 똑같이 작용하지 않을 것이다. 수평자세에서 환자 무게의 68–78%는 몸통에 치중해 있다. 그러므로 환자 체중은 장치의 발 부위보다는 머리 부위 쪽으로 더 의존하게 된다(그림 2-26).

백보드나 들것으로 다이아몬드형 운반을 할 경우에는 4명의 응급구조사 또는 구조대원이 필요하다. 응급구조사 1은 들것의 머리 부위에, 응급구조사 2는 다리 부위에, 그리고 응급구조사 3과 응급구조사 4는 몸통 부위의 양쪽에서 운반하게 된다.

① 환자 쪽으로 얼굴 방향을 하면서 백보드를 들어 올려야 한다.
② 일단 들어 올리고 나면 환자의 발끝 쪽에 있는 응급구조사는 전방을 향해 돌아서야 한다.
③ 양 측면에 있는 응급구조사들은 환자의 머리 쪽에 있는 손을 돌려서 잡고 환자의 다리 쪽 보드를 잡고 있던 손을 놓는다.
④ 측면에 있는 응급구조사들은 환자의 다리 쪽을 향해 방향을 돌린다. 모든 응급구조사는 같은 방향으로 환자를 운반하여 걸어간다.

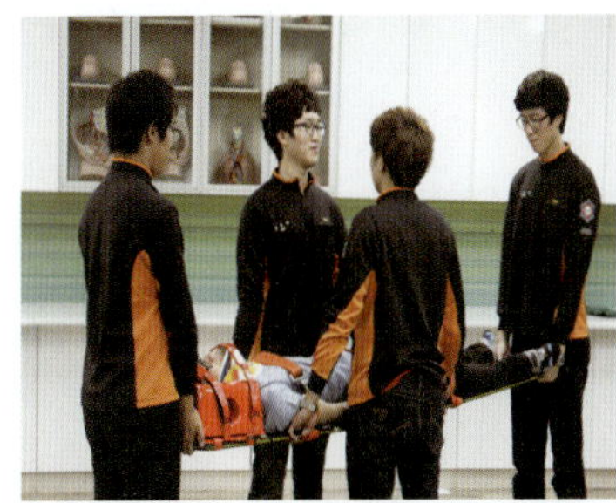

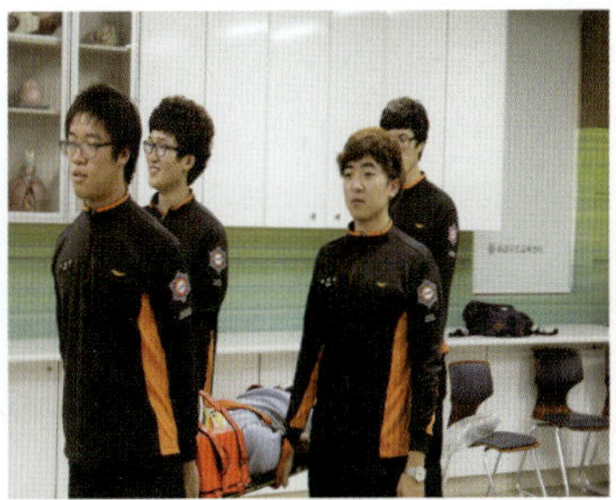

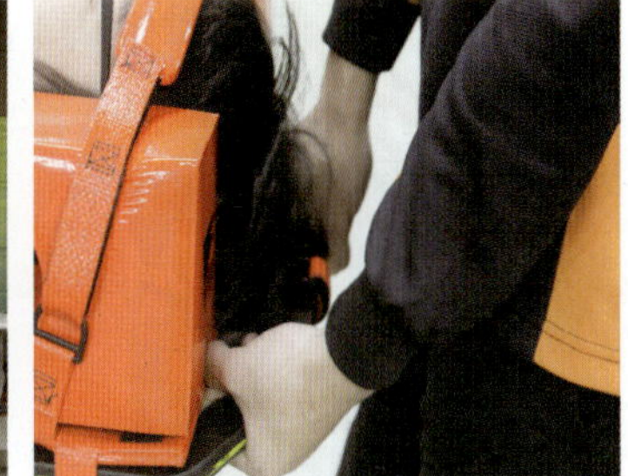

그림 2-26. 다이아몬드형 운반

(5) 한 손으로 이송하기

① 응급구조사 4명은 들것의 양쪽에 양손을 사용하면서 각각 얼굴을 마주 보고 앉는다.

② 운반할 수 있는 높이까지 들것을 들어 올린다.

③ 걸어갈 방향으로 돌아서 한 손을 놓는다(그림 2-27).

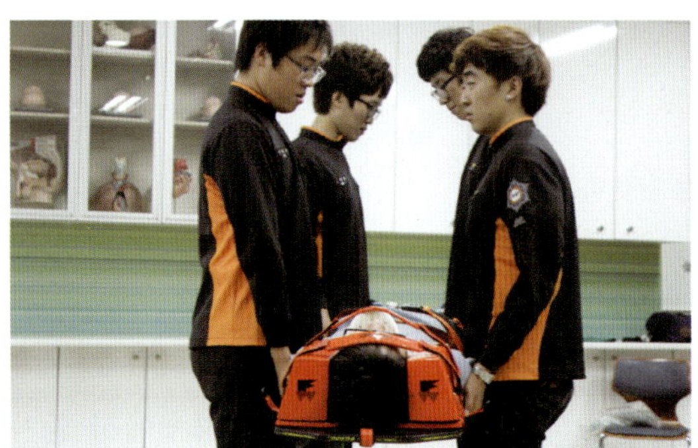
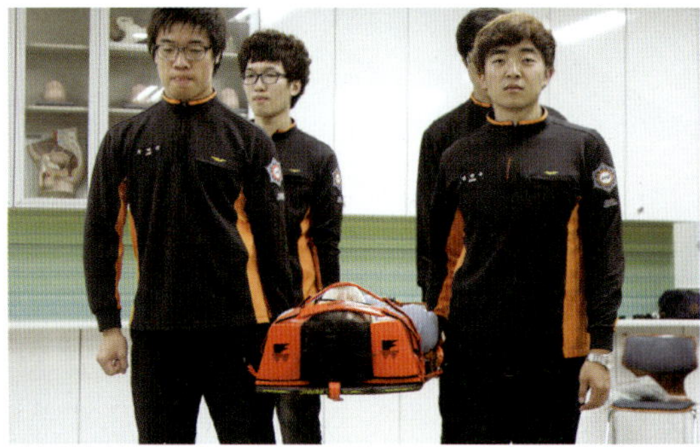

그림 2-27. 한 손으로 이동하기

표 2-3. 들것으로 환자운반을 위한 지침

① 들어 올려야 할 환자의 체중과 팀 능력의 한계를 알 수 있는지 확인하라.
② 지속적인 대화를 통해 다른 팀 구성원과 응급구조사의 이동에 대해 조정하라.
③ 응급구조사의 등을 쭉 편 자세로 유지하면서 운반한다.
④ 환자의 체중을 가능한 한 응급구조사 자신의 신체 가까이하라.
⑤ 환자를 운반 중일 때는 몸을 비틀지 마라.
⑥ 허리가 아니라 엉덩이에 수축 힘을 주고 무릎을 굽힌다. 허리에 의존하여 척추에 지나치게 힘을 가하지 마라.

(6) 좁은 문 이동하기

① 멈추어서 통로를 뚫고 나갈 때까지 환자 쪽을 향해 방향을 돌린다.

② 통로가 매우 협소하면 측면에 응급구조사들은 움직일 필요가 있다. 한 사람은 두부 쪽으로 가서 들것을 함께 든다. 한 사람은 발 쪽에 있는 응급구조사 앞으로 가서 등을 지지하며 통로를 안내한다(그림 2-28).

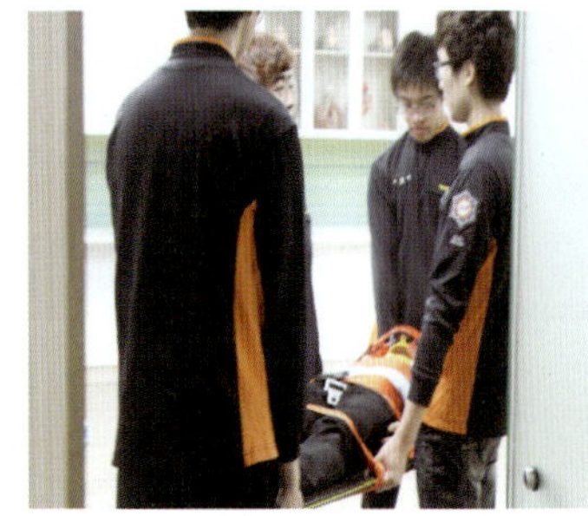
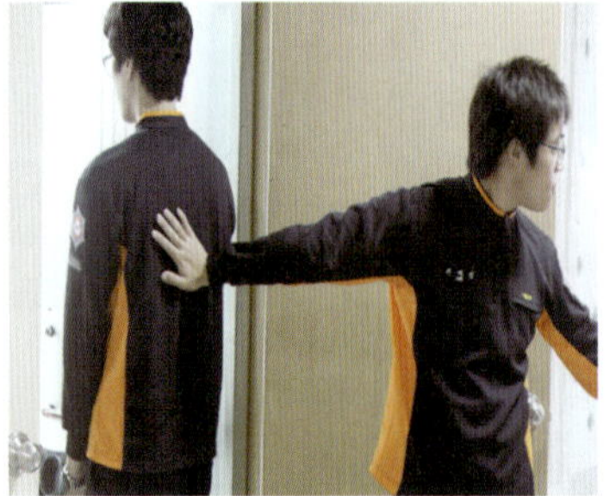
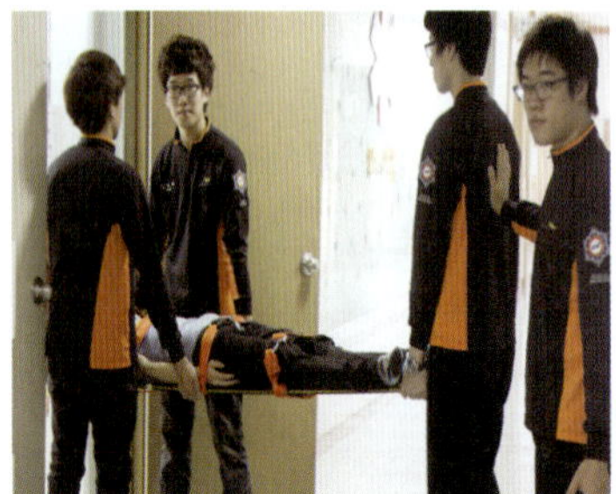

그림 2-28. 좁은 문 이동하기

(7) 병원 침대 위로 환자 옮기기

병원에 도착하면 구급차의 들것으로부터 병원의 침대로 환자를 옮겨야 한다. 이때 환자를 이동하기 위해 다음과 같은 방법을 사용한다.

(가) 환자를 분리형 들것을 사용하여 다른 곳으로 이동하는 방법

① 들것을 침대와 평행하게 놓고 그 상태에서 들것을 고정하고 들고 있어야 한다.

② 환자를 들것에서 침대로 옮긴다.

③ 필요하면 고정된 들것을 제거해준다. 응급구조사는 자신의 몸에 최대한으로 팔을 가깝게 유지해 환자의 체중 전이를 가장 훌륭히 할 수 있다. 또한 자신의 머리를 들어 올리고 등을 곧게 편다(그림 2-29).

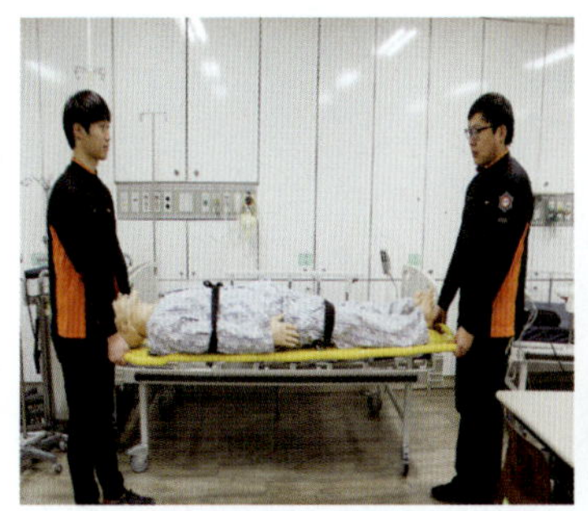
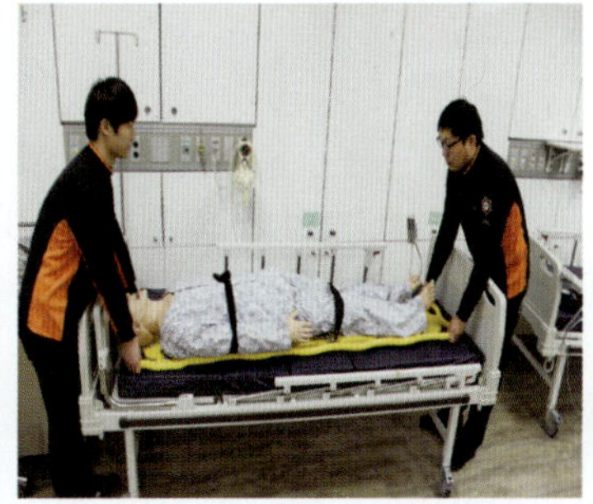
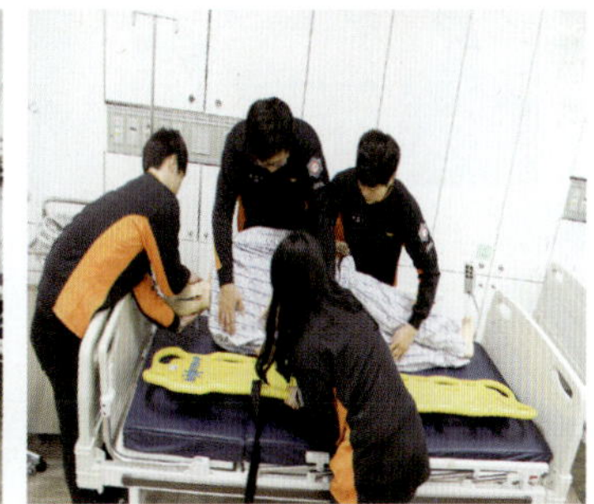

그림 2-29. **침대 위로 이동하기**

(나) 시트 당기기법

① 응급구조사들은 구급차 간이침대의 높이를 높여, 병원 들것 옆에 위치시킨다. 병원 직원은 환자를 받기 위해 병원 들것의 머리 부분을 낮추거나 높이는 등의 조절을 한다.

② 환자를 안전하게 옮기기 위해 응급구조사들과 병원 직원들이 함께 환자 양쪽의 담요 자락을 주름지게 모아 붙잡고 팽팽히 잡아당긴다.

③ 어깨, 상체 중간, 엉덩이, 무릎 근처의 지지점에서 주름지게 모아진 담요를 붙잡고, 한 번에 환자를 병원 들것으로 미끄러지듯 옮긴다.

④ 환자가 들것의 가운데에 놓였는지 확인한다. 응급실 직원들에게 환자를 인계하기 전에 반드시 들것의 난간을 올린다(그림 2-30).

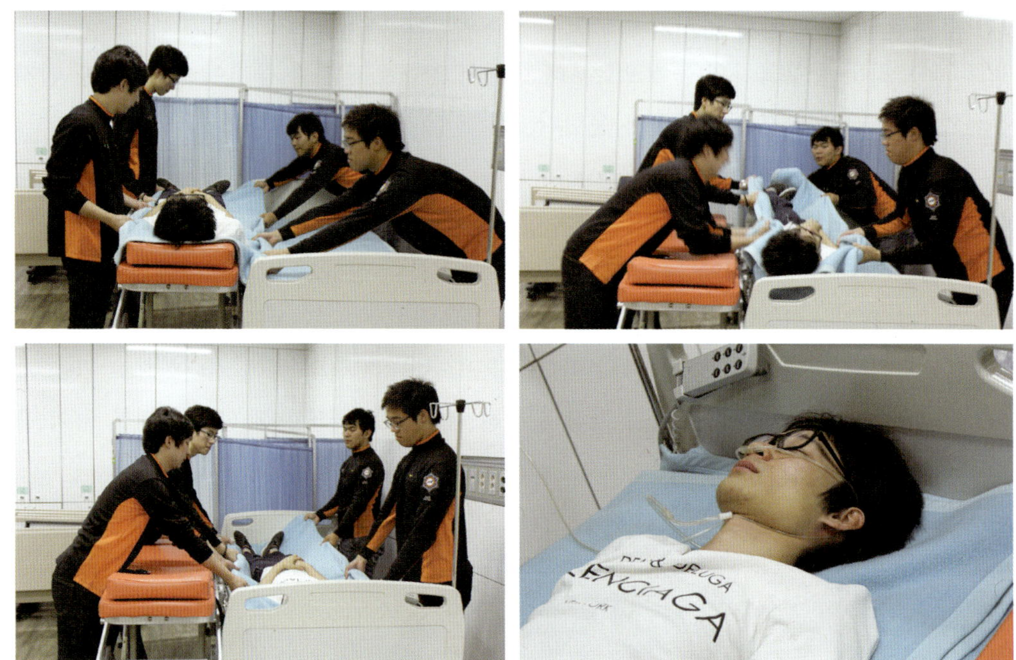

그림 2-30. 들것에서 침대로 환자 옮기기

(8) 지면-들것으로 이동법

지면에서 통나무굴리기 방법(log roll)을 시행한 뒤 환자를 시트나 담요를 사용하여 환자를 지면에서 들것으로 이동하는 방법이다(그림 2-31). 환자가 지면-들것으로 이동하기 위해 다음과 같은 방법을 사용한다.

① 지면에서 통나무굴리기 방법(log roll)을 시행한 뒤 환자를 척추고정판으로 옮긴다.

② 응급구조사는 환자를 척추고정판에 잘 고정한다.

③ 응급구조사는 엉덩이와 무릎을 굽히고 다리를 이용하여 환자와 함께 척추고정판으로 들어 옮긴다.

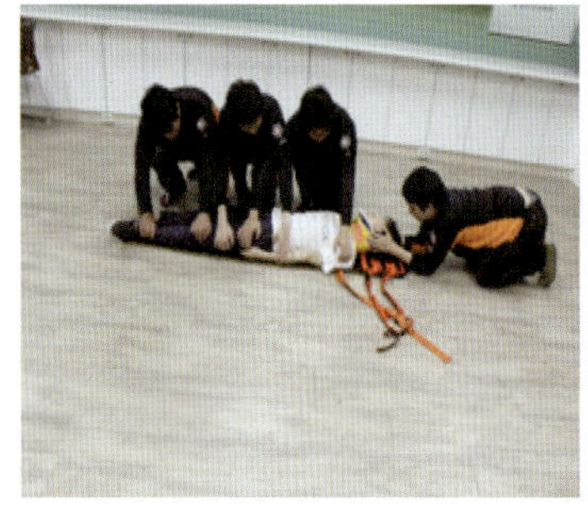

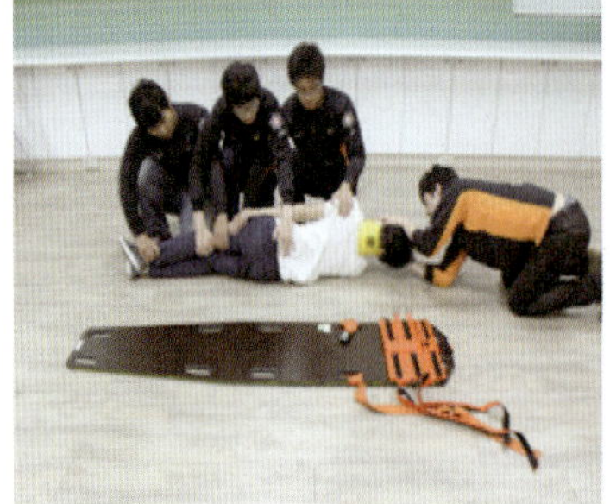

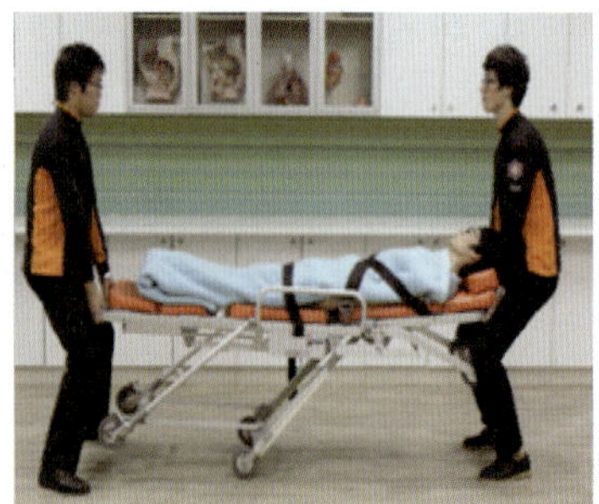

그림 2-31. 지면-들것 이동법

(9) 들것에 환자를 실은 채로 구급차 내로 이동하는 방법

(가) 들것 수직상승법

① 한 명의 응급구조사는 들것의 머리 쪽을, 다른 응급구조사는 발 쪽을 잡는다. 무릎과 엉덩이는 구부리고 팔을 편 채로 가능하면 등을 곧게 펴준다. 침대의 발 쪽 부위의 풀림 장치를 작동한다.

② 들어올리기는 두 다리를 편 채로 부드럽게 진행한다.

③ 응급구조사들은 동시에 들것의 양쪽 끝과 양쪽 측면을 잡고 들어 올린다(그림 2-32).

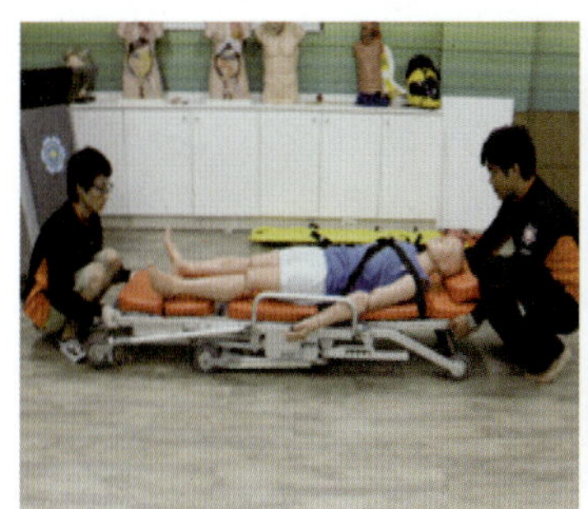
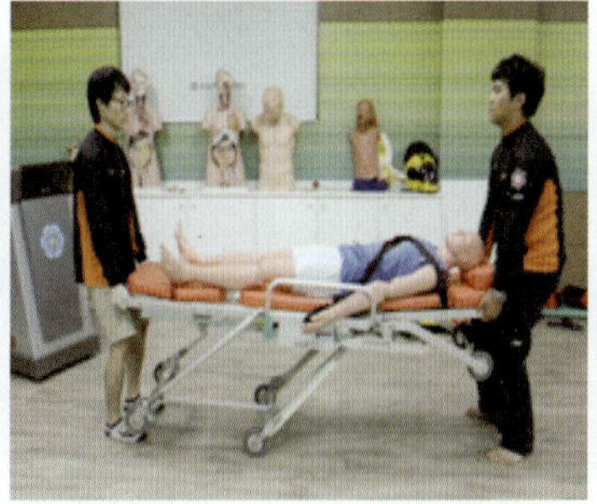
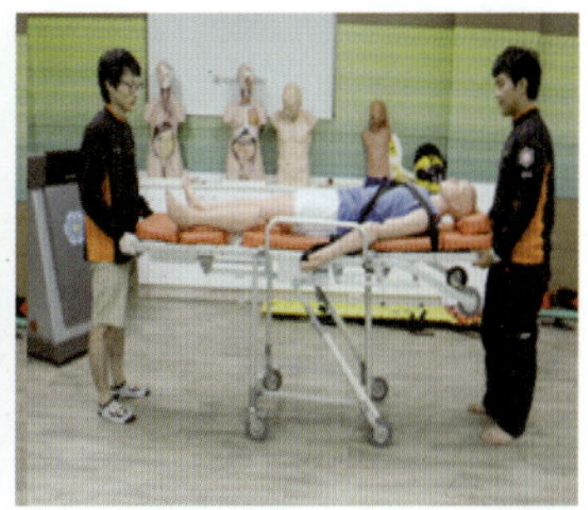

그림 2-32. **들것 수직상승법**

(나) 들것-계단이동법

① 응급구조사들은 구령으로 서로의 움직임을 일치시킨다. 가죽 끈이나 다른 고정장비를 이용하여 환자를 안전하게 한다.

② 환자를 한쪽으로 치우치게 하여 환자가 미끄러져 내려가는 것을 막아야 한다.

③ 들것은 가능하면 같은 높이를 유지한다.

④ 계단 아래쪽에 1명의 응급구조사만 있으면 주위의 사람들에게 도움을 요청한다.

(다) 들것-장애물 이동법.

① 장애물이 소방용 호스나 턱이 있는 경우에는 들것을 같은 높이로 유지하면서 들것을 장애물 위로 들어 올려야 한다.

(10) 특별한 환자의 감싸는 방법

환자를 특별하게 감싸서 이동해야 하는 경우는 다음과 같다.

(가) 뇌졸중 등 의식불명 환자 측면 감싸기 이동법

환자를 옆으로 누인다. 베개나 말아 놓은 담요로 굴절된 사지, 두부, 배부 등을 지탱해준다(그림 2-33).

(나) 고관절 탈구 환자 고정 이동법

환자를 편안한 상태로 누이고 베개나 말아 놓은 담요로 손상당한 다리를 받쳐준다(그림 2-34).

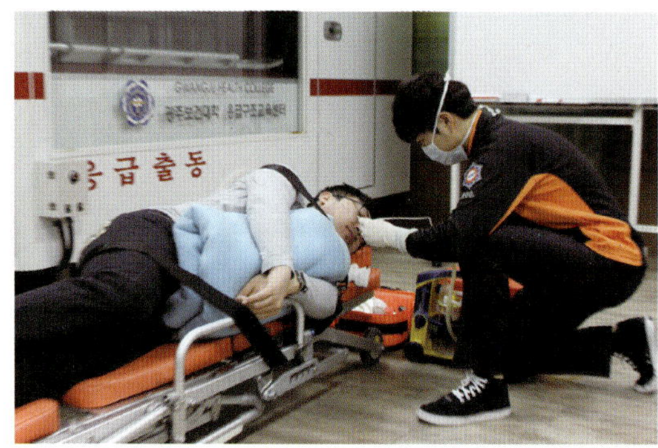

그림 2-33. 뇌졸중 등 의식불명 환자 이동법

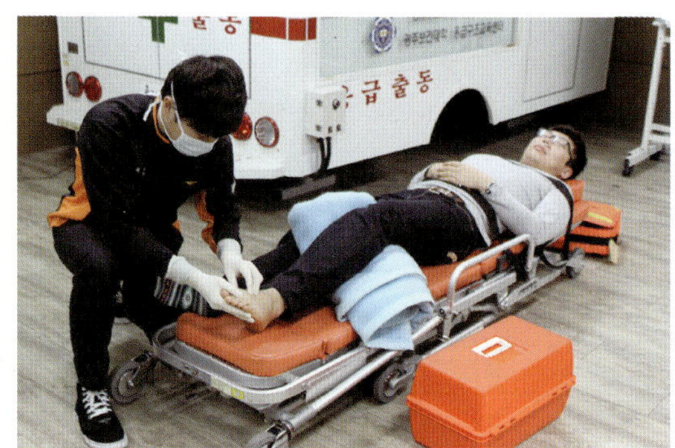

그림 2-34. 고관절 탈구 환자 고정 이동법

(다) 소아 환자 고정 이동법

① 들것과 장비의 크기가 소아에게 맞지 않은 경우가 있으면, 다른 도구를 이용하여 소아에게 맞게 고정한다. 척추고정판으로 대체해서 사용할 수도 있다.

② 가능하다면 소아의 크기에 맞는 장비를 사용한다(그림 2-35).

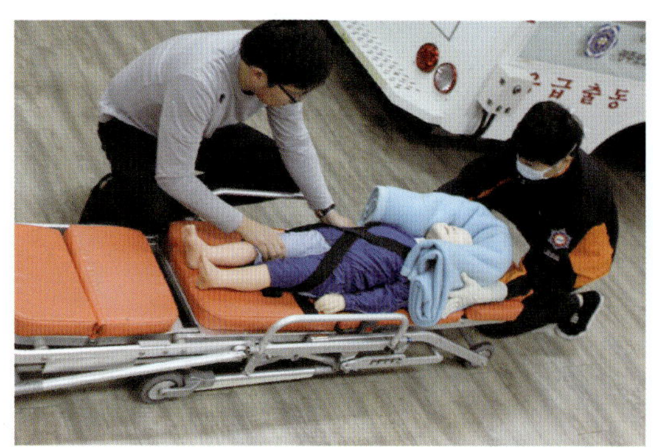

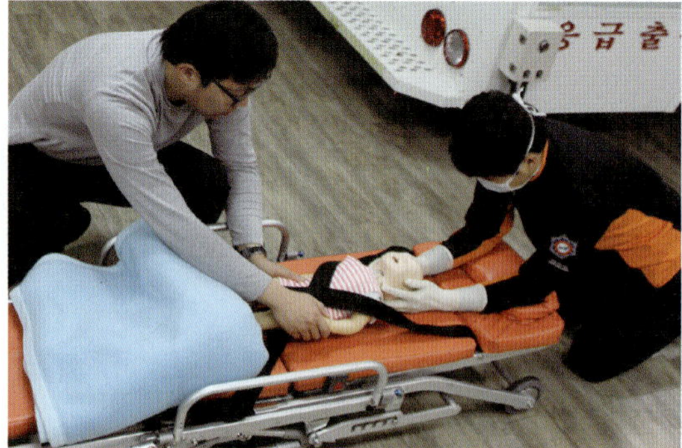

그림 2-35. 소아·영아 고정 이동법

(라) 장신 환자 고정 이동법

짧은 척추고정판이 달린 들것을 펴면 키가 매우 큰 환자에게 도움이 된다. 들것의 머리 부분에 척추고정판을 설치하여 응급 차량의 문 뒤에 가까이 대도록 한다(그림 2-36).

(마) 난폭 환자 고정 이동법

분리형 들것(scoop stretcher)은 환자뿐만 아니라 응급구조사를 보호할 수도 있다(그림 2-37).

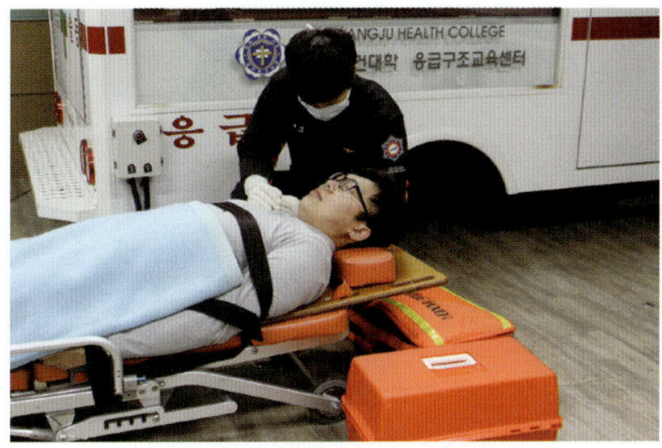

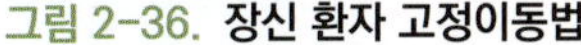
그림 2-36. **장신 환자 고정이동법**

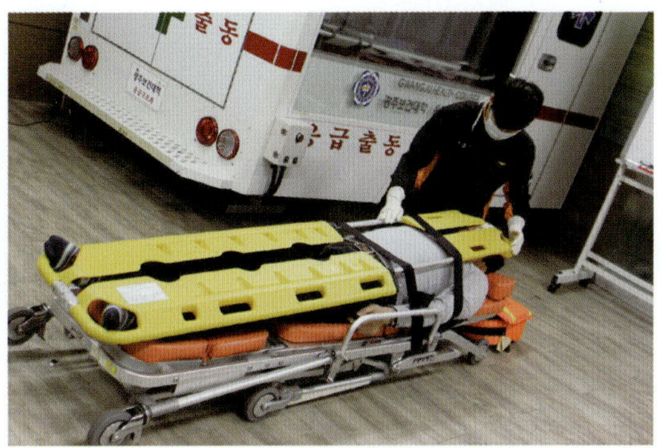

그림 2-37. **난폭 환자 고정이동법**

Tip Hand-ETM 장치

1. 용도 및 안전 기능

(1) 사용 용도

① 백보드 또는 스쿱 들것과 함께 사용

㉠ 심정지 및 반응 없는 환자: 팔을 고정하여 불필요한 움직임을 방지

㉡ 계단 의자를 이용한 이동: 환자가 난간을 붙잡으려는 본능적인 반응을 막아 부상 예방

② 추가 활용 가능 분야

㉠ 밀폐 공간 구조: 협소한 공간에서 안전한 구조 지원

㉡ X-ray 및 CT 촬영: 팔을 고정하여 정확한 영상 촬영 가능

㉢ 야생 구조 및 전투 구조: 험난한 환경에서 안정적인 환자 이송 가능

㉣ 항공이송: 항공 이송 시 환자의 안전 확보

(2) 안전 기능 및 장점

① 어깨 부담 감소: 팔이 아래로 늘어지는 불편함 방지

② 손 부상 방지: 들것이나 운반 장치의 기계 장치에 손이 끼는 것을 방지

〈계속〉

③ 환자의 팔 보호: 이동 중 충돌로 인한 부상 예방

④ 응급구조사의 효율성 향상: 환자의 팔을 잡는 대신 두 손을 자유롭게 사용 가능

⑤ 원활한 환자 이동: 현장에서 들것으로 원활한 이동 지원

이 장치는 병원 내 환자 이송, 구조작업 등에서 환자의 안전과 이송 효율성을 높이는 데 유용하다.

2. Hand-ETM 장착 단계

(1) Step 1

① Hand-ETM 장치를 백보드 중앙 스트랩에 클립이 환자의 발쪽을 향하도록 끼운다.

② 슬롯은 환자의 머리 방향을 향해야 한다.

㉠ 환자 이동 중 장치가 위로 미끄러지는 것을 방지할 수 있다.

(2) Step 2

① 환자의 양손을 손바닥이 머리 방향을 향하도록 손목 슬롯에 넣는다.

② 설명된 그림을 참고하여 올바르게 배치한다.

(3) Step 3

① 환자의 손목 지름에 맞는 적절한 홈(notch)을 선택한다.

② 홈은 어린아이부터 성인까지 다양한 손목 크기에 맞출 수 있도록 설계되어 있다.

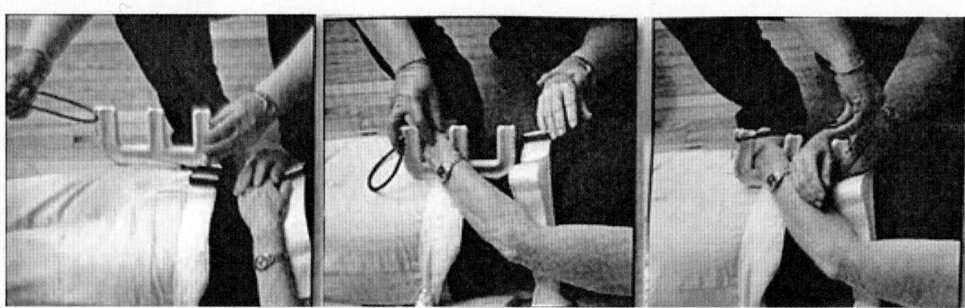

Step 1 Step 2 Step 3

(출처: WWW.epander.com)

06 환자의 고정장비

1) 척추손상

분명한 척추손상이 어느 부위에 발생했는지 상관 없이 척추손상 환자의 처치방법은 같다. 먼저 초기평가와 빠른 외상평가를 시행한 후 처치의 우선순위를 결정한다. 환자를 고정하는 방법을 결정하는 데 있어 이와 같은 과정이 중요할 것이기 때문이다.

척추 손상 가능성이 있는 환자와 손상 정도가 확실치 않은 사고 피해자의 경우 모두 다음과 같이 응급처치를 한다.

① 우선 환자에게 접근하자마자 머리와 목을 손에 의해 중립자세로 고정한다. 환자가 통증을 호소하지 않으며, 머리가 중립자세로 쉽게 옮겨진다면 머리를 중립적인 일렬 자세로 놓는다. 통증을 호소하고 머리를 움직이기가 쉽지 않다면 머리를 발견된 자세 그대로 유지한다. 환자가 척추고정판에 적절히 고정될 때까지 손으로 머리를 고정한다.

② 기도, 호흡, 순환상태를 평가한다. 필요하면 하악견인법으로 기도를 개방하고 머리를 중립상태로 유지한다.

③ 신속한 외상평가 시 머리와 목 부위를 평가한 후 경성 경추보호대를 착용시킨다. 적절한 크기가 아닐 경우 환자에게 이롭기보다는 더 해를 끼치게 된다. 즉, 경추보호대가 너무 크면 목을 과신전시키게 되며, 너무 적으면 목에 굴곡이 일어날 수 있다. 또한, 경추보호대가 기도를 폐쇄시키지 않는지 확인한다. 경추보호대만으로는 완전히 움직임을 방지할 수 없기 때문에 경추보호대를 착용시킨 후 환자를 척추고정판에 고정할 때까지 머리를 손으로 계속 고정한다.

2) 빠른 환자구출법

응급처치의 우선순위가 높아서 짧은 척추고정판이나 구출조끼를 사용할 시간적인 여유가 없을 때, 또는 현장의 위험성 때문에 환자를 신속히 옮겨야 하거나 더 심각한 손상 가능성이 있는 다른 환자들에게 접근해야 할 때, 환자를 손으로 고정하고 긴 척추고정판으로 이동해야 한다(그림 2-38).

① 손으로 환자의 두부와 목을 고정하고, 초기 환자평가를 수행한다.

② 환자에게 경추보호대를 착용시킨다.

③ 긴 척추고정판을 의자 위에 놓고 가볍게 환자 밑으로 넣는다.

④ 두 번째 응급구조사가 자동차의 열린 문 옆에 가까이 서서 경추고정 지지를 교대한다.

⑤ 환자의 목, 몸통, 다리를 조심스럽게 지지하면서 환자를 돌린다.

⑥ 척추고정판에 다리를 들어주면서 등을 낮추어 댄다.

⑦ 환자를 긴 척추고정판 위로 완전히 올려놓는다.

⑧ 환자는 즉시 차량으로부터 구급차로 이동시킨다. 가능한 한 환자를 긴 척추고정판 위에 안전하게 고정한다.

표 2-4. 빠른 구출법이 요구되는 상황

① 차량이나 현장이 안전하지 않을 때
② 차량으로부터 구출 전 환자평가가 적절히 이루어질 수 없을 때
③ 환자를 앙와위 자세로 즉시 바꿀 필요가 있을 때
④ 즉각적인 병원이송의 필요성이 있을 때
⑤ 다른 심한 손상 환자로의 접근을 막고 있을 때

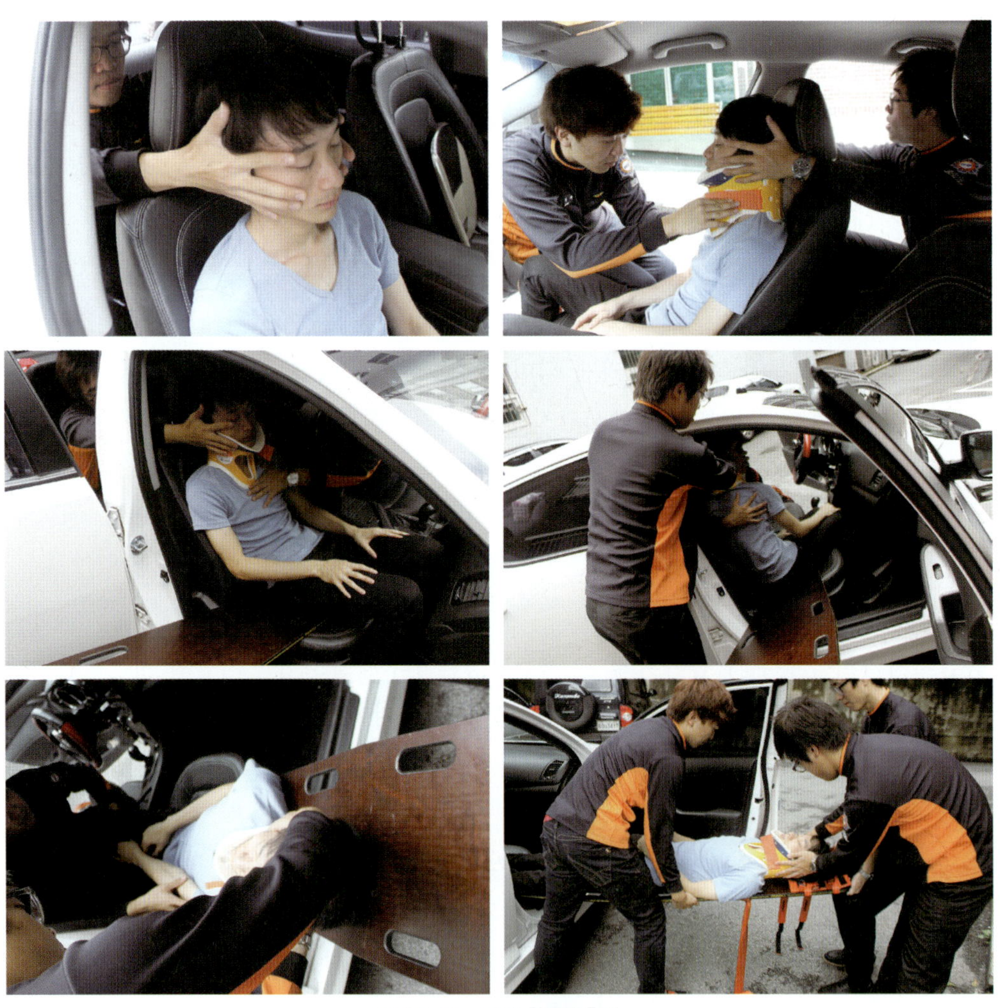

그림 2-38. **빠른 환자구출법**

07 환자의 이송 장비

이송 장비를 사용하는 데에는 특별한 기술이 필요하다. 모든 장비는 응급구조사가 환자를 안정시키고 옮기는 데 이용될 수 있다. 응급구조사는 환자를 옮기는 데 이용될 수 있는 모든 도구를 완벽하게 숙지하여야 하며, 조작 미숙이나 부적절한 사용 등으로 환자에게 손상이 가해지는 일이 없도록 한다. 환자를 신속하고 안전하게 운반하고 이송하기 위해서는 다양한 환자 운반과 고정 및 구출 등에 필요한 장비의 사용법을 익히고 빠르고 정확한 환자의 구출과 장애물 제거요령 등을 습득해야 한다.

1) 주 들것, 바퀴 들것, 구급차 주 들것

구급차용 들것에 바퀴가 있고 높이가 고정되어 있거나 자동으로 조절할 수 있다. 현대화된 응급차량에 주로 설치되어 있다(main stretcher, wheeled stretcher). 이것의 단점은 들어 올리기 힘들다는 것이다. 들것의 측면에 부착된 보호대와 제어용 가죽 끈은 환자를 보호해 준다. 들것에는 안락한 매트리스가 있어야 하고 들것의 매트리스 아래에는 척추고정판을 위치시키면 심폐소생술을 시행할 때에 흉부 압박을 효율적으로 시행할 수 있다(그림 2-39).

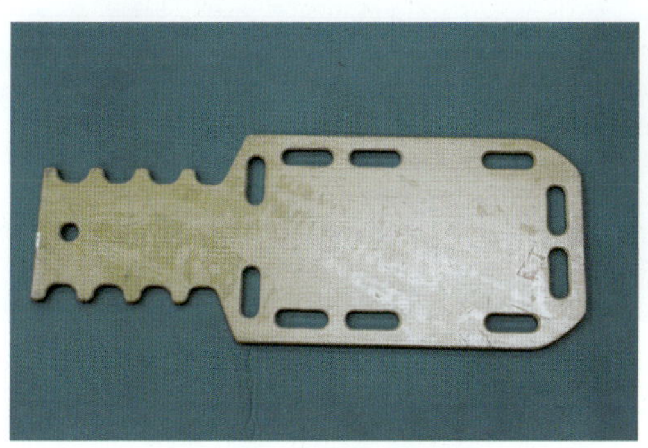

그림 2-39. **짧은 척추고정판**

Tip 짧은 척추고정판은 심폐소생술을 효율적으로 실시할 수 있도록, 들것 받침포의 아래에 설치한다.

(1) 용도

환자를 이송할 때 구급차에 환자를 싣고 내리는 데 사용하는 환자 운반용 장비이다(그림 2-40, 41).

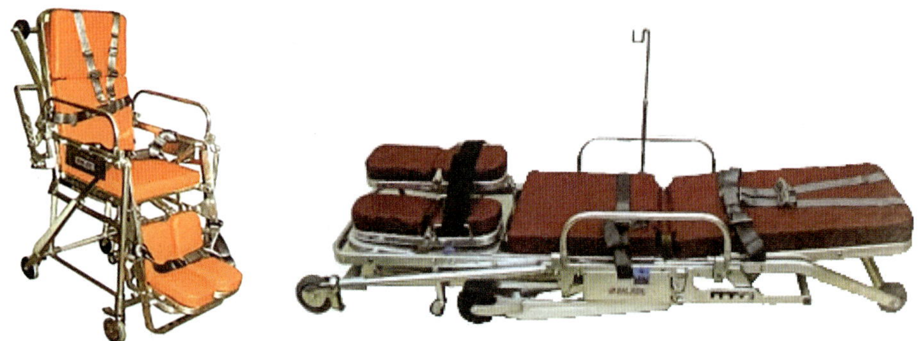

그림 2-40. **주 들것**

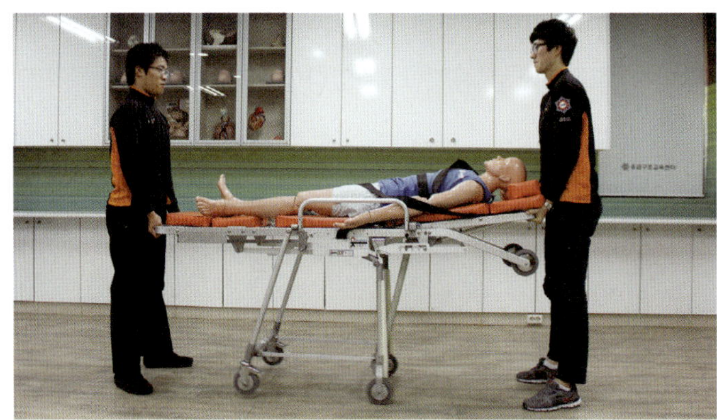

그림 2-41. **주 들것 들어 올리기**

(2) 장점

① 바퀴가 있어 환자를 쉽게 이동할 수 있으며, 응급구조사의 체력소모를 줄일 수 있다.

② 운반자가 들것을 힘들여 들지 않고 펼쳐진 상태로 구급차에 밀어 넣을 수 있으며 들것을 잡아당겨 꺼내면 자동으로 다리가 펼쳐진다.

③ 등반의 높이 조정이 가능하여 상하 등 체위변형이 가능하므로 심장질환자 등에 유용하다.

④ 단계적 변형이 가능한 경우에는 의자형 등으로 변환할 수 있어 승강기 등 좁은 장소에서도 사용할 수 있다.

⑤ 들것이 측면에 부착된 보호대와 안전띠는 이동 시 환자를 보호해준다.

(3) 단점

① 바퀴가 있어 환자의 이동에 편리하나 평평한 지형에서만 사용할 수 있다.

② 높이를 조정하여 앉은 상태가 된 들것을 굴리면 무게 중심 위치가 높아서 쉽게 뒤집어 질 수 있다.

(4) 사용방법

① 환자의 발쪽이 진행 방향으로 위치하도록 하고, 환자의 머리 쪽은 응급구조사가 위치하도록 하여 진행한다.

② 구급차 탑승 시에는 환자의 머리가 앞으로 향하도록 한다.

③ 가능하면 2인 이상으로 짝수의 응급구조사가 환자를 이송하도록 한다.

④ 환자를 구급차로 옮긴 후에는 구급차에 들것을 고정해야 한다.

2) 휴대용 들것

들것을 들어올리기 쉬우나, 공간이동이 어렵다. 휴대용 들것 안에 긴척추고정판을 넣고 사용하면 맨홀구조, 비탈길 구조, 항공구조 등에도 적용된다(그림 2-42).

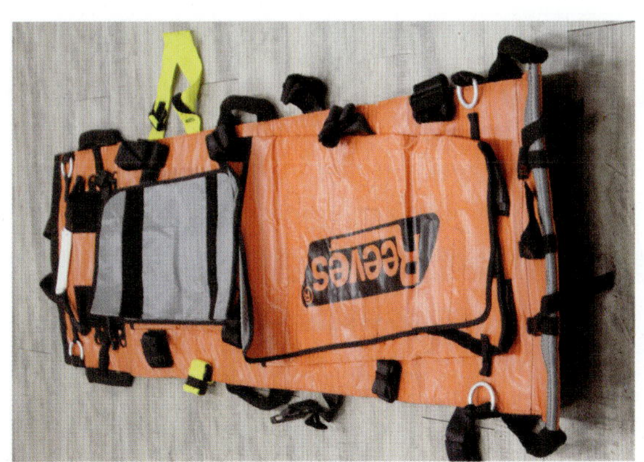

그림 2-42. 휴대용 들것(Potable stretcher)

3) 계단용 들것

길이를 줄여 의자형으로 만들어 사용할 수 있도록 설계된 장비로 모퉁이, 좁은 공간, 계단에서의 이동, 협소한 장소에서 환자를 옮길 수 있도록 설계되었다. 호흡곤란 환자 등 앉은 자세로 이동에 유용하다(그림 2-43).

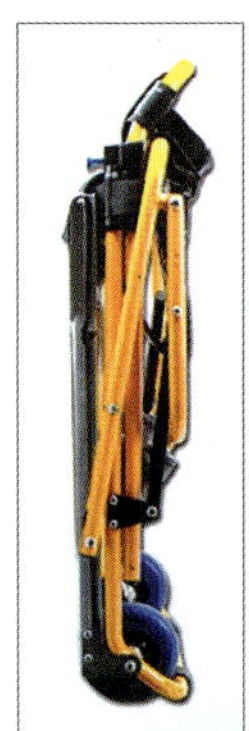
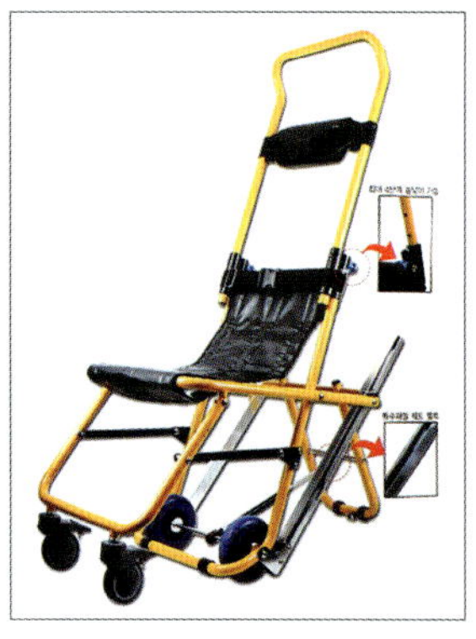
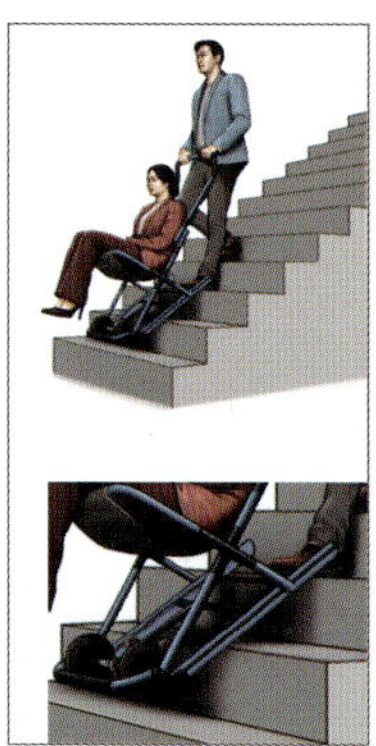
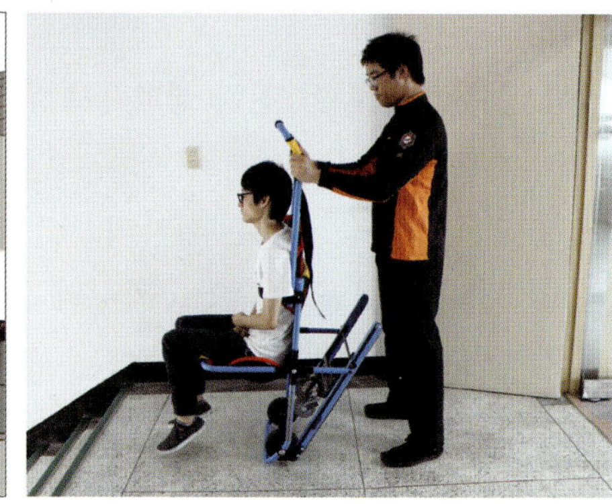

그림 2-43. **계단용 들것(Stair chairs)**

4) 다목적용 들것

(1) 용도

응급상황 발생 시 환자의 자세에 따라 들것 형태를 변형시켜 환자를 운반할 수 있는 이송장비이다(그림 2-44).

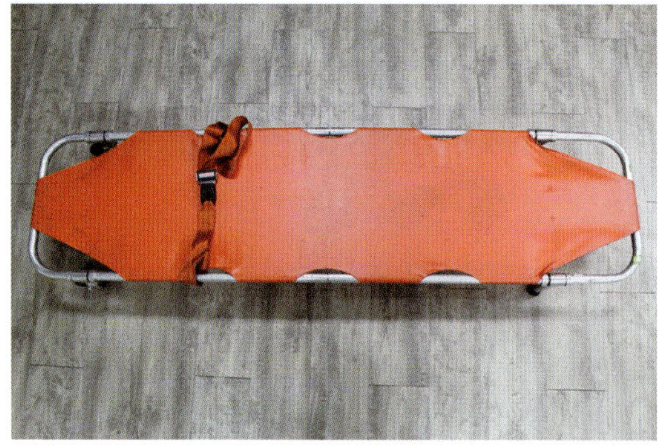
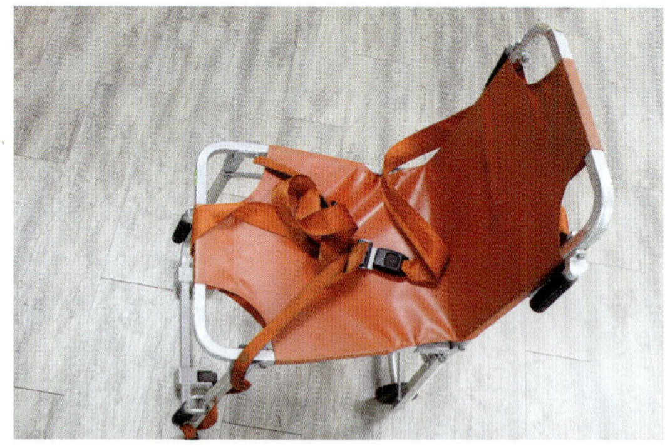

그림 2-44. **다목적용 들것(Combination stretcher)**

(2) 장점

① 휠체어, 의자형 들것, 일반 들것의 용도로 사용이 가능하다.

㉠ 의자 형태로 변형되고 바퀴가 부착되어 있어 휠체어 기능을 하여 엘리베이터(elevator), 계단 등 좁은 공간에서 환자 운반이 가능하다.

㉡ 펼쳐진 상태에서는 일반 들것으로 사용할 수 있다.

② 호흡곤란 환자 등 누운 자세로 이동할 수 없는 환자의 운반에 적합하다.

③ 접어서 보관할 수 있어 보관이 편리하다.

5) 의자 이동법

의자형 들것(stair chair)이나 곧은 등의자(straight back chairs)는 다른 방법으로는 할 수 없는 좁은 복도, 작은 승강기, 혹은 가파른 계단에서 환자를 옮기는 데 효과적인 방법이다(그림 2-45, 46).

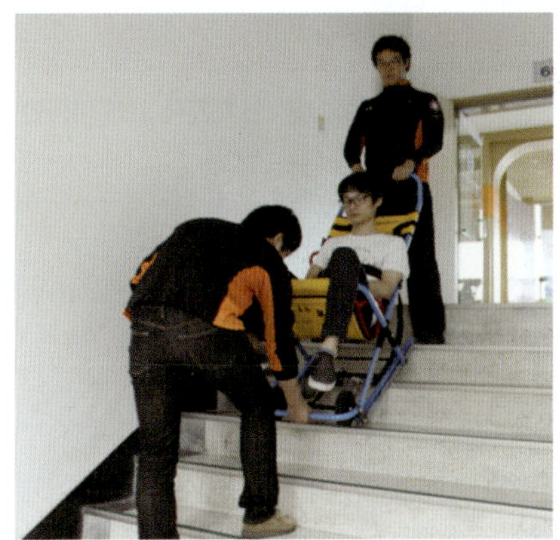

그림 2-45. **계단형 들것(Stair chair)**

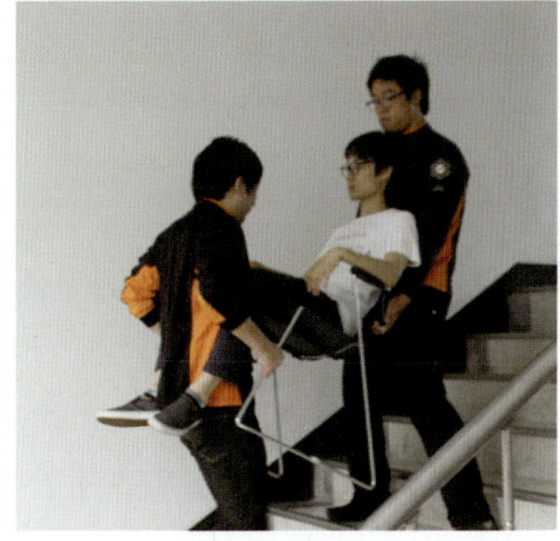

그림 2-46. **곧은 등의자(Straight back chairs)**

6) 분리형 들것

(1) 용도

환자의 체위를 크게 움직이지 않고도 바닥에서 들것으로 환자를 옮길 수 있는 장비이다. 그러나 척추손상이 의심되는 환자에게서 고정하는 데에는 효과가 작은 것이 단점인 장비이다. 긴 척추고정판과 다른 점으로는 환자의 체위 변화를 하지 않고도 환자의 고정과 운반을 할 수 있다는 것이다.

신속 외상평가과정에서 환자의 등 쪽 부위 검진할 때 분리형 들것, 긴척추고정판 또는 기타 환자 이동 기구로 옮기는 과정에서 등쪽을 검진한다. 만일 환자가 골반 불안정 또는 양쪽 넙다리뼈 골절을 가지고 있다면 추가 손상을 예방하기 위하여 분리형 들것(scoop stretcher)을 사용하여 환자를 구급차 들것 위로 옮긴다. 연구에 따르면* 분리형 들것이 긴척추고정판과 동등하거나 더 우월한 척추 안정화 기능을 제공하는 것으로 밝혀져 긴 척추고정판 대신에 분리형 들것을 사용할 수도 있다.

분리형 들것의 사용에 익숙해지기 위해서는 상당한 연습이 필요하며, 중앙 받침이 없으므로 환자의 등이 외부에 노출된다. 그러므로 추운 환경에서는 신체로부터 열전도가 크기 때문에 체온이 저하될 가능성이 높으므로 주의해야 한다(그림 2-47).

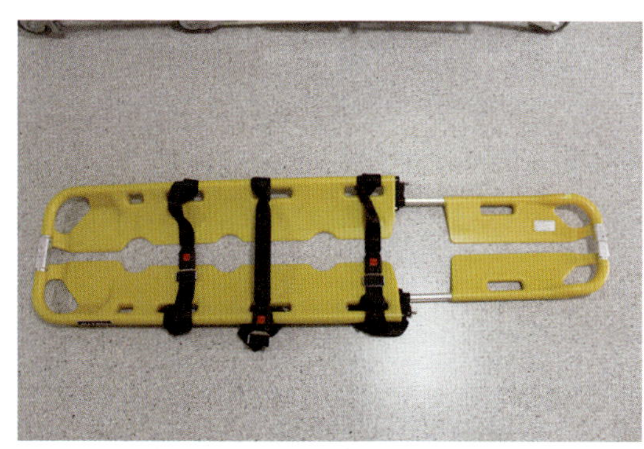

그림 2-47. **분리형 들것(Scoop stretcher)**

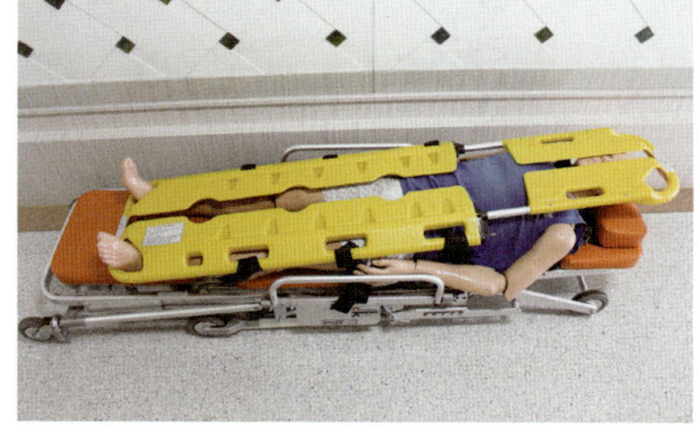

그림 2-48. **난폭환자 고정 이동법**

(2) 장점

① 양쪽으로 분리되므로 누워있는 환자를 움직이지 않는 상태에서 들어 올려 추가 손상을 방지하면서 운반할 수 있다.

② X-선 투시가 가능하다.

③ 난폭환자를 들것 위에 눕힌 후 고정할 때 추가 장비로 유용하다(그림 2-48).

④ 분리형 들것(scoop stretcher)은 환자뿐만 아니라 응급구조사를 보호할 수도 있다.

⑤ 신속 외상평가과정에서 환자의 등 쪽 부위 검진할 때 사용할 수 있다.

(3) 단점

① 초기의 환자 체위가 누운 자세로 있는 경우에만 사용할 수 있다.

② 들것 중앙에 받침이 없으므로 척추손상 환자를 고정하는 데에는 효과가 작다.

③ 추운 환경에서는 신체로부터 열전도가 크기 때문에 체온 저하의 가능성이 높다.

---

* Julie M. Krell , MD,Matthew S. McCoy , MD,Patrick J. Sparto , PhD, PT,Gretchen L. Fisher , NEMT-P,Walt A. Stoy , PhD &David P. Hostler , PhD, 『Comparison of the Ferno Scoop Stretcher with the Long Backboard for Spinal Immobilization』, Prehospital Emergency Care Volume 10, 2006-No 1, Pages 46-51.

(4) 사용방법

① 똑바로 누워있는 환자와 분리형 들것이 일직선이 되도록 위치한 후 환자의 신장에 맞도록 들것의 길이를 조절하고 신장하고 분리형 들것의 길이가 일치하는가를 확인한다.

② 측정한 분리형 들것을 두 명의 응급구조사가 구령에 맞추어 양 끝(상단과 하단)의 결합 버튼을 눌러 분리형 들것을 분리한다.

③ 들것을 환자 양 측면에서 환자 등 아래에 조심스럽게 삽입한다(환자의 양옆으로 밀어 넣으면서 환자의 신체 양쪽을 손으로 약간 들어준다).

④ 들것의 양쪽 끝을 맞춘 후 양 끝의 결합 버튼을 결합하고 고정벨트로 고정한 후 분리형 들것과 함께 환자를 구급차 들것 위에 위치시킨다.

7) 가변형 들것

(1) 용도

유연성 있는 장비로 고정과 구출을 할 수 있고 제한된 공간에서 유용하다(그림 2-49).

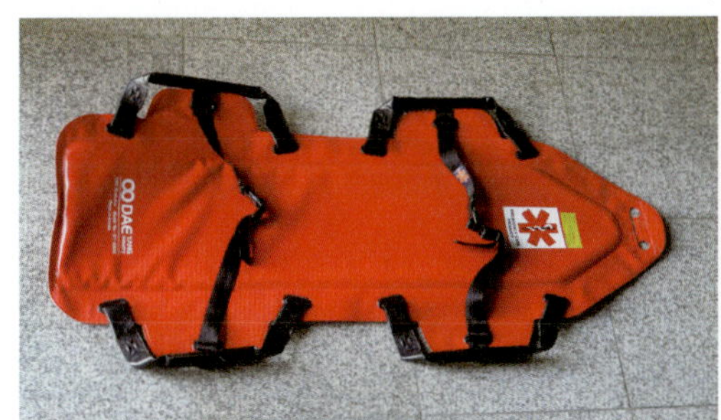

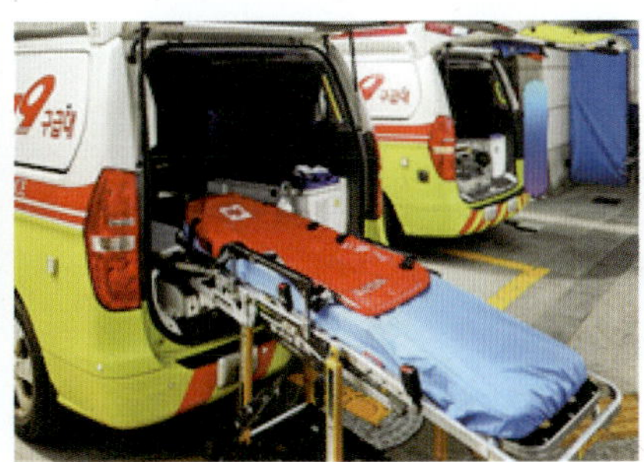

그림 2-49. **가변형 들것(Flexible stretcher)**

(2) 장점

① 천, 고무, 기타 유연성 있는 재료로 만들어져 좁고 제한된 공간에 유용하다.

② 들것의 주머니 사이로 얇은 판자 또는 긴 척추고정판을 넣어 사용할 수 있고 머리고정장비로 고정할 수 있어 경·척추손상환자에게도 유용하다.

③ 3면에 손잡이가 있어 측위 이동이 가능하여 좁고 제한된 공간의 이동에 유용하다.

8) 접이식 들것

(1) 용도

응급환자 발생 시 환자를 신속하게 운반할 수 있고 접어서 보관할 수 있는 장비이다(그림 2-50, 51).

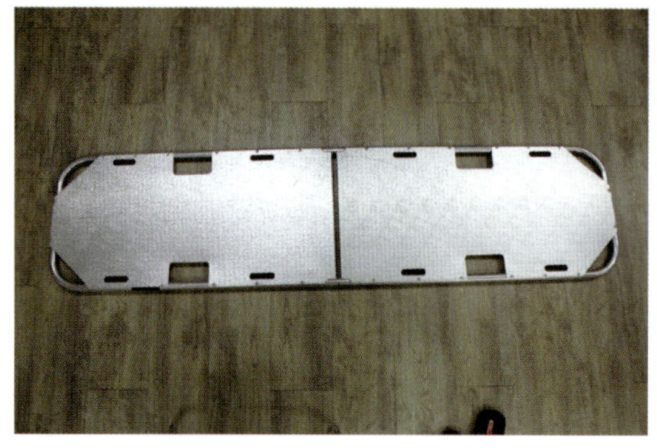

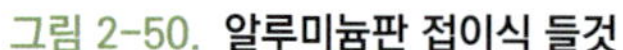
그림 2-50. **알루미늄판 접이식 들것**

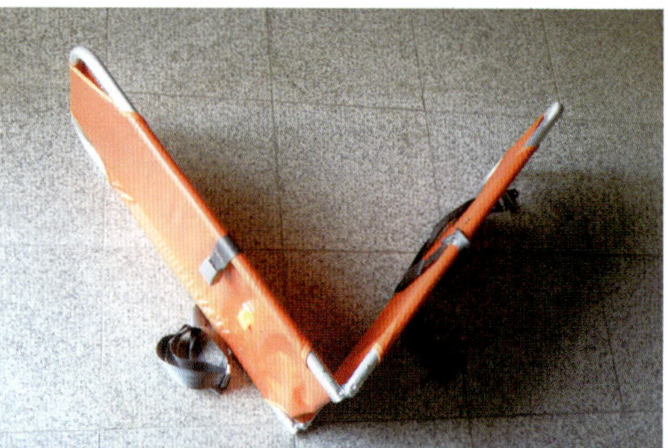
그림 2-51. **천식 접이식 들것**

(2) 장점

① 재해사고로 대량 환자가 발생하였을 때 환자를 신속하게 운반하기에 쉽다.

② 접어서 보관하거나 휴대할 수 있고 가벼워 환자에 접근이 쉽다.

(3) 단점

알루미늄판으로 되어 있는 접이식 들것(folding stretcher)은 척추보호가 가능하지만, 그 외 접이식 들것은 척추보호 및 두부고정이 어렵다.

9) 바구니형 들것

(1) 용도

바구니 모양으로 생긴 들것에 환자를 실어 운반하는 장비로 분리형과 일체형이 있다. 바구니 들것은 산악, 수상 등 거친 지형에서의 구조작업이나 헬기 이송 때 이용되며, 추운 환경에서 환자의 체온을 유지하기 위해서도 사용된다. 환자의 신체를 보호해 주는 장점이 있다.

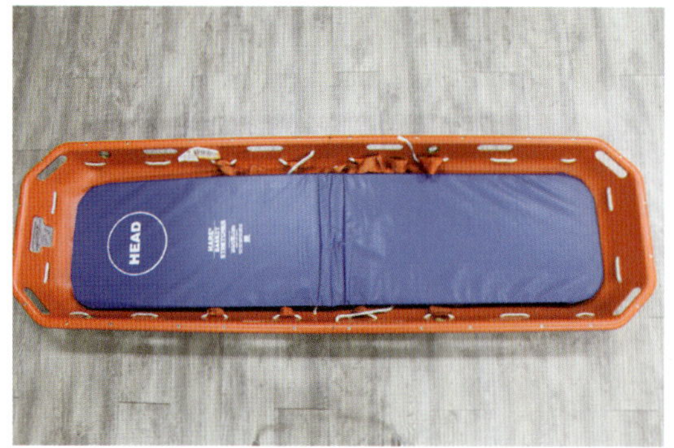

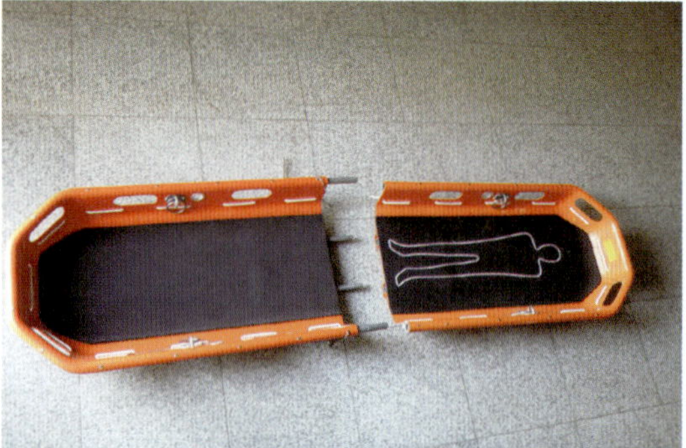

그림 2-52. **바구니형 들것(Basket stretcher, rescue blanket)**

(2) 기능

① 바구니 모양으로 이송 중 환자의 추락을 방지하면서 환자를 편안하고 안전하게 운반할 수 있다.

② 수평 및 수직구조에 활용하여 환자를 한 단계에서 다른 단계로 이동할 수 있다.

③ 산악, 눈판 등 거친 표면에서 환자를 이동할 때 유용하다.

④ 산악, 눈판, 수중 등에서 환자를 이송할 때 사용되며, 때로는 험한 지형에서 항공기로 환자를 옮기는 경우에도 사용한다.

⑤ 척추손상이 의심되는 환자를 구출하는 데 쉽다.

(3) 사용방법

① 반으로 분리된 바구니 들것을 견고하게 결합한다(분리형).

② 바구니의 발 받침목을 받쳐주어 환자를 편안하게 해준다.

③ 바구니 들것에 환자를 위치시킨 후 들것과 환자 사이 빈 공간은 담요나 시트 등으로 채워 견고히 고정하여 움직임을 최소화한다.

④ 척추손상이 의심되는 환자의 경우 바구니 들것을 안전로프로 연결하여 수평을 유지하면서 이동하면 높은 곳에 고립되었거나 추락한 환자를 안전하게 구출할 수 있다.

⑤ 바구니 들것을 안전로프로 연결하여 이동할 때 두부손상 환자는 두부를 높인 위치로 조정하며, 쇼크의 경우에는 하지를 높인 위치로 조절하여 이송할 수 있다.

⑥ 수직으로 세운 자세로 구조하는 방법은 척추에 압박을 일으킬 수 있어 일반적으로 사용하지 않지만, 바스켓 들것에 환자의 앞면과 뒷면에 분리형 들것을 위치시켜 고정하면 현재 수직구조 방법 중에서는 척추를 최대한 안정시킬 수 있다.

⑦ 산악, 눈판 등 거친 표면에서는 끌면서 이동할 수 있다.

10) 구조용 들것

좁은 맨홀, 붕괴한 건물, 산악 등 구출과 이송이 까다로운 환경에서 환자를 안전하게 고정하여 구출하고 이송할 수 있다. 머리를 보호할 수 있는 고정대가 있고 들어 올릴 수 있는 손잡이가 있다. 그리고 환자의 복부와 하지를 고정할 수 있는 끈이 있다.

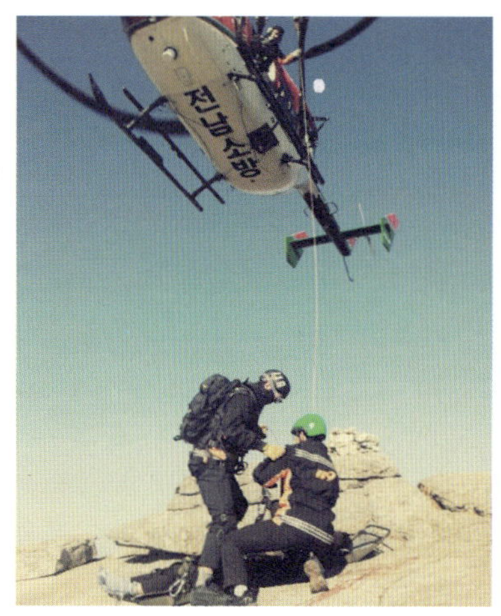

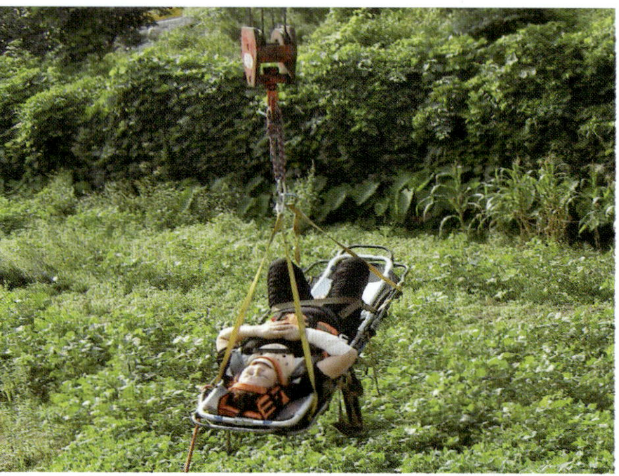

그림 2-53. **구조(산악)용 들것(Rescue stretcher)**

11) 구조담요(방한포)

추운 환경에서 환자의 체온을 유지하기 위하여 사용된다. 이것은 특수한 재료로 만들어진 것으로 체온유지에는 가장 바람직하다. 방한포를 넓게 편 후에 환자를 위치시키고, 환자를 감싸서 고정한다. 방한포의 양옆에 있는 손잡이를 이용하여 환자를 들어 올린다(그림 2-54). 손상환자가 아닌 경우에는 담요의 양쪽에 있는 손잡이를 이용하여 환자를 이송할 수 있다.

(1) 사용방법

① 방한포(rescue blanket, 구조담요)를 넓게 편 후에 환자를 위치시킨다.

② 환자를 감싸서 고정한다.

③ 방한포의 양옆에 있는 손잡이를 이용하여 환자를 들어 올린다.

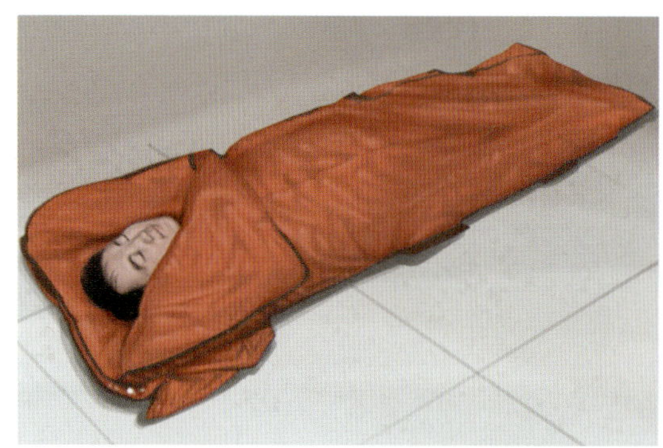

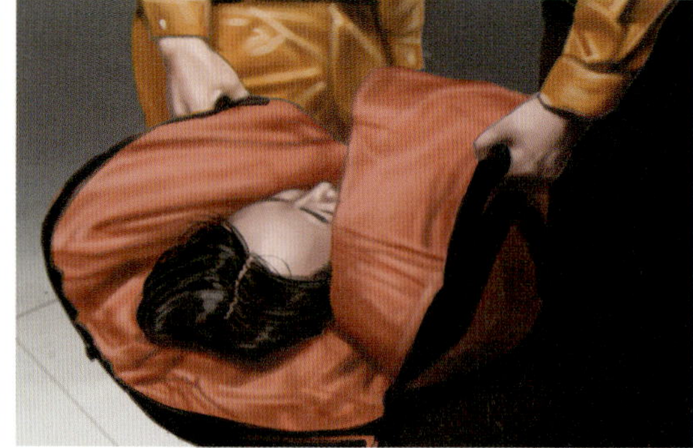

그림 2-54. **구조 담요(방한포) 사용법**

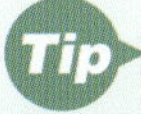

들것(Stretcher)의 종류와 특성

① 바퀴 들것(Wheeled stretcher): 들것에 바퀴가 달린 것으로, 현대화된 응급차량에 주로 설치되어있다. 이것의 단점은 들어올리기 힘들다는 것이다.

② 휴대용 들것(Portable stretcher): 들 것을 들어올리기 쉬우나, 공간이동이 어렵다.

③ 계단용 들것(Stair chairs): 층계를 이용해야 할 장소나 협소한 장소에서 환자를 옮길 수 있도록 설계되었다.

④ 척추고정판(Back boards): 척추손상이 있는 환자에서 척추를 고정할 수 있도록 설계되어 있으며, 길이에 따라서 긴 것과 짧은 것이 있다. 척추고정판도 짧은 거리의 환자 이동에 사용할 수 있다.

⑤ 분리형 들것(Scoop stretcher): 척추손상이 의심되는 환자에게서 고정을 위한 장비이다. 긴 척추고정판과 다른 점이며 장점은 환자의 체위 변화를 하지 않고도 환자의 고정과 운반을 할 수 있다는 것이다.

⑥ 구출 고정대(Extrication device): 짧은 고정판과 같은 용도로 사용되지만, 짧은 척추고정판보다는 조작이 간편하며 환자의 운반이 다소 편리하다.

⑦ 구조용 들것(Rescue stretcher): 붕괴한 건물에서 지상으로 환자를 이동하거나 좁은 맨홀 등의 공간에서 환자를 이동하는 경우에 사용한다.

⑧ 바구니 들것(Rescue blanket): 추운 환경에서 환자의 체온을 유지하기 위하여 사용된다. 환자의 신체를 보호해 주는 장점이 있다.

⑨ 구조담요(Rescue blanket): 추운 환경에서 환자의 체온을 유지하기 위하여 사용된다. 손상 환자가 아닌 경우에는 담요의 양쪽에 있는 손잡이를 이용하여 환자를 이송할 수 있다.

08 환자 이송 전 준비사항과 이송 중 처치

구급차가 현장에 도착하여 환자 평가 및 응급처치 후 안전하게 구급차로 이송하는 과정은 다음과 같다.

1) 이송 전 준비사항(지상 이송)

(1) 이송 결정

① 현장 상황이 위험하거나 우선순위가 높은 환자는 신속히 이송해야 한다.

② 척추 손상이 의심되는 환자라면 머리를 손으로 고정 및 경추보호대를 착용시킨 후 척추고정판에 옮겨서 이송해야 한다.

(2) 이송 4단계

① 적절한 환자 운반 장비 선택

㉠ 바퀴 달린 구급차 들것은 환자를 구급차로 이송할 때 가장 일반적으로 사용되는 장비이다.

② 이송을 위해 환자를 감싼다(package).

㉠ “환자를 감싼다”라는 것은 환자의 이송준비와 환자와 운반 장비를 하나로 합치기 위해 요구되는 작업 과정이다. 환자나 손상 부위를 잘 감싸서 상태가 악화되지 않도록 해야 한다.

㉡ 환자 상태에 따라 적절한 응급처치를 하고, 관통한 물체는 고정하고, 환자를 이송하기 전에 드레싱과 부목이 적절하게 고정되었는지 확인해야 한다. 적절하게 감싼 환자는 환자 운반 장비로 고정한다.

㉢ 심각한 손상을 입은 외상 환자를 감싸는 데 많은 시간을 소비하지 않아야 한다.

- 심각한 외상 환자는 신속하게 병원으로 이송해야 한다.
- 적절하게 감싼다 해도 환자가 사망한다면 최상의 응급처치를 제공할 수 없다.

㉣ 환자를 덮어서 체온을 유지하고, 물질에 노출되지 않도록 해야 한다.

- 체온을 유지하기 위해서는 따뜻한 날씨에는 홑겹 담요 한 장이나 시트 하나만이 필요할 것이고, 추운 날씨에는 시트와 담요를 사용해서 환자를 체온 유지해야 한다.
- 외부 맨 위의 시트와 담요를 환자의 턱 밑까지 덮는다.
- 시트와 담요가 헐겁지 않게 하려고 들것의 발쪽과 측면 매트리스 아래로 끼워 넣는다.
- 과도하게 난방이 되지 않도록 하고 환자를 구급차에 탑승시킨 후 적절한 온도를 유지해야 한다.
- 춥거나 축축한 날씨에는 환자의 얼굴만 남기고 머리를 감싸야 한다.
- 환자의 사생활을 보호해야 한다.

③ 환자를 구급차로 이동

㉠ 이송 장비는 환자를 안전하게 고정할 수 있도록 최소 3개의 고정 끈이 있어야 한다.

- 첫 번째는 흉부에, 두 번째는 엉덩이나 허리에, 세 번째는 하지에 위치시켜 고정한다. 네 번째 고정 끈이 있는 경우, 고정끈 두 개를 흉부에 교차하여 묶는다.
- 환자 상체를 들것 가죽 띠로 묶고 들것의 끈으로 고정한다.
- 심폐소생술(CPR)을 실시해야 하는 환자를 포함하여 모든 환자는 구급차로 이송하기 전에 환자 이송 장비에 고정되어야 한다.
- 환자가 척추고정판과 같은 장비에 고정되어 있지 않고 구급차 들것 위에만 놓여 있으면 차량이 갑작스럽게 정지하는 때를 대비하여 환자가 앞으로 미끄러지지 않도록 들것에 고정하는 어깨 고정끈을 사용해야 한다.

④ 환자를 구급차 안으로 싣는다.

㉠ 사고 현장에서 환자를 싣고 병원까지 이송하여 의료진에게 환자를 인계하기 전까지

구급차 운전자와 탑승한 응급구조사가 환자에 대한 모든 책임을 갖게 된다.

1) 이송 전 환자준비(지상이송)

환자를 이송하는 중에는 환자의 상태가 악화하여도 충분한 조치를 하기가 어려우므로, 또한 현장에서 병원까지 이송하는 과정에서 환자 상태가 악화할 가능성이 크기 때문에 환자 상태를 다시 점검해야 한다. 환자를 구급차에 싣는 순간부터 신중히 처리해야 하며, 이송 중에 발생할 수 있는 환자 상태의 변화에 대처할 수 있어야 한다. 응급구조사는 이송할 의료기관과의 긴밀한 통신 연락을 취해야 한다. 이송할 환자를 다시 환자의 상태를 확인하고, 병원으로의 이송 중에 환자상태가 악화하지 않도록 다음과 같은 사항을 점검해야 한다.

① 중간마다 환자평가를 수행한다.
   ㉠ 의식이 있는 환자는 들것위에서 자세만 바로 해 준다면 어려움 없이 호흡할 것이다.
   ㉡ 기도가 유지된 무의식 환자라면 일단 환자를 회복 자세로 취하게 한다.
② 구급차 안에서 들것을 적절하게 고정한다.
   ㉠ 병원으로 이송하는 동안 항상 환자가 안전한지 확인한다.
   ㉡ 문을 닫기 전과 구급차 이송 전에 간이침대가 안전하게 고정되어 있는지를 확인한다.
③ 환자를 고정한다.
   ㉠ 구급차로 이송하는 동안 환자는 들것에 고정되어 있어야 한다.
   ㉡ 척추손상 가능성이 없는 무의식환자나 의식수준의 변화가 있는 환자는 회복자세(측와위)로 바꾸어 기도개방을 유지하고 이물질(침)의 배출을 증진한다.
   ㉢ 호흡곤란이 있으나 척추손상 가능성이 없는 환자는 앉은 자세로 이송한다.
   ㉣ 쇼크 환자는 다리를 20-30 ㎝ 정도 들어 올리고 이송한다.
   ㉤ 척추손상이 의심되는 환자는 긴척추고정판에 고정한 후 함께 들것 위에 고정해야 한다.
   ㉥ 심폐소생술을 실시한다면 환자는 앙와위자세로 고정(지속적 기도검사, 흡인 장비를 준비)한다.
   ㉦ 환자를 들것으로 현장에서 구급차로 이송할 때부터, 환자실 안으로 이송할 때까지 고정끈으로 단단히 고정해야 한다. 고정끈이 너무 꽉 조여지면 순환이나 호흡을 방해하고 통증을 초래할 수 있다.
④ 호흡이나 심장 합병증에 대비한다.
   ㉠ 심정지로 진행될 것 같다면, 이송을 시작하기 전에 짧은 척추고정판이나 딱딱한 CPR 판을 매트(환자의 상체) 아래에 넣는다.
⑤ 압박하는 옷을 풀어준다.

㉠ 순환과 호흡을 방해할 수 있다. 넥타이와 벨트를 풀고 목 주위의 옷들을 느슨하게 풀어준다.

㉡ 고정끈 때문에 말려있는 옷은 펴준다. 옷이 가랑이에 말려 있으면 환자가 고통스럽다는 사실을 기억해야 한다. 압박하는 환자의 옷을 느슨하게 하기 전에 환자에게 설명하고 실행한다.

⑥ 붕대를 점검한다.

㉠ 적절히 착용된 붕대일지라도 구급차로 이송 중에 느슨해지거나 풀어질 수 있다. 붕대가 적절하게 감겨 있는지를 꼭 확인해야 한다. 다시 심한 출혈이 시작될 수 있다.

㉡ 상처부위가 시트나 담요로 덮여 있으면 병원에 이송될 때까지 출혈을 확인하지 못할 수도 있다.

⑦ 부목을 점검한다.

㉠ 고정장비도 이송하는 동안 느슨해질 수 있다.

㉡ 붕대나 삼각건은 척추고정판에 제대로 잠겨 있는지를 확인한다.

㉢ 공기부목 점검은 부목이 적절하게 팽창되어 있는지 손끝으로 확인한다.

㉣ 견인부목 점검은 심장에서 먼 쪽(원위부) 맥박, 운동기능, 감각기능을 확인하여 부목을 착용시킨 후 사지의 혈액순환이 원활한지 점검한다.

㉤ 이송하는 동안 구급차가 흔들리면 부목을 안전하고 적절하게 적용할 수가 없기 때문에 신속한 응급이송이 아니면 구급차로 이송하기 전에 완수해야 한다.

⑧ 환자와 동행해야 하는 친척과 친구를 탑승시킨다.

㉠ 가능하면 다른 교통수단을 찾아보도록 한다.

㉡ 보호자가 병원으로 갈 수 있는 다른 방법이 없다면 운전석 옆에 탑승하도록 한다. 환자처치에 방해가 될 수 있으므로 환자 칸에는 탑승시키지 않는다.

㉢ 가족에게 안전띠를 착용하도록 한다.

⑨ 개인적 물건(소지품)을 싣는다.

㉠ 지갑, 가방, 환자의 소지품을 환자와 함께 싣고 간다면, 구급차 안에 적절히 탑재되었는지 확인한다.

㉡ 사고현장에서 환자소지품을 싣는다면, 경찰에게 응급구조사가 무엇을 가져가는지 말한다.

㉢ 환자의 물품을 보호하기 위해 보고서(환자 기록지 및 별도 보고양식)를 작성한다.

⑩ 환자를 안심시킨다.

㉠ 질병이나 손상환자는 구급차로 이송될 때 불안해한다. 친절하게 대화를 하면서 다정스럽게 손을 잡고 환자를 진정시킨다.

Tip 이송 전 환자준비(지상이송)

① 환자는 침대에 단단히 고정되고, 환자 침대는 구급차에 정확히 고정되었는지 확인한다.
② 부목, 척추고정장비나 압박붕대 등은 적절히 고정되었는지 확인한다.
③ 환자를 압박하는 의류는 느슨하게 해준다.
④ 안전띠나 고정 장치가 환자의 가슴을 압박하여 호흡에 방해되는지 확인한다.
⑤ 출발 전 측정한 생체징후는 안정되어 있는가를 확인 및 기록한다.
⑥ 가족이나 친구 1명을 동승시켜 환자를 안심시키고, 필요하면 지형 정보를 얻는다.
⑦ 환자의 소지품을 모두 실렸는지 확인하고 보고서에 작성한다.
⑧ 출발 전에 간단한 자기소개나 인사말로 환자를 안심시키도록 한다.

환자이송 준비가 끝났으면, 구급차 운전자에게 병원으로 출발하라고 신호하고, 이송순위가 높은 응급환자라면 대부분의 준비단계(옷을 느슨하게 하고, 붕대와 부목이 잘 착용 되어 있는지 확인하고 환자를 안정시키고, 활력징후 측정)는 이송을 지체하기보다는 이송 중에 실시하는 것이 좋다.

2) 이송 중의 환자 처치

환자를 이송할 때는 2명 이상이 좋지만, 구급차 환자 칸에는 적어도 한 명의 응급구조사가 탑승해야 한다. 이송 중에도 환자 상태가 악화할 수 있으며, 구급차의 주행에 따른 진동, 흔들림 등으로 구토를 하거나 고정장비가 느슨해질 수 있으므로, 환자 상태를 계속 관찰해야 한다.

① 응급구조사는 현장에서 출발한다는 것을 이송할 병원의 의료진에게 연락한다.
② 환자에게 필요한 응급처치를 계속 시행한다.
  ㉠ 환자를 구급차에 옮기기 전에 인명소생술을 시작했다면, 병원으로 이송하는 동안에도 계속되어야 한다.
  ㉡ 기도확보, 구강 내 이물질 제거 등의 처치를 계속 시행한다.
  ㉢ 초기 환자평가 시 나타나는 문제점들에 대하여 재평가를 하고 적절한 응급처치를 제공한다.
③ 추가적인 환자 정보를 기록한다.
  ㉠ 환자가 의식이 있고 위험한 상태가 아니면, 환자에 대한 정보(병력, 증상 등)를 기록한다.
  ㉡ 병원으로 이송하는 동안 정보를 수집하는 것은 두 가지 목적이 있다.
    – 보고서 작성을 돕는다.

- 환자는 정보를 제공하면서 일시적으로 안정을 되찾을 수 있고, 환자를 처치하는 병원 응급의료종사자에게 도움을 준다. 환자에게 안정감을 주면서 비공식적인 자세로 질문을 한다.

④ 이송 중 평가를 수행하고 활력징후를 반복적으로 측정하여 환자 상태를 파악한다.

㉠ 활력징후의 변화는 환자 상태의 변화를 가리킨다는 것을 유념한다.

㉡ 활력징후를 기록하고 병원에 도착하자마자 응급의료진에게 환자상태의 변화를 보고할 준비를 한다.

- 불안정한 환자의 경우에는 5분마다 활력징후를 재평가한다.
- 안정된 환자는 15분마다 평가한다.

⑤ 병원의료진에게 도착 예정시간을 알린다.

⑥ 붕대와 부목을 재확인한다.

㉠ 상처 치료 부위의 상태 등을 점검하고, 각종 장비의 고정 상태를 관찰한다.

⑦ 환자가 구토한다면 감염방지를 위해 마스크와 보호용 안경, 휴대용 장갑을 착용한 후 환자의 구토물을 수집한다.

㉠ 구토물이 흡입되지 않도록 환자에게 적절한 자세를 취해준다.

㉡ 흡인 장비를 준비하고 환자의 입 옆에 구토물을 담을 통이나 봉지 등을 즉시 준비한다.

㉢ 환자가 구토를 끝냈을 때, 구토물은 수건으로 용기를 덮은 다음 응급의료종사자에게 전달한다.

- 구토물은 중독환자 응급처치 시 매우 중요한 자료가 될 수 있다.

⑧ 환자와 대화를 하면서 환자의 감정을 조절한다. 대화는 불안해하는 환자를 안심시킬 수 있다.

⑨ 환자의 상태를 관찰하면서 구급차 운전자에게 차량 속도나 운전방법을 조언하도록 한다.

㉠ 구급차 운전자에게 운행속도를 적절하게 유지하거나 환자 상태에 따라 운행할 수 있도록 조언이 필요할 수 있다.

㉡ 구급차 운전자는 구급차와 탑승자에게 책임이 있지만, 환자와 부상자를 보호하는 것은 응급구조사의 책임이다. 따라서 구급차 운전자는 상황에 따라서 응급구조사가 조언하는 대로 구급차를 운전해야 한다.

㉢ 조명이나 사이렌의 사용에 대한 결정은 항상 환자의 의학적 상태를 고려해서 결정한다.

⑩ 이송 중 심정지가 발생했을 경우에는 즉시 차량을 멈춰 심폐소생술을 시행한다.

㉠ 응급구조사가 자동제세동기(AED)를 사용하는 동안 운전자에게 구급차를 정지시키도록 한다.

ⓛ 회복될 수 없다고 판단되면, 다시 구급차를 출발시키고, 응급의료종사자에게 심정지 사실을 알리도록 한다.

ⓒ 응급구조사가 일반적으로 심정지 환자에 대비해서 환자의 등과 침대 매트리스 사이에 경성 장비를 설치했다면, 간이침대를 수평자세로 내려서 심폐소생술을 실시한다. 또 짧은 척추고정판이나 심폐소생술판을 환자 밑에 설치하여 효과적으로 흉부압박이 실시되도록 한다.

⑪ 이송 중에 구급차와 병원과의 상호연락은 상당히 중요하다.

㉠ 병원 응급의료진에게 준비할 시간을 부여한다.

ⓛ 이송 중에 환자 상태가 악화되면 지도의사에게 의료지도를 받아 전문응급처치를 시행할 수 있다.

Tip 이송 중에 병원으로의 통신연락

① 이송할 병원을 호출하여 소속 구급차를 말한다.
② 환자의 정보를 제공한다.
- 연령과 성별 그리고 사고 경위
- 주증상과 간단한 병력
- 생체징후, 이학적 소견, 신경학적 소견
③ 예상되는 진단과 향후 필요할 것으로 생각되는 사항을 연락한다.
④ 구급차 내에서 시행하고 있는 응급처치에 대하여 통신한다.
⑤ 병원에 도착 예정시각을 통보한다.

3) 응급의료진에게 환자인계

응급구조사는 환자를 응급의료진에게 이차적인 손상 없이 안전하게 인계하기 위해서는 응급의료진에게 인계될 때까지 환자 상태에 따라서 적절한 응급처치가 지속해서 시행될 수 있도록 해야 한다.

① 임상적인 질병이나 손상환자에게 시행해야 할 것을 알아보기 위해서 확인해야 한다.

㉠ 응급실이 몹시 혼잡하다면, 응급실에 응급처치할 장소와 의료진이 배치되는 동안 환자를 구급차에 편안하고 안정된 상태로 탑승시켜 놓는 것이 더 효과적이다.

ⓛ 어떠한 상황에서도 병원으로 이송하여 환자를 침대에 눕히고 응급의료진에게 인계되기 전까지는 환자 혼자 남겨두지 않도록 한다.

- 병원 의료진에게 직접 인계하지 않고 방치한 상태에서 환자 상태가 악화되었다면 응급구조사는 환자에 대한 유기의 책임을 져야 한다.

② 필요하다면 응급의료진을 돕고 구두보고를 한다. 이송 중 환자평가에 대한 환자상태를 모두 알린다.

③ 환자 응급처치가 끝나면, 병원전처치보고서(PCR: Prehospital Care report)를 작성한다.

㉠ '보고서 작성이 완료될 때까지 업무가 끝나지 않았다'는 것을 기억한다.

④ 환자의 소지품을 인계한다.

㉠ 환자의 소지품이나 개인물품들이 응급구조사에게 위임되었다면, 환자의 소지품을 책임을 질 수 있는 응급의료종사자에게 인계한다.

⑤ 응급의료종사자에게 도움이 필요한지 물어보고 필요 없다면 병원을 떠난다.

3) 출동의 종결

구급차 운행은 다음 출동을 위해 필요한 물품 및 장비가 준비될 때까지 완전히 종료된 것은 아니다. 응급구조사의 마지막 단계에서 업무는 단순히 시트를 새것으로 교체하고 구급차를 청소하는 것 이상을 포함하고 있다. 병원에서 사무실 차고로 돌아오는 동안, 도착한 후 많은 업무를 완수해야 한다.

(1) 병원

사무실 차고 등 대기하고 있는 동안 구급차를 담당하는 응급구조사는 다음 출동을 위한 준비를 시작해야 한다. 응급구조사는 다음 환자를 위해 구급차의 장비 및 사용할 물품을 신속하게 준비해야 하며, 큰 노력을 기울여야 한다.

① 재질이 튼튼한 고무장갑을 착용하고 신속하게 구급차 내의 환자실을 청소한다. 감염방지 계획에 따라 생물학적 위험물질을 처리한다. 생물학적 위험물질로는 오염된 드레싱과 사용한 흡인 카테터(catheter)가 있다.

㉠ 차 바닥에 묻어있는 혈액, 구토물 및 체액으로 인해 오염된 모든 장비를 닦는다. 그리고 일회용 수건을 사용하여 혈액이나 체액을 닦고 사용한 수건은 붉은 봉지에 넣는다.

㉡ 사용한 붕대. 사용하지는 않았지만 개봉한 드레싱이나 유사한 물품들과 쓰레기는 제거하고 처리한다.

㉢ 환자실에 먼지를 제거한다. 더럽혀진 바닥의 진흙과 물을 닦아낸다.

㉣ 더러운 천이나 담요가 깨끗하게 세탁될 수 있도록 봉지에 넣는다.

㉤ 구토물, 소변, 배설물의 냄새를 중화하기 위해 방취제를 사용한다. 냄새 제거를 위해 다양한 스프레이와 농축액을 사용할 수 있다.

② 호흡장비를 준비한다.

㉠ 일회용이 아닌 백-밸브 마스크와 재사용이 가능한 호흡보조 및 흡입장비를 청소하고 적절하게 소독하여, 다른 환자에게 전염되지 않도록 오염물질을 제거한다.

㉡ 사용한 일회용 물품을 비닐봉지에 넣고 밀봉한다.

③ 소독해야 할 물품을 대체한다.

㉠ 병원과 물품공급을 대체하기로 동의를 한 경우에는 사용한 소독물품을 1대 1의 비율로 대체한다.

④ 장비를 교환한다.

㉠ 부목, 척추고정판 같은 물품들을 교환한다.

㉡ 구급차는 다음 출동을 위해 완전하게 장비를 갖춘 상태로 차고로 귀환할 수 있다.

㉢ 장비 교환이 가능하다면, 신속하게 장비의 완전성과 작동이 잘 되는지 점검해야 한다.

㉣ 장비 일부가 파손되었거나 완전하지 않다면, 관계자에게 알리고 장비를 수리하거나 교체해야 한다.

⑤ 구급차에 간이침대를 준비한다. 다음은 바퀴 달린 들것을 준비하는 데 사용될 수 있는 다양한 방법이다.

㉠ 가능하다면 들것을 최고 수준으로 올린다. 이렇게 하면 사용하는 과정이 더 쉬워지기 때문이다. 들것의 측면 레일을 낮추고 고정끈을 풀어서 평평하게 해준다.

㉡ 담요와 베개를 더럽혀지지 않도록 깨끗한 표면 위에 올려놓는다.

㉢ 더러워진 리넨을 모두 제거하고, 지정된 저장소에 넣는다.

㉣ 혈액이 보이지 않는다면, 식품의약품안전처 지정 저급 소독제로 매트리스 표면을 닦는다.

㉤ 매트리스에 맨 아래 시트를 중심에 놓고 완전히 편다. 전체 크기의 침대 시트를 사용한다면 먼저 세로로 길게 접는다.

- 일회용 패드를 매트리스 중앙에 놓는다.

㉥ 안전끈의 버클을 채우고 여분의 고정 끈으로 감싼다.

㉦ 옆 레일과 발 받침대를 들어 올린다.

- 구급차 소독용으로 락스를 사용할 경우 보통 1:100(락스원액 1 mL + 물 99 mL)으로 희석하여 사용한다.
- 혈액이나 오염물이 다량 존재할 경우에는 1:10으로 희석한 락스(락스원액 1 mL + 물 9 mL)로 먼저 닦아낼 수 있다.
- 희석된 락스용액은 시간이 경과하면 유효농도가 떨어지므로 매일 새롭게 만들어서 사용한다.

이렇게 하면 다음 환자를 위한 들것의 준비가 끝났다. 이 방법은 바퀴 달린 구급차 들것을 준비하는 다양한 기법의 하나이다. 어떠한 방법이든 다음과 같은 목적에 맞아야 한다.

① 다음 출동을 위한 준비는 가능한 신속하게 수행되어야 한다.
② 리넨과 담요, 오목주머니는 모두 들것 위에 깨끗하게 보관되어야 한다.
③ 간이침대는 구급차에 대체되어야 한다.
④ 일회성 아닌 환자처치 물품은 모두 교환되어야 한다.
⑤ 병원에 보관된 장비를 확인해야 한다.

119구급대원 현장응급처치 표준지침

※ 소독(Disinfection)

감염을 일으킬 수 있는 병원성 미생물만을 사멸하는 것으로 미생물 세포의 단백질 변성을 통해 살균효과를 얻는 것이다. 특정 소독제 또는 염소계 표백제 100대 1 용액을 이용하여 멸균대상이 아닌 구급차 내 장비에 세척 후 소독의 과정을 거치도록 한다. 이는 기구의 세척여부, 소독 대상물에 존재하는 유기물의 양, 미생물 오염수준과 종류, 소독제에 노출된 시간과 농도, 기구의 물리적 형태나 소독과정에서의 온도와 산도(pH) 등에 따라 소독효과가 달라진다.

출혈, 객혈, 토혈, 설사, 구토 등 오염된 분비물을 배출한 환자를 이송한 후에도 바로 구급차 내부를 세척 및 소독하여 감염에 대한 위험성을 제거하여야 한다. 먼저 구급차의 바닥, 벽, 환자처치에 사용된 모든 물건을 일반세제와 물을 이용하여 세척하고, 이후 소독제(락스 등)를 이용하여 소독한다.

① 소독을 담당하는 직원은 감염성물체로부터 오염되지 않도록 적절한 보호장구(장갑, 마스크, 보안경 등)를 착용한다.
② 세척시 소독액과 세척액이 일반하수나 토양으로 직접 흘러 들어가지 않도록 주의하며, 오염도가 심한 경우는 귀소 중 감염관리실을 거쳐 사용한 장비 및 차량에 대해 소독하도록 한다.

구급차 및 의료장비의 소독과 청결

① 구급차의 소독 : 주 1회 이상 실시

- 환자의 침상에 린넨 등을 사용할 시, 깨끗하게 세탁 또는 소독된 린넨을 사용하고, 한 명이라도 환자에게 사용 후에는 반드시 새 것 또는 세탁된 것으로 교체한다.
- 낮은 수준 소독제(low-level disinfectant) 또는 이를 함유한 환경소독용 티슈 등을 이용해 환자와 접촉 가능성이 있는 구급차 내부 표면(침상, 문손잡이, 조명 스위치를 비롯한 전체 내부) 및 의료장비(환자 접촉면 및 사용자 손잡이를 중심으로)들을 깨끗하게 소독한 후 잘 말린다.

• 낮은 수준의 소독제

: 10분 이내에 대부분의 영양성 세균과 일부 진균과 바이러스를 제거할 수 있으나 결핵균과 아포는 사멸시키지 못하는 소독제로 1:500으로 희석한 차아염소산나트륨(Sodium hypochlorite, 속칭 락스류), 4급 암모늄염 제제(염화벤잘코늄 등), 70-90% 알코올 제제(Ethanol/Isopropanol), 아이오도퍼 소독제 등을 말한다. (의료기관 사용 기구 및 물품 소독 지침, 보건복지부 고시 제2010-61호 준용)

* 일부 구급차 내부 표면의 시트 표면, 의료장비 표면의 특성을 고려하지 않고 위와 같은 소독제를 사용하는 경우 부식될 우려가 있으니, 반드시 내장재, 장비특성과 소독제의 특성을 확인한 후 적절한 소독제를 골라 시행한다.

* 소독제는 식약처에 허가 또는 등록된 제품을 사용한다.

② 환자의 혈액 등으로 오염된 표면 및 바닥은 1회용 장갑 등을 착용하고 중간 수준 소독제(intermediate-level disinfectant)"를 이용해 제품별 기준에 따라 희석하여 세척 실시한다.

* 중간 수준 소독제

: "세균, 바이러스, 진균과 결핵균은 죽이지만 세균 아포만 죽이지 못하는 수준의 소독제로 1:500으로 희석한 차아염소산나트륨(Sodium hypochlorite, 속칭 락스류), 70-90% 알코올 제제(Ethanol/Isopropanol), 아이오도퍼 소독제 등을 말한다.

③ 환자의 침상에 린넨 등을 사용할 시, 깨끗하게 세탁 또는 소독된 린넨을 사용하고, 한 명이라도 환자에게 사용한 후에도 반드시 새 것 또는 세탁된 것으로 교체한다.

* 구급차의 의료장비의 청결 관리: 사용 후 1회용 기구 등은 폐기 또는 소각, 그외 재사용장비의 소독은 장비제조사의 소독기준에 따르는 것을 원칙으로 한다.

④ 의료장비의 환자접촉면 및 사용자 손잡이 등은 낮은 수준 소독제나 이러한 성분을 함유한 환경소독용 티슈 등을 이용해 사용 후 즉시 소독한다. 단, 환자에게 사용한 후두경날은 '의료기관 사용 기구 및 물품 소독 지침'을 준용해 준위험기구에 해당하므로 높은 수준의 소독을 실시하고 멸균증류수로 깨끗이 헹군 뒤 건조 후 보관한다.

Tip 멸균 및 소독방법(의료기관 사용 기구 및 물품 소독 지침 제4조 관련)

	멸 균	높은 수준의 소독	중간 수준의 소독	낮은 수준의 소독
대상	고위험기구	준위험기구	일부 준위험기구 및 비위험기구	비위험기구
노출 시간	각 방법 마다 ( ) 안에 표시	20℃ 이상에서 12-30분[1,2]	1분 이상[3]	1분 이상[3]
종류 및 방법	고열멸균: 증기 혹은 고열의 공기 (제조업자의 권고사항 준수, 증기멸균의 경우 3-30분)	글루타르알데히드 혼합제품 (1.12% 글루타르알데히드 + 1.93% 페놀, 3.4% 글루타르알데히드 +26% 이소프로판올 등)	에탄올 또는 이소프로판올 (70-90%)	에탄올 또는 이소프로판올 (70-90%)
	에틸렌옥사이드 가스 멸균 (제조업자의 권고사항 준수, 1-6시간의 멸균시간과 8-12시간의 공기정화 시간 필요)	0.55% 이상의 올소-프탈알데하이드	차아염소산 나트륨 (1:500으로 희석하여 사용, 검사실이나 농축된 표본은 1:50으로 희석)	차아염소산 나트륨 (1:500으로 희석하여 사용)
	과산화수소 가스프라즈마 (제조업자의 권고사항 준수, 내관 구경에 따라 45-72분)	7.5% 과산화수소	페놀살균세정제 (제조회사 지침에 따라 희석)	페놀살균세정제 (제조회사 지침에 따라 희석)
	글루탈알데하이드 혼합제품 (1.12% 글루타르알데히드 + 1.93% 페놀, 3.4% 글루타르알데히드 + 26% 이소프로판올 등) (온도와 농도 유의, 20-25℃에서 10시간)	과산화수소/과초산 혼합제품 (7.35% 과산화수소 + 0.23% 과초산, 1% 과산화수소 + 0.08% 과초산)	아이오도퍼 살균세정제 (제조회사 지침에 따라 희석)	아이오도퍼 살균세정제 (제조회사 지침에 따라 희석)
	7.5% 과산화수소 (6시간)	세척 후 70℃에서 30분간 습식 저온 살균	-	4급 암모늄세정제 (제조회사 지침에 따라 희석)
	0.2% 과초산 (50-56℃에서 12분)	차아염소산염(사용장소에서 전기분해로 제조된 것으로 활성 유리염소가 650-675 ppm 이상 함유)	-	-
	과산화수소/과초산 혼합제품 (7.35% 과산화수소 + 0.23% 과초산, 1% 과산화수소 + 0.08% 과초산) (3-8시간)	-	-	-

[주1] 소독제에 노출시간이 길수록 미생물 제거가 잘된다. 내관이 좁거나 유기물이나 박테리아가 많이 존재하는 곳은 세척이 어렵기 때문에 10분간 노출이 불충분할 수 있다. 결핵균과 비정형성 마이코박테리아를 사멸하는 데 필요한 최소 노출시간은 2% 글루타르알데히드는 20℃에서 20분, 2.5% 글루타르알데히드는 35℃에서 5분, 0.55% 올소-프탈알데하이드는 25℃에서 5분이다.

[주2] 튜브제품들은 소독제에 충분하게 잠겨야 하며, 공기로 인해 잠기지 않는 부분이 없도록 주의한다.

[주3] 제품회사에서 과학적 근거에 의해 제시된 시간을 준수한다.

[주4] 혈액이 묻은 비위험기구는 중간수준의 소독을 적용한다.

(2) 사무실 차고로의 복귀

환자 이송을 마치고 안전하게 돌아오는 것은 매우 중요한 일이다. 구급차 운전자는 병원으로 환자를 이송하는 동안에는 차량의 안전운행을 위한 모든 수단을 취해야 한다. 안전운행을 위해 항상 방어운전을 해야 하며, 운전자와 탑승자 모두 안전띠를 착용해야 한다.

① 응급구조사가 차고로 귀환하면서 출동서비스가 필요한지, 필요하지 않은지를 119구급상황관리센터에 무선으로 알아본다.

㉠ 119구급상황관리센터가 출동 준비를 마친 구급차가 있다는 것을 알지 못하고 다른 구급차를 추가로 호출하여 지원한다면, 귀중한 시간을 낭비할 수도 있다.

② 필요하다면 구급차를 환기한다.

㉠ 병원으로 이송한 환자가 공기를 통해 전염되는 환자이거나 병원에 있는 동안 불쾌한 냄새를 제거하지 못했다면, 환자실의 창문 그리고 에어컨이나 환기 시스템을 이용하여 환기한다.

③ 구급차에 연료를 주유한다.

㉠ 구급차의 연료는 구급차가 응급현장에 출동하여 환자를 안전하게 병원으로 이송할 수 있을 정도로 주유가 되어 있어야 한다. 우리나라에서는 주유 계량기가 일정 수준(1/4 이상)에 다다르도록 하고 있다.

(3) 사무실 차고

사무실 차고로 돌아온 경우, 구급차가 서비스를 하기 전, 또는 다음 출동을 준비하기 전에 많은 업무를 수행해야 한다. 오늘날 감염병 예방에 대한 보호조치를 강조하는 것을 생각할 때, 응급구조사도 감염으로부터 보호하기 위해 모든 예방조치를 취할 필요가 있다. 응급구조사는 기관의 감염방지 계획에 따라 활동해야 한다. 오염된 린넨, 구급장비, 호흡장비 사용 및 구급차 내부를 청소할 때는 항상 장갑을 착용해야 한다.

① 심하게 오염된 리넨은 생물학적 위험 보관함에 넣고, 오염되지 않은 리넨은 일상적인 바구니에 넣는다.

② 환자에게 접촉된 장비는 모두 닦는다.

㉠ 들것 커버를 쓸고, 각각의 고무제품, 비닐, 캔버스 천을 닦고 나서 비누와 물로 씻는다.

③ 사용한 비닐, 일회용 호흡보조 및 흡입장비를 닦고 소독한다.

㉠ 장비를 분해해서 표면이 모두 노출되도록 한다.

㉡ 감염방지 계획에 규정된 청소용액을 커다란 플라스틱 함에 채운다.

㉢ 적절한 솔로 내부와 외부를 닦는다. 내부 표면을 작은 병 솔로 닦고, 반면에 외부는 손 또는 못솔로 닦는다. 더럽혀진 물질은 모두 깨끗하게 제거한다.

㉣ 물품을 수돗물로 씻는다.

㉤ 식약청 허가 살균용액에 물품을 담근다.

㉥ 희석, 취급 안전, 침수시간에 대한 지시를 따른다.

㉦ 규정된 침수시간 후에 환기가 잘되는 깨끗한 장소에 장비를 걸어두고 12–24시간 동안 건조한다.

④ 환자실을 청소하고 살균한다.

㉠ 식약청 허가 소독제를 사용하여 고정장비나 환자 체액에 접촉된 표면을 닦는다.

⑤ 서비스를 위해 스스로 준비한다.

㉠ 손톱 밑 부위에 유의하면서 철저하게 손을 씻는다. 오염물이 축적되어서 응급구조사뿐만 아니라 응급구조사와 접촉하는 모든 사람에게 전염될 수 있다는 것을 기억한다.

㉡ 오염된 옷을 갈아입는다. 특히 전염병 환자에 노출되었다면, 가능한 신속하게 오염된 옷을 세탁한다. 여분의 작업복을 휴대하는 것이 좋으며, 각 기관에는 세탁기와 건조기가 있어야 한다. 혈액이나 체액으로 오염된 옷을 세탁하기 위해 집으로 가져가는 것은 감염방지 규정에 어긋난다.

⑥ 소독할 물품을 구조대 보관소에 있는 물품으로 교환한다.

⑦ 응급의료서비스의 절차에 따라 산소통을 교환하거나 산소를 보충한다.

⑧ 응급처치 장비를 교체한다.

⑨ 필요하다면 운행 후 구급차 보존 상태를 점검한다.

㉠ 차량 점검 시 이상한 점을 발견한다면, 구급차를 수리하거나 관계자에게 알려서 대처한다.

⑩ 구급차를 청소한다.

㉠ 조명등이 깨지거나, 유리와 차체에 손상, 문의 작동, 수리나 교체가 필요한 부분이 있는지를 확인한다.

⑪ 빨리 끝내지 못한 출동보고서를 작성하고, 서비스 준비 상황을 보고한다.

09 특수 환자 다루기

환자의 운반 및 이송 전이나 병원으로의 이송 후에도 구급대원은 환자에 대한 응급처치 및 다양한 유형의 환자를 다루는 방법에 능숙해야 한다.

1) 전염병 환자 다루기

전염병 환자를 다루는 데 있어서 몇 가지 요점을 다시 반복해 본다. 감염 환자를 처치하는 경우에는 다음과 같은 사항을 준수해야만, 환자나 응급구조사의 안전을 최대로 보장할 수 있다.

① 매각할 수 있는 일회용 장비와 물품을 사용한다. 재사용할 수 있는 것은 사용 후에 깨끗이 소독시킨 후 사용한다(그림 2-55).

② 환자를 진료할 때마다 손을 철저히 씻는다. 비누로 손을 깨끗이 씻으며, 특히 항균성 비누와 도찰제(살갗에 발라 문질러서 스며들게 하는 외용제)를 사용하면 병원균의 확산을 더욱 감소시킬 수 있다.

③ 오염되었거나 감염된 것들은 철저히 처리한다. 환자에게 사용된 것들은 이중 가방에 담아서 쓰레기통에 버린다. 백밸브마스크, 부목, 경추고정장비, 들것 등과 같이 재사용이 가능한 장비는 소독용 비누로 씻어 준다. 백밸브마스크처럼 작은 장비는 소독용 압력기에 넣어 소독한다. 침대나 침대 받침이 오염되었다면 햇빛에 말려서 소독한다.

④ 전염병 환자에 노출된 의복은 모두 세탁한다. 의복은 뜨거운 비눗물로 세탁한 후에 건조기로 말린다. 날마다 깨끗한 의복을 사용한다.

⑤ 최적의 상태로 자신의 건강을 유지한다. 계획에 따라서 최신의 방법으로 자신을 면역한다. 환자가 전염병을 가지고 있다는 것을 미리 알면, 어느 정도의 예방책으로 응급구조사나 구급차가 오염되는 것을 막을 수 있다.

⑥ 전염병 환자를 다루기 위해 취해야 할 예방책으로는 다음과 같다.

㉠ 감염 환자를 다루기 위해서는 깨끗한 작업복을 착용한다.

㉡ 외과용 마스크를 착용하며, 환자에게도 착용시킨다.

㉢ 출발하기 전에 필요한 기본 장비만 구급차에 적재한다.

㉣ 가능하면 한번 쓰고 매각할 수 있는 일회용 장비를 사용한다.

㉤ 소독된 포로 상처를 감싸고, 소독된 침대보로 환자를 감싼다.

㉥ 이송이 끝난 뒤 근무복을 벗을 때에는 오염물의 확산을 최소화하기 위하여 안과 밖을 뒤집는다.

㉦ 구급차를 깨끗이 하고 소독한다. 모든 분비물이나 내용물은 즉시 물로 씻어낸다.

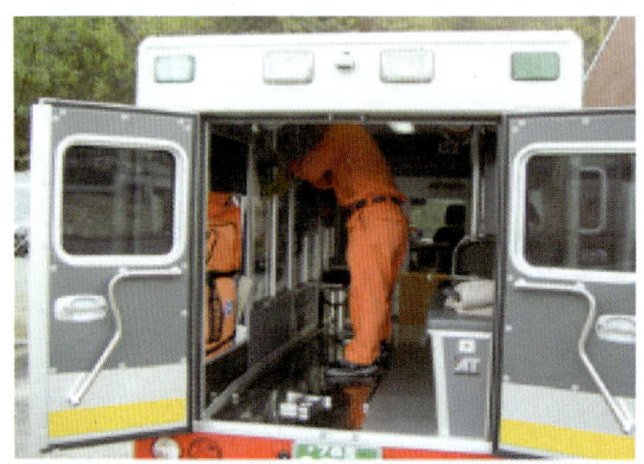

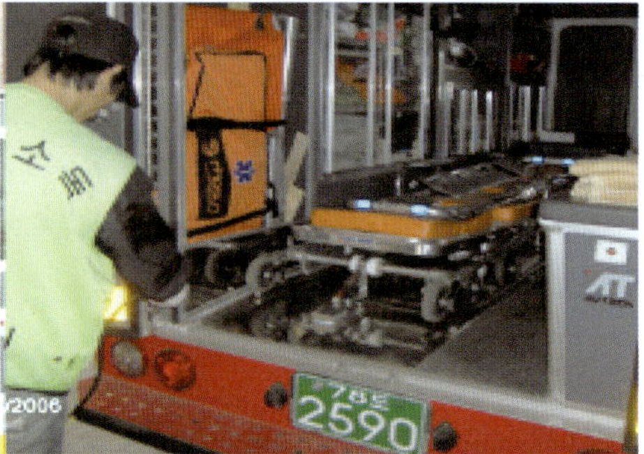

그림 2-55. **환자 이송 후 복귀한 응급구조사는 구급장비 및 차량을 소독한다.**

전염병이 유행하는 경우에는 환자의 체액이나 분비물(특히 혈액, 구토물, 배변)에 접할 가능성이 크므로 일회용 장갑을 사용한다. 특히 환자에게 사용되었던 장비나 환자를 만진 손을 자주 씻는 것이 바람직하다. 구급대원을 포함하여 감염자와 접촉할 기회가 있는 소방, 경찰 등의 구조요원들을 위한 제도적 장치가 갖추어져야 하며, 여기에는 면역법, 추가접종법, 감염 예방책, 감염 시의 치료법이 포함된다.

Tip 전염병 환자를 다루는 법

① 매각할 수 있는 일회용 장비와 물품을 사용하라. 재사용할 수 있는 것은 사용 후 깨끗이 씻거나 소독시킨 후 사용한다.
② 다른 환자를 진료할 때마다 손을 철저히 씻어라.
③ 오염되었거나 감염된 것들을 모두 알맞게 처리하라.
④ 전염병 환자에 노출된 옷가지는 모두 세탁한다.
⑤ 최적의 수준에서 자신의 건강을 유지하라.
⑥ 필요한 장비만 적재한다.

2) 소아 환자 다루기

소아 환자를 다루기 위해 아래와 같은 상황을 유의한다.

① 성인보다 체중이 가볍고 체형이 작아서 이송하기는 쉽다.

② 스스로 느끼고 있는 증상에 대하여 충분히 표현하기 어려운 경우가 있으므로 그와 관련된 정보를 얻기가 어렵다.

㉠ 낯선 사람을 두려워하므로 소아 환자를 치료하고 이송하기 위해서는 가족이나 보호자가 옆에 있으면 소아 환자 다루기가 더욱 수월하다.

③ 소아 환자의 응급처치에 자신감을 얻기까지는 기본평가에 약간씩 변화를 준다.

④ 이송 장비는 성인의 체형을 기준으로 제작되었으므로, 소아 환자를 들것에 고정하기 어려운 경우가 많으며 이송 중에 환자가 떨어질 수도 있다(그림 2-56).

⑤ 소아는 체중보다 체표면적이 크기 때문에 체온 손상이 쉬우므로 어릴수록 체온보존에 관심을 기울여야 한다. 이것이 가장 중요한 문제점이다.

㉠ 체온유지를 위하여 보온기나 방한포 이용하여 체온 손실을 감소시킬 수 있다.

㉡ 소아의 머리 부위를 잘 덮어주거나 모자를 씌워주어 체온 손실을 감소시킬 수 있다.

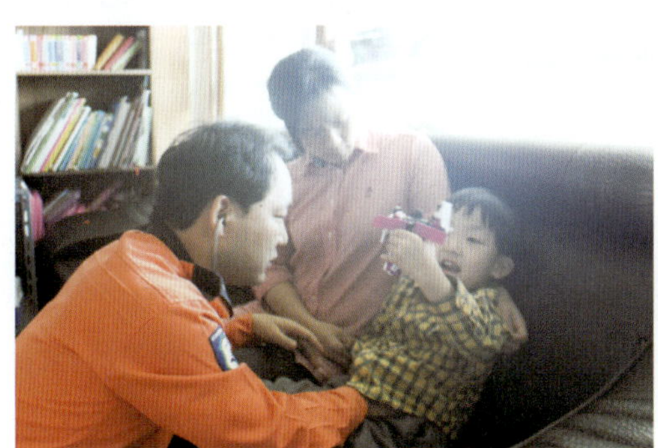

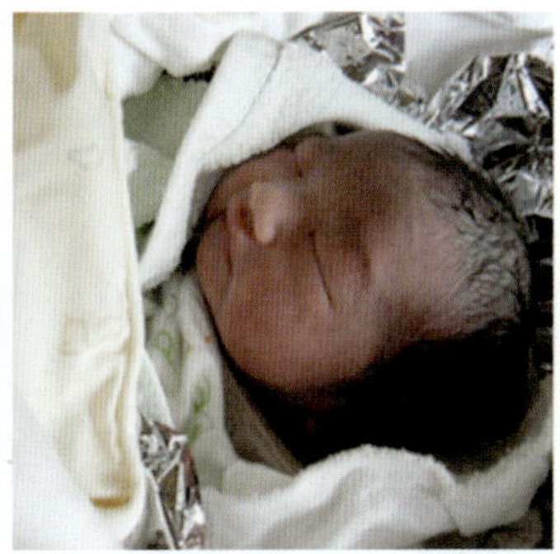

그림 2-56. **소아는 두려움이 많고 체온손실을 받기 때문에 기본적인 방법을 약간 변화시켜야 한다.**

3) 노령 환자 다루기

나이 든 환자를 이송시킬 때 주의해야 할 사항으로 이송할 때는 아주 천천히 시행하고 조심해야 한다. 노령자는 신체를 움직이는 데 느리고, 시력과 청력이 저하된 상태이므로, 이차적인 손상의 위험이 매우 높다(그림 2-57). 노령 환자 및 폐경기 여성은 뼈엉성증(골다공증)을 동반하고 있는 경우가 많으므로, 가벼운 충격에도 쉽게 골절이 되기 쉽다. 또한, 응급구조사는 노인에게 현재 진행되고 있는 모든 것에 대하여 분명하고 직접 이야기해주도록 해야 한다. 통명함이나 조급함을 나타내지 말고 환자를 안심시켜 조용한 상태를 유지함으로써 노령 환자를 성공적으로 돌볼 수 있다(그림 2-58).

4) 신체장애 환자 다루기

이들은 신체 움직임이 둔하기 때문에 외상에 노출될 위험이 높다. 신체적인 단점으로 인하여 병적 골절의 위험이 높다. 신체장애 환자를 대할 때는 천천히 그리고 간단히 이야기하는 것이 바람직하다. 신체장애 환자에게는 따뜻한 배려와 관심을 쏟아야 한다.

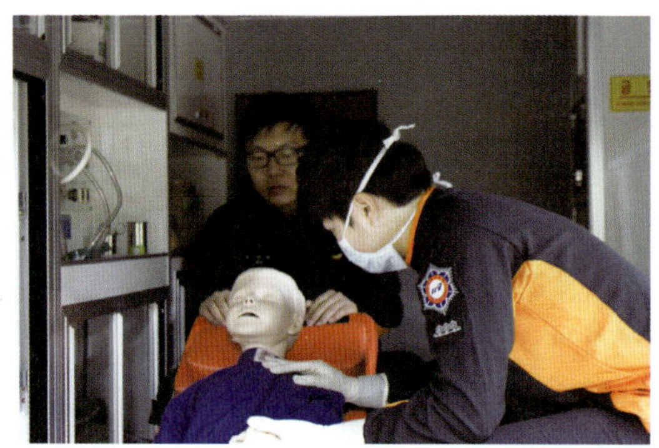

그림 2-57. 소아 환자를 이송할 때는 안정성이 요구된다. 들것이 성인 환자를 이송하기 위해 제작되었기 때문이다.

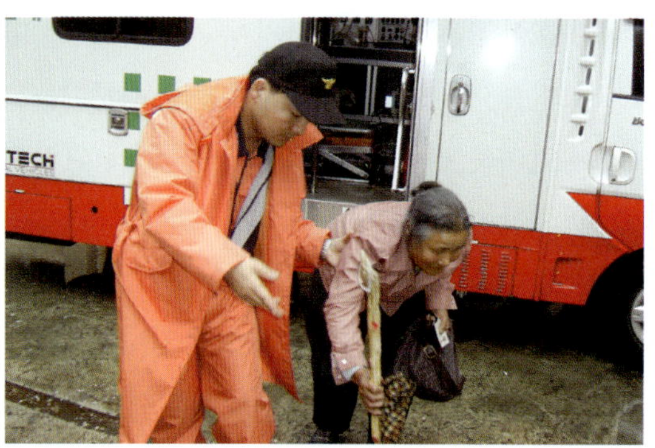

그림 2-58. 노령 환자는 움직임이 느리고, 시력과 청력이 저하되어 있으므로 주의해야 한다.

10 의료용 항공기

의료용 항공기(air ambulance)의 이용이 점차 증가하고 있다. 원거리에 위치한 의료기관이나 섬 지방 혹은 산악지형에서 환자를 이송할 때 주로 이용되고 있다. 1870년 자동차를 이용하여 환자를 이송하기 이전에도 항공기가 이용되었다. 러시아의 파리 공격 시 160명의 다친 군인과 시민들이 뜨거운 공기로 부풀린 기구로 안전하게 이송되었다.

헬리콥터를 이용한 항공이송이 처음으로 시도된 것은 6 · 25전쟁이었다. 헬리콥터 이송은 처음에는 이송 능력이 제한적이었지만, 이후 월남 전쟁 때 더 본격적으로 항공이송이 전개되었다. 한국전쟁 때 이송 시스템은 매우 잘 작동하여 부상병의 58%가 2시간 내 치료를, 85%가 6시간 내 치료를 받을 수 있었다고 한다.

베트남전은 밀림이 우거져 있고 적들이 밀림 속으로 산개해 있는 지형에서 전통적 운송 방법은 소용이 없었으며 헬리콥터가 적합한 운송 수단이었다. 베트남전 동안 약 7,000대의 헬리콥터가 운용되었고, 12만 명의 사상자를 수용하였으며, 목적지까지 35분 걸렸다고 한다. 부상병은 부상 상태에 따라 전선에서 치료가 가능한 병원으로 바로 이송되었고(그림 2-59), 때로는 병원선으로 이송되었다.

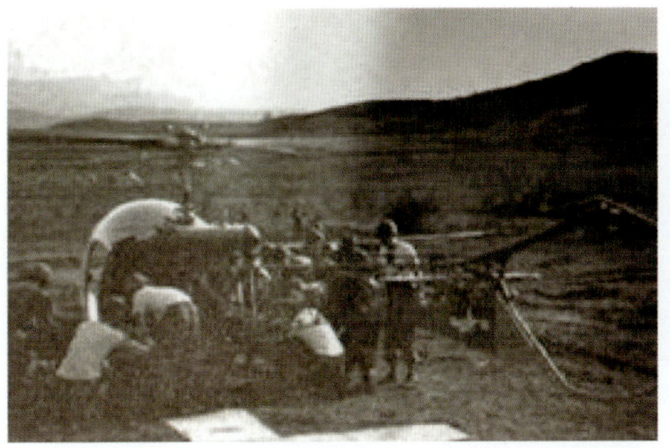

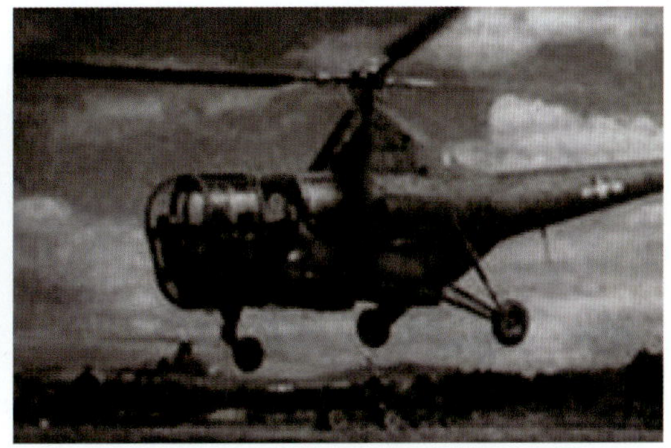

그림 2-59. **최초로 헬리콥터 수송이 시작된 한국전쟁**(출처: 전쟁과 의학, 서울대학교병원 의학역사문화원, 허원미디어, 2013)

Tip 한국전쟁(1950~1953): 현관수술 등 미세수술 반전, 이송방법(헬리콥터)과 수혈방법 개선

응급구조사는 앞으로 환자이송에 항공기를 많이 이용할 것이다. 의료용 항공기는 2가지 유형이 있으며, 하나는 헬리콥터이며 다른 하나는 고정 날개를 갖춘 항공기이다(그림 2-60). 고정 날개 항공기는 160km 이상의 거리에 위치하는 병원으로 환자를 이송하는 데 보통 이용된다. 좀 더 짧은 거리에서는 헬리콥터가 더 효과적이다. 환자를 항공이송할 경우에는 응급구조사보다 특별히 훈련된 의료요원들이 탑승하게 된다. 고정 날개 항공기로 환자를 이송할 때에도 응급구조사는 탑승할 것이다. 헬리콥터는 응급처치를 위하여 점점 필요한 존재가 되고 있다. 산악이나 섬이 많은 국내에서도 활용될 가능성이 높다. 안전하고 효과적으로 항공이송을 이용하기 위해서 응급구조사는 항공이송과 관련된 사항들을 정확히 인지해야 한다.

한국전쟁이나 월남 전쟁에서의 경험이 말해 주듯이, 환자의 생명은 손상부터 완전한 치료까지 걸리는 시간과 밀접한 관계가 있다. 다친 군인을 군 의료기관으로 이송하는 방법으로 사용되던 헬리콥터가 이제는 응급환자를 의료기관으로 이송하는 데 이용되고 있다. 대부분 헬리콥터는 직선으로 100 km/hr 이상의 속도로 날아가므로, 이송시간을 현저히 줄일 수 있으며, 산악지형과 같은 험한 지역에서도 환자를 구조할 수 있으므로 응급의료에는 필수적이라 하겠다. 잘 훈련된 응급구조사가 함께 타면 이송 중에도 각종 응급처치를 시행할 수 있다. 항공기에 탑승할 수 있는 응급구조사는 항공교육을 마친 응급구조사, 응급의료진, 응급간호사이다.

응급의료에 이용되는 헬리콥터에는 여러 가지 종류가 있으나 위험성은 같다. 항공이송은 고도상승에 따른 여러 가지 변화 이외에도, 항공기의 진동과 소음, 환자의 공포심 등의 의하여 육상이송보다 환자에 가해지는 위험성이 2배 정도 높으므로, 만약 육상이송이 가능하다면 항공이송은 가능한 피해야 한다.

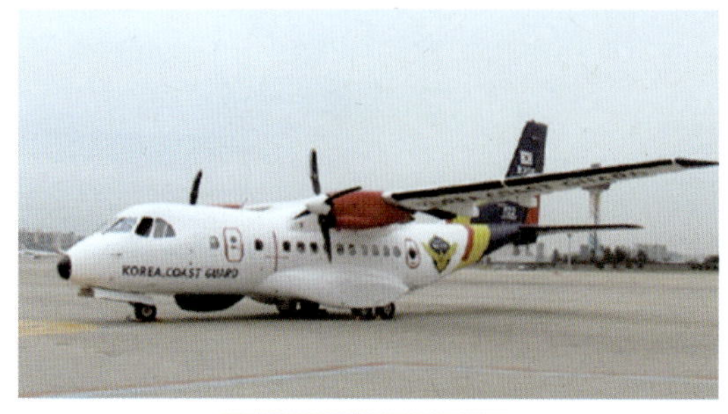

고정날개

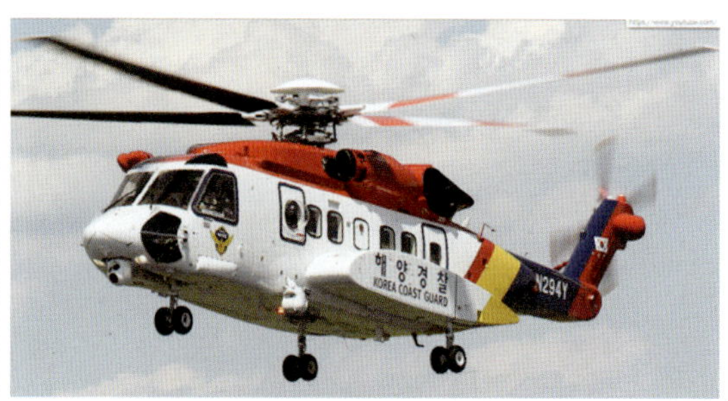

회전날개 헬리콥터 항공기

그림 2-60. **의료용 항공기(2가지 유형)는 환자의 이송에서 점점 중요한 역할을 맡게 된다.**

1) 항공이송을 위한 결정

항공이송 요청은 다음과 같은 경우에 응급의료통신관리자에게 무선/유선으로 제안할 수 있다.

① 응급구조사가 항공구조가 필요할 경우

㉠ 헬리콥터에 의해 받을 수 있는 높은 수준의 생명 보조 응급처치가 필요한 경우

㉡ 시간이 생명인 중재 응급처치를 필요로 하고, 의료용 헬리콥터로 환자를 적정한 의료시설로 신속하게 이송해야 할 경우

㉢ 구급차에 의해 제공하기 힘든 치료나 특수 치료에 대한 신속한 접근이 필요한 경우에는 항공 의료 이송이 먼저 고려

㉣ 구급차를 통해 접근할 수 없거나 지연되는 지리적으로 고립된 장소에 위치한 경우

㉤ 현지 응급의료체계의 자원이 부족한 경우

㉥ 의료용 항공기는 기상이 허용한 경우(결빙, 강설, 최저 기상조건 등)에 모든 지역 주민에게 언제나 제공될 수 있는 자원으로 인식되어야 한다. 환자는 초기 고정과 결착을 통해 항공이송 준비가 되어야 한다.

② 경찰서, 소방서, 응급의료체계의 상부기관이 사고현장에서 구조 요청한 경우

항공구조를 요청할 때에는 다음과 같은 상황을 응급의료통신관리자에게 정확하게 말하여야 한다.

① 응급구조사의 성명

② 전화번호(연락용 무선 주파수, 휴대폰 회신 번호)

③ 기관명

④ 현지 기상 상태

⑤ 유해 물질의 여부
⑥ 환자의 수
⑦ 기본적인 의료적 설명
  ㉠ 전복사고
  ㉡ 9 m 높이에서 추락한 환자에서 의식이 없는 경우
  ㉢ 가슴 총상 등
② 상황의 특성
③ 주요지점을 포함 정확한 위치
  ㉠ 36° 15.50N 혹은 37° 45.50W처럼 수치
  ㉡ 시간
  ㉢ 시간의 소수점까지 포함된 GPS 위치 정보(경도와 위도)
  ㉣ 가장 인접한 교차로나 도로
  ㉤ 가장 근접한 도시나 마을
  ㉥ 사고 장소의 주소
  ㉦ 잘 알려진 지형물(예: 학교, 건물 등)
④ 안전 착륙지역의 정확한 지점
⑤ 시계 방향을 기준으로 방향 지시(조종사 방향의 기준은 항상 12시 방향)

(1) 운행적 원인

① 장거리 외상센터 또는 특별한 의료기관으로 신속한 이송해야 할 경우
  ㉠ 이송 거리가 너무 멀어서(회전날개나 고정익 항공기와 같은) 항공 이송이 필요할 수도 있다.
② 우선순위가 높은 긴급환자의 구출이 지연되어서 신속한 이송해야 할 경우
③ 환자가 헬리콥터로만 이송할 수 있는 장거리 이송해야 할 경우
  ㉠ 산악지형과 같이 구급차로 접근하기 힘든 지역에 있는 경우
  ㉡ 수상 이송이 불가능한 환자를 섬에서 구출해야 하는 경우

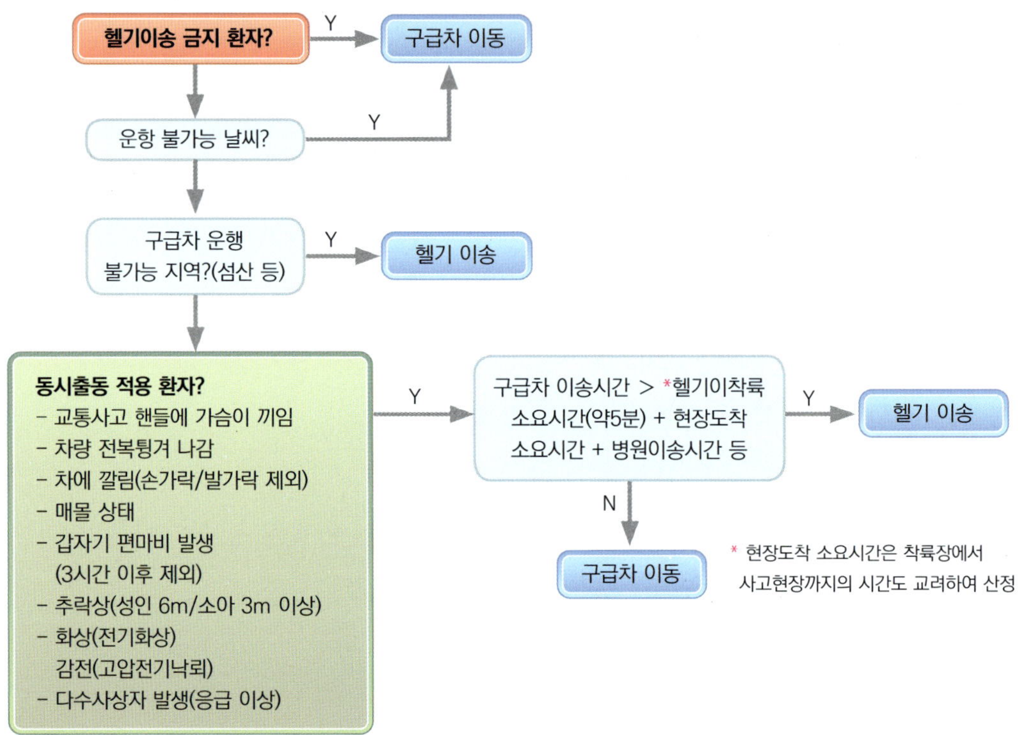

그림 2-61. **항공이송을 위한 결정**

Tip 범부처 응급의료헬기 공동운영 규정

- ✔ 제2조(정의) 1. "응급의료헬기" 란 국방부, 보건복지부, 경찰청, 해양경찰청, 소방청, 산림청이 운영하는 헬리콥터로서「응급의료에 관한 법률」제2조 제4호에 따른 응급의료종사자 등이 탑승하여 같은 조 제1호에 따른 응급환자를 이송하는 헬리곱터를 말한다.
- ✔ 제4조(출동요청 접수·대응) ② 소방청장 또는 시·도 소방본부장은 응급환자의 중증도, 위치, 이송 예상시간 등을 고려하여 가장 적절하다고 판단되는 응급의료헬기의 출동을 해당 참여기관의 장에게 요청해야 한다. 이 경우「의료법」제2조에 따른 의사가 탑승한「응급의료에 관한 법률」제46조의3제1항에 따른 응급의료 전용헬기를 이용한 응급환자의 병원 간 이송은 응급의료 전용헬기를 운영하는 병원의 장에게 요청할 수 있다.

119응급의료헬기 구급활동지침

- ✔ 제4조(응급의료헬기 요청기준) ① 환자가 발생한 현장에 구조대 또는 구급대도착 전 상황실 요원이나 출동 중인 구급대원이 다음 각 호의 어느 하나에 해당하는 신고 접수 또는 인지하였을 때 환자의 상태가「범부처 응급의료헬기 공동운영에 관한 매뉴얼」의 헬기 이송기준에 해당되고, 현장이 제14조 제2항에 따른 지역으로 판단될 경우 응급의료헬기를 요청할 수 있다.
  - 환자의 생명유지, 악화·추가손상 방지 등을 위해 응급의료헬기를 이용하여 신속한 이송이 필요하다고 판단하는 경우
  - 응급의료헬기 이외의 수단으로 환자의 구조 또는 이송이 불가능하거나 이송 지연이 발생할 것으로 판단한 경우
  - 다수 사상자가 발생한 경우
  - 그 밖에 응급의료헬기 이송이 필요하다고 판단되는 경우
- ✔ 제14조(119응급의료헬기 출동권역) ② 현장거리, 교통체증 등으로 구급차를 이용한 이송이 헬기 이륙 소요시간(약 15분) 및 현장까지 소요예상 비행시간 등 보다 더 많은 시간이 소요될 것으로 판단될 경우에는 시·도 경계 등에 관계없이 헬기를 적극 출동 조치한다.

(2) 의학적 원인

① 긴급환자

㉠ 쇼크

㉡ 글래스고혼수척도 점수(Glasgow Coma Scale) 13점 이하

㉢ 심한 두부손상

㉣ 흉부외상과 호흡곤란

㉤ 체강에 천자상

㉥ 손이나 발에 접합 수술

㉦ 중증화상(2도 화상이 30% 이상, 3도 화상이 10% 이상)

㉧ 손상기전이 심각환 환자

② 심정지 환자는 저체온증이 아니라면 대개 항공이송은 하지 않는다.

③ 사고현장에서 중증도 분류를 해야 하는 임상적 상황(의료용 헬리콥터 사용이 가장 합당한 근거)

㉠ 일반 손상기전 고려사항

- 외상점수 12점 미만
- 불안정한 활력징후(예: 저혈압 또는 빠른 호흡)
- 12세 미만, 55세 이상, 임신 중인 환자의 심각한 외상
- 다발성 손상(예: 팔·다리의 여러 곳에 발생한 긴뼈 골절, 두 곳의 신체 부위 이상에서 발생한 손상)

- 자동차에서 이탈된 사고
- 보행자나 자전거 운전자가 자동차와 충돌
- 동승자의 사망
- 자동차 안 탑승자의 심각한 손상을 응급구조사 확인
- 복부, 골반, 가슴, 목, 머리의 관통상
- 복부, 가슴, 머리의 압좌손상
- 높은 곳에서의 추락

㉡ 신경학적 고려사항
- GCS 10점 미만
- 정신적 상태의 감퇴
- 머리뼈 골절
- 척수 손상이 의심되는 신경학적 증상 징후의 발현

㉢ 가슴 관련 고려사항
- 가슴벽의 심각한 손상(예: 동요가슴)
- 공기가슴증 또는 혈액가슴증
- 심장 손상이 의심되는 경우

㉣ 복부 및 골반 관련 고려사항
- 타박상 이후 발생한 심각한 복부 통증
- 안전띠의 자국이나 복벽 타박상의 징후
- 유두선 아래로 분명하게 드러나는 갈비뼈 골절
- 심각한 골반 골절 (예: 불안정한 골반환, 개방성 골반 골절, 저혈압을 동반한 골반 골절)

㉤ 정형외과적 및 사지 관련 고려사항
- 손가락과 발가락을 제외한 팔다리의 부분적 또는 전체 절단
- 손가락 및 발가락의 절단으로 인해 응급 외과수술(예: 재접합술과 관련된)이 필요하고 신속하게 구급차를 사용할 수 없는 상황
- 혈관 혈류 이상을 동반하는 골절이나 탈구
- 팔다리 허혈
- 개방성 긴뼈 골절
- 2개 이상의 긴뼈 골절

㉥ 심각한 화상
- 화상 부위가 체표면적의 20%
- 얼굴, 머리, 손, 발, 성기 부위 화상

– 흡입화상
– 전기화상 또는 화학화상
– 손상이 동반된 화상

Tip 중증외상의 기준

1. 생리학적 기준
   ① AVPU 의식수준 V 이하 또는 글래스고혼수척도 ≤13
   ② 수축기 혈압 < 90 mmHg
   ③ 분당 호흡수 < 10 혹은 > 29
2. 신체검사 소견에 따른 기준
   ① 관통 또는 자상(머리, 목, 가슴, 배, 상완부, 대퇴부)
   ② 동요가슴(flail chest)
   ③ 두개 이상의 근위부 긴뼈 골절
   ④ 압궤(crushed), 벗겨진(degloved), 썰린(mangled) 사지
   ⑤ 손목, 발목 상부의 절단
   ⑥ 골반 뼈 골절
   ⑦ 열린 또는 함몰 두개골 골절
   ⑧ 마비
3. 손상기전에 따른 기준
   ① 낙상
   – 성인: 6 m 이상(건물 3층 높이 이상)
   – 소아: 3 m 이상(건물 2층 높이 이상)
   ② 고위험 교통사고
   – 차체 눌림(찌그러짐): 30 cm 이상
   – 자동차에서 이탈(튕겨져 나감)
   – 동승자의 사망
   – 차량 전복
   ③ 자동차–보행자/자전거 충돌로 나가떨어짐, 치임 또는 시속 30 km 이상의 속도로 충돌함
   ④ 오토바이 시속 30 km 이상의 속도
   ⑤ 폭발에 의한 직접적 영향
4. 중증외상센터로의 이송을 심각하게 고려해 볼 수 있는 환자의 의학적 질병상태 및 특수상황
   –이송 병원 선정은 직접의료지도를 요청하여 지시에 따른다.
   ① 위험한 나이: 성인 55세 이상, 소아 15세 이하
   ② 항응고 질환, 출혈성 질환
   ③ 화상과 외상이 동반된 경우
   ④ 투석이 필요한 말기신장질환
   ⑤ 시간 지연에 민감한 사지 손상
   ⑥ 임신 20주 이상
   ⑦ 응급구조사(구급대원)의 판단

(3) 항공이송의 시스템적 고려사항

① 항공이송은 환자에게 치료를 제공하고 전문소생 조치의 사각지대를 해소하는 제일 나은 방법이다.

② 재난이나 다수의 사상자가 발생하는 사고는 항공 의료 이송이 빛을 발휘하는 경우이다.

Tip 범부처 응급의료헬기 공동운영에 관한 매뉴얼

1. 출동요청 및 출동

가. 현장에 도착한 구급대원 또는 그 외의 소방공무원은 환자의 상태가 헬기이송기준 ①에 해당되고, 현장이 응급의료헬기 출동지역 ②으로 판단되면 상황실에 응급의료헬기를 요청할 수 있음

나. 아래의 헬기 이송기준은 항공이송이 필요한 모든 세부적인 환자상태를 설명하지 않았으며 구급대원이 의학적 판단

다. 구급대원이 의학적 판단이 어려울 경우에는 지도의사에게 판단 요청

① 헬기 이송기준

✔ 주요 외상(성인)
- GCS 13 이하
- 호흡수가 분당 10회 미만 또는 30회 이상
- 맥박수가 분당 80 미만 또는 121 이상
- 수축기압이 90 mmHg 미만
- 관통상(머리·목·몸통·몸통에 가까운 사지)
- 2개 이상의 긴뼈 골절 의증
- 연가양 흉부 의증
- 척추손상 또는 사지마비 의증
- 절단상(손·발가락 제외)
- 골반 골절 의증
- 두개골의 개방성 골절 또는 압좌상

✔ 주요 외상(소아)
- 연령대별 정상범위에서 크게 벗어난 맥박
- 수축기압이 정상범위 미만
- 부적절한 호흡상태(중심부위 청색증, 호흡수가 정상범위 미만, 모세혈관재충혈이 2초 이상)
- GCS 13 이하
- 관통상(몸통, 머리, 목, 가슴, 복부 또는 서혜부)
- 2개 이상의 긴뼈 골절 의증
- 연가양 흉부 의증
- 2개 이상의 신체시스템, 가슴·복부의 손상, 주요 둔상을 포함한 복합 외상
- 척추손상 또는 사지마비 의증
- 절단상(손·발가락 제외)

✔ 중증 화상
- 체표면적 5% 이상의 3도 화상
- 체표면적 20% 이상의 2도 화상
- 기도·안면부 화상 증거
- 사지의 환형화상
- 전기화상(고압전기, 낙뢰)

※ 화상과 외상을 동시에 갖고 있는 환자라면 외상을 우선 고려해야 하며 초기안정을 위해 가까운 적정 외상센터로 이송해야 한다.

• 중증 질환

- 급성 뇌졸중 의증
  • 신시네티 병원전 뇌졸중 척도상 양성
  • 총 병원 전 시간이 2시간 미만인 경우
    (첫 증상·징후가 시작된 시점에서 뇌졸중센터 도착 예상시간까지)
- 급성 심근경색 의증
  • 흉통, 가쁜 호흡 또는 전형적인 심장 증상
    (심정지환자는 배제해야 한다. 단, ROSC 후 안정화된 환자는 제외)
  • EKG상 2개 이상 인접 리드에서 ST분절이 1 mm 이상 상승하거나 LBBB
    (V_1 또는 V_2에서 Q파가 보이고 QRS가 12 이상일 때)

② 출동지역

✔ 구급차 이송시간 > 헬기이착륙 소요시간(약15분) + 현장도착 소요시간 + 병원이송시간 등

※ 현장도착시간은 착륙장에서 사고현장까지의 시간도 고려하여 산정

2) 항공이송의 장단점

(1) 장점

① 원거리의 병원까지 신속한 이송(병원 전 시간 단축)

② 때에 따라 품질의 향상

③ 험한 지형에도 접근할 수 있어 고립된 지역의 환자를 구조

④ 상공에서 재해지역의 상황을 신속한 판단

(2) 단점

① 유지관리에 큰 비용 소요

② 위험도가 지상이송보다는 높음

③ 기상 조건의 악화로 인해 비행 자체가 불가능할 수 있음

④ 협소한 내부 공간 문제

- 대부분 헬리콥터는 가장 규모가 작은 구급차보다도 크기 작다.
- 환자의 체중 때문이 아니라 헬리콥터의 후면에 위치한 문을 통과하지 못하기 때문이

다. 이에 고도 비만 환자(복부 및 허리가 후면 문을 통과할 수 없음)를 이송하는 능력이 제한될 수 있다.

- 신장이 지나치게 크거나 견인부목을 적용한 환자는 헬리콥터의 규격에 맞지 않을 수 있다.

3) 항공이송 시 고려해야 할 사항

고도가 상승할수록 온도가 내려가고, 산소가 희박해지며, 공기가 팽창하게 되므로, 환자를 이송하는 응급의료종사자는 각 변화 정도를 정확히 인지하여야 한다.

① 산소저하: 고공으로 올라갈수록 산소압이 저하되므로, 중증의 환자나 호흡곤란 환자는 상태가 더욱 악화될 수 있다(표 2-5).

② 공기팽창: 상승할수록 공기압이 저하되므로 일정 용적 안의 공기는 팽창하게 된다. 예를 들면, 기관삽관 튜브로 삽입된 공기가 고도 상승에 따라 점점 팽창되어 기관지를 압박할 수 있다. 이에 대책방안으로는 공기보다는 식염수(saline solution)를 이용하여 기관내삽관 튜브를 고정할 수 있다(표 2-5).

③ 고도 상승할수록 온도가 떨어진다.

④ 헬기이송 금지되는 환자는 다음과 같다.

㉠ 통제가 안 되는 공격적인 환자

㉡ 감염(의심) 또는 유해물질 오염(의심) 환자

표 2-5. 고도상승에 따른 변화

▶ 고도에 따른 산소압력 변화

고도(피트-미터)	공기 산소분압(mmHg)	허파꽈리 산소분압(mmHg)	혈중 산소분압(mmHg)
해수면	159	107	98
2,000-610	148	96	86
4,000-1220	137	84	73
6,000-1830	125	71	64
8,000-2440	118	59	55

▶ 고도에 따른 공기 팽창률

고도(피트-미터)	공기 팽창도	공기압(mmHg)	
해수면	1.0	760	
5,000-1524	1.2	630	
10,000-3048	1.5	523	
20,000-6096	2.4	340	

4) 항공이송 전 준비사항

고도상승에 따른 여러 가지 변화 이외에도, 항공기의 진동과 소음, 환자의 공포심 등에 의하여 환자 상태를 더욱 악화시킬 수 있다. 항공이송 전 준비사항은 환자 상태를 악화시키지 않기 위해 필수적이다. 심정지 환자의 경우, 항공이송이 도움이 되지 않으므로 구급차를 이용하는 것이 바람직하고, 다음과 같이 항공이송 준비가 필요하다.

① 경부고정 및 척추고정
   ㉠ 경부고정 및 척추고정은 진동과 급격한 움직임으로 인한 2차 손상을 방지하기 위해 필수적이다.

② 위장관 튜브 삽입
   ㉠ 구토 가능성이 있는 두부손상, 복부손상, 중증환자에게는 위장관 튜브를 삽입해야 한다.
   - 위장관 튜브 삽입으로 기도 흡입 위험을 줄여야 한다.

③ 기도 확보
   ㉠ 필요시 기도삽관이나 인공기도 등을 이용하여 기도를 확보해야 한다.

④ 산소 투여 및 인공호흡 준비
   ㉠ 고도 상승 시 산소 분압 감소에 대비해 산소 투여 장비를 준비해야 한다.
   ㉡ 기내에는 산소공급시스템과 인공호흡용 백 밸브 마스크가 구비되어 있어야 한다.
   ㉢ 필요시 산소 투여, 흡입, 인공호흡 등을 시행할 수 있도록 준비해야 한다.

⑤ 상처 및 골절부위 치료
   ㉠ 상처나 골절부위의 치료(dressing, splinting)가 시행되어야 한다.

⑥ MAST 착용
   ㉠ 필요시에는 MAST 등을 착용시켜야 한다.

⑦ 체온 유지 조치
   ㉠ 환자의 체온유지 및 저체온증을 방지를 위해 보온침낭이나 인큐베이터(incubator) 사용이 필요하다.

5) 항공기 착륙장 선정

항공기 착륙장 선정은 안전한 이송을 위해 매우 중요하다. 착륙장은 다음과 같은 기준에 따라 선정해야 한다. 현장 응급구조사는 접근 중인 의료항공기와 통신(무전 및 핸드폰)하면서 다음과 같은 업무를 수행한다.

① 착륙장 선정

② 착륙장 준비 작업

③ 착륙장 보호 및 통제

④ 접근 중인 의료항공기와의 통신

⑤ 항공기의 예상 도착시각을 현장 지휘자에게 보고

(1) 면적

① 소형항공기의 착륙을 위해 낮에는 40 m×40 m, 밤에는 75 m×75 m의 넓이의 착륙장이 필요하다.

② 중형항공기는 낮에 50 m×50 m, 밤에는 100 m×100 m의 착륙장이 필요하다.

③ 헬리콥터의 착륙지점으로는 대략 30 m×30 m(야간 기준)의 넓이가 필요하다.

(2) 지형 및 조건

① 착륙장은 편평하고, 지반이 단단해야 한다.

② 흙먼지가 많은 경우에는 항공 조종사의 시야가 흐려지는 상황을 방지하기 위해 물을 분사하여 지면을 축축하게 해야 한다.

(3) 장애물 및 지형 고려

① 착륙장 접근과 착륙은 장애물과 지형을 고려해야 한다("HOTSAW" 기준).

㉠ 위험물질(Hazards)

㉡ 장애물(Obstructions)

㉢ 지형(Terrain)

㉣ 지면(Surface)

㉤ 동물(Animals)

㉥ 바람 및 기상(Wind/Weather)

② 경사지지 않고(경사가 8°-12°) 눈에 띄는 정도 크기의 잔해물이나 장애물(전선이나 나무 등)이 없거나 제거해야 한다.

㉠ 착륙경로 30° 이내에 장애물이 없어야 한다.

㉡ 항공기 날개의 회전력에 의하여 발생하는 소용돌이에 날릴 수 있으므로, 착륙장 주변의 작은 파편이나 이물질들을 모두 제거해야 한다.

– 먼지가 날리지 않도록 표면에 물을 뿌려둔다.

(4) 조명 및 표식

① 착륙장 가운데에는 항공기에서도 맨눈으로 식별이 잘되는 표식이 있어야 한다.

② 깃발, 연기, 연막탄 등으로 헬기 착륙을 유도해야 한다.

③ 야간에는 전등이나 불 등으로 착륙지점을 표시해야 한다.
  ㉠ 붉은 응급조명은 계속 켜둔다.
  ㉡ 특정 색상(녹색과 청색)은 야간 투시경으로 식별하기가 힘들다는 점을 기억해야 한다.
  ㉢ 지나치게 밝은 조명을 꺼달라고 요청할 수도 있다.
   - 조명이 너무 밝은 경우에는 선(와이어), 나무, 기둥과 같은 장애물 등으로 시야가 가릴 수도 있다.

④ 착륙장에는 바람을 안은 방향에 콘이나 섬광등으로 표시를 해두는 것이 널리 이용되는 관행이다.
  ㉠ 콘과 섬광등을 사용해서 착륙장에 표시해야 한다.
  ㉡ 섬광등이 없는 경우, 콘을 착륙장의 중심을 향하게 눕히고 각각의 콘 안에 손전등을 넣어 표시하는 것도 효과적인 대안이다.

⑤ 야간착륙 시 헬리콥터가 접근할 때 유의사항은 다음과 같다.
  ㉠ 백색 전등을 끈다(조종사 요청으로 다른 전등도 끌 수도 있다).
  ㉡ 장애물이 있으면 조명을 통해 표시한다.
  ㉢ 야간에 야간 투시경이 있는 경우에는 적색/백색 섬광등이 식별 쉽다.
   - 항공의료 이송팀이 안전한 착륙을 위해 현장의 조명을 끌 것을 요청할 수 있다.
  ㉣ 조명탄의 사용은 지양한다.

(5) 안전거리 및 통제

① 모든 교통과 차량 및 응급의료종사자는 30 m 이상 외곽에 위치하도록 해야 한다.
② 착륙장 및 헬리콥터로부터 60 m 이내에는 군중이 위치하지 않도록 해야 한다.
③ 착륙장은 사고지점이나 환자수집소로부터 최소한 45−50m 떨어진 곳에 있어야 한다.
④ 항공기로부터 15 m 이내에는 화기, 담뱃불 등의 점화물이 없어야 한다.
⑤ 헬리콥터 60 m 이내에서는 점화물이나 담배 등은 피우지 않는다.
⑥ 절대로 항공기가 다가오는 방향으로 조명을 비추지 않는다.
  ㉠ 불빛은 접근하는 항공기의 반대편으로 비춰야 한다.
⑦ 항공기가 도로 혹은 고속도로에 착륙할 경우에는 양쪽에서 차량통제를 시행하여야 한다.

(6) 통신 협조

소방청 · 경찰과 협력해 고속도로 등 비인계점 착륙 시 교통 통제를 반드시 수행한다. 항공이송은 환자 상태와 환경을 종합적으로 평가해 신속하면서도 안전한 의료지원이 이루어져야 한다. 특히 심혈관 이상이나 중증 외상 환자의 경우 지상 이송 여부를 우선 검토해야 합니다.

착륙지점

① 대략 100제곱피트[(양쪽으로 약 30걸음) = 30 ㎡, 1 ft = 0.3048 m]이다.
② 착륙지점과 접근과 출발로에는 전선, 탑, 차량, 사람, 늘어진 물체들을 제거한다.
③ 착륙지점은 역풍 위치에 깃발을 세워서 표시한다.

6) 항공기로 접근하는 방법

항공기가 착륙하면 응급의료종사자가 항공기까지 환자를 이송하게 되는데, 일반적으로 다음과 같은 방법으로 접근하여야 한다.

① 항공기의 회전날개가 작동 중인 경우에는 상체를 숙인 자세로 항공기 앞쪽이나 조정석 측면(앞쪽 측면)으로 접근한다. 바람이 불면 주 회전 날개가 지상으로부터 1.2 m까지 위치할 수 있으므로 반드시 상체를 숙인 자세로 접근하여야 한다(그림 2-64).

㉠ 장비를 어깨 위로 들어 올리지 않는다.

② 꼬리 회전날개는 지상으로부터 1-1.8 m에 위치하고 회전속도가 빨라서 맨눈으로 식별이 되지 않는 경우가 많으므로, 항공기 뒤쪽이나 뒤쪽 측면으로 접근하면 상당히 위험하다.

③ 필요한 인원만 항공기에 접근하며, 신체 이상의 높이를 갖는 수액 걸이 등은 절대 사용하지 말아야 한다.

④ 항공기 한쪽에서 반대편으로 이동할 때도 반드시 항공기 전면을 끼고 이동해야 한다.

⑤ 환자를 항공기에 이송할 때에는 승무원의 지시에 절대적으로 복종해야 한다.

⑥ 환자를 탑승시킨 후에 응급의료종사자는 안전지대에 위치하도록 한다.

⑦ 의복 장식물 또는 모자 등은 손에 들거나 끈을 단단히 조여 착용하여야 한다. 장식물이나 모자 등이 날려 이를 잡으려다 사고가 발생할 수 있다.

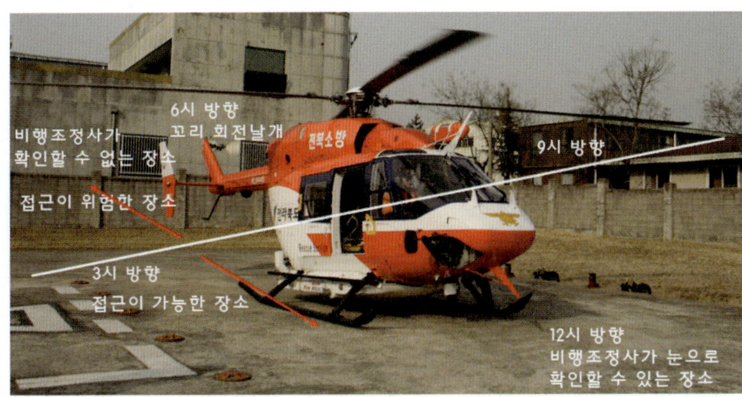

그림 2-62. 응급구조사 또는 다른 육상구조 요원은 앞쪽에서 헬리콥터 쪽으로 접근해야 한다. 꼬리날개는 너무 빨리 돌아서 보이지 않을 수가 있다. 조종사는 헬리콥터 뒤쪽에서 있는 사람을 볼 수 없다.

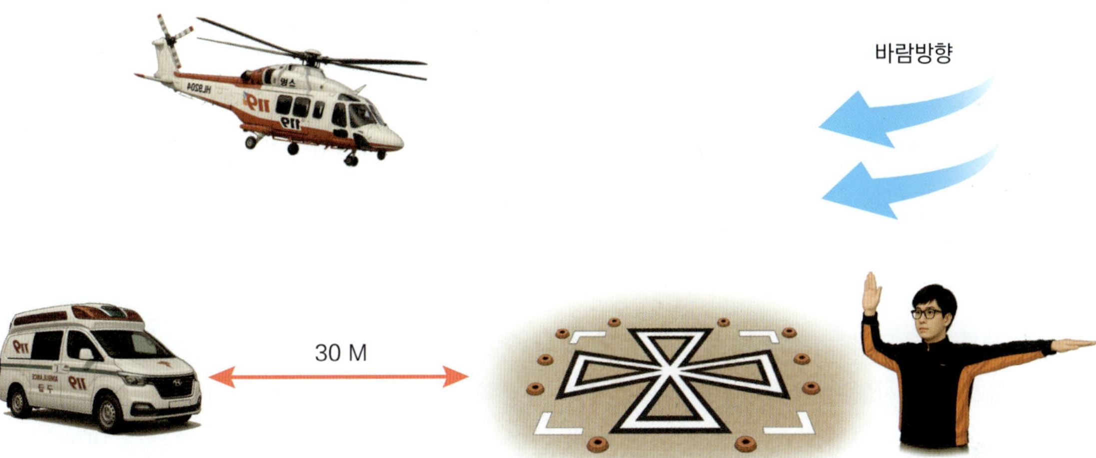

그림 2-63. 필요한 경우에는 응급구조사가 직접 항공기 착륙을 유도할 경우가 있다. 이 경우에는 응급구조사가 다음과 같은 요령으로 착륙을 유도한다.

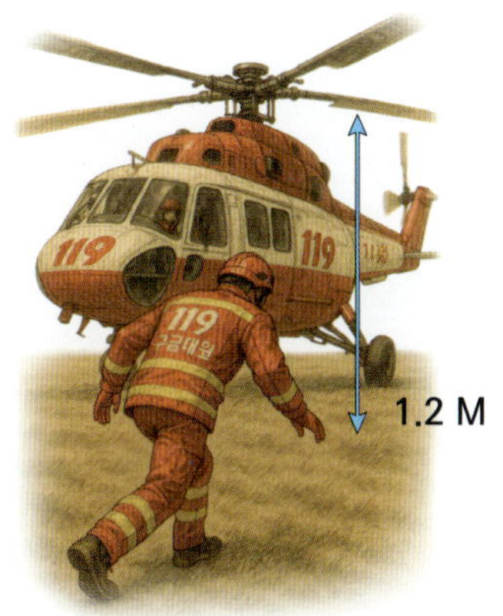

그림 2-64. 응급구조사는 주 회전 날개가 지면으로부터 1.2 M 정도로 낮게 회전할 수 있으므로 항상 쭈그린 자세로 헬리콥터 앞쪽을 향해 접근해야 한다.

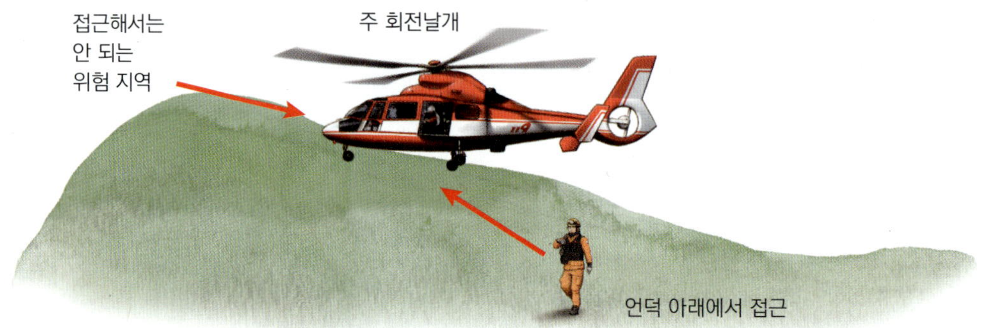

그림 2-65. **응급구조사는 경사에 있는 헬리콥터에 접근할 때 매우 주의해야 한다. 주 회전 날개가 언덕 쪽에서는 땅에 가까울 것이다. 따라서 응급구조사는 언덕 아래에서 접근해야 한다.**

7) 항공기의 착륙유도

항공기가 맨눈으로 보이면, 착륙 신호를 보내야 한다. 항공기 착륙을 유도하는 사람은 보안경, 헬멧, 두꺼운 복장 등을 착용하여 소용돌이에 의하여 날리는 각종 이물이나 파편으로부터 보호받을 수 있도록 한다. 착륙을 유도하는 방법은 다음과 같다(그림 2-66).

① 착륙을 유도하는 사람은 바람을 등지고 착륙장을 향하도록 위치한다.
② 유도하는 사람은 양팔을 머리 위로 올려서 착륙장소를 지시하도록 한다.
③ 항공기가 착륙장에 접근하면, 조종사의 안면을 주시하면서 양손으로 신호를 보내어 항공기가 안전히 착륙할 수 있도록 유도한다.
  ㉠ 야간에 운행할 경우에는 착륙이나 이륙, 비행기가 땅에서 움직이는 동안에는 조종사의 눈에 불빛이 비추어지지 않도록 주의한다.
  ㉡ 강한 불빛을 헬기 진행방향의 왼쪽으로 비추지 않아야 한다.
  ㉢ 현장에서 구급차의 헤드라이트를 이용하여 착륙지점을 비추는 것도 좋다.

Tip 착륙지점 설명

① 지역 : "착륙 지점은 언덕 꼭대기에 위치한다."
② 주요한 경계표 : "착륙 지점 남쪽으로 고속도로가 있다"
③ 가장 근접한 도시에서의 추측 거리 : "착륙지점은 무등산 정상이 북쪽 대략 20 m 지점이다"
④ 다른 관련 정보 : "착륙지점 우측에 전선이 있다."

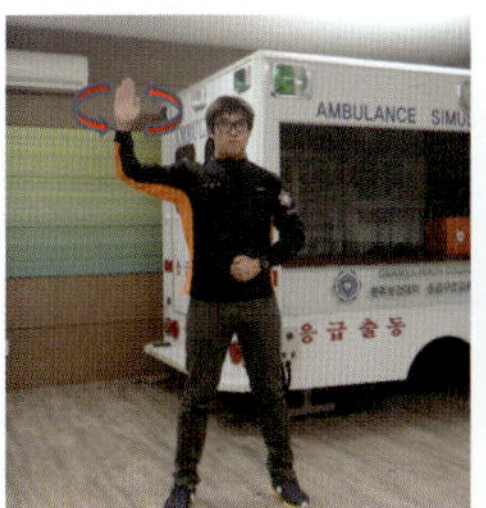

엔진시동
오른손을 틀어
돌린다.

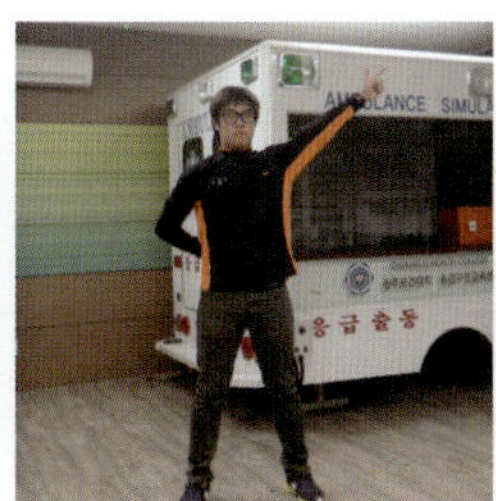

이 륙
오른손을 뒤로 하고
왼손가락으로 이륙방향 표시

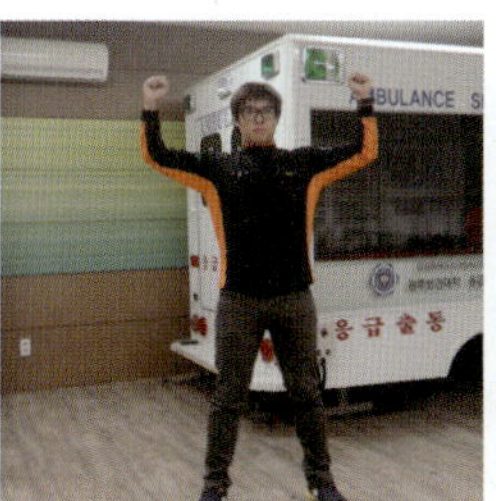

공중정지
주먹을 쥐고 팔을
머리로 올린다.

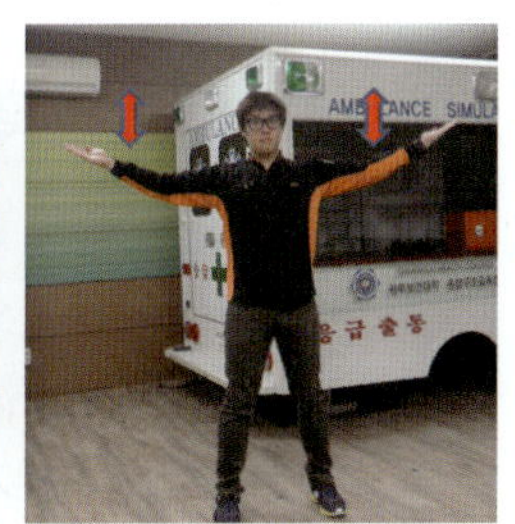

상 승
손바닥을 위로 팔을 뻗고 위로
움직임을 반복

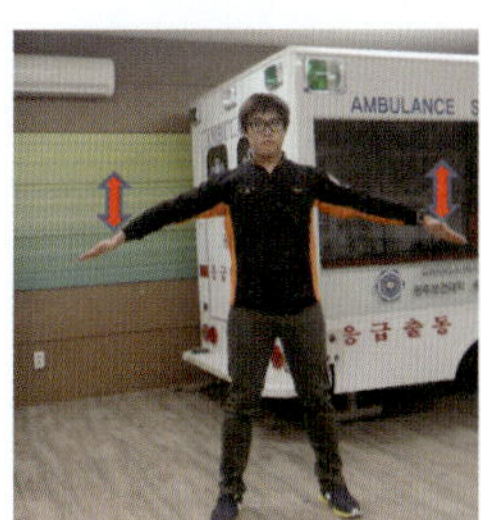

하 강
손바닥을 아래로
팔을 뻗고 아래로
움직임을 반복

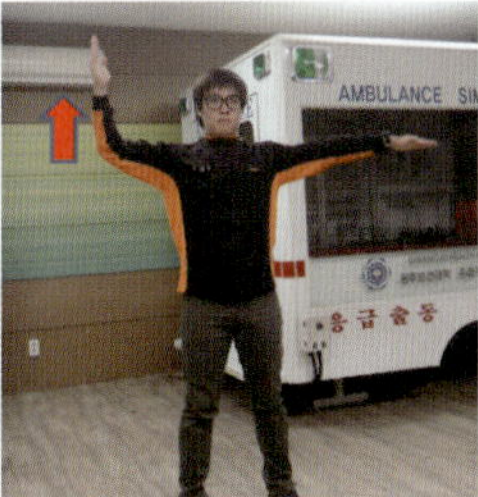

우선회
왼팔은 수평으로,
오른팔을 머리까지
위로 움직인다.

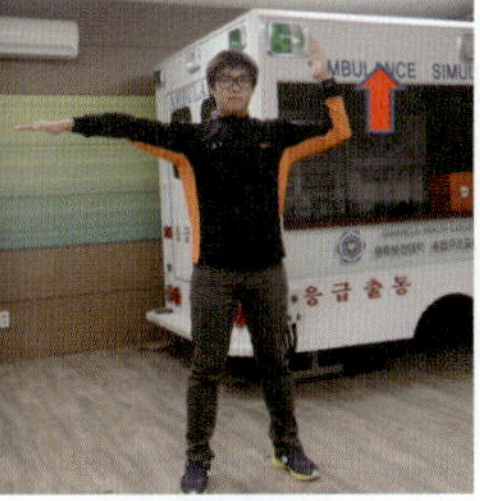

좌선회
오른팔은 수평으로,
왼팔을 머리까지
위로 움직인다.

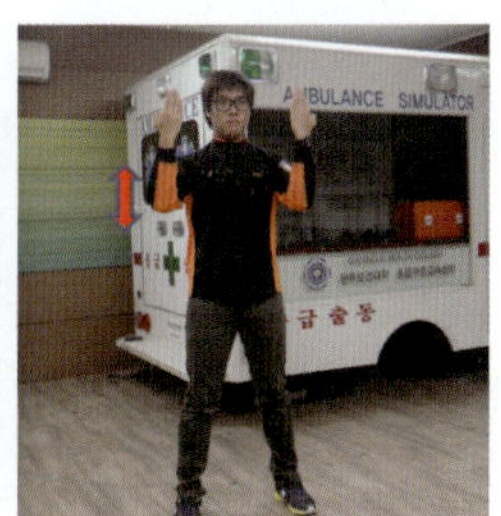

전 진
손바닥은 몸쪽으로,
팔로 끌어당기는
동작을 반복

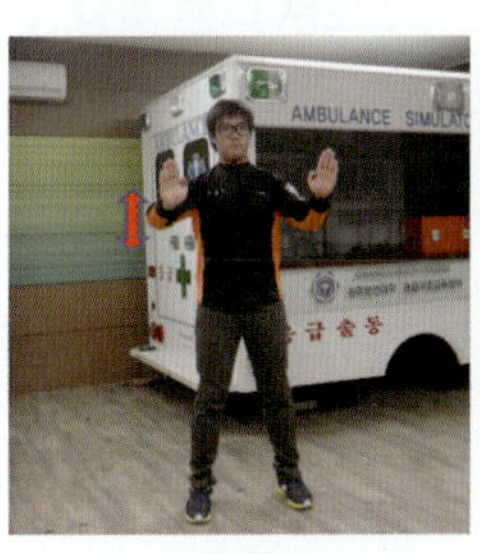

후 진
손바닥을 바깥쪽으로,
팔로 밀어내는 동작 반복

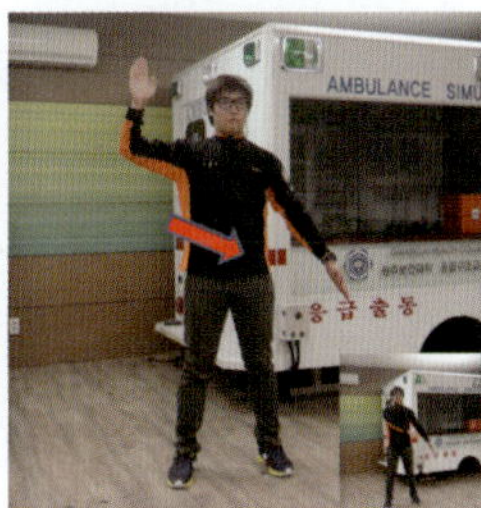

화물투하
왼손은 밑으로, 오른손을
왼손 쪽으로 자르듯 움직임

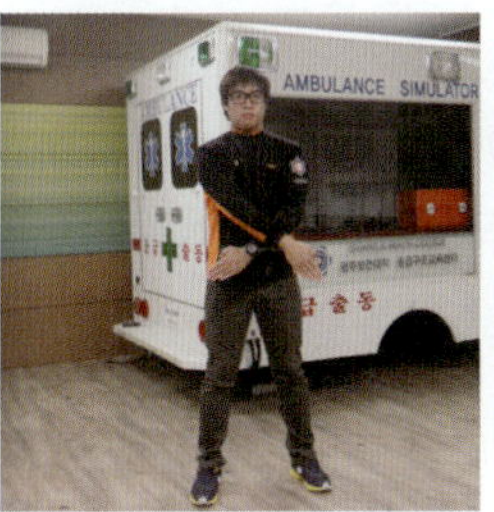

착 륙
바람을 등지고 서서
몸 앞에 두 팔을 교차시킴

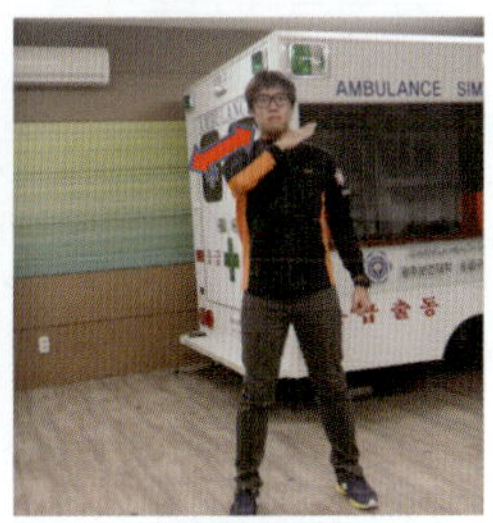

엔진정지
목을 베는 듯한
동작을 반복

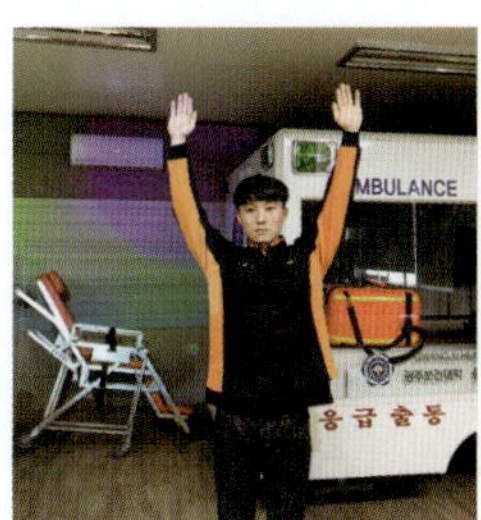

착륙안전
두팔을 편채로 항공기를
주시한다.

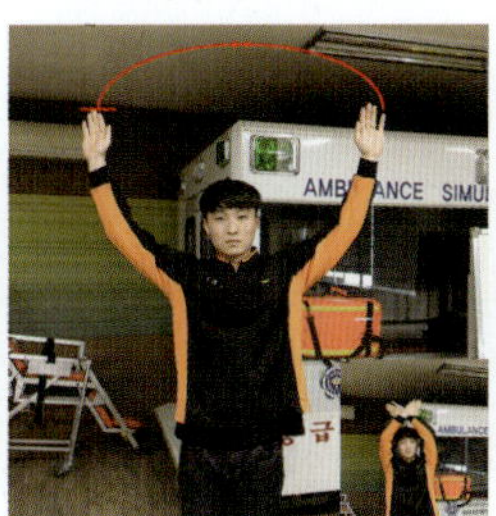

착륙불가능
두팔을 편채로 교차시키고,
폈다 동작을 반복한다.

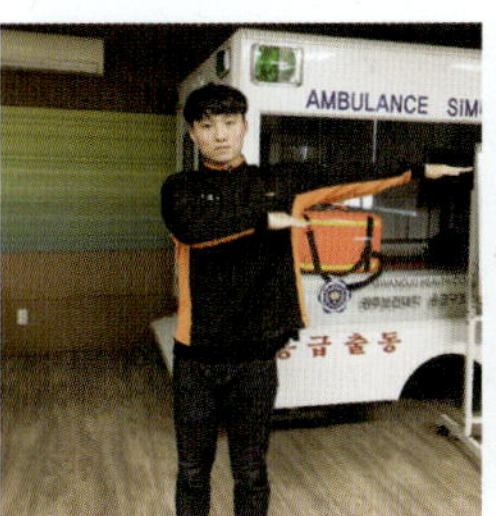

우측유도
좌측방향으로 지시

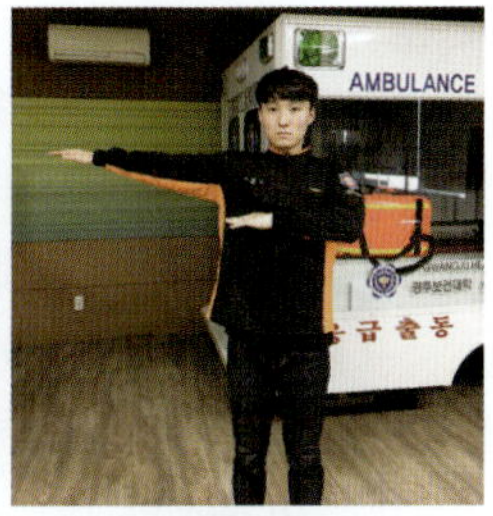

좌측유도
우측방향으로 지시

그림 2-66. **항공기의 착륙유도**

Tip **항공안전법 시행규칙** [별표 26]

신호(제194조 관련)

1. 조난신호(Distress signals)

1) 조난에 처한 항공기가 다음의 신호를 복합적 또는 각각 사용할 경우에는 중대하고 절박한 위험에 처해 있고 즉각적인 도움이 필요함을 나타낸다.
   ① 무선전신 또는 그 밖의 신호방법에 의한 "SOS" 신호(모스부호는 …−−−…)
   ② 짧은 간격으로 한 번에 1발씩 발사되는 붉은색불빛을 내는 로켓 또는 대포
   ③ 붉은색 불빛을 내는 낙하산 부착 불빛
   ④ "메이데이(MAYDAY)"라는 말로 구성된 무선 전화 조난 신호
   ⑤ 데이터링크를 통해 전달된 "메이데이(MAYDAY)" 메시지
2) 조난에 처한 항공기는 가목에도 불구하고 주의를 끌고, 자신의 위치를 알리며, 도움을 얻기 위한 어떠한 방법도 사용할 수 있다.

2. 긴급신호(Urgency signals)

1) 항공기 조종사가 착륙등 스위치의 개폐를 반복하거나 점멸항행등과는 구분되는 방법으로 항행등 스위치의 개폐를 반복하는 신호를 복합적으로 또는 각각 사용할 경우에는 즉각적인 도움은 필요하지 않으나 불가피하게 착륙해야 할 어려움이 있음을 나타낸다.
2) 다음의 신호가 복합적으로 또는 각각 따로 사용될 경우에는 이는 선박, 항공기 또는 다른 차량, 탑승자 또는 목격된 자의 안전에 관하여 매우 긴급한 통보 사항을 가지고 있음을 나타낸다.
   ① 무선전신 또는 그 밖의 신호방법에 의한 "XXX" 신호
   ② 무선전화로 송신되는 "PAN PAN"
   ③ 데이터링크를 통해 전송된 "PAN PAN"

3. 비행제한구역, 비행금지구역 또는 위험구역 침범 경고신호

지상에서 10초 간격으로 발사되어 붉은색 및 녹색의 불빛이나 별모양으로 폭발하는 신호탄은 비인가 항공기가 비행제한구역, 비행금지구역 또는 위험구역을 침범하였거나 침범하려고 한 상태임을 나타내며, 해당 항공기는 이에 필요한 시정조치를 해야 함을 나타낸다.

4. 유도신호(Marshalling signals)

1) 항공기에 대한 유도원의 신호
   ① 유도원은 항공기의 조종사가 유도업무 담당자임을 알 수 있는 복장을 해야 한다.
   ② 유도원은 주간에는 일광형광색봉, 유도봉 또는 유도장갑을 이용하고, 야간 또는 저시정상태에서는 발광유도봉을 이용하여 신호를 하여야 한다.
   ③ 유도신호는 조종사가 잘 볼 수 있도록 유도봉을 손에 들고 다음의 위치에서 조종사와 마주 보며 실시한다.
      − 비행기의 경우에는 비행기의 왼쪽에서 조종사가 가장 잘 볼 수 있는 위치
      − 헬리콥터의 경우에는 조종사가 유도원을 가장 잘 볼 수 있는 위치

④ 유도원은 다음의 신호를 사용하기 전에 항공기를 유도하려는 지역 내에 항공기와 충돌할 만한 물체가 있는지를 확인해야 한다.

1. 항공기 안내(Wingwalker)

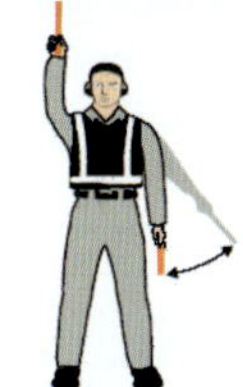

오른손의 유도봉을 위쪽을 향하게 한 채 머리 위로 들어 올리고, 왼손의 유도봉을 아래로 향하게 하면서 몸쪽으로 붙인다.

2. 출입문의 확인

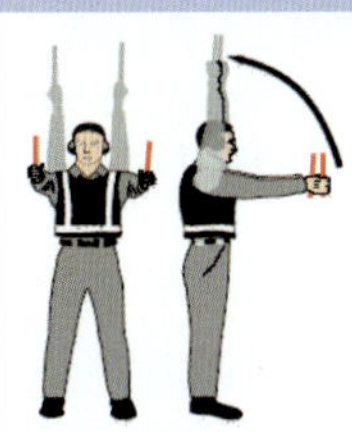

양손의 유도봉을 위로 향하게 한 채 양팔을 쭉 펴서 머리 위로 올린다.

3. 다음 유도원에게 이동 또는 항공교통관제기관으로부터 지시 받은 지역으로의 이동

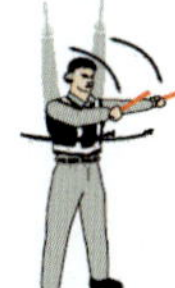

양쪽 팔을 위로 올렸다가 내려 팔을 몸의 측면 바깥쪽으로 쭉 편 후 다음 유도원의 방향 또는 이동구역방향으로 유도봉을 가리킨다.

4. 직진

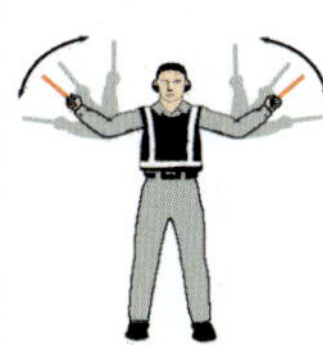

팔꿈치를 구부려 유도봉을 가슴 높이에서 머리 높이까지 위 아래로 움직인다.

5. 좌회전(조종사 기준)

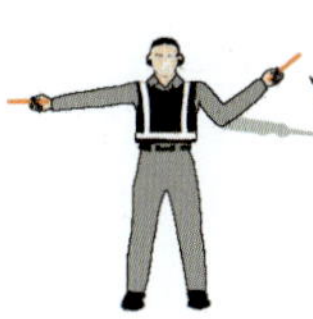

오른팔과 유도봉을 몸쪽 측면으로 직각으로 세운 뒤 왼손으로 직진신호를 한다. 신호동작의 속도는 항공기의 회전속도를 알려준다.

6. 우회전(조종사 기준)

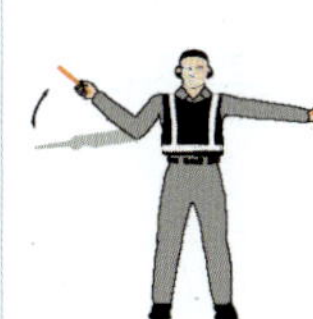

왼팔과 유도봉을 몸 쪽 측면으로 직각으로 세운 뒤 오른손으로 직진신호를 한다. 신호동작의 속도는 항공기의 회전속도를 알려준다.

7. 정지

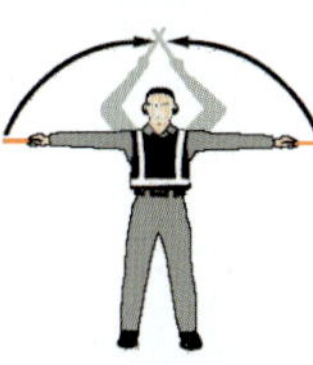

유도봉을 쥔 양쪽 팔을 몸 쪽 측면에서 직각으로 뻗은 뒤 천천히 두 유도봉이 교차할 때까지 머리위로 움직인다.

8. 비상정지

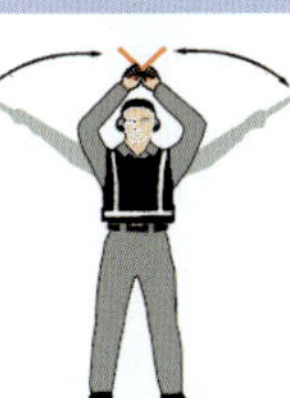

빠르게 양쪽 유도봉을 든 팔을 머리 위로 뻗었다가 유도봉을 교차시킨다.

9. 브레이크 정렬

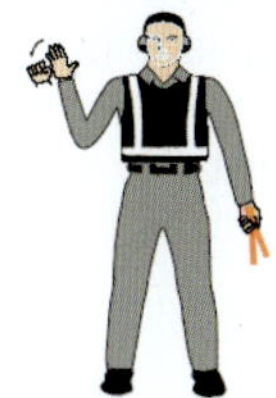

손바닥을 편 상태로 어깨 높이로 들어 올린다. 운항승무원을 응시한 채 주먹을 쥔다. 승무원으로부터 인지신호(엄지손가락을 올리는 신호)를 받기 전까지는 움직여서는 안 된다.

10. 브레이크 풀기

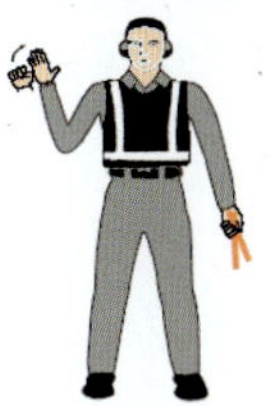

주먹을 쥐고 어깨 높이로 올린다. 운항승무원을 응시한 채 손을 편다. 승무원으로부터 인지신호(엄지손가락을 올리는 신호)를 받기 전까지는 움직여서는 안 된다.

11. 고임목 삽입

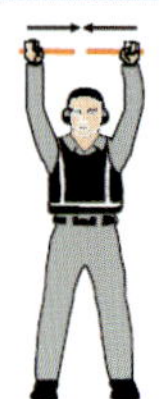

팔과 유도봉을 머리 위로 쭉 뻗는다. 유도봉이 서로 닿을 때까지 안쪽으로 유도봉을 움직인다. 운항승무원에게 인지표시를 반드시 수신하도록 한다.

12. 고임목 제거

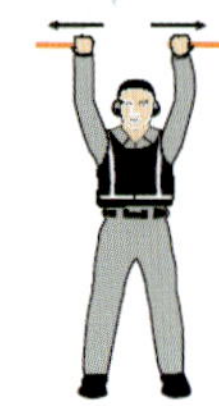

팔과 유도봉을 머리 위로 쭉 뻗는다. 유도봉을 바깥쪽으로 움직인다. 운항승무원에게 인가받기 전까지 바퀴 고정 받침목을 제거해서는 안 된다.

13. 엔진시동걸기

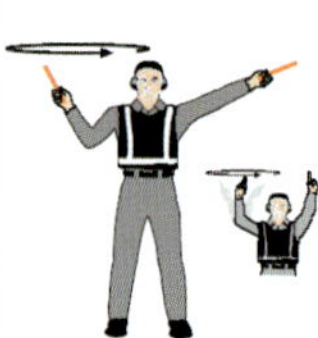

오른팔을 머리 높이로 들면서 유도봉을 위를 향한다. 유도봉으로 원 모양을 그리기 시작하면서 동시에 왼팔을 머리 높이로 들고 엔진시동 걸 위치를 가리킨다.

14. 엔진 정지

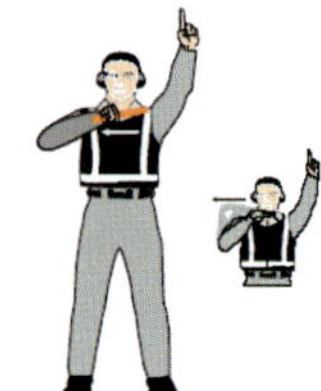

유도봉을 쥔 팔을 어깨 높이로 들어 올려 왼쪽 어깨 위로 위치시킨 뒤 유도봉을 오른쪽 · 왼쪽 어깨로 목을 가로질러 움직인다.

15. 서행

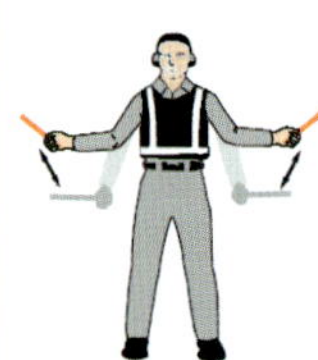

허리부터 무릎 사이에서 위 아래로 유도봉을 움직이면서 뻗은 팔을 가볍게 툭툭 치는 동작으로 아래로 움직인다.

16. 한쪽 엔진의 출력 감소

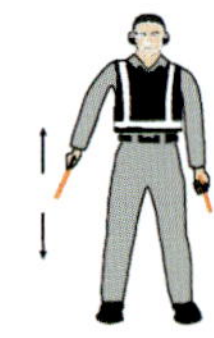

양손의 유도봉이 지면을 향하게 하여 두 팔을 내린 후, 출력을 감소시키려는 쪽의 유도봉을 위아래로 흔든다.

17. 후진

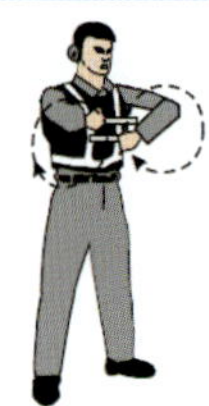

몸 앞 쪽의 허리높이에서 양팔을 앞쪽으로 빙글빙글 회전시킨다. 후진을 정지시키기 위해서는 신호 7 및 8을 사용한다.

18. 후진하면서 선회(후미 우측)

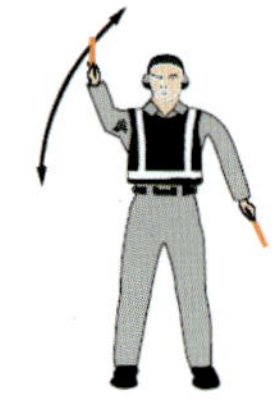

왼팔은 아래쪽을 가리키며 오른팔은 머리 위로 수직으로 세웠다가 옆으로 수평위치까지 내리는 동작을 반복한다.

19. 후진하면서 선회(후미 좌측)

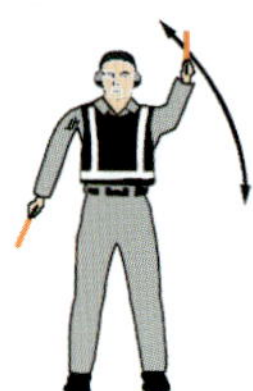

오른팔은 아래쪽을 가리키며 왼팔은 머리 위로 수직으로 세웠다가 옆으로 수평위치까지 내리는 동작을 반복한다.

20. 긍정(Affirmative)/ 모든 것이 정상임(All Clear)

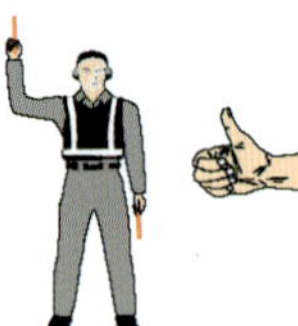

오른팔을 머리높이로 들면서 유도봉을 위로 향한다. 손 모양은 엄지손가락을 치켜세운다. 왼쪽 팔은 무릎 옆쪽으로 붙인다.

*21. 공중정지(Hover)

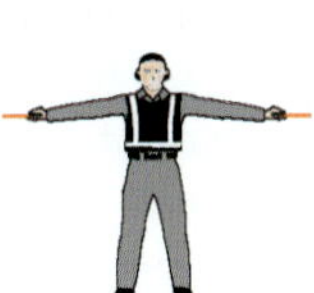

유도봉을 든 팔을 90° 측면으로 편다.

*22. 상승

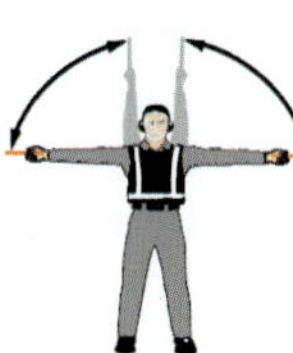

유도봉을 든 팔을 측면 수직으로 쭉 펴고 손바닥을 위로 향하면서 손을 위쪽으로 움직인다. 움직임의 속도는 상승률을 나타낸다.

*23. 하강

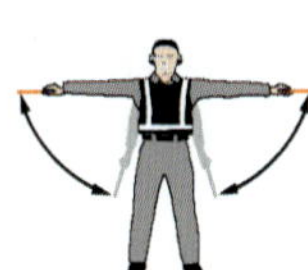

유도봉을 든 팔을 측면 수직으로 쭉 펴고 손바닥을 아래로 향하면서 손을 아래로 움직인다. 움직임의 속도는 강하율을 나타낸다.

*24. 왼쪽으로 수평이동(조종사 기준)

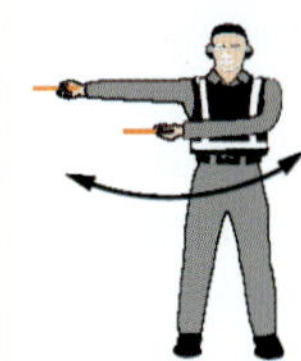

팔을 오른쪽 측면 수직으로 뻗는다. 빗자루를 쓰는 동작으로 같은 방향으로 다른 쪽 팔을 이동시킨다.

*25. 오른쪽으로 수평이동(조종사 기준)

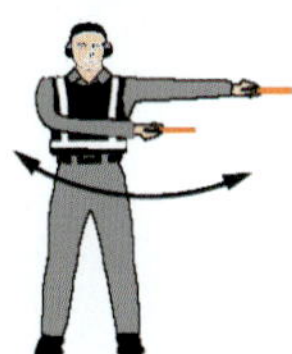

팔을 왼쪽 측면 수직으로 뻗는다. 빗자루를 쓰는 동작으로 같은 방향으로 다른 쪽 팔을 이동시킨다.

*26. 착륙

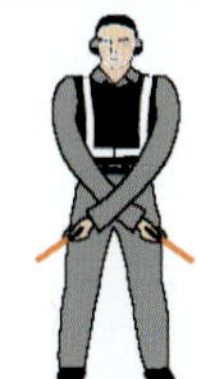

몸의 앞쪽에서 유도봉을 쥔 양팔을 아래쪽으로 교차시킨다.

27. 화재

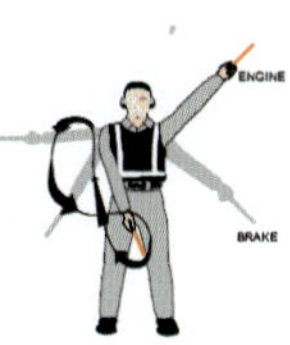

화재지역을 왼손으로 가리키면서 동시에 어깨와 무릎사이의 높이에서 부채질 동작으로 오른손을 이동시킨다.
야간 - 유도봉을 사용하여 동일하게 움직인다.

28. 위치대기(stand-by)

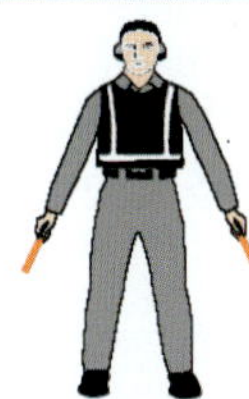

양팔과 유도봉을 측면에서 45°로 아래로 뻗는다.
항공기의 다음 이동이 허가될 때까지 움직이지 않는다.

29. 항공기 출발

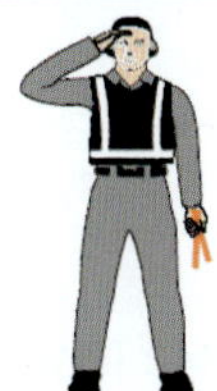

오른손 또는 유도봉으로 경례하는 신호를 한다.
항공기의 지상이동(taxi)이 시작될 때까지 운항승무원을 응시한다.

30. 조종장치를 손대지 말 것(기술적 · 업무적 통신신호)

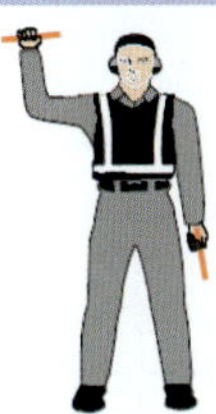

머리 위로 오른팔을 뻗고 주먹을 쥐거나 유도봉을 수평방향으로 쥔다. 왼팔은 무릎 옆에 붙인다.

31. 지상 전원공급 연결(기술적 · 업무적 통신신호)

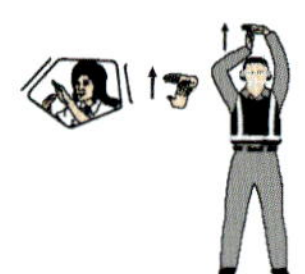

머리 위로 팔을 뻗어 왼손을 수평으로 손바닥이 보이도록 하고, 오른손의 손가락 끝이 왼손에 닿게 하여 "T"자 형태를 취한다. 밤에는 광채가 나는 유도봉을 이용하여 "T"자 형태를 취할 수 있다.

32. 지상 전원공급 차단(기술적 · 업무적 통신신호)

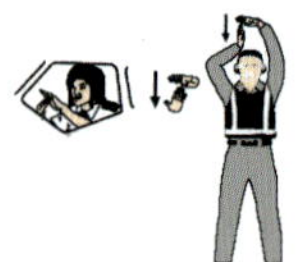

신호 31과 같이 한 후 오른손이 왼손에서 떨어지도록 한다. 운항승무원이 인가할 때 까지 전원공급을 차단해서는 안 된다. 밤에는 광채가 나는 유도봉을 이용하여 "T"자 형태를 취할 수 있다.

33. 부정(기술적 · 업무적 통신신호)

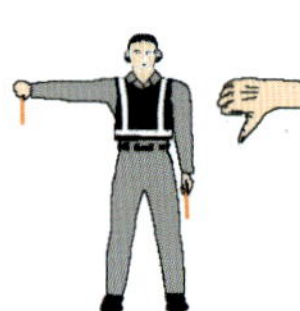

오른팔을 어깨에서부터 90°로 곧게 뻗어 고정시키고, 유도봉을 지상 쪽으로 향하게 하거나 엄지손가락을 아래로 향하게 표시한다. 왼손은 무릎 옆에 붙인다.

34. 인터폰을 통한 통신의 구축(기술적 · 업무적 통신신호)

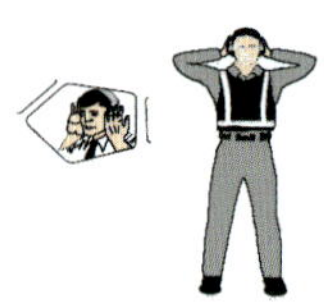

몸에서부터 90°로 양 팔을 뻗은 후, 양손이 두 귀를 컵 모양으로 가리도록 한다.

35. 계단 열기 · 닫기

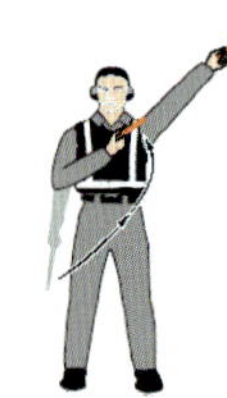

오른팔을 측면에 붙이고 왼팔을 45° 머리 위로 올린다. 오른팔을 왼쪽 어깨 위쪽으로 쓸어 올리는 동작을 한다.

비고:

1. 항공기 유도원이 배트, 조명유도봉 또는 횃불을 드는 경우에도 관련 신호의 의미는 같다.
2. 항공기의 엔진번호는 항공기를 마주 보고 있는 유도원의 위치를 기준으로 오른쪽에서부터 왼쪽으로 번호를 붙인다.
3. " * "가 표시된 신호는 헬리콥터에 적용한다.
4. 주간에 시정이 양호한 경우에는 조명막대의 대체도구로 밝은 형광색의 유도봉이나 유도장갑을 사용할 수 있다.
   1) 유도원에 대한 조종사의 신호
      ① 조종실에 있는 조종사는 손이 유도원에게 명확히 보이도록 해야 하며, 필요한 경우에는 쉽게 식별할 수 있도록 조명을 비추어야 한다.
      ② 브레이크
      - 주먹을 쥐거나 손가락을 펴는 순간이 각각 브레이크를 걸거나 푸는 순간을 나타낸다.
      - 브레이크를 걸었을 경우 : 손가락을 펴고 양팔과 손을 얼굴 앞에 수평으로 올린 후 주먹을 쥔다.
      - 브레이크를 풀었을 경우 : 주먹을 쥐고 팔을 얼굴 앞에 수평으로 올린 후 손가락을 편다.

③ 고임목(Chocks)
- 고임목을 끼울 것 : 팔을 뻗고 손바닥을 바깥쪽으로 향하게 하며, 두 손을 안쪽으로 이동시켜 얼굴 앞에서 교차되게 한다.
- 고임목을 뺄 것 : 두 손을 얼굴 앞에서 교차시키고 손바닥을 바깥쪽으로 향하게 하며, 두 팔을 바깥쪽으로 이동시킨다.

④ 엔진시동 준비완료
- 시동시킬 엔진의 번호만큼 한쪽 손의 손가락을 들어올린다.

2) 기술적·업무적 통신신호
① 수동신호는 음성통신이 기술적·업무적 통신신호로 가능하지 않을 경우에만 사용해야 한다.
② 유도원은 운항승무원으로부터 기술적·업무적 통신신호에 대하여 인지하였음을 확인해야 한다.

5. 비상수신호

1) 탈출 권고

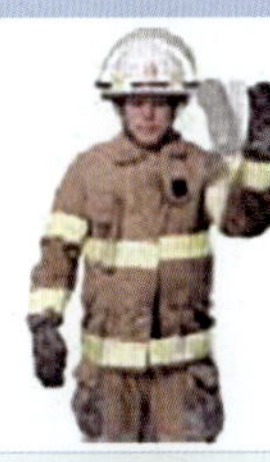

한 팔을 앞으로 뻗어 눈높이까지 들어 올린 후 손짓으로 부르는 동작을 한다.
야간 - 막대를 사용하여 동일하게 움직인다.

2) 동작중단 권고 - 진행 중인 탈출 중단 및 항공기 이동 또는 그 밖의 활동 중단

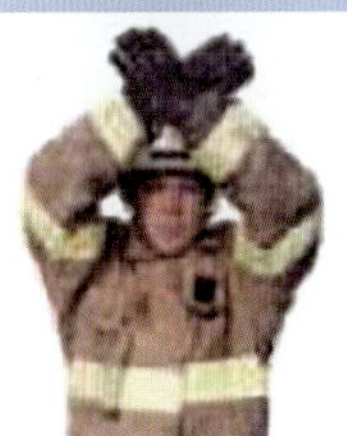

양팔을 머리 앞으로 들어 올려 손목에서 교차시키는 동작을 한다.
야간 - 막대를 사용하여 동일하게 움직인다.

3) 비상 해제

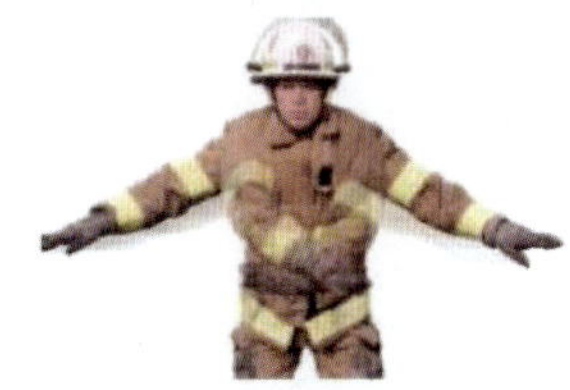

양팔을 손목이 교차할 때 까지 안쪽 방향으로 모은 후 바깥 방향으로 45도 각도로 뻗는 동작을 한다.
야간 - 막대를 사용하여 동일하게 움직인다.

Chapter

구출과 구조 03

01 개요

(1) 구조와 구급의 통합적 접근

전문구조대는 구급과 구조를 독립적인 행위로 보지 않으며, 구조대원의 자격요건에 응급구조사를 포함한다. 응급구조사는 구조현장에서 환자의 응급처치뿐만 아니라 구조 활동의 주체로서 상황을 통제할 수 있는 역량이 요구된다. 특수구조 상황(예: 차량 구조)에서는 응급구조사가 환자 보호, 응급처치, 안전한 구조를 위해 전체적인 작업 흐름과 각 단계별 특수성을 이해해야 한다.

① 구조(Rescue)

㉠ 죽음이나 급박한 위험으로부터 사람을 구해내는 활동이다.

㉡ 주로 화재, 붕괴, 수상, 수중, 산악, 교통사고 등의 상황에서 발생한다.

② 구급(Emergency Medical Services)

㉠ 응급환자에 대한 신속한 처치와 병원으로의 이송을 담당한다.

㉡ 현장에서의 응급처치와 환자 상태 안정화에 초점을 둔다.

(2) 구조와 구출의 차이

사전적인 의미에서 구조와 구출은 위험한 상태에서 구해낸다는 의미에서는 동일하다. 그러나 구조(rescue)는 죽음 또는 순간적인 파괴 등의 위험으로부터 벗어나는 것을 의미하며, 구출(extrication)은 단순히 환자가 탈출할 수 있는 길을 확보하기 위한 방법에서부터 고층건물의 붕괴와 같은 복잡한 경우 등, 외적인 힘에 의한 억류나 억제로부터 벗어나는 것을 의미하는 넓은 의미를 가지고 있다.

(3) 응급구조사의 역할

구조 상황으로는 화재, 붕괴, 수상, 수중, 산악, 교통사고 등과 같은 경우가 있으며 이중에서도 특수구출방법을 필요로 하는 응급 상황이 있다. 이러한 현장 상황에서 응급구조사는 특수상황에 필요한 특별한 기술과 장비 사용능력은 전문교육을 통하지 않고서 습득하거나 수행할 수가 없지만, 구조가 이루어지는 동안 다음과 같은 역할을 할 수 있다.

① 구조 현장에서 환자 보호 및 응급처치를 제공한다.

② 구조과정 전반적인 흐름에 따른 안전을 확보한다.

③ 특수구조 상황에 대한 이해와 대응 능력을 갖춘다.

구조 상황으로 가장 일반적인 발생되는 유형으로는 차량구조이다. 환자구조에 필요한 자동차 사고의 유형과 영향, 구조방법을 숙지하여야만 현장에서의 응급구조사 임무를 완벽하게 수행 할 수 있게 될 것이다. 따라서 응급구조사는 구급와 구조상황에 모두 대응할 수 있도록 지속적인 교육과 훈련이 필요하다. 이를 통해 다양한 응급상황에서 효과적으로 대처하고, 환자의 생명을 보호하며 안전한 구조 활동을 수행할 수 있다.

02 구조대의 편성 및 역할

1) 구조대의 편성

사회가 급변하면서 삶이 윤택해지고 시간적 여유가 생기면서 안전에 대한 관심이 높아지면서부터 구조대의 필요성이 절실해졌고 전문성을 가진 구조대원을 필요로 하게 되었다. 각종 사고들은 장소와 때를 가리지 않고 발생하기에 사고 장소와 종류에 따라 구조대는 편성하게 된 것이다. 이러한 내용은 '119구조 · 구급에 관한 법률' 에서 다루고 있다.

(1) 일반구조대

교통사고를 비롯한 화재, 수난, 산악사고 등 가장 기초적인 구조대로서 우리가 구조를 요청 시 일차적인 출동부서이고 일반적인 안전조치를 담당하는 구조대로 현재 각 시 · 도의 규칙으로 정하는 바에 따라 소방서마다 1개 대(隊) 이상 설치하되, 소방서가 없는 시 · 군 · 구(자치구를 말한다. 이하 같다)의 경우에는 해당 시 · 군 · 구 지역의 중심지에 있는 119안전센터에 설치할 수 있다.

(2) 특수구조대

특수한 장소인 소방대상물(화학공장), 지역 특성(산악, 수난사고), 재난 발생 유형 및 빈도 등을 고려하여 시·도의 규칙으로 정하는 바에 따라 특수한 사고가 발생하는 지역 소방서에 설치하여 운영한다. 다만, 고속국도구조대는 직할구조대에 설치할 수 있다. 특수구조대는 역할에 따라 조금씩 달리하기는 하지만, 목적은 인명구조라는 데에서는 동일하다. 때로는 인원이나 예산문제로 인하여 각 지역의 여건에 따라 특수구조대가 갖추어야 할 장비를 일반구조대가 갖추고 두 가지의 업무를 담당하는 경우도 있다(표 3-1).

표 3-1. **특수구조대의 종류**

가. 화학구조대: 화학공장이 밀집한 지역
나. 수난구조대: 「내수면어업법」 제2조제1호에 따른 하천, 댐, 호수, 저수지 등의 내수면지역
다. 산악구조대: 「자연공원법」 제2조제1호에 따른 자연공원(국립공원) 등 산악지역
라. 고속국도구조대: 「고속국도법」 제2조제2호에 따른 고속국도
마. 지하철구조대: 「도시철도법」 제3조제3호 가목에 따른 도시철도의 역사(驛舍) 및 역무시설

(3) 직할구조대

대형·특수 재난사고의 구조, 현장 지휘 및 지원 등을 위하여 소방방재청 또는 소방본부에 설치하여 중앙정부나 시·도별로 그 지역의 특수성이나 인명구조활동의 전문성을 위하여 별도로 편성한다.

(4) 항공구조대

항공구조대는 헬기를 이용한 구조대로 고층건물 사고 또는 항공기사고와 산악사고 등의 인명구조 활동을 위하여 소방방재청에 설치하는 직할구조대 및 각 시·도 소방본부에 설치하는 직할구조대에 설치할 수 있으며, 각종 재난현장에서 인명구조, 응급환자의 이송(의사가 동승한 응급환자의 병원 간 이송을 포함한다), 화재 진압, 장기이식환자 및 장기의 이송, 항공 수색 및 구조 활동, 공중 소방 지휘통제 및 소방에 필요한 인력·장비 등의 운반, 방역 또는 방재 업무의 지원 및 그 밖에 재난관리를 위하여 필요한 업무를 담당한다.

(5) 테러대응구조대

테러 및 특수재난에 전문적으로 대응하기 위하여 필요한 경우 소방방재청 또는 소방본부에 설치하는 것을 원칙으로 하고 구조대의 효율적 운영을 위하여 필요한 경우에는 화학구조대와 직할구조대를 테러대응구조대로 지정할 수 있다.

(6) 국제구조대

현재 우리나라는 국외에서 대형재난 등이 발생한 경우 재외국민의 보호 또는 재난발생국의 국민에 대한 인도주의적 구조 활동을 위하여 국제구조대를 편성하여 운영할 수 있다. 국제구조대는 인명 탐색 및 구조, 응급의료, 안전평가, 시설관리, 공보연락 등의 임무를 수행할 수 있다. 국제 협력을 위하여 해외로 파견하여 활동하는 구조대로 현재는 중앙 119구조대가 그 업무를 담당하고 있다.

2) 구조활동의 범위와 역할

우리나라 응급구조사는 일반적으로 환자에게 응급처치를 제공하며, 현장상황에 따라 구조장비를 이용하여 구조업무를 수행하기도 한다. 또한 구조대에 근무하는 응급구조사는 외부 위험요소로부터 환자를 보호하고, 장애물을 제거하기 위한 전문적인 구조를 수행한다.

① 구조와 구출작업에서 응급구조사의 임무는 첫 번째 환자에게 응급처치를 제공하고, 손상이 더욱 악화되는 것을 방지하는 것이다.

② 부상자의 구조과정 중 가장 흔히 발생되는 문제점은 구급대원인 응급구조사와 구조대원이 체계적인 협조가 미흡하다는 것이다.

㉠ 환자 응급처치와 구조에 경험이 많은 대원이 구조작업을 책임지고 지휘하여야 한다.

㉡ 책임자는 전문적인 구조법과 응급처치법에 대한 경험과 학식이 풍부하여야 한다.

㉢ 각종 현장상황에서도 정확한 판단력을 내릴 수 있어야 한다.

㉣ 모든 과정에서 전반적인 지휘와 통솔에 책임감을 가질 뿐 아니라 환자의 응급처치를 책임져야 한다.

이런 점을 종합할 때 응급구조사가 구조대원이 된다면 현장을 가장 잘 지휘할 수 있을 것이다. 하지만 서로에 대한 명확한 책임한계와 업무범위에 대해서 사전에 조율하고 규정할 필요가 있으며 구조범위에 따른 응급구조사의 역할은 아래와 같다.

(1) 간단한 구조(Simple rescue)

간단한 구조는 경미한 자동차 사고나 안전한 건물에서 발생한 환자의 운반을 말한다.

① 환자를 이송하기 쉽다.

② 일반적으로 최소한의 장비가 필요하다.

출동대에 배치되어져 있는 구급차에는 간단한 구조를 위한 장비들이 배치되어 있다. 그리고 지방이나 도심외곽에 배치되는 응급차량에는 반드시 간단한 구조를 시행할 수 있는 구조장비를 갖추는 것이 바람직하다.

(2) 중간 구조(Medium rescue)

중간 구조를 수행하기 위해서는 구조차량과 전문적인 구조장비가 필요하다. 따라서 응급구조사는 최대한 안전조치 및 환자의 생명유지를 위한 응급처치는 선행되어야 한다.

(3) 복잡한 구조(Heavy rescue)

복잡한 구조는 건물이 붕괴되거나 자동차가 심하게 파손된 경우 등과 같은 위험한 상황에서 구조를 수행하는 것으로 각종 구조장비와 특수 구조차량과 중장비가 필요하다. 이런 복잡한 구조 상황에서는 응급구조사의 역할이 미약하지만 좀 더 세심한 주의가 필요하며 전체적인 흐름을 알고 있어야 한다.

03 구조 원칙

응급구조사는 각종 사고현장에서 구급 · 구조를 수행하는 전문가로, 강인한 체력과 전문적인 지식, 그리고 풍부한 경험이 필요한 직업이다. 이들은 일반 상식과 장비에 관한 기초 지식을 바탕으로 대부분의 구조 문제를 해결할 수 있지만, 환자를 응급처치 및 구조하겠다는 강인한 정신력 또한 매우 중요하다. 그러나 체력과 경험, 정신력만으로는 완전한 구조를 수행할 수 없으며, 구조현장에서는 조금만 주의가 소홀해도 환자뿐만 아니라 응급구조사 자신도 위험에 노출될 수 있다.

표 3-2. 인명구조의 우선순위

1 순위: 구명
2 순위: 구출
3 순위: 고통경감
4 순위: 피해의 최소화

구급 · 구조활동의 궁극적인 목적은 환자의 처치 및 구출뿐만 아니라 현장 활동을 시행하는 응급구조사 자신도 안전하게 탈출하는 것이다. 따라서 응급구조사는 사고의 양상과 위험요인을 확실히 파악하고 자신의 능력과 한계를 인지하며 구급 · 구조 활동에 임해야 한다. 또한 구급 · 구조의 우선순위를 확인하고, 환자의 생명을 보전하기 위한 위험요인 제거, 기도확보와 산소공급, 심폐소생술 등 긴급을 요하는 조치를 우선적으로 수행해야 한다(표 3-2).

다만, 건물 내부가 붕괴 직전이거나 폭발 직전과 같은 극도로 위험한 상황에서는 신속한 구출이 최우선이다. 응급구조사는 현장 활동이 이루어지는 과정에서 생명유지를 위한 조치를 구조대원과 협조하여 시행하고, 구출이 원활하게 이루어지도록 협력해야 한다. 이처럼 응급구조사는 전문적 지식과 기술, 체력과 정신력, 안전 의식, 상황 판단력, 환자 평가 능력, 우선순위 설정 능력, 팀워크, 그리고 자기 관리 능력을 갖추어 환자의 생명을 구하는 동시에 자신과 팀의 안전을 확보하며 전문적이고 효과적인 응급의료서비스를 제공하는 중요한 역할을 수행하는 전문가이다.

1) 구명 및 응급처치의 기본적인 원칙

구명 및 응급처치의 기본적인 원칙은 다음과 같다.

① 구급 · 구조 활동의 지연이 환자나 응급구조사 및 구조대원의 생명에 위험을 초래하지 않는 상황에서는 환자에 대한 응급처치가 환자 구조보다 우선되어야 한다.

㉠ 환자의 상태를 안정화시키고 추가적인 악화를 방지하기 위함이다.

② 환자에 대한 응급처치는 생명을 위협하는 응급상황을 신속히 파악하여 적절한 처치를 시행하는 것이 중요하다.

㉠ 척추손상 고정 및 골절부위의 고정 등 2차 손상을 예방하기 위한 조치도 필수적이다.

③ 의식장애가 있는 환자를 대할 때는 경추 및 흉추 골절의 가능성을 항상 염두에 두고 응급처치를 시행해야 한다.

㉠ 척추 손상의 악화를 방지하고 환자의 안전을 보장하기 위한 중요한 원칙이다.

④ 모든 환자는 손상부위가 악화되거나 추가 손상이 발생하는 것을 최소화할 수 있도록 적절히 고정되어야 한다. 또한, 환자에 대한 평가 및 응급처치는 지속적으로 이루어져야 한다.

㉠ 환자의 상태 변화를 신속히 파악하고 대응하기 위함이다.

이러한 원칙들은 응급상황에서 환자의 생명을 보호하고 추가적인 손상을 방지하는 데 필수적인 지침이 된다. 응급구조사는 이러한 원칙을 숙지하고 상황에 맞게 적용함으로써 효과적인 현장 활동을 수행할 수 있다.

04 구조의 단계

구급 · 구조 활동은 복잡하고 위험한 상황에서 이루어지는 중요한 작업이다. 이를 효과적으로 수행하기 위해서는 구급 · 구조의 원칙과 우선순위를 철저히 준수해야 하며, 많은 노력과 경험이 필요하다. 구급 · 구조 활동의 특성상 팀이나 조직 단위로 수행되기 때문에, 개인의 자의적 판단이나 독단적 행동은 매우 위험할 수 있다. 이러한 행동은 자신뿐만 아니라 현장에서 함께 활동하는 동료들까지도 위험에 빠뜨릴 수 있는 심각한 결과를 초래할 수 있다.

모든 사고현장이 동일한 상황을 보이지는 않지만, 기본적인 구급 · 구조과정은 대부분의 상황에 적용될 수 있는 공통점을 가지고 있다. 이러한 구급 · 구조과정은 일반적으로 8단계로 구분되며, 이는 체계적이고 효율적인 구급 · 구조 활동을 위한 기본 틀을 제공한다. 이 8단계는 구급 · 구조 활동의 시작부터 종료까지 전 과정을 포괄하는 중요한 지침이 된다.

각 단계는 순차적으로 진행되지만, 상황에 따라 유연하게 적용될 수 있다. 이러한 단계별 접근은 구급 · 구조팀이 체계적으로 활동을 수행하고, 모든 필요한 절차를 누락 없이 진행할 수 있도록 돕는다. 또한, 이는 구급 · 구조 활동의 효율성을 높이고 안전성을 확보하는 데 크게 기여한다.

따라서 모든 구급 · 구조 요원들은 이 8단계의 구조 과정을 숙지하고, 실제 상황에서 적절히 적용할 수 있도록 훈련해야 한다. 이를 통해 구급 · 구조팀은 다양한 사고 현장에서 신속하고 효과적으로 대응할 수 있으며, 궁극적으로 더 많은 생명을 구할 수 있게 된다.

구조의 원칙과 우선순위에 맞추어 구조가 완벽하게 이루어지기 위해서는 많은 노력과 경험들이 필요하다. 구조 활동은 한 사람이 수행하는 것이 아니라 팀이나 조직으로 이루어지기 때문에 구조현장에서의 자의적인 판단과 독단적인 행동은 자신은 물론 현장에서 활동하고 있는 동료들까지도 위험에 노출시킬 수 있다. 모든 사고현장이 똑같지 않더라도, 기본적인 구조과정은 모든 상황에서 적용되므로 일반적으로 표 3-3과 같이 8단계로 나뉜다.

표 3-3. 구조의 8단계 기본 원칙

① 현장접근 및 상황 평가
② 응급구조사 및 환자의 안전
③ 현장안전
④ 환자에게 접근
⑤ 응급처치 제공
⑥ 장애물 제거 및 환자의 구출
⑦ 환자의 이송 준비
⑧ 환자이송

1) 현장접근 및 상황 평가

현장 접근 및 상황평가는 구조방법을 결정하기 위한 평가이다. 환자를 응급처치하기 전에 환자평가를 하듯이 구조를 위한 가장 기본적인 평가이므로 현장상황에 영향을 주는 위험요인들을 신속히 파악하고, 문제점을 분석하여 구조방법을 결정해야 된다.

① 상황평가는 출동지령을 받고부터 시작된다.

　㉠ 모든 상황 즉, 사고의 발생장소, 사고의 종류와 개요, 출동로의 상황과 건물의 상황, 주위의 환경 여건과 위험도, 장비와 인적자원, 피해자의 수, 사고의 확대 위험성과 구조 활동의 장애요인들을 평가하는 것이다.

② 상황평가가 일차적으로 이루어지면 구조방법을 결정하고 구조 활동이 이루어지는 동안에도 상황평가가 계속되는 것이므로 새로운 문제점이 발생하였을 때에는 구조방법을 수정해야 할 필요가 있다.

현장접근 및 상황 평가할 때 다음 사항들도 고려되어야 한다.

① 건물 내부의 통로(계단 or 승강기)는?

　㉠ 주 들것은 승강기 내부에서 이용할 수 있는지를 파악한다.

② 화재 발생하는가?

㉠ 화재는 환자이송 및 응급치료에 지장을 주고 또한 구조과정도 복잡해진다.

③ 사고현장의 차량 상태는 어떠한가?

㉠ 불안정한 상태라면 구조시작 전에 안정한 상태(고인목 설치, 열쇠제거 등)로 되어야 한다.

④ 차량에 에어백이 장착되어있는가?

㉠ 에어백은 질식의 위험이 있다.

㉡ 에어백이 터져있다면 연기 등을 감지할 수 있지만 그것은 전분가루이거나 가루먼지일 것이다(그림 3-1).

– 응급구조사나 환자의 피부를 자극할 수 있어 보호 장비에 유념해야 한다.

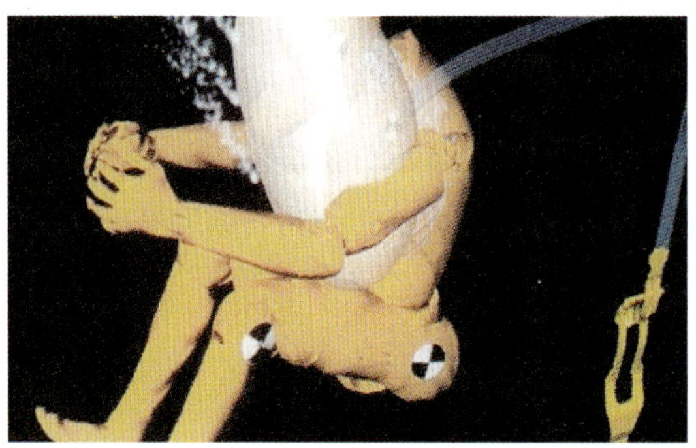

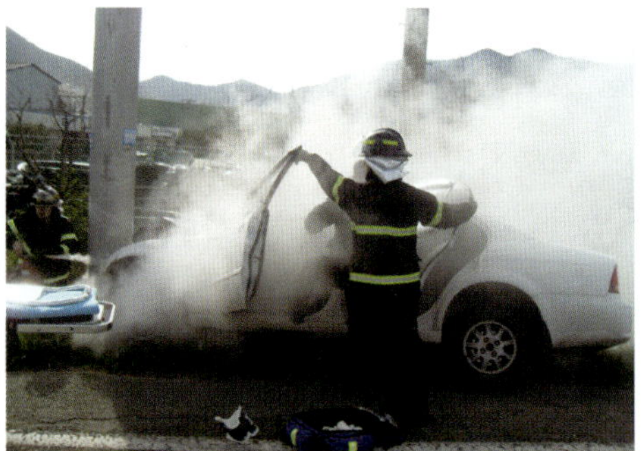

그림 3-1. **차량에 에어백이 터져 있다면 보호장비에 유념해야 한다.**

⑤ 사고차량의 위치나 상태(바로 위치, 뒤집힌 상태, 옆으로 전복)는?

⑥ 구조작업을 시작하기 전, 사고차량 내에 외부로 옮겨져야 하는 물품들이 있는가?

⑦ 구조를 위하여 어떤 필요한 장비가 있는가?

㉠ 사고현장에 특수한 장비와 특수구조대가 필요한가?

⑧ 경증환자에게 여러 상황에 대하여 질문하고 상황파악을 한다.

⑨ 현장에 위험한 요소(가스의 유출, 전기선의 낙하, 위험 물질 등)가 현장에 있는가?

⑩ 손상을 입은 모든 환자는 최대한 '황금 시간' 안에 이송해야 한다는 것을 기억해야 한다.

2) 응급구조사와 환자의 안전

상황평가가 이루어지고 구조방법이 결정되어지면 구조 활동을 시작하여야 한다. 아무리 완벽한 상황평가가 이루어지고 가장 안전한 구조방법이 결정되었다 하더라도 응급구조사는 위험한 환경에서 구조와 구출의 임무를 수행하는 경우가 종종 발생한다.

① 구조 활동에 임하는 응급구조사는 자신의 안전을 최우선적으로 지키고 그 안전이 확보

된 상태에서 환자를 위험요소로부터 구조

㉠ 위험상황에서 성공적인 구조임무를 수행하기 위해서는 응급구조사 자신을 보호할 수 있는 특수한 의복을 착용하거나 자신을 방어할 수 있는 장비들을 갖추어야 한다(그림 3-2, 3).

㉡ 자신의 안전을 확보하지 못한 응급구조사가 구조 활동에 임하게 된다면 위험에 노출된 자신으로 인하여 구조 활동에 임하는 구조팀 전체의 위기가 될 수 있다.

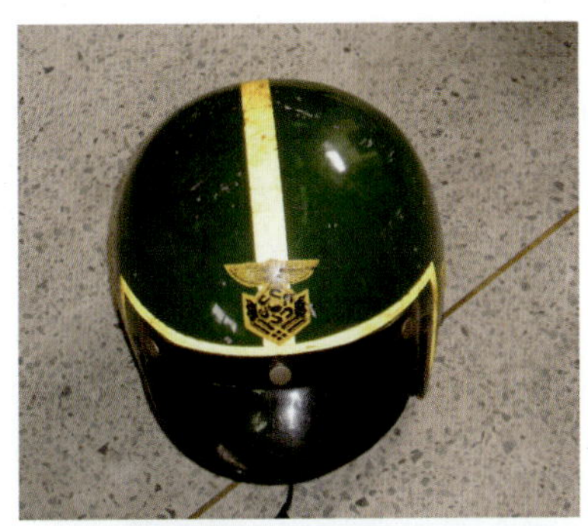

그림 3-2. 안전모는 구조 행위 시에는 필수적인 보호 장비이다.

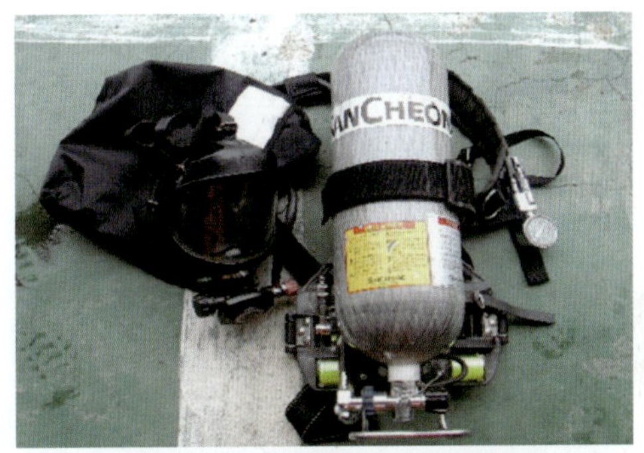

그림 3-3. 유독가스작업현장 등 산소결핍 상황에서 응급구조사의 호흡을 보호용 장비이다.

① 구조대원의 안전

구조현장에서의 응급구조사는 환자뿐만 아니라 자신을 보호하기 위해 머리끝에서 발끝까지 신경을 써야 한다.

㉠ 신발

신발 바닥이 딱딱하고 튼튼하지 않으면 유리나 못과 같은 예리한 금속에 의하여 손상을 입게 되고 감염될 수도 있다. 또한, 더러운 곳에서나 독성 위험이 있는 곳에서는 특수한 장화를 신어야 한다.

㉡ 의복(작업복), 외투/바지

의복은 추운 환경 또는 뜨거운 환경에서 체온을 유지하기 위하여 특수한 재질로 제작된 보호복을 입어야 하며, 장시간이 소요되는 구조현장에서는 얼굴을 보호할 수 있는 특수한 모자가 달린 의복을 입어야 한다.

㉢ 장갑

응급구조사는 작업하는 동안에 자신의 손을 보호할 수 있는 장갑을 반드시 착용하여야 한다. 특히 활동에 지장을 주지 않도록 장갑은 가죽으로 된 제품을 사용하는 것이 좋다.

㉣ 안전모(헬멧)

안전모는 여러 가지의 밝은색과 형광물질로 치장되어 있는데 이러한 안전모는 구조대원을 구분하고 구조대원의 안전을 더욱 확보할 수 있다. 더욱이 현장에서 사용되는 안전모는 낙하하는 모든 물체로부터 구조대원을 보호 할 수 있어야 한다. 화재현장에서의 유리 파편과 같은 낙하물과 교통사고 현장에서의 날카로운 금속들로부터 머리를 보호하지 않는다면 완전한 구조는 생각할 수도 없을 것이다.

이러한 의복(작업복)과 장갑, 신발 등은 구조대원의 체온을 유지해 줄 것이며, 그 외에도 구조대원의 안전을 위한 개인 로프, 호흡계 보호장비(공기호흡기), 만능도끼 등(그림 3-4)의 개인 장비(눈 보호장비, 청각 보호장비 등)들이 있는데 이러한 보호장비는 구조대원의 생명을 유지하고 지켜줄 뿐만 아니라 구조대원 자신이 탈출을 시도하게 되는 상황에서 유용하게 사용할 수 있는 장비들이므로 항상 관리를 철저히 하여야 한다.

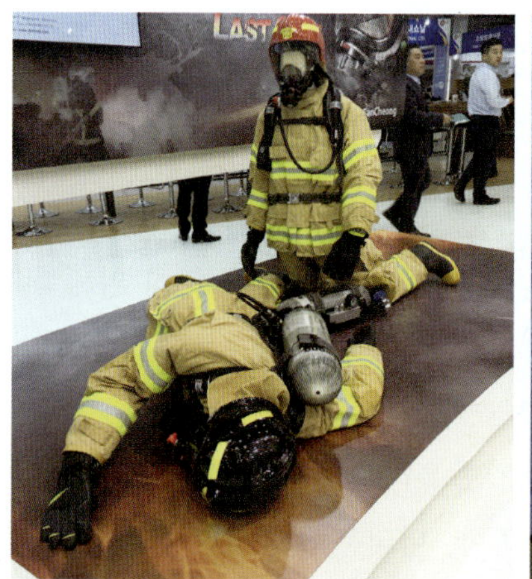
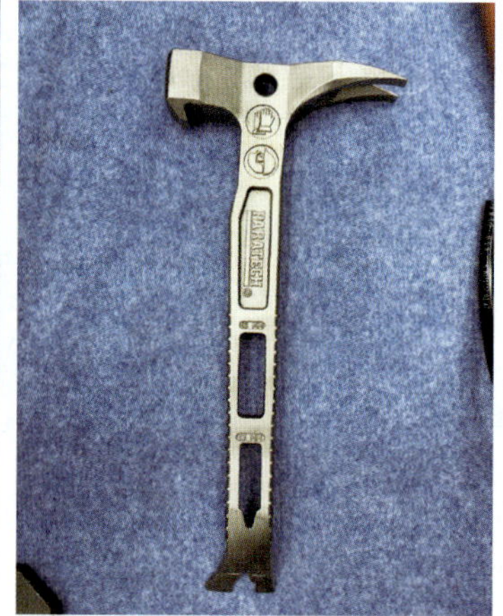

그림 3-4. **개인보호장비 및 만능도끼**

③ 환자의 안전

구조를 하는 동안 환자에게 가장 중요한 것은 구조작업으로 인한 추가적인 손상을 억제하는 것이다. 구조상황에 있는 환자들은 자의적으로 탈출할 수 없으므로 구조 작업할 때에 발생되는 모든 행위가 환자의 근거리에서 이루어지게 된다. 따라서 안전사고 대부분은 이러한 과정에서 환자 가깝게 접근하는 구조장비나 절단 및 파괴 시 발생되는 비산물에 의하여 손상이 발생된다.

예를 들면, 차량 내 고립된 환자를 구조하기 위해서는 차량의 유리를 파괴하거나 철판을 절단하여 구출하여야 되는데 이때 응급구조사는 불연성의 담요 또는 알루미늄 구조담요로 환자를 감싸서 부서진 유리 파편이나 날카로운 물체로부터 환자를 보호하지 않는다면 2차적인 손상이 발생하게 될 것이다(그림 3-5).

안전한 구조작업을 하기 위해서는 많은 장비 사용에 따른 발생하는 소음이나 열 등을 최소화할 수 있는 장비를 선택하여 사용하거나 보호 장치해야 한다.

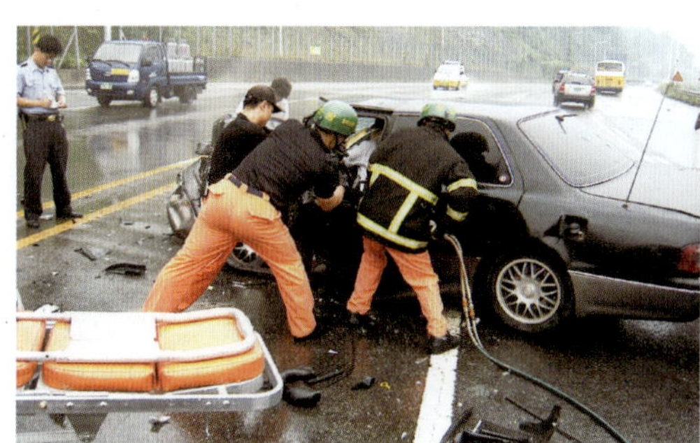

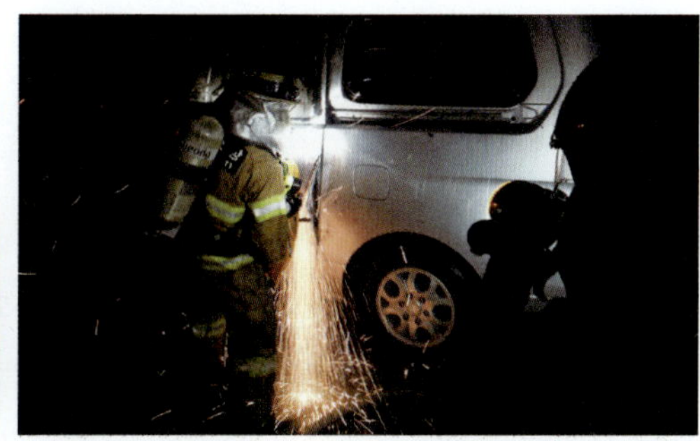

그림 3-5. **구출 활동 중, 환자는 반드시 2차 손상을 방지하기 위해 담요로 싸서 보호해야 한다.**

Tip 환자의 안정유지

환자에게 접근 후에는 환자를 최대한 안정되도록 한다. 안정을 유지하는 단계를 살펴보면 다음과 같다.

1) 초기 환자평가
2) 생명유지에 치명적인 응급상황에 대한 대처
3) 척추고정
4) 손상과정을 추정하거나 인식
5) 부서진 구조물로부터 환자를 격리 시에 발생할 수 있는 추가손상을 방지하기 위한 작업
   – 주위에 위험 요소로부터 환자를 보호하기 위하여 보호대나 덮개를 이용한다.

3) 현장 안전

현장의 안전을 확보하기 위해 가장 먼저 이루어져야 할 것은 2차적 재해를 방지하고 구조활동을 수행할 수 있는 경계구역을 설정하는 것이다. 안전선, 로프, 또는 안전표지(삼각대 등)를 일정한 거리에 표시함으로써 각종 장비와 대원의 활동 범위를 확보해야 한다.

(1) 위험요소 제거

현장에서 위험물, 가스, 전기 등의 위험요인들이 발생하였다면 가장 장애가 큰 요인부터 순차적으로 제거하며 구조 활동을 진행해야 한다.

① 발화성 물질 처리

- 사고 차량에서 흘러나오는 발화성 물질(휘발유, 경유 등)이 있는 경우, 흘러나온 물질은 사고 현장에서 씻어내야 한다.
- 차량에도 가연성 물질이 있을 가능성이 있으므로 구조 작업 동안 소방호스를 갖춘 소방대원이 곁에 있어야 한다.

② 차량 시동 및 기어 조작

- 응급구조사는 반드시 사고 차량의 시동을 끄고 기어를 중립으로 설정하며 자동차 열쇠를 제거해야 한다.

(2) 위험물 관리

위험 물질은 고속도로와 철도로 많이 수송되며, 자동차 사고로 인해 누출되면 주변 사람들에게 심각한 위험을 초래할 수 있다. 위험물질을 수송하는 차량은 항상 '위험물질'이라는 표시를 부착하고 있다.

① 교통 통제

- 적절한 위험 신호를 사용하여 교통 통제를 진행한다.

② 사고 현장의 위치별 신호 설치

- 직선로, 곡선로, 언덕 등이 있는 사고 현장에 위험 신호를 설치한다.
- 도로의 차량을 유도하기 위해 3m마다 위험 신호를 설치한다.
- 2차로에서 충돌이 발생한 경우 양방향에서 보일 수 있도록 위험 신호를 설치한다.

  ※ 위험물 플래카드(Hazardous Placard): 위험물 표지가 부착된 표지물

(3) 구급차 장비

구급차에는 망원경을 비치하여 먼 거리에서도 사고 현장을 관찰할 수 있도록 준비해야 한다.

(4) 전선 관련 안전조치

사고로 인해 현장에 늘어진 전선은 응급구조사와 환자에게 심각한 위험을 초래할 수 있다.

① 전력 차단 요청

- 즉시 전력 공급소에 현장 상황을 통보하여 해당 지역의 전력을 차단해야 한다.

② 전선 취급 금지

- 응급구조사들은 늘어진 전선을 직접 취급해서는 안 된다.

③ 물에 잠긴 전선 처리

- 늘어진 전선이 물에 잠겨 있는 경우에는 안전한 지대로 이동해야 한다.

(5) 시야 확보

불충분한 시야는 구조 작업에 심각한 문제를 유발할 수 있다.

① 조명 설치

- 구조 작업 현장에는 충분한 조명등을 갖추어야 한다.

② 손전등 준비

- 구급차와 현장이 멀리 떨어져 있는 경우를 대비하여 손전등을 준비해야 한다.

(6) 유독가스 및 폭발 위험 대처

유독가스가 누출되었거나 폭발의 위험성이 있다고 판단될 경우, 인근 주민을 대피시키는 등 완벽한 안전 조치를 시행해야 한다.

(7) 현장 통제

구조 작업에 필요하지 않은 사람들은 방해 요소가 될 수 있으므로 경찰 및 관계기관과 협조하여 철저히 현장을 통제해야 한다.

(8) 업무 분배

응급구조사와 구조대원의 업무를 명확히 분배하여 체계적으로 구조 작업을 수행하는 것이 바람직하다.

Tip 구조 작업 구역

안전하고 조직적인 구조 현장을 조성하려면 구조 작업 구역(rescue zone)을 설정하는 것이 중요하다.

① 제1차 구역[내부 원(inner circle) 또는 조치 지역(action area)]
- 사고 관련 차량을 중심으로 반경 3–5 m 가상의 원이다.
- 구조 작업과 관련이 없는 사람을 출입 통제한다.

② 2차 구역
- 반경 5–10 m가량의 원이다.
- 구조 요원 이외의 모든 사람의 출입이 제한되며 상황이 허락하는 경우 이 원 주위에 비상선을 설치할 수 있다.
- 장비 집결 구역이 설치되는 것은 이 구역 내에서 내부 원과 인접한 지점이다.
- 모든 사람은 어디에서 장비를 찾아야 하는지를 인식하고 조치 지역으로부터 현재 사용되고 있지 않은 장비를 정리 및 철수시킬 수 있다.
- 구조 작업 중 제거된 차량 구성장치를 모아 두는 부품 폐기장소(parts dump)는 제2차 구역 바로 바깥에 설치한다.

※ 구조 작업 구역을 통하여 보다 효율적이며 안전한 구조 작업 현장을 조성할 수 있다.

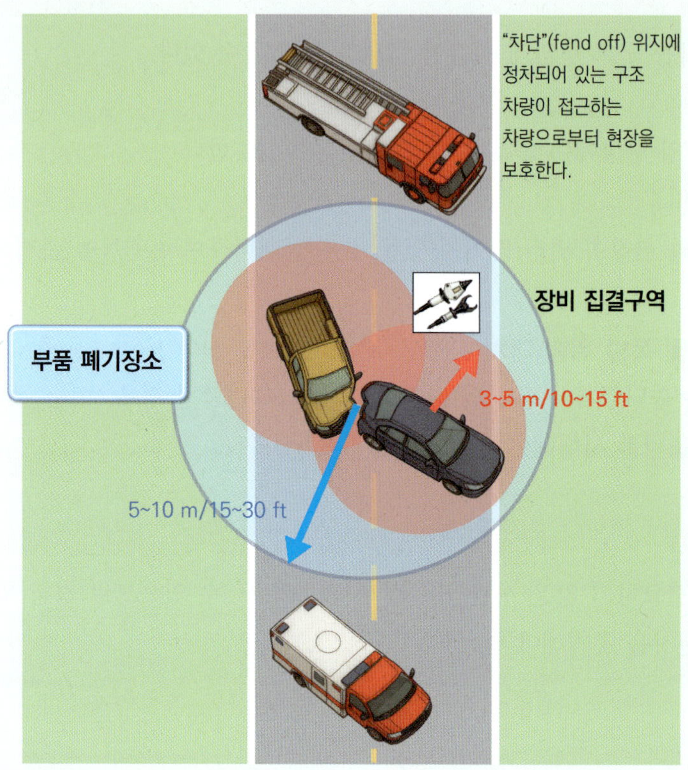

4) 환자에게 접근

구조현장에서 환자에게 접근하는 방법은 사고의 유형, 환자의 상태, 그리고 현장의 환경에 따라 다양하게 달라질 수 있다. 다음은 환자 접근 시 고려해야 할 주요 사항들이다.

① 사고 유형 및 환자 상태 고려

㉠ 사고의 형태와 종류, 그리고 환자의 상태를 신중히 평가하여 적절한 접근 방법을 결정해야 한다.

㉡ 환자가 심각한 외상이나 척추 손상이 의심되는 경우, 척추를 안정화한 후 구조해야 하며, 이를 위해 들것이나 긴척추고정판을 사용할 수 있다.

② 심리적 요인 평가

㉠ 구조 과정에서 환자와 보호자의 심리 상태를 고려하여 안정감을 제공하고 신뢰를 형성하는 것이 중요하다.

㉡ 명확하고 차분한 의사소통을 통해 환자를 진정시키고 협력을 유도해야 한다.

③ 사생활 보호

㉠ 사고 현장에서 군중과 구조에 참여하지 않는 관계자들의 접근과 시선으로부터 환자의 사생활(privacy)을 보호해야 한다.

㉡ 개인정보보호법(PIPA) 규정에 따라 환자의 개인 정보는 엄격히 보호되어야 하며, 응급 상황에서도 최소한의 정보만 공유해야 한다.

④ 손상 부위 및 정도에 따른 구조 진행

㉠ 구조 작업 시 손상 부위와 손상 정도를 평가하고 이에 맞는 조치를 취해야 한다.

㉡ ABCDE 접근법(기도, 호흡, 순환, 장애 여부, 노출)을 활용하여 생명 위협 요소를 우선적으로 처리한다.

⑤ 문제 발생 시 접근법 변경

㉠ 구조 작업 중 발생하는 문제점에 따라 접근 방법을 유연하게 변경할 수 있어야 한다. 예를 들어, 위험한 환경이 발생하면 즉시 환자를 안전지대로 이동시켜야 한다.

㉡ 심폐소생술 등 긴급 응급처치가 필요한 상황에서는 구조 작업을 일시 중단하고 의료적 개입을 우선시한다.

⑥ 추가 고려사항: 특수 환경에서의 접근법

㉠ 특수 환경(좁은 공간, 고도 등)에서는 다음 사항을 고려해야 한다.

- 특수 장비 사용: 로프, 하네스 등 전문 장비를 활용하여 안전하게 접근한다.
- 환경 위험 평가: 제한된 통풍이나 구조물 붕괴 위험 등을 사전에 평가하고 대비책을 마련한다.
- 의사소통 개선: 제한된 환경에서도 효과적인 의사소통 채널을 구축하여 팀 간 협력을 강화한다.

구조 현장에서 환자에게 접근하는 방법은 사고 유형, 환자 상태, 심리적 요인, 그리고 현장의 특수 조건에 따라 달라질 수 있다. 이러한 다양한 요소를 종합적으로 고려함으로써 안전하고 효과적인 구조 작업이 이루어질 수 있다.

5) 응급처치 제공

구조현장에서의 초기 응급처치는 기도-호흡-순환(ABC's) 방법에 따라 이루어져야 하며, 이는 구출 작업 이전, 작업 중, 그리고 구출 후에도 지속적으로 시행되어야 한다.

① 응급처치와 구조의 병행

㉠ 구출 작업이 약간 지연되더라도 응급구조사가 구조 과정에 참여하여 부상의 정도를 정확히 확인하고 필요한 응급처치를 시행한 후 구조하는 것이 가장 이상적이다.

② ABC's 확인 및 즉각적 처치

㉠ ABC's(기도, 호흡, 순환)를 확인한 후 적절한 응급처치를 시행할 수 있다.

㉡ 환자의 상태에 따라 심폐소생술(CPR), 경추 및 척추 보호 또는 심각한 출혈 조절과 같은 즉각적인 처치가 필요할 수 있다.

③ 현장에서의 최선의 응급처치

㉠ 환자의 생명을 구하기 위해 매우 중요한 상황이 발생할 수 있으므로, 현장에서 가능한 최선의 응급처치가 이루어질 수 있도록 해야 한다.

㉡ 차량 내부에서 심폐소생술을 시행해야 하는 경우, 앉아 있는 자세나 푹신한 자동차 시트에서는 정확한 흉부압박이 어렵다. 따라서 신속히 환자를 구조하여 단단하고 평평한 표면에서 흉부압박을 실시해야 한다.

응급처치는 생명을 구하는 데 있어 결정적인 역할을 한다. 구조현장에서 ABC's 원칙에 따라 신속하고 정확하게 응급처치를 시행함으로써 환자의 생존 가능성을 극대화할 수 있다.

응급처치 전 환자를 신속하게 이동

1) 주위에 화재가 있거나 화재의 위험성이 있는 경우
2) 폭발물이나 위험한 물질에 노출된 경우
3) 사고현장 상황이 악화되는 것을 방지할 수 없는 경우
4) 생명이 위급한 환자가 차량 내에 있으나 다른 구조팀의 구조를 받기가 불가능한 경우

6) 장애물 제거 및 환자의 구출

환자의 구출은 환자에게 접근하여 응급처치를 완료하고, 환자의 상태가 안정된 후에 실시하는 것이 가장 이상적이다. 주변 장애물을 신속히 제거하고 안전한 접근 및 출구를 확보하여야 한다.

① 경추 및 척추 보호

㉠ 환자를 구출할 때에는 외상이 없어 보이더라도 반드시 경추 및 척추보호대를 착용시켜야 한다. 이는 초기 평가에서 놓칠 수 있는 잠재적 손상(예: 잠재성 척추 손상)을 예방하기 위함이다.

② 긴급 상황에서의 구출

㉠ 신속한 이동 우선

- 화재, 폭발, 유독가스 누출 등 생명 위협 요인이 있는 경우, 응급처치보다 즉각적인 구출을 최우선으로 한다.
- 환자를 안전지대로 이동시킨 후 응급처치를 진행한다.

③ 구출 과정의 유동성

㉠ 구출 과정은 상황에 따라 유동적(수시로)으로 변화할 수 있다. 차량 구조 외의 다른 복잡한 상황(좁은 공간, 고소, 수중 등)에서는 추가적인 장비와 고도의 구조 기술이 필요하다.

④ 장애물 제거 시 주의사항

㉠ 날카로운 파편, 유리 조각 등으로 인한 2차 손상을 방지하기 위해 보호 장비(장갑, 고글)를 착용한다.

㉡ 차량 도어나 금속 구조물 절단 시 스파크 발생 가능성을 고려하여 화재 예방 조치를 병행한다.

환자 구출은 장애물 제거 → 안정화 → 경추 보호 → 상황별 전략 수립의 단계적 접근이 필요하며, 유연한 대응으로 신속성과 안전성을 동시에 확보해야 한다.

7) 환자의 이송 준비

환자의 이송 준비는 생명에 위협을 줄 수 있는 위험 요소를 제거하고, 손상 부위를 적절히 고정하여 안전하게 이송할 수 있도록 하는 과정이다.

(1) 주요 준비 사항

① 생명 위협 요소 제거

② 상처 치료

③ 의심되는 모든 척추 손상의 고정

④ 의심되는 모든 골절 부위의 부목 고정

(2) 부목 고정의 한계와 대안

① 부목을 이용해도 일부 손상 부위를 완벽히 고정하기 어려운 경우가 있다. 이럴 경우, 환자를 척추고정판에 눕혀 고정한 후 다음과 같은 방법을 활용한다.

㉠ 손상된 팔은 몸통에 고정

㉡ 손상된 다리는 반대편 다리에 고정

(3) 장비와 신체의 통합 구성

① 환자를 이동 시킬 때는 신체와 각종 장비(부목, 척추고정판 등)를 하나로 구성하여 안정적으로 이동하는 것이 바람직하다.

② 척추고정판을 사용하면 환자의 이동이 보다 수월하게 이루어진다.

8) 환자 이송

환자의 이송은 안전과 안정감을 최우선으로 하여 이루어져야 한다.

① 안전한 환경 제공

㉠ 이송 중 환자가 추가적인 손상을 입지 않도록 주의해야 한다.

② 환자 안정 유지

㉠ 환자가 심리적, 신체적으로 안정을 취할 수 있도록 적절한 조치를 취한다.

㉡ 필요 시 산소 공급, 진통제 투여 등 추가적인 처치를 병행할 수 있다.

환자의 구출과 이송은 생명과 직결되는 중요한 과정으로, 각 단계에서 철저한 계획과 세심한 주의가 요구된다. 상황에 맞는 유연한 대응과 적절한 장비 사용을 통해 환자의 안전과 생존 가능성을 극대화해야 한다.

구조 전 환자준비

1) 목을 고정한다.
2) 2차 평가를 통하여 환자 상태를 다시 파악하고 손상 경위를 관찰한다.
3) 모든 손상부위를 적절히 처치하고 척추를 다음 방법으로 고정한다.
   ① 짧은 척추고정판(short backboard) 혹은 구출 고정대(KED)
   ② 긴척추 고정판(long backboard)
   ③ 두부 고정대(head immobilization)

05 구조방법과 안정화

많은 구조방법 중에서도 가장 일반적이고 많이 발생되어지는 것이 자동차사고이다. 또한, 많은 사고와 함께 구조대원이 아닌 응급구조사가 가장 많이 접하는 것도 자동차사고로 인하여 환자가 사고차 안에 갇혀 있는 경우일 것이다. 사고차로부터 환자를 구조상황에 따라서 여러 가지 기본적인 원칙과 기술, 그리고 장비들이 사용된다. 자동차 사고에 흔히 사용되는 구조장비는 기본적으로도 구급차에 적재 되는 경우도 많이 있다. 이러한 구조작업 중 응급구조사는 다음과 같은 행위에 관심을 가져야 한다.

① 구조장비 중 유압을 이용하는 장비가 가장 많이 사용되고 있으므로 응급구조사는 기본적인 운용방법에 대하여 숙지하고 있어야 한다(그림 3-6).

② 응급구조사는 자동차사고 구조과정의 모든 단계에서 환자의 의료 대변자로 개입할 필요가 있다.

③ 자신과 다른 구조대원의 손상 가능성과 환자의 추가 손상을 최소화하기 위해서 최우선 순위로 '안전'을 놓아야 한다.

④ 응급구조사가 개인적으로 구출을 수행할 수 없을지라도, 많은 지역에서 구출(disentanglement)은 119구조대에 의해 수행되기 때문에 환자에게 지속적인 정보를 제공할 수 있어야 한다.

⑤ 구출활동 계획의 위험성을 예상하는 것도 중요하다.

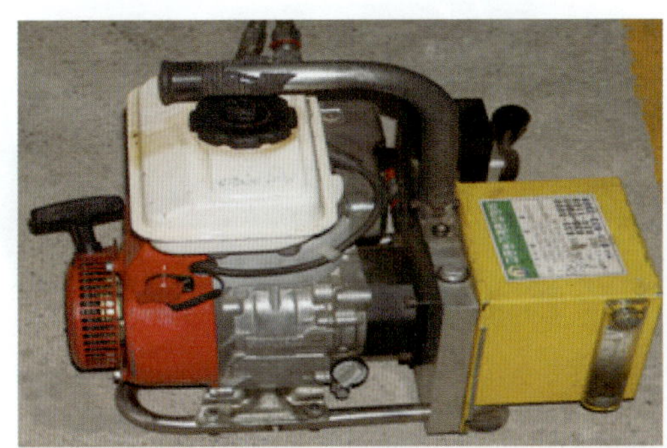

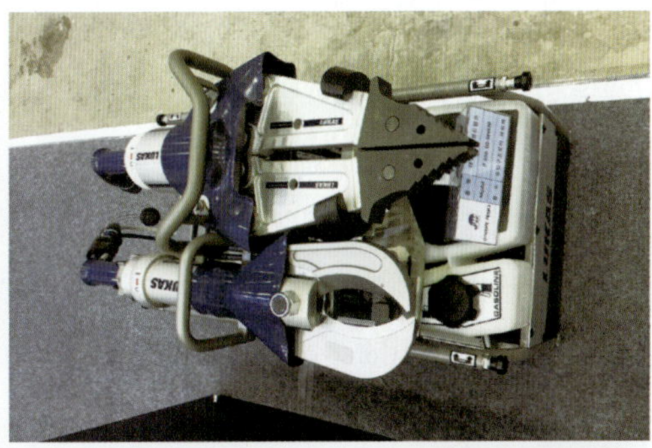

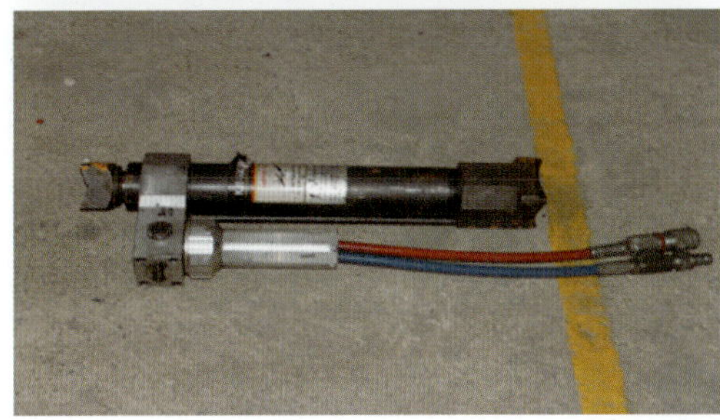

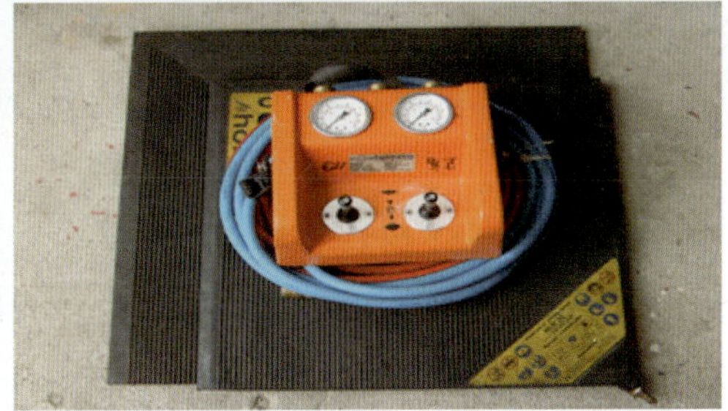

그림 3-6. 현장에 흔히 사용되는 유압장비

1) 상황 평가(Sizing up the situation)

응급구조사는 사고현장 도착 시 위험성 평가를 최우선으로 수행해야 한다. 이는 추가 지원(소방, 경찰, 한국전력공사 등) 필요성 판단, 인명구조술 적용, 지휘체계 확립의 기초가 된다.

(1) 핵심 원칙

① 위험 요소 식별

㉠ 전기 누설, 유독가스, 2차 충돌 위험 등을 신속히 확인한다.

㉡ 현장 안전 확보 후 환자에게 접근(예: 차량 안정화, 전원 차단)한다.

② 다수사상자 발생 시 우선순위 결정

㉠ Triage(중증도 분류): 생명 위협 요소 제거 후 실시한다.

㉡ 손상기전 분석: 사고 유형(정면 충돌, 측면 충돌 등)을 통해 잠재적 부상을 예측한다.

③ "황금 시간(golden hour)" 준수

㉠ 중증 환자는 10분 이내 현장 이탈 목표를 설정한다.

㉡ 내출혈 또는 생명 위협 손상 시 1시간 내 병원 도착이 생존률을 결정한다.

(2) 우선순위 낮은 환자 대응

① 차량 문 개방 시도(그림 3-7). 실패 시 창문을 파괴한다.

② 유압 절단기(cutters)로 지붕 절단 후 지붕제거 및 접기 기법을 적용한다.

③ 짧은 척추 고정판 또는 조끼형 고정대를 사용한다.

④ 긴척추고정판(long spine board)으로 신체 일직선을 유지한다.

⑤ 차량 내부 장식물 제거로 안전한 작업 공간을 확보한다.

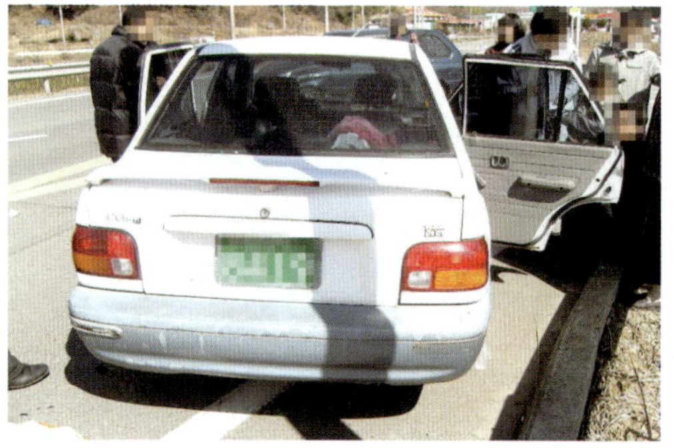

그림 3-7. 사고차량의 문을 모두 열어본다.

(3) 우선순위 높은 환자 대응

① 유압 램(Ram)으로 운전대 15 cm 이상 밀어낸다.

② 측면 구조물 제거로 접근 경로를 확장한다.

③ 척추 고정 원칙: Zero angle 기법: 신체 회전을 최소화하며 구조한다.

㉠ 경추 칼라 + 긴척추고정판 병행 사용한다.

사고현장 평가는 안전 → 우선순위 결정 → 기술 선택의 단계적 접근이 필수적이다. 현대 차량의 복잡한 구조를 극복하려면 유압 장비 숙련도와 의료적 판단력이 결합되어야 하며, "황금 시간" 준수를 통해 생존률을 극대화해야 한다.

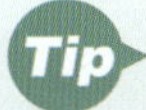

구조 상황평가 및 주의사항

1. 역할분담

소방관(차체 절단) ↔ 응급구조사(의료 개입) 역할을 분담한다.

2. 구조 장비 및 기술 현황

도구	활용
유압 확장기(Spreader)	차체 열기
유압 절단기(Shears)	지붕/기둥 절단
Air Lifting Bags	차량 들어올리기
Glass Catchers	유리 조각 관리

3. 주의사항

① 고전압 차량 대응: 하이브리드/전기차는 오렌지색 케이블 절단 전 반드시 전원 차단한다.

㉠ 고전압 시스템은 감전으로 인해 치명적인 사고를 유발할 수 있으므로 작업 전에 반드시 전원을 차단해야 한다.

㉡ 전기차에는 고전압 배터리의 전원을 차단하는 장치(서비스 플러그 또는 MSD)가 탑재되어 있으며, 이를 통해 안전하게 작업할 수 있다.

㉢ 오렌지색 케이블은 전기차의 고전압 시스템(보통 300V–800V)을 연결하는 데 사용된다.

– 배터리, 전기 모터, 충전 시스템 등 주요 부품에 전력을 공급한다.

② 2차 재해 방지

㉠ 차량 주변 거리 유지(승용차 기준 3 m)한다.

– 3 m: 일반적인 화재 복사열을 기준으로 한 계산값이다.

– 호주: 최대 15–30 m, 미국: 최소 15 m 유지한다.

㉡ 경찰과 협력해 교통 통제 구역 설정한다.

사고현장을 평가하는 동안 사고 자동차에서 에어백이 터졌다면?

① 에어백이 터지는 동안 차량 내부에서 '하얀 연기'가 보일 것이다(그림 3-8).

② 에어백이 터져 나오는 연기는 에어백을 윤활시키는 데 사용되는 봉인지와 입자에서 나온 먼지와 에어백을 매끄럽게 하려고 사용하는 전분이나 가루분 먼지이다.

③ 에어백이 터져 나오는 가루는 피부를 자극할 수 있는 수산화나트륨(sodium hydroxide)이 포함될 수 있다. 이런 이유로, 환자에게 접근할 땐 보호용 장갑과 안경을 착용하는 것이 중요하며 또한, 환자의 눈이나 상처로 먼지가 더 들어가지 않도록 보호하는 것도 중요하다.

④ 응급구조사는 터진 에어백을 들어 올리고 핸들과 계기판을 감시하여 환자가 어느 부위에 부딪혔는지를 알아보아야 한다.

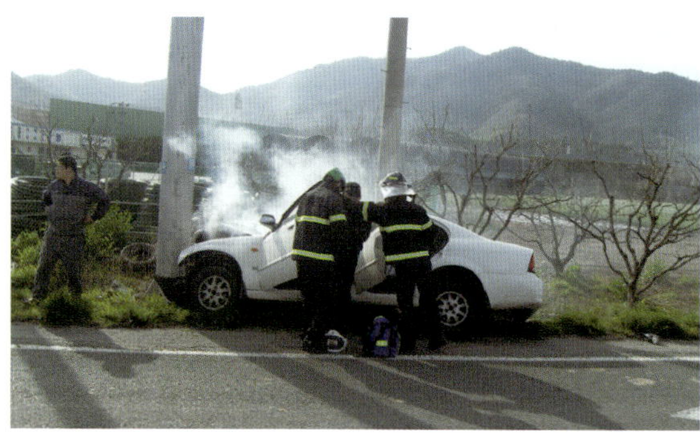
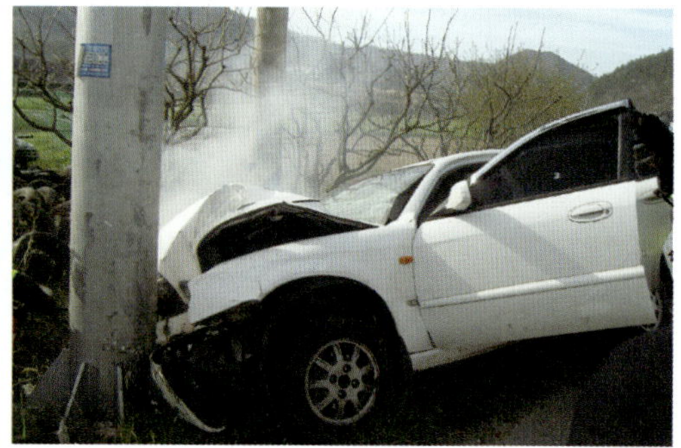

그림 3-8. 사고현장에서 에어백이 터져 하얀 연기 출현(문 개방하여 접근)

2) 위험 인식과 관리

대부분의 119안전센터는 구조 능력이 부족하여 차량 구조작업을 수행하기 위해 119구조팀을 요청해야 하는 경우가 많다. 구급과 구조업무가 모두 가능한 지역임에도 불구하고, 구급차가 먼저 현장에 도착할 수 있다. 이러한 상황에서 응급구조사는 사고현장을 평가하고 적절한 추가 지원을 요청한 후, 전문 구조인력이 도착하기 전까지 위험을 인식하고 관리할 수 있어야 한다. 이를 위해 응급구조사들은 현장 상황에 맞는 "상황판단 훈련"과 전문 구조팀에게 도움을 요청하는 절차를 숙지해야 한다.

가. 위험 인식

사고 현장의 위험성은 교통사고의 일반적인 위험 요인 외에도 도로 주변 환경에 따라 다양하게 발생할 수 있다. 주요 위험 요소는 다음과 같다.

(1) 연료

① 사고 현장에서 유출된 연료는 화재 발생 가능성을 높이는 요인이다. 휘발유 냄새나 고여 있는 액체가 발견되면 더욱 신중해야 한다.

② 연료가 유출된 지역에서는 구급차량 운행 및 주차를 금지해야 하며, 이는 차량의 촉매 전환기가 화재를 유발할 가능성이 있기 때문이다.

③ 전기자동차와 같은 대체 연료차량도 화재 위험이 있으며, 축전지는 불꽃을 발생시킬 수 있는 에너지를 가지고 있다는 점을 유념해야 한다.

(2) 파손 물체

① 교통사고로 인해 유리, 금속, 플라스틱 등의 파손된 날카로운 물체가 주변에 흩어져 위험한 환경이 조성된다.

② 응급구조사는 가죽장갑이나 보호 안경 등 적절한 개인보호 장비를 착용하여 손상으로부터 자신을 보호해야 한다.

(3) 전기

① 사고 현장에 늘어진 전선이나 지하 송전선은 치명적일 수 있다. 사고 차량이 늘어진 전선과 접촉해 있을 경우 전기가 흐르고 있다고 판단하고 즉시 관련기관에 지원을 요청해야 한다.

② 자동차 아래와 주변을 세심히 살펴보고 모든 전기적 위험요인이 제거되기 전까지는 사고차량에 접근하지 않아야 한다.

(4) 사고 차량의 압박된 범퍼

① 자동차 범퍼에는 충격흡수 피스톤이 내장되어 있으며, 충돌 시 압박된 상태로 남아 있을 수 있다.

② 범퍼가 불에 노출되거나 만졌을 때 피스톤이 갑자기 튀어나올 가능성이 있으므로, 응급구조사는 범퍼 앞에서 작업하지 말아야 하며, 필요시 충격흡수기를 고정하거나 묶는 훈련을 받아야 한다.

③ 일부 범퍼는 튀어나올 때 최대 30 m까지 날아갈 수 있으므로, 이를 처리할 능력이 없으면 차량에서 멀리 떨어져 있어야 한다.

(5) 에어백

① 충돌 시 작동하지 않은 에어백은 구조 작업 중 갑작스럽게 펼쳐질 수 있다. 이러한 장치들은 구조 작업 전에 해체하는 것이 우선되어야 한다.

(6) 위험물질(Hazmat)

① 상업용 차량이나 트럭 사고 현장에서는 위험물질 여부를 확인하여 자신과 동료의 안전을 확보해야 한다.

(7) 이동하는 차량

① 사고 현장에서 차량의 위치와 상태를 항상 확인하며 다음 사항을 점검해야 한다.

㉠ 자동차 변속기가 주차 상태인지 확인한다.

㉡ 시동이 꺼져 있는지 확인한다.

㉢ 자동차 열쇠가 제거되었는지 확인한다.

㉣ 주차 브레이크가 당겨져 있는지 확인한다.

(8) 불안정한 차량

① 사고 차량이 불안정하게 위치할 경우, 이를 고정하기 위해 구조인력이나 장비를 신속히 요청해야 한다.

② 고임목, 로프 등 주변 물건을 활용해 임시로 고정할 수 있으며, 차량이 완전히 고정되기 전에는 환자에게 접근하지 말아야 한다.

위와 같은 심각한 위협 요소(혼잡한 도로 상황, 늘어진 전선, 흘러나온 연료, 화재)와 사소한 요소(깨진 유리 조각, 미끄러운 도로, 흐린 날씨 등)는 모두 응급구조사 및 구조인력과 환자의 안전을 위협할 수 있다. 사고 현장에서 차량 및 목격자를 통제하지 않으면 위험요소가 더 증가하며, 추가 사고로 인명 피해가 발생할 가능성이 높다. 이러한 모든 위험요소는 부상자에게 접근하기 전에 제거하거나 통제되어야 한다.

아침 빙판길 사고, 4명 사상

2015년 1월 5일 오전 8시쯤, 창원 진전면의 한 도로. 1차선으로 달리던 쏘울 차량이 갑자기 방향을 틀더니 갓길에 서 있던 사람들을 덮칩니다. 이 사고로 54살 김모 여성이 숨지고 소방대원 등 3명이 다쳤습니다. 빙판길을 달리던 차량 운전자가 무리하게 핸들을 꺾다가 미끄러지면서 사고가 난 것입니다. 사고 현장은 산에서 흘러내린 물이 도로까지 내려와 사고 당시 도로 곳곳이 얼어붙어 있던 상태였습니다. 사고에 앞서 이미 차량 3대가 미끄러지면서 도로 옹벽을 들이받았는데, 1차 사고가 난 지 20분도 채 안 돼 2차 사고로 이어졌습니다. (참고자료 : KNN뉴스 http://blog.knn.co.kr/44625)

나. 위험 관리

교통사고 현장은 날카로운 유리 조각, 뾰족한 금속 파편, 화재, 전기 위험 등으로 인해 응급구조사 및 구조대원에게 심각한 위협이 될 수 있다. 이들 인력이 부상을 입으면 환자나 동료를 돕는 데 방해가 되므로, 현장 활동 전 개인보호장비(PPE) 착용과 위험요소 통제가 필수적이다. 다음은 사고현장에서 손상 가능성을 증가시키는 인적요인과 태만 행위이다.

① 개인 안전에 대한 부주의한 태도

㉠ PPE 미착용은 가장 흔한 위험 요인이다. 헬멧, 고가시성 조끼, 안전화, 보호 안경

등이 필수적이며, 특히 야간이나 고속도로에서는 ANSI 107-2004 표준의 형광색/반사재질 PPE를 착용해야 한다.

㉡ 고가시성 의복 미착용 시 다른 차량 운전자가 인지하지 못해 2차 사고로 이어질 수 있다. 2019 - 2022년 미국에서만 도로 사고 현장에서 200명 이상의 응급대원이 차량에 치여 사망했다.

② 도구 사용 시 기술 부족

㉠ 구조 장비 사용 미숙은 추가 부상으로 이어진다.

- 예를 들어, 자동화된 외부 제세동기(AED) 사용 훈련은 심정지 환자 생존률을 높인다.

㉡ NIOSH(미국 국립 직업안전위생연구소) 인증 호흡기 선택 및 사용법 훈련이 필요하며, 화학물질 노출 시 EPA Level A-D 보호복을 상황에 따라 적용해야 한다.

③ 신체적 문제

㉠ 피로나 스트레스는 판단력을 저하시킨다. 현장 도착 전 간단한 식사나 수분 섭취로 신체적 준비를 해야 한다.

④ 위험물 제거나 통제의 문제

㉠ 유출된 연료나 화학물질은 즉시 통제해야 한다. 지원 요청 전까지 3 m 이상 거리 유지가 권장되며, 화재 시 열복사 방어용 PPE를 착용해야 한다.

㉡ 전기자동차 사고 시 고전압 케이블(오렌지색) 절단 전 전원 차단이 필수다.

⑤ 작업에 필요한 적합한 장비 선택 문제(그림 3-9)

㉠ 호흡기 보호: 화학물질 노출 시 전면형 방진마스크(FFR) 또는 SCBA(자가호흡기)를 사용한다.

㉡ 피부 보호: 화학물질에 따라 화학저항성 장갑/의복을 선택해야 한다.

⑥ 손상기전과 불안전한 환경 인식 문제

㉠ "원의 내부 영역"에서는 반드시 완전한 PPE를 착용해야 한다. 사고 차량 주변 10 - 20 m 내에는 트래픽 콘과 경고 표지판을 설치해 접근을 통제한다.

㉡ 압박된 범퍼나 미작동 에어백은 갑작스럽게 작동할 수 있으므로, 충격흡수기 고정 훈련이 필요하다.

⑦ 부적절한 들어 올리기

㉠ 환자 이동 시 척추고정장치(back board, 경추칼라)를 사용하지 않으면 2차 척추손상 위험이 있다.

⑧ 고속도로 및 야간 시야 문제(그림 3-10)

㉠ 야간작업 시 차량 경광등을 차단 모드로 전환하고, 휴대용 손전등을 사용해 운전자의 주의를 환기시켜야 한다.

㉡ 고가시성 의복(ANSI Class 3[1])은 야간에 300 m 이상에서도 식별 가능하며, 반사띠가 팔뚝과 다리까지 포함되어야 한다.

⑨ 현장 안전관리 핵심 원칙

㉠ 차량 배치: 첫 도착 차량은 사고지점에서 전방 15 m 떨어진 "안전측"에 주차하고, 휠을 돌려 차량이 밀려나지 않도록 한다.

㉡ 통제구역 설정: 트래픽 콘을 15 m 간격으로 배치해 차선 변경을 유도한다.

㉢ 팀 협업: 안전 장비 점검과 위험요소 제어를 전담하는 안전 감독관을 지정한다.

이러한 조치는 응급구조사의 안전을 보장함과 동시에 환자 구조 효율성을 극대화한다.

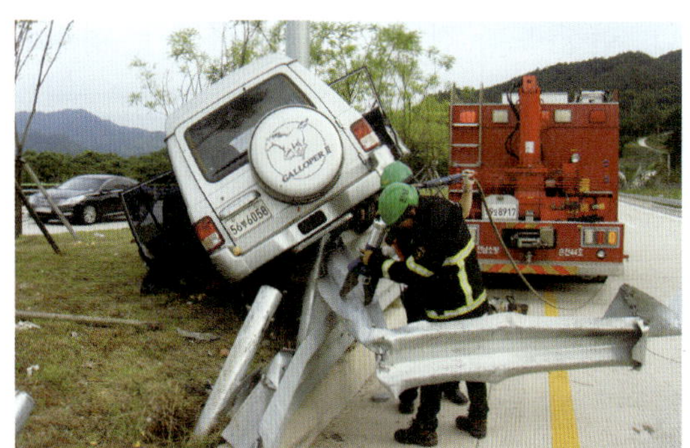

그림 3-9. 작업에 필요한 적합한 장비 선택 문제

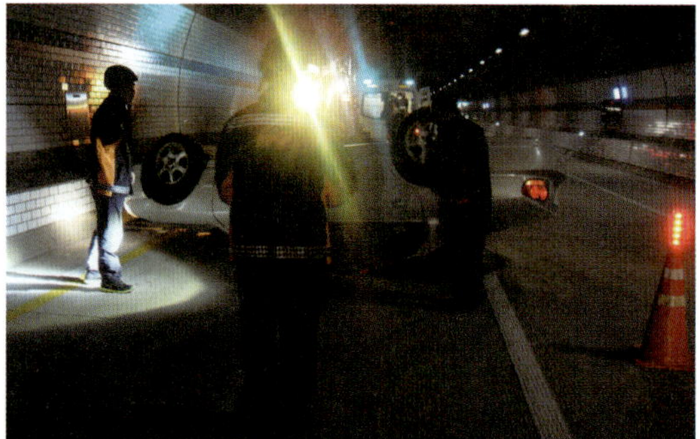

그림 3-10. 야간에는 눈에 잘 띄는 의복 착용

1 미국 국가표준협회(American National Standards Institute, ANSI)와 국제안전장비협회(International Safety Equipment Association, ISEA)가 제정한 ANSI/ISEA 107 표준에 따라 정의된 고가시성 안전복(Class 3 Safety Apparel)을 의미한다. 이는 가장 높은 수준의 가시성과 보호를 제공하도록 설계된 안전복으로, 특히 위험도가 높은 작업 환경에서 사용된다.

통제구역

① 위험지역(Hot zone)

- 사고가 발생한 중심 구역으로, 위험 요소가 가장 높은 곳
- 사고를 바로 둘러싸는 통제구역, 오염농도 높음. 전문대응 요원만 출입 가능

② 준위험지역(Warm zone)

- 핫 존 주변의 완충 구역으로, 응급구조사 및 구조대원이 준비 작업을 수행하는 곳
- 대응요원과 장비 오염제거, 위험지역의 활동지원이 이루어지는 곳

③ 안전지역(Cold zone)

- 비응급 인력이 접근 가능한 안전구역
- 현장지휘, 환자후송, 지원기관, 자원봉사자 등 사고대응을 위해 필요한 인력, 장비 설치 운영
- 현장대응요원 대기

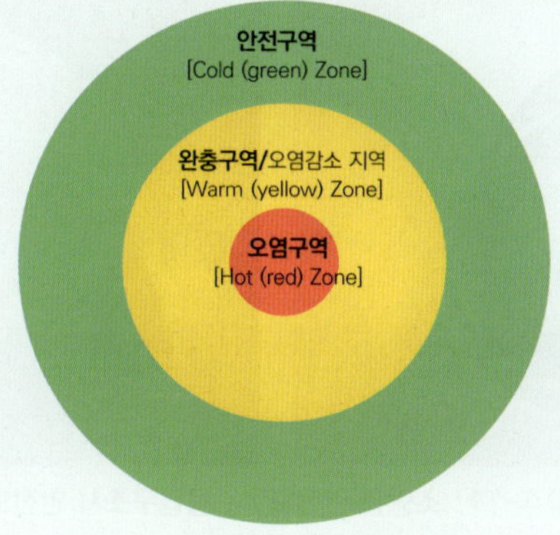

3) 특별한 안전보호장비(PPE)

(1) 머리보호대(Headgear)

머리 보호는 응급구조사 및 구조대원에게 필수적인 장비이다. 야구모자, 제복 모자, 모직 모자는 햇빛을 막아주거나 머리를 보온하는 역할을 할 수 있지만, 응급상황에서의 충격이나 낙하물로부터 머리를 보호하지는 못한다. 충분한 보호를 제공하는 머리보호대는 응급구조사의 헬멧이다. 많은 응급구조사 및 구조대원이 소방관 헬멧을 선호하고 사용하고 있지만, 이러한 헬멧은 좁은 공간에서는 불편할 수 있으므로 뒷부분이 단순화된 디자인이 필요하다(그림 3-11).

모든 헬멧은 다음과 같은 요구사항을 충족해야 한다.

① 형광 띠와 밝은 글씨

㉠ 낮과 밤 모두 응급구조사가 눈에 잘 띄도록 형광 띠와 밝은 색상의 글씨가 포함되어

야 한다.

② 충격 흡수 및 내구성

㉠ 헬멧은 낙하물, 충격, 관통위험으로부터 머리를 보호할 수 있는 내구성과 충격흡수 기능을 갖춰야 한다.

③ 경량성과 편안함

㉠ 헬멧은 가벼우면서도 착용감이 좋아야 하며, 장시간 착용 시 피로를 유발하지 않아야 한다.

응급구조사 헬멧은 구조 작업 시 낙하물, 협소한 공간에서의 충격, 야간작업 중 가시성 문제를 해결하기 위해 설계되어야 하며, 이는 작업자의 안전을 보장하는 데 중요한 역할을 한다.

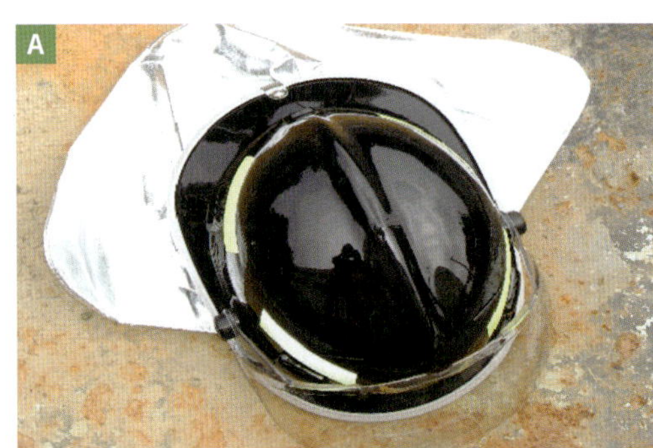

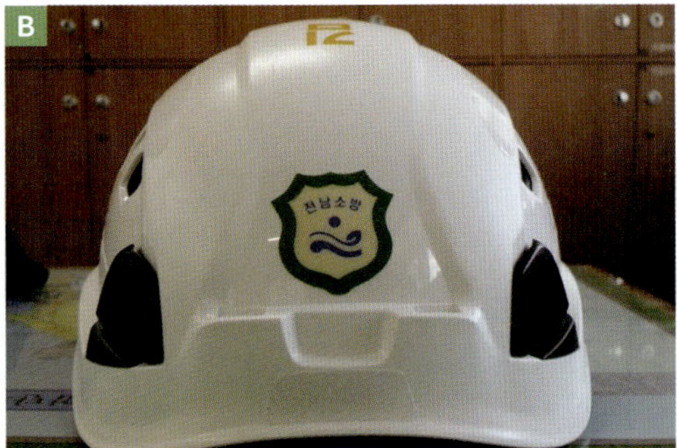

그림 3-11. 소방관 안전모(A), 응급구조사 안전모(B)

(2) 눈 보호(Eye protection)

눈 보호는 응급구조사 및 구조대원에게 매우 중요한 안전 장비이다. 플라스틱 헬멧에 부착된 연결(경첩) 부위의 보호대는 적절한 눈 보호를 제공하지 못한다. 대신, 다음과 같은 특성을 갖춘 안전 고글이 최선의 눈 보호를 제공할 수 있다:

① 얼굴에 맞는 부드러운 비닐틀

㉠ 얼굴에 밀착되어 외부 이물질이 들어오는 것을 방지한다.

② 김서림 방지용 간접 배출구

㉠ 고글 내부의 습기를 줄여 시야를 확보한다.

③ 큰 렌즈와 측면 보호대

㉠ 넓은 시야를 제공하며, 측면에서 날아오는 이물질로부터도 눈을 보호한다(그림 3-12).

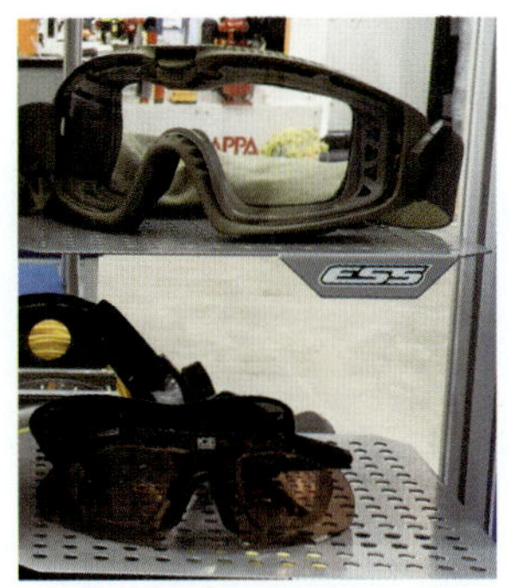

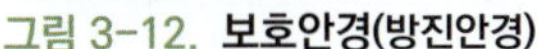
그림 3-12. 보호안경(방진안경)

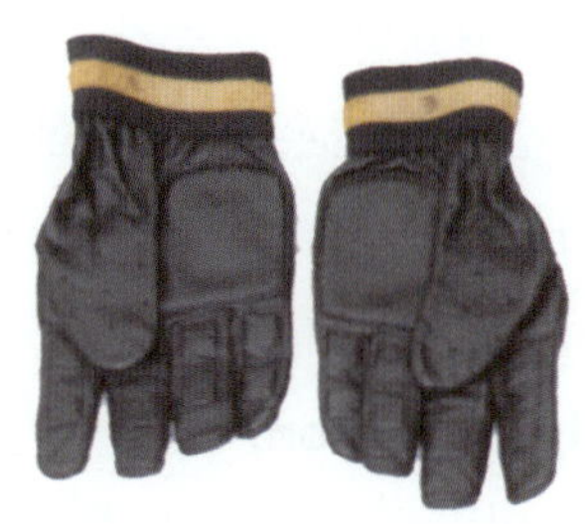
그림 3-13. 구조용 안전장갑

④ 적용 사례

㉠ 화학물질 노출: 화학물질 튀김으로부터 눈을 보호하기 위해 밀폐형 안전고글 사용한다.

㉡ 파편 위험: 비산하는 유리, 금속 조각 등으로부터 눈을 보호하기 위해 충격방지렌즈 사용한다.

㉢ 감염 위험: 혈액이나 체액으로 인한 감염 예방을 위해 의료용 안전고글 착용한다.

눈 보호 장비는 응급구조사의 시력과 안전을 보장하기 위한 필수 요소이며, 작업 환경과 위험 요인에 따라 적합한 장비를 선택해야 한다.

(3) 손 보호(Hand Protection)

응급구조사는 낯선 환경에서 작업해야 하므로 최상의 손 보호를 제공하는 장비를 착용해야 한다. 적절한 손 보호를 위해 다음과 같은 장갑을 착용하는 것이 권장된다.

① 일회용 장갑

㉠ 라텍스, 비닐, 또는 합성물(니트릴) 장갑은 감염 및 유해 물질로부터 1차적인 보호를 제공한다.

㉡ 니트릴 장갑은 화학적 내성과 찢김 저항성이 뛰어나 응급상황에서 가장 널리 사용된다.

② 외부 보호 장갑

㉠ 일회용 장갑 위에 소방관 장갑이나 가죽 장갑을 착용하면 충격, 열, 날카로운 물체로부터 추가적인 보호를 제공할 수 있다.

㉡ 소방관 장갑은 두껍지만 대부분의 구조 상황에서 사용할 수 있으며, 뜨겁고 위험한 물체로부터 손을 보호한다(그림 3-13).

③ 정교한 작업 시

㉠ 정교한 작업이 필요할 경우 중간 무게의 가죽 장갑을 착용할 수 있다.

㉡ 천으로 된 작업용 장갑은 너무 얇아 적절한 보호를 제공하지 못하므로 사용하지 않는 것이 좋다.

(4) 신체 보호(Body Protection)

응급구조사는 종종 머리, 눈, 손은 보호하면서도 신체를 완전히 보호하지 않은 상태로 작업하는 경우가 있다. 이는 날카로운 금속 조각, 깨진 유리, 화재 등으로부터 신체를 위험에 노출시킬 수 있다. 따라서 다음과 같은 신체 보호 장비를 착용해야 한다.

① 상의 보호

㉠ 산업안전보건공단 조건에 맞는 짧거나 중간 길이의 작업 코트를 착용해야 한다.

㉡ 두꺼운 응급의료 재킷이나 구조 재킷은 날씨와 경미한 손상으로부터 응급구조사를 보호할 수 있다.

㉢ 헬멧과 재킷의 밝은 색상 및 형광 물질(반사 테이프)은 가시성을 높여 사고 예방에 기여한다.

② 하의 보호

㉠ 작업용 신발을 착용할 수 있도록 충분히 넓은 커프가 달린 작업바지나 화재방지바지 또는 낙하복을 착용해야 한다.

㉡ 발목을 보호하기 위해 끝부분이 벌어지고 높이 올라오는 신발을 선택하며, 발가락 부분이 철제로 보강된 신발도 고려해야 한다(그림 3-15).

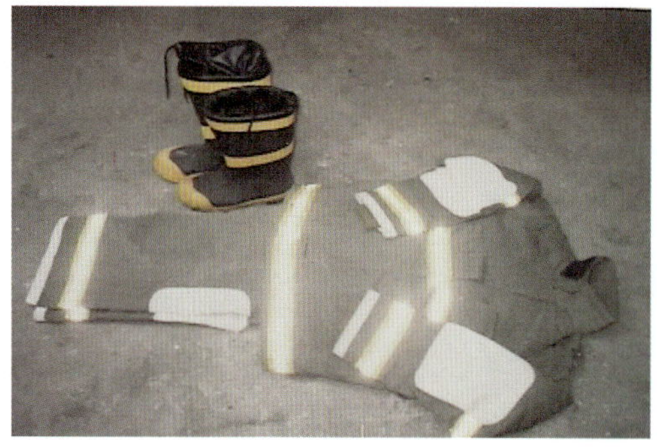

그림 3-14. **보호의(특수 방화복)**

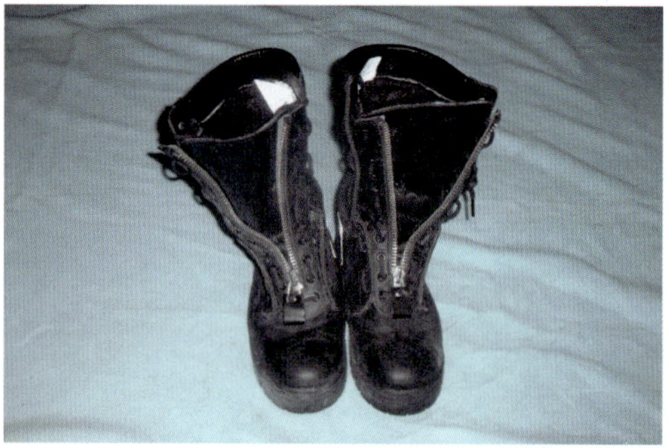

그림 3-15. **안전화**

응급구조사는 “원의 내부 영역”에 진입하기 전에 반드시 이러한 신체 보호 장비를 완전히 착용하여야 하며, 이는 구조 작업 중 발생할 수 있는 모든 위험요소로부터 자신을 안전하게 지키는 데 필수적이다.

4) 사고 자동차의 안정화

사고 자동차에 접근하면 먼저 현장의 안전조치를 수행한 후, 사고 자동차를 안정화해야 한다. 자동차를 안정시키는 궁극적인 목적은 구조작업 중에도 자동차가 움직이지 않도록 고정하는 것이다. 이는 응급구조사, 구조대원, 환자의 안전을 확보하기 위한 필수적인 과정이다. 사고 현장에서의 안전 점검 및 안정화 절차는 다음과 같다.

① 자동차 시동을 끈다.
  ㉠ 엔진을 꺼서 차량의 추가적인 움직임을 방지한다.
② 자동차 열쇠를 제거한다.
  ㉠ 열쇠가 그대로 꽂혀 있다면 신속히 제거하여 차량의 전원을 완전히 차단한다.
③ 주차 브레이크를 채운다.
  ㉠ 차량 내부로 진입하여 주차 브레이크를 설정해 차량이 움직이지 않도록 한다.
④ 기타 장애물 제거
  ㉠ 구조 작업을 방해할 수 있는 장애물이나 위험 요소를 제거한다.

(1) 추가적인 안정화 방법

① 타이어 고정
  ㉠ 차량이 앞뒤로 움직이는 것을 방지하기 위해 타이어 앞뒤에 고임목(예: 4x4 목재 또는 쐐기)을 설치한다.
② 차량 하부 지지
  ㉠ 차량의 강력한 구조적 지점(예: 로커 패널 근처)에 버팀목((step chock or cribbing)을 설치하여 차량이 흔들리지 않도록 한다.
③ 타이어 공기 빼기
  ㉠ 필요 시 타이어의 공기를 빼서 차량의 무게를 크리빙에 고정시킨다. 타이어 밸브 스템을 제거하거나 공기압을 낮추는 방식으로 수행하며, 타이어를 찢거나 자르는 것은 권장되지 않는다.
④ 지면 안정성 확인
  ㉠ 지면이 얼음, 진흙, 또는 부드러운 상태라면 크리빙이나 초크가 미끄러지지 않도록

추가적인 조치를 취해야 한다. 필요 시 스트럿(strut)을 사용하여 안정성을 높인다.

(2) 안정화 작업 시 주의사항

① 약하거나 손상된 금속판, 범퍼, 연료 탱크, 배기관 등 구조적으로 취약한 부분은 안정화 지점으로 사용하지 않는다.

② 작업 도중 차량의 안정성을 재확인하며, 주요 작업(예: 루프 제거, 측면 분리)이 완료된 후에도 안정화를 유지해야 한다.

위와 같은 절차를 통해 사고차량을 효과적으로 안정화하면 구조 작업의 안전성과 효율성을 높이고 환자 및 구조대원의 위험을 최소화할 수 있다. 그림 3-16은 사고 자동차 안정화 방법이다.

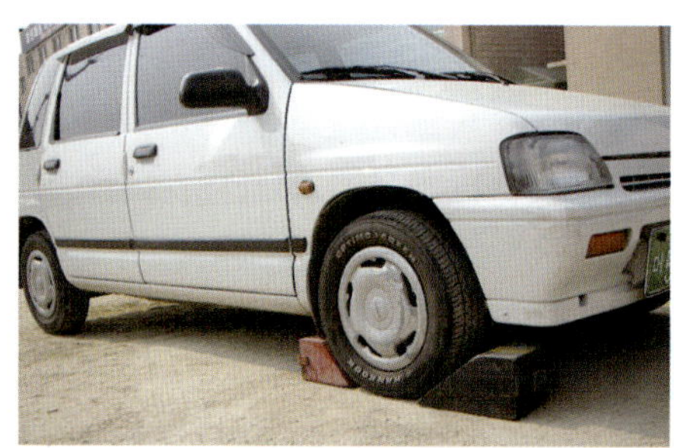

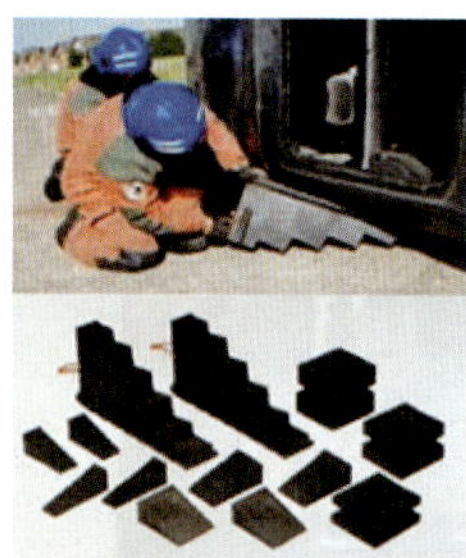

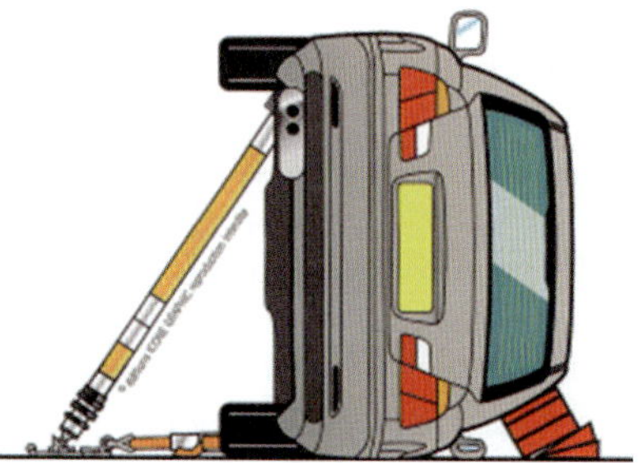

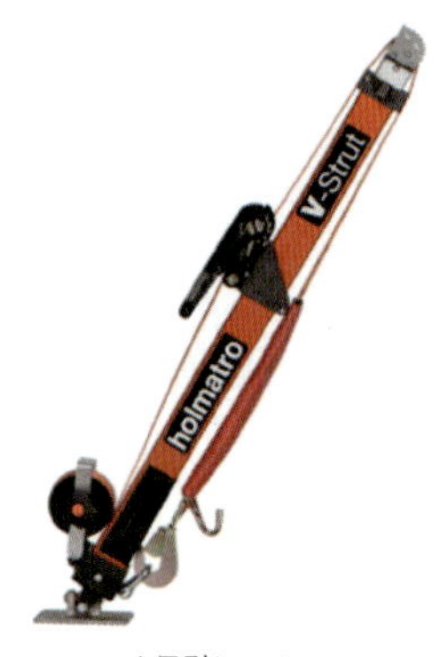

스트럿(strut)

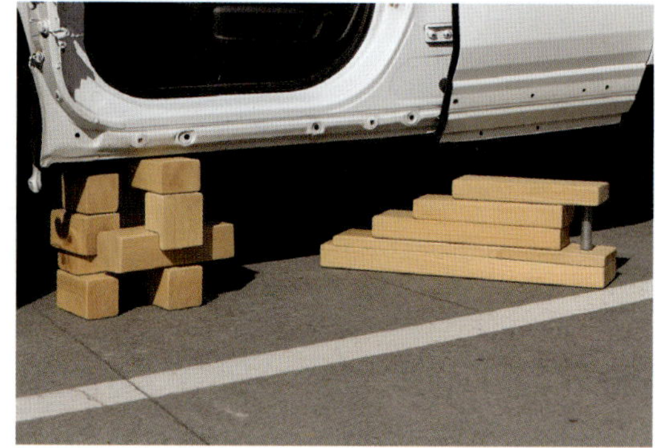

스텝 초크(step chock) / 크리빙(cribbing)

그림 3-16. **자동차 차체 고정**

① 자동차가 움직일 가능성이 있다면 차량 받침대를 이용하여 고정한다.

② 차량 받침대는 차량이 불안정하고 경사진 바닥면에 놓여 있을 때, 접촉된 바닥면을 넓히는 데 이용된다. 받침대는 각종 구조장비를 이용하는 동안에 차량을 고정한다.

③ 지지대 및 안전줄 등은 차량의 움직임을 제한하고 고정하는 데 이용된다.

차량이 측면으로 넘어져 있을 때, 목격자가 차량을 밀어서 다시 세우려는 경우가 종종 있다. 그러나 이러한 행동은 차량 내부의 탑승자에게 손상을 입히거나 상황을 더 악화시킬 수 있다는 점을 목격자들이 인지하지 못하는 경우가 많다. 이러한 상황에서는 차량을 움직이려 하기 보다는 안정적으로 고정하는 것이 중요하다.

① 사고 차량이 측면으로 넘어져 있다면, 밧줄, 하이리프트 잭, 고정목 등을 사용하여 차량을 고정하기 전까지는 접근하지 않아야 한다.

② 측면으로 넘어져 있는 사고 차량이 안정적으로 보일 수 있지만, 문을 열기 위해 차량 위로 올라가면 차량이 쉽게 뒤집히거나 다시 바로 세워질 위험이 있다.

③ 사고 차량이 넘어질 경우, 응급구조사가 차량 아래에 깔릴 위험이 있다.

④ 뒤집어진 사고 차량에서도 구조작업 중 차량이 무너질 수 있으며, 이 과정에서 창문 개구부에 손이나 몸을 넣는 순간 응급구조사가 부상을 입을 가능성이 있다.

⑤ 구조대원이 차량을 완전히 고정할 때까지는 사고차량에 접근하지 않아야 한다.

㉠ 사고 차량이 불안정하다고 판단될 경우, 응급구조사는 구조작업에 착수하기 전에 반드시 훈련받은 구조대원이 차량을 고정해야 한다는 점을 기억해야 한다.

Tip 갇혀 있는 요구조자 구조과정(환자에 접근하는 단계)

1) 응급구조사 및 구조대원 자신을 최대한 보호
2) 사고 자동차 고정
3) 자동차 내부로 진입
   ① 첫 번째로 자동차 문을 여는 방법을 시도(문은 환자에게 가장 접근하기 쉬운 수단임)
   ② 실패한다면 환자와 가장 멀리 떨어진 창문을 통해 접근한다(유리 파괴).
   ③ 손 도구를 이용하여 자동차 문의 잠금장치(문의 바깥쪽 철제부분)를 풀어 문을 열 수도 있다. 잠금장치를 풀고 Nader pin[2] 주위에 있는 캠축을 지렛대를 이용하여 열고 난 다음 문을 떼어낸다.
   ④ 문이 완전히 파손되어 문을 열 수 없을 때는 유압 장비를 사용한다.
   ※ 위의 방법은 환자를 신속하게 구출해야 하는 상황이나 구조팀이 늦게 도착했을 때 매우 유용하다. 환자를 구출하기 전에 기억해야 할 것은 운전석 앞이나 측면의 에어백 장치부터 제거를 해야 한다.
4) 응급처치 제공
   - 일차평가와 빠른 외상평가
   - 환자고정
5) 장애물 제거 및 환자의 구출
6) 이송을 위한 준비
7) 환자이송

2 소비자 대표 랠프 네이더(Ralph Nader)의 이름을 딴 핀은 문이 강하게 열리거나 사람이 밖으로 튕겨나가는 것을 막아주는 역할을 한다. 이 네이더 핀이 최근 차량 문에는 장착되어 있어 지렛대로 문을 열기 어렵다. 이에 먼저 걸쇠를 해체하거나 **유압절단기**를 사용해야만 환자에게 접근이 가능하다.

Tip 차량구조 용어

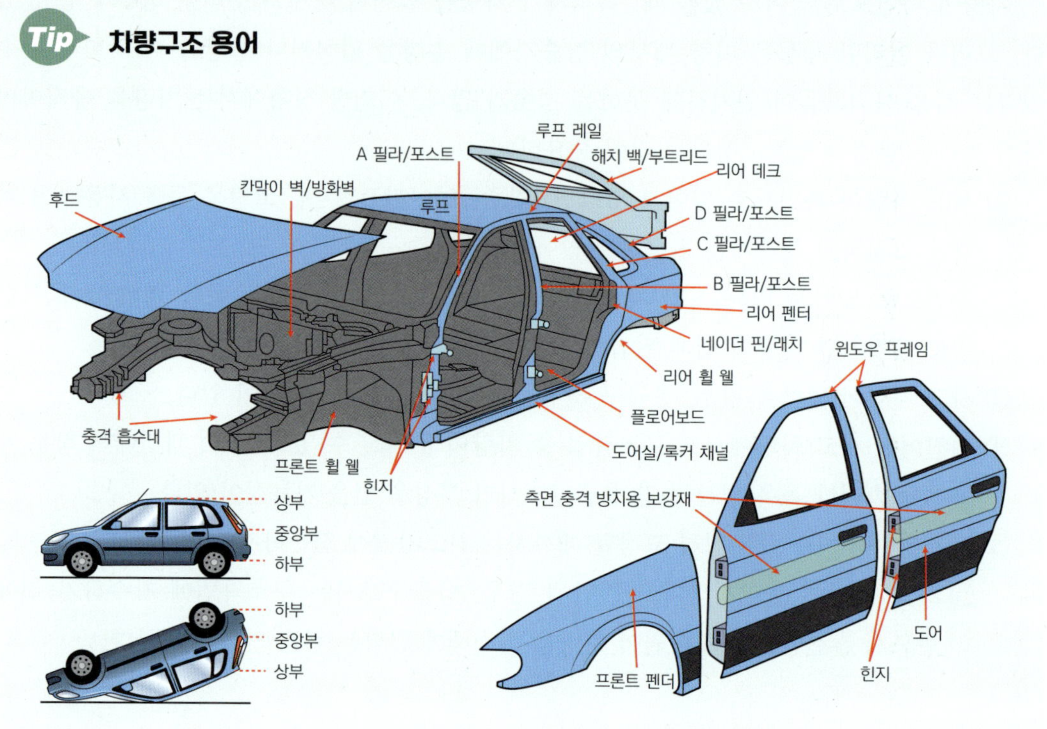

5) 차량에서의 구출

차량에서의 구출 과정은 응급구조사와 구조대원이 안전하고 효과적으로 환자를 구출하기 위해 필요한 절차와 기술을 포함한다. 차량 구조의 이해와 적절한 접근 방법은 이 과정에서 매우 중요하다.

(1) 차량 구조

차량은 주로 단일구조와 프레임 구조로 나뉘며, 대부분의 현대 차량은 단일구조로 설계되어 있다. 그러나 오래된 차량이나 소형 트럭은 프레임 구조를 가지고 있다. 단일구조 차량이 완전한 모형을 이루기 위해서는 다음과 같은 요소가 필요하다.

① 지붕 지지대

② 바닥

③ 트럭 받침대

④ 운전대

⑤ 앞 유리

모든 차량은 지붕을 가지고 있으며, 앞에서 뒤로 배열된 구역으로 나눌 수 있다(그림 3-17).

① A 구역: 앞 유리에서 지붕을 받치는 첫 번째 구역

② B 구역: 앞자리와 뒷자리 사이

③ C 구역: 승용차 뒷자리와 트렁크 부분

④ D 구역: 웨건 또는 SUV의 트렁크 뒷 구역

각 구역에서 플라스틱 조형물을 제거하면 남아있는 철골은 쇠톱 등으로 쉽게 절단할 수 있다. 단일 구조에서는 특정 구역을 절단하여 차량을 해체할 수 있다는 점도 유념해야 한다.

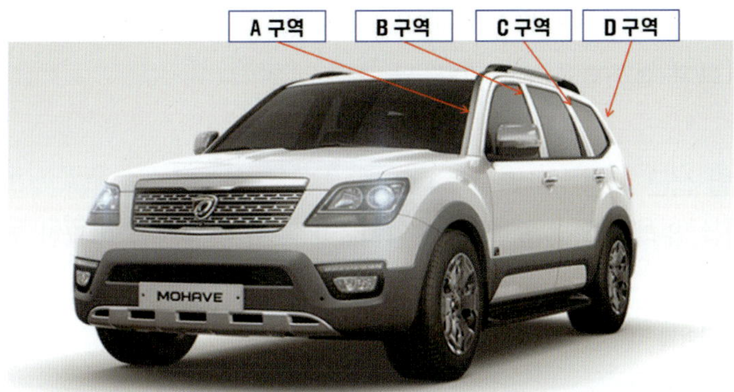

그림 3-17. 차량의 구역

(2) 자동차 사고 시 응급구조사 역할

자동차는 방화벽에 따라 엔진 부분과 운전 구역으로 나뉘며, 방화벽은 사고 시 운전자의 머리와 다리를 손상시킬 수 있다. 엔진 부분에는 배터리가 포함되어 있어 화재를 유발할 수 있으므로, 응급의료인력은 화재 위험을 줄이기 위해 배터리 케이블을 차단하거나 절단해야 한다. 이 과정에서 미리 전동 의자를 뒤로 이동시키고 창문을 내리는 것이 좋다.

응급구조사 및 구조대원은 다음 사항을 숙지해야 한다.

① 모든 문을 접근하여 차량의 문을 개방한다.

② 사고 차량의 앞 유리를 안전하게 제거한다.

③ 유압장비를 사용하여 한 번에 한쪽씩 차량의 문을 개방한다.

(3) 단순한 접근

자동차 구조는 탑승자를 보호하고 힘의 안정성을 제공하기 위해 외형을 유지해야 한다. 모든 차량은 철판과 섬유유리로 이루어져 있으며, 응급구조사의 주요 책임은 환자를 안전하

게 구조하는 것이다. 탑승자가 생명을 위협하는 손상을 입었다고 가정할 때, 다른 구조자가 접근로를 더 크게 개방하고 출구를 만들고 있는 동안에도 최소한 한 명의 응급구조사는 환자에게 접근하여 보호한다.

차량에 안전하게 접근할 수 있는 상태가 되면, 문을 열 수 있는지 또는 탑승자가 창문을 내리거나 문의 잠금장치를 열 수 있는지 확인하여 자동차 밖으로 구출하기 위한 통로를 확보해야 한다. 이러한 시도는 장비 사용 전에 이루어져야 한다.

(4) 복잡한 접근

구조대원이 요구조자를 구출하기 위해 사고 차량을 해체하는 과정에서 창문 파손과 특수장비 활용이 필요할 경우 복합 접근(complex access) 절차가 수행된다. 이 과정은 유리 종류별 특성에 따라 차별화된 접근법을 요구된다.

(가) 유리 종류별 접근 기술

차량에 사용되는 유리의 종류별 특징과 위치, 파손 시 위험성을 비교한 것이다(표 3-4).

표 3-4. **유리 종류별 접근방법**

유형	특징	위치	파손 시 위험성
안전유리	3층 구조(유리-플라스틱-유리) 산산조각 나지 않음	앞유리, 밴 후미유리	날카로운 파편 발생 가능
강화유리	단일층 구조 파손 시 둥근 조각 형태로 분해	측면/뒷창문	유리구슬 형태 조각으로 인한 상해

(나) 창문 파손 절차

① 측면/후방 창문 우선 접근

㉠ 센터펀치(center punch)로 창문 하단 모서리 타격(그림 3-18A)

㉡ 장갑 착용 후 손가락 걸이 부위에서 유리 조각 제거

② 전면 유리 대응

㉠ 납작한 도끼 또는 유리 절단기(glas-master) 및 톱 사용(그림 3-18B)

㉡ 파손 전 요구조자를 방수천/알루미늄 담요로 보호

(다) 접근 후 응급조치 단계

① 진입자 보호조치

㉠ 방열복 + 안면보호구 장착

㉡ 2차 사고 방지를 위한 차량 추가 고정

② 즉시 시행 항목: 경추 수동 고정 → ② ABCDE 평가 → ③ 출혈 통제

(라) 환자 안정화

① 행동 계획 설명 및 지속적인 안심시키는 행위 제공(verbal reassurance)

㉠ 구조 과정에서 무엇을 할 것인지 설명하며 환자에게 말을 걸어 안심시킨다.

② 협착 부위 확인 전 신체 이동 금지

㉠ 접근 통로가 좁을 경우 척추 고정을 실시하기 전에는 환자를 빼내려 하지 않는다.

㉡ 접근 통로가 좁을 경우 척추 고정 전 인출 시도는 오히려 2차 손상 위험을 증가시킨다.

이 과정에서 구급 · 구조대는 계기판 분리 또는 지붕 제거가 필요할 때만 전면 유리를 제거하며, 유압 확장기를 이용한 공간 창출이 선행되어야 한다.

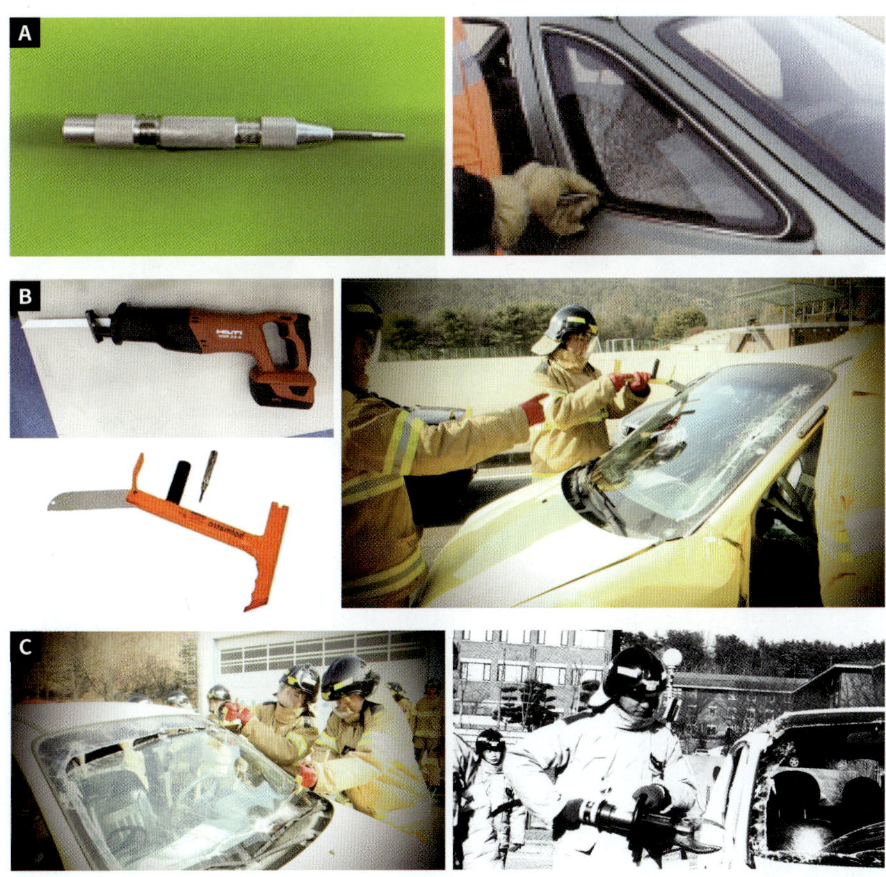

그림 3-18. 사고차량의 유리 제거

(A) center punch를 이용하여 측면 유리를 파괴한다.
(B) 유리 파편 및 유리 분진에 대한 보호조치를 한 후 한쪽 방향으로 앞 유리창을 절단한다.
(C) 유리절단기(Glas-Master)를 이용하여 앞 유리 충격을 주어 부수고 앞 유리를 제거한다.

(5) 사고 차량에서 응급구조사는 직접적인 구출 작업보다는 환자의 대변자로서 활동하며, 필요 시 차량 내부로 들어가 환자를 돌보는 역할을 한다. 이 과정에서 구조대원의 복잡한 구출 접근 방식을 이해하는 것이 중요하며, 관련 훈련은 단기 과정으로 습득할 수 있다.

(가) 문과 지붕 기둥 제거를 통한 출구 확보

응급구조사는 사고 차량의 요구조자에게 접근하기 위한 다양한 방법에 대해 훈련을 받아왔다.

① 문 접근 시도: 가장 먼저 문을 통해 접근을 시도한다.

② 문 개방 실패 시: 파괴적 또는 비파괴적 수단을 사용하여 문을 연다.

③ 창문 개구부 접근: 모든 방법이 실패할 경우 창문 개구부를 통해 접근한다.

㉠ 이러한 다단계 접근 방식은 시간이 소요되며 다양한 도구가 필요하다.

④ 신속한 대안: 위험이 통제되고 차량이 고정된 후에는 지붕을 제거하는 것이 더 빠르고 효율적이다(그림 3-19).

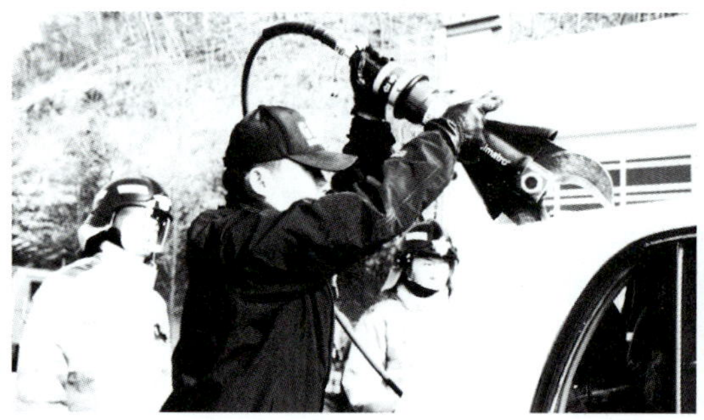

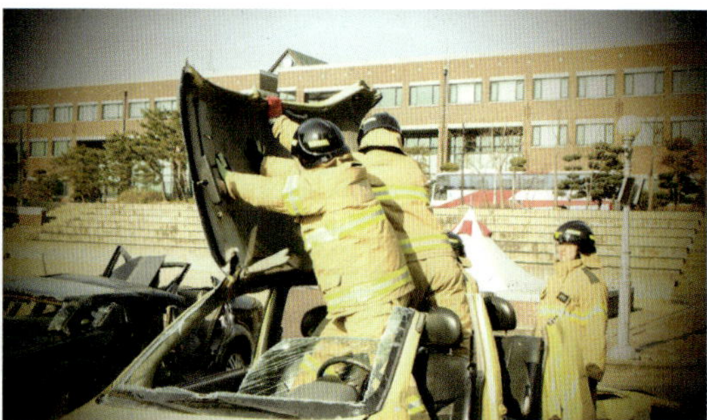

그림 3-19. **지붕을 통한 구조방법**

(나) 유리 파괴를 통한 접근

간단한 방법으로 구조가 어려울 경우, 자동차 유리를 파괴하여 잠금장치를 해제할 수 있다. 날카롭고 뾰족한 도구로 유리에 충격을 가하면 작은 조각으로 부서지며, 유리의 외곽 모서리를 공략하면 더 쉽게 파괴할 수 있다. 대부분의 차량은 옆 창문과 뒤 창문이 약한 유리로 되어 있지만, 앞 유리는 이중 구조로 되어 있어 제거가 더 어렵다. 그림 3-20은 일반적인 유리 제거 방법과 이중 유리 처리 방식을 보여준다.

(다) 지붕 제거의 장점

지붕 제거는 다음과 같은 세 가지 주요 이점을 제공한다.

① 내부 접근성 향상: 지붕 제거로 차량 내부 전체에 접근할 수 있어 응급구조사가 환자에게 쉽게 다가가 응급처치를 수행할 수 있다.

② 대형 출구 확보: 커다란 출구를 만들어 치명적인 손상을 입은 환자나 화재와 같은 위험 상황에서 신속하게 구조할 수 있다.

③ 환자 환경 개선: 신선한 공기를 제공하고 열 문제로 인한 환자의 상태 악화를 방지하며 냉각 효과를 돕는다.

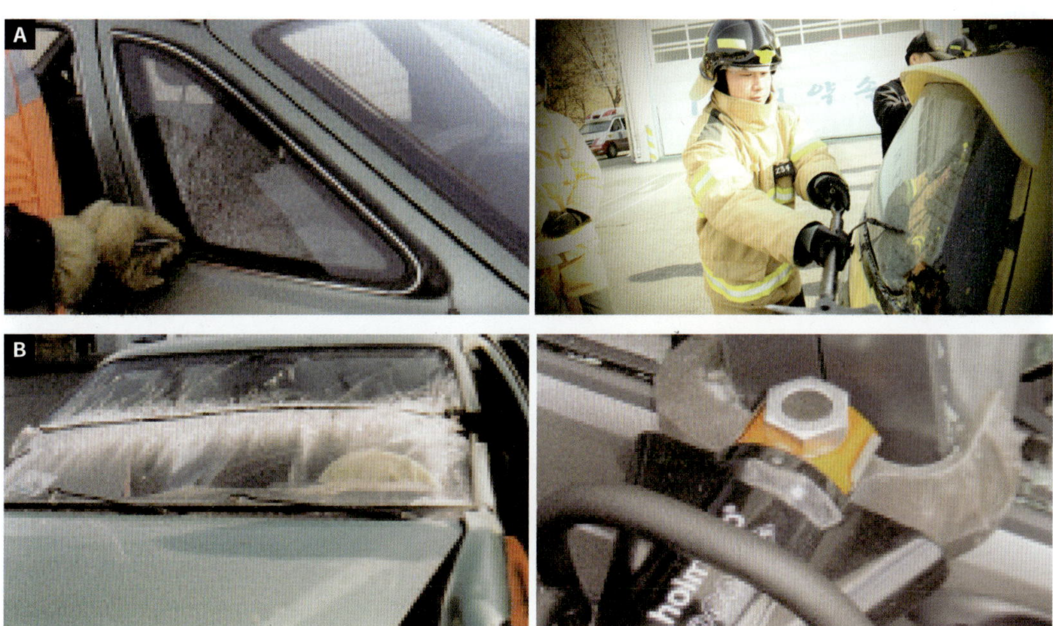

그림 3-20. **자동차 지붕(루프) 제거**

(A) 유리 제거 및 필라 절단

(B) 환자 및 응급구조사(구조대원)에 대하여 유리 파편 및 유리 분진에 대한 보호조치를 한 후 한쪽 방향으로 앞 유리창을 절단한다.

(라) 자동차 밖으로 구출하기 위한 통로 확보 및 구조 작업

사고 차량에서 환자를 구출하기 위해서는 다양한 구조 장비를 활용하여 통로를 확보해야 한다. 그림 3-21은 자동차에 갇힌 환자를 구조하기 위해 자동차 문을 여는 방법을 설명하고 있으며, 유압장비를 사용하는 과정을 보여준다. 때로는 자동차의 지붕을 절단하여 환자를 구출해야 하는 상황도 발생한다.

자동차가 심하게 파손되어 작업 공간이 부족하거나 탑승자가 심각한 부상을 입어 움직이기 어려운 경우, 지붕을 절단하여 공간을 확보하면 구출 작업이 훨씬 수월해진다. 이 과정은 다음과 같은 단계를 포함한다.

① 절단기를 이용한 지붕 절단

㉠ 자동차 전면 필라(Pillar)를 자른 후, 지붕의 일부를 잘라 접어 올릴 수 있도록 한다.

㉡ 사고 상황에 따라 유리창을 먼저 제거하고 작업해야 할 수도 있다.

② 수동식 절단기 사용

㉠ 단순히 환자가 운전대 밑에 갇혀 있는 경우에는 수동식 절단기를 사용해 구조할 수 있다.

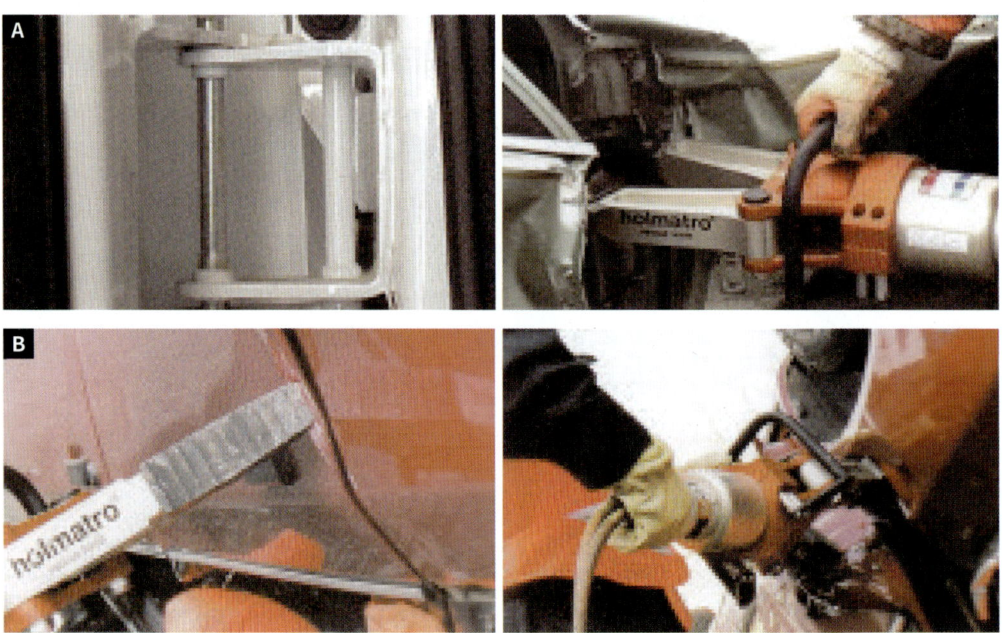

그림 3-21. **자동차의 문을 여는 방법(도어 제거)**
(A) 한 번에 하나의 경첩만 공략하여 자동차로부터 확장 및 분리한다.
(B) 고정 측을 압착하여 공간을 확보하라면 확장기 첨단부를 사용한다. 도어를 몸체로부터 분리함으로써 문을 개방할 수 있다.

(마) 구조 작업 단계

① 자동차 문이 완전히 파손된 경우

㉠ 문을 열 수 없을 때는 유압장비를 활용하여 문을 강제로 열어야 한다.

② 전면 충돌로 인한 운전자 끼임

㉠ 좌석 조정 레버 사용

- 운전자의 신체가 계기판, 핸들, 좌석 사이에 끼어 있는 경우, 좌석 조정 레버를 이용해 의자를 뒤로 이동시킨다(그림 3-22).
- 예외 상황: 충격으로 조정 레버가 작동하지 않거나 자동차가 심하게 파손된 경우에는 다른 방법을 사용해야 한다.

ⓛ 핸들에 체인을 감고 윈치 또는 유압 전개기를 이용해 당기는 방법이 있다.

ⓒ 유압램을 계기판 하부에 설치하여 밀어내는 방법이 있다.

ⓔ 그림 3-23은 유압램을 활용해 공간을 확보하는 방법을 보여주고 있다.

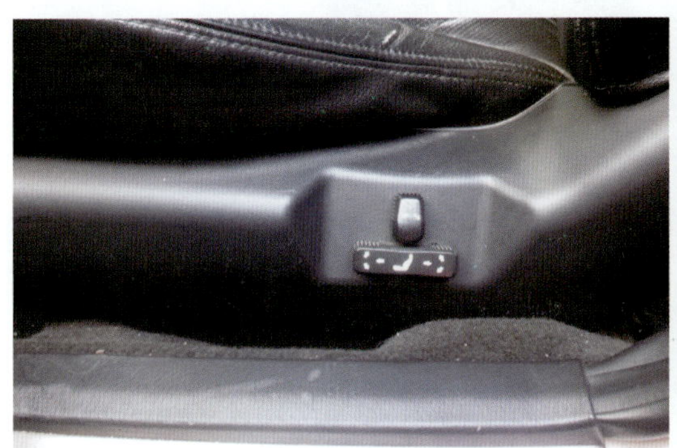

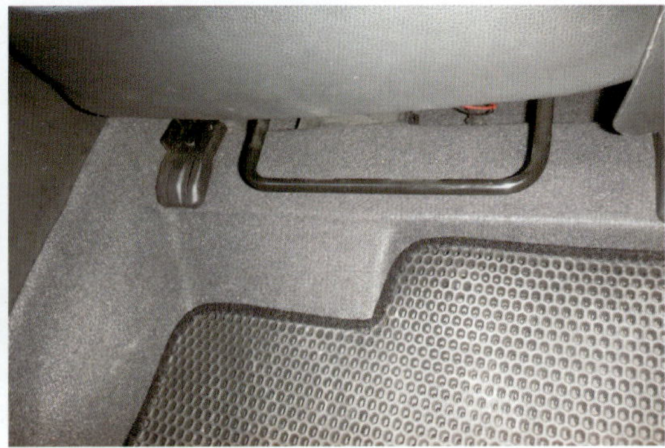

그림 3-22. 좌석 조정레버를 활용한 공간 확보

③ 페달 사이에 발이 낀 경우

자동차 사고가 발생하게 되면 운전자는 본능적으로 브레이크를 밟게 된다. 브레이크나 클러치 페달 사이에 발이 끼는 경우, 다음과 같은 방법으로 구조한다.

ⓐ 유압 전개기를 사용해 틈새를 확보한다.

ⓛ 발판에 체인을 감고 윈치를 이용해 당겨 페달을 벌린다.

ⓒ 공간 확보가 어려운 경우 공기톱이나 유압 절단기를 사용해 페달을 절단 및 제거한다.

④ 산소절단기 및 동력절단기 사용 시 주의점

산소절단기와 동력절단기는 다음과 같은 위험 요소가 있으므로 불가피한 경우에만 사용해야 한다(그림 3-24).

ⓐ 요구조자에게 화상을 입힐 가능성이 있다.

ⓛ 누출된 연료에 불이 붙을 위험성이 있다.

ⓒ 반드시 별도의 안전조치를 취한 후 사용해야 한다.

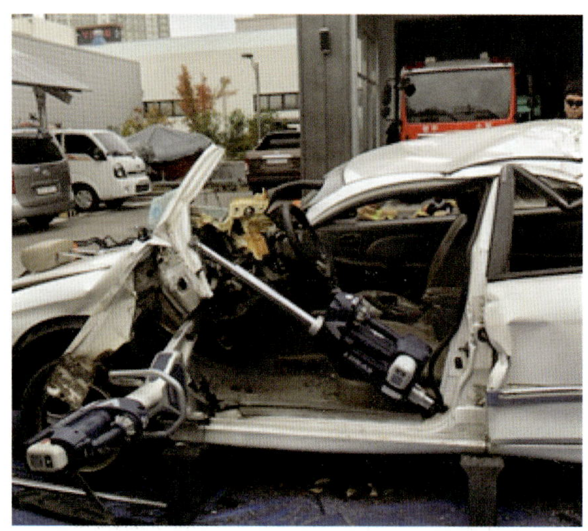

그림 3-23. 램 등을 이용한 계기판 이동

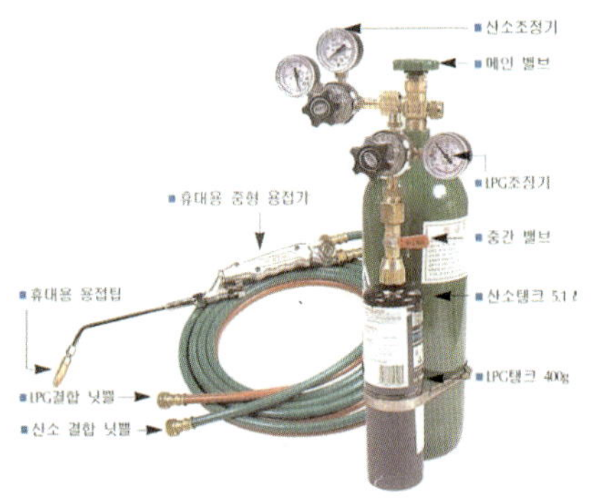

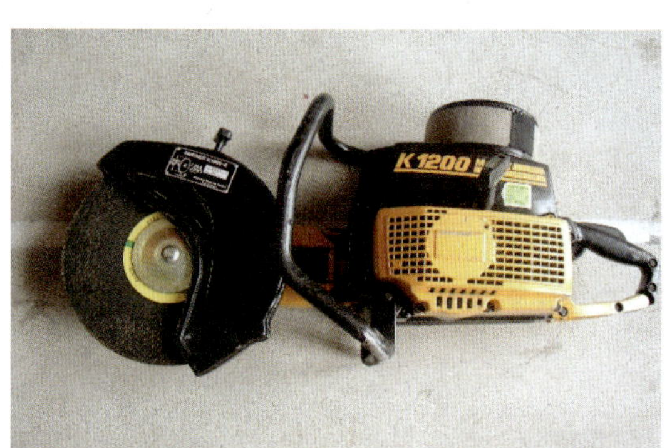

그림 3-24. 산소절단기, 동력절단기

(바) 특수 상황에서의 구조 방법

① 틈새 구조

㉠ 그림 3-25는 틈 사이 또는 좁은 공간 사이에 끼인 환자를 구조하는 방법을 보여준다.

② 자동차 밑 환자 구조

㉠ 그림 3-25는 자동차를 에어백으로 들어 올려 차량 밑에 있는 환자를 구출하는 방법을 설명한다.

③ RV 차량 구조

㉠ 최근 RV(Recreational Vehicle) 차량 중 해치백(Hatchback) 스타일의 뒷문이 위로 열리는 방식이 많다. 이런 차량의 경우 굳이 도어나 지붕을 절단하지 않아도 된다.

- 뒷문을 열고 요구조자의 의자를 절단하거나 분해하여 의자와 함께 밖으로 꺼낼 수 있다.
- 사고 차량의 구조를 면밀히 확인하고 상황에 맞는 적절한 구조 방식을 선택해야 한다.

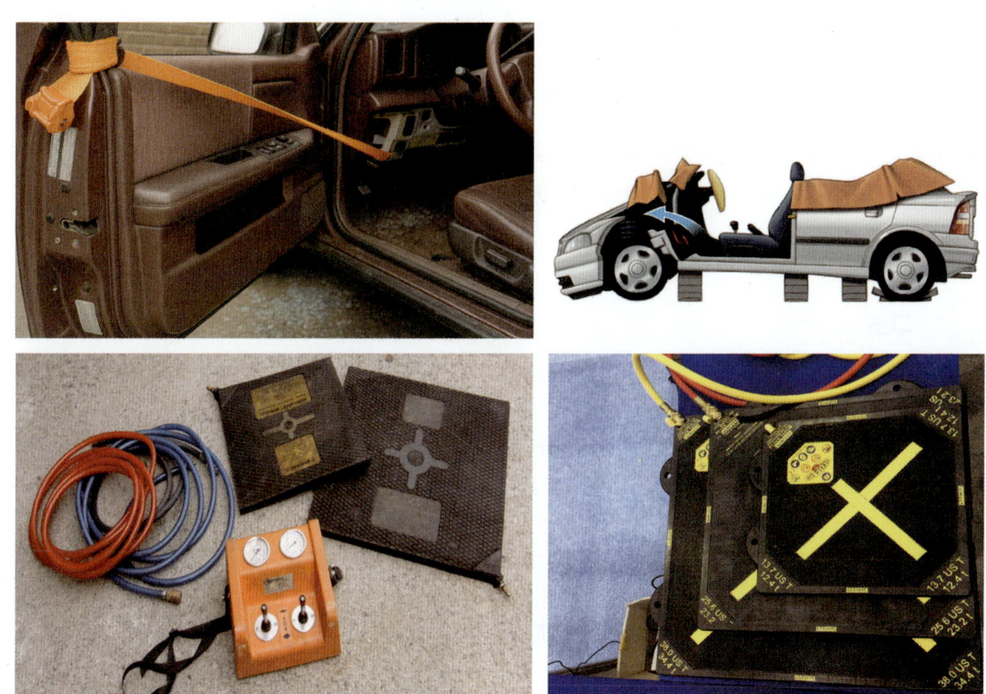

그림 3-25. 발밑 공간에 대한 접근

(사) 응급구조사의 역할

응급구조사가 사고 차량 구조 과정에 참여하는 정도는 다음 요인에 따라 달라질 수 있다. 응급구조사가 구출 과정을 숙지해야 하는 주요 목적은 현장에서 환자의 응급처치 계획을 종합적으로 세우기 위함이다. 이를 통해 보다 신속하고 효과적인 응급처치와 구조 활동이 가능해진다.

Tip 구조물 제거

1) 환자로부터 파괴된 잔해물을 제거하여야 한다. 제거하여 파괴된 잔해물을 방치한 채로 환자를 꺼내면 안 된다.
2) 자동차 문을 열 때 가능하면 자동차 개폐 장치를 이용하도록 한다. 문이 열리지 않으면,
   ① 유압벌림기와 유압절단기를 이용하여 문을 열거나 제거한다.
   ② 문이 열리면 90°까지 벌어지도록 한다.
3) 자동차 의자를 뒤로 민다.
4) 차체 기둥을 잘라서 지붕을 제거하고 뒤편으로 접는다.
5) 운전대 및 브레이크 발판을 환자로부터 제거한다.

Tip 구조

1) 척추고정판과 함께 환자를 이동시킨다.
2) 이동할 때 환자이송에 필요한 충분한 구조대원이 있는지 확인한다.
3) 최소한 저항으로 환자를 구조할 수 있는 경로를 선택한다.
4) 주위의 예리한 쇳조각으로부터 환자를 보호한다.

사고 자동차 구조에 있어서 응급구조사 범위는 응급의료팀의 역할과 화재진압차(펌프차)와 구조차보다 앞서 도착했는지에 따라 자동차 구조과정에 참여 정도가 달라질 것이다. 응급구조사가 구출과정을 알아야 하는 주요한 목적은 현장에서 환자의 응급처치 계획을 종합하기 위한 것이다.

에어백(Lifting air bag)

에어백은 중량물체를 들어 올리고자 할 때 공간이 협소해서 잭(jack)이나 유압구조기구 등을 넣을 수 없는 경우에 압축공기로 백을 부풀려 중량물을 들어 올리는 장비이다. 저압 에어백과 고압 에어백이 있다.

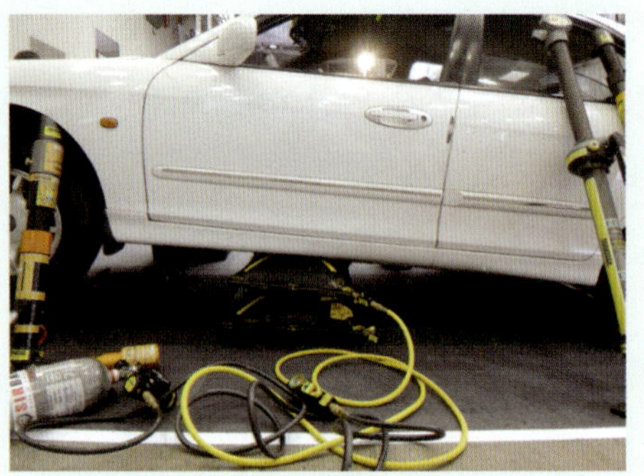

에어백

유압엔진펌프(Hydraulic oil pump)

엔진을 이용하여 유압전개기나 유압절단기, 유압램 등 유압장비에 필요한 압력을 발생시키는 펌프이다. 대부분의 유압장비는 무거우므로 운반 시 허리나 관절을 조심하고 작동 중에는 정확한 자세를 취하여 신체를 보호한다.

유압전개기(Hydraulic spreader)

유압 엔진펌프에서 발생한 유압을 활용하여 물체의 틈을 벌리거나 압착하는 장비로 자동차 사고 현장에서 유압절단기와 함께 활용도가 높다. 유압펌프와 마찬가지로 제작사별로 제원 및 작동방법이 약간 다르지만 많이 사용되는 모델의 경우 중량은 20 kg 내외이고 전개력 20 t, 압축력은 5 t 전후이다(수중에서도 사용 가능하다).

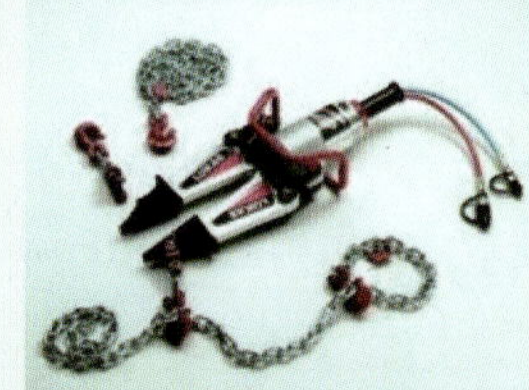

유압전개기와 부속 기구

모든 유압장비는 사용 후에 전개기의 팁을 완전히 닫지 말고 약간 벌려두어야 한다. 날이 완전히 닫힌 상태에서 닫히는 방향으로 밸브를 작동하면 날이 파손될 수 있고, 날을 완전히 닫아두면 유압이 해제되지 않아 나중에 작동되지 않을 수도 있기 때문이다.

유압절단기(Hydraulic cutter)

유압절단기 역시 엔진펌프에서 발생한 유압을 활용하여 물체를 절단하는 장비이다. 구조대에서 많이 사용하는 중간크기의 모델인 경우 중량은 13 kg 전후이고 절단력은 35 t 내외이다. 절단대상물에 날이 수직으로 접촉되지 않으면 절단 중에 장비가 비틀어진다. 이때 무리하게 힘을 주어 바로잡으려 하지 말고 일단 작동을 중지하고 자세를 바로잡은 후 작업을 계속한다. 항상 절단날이 10–15° 유지하도록 절단하여야 날이 미끄러지지 않고 절단이 용이하다.

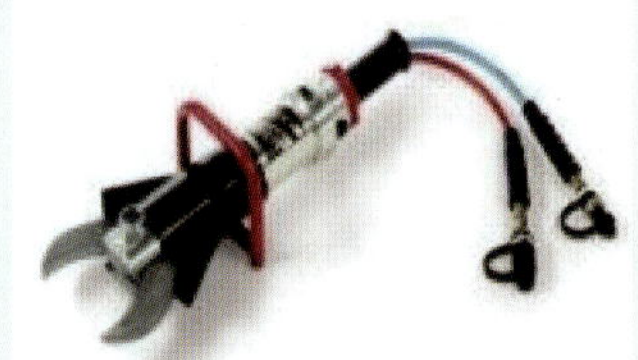

유압절단기

유압램(Extension ram)

일직선으로 확장되는 유압램은 물체의 간격을 벌려 넓히거나 중량물을 지지하는 데 사용한다. 가장 큰 장비의 경우 접은 상태에서 90 cm 전후이지만 최대한으로 펼치면 1,600 cm까지도 확장된다. 확장력은 대략 100,000 kPa 내외이다. 유압램을 사용할 때는 램이나 대상물이 미끄러지거나 튕겨나가지 않도록 버팀목을 대주고, 얇은 플라스틱이나 합판 등인 경우에는 램이 뚫고 들어갈 수 있으므로 압력 분산을 위하여 받침목을 대 주어야 한다.

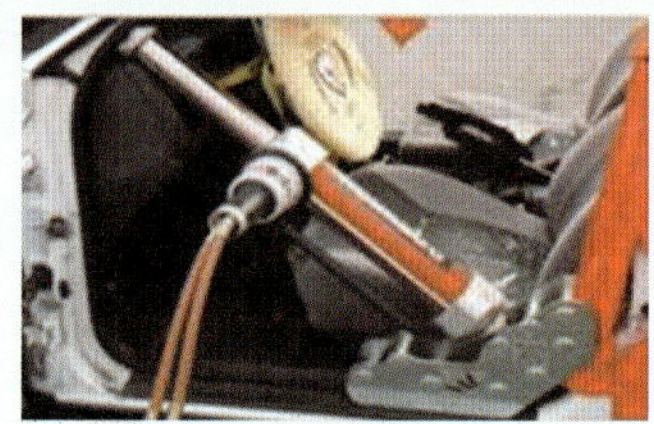

유압램(확장)

동력절단기(Power cutter)

동력절단기는 소형엔진을 동력으로 원형 절단날(디스크)을 회전시켜 철, 콘크리트, 목재 등을 절단하여 장애물을 제거하고 구조행동을 용이하게 하기 위해 사용하는 기동성이 높은 절단장비이다. 대부분 2행정기관으로 엔진오일과 연료를 혼합하여 주입한다는 점을 염두에 두어야 한다. 또한 사고현장에서 절단 시 발생하는 불꽃으로 요구조자에게 상해를 입힐 우려가 있을 경우에는 모포 등으로 가려 안전조치 시킨 후 작업에 임하고, 비산되는 불꽃에 의한 피해가 없도록 보호 커버를 잘 조정하고 주변 여건에 따라 관창이나 소화기를 준비하여 화재를 방지한다.

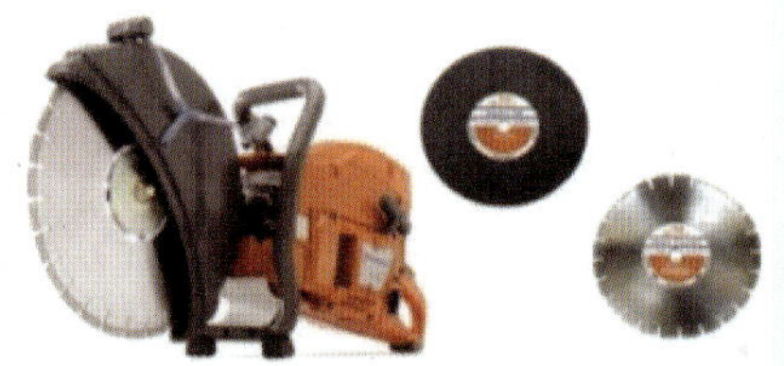

동력절단기

체인톱(Chain saw)

체인톱은 동력에 의해 구동되는 톱날로 목재를 절단하는 장비이다. 엔진식과 전동식이 있으나 구조장비로는 엔진식이 많이 보급되어 있다. 체인톱은 작동 중은 물론이고 일상점검 중에도 안전사고의 위험성이 높으므로 주의해야 한다.

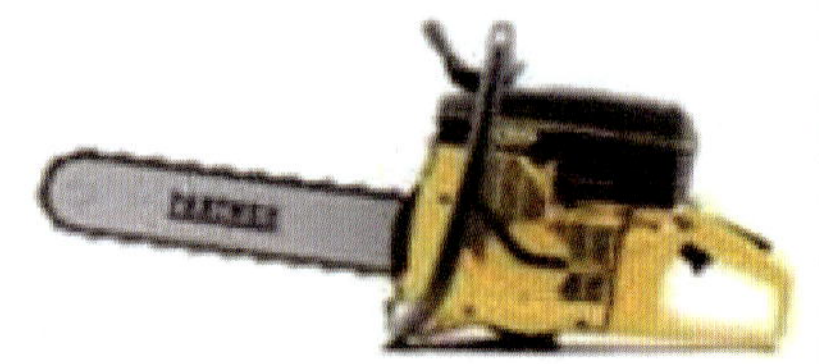

체인톱

공기톱(Pneumatic saw)

공기톱은 압축공기를 동력원으로 하여 절단톱날을 작동시켜 안전하게 철재나 스텐레스, 비철금속 등을 절단할 수 있다.

공기호흡기의 실린더를 이용하여 압축공기를 공급하고 별도의 동력이 필요하지 않으므로 수중이나 위험물질이 누출된 장소에서도 안전하게 사용할 수 있으며 구조도 간단하여 안전사고 위험이 적고 손쉽게 작업이 가능하다.

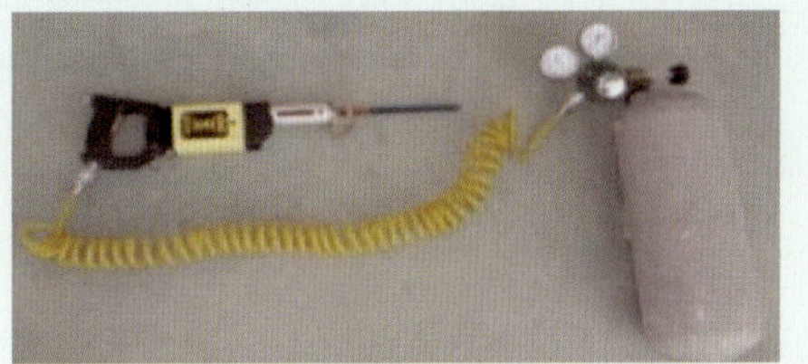
공기톱과 구성품

와이어(가반식) 윈치

각종 재난사고 발생시 중량물을 견인할 때 또는 중량물을 지지할 때 손쉽게 피지지물에 수동윈치를 고정시킨 후 중량물을 견인할 수 있는 장비이다. 사용방법으로는 지지물과 견인물에 기구를 확실히 설치하여 사용한다. 무리한 압력이나 충격, 허용한도 내의 지지물 또는 견인대상물을 선정, 윈치와이어의 상태 확인을 하여야 한다.

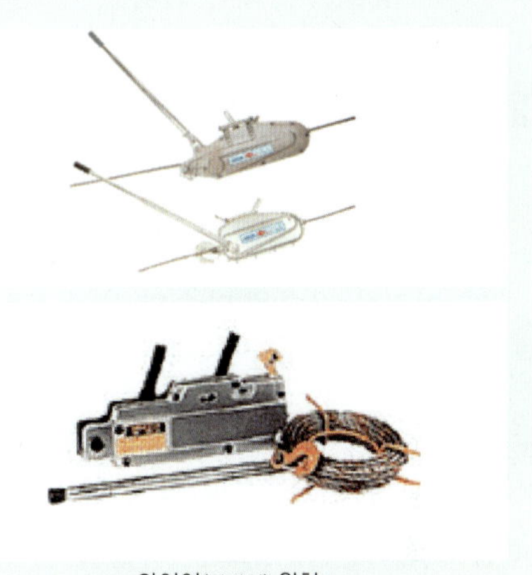
와이어(가반식) 윈치

06 환자보존

환자 보존과 관련된 골절 및 상처 관리에서 중요한 사항을 다음과 같이 정리할 수 있다.

1) 골절부위 고정 및 상처 소독

① 골절부위의 고정과 상처 소독은 감염 위험을 줄이고 회복을 촉진하는 데 매우 중요하다. 초기 단계에서 골절을 임시로 고정하고 상처를 깨끗하게 유지하는 것이 필수적이다.

② 상처는 멸균된 생리식염수로 세척한 후, 생리식염수에 적신 거즈로 덮어 감염을 예방해야 한다.

2) 환자 이동 시 고려사항

① 환자의 상태가 급속히 악화될 가능성이 있는 경우, 신속한 이동이 필요하다. 이때 환자의 척추 안정화를 위해 척추고정판을 사용하는 것이 중요하다.

② 척추고정판은 환자의 척추를 중립 위치로 유지하며, 이동 중 추가적인 손상을 방지한다.

3) 임상적 판단의 중요성

① 환자의 상태를 평가하고 적절한 조치를 취하는 임상적 판단이 핵심이다. 특히, 골절의 유형 및 감염 위험을 고려하여 치료 계획을 수립해야 한다.

㉠ 예를 들어, 개방성 골절의 경우 즉각적인 항생제 투여와 함께 상처 소독 및 임시 고정을 수행해야 한다.

4) 환자 고정 및 이동 기술

① 환자를 척추고정판에 옮길 때는 로그 롤(Log Roll) 또는 리프트 앤 슬라이드(Lift-and-Slide) 기술을 사용하여 척추를 안정적으로 유지해야 한다.

② 이러한 기술은 다수의 응급구조사와 구조대원이 협력하여 환자를 안전하게 이동시키는 데 효과적이다.

환자 보존은 골절 및 상처 관리뿐만 아니라 적절한 이동과 임상적 판단을 통해 환자의 예후를 개선하는 데 중요한 역할을 한다.

리프트 앤 슬라이드(Lift-and-Slide) 기술

리프트 앤 슬라이드는 환자를 들어 올려 스파인 보드를 아래로 밀어넣는 방식으로, 척추 손상이 의심될 때 더 적은 측면 움직임을 유발하여 안정성을 높이는 방법이다.

1. 절차

① 최소 4-5명의 구조자가 필요하다. 한 명은 머리와 목을 고정하며 나머지 구조자들은 몸통, 골반, 다리를 지지한다.

② 팀리더가 구령을 내리며 환자를 들어 올린다.

③ 다른 구조자가 스파인 보드를 환자의 발쪽에서 밀어 넣는다.

④ 환자를 부드럽게 스파인 보드 위에 놓는다.

2. 장점

① 로그롤보다 측면 움직임과 척추 회전이 적어 불안정한 척추손상 환자에게 더 적합하다.

3. 비교

기술	필요 인원	척추 안정성 유지	주요 목적
로그 롤	최소 4명	중간	옆으로 돌려 평가 및 보드 삽입
리프트 앤 슬라이드	최소 5명	높음	들어 올려 보드 삽입

두 기술 모두 환자의 상태와 현장의 상황에 따라 선택적으로 사용되며, 정확한 수행이 필수적이다.

07 전기 위험물

전기는 자동차 사고현장에서 많은 위험이 있다. 전기가 있을 때는 위험 지역과 안전 지역을 설정하도록 해야 한다. 위험 지역 설정은 한국전력공사 직원이나 119구조대와 같이 위험물질을 통제할 수 있는 사람들만 들어가야 한다. 손상된 전선 등으로 인해 응급구조사 또는 목격자들이 손상을 입지 않도록 충분히 멀리 떨어져 있어야 한다. 그리고 전도체는 전선이나 전기를 전달하는 물체 또는 물질이다. 전도체 주위에서는 안전에 필요한 예방 조치를 취해야 한다. 다음 사항을 유의해야 한다.

① 도로면 전봇대에는 높은 볼트의 전력 있다.

② 전기사고 전체 지역이 극히 위험하다고 가정한다.

㉠ 전도체가 전기, 전봇대가 받치고 있는 다른 전선, 버팀목 전선, 접지선, 전봇대 자체, 그리고 근처의 가드레일(guardrail)과 울타리를 포함하는 체계 일부에 닿아서 충전(charge)될 수 있다.

㉡ 끊어진 전선도 언제나 다시 감전될 수 있다.

③ 일반적 보호 의복은 감전사에 대해 예방할 수 없다.

1) 전선이 늘어져 있는 부러진 전봇대

전봇대가 부러져서 전선이 늘어지면 매우 위험하다. 한국전력공사 직원이 현장이 안전하다고 확인해줄 때까지 안전하게 일할 수 없다. 응급구조사가 전봇대가 부러지고, 전신이 늘어진 현장에 있다면 다음과 같은 행동하여야 한다.

① 구급차를 위험 지역 밖에 주차한다.

② 구급차에서 내리기 전에 무전기 안테나를 포함해서 자동차 주변과 늘어진 전도체가 닿아 있는지 확인한다.
③ 목격자와 보조 대원들에게 위험 지역에서 떨어져 있으라고 지시한다.
  ㉠ 안전 지역을 형성하기 위해 경계 테이프를 사용한다.
④ 사고 자동차 요구조자가 떠나지 않도록 한다.
⑤ 다른 자동차가 위험 지역을 통과하지 못하도록 통제한다.
⑥ 안전하게 접근할 수 있는 가장 가까운 전봇대 번호를 보고 응급의료 119구급상황관리센터 근무자에게 전봇대 번호와 위치를 한국전력공사에 알리도록 부탁한다.
⑦ 늘어진 전선을 움직이지 않도록 한다.
  ㉠ 나무 손잡이 장비, 천연 밧줄 같은 비전도성 장비도 습기를 많이 포함하고 있어서 전기를 전도하고 응급구조사와 구조자를 감전사시킬 수 있다.
⑧ 전기 회사에서 전선을 절단하거나 전기를 끊을 때까지 안전한 장소에 머문다.

전도체가 땅에 접촉해 있다면 접촉 지점에서 전력이 가장 높고, 멀어질수록 전력이 사라진다. 수 M 떨어져 있어야 한다. 접촉 지점을 인식하고 적절하게 대응할 수 있다면 생명을 구할 수 있다. 만약 다리와 몸통 하부에서 얼얼한 감각이 느껴진다면 즉시 접근을 멈춰야 한다. 이러한 얼얼한 감각은 감전된 지역에 있다는 것이다. 전류가 한쪽 발로 들어와서 하체를 통과하고 다른 다리로 나가게 된다. 계속 걸어가면 위험에 처하게 된다. 이러한 위험 상황에 맞는 조치는 다음과 같다.

① 바로 안전 지역까지 뛴다.
② 양쪽 발이 함께 위험 지역에서 끌면서(발과 땅 사이가 떨어지지 않도록 한다) 안전지역으로 나온다.

Tip 족간 전압 손상(stride potential or step-voltage injury)

지면에 떨어진 낙뢰가 양발 사이에 전압차를 유발하여 전류가 가까이에 있는 다리로 들어가 신체를 통하여 반대편의 다리로 나가게 되며, 하지에 마비, 무감각, 무수축과 피부 냉각의 특징적인 소견이 나타나는 낙뢰성 마비(keraunoparalysis)를 일으키게 된다.

2) 전봇대가 부러졌지만, 전선은 손상되지 않은 경우

전선이 손상되지 않았어도 전봇대가 부러졌다면 여전히 위험한 상황이다. 전봇대에 달린 전선도 언제든 절단되어 현장으로 전선이 넘어올 수 있다. 만약 이러한 상황에 부닥쳤다면 다음과 같이 조치하여야 한다.

① 구급차를 위험지역 밖에 주차한다.

② 응급의료 119구급상황관리센터 근무자에게 상황을 알린다.

③ 한국전력공사 직원이 전도체의 충전을 제거하고 전봇대를 고정할 때까지 위험지역 밖에 머무른다.

④ 목격자와 다른 응급구조사 및 대원들에게 위험지역 밖에 있도록 한다.

구조 시 사용되는 절연 장비

감전 및 전기적 위험으로부터 구조대원과 피구조자를 보호하기 위해 필수적인 도구이다. 대표적인 절연 장비는 다음과 같다.

1. 절연 보호 장비
   ① 절연 장갑 - 고압 전류로부터 손을 보호하는 절연 처리된 고무 장갑
   ② 절연 신발/장화 - 감전 위험이 있는 환경에서 발을 보호하는 절연 기능이 있는 신발
   ③ 절연 방호복 - 전기적 위험이 있는 곳에서 작업할 때 착용하는 특수 보호복

2. 절연 구조 장비
   ① 절연봉 (라이브 라인 폴, 핫스틱) - 고압선 차단, 절연된 장비 조작 시 사용
   ② 절연 들것 - 감전 위험이 있는 환경에서 환자를 안전하게 이동하기 위한 들것
   ③ 절연 로프 - 전기 전도성이 없는 특수 소재(케블라 등)로 제작된 구조용 로프
   ④ 절연 구조 사다리 - 감전 위험이 있는 장소에서 작업할 때 사용되는 절연된 사다리

3. 전기 차단 및 안전 장비
   ① 전기 감지기 (테스터기) - 감전 위험이 있는지 확인하는 장비
   ② 절연 담요 (절연 매트) - 감전 방지를 위해 구조 공간에 깔거나 작업자가 밟고 설 수 있도록 사용
   ③ 휴대용 접지 장비 - 예상치 못한 전기 흐름을 방지하기 위한 접지용 장비

이런 절연 장비들은 구급·구조 활동 시 감전 사고를 예방하는 데 필수적이며, 특히 감전 위험이 높은 환경(예: 변전소, 전기 설비 근처)에서는 반드시 적절한 보호 장비를 착용해야 한다.

08 전문구조

어려운 구조상황 또는 재해 시에는 전문 구조대가 필요하다. 상황이 허락한다면 응급구조사는 전문 구조대를 요청해야 하며, 전문구조대원들은 긴급 상황에서 전문적인 구조뿐만 아니라, 응급처치도 시행할 수 있어야 한다. 그러므로 응급구조사의 기본적인 훈련뿐만 아니라 전문적인 기술의 습득과 훈련이 수반되어야만 전문구조를 시행할 수 있다. 험악한 지형이나 접근하기 어려운 지역에서 구조를 시행해야 하는데, 예를 들면 수중에서 구조하거나 눈이나 얼음이 많은 지형에서의 구조 그리고 도심에서의 구조 등이 포함된다.

1) 험악한 지형과 접근하기 어려운 지역에서의 구조

험악한 지형이란 언덕(구릉)이 많거나, 산악지역, 홍수지역, 도보 여행할 수 없는 곳들을 포함한다(그림 3-26). 이런 환경에서 구조하는 경우에는 여러 가지를 고려해야 한다. 즉, 환자가 위치한 장소를 찾아내고, 필요한 응급처치를 시행하고, 환자를 이송하기 위하여 적절한 장비를 사용하는 것이다.

험악한 지형에서의 구조는 환자를 들것에 실어서, 개울을 건너고 산을 넘거나 전문적인 암벽등반을 해야 할 경우가 많다. 헬리콥터는 외딴 지역으로부터의 신속한 이송을 위하여 많이 이용되고 있다. 응급구조사는 헬리콥터가 인근 지형에 착륙할 수 있도록 수신호를 이용하여 헬리콥터를 유도해야 한다. 헬리콥터의 승무원은 응급치료에 관한 훈련을 받아야 하고, 응급구조사는 헬리콥터에 탑승하는 방법, 환자를 싣고 내리는 방법 등에 대하여 배워야 한다. 또한, 안전한 착륙지점을 선정하는 방법도 알아야 한다(그림 3-27).

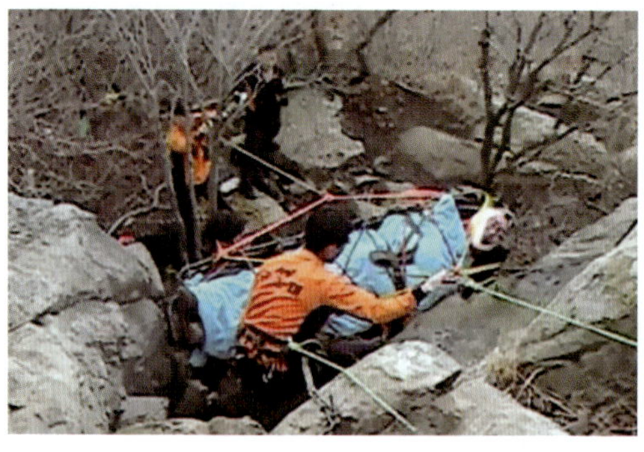

그림 3-26. 험악한 지형에서의 구조

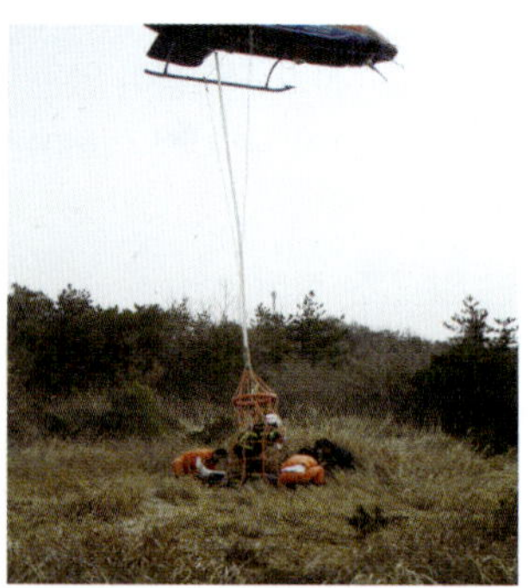

그림 3-27. 헬리콥터로 외딴 지역으로부터의 신속한 이송

(1) 고각구조 작업

고각구조 작업에서는 지속적으로 중력의 영향에 주의하며 효과적으로 다뤄야 한다. 고각구조에서는 매듭법, 비탈면 오르기 내리기 위한 사다리 및 로프 활용, 홀링 시스템의 사용, 들것과 로프를 통한 구출을 위한 환자 결착에 대한 훈련으로 숙련된 술기를 갖추고 있어야 한다(그림 3-28).

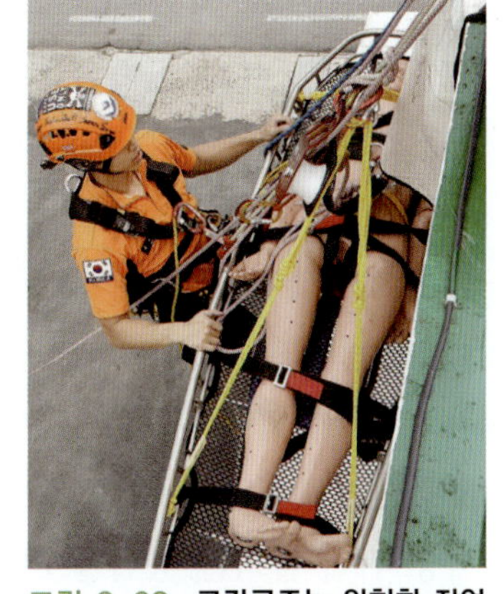

그림 3-28. **고각구조는 위험한 작업이기에 전문 훈련을 받고 충분한 경험이 있는 전문구조대원이 담당해야 한다.**

고각구조에 사용하는 일부 용어는 다음과 같다.

① 보조: 수부, 족부, 여타 신체부위 외의 다른 수단을 통해 수직 표면을 오르는 것을 말한다.

② 앵커: 수직 표면에 고정시키는 기술이며, 로프와 다른 특수 장비가 함께 사용될 수도 있다(그림 3-29).

③ 빌레이: 앵커에 고정된 로프를 조절하며 등반가의 움직임을 보호하는 것을 말한다. -로프 잡이(로프 조절하는 사람)를 말하기도 한다.

④ 레펠: 앵커, 안전대, 장비를 사용하면서 고정된 두개의 로프를 이용하여 내려오는 것을 말한다(그림 3-29).

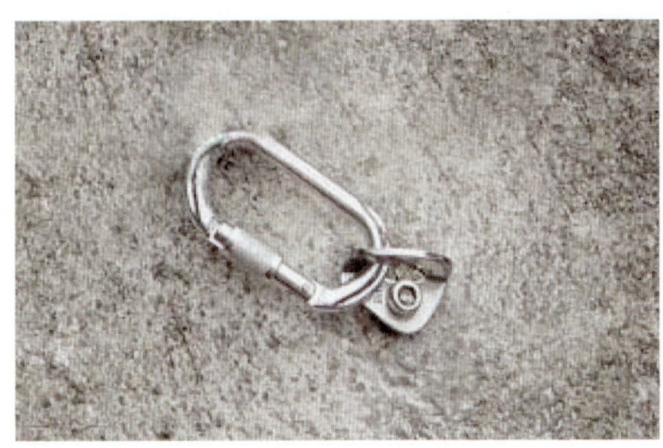

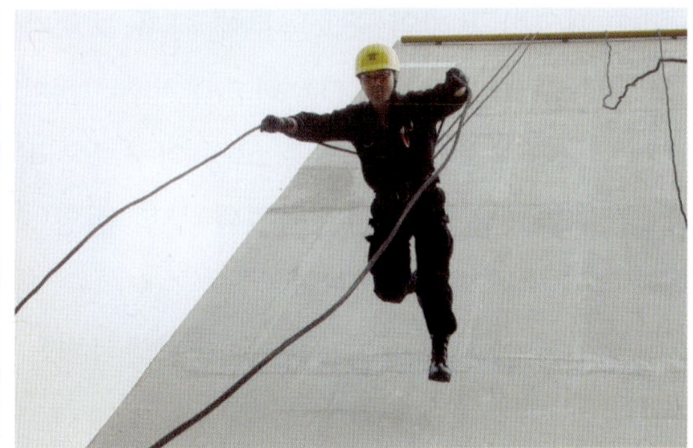

그림 3-29. **앵커/레펠**

(2) 저각구조 작업

저작구조 작업은 비탈진 경사가 최대 40°까지를 '저각 구조'라 한다. 저각작업 시 로프, 안전대, 장비, 안전 체계가 필요하다. 저각구조 작업은 로프를 사용하여 레펠을 타고 위로 올라가고, 환자를 들것에 결착하고, 하울링 체계를 통해 들것을 제방 위에 올리는 방법을 활용한다(그림 3-30).

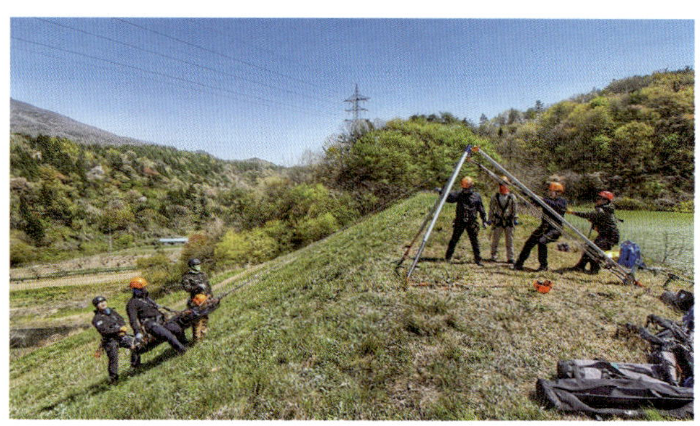

그림 3-30. 저각구조 작업

(3) 거친 지형에서의 환자 결착법

환자 결착은 위험 지형 구조에서 핵심적인 작업이며, 스토크식 바스켓 들것 구조는 거친 지형의 구조 작업에서 사용되는 들것의 표준이 된다(그림 3-31). 스토크식 바스켓 들것 제조는 와이어, 튜블러, 플라스틱으로 구성된다. 스토크식 바스켓 들것에 대해 알아야할 사항은 다음과 같다.

① 적정 인력을 확보하여야 환자를 쉽게 이송할 수 있다.

② 견고한 프레임 구조덕분에 환자 보호가 강화되었다.

③ 척추 고정 기구(KED, 하프백 척추 고정판(구출/구조조끼), SKED)와 함께 사용할 수 있다.

- ㉠ 자체적으로도 척추 고정 기구로 사용할 수 있다.
- ㉡ 군사용으로 사용되었던 구형 철망 스토크식 바스켓 들것의 경우, 척추 고정판을 함께 사용할 수가 없다.

④ 신형 모델의 경우 기존과는 차별화되는 장점은 다음과 같다.

- ㉠ 내구성 강화
- ㉡ 비용 절감
- ㉢ 바스켓 내부의 통기성 및 배수성 개선
- ㉣ 수상 구조를 위한 부표성 강화

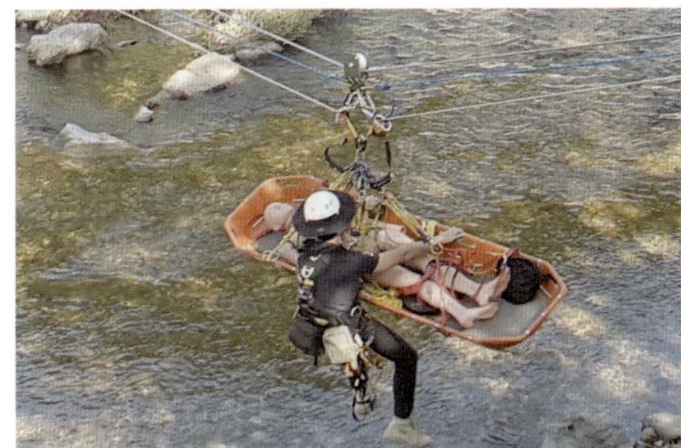
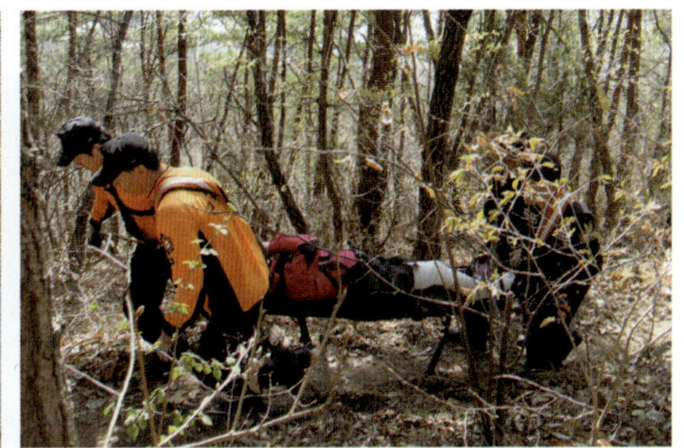

그림 3-31. 바스켓 들것 구조는 거친 지형에서 환자 이송 시 자주 사용된다.

일반적으로 플라스틱 바스켓 들것은 철망형 제품보다 다음과 같은 특징이 있다.

① 내구성은 철망형보다 취약한 편이다.

② 철망형보다는 가볍다(무게 135−270 Kg 정도이다).

③ 환자 보호 기능은 더 강화되었다.

④ 성능이 더 우수하다.

⑤ 눈이 내린 곳에서는 끌어서 이동할 수 있다.

스토크 바스켓 들것은 적절한 결속 고정장치가 구비되지 않았기 때문에, 위험지형 구출 작업시 추가적인 끈이나 스트랩을 사용해야 하고, 들것용 쉴드를 사용하여 먼지나 떨어지는 물체로부터 환자의 얼굴을 보호할 수도 있다. 스토크식 바스켓 들것을 사용할 때는 다음과 같은 추가적인 절차를 활용한다.

① 환자에게 안전대를 착용시킨다.

② 환자에게 족부 스트랩을 착용시킨다.

③ 환자의 움직임을 제한하기 위해 들것에 고정시킨다(그림 3-32).

④ 환자 보호를 위해 헬멧이나 들것 쉴드를 사용한다.

⑤ 들것의 후미를 환자의 안전대에 묶는다.

⑥ 정맥 주사나 경구를 통해 수액을 투여한다.

⑦ 혈압측정, 흡인, 순환을 위한 원위부 관류 평가를 한다.

⑧ 적절한 패딩 조치를 취한다(중요한 고려사항).

⑨ 환자를 위한 냉 · 난방 체계의 사용을 고려한다(구조 작업이 장기화되는 경우).

⑩ 가능하다면 중력선을 통한 기도 개방 체계를 확보한다.

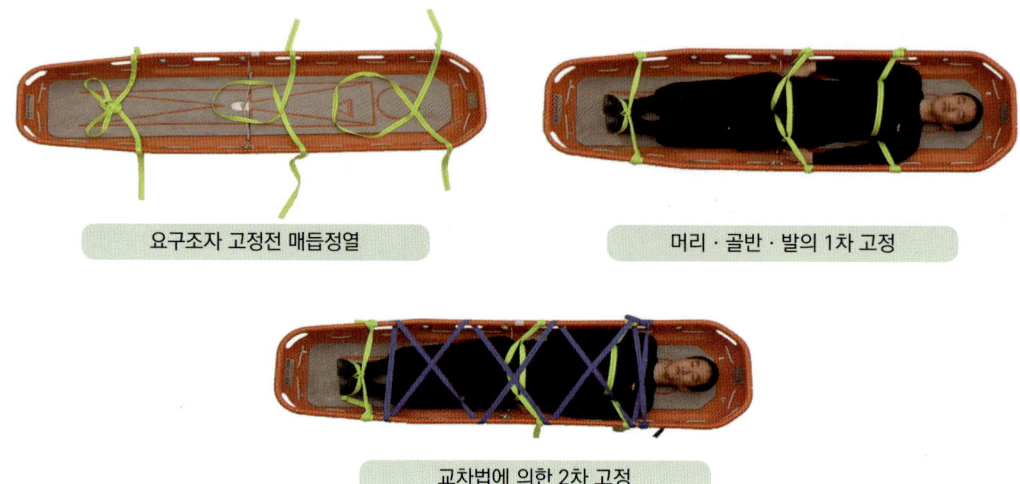

그림 3-32. **환자의 움직임을 제한하기 위해 들것에 고정한다.** *(출처: 산악 로프구조론/중앙119구조대/2008)*

각각 2 m 길이의 테이프 슬링으로 발쪽의 매듭은 의자매듭, 골반과 가슴은 반 바퀴 꼬아 올려놓는다(그림 3-32).

- 1차 고정: 머리 · 골반 · 발을 고정한다.
- 2차 고정: 보다 안정감을 살리기 위해 약 6–8 m 길이의 슬링이나 로프를 이용해 X자로 교차하면서 고정한다.

(4) 위험 지형에서의 환자 구출법

일반적으로 환자를 위험 지형 밖으로 옮길 때는 가능하다면 환자와 함께 위험 지역을 걸어 나간다. 구조기술이나 로프를 사용하지 않는 것이 작업을 더 순조롭게 진행할 수 있다. 안전한 환경에서도 들것에 환자를 이송하는 작업은 신체적 부담이 크다. 지형이 험할수록 들것을 통한 이송은 더욱 힘들어진다.

(가) 지형이 험한 평지

지형이 험한 평지에서 들것을 통해 환자를 옮길 때는 충분한 예비 인력을 길잡이로 두면서 낭비되는 시간을 줄이고 필요시 교대 인력으로 활용한다. 들것으로 환자를 이송할 적정 인원수는 각각 6명으로 구성된 2개의 팀이다. 양쪽에서 나란히 들것을 옮기는 인력은 신장이 비슷해야 한다.

들것을 통한 환자 이송을 수월하게 하는 몇 가지 도구가 있다.

① 들것의 손잡이에 웨빙 스트랩을 묶어 어깨 위로 넘긴 뒤 반대편에 남아있는 손으로 잡게 할 수 있다. 이는 환자의 하중을 구조 인력의 배부까지 분산시키게 한다(그림 3-31).

② 스토크식 바스켓 들것의 프레임에 바퀴를 부착할 경우, 환자를 더욱 수월하게 이송할 수 있다.

(나) 저각/고각 구조 작업

구출 작업할 때에는 개인 안전 장비를 점검하고, 모든 앵커가 확실히 고정되어 있는지를 확인하고, 환자 결착 상태를 한 번 더 살핀다. 안전 상태에 대한 점검을 마친 후 환자를 끌어올리고 내리는 시스템을 확보해야 한다.

안전상의 위험이 의심되는 경우, 로프와 같은 물건은 사용하지 말아야 하며, 닳아 해진 로프나 손상된 장비를 발견한 경우에는 지체 없이 구조인력에게 알린다. 또한 환자를 끌어올리는 작업은 보조하는 사람이 필요하기 때문에 응급구조사도 도움을 요청받게 될 수도 있다. 이때에는 팀워크가 중요한 작업이기에 구조 인력 요구사항에 경청한다.

2) 추운 환경에서의 구조

겨울 등산, 암벽 등반, 눈 자동차 타기, 얼음낚시, 장거리 스키대회(노르딕) 같은 활동 시 가끔 조난자나 피해자가 발생한다. 또한, 제설기 운전자, 농부, 집배원, 산지기 등과 같은 직업에서도 피해자가 발생한다. 춥고 눈이 많은 환경에서 가장 많이 발생하는 사고는 자동차 사고이다. 응급구조사가 출동요청을 받고 현장에 도착하기까지의 반응시간은 다른 계절에 비교하여 겨울철이 더욱 길다. 왜냐하면, 방한복 등의 의류나 특수한 운송수단이 필요하며, 운전이 어렵기 때문이다. 자동차는 보온 효과가 작으므로, 자동차 사고의 피해자는 체온이 저하되는 경우가 많다. 그러므로 부목으로 고정하는 방법도 추운 환경에서는 약간 수정된다.

① MAST (military anti-shock trousers)를 착용 시에는 바지를 제거하고 착용시켜야 하지만, 추운 환경에서는 의복을 착용한 채로 MAST를 사용할 수도 있다. 또한, MAST는 하체와 복부에서의 체온손실을 감소시킬 수 있으므로, 하지골절 시에 사용하면 바람직하다.

② 금속으로 제작된 부목이나 척추고정판 등은 추운 환경에서 사용되는 것은 바람직하지 않으며, 특히 이러한 장비가 직접 피부에 접촉하지 않도록 주의해야 한다.

③ 공기부목의 경우는 입으로 불어 넣은 따뜻한 공기가 시간이 지나면서 식게 되므로, 처음보다 공기의 부피가 감소하여 고정효과가 감소하게 된다.

㉠ 장시간 착용 시는 주기적으로 공기압을 관찰해야 한다.

㉡ 환자가 따뜻한 구급차로 옮겨지면 부목 내의 공기가 따뜻해지면서 팽창되어 피부를 압박할 수 있으므로 공기압 증가에 따른 조직괴사를 방지하기 위하여 일정한 양의 공기를 빼야 한다.

④ 플라스틱 제재로 제작된 부목과 진공식 부목은 몹시 추운 환경에서는 깨질 가능성이 있으므로, 추운 환경에서는 사용하지 않는 것이 바람직하다.

⑤ 추운 환경에서 가장 효과적으로 사용할 수 있는 부목은 박스부목(box splint)으로 보고되고 있다.

㉠ 박스부목이 종이나 판지 등으로 제작되어 저온 취성에 영향을 덜 받고, 내구성과 단열성 측면에서 플라스틱 부목보다 유리하다.

⑥ 추운 환경에서 고정장비로 옷핀이 이용될 수 있다.

㉠ 추운 환경에서는 상의의 소매와 바지가 길므로 이용할 수 있다.

㉡ 팔 손상의 경우에는 손상 부위의 소매 끝과 의복의 전면을 옷핀으로 연결하여 팔을 고정할 수 있다.

㉢ 하지 손상의 경우에는 바지의 양쪽 내측을 옷핀으로 연결함으로써 하지를 고정할 수 있다.

⑦ 외투나 장갑에 달린 끈을 이용하여 부목의 효과를 나타낼 수 있다.

㉠ 끈을 묶어서 목과 팔에 걸면 삼각건을 이용한 고정효과를 얻을 수 있다.

㉡ 끈은 응급구조사가 장갑을 착용한 채로도 이용할 수 있으므로, 추운 현장에서도 사용하기 편리하다.

구급차로 환자가 옮겨지면 적절한 장비로 대처해야 한다. 신체에서 발산되는 열의 15%는 두부를 통하여 방출되므로, 현장에서 응급평가가 시행된 후에는 가능하면 환자의 머리를 덮어주는 것이 바람직하다(그림 3-33).

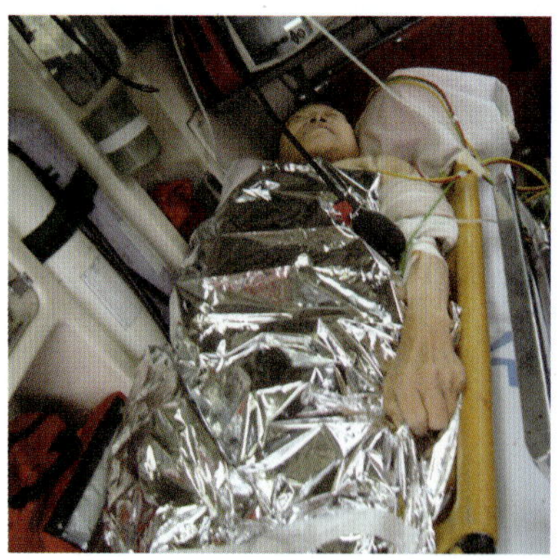

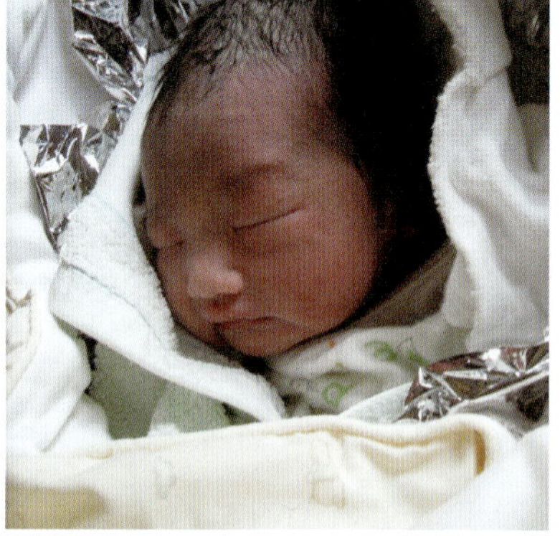

그림 3-33. 추운환경에서 체온보존을 위한 노력이 필요하고 특히 두부의 열 발산을 억제하여야 한다.

(1) 저체온증으로 이어지는 열 손실

신체에는 또한 자체 냉각을 위한 정교한 시스템이 있다. 이러한 시스템은 주로 신체를 냉각하고 신체온도를 낮추는 역할을 한다.

① 피부

중심 온도가 상승하면 따뜻해진 혈액이 주변으로 이동하고 피부 표면 근처의 혈관이 확장된다. 피부 근처에서 따뜻해진 혈액의 흐름이 증가하면 복사와 대류를 통해 과도한 열을 발산하는 데 도움이 된다. 그러나 이러한 냉각 시스템은 주변 공기가 피부 온도보다 차가울 때만 작동한다. 외부 공기가 피부의 온도만큼 따뜻하거나 더 높으면 신체를 피부 표면에서 땀이 증발하여 열이 방출되는 것에 의존한다.

② 심혈관계

심혈관계는 심박수를 높이고 수축 강도를 높여 열 부하 증가에 반응하여 더 많은 혈액이 피부 표면으로 이동하여 냉각되도록 한다. 또한 심장박출량의 증가는 말초 혈관이 확장됨에 따라 혈압을 유지한다.

③ 호흡기계

호흡기계는 숨을 내쉴 때 증발을 통해 열을 제거하여 몸의 냉각에 기여한다.

신체가 얻거나 생성하는 것보다 더 많은 열을 손실하게 되면 그 결과는 저체온증 또는 낮은 체온으로 나타난다(35도 미만). 열 손실은 복사, 대류, 전도, 증발 및 호흡의 다섯 가지 기전을 통해 발생한다(그림 3-34).

응급구조사는 환자가 저체온증으로 고통받을 수 있는 상황에 주의를 기울이고 추가 열 손실로부터 저체온 환자를 보호할 수 있도록 열이 손실되는 방식을 인지해야 한다.

① 복사

열 손실의 가장 중요한 기전은 물리적 접촉 없이 한 물체의 표면에서 다른 물체의 표면으로 열을 전달하는 복사이다. 복사를 통한 대부분의 열 손실은 머리, 손, 발에서 발생한다. 이것이 출생 후 신생아가 모자를 쓰는 중요한 이유이다. 사람이 복사를 통해 잃는 열의 양은 환경 조건에 따라 다르다. 온난한 기후와 정상적인 조건에서 사람은 복사열로 인한 열 생산량의 약 55-65%를 잃는다.

㉠ 주변 온도가 32도이면 복사 손실이 0으로 떨어진다.

㉡ 영하의 온도에서 체온이 대기로 전달되면서 급격히 증가한다.

② 대류

대류 과정은 피부와 즉시 접촉하는 차가운 공기 분자를 따뜻하게 한다. 가열 된 공기

분자가 사라지고 더 차가운 분자가 대신한다. 이후 데워지는 과정이 다시 시작된다. 바람과 같이 공기의 이동을 가속화하는 모든 것 또한 냉각 과정을 가속화한다. 여기에서 냉기의 개념이 저체온증을 이해하고 예측하는 데 사용된다. 냉기의 단위는 정상 온도가 33도인 1제곱미터의 노출된 피부 표면에서 1시간 내에 손실되는 열의 양이다. 따라서 풍냉 계수는 풍속과 온도의 복합적인 영향으로 인한 노출 위험을 나타내는 숫자이다.

㉠ 바람이 없는 날에는 노출된 살 표면이 영하 20도의 온도에서 보통 1분 이내에 얼어붙는다.

- 풍냉 요인 때문에 풍속이 20–25 mph사이인 경우 영하 5도의 온도에서 동일한 결과가 발생한다.

㉡ 바람은 최대 40 mph의 대류를 통해 열 손실에 복합적인 영향을 미친다.

- 풍속이 40 mph를 초과하면 공기가 너무 빠르게 이동하여 추가 열을 흡수하지 못하기 때문에 대류를 통한 열 손실은 거의 없다.

③ 전도

전도 기전은 직접 접촉을 통해 체온이 손실되도록 한다. 물은 공기보다 240배 더 빨리 열을 전도하며 전도는 물을 통한 냉각에서 열 손실을 일으키는 방법이다. 물과 젖은 옷이 공기와 마른 옷보다 훨씬 더 빠른 속도로 몸에서 열을 전달하고 신체가 생성할 수 있는 것보다 훨씬 더 빠르게 열을 전달한다. 이는 냉수 온도가 체온의 극적인 변화를 초래할 수 있는 익사에 매우 중요한 요소이다.

㉠ 전도와 대류가 결합되어 열 손실의 약 15%를 생성한다.

④ 증발

액체가 증기로 변하는 과정을 증발이라 한다. 증발은 냉각 효과가 있다. 체온으로 인해 몸이 땀을 흘리고 땀이 증발하면 땀에 흡수된 열이 공기 중으로 소실되고 체표면이 냉각된다. 공기 온도가 피부 온도와 같거나 그 이상일 때 증발은 신체가 열을 잃게 하는 유일한 방법이 된다. 증발을 통한 열 손실은 공기의 상대 습도에도 영향을 받는다.

㉠ 상대 습도가 75%이면 증발 효율이 크게 감소한다.

㉡ 상대 습도가 90%이면 증발이 본질적으로 비효율적이 된다.

- 이는 건조하지 않고 피부 표면에 땀이 쌓이는 습한 날에 더욱 그렇다. 발한의 기전에는 한계가 있다. 정상적인 성인은 시간당 약 1 L의 땀을 흘릴 수 있으며, 단 몇 시간 동안만 땀을 흘릴 수 있다. 또한 땀을 흘리면 공기의 상대 습도가 낮은 경우에만 효과적으로 몸을 식힐 수 있다. 앞서 언급했듯이 공기의 습도가 높으면 공기에 포함된 수증기가 피부 표면의 수분 증발을 억제한다.

㉢ 격렬한 운동을 하는 동안 열 손실의 약 85%는 발한을 통해 발생한다.

㉣ 정상 조건에서 호흡을 통한 열 손실과 결합된 증발은 열 손실의 약 20-30%를 차지한다.

⑤ 호흡

호흡도 열 손실을 유발한다. 사람은 대기에서 차가운 공기를 들이마시고 폐와 기도 내부에서 따뜻하고 가습 된 공기를 내뿜는다. 따뜻하고 습한 공기를 내쉬면 몸의 열 중 일부가 사라진다.

㉠ 호흡만으로는 정상적인 상황에서 열 손실의 약 10-20%(약 600 mL/day)를 차지한다.

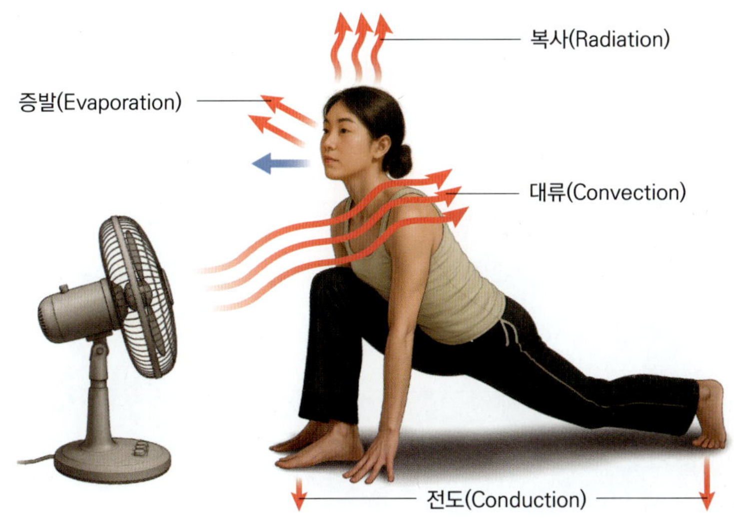

그림 3-34. 저체온증으로 이어지는 열 손실

3) 도심에서의 구조

도시 환경에서의 기술적 구조는 해당 지역의 소방서에 의해서 훌륭히 달성되고 있다. 사다리, 승강기, 건물 지붕, 전철 터널, 다리에 적용할 수 있는 장비들이 개발되어지고, 구조기술도 상당히 발전해 오고 있다. 최근에는 등산과 등반에 이용되는 장비들이 변형되어 도심에서의 구조장비로 이용되고 있다.

① '8자 모양의 귀'처럼 생긴 연결고리는 구조자와 조난자에게 구명줄을 연결하는 데 사용되고 있다.

② 안전줄을 매는 방법과 기술을 배워서 자신의 안전을 지켜야 한다.

㉠ 조난자에게 접근하기 위해서 사다리를 이용하는 경우에도 부가적으로 안전줄 걸이에 자신을 고정하는 것이 바람직하다.

③ 건물의 파이프나 주위의 가구가 움직일 수 있으므로 상당히 위험하므로 주의한다.

㉠ 파이프나 가구류에 안전줄을 매달아야만 하는 경우에는 다른 물체나 기구에 2차적으로 고정하여 안전을 도모해야 한다.

㉡ 안전줄에 자신의 체중을 싣기 전에 충분히 당겨 보아서 위험성이 있는지 다시 확인해야 한다.

④ 척추손상이 의심되는 환자가 높은 건물에 위치한 경우에는 바구니 들것(basket stretcher)을 이용하여 이송한다(그림 3-35).

㉠ 바구니 들것을 안전줄로 연결하여 수평으로 유지하면서 환자를 이송한다.

㉡ 승강기가 없는 높은 건물에서 지면으로 내릴 수 있다. 바구니 들것에 있는 굴레로 환자의 수평을 조정할 수 있다. 즉, 머리 손상에서는 머리를 높은 위치로 조정하며, 쇼크의 경우는 머리를 낮춘 위치로 조절할 수 있다.

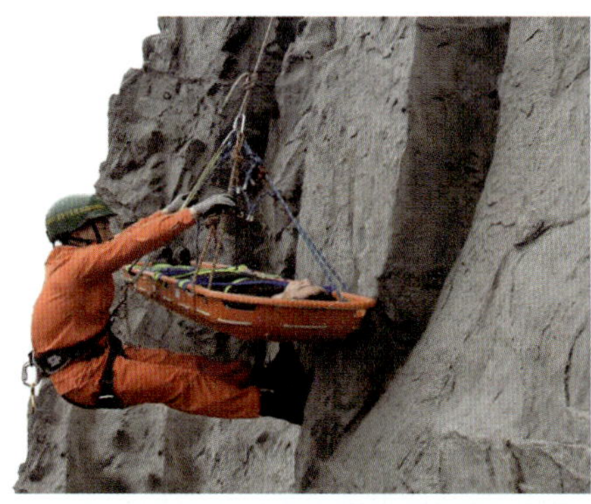

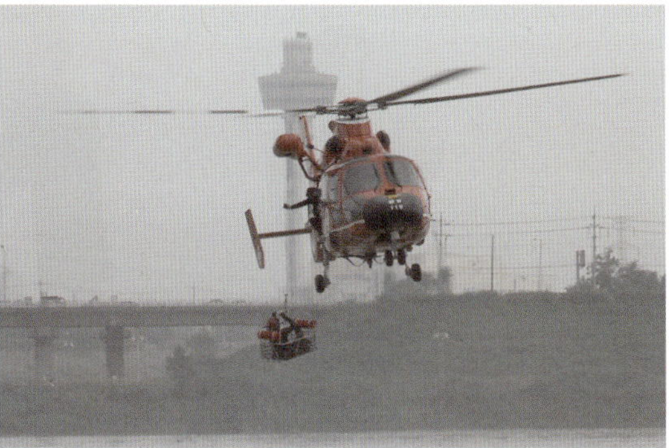

그림 3-35. **척추손상이 의심되는 환자가 높은 건물에 위치한 경우에는 바구니 들것(Basket stretcher)을 이용하여 이송한다.**

⑤ 환자를 수직으로 세운 자세로 구조하는 방법은 척추손상 환자에게는 일반적으로 사용하지 않는다. 그러나 광산 갱구, 수직 터널, 하수구 등으로부터 환자의 이송 시에는 바구니 들것이나 구조용 들것(rescue stretcher)을 이용하여 수직으로 구조한다(그림 3-36).

⑥ 안전줄을 선택하는 경우는 신중해야 한다.

㉠ 최근에는 물에 젖지 않거나 물에 젖어도 무게가 증가하지 않는 안전줄이 생산되고 있다. 나일론 안전줄이 효과적으로 사용된다.

㉡ 신장력이 필요할 때면 테크론 재료를 이용한 것이 더욱 효과적이다.

⑦ 안전줄은 수시로 점검해야 하고, 장기간 사용된 것은 미련 없이 버려야 한다.

⑧ 안전줄을 이용하는 경우에는 굴림쇠나 도르래를 이용하면 비교적 쉽게 환자를 이송할 수 있다.

도심에서의 구조에는 여러 가지 방법이 있으나, 기초훈련이 충분해야 하며 정기적으로 재교육을 받아야 하고 여러 번의 실전 경험이 필요하다.

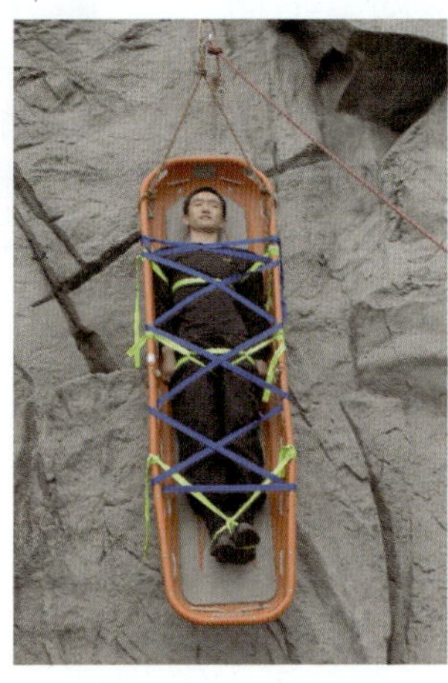

그림 3-36. **수직 구조는 건물 벽, 갱도, 하수도 맨홀 및 암벽 등과 같은 극단적인 상황에서 요구된다. 굴레를 바구니 들것의 상부에 부착한다. 이러한 방식은 척추에 압박을 일으킬 수도 있지만, 현재 이용하는 방법 중에서는 가장 좋 다. 특히 scoop stretcher의 사용하면 수직으로 이송하는 동안에 척추를 최대로 안정시켜준다.**

8자 하강기

로프를 이용해서 하강할 때 사용하며 작고 가벼우면서도 견고하여 사용이 간편하다.
전형적인 하강기는 8자 형태이지만 이를 약간 변형시킨 구조용 하강기도 많이 사용된다. 구조용 하강기는 일반적인 8자 하강기에 비하여 제동 및 고정이 용이한 것이 장점이다.

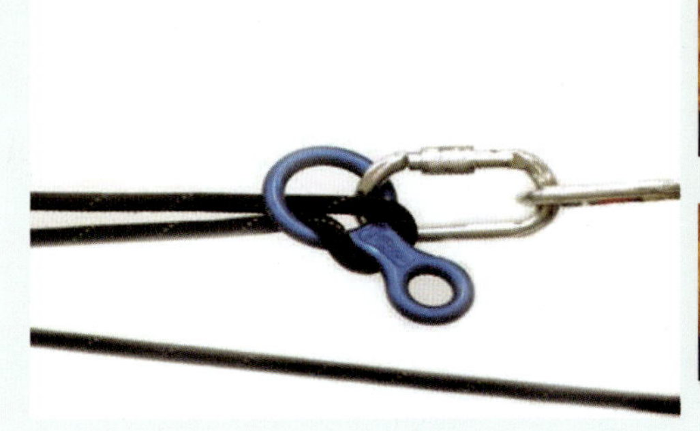

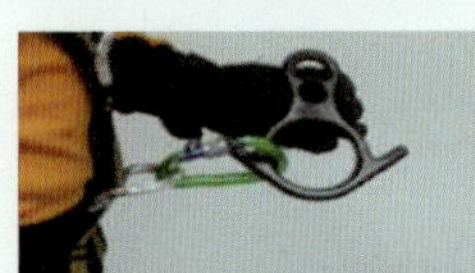

1. 큰 구멍 결합상태

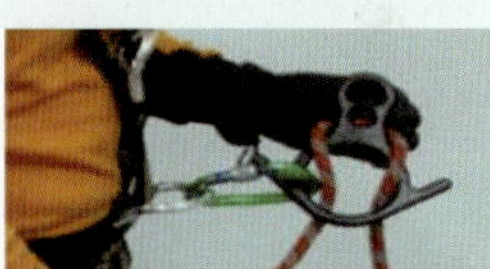

2. 하강로프 연결

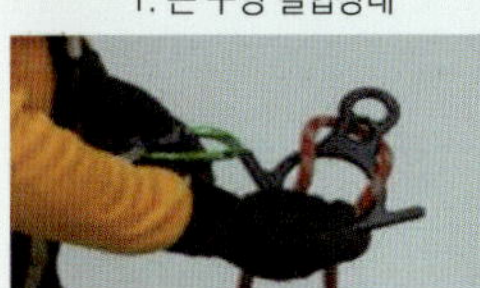

3. 하강기 분리

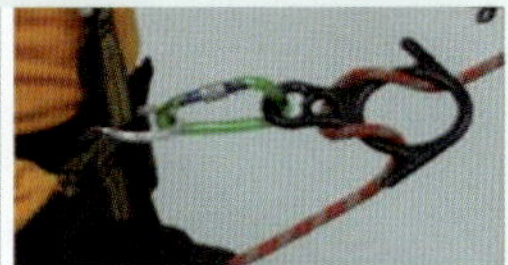

4. 작은구멍 연결

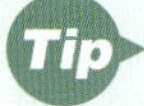

픽스(Fix-싱글 도르래)

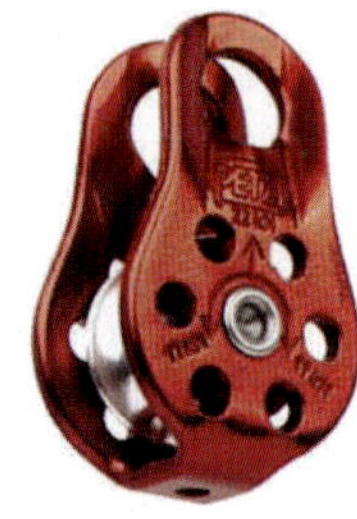

측면판이 고정된 도르래(pulley)로서 O형 카라비너와 함께 사용하면 효과적이며, 횡단구조 및 끌어올리기 시스템에 사용한다. 구조와 운반에 필수적인 장비이며, 계곡구조에 사용 가능하다.

Chapter

수난구조 04

익수란 물에 잠겨 구조된 상태를 지칭하며 익수와 연관된 많은 용어와 유사 단어가 있었으나 이에 대해 최근에는 사망이나 소생 여부, 24시간 경과 여부 등의 기준을 적용하지 않고 일괄적으로 익사(drowning)라고 통일하여 지칭하고 있다.

이전에는 단순한 욕조에서의 사고나 수영장 주변 익수에 의한 손상이 많아 유아나 어린이에 집중하여 관리와 예방을 시행하던 것과는 달리 최근 생활환경의 변화와 다양한 수상 레저 스포츠가 보급됨에 따라 익사 사고의 발생빈도가 증가함과 함께 다양한 연령층에서의 발생빈도가 차츰 증가하고 있다. 또한, 수영이 미숙한 사람들마저 기구를 이용하여 수상 여가활동을 참여하는 등 많은 인구가 수상 여가활동에 몰리고 있어 불의의 수상안전사고가 발생할 가능성이 항상 잠재해 있다.

발생현황을 보면 1991년부터 2010년까지 통계청 사망원인통계에 의하면 지난 20년간 익수에 의한 사망자는 총 38,267명으로 연평균 1,913명에 달하였으며 그중 비의도적 사고에 의한 익수는 27,054명으로 약 70.7%를 차지하였다. 전체 익수 사망자는 1991년부터 꾸준히 감소하는 추세를 보였으나 자해, 자살로 인한 익수자는 점점 증가하는 추세를 나타냈다. 2016년부터 2020년까지 최근 5년간 익수사고로 응급실에 내원한 환자 중 148명(18.2%)이 사망했다. 특히, 70세 이상의 고령층에서는 익수사고 사망률이 높아, 이 연령대의 36.2%가 익수사고로 사망했다.

사망통계 자료에 의하면 익사에 의한 사망자가 인구 10만 명당 4명이었고, 10세 미만에서는 교통사고에 이어 두 번째로 높은 사망률을 보였으며, 10대와 20대에서는 교통사고, 자살 다음으로 조사되었다. 이것은 아마 젊은 연령층이 더 빈번하게 수상스포츠나 물놀이를 즐기며, 모험심이 강하고 안전사고에 대한 주의가 부족하기 때문으로 생각된다. 또한, 대부분 사망자가 여름철에 발생한다. 월별 사망 비율을 살펴보면 다른 월별 구성 비율이 10% 미만인 것에 비하여 무더위가 가장 심한 여름에 해당하는 7, 8월에 각각 14.9%, 23.5%로 익수는 계절 특성과 깊은 관련을 보였고, 원인별 익수사고 발생현황 분석에서는 사망의 원인으로 수영 미숙이 전체의 43.4%, 안전수칙 불이행 18.6%, 자살 9.3%, 심장마비 5.7%, 음주 3.8% 순으로 나타나 대부분의 사고는 사전예방을 통하여 충분히 막을 수 있다는 것을 보여주고 있다.

익사(drowning)는 물과 관련된 사고이다. 그러나 물과 관련하여 발생할 수 있는 사고의 유형들은 다양하며, 예를 들면, 보트, 수상스키, 윈드서핑, 제트스키, 다이빙, 스쿠버다이빙 사고는 출혈, 골절, 연부조직 손상, 기도폐쇄, 심장정지 등을 일으킬 수 있다. 또한, 수중사고는 욕조, 수영장, 강, 바다의 해변, 먼 바다에서도 발생할 수 있다. 아동뿐만 아니라, 성인도 얕은 물에서 익사할 수 있다.

대부분의 익사사고는 예방 가능하였던 경우가 많다. 그러므로 수중사고에 대한 경각심을 고취하고 안전 수칙 준수가 필수적이며 국민 홍보가 이루어져야 한다. 사고 발생할 때 신속한 응급처치로 인명피해를 최소화해야 한다.

01 익사

2002년 세계보건기구(WHO)에서는 익사(drowning)를 액체에 의해 신체가 부분적으로 또는 완전히 잠겨 호흡기계 장애를 경험하는 과정이라고 정의하였다. 이 정의는 익사의 결과를 사망(fatal), 병적 상태(morbidity), 그리고 병적이지 않은 상태(no morbidity)로 분류하였다.

WHO에서는 더 이상 익수(near drowning)라는 용어를 사용하지 않으며, 모든 관련 사건을 익사의 범주 내에서 다루도록 하였다. 또한 건조 익사(dry drowning), 지연 익사(delayed drowning), 2차 익사(secondary drowning)와 같은 용어의 사용을 중단할 것을 권고하였으며, 이러한 용어들이 혼란을 초래하고 명확한 정의가 없다고 지적하였다. 따라서 익사는 단일 과정을 나타내며, 그 결과는 다음과 같이 분류된다.

① 사망: 익사로 인해 생명이 끝나는 경우이다.

② 병적 상태: 익사 후 무의식, 폐렴 등과 같은 신체적 손상을 경험하는 경우이다.

③ 병적이지 않은 상태: 익사 후 별다른 합병증 없이 회복되는 경우이다.

WHO에서는 이러한 명확한 정의와 분류를 통해 익사의 예방과 관리에 대한 국제적 공감대를 형성하였다.

2002년 이전의 정의

익사(drowning)란 물에 잠긴 후에 질식에 의하여 사망하는 경우로 정의한다.
익수(near drowning)란 물에 잠긴 후에 최종결과에 관계없이 일시적이더라도 환자가 생존한 경우를 의미한다.

익사자는 물속에 빠진 후 돌연한 공황을 느끼고 허우적거리면서 호흡을 할 때 물이 기도로 유입되고, 기도로 유입된 물에 의해 기침과 연하반응이 일어나면서 더 많은 물을 흡입하고 삼키게 된다. 물이 후두개를 지나가면서 후두의 근육이 수축하여 기도를 폐쇄시킬 수 있다. 이러한 현상을 후두경련(laryngeal spasm) 혹은 성문폐쇄(glottic closure)라고 한다(그림 4-1).

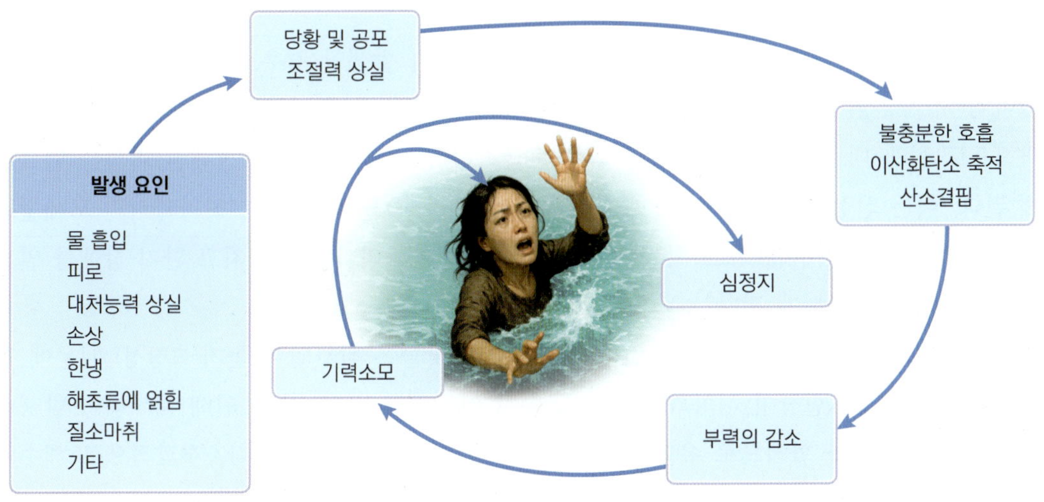

그림 4-1. **익사자의 당황과 공포**

후두경련은 후두를 폐쇄하여 어떠한 물질이 폐로 들어가는 것을 막기 위하여 생기는 현상이지만, 공기의 흐름도 차단되어 폐로 산소가 유입되지 않으므로, 환자는 저산소증으로 무의식이 된다. 의식을 잃으면 후두경련이 사라져 물이 폐에 들어가게 된다. 익사자의 약 10%가 저산소증으로 사망하는데, 이처럼 물이 폐로 유입되지 않고 후두경련에 의하여 발생하는 경우를 건성익사(dry drowning)라 하며, 나머지 유형은 호흡 시도로 폐에 물이 들어가거나, 의식을 잃으면서 많은 물이 폐로 들어가게 될 수 있다. 이러한 경우에는 습성익사(wet drowning)라 한다. 익사사고의 경우 가장 중요한 문제는 저산소혈증이다.

① 건성익사의 경우 동맥혈산소분압(partial pressure of arterial oxygen, PaO_2)이 급속히 감소하여 사망할 수 있지만, 비가역적인 뇌손상이 발생하기 전에 인공소생술을 시행하면 신속하고 완전한 회복이 가능하다.

② 습성익사의 경우 저산소혈증이 더 심각하게 나타나며, 흡인된 물의 양이나 종류에 따라 그 정도가 달라질 수 있다. 습성익사에서 저산소증 발생에 관여하는 기전으로는 반사성 후두경련, 기관지 경련, 흡인된 고형 성분에 의한 기도폐쇄, 지속적인 저산소혈증에 수반하는 폐부종 등이 있다.

저산소증은 물에 빠진 사고의 정도와 시간, 흡인된 물의 양에 따라 나타나는 중요한 소견 중 하나이다. 심한 저산소증이라도 조기에 적극적인 치료를 시행하면 결과가 양호한 경우가 많다.

저수지나 호수와 같은 담수(염도 약 0.5%)에서 익사가 발생할 경우, 담수가 혈액보다 삼투압이 낮기(저장성) 때문에 폐로 유입된 담수는 허파꽈리 벽을 통과하여 혈류로 흡수된다. 결과적으로 혈액 내로 흡수된 담수가 혈액량을 급격히 증가시켜 용혈과 전해질 희석을 일으키게 된다. 이는 심장에 부담을 주고 폐부종(pulmonary edema)을 유발하며, 허파꽈리의 모세혈관벽 손상과 표면활성제(surfactant)의 변성을 초래하여 허파꽈리가 찌그러지고 환기 장애를 일으켜 저산소증을 유발하게 된다.

해수(염도 약 3% 이상)가 폐로 유입되면 농축된 바닷물은 삼투압이 높기(고장성) 때문에 혈액 내 혈장 성분과 혈장이 허파꽈리 내로 급속히 이동하게 된다. 이로 인해 폐부종이 발생하며, 공기 중 산소가 혈액으로 유입되지 못해 저산소증을 일으키게 된다. 결과적으로 해수와 담수 모두에서 저산소증이 발생하게 된다(그림 4-2).

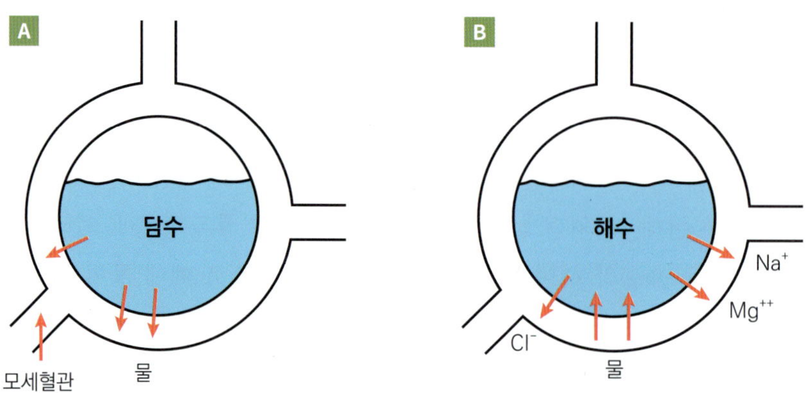

그림 4-2. (A) 담수익사 (B) 해수익사의 기전

Tip 폐부종(Pulmonary edema)

① 75% 정도로 흔히 관찰

② 담수 vs 해수의 흡인 영향

구분	담수(염도 0.5%)	해수(염도 3% 이상)
기전	저장성으로 인해 폐포 → 혈액 방향 삼투압 차이	고장성으로 인해 혈액 → 폐포 방향 삼투압 차이
결과	혈액량 증가 → 용혈, 전해질 불균형	혈장 성분 유출 → 폐부종 → 쇽
공통점	표면활성제(surfactant) 변성 → 폐포 붕괴	심한 저산소혈증 발생

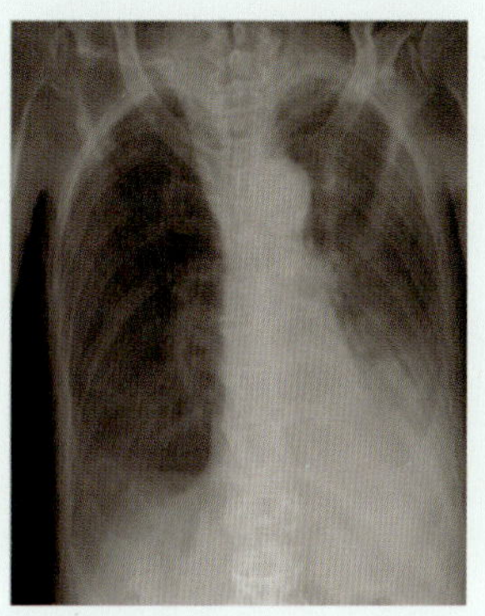

저산소증은 심장의 기능에도 영향을 주어서 심방세동이나 심실조기수축 같은 부정맥도 유발할 수 있으며, 익사 후 갑작스럽게 사망하는 경우는 심실세동에 의한 경우가 많다.

익사 환자는 차가운 물에서 30분 이상 있거나 심장정지된 후에 소생되기도 한다. 일단 물이 21.1℃ 이하로 온도가 떨어지면, 생물학적 사망은 지연될 수 있다. 물이 차면 찰수록, 치명적인 합병증을 일으키지 않은 한, 환자의 생존기회는 더 많아진다. 그래서 응급구조사는 환자의 소생을 위해 더욱 큰 노력을 해야 한다.

1) 수상구조

수상구조는 강이나 바다에서의 각종 사고, 선박사고, 폭우에 의한 홍수지역, 범람하는 댐과 저수지로 인하여 발생한 환자를 구조하는 것이다. 효과적인 수상구조를 위해서는 응급구조사가 수상안전에 관한 기초 지식을 가져야 한다.

① 수상구조에 참여하는 응급구조사는 수영에 능숙해야 한다.

② 수상안전요원이나 인명구조원과 같은 훈련을 거치는 것이 바람직하다.

③ 수상구조에 참여하는 응급구조사는 항상 구명복을 착용해야 한다.

㉠ 물속으로 들어가기 전에는 두꺼운 의복이나 신발은 벗는 것이 좋다.

④ 수상구조에 참여하는 응급구조사는 환자의 체온이 저하되지 않도록 주의해야 한다.

㉠ 환자의 체온보존은 환자상태가 악화되는 것을 방지한다.

고요한 호수나 강에서 부표나 나무 등에 매달려 있는 사람을 구조하는 것과 환자를 구조하기 위하여 급류의 강을 건너는 것은 커다란 차이가 있다. 또한, 바다에서는 조수, 큰 파도,

저류와 같은 부가적인 문제가 있으므로 응급처치 및 구조에 신중히 처리해야 한다. 위험한 지역에서 수상구조를 할 때는 가능한 구명줄을 해안에 연결한 다음 환자에게 던지거나 안전줄 발사기 등을 사용하여 구조한다(그림 4-3, 4).

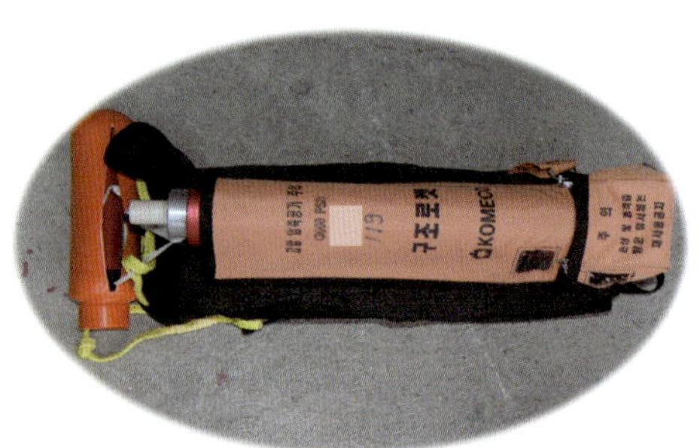

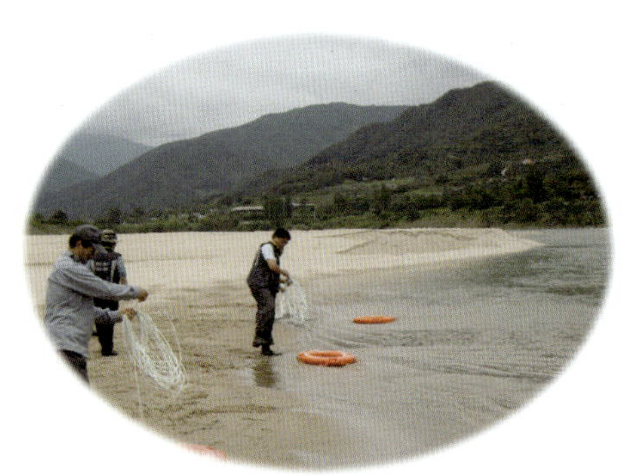

그림 4-3. **구명환을 이용한 구조**

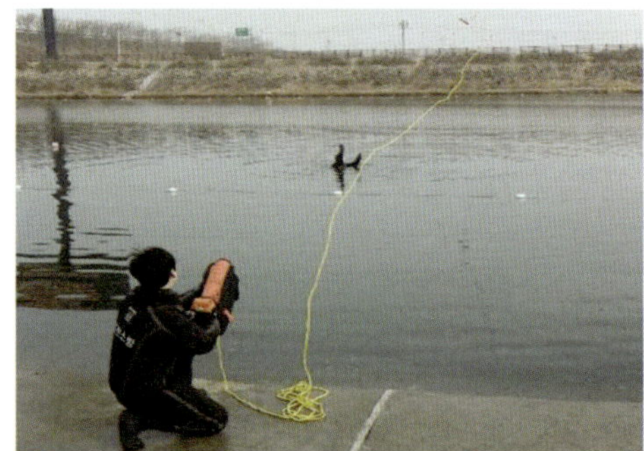

그림 4-4. **수난 구조로켓으로 안전줄을 환자 있는 곳까지 보낸 후 구조한다.**

2) 익사의 응급처치

① 익사상태에서 구조된 환자에게는 수중에서부터 즉각적인 인공호흡을 실시한다.

② 환자의 맥박이 없다면 육상으로 신속하게 이동한 후 심폐소생술이 실시한다.

㉠ 많은 양의 물이 폐로 유입되지 않은 환자는 적당한 산소 환기로 저산소증이 회복될 가능성이 높다.

③ 환자의 호흡이 있다면 통풍이 잘되는 곳에 환자를 위치한다.

㉠ 충분한 산소를 투여하면서 신속히 병원으로 이송해야 한다(그림 4-5).

④ 의식이 있고 여전히 물속에 있다면 수상구조가 필요하다.

㉠ 수상구조에 대한 훈련이나 경험이 적은 응급구조사는 물속에서의 수상구조를 시도하지 않는다.

- 숙련되지 않은 응급구조사가 무리하게 수중구조를 시도하면, 자신도 수중사고의 희생될 수 있다.

㉡ 밧줄이나 생명 보호구와 같이 물에 뜰 수 있는 것을 요구조대상자에게 던져준다.

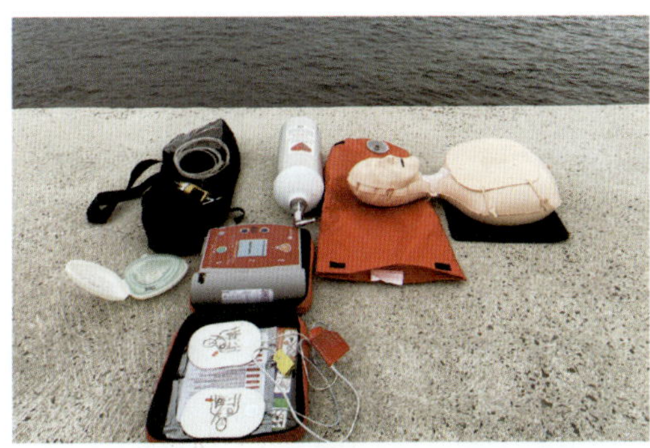
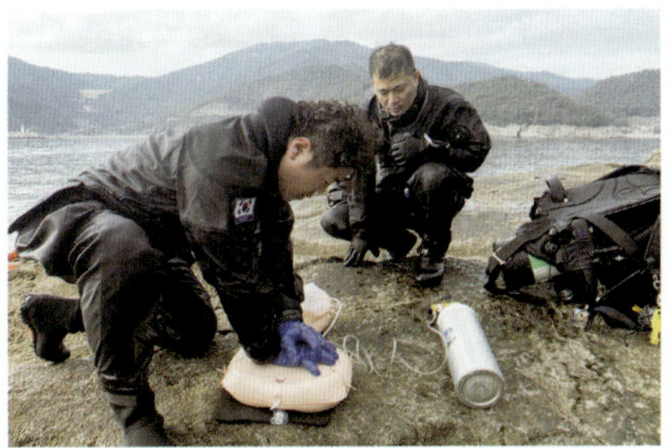

그림 4-5. 신속한 적정한 산소공급 및 심폐소생술을 실시한다.

호수, 강, 바다에 근접한 지역에서 업무에 종사하는 응급구조사는 수상구조훈련을 충분히 받아야 하며, 구명복과 다른 구조장비의 확보와 사용방법을 숙지하는 것도 매우 중요하다.

02 익사자 구조

익사자(물에 빠진 사람)를 보았을 때 이를 구조하려고 시도하는 것은 인간의 본능적인 행동이다. 그러나 그 본능적인 행동이 반드시 무리가 없고 성공한다고는 말할 수 없다. 그저 구조해보겠다는 생각으로 무작정 구조 활동을 하다가 자신이 위험에 처하게 되는 상황이 빈번하게 발생하기 때문이다.

① 가능한 한 직접 물에 들어가지 않는다.

㉠ 로프, 구명대 등을 익사자에게 던지거나 노, 장대 등 잡을 수 있는 물체를 건네주어 잡을 수 있도록 하는 방법을 가장 먼저 시도한다.

② 육상에서 접근이 불가능할 때에는 보트 등을 이용하여 수상에서 직접 접근한다.

③ 응급구조사가 수영해서 구조하는 것은 최후로 선택하는 구조방법이다.

상당한 수영 실력을 보유한 응급구조사(구조대원)라도 별도의 전문적인 수중구조 훈련을 받지 않았으면 맨몸으로 직접 익사자를 구출한다는 것이 매우 어려운 일임을 명심해야 한다.

1) 구조자의 신체를 이용하는 방법

(1) 기본적 구조

물에 빠진 사람이 손이 닿을 수 있는 거리에 있으면 응급구조사는 엎드린 자세에서 몸의 상부를 물 위로 펴고 익사자에게 손을 내민다(그림 4-6). 그러나 손이 물에 빠진 사람에게 미치지 않는 경우 구조자는 그 자세를 반대로 한다. 즉, 기둥이나 물건 등을 단단히 붙잡은 채 몸을 물속에 넣어 두 다리를 쭉 펴게 되면 익사자가 그 다리를 잡고 나올 수 있다(그림 4-7).

어느 경우에도 응급구조사는 자신의 몸을 충분히 지지할 수 있어야 익사자가 잡아당길 때 물에 빠지지 않고 안전하게 구조할 수 있다(그림 4-6, 7).

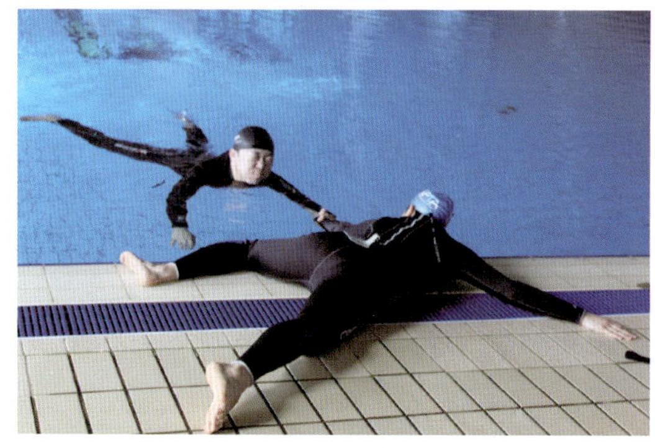

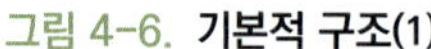

그림 4-6. **기본적 구조(1)**

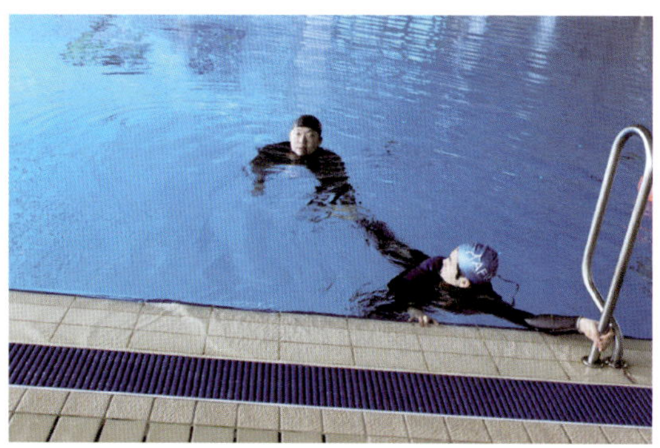

그림 4-7. **기본적 구조(2)**

(2) 신체 연장에 의한 구조

익사자와의 거리가 멀어서 손으로 붙잡기가 곤란한 경우에는 그 주위에 있는 물건 중 팔의 길이를 연장하는 데 쓰일 수 있는 도구를 이용하여 신체의 길이를 연장할 수 있다. 주변에 마땅한 도구가 없을 때는 옷을 벗어 로프로 대용할 수도 있다(그림 4-8).

(3) 인간사슬 구조

다수의 응급구조사와 구조대원이 손을 맞잡고 익사자(물에 빠진 사람)를 구조하는 방법은 물살이 세거나 수심이 얕아 보트의 접근이 불가능한 장소에서 적합한 방법이다. 4-5명 또는 5-6명이 서로의 팔목을 잡아 쇠사슬 모양으로 길게 연결한다. 서로를 잡을 때는 손바닥이 아니라 각자의 손목 위를 잡아야 연결이 끊이지 않는다(인간사슬 손잡이)(그림 4-9).

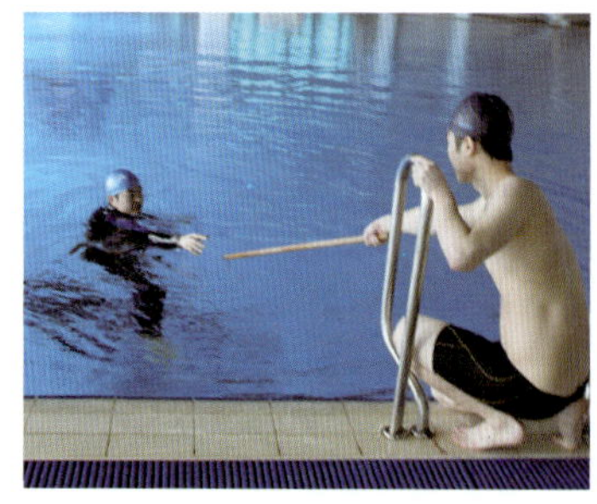

그림 4-8. **신체 연장에 의한 구조**

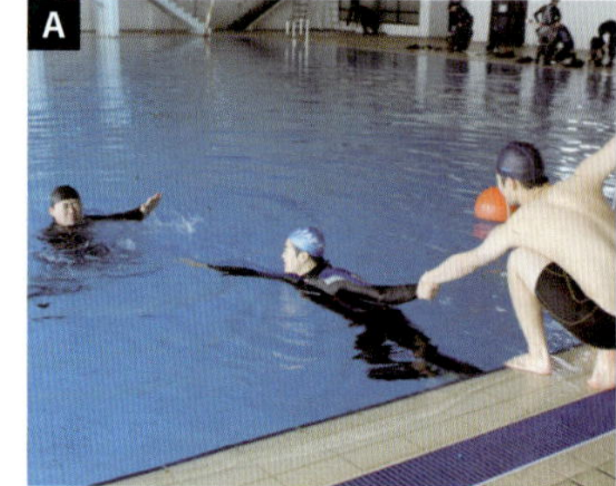

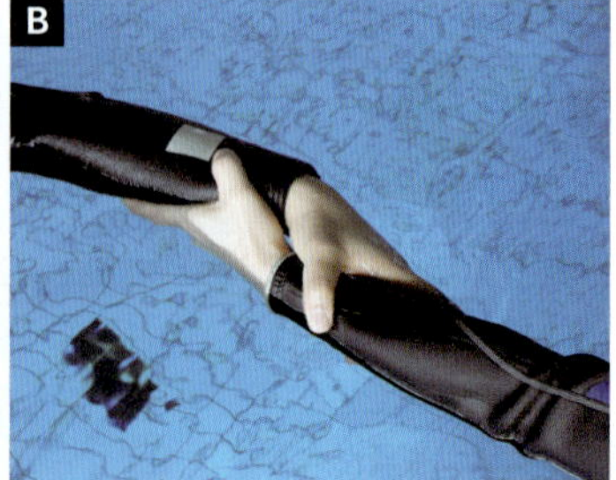

그림 4-9. (A) **인간사슬(Human chain) 만들기** (B) **인간사슬 손잡이**

2) 장비를 이용한 구조기술

(1) 구명환과 로프를 이용한 구조

익사한 사람을 구조하기 위하여 만들어낸 최초의 기구는 구명환(Ring buoy)이었다(그림 4-10). 이것은 카아데(Carte)라는 영국 사람이 1840년에 고안하여 만들었으며 그 후 전 세계적으로 널리 사용되어 왔다. 익사자는 수중에서 부력을 받는 상태이기 때문에 구명환에 연결하는 로프는 일반구조용 로프보다 가는 것을 사용해도 구조활동이 가능하다. 구명환을 던지는 기술은 그리 어려운 것은 아니다. 그러나 정확을 기하려면 연 습을 많이 하여야 한다. 손으로 던질 수 있는 거리보다 먼 경우에는 구조 로켓환(그림 4-4)을 이용할 수도 있고 구명환이 없는 경우에는 구명조끼나 목재 등 물에 뜰 수 있고 주변에서 쉽게 구할 수 있는 물체를 연결해서 던져도 된다(표 4-1).

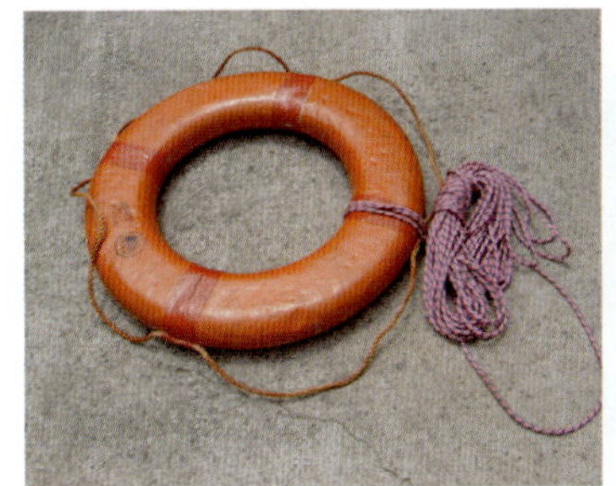
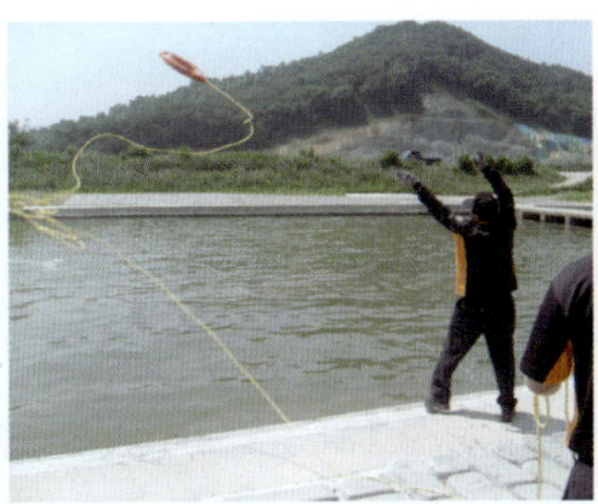
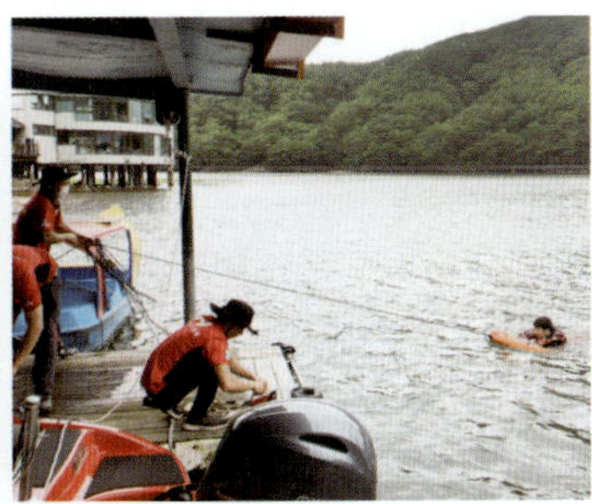

그림 4-10. 구명환

표 4-1. 구명환과 로프를 이용한 구조 방법

① 익사자와의 거리를 눈으로 측정하고 로프의 길이를 여유 있게 조정한다.
② 응급구조사가 익사자를 향하여 반쯤 구부린 자세로 선다.
③ 오른손잡일 경우 오른손에 구명부환을 쥐고 왼손에 로프를 잡으며 왼발을 어깨너비만큼 앞으로 내민다. 이때 왼발로 로프의 끝부분을 밟아 고정한다.

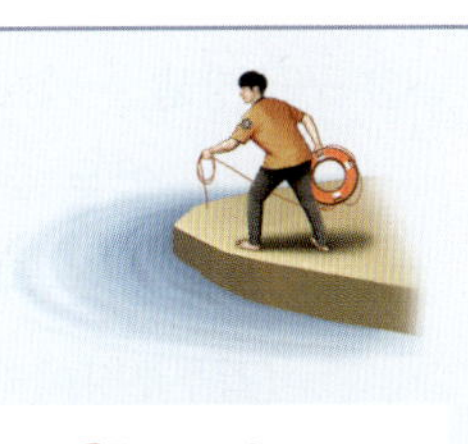

④ 구명환을 던질 때는 풍향, 풍속을 고려하고 일반적으로 바람을 등지고 던지는 것이 쉽다.
⑤ 구명환이 너무 짧거나 빗나가서 익사자에게 미치지 못한 경우에는 재빨리 회수하여 다시 시도하며 물 위에서 익사자에게 이동시키려고 해서 시간을 낭비하지 않는다. 이러한 이유로 익사자보다 조금 멀리 던져서 익사자 쪽으로 이동시키는 것이 더욱 쉬울 수 있다.

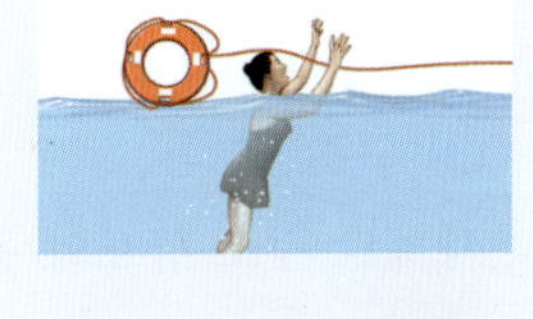

⑥ 익사자가 구명환을 손으로 잡고 있을 때, 빨리 끌어낼 욕심으로 너무 강하게 잡아당기면 놓칠 수 있으므로 속도를 잘 조절해야 한다.

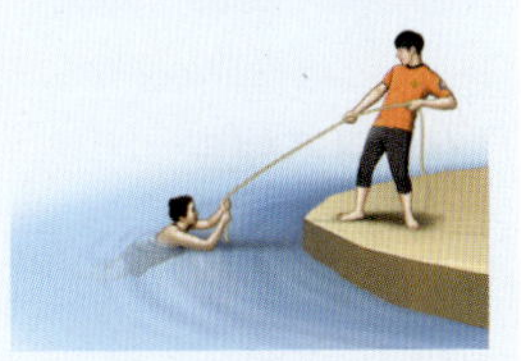

(2) 구조용 튜브

구조장비가 없을 때 사용하는 다가가기 기술보다 속도가 느린 점은 있지만, 응급구조사에게 안정감을 주기에는 유리하다. 장비를 이용한 다가가기 기술은 다음과 같다.

① 먼 거리 접근

구조대상자의 거리가 먼 경우에는 개인구조장비 어깨끈을 맨 채로 뒤에 달고 다가서기를 시도한다. 이때는 자유형이나 평영을 사용한다. 자유형을 하는 경우에는 지속해서 구조대상자를 주시한다(그림 4-11).

② 짧은 거리 접근

구조대상자와의 거리가 짧을 경우에는 구조 튜브(rescue tube)를 응급구조사의 가슴에 수평으로 껴안고 다가가기를 한다. 이때는 자유형이나 평영을 이용한다(그림 4-12).

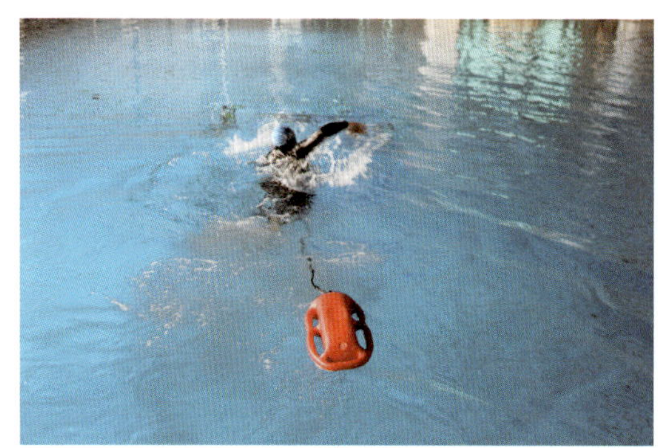

그림 4-11. **먼 거리 접근(구조 캔을 이용)**

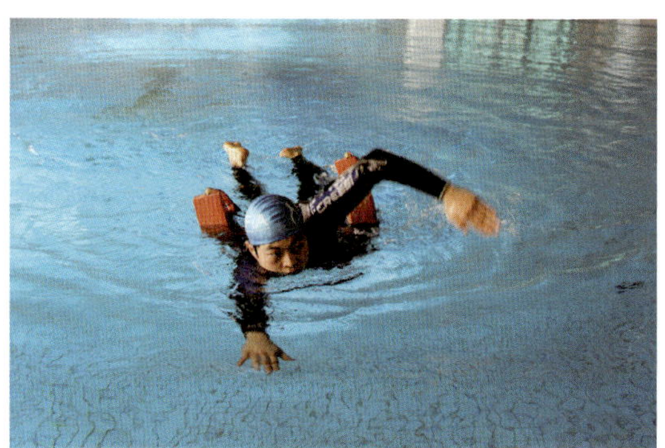

그림 4-12. **짧은 거리 접근**

③ 구조방법

㉠ 의식 있는 구조대상자의 구조: 대화로 심적인 안정을 유도한다.

㉡ 의식 없는 구조대상자의 구조: 수면이나 수면 아래로 이동하여 직접 구조한다. (척추부상이라고 판단되지 않는 경우)

(3) 구조 캔

대체로 구조 튜브와 동일하게 사용하며 해변 쪽에서 주로 사용한다.

(4) 구조보드

구조보드(rescue board)는 바람, 조류, 파도의 영향을 받는다.

(5) 구명보트에 의한 구조

수영이나 구명환 등에 의한 구조가 불가능한 경우 구명보트를 이용하여 구조를 행하는데 기본적으로 응급구조사는 구명보트의 조작요령을 완벽히 숙지하여야 한다.

구명보트가 익사자에게 접근할 때 무엇보다도 중요한 것은 익사자에게 붙잡을 것을 빨리 건네주어 가능한 한 물 위에 오래 떠 있을 수 있게 하는 것이다. 만일 익사자가 뒤집힌 보트나 부유물, 목재 등을 잡고 있으면 안전을 고려하여 천천히 구조하여도 무방하지만, 긴급한 상황에서는 먼저 로프를 연결한 구명환 등을 건네주어 오래 떠 있도록 조치한다(표 4-2).

표 4-2. 보트를 이용한 구조 방법

① 보트는 바람을 등지고 익사자에게 접근하는 것이 좋다. 강풍이 불 때 맞바람을 맞고 접근하게 되면 구명보트에 익사자가 손상 우려가 있다. 익사자가 흘러가는 방향으로 따라가면서 구조하는 것이 더욱 쉽다. 그러나 풍향과 풍속, 유속, 익사자의 위치 등 고려해야 할 여건이 많으므로 일률적으로 적용하는 것은 곤란하다.

② 익사자가 격렬하게 허우적거릴 때는 너무 가까이 접근하지 말고 먼저 구명환 또는 노 등 붙잡을 수 있는 물체를 건네준다.

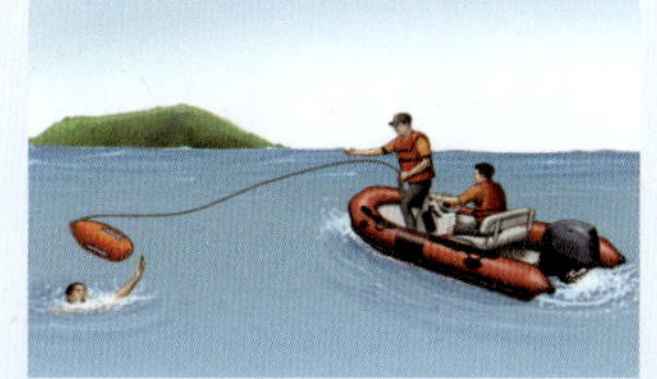
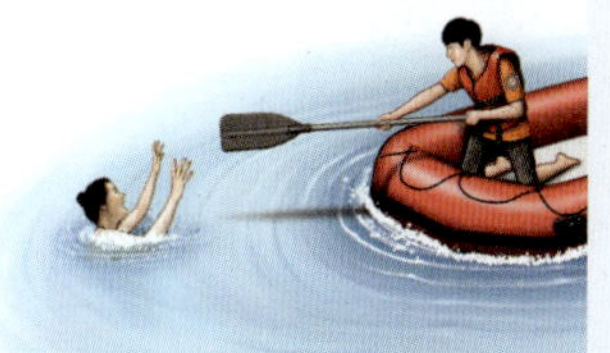
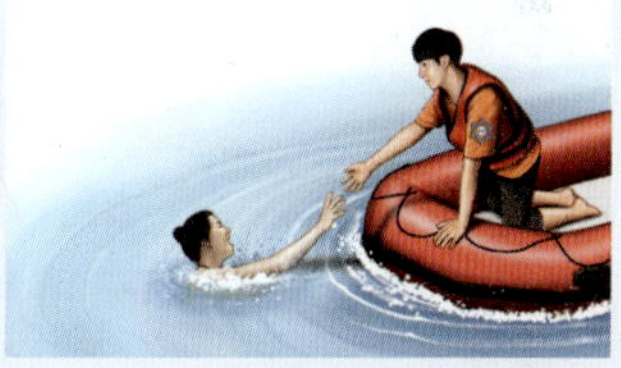

③ 작은 보트로 구조할 때에 좌우 측면으로 익사자를 끌어 올리면 보트가 전복될 우려가 있으므로 전면이나 후면으로 끌어 올리는 것이 안전하다.

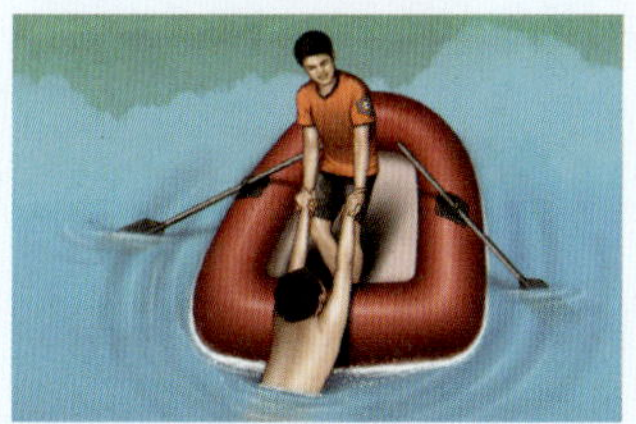

④ 모터보트인 경우 익사자가 스크루에 다칠 수 있으므로 보트의 전면이나 측면으로 끌어 올리는 것이 적합하며 이 경우 보트가 한쪽으로 기울어지지 않도록 주의한다.

⑤ 익사자가 의식이 있고 기력이 충분하다고 판단되는 경우에는 무리하게 보트로 끌어 올리려고 시도하지 말고 매달고(끌고) 육지로 운행하는 방안도 마련한다.

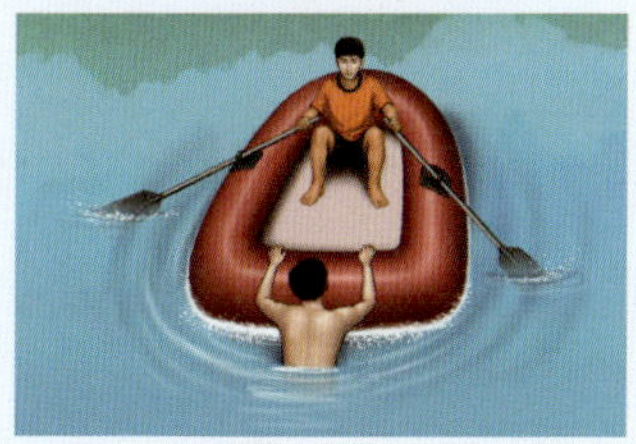

3) 직접구조

(1) 구조기술

① 의식 있는 익사자

익사자가 의식이 있을 때, 가장 많이 사용되는 방법은 '가슴 잡이'이다. 응급구조사는 익사자의 후방으로 접근하여 오른손을 뻗어 익사자의 오른쪽 겨드랑이를 잡아끌듯이 하며 위로 올린다. 가능하면 익사자의 자세가 수평을 유지하도록 하는 것이 좋다.

이와 동시에 응급구조사의 왼팔은 익사자의 왼쪽 어깨를 나와 오른쪽 겨드랑이를 감아 잡는다. 이어 힘찬 다리차기와 함께 오른팔의 동작으로 익사자를 수면으로 올리며 이동을 시작한다. 그러나 익사자가 물 위로 많이 올라올수록 응급구조사가 물속으로 많이 가라앉아 호흡이 곤란할 수도 있음을 유의하여야 한다(표 4-3)(그림 4-13, 14).

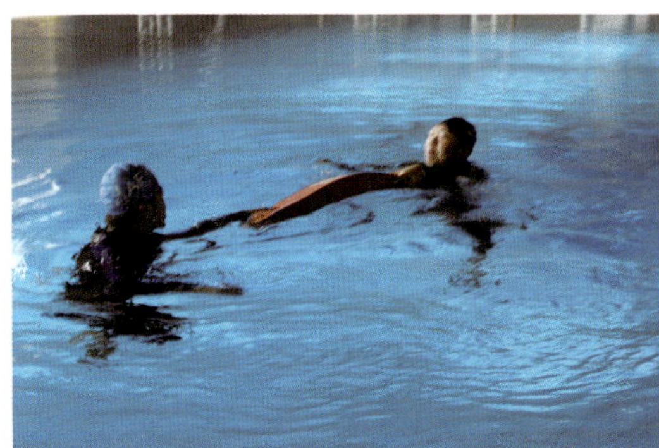

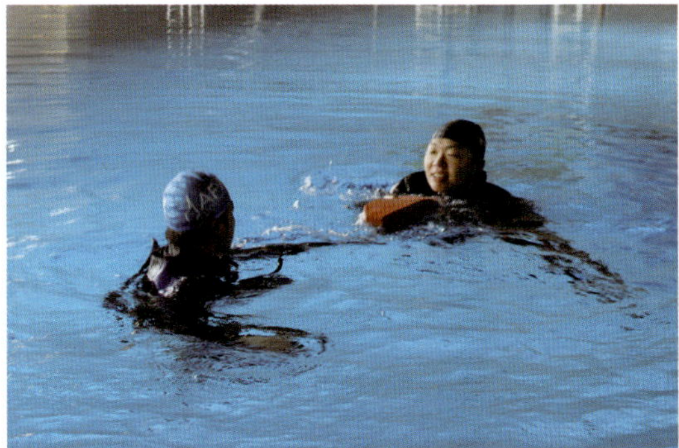

그림 4-13. **전방접근 후 의식 있는 구조대상자 구조 방법**

표 4-3. **의식 있는 구조대상자 구조방법**

● 전방접근 방법

① 전방접근을 한다.

② 구조 튜브의 연결 끈 반대쪽 끝을 내밀어 주어 잡도록 한다.

③ 응급구조사가 다리차기를 할 수 있다면 그렇게 하도록 권장한다. 만약 다리차기를 못하면 "옆으로 끼세요" 하고 말을 한 다음 뒤로 돌아가 평영 발차기를 하면서 나온다.

④ 안전지대로 구조대상자를 끌어 이동한다.

● 후방접근 방법

① 후방접근을 한다.

② 구조 튜브를 응급구조사의 양 겨드랑이 밑에 껴 넣은 상태에서 구조대상자의 양 겨드랑이를 아래서 위로 감아 잡는다. 동시에 구조 튜브를 응급구조사와 구조대상자 사이에 꼭 끼도록 한다.

③ 구조대상자를 뒤로 젖혀 자세가 수평이 되도록 한다. 이때 두 사람의 머리가 서로 부딪치지 않게 조심한다.

④ 대화를 통해 안정을 유도한다.

⑤ 기본 배영의 다리 차기를 사용하여 안전지대로 이동한다.

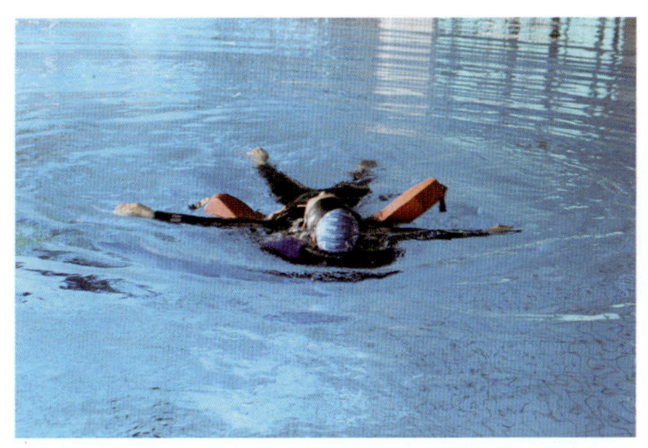
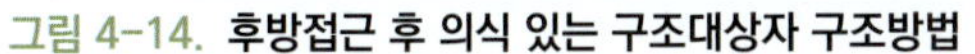
그림 4-14. 후방접근 후 의식 있는 구조대상자 구조방법

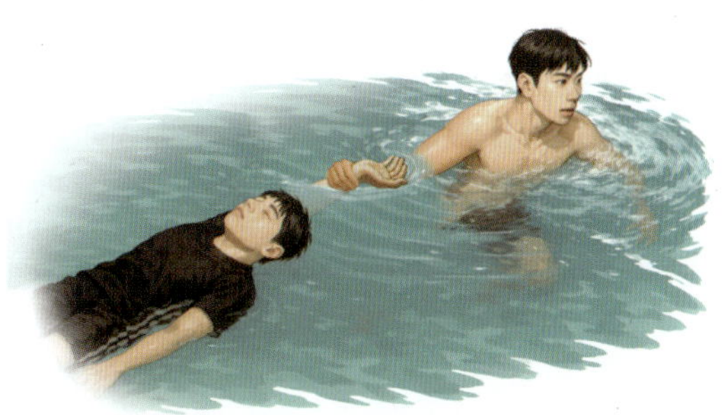
그림 4-15. 손목 잡고 횡영구조

② 의식 없는 익사자

익사자가 의식을 잃었을 때 구조하는 방법으로 '한 겨드랑이 끌기', '두 겨드랑이 끌기', ' 손목 끌기'가 있다. 이 방법은 익사자가 수면에 떠 있거나 수중에 가라앉은 경우 모두 활용할 수 있다.

㉠ 한 겨드랑이 끌기

- 응급구조사가 익사자의 후방으로 접근하여 한쪽 손으로 익사자의 같은 쪽 겨드랑이를 잡는다.
- 응급구조사의 손은 겨드랑이 밑에서 위로 끼듯이 잡고 익사자가 수면과 수평을 유지하도록 하고 횡영 동작으로 이동을 시작한다(표 4-4)(그림 4-15).

㉡ 두 겨드랑이 끌기

- 한 겨드랑이 끌기와 같은 방법으로 하되 응급구조사가 두 팔을 모두 사용하는 것이 다르다.
- 익사자의 자세가 수직일 경우에는 두 팔로 겨드랑이를 잡고 팔꿈치를 익사자의 등에 댄다.
- 손으로는 끌고 팔꿈치로는 미는 동작을 하여 익사자의 얼굴이 수면을 향하고 있을 때는 하늘을 향하도록 돌려놓는다.
- 익사자를 1 m 이상 끌고 가다가 잡고 있는 손을 물 밑으로 큰 반원을 그리듯 하며 돌려서 얼굴이 위로 나오도록 한다.

표 4-4. 의식 없는 구조대상자 구조방법

● 전방접근 방법

① 전방으로 접근을 한다.

② 개인 구조장비를 응급구조사와 구조대상자 사이에 일자로 위치하도록 가로막기를 하고 손목 끌기 방법으로 구조대상자를 뒤집는다. 이때 구조장비를 구조대상자의 어깨 바로 밑 등 부위에 위치하도록 눌러 넣는다.

③ 구조대상자의 손목을 잡고 있던 팔로 구조대상자의 어깨와 구조 튜브를 동시에 위에서 아래로 감아 잡는다. 구조 튜브일 경우에는 팔로 어깨를 감아 잡고 그 손으로 구조 튜브를 잡는다.

④ 횡영으로 구조대상자를 안전지대로 이동시킨다. 구조 튜브는 구조대상자를 그 위에 올려놓는데도 사용되며, 또는 구조대상자를 감아 묶는 데도 사용할 수 있다. 구조대상자를 감아 묶는 데는 전방접근과 후방접근에서도 이용된다. 구조 튜브는 직접 응급구조사의 가랑이에 묶어 사용되기도 한다(그림 4-17).

● 후방접근 방법

① 후방으로 접근한다.

② 구조 튜브를 응급구조사의 양 겨드랑이 밑에 수평으로 껴 넣은 상태에서 구조대상자의 양 겨드랑이를 아래서 위로 감아 잡는다. 동시에 구조 튜브를 응급구조사와 구조대상자 사이에 꼭 끼도록 한다.

③ 구조대상자를 뒤로 젖혀 자세가 수평이 되도록 한다. 이때 두 사람의 머리가 서로 부딪치지 않게 조심한다.

④ 구조대상자와 함께 옆으로 굴러 구조대상자의 가슴과 얼굴이 물 위로 나오고 응급구조사가 위로 위치하게 한다.

⑤ 안전지대로 이동하는데 가능하면 이때 구조대상자를 잡은 응급구조사의 팔은 구조대상자의 어깨를 위에서 아래로 끼워 구조장비와 함께 잡을 수도 있다(그림 4-16).

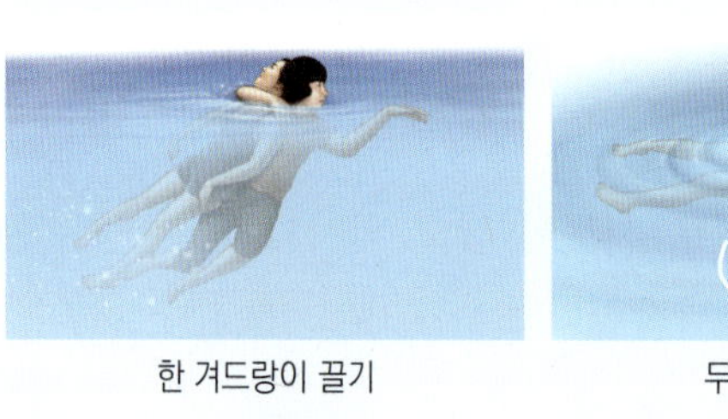

한 겨드랑이 끌기　　두 겨드랑이 끌기

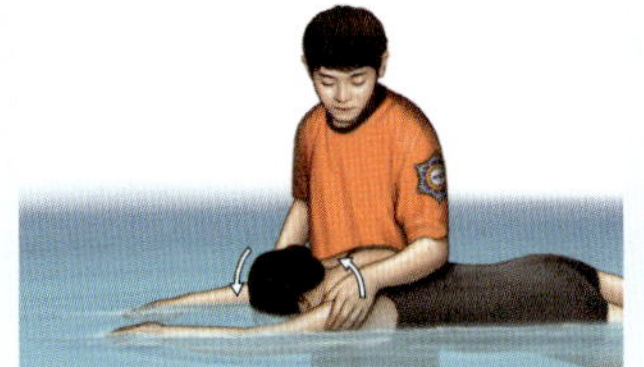

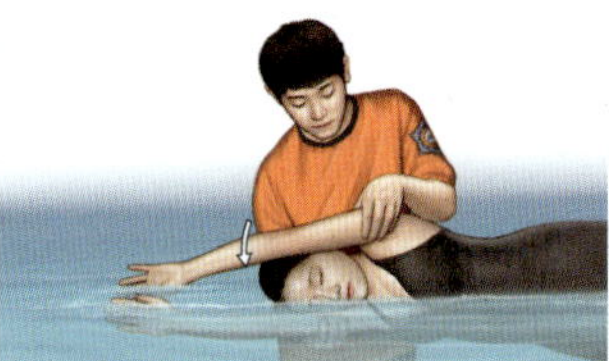

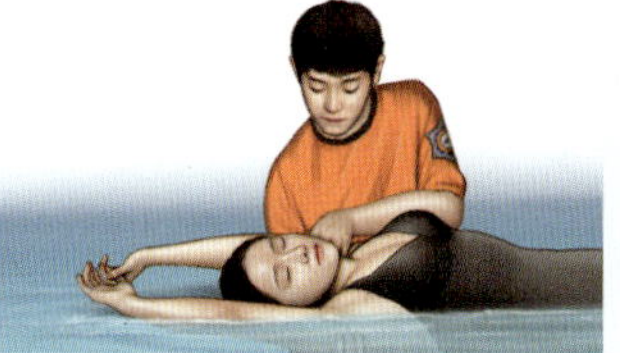

요구조자가 얼굴이 아래로 향하고 있는 경우에는 물으로 큰 반원을 그리듯 하며 돌려서 얼굴이 위로 나오도록 한다.

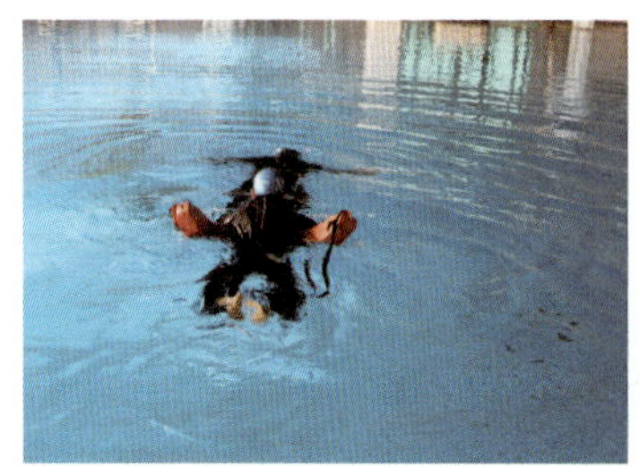

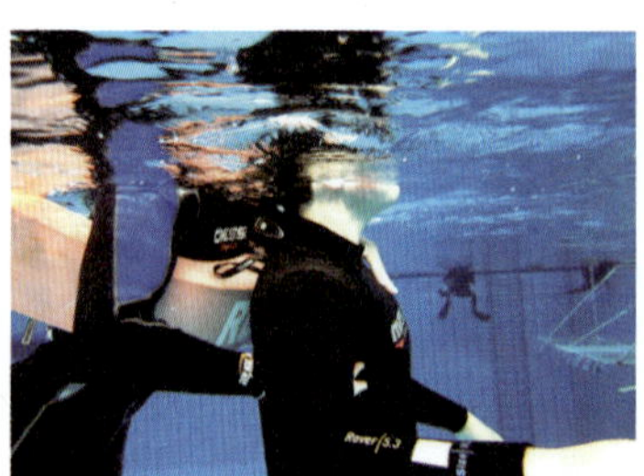

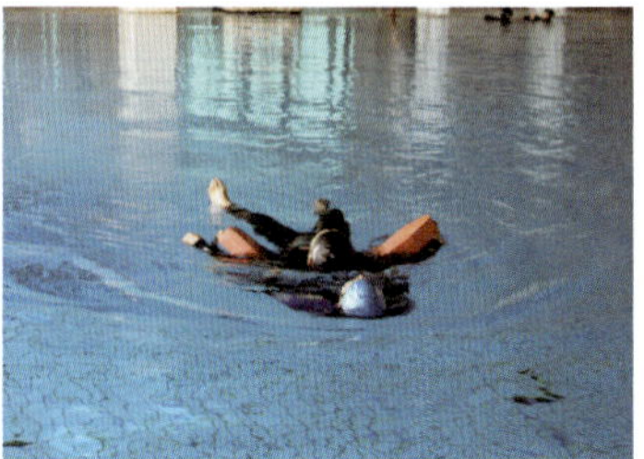

그림 4-16. **후방접근 후 의식 없는 구조대상자 구조방법**

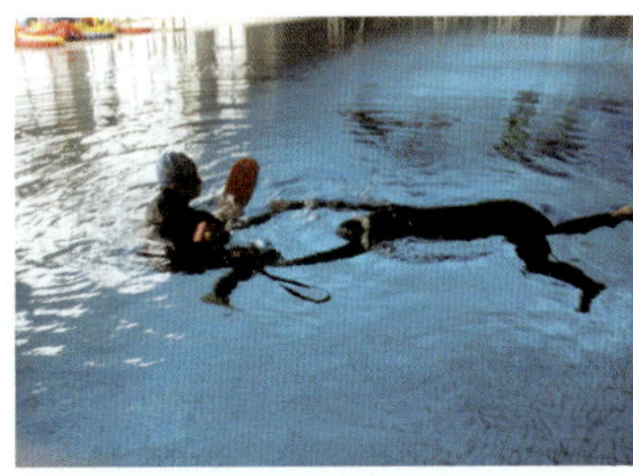
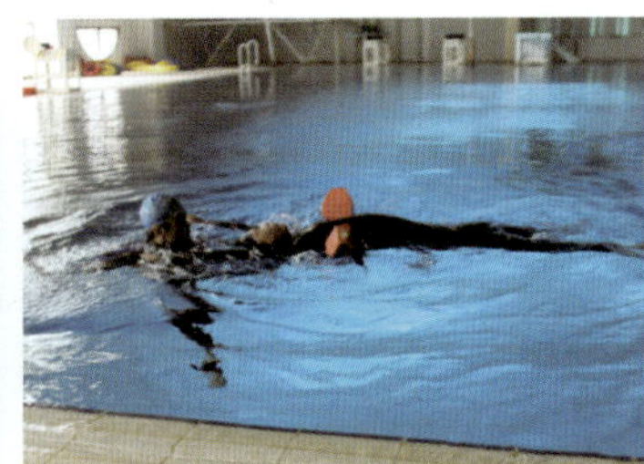
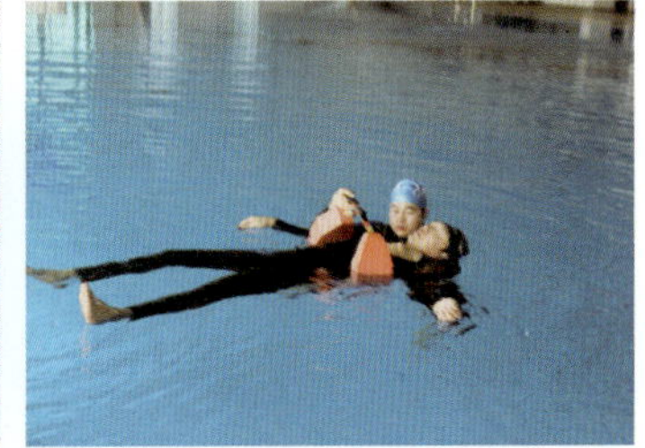

그림 4-17. **전방접근 후 의식 없는 구조대상자 구조방법**

표 4-5. 깊은 물에 가라앉은 구조대상자 구조

① 한 겨드랑이, 두 겨드랑이, 손목끌기를 사용하여 구조대상자를 물 위로 끌어 올린다.
② 한 손으로 물 위에 놓았던 구조장비를 수거하여 응급구조사와 구조대상자 사이에 놓고 양쪽 또는 한쪽 겨드랑이를 감아쥔다.

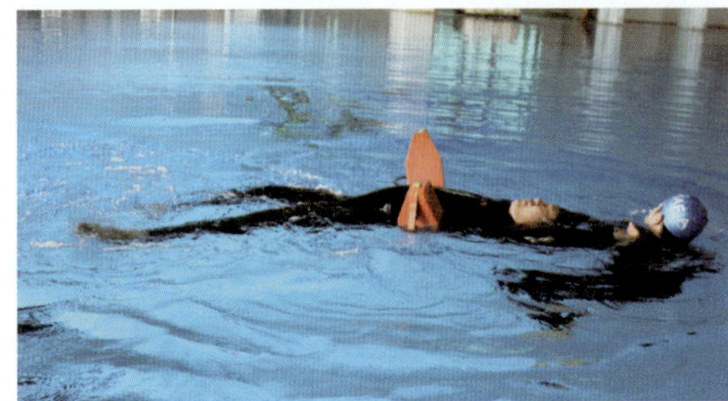
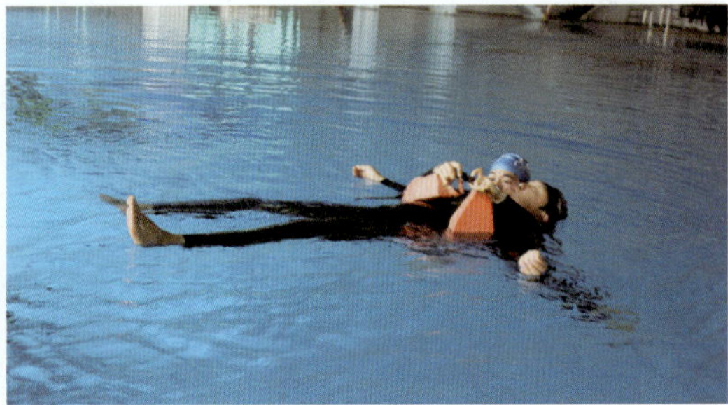

그림 4-18. **구조대상자 감아 묶는 방법**

익수자의 자세가 수면과 수평이 되도록 이끈다. 두 겨드랑이 끌기에서는 팔동작을 하지 않는 배영으로 이동한다(그림 4-19). 이 두 기술은 번갈아 가며 사용하기도 하는데 일반적으로 먼 거리를 이동할 때에는 한 겨드랑이 끌기를 사용한다(그림 4-20). 손목 끌기는 주로 익사자의 전방으로 접근할 때 사용한다. 응급구조사는 오른손으로 익사자의 오른손을 잡는다(그림 4-21).

만약 익사자의 얼굴이 수면을 향하고 있을 때는 하늘을 향하도록 돌려놓는다. 이때에는 익사자를 1 m 이상 끌고 가다가 잡고 있는 손을 물 밑으로 큰 반원을 그리듯 하며 돌려서 얼굴이 위로 나오도록 한다(그림 4-23).

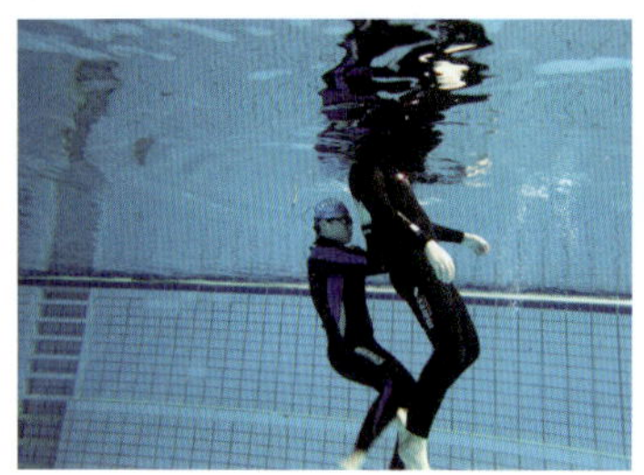
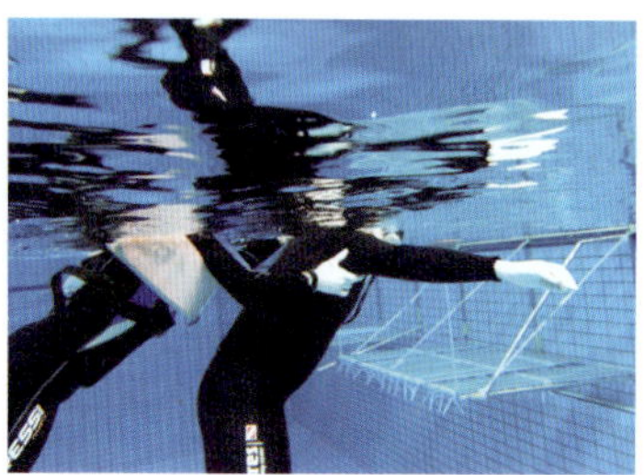
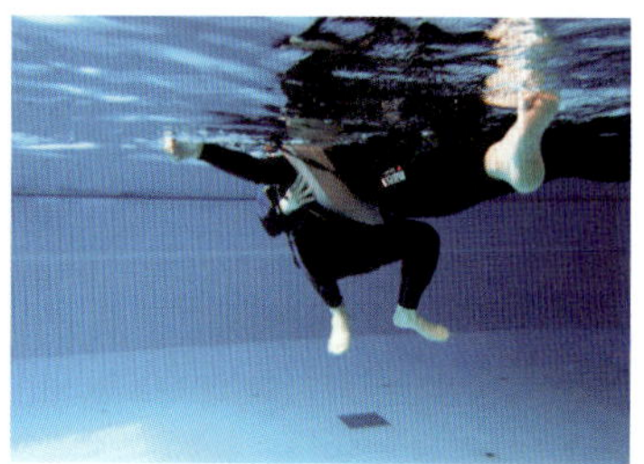

그림 4-19. 두 겨드랑이 끌기

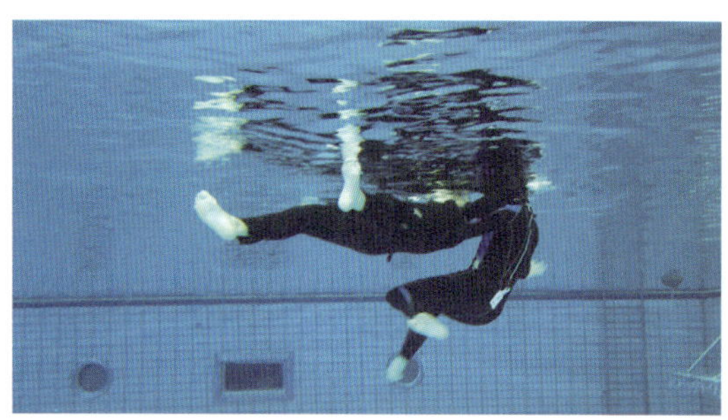
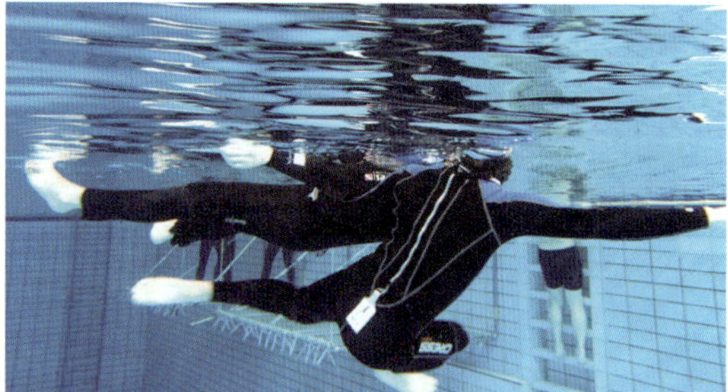

그림 4-20. 한 겨드랑이 끌기

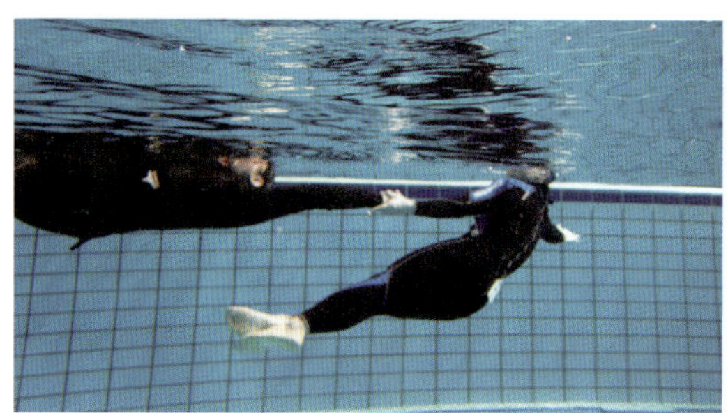

그림 4-21. 손목 끌기

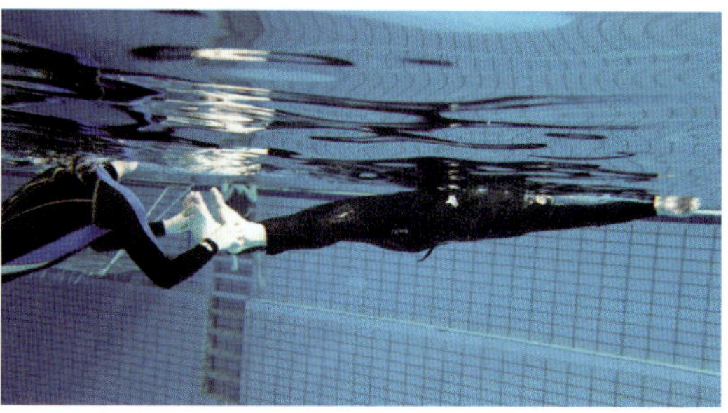

그림 4-22. 발 밀기

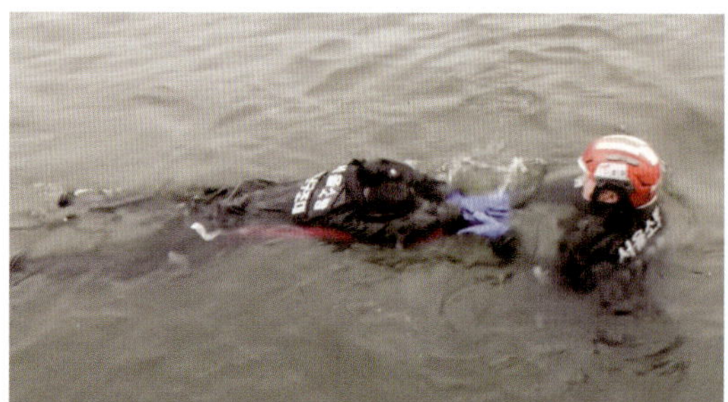
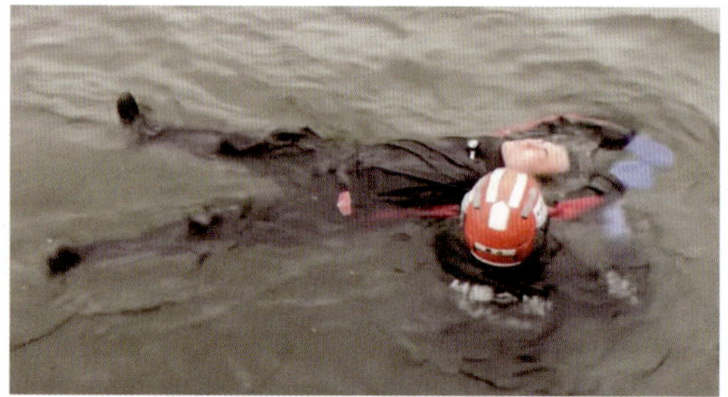

그림 4-23. 손을 물 밑으로 큰 반원을 그리듯 하며 돌려서 얼굴이 위로 나오도록 한다.

표 4-6. 구조보드 사용법

① 입수 시 보드의 중간 위치를 잡는다.
② 수심이 무릎 깊이가 되면 보드를 옆으로 내리고 밀고 간다. 보드의 중심 약간 위쪽에 탄다.
③ 구조보드 위에서 감시할 때는 무릎을 꿇거나 앉아서 시야를 확보하도록 한다.

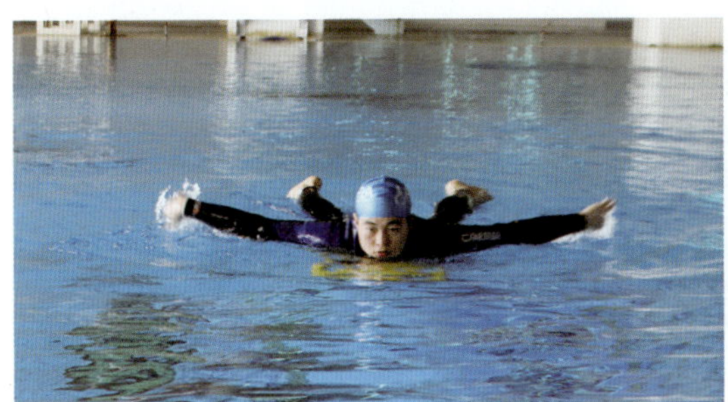

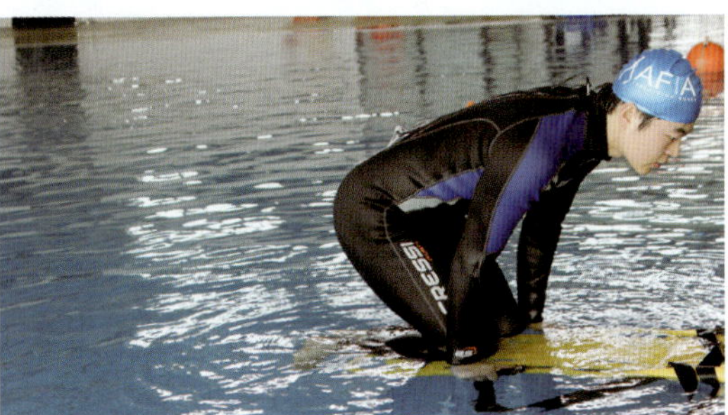

그림 4-24. **구조보드 사용법**

표 4-7. 구조보드를 이용해서 구조대상자에게 접근 및 구조방법

● 접근 방법

① 잔잔한 물에서는 보드의 앞쪽을 구조대상자 쪽으로 향하게 한다.
② 무릎을 꿇은 상태로 접영으로 팔을 젓는다.
③ 머리를 들어서 구조대상자에 대한 시야를 확보한다.
④ 물살이 세거나 강풍에서는 접근 방향을 변경한다.

● 지친 구조대상자 구조방법

① 구조대상자의 측면으로 접근
② 구조대상자의 손목을 잡고 보드의 반대편으로 미끄러져 내려간다.
③ 구조대상자가 구조보드 위로 팔을 올리도록 도와준다. 구조대상자를 안심시키고 쉴 수 있도록 한다.
④ 구조대상자가 보드에 배를 대고 누워 있도록 한다. 보드 앞부분이 가라앉지 않도록 주의한다.
⑤ 발을 저어서 보드를 해안가로 향하게 위치시키고 구조대상자의 다리 사이로 올라간다. 보드의 전복 방지를 위해 다리는 물속에 위치시킨다.
⑥ 다리를 저어서 보드를 해안가로 이동시킨다.
⑦ 구조대상자가 보드에서 내리도록 도와주고 1인 부축하기 운반으로 이동시킨다.

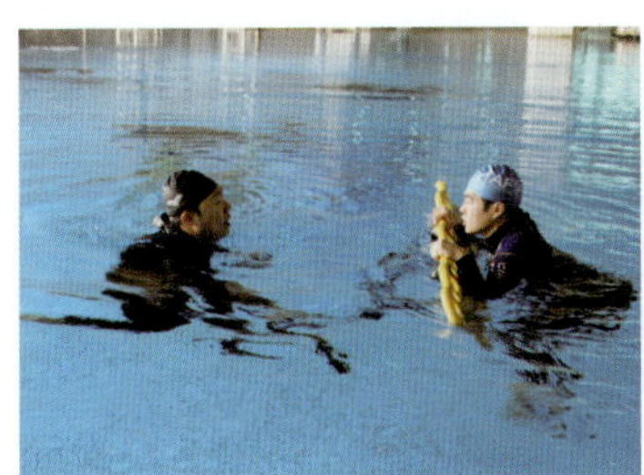

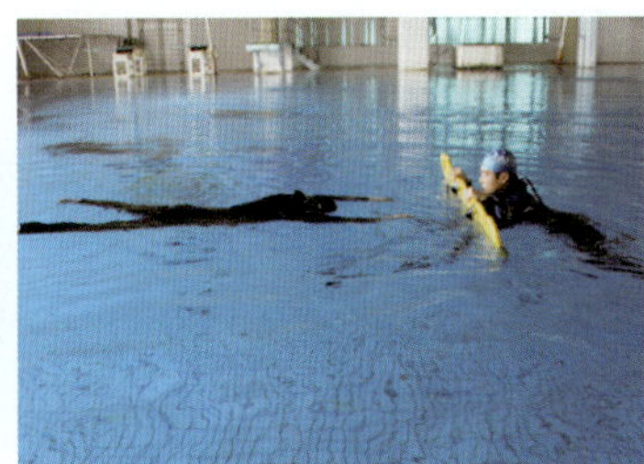

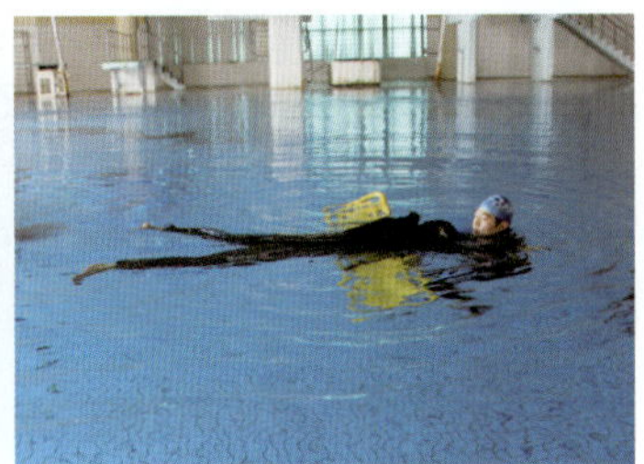

그림 4-25. **의식이 없거나 보드에 오르지 못하는 구조대상자 구조법**

표 4-8. 의식이 없거나 보드에 오르지 못하는 구조대상자 구조법

① 구조대상자의 측면으로 접근하여 구조대상자가 보드의 약간 상단에 위치하도록 한다.
② 구조대상자의 손목을 잡고 보드 반대편으로 미끄러져 내리면서 보드를 돌린다.
주의: 구조대상자의 겨드랑이가 보드 모서리에 위치하도록 한다.
③ 다른 한 손으로 보드의 반대편 모서리를 잡는다.
④ 보드의 한쪽 끝을 무릎으로 눌러서 보드를 자신 쪽으로 돌리고 보드가 내려올 때 구조대상자의 머리를 잡는다.
주의: 보드를 돌릴 때 팔 상단부가 아닌 겨드랑이가 보드의 모서리에 위치하도록 한다.
⑤ 구조대상자의 머리를 보드의 앞쪽으로 향하게 하고 보드의 중앙부에 구조대상자를 위치시킨다.
⑥ 발을 저어서 보드를 해안가로 향하게 위치시키고 구조대상자의 다리 사이로 올라간다.
㉠ 보드의 전복 방지를 위해 다리는 물속에 위치시킨다.
⑦ 다리를 저어서 보드를 해안가로 이동시킨다.
⑧ 구조대상자가 보드에서 내리도록 도와주고 부축하기, 끌기, 어깨운반 등 운반법 중에서 선택하여 이동한다.

※ 주의: 의식이 없는 구조대상자를 보드 위로 올릴 수 없다면 보드를 이용해서 구조대상자가 가라앉지 않게 하고 얼굴을 위쪽으로 한 상태를 유지하고 도움을 요청한다.

수중구조(Water rescues)

대부분 수중에서 간단히 수행할 수 있는 것으로 줄 던지기, 구명대 던지기, 보트 젓기, 환자에게 다가가기가 있다.

① 건네주기

환자가 의식이 있고 해변이나 수영장 측면에서 가까이 있을 때 환자가 잡을 수 있는 물체를 던진다. 응급구조사의 자세가 안전한지 확인하고, 밧줄을 사용할 수 없다면 나뭇가지, 노, 지팡이 또는 다른 물체, 수건이나 옷자락, 담요 등을 사용한다. 물체를 사용할 수 없거나 응급구조사가 환자를 잡을 유일한 방법이라면 환자에게 팔이나 다리를 뻗는다(수영을 할 수 있어야 한다). 이때 반드시 명심해야 할 것은 응급구조사가 안전한 위치에 있어야 한다는 점이다.

② 던지기

환자가 의식이 명료하지만 너무 멀리 떨어져 있고 수위가 높을 때는 구명환을 던진다. 개인구명대(PED) 또는 구명조끼 또는 원형 구명대가 가장 좋다. 현장에서 뜰 수 있는 것이 아무것도 없는 상황이라면 공기 부목도 사용할 수 있다.

일단 의식이 있는 환자가 물에 뜨는 물체를 잡고 있다면 그를 해변까지 끌어당길 방법을 찾아야 한다. 안전한 위치를 잡은 다음 환자에게 줄이나 다른 구명 장비를 묶어서 던진다. 수영에 능숙하고 물살을 판단하는 방법을 안다면, 허리보다 깊지 않은 곳까지 걸어가서 구명장비를 착용하고 해변에 고정해 놓은 구명줄을 가지고 간다.

③ 보트 젓기(Row)

환자가 해변으로부터 너무 멀리 있어서 구명대를 던져 끌어당길 수 없을 때 혹은 환자가 반응이 없을 때, 보트를 저어 환자에게 갈 수 있다. 수영할 수 없다면 환자에게 보트를 저어 가지 않는다. 수영에 능숙하다면 보트를 타고 가는 동안 개인 구명장비를 착용해야 한다.

환자가 의식이 있다면 환자에게 노 혹은 배의 뒷부분(선미)을 잡으라고 말한다. 환자를 배에 태울 때 주의를 기울여야 한다.

④ 나아가기(Go)

최후의 수단으로 다른 모든 방법이 실패했을 때 환자에게 수영해서 갈 수 있다. 응급구조사가 수영에 능숙하고 수중구조와 심폐소생술을 훈련받은 경우에 실시한다.

※ 수중구조의 순서 : 건네주기 → 던지기 → 젓기 → 나아가기

(2) 익사 환자의 인공호흡

익사 환자에 대한 이송 및 응급처치는 지체 없이 시행한다. 환자의 응급처치는 물 밖으로 나와 있을 때는 시작하여야 한다. 다른 경우에는 환자가 아직 물에 있는 동안에 응급처치를 시작할 필요가 있을 때도 있다. 특히, 인공호흡과 척추손상 가능성이 있다면 척추고정 및 인공호흡의 응급처치를 시행하여야 한다. 흉부압박은 익사환자가 육지로 이동된 직후에만 효과적으로 적용이 될 수 있다.

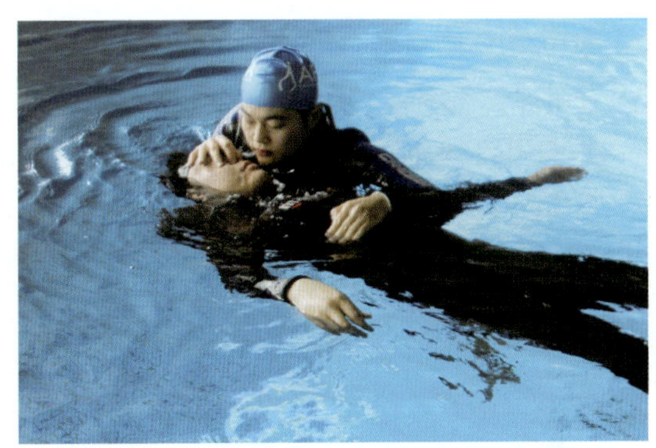

그림 4-26. 수중에서부터 소생노력을 실시한다.

구조호흡은 지체 없이 적용되어야 하고, 호흡이 없는 익사환자를 구조한다면, 환자를 반앙와위 자세(semi-supine position)로 지지하면서 인공호흡을 제공한다. 환자를 고정하고 물 밖으로 옮기는 동안 계속 인공호흡을 제공한다(그림 4-26). 익사환자가 이미 육지 또는 배에 있다면 심폐소생술이 이루어져야 한다.

익사환자에게 구조호흡을 할 때 응급구조사는 저항을 느낄 수도 있다. 따라서 다른 환자보다 더 강력하게 구조호흡을 해야 할 것이다. 가능한 빨리 익사환자의 허파에 공기를 넣어야 주어야 한다는 점을 기억해야 한다. 그리고 표 4-9와 같은 상항에 유의하며 응급처치를 하여야 한다.

표 4-9. **응급처치 시 유의사항**

환자의 허파에 물이 있는 환자는 대개 위(stomach)에도 물이 차는 경우	인공호흡이나 심폐소생술을 하는 데 더 저항을 느낄 수 있다.
환자가 기도를 따라 강직이 있거나 인후나 기관지의 조직이 부어있는 경우	응급구조사가 불어넣은 공기가 환자의 위로 갈 수 있다.
환자의 기도가 올바르게 열리지 않거나 구조 호흡이 너무 강력할 경우	응급구조사가 불어넣은 공기가 환자의 위로 갈 수 있다.

(3) 척추손상에 대한 응급처치

수중관련 사고에서 가장 많이 보는 손상은 경추손상이다. 예를 들면, 다이빙이나 보트, 수상스키, 서핑자나 서핑판에 부딪혔을 때 손상을 입게 된다. 수중관련 사고에서 가장 일반적인 손상이 경추손상이긴 해도 척추를 따라 어느 곳에라도 손상이 발생할 수 있다. 척추손상을 받은 환자는 물속에 있는 동안에 반드시 고정되어야 한다(그림 4-27).

물과 관련된 사고에서 환자가 무의식이나 두부손상을 입었다면 경부와 척추손상을 입었다고 가정해야 한다.

① 환자가 호흡정지 또는 심장마비에는 목과 척추를 고정하기 전에 심폐소생술을 시작할 필요가 있다는 것을 명심해야 한다.

② 환자가 물속에 있는 동안은 척추손상에 대하여 완전한 평가를 시행할 수 없다는 것을 알아야 한다.

③ 척추손상을 악화시키지 않도록 응급처치를 하지만 기본인명구조술(BLS)은 지체해서는 안 된다.

㉠ 위급한 상황이라면 지체 말고 환자를 물 밖으로 옮겨야 한다.

㉡ 가능한 환자의 경추를 단단하게 고정하고 몸의 중심선을 유지한다.

㉢ 척추손상 환자의 기도유지는 가능한 하악견인법을 이용한다.

④ 척추손상 가능성이 있는 환자가 물속에 있고, 응급구조사가 수영에 매우 능숙하여 구조를 도울 수 있다면, 환자를 물에서 꺼내기 전에 긴 척추고정판에 환자를 고정한다.

㉠ 영구적인 신경학적 손상이나 마비를 예방할 수 있다.

㉡ 단단한 척추고정판은 수면 밑으로부터 아주 쉽게 들어 올릴 수 있다.

⑤ 인공호흡이나 심폐소생술을 받은 익사환자는 가능한 빨리 병원으로 이송해야 한다.

⑥ 심폐소생술 및 즉각적인 이송이 필요하지 않는다면, 환자의 체온을 유지하고 환자의 병력과 신체검진을 실시한다.

㉠ 환자 평가를 해야 하는 신체부위만 노출시킨다.

㉡ 우선순위에 따라 신체평가를 하는 동안 발견된 모든 문제나 손상에 대해 응급처치를 한다.

물 밖에 있는 익사환자 응급처치

1. 무의식환자는 척추손상을 의심한다. 가능한 척추를 보호하면서 일차평가를 실시해야 한다.
2. 맥박이 없다면 심폐소생술을 시작하고 자동제세동기(AED) 적용한다.
   포켓마스크, 백-밸브 마스크를 이용(one-way-valve)하여 자신을 보호한다.
3. 찬물에서 구조된 익사환자는 맥박수가 떨어져 있기 때문에 30-60초 동안 맥박을 측정하여 심정지를 확인한다.
4. 쇼크 및 고농도의 산소를 투여하며 가능한 빨리 이송한다.

⑦ 척추손상이 의심되지 않는다면 환자는 물, 구토물, 다른 분비물이 상기도부터 배출되도록 좌측위를 유지해야 한다.

㉠ 필요시 구토물 및 다른 분비물을 흡인한다.

⑧ 이송이 지연되고 환자가 좀 더 따뜻한 장소로 움직일 수 있다고 생각된다면, 현재 손상을 악화시키지 않도록 하고 이동한다.

㉠ 익사환자를 걷지 않도록 하여야 한다.

⑨ 물에 빠져서 구조된 직후 멀쩡해 보인 환자라도 상당수에서 지연된 이상 증상이 나타나므로 반드시 병원으로 이송되도록 환자를 설득해야 한다.

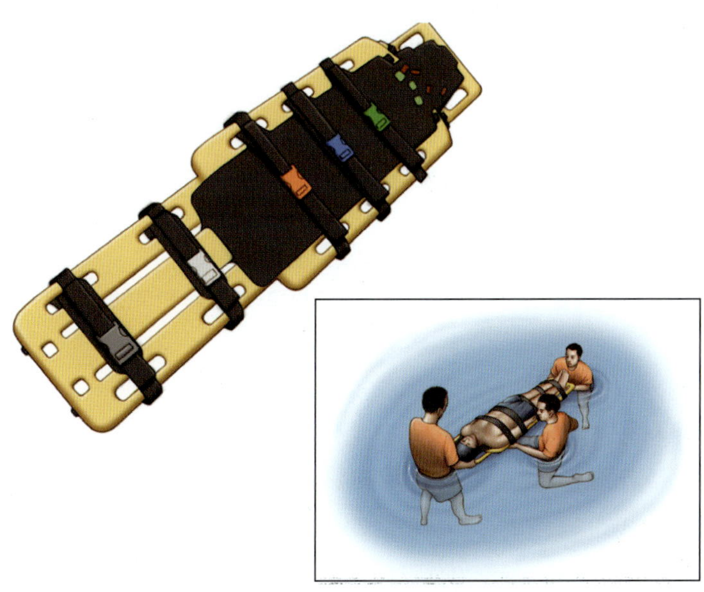

그림 4-27. 물속에서부터 척추손상에 대한 고정

익사의 경우 현장 그리고 이송하는 동안 119종합상황관리센터 전화상담원(emergency medical dispatcher)이나 병원에 정보를 제공하는 것이 중요하다. 병원 응급실 응급의료종사자는 염수 혹은 담수에서, 찬물 혹은 따뜻한 물에서, 다이빙 사고와 관련이 있는지 등을 알 필요가 있다.

척추손상이 의심되는 환자의 구조과정

① 환자의 얼굴을 물 위로 위치시킨다.
  ㉠ 수면으로 얼굴을 내밀기 위하여 환자의 체위를 변화하고자 하는 경우에는 최소 2명의 응급구조사나 구조대원이 필요하다.
  ㉡ 척추손상 환자에서 환자의 머리만 돌리면 손상이 더욱 악화되기 때문에 환자의 두부와 상반신을 동시에 돌려서 척추 2차 손상을 예방한다.
② 기도 확보하고 인공호흡을 시행한다.
  ㉠ 환자의 얼굴을 물 위로 위치시킨 후에 입 대 입, 혹은 다른 호흡보조 장비로 인공호흡을 시작한다.
  ㉡ 응급구조사 및 구조대원은 환자의 머리와 몸통을 수평으로 유지하고 있어야 한다.
  ㉢ 즉각적인 인공호흡은 익사자에게 먼저 시행할 응급처치이다.
③ 환자의 몸체 밑에 척추고정판이나 나무판자를 위치시킨다.
  ㉠ 경추의 움직임을 방지하기 위하여 머리와 몸통을 척추고정판에 고정해야 한다.
④ 심장마비 환자는 환자를 물속에서 구조하여 육지나 배로 이동시킨 후 척추고정판 위에서 흉부압박을 시작한다.
  ㉠ 효율적인 흉부압박은 수면에서 불가능하므로 반드시 지상 또는 선박에서 시행하도록 한다.

잠수 중 다리 종아리에 쥐가 났을 경우 우선적 응급처치

① 발을 몸 앞쪽으로 쭉 뻗은 상태에서 발가락을 몸쪽으로 당겨준다.
② 쥐가 나면 한 손으로 근육을 신장시키고 다른 손은 압박과 이완을 반복한다.

(4) 목고정대의 사용방법

목고정대는 목 주위에 돌려 고정하는 기구로 머리와 몸통을 일직선으로 유지하며 목의 동작을 제한한다. 목고정대는 여러 크기와 모양이 있으며 재질도 여러 가지이다. 목고정대를 착용한 경우에 목의 움직임이 50% 정도 제한됨으로 착용한 후에도 머리를 고정하는 데 주의해야 한다. 목고정대는 부상자의 크기에 맞게 선택하는 것이 중요하다(그림 4-28).

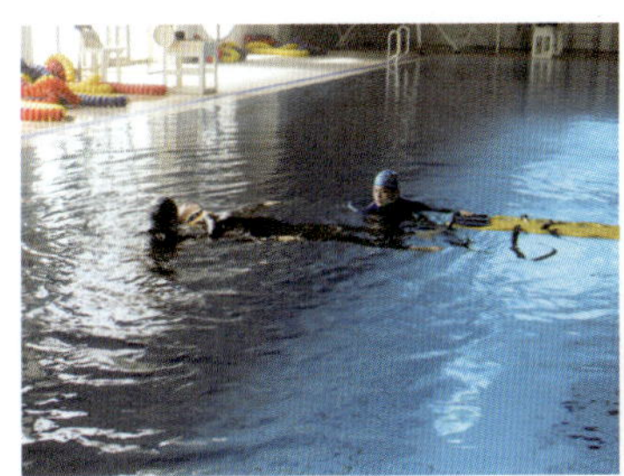
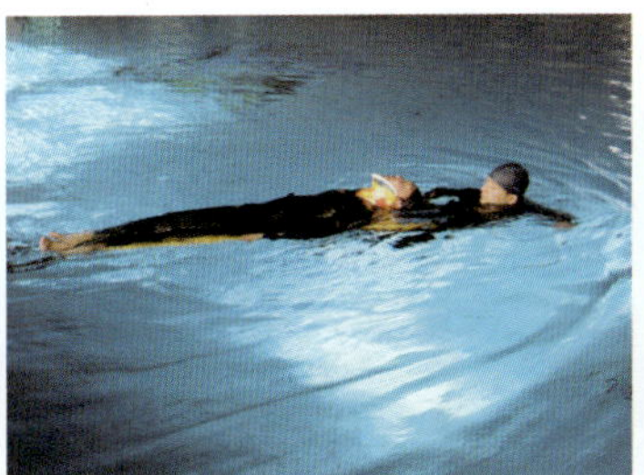
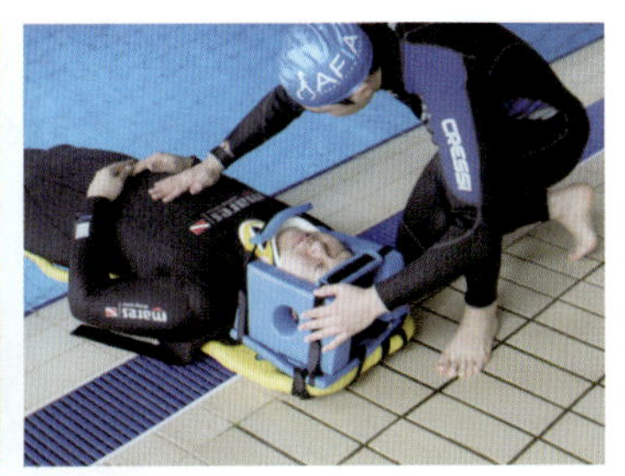

그림 4-28. 척추고정대의 사용

(5) 척추고정대의 사용

부상자의 척추를 안정한 후에는 척추고정대를 사용하여 운반할 수 있도록 완전하게 고정하여야 한다. 척추고정대는 여러 종류가 있는데 재질, 모양, 손잡이 구멍의 수, 부력 등에 따라 그 가짓수가 다양하다. 척추고정대를 사용하는 데는 최소한 2명이 필요한데, 때에 따라서 여러 명의 응급구조사 및 구조대원이 도와주는 것이 부상자의 안정 및 고정에 도움이 된다.

① 1번 응급구조사가 풀장 및 해안가의 한쪽으로 이동해오면 2번 응급구조사는 척추고정대와 함께 입수한다.
 2번 응급구조사는 고정대를 부상자의 키에 맞추어 사선으로 비스듬히 누르듯 하여 부상자 밑으로 집어넣는다.

② 1번 응급구조사는 고정대를 천천히 올리면서 부상자의 뒷면에 부착을 시킨다. 이때 머리턱고정술을 사용하는 1번 응급구조사는 부상자의 밑을 고정하고 있는 팔을 고정대의 밑으로 옮겨 계속 안정을 유지한다. 머리부목술을 사용하고 있는 경우에는 1번 응급구조사가 부상자의 위쪽에 위치한 팔을 고정대 밑으로 빼고, 2번 응급구조사가 머리턱고정술로 부상자를 고정한다.

③ 2번 응급구조사는 부상자의 머리 위쪽으로 이동하여 가슴과 어깨는 고정대의 윗면 날에 대고 두 팔은 고정대의 옆면을 쥐듯이 고정한다. 동시에 2번 응급구조사는 양손을 부상자의 양귀 쪽을 잡아 1번 응급구조사로부터 안정을 이임 받는다. 응급구조사들은 고정대의 양쪽에서 고정대의 수평유지를 돕는다.

④ 1번 응급구조사는 고정 끈을 사용하여 부상자를 고정대에 고정하는데 이때 최소한 가슴, 엉덩이, 넓적다리 세 부위를 고정한다. 가슴고정은 겨드랑이 밑 팔 안쪽을 묶는다. 부상자의 팔은 부상자의 옆이나 앞으로 위치하여 엉덩이 고정 시에 손목을 같이 고정한다. 세 번째로는 넓적다리를 고정한다.

⑤ 1번 응급구조사는 머리 고정대를 사용하여 머리를 고정하고 고정 끈으로 묶는다. 부상자를 척추고정대에 고정하는 경우에 다른 방법이 동원될 수도 있으나 한 가지 준수해

야 할 사항은 기술의 수행 시 척추를 지속해서 안정시켜야 한다는 것이다. 그리고 머리의 고정 전에 몸통의 고정이 먼저 이루어져야 한다는 것이다(그림 4-29).

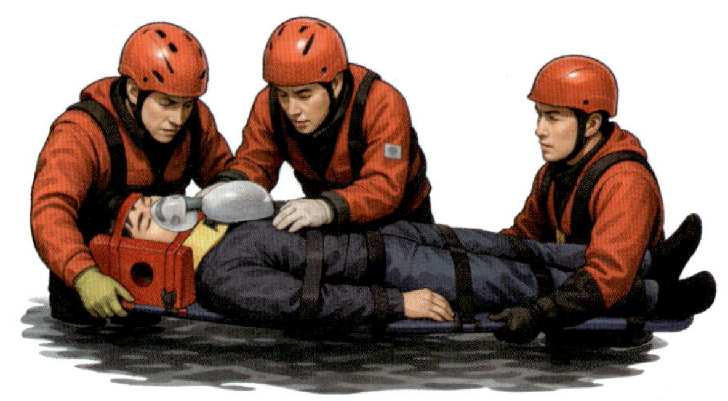

그림 4-29. **척추고정.** 환자를 긴척추고정판 및 척추 보드에 고정한다.

(6) 끌어 올리기

부상자의 고정이 끝나면 여러 응급구조사 및 구조대원의 협조하여 부상자를 끌어 올린다.

① 응급구조사가 고정대의 양쪽에 위치하여 부상자의 머리 쪽 고정대를 수영장 및 언덕 모서리에 걸친다.

② 한 명의 응급구조사는 물에서 나와 고정대의 머리 쪽 손잡이를 잡고, 구조대원은 고정대의 다리 쪽에 위치한다.

③ 물 밖에 있는 응급구조사가 고정대를 끄는 동시에 물속에 있는 구조대원은 고정대를 민다. 이로 인해 고정대는 바닥을 미끄러져 물 밖으로 밀쳐지게 되는 것이다.

(7) 깊은 물에서의 기술수행

깊은 물에서는 척추부상이 거의 일어나지 않지만, 발생 시에는 얕은 물로 부상자를 이동시켜야 한다. 만약에 부상자를 얕은 물로 이동시킬 수 없는 상황일 때는 구조 튜브를 사용하여 구조대원 자신과 부상자의 부력에 도움이 되도록 하고 도움이 도착할 때까지 이를 유지하도록 한다.

부상자가 물속에 가라앉는 경우에 구조대원은 구조 튜브를 벗고 수직다이빙으로 잠수하여 머리턱 고정술을 사용하여 부상자를 물 위로 부상시킨다. 이차 구조대원은 일차 구조대원의 구조 튜브를 거두어 일차 구조대원이 물 위로 부상하였을 때 겨드랑이 밑으로 삽입한다.

척추고정대를 사용하는 방법은 기본적으로 얕은 물에서와 같은데 약간의 변형이 요구되기도 한다.

① 1차 구조대원은 고정대에 고정하기 위해 부상자를 수영장의 구석으로 2차 구조대원은 고정대를 부상자의 밑으로 집어넣고 1차구조대원은 안정을 유지한다.
② 2차 구조대원은 수영장 구석에 등을 대고 겨드랑이 밑에 구조튜브를 넣어 그 구조 튜브 위에 고정대를 놓아 고정한 후 두부를 잡아 안정시킨다.
③ 1차 구조대원은 고정끈으로 부상자를 고정대에 고정한다.
④ 끌어 올린다.

4) 얼음 구조

겨울마다 사람들은 스케이트를 타거나 얼음이 언 빙판 위를 건널 때 사고가 발생한다. 종종 현장에는 사람들이 조난자를 구하려다가 얼음에 빠지는 등 복합적인 구조 문제가 생긴다.
① 얼음 구조에서의 제1원칙은 응급구조사 자신을 보호하는 것이다.
② 얼음구조를 하는 동안 건식 잠수복과 개인 구명장비를 착용하여 자신을 보호해야만 한다(그림 4-30).
③ 얼음 구조에서 가장 어려운 문제점은 시간적 요소이다.
㉠ 추운 환경에서는 날씨가 구조에 미치는 영향이 매우 많다.
㉡ 안전한 구조를 위한 장비를 준비하는 데 시간이 필요하다.
– 사전에 수립된 준비와 계획에 따라서 충분한 장비와 적절한 인원이 투입되어야만 한다.

얼음구조 계획을 수립하는 것에는 다음이 포함되어야 한다.
① 주민들은 전문 구조센터에 접근하는 방법을 알아야 한다.
② 전문 구조대는 구조 활동의 특수성에 따라서 다시 분류되어 조직되어야 한다. 예를 들면, 수중구조팀, 수상구조팀, 수상화재팀 등이다.
③ 필요한 장비는 갖추어져야 하고 상호협약에 의해 사용되어야 한다. 장비로는 공기공급 장비, 사다리차, 구조 선박, 특수 구조장비 등의 공동장비를 포함하여 방수 안전줄, 삼각건, 안전줄걸이 장비, 안전줄 발사기, 구명대 등의 도구가 개인적으로 지급되어야 한다.

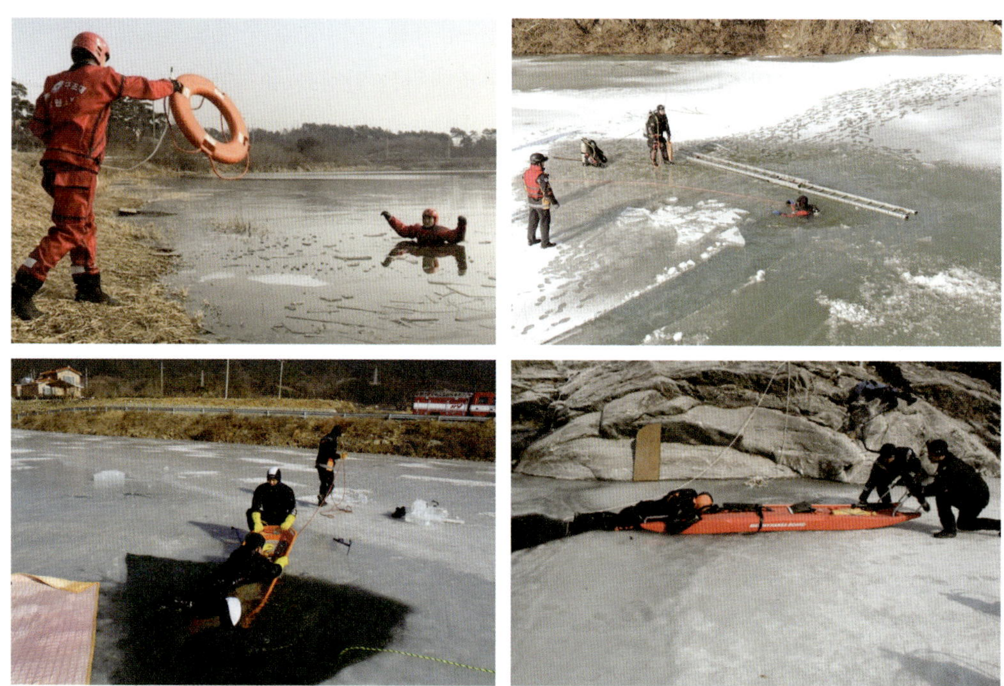

그림 4-30. **얼음구조**

조난자의 위치를 정확히 파악하는 것이 중요하다.

① 가능하다면 2명의 관찰자가 해안에서 서로 다른 곳에 적당한 거리로 떨어져 위치해야 한다(그림 4-31).

② 정지된 참고 지점(나무, 산봉우리, 바위 등)을 이용하여 조난자가 마지막으로 남긴 흔적을 추적한다.

③ 얼음이 깨져서 조난자가 물속으로 빠진 경우에는 안전줄 또는 구명대를 던지는 것이 바람직하다.

㉠ 응급구조사가 직접 물속으로 뛰어들어서 수영하여 구조하는 것은 매우 위험하다.

㉡ 구조대상자가 빠진 근처의 얼음은 두께가 상당히 얇을 수 있으므로 가능한 먼 거리에서 상기와 같은 방법으로 구조하도록 한다.

④ 환자가 구조되면 젖은 의복을 제거하고 방한포나 따뜻한 담요를 이용하여 체온을 유지하도록 한다.

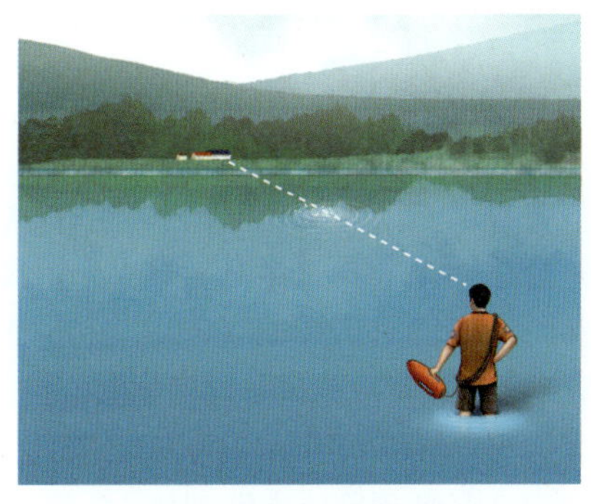
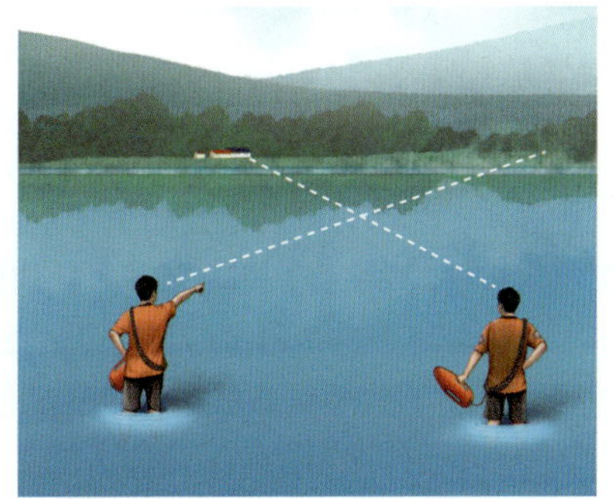

그림 4-31. 구조대상자 위치를 정확히 파악하는 것이 중요하다.
① 구조대상자의 위치를 파악한다.
② 빠진 위치와 일직선으로 연결된 가상의 선을 만든다.
③ 가상의 선을 바탕으로 구조대상자와의 거리를 파악한다.
④ 2명인 경우 : 구조대상자의 마지막 위치를 응급구조사의 다른 각도에서 판단한다.
두 개의 교차점이 대략적인 요구조자의 위치이다.

얼음에 빠진 환자를 구하는 방법은 다음과 같다.

① 구명장비를 환자에게 던질 수 있다.

② 고리모양으로 만든 줄을 환자에게 던질 수 있다. 환자는 고리에 몸을 집어넣어서 얼음 위로 당겨져 위험에서 벗어나게 된다.

③ 작고 바닥이 편평한 알루미늄 보트가 얼음구조에서 최적의 장비이다.
 ㉠ 우선 선미(배의 뒷부분)를 밀고 뱃머리에 고정된 줄로 안전한 곳까지 당기는 것이다.
 ㉡ 얼음이 깨졌더라도 일차 응급구조사는 젖지 않고 안전하게 있을 수 있다.
 ㉢ 환자는 물 위로 당겨 올리거나, 비록 환자가 배를 장시간 잡고 있기는 어려울지라도 보트의 측면을 잡도록 한다.

④ 사다리는 종종 얼음 구조에서 효과적인 도구로 사용한다.
 ㉠ 편평하게 눕혀 놓고 환자에게 밀었다가 사다리에 연결된 줄로 다시 당긴다.
 ㉡ 사다리는 응급구조사가 환자에게 도달하기 위해 얼음 위로 가야 할 때 응급구조사의 체중을 분산시켜 사다리에는 응급구조사를 안전한 위치로 고정할 수 있는 줄이 있어야 한다.
  – 사다리 위의 응급구조사는 안전줄을 가지고 있어야 한다.

저체온 사례 & 현장평가

첫 번째 단계는 스스로와 동료의 안전을 보장하는 것이다. 제대로 훈련되지 않았거나 준비되지 않은 경우 구조를 시도하여 스스로를 위험에 빠뜨리지 않도록 한다. 예를 들어 연못이 얼어있는 상태에서 스케이트를 타다 물에 빠진 환자의 경우 부분적 또는 완전히 물에 빠진 상태일 때 현장에 출동하게 될 수 있다. 이때 응급구조사의 첫 번째 반응은 대부분 얼음 위로 걸어가 즉시 도움을 제공하려고 한다. 이는 매우 위험한 행동이며 멈춰서 상황을 고려해야 한다. 얼음이 불안정하여 한사람이 이미 빠져있는 상태라는 점에 유의하며 얼음 위로 걸어 들어가 환자를 구조하려고 시도할 경우 스스로 저체온증 환자가 되거나 최악의 경우 익사의 피해자가 될 수 있다. 환자에게 다가갈 수 있는 사다리 또는 보트와 같은 적절한 로프와 장비(및 사용법의 교육)가 없으면 소방서 또는 기타 기관에서 구조대가 도착할 때 까지 기다린다.

추운 기온과 강풍은 응급구조사에게 위험을 초래한다. 출동하기 전 옷을 겹겹이 입어 추위에 대비한다. 환자가 차량에 갇혀있는 자동차 사고 현장으로 출동할 수 있으며 이러한 현장 또한 구출 시간이 길어지고 차량 내부에서 환자를 치료하는 동안 장시간 추위에 노출 될 수 있음을 기억한다.
추운 날씨는 불안정한 환경을 만들거나 악화시킬 수 있다. 얼음은 안전한 표면을 미끄럽게 만들고 눈이 지붕이나 경사면에 쌓여 갑자기 떨어지거나 눈사태가 발생할 수 있다. 눈 또는 진눈깨비 폭풍은 도로의 시야를 감소시킨다.

현장에서 자신과 다른 구조인의 안전을 보장하기 위한 적절한 조치를 취한 후에는 현장의 특성이 환자에게 어떤 영향을 미칠 수 있는지 고려한다. 환자가 구조대의 도착 전 어떻게 환경과 상호작용했는지에 대한 징후 또는 단서에 주의하고 확인해야 할 사항은 다음과 같다:

① 환자를 추운 환경으로부터 보호하고 있습니까?
② 주변 온도가 춥거나 낮습니까?
③ 현장의 성격이 저체온증의 가능성을 시사하는 다른 곳입니까?
④ 바람이 불고 있습니까?
⑤ 환자가 장기간 외부에 있었습니까?
⑥ 환자의 옷이 젖은 상태 입니까?
  ㉠ 이는 물에 빠지거나 비, 눈, 진눈깨비, 땀으로 인해 발생할 수 있다.
⑦ 환자가 환경에 적합한 옷을 입은 상태입니까? 눈 속에서 목욕 가운만 입고 있는 환자를 찾은 경우 저체온증의 가능성을 고려해야 한다.
⑧ 집 내부 온도는 어떻습니까?
  ㉠ 저체온증은 실외에서만 발생하지 않는다. 저소득 또는 고정 소득이 적은 사람들은 난방비용의 절약을 위해 실내온도를 낮게 유지한다. 이러한 습관은 이동이 제한된 노인에서 도시 저체온증으로 이어질 수 있다.
⑨ 환자가 알코올을 섭취했거나 약물을 사용하고 있다는 증거가 있습니까?
  ㉠ 이는 열 손실을 견디거나 보상하는 사람의 능력을 저하시킬 수 있다
⑩ 환자에게 척추 부상이나 머리 부상과 같이 체온조절을 방해할 만한 외상의 징후가 있습니까?

환자구조 과정에서 많이 도울 수 없다는 사실을 기억하고 저체온증은 몇 분 동안 환자의 정신과 신체적 능력을 방해할 수 있다. 가능하다면 얼음구조는 혼자 하지 않아야 하고 혼자 해야 한다면 얼음 위로 걸어가지 않아야 한다. 빠르게 깨지고 있는 얼음 위로 절대로 걸어가지 않아야 한다. 요구조자를 찾기 위해 얼음 구멍 속으로 들어가지 않아야 한다. 최선의 행동 방법은 안전한 얼음 표면이나 해변에서 다른 사람과 함께 작업하는 것이다. 다른 선택의 여지가 없다면 응급구조사 자신과 동료들은 환자에게 닿을 수 있게 인간 사슬을 만들 수 있다. 그러나 모든 응급구조사가 개인 구명장비를 착용하고 구명줄을 사용한다 해도 가장 안전한 방법은 아니다.

얼음에 빠진 대부분 환자의 경우 손상이 있을 것이다. 응급구조사 지침에 따라 저체온증과 다른 손상을 응급처치해야 하고, 모든 환자를 이송해야 한다.

Tip 수면 위의 거리는 측정하기가 대단히 어려운 문제이다. 가능하면 목격자에게 방향 위주로 질문해야 한다(삼각측량법). 쌍방이 통화할 수 있는 무전기가 있으면 보트를 탄 사람이 목격자가 가리키는 방향을 따라 보트를 전진시키면서 부표를 띄워 놓을 수 있다.

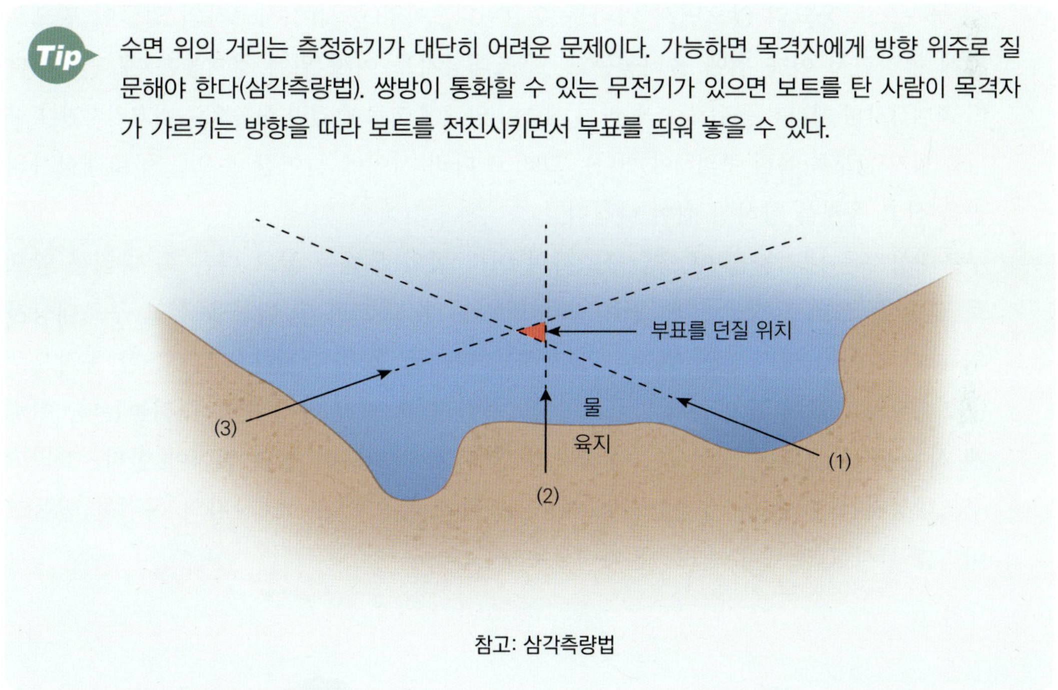

참고: 삼각측량법

5) 물 밖으로의 이동

방파제나 등에서 구조대상자를 물 밖으로 이동시키기 위해서는 들것을 이용한 2인 운반법을 사용한다.

해안가에서는 부축하기, 끌기, 어깨운반, 등 운반법 중에 선택하여 사용한다.

(1) 얕은 물에서 환자 운반

수영구조 또는 장비구조를 하여 응급구조사가 설 수 있는 깊이에 도달하거나 풀 가장자리나 부판에 도달한 것으로 끝나는 것은 아니다. 이러한 상태까지 이르는 동안 구조대상자는 비록 완전히 의식을 잃지 않더라도 극도로 피로하여 혼자 일어설 수 없거나 안전한 곳까지 가는데 도와주어야 할 경우가 많다. 가장 효과적이고 신속한 방법으로 이에 대처하기 위하여 얕은 물에서의 운반법과 수중에서 도움을 받지 않고 구조대상자를 들어 올리는 방법이 있다.

① 어깨 운반

응급구조사는 물의 깊이가 가슴 정도인 곳에 도달하면 서서 구조대상자를 앞으로 돌려 물에 떠 있게 한다. 그리고 구조대상자의 허리 옆에 서서 한쪽 손을 목 밑으로 돌리고 다른 쪽 손은 안쪽다리를 거쳐 바깥쪽 다리를 무릎으로 가져간다. 다음에는 허리를 편 채 물속으로 웅크려 앉으면서 머리를 수그린다. 이와 동시에 사고자의 얼굴이 밑으로 가게 돌리면서 어깨 위에 올려놓는다. 구조대상자를 어깨 위에 걸쳐놓은 채 일어선다(구조대상자의 허리가 목뒤로 오게 하여 체중이 양쪽에 고르게 걸려 한쪽으로 미끄러지거나 균형을 잃지 않도록 특히 주의해야 한다). 그리고 다리 사이에 들어간 손으로 구조대상자의 팔을 잡고 육지를 향하여 걸어 나간다.

구조대상자를 내려놓을 때 응급구조사의 머리 쪽의 무릎을 꿇고 다른 쪽 다리를 앞으로 뻗친다. 그리고 잡고 있던 팔목을 놓고 다른 쪽 손으로 그 팔목을 잡고 구조대상자의 다리 사이에 있던 손을 빼서 사고자의 양다리를 돌려 감는다. 그리고 한 동작으로 구조대상자의 몸을 돌리면서 앞으로 몸을 숙여 땅에 뻗친 다리 위에 내려놓는다. 이렇게 하는 동안 목뒤에 있는 구조대상자의 팔을 계속 단단히 잡고 있어야 한다. 그리고 구조대상자가 반 앉은 자세를 취하게 하고 한쪽 손으로 구조대상자의 목뒤를 받들고 머리를 서서히 땅 위에 내려놓는다(그림 4-32).

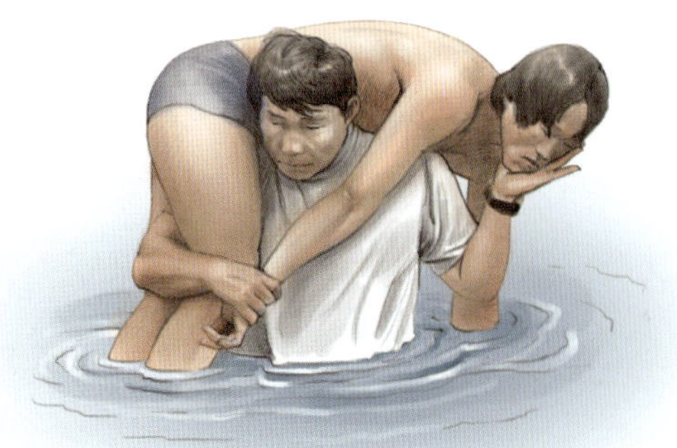
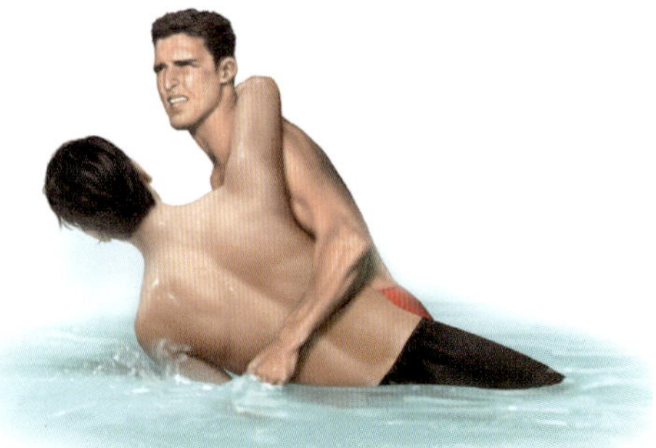

그림 4-32. 얕은 물에서 어깨 운반

② 등 운반

등 운반은 구조대상자의 체중이 응급구조사의 엉덩이 바로 위에 걸리게 하고 운반한다. 이 운반법은 체중의 중심이 밑으로 내려옴으로 어깨 운반법보다 힘도 덜 들고 균형을 잃을 염려도 적다. 따라서 이 운반법은 체중이 무거운 구조대상자를 운반하는 데 적합한 방법이다. 이 운반법은 응급구조사가 허리 정도 깊이의 물에 서서 구조대상자를 수평 자세로 한다. 그런 다음 구조대상자의 머리 쪽을 향하여 구조대상자 옆에 서서 바깥쪽 손으로 구조대상자의 먼 쪽 팔목을 잡아 위로 올려 구조대원의 어깨 위에 둔다. 이와 동시에 안쪽 손으로 구조대상자의 어깨 부근을 돌려 잡는다. 이 부분은 잡기가 편하다. 그런 다음 구조대상자에게 등을 돌려대면서 팔목을 잡았던 손으로 구조대상자의 양다리 무릎을 뒤로 돌려 잡는다. 이렇게 하면 구조대상자의 몸이 응급구조사의 엉덩이 바로 위에 오게 된다. 다음에는 구조대상자의 어깨 밑에 있는 손을 앞으로 움직여 구조대상자의 목 밑에 댄다. 이렇게 하면 구조대상자의 머리가 물에 닿지 않게 할 수 있다. 이런 자세로 걸어 나온다. 육지에 도달하면 양 무릎을 꿇고 앉으면서 구조대상자를 땅 위에 내려놓는다(그림 4-33).

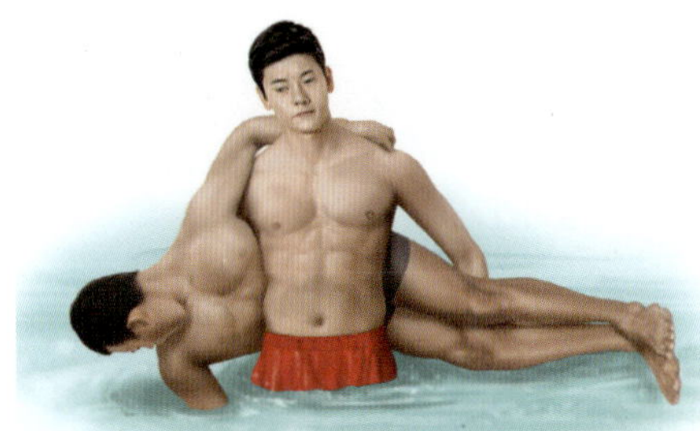

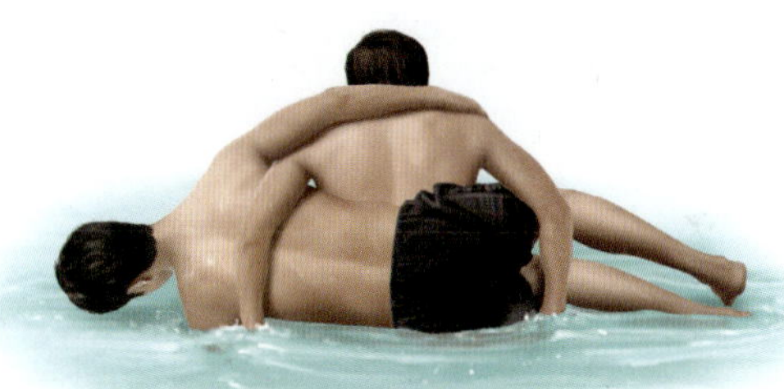

그림 4-33. **얕은 물에서 등 운반**

③ 부축법

의식이 있는 구조대상자를 물 밖으로 이동시키기 위해서는 부축법을 사용한다.

㉠ 구조대상자의 팔을 자신의 목과 어깨에 걸친다.

㉡ 어깨에 걸친 구조대상자의 팔목을 잡고 다른 한 손으로 구조대상자의 허리를 지지한다.

㉢ 구조대상자를 단단히 잡고 부축해서 물 밖으로 이동한다(그림 4-34).

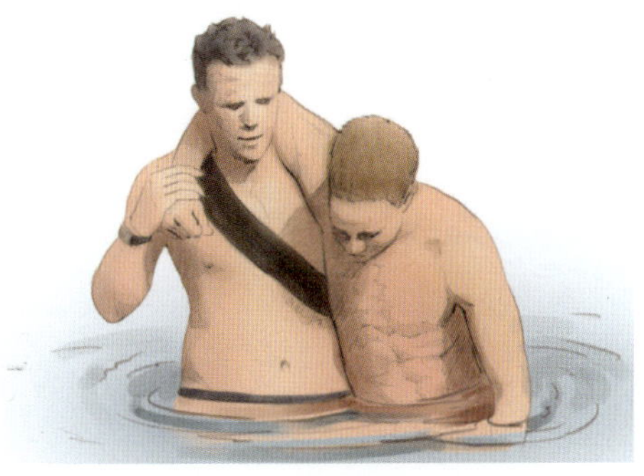

그림 4-34. **얕은 물에서 부축법**

④ 끌기법

경사면의 해안가에서 의식이 없는 구조대상자를 물 밖으로 이동시키기 위해서는 비치 끌기법(beach drag)이 안전하다. 구조대상자가 머리, 목, 허리 부상이 예상된다면 이 방법을 사용하지 말아야 한다.

㉠ 구조대상자의 뒤쪽에서 겨드랑이를 잡고 최대한 머리를 지지한 상태로 고정, 이때 구명 튜브는 옆으로 둔다.

㉡ 뒤로 걸어서 구조대상자를 물 밖으로 끌어낸다.

㉢ 의식이 없는 구조대상자나 쇼크 상태인 구조대상자는 머리가 물 쪽으로 향하게 한다. 이것은 구조대상자가 물을 뱉어내기가 편하게 하고, 쇼크에 대해서 구조 대상자의 다리를 올리는 효과도 가져온다(그림 4-35).

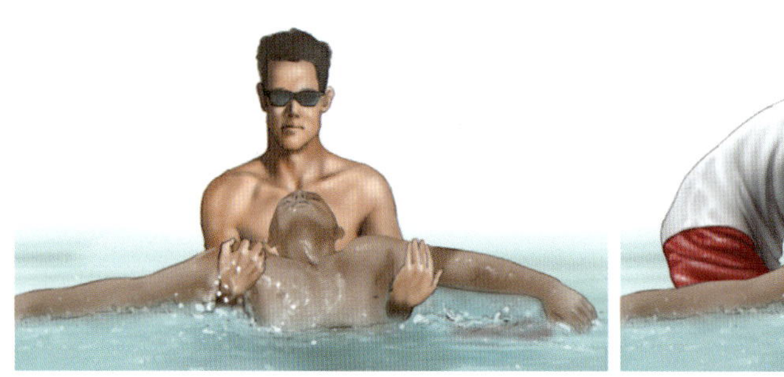
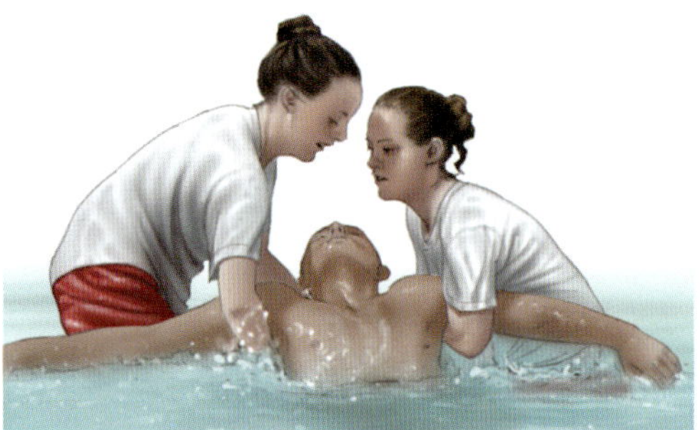

그림 4-35. **얕은 물에서 끌기법**

⑤ 2인 운반법

도움 없이는 물 밖으로 나오지 못하는 사람에게 2인 운반법 실시

㉠ 오른손은 오른손으로 왼손은 왼손으로 잡는다.

㉡ 구조대상자의 양손을 가슴으로 모은다.

㉢ 두 번째 구조원이 구조대상자를 등지고 다리 사이에 위치. 구조대상자의 무릎 아래를 잡는다.

㉣ 신호를 맞춰서 둘이 동시에 구조대상자를 이동시킨다(그림 4-36).

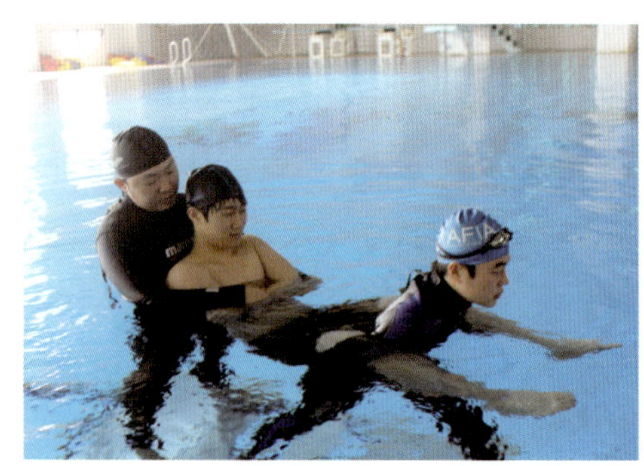

그림 4-36. **2인 운반법(Front-and-back carry)**

03 잠수의 문제점

잠수사고는 물에 익숙하지 않고 잠수에 대한 지식이 부족한 사람에게서만 일어나는 것은 아니며, 경험이 많은 잠수부에게서도 수중에서의 돌발 상황에 의해 언제든지 발생할 수 있다. 잠수 시 발생할 수 있는 응급상황으로 다음과 같이 구분할 수 있다.

① 일반적인 환경 노출 시와 같은 문제

㉠ 저체온증

㉡ 일광화상 등

② 해양활동으로 인한 문제

㉠ 익사

㉡ 해양 동물에 의한 공격 등

③ 잠수 시에 특이하게 발생하는 문제

㉠ 폐과팽창증후군

㉡ 감압병 등

1) 하강 시의 문제점

하강 시의 문제점(descent problems)은 물속으로 깊이 들어감에 따라서 수압이 높아지고, 높아진 수압에 의하여 인체 내에 미치는 압력도 증가하면서 발생한다. 통상적으로 해수면에서 10m 하강할 때마다 1기압의 압력이 증가한다.

① 잠수 때문에 증가한 압력은 인체 내의 공기가 들어 있는 구조물(폐, 귀의 중이, 부비강 등)에 영향을 주어 부피의 감소를 유발함으로써 증상이 나타난다(그림 4-37).

㉠ 잠수속도가 빠를수록 현저하다.

㉡ 문제점으로 유발되는 신체의 고통은 중이에서 가장 흔하다.

㉢ 잠수부가 수면으로 상승하면서 없어진다

- 일부 잠수부들은 수면으로 상승한 후에도 통증이 남아 있는 경우가 많다. 이러한 경우에는 병원으로 이송하는 것이 바람직하다.

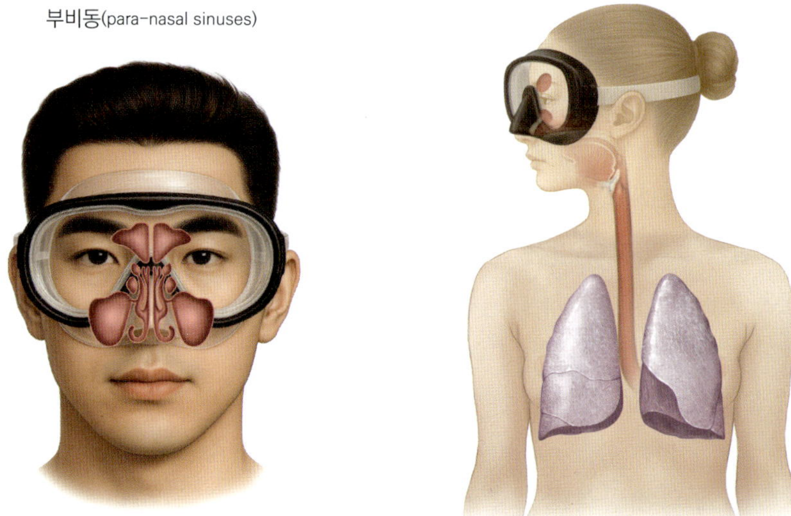

그림 4-37. **잠수 때문에 증가한 압력은 인체 내의 공기가 들어 있는 구조물에 영향을 준다.**

② 고막이 파열된 환자나 중이염이 있는 환자가 잠수하게 되면, 뚫린 고막을 통하여 외부의 압력이 바로 중이(middle ear)로 전달된다(그림 4-38).

㉠ 차가운 물이 유입되면 잠수부는 평형감각을 상실할 수 있다.

㉡ 이상이 있는 환자는 잠수를 삼가야 한다.

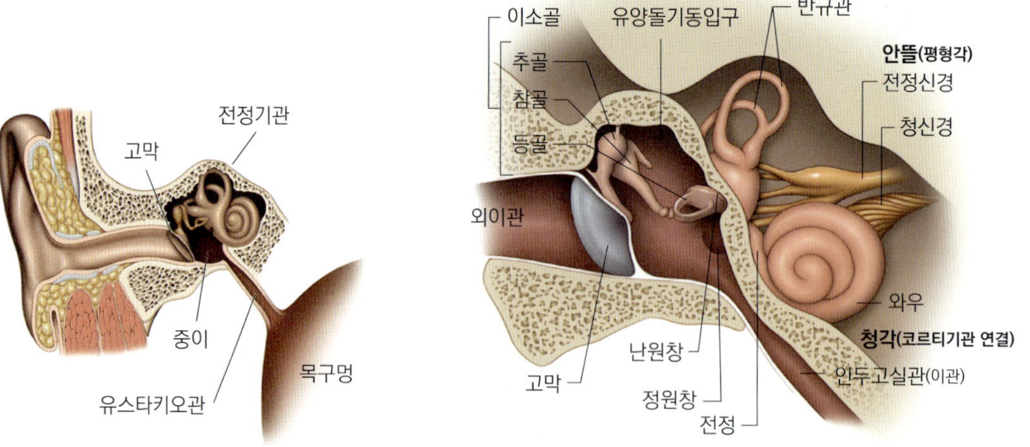

그림 4-38. **중이의 공간은 유스타키오관에 의해 목으로 연결되어 있다.** 이관을 통해 공기가 흐름으로써 공기공간에 압력평형이 이루어진다.

Tip 공기, 물, 해수의 무게

공기 담수 해수

0.08 62.4 64.0

소금이
용해된 상태

물과 공기의 밀도(단위부피당 무게) 비교

단위: pound

Tip 기압과 수압

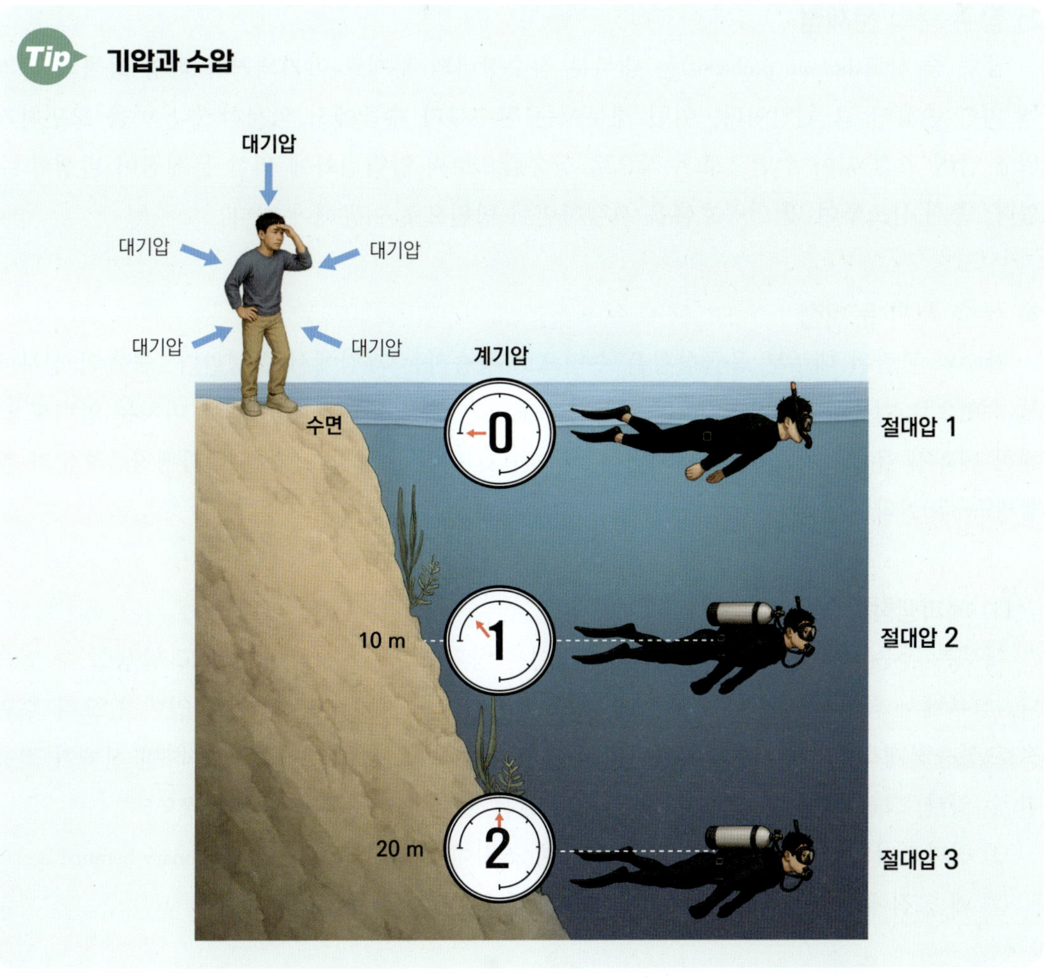

압착의 해결

Valsalva법이 가장 널리 사용되는 귀의 압력평형 기술이다.

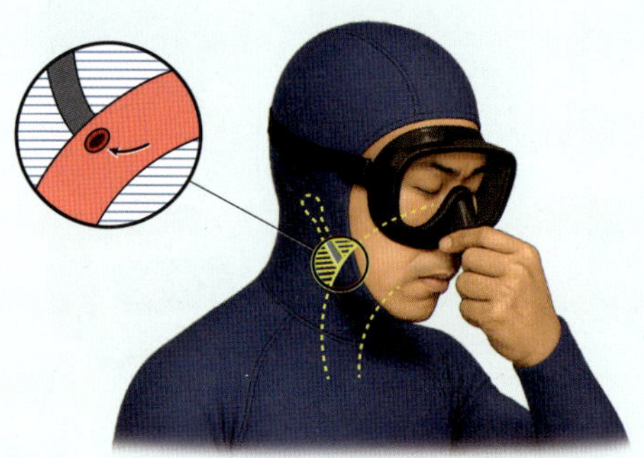

2) 잠수 중의 문제점

잠수 중 사고(bottom problems)는 대부분 잠수장비의 문제로 야기되거나 해양 동물의 공격에 의한 손상이 그 원인이다. 이런 경우에는 잠수부가 수중에서 익사하거나 이를 모면하기 위해 압력 조절 없이 수면으로 수직으로 상승함으로써 압력변화에 의한 문제점이 발생할 수 있다. 즉시 산소투여 및 인공호흡을 시행하면서 병원으로 이송해야 한다.

3) 상승 시의 문제점

잠수와 관련된 대부분 응급상황은 수면으로 상승하는 과정에서 발생한다. 물속의 심부에서 수면으로 이동하면 수압이 점점 감소하는데, 상승속도가 빠르면 체내에 미치는 압력도 급격히 변화가 유발되어 심각한 문제점을 일으킨다. 가장 위험한 상황은 폐과팽창증후군과 잠함병(bends)이라고 불리는 감압병이다.

(1) 폐과팽창증후군

대부분 잠수부가 알고 있으나 간과되기 쉬운 상황이다. 얕은 잠수 후에도 발생할 수 있으나, 심부에서 급속히 상승하는 경우에 주로 발생한다. 심부에서는 폐의 기압이 높으나 수면으로 상승하게 되면 기압이 낮아지면서 공기가 팽창하게 된다. 천천히 상승하면 신체가 적응할 수 있다. 그러나 빠르게 상승하면 다음과 같은 질환이 발생할 수 있다(그림 4-39).

① 허파꽈리의 공기가 급속히 팽창하고 폐 조직이 파괴되어 폐출혈(pulmonary hemorrhage)

② 폐 조직에서 유출되는 공기가 흉강으로 유입되면 기흉(pneumothorax)

㉠ 원인: 공기색전증과 같고 폐와 가슴의 벽 사이에 공기가 모여 폐에 압력을 가한다.

㉡ 증상: 혈액 순환의 손상으로 피부, 입술, 손톱의 청색증이 생기고 가슴 한 쪽에 통증이 발생하는데, 깊은 호흡은 통증을 더하게 하므로 가능한 짧고 얕은 호흡을 한다.

㉢ 응급처치: 통증이 있는 쪽을 아래로 하고 쇼크에 대한 응급처치와 관찰한다.

③ 공기가 종격동(심장과 대혈관을 포함하는 흉곽 내의 공간)으로 들어가면 기종격동(pneumo-mediastinum)

④ 손상된 폐의 혈관을 통하여 공기가 혈류 속으로 유입되면, 공기 방울을 형성하고 마치 마개처럼 작용하여 혈관을 막아 버리는 공기색전(air embolism)

㉠ 생성된 공기 방울은 좌심실과 대동맥을 통해 신체의 어디에도 갈 수 있다.

㉡ 심각한 손상으로 허파허탈이 발생할 수 있다.

㉢ 공기색전(혈액 내 공기 방울)은 부적절한 훈련, 장비의 기능 마비, 물속에서의 응급상황으로 인해 잠수부가 숨을 멈출 때 혹은 다이빙하는 동안 공기를 보존하려고 할 때 가장 흔하게 발생한다.

⑤ 공기색전증(AGE)은 아주 얕은 물 속(1–2 m 정도의 깊이)에서도 발생할 수 있다.

㉠ 공기색전증은 수면으로 상승 중 또는 수면 도착 10분 이내에 발생하는 것이 특징이다.

㉡ 공기색전증의 증상은 색전이 발생한 신체 부위에 따라 의식장애, 마비, 발작, 감각이상, 심근경색 등 증상이나 징후가 다양하다.

㉢ 자동차 충돌에 의한 조난자가 물속으로 떨어질 때 자동차 내에 장착된 에어백의 공기를 마실 수 있다. 구조된 후 환자는 스쿠버 잠수부처럼 공기색전증이 발생할 수도 있다.

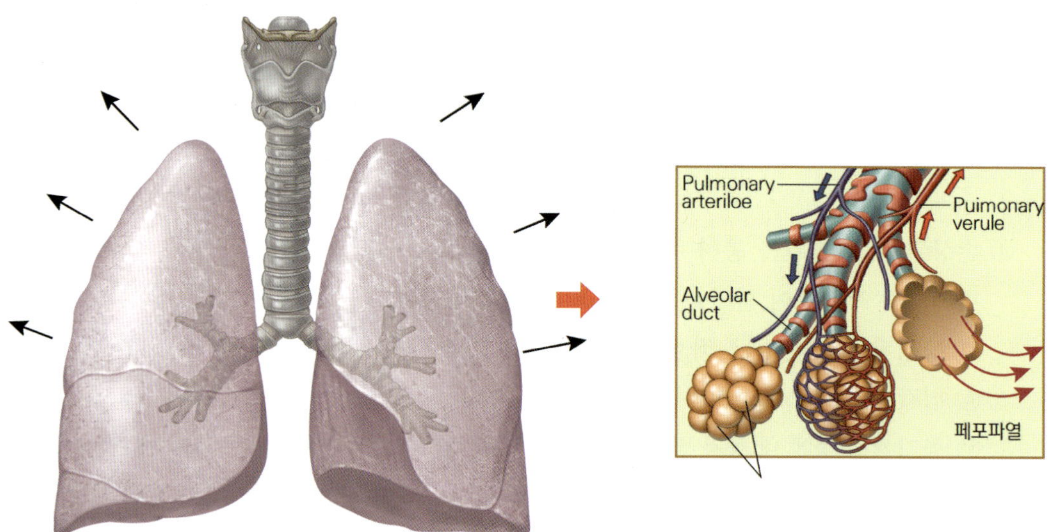

그림 4-39. **폐과팽창증후군 : 잠수 후 빠른 상승 때문에 허파꽈리 내 압력이 갑자기 낮아지면 공기가 팽창한 후 갑작스런 공기팽창은 허파꽈리 파열시킨다.**
① 공기가 파열된 혈관으로 유입되어 공기색전증
② 공기가 순환되면서 근육, 뇌 또는 위장관 장애 및 조직 괴사를 유발
③ 공기가 흉막강이나 세포칸으로 유출(피하기종, 기종격동, 폐 허탈, 기흉)

Tip 공기색전증의 징후와 증상

1. 흐릿한 시야
2. 흉통
3. 사지의 저림과 타진통
4. 전신 또는 특정 부위의 허약
5. 전신 또는 특정 부위의 마비
6. 입과 코의 거품 같은 혈액
7. 경련
8. 빠른 무의식
9. 호흡정지
10. 심장정지

(2) 감압병

감압병을 흔히 케이슨 병(Cassion disease) 또는 벤즈(Bends)라고 부르며 영어의 약자는 DCS (decompression sickness)이다. 다이버 및 잠수사가 호흡하는 공기의 성분 중 산소는 인체의 신진대사를 위해 적절히 소모되지만 질소는 질소의 부분압이 수압보다 배가 차이 날 때는 기화되지 못하고 혈액 속에 액화 상태로 남게 된다.

① 액화되어 있던 질소는 수압이 감소할수록 기화되기 시작한다.

② 천천히 상승하지 않으면 질소는 기포를 형성하여 혈관의 혈액 흐름을 기계적으로 막히

거나 직접 신경세포에 압력을 가하는 공기색전증과 같은 유사한 문제를 일으킨다.

대기압 상태에서는 인체에 질소가 약 1 L 정도 용해되어 있지만 헨리의 법칙에 의해 2기압에서는 2 L, 3기압에서는 3 L가 용해되고, 특히 지방질에는 혈액보다 5.3배 더 잘 용해된다.

① 잠수시 인체의 질소 흡수는 수심과 해저체류시간, 수온, 육체적 활동, 연령, 비만, 과로, 수면부족, 음주, 불량한 혈액순환 등에 따라 다르다.

② 수압이 증가되면 폐 속의 질소 부분압도 증가하여 질소는 조직 속에 녹으면서 서서히 포화된다.

③ 인체에 용해된 질소의 부분압과 일치할 때까지 계속 용해하게 된다.

④ 질소가 인체에 포화되는 시간은 각 조직에 따라 다르다.

⑤ 수압이 감소하면 폐 속의 질소 부분압도 감소하여 혈액과 조직 속에 용해된 질소의 부분압이 증가되므로 질소는 폐를 통해 배출된다.

감압병은 질소의 포화와 과포화 과정에서 수압이 갑자기 감소될 때 발생한다.

① 발생원인

㉠ 수중에서 오랫동안 체류한 후 빠른 속도로 상승했을 때 발생한다.

㉡ 일정 시간 감압을 하지 않았을 때 발생한다.

– 찬물에서 잠수하면 감압병 발생률 증가

㉢ 빠른 속도로 상승하면 갑작스런 수압차이로 있을 때 발생한다.

– 폐에 의해 배출되지만 질소의 부분압이 수압보다 배가 차이가 나면 기화되지 않고 혈액과 조직 속에 액화된 채 머문다.

㉣ 인체의 구조상 혈액순환이 느린 곳에서 잘 발생한다.

– 가장 흔한 부위는 관절부위이다.

㉤ 형성되거나 커진 기포(공기 방울)는 정맥의 혈관에 남아서 혈액의 흐름을 쇠약하게 하여 폐의 모세혈관에 장애를 주어 감압병 유발시킨다.

특정 부위의 혈류를 차단하여 정상적인 혈액공급이 안 되기 때문에 증상이나 징후가 발생한다. 스쿠버 잠수부의 경우 감압병은 1시간에서 48시간 사이에 나타나고 약 90%의 경우가 다이빙 3시간 이내에 발생한다. 잠수부가 다이빙 12시간 이내에 비행기를 타면 감압병의 위험이 증가한다. 감압병은 이렇게 지연되어 나타나기 때문에 환자와의 문진에서 얻은 모든 정보와 환자의 가족과 친구로부터 정보를 수집하여야 한다. 이러한 정보는 환자의 문제와 관련된 스쿠버 다이빙에 대한 유일한 단서를 제공하기도 한다.

감압병의 위험요인으로는 잠수 깊이와 시간, 과운동, 피로, 비만, 추운 온도, 노인, 반복잠수, 탈수, 잠수 후 비행 등이 있다. 감압병에 의한 증상은 대부분 잠수 3시간 이내에 발생하며 잠수 후 24시간 이후에 나타나는 증상은 감압병이 아닐 가능성이 높다. 또한, 감압표를 철저히 준수했음에도 발병할 수 있다.

감압병은 발생양상에 따라 제1형과 제2형의 감압병으로 분류할 수 있다.

① 제1형(경증) 감압병 : 근골격계, 피부 등에 문제를 일으킨다. 증상발현이 흔한 부위는 팔꿈치와 어깨로 사지통이 특징이며, 피부는 가렵거나 붉게 변하게 된다(그림 4-40).

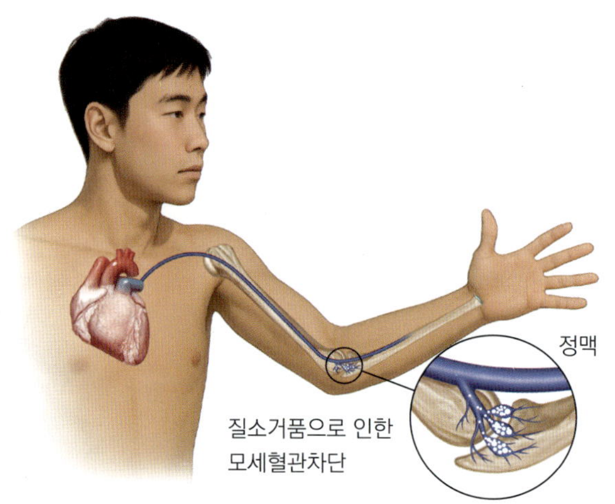

그림 4-40. **제1형(경증) 감압병.** 과도한 질소는 혈관 속에 거품을 형성할 수 있으며 관절속에 집중되어 "벤즈"라 부르는 잠수병을 일으킨다. 올바른 다이빙 기술이 감압병을 방지시킬 수 있다.

② 제2형(중증) 감압병 : 중추신경계, 호흡기계, 내이 등에 문제를 일으키는 경우로 심하면 쇼크로 인하여 치명적일 수 있다. 중추신경계는 지방을 많이 함유하고 있으므로 감압병에 더 민감하며, 사지 마비, 감각 이상, 요통 등의 척수신경 증상과 두통, 복시, 의식소실, 구음장애 등 뇌신경 증상이 나타날 수 있으며, 척수신경 증상이 더 흔하다. 호흡기계 증상은 호흡곤란, 기침, 흉통, 청색증 등이 나타날 수 있다. 또한, 내이의 문제로 인해 오심, 어지러움, 현훈(어지럼), 안구진탕(눈동자 떨림) 등의 증상이 야기될 수 있다.

감압표

감압표(Decompression Table)는 잠수사가 수면으로 상승할 때 감압병(Decompression Sickness, DCS)을 예방하기 위해 적용하는 안전한 상승 속도와 감압정지 시간을 제공하는 표이다. 감압병은 잠수 중 체내에 용해된 질소가 급격한 압력 변화로 인해 기포로 변하면서 발생하는 질환이다.

- **감압표의 역할**
  1) 체내 질소 배출 조절: 일정한 속도로 상승하고, 필요한 경우 중간 단계에서 멈춰 체내에 남아있는 질소를 배출
  2) 감압병 예방: 질소 기포가 혈류에서 안전하게 배출될 수 있도록 유도
  3) 다이빙 계획 수립: 안전한 잠수를 위해 다이빙 전 후 수면 휴식 시간을 포함한 계획을 수립하는 데 사용

① 무감압한계 시간과 반복 그룹

수심	M	3	4.5	6	7.5	9	10.5	12	15	18	21	24	27	30	33.5	36.5	39.5	
	Ft	10	15	20	25	30	35	40	50	60	70	80	90	100	110	120	130	
잠수시간(분)		60	35	25	20	15	5	5										→ A
		120	70	50	35	30	15	15	10	10	5	5	5	5				→ B
		210	110	75	55	45	25	25	15	15	10	10	10	7	5	5	5	→ C
		300	160	100	75	60	40	30	25	20	15	15	12	10	10	10	8	→ D
			225	135	100	75	50	40	30	52	20	20	15	15	13	12	10 / 5	→ E
			350	180	125	95	60	50	40	30	30	25	20	20	15	15 / 5		→ F
				240	160	120	80	70	50	40	35	30	25	22	20 / 5			→ G
				325	195	145	100	80	60	50	40	35	30 / 5	25 / 5		25 / 6	25 / 10	→ H
					245	170	120	100	70	55	45	40 / 5				30 / 14		→ I
					315	205	140	110	80	60 / 5	50 / 5		40 / 7		30 / 7			→ J
						250	160	130			60 / 8	50 / 10		40 / 15				→ K
						310	190	150 / 5	100 / 5	80 / 7	70 / 14	60 / 17	50 / 18					→ L
							220											→ M
							270											→ N

〈표1. 감압불필요 한계시간과 반복그룹〉

② 휴식시간표

휴식 전 새 반복 그룹	N	M	L	K	J	I	H	G	F	E	D	C	B	A
A														0:10 12:00
B													0:10 3:20	3:21 12:00
C												0:10 1:09	1:40 4:49	4:50 12:00
D											0:10 1:09	1:10 2:38	2:39 5:48	5:49 12:00
E										0:10 0:54	0:55 1:57	1:58 3:24	3:25 6:34	6:35 12:00
F									0:10 0:45	0:46 1:29	1:30 2:28	2:29 3:57	3:58 7:05	7:06 12:00
G								0:10 0:40	0:41 1:15	1:16 1:59	2:00 2:58	2:59 4:25	4:26 7:35	7:36 12:00
H							0:10 0:36	0:37 1:06	1:07 1:41	1:42 2:23	2:24 3:20	3:21 4:49	4:50 7:59	8:00 12:00
I						0:10 0:33	0:34 0:59	1:00 1:29	1:30 2:02	2:03 2:24	2:45 3:43	3:44 5:12	5:13 8:21	8:22 12:00
J					0:10 0:31	0:32 0:54	0:55 1:19	1:20 1:47	1:48 2:20	2:21 3:04	3:05 4:02	4:03 5:40	5:41 8:40	8:41 12:00
K				0:10 0:28	0:29 0:49	0:50 1:11	1:12 1:35	1:36 2:03	2:04 2:38	2:39 3:21	3:22 4:19	4:20 5:48	5:49 8:58	8:59 12:00
L			0:10 0:26	0:27 0:45	0:46 1:04	1:05 1:25	1:26 1:49	1:50 2:19	2:20 2:53	2:54 3:36	3:37 4:35	4:36 6:02	6:03 9:12	9:13 12:00
M		0:10 0:25	0:26 0:42	0:43 0:59	1:00 1:18	1:19 1:39	1:40 2:05	2:06 2:34	2:35 3:08	3:09 3:52	3:53 4:49	4:50 6:18	6:19 9:28	9:29 12:00
N	0:10 0:24	0:25 0:39	0:40 0:54	0:55 1:11	1:12 1:30	1:31 1:53	1:54 2:18	2:19 2:47	2:48 3:22	3:23 4:04	4:05 5:03	5:04 6:32	6:33 9:43	9:44 12:00

휴식 후 새 반복 그룹 (N M L K J I H G F E D C B A)

③ 잔류질소 시간과 허용 한계 잠수 시간표

재잠수 수심↓	Ft	N	M	L	K	J	I	H	G	F	E	D	C	B	A
9M	30	310	310	310	250	205	170	145	120	95	75	60	45	30	15
		무제한													
10.5	35	270	220	190	160	140	120	100	80	60	50	40	25	20	5
			50	80	110	130	150	170	190	210	220	230	245	250	265
12	40	213	187	161	138	116	101	87	73	61	49	37	25	17	7
						14	29	43	57	69	81	93	105	113	123
15	50	142	124	111	99	87	76	66	56	47	38	29	21	13	6
							4	14	24	33	42	51	59	67	74
18	60	107	97	88	79	70	61	52	44	36	30	24	17	11	5
								3	11	19	25	31	38	44	50
21	70	87	80	72	64	57	50	43	37	31	26	20	15	9	4
								2	8	14	19	25	30	36	41
24	80	73	68	61	54	48	43	38	32	28	23	18	13	8	4
									3	7	12	17	22	27	31
27	90	64	58	53	47	43	38	33	29	24	20	16	11	7	3
										4	5	9	14	18	22
30	100	57	52	48	43	38	34	30	26	22	18	14	10	7	3
											4	8	12	15	19
33.5	110	51	47	42	38	34	31	27	24	20	16	13	10	6	3
												2	5	9	12
36.5	120	46	43	39	35	32	28	25	21	18	15	12	9	6	3
													3	6	9
39.5	130	40	38	35	31	28	25	22	19	16	13	11	9	6	3
														2	5

〈표3. 전유질소 시간 (분)과 허용 한계 잠수시간표〉

④ ① 로 돌아가기 - 재잠수시의 다이빙 계획 수립

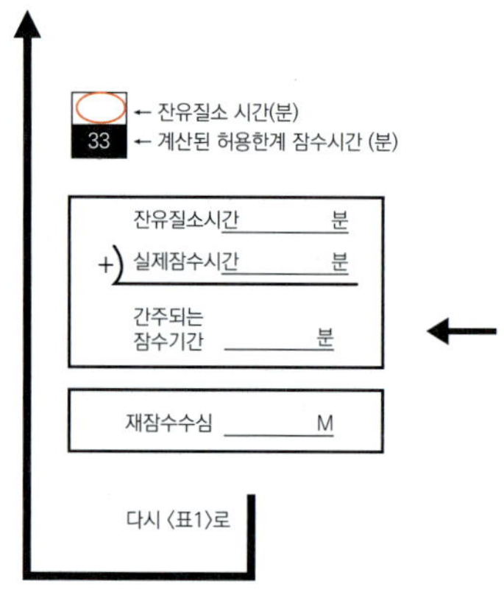

Tip 감압병의 징후와 증상

1. 성격 변화 2. 피로 3. 근육과 관절의 심부통증 4. 피부의 가려운 반점이나 얼룩 5. 저림이나 마비 6. 기도폐쇄 7. 기침 8. 힘든 호흡 9. 중독증과 유사한 행동(비틀거림) 10. 흉통 11. 무의식을 동반한 기절 12. 형상이 계속 변하는 피부 발진

Tip 보일의 법칙(Boyle's Law)

① 압력이 증가하거나 감소하면 기체의 부피는 그에 반비례하여 감소, 증가한다는 법칙이다. 즉 압력이 높아지면 그에 반비례하여 부피는 줄어들고, 압력이 낮아지면 기체의 부피는 커지는 것이다. 이때의 압력은 절대압력을 적용한다.
② 예를 들면 절대압이 1인 수면에서 부피가 4리터인 풍선을 가지고 절대압이 2 대기압이 되는 수심 10 m로 하강하면 풍선의 부피는 2리터로 줄어든다. 이 원리는 공기색전층과 압착 등을 설명할 수 있는 근거가 된다.
③ 일정한 온도에서 압력이 2배, 3배이면 기체의 부피는 1/2, 1/3로 줄어든다.
④ 수중 상승시 압력과 관계있는 증상으로는 공기색전증(air embolism), 피하기종(emphysema), 기흉(pnemothorax) 등이 있다.
⑤ 하강 시에 나타나는 증상으로는 수경압착(눈주위가 부어 있거나 눈에 출혈한 흔적), 중이압착, 잠수복압착 등이 발생한다.

Tip 샤를의 법칙(Charle's Law)

① 압력이 일정할 때 기체의 부피는 절대온도에 비례한다.
② 부피가 일정할 때는 온도가 증가와 더불어 기체의 압력도 증가한다.

Tip 일반 기체의 법칙

① 보일과 샤를의 법칙을 혼합한 것으로 "일정량의 기체의 부피는 압력에 반비례하고 절대 온도에 비례한다.

Tip 헨리의 법칙(Henry's Law)

① 헨리의 법칙은 흡수의 법칙 또는 감압표의 법칙이라고 한다. "일정한 온도하에서 액체에 녹아 들어가는 기체의 양은 그 기체의 부분압에 비례한다."
② 혈액 속에 기체가 포화 또는 용해되는 것은 공기의 흡입과 배출사이의 부분압이 틀리기 때문이며, 기체의 용해도는 온도에 의한 영향을 많이 받아 온도가 낮을수록 용해도는 커진다.
③ 감압병은 다이버 및 잠수사가 표면을 향해 상승할 때 액체 속에 용해되어 있던 질소가 기화되는 과정에서 발생한다. 따라서 상승할 때 감압표의 감압정지 지시를 지키지 않으면 질소는 기포를 형성하게 된다.

Tip N_2(질소)

① 공기의 성분 중 79% 차지하는 무색, 무미, 무취한 기체로서 공기 중에 가장 많이 함유되어 있다.
② 질소는 특히 지방질에서 액체보다 5.3배 더 잘 용해되고 수심(30 m 이상)이 깊어질수록 마취현상이 더욱 심해지는 특성이 있어 다이버 및 잠수사의 판단력을 둔화시키거나 방향감각의 감소, 황홀감, 기억 상실 등이 유발된다.
※ 불활성기체: 질소(N_2), 네온(Ne), 아르곤(Ar), 크립톤(Kr), 제논(Xe), 수소(H) 등

감압병을 예방하기 위해서는 수면으로 상승 중 적절한 감압절차를 시행해야 하는데 감압절차란 불활성기체가 호흡기를 통해 체내에 흡수되었으므로 다시 호흡기를 통하여 체외로 배출될 수 있도록 단계적으로 압력을 낮추어주는 것이다.

(3) 응급처치

공기색전증이나 감압병으로 인한 손상은 적절한 치료로써 회복될 수 있으나, 가압까지의 시간이 지체되면 영구적인 뇌손상이나 척수마비가 초래될 수 있다. 그러므로 응급구조사는 기본적인 응급처치를 시행하고 산소를 투여하면서 치료가 가능한 병원으로 신속히 이송해야 한다.

응급구조사가 공기색전증이나 감압병이 의심되는 환자를 처치하는 단계는 다음과 같다.

① 환자를 수면으로부터 안전한 장소로 옮겨서 안정을 취한다.
② 기도유지하고, 비재호흡마스크를 통한 고농도의 산소를 투여한다.
② 필요하면 기본 심폐소생술을 시작한다.
③ 환자는 앙와위나 측와위를 취하게 한다.
환자를 계속 평가하고 기도유지를 위해 환자의 체위를 변경해야 하는 경우도 있다.
④ 호흡음을 청진한다. 기흉의 경우는 호흡음이 감소하게 되며, 항공후송의 금기가 된다.
⑤ 환자의 응급처치를 위하여 가압실이 설치된 병원으로 이송한다(그림 4-42).
병원이 원거리에 위치한 경우에는 항공기로 이송하며, 항공기의 고도는 최대한으로 낮추어야 한다(그림 4-41).
⑥ 환자를 이송할 동안에도 계속해서 산소를 투여한다.
⑦ 잠수한 시간과 잠수 깊이를 파악한다.
⑧ 'AVPU' 척도를 이용하여 환자의 의식 상태를 평가한다.
의식상태의 판정은 치료자가 가압실에서 가압 정도와 시간을 선택하는 데 도움이 된다.

⑨ 감압병(decompression sickness, DCS) 환자가 경한 체용적 감소를 일으키기 때문에 ALS는 금기가 아니면 비경구나 경구(의식이 있을 때)로 수액을 빠른 속도로 주어야 한다.

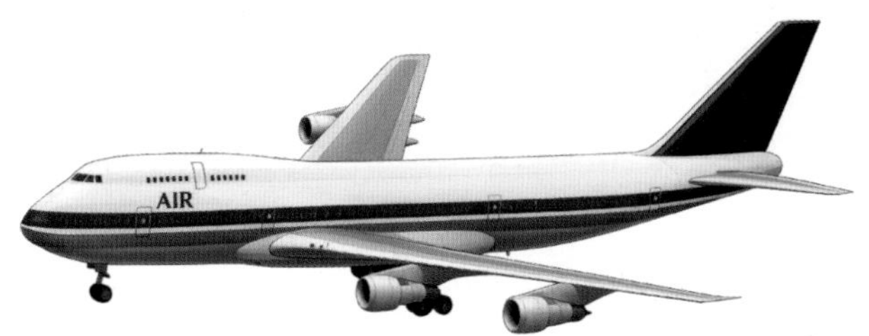

그림 4-41. **다이빙한 후에는 최소한 12시간 경과한 후에 비행기를 탑승시켜야 하며 300m 이하로 저공비행해야 한다.**

(4) 공기색전증(Arterial gas embolism)

다이버가 고압의 공기를 호흡하다 상승하게 되면 외부의 압력감소로 인하여 부피가 팽창하게 된다. 다이버가 정상적으로 호흡을 할 때는 부피가 팽창된 공기는 기도와 입을 통하여 밖으로 배출되지만 만약 다이버가 물리적인 방법으로 숨을 참게 되면 이 팽창된 공기는 배출되는 곳이 없기 때문에 폐를 과팽창시키게 된다. 이로 인하여 폐파열이 일어나고 허파꽈리에서는 혈관에 공기가 유입되게 된다.

혈관으로 유입된 공기의 기포들은 혈관을 따라 심장으로 이동하게 되고, 심장의 박동에 의하여 대동맥으로 이동하게 되며 이동된 공기는 다시 목동맥이나 하지동맥으로 이동하게 된다. 하지동맥으로 이동한 공기는 경련이나 마비를 일으키게 되고, 목동맥으로 이동한 공기의 기포는 뇌동맥을 막아 색전증이 유발된다. 뇌로 들어간 기포는 뇌의 동맥을 막아 혈액의 흐름을 차단하고 결국 뇌세포가 손상을 입게 된다.

(가) 원인: 상승 중 압력하에서 숨을 멈춤으로써 팽창된 기체가 폐에 손상을 주어 동맥의 순환을 방해한다.

(나) 진단

① 수면으로 올라오는 상승 중 또는 수면 도착 후 10분 이내에 갑자기 나타난다.

② 몸의 넓은 부분에 걸친 피부의 이상한 느낌을 준다.

③ 경련, 사지의 무기력, 발작, 의식상실, 마비, 감각이상, 시력이상, 현기증, 두통 등

(다) 응급처치

① 공기색전증이 발생한 경우에는 신속한 재가압(챔버)시설치료가 요구된다(그림 4-42).

② 공기색전증 환자를 발견한 경우 환자를 편평한 바닥에 눕히고 기도개방 및 호흡유지 시킨 후 산소공급을 시킨다.

③ 가능한 빨리 재가압 챔버시설이 있는 곳으로 이송해야 하는데 항공 이송이 필요한 경우에는 실내 압력이 1기압 상태로 유지할 수 있도록 의료항공기 또는 헬기로 저고도 비행하여야 한다.

④ 치료를 목적으로 환자를 수중으로 다시 내려보내서는 안 된다.

(라) 예방

① 상승 시 숨을 참지 말고 정상호흡을 하며, 상승속도를 지킨다.

② 비상 상승 시 고개를 뒤로 젖혀 기도를 열어주고 폐 속에 팽창된 공기를 계속 내뿜으며 상승한다.

Tip 동맥 가스 색전증 및 감압병 환자 관리 지침

1) Trendelenburg 자세 사용 중단

AGE 의심 시 Trendelenburg 자세(머리를 낮추고 다리를 높이는 체위)는 뇌부종 유발/악화 및 호흡곤란 가중 위험으로 인해 더 이상 권장되지 않는다. 대신 100% 산소를 마스크로 10–15 L/min 공급한다. 이는 질소 가스 배출 촉진과 손상된 조직의 산소 공급 향상에 필수적이다.

2) 긴급 재가압 치료 및 이송 원칙

AGE/DCS 의심 환자는 재가압 챔버로 즉시 이송한다. 항공 이송 시 다음을 준수한다.

① 저고도 비행: 300 m 고도 이하에서 진행한다.

② 기압 조절: 1 절대기압(ATA) 유지 가능한 항공기 사용한다.

③ 시간 단축: 이송 지연 시 영구적 손상 위험 증가한다.

재가압 치료는 잠수 후 48시간 이내에도 효과적이며, 이송 중 산소 공급과 수액 투여가 병행되어야 한다. 이 지침은 공기색전 및 감압병 환자의 생명 위험을 최소화하기 위한 핵심 절차이다.

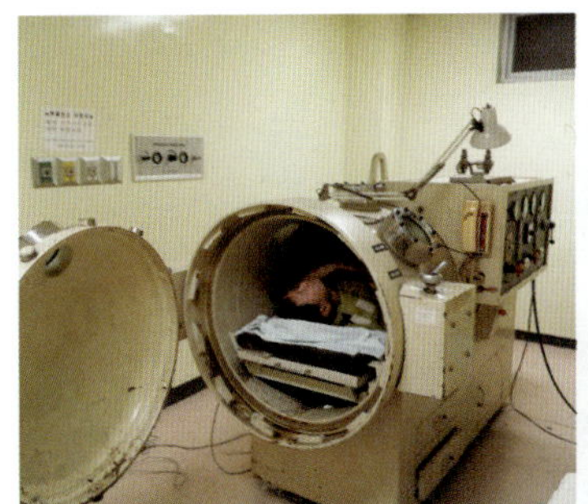
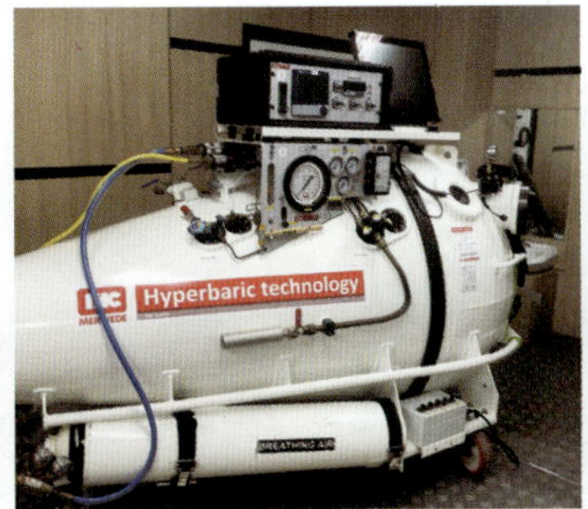

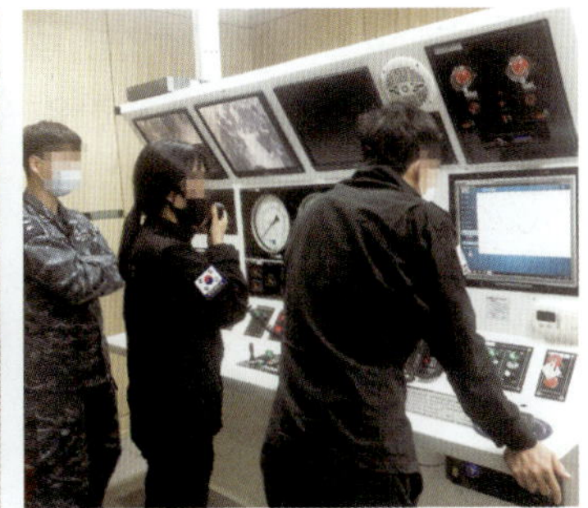

그림 4-42. 공기색전증이나 감압병환자에게 신속한 가압치료를 하면 생명을 구할 수 있다.

DAN (diver alert network)

수중에서 다이빙 사고 환자의 응급처치와 구조를 돕기 위해 만들어졌다. DAN 직원은 24시간 대기하며, 전화로 구조 요청하면 된다. DAN은 119구급대와 종합상황실 응급통신관리자에게 환자평가에 관한 정보와 고압손상치료센터로의 이송방법을 알려준다.

04 수중위험

저체온증은 차가운 물에 빠져있던 환자에서 종종 발생한다. 체온의 점진적인 하강은 조난자를 더욱 위험에 빠뜨린다. 응급구조사는 차가운 물 속에서 구조된 사람의 체온에 세심한 주의를 기울여야 하며, 즉시 병원으로 이송한다.

여러 유형의 손상들이 수중에서 일어날 수 있다. 예를 들면, 선박의 추진 날개, 날카로운 암석, 수상스키 등에 의한 손상은 수중에서 발생하므로 지상에서 발생한 사고보다 더욱 치명적이다. 수중사고 환자에서 척추손상의 가능성도 염두에 두어야 한다. 또한, 소아학대의 한 형태로 수중사고가 발생하는 경우가 있다. 응급구조사는 익사가 발생한 소아환자에서 소아학대의 가능성도 고려해야 한다.

1) 전신 저체온증의 위험 요인

전신 저체온증의 위험 요인은 다음과 같다.

① 주변 온도

냉기 및 습기. 저체온증은 극도로 낮은 온도에서만 발생하지 않는다. 풍냉 지수에 따라 약 영상 18도에서도 발생할 수 있다. 땀을 흘리거나 물에 젖거나 비에 젖으면 문제는 복잡해지며 저체온증의 위험이 높아진다(그림 4-43).

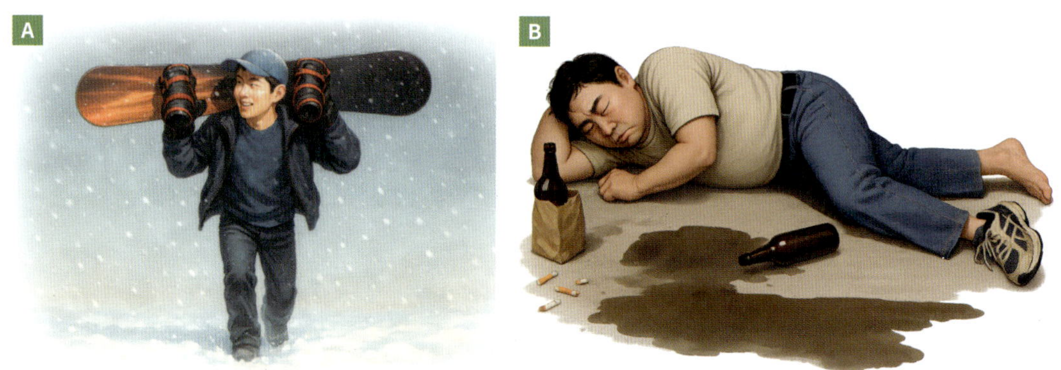

그림 4-43. **저체온증은 춥거나 단순히 시원환 환경에서도 발생할 수 있다.** 사진의 두 사람 모두 저체온증에 걸릴 수 있다. (A) 추운 날 야외 활동을 하기에 너무 가벼운 옷차림 (B) 선선한 날씨에 야외의 서늘한 표면에서 자는 사람

② 연령

영유아(특히 신생아), 및 노인과 같이 연령층의 극단에 속한 경우 저체온증의 위험이 높다. 영유아는 신체 크기에 비해 표면적이 넓어 열 손실의 양과 속도가 빠르다. 떨리는 능력(열을 생성하는 기전)은 영유아에게는 잘 발달되지 않은 상태이며 작은 근육량 때문에 열을 보존하기 어렵다. 청소년과 노인 역시 체지방이 적어 열 손실에 기여한다. 노인은 노화로 인해 한랭에 대한 인지장애, 기저 대사량의 감소, 사지 혈관수축(열 보존 기전)이 불량한 상태이다. 이는 노인이 본인의 집에서 저체온증이 되는 도시 저체온증의 상태로 이어질 수 있다(그림 4-44). 영유아는 따뜻한 환경으로 이동하거나 따뜻한 옷을 입는 등의 적응 행동을 바로 할 수 없다.

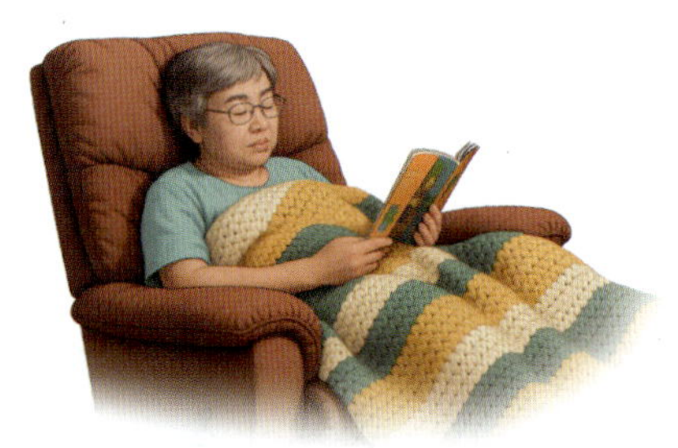

그림 4-44. **난방이 제대로 되지 않는 집에 사는 노인은 저체온증에 걸릴 수 있다.**

③ 의학적 상태

저체온증의 위험이 높은 사람은 최근 수술을 받았거나 쇼크, 두부 손상, 화상, 전신 감염, 척추 손상, 갑상선 장애, 저혈당증과 같은 당뇨 응급상황에 있는 사람들이다. 저체온증이 있는 외상 환자의 예후는 극적으로 악화될 수 있다.

④ 노출 기간

추운 환경에서 보호 없이 보내는 시간이 길수록 저체온증에 걸릴 확률이 높아진다.

⑤ 의복

온도에 부적합한 의복은 추운 환경에서 여러 겹의 옷을 입은 사람보다 빠른 속도로 열을 잃게 한다. 여러 겹의 의복은 추위로부터 단열 효과를 주고 과도한 열 손실로부터 신체를 보호한다. 모자는 머리의 열 손실을 줄이고 적절한 장갑과 부츠는 사지의 한랭으로 인한 부상으로부터 보호한다. 비와 습기로부터 몸을 젖게 하는 옷(젖은 상태의 옷)은 냉각 속도에 기여한다. 특히 물에 빠진 상태라면 옷을 입고 피부와 옷 사이에 물을 가둬 층을 형성하도록 하는 것이 좋다. 이렇게 형성한 물로 이루어진 층은 몸에 의해 가열되어 어느 정도 따뜻한 단열 효과를 나타낸다.

⑥ 활동 수준

신체 활동은 부산물로 열을 생성하는 근육 운동이다. 따라서 계속 움직이는 사람은 움직이지 않을 때 보다 더 높은 수준으로 신체의 중심부 온도를 유지하는 내부 열을 생성할 수 있다. 그러나 계속해서 움직이려면 탄수화물, 단백질 또는 지방 형태의 적절한 양의 연료가 있어야 한다. 또한 수분을 유지하려면 충분한 양의 물을 마셔야 한다. 물에 빠진 사람이 지속적으로 움직이는 경우 대류로 인해 더 빨리 몸이 식을 수 있다. 이는 계속해서 물장구를 치며 이동하면 피부 옆으로 차가운 물 분자가 지속적으로 이동하여 더 빠른 속도로 냉각을 촉진하게 된다. 만약 물에 빠진 사람이 부표나 물체를 잡고 물에 떠 있는 상태로 몸을 최대한 구부리고 있는다면 오히려 주변 물이 따뜻해지며 대류로 인한 냉각 효과를 줄일 수 있다.

05 소생을 위한 노력

물에 빠진 심정지 환자를 소생시키는 경우에 응급구조사는 쉽게 환자를 포기해서는 안 된다. 환자가 차가운 물 속에 빠져 있는 동안 체온은 상당히 저하될 수 있음을 항상 고려해야 한다. 특히 21℃ 이하의 찬물에서는 저체온증이 발생한다.

① 체온이 저하된 상태에서는 신체의 산소요구량이 적어지기 때문(산소 소모를 최대한 줄임)에 중요한 장기들이 저산소증에서도 오랜 시간을 버틸 수 있다.

② 포유동물의 다이빙 반사(mammalian diving reflex)로 심장박동을 느리게 한다(그림 4-45).

㉠ 근육, 피부, 내부기관과 같은 조직은 더욱 적은 혈액을 공급하고, 심장이나 산소가 많이 필요로 하는 기관으로 많은 산소를 공급하는 것이다.

㉡ 다이빙 반사는 물이 차가울수록 뇌와 심장 혈류만 유지되고 꼭 필요한 곳으로만 산소가 공급된다.

㉢ 어린이나 젊은 사람일수록 더욱 효과적으로 나타난다.

③ 일부 저체온증 익사환자 중에 장시간의 심폐소생술 후에도 심각한 후유증 없이 성공적으로 소생되었다는 보고가 있다.

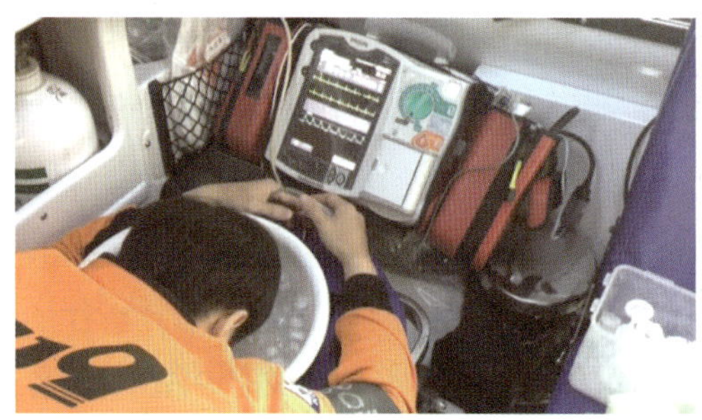
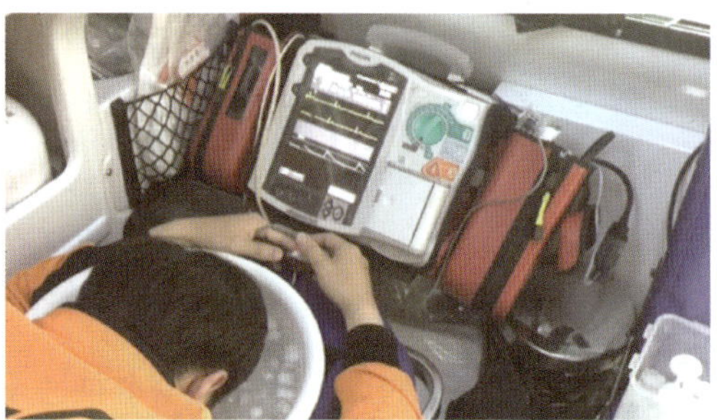

그림 4-45. **포유동물의 다이빙반사로 심장박동수가 감소된다.**

저체온이라는 신체의 생리적인 보호기전인데, 저체온증(hypothermia)은 체온이 일정온도 이하로 떨어져 생체기능을 원활히 수행할 수 없는 상태를 말한다. 중증의 저체온상태가 되면 뇌혈류량과 뇌의 산소소모량이 감소하고 심박출량을 저하시켜 대사량을 줄이게 된다. 대부분의 익수는 체온보다 낮은 온도의 물에 빠져 발생되며, 물속에서는 대기 중에서보다 대류성 열손실이 25–30배 더 빠르게 진행되므로, 저체온증이 유발되는 빈도가 높은 것으로 추정된다. 따라서 중증의 저체온상태가 되면 대사량이 줄어들어 일반적으로 사망한 듯한 양상을 보이게 된다. 저체온상태인 환자에서 심정지가 발생하면 체온을 정상화시키기 전에는 심박조율이 회복되지 않는다. 저체온증에 의한 심정지환자 중 일부는 신경학적 후유증 없이 회복될 수 있으므로 저체온증이 지속되는 환자에서는 체온이 정상될 때까지 사망을 선고해서는 안 된다.

일반적으로 심정지가 이루어진 후 4–6분이 경과하면 뇌손상이 진행되는데, 차가운 물에 익수했을 경우의 약 20℃ 이하의 찬물에 빠진 경우 30분 이상의 시간이 경과된 심정지 환자도 소생될 수 있기 때문이다. 그러나 1시간 이상 물에 빠진 상태가 되면, 일반적으로 소생이 불가능하다. 그러나 보고서에 의하면 40분간 침수되어 있던 소아, 또 최고 66분 동안 찬물에 빠진 소아가 신경학적으로 후유증 없이 완전히 회복된 경우가 보고되고 있다

물에 빠진 사람에 대하여 구조 및 응급처치를 실시할 경우 신속한 행동여부에 따라 생존이나 죽음으로 이루어질 수 있다. 일반적으로 물에 잠긴 지 5분 이내에 구조되어 5분 이내에 심폐소생술을 실시할 경우 예후는 보통 좋게 나타난다. 이에 물에 빠진 심정지 환자는 회복

될 때까지 혹은 병원이나 현장에서 의사에 의하여 사망이 선언될 때까지는 심폐소생술 및 소생을 위한 노력을 계속해야 한다.

침수로 인한 저체온증(1)

침수 저체온증은 25도 미만의 냉수에 빠져 체온이 낮아지며 발생한다. 25도 미만의 수온에서 보호장비를 착용하지 않은 물에 빠진 사람은 정상적인 체온을 유지하기 위한 움직임으로 충분한 열을 발생시킬 수 없다. 20도 이하의 수온에서는 익사 또는 심한 저체온증으로 사망할 위험이 높다. 우발적인 입수의 모든 경우 침수로 인한 저체온증의 가능성을 고려해야 한다. 관할 지역 내의 봄, 여름, 가을 및 겨울의 강 및 호수의 온도에 익숙해지도록 한다.

어떤 상황에서는 체온이 10분 만에 수온과 비슷한 수준으로 떨어지기도 한다. 실제로 체온은 같은 온도의 공기보다 물에서 25–30배 더 빠르게 떨어진다. 지방층은 신체를 한랭으로부터 격리시키는 경향이 있다. 성인 여성은 남성 보다 냉수에서 열 손실에 대한 저항력이 더 크다. 마찬가지로 성인은 아동보다 추위를 더 오래 견딜 수 있으며 아동에서도 여자아이는 남자아이보다 더 높은 저항력을 보인다. 여러 겹의 옷을 입은 환자는 물속에서 열을 보호하는데 도움이 될 수 있다.

신체는 수온이 얼어붙을 정도로 차가운 수준에서만 사망할 수 있다는 대중적인 생각과 달리 수온이 10도 일 때 몇 분 안에 사망할 수 있다. 환자가 시원하거나 차가운 물에 빠진 경우 가장 우선순위로 할 일은 환자를 빨리 물에서 구조하여 젖은 옷을 벗기고 따뜻한 환경으로 이동하는 것이다.

침수된 상태에서 환자의 반응은 침수 쇼크와 침수로 인한 무기력의 두 단계로 나타난다. 침수 쇼크 반응은 물에 빠졌다는 사실에 대한 첫 번째 반응 단계이다. 이때 환자가 당황하게 되면 다음을 나타낸다.

① 과호흡 및 헐떡임에 따른 호흡 패턴의 변화
② 적응하지 못하면 숨을 참는 능력의 상실
③ 호흡이 불규칙해짐

이 단계는 단 몇 분 동안 지속될 수 있다. 그러나 그 몇 분 동안 물에 빠진 사람은 의식을 잃거나 당황하여 물을 흡입할 정도로 과호흡을 할 수 있다. 구명조끼 등 개인부양장치(PED)를 착용하지 않은 경우 결과적으로 익사할 수 있다. 물에 빠진 사람이 구명조끼를 착용한 경우 당황하지 않고 호흡을 조절하도록 지시해야 한다. 만약 스스로 호흡을 조절할 수 있다면 초기 침수 쇼크 단계에서 살아남을 수 있다.
침수로 인한 무기력 상태. 물에 빠진 사람이 쇼크 단계를 견뎌내면 유용한 활동을 수행할 수 없게 되기까지 약 10분 내외의 시간이 있다. 먼저 미세 운동 기능을 잃게 되고 이후 총 운동 기능을 잃어 의미 있는 활동을 수행할 수 없다. 이러한 기능 상실을 한랭으로 인한 장애(cold incapacitation)라 한다. 말초 혈관의 수축은 혈액을 몸의 중심부로 이동시켜 짧은 시간 동안 체온을 아주 약간 올릴 수 있다. 환자가 PED를 착용하지 않은 경우 생존에 도움이 될 수 있는 활동을 하도록 지시받아야 한다. 물에 빠진 사람은 움직임이 늘어날수록 차가운 물 분자가 피부에 접촉하고 그에 따른 대류 과정이 더 체온을 떨어지게 한다. 따라서 움직임음 저체온증의 발병과 심각성을 가속화한다. 30–60분 동안 물에 빠진 경우 저체온증이 나타날 위험이 매우 크다. PED를 착용하고 머리가 물 위로 나와 있는 상태라면 물속에서 2시간 남짓 생존할 수 있다.

 **침수로 인한 저체온증(2)**

침수로 인한 저체온증에 대한 추가 고려사항. 침수 환자의 약 20%에서 구조 후 24시간 이내의 급사가 보고되고 있다. 잠재적 원인은 다음과 관련이 있다.

① 재가열 시 냉, 산성, 또는 알칼리성 혈액이 중심 순환으로 다시 순환
② 카테콜아민(에피네프린, 노르에피네프린) 방출
③ 물에서 구조될 때 정수압의 감소
④ 한랭으로 인해 혈압 변화에 대한 민감도가 감소된 압력 수용체
⑤ 혈액의 점도 증가
⑥ 혈관 내 혈액량 감소
⑦ 심장의 펌프 기능 저하

침수 환자는 앙와위자세로 유지해야 하며 단순히 구급차의 들것이나 구급차로 걸어가는 등을 포함하여 불필요한 신체활동을 하도록 지시해서는 안 된다. 갑작스러운 사망의 발생을 줄이기 위해 환자를 위한 모든 작업을 하고 주의한다. 또한 환자를 자주 재평가하며 악화를 나타낼 수 있는 환자의 상태 변화에 주의한다.

Tip 국내 재압챔버 치료시설 현황

연번	병원병	전화번호
1	강릉 아산병원	(033)610-4601
2	홍성의료원	(041)630-6114
3	통영 세계로병원	(055)648-8275
4	사천 삼천포서울병원	(055)830-9012
5	부산 고신대학교복음병원	(051)990-6114
6	제주의료원	(064)720-2275
7	서귀포의료원	(064)730-3106
8	원주 세브란스기독병원(다인용)	주간 - (033)741-1133 야간 - (033)741-1641
9	대구 광개토병원	1577-7597
10	보령 오천보건지소	(041)932-4303
11	진해 해군해양의료원	(055)549-1893
12	제주 해군기지전대 의무대	(064)905-4117
13	부산위한병원(다인용)	(051)753-7516
14	목포한국병원(1인용)	(061)270-5666
15	건양대학교병원(1인용)	(042)600-0129
16	인하대학교병원(1인용)	(032)890-2301
17	순천향대학교부천병원(1인용)	(032)621-5117
18	한림대학교병원	(033)240-5220
19	청주 공군항공우주의료원	(043)290-5642

※ 재압챔버가 있는 병원에 이송되기 전에 미리 전화로 연락해서 지시를 받아야 합니다.

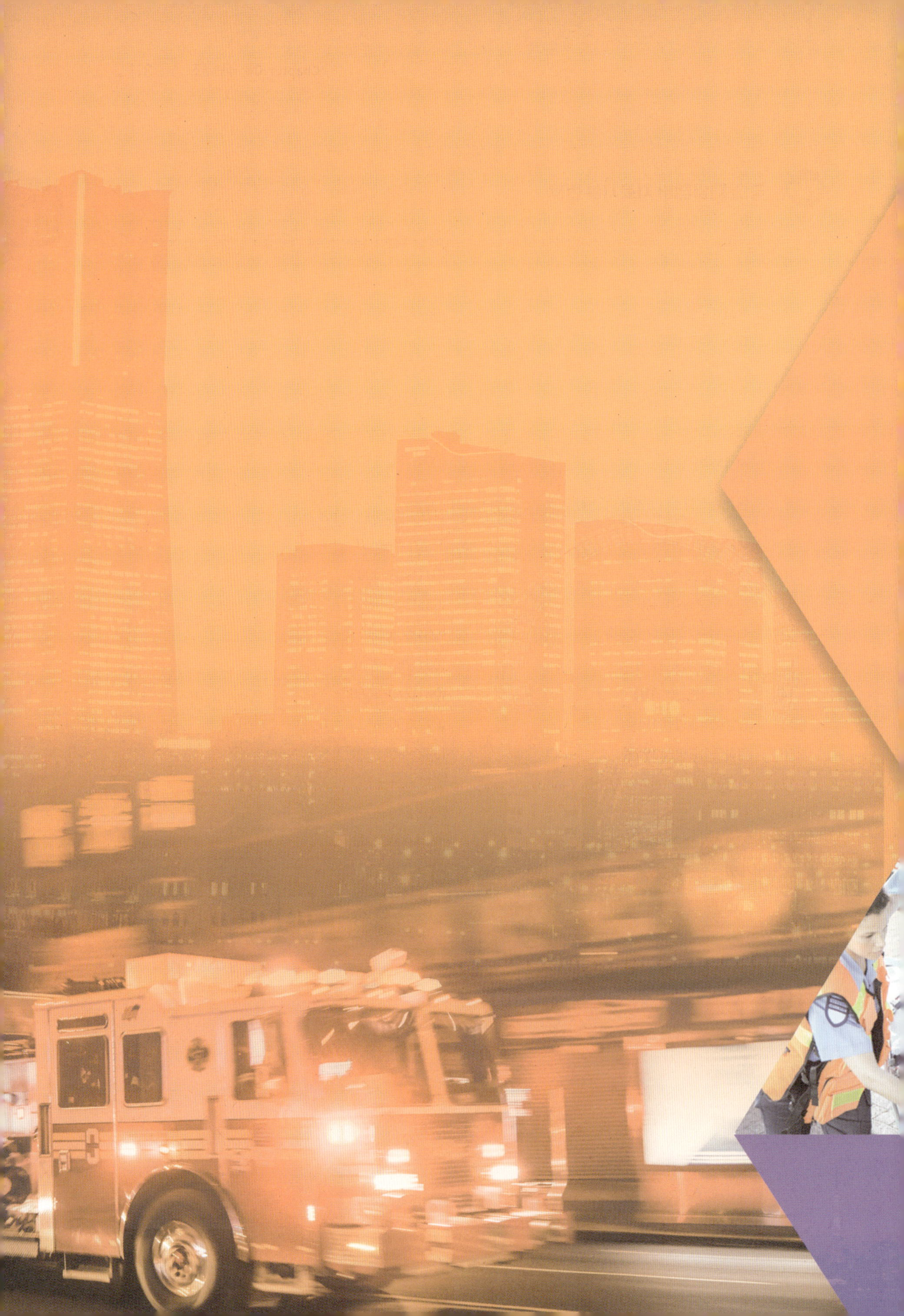

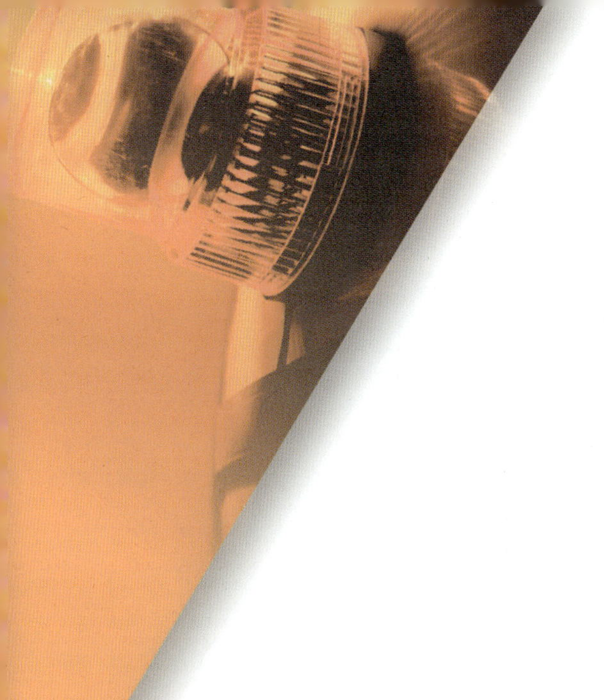

PART

02

응급의료장비

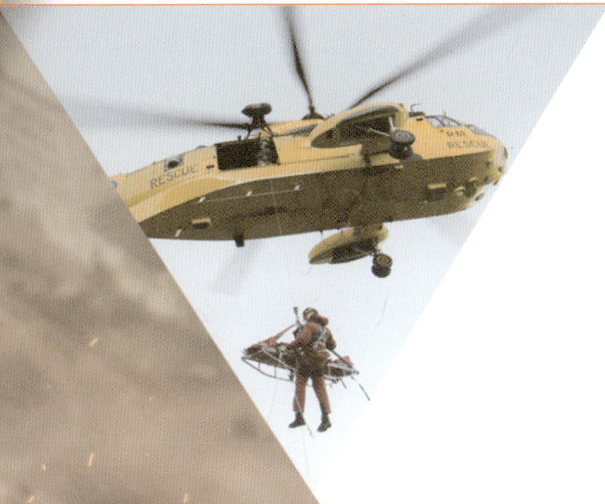

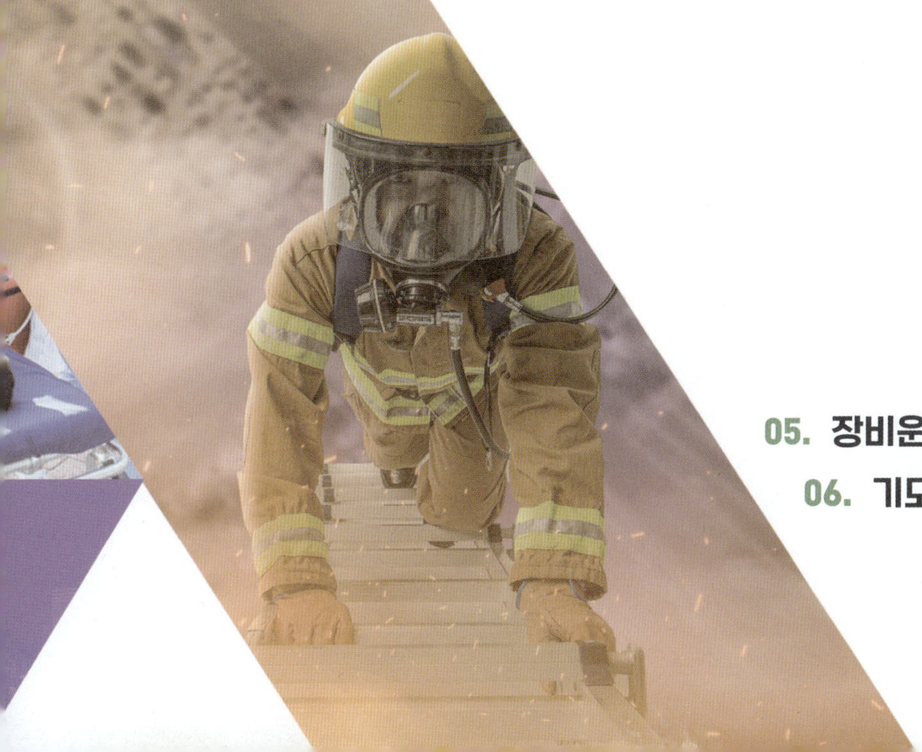

Chapter

05 장비운영

01 부목 개요

부목이란 나무, 금속, 석고, 천, 접착테이프 등의 경성 또는 연성 물질 등을 이용하여 손상된 신체 부위의 움직임을 제한하거나 고정시켜 보호하는 술기로 정의할 수 있다. 부목은 고대 이집트 시대에서 부터 사용하였던 기록을 가지고 있다. 이후 부목의 효용성에 대한 많은 연구가 이루어지면서 골절뿐만 아니라 근 · 골격계통에 문제가 발생한 환자에게도 적용하게 되었다.

1) 부목의 정의

사지의 외상, 골절, 탈구, 염좌 등의 응급처치 수단으로서 환자의 부상부위의 움직임을 제한하고, 안정을 위해 신체에 붙여 고정하는 교정 장치이다. 부목이란 말은 원래 나무판이나 막대기만을 재료로 사용하던 당시에 생겨난 말로, 지금은 금속망, 금속판 등 여러 종류가 있다. 또한, 모두 통증과 부종이 있는 팔다리 변형 환자에게 부목을 대어 주고, 인접한 관절과 뼈끝을 고정해야 효과적이다. 응급상황에서 사용할 수 있는 가장 이상적인 부목 조건은 고정이 효과적이고, 가볍고, 값이 싸고, 어느 부위 골절이나 쉽게 적용할 수 있으며 운반과 보관이 쉽고 방사선이 투과하는 것이다.

2) 부목의 목적

부목고정의 목적은 손상부위의 기능 회복 촉진, 변형 교정 및 방지, 치유되어가는 조직의 보호, 움직임 제한과 조직의 성장 및 재건 항진 등으로 요약되어진다.

① 부상 부위의 움직임을 방지하여 치료에 도움을 준다.

② 탈구된 관절과 부러진 뼈끝의 움직임을 최소화하여 근육, 척수, 신경, 혈관의 손상을 방지하고 통증을 감소시킨다.

③ 부러진 뼈가 유발하는 연부조직(피부 열상 등) 손상을 방지해 주어, 폐쇄성 골절이 개방성 골절로 이행되는 것을 예방하며, 출혈을 최소화하도록 해준다.

④ 부러진 뼈가 혈관을 압박하는 것을 방지한다. 즉, 골절 원위부(심장에서 먼 쪽)의 혈액순환이 차단되는 것을 방지한다.

⑤ 척추의 경우 척추고정판에 부목을 대서 척수손상을 예방하고, 영구적인 마비를 방지한다.

⑥ 환자 이송이 쉽다.

Tip 부목의 목적 및 효과

부목은 통증을 완화하고, 근육·신경·혈관의 손상 방지, 통증 감소, 과도한 출혈 예방 등 효과가 있다. 부목의 주요 목적은 통증 최소화, 추가 손상(근육, 신경, 혈관) 예방, 출혈 및 부종 경감 등이 있다.

3) 적응증

부목 고정은 근골격계 손상 시에 몇 가지를 제외하고는 대부분 적용할 수 있으며 다음과 같다.

① 골절과 염좌

② 중증 타박상 및 찰과상

③ 관절부 열상

④ 건 열상, 건염

⑤ 수족부 및 관질 관동상

⑥ 수족부 동물 교상

⑦ 수족부 심부 감염

⑧ 관절부 감염, 급성 관절염

4) 부목의 종류

부목은 상당한 독창성이 필요하고, 여러 다른 부목 장비를 갖추고 있다 해도 융통성이 필요할 상황이 많이 있다. 예를 들면, 베개나 담요를 이용하여 사지를 지지해 줄 수도 있고, 나뭇조각, 신문지, 우산, 지팡이, 야구 포수의 정강이 보호대, 설압자 등 이용할 수 있다.

구급 차량에 갖춰져 있는 부목은 경성부목, 형태가 변형 가능한 부목, 당김 부목의 3가지 유형으로 분류된다.

① 경성부목

최상의 지지를 제공하고, 긴 뼈 손상에 부목으로 사용하는 것이 이상적이다. 예를 들면, 판지, 나무, 공기부목, 진공부목, 쇼크방지바지(MAST)를 들 수 있다.

② 형태가 변형 가능한 부목

여러 가지 각도로 모양을 만들 수 있어서 일반적으로 상당히 많은 움직임이 있을 수 있다. 관절 손상은 발견된 자세 그대로 고정하는 데 가장 흔히 사용된다. 예를 들면, 베개와 담요 부목을 들 수 있다.

③ 당김 부목

넙다리뼈 골절에 이용된다.

PART 02

Tip 부목의 종류

① 고정부목, 공기부목, 나무부목, 금속부목 등 부상 부위를 고정하는 데 적합하다.
② 경성부목: 단단한 부목으로 안정성을 유지할 수 있는 딱딱한 것을 사용한다.
③ 연성부목: 비교적 부드러운 재질로 만들고 손상된 사지에 흔히 사용한다.
④ 견인부목: 손상당한 하지에 일정한 견인을 제공할 때 사용되므로 근육수축으로 인해 뼈끝이 손상되는 것을 예방할 수 있다. 골절을 경감시키는 것은 아니며 단지 뼈끝을 고정해 더 심한 손상을 예방하는 것이다. 넓적다리뼈나 관골의 골절 시 사용하며, 견인(당김) 고정장치 등 골절 부위의 견인에 적합
⑤ 진공부목: 공기와 수천 개의 작은 플라스틱 염주가 들어있는 매트리스다. 각자의 몸 형태에 맞게 효과적으로 착용될 수 있는 부목이다.
⑥ 부목대용품(담요, 신문지, 큰 잡지 등)

다음은 부목의 일반적인 원칙은 다음과 같다.

① 적절한 표준예방(BSI) 조치를 하고, 손상된 부위를 노출시켜 지혈한다.

② 부목을 적용하기 전, 후 먼 쪽 부위 맥박, 운동, 감각기능(PMS) 평가하고 기록한다.

㉠ 근 뼈대계통 손상의 합병증으로 신경이나 혈관 손상이 있을 수 있기 때문이다.

㉡ 맥박을 측정하고 환자가 손상된 먼 쪽 부위에 촉감을 느낄 수 있는지 알아본다.

㉢ 환자에게 손가락이나 발가락을 꼼지락거리거나, 손가락을 쥐게 하거나, 응급구조사의 손을 발로 밀어보라고 요청한다.

③ 장골 손상을 해부학적 위치로 정렬한다.

㉠ 심각한 변형이 없고, 먼 쪽 부위 순환이 되지 않는다면 부드럽게 견인하여 정복한다.

④ 튀어나온 뼈를 다시 제자리로 밀어 놓지 않는다.

⑤ 부목의 길이를 측정하거나 적절히 조절하여 팔다리 밑이나 옆을 따라서 위치한다.

㉠ 위치를 잡는 동안 부목을 마칠 때까지 손으로 고정하거나 견인한다.

⑥ 효과적으로 부목을 장착하기 위해서, 손상된 부위와 관절 위와 아래를 움직이지 않게 모두 고정해야 한다.

⑦ 환자가 들것이나 장소를 옮기기 전에 부목을 한다(움직임을 최소화한다).

⑧ 경성부목은 대부분 신체 굴곡에 잘 맞지 않지만, 팔다리를 움직이지 않도록 한다.

㉠ 신체와 부목사이의 공간에 패드를 대서 환자를 편안하게 해주고 확실하고 적절히 고정되도록 해야 한다.

⑨ 환자의 우선순위에 따라 효과적이고 적절한 부목을 선택한다.

㉠ 환자의 이송순위가 높을 경우 빠른 부목 장착방법을 선택한다.

㉡ 우선순위가 낮다면 느리지만, 더 효과적인 부목 방법을 선택한다.

㉢ 최고의 방법으로는 각 손상 부위에 각각 부목을 대주고(느림), 차선책으로는 관절을 몸통이나 손상되지 않은 신체 부위에 고정하는 방법, 그리고 가장 좋지 않은 방법으로는 몸 전체를 척추고정판에 고정하는 방법이 있다.

부목의 주의사항

① 부목을 적용하기 전에 환자의 이송 우선순위를 결정하고 환자에게 응급처치하기 전에 기도, 호흡, 순환을 확인한다.

② 환자의 이송 우선순위에 따라 부목 방법을 선택해야 한다.

③ 부목을 너무 심하게 조이면, 연부조직을 압박해서 신경, 혈관 및 근육을 손상시킬 수 있다.

④ 너무 느슨하게 적용하면, 너무 많이 움직여져서 연부조직 손상이나 개방성 골절이 발생할 수 있나.

⑤ 응급구조사가 변형된 사지의 정복을 확실히 알지 못한다면, 변형된 자세로 부목을 대서 실제로 이익보다 해를 끼칠 수 있다.

⑥ 변형된 긴뼈가 과도하게 움직이지 않도록 부목을 잘 적용하는 것은 매우 어려울 수 있다.

5) 부목의 합병증

① 화상

② 압박 궤양

③ 말초 신경 마비

④ 혈관 압박에 의한 순환장애

⑤ 부목에 의한 접촉성 피부염

⑥ 관절 경직

02 경성부목

1) 나무부목(Wood splint)

(1) 용도

사지 골절이 의심되는 환자의 골절 부위를 지지하는 부목이다(그림 5-1, 2).

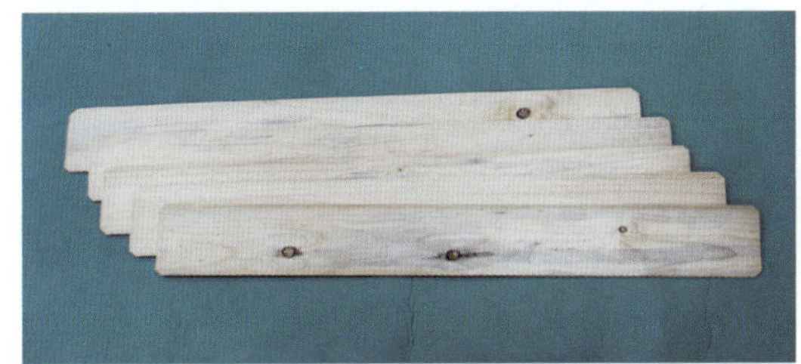

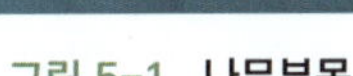

그림 5-1. 나무부목

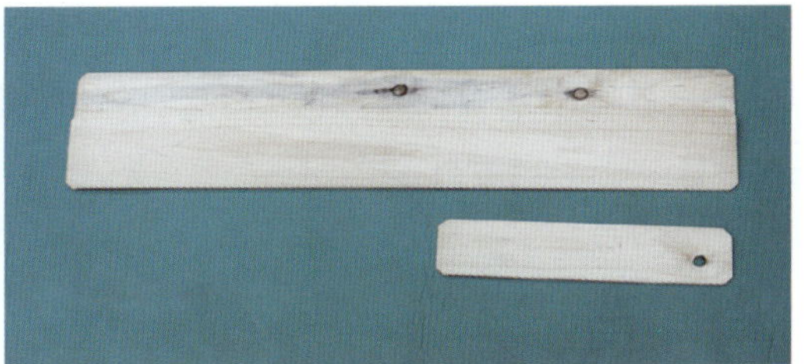

그림 5-2. 나무부목 긴 것과 짧은 것

(2) 사용방법

① 부목을 적용하기 전에 패드를 대어 신체의 손상을 최소화하고, 환자가 불편하지 않도록 한다.

② 견고하게 고정해야 할 경우 신체 부위의 양측에 나무부목을 적용한다.

③ 양측에 부목을 적용한 상태에서 몸통에 고정하면 더욱 효과적이다(그림 5-3).

④ 손과 부목 사이에 붕대를 삽입하여 손과 손가락의 기능적 자세를 유지해줌으로써 편안해지도록 한다.

⑤ 설압자는 손가락을 고정하는 데 유용하다.

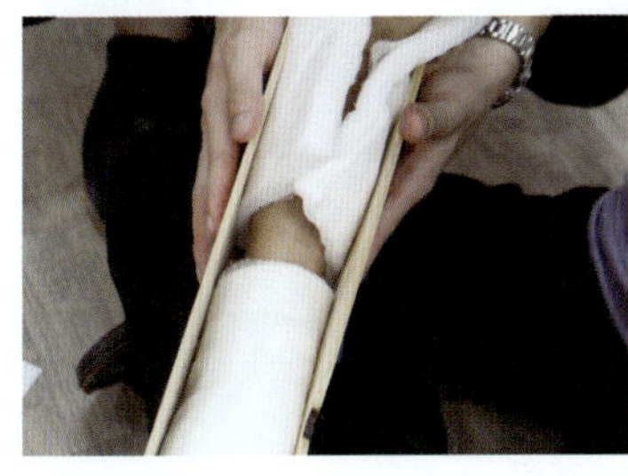

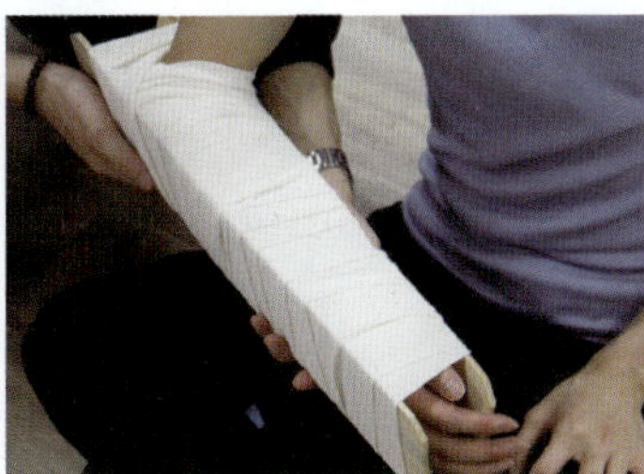

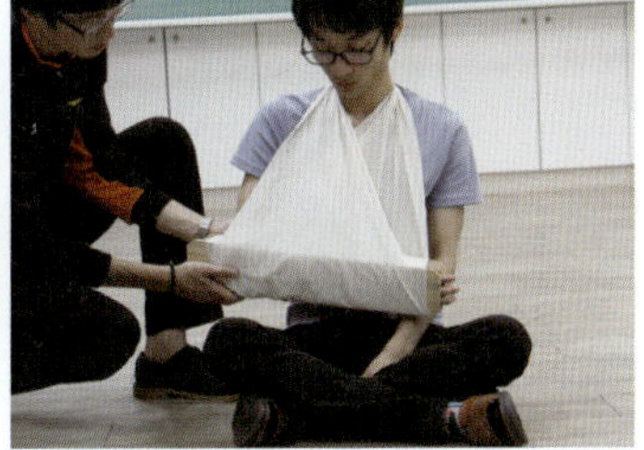

그림 5-3. 나무부목 사용방법

2) 철사부목(Wire splint)

(1) 용도

양쪽 기둥 철사를 가로지르는 철사가 있는 형태로 방사선 촬영이 가능하여 병원 전 현장 및 병원 응급실에서 잘 쓰인다. 또한 잘 휘기에 부위에 맞게 구부려 사용할 수 있는 부목으로 사지골절 및 관절부위의 손상이 의심되는 부위에 길이와 굴곡에 따라 모양을 변형하여 대고 붕대로 감아주어 고정한다(그림 5-4).

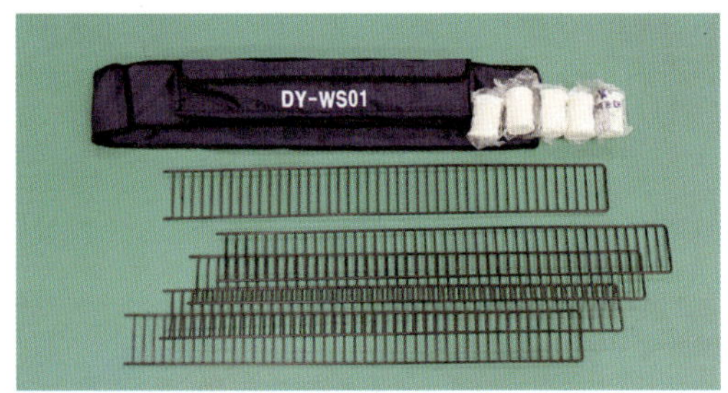

그림 5-4. **철사부목**

(2) 사용방법

① 필요한 부목의 길이를 측정하여 필요한 길이보다 한 뼘 넓은 곳의 말단 부위를 아래쪽으로 완전히 접어 구부리고 테이프나 붕대를 이용하여 고정한다.

② 환자에게 철사부목을 대주고 붕대로 감아주거나 삼각건으로 고정한다.

③ 무릎관절 부위에 적용할 경우에는 다리 무게가 무거우므로 다른 부목을 하나 더 대준다(그림 5-5).

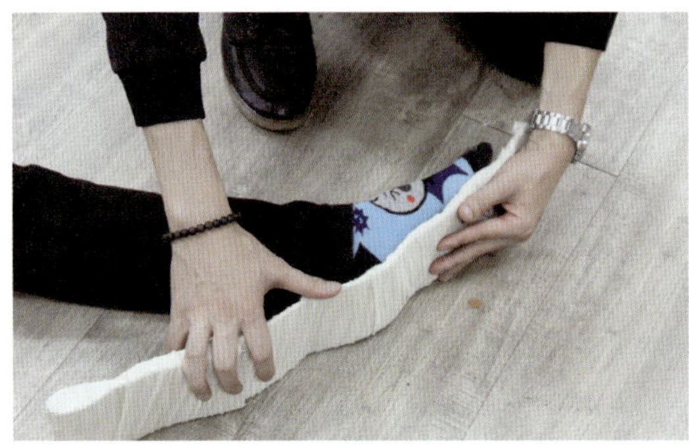
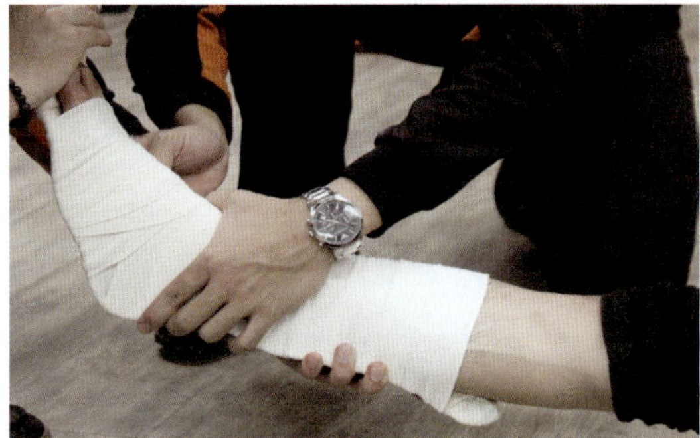

그림 5-5. **철사부목 사용법**

3) 패드(성형)부목

(1) 용도

일반 성인 신체 치수(사이즈)에 맞도록 부위별로 제작된 부목으로 현장에서 신속하게 골절 부위 고정이 가능하다(그림 5-6).

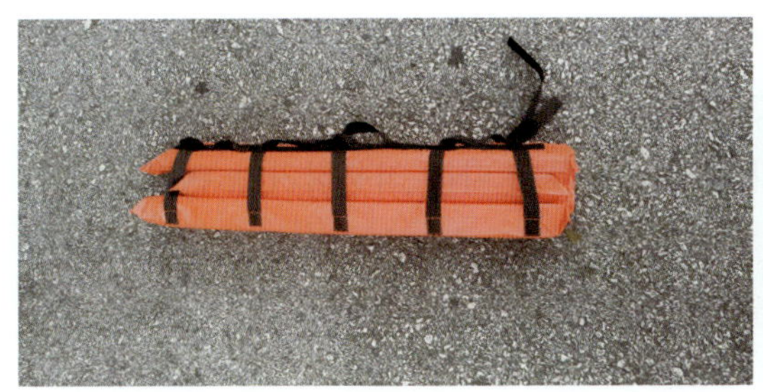
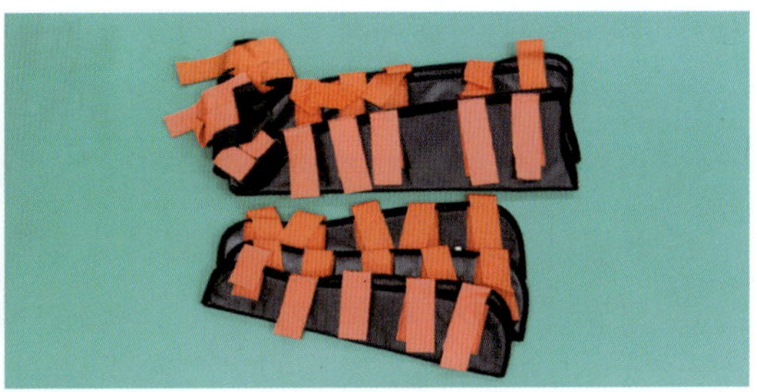

그림 5-6. **패드부목**

(2) 기능

① 팔, 다리용 부목 등 크기가 다양하며 손상부위별 선택적용이 가능하다.

② 고정용 끈이 찍찍이(벨크로) 모양으로 되어 있어 결속 및 해체가 쉬워, 우선순위가 높은 환자에게 적용할 수 있다.

③ 손상된 부위의 아래면 뿐만 아니라 옆면들도 둘러싼다.

④ 환자의 기능적 자세를 유지하면서 부목을 적용할 수 있다.

⑤ 부목을 착용한 상태로 X-Ray 촬영이 가능하다.

4) 알루미늄 부목

(1) 개요

Dr. Sam Schienberg 박사는 특히, 외상 및 정형외과에 경험이 풍부했던 외과의사이다. 베트남 전쟁에 군의관으로 복무하면서 부목과 같은 간단한 고정 장치가 응급의료에서 얼마나 중요한지를 직접 경험했다.

베트남 전쟁 당시, 사용되던 기본의 부목은 너무 무겁거나 비효율적이었기에 골절이나 부상 부위를 고정하기 위해 적합한 장비가 부족한 상황이 많았고, 유연성과 적응력이 있는 부목이 필요하다는 것을 느꼈다.

전쟁 중 알루미늄의 유연성과 강도에 주목하게 되었고, 이를 부목에 적용할 수 있겠다는 아이디어를 떠올렸다. 전쟁에서 귀환 후, 알루미늄을 코어로 하고 폼으로 감싸는 방식을 통해 경량화와 강성을 모두 갖춘 부목을 설계하여 1985년, Sam Medical Products라는 회사를 설립하고 Sam Splint를 시장에 내놓았다. 이후 이 제품은 간단하면서도 효과적인 응급고정 장치로 빠르게 인기를 끌었으며, 다양한 의료 및 구조 환경에서 표준 도구로 자리 잡게 되었다.

(2) 용도

부목의 내부에 얇고 부드러운 알루미늄 재질로 되어 있고 표면은 폴리 비닐로 코팅된 구조이기에 다음과 같은 편리한 점이 있다.

① 부목을 댄 상태에서 X-ray 촬영이 가능하다.
② 가위나 칼을 사용하면 쉽게 오려져 필요한 크기로 손쉽게 잘라 사용할 수 있다.
③ 변형이 자유로워 골절이 의심되는 부위의 길이와 굴곡에 따라 적용하기가 편리하다.
④ 표면의 코팅된 부위는 잘 오염되지 않고 세척하여 다시 사용 가능하다.
⑤ 사고현장에서 사용하기 용이하다(그림 5-7).

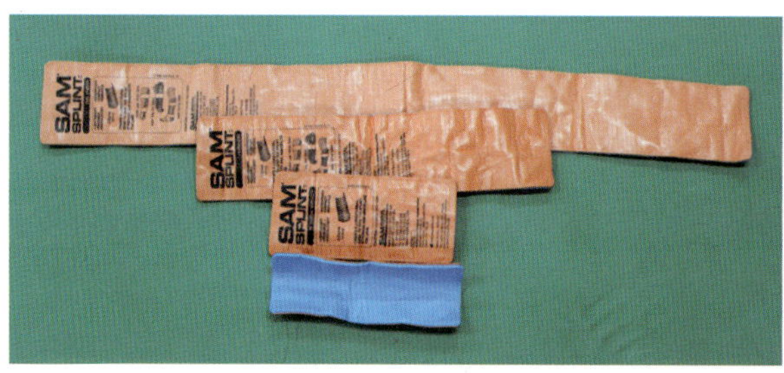

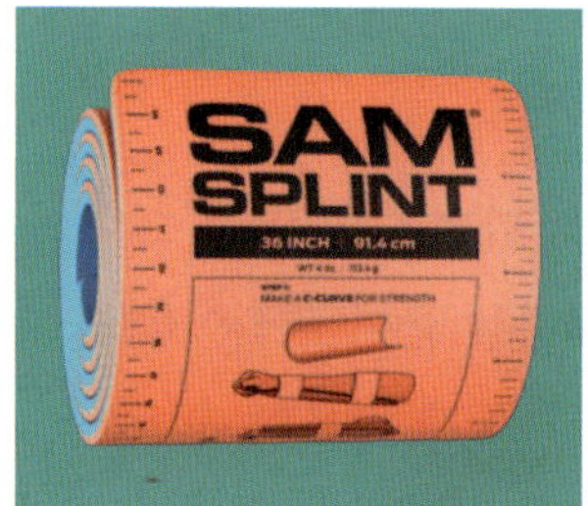

그림 5-7. **알루미늄 부목(대, 중, 소)**

(3) 사용방법

① 평평하게 사용할 만큼 단단하지 않으므로 단단하게 만들어 사용하기 위해서는 충분한 길이의 것을 길게 안쪽으로 구부려 사용하거나 "U"자 모양으로 한다.
② 부목의 모양을 만들어 신체부위에 적용할 때, 부목이 휘지 않도록 각 옆면을 충분히 접어 위쪽으로 구부려준다(그림 5-8).
③ 모양이 형성된 부목은 붕대로 손상 부위에 고정한다(그림 5-9).

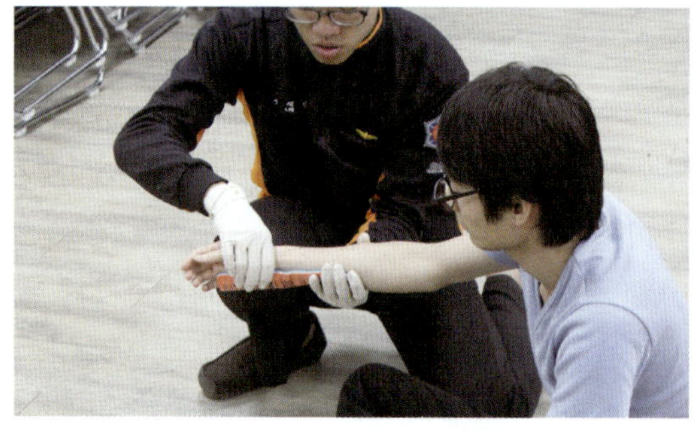

그림 5-8. **손상부위에 부목을 댄다.**

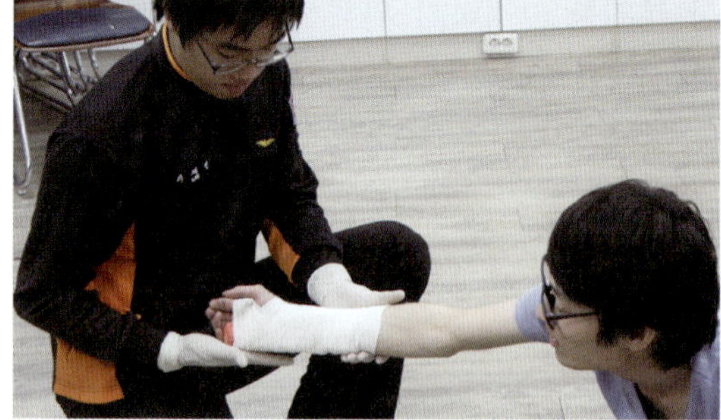

그림 5-9. **붕대를 이용하여 고정한다.**

5) 플라스틱 부목

기성품으로 나온 플라스틱(Yogips) 재질의 부목에 뜨거운 공기를 쏘여 유연하게 한 뒤 자르고 환자의 몸에 맞게 형태를 변형시킬 수 있다. 벨크로로 고정이 가능하여 보통 재활과정에서 운동을 허용하되 보호가 필요한 경우에 사용한다(그림 5-10).

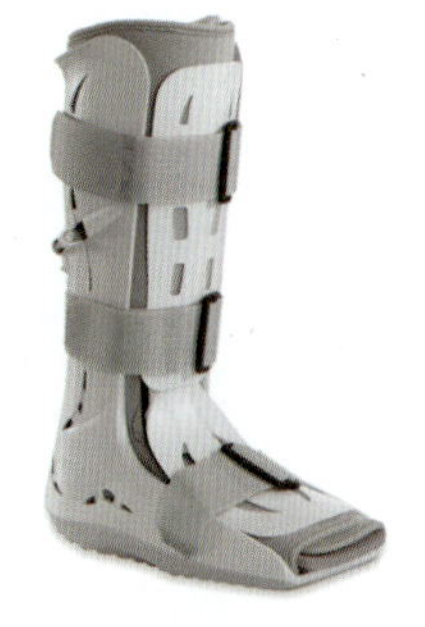

그림 5-10. **플라스틱 부목**

6) 진공부목(Vacuum splint)

(1) 용도

일반적으로 수천 개의 작은 원형 혹은 다면체의 플라스틱 구슬들로 채워진 평평한 직사각형의 주머니이며 외부 커버는 공기와 액체가 통하지 않도록 밀봉되어 있다. 부목의 외부 표면에 한 개 이상의 밸브가 있어서 진공 펌프에 연결해 부목 내부로부터 공기를 제거할 수 있다. 진공부목에 공기가 있을 때는 플라스틱 구슬들이 서로 자유롭게 움직일 수 있으며, 원하는 모양으로 변형될 수 있다. 진공 펌프를 이용하여 공기의 제거 시 구슬들은 서로 단단하게 압박이 되어 자체 또는 신체 둘레를 감싸면서 정확한 모양으로 고정할 수 있다(그림 5-11).

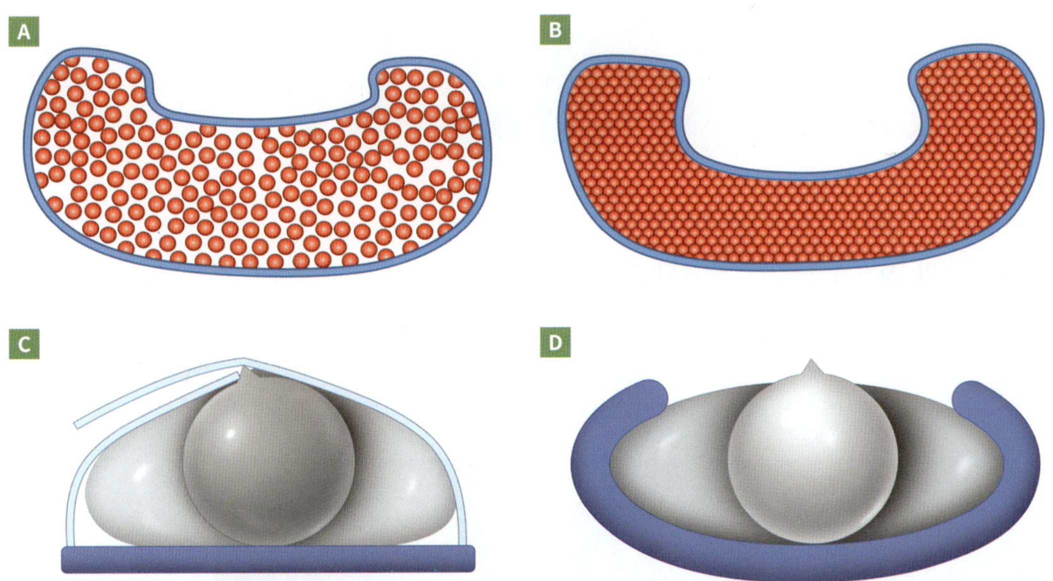

그림 5-11. **진공부목 고정.** (A) 진공부목 진공 전 (B) 진공상태 (C) **전통적인 고정** (D) **진공 매트리스**

진공부목(vacuum splint)의 용도 및 특징으로는 다음과 같다.

① 다양하고 정확한 모양들로 변형된다.

㉠ 평평한 직사각형 주머니 내에 둥글거나 다면체의 특수 소재 알갱이들이 공기와 자유롭게 움직이다가 손 펌프로 부목에서 공기를 제거하면 특수 소재의 알갱이들이 서로 단단하게 압박하면서 신체 둘레를 감싸며 정확한 모양으로 단단해져 고정한다.

② 상체나 하체 어느 부위든지 원하는 자세로 부목을 사용할 수 있다.

㉠ 기형이나 비정상적 자세(이상하게 각이 졌거나 구부러진 곳)를 유지해야 하는 어떤 부상에서든지 가장 쉽고, 효과적으로 사용할 수 있다.

③ 부목을 골절부위에 적용하고 펌프로 부목 내부를 진공(공기 제거)으로 만들면 특수 소재가 견고하게 변하여 고정되는 부목이다(그림 5-12).

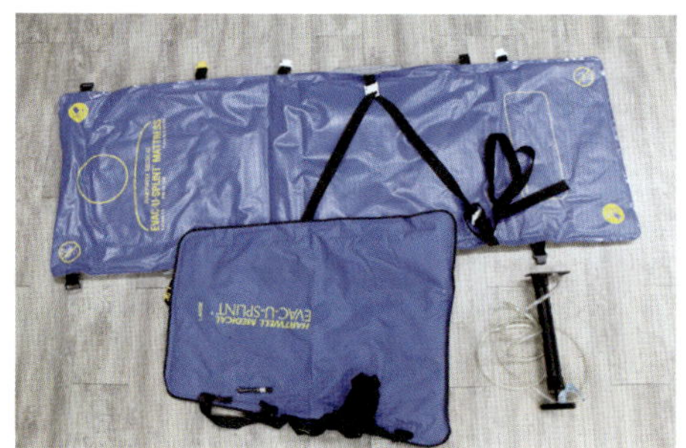

그림 5-12. **진공부목(전신, 발)**

④ 부목의 공기가 완전히 제거되면 내부 굴곡 직경이 약간 감소하여 부목이 신체 둘레에 너무 꽉 끼게 되어 사지를 조이게 되기 때문에 "C"나 "U" 모양으로 한쪽을 남긴다(그림 5-13).

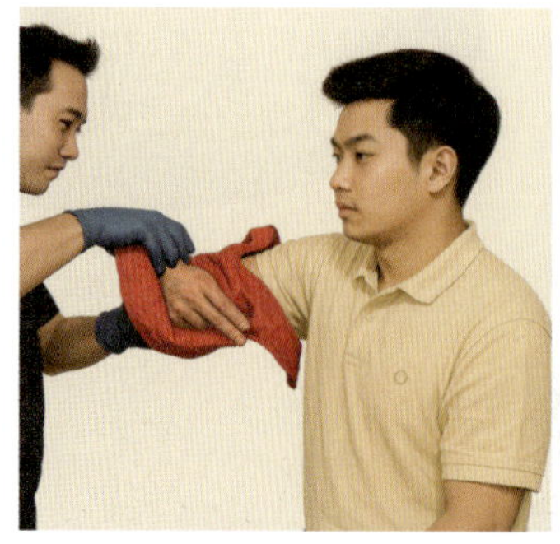
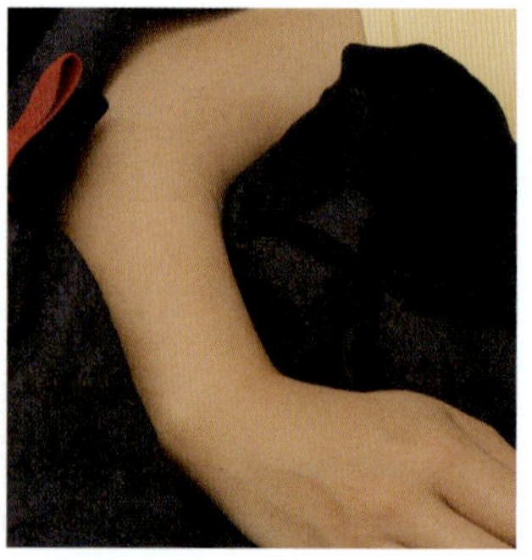

그림 5-13. **비정상적 자세 및 'C'나 'U' 모양으로 고정**

(2) 진공부목 사용방법(그림 5-14).

① 부목을 댈 사지의 자세를 결정하고, 장비 세트에서 적절한 부목을 선택한다.

② 부목의 밸브가 열려있는지 확인하고, 밸브를 위로 오게 하여 돌이나 다른 돌출물이 없는 평평한 곳에 부목을 펼쳐놓는다.

③ 플라스틱 특수 소재의 알갱이들이 부목 전체에 고르게 퍼지도록 부목 표면을 손바닥으로 고르게 편다.

④ 부목의 구석 부분을 위아래로 반복해서 굽히면서, 공기를 적당히 빼내면 모양을 쉽게 만들 수 있을 강도를 조절한다. 부목을 환자에게 사용하기 전에 펌프가 적절히 작동하는지 확인한다.

⑤ 손(핸드) 펌프를 진공부목에 연결한다.

⑤ 부목이 적절하게 단단해질 때까지 공기를 뺀다.

⑥ 심장에서 먼 부위 운동, 감각, 순환 기능을 평가한다.

PART 02

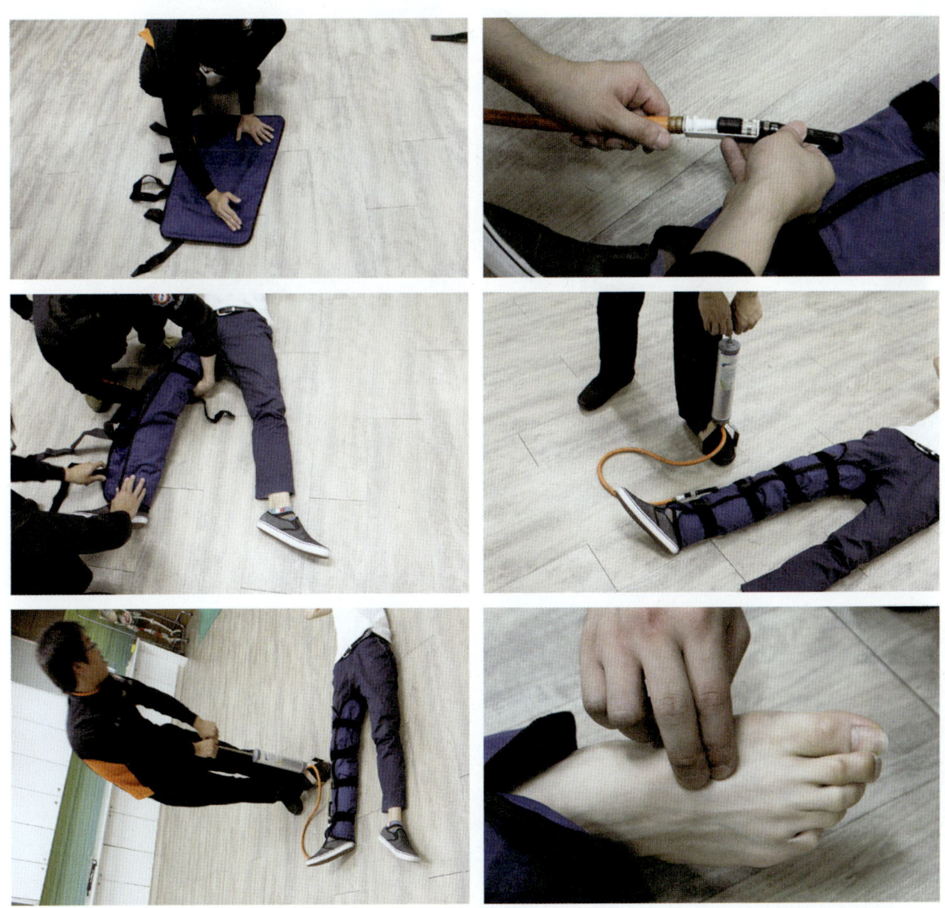

그림 5-14. 진공부목 사용방법

(3) 진공부목의 다양한 부위 사용방법 및 주의사항

① 진공부목의 다양한 부위 사용방법(그림 5-15)

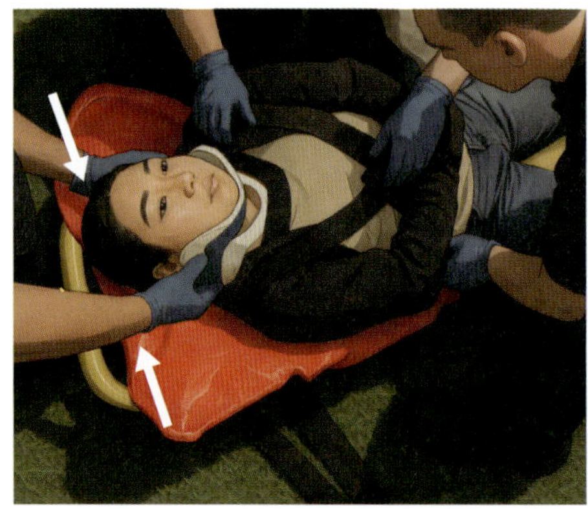

진공부목 경추고정

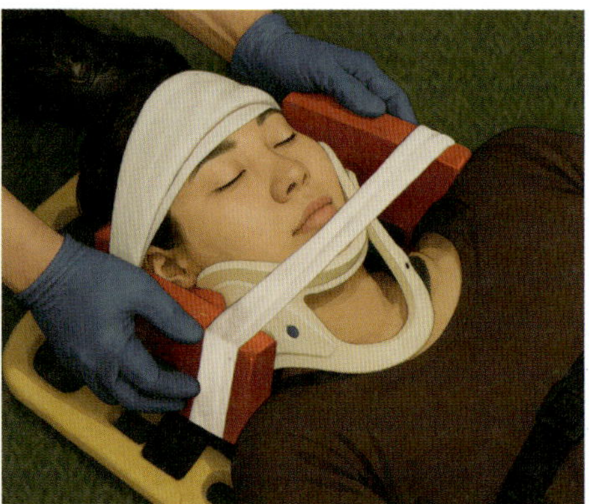

진공부목 두부고정

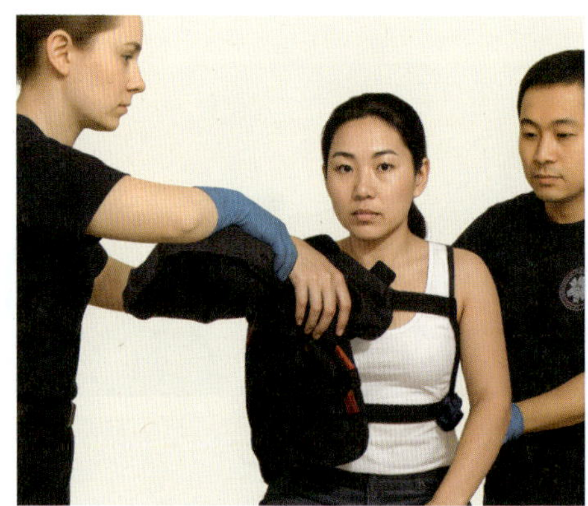

진공부목 상완골 고정

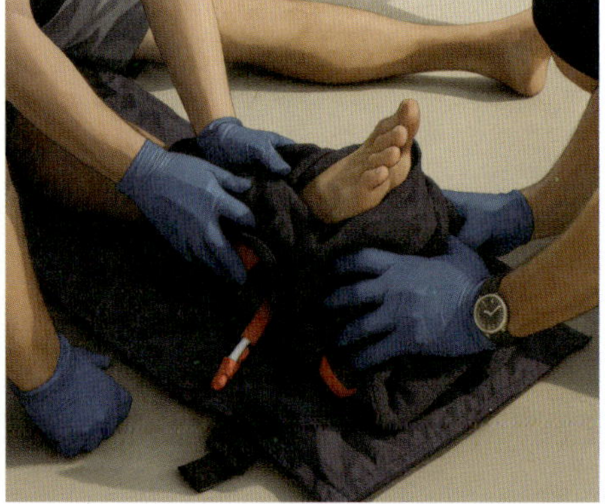

2개의 진공부목을 활용하여 발목고정

그림 5-15. **진공부목의 다양한 부위 사용방법**

② 진공부목 사용 시 주의사항(그림 5-16)

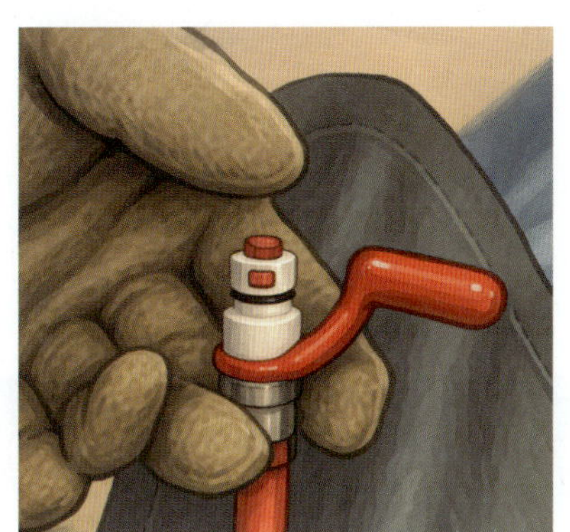
진공부목 공기제거(1)

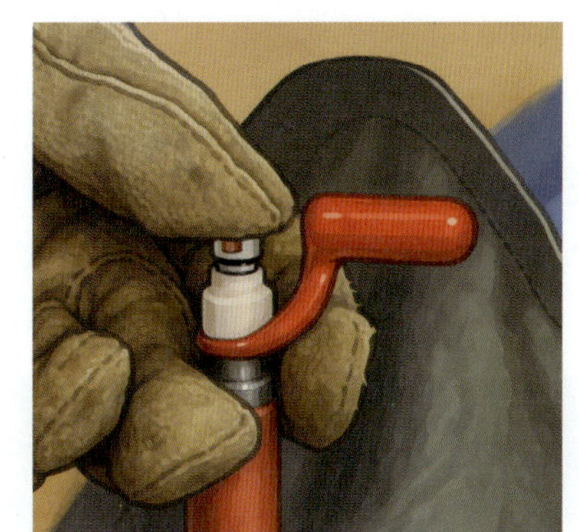
진공부목 공기제거(2)

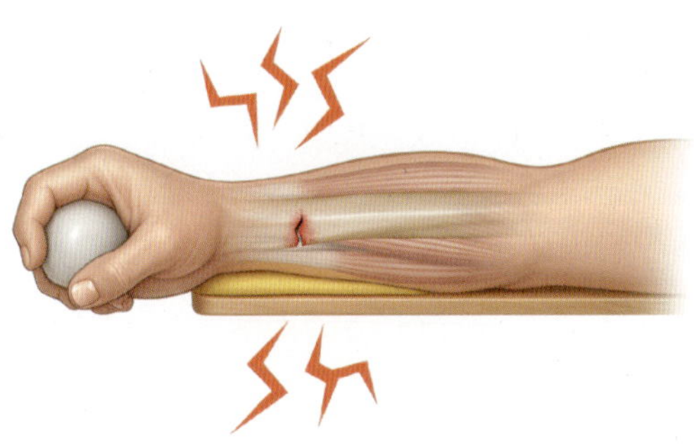
진공부목 고정 시 중립자세 유지

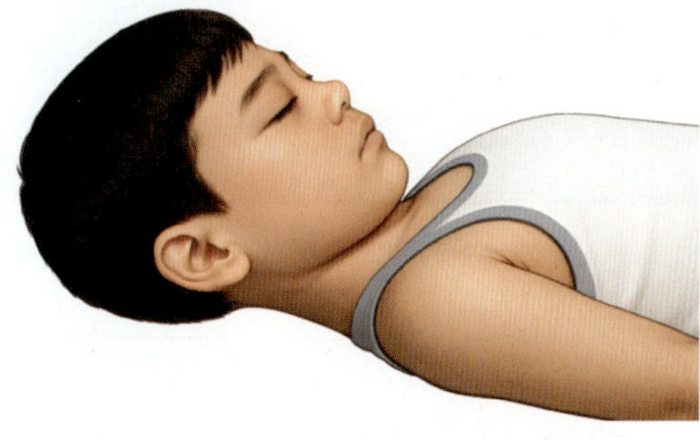

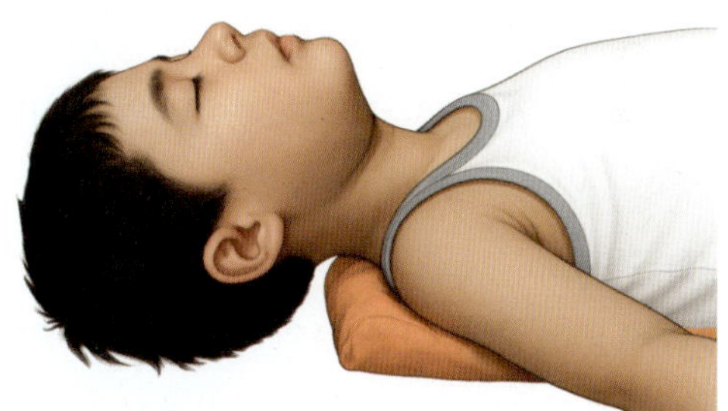
어깨 아래 패드를 깔아 중립자세 유지(소아)

그림 5-16. **진공부목 사용 시 주의사항**

6) 공기부목(Air splint)

부풀릴 수 있는 투명 비닐 재질로된 원통형으로 전박과 하지 골절 시 고정용 부목으로 사고현장에서 사용하기 용이하다(그림 5-17).

(1) 용도

입으로 불어 넣은 공기의 팽창 압력으로 골절부위를 고정하는 부목이다.

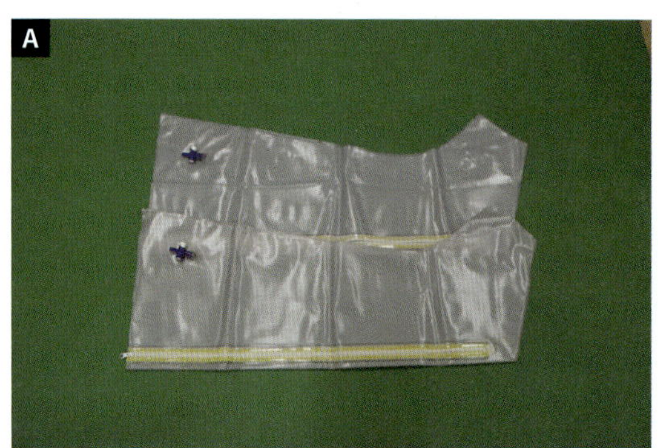

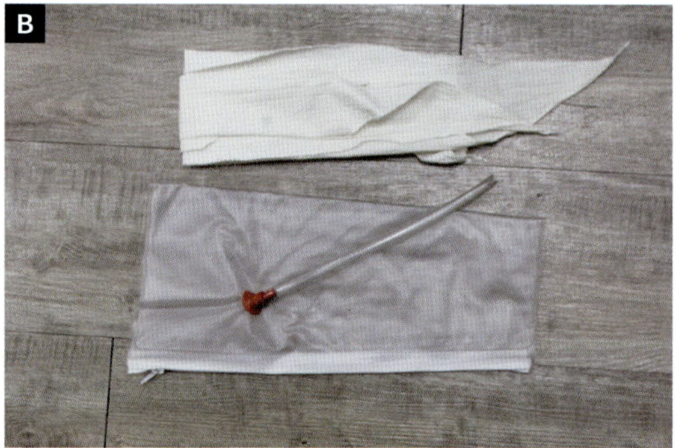

그림 5-17. (A) 공기부목(발) (B) 공기부목(팔, 삼각건)

(2) 장점

① 투명한 비닐 재질로 되어 있어 상처 및 골절 부위의 관찰이 쉽다.

② 환자에게 편안하며 접촉이 균일하다.

③ 외부출혈이 있는 상처에 압박을 가할 수 있으므로 지혈이 가능하다.

(3) 단점

① 추운 곳에 장시간 보관하면 공기부목의 재질이 부서지기 쉽다.

② 온도와 고도의 변화로 공기부목의 압력변화가 생긴다.

㉠ 심하여 추울 때는 압력이 떨어지고 더울 때는 압력이 증가한다.

㉡ 부목을 부풀린 후에 장시간 높은 온도의 열이나 직사광선에 노출시키는 것은 부목 안에 들어 있는 공기의 팽창을 초래하여 사지를 압박하는 원인이 될 수 있다.

㉢ 고도가 높아지면 공기부목 내 압력은 팽창한다.

(4) 사용방법

① 부목을 댈 사지 부위를 결정 후 적합한 공기부목을 선택한다.

② 지퍼를 완전히 열고, 공기부목을 편다. 그리고 적합한 부위가 들어갈 수 있도록 부목을

놓는다.

③ 팔에 직선형 공기부목을 사용할 경우 가장 쉬운 방법은 먼저 공기부목을 응급구조사의 팔에 거꾸로 끼고(공기부목의 손목 부위가 위쪽으로 가도록 먼저 끼고), 환자의 손을 잡은 상태에서 부목을 환자의 팔 쪽으로 천천히 밀어 이동시킨다. 단, 환자의 손가락 끝부분을 부목으로 덮지 말아야 한다(그림 5-18).

④ 부목을 조심스럽게 적절한 위치에 놓는다. 개방창상 위에 거즈로 드레싱 한다.

⑤ 환자의 피부가 지퍼에 끼지 않도록 주의하며 지퍼를 닫는다.

⑥ 항균 수건으로 밸브와 공기 주입구를 닫고 밸브를 연다.

⑦ 부목의 위치가 적당한지 다시 한 번 확인하고, 부목이 충분히 단단해질 때까지 입으로 공기를 불어 넣는다.

⑧ 구멍을 혀로 막고 밸브를 돌려(시계 방향) 닫는다.

㉠ 대부분의 공기부목들은 일방향(one way) 밸브가 없기 때문에 공기가 빠지지 않게 하려면 이 방법을 사용해야 한다(그림 5-19).

⑨ 부목이 덜 부풀려져서 너무 약하지 않은지, 지나치게 부풀려서 너무 단단하지 않은지 확인하기 위하여 부목을 부드럽게 눌러본 후 압력이 적당히 되도록 공기를 가감하여 적당한 압력이 되면, 말초부위 MSCs(운동, 감각, 순환)를 점검하고 안전한 이송을 위하여 고정한다.

⑩ 정기적으로 부목을 눌러봐서 공기가 빠지지 않았는지 확인한다(그림 5-20).

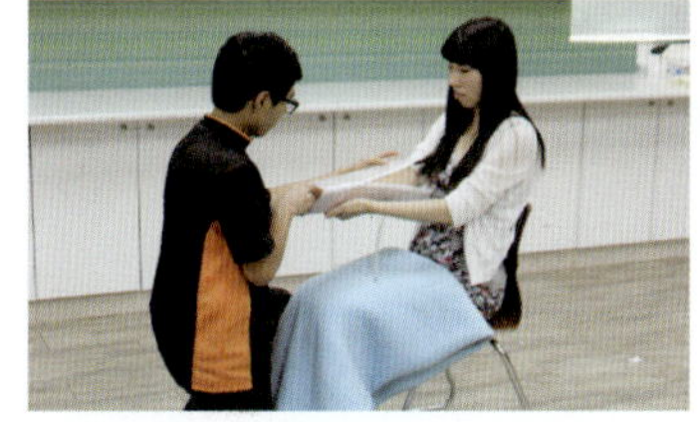

그림 5-18. 환자의 손가락 끝부분을 부목으로 덮지 말아야 한다.

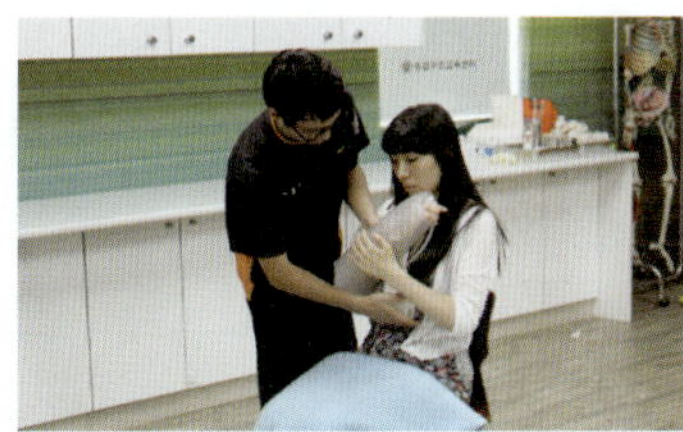

그림 5-19. 부목이 충분히 단단해질 때까지 입으로 공기를 불어 넣는다.

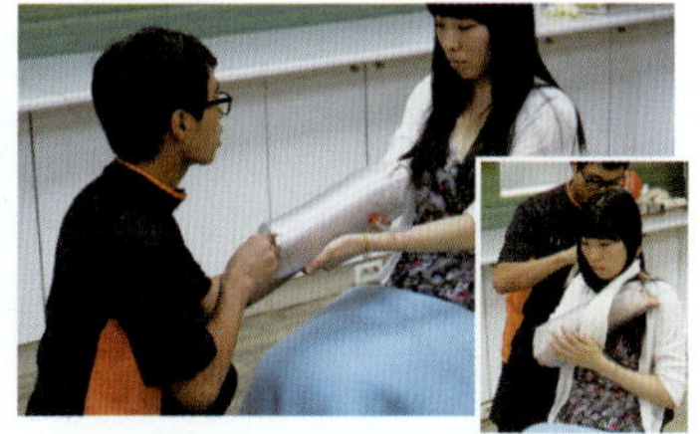

그림 5-20. 말초부위 MSCs(운동, 감각, 순환)를 점검한다.

(5) 주의사항

① 공기부목을 착용시킨 후에는 입으로 공기를 주입하는 것이 안전하며, 절대로 공기 펌프를 사용하여 공기를 주입해서는 안 된다.

② 부풀려 사용하는 부목은 튀어나온 뼈끝이나 뾰족한 물체가 부목 아래에 있을 때는 절대로 사용해서는 안 된다.

③ 모든 외부상처는 소독 거즈로 덮은 후에 공기부목을 이용해야 한다.

④ 공기를 불어 넣을 때 주입관을 소독하는 등 감염방지에 주의를 기울인다.

⑤ 공기가 너무 과다하게 주입되지 않도록 주의해야 한다.

㉠ 적정 공기량은 엄지와 검지로 공기부목의 가장자리를 눌러서 양쪽 벽을 접촉할 수 있을 정도이다.

03 연성부목

연성부목(soft splint)이란 비교적 부드러운 재질로 만들고 손상된 사지에 흔히 사용한다.

1) 베개부목

손상된 발목이나 손목을 고정하기 위해 좋은 지지물이다.

2) 삼각건

삼각건은 경성부목과 함께 사용하기도 하며, 세모꼴(삼각형)로 된 면포이다. 삼각건 그대로 사용할 수도 있고, 접어서 사용할 수도 있다.

(1) 삼각건이란

삼각건은 손, 어깨, 발, 허리, 가슴, 등, 엉덩이(둔부) 등 다양한 부위에 상처, 골절, 탈구가 있을 내 사용되는 삼삭형 모양의 천이다. 이 천은 해당 부위의 드레싱을 고정하거나, 뼈 또는 관절을 지지하고, 손이나 팔꿈치를 받쳐 올려주는 데 활용된다. 삼각건의 재료로는 표백하지 않은 목면, 아마포, 모직, 명주 등이 사용된다.

드레싱은 노출되어 있는 상처를 덮는 것이므로 소독된 것이어야 된다. 드레싱은 상처보다 더 크고, 두껍고, 부드럽고 상처 위에 고르게 압력을 가해 눌러줄 수 있어야 한다. 흡수성이 좋아야 하고(면이 나일론이나 폴리에스테르보다 더 좋다) 섬유가 상처에 달라붙지 않도록 보풀이 없어야 한다.

드레싱을 실시하면 다음과 같은 장점이 있다.

① 출혈 조절
② 상처를 깨끗하게 유지
③ 감염 방지
④ 피와 상처에서 나오는 액체 흡수
⑤ 추가 손상 방지

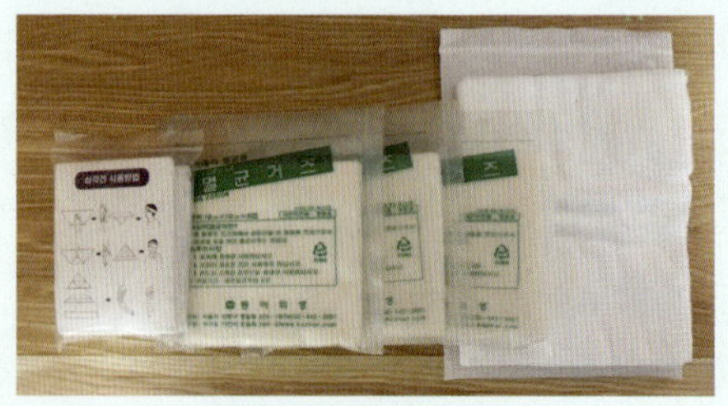

삼각건, 멸균거즈, 탈지면

Tip **드레싱의 종류**

① 거즈
- 대일밴드 같은 작은 접착식 테이프와 같이 상처에 사용된다. 보통 2가지 크기(2×2inch, 4×4inch)가 있다.
- 소독 후 각각 따로 포장해서 판매하거나, 소독하지 않고 대량으로 판매한다.
- 비접착성 드레싱은 특히 화상이나 삼출물이 흐르는 상처에 유용하다.

② 접착성 테이프
- 다양한 모양과 크기로 구성되어 있다.
- 작은 거즈 조각이나 테이프로 즉각 사용할 수 있다.

③ 외상 드레싱
- 크고, 두껍고, 흡수성이 좋아야 하며 소독된 것으로 한다.

④ 비접착성 드레싱
- 플라스틱 코딩이 되어 있거나 연고가 스며들어 있어 젖은 상처에 들러붙은 것을 방지한다.
- 즉석에서는 드레싱이나 상처에 항생제 연고를 사용한다.

※ 즉석에서 사용할 수 있는 드레싱에는 깨끗하고 흡수성이 좋으며 부드럽고 보풀이 없는 섬유라면 무엇이든 가능하다. 면소재가 가장 좋다(종이 같은 것은 상처에 달라붙을 수 있어 추천되지 않는다).

(2) 삼각건의 명칭(그림 5-21)

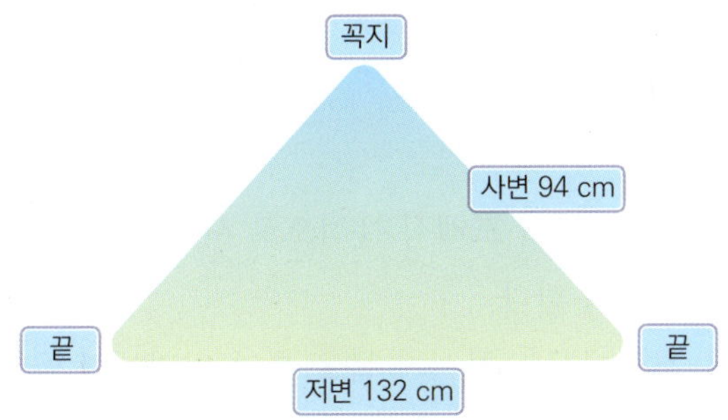

그림 5-21. **삼각건의 명칭**

(3) 삼각건법의 종류

① 이마 및 머리의 삼각건
② 안면에 편 삼각건
③ 두부에 접는 삼각건
④ 눈에 접은 삼각건
⑤ 귀에 접은 삼각건
⑥ 아래턱에 접은 삼각건
⑦ 팔꿈치에 접은 삼각건
⑧ 팔걸이 삼각건
⑨ 어깨뼈(견갑) 및 어깨의 삼각건
⑩ 어깨 겨드랑이에 접은 삼각건

⑪ 손에 편 삼각건
⑫ 손바닥에 접은 삼각건
⑬ 흉부 및 등의 삼각건
⑭ 다리에 접은 삼각건
⑮ 무릎에 접은 삼각건
⑯ 엉덩이의 삼각건
⑰ 발에 편 삼각건

(4) 삼각건법 사용요령

① 이마 및 머리의 삼각건법: 이마 및 머리를 드레싱 유지할 목적으로 사용한다(그림 5-22).

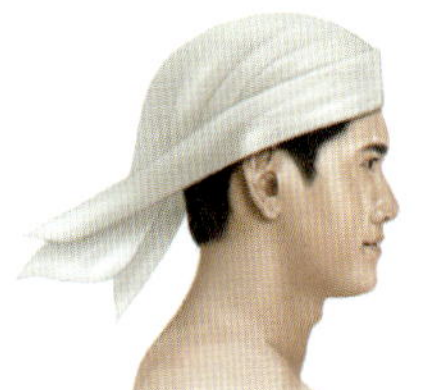
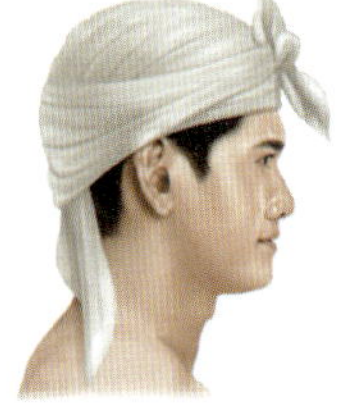
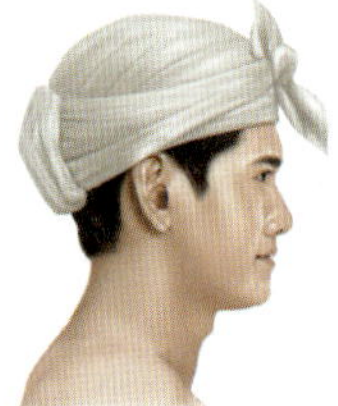

그림 5-22. **이마 및 머리의 삼각건법**

㉠ 삼각건의 저변 중앙이 눈썹위에 올라오도록 대고 꼭지를 뒤로 넓게 흐르게 한다. 삼각건의 양끝을 귀 위로 지나 후두부로 지나간다.
㉡ 후두에 있는 꼭지를 교차시켜 이마 중앙에서 끝매기 한다.
㉢ 후두부에 있는 꼭지를 2-3회 잡아당겨 주름을 완전히 편 후 교차시킨 부분을 감싸넌서 꼭지를 깨끗이 말아 넣는다.

② 안면에 편 삼각건법: 안면 부위 드레싱 목적으로 사용한다.
㉠ 삼각건의 꼭지로 끝매기 한다.
㉡ 삼각건의 양끝을 경부에서 교차시켜 목을 통과 턱밑에서 끝매기 한다.
㉢ 눈, 코, 입 부위는 구멍을 뚫어준다.

③ 두부에 접은 삼각건법: 두부 부위에 접은 드레싱 목적으로 사용한다.
㉠ 양끝을 완전히 상처 반대편으로 가게 한다.
㉡ 반대 측 측두부에서 교차시켜 상처 부분을 피해서 끝매기 한다.

④ 눈에 접은 삼각건법: 눈의 드레싱 유지할 목적으로 사용한다(그림 5-23).

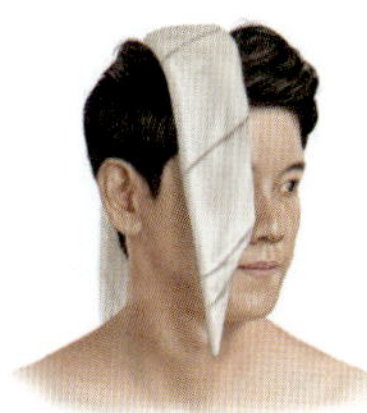
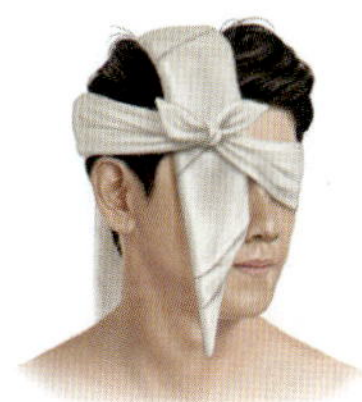
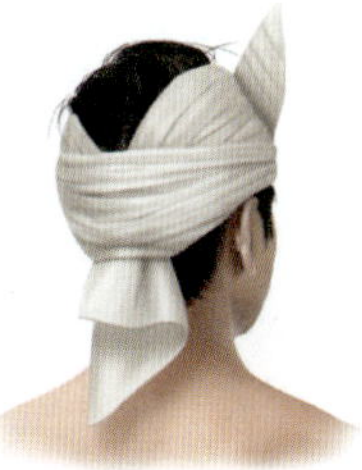
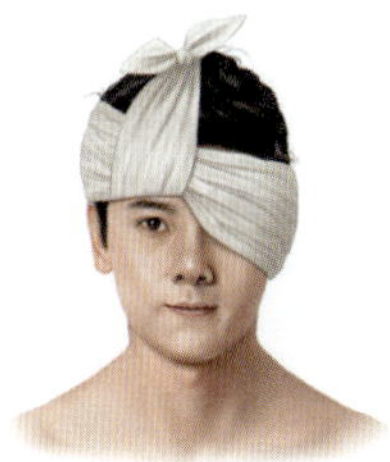

그림 5-23. **눈에 접은 삼각건법**

⑤ 귀에 접은 삼각건법: 귀에 드레싱 유지할 목적으로 사용한다.

㉠ 삼각건을 삼절 접어 손상당한 쪽 귀에 착대한다.

㉡ 끝은 각각 전후 두부를 거쳐 측두부에서 교차시킨다.

㉢ 상처 부분을 피해서 끝매기 한다(상처 측 눈은 감싸줘도 무방하다).

⑥ 아래턱에 접은 삼각건법: 아래턱의 골절 및 탈구 된 것을 임시 처리에 사용한다(그림 5-24).

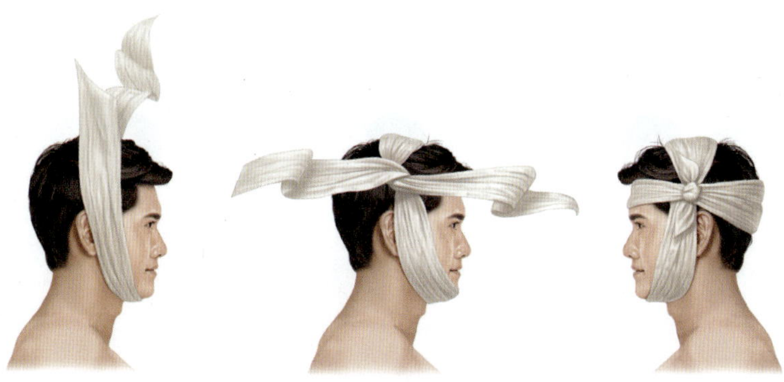

그림 5-24. **아래턱에 접은 삼각건법**

㉠ 삼각건을 적당한 넓이로 접은 후 한쪽 끝이 다른 쪽보다 길게 하여 아래턱에서 착대를 한다.

㉡ 한쪽 긴 끝을 머리위에 올려 두정골 중앙을 지나 측두부에서 양끝을 교차시켜 반대편 측두부에서 끝매기 한다.

⑦ 팔꿈치에 접은 삼각건법: 팔꿈치 주위의 드레싱 유지할 목적으로 사용한다(그림 5-25).

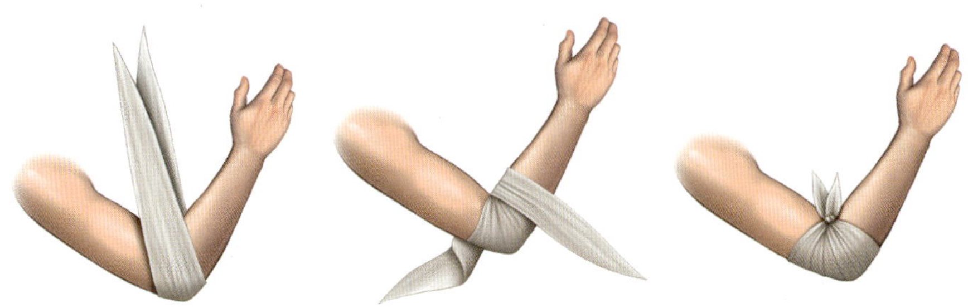

그림 5-25. **팔꿈치에 접은 삼각건법**

㉠ 팔을 15° 정도 구부려 접은 삼각건 중앙을 팔꿈치에 착대한다.
㉡ 양끝을 올려 중복되는 나사선상에 회전하여 상호 교차시킨다.
㉢ 양끝을 팔꿈치 전면에 가져다 끝매기 한다.

⑧ 팔걸이 삼각건법

Ⓐ 제1방법 손, 손목 및 팔뚝의 골절, 손상부위를 받치기 위해 사용한다(그림 5-26).

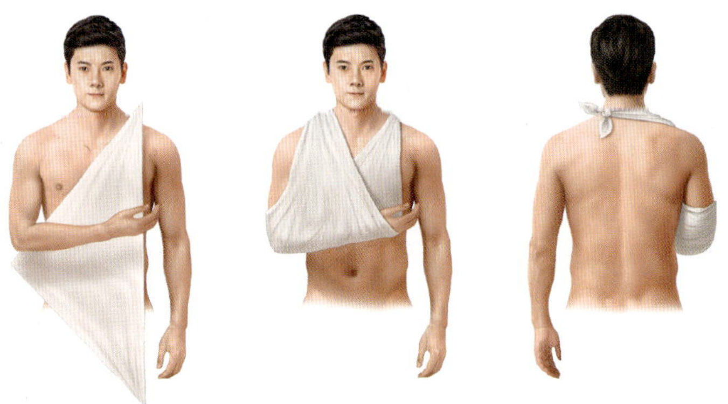

그림 5-26. **팔걸이 삼각건법 제1방법**

㉠ 삼각건의 한쪽 끝을 손상된 반대 측 어깨 위에 대고 저변은 손을 향하게 하고 꼭지는 팔꿈치를 향하여 있도록 가슴 위로 내린다.
㉡ 팔꿈치를 구부려 새끼손가락이 팔꿈치보다 손바닥만큼 높게 올린다.
㉢ 밑에 있는 끝을 손상당한 쪽 어깨 위로 올린다.

ⓔ 양끝을 목 뒤 중앙을 피해서 끝매기 한다.

ⓜ 꼭지로 팔꿈치를 감싸서 핀이나 반창고로 고정하거나 말아서 밀어 넣는다.

Ⓑ 제2방법 목이나 상처 쪽 어깨에 압박을 가하지 않도록 팔뚝을 받쳐서 사용한다 (그림 5-27).

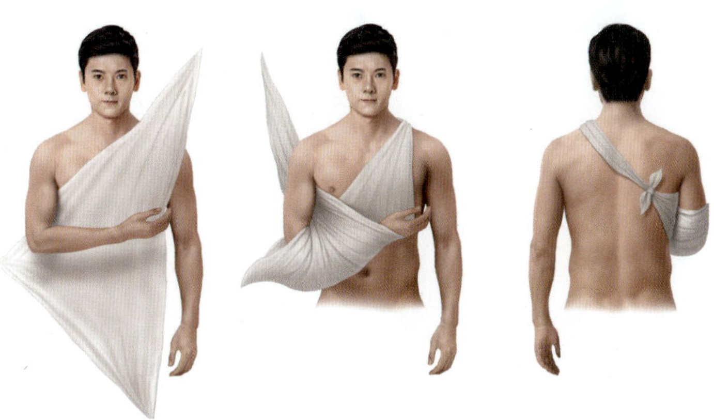

그림 5-27. **팔걸이 삼각건법 제2방법**

ⓐ 삼각건의 한쪽 끝을 손상된 반대 측 어깨 위에 대고 저변은 손을 향하게 하고 꼭지는 팔꿈치를 향하여 있도록 가슴 위로 내린다.

ⓑ 팔꿈치를 구부려 새끼손가락을 어깨 정도 높게 올린다.

ⓒ 삼각건의 내려진 끝을 구부린 팔뚝을 감싸면서 상처 쪽 겨드랑이부를 지나 다른 끝과 끝매기를 한다.

ⓔ 손가락 끝이 삼각건 저변 밖으로 약간 나오도록 해야 한다.

ⓜ 꼭지로 팔꿈치를 감싸서 핀이나 반창고로 고정한다.

⑨ 어깨뼈 및 어깨의 삼각건법: 어깨뼈 및 어깨의 상처 드레싱 유지할 목적으로 사용한다 (그림 5-28).

ⓐ 접은 삼각건을 편 삼각건의 꼭지에 2–3회 말아서 손바닥 쪽 어깨에 착대한다.

ⓑ 접은 삼각건 끝은 각각 등과 흉부를 지나 반대쪽 흉부에서 끝매기 한다.

ⓒ 편 삼각건은 상처 넓이 이외의 노출을 방지하기 위하여 저변을 적절히 접어 위팔을 돌려 끝매기 한다.

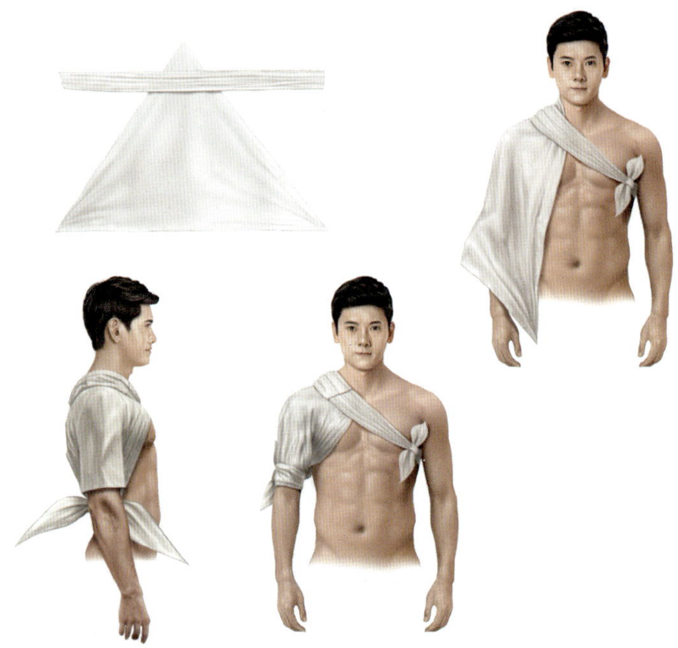

그림 5-28. 어깨뼈 및 어깨의 삼각건법

⑩ 어깨 및 겨드랑이의 접은 삼각건법: 어깨 및 겨드랑이를 드레싱 유지할 목적으로 사용한다(그림 5-29).

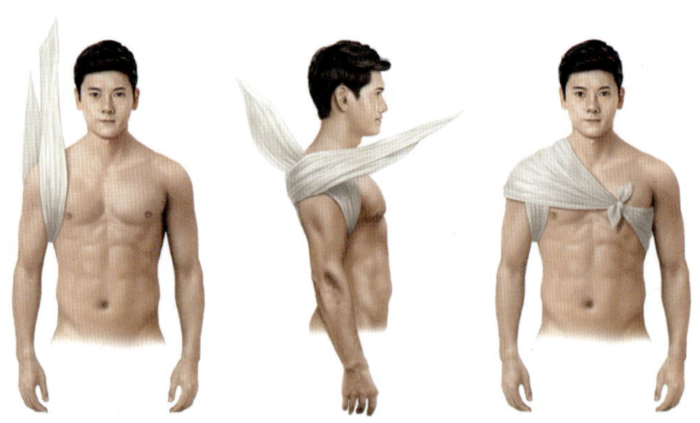

그림 5-29. 어깨 및 겨드랑이의 접은 삼각건법

㉠ 접은 삼각건을 드레싱 부위에 착대한다.

㉡ 양 끝을 어깨 위에서 교차한다.

㉢ 양 끝을 등과 가슴으로 교차시킨다.

㉣ 손상 받지 않은 쪽의 명찰부분에서 끝매기 한다.

⑪ 손에 편 삼각건법: 손의 드레싱을 유지하기 위해 사용한다(그림 5-30).

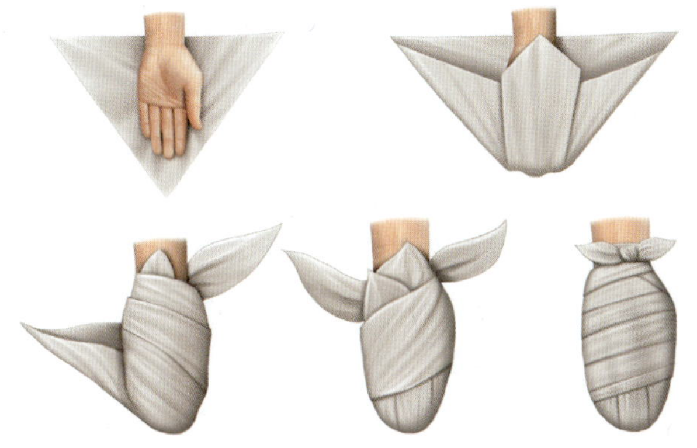

그림 5-30. **손에 편 삼각건법**

㉠ 삼각건의 저변(1/2) 하단부위에 손바닥을 올려놓는다.

㉡ 꼭지로 손등을 덮어 손목까지 내려간다.

㉢ 손 양측으로 약 15° 정도 접어 양끝을 손목에서 교차시킨다.

㉣ 삼각건 양 끝을 손목 주위로 돌려 손목 외측에서 끝매기 한다.

㉤ 삼각건 꼭지로 끝매기 부분을 감싼다.

⑫ 손바닥에 접은 삼각건법: 손바닥에 드레싱 유지할 목적으로 사용한다(그림 5-31).

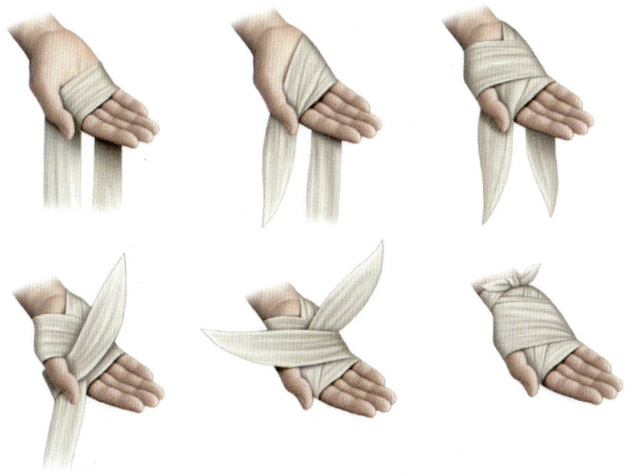

그림 5-31. **손바닥에 접은 삼각건법**

㉠ 삼각건을 수도 측으로 15 cm 정도 길게 손바닥에 착대를 한다.
㉡ 엄지 측 삼각건 끝을 손등으로 가지고 와서 수도 측 부위를 지나 손바닥에서 인지에 놓는다.
㉢ 수도 쪽에 착대한 삼각건을 엄지 부위를 거쳐 약지에 놓는다.
㉣ 나, 다 순서를 반복한 후 손목을 1회 두른 후 끝매기 한다.

⑬ 흉부 및 등의 삼각건법: 흉부 및 등 상처의 드레싱을 유지할 목적으로 사용한다.
㉠ 삼각건 꼭지를 상처 측 어깨 위에 착대 후 흉부 및 등을 싸서 저변 중앙 손상부위 바로 밑에 오도록 하여 저변을 접는다.
㉡ 양끝을 당겨 한쪽 끝이 약간 길게 하여 상처 측 어깨뼈부에서 끝매기 한다.
㉢ 꼭지를 당겨 묶음의 긴 끝과 연결하여 끝매기 한다.

⑭ 무릎에 접은 삼각건법: 무릎 주위의 드레싱을 유지할 목적으로 사용한다(그림 5-32).

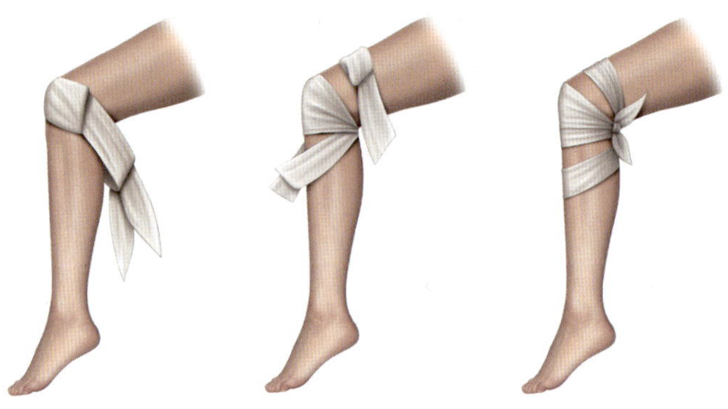

그림 5-32. **무릎에 접은 삼각건법**

㉠ 2절 접은 삼각건의 중앙을 슬개골 위에 대고 양끝이 무릎 양쪽으로 흐르도록 착대를 한다.
㉡ 끝을 밑에서 교차시키고 밑으로는 하퇴를 몇 번 감으며 위로는 넓적다리(대퇴)를 몇 차례 감는다.
㉢ 양끝을 무릎 안쪽에서 끝매기 한다.

⑮ 다리에 접은 삼각건법(그림 5-33).

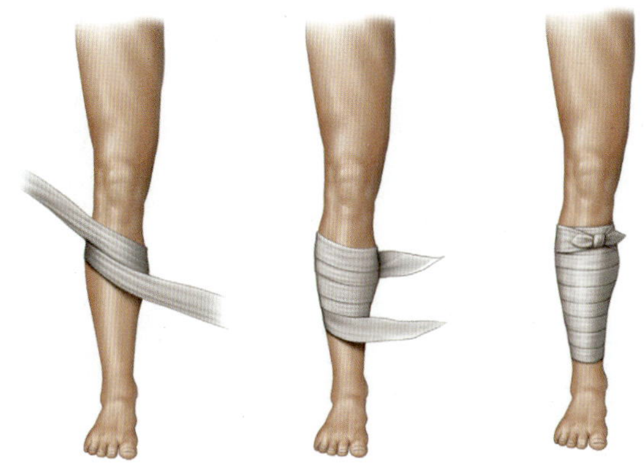

그림 5-33. **다리에 접은 삼각건법**

㉠ 접은 삼각건을 장단지에 착대를 한다.
㉡ 양끝의 손상부위를 나선형으로 돌리면서 감싸준다.
㉢ 손상 부위를 피해서 끝매기 한다.

⑯ 엉덩이의 삼각건법: 엉덩이의 드레싱을 유지할 목적으로 사용한다(그림 5-34).

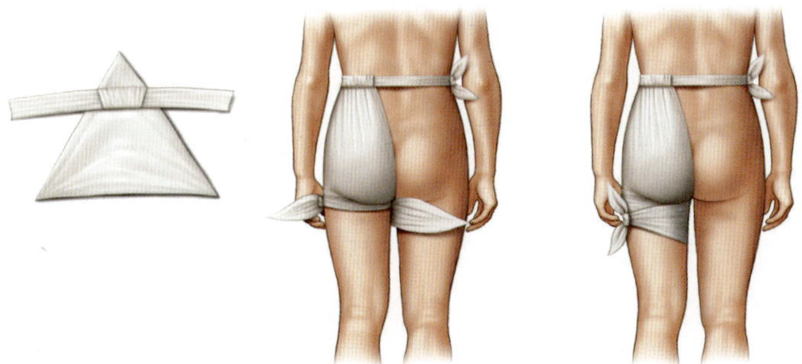

그림 5-34. **엉덩이의 삼각건법**

㉠ 접은 삼각건을 편 감각건의 꼭지에 2-3회 말아 손상된 엉덩이에 착대한 후 접은 삼각건을 반대 측 허리에서 끝매기 한다.
㉡ 편 삼각건은 저변을 접어서 양끝을 넓적다리(대퇴부) 주위를 돌려 끝매기 한다.

⑰ 발에 편 삼각건법: 발의 드레싱을 유지할 목적으로 사용한다(그림 5-35).

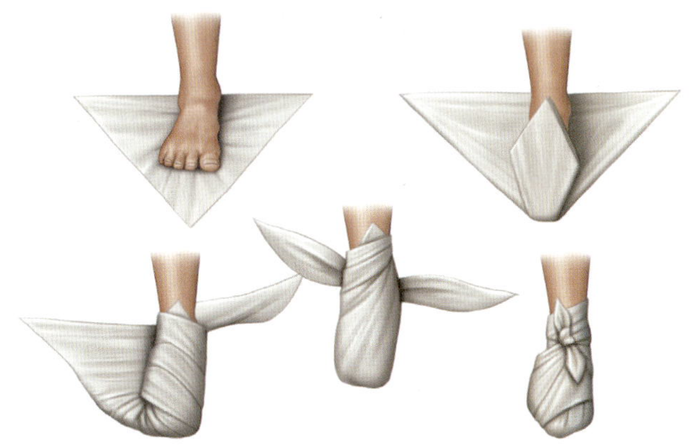

그림 5-35. **발에 편 삼각건법**

㉠ 발을 저면에 직각이 되게 뒤꿈치를 저변 앞에 닿도록 중앙에 갖다 놓는다.

㉡ 삼각건의 꼭지를 발가락 위로 발목을 향해 덮는다.

㉢ 삼각건의 양끝을 교차시켜 발목을 감아 끝매기 한다.

㉣ 꼭지를 당겨 매듭을 감싼다.

⑱ 발목 삼각건법

발목 삼각건법은 발목을 삐었거나(염좌), 발등 또는 발바닥에 상처가 있을 때 삼각건을 이용해 응급처치를 하는 방법이다(그림 5-36). 이 방법은 출혈을 멈추고, 손상 부위를 고정하며, 추가적인 손상을 방지하는 데 효과적이다.

이 방법은 등산이나 야외 활동 중 발목 부상 시 신속하게 사용할 수 있는 응급처치법으로, 삼각건이 없을 때는 손수건 등으로 대체할 수 있다. 필요할 경우, 부드러운 부목(수건 등)을 발목에 대고 삼각건으로 함께 감싸 고정할 수 있다.

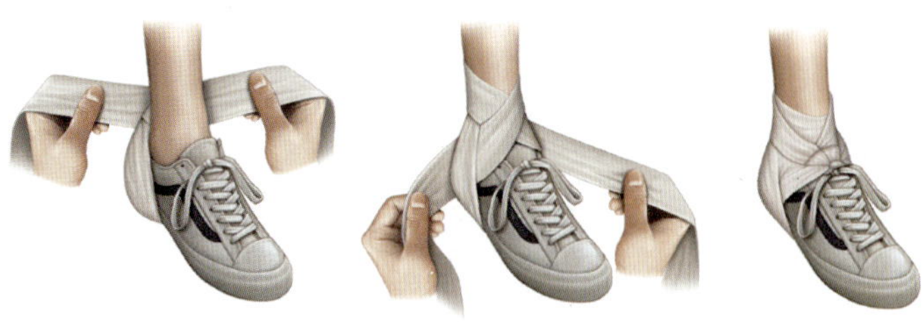

그림 5-36. **발목 삼각건법**

㉠ 신발을 벗기고 시행하는 것이 원칙이지만, 굽이 있는 신발을 신은 경우에는 굽 안쪽으로 삼각건을 대고 고정한다.

㉡ 삼각건의 중앙 부분을 발등 위에 올려놓는다.

㉢ 양쪽 끝을 잡아 발바닥 아래에서 교차시킨 후, 다시 발목 뒤쪽으로 감아 교차한다.

㉣ 그 상태로 발목 앞쪽에서 다시 교차해 단단히 고정한다.

㉤ 삼각건의 끝을 단단히 잡아당길 때는 위로 올리기보다 앞쪽으로 당겨야 한다. 그래야 더 견고하게 고정한다.

㉥ 끝부분은 발목 앞쪽에서 매듭을 지어 고정한다.

㉦ 부목이 필요할 정도로 부기가 심하다면, 수건이나 방석 등 부드러운 재료를 함께 감싸서 고정한다.

3) 붕대

(1) 붕대의 목적

붕대는 드레싱 유지, 관절, 팔다리 부위 등 손상부위를 지지 및 지혈하도록 압력을 가하고 손상부위 고정에 사용된 부목을 유지하기 위해 사용된다.

(2) 롤붕대 사용요령

① 붕대는 오른손으로 잡고 좌에서 우로 돌린다.

② 단단하고 평평하게 하며 안전하게 감는다.

③ 혈액순환의 여부를 파악한다.

④ 붕대를 감을 때에는 붕대 뭉치가 바깥쪽을 향하게 한다.

⑤ 팔이나 다리에 붕대를 감을 때는 손가락과 발가락을 제외한다.

(3) 착대(감기 시작)

맨 처음 붕대를 갖다 대는 것으로서 붕대의 정착을 말한다. 최초, 회전은 안전하게 매야 하고 가능하면 신체의 가장 둘레가 적은 부분을 택해야 한다. 손목 및 발목의 직상 부위가 착대에 적절한 위치로 많이 사용된다(그림 5-37).

① 붕대를 오른손의 엄지와 중지에서 잡고 상처 부위에 비스듬히 대고 왼손으로 끝을 누른다.

② 처음 감음은 비스듬히 댄 끝의 부분을 삼각상태로 남기고 눌리도록 감는다.

③ 끝의 삼각부분을 접어 넣고 다시 그 위에 겹쳐 2–3회 감는다.

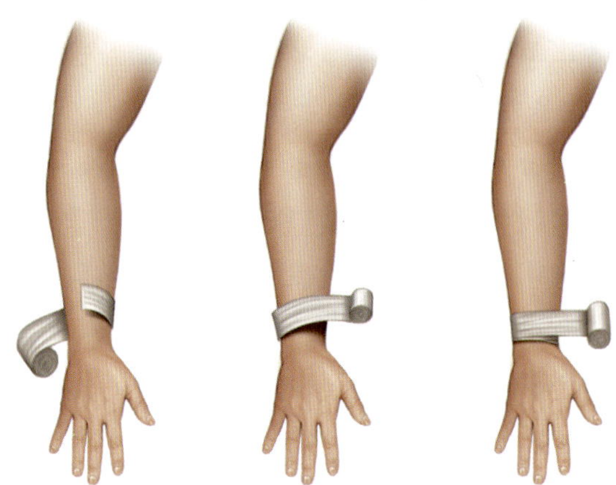

그림 5-37. 붕대착대

(4) 끝매기

① 감기 끝마침을 뒤집어서 두끝으로 해서 묶는 방법

㉠ 감기를 마쳤을 때 도중에서 뒤집은 끝을 반대측으로 쥐고 와서 2개 끝을 만든다.

㉡ 양끝을 교차시켜 바른매듭으로 한다(그림 5-38).

② 감는 포대의 끝을 중앙에서 종으로 찢어 묶는 방법

㉢ 감는 포대의 끝에서 신을 향해서 부위의 굵기 등에 맞게 적당한 길이가 되도록 가위로 종으로 잘라서 2개의 끝을 만들고 한쪽 끝을 반대측으로 내서 양끝을 묶는다.

③ 기타

㉠ 감는 포대의 감기를 마친 끝을 정리해서 마지막으로 감은 부분에 집어넣어 처리한다.

㉡ 안전핀 및 반창고로 고정하거나 적당한 길이로 잘라 양 끝을 바른매듭으로 한다.

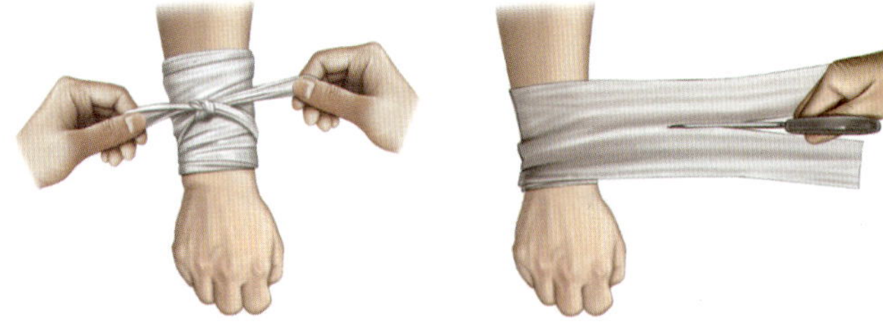

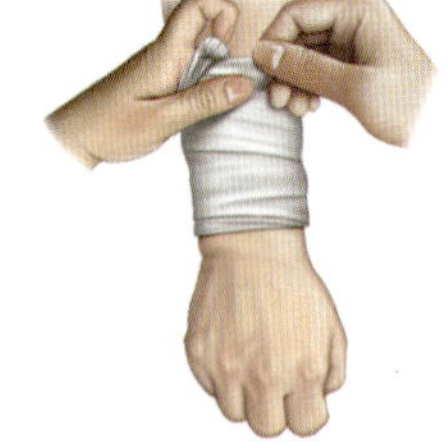

그림 5-38. 끝매기

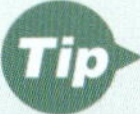

봉대법과 끝매기(The loop method and split-tail method) 주의 사항

① 상처나 상처와 인접한 부위 드레싱을 만지지 않는다.
② 혈액 순환을 방해할 정도로 붕대를 꽉 조이게 감지 않는다.
③ 드레싱이 헐거워질 정도로 너무 느슨하게 붕대를 감지 않는다.

(5) 제2의 붕대를 잇는 방법

감는 포대를 2 이상 연속해서 감을 때는 제1대의 종단 밑에 제2대 끝의 시작을 10-11 cm (부위에 따라 다르다) 정도 삽입하고 제1대의 종단을 동시에 눌리도록 해서 계속 감는다.

(6) 붕대풀기

감는 포대를 풀 때에는 감는 포대가 꼬이지 않도록 유의하면서 감는 방향과 반대의 방향으로 돌리기 위하여 좌수와 우수로 포대를 서로 교대로 잡으면서 푼다. 시술자는 상처가 상하지 않도록 주의한다.

(7) 붕대의 폭과 용도

감는 포대의 폭에 따라 2열(호)에서 8열(호)의 종류가 있으며 주로 다음 부위에 사용된다.

폭	사용부위
2열(호), 14 cm 3열(호), 9 cm	체간부(흉부, 복부)
4열(호), 7 cm 5열(호), 5.5 cm 6열(호), 4.5 cm	두부, 사지
8열(호), 3,5 cm	손가락

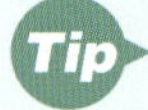

드레싱과 붕대법의 목적

드레싱은 노출된 상처를 덮는 것이다. 드레싱을 할 때에는 시판되는 소독된 드레싱을 사용해야 하지만, 병원 전 상황에서 적절한 응급처치를 하기 위해서는 주변에 있는 것으로 사용하여 응급처치를 하여야 한다. 붕대는 드레싱을 제 위치에 고정하기 위해 사용된다. 드레싱 위쪽으로 압력을 가해 출혈을 조절하고, 부종을 예방하거나 줄이고, 다친 관절이나 사지를 부목으로 고정하기 위해 사용된다. 이에 따라 드레싱과 붕대법은 지혈, 창상부의 보호 및 감염방지, 마비의 완화 및 쇼크 방지 등을 위하여 행하는 것이다. 바르고 정확히 응급처치된 드레싱과 붕대법은 창상이나 골절 등의 회복에 효과를 보이나, 부주의 부적절한 것은 환자에게 고통을 주고, 치유효과를 감소시킬 뿐만 아니라, 생명을 위협할 수가 있으므로 언제 어떠한 장소라도 신속하고 확실하게 처치할 수 있도록 순서를 훈련하여 둘 필요가 있다.

① 상처의 드레싱과 부목을 유지한다.
② 지혈과 함께 관절부를 고정한다.
③ 기형을 정형시킨다.
④ 창상부위를 피복하여 보호한다.
⑤ 창상부위를 압박하고, 가벼운 출혈을 막는다.
⑥ 창상부위의 농즙 등의 흡수 및 안제, 외용약 등을 지지한다.
⑦ 창상 및 골절 등 환부를 고정하여 동요를 막고, 통증을 경감한다.
⑧ 지속적 견인에 의해 치료목적을 달성한다.

즉 응급처치에 주로 사용되는 드레싱과 붕대법은 피복, 지혈, 고정의 3종류이다.

(8) 붕대의 종류

① 접착식 테이프

흰 직물로 직물을 만든 스포츠 테이핑이 있다. 이것은 젖어 있을 때도 붙일 수 있다. 이는 염좌, 수포 테이핑을 할 때나 붕대를 감을 때에 사용할 수 있다. 길이 방향으로 더 가늘게 찢을 수 있다. 강력 접착 테이프가 훌륭한 대체제가 될 수 있다. 상처 드레싱에 사용되는 다른 종류의 의료용 테이프로는 종이 테이프, 실크 테이프, 저자극성 플라스틱 테이프 등이 있다.

② 룰러 거즈 붕대

큰 상처를 덮을 때, 드레싱을 고정시킬 때, 한 겹을 더 감아줄 때 사용한다. 다양한 크기(1-3 inch)로 나온다. 붕대를 감을 때 넓은 붕대를 접어서 사용할 수도 있지만 딱 맞는 붕대만큼 유용하지는 않다.

③ 자가 부착형 붕대

약간의 탄력성이 있는 거즈 같은 직물을 말아놓은 것이다. 일반적으로 얇은 그물형과 더 두껍고 흡수성이 좋은 그물형의 두 가지 형태가 있다. 구급상자에서 가장 유용한 너비는 2 inch와 4 inch이다. 구급상자에 딱 한 가지 크기만 넣을 수 있다면 3 inch나 4 inch 너비를 선택한다. 이 종류의 붕대는 스스로 부착되는 특징이 있어 관절같이 어려운 부위에 사용하기 쉽다.

④ 삼각 붕대 및 임시방편용으로 사용할 수 있는 재료로는 양말, 말아 높은 티셔츠, 벨트, 수건 등이 있다.

(9) 붕대법의 종류

① 머리 회귀형 붕대법(1, 2 방법)
② 한쪽 눈의 교차 붕대법
③ 양쪽 눈의 교차 붕대법
④ 아래턱의 붕대법
⑤ 코의 네갈래 붕대법
⑥ 턱의 네갈래 붕대법
⑦ 팔꿈치의 8자 붕대법
⑧ 팔꿈치의 전면 붕대법
⑨ 팔뚝의 8자 붕대법
⑩ 어깨의 수상 붕대법
⑪ 흉부 및 등에 대한 회귀 붕대법(1, 2 방법)
⑫ 빗장뼈 8자 붕대법
⑬ 손 싸기 붕대법
⑭ 손의 8자 붕대법
⑮ 장갑형 붕대법
⑯ 반 장갑형 붕대법
⑰ 손가락 붕대법
⑱ 대퇴 및 엉덩이의 수상붕대
⑲ 발의 수상붕대
⑳ 절단 회귀형 붕대법
㉑ 벨포 붕대법
㉒ 나사형 붕대법
㉓ 역전 붕대법
㉔ 꼬리 붕대법

(10) 붕대 감는 법

① 머리 회귀형 붕대법: 의식 있는 환자 및 의식 없는 환자일지라도 보조자가 있을 시에 두피위에 드레싱 유지할 목적으로 사용한다.

Ⓐ 제1방법(붕대 1개)

㉠ 붕대 하나로 전두부에서 착대하여 2-3회 환행대로 머리주위를 감은 후 전두부 중앙에서 두정골을 지나 접은 부분을 누르고 다시 붕대를 2/3감싸주고 1/3이 노출되게 하여 접어 올린다.

㉡ 전 두부로 넘겨온 붕대를 감싸진 붕대전체의 1/2이 감싸지도록 반대 측으로 접어서 올린다.

㉢ 후두부로 온 붕대를 (1/2이 감싸진 반대 측 방향으로) 나머지 1/2이 감싸지도록 접어 올린다(정중앙에는 중앙선이 생긴다).

㉣ 정 중앙선을 좌우로 하여 2/3가 감싸지고 1/3이 노출되도록 모자를 쓴 것처럼 머리의 전체를 감싸준다.

㉤ 머리주위를 다시 환행대로 2-3회 감은 후 전두부에서 끝매기 한다(그림 5-39).

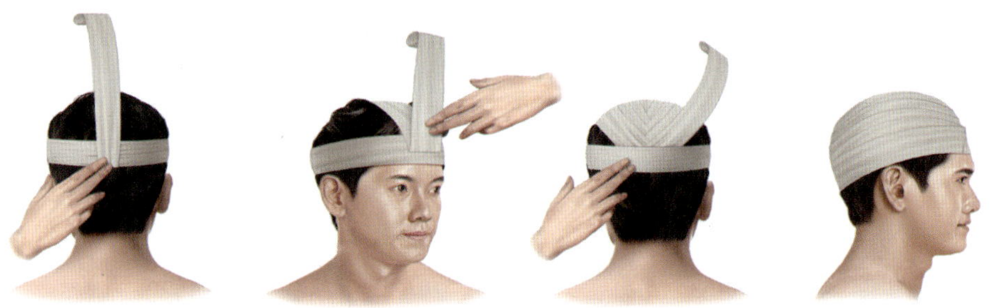

그림 5-39. **머리 회귀형 붕대법 제1방법**

Ⓑ 제2방법(붕대 2개)

보조자가 없는 경우 무의식 환자의 두피위에 드레싱을 유지하는 데 사용한다(그림 5-40).

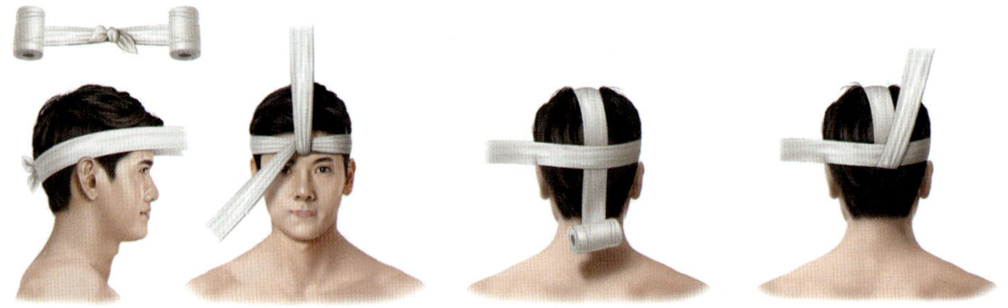

그림 5-40. **머리 회귀형 붕대법 제2방법**

㉠ 2개의 붕대를 사각 묶음으로 연결한 다음 붕대를 전 두부에서 착대하는데 이때 묶음 밑에는 부드러운 솜이나 가제를 대어줌으로써 환자에게 직접적인 압박을 피한다.

㉡ 양측 측두부를 따라 후두부에서 교차시켜 환자의 우측으로 돌던 붕대를 다시 우측으로 돌리고 좌측으로 돌아간 붕대는 후두부에서 두정골 정 중앙을 지나 전두부로 넘겨 온다.

㉢ 머리 회귀형 1번과 같은 방법으로 우측으로 돌던 붕대는 환자의 손 역할을 하면서 머리를 모자 쓴 것처럼 감싸준다.

㉣ 전 두부에서 끝매기 한다.

※ 머리 붕대법

이마나 두피 뒤쪽의 상처를 감을 때는 헝겊으로 된 삼각건이나 롤로 붕대를 사용하여 드레싱 한다. 귀 위로 붕대를 감는 것을 피하기 위해 이마 아래쪽으로 감고 붕대 아래 묶인 부분이 귀 앞쪽으로 가도록 한다(그림 5-41).

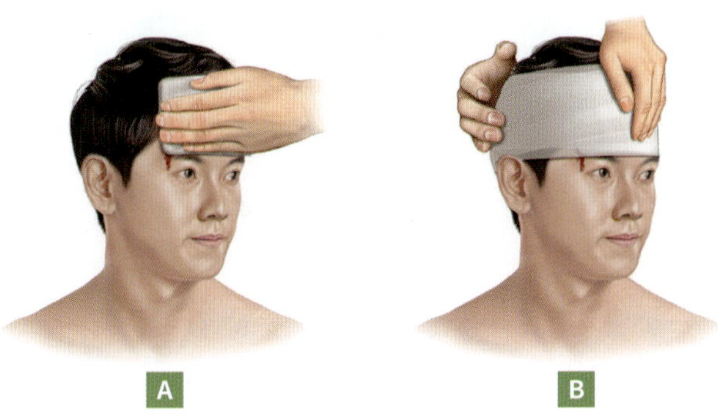

그림 5-41. **머리 붕대법.** (A) 직접 압박법으로 지혈한다. (B) 머리 및 이마에 붕대를 감싸준다.

② 한쪽 눈의 교차 붕대법: 한쪽 눈의 드레싱 유지에 사용된다(그림 5-42).

㉠ 상처가 우측일 경우 붕대를 2-3회 착대한 후 반대 측 측두부를 약간 올려 감아 머리 귀에서 사각으로 감아 내린다.

㉡ 귀밑을 통과하여 우측 눈을 감싸준 후 콧부리를 향해 대각으로 올려 머리 주위를 환행대로 한번 감는다(귀밑을 통과하는 붕대는 1/3 정도 접어주어 귀를 완전히 노출하도록 하며 귀밑에는 부드러운 가재나 솜을 대어주어 압박을 방지한다).

㉢ 이 절차를 반복하여 눈이 덮일 때까지 먼저 감긴 붕대의 2/3를 겹쳐서 감은 후 이 절차를 반복하여 눈이 덮일 때까지 먼저 감긴 붕대의 2/3를 겹쳐서 감은 후 끝매기 한다(상처가 좌측일 경우 착대한 붕대를 좌측 눈, 귀밑 순으로 감는다).

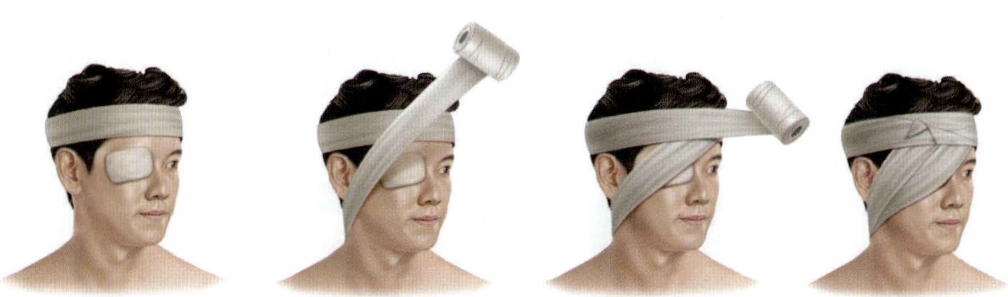

그림 5-42. **한쪽 눈의 교차 붕대법 - 한쪽 눈**

③ 양쪽 눈의 교차 붕대법: 양쪽 눈의 드레싱을 유지하는 데 사용된다(그림 5-43).

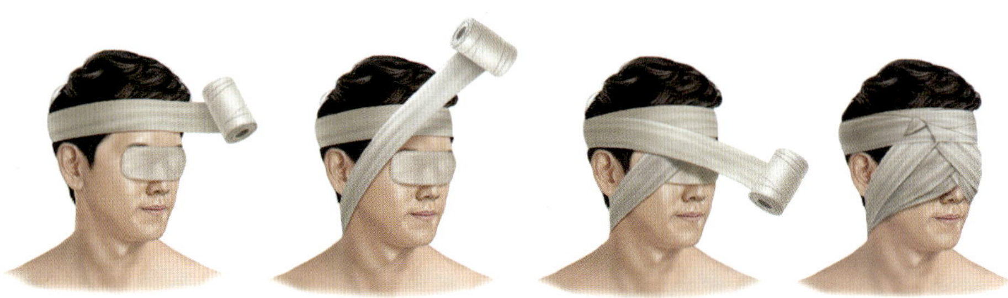

그림 5-43. **양쪽 눈의 교차 붕대법**

㉠ 한쪽 눈의 교차 붕대와 같은 방법으로 양쪽 눈을 감아준다.

④ 아래턱의 붕대법

아래턱의 붕대법은 아래턱(하악)에 부상이나 골절이 발생했을 때 턱을 안정적으로 고정하고 통증을 줄이며 추가 손상을 방지하기 위해 사용하는 방법이다(그림 5-44).

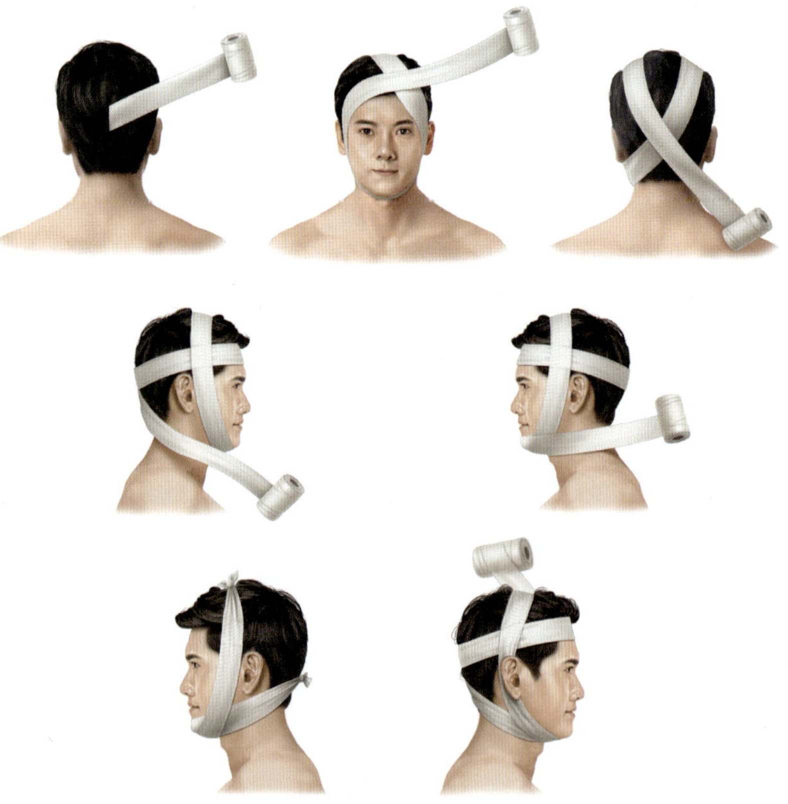

그림 5-44. **아래턱 붕대법**

㉠ 좌측 후두부 하단 위에서 착대하여 우측 측두부를 통과하고 전두부에서 좌측 뺨을 거쳐 아래턱을 감싸준 후 우측 뺨을 거쳐 전두부 중앙에서 교차한다.
㉡ 다시 계속해서 좌측 측두부로 통과하여 후두부에 착대한 붕대와 교차한다.
㉢ 교차시킨 붕대를 우측 귀밑을 통과하여 아래턱을 감싸준 후 좌측 귀밑을 통과한다.
㉣ 위와 같은 동작을 반복하여 단단하게 붕대를 감은 후 안전핀 또는 반창고로 고정한다.

⑤ 코의 네갈래 붕대법

코의 드레싱유지에 이용되며 요구되는 넓이와 길이의 네갈래 붕대를 사용한다(그림 5-45).

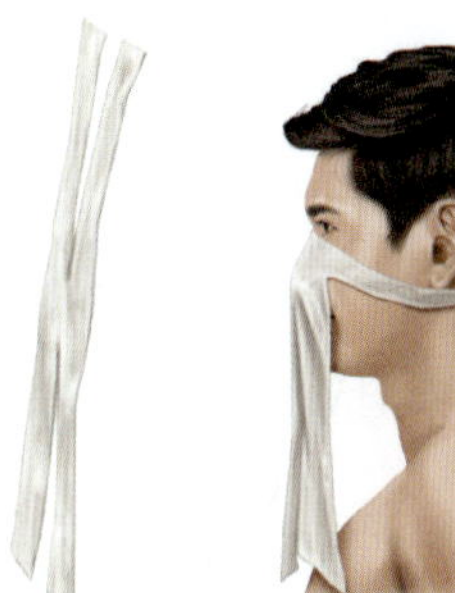
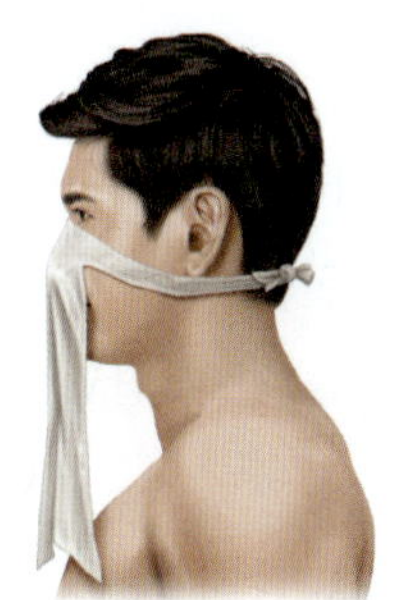
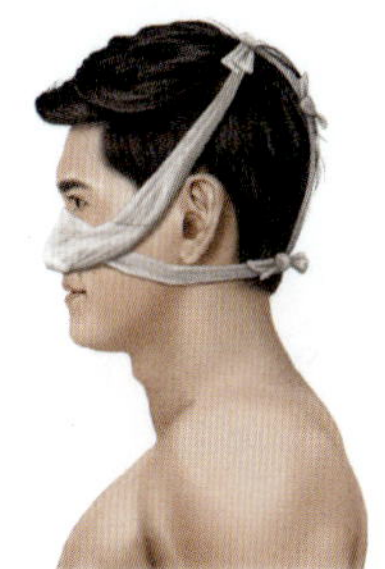

그림 5-45. **코의 네갈래 붕대법**

㉠ 이 붕대는 코 주위의 드레싱을 유지하기 위하여 사용된다. 네꼬리 붕대는 넓이 약 10−15 cm, 길이 약 75 cm의 크기를 가지고 양끝은 30−35 cm가량 중앙으로 잘려있는 것으로서 중앙부분은 7−12 cm가 되도록 하면 된다.
㉡ 드레싱부위에 이 붕대의 중앙을 대고 위에 있는 두 끝을 귀밑으로 해서 목뒤로 두른 후 끝매기 한다.
㉢ 아래에 있는 끝을 올려 머리 위에서 끝매기 한다.

⑥ 턱의 네갈래 붕대법

턱의 네갈래 붕대법은 턱 부위의 드레싱(상처를 덮는 거즈 등)을 안정적으로 고정하기 위해 사용하는 방법이다. 주로 아래턱이나 턱 주변에 상처가 있을 때 드레싱이 쉽게 벗겨지지 않도록 고정하고 턱의 드레싱을 유지하는 데 사용된다(그림 5-46).

㉠ 양끝으로 길이의 중앙을 7−12 cm 정도 남겨놓고 붕대를 두 갈래로 가른다.
㉡ 드레싱부위에 붕대의 중앙을 대고 위에 있는 두 끝을 귀밑으로 해서 목 뒤로 두른 후 끝매기 한다.

㉢ 아래에 있는 두 끝을 올려 머리위에서 끝매기 한다.

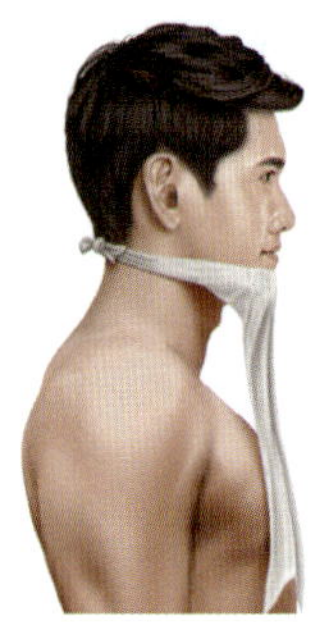
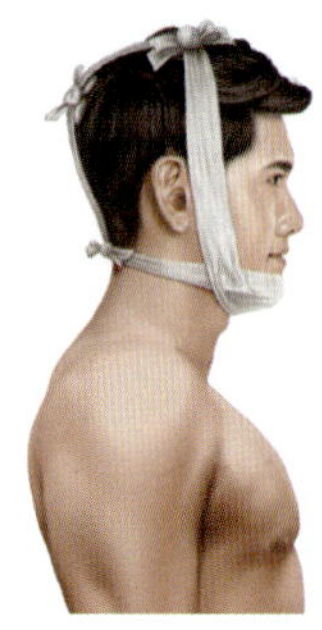

그림 5-46. 턱의 네 갈래 붕대법

⑦ 팔꿈치의 8자 붕대법

팔꿈치의 8자 붕대법은 팔꿈치 부위에 상처가 있거나 드레싱(거즈 등)을 고정할 때 사용하는 방법이다. 팔꿈치는 관절이 움직이기 쉽고 굴곡이 많아 일반적인 붕대법으로는 드레싱이 잘 고정되지 않기 때문에, 8자 모양으로 붕대를 감아 단단히 고정하는 것이 특징이다(그림 5-47).

㉠ 위팔하단에서 착대 후 붕대를 사각으로 팔꿈치 홈 위를 감아 내린다.

㉡ 팔뚝 상단에서 환행대로 감은 후 붕대를 사각으로 팔꿈치 위를 감아올린다.

㉢ 이와 같은 방법으로 붕대 넓이의 1/3씩 노출해 드레싱이 덮일 때까지 계속한다.

㉣ 위팔하단부 위에서 끝매기 한다.

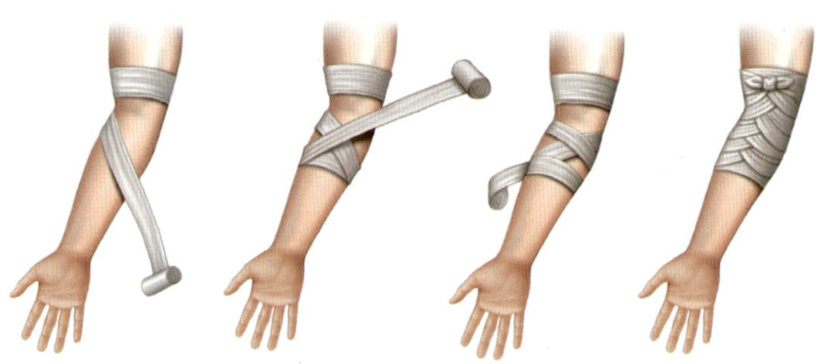

그림 5-47. 팔꿈치의 8자 붕대법(1, 2 방법)

⑧ 팔꿈치의 전면 붕대법

팔꿈치의 전면 붕대법은 팔꿈치 앞쪽(팔 오금, 즉 팔을 굽혔을 때 안쪽이 되는 부분)에 상처가 있거나 드레싱(거즈 등)을 고정할 때 사용하는 방법이다. 팔꿈치 전면은 굽힘과 펴짐이 잦아 드레싱이 쉽게 벗겨질 수 있으므로, 이를 효과적으로 유지하기 위해 특별한 붕대법이 필요하다(그림 5-48).

㉠ 위팔하단에서 붕대를 착대한 후 팔꿈치 홈 위로 사각으로 감아 내린다.

㉡ 팔뚝 상단부위에서 환행대로 감은 후 위와 같은 형식으로 붕대를 반복하여 감는다.

㉢ 팔꿈치 부위는 노출해 놓고 위팔 하단전면에서 끝매기 한다.

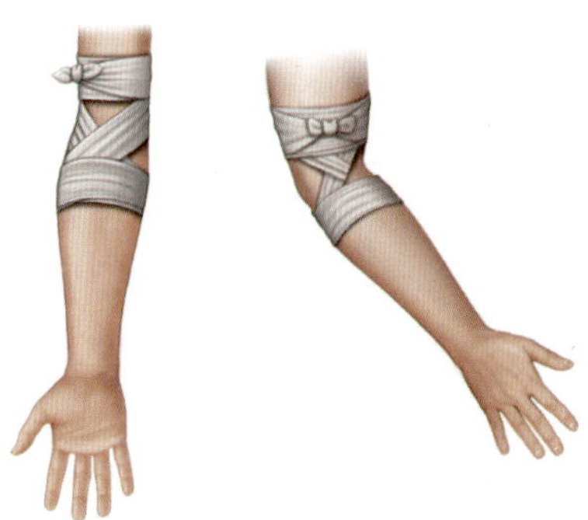

그림 5-48. **팔꿈치의 전면 붕대법**

⑨ 팔뚝의 8자 붕대법

팔뚝(전완부)이나 관절 부위에 상처가 있거나 드레싱을 고정할 때 사용하는 8자(팔자) 붕대법은 붕대를 감는 과정에서 붕대가 8자(∞) 모양을 그리도록 교차시키며 감는 방법이다. 이 방식은 팔꿈치, 손목, 발목 등 움직임이 많은 관절 부위의 드레싱을 효과적으로 고정하고, 부종이나 출혈을 방지하는 데 매우 유용하다(그림 5-49).

㉠ 손목에서 착대한다.

㉡ 붕대를 사각으로 감아올려 팔뚝 상단에서 환행대로 돌리고 사각으로 내려감아 착대선에 일치시킨다.

㉢ 붕대 넓이의 1/3씩 노출하며 8자 붕대로 감는다(V자 홈의 각도가 적을수록 붕대는 단단해진다.

㉣ 팔뚝 상단 부위에서 끝매기 한다.

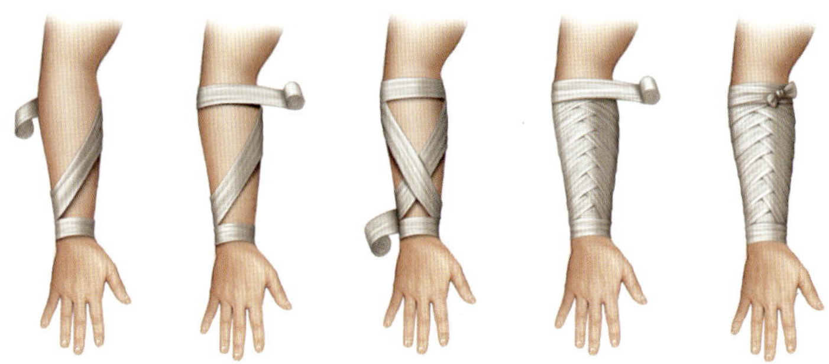

그림 5-49. **팔뚝의 8자 붕대법**

⑩ 어깨의 수상 붕대법

어깨의 수상 붕대법은 어깨와 겨드랑이 부위의 드레싱(거즈 등)을 안정적으로 고정하고, 상처 부위를 보호하기 위해 사용하는 응급 붕대법이다. 이 방법은 특히 어깨나 상완(위팔)에 넓은 드레싱을 적용한 뒤, 움직임이 많은 부위의 드레싱이 쉽게 벗겨지지 않도록 고정하는 데 효과적이다.

㉠ 겨드랑이에 패드를 대고 손상된 쪽의 위팔 상단에서 착대한다.

㉡ 상처가 우측일 경우 어깨를 감싸면서 흉부와 반대편 겨드랑이를 지나 우측 어깨를 감싸 처음 8자 붕대를 형성한다.

㉢ 위와 같은 방법으로 붕대 넓이의 1/3씩 노출해 드레싱이 덮일 때까지 계속한다.

㉣ 어깨 전체가 덮이도록 해야 하며 안전핀이나 반창고로 고정한다(좌측일 경우 어깨를 감싼 후 등부터 지난나).

⑪ 흉부 및 등에 대한 회귀 붕대법

회귀 붕대법(회귀대)은 흉부(가슴)나 등처럼 넓고 평평한 부위, 또는 머리, 신체 절단부 등 곡선이 많거나 말단 부위의 드레싱을 넓게 고정할 때 사용하는 붕대법이다. 이 방법은 드레싱이 넓은 부위에 잘 밀착되도록 하며, 움직임에도 쉽게 벗겨지지 않게 한다.

Ⓐ 제1방법 한 개의 붕대로 감은 흉부 및 등에 대한 회귀 붕대법이다.

㉠ 붕대 하나로 흉부상단부위에서 2-3회 감아 착대한 후 붕대를 꺾어 어깨를 통과하여 등 뒤에서 접어 올린다.

㉡ 위와 같은 방법으로 좌측 흉부와 우측 흉부를 번갈아 드레싱부위 감싼다.

㉢ 접은 부분을 2-3회 환행대로 돌려 감은 후에 안전핀이나 반창고로 고정 시킨다.

Ⓐ 제2방법 2개의 붕대로 사각묶음을 하여 실시하는 흉부 및 등에 대한 회귀 붕대법이다.

㉠ 2개의 붕대 뭉치를 잡고 각각 겨드랑이 밑을 통과하여 등 뒤 중앙에서 교차하는데 이때 환자의 우측으로 돌던 붕대는 다시 우측으로 돌리고 좌측으로 돌아간 붕대는 등 뒤에서 어깨 위를 통과하여 흉부로 가져간다.

㉡ 위와 같은 방법으로 좌측흉부와 우측흉부를 덮고 하나의 붕대는 환자나 보조자의 손 역할을 하면서 흉부 전체를 감싸준다.

㉢ 흉부 앞에서 끝매기 한다.

⑫ 빗장뼈의 8자 붕대법

빗장뼈(쇄골) 골절 시 사용하는 8자 붕대법(팔자 붕대법)은 어깨와 쇄골을 뒤로 당겨 골절 부위를 안정적으로 고정하고, 추가 손상이나 통증을 줄이기 위해 널리 사용되는 응급 고정법이다. 이 붕대법은 골절된 쇄골이 자연스러운 위치에서 유합되도록 돕고, 어깨가 앞으로 말리지 않게 하여 뼈의 정상 정렬을 유지하는 데 효과적이다(그림 5-50).

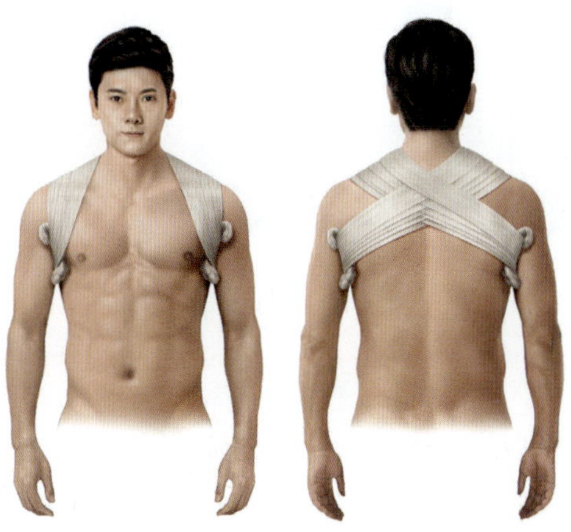

그림 5-50. **빗장뼈의 8자 붕대법(빗장뼈 골절의 처치)**

㉠ 패드를 겨드랑이에 끼워 직접적인 압박을 피하여 붕대 끝을 양어깨뼈골 사이에 놓고 붕대를 대각으로 어깨 위를 향한다.

㉡ 어깨 위에서 겨드랑이 밑을 통과하여 반대편 어깨를 거쳐 겨드랑이 밑으로 돌려 감는다.

㉢ 이 절차를 몇 회 반복하여 충분히 고정한 후 끝매기 한다.

⑬ 손 싸기 붕대법

손 싸기 붕대법은 손에 드레싱(거즈 등)을 고정하고, 출혈을 막거나 상처 부위를 보호하기 위해 사용하는 붕대법이다. 손은 움직임이 많고 구조가 복잡해 드레싱이 쉽게 벗겨질 수 있으므로, 효과적으로 고정하는 것이 중요하다(그림 5-51).

㉠ 손목에서 착대하여 손등으로 접어 내린다.

㉡ 손가락 끝을 싸서 손바닥으로 돌려 손목을 올려 감는다.

㉢ 위와 같이 계속 감아서 엄지만 제외하고 나머지 손가락을 싼다. 이때 손목에서 접은 부분을 고정한다.

㉣ 손등을 비스듬히 덮으면서 손가락 끝으로 내려감는다.

㉤ 8자 붕대로 손가락과 손등을 감는다.

㉥ 손목을 2-3회 감은 후 끝매기 한다.

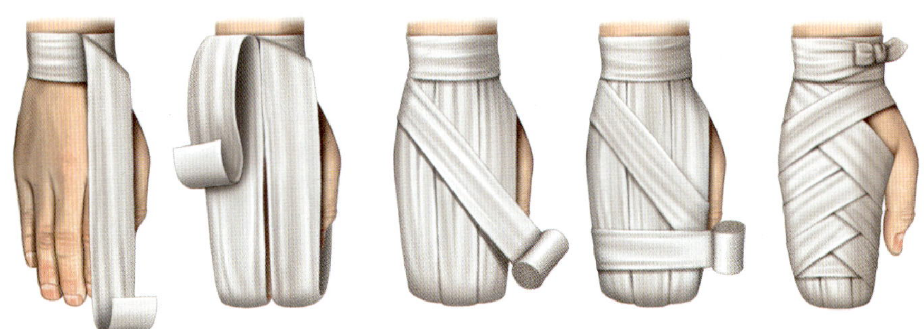

그림 5-51. 손 싸기 붕대법

⑭ 손의 8자 붕대법

손의 8자 붕대법(팔자 붕대법)은 손바닥과 손등에 드레싱을 단단하게 고정하고, 움직임이 많은 부위에서도 드레싱이 쉽게 벗겨지지 않도록 하는 붕대법이다. 이 방법은 손이나 손목, 손가락 관절 등 돌출 부위나 관절에 효과적으로 적용된다(그림 5-52).

㉠ 손가락 둘째마디에서 착대한다.

㉡ 착대선에 일치하여 8자 붕대로 손등과 손바닥을 감는다.

㉢ 엄지손가락은 다치지 않았다면 덮지 않고 남겨둔다.

㉣ 손목 주위를 감으면 드레싱을 잘 고정할 수 있어서 헐거워지지 않으므로 손목에서 끝매기 한다.

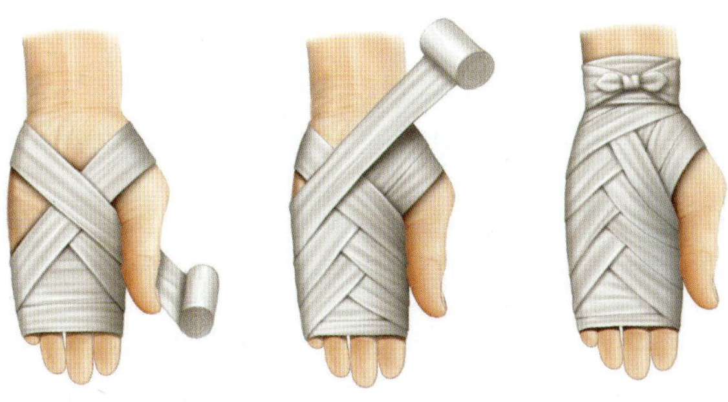

그림 5-52. **손의 8자 붕대법**

⑮ 손바닥에 붕대 감기

손바닥에 붕대를 감는 방법은 상처가 깊거나 힘줄, 뼈가 노출된 손상 등에서 상처 부위를 효과적으로 드레싱하고 고정하기 위해 사용되는 방법이다. 이 방법은 상처를 오염으로부터 보호하고, 움직임이 많은 손바닥 부위의 드레싱이 벗겨지지 않도록 하는 데 목적이 있다(그림 5-53).

㉠ 손바닥 위에 롤이나 패드 뭉치를 놓고 손가락으로 감싸도록 한다.

㉡ 다친 사람의 전체 손을 붕대로 감고 손목에 고정하고 묶어준다.

㉢ 엄지나 검지 손가락은 다치지 않았을 경우 계속 손을 일부 사용하기 위해 감지 않고 남겨둔다.

㉣ 손가락과 손목 주위를 교차하며 붕대를 감는다.

㉤ 손목을 2-3회 감은 후 끝매기 한다.

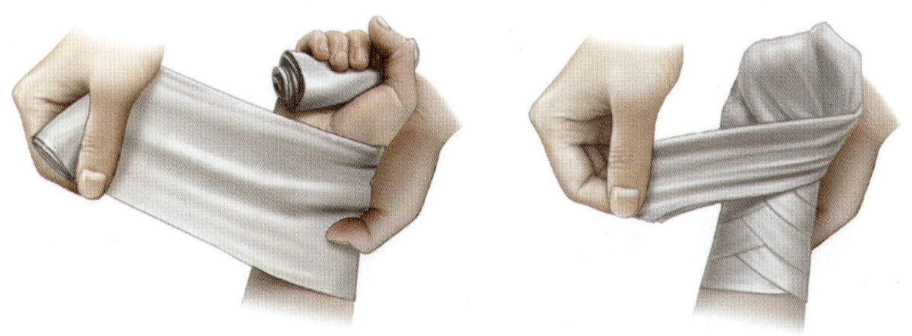

그림 5-53. **손바닥에 붕대 감기**

⑯ 장갑 붕대법

장갑 붕대법은 손등과 손가락에 드레싱을 단단히 고정하기 위해 사용하는 붕대법이다. 이 방법은 손 전체, 특히 손가락 하나하나까지 드레싱이 잘 유지되도록 하며, 움직임이 많은 부위에서도 드레싱이 쉽게 벗겨지지 않게 해준다(그림 5-54).

㉠ 상처가 우측일 경우 손목에서 착대한 후 손등을 지나 제4지와 제5지 사이에 끼워서 제5지를 나선형으로 감아간다.

㉡ 제5지로부터 손등을 가로질러 손목으로 올린 후 1회 감아 위의 동작을 손가락마다 차례로 계속한다.

㉢ 손목에서 끝매기 한다(상처가 좌측일 경우 엄지부터 감싼다).

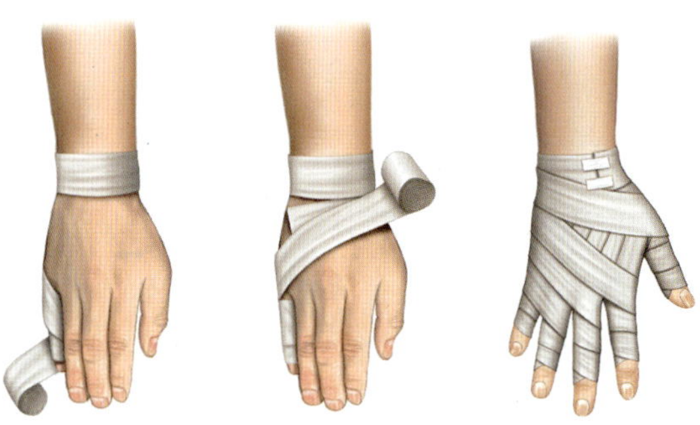

그림 5-54. **장갑 붕대법**

⑰ 반장갑 붕대법

반장갑 붕대법은 손등에 드레싱을 효과적으로 고정하기 위해 사용하는 붕대법이다. 이 방법은 손가락을 자유롭게 움직일 수 있으면서도 손등의 드레싱이 벗겨지지 않도록 단단하게 유지하는 것이 특징이다(그림 5-55).

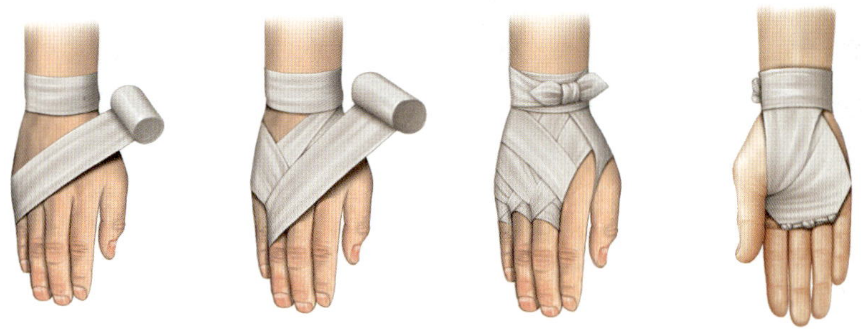

그림 5-55. **반장갑 붕대법**

㉠ 손가락 둘째 마디까지 노출시켜가며 장갑붕대와 같은 방향으로 감아준다.

⑱ 손가락 붕대법

손가락 붕대법은 손가락에 생긴 상처나 드레싱을 효과적으로 고정하고, 감염 예방과 상처 보호를 위해 사용하는 방법이다. 손가락은 움직임이 많고 구조가 좁아 붕대가 쉽게 풀릴 수 있으므로, 단단하면서도 혈액순환에 지장이 없게 감는 것이 중요하다.

㉠ 손목에서 착대한 후 손등으로 가져가 드레싱이 있는 손상된 손가락을 나사형 붕대로 완전히 감아 드레싱을 유지한다.

⑲ 넓적다리 및 엉덩이의 수상 붕대법

넓적다리(허벅지)와 엉덩이 부위에 드레싱을 단단히 고정하고 상처를 보호하기 위해 사용하는 대표적인 붕대법이 수상 붕대법(spica bandage)이다. 이 방법은 움직임이 많은 부위의 드레싱이 쉽게 벗겨지지 않도록 하고, 상처 부위를 효과적으로 압박 · 고정하는 데 적합하다.

㉠ 한 측 넓적다리 아래 부위에 착대한 후 반대편 허리를 지나 환부를 거쳐 8자대를 형성한다.

㉡ 붕대면의 2/3를 겹쳐가며 위의 동작을 계속한다.

㉢ 드레싱 부위가 완전히 덮일 때까지 감고 안전핀이나 반창고를 고정한다.

⑳ 발의 수상 붕대법

발의 수상 붕대법(spica bandage)은 발에 드레싱을 단단히 고정하고, 움직임이 많은 부위에서도 드레싱이 쉽게 벗겨지지 않도록 하는 붕대법이다. 특히 발등, 발목, 발바닥 등 넓은 부위의 상처나 수술 부위에 효과적으로 사용된다(그림 5-56).

㉠ 엄지발가락 부위에 착대한다.

㉡ 발 안쪽에서 뒤꿈치로 붕대를 사각으로 감아간다.

㉢ 점차 발등과 뒤꿈치 상부로 감아감에 따라 교차점이 발 안쪽 직선상에 형성된다.

㉣ 이 절차를 반복하여 드레싱이 완전히 덮이면 발목에서 끝매기를 한다.

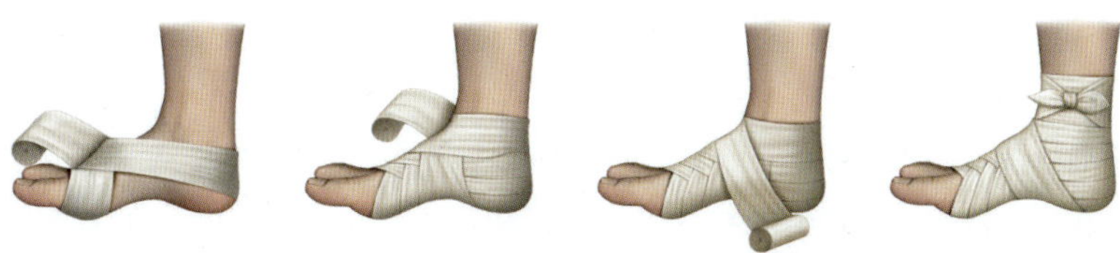

그림 5-56. **발의 수상 붕대법**

㉑ 절단 회귀형 붕대법

절단 회귀형 붕대법은 팔, 다리 등 신체의 절단 부위(예: 손가락, 팔, 다리 절단)에 드레싱을 단단하게 고정하기 위해 사용하는 붕대법이다. 상처를 보호하고, 감염을 예방하며, 드레싱이 잘 유지되도록 하는 데 매우 효과적이다(그림 5-57).

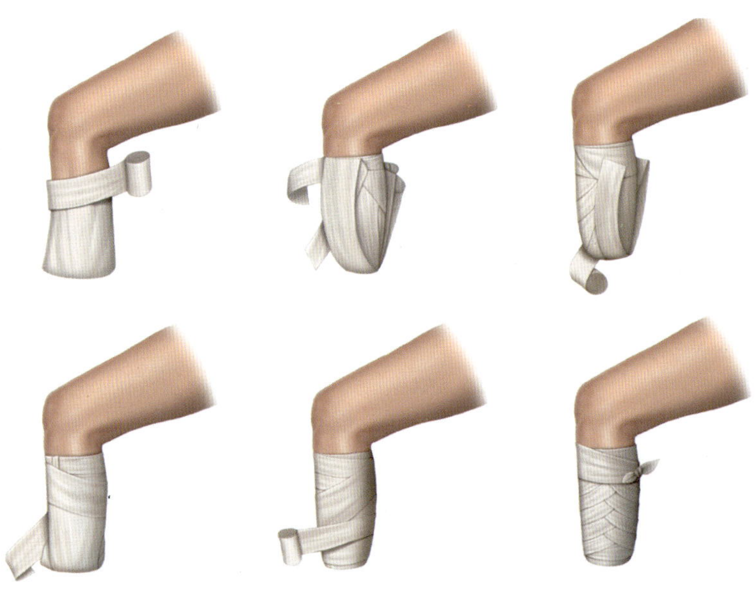

그림 5-57. **절단 회귀형 붕대법**

㉠ 발목이 절단된 환자일 경우 무릎에서 다리를 여러 차례 감아 착대한다.
㉡ 나선형으로 다리를 여러 차례 감아 드레싱을 고정한다.
㉢ 무릎에서 직각으로 접어 절단변을 잘라 후면을 덮는다.
㉣ 무릎 밑에서 접어 다시 절단면을 감싸서 전면을 덮는다.
㉤ 위의 동작을 계속하여 여러 차례 넉넉히 감는다.
㉥ 무릎 밑에서 감아 접은 부분을 고정한다.
㉦ 다리 끝에서부터 8자형으로 감아올려 무릎 밑을 여러 차례 감은 후 끝매기 한다.

㉒ 벨포 붕대법

벨포 붕대법은 어깨뼈(견갑골), 빗장뼈(쇄골) 골절, 손이나 팔의 탈구 및 복원 후 상완골(위팔뼈)을 고정할 때 사용하는 대표적인 고정 붕대법이다. 이 방법은 팔과 어깨를 가슴에 단단히 고정하여, 손상 부위의 움직임을 최소화하고 통증 및 2차 손상을 예방하는 데 매우 효과적이다.

㉠ 상처가 우측일 경우 우측 손을 좌측 어깨에 올리고 패드를 대준다.

㉡ 붕대 끝을 좌측 어깨뼈 하단부에 대고 어깨를 올려 감는다.

㉢ 우측 어깨로부터 위팔로 내려 팔꿈치를 감싸고 몸통을 두른다.

㉣ 계속 몸통을 감아 사각으로 등을 지나 어깨를 감싼다.

㉤ 위와 같은 동작을 계속하여 고정한 후 끝매기 한다.

㉓ 나사 붕대법

나사 붕대법(나선 붕대법)은 손, 발, 가슴, 하복부 등 굵기가 일정한 부위에 드레싱을 고정하거나, 압박 및 부목을 단단히 고정할 때 사용하는 기본적인 붕대 감기 방법이다. 이 방법은 붕대를 일정한 각도로 겹치며 감아 올라가기 때문에, 드레싱이나 부목이 쉽게 풀리지 않고 안정적으로 유지된다(그림 5-58).

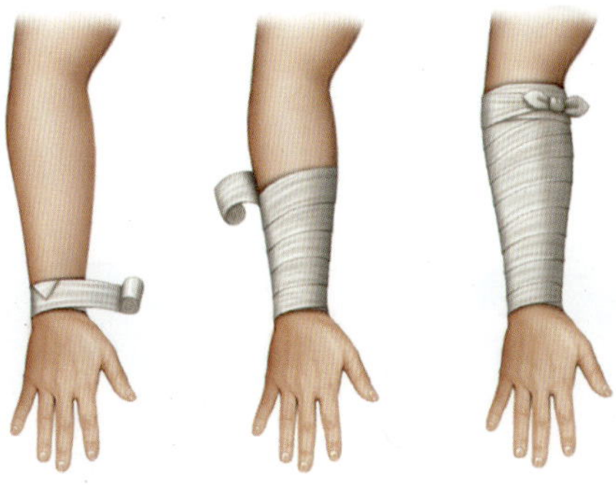

그림 5-58. **나사 붕대법**

㉠ 팔뚝부위를 나사형으로 감아 붕대의 2/3 정도를 계속 겹쳐 감은 후 끝매기 한다.

㉔ 역전 붕대법

역전 붕대법(나선절전대, spiral reverse bandage)은 8자 붕대법의 한 형태로, 붕대를 절약하고 신속하게 드레싱이나 부목을 고정할 때 사용하는 방법이다. 특히 신체의 굵기가 일정하지 않고 점점 굵어지거나 가늘어지는 부위(예: 팔, 다리, 손목, 발목 등)에 적합하다(그림 5-59).

㉠ 환행대로 2–3회 손목에서 착대한 후 팔뚝부위를 사선으로 감아 팔뚝 상단부위를 감아 고정하고 손목으로 내려와 재차 1회 감아준다.

㉡ 8자 붕대와 같은 방향으로 감아 나가나 올리는 부분에서 보조자의 좌측 엄지손가락을 대고 90°씩 꺾어 감아 나간다.

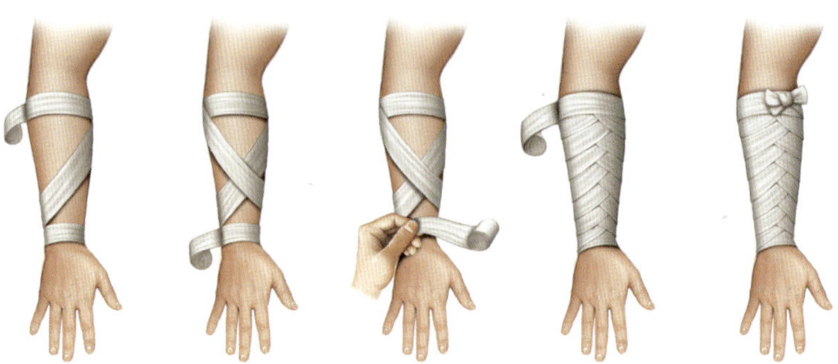

그림 5-59. **역전 붕대법**

㉕ 꼬리 붕대법

꼬리 붕대법(또는 T자 붕대법)은 일반적인 롤 붕대로 감기 어려운 특수 부위(예: 회음부, 항문, 여성 생식기, 또는 특정 수술 부위 등)의 드레싱을 단단히 고정하기 위해 사용하는 붕대법이다. 이 방법은 붕대를 "T"자 모양으로 만들어 드레싱이 쉽게 벗겨지지 않도록 고정하는 것이 특징이다(그림 5-60).

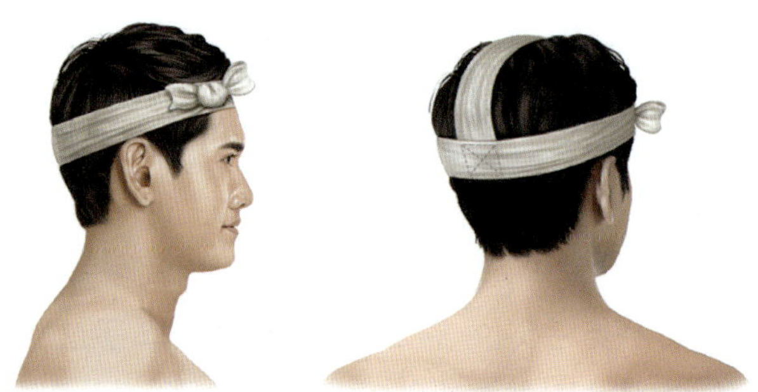

그림 5-60. **"T"자 붕대법**

㉠ "T"자 붕대는 수평인 붕대 중앙에 수직으로 꿰매거나 핀으로 고정한 "T"자형의 붕대를 말한다. 이 붕대는 두피, 머리 옆 또는 머리 뒤의 드레싱을 유지하는 데 사용된다.

2중 "T"자 붕대법 2중 "T"자인 "TT"자 붕대는 가슴이나 등 부분의 드레싱을 유지하는데 사용된다(그림 5-61).

㉠ 붕대 중앙에 약 10 cm의 간격을 두고 두 개의 수직붕대를 꿰매어 만들 수 있으며 소요되는 붕대는 가슴을 덮을 수 있는 20-25 cm의 넓이와 가슴을 감을 수 있는 길이를 가진 수평붕대 1개와 넓이 5 cm 길이 30 cm의 수직붕대 2개이다.

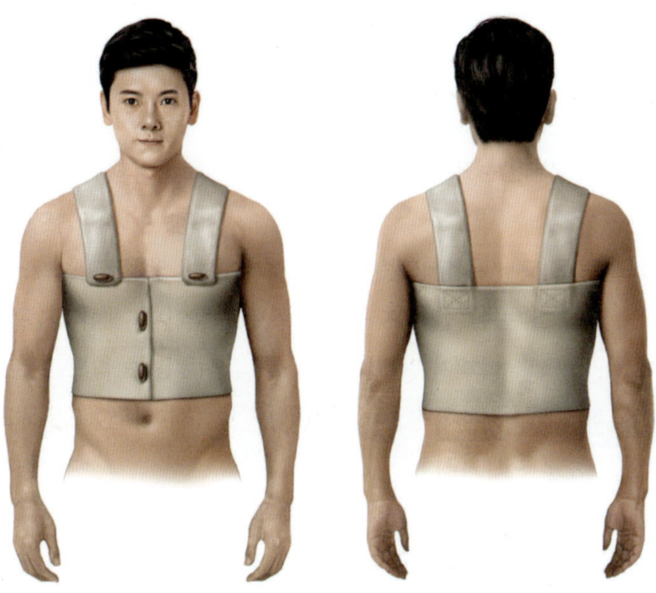

그림 5-61. "T"자 붕대

(11) 드레싱과 붕대법의 유의사항

드레싱과 붕대법의 능숙함과 서툼이 창상 등의 처치에 크게 영향을 미치므로 일정한 순서에 따라서 그 목적에 알맞고 확실히 응급처치 하는 것이 필요하다.

① 드레싱과 붕대를 잡을 때는 손을 청결히 할 것. 시간과 그를 위한 설비가 있으면 손을 닦는 것을 습관화해야 한다.

② 드레싱과 붕대에 손이 닿은 부분을 창상면에 닿지 않도록 하고, 드레싱과 붕대가 직접 창상면에 닿는 부분에 손을 댄다든지 입김을 불지 않아 무균의 상태로 취급하도록 습관화해야 한다.

③ 드레싱과 붕대는 창상면을 충분히 덮을 수 있는 크기 및 두꺼운 것을 정하여 사용할 것. 드레싱과 붕대는 창상면을 보호하기 위해 또는 혈액이나 기타 스며 나온 농즙 등을 충분히 흡수할 수 있는 크기와 두께가 있는 것을 사용한다. 또 탈지면은 직접 창상면에 닿지 않게 해야 한다.

④ 창상면에는 원칙적으로 멸균 거즈를 사용하고, 드레싱과 붕대법은 별도로 해야 한다.

⑤ 드레싱과 붕대법 처치 후 혈액이 스며 나오는 것 같은 것이 있으면 처치하지 않은 별도의 드레싱과 붕대를 이용하여 그 위에 드레싱과 붕대법을 해야 한다.

(12) 붕대가 너무 조일 때 보이는 징후

① 손톱이나 발톱이 연한 파란색을 띤다.
② 사지가 푸른색 또는 창백한 색으로 변하고 차갑다.
③ 저린감이 생기거나 감각이 저하된다.
④ 손가락이나 발가락을 움직일 수 없다.
⑤ 붕대 위쪽으로 통증이 느껴진다.

04 당김(견인)부목

넓다리뼈(대퇴골) 손상은 일반적인 긴뼈 및 관절 손상에 대한 부목적용 지침에서 예외적인 경우에 해당한다. 넓다리뼈 골절의 주요 문제는 허벅지의 큰 근육 집단이 경련을 일으켜, 부러진 뼈끝이 서로 과도하게 겹쳐져 통증과 추가적인 연부조직 손상을 유발할 수 있다는 점이다. 이러한 상황에서 당김부목(견인 부목)을 사용하면 근육 경련을 완화하여 통증을 크게 줄일 수 있다.

① 당김부목에는 단극식과 두극식 두 가지 기본 유형이 있다.
  ㉠ 단극식은 다리를 따라 하나의 금속 막대기를 길게 놓는 방식이다.
  ㉡ 두극식은 두 개의 금속 막대기 사이에 다리를 올려놓는 방식이다.

당김부목을 사용할 때 가장 흔한 질문은 "얼마나 많이 견인해야 하는가?"이다. 이에 대한 답은 "환자가 통증이 가실 때까지 충분히 견인한다."이지만, 이 답변은 오해를 부를 수 있다.

① 넙다리 근육에 경련이 발생하면 통증이 생기고,
② 뼈가 과도하게 겹쳐질 때도 통증이 유발된다.

응급구조사가 손이나 기계로 견인을 할 때, 근육 경련에 대해 무리하게 당기면 오히려 환자에게 해가 될 수 있다. 대부분의 경우, 견인부목을 몇 분간 적용하여 근육 경련이 가라앉기 시작할 때까지 통증이 완전히 사라지지 않는다. 두극식 부목을 사용할 때는 사지를 정복하기 위해 강하게 견인해야 하며, 뼈가 계속 과도하게 겹치지 않도록 단단히 잡아당겨 유지해야 한다.

1) 용도

넙다리뼈가 골절되면 근육의 수축력에 의해 부러진 뼈끝이 서로 당겨져 겹쳐지게 된다.

이때 환자를 움직이면 뼈끝에 의한 심각한 연부조직, 혈관, 신경 손상이 발생할 수 있고, 폐쇄성 손상이 열린 상처로 진행될 위험도 있다. 따라서 넙다리뼈 골절 시 당김부목은 다음과 같은 목적으로 사용된다.

① 외적인 지지와 고정을 제공한다.
② 근육 경련으로 인해 뼈끝이 겹쳐 발생하는 통증을 감소시킨다.
③ 추가적인 연부조직 손상을 줄여준다.
④ 내부 출혈을 감소시킨다.

견인부목은 대퇴부 골절 시 주로 사용되며, 골절 부위의 지지와 고정, 근육 경련 및 통증 완화, 추가 손상 예방, 내부 출혈 감소 등 다양한 효과를 가진다(그림 5-62).

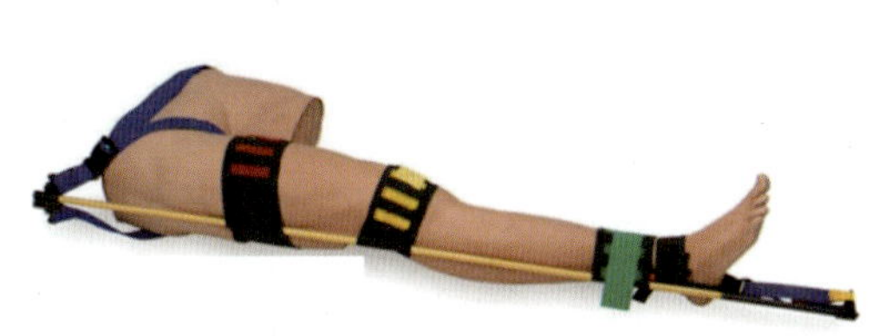
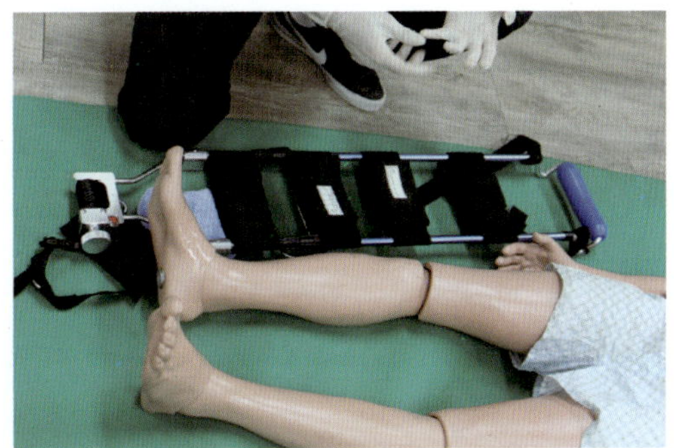

그림 5-62. **견인(당김)부목**

2) 적응증

다리의 관절 및 다리 하부의 손상이 동반되지 않은 넓적다리 체간부의 손상 시 적용한다.

① 하지골절에 이용
② 사지의 축 방향으로 견인(부목의 상부가 궁둥뼈 조면에 고정되어야 효과적인 견인)
③ 골절부위 직선 배열
④ 발목고정기로 발을 견인하면서 골절부위 고정

3) 금기증

① 골반손상(골반골절 등)이 있는 경우: 골반에 추가로 심각한 손상을 유발될 수 있다.
② 넓적다리뼈의 상부(엉덩이)가 손상이 된 경우: 요구되는 일직선 된 자세를 갖추기 어렵다.
③ 심각한 무릎 손상이 있는 경우: 무릎관절에 영향을 주어 과도하게 확장된다.
④ 하지가 부분적으로 절단되었거나 피부의 심한 결출상이 있는 경우: 부목의 말단 부위

부착이 제한되고 방해가 된다.

⑤ 하지 종아리의 1/3 아래에 골절(발목골절)이 의심된 경우: 발목부위 걸쇠(hitch)에 의한 심각한 손상이 유발될 수 있다.

⑥ 현장에서 빨리 이송해야 할 경우: 부목 적용 시 최소 3–5분 정도 소요된다.

4) 사용방법

① 환자평가(하지 말초의 맥박, 운동과 감각 기능) 실시 및 견인(당김)부목을 준비한다.

② 환자 발목에 발목 고정끈 설치 및 안전하며 조심스럽게 다리를 손으로 견인을 하며 안정화한다.

③ 정상적인 하지의 옆에 부목을 위치시켜서 적절한 길이로 조절한다. 길이 조절은 일반적으로 다음과 같은 방법을 이용한다.

㉠ 방법 1: 상부 끝을 엉덩뼈능선(crista iliac, 장골능)에 위치하고 하부의 구부러진 각이 발꿈치에 오도록 길이를 조절한다(그림 5-63).

㉡ 방법 2: 상부 끝을 궁둥뼈결절(좌골조면)에 위치시킨다.

- 하부의 구부러진 각이 발꿈치보다 15 cm 정도 더 길게 위치하여 조절한다.
- 하부의 끝부분이 발꿈치보다 25–30 cm (8–12인치) 더 길게 위치하여 조절한다(그림 5-64).

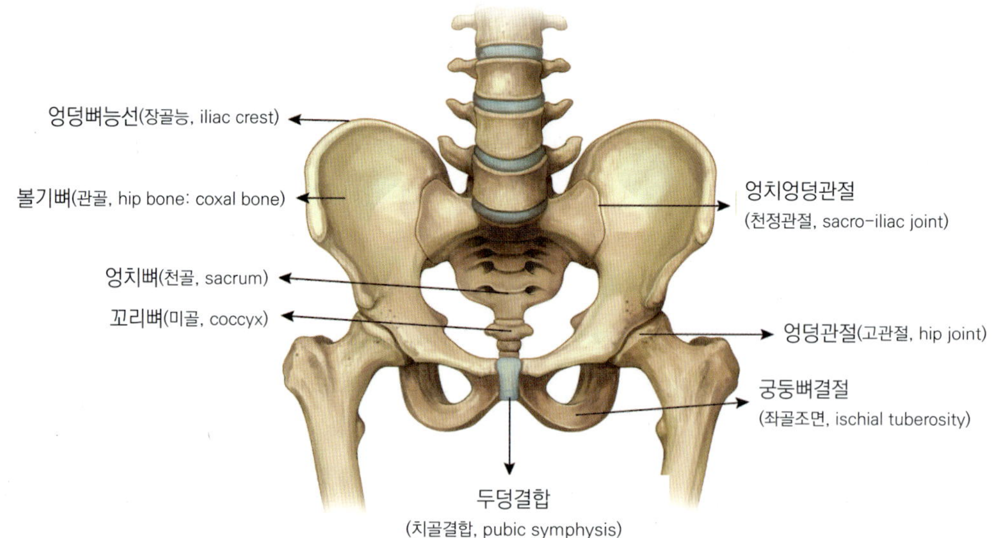

그림 5-63. **엉덩뼈능선(장골능) 및 궁둥뼈결절(좌골조면) 위치**

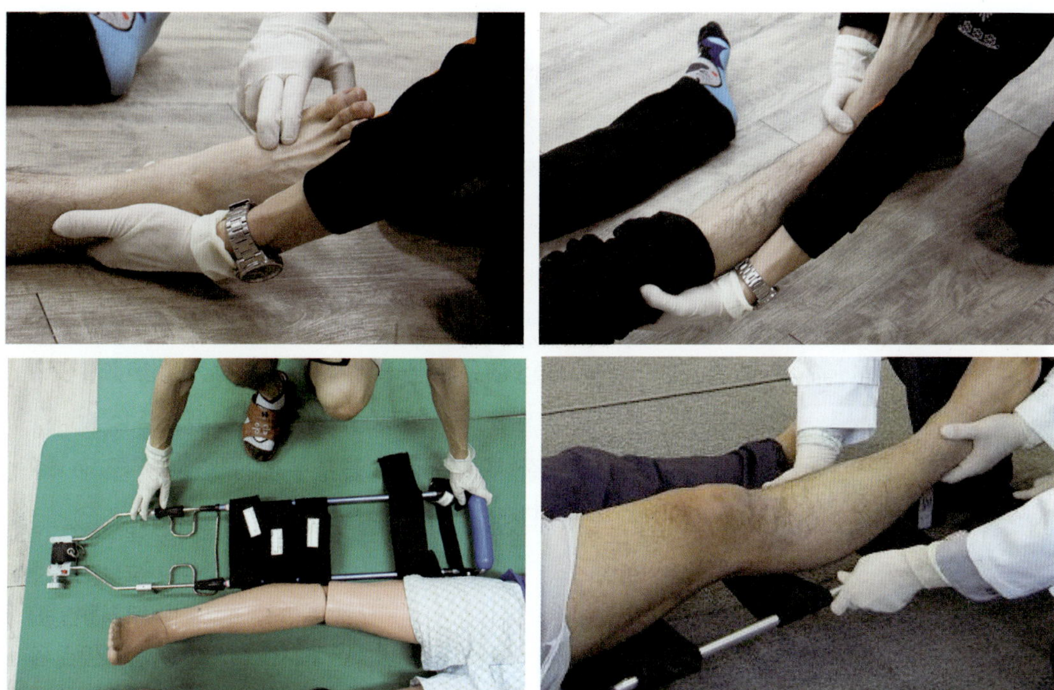

그림 5-64. 견인(당김)부목 길이조절

④ 궁둥뼈 고정띠를 샅고랑 부위와 넓적다리를 둘러 걸쳐지도록 부착한다(그림 5-65).

⑤ 응급구조사가 환자의 사지를 지지하고 있는 동안 다른 응급구조사는 발목 고정용 끈을 착용시킨다.

⑥ 응급구조사가 발목고정용 끈을 잡고 도수로 견인하고 있는 동안 다른 응급구조사는 손상된 다리 아래에 견인(당김)부목을 위치시킨다(견인부목 상부가 좌골조면에 위치하도록 한다).

⑦ 서혜부에 패드를 대고 견인(당김)부목의 궁둥뼈 고정끈을 고정한 다음 발목 고정끈의 고리를 견인장치에 걸고 조금씩 돌려가며 조여준다.

㉠ 발목 고리의 D 고리와 S 고리를 결착하고 기계적인 견인을 시행한다.

㉡ 기계적인 견인력이 손 견인력과 같아지면서 다리통증과 근육연축이 감소하면 완전하게 견인이 완료된 것이다.

㉢ 반응이 없는 환자는 손상되지 않은 다리와 거의 같은 길이가 될 때까지 견인한다.

– 견인력은 몸무게의 10% 정도이다.

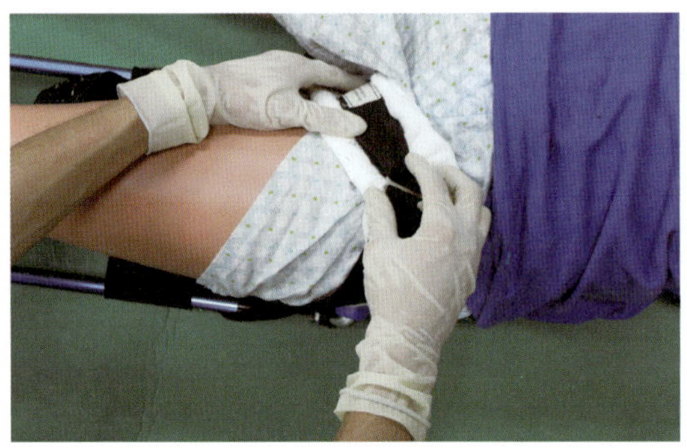
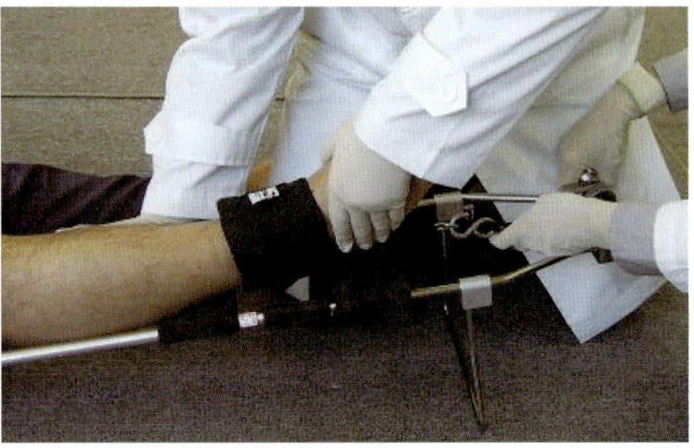

그림 5-65. 상부조절 및 고리 결착

⑧ 충분히 견인된 후 나머지 고정끈을 적절하게 위치시켜 고정한다(심장에서 먼 쪽으로). 궁둥뼈 고정띠와 발목 '잡아당기기 장치'의 상태를 재평가하여 양쪽 모두 단단하게 조여져 있는지 확인한다(그림 5-66).

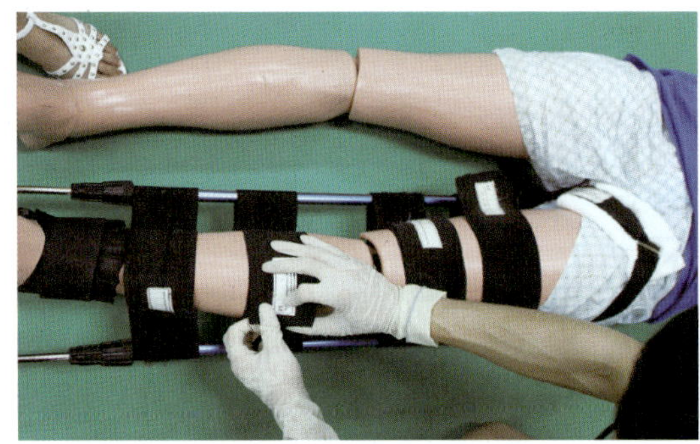
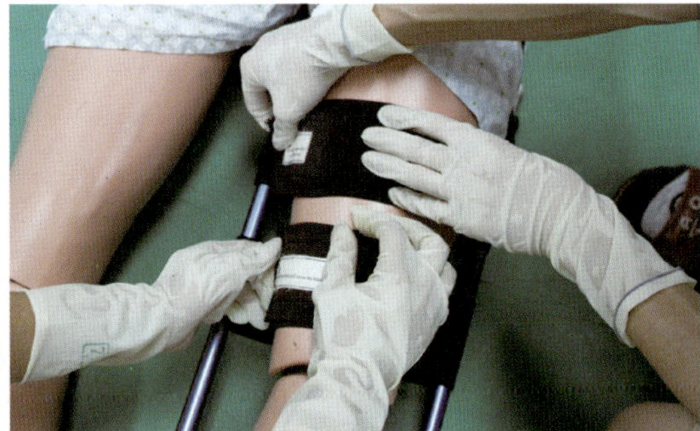

그림 5-66. 고정끈 고정

⑨ 견인(당김)부목을 적용하기 전, 후, 이송 중 지속해서 순환, 감각, 신경학적(PMS) 검사를 한다(그림 5-67).

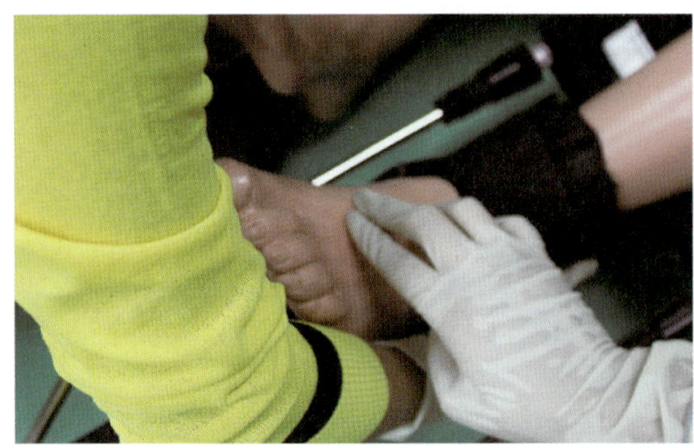
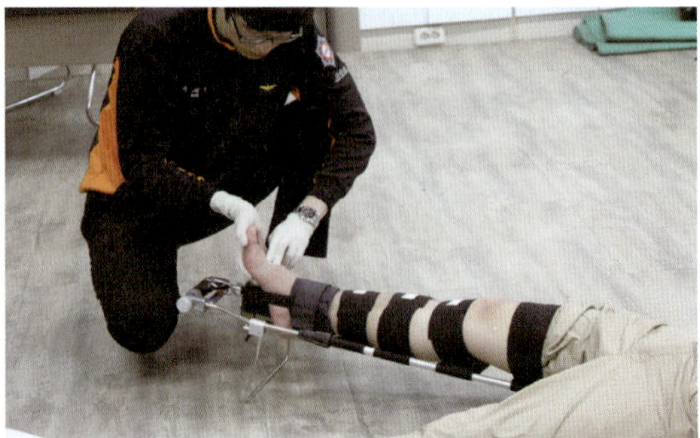

그림 5-67. PMS 확인

⑩ 환자를 긴척추고정판에 위치시키고 안전하게 고정한다. 다리 사이에 패드를 대어주고 고정판에 부목을 확실히 고정한다(그림 5-68).

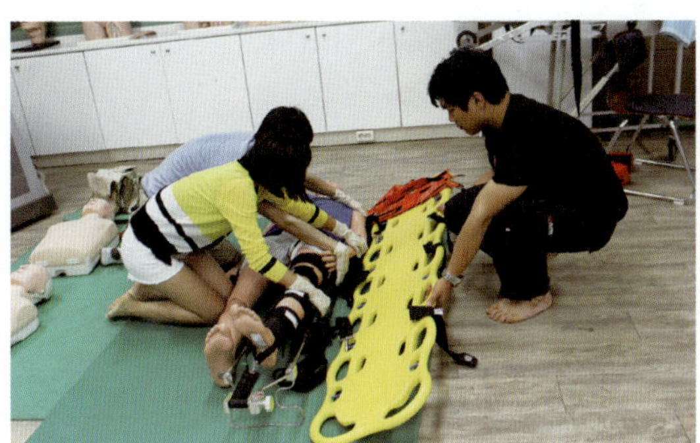

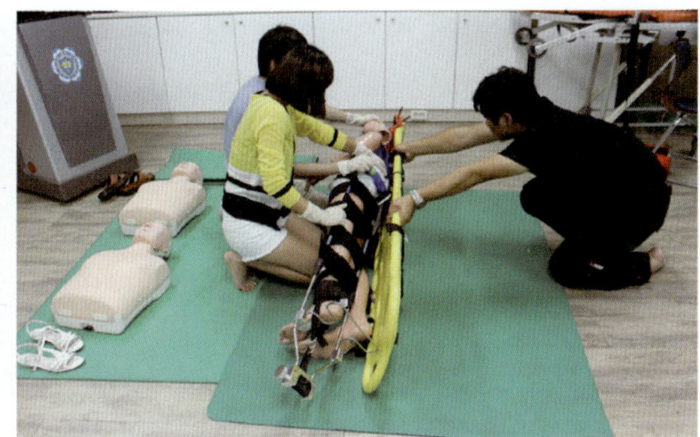

그림 5-68. 긴척추고정판에 고정

⑪ 외부 돌출부위 고정한 후 환자를 들것에 옮겨 싣고 이송한다(그림 5-69).

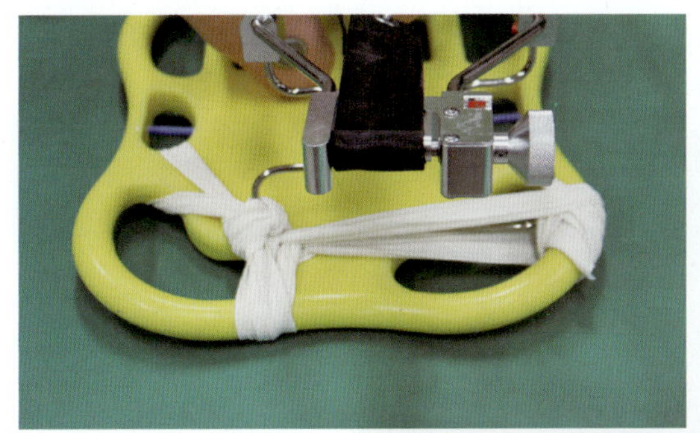

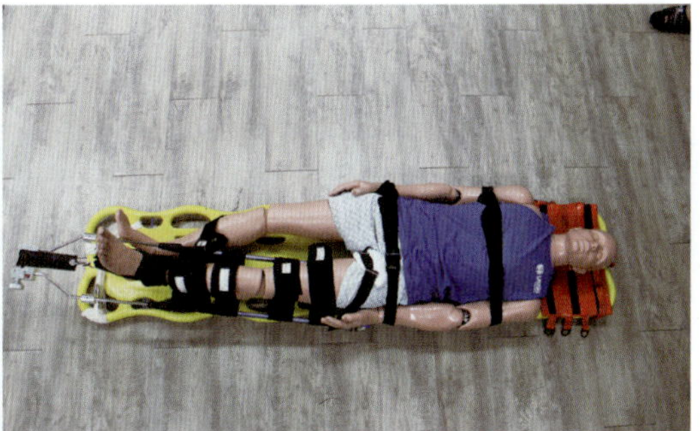

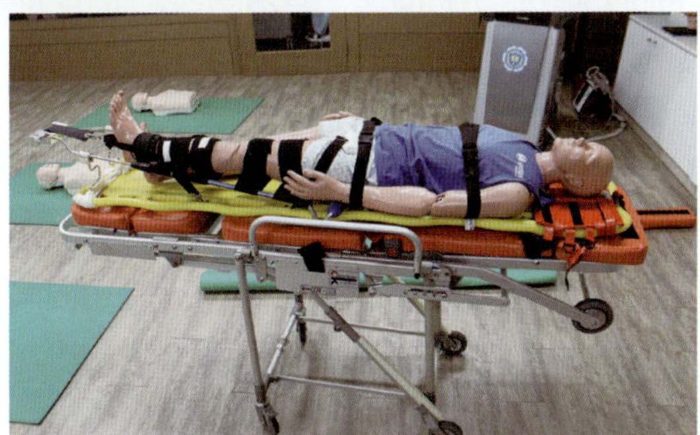

그림 5-69. 환자를 주 들것에 고정

5) 유의사항

당김부목 견인 시에는 유의사항은 다음과 같다.

① 부러진 뼈끝을 고정할 정도만의 힘으로 실시한다.

② 뼈끝을 늘여 빼거나 부러진 뼈를 정렬하기 위해 사용하는 것은 아니다.

③ 부목을 실시하는 동안에도 계속해서 손으로 견인을 유지한다.

탈구 정복(Dislocation realignment)

정복의 목적은 팔다리의 효과적인 순환이 복구되도록 돕고, 부목하기 위함이다. 손목 골절과 같은 일부 손상은 약간만 변형되기 때문에 완전히 부목이 가능할 것이다. 굴절되어 있는 골절을 정복한다는 생각으로 겁부터 날 수 도 있다. 이에 응급구조사는 다음과 같은 주의사항을 생각하여야 한다.

① 정복하지 않는다면 부목은 효과가 없다.
- 이송하는 동안에 통증이 증가하는 손상이 된다.
- 더 심한 손상으로 변할 가능성이 있다.

② 정복하지 않는다면, 신경, 혈관 손상이 악화될 가능성이 커진다.
- 심장에서 먼쪽부위 순환이 악화하거나 중지되면 손상부위 이하 조직에서 산소부족으로 괴사가 된다.

③ 정복하면 잠시 동안만 통증이 증가할 것이고 효과적인 부목으로 통증은 감소한다.

1) 정복하는 일반적인 지침

① 응급구조사 한 명이 먼 쪽 부위 팔다리를 잡고 있는 동안 다른 응급구조사는 골절 부위 몸쪽부위와 먼쪽부위에 각각 손을 놓는다.

② 동료 응급구조사가 손상부위를 받치고 있는 동안 응급구조사는 팔다리의 긴 축 방향으로 부드럽게 도수견인하여 잡아당긴다.

③ 잡아당길 시 저항이 있거나 뼈끝이 피부 밖으로 나올 것 같으면 정복을 멈추고 발견된 자세대로 팔다리에 부목을 한다.

④ 저항이 없으면 팔다리에 적절하게 부목을 댈 수 있을 때까지 계속 부드럽게 견인한다.

※ 도수견인(Tension): 부목을 정착하기 전에 골절된 팔다리를 견인하여 곧게 펴서 재정렬하는 과정이다.

05 쇼크방지용 바지

쇼크방지용 바지(Military Anti–Shock Trousers, MAST)는 하지, 골반, 하복부 주변을 감싸 조일 수 있도록 만들어진 장비이며, 체내 혈액의 대부분을 포함하는 모세혈관을 압박하여 심장으로 혈액을 유입시키는 장비이다.

① 하지의 혈관을 압박하여 말초혈관저항을 증가시키고 말초혈관 내 혈액량을 감소시켜 후부하 증가로 인하여 혈압을 높일 수 있다.
② 하지 및 골반부위를 고정시키는 효과가 있다.
③ 넓적다리 골절의 경우 항쇼크방지 바지의 착용과 함께 견인부목을 해주는 것이 이상적이라 할 수 있다.

연구에 의하면 쇼크방지용 바지는 다음과 같은 잠재적인 문제점이 있다. 이에 응급구조사는 이런 문제점을 고려하여 사용해야 한다.
① 소량의 혈액(약 200 mL)을 중심 순환계로 자가 수혈되고 환류되는 혈액량만큼 정맥 용적을 감소시킬 수 있다.
② 말초혈관저항과 혈압 증가로 조절되지 않은 내부출혈에서는 해로운 점이 발생할 수도 있다.
③ 쇼크방지용 바지의 복부압박으로 호흡의 노력이 더 필요하게 되고 흉부의 움직임을 감소시킨다.
④ 관통상의 환자에게 쇼크방지용 바지의 착용은 사망률을 높일 수 있다고 한다.

Tip 용어의 정의

① 후부하(Afterload): 수축기 말 심실압력(end-systole pressure, ESP) 때문에 심장에 가해지는 압력을 말한다.
　㉠ 근육의 수축시에 일정하게 저항하는 힘에 대한 부하 혹은 저항
　㉡ 심장의 좌심실이 수축할 때 그 안에 있는 피의 양을 박출해야 하는 부하 혹은 저항
　㉢ 수축기 동안 좌심실에서 대동맥으로 혈액을 내보내기 위해 심실이 생성해야 하는 압력
　㉣ 모든 말초혈관저항이라고 한다.
② 전부하(Preload, 예비하중): 심장에 있어서 우실 및 좌실 확장말기의 부피, 즉 흘러 들어온 정맥환류를 말한다.
　㉠ 순환 혈액량, 혈관용량, 심방 수축 등으로 영향을 받는다.
　㉡ 전부하가 높을수록 심박출량이 증가한다.

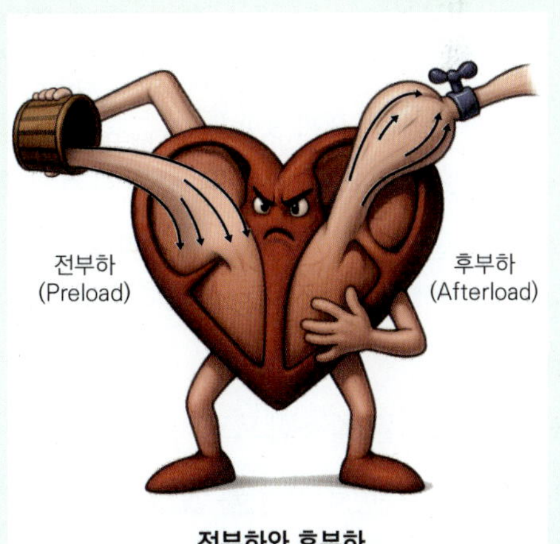

전부하와 후부하

1) 용도

쇼크방지용 바지는 체액성 쇼크 환자에서 혈압을 유지하는 목적으로 사용되는 장비로 PASG (pneumatic anti-shock garment)라고도 하며, 골반골절이나 하지골절 시 고정 효과가 있다 (그림 5-70).

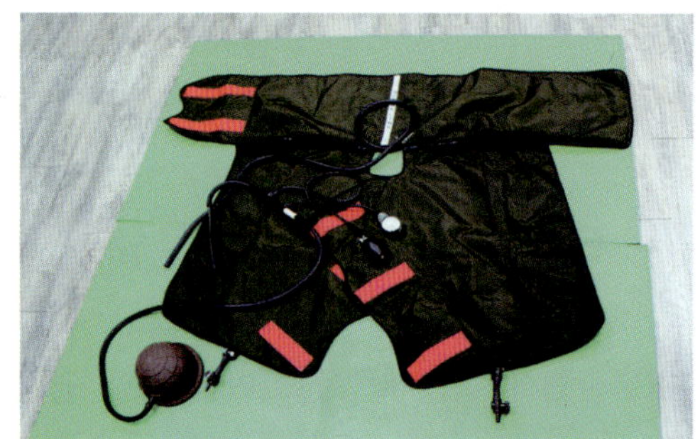
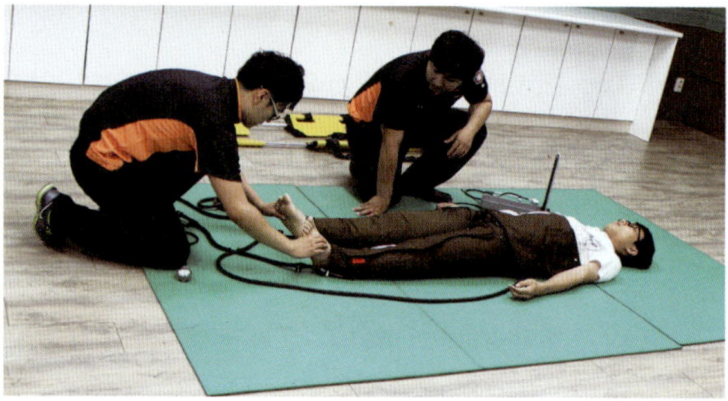

그림 5-70. **쇼크방지용 바지(MAST)**

2) 기능

① 주기능으로는 하지의 혈관 저항 증가로 후부하 증가

② 압박하여 출혈에 지혈효과(하지/복부 또는 골반골절로 인한 출혈 시 지혈)

㉠ 공기부목과 같이 하지의 외출혈 때 직접압박을 가함으로써 지혈 가능

㉡ 골반과 복강의 내출혈을 지혈하려면 간접압박으로 사용(복부 부분만 공기를 주입하지 않음)

③ 하부에 압박을 가함으로써 횡격막 상부로의 혈류 증가(심장이나 뇌로 유입되는 혈액 증가)

④ 자가 수혈효과 4 mL/kg

⑤ 말초혈관저항(PVR)을 증가시켜서 혈압상승

⑥ 골절 부위 고정(공기 부목의 효과)

3) 단점

① MAST를 착용함으로써 이송시간 지연

② 합병증 유발(폐부종, 구획증후군, 신부전증, 조직괴사 등)

③ 복부나 하지의 이학적 검사 방해

④ MAST를 제거하는 데 많은 시간소요

4) 적응증

① 응급현장에서 병원까지의 이송시간이 20분 이상 소요되는 경우

② 쇼크 상태이며 수술준비까지 상당한 시간이 소요되는 경우

③ 골절된 골반이나 넓적다리뼈 골절로 인하여 심각한 출혈이 발생하여 혈압저하(수축기 혈압 50-60 mmHg)와 함께 쇼크 임상적 증상 및 징후가 있는 환자의 경우

④ 골반과 넓적다리뼈의 골절을 고정해야 하는 경우

⑤ 저혈압을 동반한 복강 내 장기손상 때문에 유발된 혈복증 의심 환자의 경우(콩팥, 대동맥, 대정맥 손상)

⑥ 복부 및 골반부에 강한 외상을 받은 후 쇼크 상태에 빠져 내부출혈이 의심되는 경우

⑦ 양측 하지에 다발성 골절이 있는 경우

5) 금기증

① 절대적 금지증인 폐부종(급성 허파부종)

② 복강 내 이물질이 삽입된 환자

③ 복강 내 장기의 노출된 환자

④ 흉부나 횡격막 손상이 있는 환자

㉠ 흉부손상이 있는 환자가 쇼크가 있을 시 일반적으로 사용하지 않음

⑤ (말기)임산부

㉠ 임신2기(14-27주)의 임산부는 하지부위만 MAST 적용 가능

⑥ 급성호흡부전증(ARDS)

⑦ 심부전증

⑧ 하지의 지혈이 되지 않은 출혈

⑨ 저혈압 없는 환자에서 하지에 부목고정

㉠ 장딴지에 구획증후군이 발생할 수 있으며 부목고정에 적합하지 않음

⑩ 외상성 심정지

⑪ 주요 두부손상

6) 합병증

① 출혈성 쇼크

㉠ 급격한 감압 시 공기압을 갑자기 내림으로서 심한 출혈성 쇼크 발생

㉡ 정맥 내 충분한 수액과 혈액 공급 후 10-20 mmHg씩 감압

㉢ 감압 중 혈압 체크, 수축기 혈압이 5 mmHg 이상 감소하면 감압 중지

② 구획 증후군(compartmental syndrome)

③ 고도 상승 시 압력증가로 MAST 내 공기압력이 증가하므로 감압 필요

④ 대사성 산증(metabolic acidosis)

⑤ 신장 기능 감소

⑥ 복부장기 및 횡격막 압박으로 호흡기능 감소

7) 적용순서

① 쇼크방지용 바지(MAST)는 착용이 쉽고 차후에 도뇨관을 쉽게 삽입할 수 있도록 하의를 제거한다.

② 의복을 제거할 수 없다면 환자의 벨트와 주머니의 기타 날카로운 물체들을 모두 제거한다.

③ 쇼크방지용 바지의 작용순서는 다음과 같다.

㉠ 양측하지 착용→ 복부(늑골 10번째 이하) 착용→ 양쪽 하지 가압→ 복부 가압 → 복부 감압→ 양쪽하지 감압(복부 및 양쪽 하지를 동시에 감압하기도 함)

(가) 바지 입히기: 혈복증, 복강 내 출혈

① 1 응급구조사는 2 응급구조사에게 MAST 준비를 지시한다(그림 5-71).

② 2 응급구조사는 MAST 준비하고, 1 응급구조사는 환자의 하지를 들어 올린다(그림 5-72).

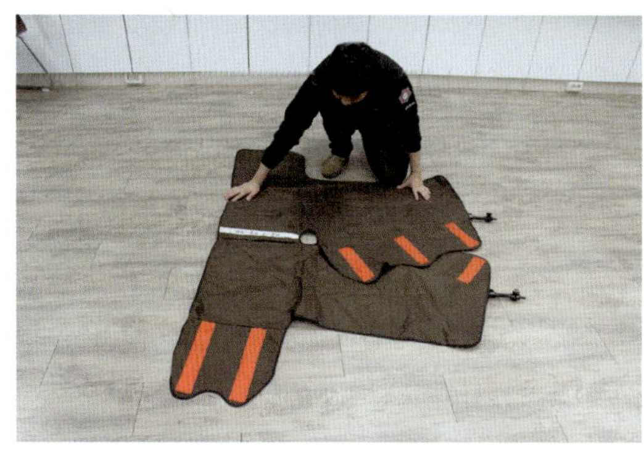

그림 5-71. MAST 준비지시

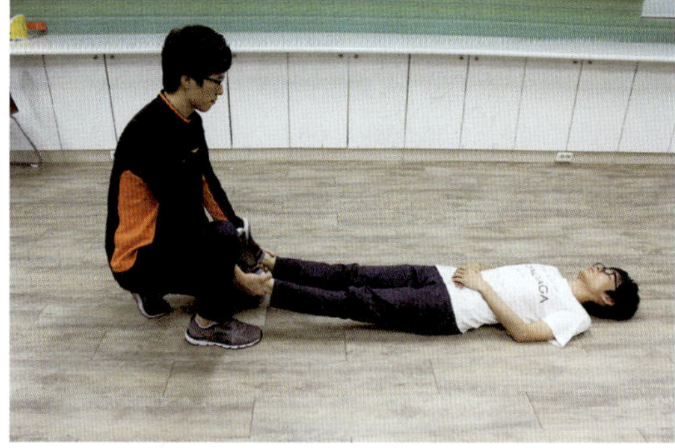

그림 5-72. 하지를 들어 올린다.

③ 2 응급구조사는 MAST의 준비물 점검하고, 여유 있는 바지 형태를 만든다(그림 5-73).

④ 2 응급구조사는 바지의 발목부위로 팔을 넣어 삽입한다(그림 5-74).

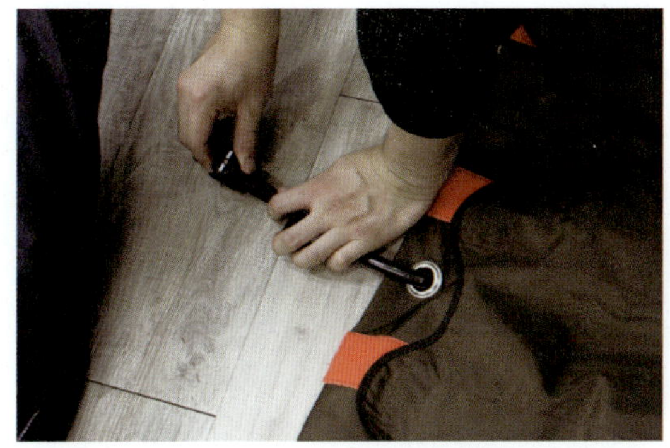

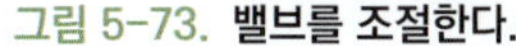

그림 5-73. **밸브를 조절한다.**

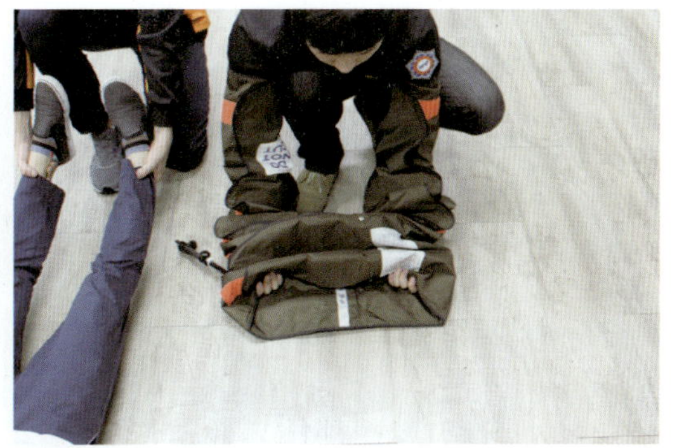

그림 5-74. **팔을 넣어 삽입한다.**

⑤ 1 응급구조사와 바지를 삽입한 채 하지 거상 임무를 교대한다.

⑥ 1 응급구조사는 임무 교대 후 바지의 복부 상단 부위를 환자의 복부(흉골 끝부분, 횡격막 위치)로 끌어 올린다(그림 5-75).

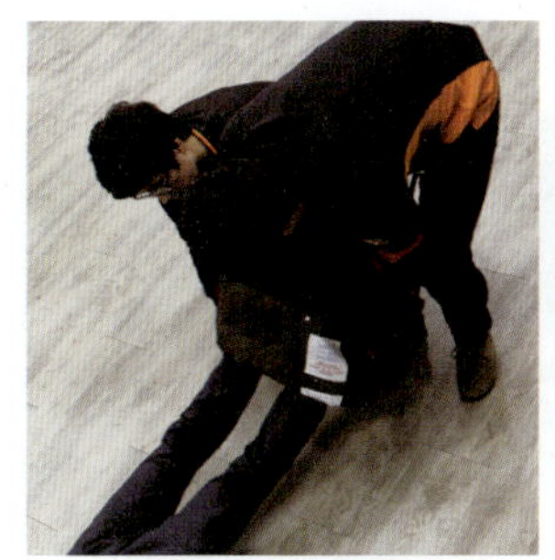

삽입한 채 하지 거상

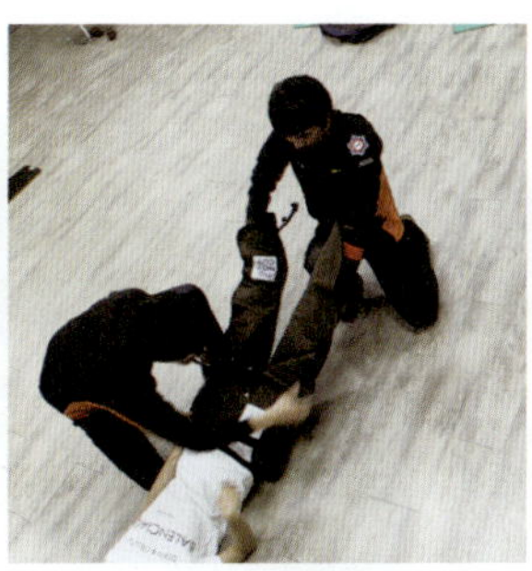

바지를 입힌다.

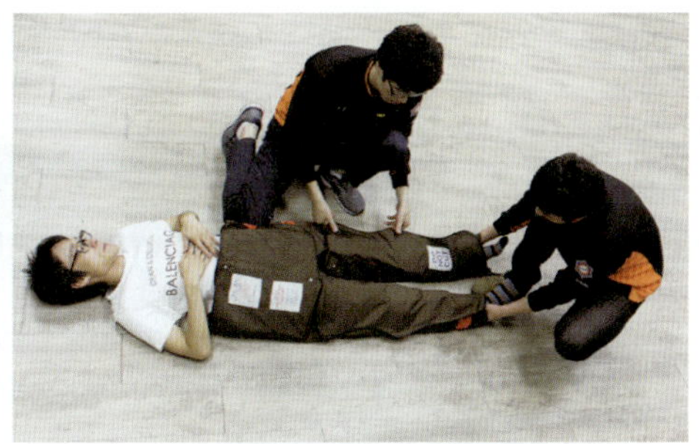

복부 상단까지 올린다.

그림 5-75.

⑦ 복부는 느슨하게, 바지는 하단부위부터 고정한다.

⑧ 밸브와 펌프/압력게이지를 연결한다(그림 5-76).

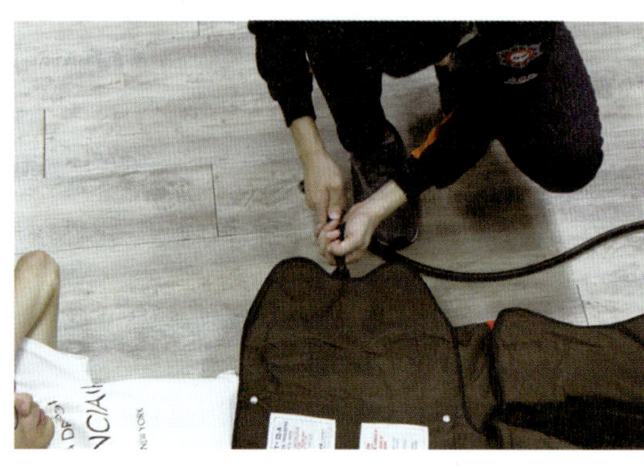

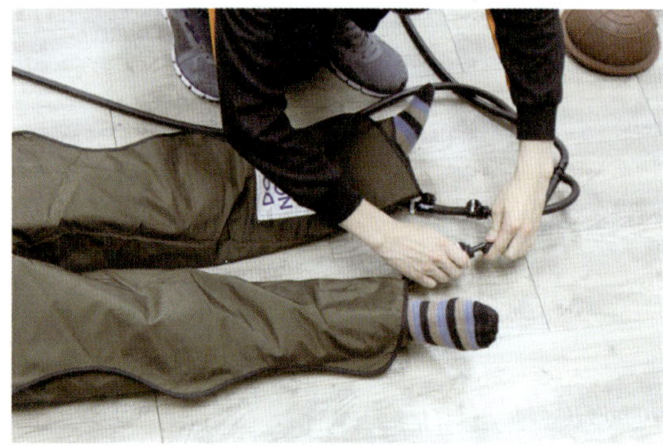

그림 5-76. 밸브를 연결하고 밸브를 조절한다.

⑨ 양측, 하지의 밸브를 열고 펌프를 발로 발아서 양측 하지에 공기를 채운다(밸브 방향)(그림 5-77).

⑩ 환자를 혈압을 확인하고서 심장에서 먼 쪽에 맥박, 움직임, 신경(PMS)을 확인한다(그림 5-78).

⑪ 환자를 log roll을 이용하여 긴척추고정판에 고정을 한다(그림 5-79).

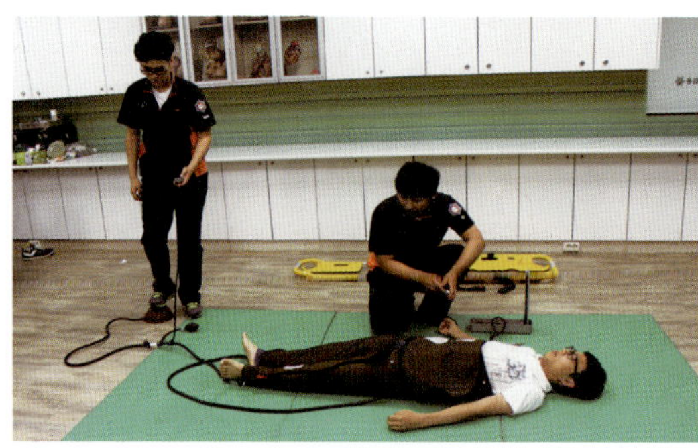

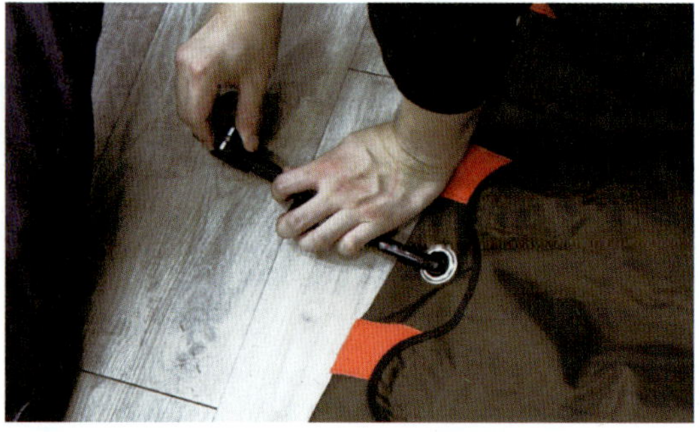

그림 5-77. 양측, 하지의 밸브를 열고 펌프를 발로 밟아서 양측 하지에 공기를 채운다(밸브 방향).

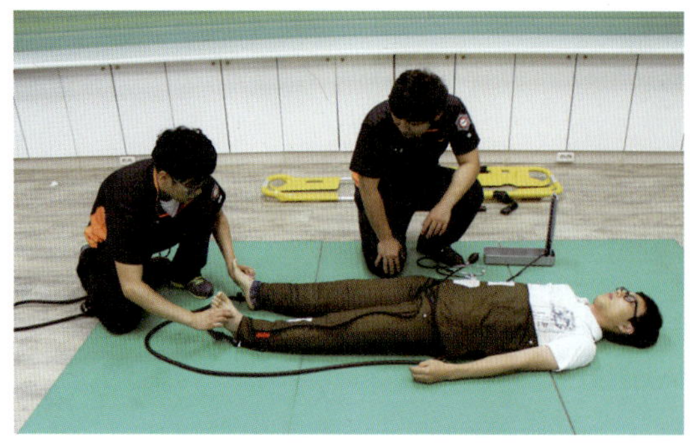

그림 5-78. 환자를 혈압을 확인하고서 심장에서 먼 쪽에 맥박, 움직임, 신경(PMS)을 확인한다

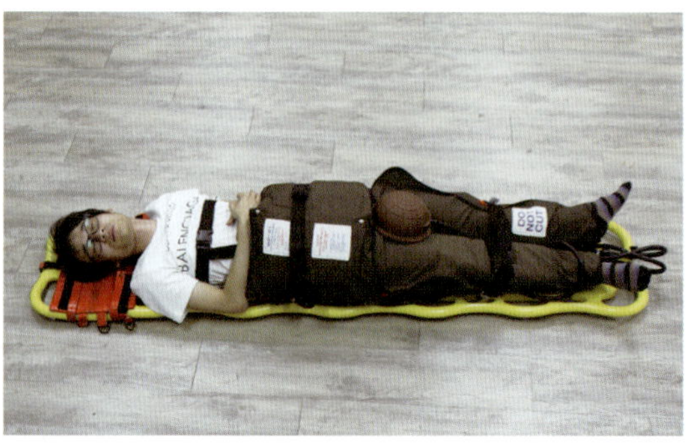

그림 5-79. 환자를 log roll을 이용하여 긴척추고정판에 고정을 한다.

(나) 환자 옮기기(넓적다리 골절, 골반골절)

① 1 응급구조사는 2 응급구조사에게 MAST 준비 지시한다.

② 2 응급구조사는 긴척추고정판 위에 MAST를 펼친다. 복부 상단이 환자의 횡격막 아랫부분에 위치하도록 한다.

③ 분리형 들것을 이용하여 환자를 MAST 위로 옮긴다(그림 5-80).

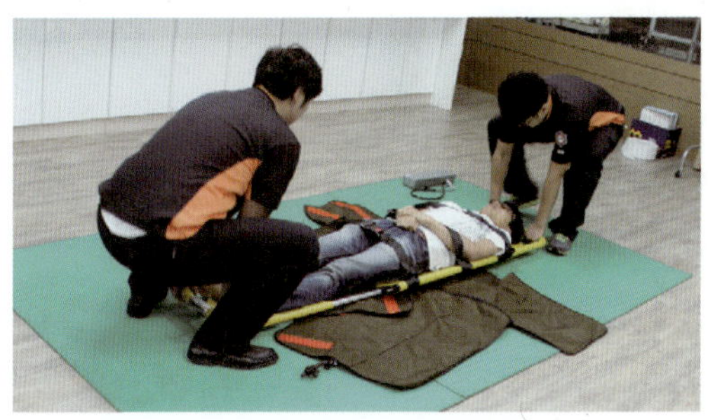

그림 5-80. **분리형 들것을 이용하여 옮긴다.**

④ 하지를 착용시키고 복부를 착용시킨다(그림 5-81).

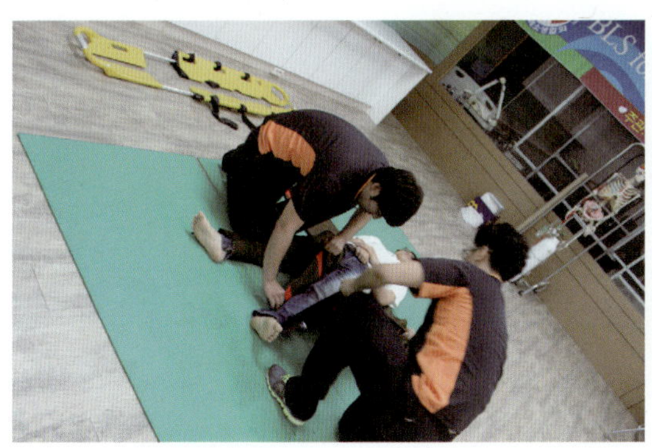

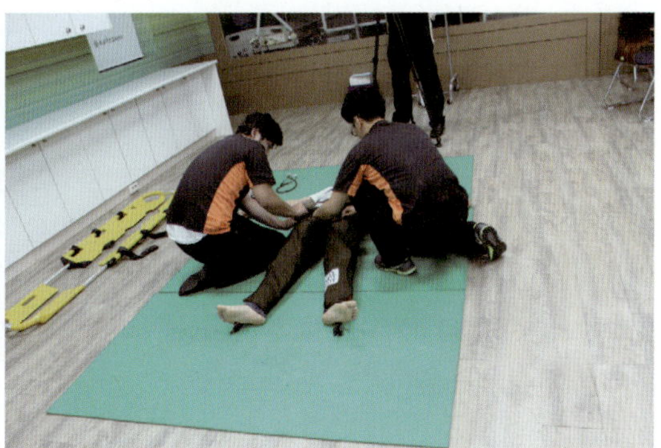

그림 5-81. **하지를 착용시키고 복부를 착용시킨다.**

8) 사용방법

① 착용시킨 후 도뇨관을 쉽게 삽입할 수 있도록 하의를 제거한다.

㉠ 의복을 제거할 수 없다면 환자의 벨트와 주머니의 기타 날카로운 물체들을 모두 제거한다.

② 쇽방지용바지의 착용이 쉽게 MAST의 하지와 복부 부분을 모두 평편하게 편다.
③ 환자를 펼쳐진 MAST 위에 적절하게 위치(늑골 10번째 이하에 복부위치)시킨다.
④ 환자의 하지와 복부를 MAST로 감싸 고정하고, 공기주입기와 주입관을 연결한다.
⑤ 복부 부위의 공기 주입구를 잠그고, 하지의 공기 주입구는 연다. 발을 이용하여 공기주입기를 눌러서 하지로 공기를 서서히 주입하면서 압력계를 관찰한다.
⑥ 압력계가 40 mmHg를 나타내면 수축기 혈압을 측정한다.
  ㉠ 혈압이 기대치(90–100 mmHg) 이하이면 다시 공기를 주입하면서 압력계의 압력이 10 mmHg 상승할 때마다 혈압을 측정한다.
⑦ 하지의 압력을 60 mmHg까지 올려도 혈압이 낮으면, 하지의 공기주입구를 잠그고 복부의 공기주입구를 연다. 하지의 같은 방법으로 복부에 공기를 주입하면서 혈압을 측정한다.
⑧ 복부의 압력계를 60 mmHg까지 올려도 혈압이 계속 낮으면, 하지와 복부의 밸브를 모두 열고 공기를 주입하기 시작한다(80 mmHg 이상은 피하는 것이 바람직하다).
⑨ 60 mmHg 이상의 압력으로 공기를 주입하면, 공기압력에 의하여 조직괴사가 발생할 수 있으므로 하지의 피부색이나 맥박을 수시로 관찰한다.
⑩ 수축기 혈압이 기대치까지 도달하면 공기주입기의 밸브를 모두 잠근다.

Tip 사용방법 주의사항

① 10–20 mmHg씩 가압하면서 수시로 혈압을 체크한다.
  ㉠ 하지 → 복부 → 하지 → 복부 순으로 공기를 주입한다.
  ㉡ 일반적으로 60–80 mmHg까지만 가압한다.
② 최대 하지 80 mmHg/ 복부 60 mmHg이다.
③ 바지 해체는 입히기의 역순으로 한다.

9) 제거법

① MAST 제거 시 충분한 시간적 여유를 가지고 제거하고, 제반 응급처치가 가능한 장소에서 제거한다(수술이 필요한 경우 수술실에서 제거한다).
② 의사가 있어 지시가 있을 때만 쇼크 방지용 바지를 제거하여야 한다.
③ 복부와 하지의 밸브를 열어서 압력계의 눈금이 10 mmHg가 내려갈 때마다 혈압을 측정한다.
  ㉠ 혈압이 5 mmHg 이상 하강하면 공기 배출을 중지하고 수혈이나 수액 처치를 한다.

④ 혈압이 다시 회복되면 다시 상기와 같은 방법으로 공기를 조금씩 배출하면서 혈압을 측정한다.

㉠ 혈압이 다시 5−10 mmHg 하강하면 공기 배출을 중지하고 수혈이나 수액 처치를 한다.

⑤ 혈압이 하강하지 않으면 계속 공기를 배출시킨다.

⑥ 응급으로 개복술이 필요한 경우에는 수술실에서 MAST를 제거한다.

㉠ MAST를 착용한 상태에서 마취를 시행한다.

㉡ 개복술 직전에 복부의 MAST만 제거하면서 바로 개복한다.

㉢ 환자 혈압이 안정되면 하지의 MAST도 제거한다.

06 골반 감싸기

골반환 손상의 치료에서 골반 감싸기(Pelvic Wrap)는 응급상황에서 골반 골절로 인한 출혈과 통증을 줄이고, 손상의 진행을 막기 위한 중요한 초기 처치 방법이다. 상업용 장비나 시트(담요) 형태로 시행할 수 있으며, 쇼방지용 바지(PASG)가 더 이상 사용되지 않는 현재, 골반골절이 의심되는 환자에게 표준적으로 적용되고 있다.

① 골반 감싸기(Pelvic Wrap) 적용 대상

㉠ 골반 변형 또는 쇼크 증상이 없는 불안정한 골반(촉진 시 움직임이 있는 경우) 환자에게 실시할 수 있다.

㉡ 쇼크 증상이나 다발성 손상이 동반된 불안정 골반 환자에게 우선적으로 적용한다.

1) 골반 감싸기 시트 사용 방법

① 현장 및 환자 평가

㉠ 환자의 상태와 손상 정도를 신속하게 평가한다.

② 적용 대상 결정

㉠ 쇼크 증상이나 감염다중도(Multiplicity of Infection) 양성을 가진 불안정한 골반환자인지 확인한다.

③ 준비물 준비

㉠ 25 cm 폭으로 평평하게 접은 시트(담요)와 척추고정판을 준비한다.

㉡ 시트는 25 cm 넓이로 편평하게 접고 척추고정판을 가로(십자로)질러 놓는다.

④ 환자 위치시키기

㉠ 환자를 척추고정판 위에 조심스럽게 올린다.

㉡ 환자의 큰 돌기(넙다리뼈 인접부의 끝에서 뼈가 돌출된 부위)가 시트의 중심에 오도록 한다.

⑤ 시트 감싸기 및 고정

㉠ 시트의 양쪽 끝을 환자 앞으로 가져와 골반을 감싸듯이 묶는다.

㉡ 과도한 압력 없이 견고하게 묶어 골반을 안정화한다.

㉢ 압력을 유지하기 위해 매듭이나 집게를 사용해 시트를 고정한다(그림 5-82).

이 방법은 골반을 효과적으로 고정하여 내부 출혈과 통증을 줄이고, 2차 손상을 예방하는 데 도움이 된다. 단, 과도한 압력은 피해야 하며, 정상 자세를 유지하는 것이 중요하다.

골반 감싸기(Pelvic Wrap)는 응급처치로서 병원 이송 전까지 실시하며, 이송 중에도 유지하고 골반 감싸기를 시행한 후에는 추가적인 전문 응급처치가 필요하다.

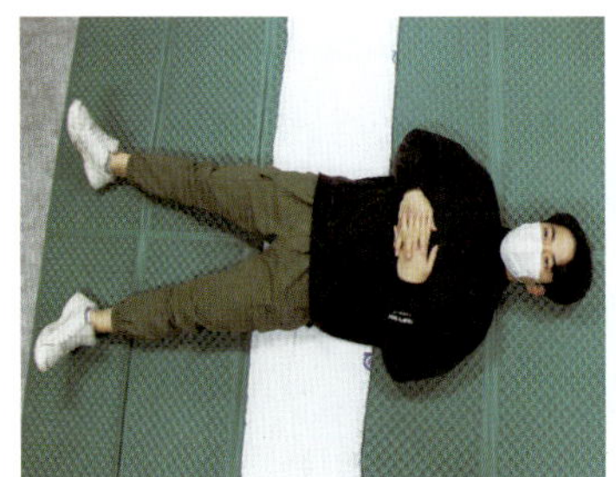
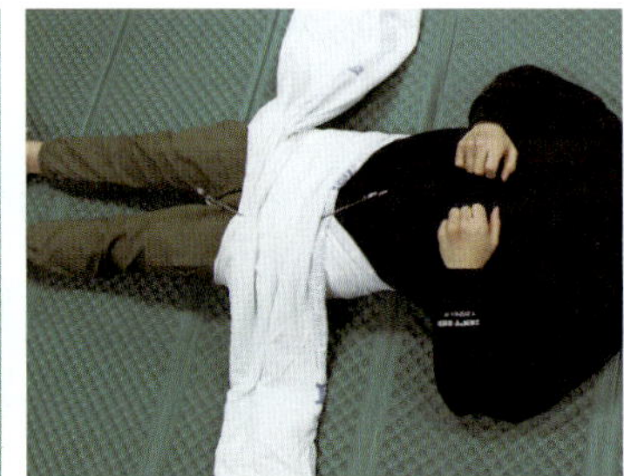
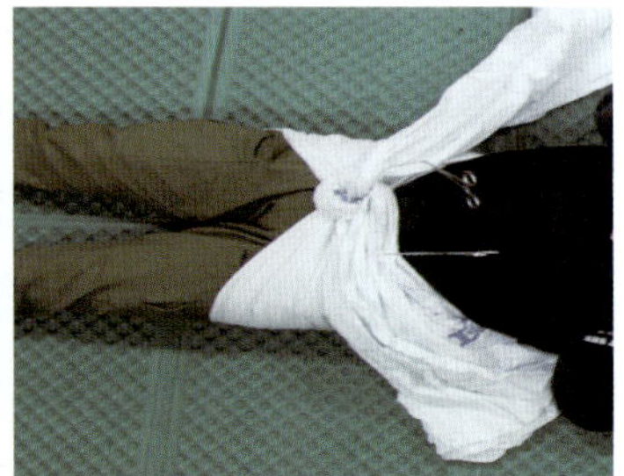

그림 5-82. 시트와 클램프를 이용한 골반외 고정술(의복을 제거한 후 시행)

2) SAM sling을 활용한 사용방법

상업용으로 제작된 SAM Pelvic Sling은 골반골절 환자에게 신속하고 안전하게 적용할 수 있는 장비로, 임상적으로도 골반 안정화에 효과적임이 입증되어 있다(그림 5-83). 이 장비는 자동 멈춤(Autostop) 버클이 내장되어 있어 과도한 압박 없이 적정한 힘(최대 33파운드, 약 150N)으로 골반을 고정하며, 적용 시 “딸깍” 소리로 올바른 압박이 이루어졌음을 확인할 수 있다.

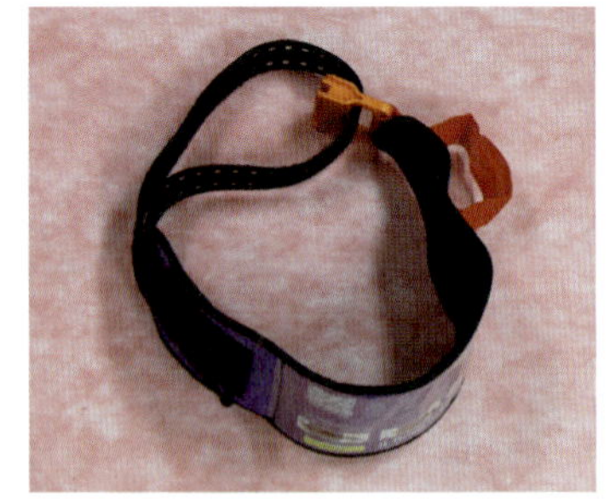

그림 5-83. SAM sling

(1) SAM sling의 주요 특징

① 자동 멈춤 버클로 과도한 조임 방지 및 적정 압력을 유지할 수 있다.

② "딸깍" 소리로 올바른 적용 여부 확인 가능하다.

③ 폭이 좁아 도뇨관 삽입, 혈관 조영술, 복부 수술 등 시술 접근이 용이하다.

㉠ 넙다리 혈관으로의 접근 및 복부의 수술적 처치를 위한 접근 등이 용이하다.

④ 재사용 가능, 세척 용이, 라텍스 프리, 방사선 촬영 및 MRI 촬영 시에도 사용 가능하다.

⑤ 표준 사이즈는 성인 대부분(98%)에게 적용 가능하며, 소아에는 사용 불가능하다.

(2) 사용상 주의사항

① 버클 내부에 자석이 있는 금속 스프링이 있어 MRI 촬영 시 단단히 고정해야 한다.

② 장시간 착용 시 욕창 위험이 있으므로 피부 상태를 정기적으로 확인해야 한다.

③ 골반 골절의 움직임에 주의하지 않으면 추가 출혈이나 신경 손상이 발생할 수 있다.

(3) 단점

① 소아에게는 적용 불가능하다.

② 착용 중에는 골반 부위를 직접 관찰하거나 시술하기가 제한된다.

(4) SAM sling 적용 방법

① 환자의 주머니 등에서 고정에 방해되는 물건을 제거한다.

② 환자의 넙다리뼈 큰돌기(greater trochanter)를 촉지하여 위치를 확인한다.

③ SAM sling을 절반 접어 환자 골반 밑에 위치시킬 준비를 한다.

④ 환자를 통나무 굴리기법으로 옆으로 돌려 sling을 큰돌기 부근에 위치시킨다.

㉠ 굴리기법이 불가능하면 엉덩이를 살짝 들어 올려 밑에서 위로 밀어 넣는다.

㉡ 반드시 큰돌기가 sling 중앙에 오도록 한다.

⑤ 양쪽 당김띠를 당겨 버클에서 "딸깍" 소리가 날 때까지 조인다.

⑥ 당김띠를 고정띠에 붙여 고정한다. 이때 다시 "딸깍" 소리가 난다.

⑦ Sling을 제거할 때는 버클을 풀고 천천히 느슨하게 하여 제거한다(그림 5-84).

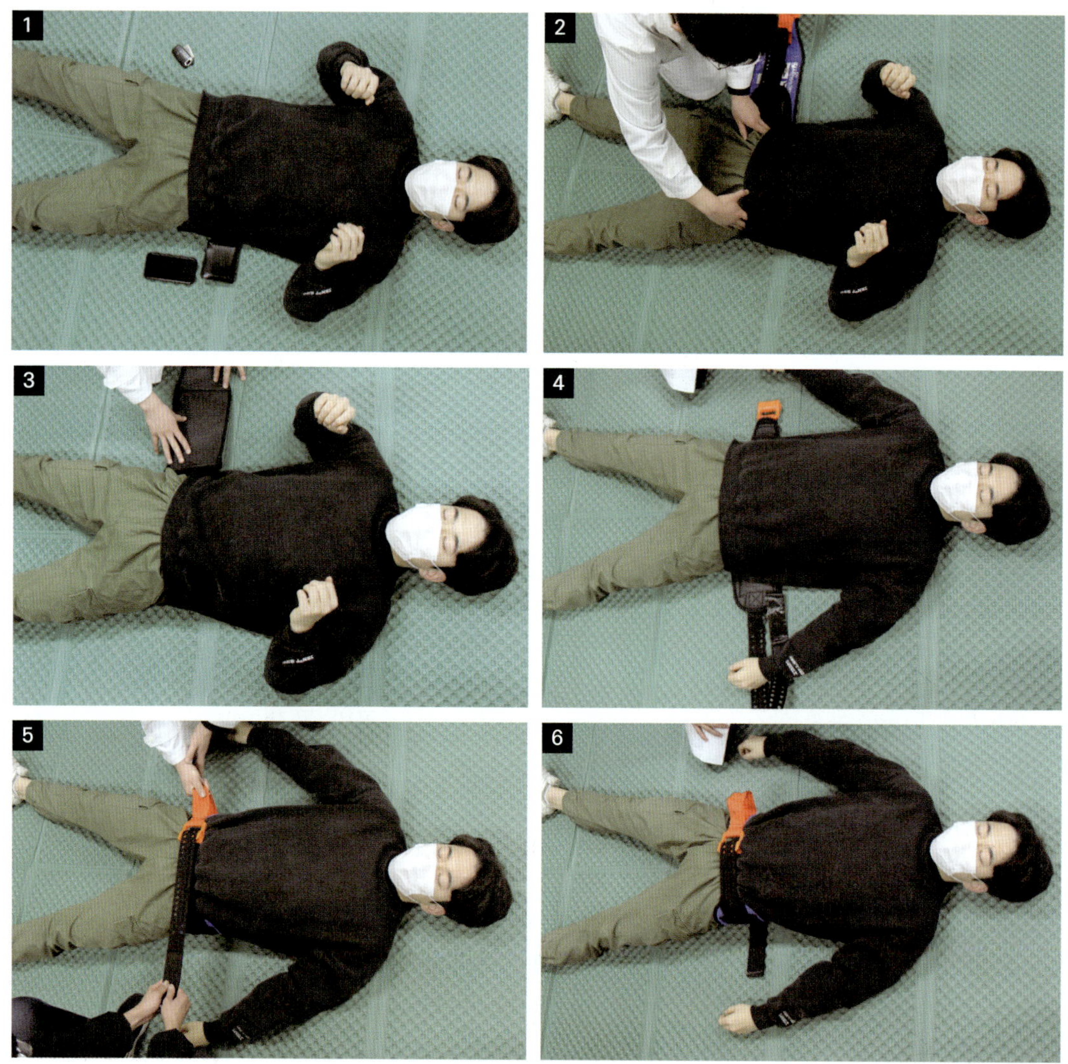

그림 5-84. SAM sling 이용한 골절골 고정방법

SAM sling은 골반골절 환자의 초기 응급처치에서 신속하고 안전하게 적용할 수 있는 표준 장비로, 적절한 위치와 압력으로 골반을 안정화하여 출혈과 2차 손상을 효과적으로 예방할 수 있다.

Tip 골반손상의 증상과 징후

① 골반, 엉덩이 부위, 서혜부 등의 통증을 호소한다.
　㉠ 손상기전에 따라 골절 가능성이 있다면 매우 중요한 지표가 된다.
　㉡ 대개 분명한 변형은 통증이 있다.
② 엉덩뼈 능선(iliac crest, 골반 날개부위)이나 두덩뼈(pubis, 치골)에 압력이 가해질 때 심한 통증이 발생한다.
③ 앙와위로 있을 때 다리를 들어 올릴 수 없다고 호소한다(다리를 들어 올릴 수 있는지 평가하지 말고, 감각을 확인한다).
④ 손상된 쪽 발이 밖으로 돌아간다(가쪽 회전). 또한 엉덩이부위(coxal, hip) 골절을 나타내기도 할 것이다.
⑤ 환자는 방광(bladder)에 설명할 수 없는 심한 압박을 느끼며 배뇨감을 느낀다.
※ 골반 골절의 징후는 내부 기관이나 혈관, 신경에 중대한 손상이 있음을 의미한다.
※ 다량의 내부출혈이 발생하여 쇼크에 빠질 것이다.
※ 골반골절이 있으면 척추손상도 의심해 보아야 한다.

3) Teleflex Arrow® T–POD™ Responder 골반 안정화 장치

Arrow® T–POD™ Responder는 응급 및 외상 상황에서 골반 골절 환자의 신속하고 효과적인 안정화를 위해 설계된 일회용 의료기기이다(그림 5-85). 이 장치는 환자의 출혈 및 통증을 줄이는 동시에 생명을 위협하는 손상을 예방할 수 있는 특수한 구조와 기능을 갖추고 있다.

주요 특징으로는 다음과 같다.

① 특허받은 원주형 조임 방법을 통해 골반을 대칭적으로 압박하여 안정화한다.
② 임상연구에서 수술과 동등한 수준의 안정성을 제공하며, 환자의 불편함도 감소시킨다.
③ 응급구조대와 군 의료진 모두에게 사용되며, 특히 교통사고 및 폭발물 사고와 같은 외상 상황에서 널리 활용된다.
④ 혈역학적으로 불안정한 환자의 경우, 1초가 중요한 상황에서 생명을 구할 수 있는 응급처치 도구로 인식되고 있다.

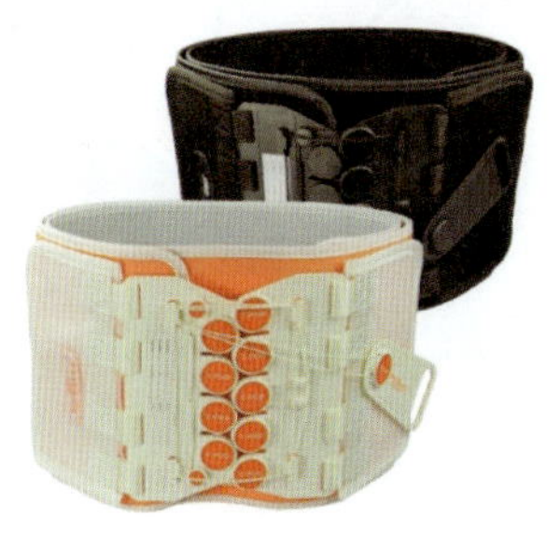

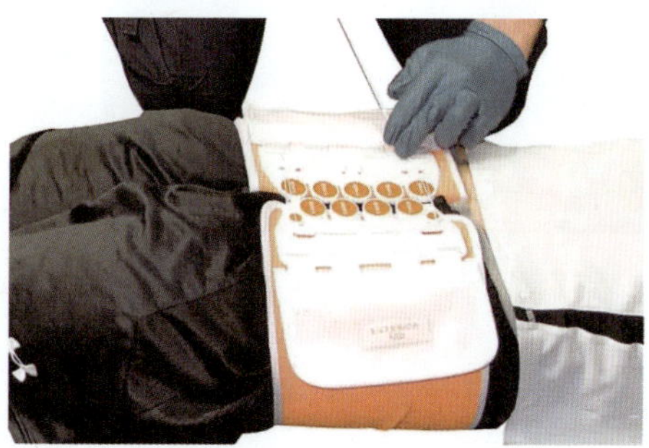

그림 5-85. Teleflex Arrow® T–POD™ Responder 골반 안정화 장치

PART 02

(1) 기능

① 골반 골절이 의심되거나 확인된 환자에게 골반 주위를 원형으로 대칭 압박하여 골반 고리를 안정화하고 내출혈을 줄이며 통증을 완화한다.

② 도르래 시스템을 통해 빠른 적용과 균일한 압박이 가능하며, 9개의 지점에서 동일한 압력을 제공해 출혈을 효과적으로 조절한다.

(2) 사용 방법

① 1명의 작업자가 간편하게 적용할 수 있도록 설계되어 있어, 과도한 힘 없이 압박을 조절할 수 있다(그림 5-86).

② 도르래와 벨크로 시스템을 통해 신속하고 안정적인 착용 및 해제가 가능하다.

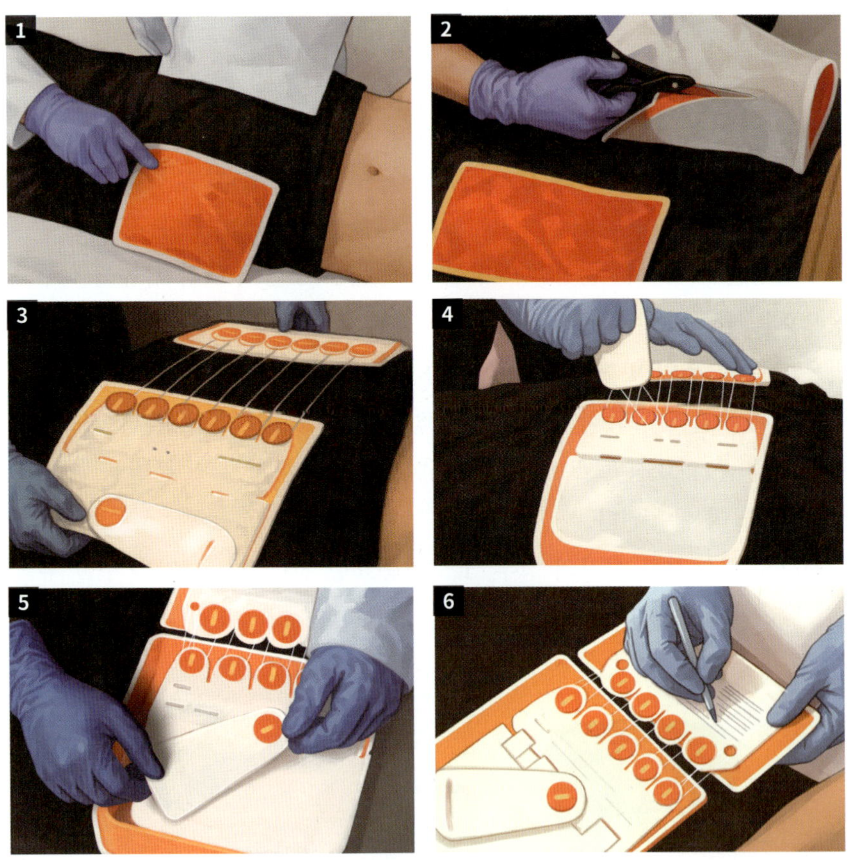

그림 5-86. Teleflex Arrow® T-POD™ Responder 골반 안정화 장치 사용방법

(3) 사용 환경

병원 전 단계, 응급실, 전장 등 다양한 환경에서 활용 가능하며, 응급의료서비스(EMS), 군 의무대, 중환자 치료팀에서 사용하기에 적합하다.

(4) 재료 및 디자인 특징

① 비금속 설계: X선, CT, MRI 촬영 시 제거할 필요 없이 사용 가능하며, 장치 설치 상태를 확인할 수 있는 'XRD 탭'이 부착되어 있다.

② 라텍스 프리: 알레르기 유발 요소인 천연 고무 라텍스를 사용하지 않았다.

③ 사용자 맞춤형: 유연한 패브릭 벨트로 다양한 체형에 맞게 사용 가능하며, 비만 환자의 경우 여러 장치를 연결해 사용할 수 있다.

④ 고시성 디자인: EMS 현장에서 쉽게 식별할 수 있도록 주황색 등 고시성 색상으로 제작되었다.

⑤ 경량 및 소형 설계: 휴대가 간편하며, 일회용으로 위생적이다.

(5) 임상적 장점

① 치골 분리를 최대 60%까지 줄일 수 있으며, 수혈 필요성과 입원 기간도 단축된다.

② 수술적 안정화에 준하는 효과를 제공하며, 임상적으로도 높은 유효성이 입증되었다.

③ 전 세계의 민간 및 군 응급의료체계에서 골반 부상 관리용으로 널리 사용되고 있다.

(6) 장치의 특장점 요약

① 완벽함: 특수 도르래 시스템으로 균일하고 안정적인 압박 제공한다.

② 간편함: 힘을 들이지 않고 한 손으로 조임 가능하다.

③ 조절 가능: 대부분의 체형에 맞게 조절 가능, 필요시 두 개 연결 가능하다.

④ 유연성: 비금속 소재 사용으로 영상 진단이 가능하다.

⑤ 안전성: 라텍스 무첨가로 알레르기 걱정 없다.

(7) 주의사항

① 반드시 일회용으로 사용해야 하며, 재사용 금지한다.

② 비만 환자의 경우 두 개의 장치를 연결하여 사용이 가능하다.

③ 장착 위치는 대퇴 전자부 또는 장골능선 높이에 정확히 맞춰야 최적의 효과를 기대할 수 있다.

07 경추고정장비

경추고정장비(경추보호대, Cervical collar)는 척추 손상 환자의 목 굴곡, 신전, 측면 움직임을 제한하여 경추와 척수의 2차 손상을 예방하기 위해 사용된다. 긴 척추고정판이나 조끼형 장비와 함께 사용되며, 경추의 움직임을 완전히 차단할 수는 없으므로 적용 시 항상 손으로 머리와 목을 중립자세로 고정해야 한다.

1) 용도

경추고정장비는 척수손상으로 인한 신경계 기능 마비 및 영구마비를 예방하고, 외상 초기에 척추 손상이 의심되는 환자에서 목의 움직임을 제한하기 위해 사용된다. 척추고정의 시작은 경추고정에서부터 이루어진다(그림 5-87).

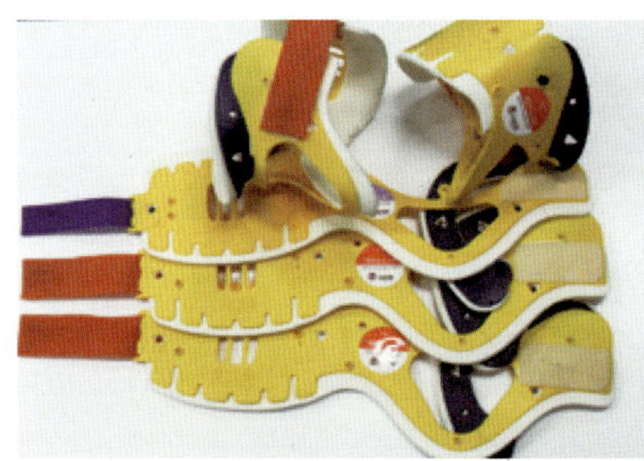

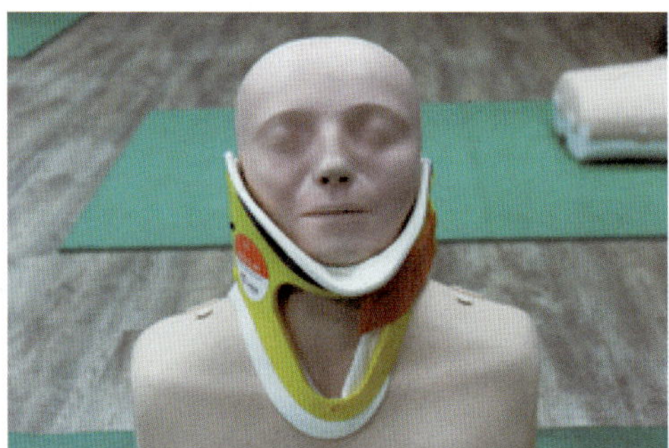

그림 5-87. 경추고정장비(Cervical collar) 고정

2) 특징

① 경추고정장비 앞 · 뒤의 보호 방식이다.

㉠ 앞쪽은 아래턱 양측면과 턱 아래를 받쳐 머리 앞쪽을 단단히 고정한다.

㉡ 뒤쪽은 후두부 아래에 위치해 머리 뒷부분을 보호한다.

② 머리와 목 사이의 간격을 유지해 심한 움직임을 막고, 경추 압박을 방지한다.

㉠ 목의 굴곡, 신전, 측면 움직임 등 움직임을 막는다.

③ 기관, 목동맥, 목정맥 등 주요 구조물에 직접 압박을 가하지 않는다.

④ 굴곡 및 신전 제한은 약 75%, 전체 목 움직임의 50% 이하를 제한한다.

⑤ 완전한 고정을 위해서는 도수고정 또는 머리고정대가 병행되어야 한다.

3) 사용방법

① 환자 경부의 길이를 측정한다.

② 턱 끝에서 흉골절흔(Sternal notch)까지의 길이와, 귓불 평행선에서 아래턱 중앙 평행선의 너비를 측정해 적절한 크기의 경추고정장비를 선택한다(그림 5-90).

㉠ 흉골절흔(sternal notch): 빗장뼈 절흔 사이의 복장뼈 상연에 있는 절흔이다.

㉡ 환자의 귓불 평행선에서 아래턱 중앙의 평행선 사이의 너비를 측정한다.

③ 경추고정장비의 턱 쪽은 환자의 턱을 들지 않고(중립위치), 과신전이 되지 않도록 한다.

④ 너무 작거나 조여서 수축 밴드처럼 기능하지 않게 주의한다.

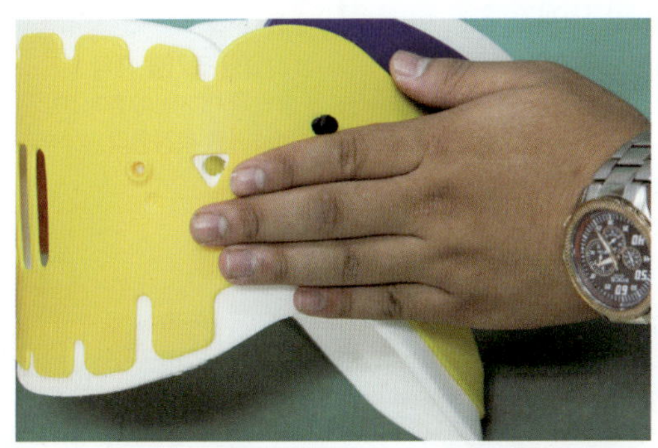

그림 5-88. **적절한 크기 측정**

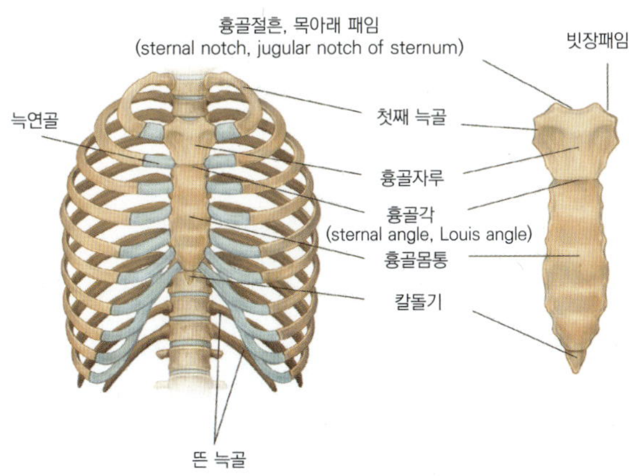

그림 5-89. **흉골절흔(sternal notch)**

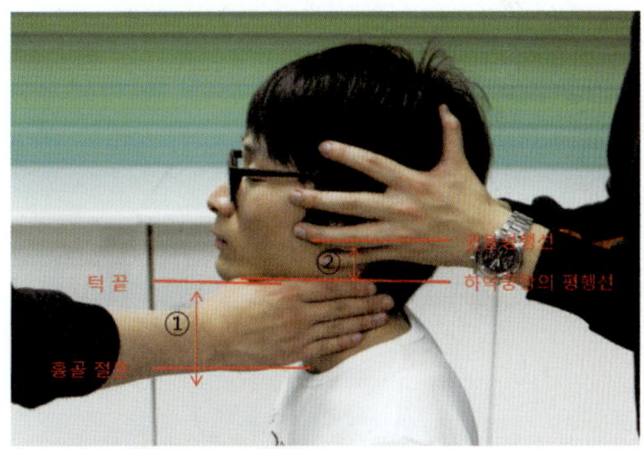

그림 5-90. **환자 경부의 길이를 측정한다.**
크기 조정: ① 환자의 턱에서 어깨(흉골)까지 너비 측정,
② 귓불 평행선과 아래턱 중앙 평행선의 너비 측정

4) 앉은 환자 경추고정장비 적용

(1) 앉아 있는 환자 경추고정장비 적용은 아래 그림과 같다(그림 5-91).

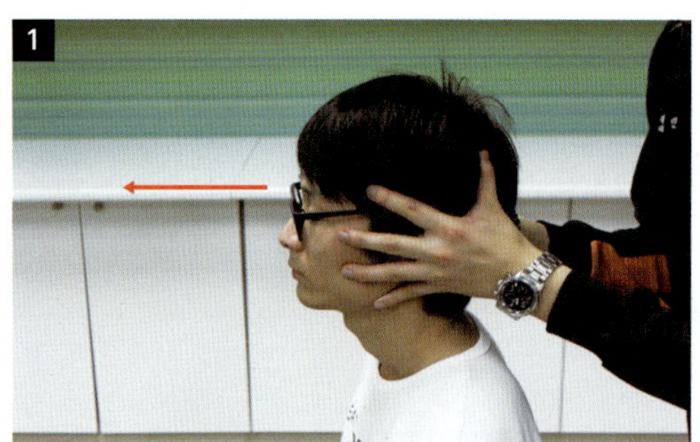

① 환자의 뒤에서 환자의 두경부를 고정한다.

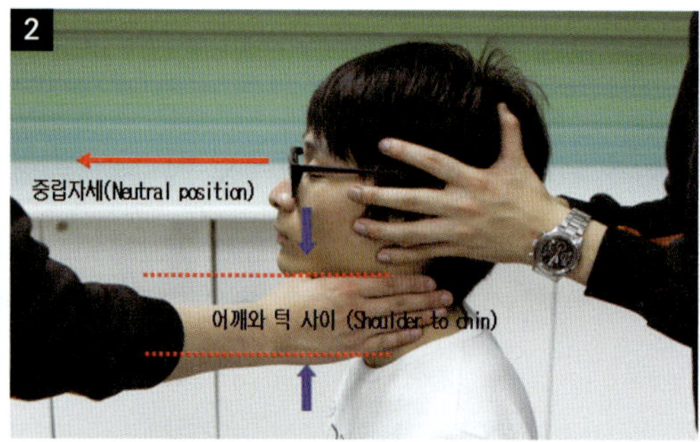

② 적절한 크기를 재다
- 중립위치("시선이 정면(전방)을 향하는")로 정렬한 후 어깨와 턱사이를 측정한다.

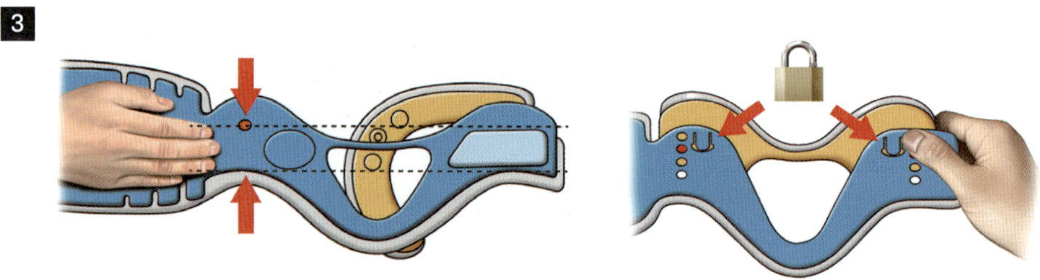

③ 경추고정장비에 환자 크기에 맞춘다.
㉠ 성인은 4개, 소아는 3개 중에서 선택한다.
㉡ 조립된 경우에는 플라스틱 기장지리에서 구멍까지 또는 검은색 포스트까지 맞춘다.
㉢ 2개의 잠금장치 탭을 눌러서 양쪽을 잠근다.

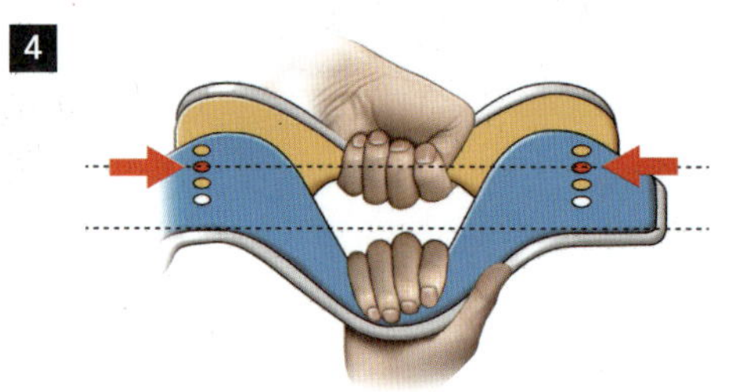

④ 경추고정장비를 조정하고 고정한 후 선택한 크기로 턱 지지대를 조정한다.

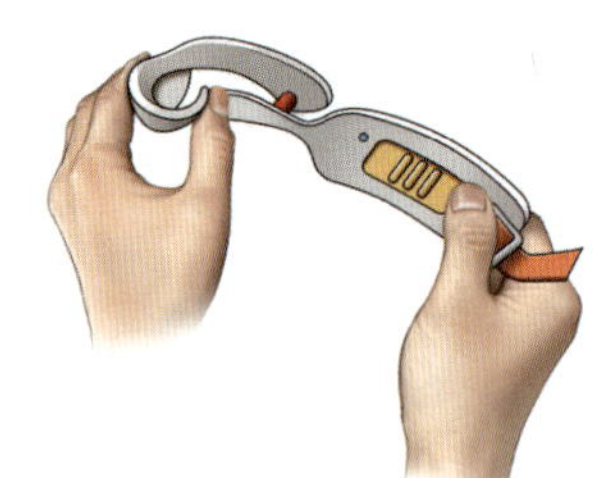

⑤ 경추고정장비의 칼라를 미리 형성한다.

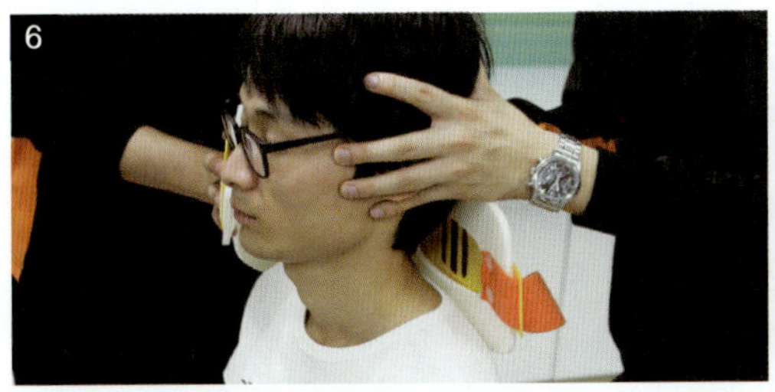

⑥ 머리를 중립위치에서 경추고정장비를 적용한다.

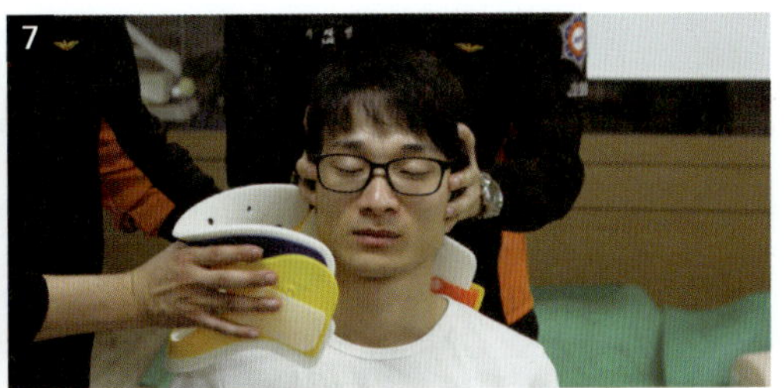

⑦ 환자의 경우에는 턱 지지대를 배치하기 전에 경추고정장비 판을 목 뒤로 밀어 넣는다.

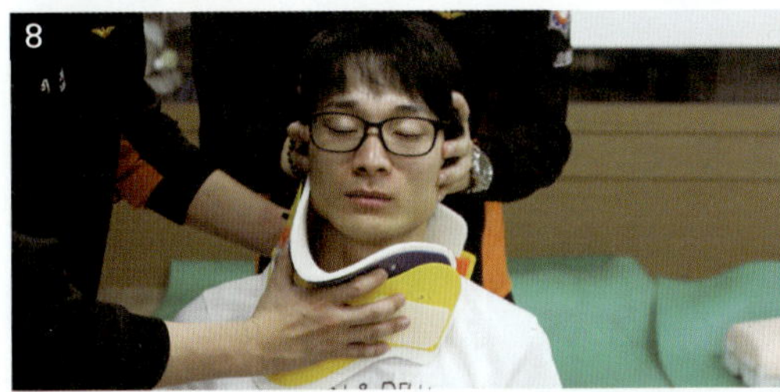

⑧ 턱 지지대를 턱 아래에 잘 위치시켜 전면을 고정한 뒤, 칼라 뒤쪽을 당겨 고정한다.

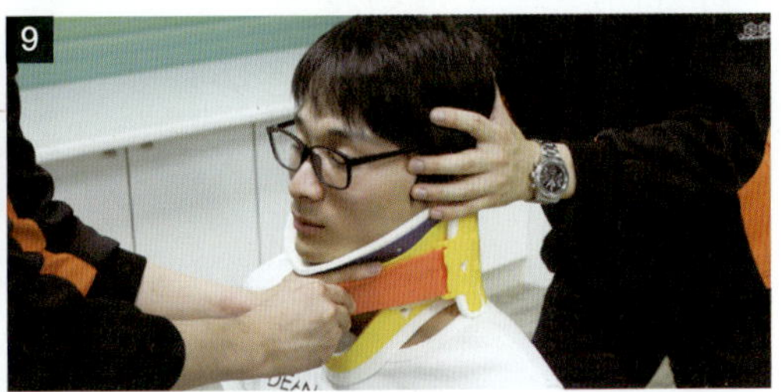

⑨ 두경부 도수고정을 유지하며 장비를 채운다.

그림 5-91. **앉은 환자 경추고정장비 적용**

5) 앙와위 환자 적용법

(1) 앙와위 환자 경추고정장비 적용은 아래 그림과 같다(그림 5-92).

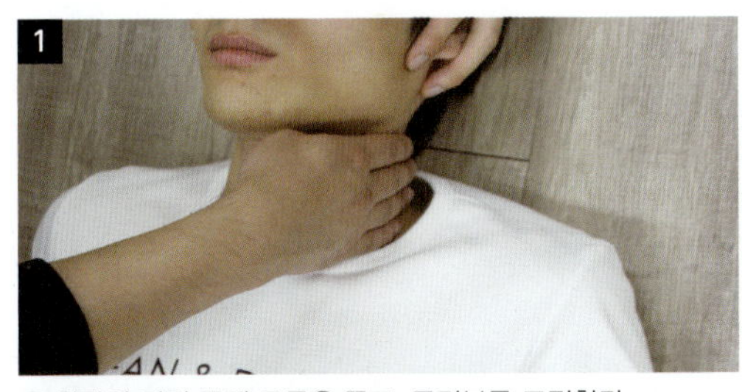

① 환자의 머리 쪽에 무릎을 꿇고, 두경부를 고정한다.

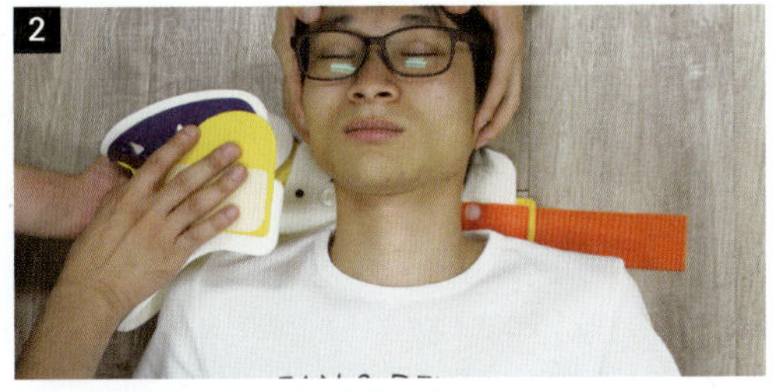

② 경추고정장비를 제자리에 놓는다.

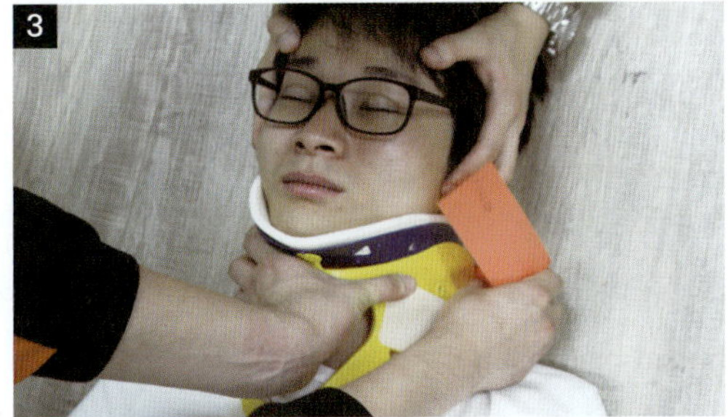

③ 경추고정장비를 고정한다.

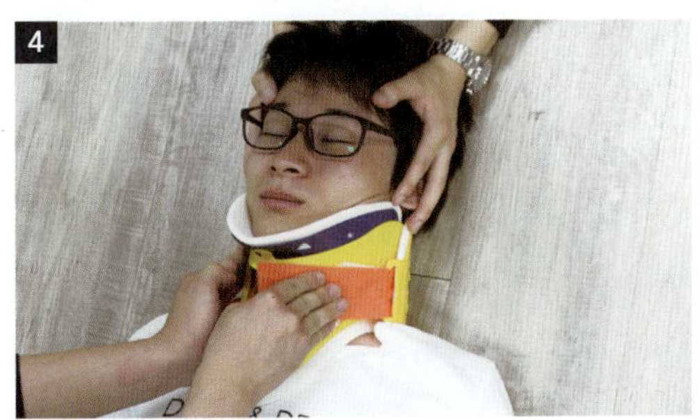

④ 두경부를 도수고정하며 상태를 유지한다.

그림 5-92. **앙와위 환자 경추고정장비 적용**

경추고정장비 참고사항

① 적절한 교육을 받은 사람만 사용해야 한다.
② 척추의 움직임을 방지하기 위해 환자를 적절히 고정하는 것이 중요하다.
③ 환자의 경추고정장비를 조절하지 않는다.
④ 경추고정장비를 접힌 상태로 보관하지 않는다.

산소공급 라인 경추고정장비에 고정

① 경추고정장비 적용을 한다.
② 산소공급장치 중 캐뉼라 고리에 캐뉼라 등 산소공급 라인을 고정할 수 있다.

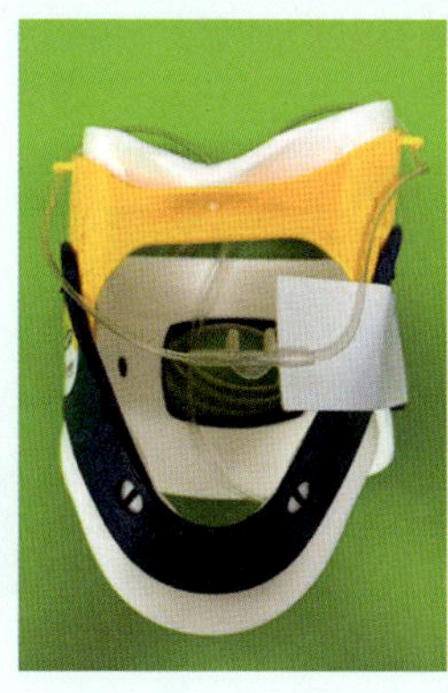

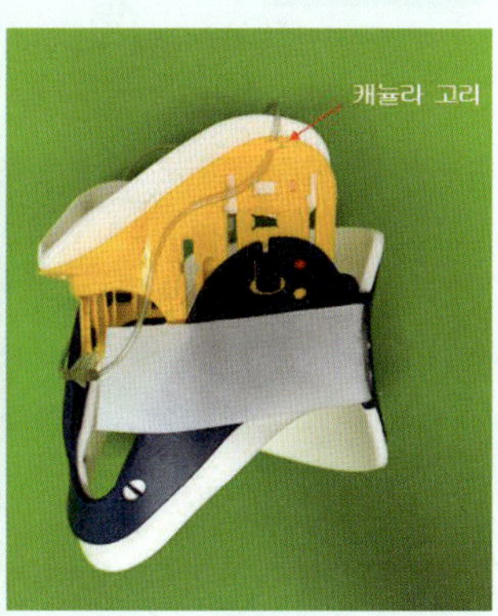

08 구출고정장비

구출고정장비(Extrication Device)는 주로 교통사고 등에서 환자가 앉아 있는 상태로 발견될 때, 척추 손상이 의심되는 환자의 머리, 목, 몸통을 고정하여 안전하게 이송하기 위해 사용된다. 대표적으로 짧은 척추고정판(Short Spine Board)과 Kendrick Extrication Device(KED) 등이 있다.

1) 특징 및 사용 목적

① 짧은 척추고정판이나 구출용 조끼는 긴 척추고정판보다 조작이 간편하고, 환자 운반이 비교적 용이하다.

② 환자가 앉아 있는 상태에서 발견되고, 처치 및 이송의 우선순위가 높지 않으며 환자 상태가 안정적일 때 적용한다.

㉠ 이송 우선순위가 낮은 경우에는 표준 척추고정법을 적용한다.

③ 시간이 급박하지 않은 상황에서 머리, 목, 몸통을 고정한 후 긴 척추고정판으로 옮기는 표준 척추고정법을 시행한다.

2) 용도

① 구출고정장비는 앞으로 굽혀지는 좌석, 등받이가 둥근 좌석, 제한된 공간 등에서 환자가 발견된 경우에 사용된다.

② 장애물 등으로 짧은 척추고정판을 차량 내부에 넣기 어려운 경우에도 유용하다.

③ 종류로는 나무판 형태의 짧은 척추고정판과 조끼형태의 구출고정대(KED)가 있다.

㉠ 조끼형 장비는 목뼈 손상 가능성이 있는 환자를 고정하는 데 사용된다(그림 5-93).

3) 규격

① 길이: 약 83 cm(펼쳤을 때)

② 폭: 약 81 cm(펼쳤을 때)

③ 무게: 약 3 kg

④ 재질: 비닐코팅나일론(방사선 투과 가능)

4) 짧은 척추고정판의 구조와 한계

① 짧은 척추고정판은 긴 척추고정판을 단축한 형태로, 주로 흉추와 경추를 지지한다.

② 최근에는 차량 좌석이 체형에 맞게 제작되어 평평한 판이 잘 들어가지 않는다.

③ 소형차에는 판이 너무 넓고 길어 사용이 제한적이다.

④ 다리까지는 지지하지 않으므로, 환자를 긴 척추고정판으로 신속히 옮겨야 한다(그림 5-93).

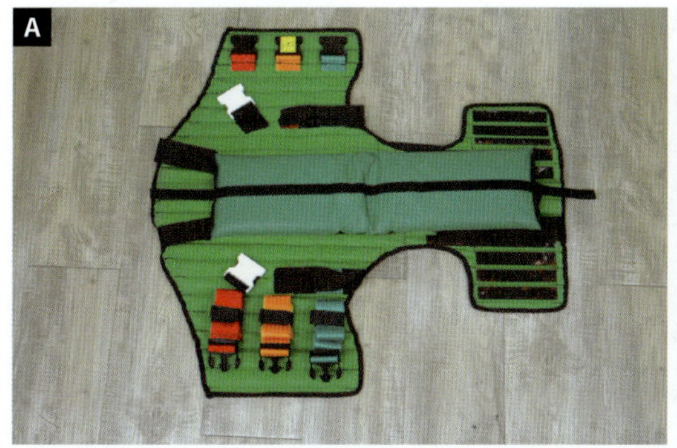

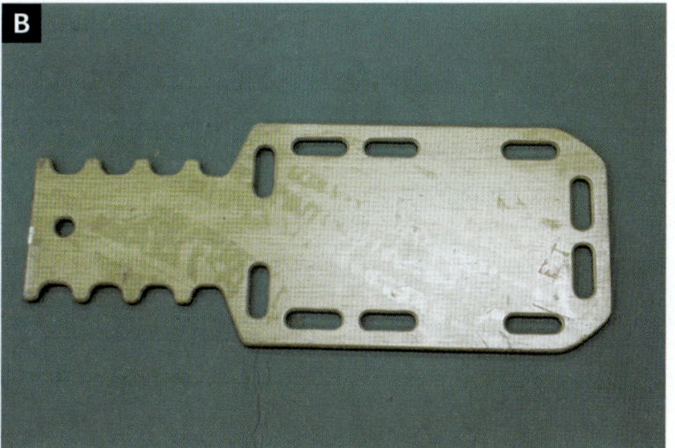

그림 5-93. (A) 구출고정대(Kendrick 구출장비) (B) 짧은 척추고정판

5) 구출고정장비의 적응증

① 앉아 있는 환자

② 환자가 안정되어 구출고정장비를 적용할 수 있는 충분한 시간적 여유가 있을 때

6) 적용 과정

① 장비 위치시키기

㉠ 환자 등 뒤에 짧은 척추고정판이나 구출용 조끼를 위치시킨다.

② 몸통 고정

㉠ 먼저 몸통을 장비에 고정한다.

㉡ 끈이나 벨트를 이용해 안정적으로 고정하며, 과도한 움직임을 최소화한다.

③ 머리 고정

㉠ 마지막으로 머리를 고정한다.

㉡ 고정 중 목뼈에 불필요한 압박이 가해지는 것을 방지할 수 있다.

④ 이송 준비

㉠ 환자를 긴 척추고정판으로 옮겨 추가로 고정한 후, 안전하게 이송한다.

7) 응급상황 예외

환자가 중증 손상이거나, 현장 위험 등으로 신속한 이송이 필요한 경우에는 수동 고정만 시행한 뒤 바로 긴 척추고정판에 옮기는 신속구출법(rapid extrication)을 적용한다.

8) 구출고정장비 사용방법

① 도수로 환자의 두부를 고정하고, 적절한 크기의 경추고정장비를 선택하여 착용시킨다.

② 구출고정대를 환자의 등 뒤에 조심스럽게 위치시키고, 구출고정대의 중앙이 몸통 중앙에 오도록 정렬한다. 날개 부분은 겨드랑이에 밀착시켜 가슴을 감싼다.

③ 구출고정대의 몸통 고정끈을 중간 → 하단 → 상단 순서로 연결하고 단단히 조인다.

④ 양쪽 넓적다리 부분에 패드를 적용한 후, 다리 고정끈을 연결하고 조인다.

⑤ 구출고정대의 후두부(머리 뒤쪽)에 빈 공간을 채울 정도로만 패드를 넣고, 머리를 고정한다.

㉠ 패드를 과도하게 넣으면 머리가 앞으로 굴절될 수 있으므로 주의한다.

⑥ 모든 고정끈의 조임 상태를 재확인한다.

⑦ 긴 척추고정판을 준비하여 환자의 엉덩이 부분에 위치시킨다.

⑧ 환자의 경추 정렬을 유지한 채, 환자의 등이 긴 척추고정판 쪽으로 가도록 90° 회전시킨다.

⑨ 환자를 긴 척추고정판 위에 눕히고, 환자를 끌어서 정렬한 다음, 긴 척추고정판을 들어 바닥에 안전하게 내려놓는다.

⑩ 환자가 긴 척추고정판의 중립위치에 정확히 위치했는지 확인하고, 다리와 가슴의 고정끈을 잠시 느슨하게 한다.

⑪ 긴 척추고정판의 몸통, 허리, 다리 부분의 고정끈을 단단히 고정하고, 환자의 머리를

두부고정장비로 추가 고정한다.

⑫ 환자의 순환(Pulse), 운동(Motor), 감각(Sensory)을 재확인한 후, 긴 척추고정판을 들어 들 것으로 안전하게 옮긴다(그림 5-94).

□ KED 사용방법

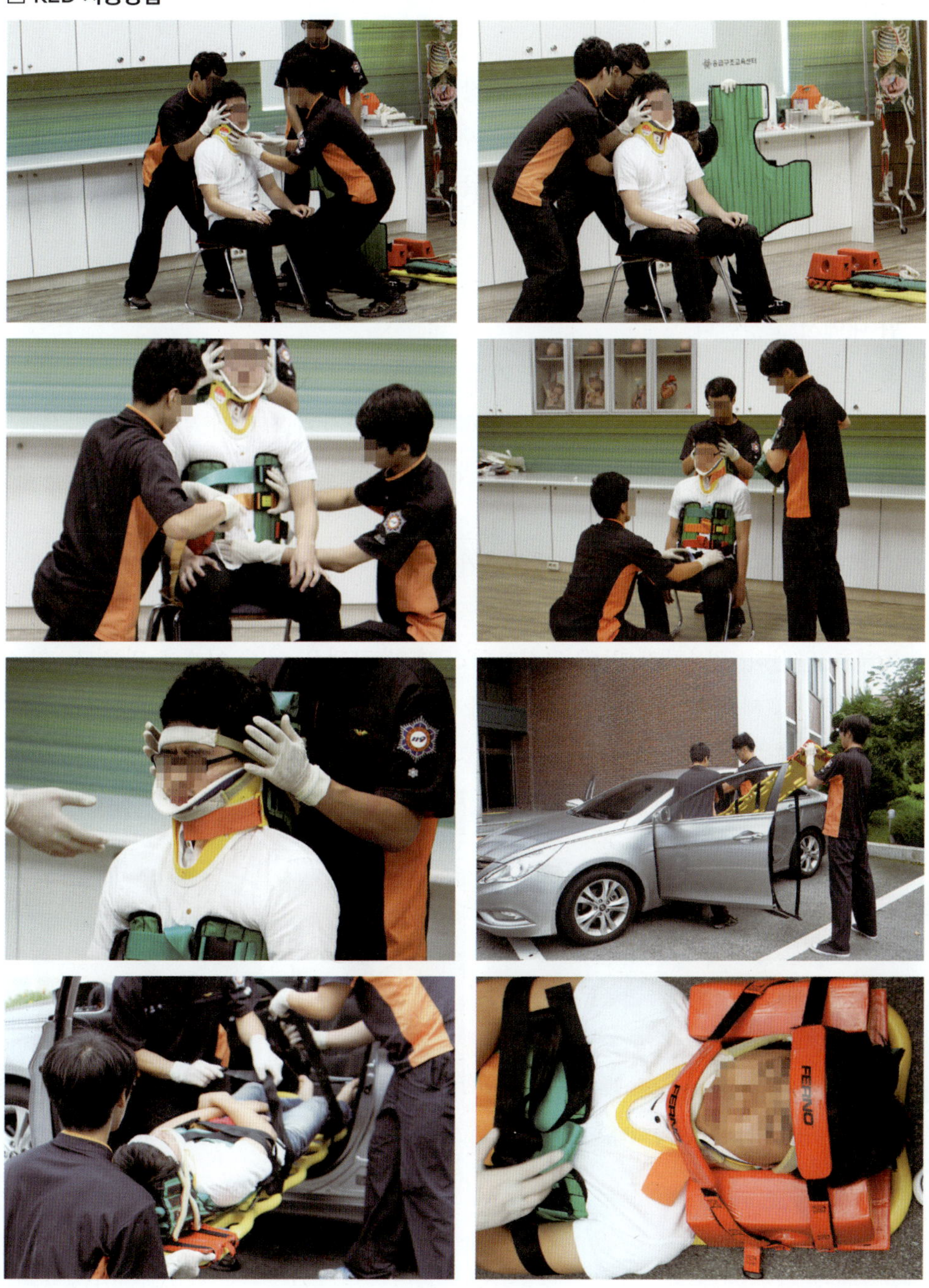

그림 5-94. 구출고정장비(KED) 사용법

9) 주의사항

① 환자에게 접근 전 현장 안전성 확인 및 차량 고정 등 안전조치를 반드시 시행한다.

② 위급상황(화재, 폭발 등)이나 즉각적 처치가 필요한 경우(호흡정지, 심정지 등)에는 신속 구출법을 사용한다.

③ 구출고정장비는 임시 장치로, 가능한 한 빠르게 환자를 긴 척추고정판으로 옮기는 것이 바람직하다.

④ 장비 적용 전 등, 어깨, 팔, 빗장뼈, 심장에서 먼 쪽 맥박, 운동기능, 감각기능(PMS) 등을 평가한다(그림 5-95).

⑤ 환자가 의식이 없거나 불안정할 경우에는 경추고정장비 및 긴 척추고정판만을 이용하여 빠른 환자구출법을 실시한다.

⑥ 복부손상이나 횡격막 호흡 등으로 몸통 고정이 어렵다면, 호흡에 방해가 되지 않는 범위 내에서 고정한다.

⑦ 경추고정장비는 환자에게 적절한 크기를 선택해 착용시킨다(그림 5-96).

⑧ 장비를 착용시키는 응급구조사는 척추고정판을 환자의 체형에 맞게 부드럽게 구부린 뒤, 환자 뒤에서 머리를 고정하고 있는 응급구조사의 팔과 환자의 등 사이로 조심스럽게 삽입한다.

㉠ 이때 환자에게 충격을 주거나 환자가 흔들리지 않도록 각도와 움직임을 세심하게 조절해야 한다(그림 5-97).

⑨ 목뼈를 완전히 고정하기 위해 고정판의 꼭대기 구멍을 환자 어깨에 맞추고, 척추고정판의 끝이 꼬리뼈 밑으로 내려가지 않게 한다(그림 5-98).

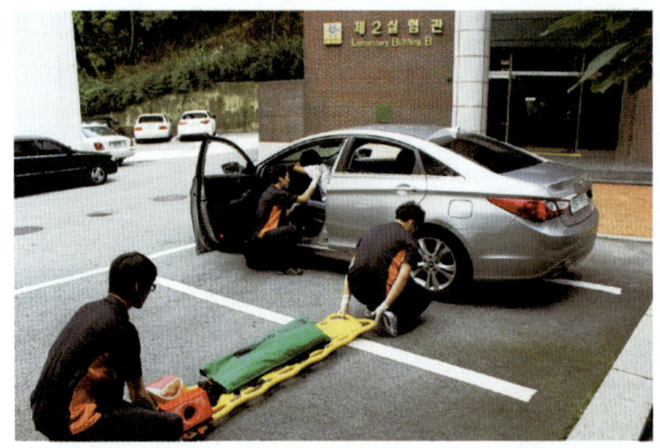

그림 5-95. 환자평가(심장에서 먼 쪽 맥박, 운동기능, 감각기능(PMS) 등 확인)

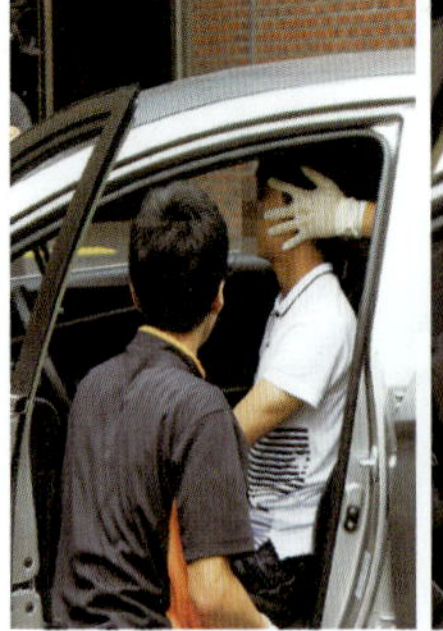

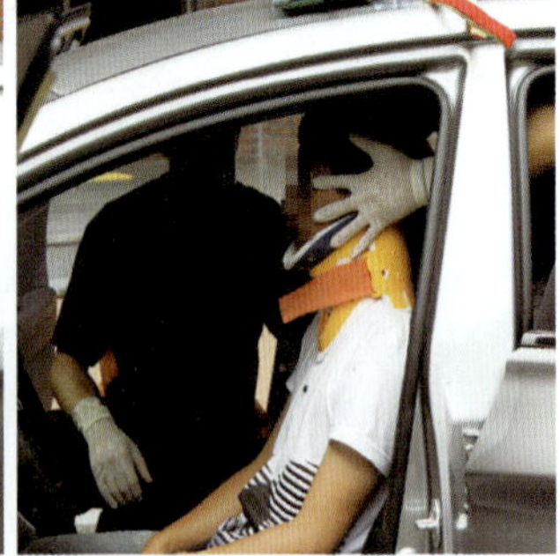

그림 5-96. 손으로 환자의 머리를 고정하여 중립자세를 유지하고 경추고정장비 착용

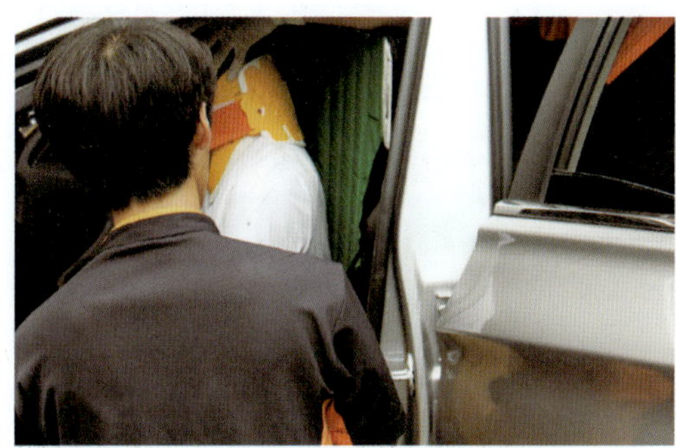
그림 5-97. 척추고정판 이용하여 척추고정 준비

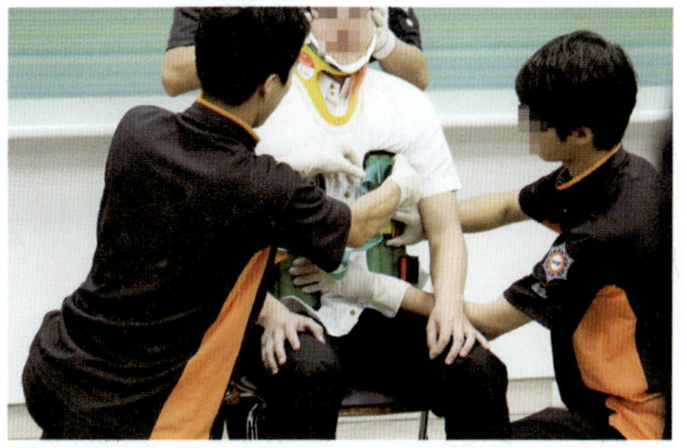
그림 5-98. 경추고정장비에 있는 제일 꼭대기의 구멍을 환자 어깨에 맞추도록 한다.

⑩ 턱 윗부분을 끈으로 고정해서는 절대 안 된다(그림 5-99).

㉠ 이는 구토 시 입을 벌리지 못하기 때문이다.

⑪ 처음부터 몸통부위를 너무 세게 고정하면 복부손상을 악화시키거나 호흡을 곤란하게 할 수 있다(그림 5-100).

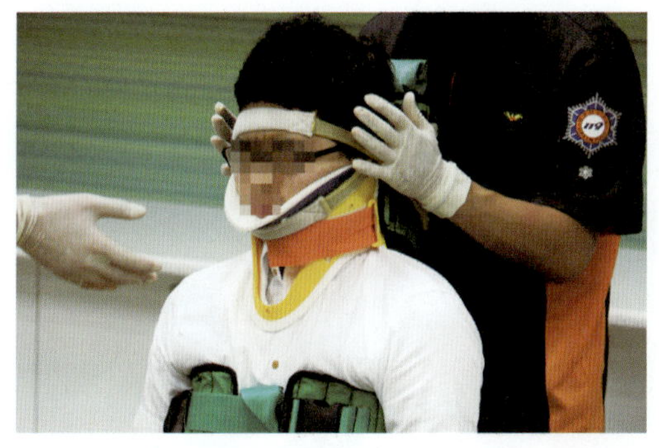
그림 5-99. 턱을 끈으로 고정해서는 절대 안 된다.

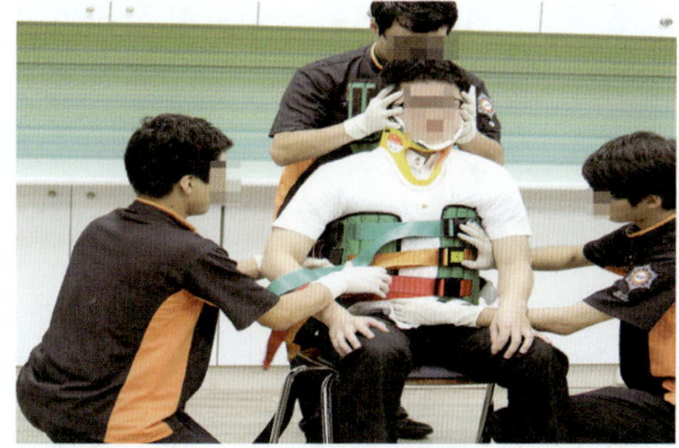
그림 5-100. 몸통부위를 처음부터 너무 세게 고정하지 않는다.

⑫ 버클에 따라 이동 시 풀릴(순간-해체 방식) 수 있으므로 풀리지 않도록 주의해야 한다.

⑬ 경추고정장비(C-collar)와 척추고정판 사이에 패드를 대지 않는다(그림 5-101).

㉠ 패드를 사용할 경우, 머리를 고정할 때 경추가 과신전될 수 있는 부위가 생길 수 있으므로, 후두부의 빈 공간을 채울 정도로만 최소한의 패드를 넣는다.

- 환자의 머리가 중립자세를 유지할 수 있도록 해야 한다(그림 5-102).

㉡ 어깨가 척추고정판에 닿으면, 머리 역시 고정판에 닿게 되어 별도의 패드가 필요하지 않다.

- 패드를 너무 많이 넣으면, 환자가 앙와위 자세일 때 어깨는 고정판에 닿지만 머리는 닿지 않아, 예기치 않게 굽은 자세가 될 수 있으므로 주의해야 한다.

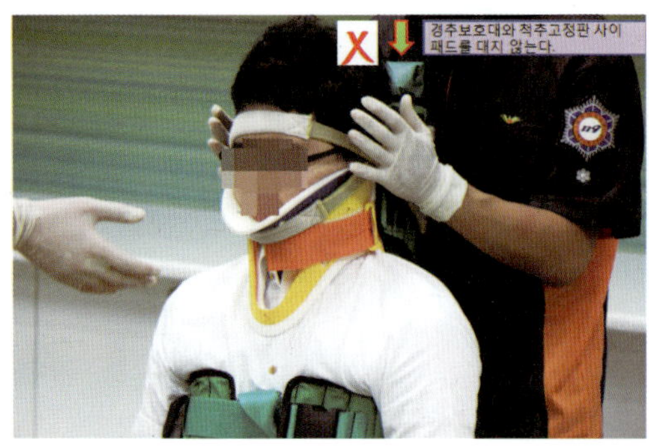

그림 5-101. **경추고정장비와 척추고정판 사이에 패드를 대지 않는다.**

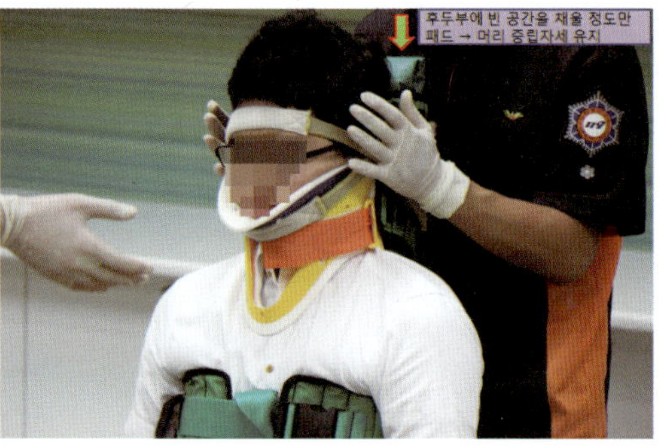

그림 5-102. **후두부에 빈 공간을 채울 정도만 패드를 넣어 머리를 중립자세로 유지할 수 있다.**

⑭ 필요하다면 환자의 손목과 발을 고정한다(그림 5-103).

⑮ 구출고정대를 착용한 후 심장에서 먼 쪽 맥박, 운동, 감각(PMS) 등을 재평가한 후 완전한 척추고정을 위하여 긴 척추고정판으로 옮긴다(그림 5-104).

구출고정장비는 제한된 공간에서 환자의 척추손상을 최소화하면서 안전하게 이송할 수 있도록 돕는 장비로, 상황에 따라 적절한 적용과 신속한 이송이 중요하다.

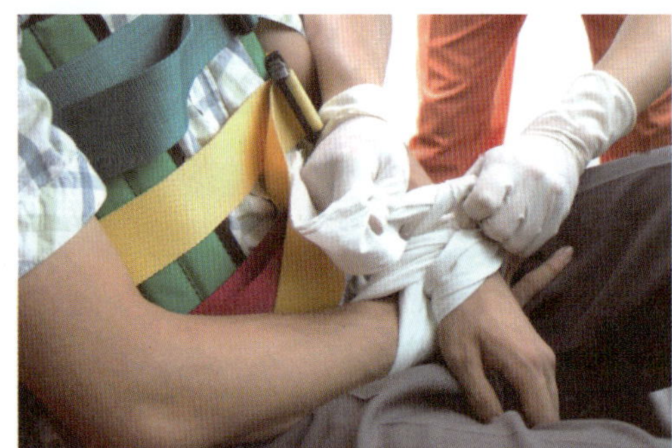

그림 5-103. **필요하다면 환자의 손목과 발을 고정한다.**

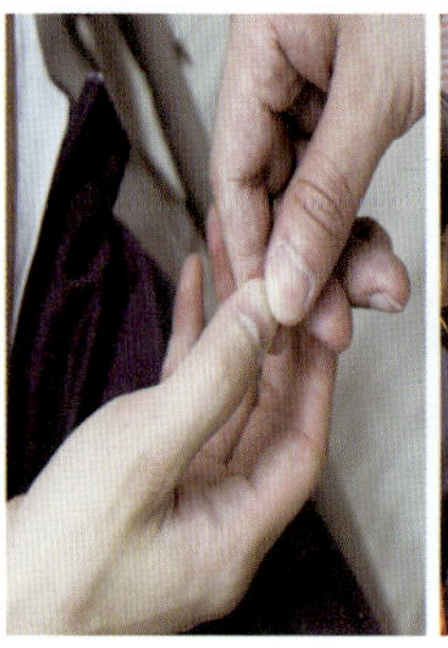
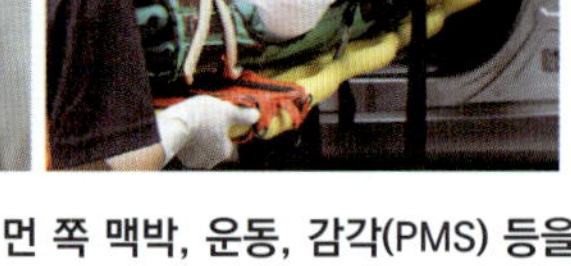

그림 5-104. **심장에서 먼 쪽 맥박, 운동, 감각(PMS) 등을 재평가한 후 환자를 긴 척추고정판에 이동한다.**

09 레스큐보아(구조용 로프키트)

Pax 사의 레스큐보아(Rescue Boa)는 교통사고 등 차량 인명구조 현장에서 환자를 쉽고 빠르게 구조할 수 있도록 고안된 전문 구조 장비이다(그림 5-105). 특히 경추 및 척추 보호가 중요한 상황에서 안전하고 신속한 구조를 지원한다.

구조 목적은 차량 등 좁은 공간에서 환자를 빠르고 안전하게 구조하는 데 있다. 구조 대상자의 경추와 척추를 보호하며, 구조 과정에서 추가 손상을 최소화하도록 설계되었다(그림 5-106).

레스큐보아는 무게가 약 0.9 kg으로 가볍고, 길이는 약 3 m(315 cm)이며, 최대 하중은 200–250 kg이다. 이 장비는 좁은 공간에서 환자를 구조하기에 적합하도록 만들어졌다. 항-박테리아(Anti-Bacteria) 담요를 탈착할 수 있고, 내부 충전재는 환자의 체온을 오랫동안 유지해주며, 동시에 경추를 고정시켜 구조 과정에서 발생할 수 있는 추가적인 경추손상을 방지한다. 소재는 방수 폴리에스테르로 내구성이 뛰어나 잘 손상되지 않으며, 기능이 정상적으로 유지되는 한 재사용이 가능하다. 또한, 상용화된 구조용 로프키트가 없는 경우에는 병원용 시트를 대신 사용할 수 있다.

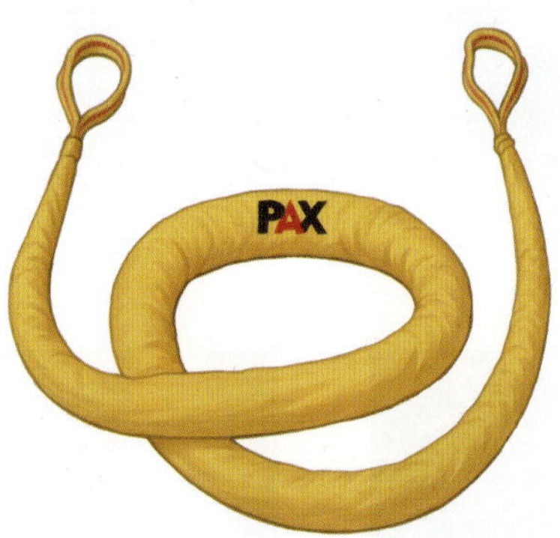

그림 5-105. **구조용 로프키트(레스큐보아)**

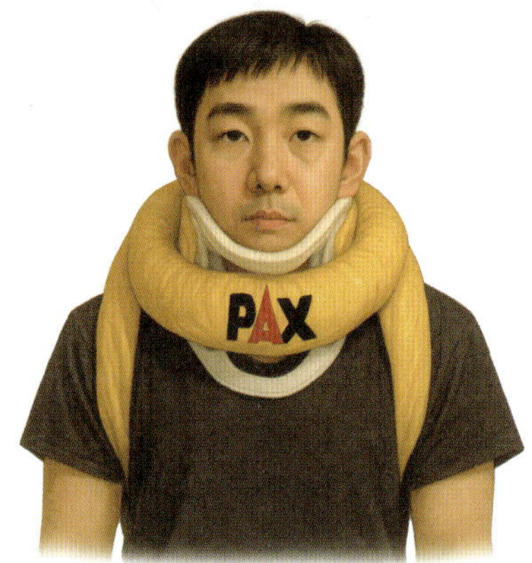

적용한 후 앞면

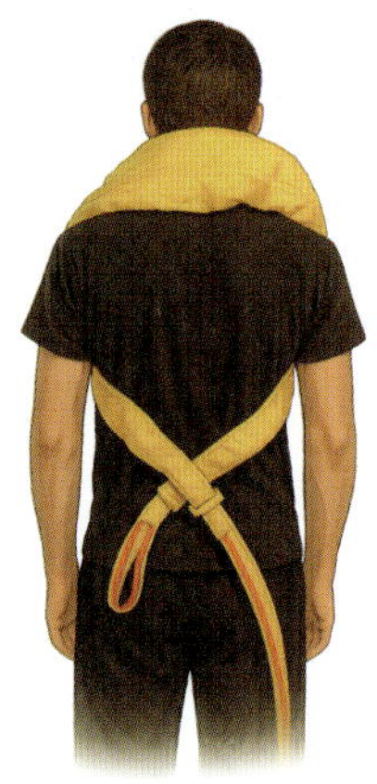

적용한 후 후면

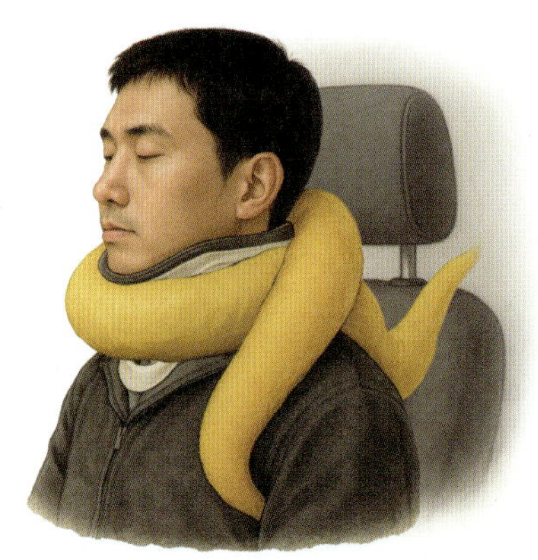

차량 좌석에 앉아 있는 자세

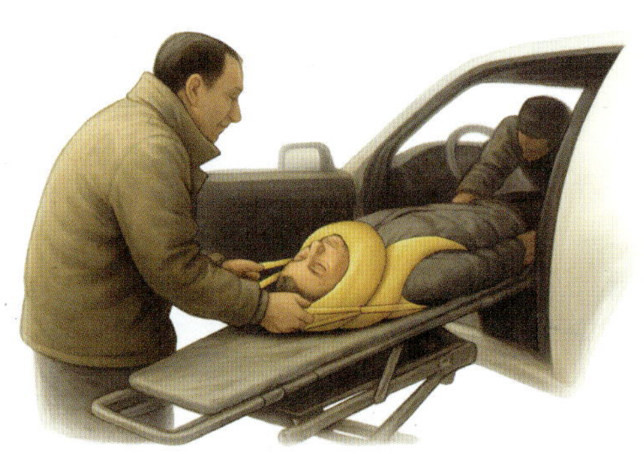

차량 좌석에서의 구조

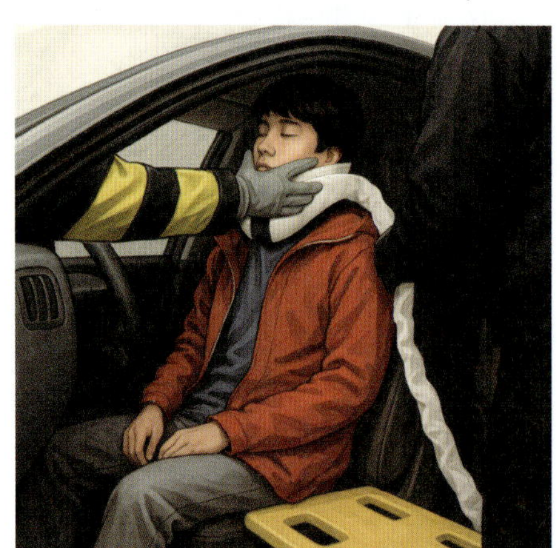

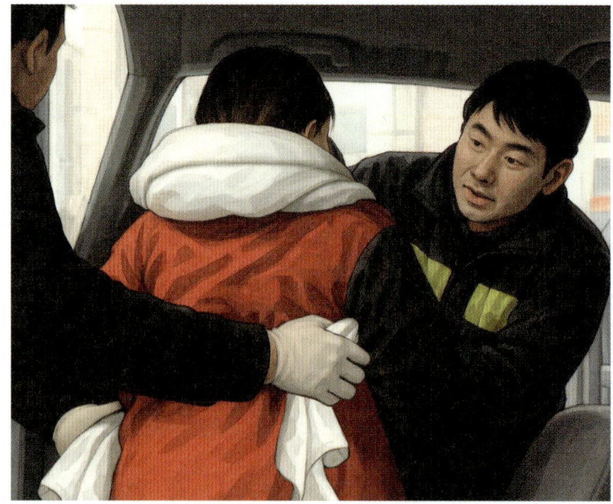

그림 5-106. **구조용 로프키트(레스큐보아) 사용법**

10 긴 척추고정판

1) 용도

긴 척추고정판(LBB, Long Back Board). 은 척추손상이 의심되는 환자를 추가 손상 없이 안전하게 운반하기 위해 사용하는 응급이송 장비다. 주로 교통사고, 추락, 산악사고 등에서 척추손상 가능성이 있는 환자에게 적용한다. 척추손상 환자의 2차 손상을 예방하고, 다양한 현장에서 신속하고 안전하게 이송할 수 있도록 설계된 필수 장비다.

2) 장점

① 다양한 구조 현장(수상, 산악, 도로 등)에서 유용하게 사용할 수 있다.

② 딱딱한 판 구조로 척추손상 환자의 척추를 효과적으로 보호하고, 추가 손상을 방지할 수 있다.

③ 환자가 앉아 있거나, 누워 있거나, 서 있는 상태 등 다양한 자세에서 적용이 가능하다.

④ 최소 인원으로도 효율적인 고정과 안전한 이송이 가능하다.

⑤ X선 및 MRI 투과가 가능해 영상 촬영 시에도 방해가 되지 않는다.

⑥ 다양한 크기와 재질(카본, HDPE, 알루미늄 등)로 제작되어 경량화 및 내구성이 우수하다.

3) 사용방법

① 앉아 있는 환자의 경우

㉠ 우선순위가 높은 경우에는 긴 척추고정판만으로 구출한다(빠른 환자구출법).

㉡ 구출고정대로 고정하고 긴 척추고정판으로 구출해내는 방법을 선택하여 구출한다.

② 서 있는 환자의 경우

㉠ 머리와 목의 도수고정을 방해하지 않게 조심하면서 긴 척추고정판을 적용한다.

㉡ 적용된 환자를 바닥으로 눕히고 중립위치를 확인한 후 고정한다.

③ 누워 있는 환자의 경우

㉠ 통나무굴리기법(Log-roll)을 이용하여 적용한다.

㉡ 긴 척추고정판에 눕히고 중립위치를 확인한 후 고정한다(그림 5-107).

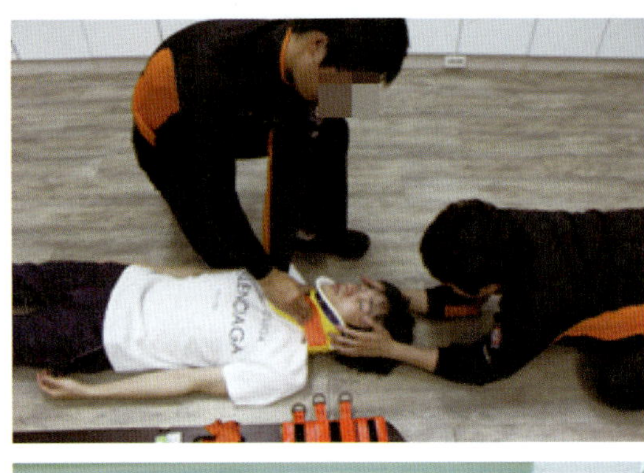
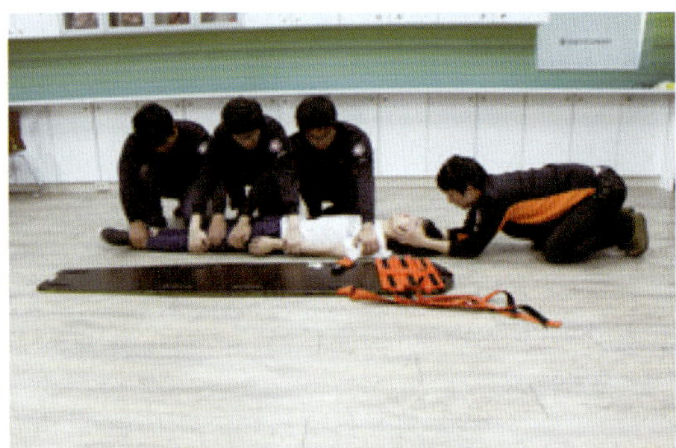
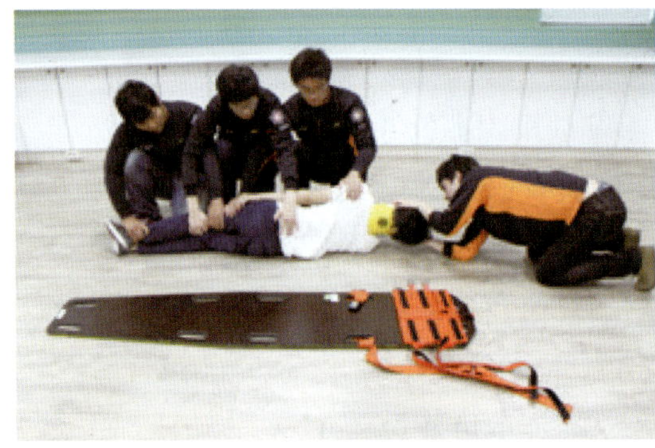
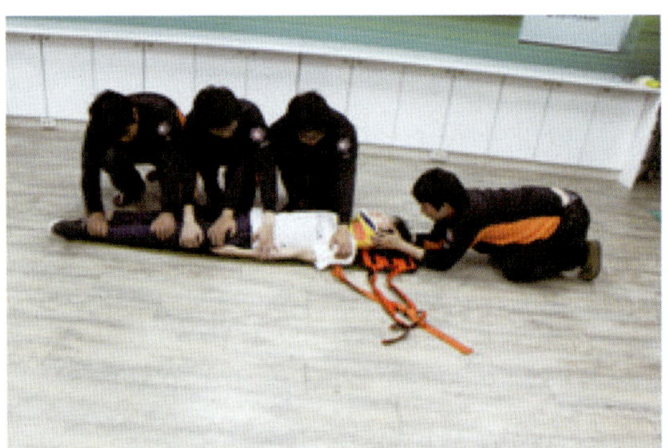

그림 5-107. 경부손상이 의심될 때의 통나무굴리기 방법

Tip Log roll 통나무를 굴리듯 환자를 굴려 들것에 올리는 방법

① 척추 손상이 의심스러운 경우, 경부고정장비를 경부에 대준다.
② 환자를 이동시키기 전에 경부고정장비를 착용시킨다.
  ㉠ 환자를 척추고정판에 안전하게 눕힐 때까지 그리고 두부와 경부가 안정될 때까지 유지한다.
③ 응급구조사들이 환자의 각 부위(머리와 어깨, 복부와 허리, 다리)를 잡는다.
③ 두부와 경추를 보조해주는 응급구조사의 구령에 따라 log roll을 실시한다.
  ㉠ 응급구조사의 체중, 어깨, 배부 근육을 이용하여 부드럽게 끌어당긴다.
  ㉡ 응급구조사는 환자의 무거운 부분을 집중적으로 잡아당겨야 한다.
  ㉢ 척추고정판은 가능하면 환자의 몸에 바짝 대준다.
④ 환자를 천천히 부드럽게 척추고정판 위로 눕힌다.
⑤ 조그마한 패드를 환자의 후두부에 대주어 경추가 과도하게 신전되는 것을 예방해야 한다.
  ㉠ 담요 등을 사용하여 머리와 목을 척추고정판에 안전하게 대준다.
  ㉡ 가죽끈을 이마 위에 설치할 수도 있지만, 뺨 주위에 위치시켜서는 안 된다.

5) 서 있는 환자의 하강방법

응급구조사가 자동차에 접근해서 앞 유리창이 거미줄 모양으로 깨져 있는 것을 보게 되면, 앉아 있는 사람이 누구든지 완전한 척추 고정이 필요하다는 사실을 알 수 있다. 때때로 이러한 환자는 일어나서 사고 현장을 걸어 다니기도 한다. 환자는 여전히 척추 손상 가능성이 있지만, 아직 골절이나 손상 부위 인대가 탈구되지 않았을 것이다. 환자를 앉히거나 긴 척추고정판에 눕히는 것은 매우 위험하므로, 대신에 척추에 무리가 가지 않도록 하면서 척추고정판을 사용하여 조심스럽고 신속하게 환자를 앙와위 자세로 이동하도록 해야 한다. 이러한 과정은 3명의 응급구조사가 경추고정장비(cervical collar)와 긴 척추고정판을 적용하여 척추고정 및 안정화한다.

① 응급구조사 중 키가 가장 큰 응급구조사가 환자의 뒤에 서서 환자의 머리와 목을 손으로 고정한다. 모든 과정이 끝나서 머리를 긴 척추고정판에 고정시킬 때까지 계속 고정한다(그림 5-108).

② 응급구조사가 적절한 크기의 경추고정장비를 착용시킬 때 다른 응급구조사는 머리고정을 계속 유지한다.

㉠ 경추고정장비가 고정에 도움이 되지만 도수 고정하는 것을 중지해서는 안 된다(그림 5-109).

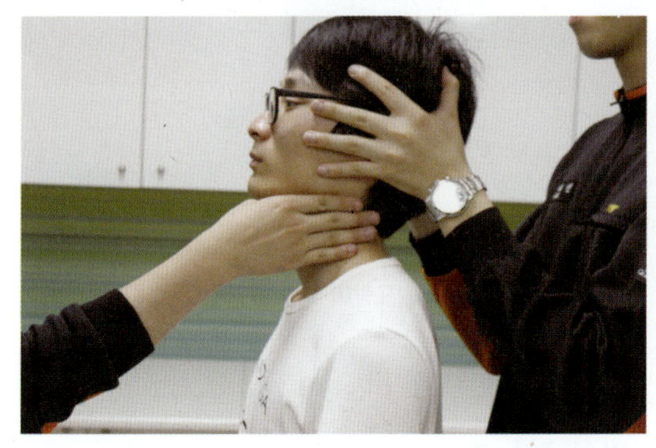

그림 5-108. **환자의 머리와 목을 손으로 고정**

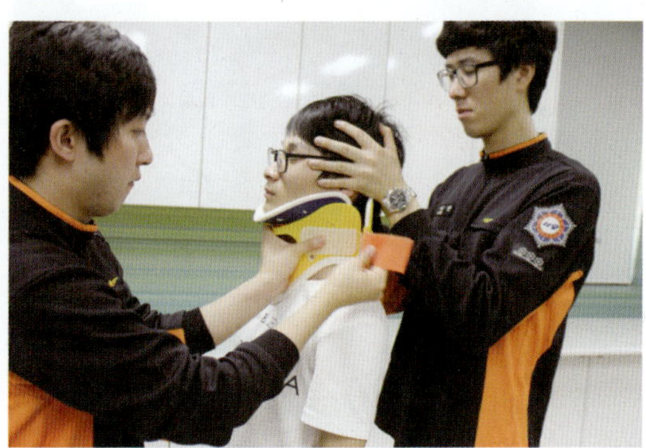

그림 5-109. **적절한 크기의 경추고정장비 착용**

③ 머리와 목을 계속 고정시키는 동안, 다른 2명의 응급구조사가 머리와 목의 고정을 방해하지 않게 조심하면서 긴 척추고정판을 환자의 등에 갖다 댄다(그림 5-110).

㉠ 머리와 목을 고정하고 있는 응급구조사는 팔꿈치를 펴서 장비가 쉽게 들어갈 수 있도록 도와준다.

④ 머리와 목의 고정 상태를 계속 유지한 상태에서 다른 응급구조사는 환자 전면에서 척추고정판을 살펴 환자의 등이 긴척추고정판 중앙에 오도록 조정한다(그림 5-111).

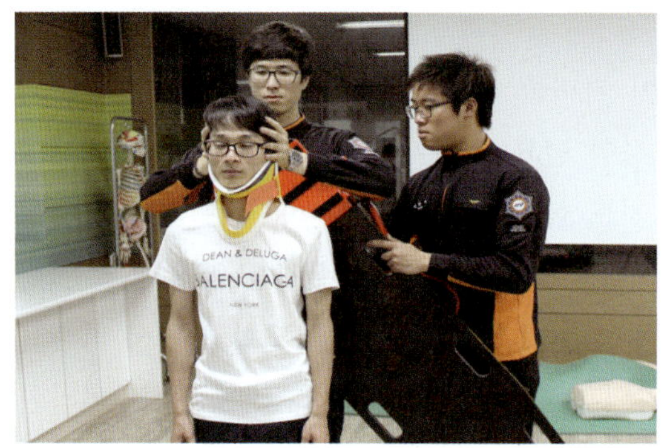

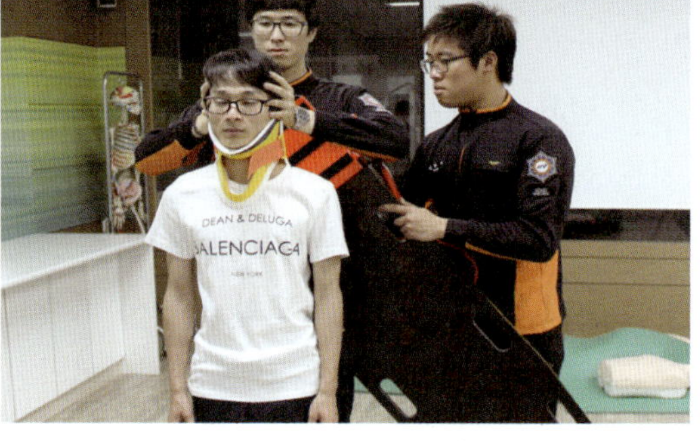

그림 5-110. 긴 척추고정판을 환자의 등에 적용

그림 5-111. 척추고정판을 환자의 등 중앙에 오도록 조정

⑤ 응급구조사가 계속 손으로 고정하고 있는 동안에 다른 두 명의 응급구조사는 환자 겨드랑이 밑으로 가장 가까이 있는 팔을 뻗어서 척추고정판을 잡는다(그림 5-112).

㉠ 응급구조사가 손을 환자의 겨드랑이 밑에 넣을 때, 환자의 겨드랑이 보다 약간 높은 위치에서 긴척추고정판을 잡는다(그림 5-113).

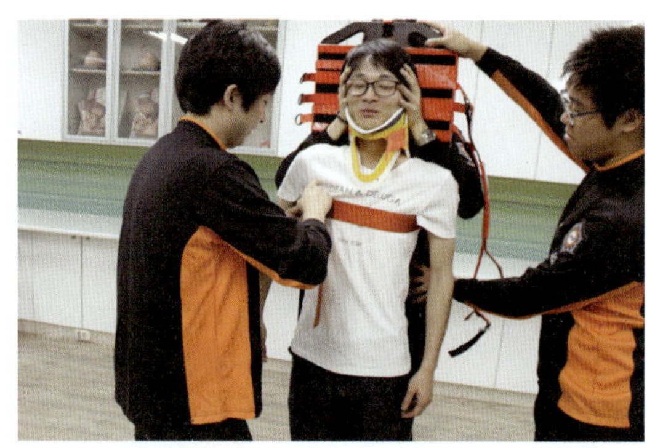

그림 5-112. 척추고정판을 잡는다.

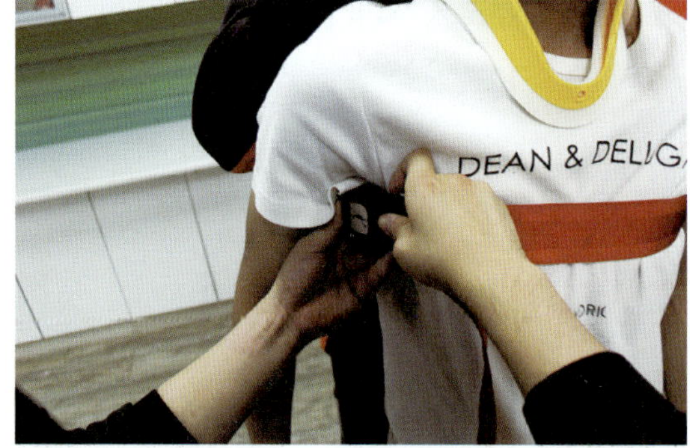

그림 5-113. 환자의 겨드랑이 보다 약간 높은 위치를 잡는다.

⑥ 첫 번째 응급구조사는 계속 머리와 목을 고정하며, 다른 두 명의 응급구조사는 한 손으로는 척추고정판을 잡고, 다른 손으로는 환자를 잡는다.

⑦ 머리를 잡고 있는 첫 번째 응급구조사는 환자에게 앞으로 진행될 사항을 설명한 후, 척추고정판을 서서히 지면으로 내려놓으라고 신호를 한다(그림 5-114).

⑧ 첫 번째 응급구조사는 계속 손으로 환자의 머리와 목을 고정한다(그림 5-115).

⑨ 환자를 두부고정대를 이용하여 고정한다(그림 5-116).

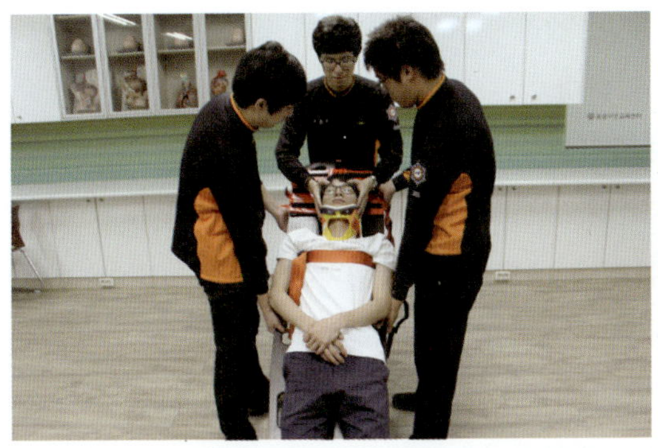

그림 5-114. 척추고정판을 서서히 지면으로 내려놓는다.

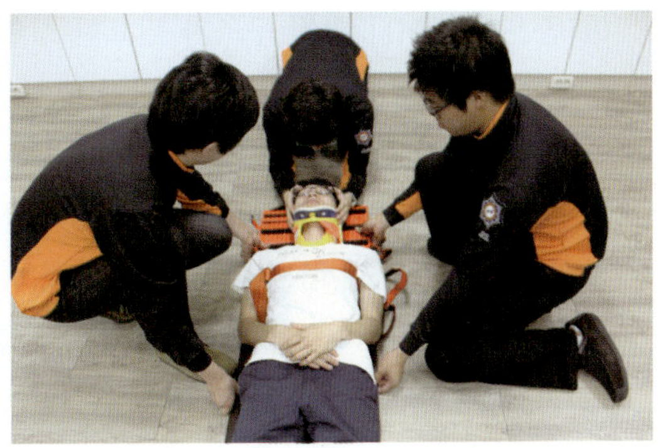

그림 5-115. 환자의 머리와 목을 고정

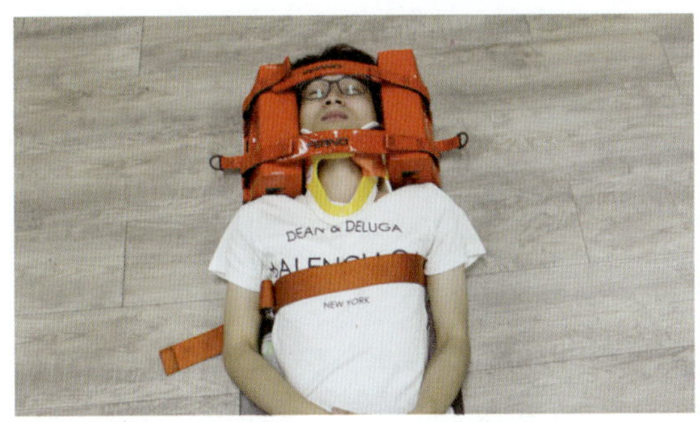

그림 5-116. 두부고정대를 이용하여 고정

5) 주의사항

① 환자를 고정판에 올리기 전, 반드시 등 부위(배부)를 확인해야 한다.

② 척추가 일직선이 되도록 조심스럽게 이동 및 고정해야 하며, 특히 누워 있는 환자는 통나무굴리기법(Log-roll)을 활용해 올리는 것이 좋다.

③ 환자를 고정판에 올릴 때, 머리를 반드시 고정하고, 머리를 잡고 있는 응급구조사가 리더 역할을 해야 한다.

④ 환자와 고정판 사이의 빈 공간은 패드로 채워 흔들림을 방지하되, 척추 정렬이 흐트러지지 않도록 주의한다.

⑤ 머리는 가장 마지막에 고정하며, 두부고정장치로 고정하기 전까지는 한 명이 머리를 손으로 고정해야 한다.

⑥ 임신 말기 환자는 자궁의 대정맥 압박을 줄이기 위해 고정판의 오른쪽을 들어 좌측으로 기울여 고정한다.

㉠ 저혈압과 현기증을 유발하지 않도록 한다.

⑦ 고정 끈이 없는 경우, 흉부 상부와 골반 · 다리를 별도로 묶어 고정한다.

⑧ 좁은 공간이나 수직 구조가 필요한 상황(계단, 엘리베이터, 헬리콥터 등)에서는 겨드랑이와 허벅지 등 주요 부위를 단단히 고정해야 한다.

㉠ 헬리콥터를 이용해 이송할 때는 척추고정판이 적합한 치수(size)인지 확인해야 한다.

㉡ 헬리콥터의 적재 규모에 따라 달라질 수 있으므로 미리 확인을 해야 한다.

⑨ 소아(특히 6세 이하)는 머리가 커서 어깨 아래에 패드를 대 중립 자세를 유지해야 하며, 필요시 어깨부터 발끝까지 패드를 추가한다.

⑩ 장시간 고정 시 후두부, 견갑부, 천골부, 발뒤꿈치 등 압박 부위에 욕창이 생길 수 있으므로 패딩을 충분히 하고, 가능한 한 조기에 제거한다.

⑪ 척추고정판은 환자를 안전하게 고정 · 이송하는 데 효과적이지만, 장시간 사용 시 환자의 불편감과 2차 손상(욕창 등) 위험이 있으므로 병원 도착 후 조속히 제거하는 것이 권장된다.

6) 참고사항

수상구조 및 다이빙 손상에는 밀러 고정판(Miller board) 등 특수 척추고정판이 사용된다. 이는 수면 아래서도 환자를 뜨게 할 수 있도록 고안된 장비다(그림 5-117). 다양한 재질(카본, HDPE, 알루미늄 등)과 규격으로 제작된다. 내하중이 크고(최대 500 kg), 구조대원이 잡기 편하도록 다수의 핸드그립이 있다.

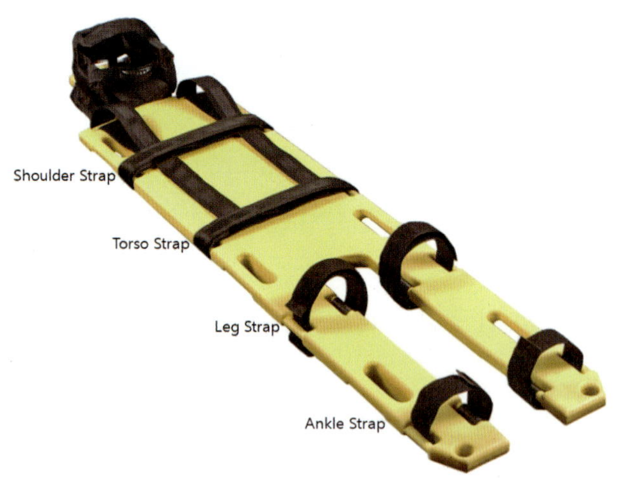

그림 5-117. **밀러 고정판(Miller board)은 다이빙 환자 및 수상구조에 활용된다.**

11 머리고정장비

장비를 환자의 몸통에 고정한 뒤, 머리 뒤쪽에 필요한 만큼 적절한 패딩을 대고, 이후 머리를 장비에 고정한다(Head Immobilizer). 머리는 둥근 형태이기 때문에, 단순히 고정 끈이나 테이프만으로는 평면 위에 완전히 고정하기 어렵다. 특히, 앞이마의 각도와 피부, 머리카락의 미끄러운 성질로 인해 앞이마 위에 하나의 고정 끈만 사용하는 경우 쉽게 미끄러질 수 있다. 머리는 볼링공에서 좌우 측면 2인치 정도를 잘라낸 형태로 생각하면 이해하기 쉽다. 머리를 적절하게 고정하기 위해서는 장비나 방법에 상관없이, 머리의 평평한 양측면에 패드나 말아 놓은 담요를 대고, 고정 끈이나 테이프로 단단히 고정하는 것이 중요하다.

머리 고정용 블록이나 둥글게 말은 담요와 같은 지지 장치는 머리의 평평한 양측면에 단단히 놓아야 하며, 이러한 머리 지지 장치들을 감싸는 두 개의 고정 끈이나 테이프는 머리의 정확한 모양에 맞춰 양옆으로 당겨서 더 이상의 움직임을 막는다. 블록이나 담요로 머리를 고정하면, 머리의 뒤쪽 면이 평평해져 들것에 안정적으로 고정할 수 있다.

1) 용도

경추고정장비만으로는 경추의 완전한 고정이 어렵다. 두부고정장비를 긴 척추고정판 등과 함께 사용하면 완벽한 경추고정을 유지할 수 있어 이송 시 환자의 안전을 확보할 수 있다. 또한, 환자가 소리를 들을 수 있도록 구멍을 뚫어두었으며, 장비는 가볍고 보수가 용이하다(그림 5-118).

2) 머리고정장비 사용 방법

① 위쪽 머리끈 고정

㉠ 위쪽 머리끈은 이마의 앞쪽, 즉 상안와의 등을 지나 단단히 당겨야 한다.

㉡ 이는 머리의 앞쪽 움직임을 예방하는 데 도움이 된다.

㉢ 고정 끈은 블록이나 담요가 움푹 들어가게 앞이마에 단단히 부착하여 당겨야 한다.

② 턱 부분 주의

㉠ 턱을 감싸는 턱컵이나 고정끈은 입의 개방을 막을 수 있으므로 주의하여야 한다.

③ 측면 지지

㉠ 머리를 잡고 있는 장비는 머리의 아래 양쪽 측면을 단단히 압박하는 지지 장치를 유지해야 한다.

④ 아래쪽 고정 끈 적용

㉠ 장비를 더 잘 고정하고, 하부 머리와 목의 전방 움직임을 막기 위해 아래쪽 고정 끈

도 적용한다.

㉡ 하부 고정 끈은 지지 장치 주위와 경추 부목의 딱딱한 전방 부분을 가로지르게 한다.

㉢ 이때, 고정 끈이 경추 부목의 전방에 과도한 압력을 주어 기도나 정맥을 누르지 않는지 반드시 확인해야 한다.

⑤ 테이프 사용 시

㉠ 테이프를 사용할 경우, 위에서 설명한 두 고정 끈과 같은 위치에 붙여야 한다.

㉡ 앞이마에 붙이는 테이프의 하부는 눈에 닿지 않고, 상안와의 등에 걸치도록 한다.

⑥ 주의사항

㉠ 모래주머니 또는 수액백 등 사용 금지

㉡ 머리와 목의 양측면을 따라 모래주머니 또는 수액백 등을 이용해 고정하는 것은 매우 위험하다.

㉢ 이런 무거운 물체들은 환자를 옆으로 돌리거나 들것을 낮출 때, 또는 구급차의 가속·감속 시 움직이면서 오히려 머리나 목의 움직임을 유발할 수 있다.

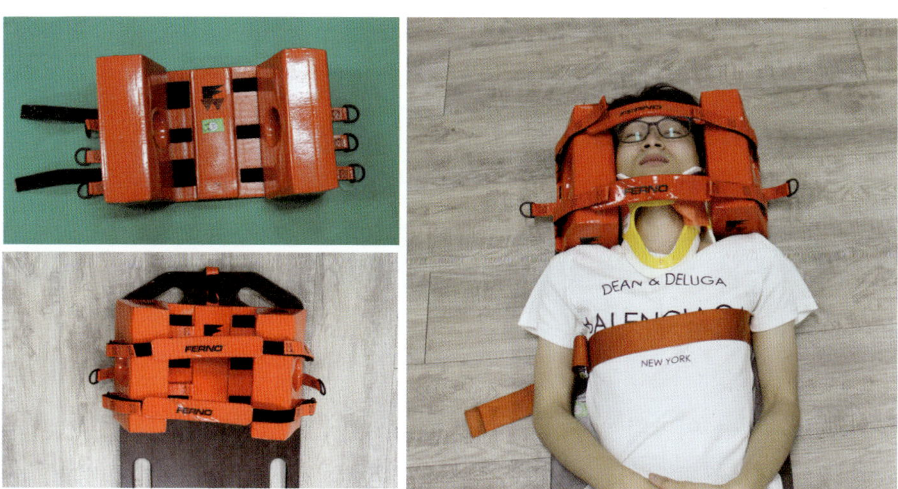

그림 5-118. **두부고정대 고정**

12 헬멧 제거법

오토바이를 타는 사람들이나 스포츠 활동에서 헬멧을 착용한다. 스포츠 헬멧은 일반적으로 앞부분이 개방되어 있어 접근 쉽고, 보호대가 있거나 벗겨지지 않게 되어 있는 헬멧은 접근 어렵다.

응급구조사가 손으로 환자의 머리와 목을 고정하고 있는 동안, 다른 한 사람은 보호대를 절단하거나, 부러뜨리거나, 풀어 해체를 시킨다. 헬멧을 그대로 놔두거나 제거해야 할 경우는 각각 다음과 같다.

1) 헬멧을 그대로 놔두어야 하는 경우

헬멧을 그대로 놔두어야 하는 경우라면 헬멧의 앞면에 가리개를 들어 올리고 안면 보호대를 벗긴다.

① 헬멧에 환자의 머리가 꼭 맞아 벗기기가 어려운 경우

② 기도나 호흡 문제가 긴급하지 않을 경우

㉠ 기도폐쇄 가능성이나 호흡 보조가 필요 없는 경우

㉡ 기도나 호흡 응급치료를 하는 데 방해되지 않는 경우

③ 심폐소생술이나 환기할 필요가 없는 경우

④ 헬멧을 제거하면 더 심한 손상이 야기(통증 증가)될 수 있는 경우

⑤ 헬멧이 있는 상태에서 적절한 척추고정판을 적용할 수 있는 경우

2) 헬멧을 제거해야 하는 경우

헬멧 때문에 환자의 입이나 코에 접근하기 어려운 경우에 얼굴, 목, 척추의 응급치료와 기도관리 또는 심폐소생술 등이 필요할 경우에는 헬멧을 제거해야 할 수 있다.

① 응급구조사가 기도나 호흡평가 및 처치를 하는데 방해되는 경우

② 헬멧이 머리에 잘 맞지 않아서 과도하게 움직이는 경우

③ 헬멧 때문에 경 · 척추 고정이 어려운 경우

④ 심정지 상태로 심폐소생술이나 환기할 필요가 있는 경우

3) 헬멧 제거 방법

(1) 헬멧 제거법(1) – 안면보호식 헬멧

① 첫 번째 응급구조사는 환자의 머리 위에 위치하여 두 손으로 헬멧을 고정하고, 손끝으로 아래턱뼈를 잡아 환자의 머리를 고정한다.

② 두 번째 응급구조사는 환자가 안경을 쓰고 있다면 헬멧을 제거하기 전에 벗겨 주고, 헬멧을 벗기기 위해 턱 고정끈을 풀거나 잘라 제거한 다음 한 손으로 환자의 턱을 잡는다. 다른 한 손은 환자의 목 뒤로 넣어 턱과 목을 함께 잡아 두부를 안전하게 고정한다.

③ 머리를 잡고 있는 첫 번째 응급구조사는 고정하던 손을 풀고 서서히 헬멧을 제거한다.

㉠ 헬멧의 아랫부분이나 귀 덮개를 부드럽게 잡아 벗긴다.

④ 헬멧이 뒤로 기울지 않게 똑바로 벗겨야 한다.

㉠ 안면보호식 헬멧(full–face helmet)인 경우 턱 부위를 조금 기울여서 코를 빠져나올 수 있도록 한다.

㉡ 헬멧 제거 시 환자의 머리가 움직이지 않도록 지지해 주어야 한다.

⑤ 헬멧 제거 후 첫 번째 응급구조사는 환자의 머리를 고정한다.

㉠ 하악견인법으로 기도를 개방하여 유지한다.

㉡ 두 번째 응급구조사는 경추고정장비를 착용시킨다(그림 5–119).

□ 안면보호식 헬멧 제거 방법

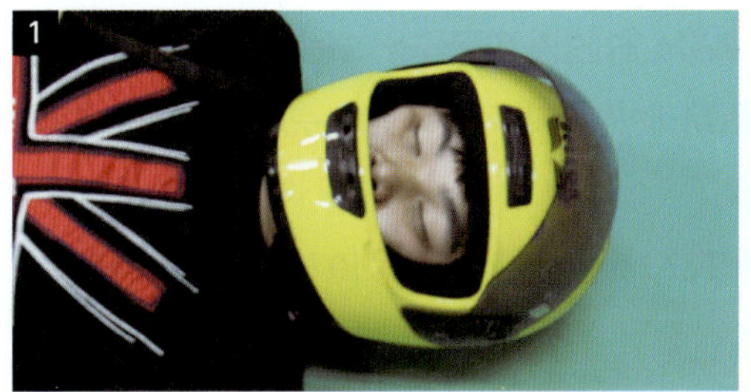

① 환자를 발견한 후 현장에 위험요소를 확인한다.

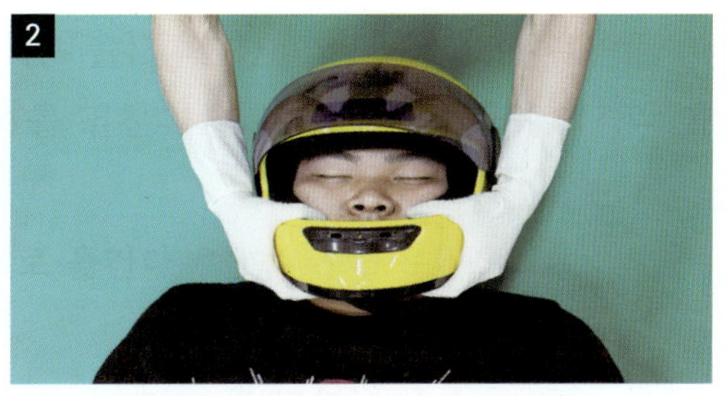

② 첫 번째 응급구조사는 환자의 머리 위에 위치하여 손으로 환자의 머리를 고정한다.

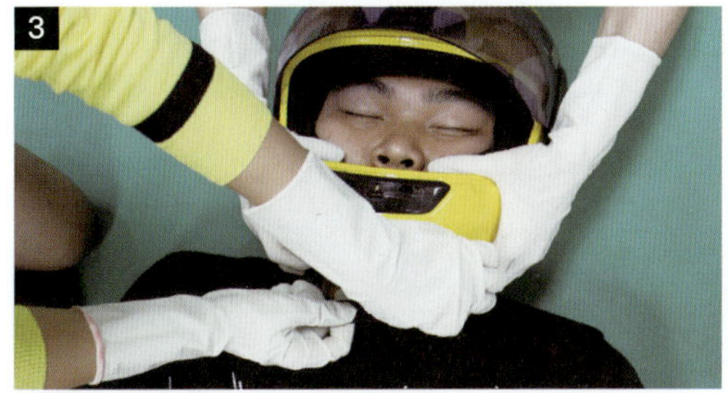

③ 두 번째 응급구조사는 헬멧을 벗기기 위해 턱 고정 끈을 풀거나, 자르거나, 제거한다.

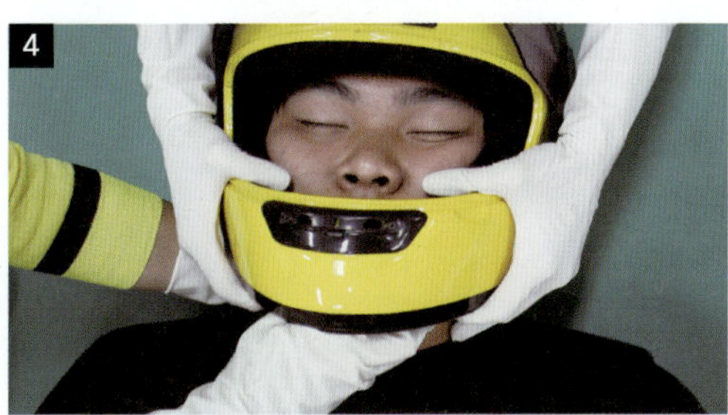

④ 두 번째 응급구조사는 한 손으로 환자의 턱을 잡고, 다른 한 손으로는 목 뒤로 넣어 고정한다. 턱과 목 뒤를 함께 고정하여 머리를 안전하게 잡아 준다.

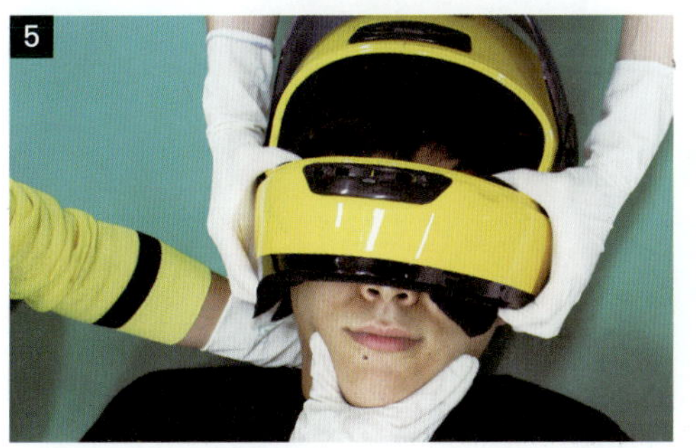

⑤ 헬멧이 뒤로 기울지 않게 똑바로 벗겨야 한다. 안면보호식 헬멧(full-foce helmel)인 경우 턱부위를 조금 기울여서 코를 빠져나올 수 있도록 한다.

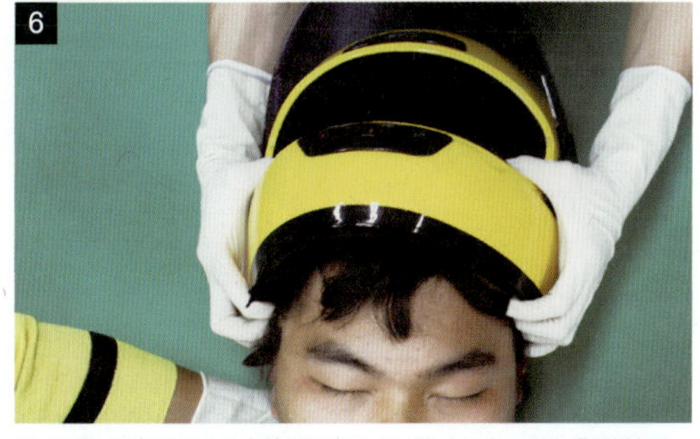

⑥ 다른 응급구조사는 헬멧 제거 시 환자의 머리가 움직이지 않도록 받쳐 주어야 한다.

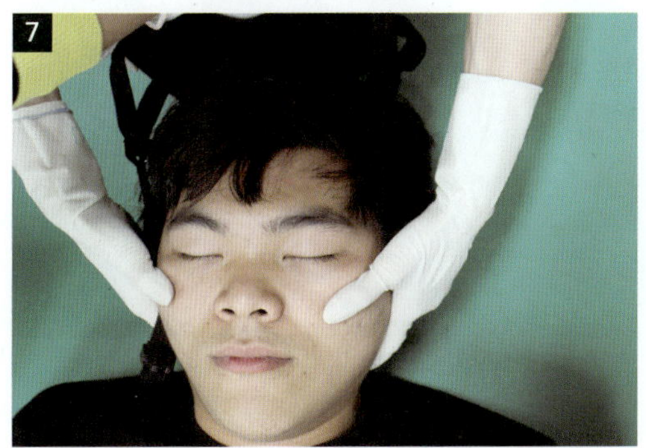

⑦ 헬멧 제거 후 첫 번째 응급구조사는 환자의 머리를 고정하며, 하악견인법으로 기도개방을 유지한다.

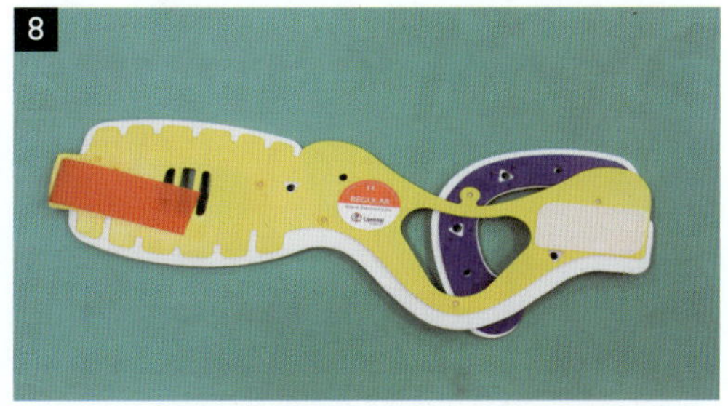

⑧ 현장 경추고정대를 이용하여 적절한 크기를 선정한다.

그림 5-119. **안면보호 헬멧 제거법**

(2) 헬멧 제거법(2) – 스포츠용 헬멧

① 첫 번째 응급구조사가 환자의 목을 지지하면서 중립자세로 고정한다.

② 두 번째 응급구조사가 턱에 있는 끈을 풀고 헬멧의 양쪽을 잡아 귀까지 빠져나오도록 헬멧을 벗긴다.

③ 첫 번째 응급구조사는 계속 머리를 고정하고, 두 번째 응급구조사는 경추고정장비를 착용시킨다(그림 5-120).

□ **스포츠용 헬멧 제거 방법**

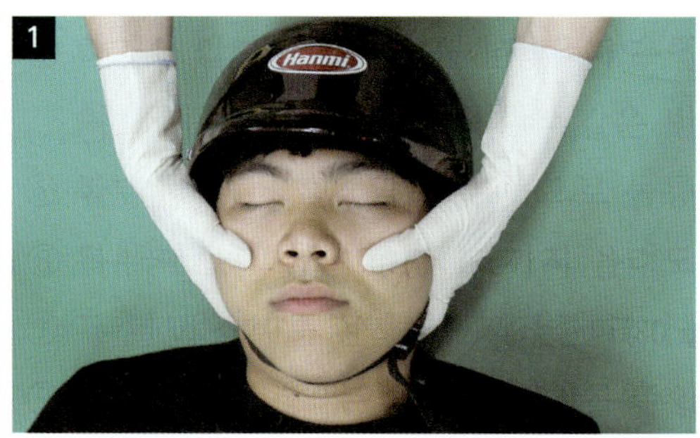

① 첫 번째 응급구조사가 환자의 목을 지지하면서 중립자세로 고정

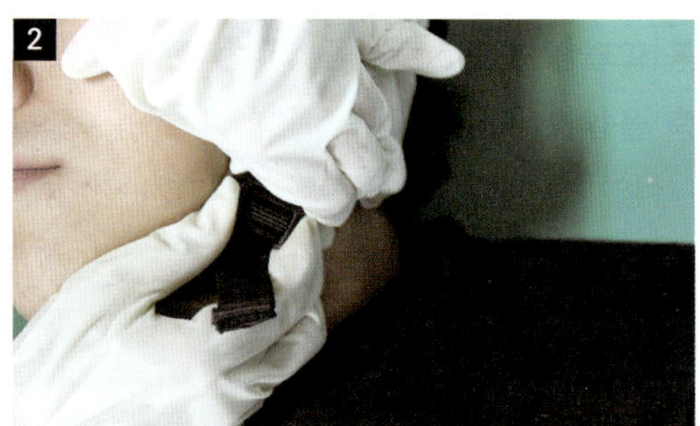

② 다른 응급구조사가 턱에 있는 끈을 품

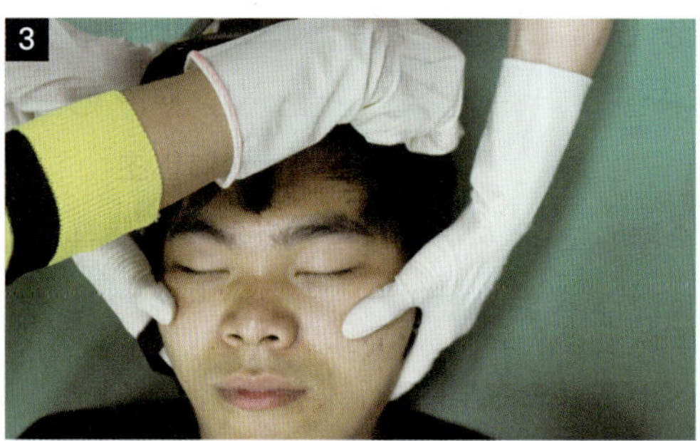

③ 두 번째 응급구조사가 헬멧을 벗기는데 양쪽을 잡아당겨 귀까지 빠져나오도록 함

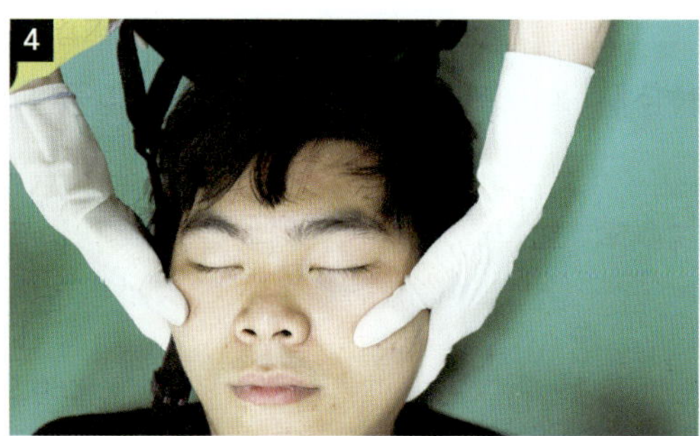

④ 첫 번째 응급구조사는 계속 머리 고정

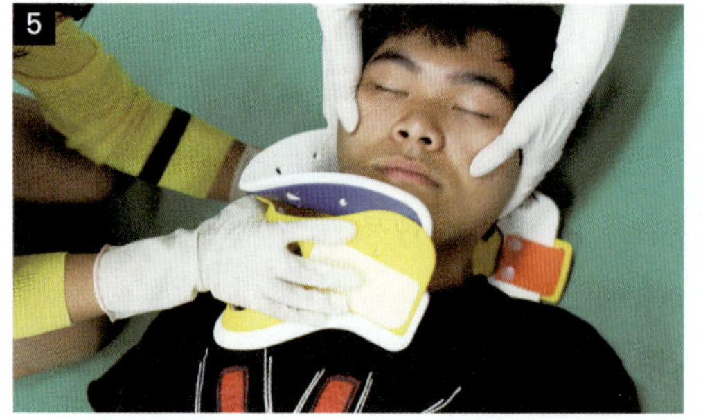

⑤ 현장 경추고정대를 이용하여 적절한 크기 선정

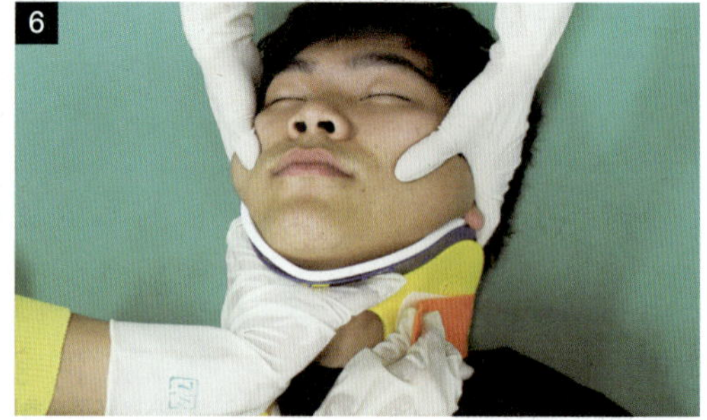

⑥ 두 번째 응급구조사는 경추고정장비 착용

그림 5-120. **스포츠용 헬멧 제거 방법**

(3) 헬멧 제거법(3) – 미식축구용 헬멧

환자가 어깨에 패드를 착용한 상태에서 미식축구용 헬멧을 제거할 때는 다음 절차를 따른다(그림 5-121).

① 안전망 제거

㉠ 기도 확보를 위해 얼굴을 가리는 안전망은 드라이버 등 장비를 이용하여 반드시 먼저 제거해야 한다.

② 패드 위치 조정

㉠ 어깨에 패드가 있는 경우, 환자의 머리와 어깨가 일직선을 이루어지도록 머리 뒤에 패드를 대거나, 어깨 패드를 제거해야 한다.

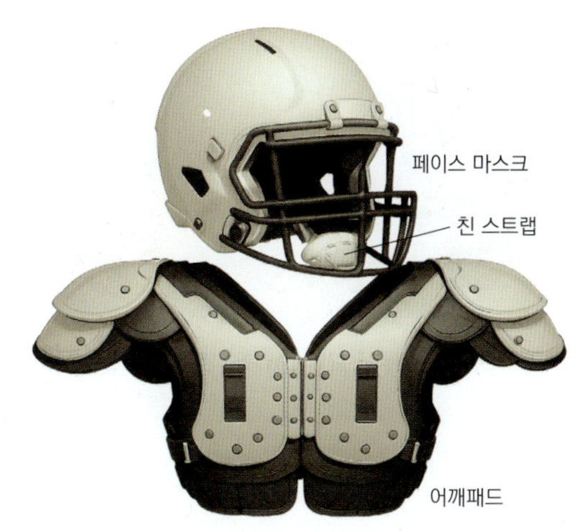

그림 5-121. **미식축구용 헬멧과 어깨 패드**

③ 주의 사항

㉠ 헬멧만 제거하고 어깨 패드를 그대로 두면, 어깨 뒤에 남아 있는 패드로 인해 환자의 경추가 과신전 또는 과굴곡될 수 있으므로 반드시 주의해야 한다.

(4) 헬멧 제거 시 주의사항

어떤 헬멧 제거 방법을 사용하더라도, 손으로 두부를 고정하는 작업은 반드시 계속 유지되어야 한다. 환자의 머리가 긴 척추고정판에 완전히 고정될 때까지 두부고정은 절대 중단해서는 안 된다.

(5) 소아용 안전좌석

소아 환자가 자동차 충돌 사고 당시 소아용 안전좌석에 앉아 있었다면, 복부 장기와 횡격막(가로막)에 상당한 압력이 가해져 호흡이 힘들어질 수 있다. 이 경우, 좌석의 등받이를 뒤로 눕히거나, 척추고정판으로 아이를 옮겨 앙와위(누운 자세)로 눕히고 다리를 올려준다.

만약 환자에게 즉시 심폐소생술이 필요하지 않거나, 앙와위 자세를 취할 다른 특별한 이유가 없다면, 소아를 똑바로 앉힌 상태로 유지하고, 안전좌석을 고정장비 대용으로 활용할 수 있다(그림 5-122).

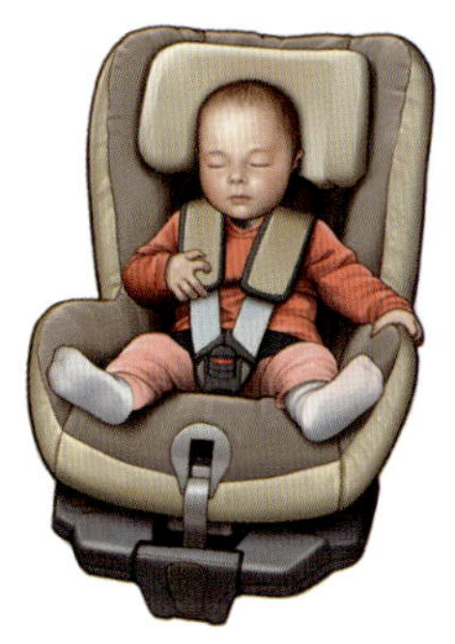

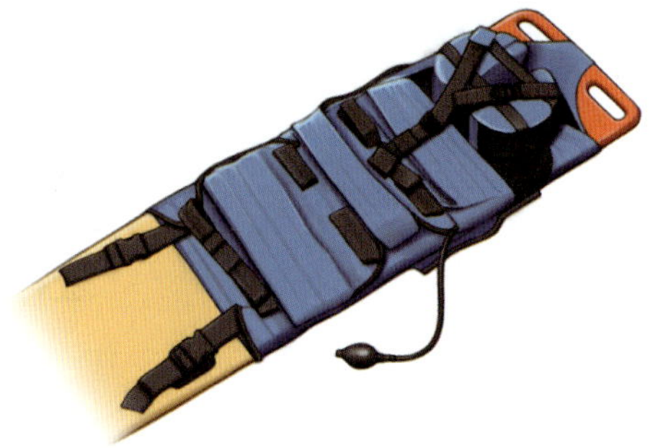

그림 5-122. **소아용 안전좌석 및 척추고정장치**

척추고정 프로토콜의 구성요소

다음과 같이 증상이 한 가지 이상 존재할 때 척추손상을 의심하고 의심스러우면 우선 고정하라!

손상기전	손상과 관련된 환자의 특성
① 머리, 목, 몸통 또는 골반에 과격한 충돌 ② 과속으로 운행된 자동차 사고 ③ 차에 치인 보행자 ④ 폭발 ⑤ 자동차로부터 튕김 ⑥ 얕은 물에서 다이빙 사고 ⑦ 낙상 ㉠ 키 높이 낙상, 노인은 차이가 있음 ㉡ 1 m 이상에서의 낙상 ⑧ 측축부하 ⑨ 척추나 척추 주변의 관통상 ⑩ 두부나 목의 스포츠 손상	① 척추통증, 압통 또는 변형 ② 신경학적 결손 또는 불편감 ③ 목 또는 등을 움직일 때 느끼는 통증
손상과 관련 없는 환자의 특성	**응급구조사의 특성**
① 의식 상태의 변화 ② 알코올 또는 다른 약물의 중독 ③ 의사소통의 불능 ④ 혼란 손상(Distracting injury, 예를 들면, 다리 손상의 고통이 심해 덜 분명한 척추손상을 느끼지 못함) ⑤ 환자가 통증을 느끼지 못할 정도의 상당한 스트레스	① 응급구조사는 때로 환자를 신뢰할 수 없다는 것을 생각한다. ② 응급구조사는 사고에 대해 눈으로 본 것 이상이 있음을 추정한다. ③ 응급구조사의 임상적 판단에 따라 또는 의심스러울 경우 환자는 고정되어야만 한다.

13 순환보조장비

1) 기계 심폐소생술(Mechanical CPR) 장치

기계 심폐소생술(Mechanical CPR)은 특정 상황에서 수동 흉부압박의 합리적인 대안으로 고려될 수 있지만, 전반적인 효능 우월성에 대한 명확한 근거는 아직 부족하다. 2024년 메타분석을 포함한 여러 연구에서 생존율 개선 효과는 일관되게 입증되지 않았으며, 기계식 장치 사용 시 출혈 위험 증가와 같은 부작용 가능성이 보고되었다. 하지만, 건강한 응급구조사이라도 평균 5분 이상 심폐소생술을 시행하면 힘들어질 수 있다. 그리고 흔들리는 구급차로 이송 중일 때에는 심폐소생술 중 흉부압박의 질이 낮아질 수 있다. 또한 심폐소생술이 길어져서 높은 수준의 가슴압박이 어려운 경우에는 기계 심폐소생술 장치가 합리적이면서 효율적인 대안이 될 수 있다. 예를 들면 다음과 같은 상황에서 기계 심폐소생술 장치를 사용할 것을 권고하고 있다.

① 물리적 제약 환경인 경우
  ㉠ 고층 건물 승강기, 항공기 내부 등 좁은 공간에서 환자 이송 시
  ㉡ 기계 장치 사용으로 1인 구조자도 지속적인 압박 가능
② 심장정지 환자에 체외순환장치를 연결할 때와 같이 응급구조사 인력이 부족한 상황에서 가슴압박을 지속해야 하는 경우
  ㉠ 심폐소생술 교육을 받지 않았거나 일반인(bystander)이 심폐소생술을 해야 하는 경우
  ㉡ 충분한 교육을 받지 않은 일반인(bystander)이 심폐소생술을 해야 하는 경우
  ㉢ 심폐소생술 교육을 받았다 하더라도 경험이 충분하지 않은 응급의료종사자(health care provider)가 심폐소생술을 하는 경우
  ㉣ 경험이 풍부한 응급의료종사자가 많다면 흉부압박의 중단을 최소화하기 위해 기구를 이용하지 않을 수 있다(금기증).
③ 이송 중 CPR 품질 저하 예방
  ㉠ 구급차 이동 시 흔들림으로 인한 수동 압박의 깊이/속도 불균형 해결
    – 심폐소생술 자체의 질(quality)과 효과(effectiveness)가 떨어질 수 있음
  ㉡ 자동화된 장치가 100–120회/분의 일정한 압박률 유지
④ 장시간 CPR 필요 시
  ㉠ 응급구조사의 피로도 증가에 의해 심폐소생술 효과(CPR quality)는 급격히 감소
  ㉡ 현장상황이나 응급구조사의 건강상태와 관계없이 정확한 심폐소생술 시행
  ㉢ 응급구조사가 지치지 않고 환자를 위한 다른 처치 제공
⑤ 특수 의료상황 대응

PART 02

㉠ 저체온증 환자의 경직된 흉곽 대응

㉡ ECMO 설치 시 압박 중단 최소화(단, ECMO 환자에서 생존율 감소)

⑥ 감염병 위험 환경

㉠ COVID-19 등 호흡기 감염병 환자 접촉 최소화

기계 심폐소생술 장치의 활용은 특정 임상 상황에서 장단점을 동시에 지니며, 근거 기반 접근이 필수적이다.

① 장점(긍정적 효과)

㉠ 방사선 환경에서의 안전성

- 혈관조영술이나 색전 제거술 시행 중 심장정지가 발생한 경우에 가슴압박을 하는 응급구조사가 고용량의 방사선에 노출될 위험이 있으므로 기계 심폐소생술 장치를 사용하여 중단 없이 가슴압박을 유지할 수 있다.
- 혈관조영술 중 심정지 발생 시 기계 장치 사용 시 의료진의 방사선 노출 위험을 72% 감소시킬 수 있다.
- 부분적 방사선 투과성 설계로 시술을 지속할 수 있다.

㉡ 일관된 압박 품질일관된 압박 품질

- 분당 100-120회 압박 속도와 5-6 cm 깊이를 95% 정확도로 유지하며, 피로로 인한 품질 저하를 방지한다. 30분 이상 장기 CPR에서 효과가 두드러진다.
- 응급구조사가 압박하는 것보다 균일한 강도의 가슴압박을 지속적으로 제공할 수 있다.
- 응급구조사의 손으로 가슴압박을 할 때와 유사한 순환량을 발생시킬 수 있다.

㉢ 다중 작업 환경 최적화

- ECMO 설치 또는 제세동 시 압박 중단 시간을 15초 미만으로 유지하여 팀원이 다른 응급처치에 집중할 수 있다.

㉣ 특수 이송 환경 대응

- 구급차 이동 시 진동 환경에서도 흉부압박 깊이 편차를 0.5cm 이내로 제한하는 것이 확인되었다.

㉤ 제세동기의 전기적 충격(electric shock)을 줄 때도 흉부압박을 계속할 수 있다.

② 단점(부정적 영향)

㉠ 신경학적 예후 악화

- 기계장치를 사용한 경우 가슴압박에 의한 심폐소생술에 비하여 3개월 뒤 신경학적 예후에 나쁜 연관성을 보고한 연구가 있다.

- 2022년 전향적 연구에서 기계 CPR 사용군의 양호한 신경학적 회복률(CPC 1)이 0.12배로 감소한 것으로 나타났다.

ⓛ 장치 적용 지연
- 동작 소요 시간에 대한 연구에서는 기계장치를 사용한 경우 가슴압박에 의한 심폐소생술과 비교하여 가슴압박이 중단된 시간이 길어진 것이다.
- 숙련된 팀도 장치 설치 시 평균 9.8초의 압박 중단이 발생하며, 이는 ROSC(자발순환회복) 가능성을 14% 감소시킨다.

ⓒ 장기 생존률 미흡
- 하중분산밴드 심폐소생술장치(load-distributing band CPR, 예: AutoPulse 등)를 사용한 일개 병원의 무작위 대조 연구에서 하중분산밴드 심폐소생술 장치를 사용한 환자군에서 가슴압박에 의한 심폐소생술을 받은 환자군과 비교하여 4시간 생존율은 동일하였으나 신경학적 예후는 나쁘게 나타났다.
- 2024년 메타분석에 따르면 기계 CPR은 입원 생존율을 25% 향상시켰으나, 퇴원 생존율에서는 유의미한 차이가 없었다.

ⓔ 환경 의존적 효과
- 동일한 LDB-CPR(하중분산밴드 심폐소생술 장치, load-distributing band CPR device) 장치라도 병원별로 생존율 차이가 3.8배까지 발생하며, 이는 의료진 훈련 수준과 직접 연관된다.

③ 임상적 고려사항

구분	권고 사항
적응증	혈관조영술 중 심정지 - ECMO 설치 단계 - 장거리 환자 이송
금기증	8세 미만 소아 - 체중 136 kg 초과 환자 - 흉곽 변형 존재 시
품질 관리	분기별 시뮬레이션 훈련 시행 - 장치 설치 시간 7초 내 달성 목표

기계 심폐소생술은 인력/물리적 제약이 명확한 특수 상황에서 선택적으로 활용해야 한다. 2025년 현재 미국심장협회(AHA)는 병원 내 심정지(IHCA) 시 수동 압박을 1차 선택으로 권고하지만, 방사선 환경이나 ECMO 설치 시에는 기계 장치 사용을 조건부로 승인한다. 효과적 활용을 위해 응급의료진의 체계적인 교육 프로그램 운영이 선행되어야 한다.

PART 02

Tip RCT 연구

무작위 대조 임상시험(Randomized Controlled Trial)을 의미한다. 이는 임상연구에서 가장 신뢰도가 높은 연구 설계 중 하나로, 연구 대상자를 무작위로 실험군(치료군)과 대조군(비치료군 또는 기존 치료군)에 배정한 뒤, 두 집단에 각각 다른 처치를 시행하고 그 결과를 비교하는 방식이다.
이러한 무작위 배정은 연구자의 편향을 최소화하고, 비교 결과가 우연이나 외부 요인에 의한 것이 아니라 실제 처치의 효과임을 확인할 수 있게 한다. RCT는 신약, 치료법, 의료기기 등의 안전성과 효과를 검증할 때 표준으로 사용되며, 임상적 근거의 수준이 가장 높은 연구로 간주된다.

1) 기계 심폐소생술(Mechanical CPR) 시 고려사항
- ㉠ 장치 설치 지연 시 생존율 감소: 6분 내 설치 성공률 71.7%
- ㉡ 출혈 합병증 발생률 증가(기계군 50.1% vs 수동군 42.8%)
- ㉢ 훈련 부족 시 설치 시간 9.8초까지 소요되어 ROSC(자발순환회복) 가능성 저하
- ㉣ 무작위 대조 임상시험(Randomized Controlled Trial) 연구에서는 생존율 개선 효과 미확인(p=0.13), 관찰연구에서만 유의미한 결과

(1) 해부학

흉골과 척추 사이의 심장이 위치하고 이 심장을 직접 압박하여 혈류가 생성하는 것이 심폐소생술의 심장펌프이론(cardiac pump theory)이며 심폐소생술의 초기에 중요한 역할을 한다(그림 5-123). 한편 늑골과 흉골이 풀무(bellows) 역할을 하여 흉부압박을 할 때, 흉강 내 압력을 올려 단방향 판막을 가진 심장과 정맥계통을 이용하여 심장으로부터 전신으로 혈류를 생성하고, 흉부 이완 시 반대로 심장으로 환류가 된다는 것이 흉곽펌프이론(thoracic pump theory)이다(그림 5-124).

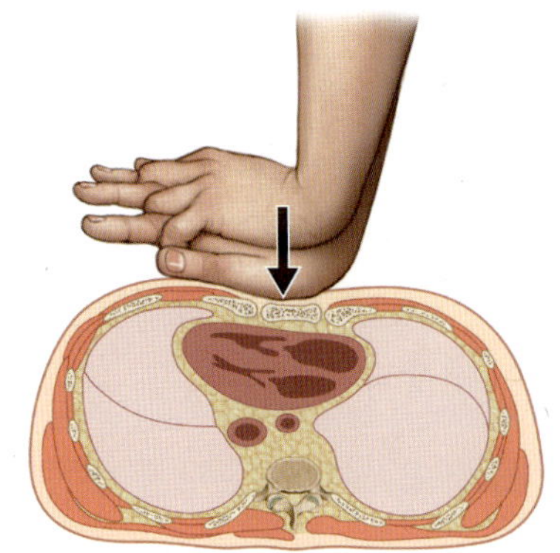

그림 5-123. **심장펌프이론**(cardiac pump theory)

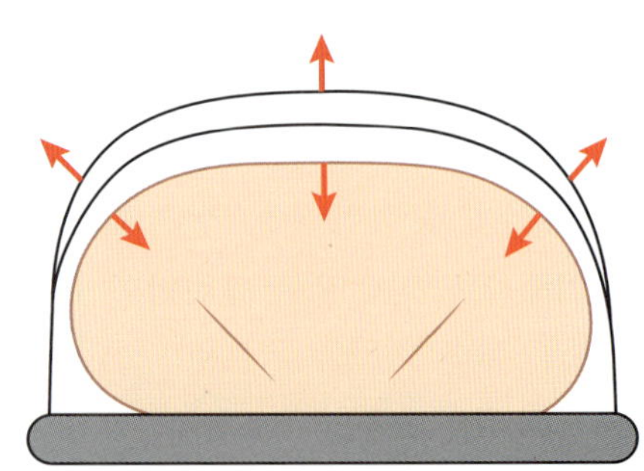

그림 5-124. **흉곽펌프이론**(thoracic pump theory)

(2) 압박 위치

자동흉부압박기는 환자의 신체 조건에 맞춰 압박 위치를 흉골 높이에 맞게 조절할 수 있도록 설계되어 있다. 이를 통해 인공호흡과 가슴압박의 비율이 일정하게 유지되며, 압박의 깊이나 횟수도 상황에 따라 쉽게 조절할 수 있다. 현재 국내에서 사용되고 있는 대표적인 기계 심폐소생술 장치는 X-CPR™(SST-CPR, 휴메드, 대한민국)이며, 해외 제품으로는 Autopulse™(Zoll, 미국), Animax™(AAT, 독일) 등이 있다(그림 5-125). 이 중 능동 압박-감압 방식의 자동흉부압박기로는 Corpulse와 Lucas가 대표적이다.

① Corpulse

Corpulse 장치는 가슴에 직접 펌프를 부착해 흉부를 자동으로 압박하고 감압하는 원리를 사용한다. 압박 속도는 분당 80회에서 120회까지 조절할 수 있고, 압박 깊이도 2 cm에서 6 cm까지 환자 상태에 따라 세밀하게 설정할 수 있다. 본체는 세로 45 cm, 가로 43 cm, 높이 9 cm로 비교적 컴팩트하며, 무게는 5.5 kg이다. 전원은 리튬폴리머 배터리를 사용해 최대 120분 동안 지속적으로 작동할 수 있다.

명칭	Corpulse
입력방식	가슴펌프방식
압박속도	80회-120회/분
깊이	2-6 cm
본체 크기	세로 45 cm, 가로 43 cm, 높이 9 cm
무게	5.5 kg
작동형식	배터리(리튬폴리머, 최대 120분)

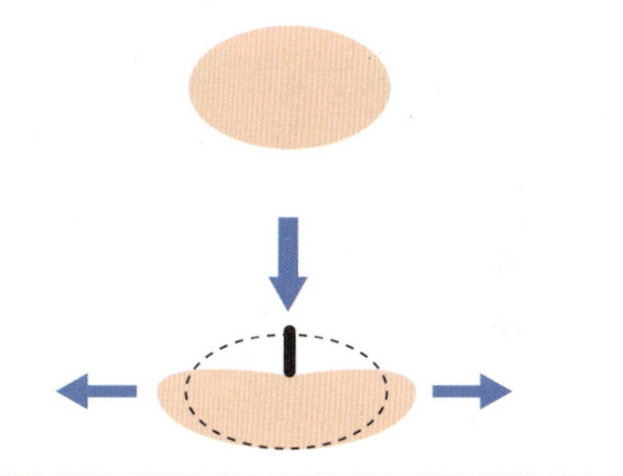

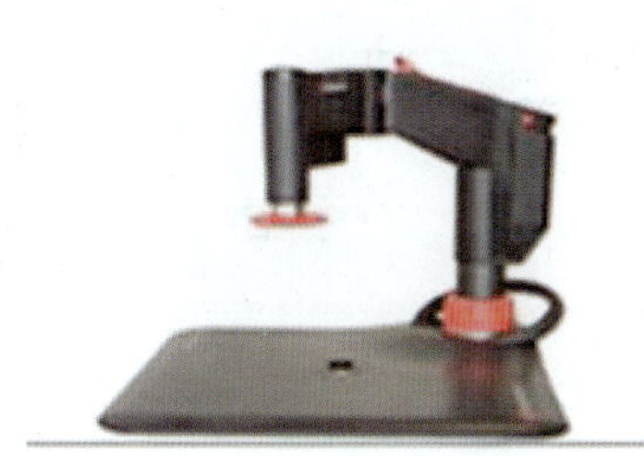

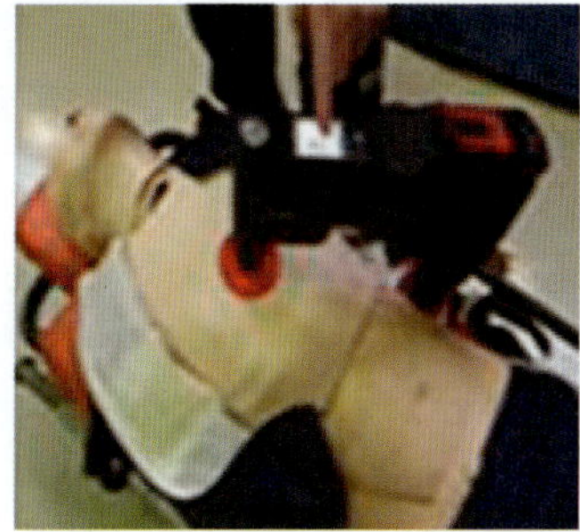

그림 5-125. Corpulse

② LUCAS™

LUCAS™는 사용이 간단하며, 환자를 이동하거나 좁은 공간에서도 쉽게 사용할 수 있는 자동흉부압박기이다. 이 장치는 흡착컵을 흉부에 적용하여 흉부압박을 시행한 후 환자의 가슴을 완전히 이완할 수 있도록 도와준다. 흉부압박만 시행하는 모드와 흉부압박 및 인공호흡 비율 30:2를 선택할 수 있다는 장점이 있다. 그러나 가격이 고가이고, 소아나 고도비만 환자에게는 적용할 수 없다는 단점이 있다. 또한 압박 위치가 적절하지 않을 경우 환자의 내부 장기 손상의 위험이 있으므로 주의가 필요하다(그림 5-126).

LUCAS™는 일정한 속도와 깊이로 고품질의 흉부압박을 지속적으로 제공할 수 있으며, 환자 이송 중이나 구조 인력이 부족한 상황에서 유용하다. 그러나 적용 대상과 압박 위치에 대한 주의가 필요하며, 비용 부담이 있다는 점을 고려해야 한다.

명칭	LUCAS™
제조국(제조사)	스웨덴(Physio control)
입력방식	가슴펌프방식(흉부 직접 압박)
압박속도	80회-120회/분 (30:2 가능)
깊이	2-6 cm (AHA 가이드라인에 적합)
본체 크기	세로 65 cm, 가로 33 cm, 높이 25 cm
무게	7.8 kg
작동형식	배터리(리튬폴리머, 45분)
특징	전원 연결 가능

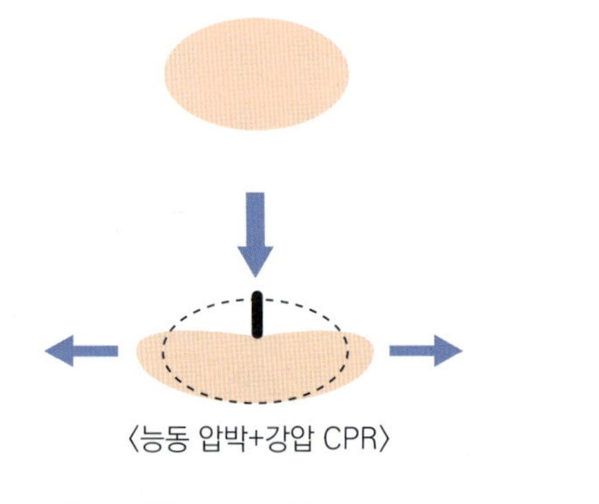
〈능동 압박+강압 CPR〉

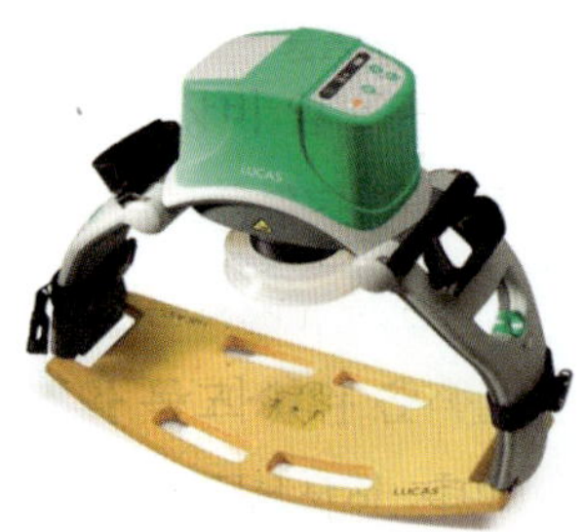

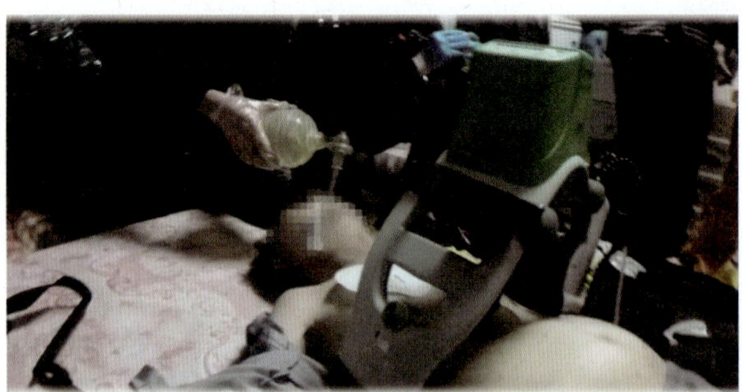

그림 5-126. LUCAS™

③ AutoPulse

AutoPulse는 하중 분산 밴드(load-distributing band)를 이용한 자동 흉부압박 장치로, 미국 Zoll 사에서 제조된 제품이다. 이 장치는 흉곽 전체를 감싸는 LifeBand라는 특수 밴드를 이용하여 흉부 전체에 균일하게 압박을 가하는 것이 특징이다. 압박속도는 분당 80회로 일정하게 유지되며, 압박 깊이는 환자의 흉곽 전후 직경의 약 20%에 해당하는 깊이로 자동 조절된다(그림 5-127).

AutoPulse는 환자의 흉곽 크기에 따라 LifeBand가 자동으로 길이를 조절하여 다양한 체형에 맞게 사용할 수 있다. 흉곽 둘레 76-130 cm, 흉곽 폭 25-38 cm의 환자에게 적용 가능하며, 최대 136 kg (300파운드)까지 사용할 수 있다.

이 장치는 흉부 전체에 압박을 가함으로써 혈류를 효과적으로 유지하고, 압박이 한 부위에 집중되지 않아 흉골 손상 위험을 줄일 수 있다. 또한, 방사선 투과가 가능해 혈관조영술 등 영상 촬영 중에도 사용할 수 있다. 압박 모드는 연속 압박 또는 30:2, 15:2와 같이 인공호흡과 병행하는 모드를 선택할 수 있다. AutoPulse는 LifeBand가 잘못 부착되었거나 환자 이동 등으로 위치가 변할 경우에는 자동으로 압박을 중지하고 경고 신호를 제공하여 안전성을 높이고 있다.

명칭	AutoPulse
제조국(제조사)	미국(Zoll)
입력방식	흉강펌프방식(흉강 전체 압박)
압박속도	80회/분
깊이	가슴 깊이 20%
본체 크기	세로 82.6 cm, 가로 44.7 cm, 높이 7.6 cm
무게	10.6 kg
작동형식	배터리(2300 mAH, 최대 45분)
특징	방사선투과가 가능하여 혈관조영술 중에도 사용 가능

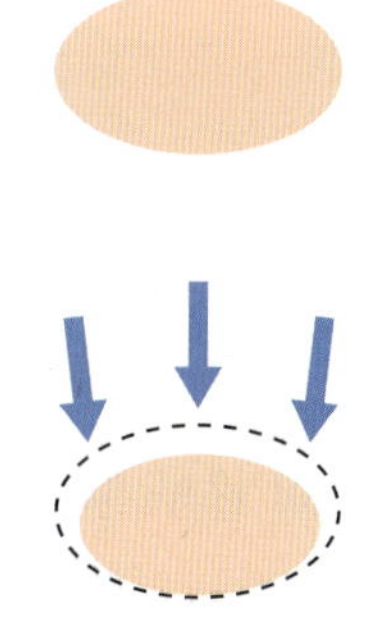

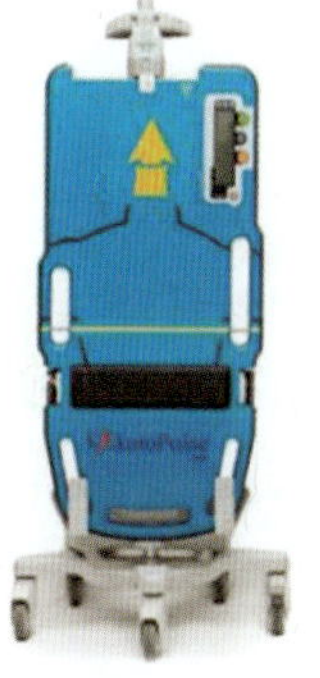

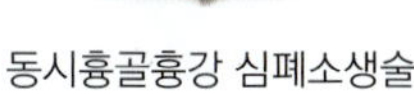

동시흉골흉강 심폐소생술

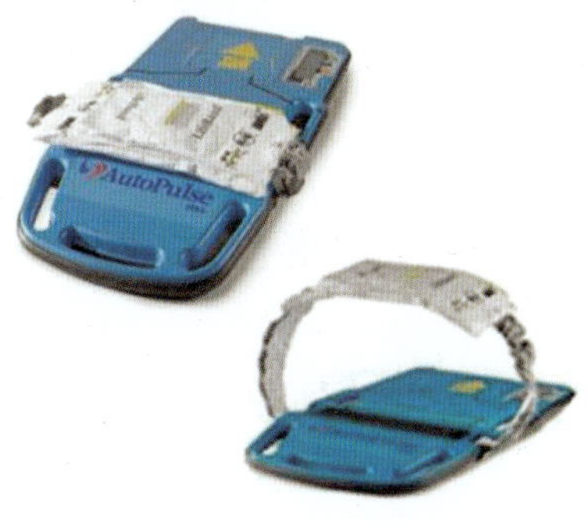

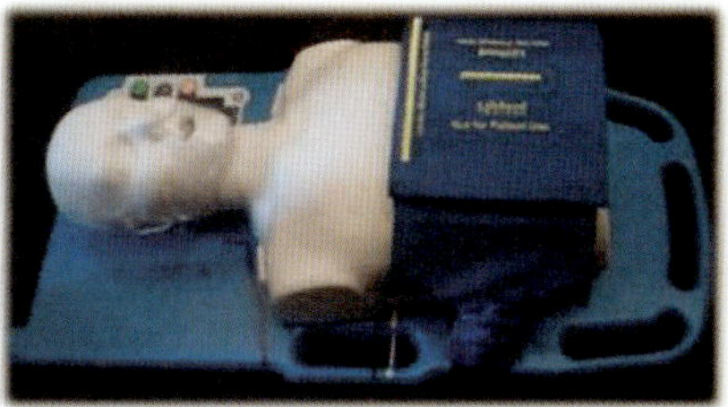

그림 5-127. AutoPulse

④ Easypulse

Easypulse(이지펄스)는 스위스 Schiller사에서 개발된 동시흉골흉강 심폐소생술 방식을 적용한 자동흉부압박기로, 3D 압박 기술을 통해 흉골과 흉강 전체에 균일한 압력을 전달하는 것이 특징이다. 3.5 kg의 초경량 디자인으로 좁은 공간이나 이동 중인 환경에서도 편리하게 사용할 수 있다(그림 5-128).

명칭	Easypulse
제조국(제조사)	스위스(Schiller)
입력방식	가슴펌프방식(흉부, 흉강 전체 압박)
압박속도	AHA 가드라인 충족
깊이	40~52 mm(환자 흉곽 크기 자동 인식)
본체 크기	180 mm(가로)×220 mm(세로)×150 mm(높이)
무게	3.5 kg
작동형식	배터리(최대 45분), 외부 충전기 제공
특징	가볍고 심폐소생술 2가지 이론으로 흉부압박을 시행 가능

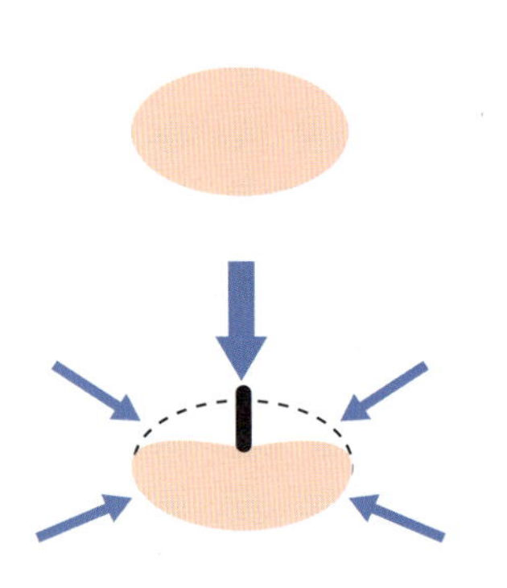

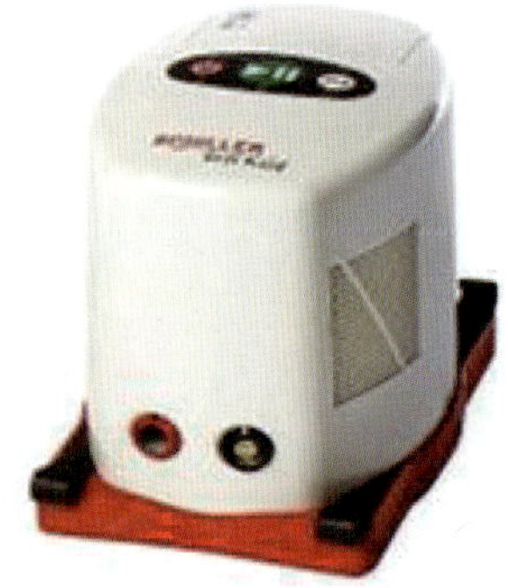

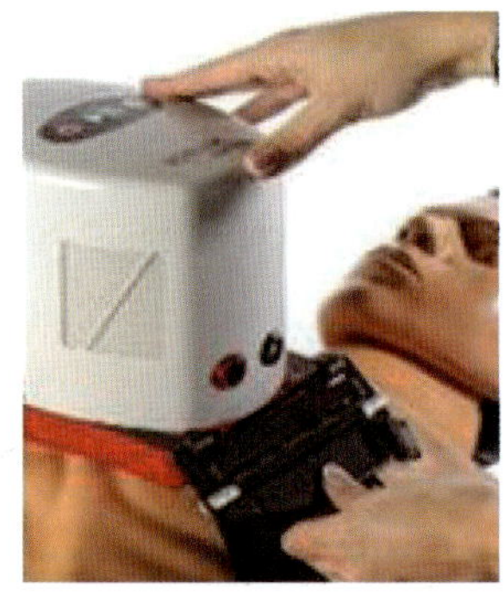

그림 5-128. Easypulse

㉠ 핵심 기능

- 3D 압박 기술: 스탬프와 밴드의 조합으로 흉골 수직 압박과 흉강 확장을 동시에 구현
- 자동 깊이 조절: 초기 3회 압박 시 환자 흉곽 크기를 분석해 최적 깊이 설정
- 다양한 사용 환경
  - X선 투과성 소재로 혈관조영술 중 사용 가능
  - 90도 기울어진 체위(Head-up CPR)에서도 적용 가능

- 간편한 조작: 2버튼 인터페이스로 15초 내 장착 완료

㉡ 적용 시 고려사항

– 장점: 구조자 1인으로도 고품질 CPR 유지 가능, 항공기 내부 등 제한된 공간 최적화

㉢ 주의사항

– 체중 136 kg 이상 환자 적용 제한

– 배터리 잔량 모니터링 필수(45분 주기 교체 권고)

(3) 특성

기계 심폐소생술 장치는 크게 환자 등 받침대, 압박기 연결 구조물, 인공호흡 장치로 구성된다(그림 5-129). 이 장치는 응급구조사의 수동 압박 대비 다음과 같은 특성을 지닌다.

① 손상 패턴 차이

㉠ 복장뼈(흉골) 및 늑골 골절 발생률이 증가하지만, 간 · 비장 등 내부 장기 손상 위험은 상대적으로 낮다.

㉡ 장치의 압박 위치가 불완전할 경우 내부 장기 손상 또는 비효율적인 압박이 발생할 수 있다.

② 압박 품질 일관성

㉠ 주변 환경(흔들림, 좁은 공간)이나 응급구조사의 피로도와 무관하게 분당 100−120회, 5−6 cm 깊이의 압박을 지속적으로 제공한다.

③ 한국 현장 적용 가능성

㉠ 인력 부족 상황에서 장시간 CPR이 필요한 경우 생존율 향상에 기여할 수 있으나, 2023년 연구에 따르면 병원 내 심정지(IHCA)에서의 생존율 개선 효과는 제한적이다.

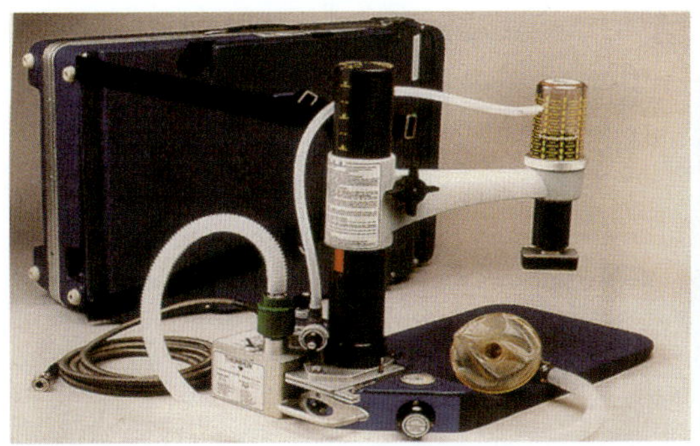

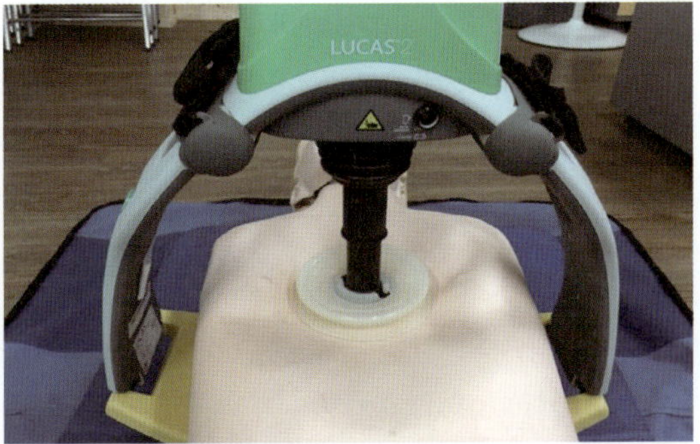

그림 5-129. 기계 심폐소생술 장치(자동흉부압박기)

(4) 적용 시 고려사항

기계 심폐소생술 장치는 응급구조사(인력)가 부족하거나, 환경적 제약이 명확한 경우에 한해 보조적 도구로 사용해야 한다.

① 교육 및 훈련

㉠ 장치 설치 시 평균 7.3–9.8초의 CPR 중단이 발생하므로, 훈련을 통해 5초 내 설치가 가능하도록 해야 한다.

㉡ "Pit Crew" 프로토콜 적용 시 설치 시간을 15초로 단축할 수 있다.

② 비용 및 유지관리

㉠ 초기 구매비 외에도 소모품 교체(예: AutoPulse 밴드), 정기 점검 비용이 발생한다.

③ 안전성 확보

㉠ 방사선 투과성 재질의 장치(예: AutoPulse)는 혈관조영술 중 사용 가능하나, 금속 부품이 있는 경우 영상 간섭을 유발할 수 있다.

㉡ ECMO 연동 시 30일 생존율이 12.4% 감소하므로, 임상적 판단이 필요하다.

④ 적용 제한 상황

㉠ 체중 136 kg 이상 또는 8세 미만 소아에는 사용이 금지된다.

㉡ COVID-19 등 감염병 환경에서는 접촉 최소화를 위해 유리하지만, 장치 표면 소독 절차를 반드시 이행해야 한다.

기계식 장치는 구급차 이송, 장시간 CPR, 특수 의료 절차(PCI/ECMO) 상황에서 선택적으로 활용해야 하며, 수동 압박의 완전한 대체 수단으로 간주해서는 안 된다.

(5) 사용방법

기계 심폐소생술 장치(자동흉부압박기) 사용방법은 다음과 같다.

① 기본 인명구조술(BLS) 실시

㉠ 환자의 반응과 호흡을 확인하고, 심정지 상태가 확인되면 즉시 119에 신고한다.

㉡ 기본 심폐소생술(CPR) 절차에 따라 가슴압박과 인공호흡(30:2 비율)을 시작한다.

② 장치 설치 준비

㉠ 기계 심폐소생술 장치를 환자 가까이에 준비한다.

㉡ 장치의 전원이 충분한지, 작동 상태가 정상인지 확인한다.

③ 받침판 위치 선정

㉠ 환자의 등을 들어 올려 장치 전용 받침판을 환자의 등 밑에 정확히 위치시킨다.

㉡ 받침판이 흉부압박 위치와 일직선이 되도록 한다.

④ 본체 및 압박장치 결합

㉠ 본체를 받침판에 결합한 후, 압박 패드(또는 흡착컵)를 환자의 흉골 하부 1/2 지점에 정확하게 위치시킨다.

㉡ 패드의 위치가 어긋나지 않도록 주의한다.

⑤ 환자 고정 및 압박 깊이 설정

㉠ 어깨 벨트 등 고정장치를 이용해 환자를 단단히 고정한다.

㉡ 조절 나사를 돌려 압박 깊이(성인 기준 5–6 cm)를 설정한다.

⑥ 장치 작동

㉠ 장치의 전원을 켜고, 압박 모드(연속 압박 또는 30:2 등)를 선택한다.

㉡ 장치가 자동으로 흉부압박을 시작하면, 환자와 장치의 움직임을 관찰한다.

⑦ 산소 공급 및 인공호흡(장치에 따라)

㉠ 일부 장치는 산소 밸브와 인공호흡 마스크를 연결할 수 있다.

㉡ 산소 공급이 정상적으로 이루어지는지 확인한다.

⑧ 지속적 모니터링 및 추가 처치

㉠ 장치가 작동하는 동안 환자의 상태와 장치의 작동 상태를 지속적으로 모니터링 한다.

㉡ 필요시 자동심장충격기(AED) 등 다른 응급장비와 병행하여 사용할 수 있다.

⑨ 장치 제거 및 종료

㉠ 지시에 따라 장치를 제거하거나 심폐소생술을 이어간다.

⑩ 유의사항

㉠ 장치 설치 및 작동 시 가슴압박이 중단되는 시간을 최소화해야 한다.

㉡ 사용 전 충분한 교육과 실습이 필요하다.

㉢ 장치별로 세부 사용법이 다를 수 있으므로, 제조사의 매뉴얼을 반드시 숙지해야 한다.

(6) 자동 기계 심폐소생술과 체외 심폐소생술에 대한 권고

자동 기계 심폐소생술(automatic mechanical CPR)은 동력장치에 의해 자동으로 작동하는 기계장치를 사용하여 인공순환을 유지하는 심폐소생술 방법이다. 자동 기계 장치를 사용하면, 심폐소생술 동안 가슴압박을 기계가 대신해 주기 때문에 구조자가 손으로 가슴압박을 시행할 필요가 없다.

심정지가 발생한 성인을 대상으로 자동 기계 장치를 사용한 심폐소생술과 손으로 가슴압박을 시행한 심폐소생술의 효과를 비교한 연구는 두 군 사이에 생존율의 차이가 없다고 보고하였다.

2018년 루카스에 사용에 대한 의견

- **119구조·구급에 관한 법률 시행령 제12조(응급환자의 이송 등)**

① 구급대원은 응급환자를 의료기관으로 이송하기 전이나 이송하는 과정에서 응급처치가 필요한 경우에는 가능한 범위에서 응급처치를 실시하여야 한다.

② 소방청장은 구급대원의 자격별 응급처치 범위 등 현장응급처치 표준지침을 정하여 운영할 수 있다.

③ 구급대원은 환자의 질병내용 및 중증도, 지역별 특성 등을 고려하여 소방청장 또는 소방본부장이 작성한 이송병원 선정지침에 따라 응급환자를 의료기관으로 이송하여야 한다. 다만, 환자의 상태를 보아 이송할 경우에 생명이 위험하거나 환자의 증상을 악화시킬 것으로 판단되는 경우로서 의사의 의료지도가 가능한 경우에는 의사의 의료지도에 따른다.

④ 제3항에 따른 이송병원 선정지침이 작성되지 아니한 경우에는 환자의 질병내용 및 중증도 등을 고려하여 환자의 치료에 적합하고 최단시간에 이송이 가능한 의료기관으로 이송하여야 한다.

⑤ 구급대원은 이송하려는 응급환자가 감염병 및 정신질환을 앓고 있다고 판단되는 경우에는 시·군·구 보건소의 관계 공무원 등에게 필요한 협조를 요청할 수 있다.

⑥ 구급대원은 이송하려는 응급환자가 자기 또는 타인의 생명·신체와 재산에 위해(危害)를 입힐 우려가 있다고 인정되는 경우에는 환자의 보호자 또는 관계 기관의 공무원 등에게 동승(同乘)을 요청할 수 있다.

⑦ 소방청장은 제2항에 따른 현장응급처치 표준지침 및 제3항에 따른 이송병원 선정지침을 작성하는 경우에는 보건복지부장관과 협의하여야 한다.

※ 시행령에 의거하여 표준지침은 1급 응급구조사, 간호사, 2급 응급구조사, 구급교육 이수자 등 구급대원 및 신고접수 및 상담 등 구급서비스를 제공하는 상황실 요원(구급상황관리자 포함)을 위해 제작되었음.

※ 1급 응급구조사, 2급 응급구조사 및 구급업무를 수행하는 간호사와 2주 이상의 구급교육을 이수한 구급대원 등의 업무법위에 대하여 일반적 상황에서 간접 의료지도의 한 형태인 표준화된 업무 지침으로서 활용

※ 본 지침은 유효기간 내에서만 유효하며, 타 법령에서 특별히 규정하거나 관련 법령의 제·개정에 의해 변경된 내용에 내해서는 지침보다 우선한다.

- **2015년 심폐소생술 가이드라인(보건복지부, 질병관리본부, 대한심폐소생술협회) 제작한 책자 3페이지에 표 1-1 참고**

분야	내용
기본소생술	생존 사슬, 심폐소생술의 법적 측면, 심폐소생술에서의 소아와 성인의 구분, 심정지 환자에 대한 구조자의 행동요령, 응급의료전화상담원을 위한 권고사항, 기본소생술에서의 주요 변경사항, 성인 심정지환자의 심폐소생술 순서, 인공순환, 인공호흡, 가슴압박소생술, 자동제세동기, 이물질에 의한 기도폐쇄, 심폐소생술과 관련된 윤리
전문소생술	심정지의 치료, 전문기도유지술, 제세동, 인공심장박동조율술, 서맥의 치료, 빈맥의 치료, 자동흉부압박기, 체외심폐소생술, 특수상황에서의 심정지의 치료
심정지 후 치료	심정지 후 증후군, 심정지 후 통합 치료의 목표, 심정지 후 통합치료 전략, 신경학적 예후 예측, 심정지 후 장기 기증, 심정지 후 치료 병원
소아기본소생술	소아 심정지에서의 생존사슬, 일반인을 위한 소아기본소생술, 의료제공자를 위한 소아기본소생술, 가슴압박소생술, 이물에 의한 기도폐쇄, 특수 상황의 소생술
소아전문소생술	전문소생술 중 고려해야 할 기본소생술, 전문기도유지술, 흡입도구, 체외순환보조, 소생술 중의 환자 감시, 주사로의 확보와 유지, 수액과 약물 투여, 소아전문소생술에 사용되는 약물, 심정지의 치료, 제세동기, 제세동과 소생술 순서의 통합, 서맥의 치료, 빈맥의 치료, 특수 소생술 상황, 특별한 처치가 필요한 환자에서의 소생술, 소생 후 치료, 병원 간 이송, 소생술 시 가족의 참관, 소아에서 소생시도의 종료, 설명되지 않는 갑작스런 사망
신생아 소생술	출생 전후의 생리적 반응, 첫 단계, 양압 환기, 가슴압박, 약물 요법, 소생술 후 관리, 소생술 보류 및 소생술 중단, 소생술 교육 프로그램
교육 가이드라인	심폐소생술 교육에서의 핵심 권장 사항, 심폐소생술 수행 의지를 높이기 위한 교육 원칙, 효과적인 교육법 고안, 재교육 기간, 소생술 술기 능력 향상을 위한 방법, 심폐소생술 교육 방법, 소셜 미디어 기술의 역할, 지역사회 가이드라인의 보급, 교육과정 필수 권장사항, 심폐소생술 교육의 질 관리

※ 현재 기계식 흉부압박장치는 사용하는 국내 기관으로 병원과 119구급대

※ 가이드라인에서 심폐소생술이 하기 힘들거나 이송할 때, 즉 hand-off time을 최소화하기 위해 주로 쓰라고 권고가 되어 있는 장비임

- **응급의료에 관한 법률 제41조의2(응급구조사 업무지침의 개발 및 보급)**

① 보건복지부장관은 응급구조사 업무의 체계적·전문적 관리를 위하여 보건복지부령으로 정하는 절차·내용·방법에 따라 응급구조사 업무지침을 작성하여 보급하여야 한다.

② 응급구조사는 제41조에 따른 업무를 수행할 때 제1항에 따른 업무지침을 활용하여야 한다.

- **보건복지부 콜센터 및 응급의료과 답변 내용**

ㅇ 기계식 흉부압박 장비의 사용은 응급구조사의 업무 범위 중 기본심폐소생술의 정확한 시행을 도울 수 있는 장비로서, 그 사용 역시 응급구조사의 업무범위 중 기본심폐소생술에 포함된다고 판단됩니다. (단, 해당 장비를 사용하기 전에 장비 사용에 대한 충분한 교육을 수료해야 할 것)

ㅇ 아울러, 응급의료에 관한 법률 제63조에서는 응급처치 및 의료행위에 대한 형의 감면을 규정하고 있으니 업무에 참고하시기를 바랍니다.

※ 응급의료에 관한 법률 제63조(응급처치 및 의료행위에 대한 형의 감면)

① 응급의료종사자가 응급환자에게 발생한 생명의 위험, 심신상의 중대한 위해 또는 증상의 악화를 방지하기 위하여 긴급히 제공하는 응급의료로 인하여 응급환자가 사상(死傷)에 이른 경우 그 응급의료행위가 불가피하였고 응급의료행위자에게 중대한 과실이 없는 경우에는 정상을 고려하여 「형법」 제268조의 형을 감경(減輕)하거나 면제할 수 있다.
② 제5조의2제1호나목에 따른 응급처치 제공의무를 가진 자가 응급환자에게 발생한 생명의 위험, 심신상의 중대한 위해 또는 증상의 악화를 방지하기 위하여 긴급히 제공하는 응급처치(자동심장충격기를 사용하는 경우를 포함한다)로 인하여 응급환자가 사상에 이른 경우 그 응급처치행위가 불가피하였고 응급처치행위자에게 중대한 과실이 없는 경우에는 정상을 고려하여 형을 감경하거나 면제할 수 있다.

14 제세동기

심정지의 주요 원인 중 하나인 심실세동(Ventricular Fibrillation, VF)은 심장의 전기적 혼란으로 인해 정상적인 박동이 멈추는 치명적인 부정맥이다. 심실세동이 발생하면 즉각적인 제세동(Defibrillation)이 가장 효과적인 치료법이며, 빠른 제세동이 생존율을 크게 높인다.

자동제세동기(AED, Automated External Defibrillator)는 심정지 환자의 심장 리듬을 자동으로 분석하고, 필요 시 전기충격을 가해 심실세동 등 치명적 부정맥을 신속히 교정하는 장비다.

① 심전도 지식이 없는 일반인도 간단한 교육만으로 안전하게 사용할 수 있도록 설계되어 있다.
② 젤이 부착된 큰 패드를 환자의 가슴에 붙여 심장 리듬을 분석하고, 필요 시 음성 · 시각 안내에 따라 전기충격을 시행한다.
③ 심폐소생술(CPR)과 병행하여 사용하며, 패드 부착 후에도 가슴압박을 중단하는 시간을 최소화할 수 있다.

응급의료에 관한 법률 제47조 구급차등의 장비

① 구급차등에는 응급환자에게 응급처치를 할 수 있도록 의료장비 및 구급의약품 등을 갖추어야 하며, 구급차등이 속한 기관·의료기관 및 응급의료지원센터와 통화할 수 있는 통신장비를 갖추어야 한다.

② 구급차에는 응급환자의 이송 상황과 이송 중 응급처치의 내용을 파악하기 위하여 보건복지부령으로 정하는 기준에 적합한 다음 각 호의 장비를 장착하여야 한다. 이 경우 보건복지부령으로 정하는 바에 따라 장비 장착에 따른 정보를 수집·보관하여야 하며, 보건복지부장관이 해당 정보의 제출을 요구하는 때에는 이에 따라야 한다.

1. 구급차 운행기록장치 및 영상기록장치(차량 속도, 위치정보 등 구급차의 운행과 관련된 정보를 저장하고 충돌 등 사고발생 시 사고 상황을 영상 등으로 저장하는 기능을 갖춘 장치를 말한다)
2. 구급차 요금미터장치(거리를 측정하여 이를 금액으로 표시하는 장치를 말하며, 보건복지부령으로 정하는 구급차에 한정한다)
3. 「개인정보 보호법」 제2조 제7호에 따른 영상정보처리기기

③ 제1항에 따라 갖추어야 하는 의료장비·구급의약품 및 통신장비 등의 관리와 구급차등의 관리 및 제2항에 따른 장비의 장착·관리 등에 필요한 사항은 보건복지부령으로 정한다.

④ 제2항 제3호에 따른 장비는 보건복지부령으로 정하는 구급차 이용자 등의 동의 절차를 거쳐 개인영상정보를 수집하도록 하고, 이 법에서 정한 것 외에 영상정보처리기기의 설치 등에 관한 사항은 「개인정보 보호법」에 따른다.

1) 용도

제세동기는 심전도 지식이 없는 현장 응급처치자(first responder)나 응급구조사도 사용할 수 있도록 설계되었으며, 내장된 알고리즘이 심전도를 자동 분석해 제세동 필요 여부를 판단한다. 젤이 코팅된 접착 패드를 가슴에 부착해 심폐소생술 중단 시간을 최소화하며, 심실세동(VF)이나 무맥성 심실빈맥(pulseless VT)과 같은 충격 가능 리듬(shockable rhythm)에서만 전기충격을 가한다(그림 5-130).

① 주요 목적: 심장의 비정상 전기 활동(예: 심실세동)을 일시 중단시켜 심근세포의 동시 재분극을 유도함으로써, 심장의 자연스러운 전기신호 회복을 돕는다.

② 적용 범위: 공공장소, 구급차, 병원 등에서 사용되며, 자동화된 음성 안내로 일반인도 신속히 사용 가능하다.

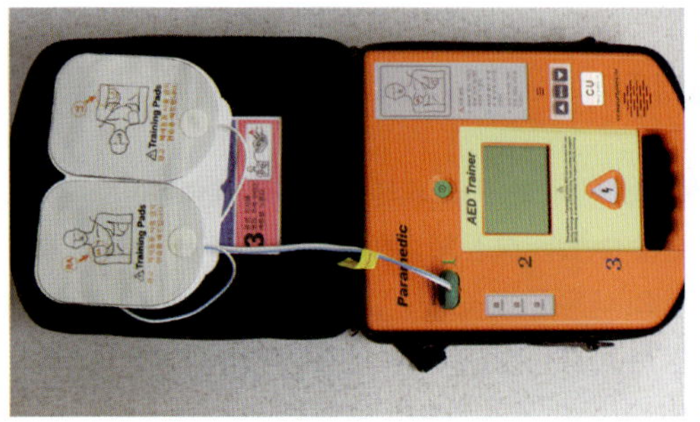
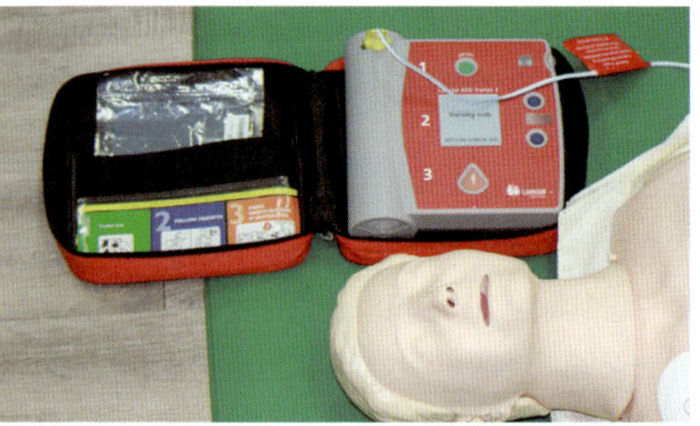

그림 5-130. **제세동기**

2) 종류

자동제세동기(AED)는 심정지 환자의 심전도를 자동으로 분석해 제세동 필요 여부를 안내하고, 설정된 에너지를 충전해 구조자가 신속히 제세동을 시행할 수 있도록 한다.

① 완전 자동제세동기(fully automated)

전원을 켜고 패드를 부착하면 기기가 심전도 분석, 에너지 충전, 그리고 자동으로 제세동까지 시행한다. 구조자는 패드 부착과 안내에만 집중하면 된다.

② 반자동 제세동기(semi-automated)

심전도 분석 후 제세동이 필요하면 구조자에게 버튼을 누르라는 안내를 한다. 국내에서는 반자동 제세동기가 주로 보급되어 있다.

에너지 전달방식에 따라

① 단상형(Monophasic): 첫 회 360 J의 에너지를 사용

② 양상형(Biphasic): 첫 회 150-200 J로 시작, 이후 동일하거나 더 높은 에너지 사용, 양상형이 더 선호된다.

3) 작동 원리 및 효과

① 심근 탈분극 유도

제세동기는 3,000 V(약 150-360 J)의 강한 전류를 0.1-0.2초 간격으로 전달하여 심근세포를 동시에 탈분극시키는 장비이다. 이는 심장의 혼란스러운 전기 신호를 일시적으로 '리셋'하여 심장의 전기 전도계(동방결절)가 정상 리듬을 재개할 수 있도록 하는 원리이다. 심근의 80% 이상이 탈분극되어야 성공률이 높아진다.

② 충격 가능 리듬(shockable rhythm) 한정 작동

㉠ 심실세동(VF)은 심근이 무질서하게 수축해 혈액을 펌프하지 못하는 상태이다.

㉡ 무맥성 심실빈맥(pulseless VT)은 심실이 빠르게 수축하지만 맥박이 없는 상태이다.

㉢ AED는 이 두 리듬만을 감지해 충격을 시행하며, 무수축(asystole)이나 무맥성 전기활동(PEA)에서는 작동하지 않는다.

③ 효과 한계

㉠ 성공률: 심정지 발생 후 1분마다 7–10% 감소하므로 심정지 현장에서 신속하게 적용한다.

– 1분 이내 제세동 → 생존율 90%

– 5분 경과 → 50%

– 12분 경과 → 2–5%

㉡ 비충격 리듬 대응: 심폐소생술(CPR)과 에피네프린 등 약물 치료가 필수적이다.

④ 자동화된 안전 메커니즘

제세동기는 환자의 심전도를 실시간 분석해 충격이 필요할 때에만 작동한다.

4) 소아 사용

① 소아(1–8세): 소아용 패드 및 변환 시스템을 사용하는 것이 이상적이다.

㉠ 체격이 작을 경우 패드가 겹치지 않도록 앞가슴 중앙과 등 중앙(전후면)에 부착한다.

② 소아용 장비 없을 시: 성인용 패드 사용 가능하나, 패드 간 거리는 최소 3–5 cm 유지해야 한다.

③ 1세 미만 영아: 소아용 패드 사용이 원칙이나, 없을 경우 성인용 패드를 전후면에 부착한다.

5) 전극 부착위치

대상	부착 위치
성인	• 흰색(−극): 오른쪽 쇄골 아래, 흉골 옆 • 적색(+극): 좌측 젖꼭지 아래, 앞겨드랑이선(전외측)
소아	• 흰색(−극): 앞가슴 중앙 • 적색(+극) 등 중앙(전후면)

6) 제세동 과정

자동제세동기로 심실세동을 치료할 때에는 심폐소생술 중단을 최소화하기 위하여 1회의 제세동과 2분의 심폐소생술을 반복하는 심폐소생술–제세동–심폐소생술 방법으로 자동제세동한다(그림 5-131).

① 자동제세동기를 심폐소생술에 방해가 되지 않는 위치에 놓는다.

② 의식과 정상적인 호흡이 없는 심정지 환자에게 사용하여야 한다.

③ 심폐소생술 시행 중에 자동제세동기가 도착하면 지체 없이 적용하여야 한다(그림 5-132).

④ 전극 패드는 환자의 옷을 벗긴 맨몸에 부착하여야 한다.

㉠ 패드 부착 시 이물질이 있다면 제거한다.

㉡ 환자의 몸이 젖어 있다면 먼저 물기를 신속하게 닦아내도록 한다.

⑤ 패드는 환자의 나이나 체격에 따라 적절한 크기를 선택한다.

㉠ 소아의 경우 소아용 패드를 사용한다.

㉡ 소아용 패드가 준비되어 있지 않을 경우 성인용 패드를 사용할 수 있다.

㉢ 소아에게 성인용 패드를 사용할 경우 부착된 두 개의 패드가 서로 닿지 않도록 주의한다.

⑥ 패드와 자동제세동기의 본체가 분리된 경우에는 전선을 연결한다(그림 5-133).

⑦ 자동제세동기의 전원 스위치를 누른다.

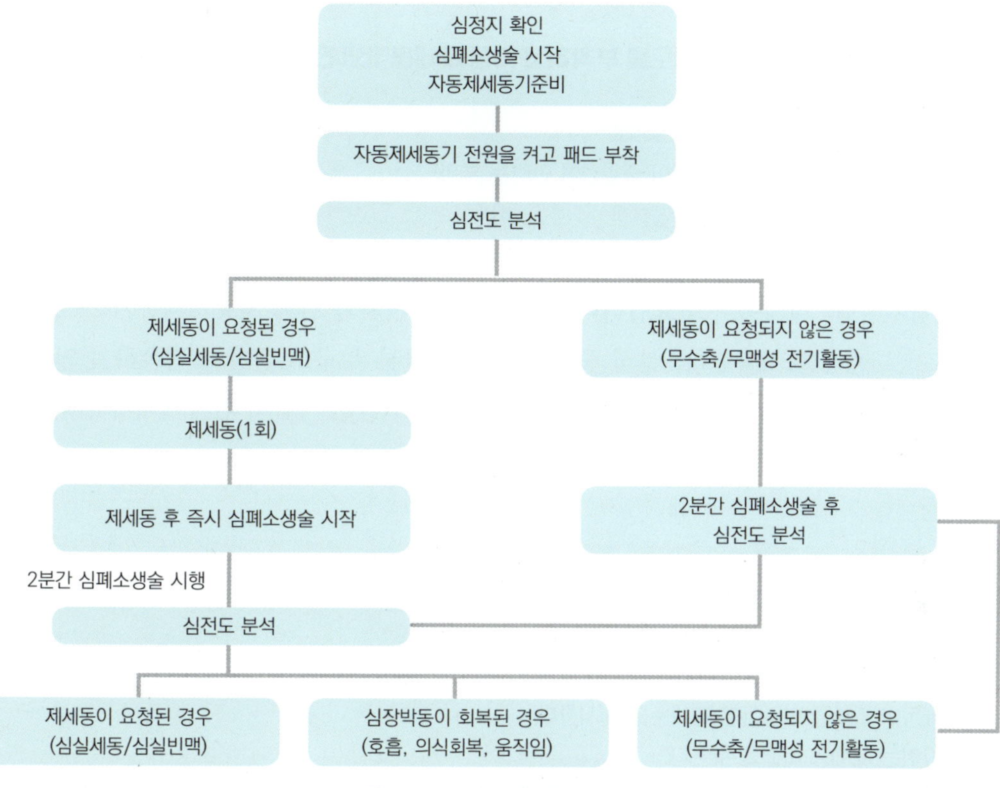

그림 5-131. **자동 제세동 과정**

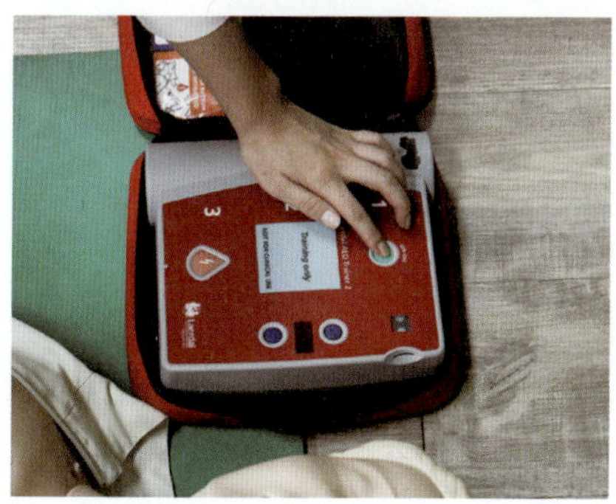

그림 5-132. **자동제세동기의 전원 스위치를 누른다.**

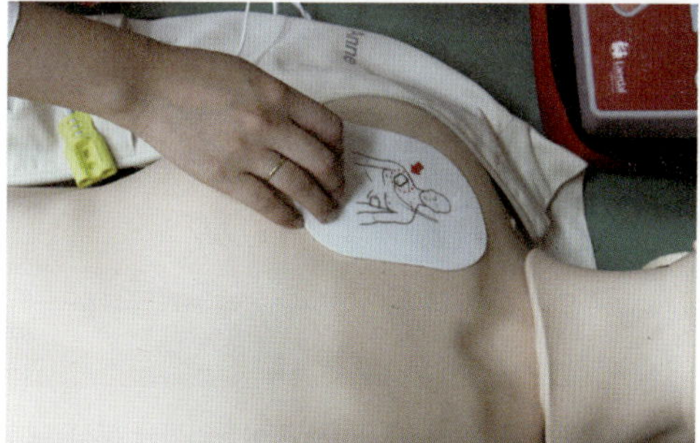

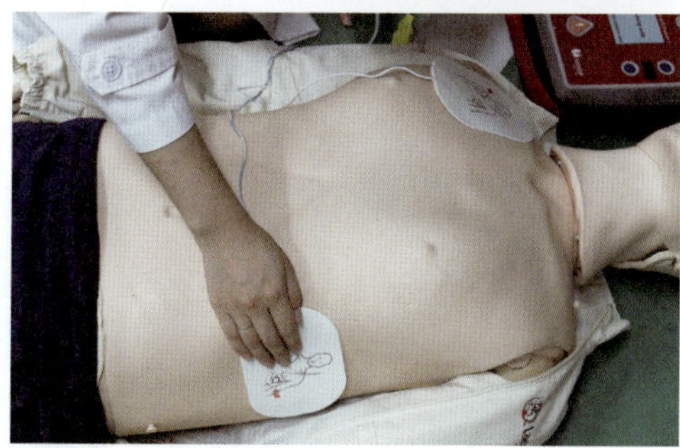

그림 5-133. **환자의 가슴에 전극패드를 부착하고 자동제세동기의 전선을 연결한다.**

Tip 환자의 가슴에 전극패드를 부착하고 자동제세동기의 전선을 연결한다.

① 패드 1: 오른쪽 빗장뼈 중앙 바로 아래
② 패드 2: 왼쪽 젖꼭지선과 겨드랑이 중앙선이 만나는 부위

자동제세동기의 음성지시에 따라 모두 물러나게 하고, 심장 리듬을 분석한다. 제세동이 필요한 경우라면 "제세동이 필요합니다."라는 음성 메시지와 함께 자동제세동기 스스로 설정된 에너지로 충전을 시작한다. 분석 중에는 자신은 물론 누구도 환자와 접촉하지 않도록 주의한다(그림 5-134). 제세동 버튼을 누르기 전에는 반드시 다른 사람이 환자에게서 떨어져 있는지 다시 한번 확인하여야 한다(그림 5-135).

Tip 모두 물러나게 하고 심장리듬을 분석한다.

① "분석 중…"이라는 음성 메시지가 나오면 환자에게서 손을 뗀다.
② 제세동이 필요한 리듬이면 제세동을 실시한다.
③ 깜박이는 제세동 버튼을 누른다.

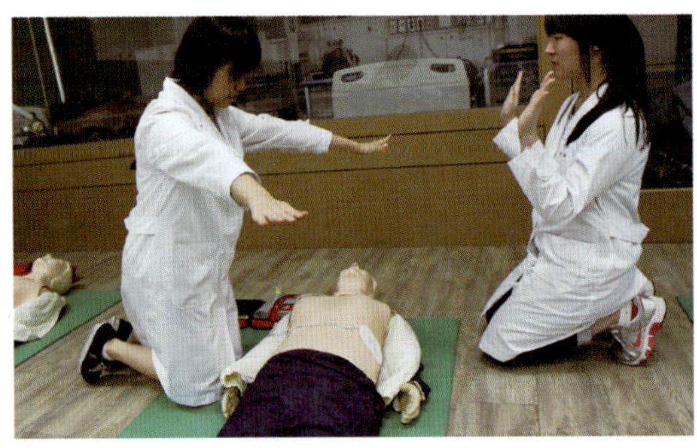

그림 5-134. 모두 물러나게 하고 심장리듬을 분석

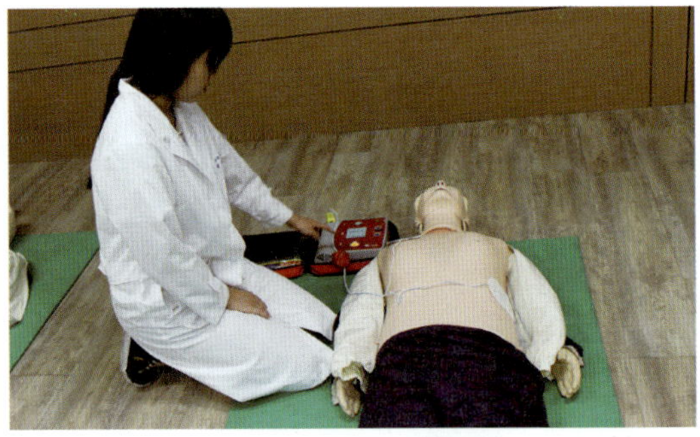

그림 5-135. 제세동이 필요한 리듬이면 제세동을 시행

제세동을 실시한 뒤에는 즉시 가슴압박과 인공호흡 비율을 30:2로 기본심폐소생술을 즉시 시작한다(그림 5-136). 자동제세동기는 2분마다 심장리듬 분석을 반복해서 시행하며, 이러한 자동제세동기의 사용 및 심폐소생술의 시행은 119 구급대가 현장에 도착할 때까지 계속한다.

Tip **제세동을 실시한 뒤에는 즉시 기본심폐소생술 다시 시작한다.**

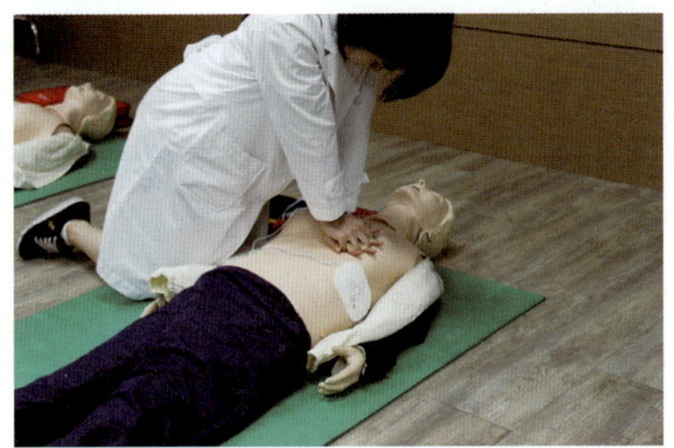

그림 5-136. 즉시 심폐소생술을 다시 시작

Tip **자동제세동 과정**

① 환자의 무의식, 무호흡 및 무맥박을 확인한다(도움요청 포함).
② 전원 버튼을 눌러 자동제세동기를 켠다.
③ 자동 제세동기를 켜고 일회용 전극을 환자에게 부착한다.
④ 일회용 제세동용 전극을 자동제세동기에 연결한다.
⑤ 모든 동작을 중단하고 분석 단추를 누른다.
⑥ 제세동을 시행하라는 말과 글이 나오면 환자와의 접촉금지를 확인한 후 제세동 버튼을 누른다.
⑦ 제세동을 시행한 후 즉시 흉부압박을 실시한다.

※ 소아의 자동제세동기 패치 부착방법(그림 15-137).

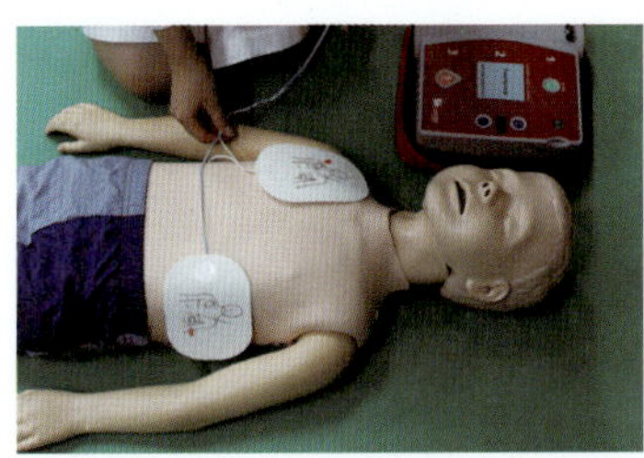
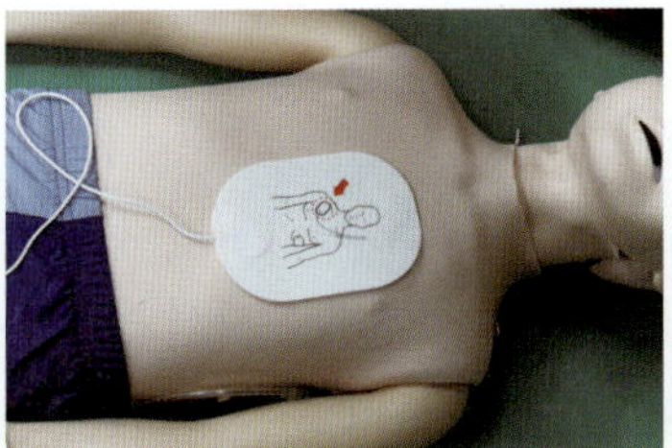
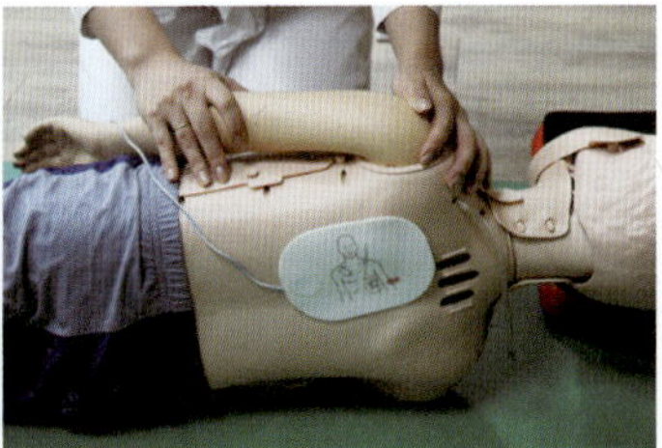

그림 5-137. 소아의 자동제세동기 패치 부착방법

7) 특성

① 전기충격이 가능한 심전도 유형은 심실세동(VF), 무맥성 심실빈맥(VT)이며, 무수축이나 무맥성 전기활동(PEA) 파형에는 제세동이 시행되지 않는다.

② (반)자동제세동기는 전극을 붙여놓으면 자동으로 심전도 리듬을 분석, 쇼크가 필요한 리듬을 판단하여 음성을 통해 쇼크를 실시하도록 알려준다.

③ 분석 및 쇼크 버튼을 누를 때에는 반드시 주변 사람들이 제세동기와 떨어져 있는가를 확인해야 한다.

④ 체내삽입형 심장충격기가 있는 환자의 경우, 체내삽입형 심장충격기나 심박조율기에서 직접 부착하지 말고 떨어져 부착한다.

⑤ 자동심장충격기 패드를 피부 흡수형 제약패치에 직접 부착하지 않는다.

⑥ 신생아 그리고 소아에서도 갑작스럽고 목격된 심정지에서는 사용이 권장된다(AHA G. 2010).

⑦ 소아용 충격량 감쇄기는 자동제세동기가 전달하는 전기 충격량을 줄인다. 이 감쇄기는 소아용 패드를 이용한다. 소아용 충격량 감쇄기가 부착되어 있지 않은 성인용 심장충격기를 사용할 수 있다(그림 5-138).

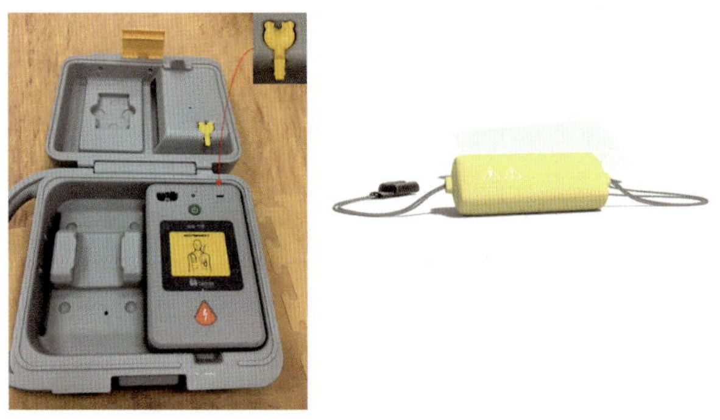

그림 5-138. **소아용 충격량 감쇄기**

8) 법적 설치 의무 및 보급 현황

대한민국 「응급의료에 관한 법률」 제 47조 1항에 따라 공공보건의료기관, 구급차, 여객 항공기, 공항, 철도 객차, 20톤 이상 선박, 다중이용시설 등에는 AED 설치가 의무화되어 있다. 2018년 기준 전국적으로 36,498대 이상의 AED가 등록되어 있으며, 아파트 단지 등에도 법적 의무에 따라 설치가 확대되고 있다. 실제 AED 사용률은 아직 낮은 편이지만, 심정지 환자 발생 시 일반인도 즉시 사용해 생존율을 높일 수 있도록 교육과 홍보가 지속적으로 이루어지고 있다.

9) 사용 시 주의사항

① AED 사용 전 · 후에는 반드시 환자의 의식, 호흡, 맥박을 지속적으로 확인해야 합니다.

② 전기충격 시행 시 주변에 있는 사람이 환자와 접촉하지 않도록 "물러나세요!" 등으로 충분히 주의를 주어야 하며, 감전 사고를 예방해야 합니다.

③ 전원 버튼을 누르고, 패드를 정확한 위치(오른쪽 쇄골 아래, 왼쪽 젖꼭지 아래)에 부착한 후, 기기의 음성 및 시각 안내에 따라 작동합니다.

④ AED 사용 후에도 즉시 심폐소생술(CPR)을 계속 실시하며, 전문 의료진이 도착할 때까지 처치를 이어가야 합니다.

10) 고려사항

① 분석 버튼을 누르기 전까지 심폐소생술을 멈추지 말고 계속 시행한다.

② 패드를 부착할 부위는 땀이나 습기를 닦고, 털이 많으면 제거한 뒤, 패드를 중앙에서 바깥쪽으로 단단히 부착한다.

③ 성인에게 소아용 패드는 사용할 수 없으며(효과 감소), 소아에게는 성인용 패드를 사용할 수 있다.

④ 패드 사이의 거리는 최소 3–5 cm 이상 떨어뜨려야 하며, 체격이 작은 소아는 소아용 패드를 가슴 앞면과 등(뒷면)에 부착한다.

⑤ 안전을 위해 제세동 중에는 환자와 접촉하지 않아야 하며, 금속이나 물이 있는 환경에서는 사용을 피해야 한다.

⑥ 패드 사이에 이물질이 있으면 전류에 의해 피부 화상이 발생할 수 있으니, 반드시 깨끗이 제거한 후 부착한다.

⑦ 제세동 후에는 즉시 2분간 심폐소생술을 시행한 후 다시 심전도를 분석한다.

⑧ 분석 결과에 따라 자동제세동기의 음성 지시를 따른다.

⑨ 이동 중인 구급차에서 AED 사용 시

㉠ 심전도 감시는 가능하지만, 이동 중에는 분석이 부정확할 수 있다.

㉡ 심전도 분석이 필요할 경우 구급차를 정지시킨 후 분석한다.

⑩ 자동제세동기 사용 중 문제가 발생하면 제세동(충격)이 정확히 전달되지 않을 수 있다.

㉠ 자동분석장치가 충분한 시간 동안 분석 및 작동하지 않은 경우

㉡ 자동장비 스위치에 고장이 발생한 경우

㉢ 심장리듬 분석 중 심폐소생술을 계속한 경우

㉣ 분석 중 환자가 움직인 경우

㉤ 자동분석장치 자체에 결함이 있는 경우

ⓑ 배터리 이상(충전 불량, 방전 등)으로 축전기 장애가 있는 경우

제세동기는 심실세동 등 치명적 부정맥에 의한 심정지 환자의 생명을 구하는 핵심 장비로, 자동제세동기(AED)는 일반인도 쉽게 사용할 수 있도록 설계되어 공공장소 등에 널리 보급되어 있다. 신속한 제세동과 심폐소생술의 병행이 환자의 생존율을 크게 높인다.

AED 사용 시에는 환자 상태를 지속적으로 확인하고, 패드 부착 및 전기충격 시 안전수칙을 철저히 지켜야 합니다. 사용 중 기계적 · 환경적 문제로 인해 제세동이 제대로 이루어지지 않을 수 있으니, 항상 기기의 안내에 따라 신속하고 정확하게 조치해야 합니다.

15 지혈대

팔다리 손상의 출혈이 직접 압박으로 신속히 지혈되지 않는다면 지혈대 적용의 적응증에 해당한다. 출혈 창상의 몸쪽 부위에 지혈대를 적용하여 둘레를 감아 조르는 압박을 가하는 것을 대신 사용할 수 있다. 신속한 지혈대 적용은 생존율 상승시킨다.

1) 지혈대 적용

사용하는 지혈대 기구가 무엇이든 간에, 직접 압박이라는 전통적 방법으로 지혈이 될 수 없는 출혈이면서 또한 해부학적으로 지혈대 적용이 적절한 부위의 출혈이라면, 다음의 지혈대를 시행할 수 있다.

① 벗겨짐, 절단, 및 열상으로 유발된 팔다리 대량 출혈 창상을 식별하라.

② 즉각적으로 생명-위협적인 출혈이 아니라면, 직접 압박술로 지혈을 시도하라.

㉠ 직접 압박술로 신속히 지혈할 수 없거나 환자가 계속 출혈하는 것으로 보인다면, 즉시 지혈대 적용으로 전환한다.

③ 지혈대를 출혈 부위보다 딱 5-8 cm 몸-쪽에 위치시킨다.

㉠ 팔다리의 관절 부위 위에 지혈대를 적용하지는 않는다.

④ 지혈대를 그 위치에 고정한 상태에서 팔다리 둘레를 조이는 압박을 가하기 시작한다.

⑤ 먼쪽 맥박이 더 이상 촉진되지 않을 때까지(출혈이 반드시 멎어야 함) 지혈대를 조인다.

⑥ 지혈대 윈치 막대를 고정클립에 고정한다.

⑦ 지혈대 적용 시각을 확인하여 기록하라.

㉠ 모든 응급의료종사자는 환자의 얼굴을 보기 때문에, 일부 처치제공자들은 지혈대 적용 시각을 환자의 이마에 표기하는 방법을 주장하고 있다.

⑧ 지혈대가 덮어지거나 가려지지 않게 한다.

⑨ 출혈이나 먼쪽 맥박을 자주 재평가하라.

㉠ 필요하면 지혈대 압력을 더 높여라.

⑩ 수용 가능한 응급의료기관에 연락하여 지혈대를 적용했다는 사실과 적용 시각을 알려 준다.

㉠ 병원전처치기록지에 적용시간을 기록한다.

2) 사용방법

① 지혈대를 꺼낸다.

② 환부의 위쪽으로 장착할 준빌르 한다.

㉠ 지혈끈을 연결 고리에 통과시켜 압박할 준비를 한다.

③ 길이 조절 벨트를 잡아당겨 압박한다.

㉠ 안전하게 환부 위쪽으로 압박한다.

④ 압박부위에 벨트를 잡아당겨 밸크로로 고정한다.

㉠ 단, 지혈봉 고정 클립은 밸크로로 덮지 않도록 한다.

⑤ 지혈봉을 꼬아서 압박한다.

㉠ 출혈이 멈출때까지 지혈봉을 꼬아서 압박한다.

⑥ 지혈봉을 고정 클립에 고정시킨다.

㉠ 출혈이 멈춘 후 고정하도록 한다.

⑦ 덮개 벨트로 지혈봉을 감싸준다.

㉠ 덮개 벨트로 지혈봉을 감싸서 지혈봉이 풀리지 않도록 고정하여 마무리한다(그림 5-139).

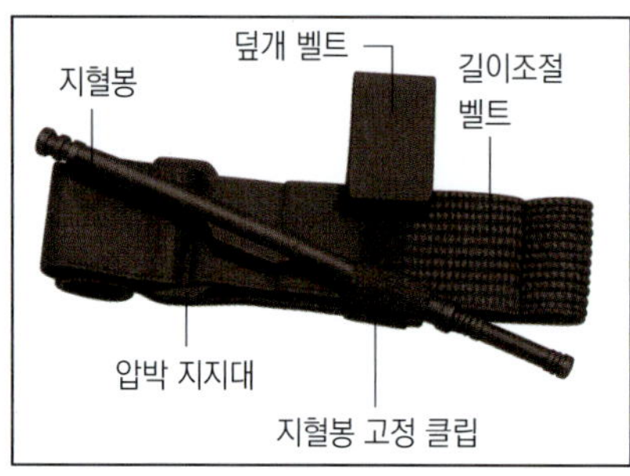

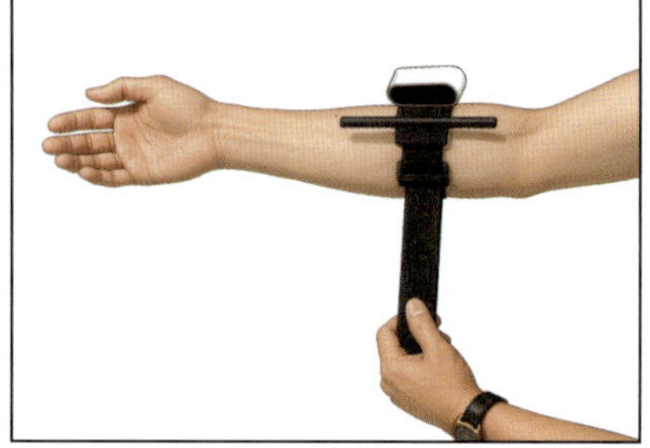

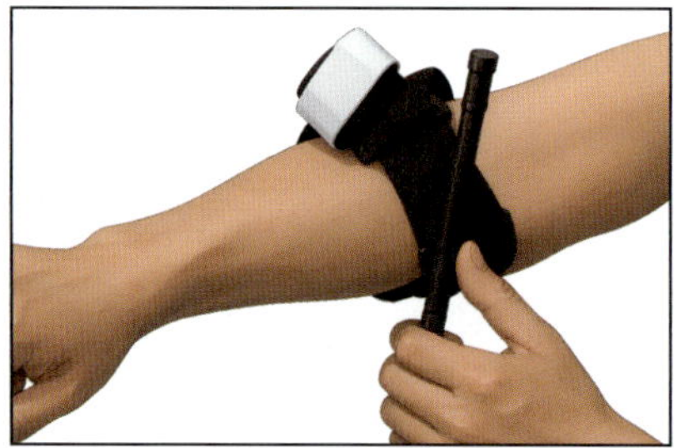

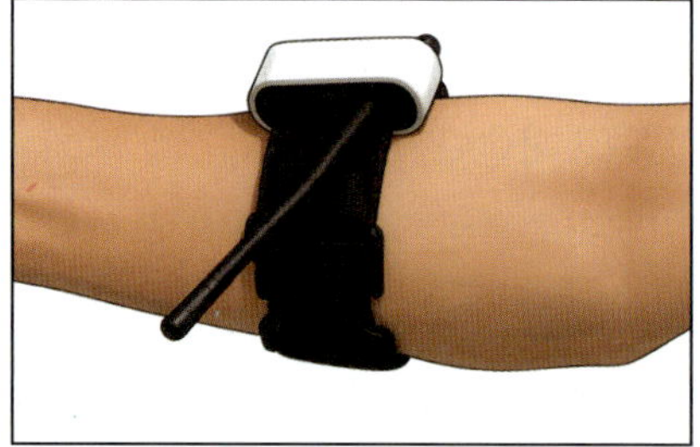

그림 5-139. **지혈대 사용방법**

Chapter

06 기도관리 및 환기

01 개요

호흡기계통(respiration system)은 세포에 산소를 공급하고 대사물인 이산화탄소를 제거하는 역할을 한다. 산소는 필수적인 영양소를 에너지로 변화시키는 데 필요하며 모든 신체조직에서 지속해서 사용할 수 있다.

호흡기계의 해부학적 구조를 대략적으로 알아보면 다음과 같다.

① 상부기도

㉠ 몸 안으로 들어오는 공기를 가온, 가습시킨다.

㉡ 공기정화에도 효과적이다. 공기는 구강과 비강을 통하여 상부기도로 들어온다.

㉢ 흡기 중에는 공기는 상부기도를 빠져나와 후두를 통하여 기관으로 들어간다.

② 하부기도

㉠ 분기점에서 기관은 좌우 주 기관지로 나누어진다. 좌측 주 기관지가 왼쪽으로 각이 져 있는 데 비해서 우측 주기관지는 거의 직선(70°)이다.

㉡ 주기관지는 다시 2차 기관지로 나뉜다.

- 2차 기관지는 최종적으로 가장 작은 세기관지로까지 나뉜다.

㉢ 세기관지는 평활근을 포함하고 있고 평활근이 수축하면 기도의 직경이 감소하게 된다.

㉣ 분지는 총 23번째 분지 중 17번째 분지 이후부터 호흡부분인 호흡세기관지가 된다 (표 6-1).

- 근육 결합성 세포로 되어 있으면 제한되어 있지만, 가스교환 능력이 있다.

㉤ 호흡세기관지는 허파꽈리관으로 나누어진다. 이러한 분지는 허파꽈리에서 종결된다.

- 허파꽈리관과 호흡성 세기관지에서도 제한된 가스교환이 이루어지고 있지만, 가스교환 대부분은 허파꽈리에서 일어난다.

– 허파꽈리는 표면장력을 줄일 수 있는 표면활성제라 불리는 계면활성제인 중요한 화학물질이 있기 때문에 항상 열려 있게 된다(그림 6-1).

③ 가슴막

㉠ 폐는 가슴막이라 불리는 결합조직으로 덮여 있다.

㉡ 폐문(hilum, 기관지가 폐로 들어가는 지점)을 제외하고 폐와 분리되어 있고 두 개의 층으로 되어 있다(그림 6-2).

㉢ 장측가슴막은 폐를 덮고 있고 신경섬유가 포함되어 있지 않다.

㉣ 벽측가슴막은 흉강에 붙어 있고 신경섬유가 포함되어 있다.

㉤ 가슴막의 두 층 사이의 잠재적인 공간인 가슴막공간 안에서 작은 양의 가슴막액을 볼 수 있다.

④ 폐의 혈액공급 체계

㉠ 혈액공급은 2가지의 체계를 통하여 이루어진다.

– 폐동맥과 폐정맥체계와 기관지동맥과 기관지정맥체계

㉡ 폐동맥은 심장에서 산소가 부족한 혈액을 산소화시키기 위하여 폐로 옮긴다.

㉢ 폐정맥은 폐에서 산소가 풍부한 혈액을 심장으로 옮긴다.

㉣ 폐 조직 자체는 폐동맥과 폐정맥으로부터 혈액을 거의 공급받지 않는다.

– 대동맥의 분지인 기관지 동맥에서 대부분 혈액을 공급받고 있다.

– 기관지 정맥은 폐에서 상대정맥으로 혈액을 보낸다.

이 보는 제계는 호흡, 즉 살아있는 유기체와 환경 간 가스교환을 위하여 제공된다. 폐호흡은 폐 안에서 일어나고 허파꽈리와 모세혈관막을 통한 폐모세혈관 안에 있는 적혈구 간에 가스가 교환되는 것이다. 조직호흡은 말초 모세혈관에서 일어난다. 호흡성 가스가 적혈구와 여러 조직 사이에서 교환되는 것을 말한다.

표 6-1. 호흡분지, 호흡통로는 공기가 운반되는 전도 부분과 가스교환이 일어나는 호흡 부분으로 이루어진다.

	구분	총 개수	분지수
전도 부분 (Conducting zone)	기관(Trachea)	1	0
	기관지(Bronchi)	2	1
	↓	4	2
		8	10
	세기관지(Bronchioles)	16	
	↓	32 ↓	
	종말세기관지(Terminal bronchioles)	$6x10^4$	16
호흡 부분 (Respiratory zone)	호흡세기관지(Respiratory bronchioles)	↓	17
			18
		$5x10^5$	19
	허파꽈리관(Alveolar ducts)	↓	20
			21
			22
	허파꽈리주머니(Alveolar sacs)	$8x10^6$	23

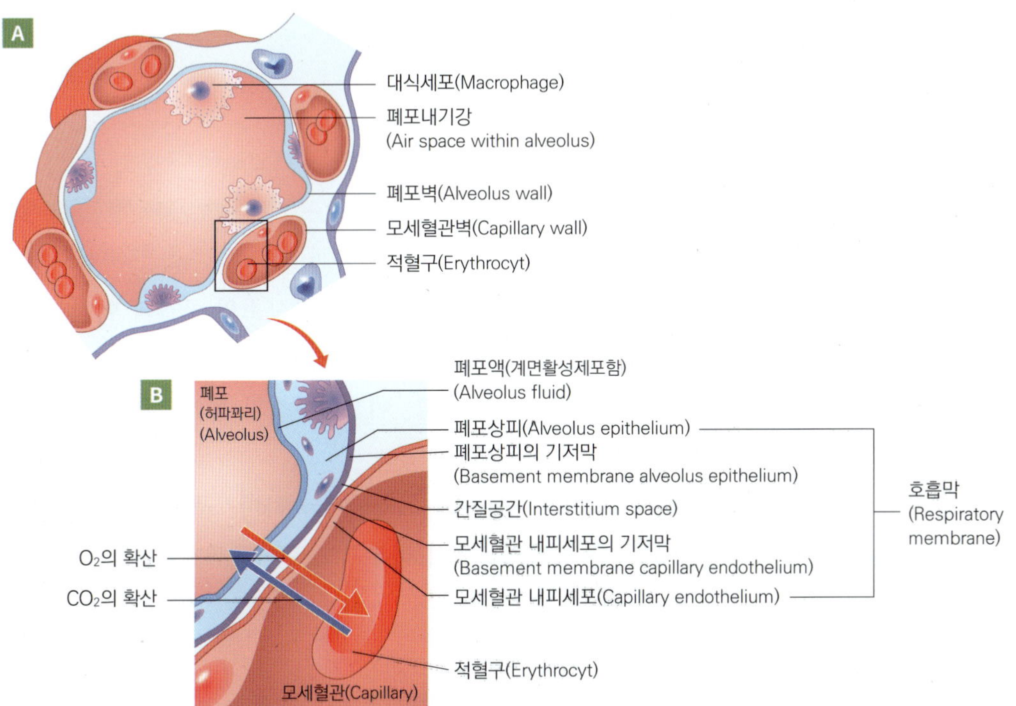

그림 6-1. **폐포와 호흡막.** (A) **폐포의 단면** (B) **얇은 5층의 호흡막을 건너 O_2가 가스분압에 의해 확산된다.**

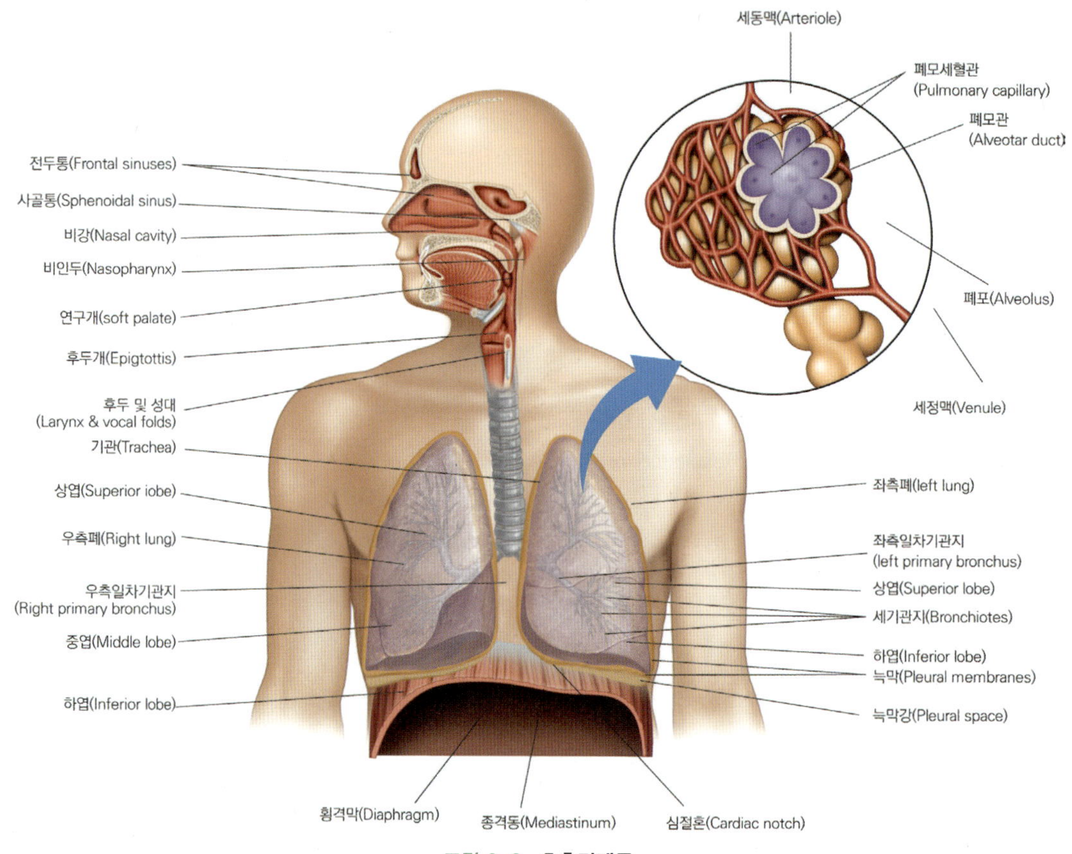

그림 6-2. **호흡기계통**

02 호흡기 해부

우리의 체내에 있는 수조 개의 세포는 항상성을 유지하기 위해 산소의 공급과 이산화탄소의 배출이 필요하다. 이 가스교환을 호흡(respiration) 또는 숨쉬기(breathing)라 하는데, 허파로 들어온 공기로부터 산소가 흡입되어 혈액으로 들어가고, 이산화탄소가 혈액으로부터 허파로 나와 이동해 공기로 배출될 때를 말한다.

공기를 들이마실 때를 흡입(inhalation) 또는 들숨(inspiration)이라 하며, 공기를 내뱉을 때를 배출 또는 날숨이라 한다. 공기의 흐름은 상부기도에서 하부기도로 이동하게 된다.

1) 상부기도의 구조

상부기도는 입과 코에서부터 후두(larynx)까지를 포함한다. 상부기도는 비강(nasal cavity), 구강(oral cavity), 인두(pharynx), 후두(larynx)로 구성한다(그림 6-3).

① 코안(Nasal cavity, 비강): 외비공 혹은 바깥 콧구멍에서는 공기의 들숨과 날숨의 두 작용이 일어난다. 코안은 바깥 콧구멍으로부터 인두까지의 공간이며, 코중격(nasal septum)으로 왼 · 오른쪽으로 나누어져 있다. 코안은 우리에게 따뜻하고 촉촉한 공기의 제공과 함께 안쪽에 따라가며, 후각신경(olfactory neurons)을 통해 냄새 감각을 느낀다. 코안 쪽의 털 또는 섬모(cilia)는 들숨 시 공기의 미세먼지를 여과한다.

코곁굴(paranasal sinuses)이라 부르는 두개골 내의 속이 빈 공간은 머리를 가볍게 한다. 코곁굴은 점막으로 구성되어 있어 호흡할 때 공기를 습하게 하는 데 중요한 역할을 한다.

※ 원주섬모(거짓중층)상피-점액을 분비하는 술잔세포가 많다.

② 인두(Pharynx): 호흡계 일부분으로 코나 입으로 들어오는 공기는 습해지고 따뜻해져서 몸의 체온과 같아진 뒤에 인두를 거쳐서 후두를 지나 기관, 기관지를 통과한 뒤, 폐에 도달하게 된다. 이 중 인두는 크게 3부분으로 나뉘어 있는데 비인두(nasopharynx), 입인두(oropharynx), 후두인두(laryngopharynx)로 구성되어 있다.

※ 목뼈 앞에서 식도에 이르는 관, 소화기와 호흡기의 교차점이다.

③ 후두(Larynx): 인두와 기관 사이의 부분으로 발성과 호흡작용을 가진다. 후두는 작은 연골들로 구성된 데, 그 목적은 단지 공기의 지나가는 통로 구실 외에 명확한 발성을 하는 데 있다. 점막에 덮여 있으며 근육연골성의 구조(갑상연골: thyroid cartilage, Adam's apple, 윤상연골: cricothyroid membrane)를 이루고 있고, 기관의 상단부와 혀근 및 설골의 아래쪽에 있다. 주로 기관 내 이물의 침입을 조임근 수축 때문에 방지된다. 후두에는 성대(vocal cord)가 있어서 여기에 붙어 있는 작은 근육과 연골의 움직임으로 말하고 노래할 수 있다.

2) 하부기도의 해부

하부기도는 후두 아래에서 허파꽈리(alveoli)까지 이른다. 하부기도에서는 호흡가스의 교환이 이루어진다.

하부기도의 이동경로는 기관 → 기관지 → 세기관지 → 종말세기관지 → 호흡세기관지 → 허파꽈리관 → 허파꽈리주머니 순이다(그림 6-4).

① 기관(Trachea): 후두에서 폐로 통하는 엄지손가락 정도 굵기의 관 모양의 기도이다. 후두 밑에서 시작되어 식도 앞을 내려가 흉강에 들어가 심장 뒤에서 좌우로 갈라지고, 길이는 10-12 ㎝이다.

② 기관지(Bronchus): 기관지 폐 사이를 이어주는 관으로 들이마신 공기가 폐로 들어가고, 내쉰 공기가 폐로부터 몸 밖으로 나가는 공기의 이동통로이다. 용골(carina) 부위에서 기관은 좌우 기관지로 나누어진다(그림 6-4).

PART 02

※ 오른 기관지 굵고 짧으며, 경사가 급하여 이물질에 의한 폐쇄가 더 많이 일어난다. 오른 허파 3엽, 왼 허파 2엽으로 이루어졌다. 허파의 엽에 따라 기관지가 형성되어 있다.

③ 허파꽈리(Alveoli): 폐에 들어간 기관지는 여러 분지를 되풀이하여, 마지막으로 지름 0.1 ㎜쯤 되는 거품의 낟알 같은 허파꽈리에 달한다. 성인 허파꽈리의 수는 약 3-5억 개이며, 총 표면적은 70-100 ㎡에 이른다.

④ 폐 조직(Lung tissue): 탄산가스를 방출하는 일종의 선이며, 통상의 외분비선과 상동의 구조를 나타낸다.

※ 허파의 기능적 단위, 가스교환이 일어나고, 기관지의 가장 끝가지는 허파꽈리이다.

⑤ 가슴막(Pleura 가슴막): 가슴막은 2겹의 장막으로 흉벽, 가로막(횡격막) 및 종격동의 표면을 둘러싸는 벽쪽 가슴막(parietal pleura)과 폐를 둘러싸는 허파쪽 가슴막(visceral pleura)이 있다. 가슴막은 흉부와 복부를 나누는 근육으로 된 막이며, 가슴막의 상하운동 때문에 호흡운동이 이루어진다.

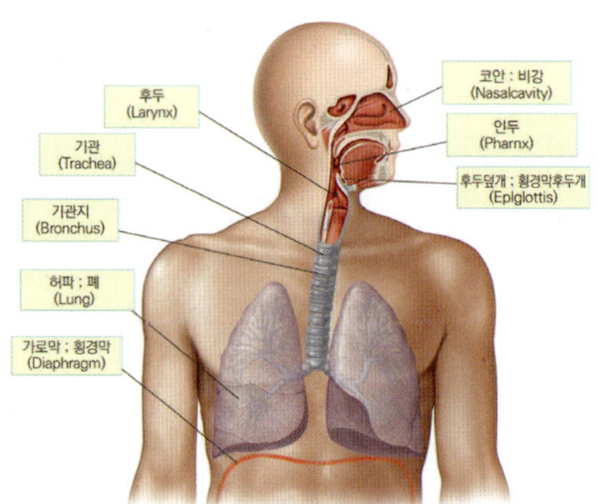

그림 6-3. 상부기도의 해부학적 구조

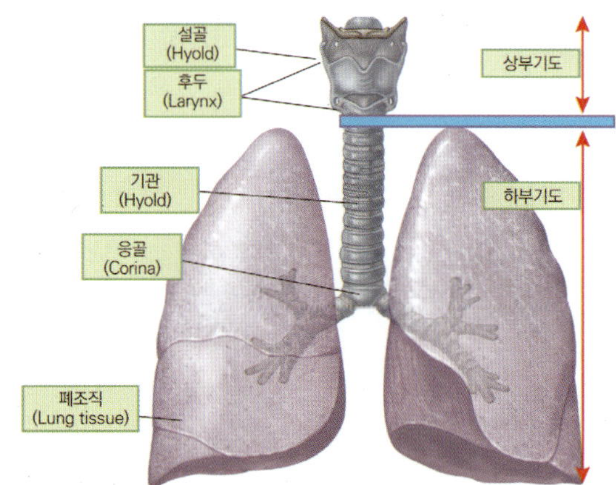

그림 6-4. 하부기도의 해부도

03 호흡기계의 생리

호흡(respiration)이란 산소를 들이마시고 이산화탄소를 내보내는 가스교환을 통하여 생존에 필요한 에너지를 만드는 작용이다.

1) 호흡

호흡근은 들숨근과 날숨근으로 구분된다.

① 들숨근은 능동적이면서 가로막, 바깥갈비사이근, 갈비올림근으로 구성된다.

② 날숨근은 수동적이면서 속갈비사이근, 배곧은근으로 구성되어 있다.

③ 배호흡은 가로막에 의해 이루어진다.

④ 가슴호흡은 갈비사이근을 주로 이용한다.

특히, 들숨호흡은 바깥갈비사이근의 수축에 의해 가슴안 공간이 넓어진다, 가로막 수축에 의해 허파꽈리가 확장이 된다. 배부위 근육이완과 표면활성제가 분비되어 허파꽈리가 확장되어 들숨호흡이 이루어진다.

Tip 표면활성제

- 날숨 때 허파꽈리끼리 흡착방지(액체층의 표면장력을 감소, 들숨을 쉽게 한다)
  허파꽈리의 적당한 습도 유지하여 허파꽈리의 안전성 유지(허파꽈리 안에 물이 차지 않게 한다)한다.
- 허파꽈리벽 Ⅰ형 세포는 호흡상피이며, Ⅱ형 세포(surfactant cell, 사이막세포)는 표면활성제 분비(주로 인지질)한다.
  ※ 표면활성제가 분비되지 않는다면? 호흡곤란, 허파꽈리 속에 액체가 고인다.

2) 호흡의 조절

호흡운동은 뇌의 연수와 다리뇌에 있는 호흡중추(respiratory center)에 의하여 반사적으로 조절된다.

① 호흡은 중추신경계의 지배를 받고 있으며 호흡조절의 중추는 뇌간(brain stem)에 있다.

㉠ 뇌간은 신경계 중 가장 잘 보호된 부분이다.

㉡ 인체가 더 많은 산소가 필요할 때 뇌간은 신경을 통해 흉곽의 근육과 횡격막에서 자극을 보내어 더 빠르고 힘차게 움직이도록 한다.

즉, 동맥혈의 산소농도와 이산화탄소농도를 감시하여 그 농도의 변화에 따라 호흡의 속도와 깊이를 조절한다. 동맥혈의 이산화탄소농도가 조금만 증가해도 호흡의 속도가 빨라지고, 조금만 감소해도 호흡속도는 느려진다.

(1) 저산소 상태

저산소상태의 요인과 영향은 다음과 같다(표 6-2).

표 6-2. 저산소 상태의 요인과 영향

요 인	영 향
발 열	↑
정 서	↑
통 증	↑
저산소증	↑
산 증	↑
자 극	↑
우 울	↓
수 면	↓

3) 호흡기전

폐는 근육이 없어 자체적으로 움직일 수 없다. 호흡은 스스로 조절될 수는 없으나 잠깐 숨을 빠르게 또는 느리게 멈출 수도 있으나 일시적으로 가능하며, 동맥혈의 이산화탄소와 산소의 균형이 깨지면 호흡은 자동으로 조절된다.

호흡과정에서 호흡에 관여하는 근육이 능동적으로 수축하는 시기는 흡기이다. 흡기 중에는 횡격막과 늑간근이 수축하는데 횡격막이 수축하면 흉강은 위에서 아래쪽으로 커지게 되고, 늑간근이 수축하면 늑골을 들어 올린다. 따라서 호흡근이 수축하면 흉강은 모든 방향으로 커지고 흉강 내 압력은 낮아져 공기가 폐로 들어간다. 호기 중에는 반대로 이루어진다.

(1) 가스교환

가스교환은 가스 분압차에 의한 확산에 의해 일어난다. 허파꽈리의 산소분압은 100 mmHg, 이산화탄소 분압은 40 mmHg이며, 허파꽈리 안 N2 분압이 제일 높다, 질소는 잠수병의 원인이 된다.

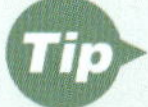

가스교환 운반방법

1) 혈액에서 산소 운반방법
   ① 분압차에 의해 혈액으로 확산되어 용해되어 이동되는 산소량은 1.5%이다.
   ② 혈색소(hemoglobin) 결합되어 이동되는 산소는 98.5%이다.
   ③ 혈색소 1 g과 결합할 수 있는 산소의 양은 약 0.34 mL이다.

2) 혈액에서 이산화탄소 운반방법 3가지로 구분된다.
   ① 용해: 7%, ② $HbCO_2$: 23%, ③ HCO_3^-(중탄산염이온): 70%, 이산화탄소 주 운반이 된다.

3) 저산소증일 때 크게 영향받는 곳은 뇌이고, Hb에 CO는 O_2보다 200배 친화력이 있다.

호흡곤란(Dyspnea)

1) 만성폐쇄성폐질환(Chronic obstructive pulmonary disease, COPD): 원인이 되는 폐질환이나 심장질환이 없이 기도폐쇄가 발생하여 기류의 속도가 감소하는 질환군
2) 호흡성 산증: 허파로부터 CO_2 배출이 좋지 못해 pH가 내려갈 때 생기는 현상
3) 호흡성 알칼리증: CO_2가 낮아지고 pH가 올라가 저산소혈증에 수반되는 산-염기평형 이상

호흡의 변형된 형태

① 기침: 폐에서 공기가 한 번에 배출되는 것으로 폐의 이물을 제거하는 방어기능
② 그르렁거림: 상기도에 혈액, 구토물, 다른 분비물이 축적되어 나는 소리
③ 조용함: 호흡이 감소하거나 없는 것
④ 한숨: 느리고 깊게, 불수의적으로 호흡을 들이쉬고 내쉬는 것
⑤ 코골기(Snoring): 상부기도나 부분적으로 폐쇄되었을 때 통상 혀에 의하여 폐쇄되었을 때 나는 소리
⑥ 딸꾹질: 성문이 갑자기 폐쇄되면서 횡격막이 발작적으로 수축할 때 갑자기 공기를 들어 마시게 되는 것
⑦ 협착음(Strider): 거칠고 높은 음조의 호흡음이 흡기 시에 들리고 크룹처럼 상부기도가 폐쇄되었을 때 나는 소리(후두부종이나 협착으로 흡기 시 발생되는 거칠고 고음의 소리)
⑧ 천명음(Wheezing): 과도한 부종, 기관지 수축, 이물질 때문에 좁아졌을 때 나는 휘파람을 부는 듯한 소리.
⑨ 건성수포음(Rhonchi): 과도한 점액이나 기타 이물질과 관련 있는 보다 커다란 기도에서 나는 꾸륵꾸륵하는 소리
⑩ 가슴막마찰음(Frictin rub): 가슴막염같이 가슴막에 염증이 있을 때 들리며 마치 마른 가죽끼리 문지를 때 들리는 소리

⑪ 쿠스마울호흡(Kussmaul's respiration): 깊고 느리거나 빠르고 가쁜 호흡으로 당뇨성 산증이 있을 때 나타나는 소리
⑫ 체인스톡스호흡(Cheyne–Stokes respiration): 깊고 빠르다가 점차 얕고 느려지는 호흡이 반복되는 상태로 뇌간 손상 시 나타나는 소리(그림 6-5)
⑬ 비오호흡(Biot's respiration): 횟수와 깊이가 불규칙적이며 갑자기 무호흡이 주기적으로 나타나는 소리(뇌압상승)
⑭ 중추신경성 과호흡: 깊고 빠른 호흡으로 뇌압상승 징후
⑮ 고통스런 호흡: 얕고 느리거나 드물게 호흡하는 경우로 뇌의 무산소 상태
⑯ 수포음(Rale, 나음): 대기관지에 염증, 점액, 분비물이 있을 때 거칠게 그르렁거리며 나는 소리
– 작은 기도 안에 있는 액체와 관련이 있는 미세하고 물기가 있는 바스락거리는 소리
⑰ 악설음(Crackle): 미세 기관지에 분비물이 있을 때 머리카락 비비는 듯(짧고 폭발적인, 물 끊는 음)한 가늘게 나는 소리

※ 호흡의 비정상적인 양상

비정상 호흡양상	공기흐름의 문제	가스교환의 문제
• 쿠스마울 호흡 • 체인 스톡호흡 • 비오호흡 • 중추신경성 과호흡 • 고통스런 호흡	• 코골기(Snoring) • 그르렁거림 • 협착음 • 천명음 • 조용함	• 수포음(Rale) • 악설음(Crackle)

A 정상호흡(Eupnea)–안정상태의 호흡

D 무호흡(Apnea)–호흡중지

B 과다호흡(Hyperventilation)–빠르고 깊은 호흡

E 체인–스토크스호흡(Cheyne–Stokes respiration)
–무호흡과 과다호흡의 반복

C 호흡저하(Hypoventilation)–느린호흡

F 비오호흡(Biot's respiration)–교대성 무호흡

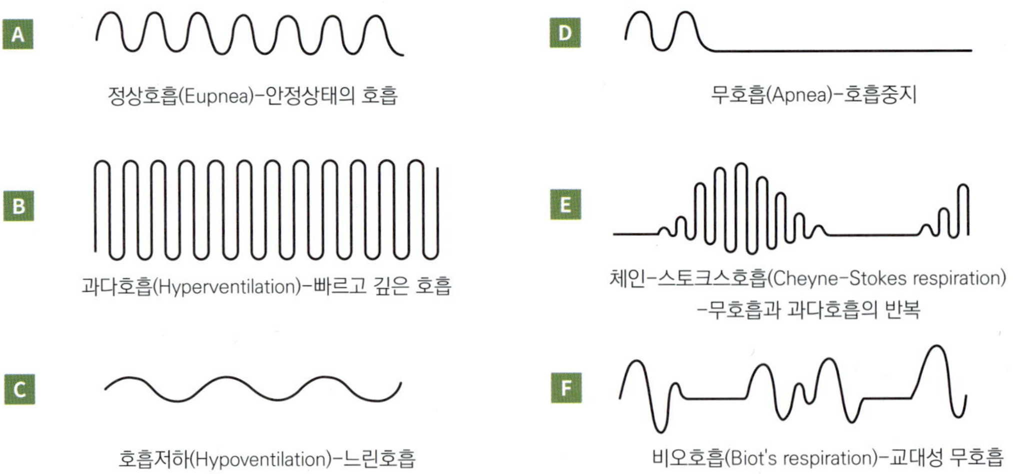

그림 6-5. **호흡 형태와 호흡곡선**

(2) 환자상태에 따른 호흡수의 증감을 다음과 같이 추측할 수 있다(표 6-3).

표 6-3. 환자상태에 따른 호흡수의 증감

호흡수 증가	호흡수 감소
• 발열 • 불안 • 통증 • 저산소증	• 억제성 약물(Depressant drugs) • 수면

(3) 환기방법

① 입-입 인공호흡법/입-코 인공호흡법: 16%

② 포켓 마스크법: 분당 10-15 L로 산소공급 시 50-55%

③ 백 마스크법: 90% 이상

④ 수요밸브 소생기: 100%, 소아 금기

⑤ 압축산소로 작동하는 인공호흡기

04 호흡기계의 평가

호흡기계 평가는 병원 전 처치에서 중요한 부분이다. 일차평가 중에 기도와 환기를 즉시 평가해야 한다. 만약 이차평가에서 호흡기계와 환자의 문제와 관련이 있는 것으로 확인되면 호흡기 평가에 초점을 맞춘다.

1) 병력

병력과 신체검진은 환자의 주 호소와 일차적인 문제에 의하여 판단된 문제 분야에 집중해야 한다. 만약 환자가 호흡곤란을 호소한다면 다음과 같은 질문을 한다.

① 호흡곤란이 얼마나 오랫동안 있었는가?

② 호흡곤란이 갑자기 발생하였는가? 아니면 점진적으로 시작되었는가?

③ 호흡곤란이 체위에 따라 호전되거나 악화하는가? 좌위성호흡과 관련이 있는가? (앙와위로 누워 있어도 호흡곤란이 있는가?)

④ 기침을 하고 있는가?

- 기침한다면 객담이 나오는가?
- 객담의 특성과 색깔은 어떤가?

- 객혈이 있는가?

⑤ 호흡곤란과 관련된 통증이 있는가?
- 통증이 있는 경우 통증 부위는 어느 곳인가?
- 천천히 시작되었는가? 아니면 갑자기 시작되었는가?
- 통증 지속 시간은?

⑥ 통증이 신체 다른 부위로 방사되는가?

⑦ 숨 쉬는 데 따라 통증이 심해지는가?

⑧ 환자에게 이전 병력이 있는가?

⑨ 환자가 투여받는 약제가 있는가?

⑩ 알레르기가 있는가?

2) 신체검진

호흡계의 신체검진은 환자평가의 표준화된 단계 시진, 촉진, 타진, 청진을 따른다.

3) 일차평가

기도 개방하면서 일차평가를 수행한다. 기도에 문제가 있다면 즉시 기본 기도처치술을 적용한다. 기도를 평가하면서 다음 원칙을 염두에 둔다.

① 시끄러운 숨소리는 거의 항상 기도폐쇄를 의미한다.

② 폐쇄된 기도가 항상 시끄러운 소리를 내지는 않는다.

③ 뇌는 질식 때 단지 몇 분간만 생존할 수 있다.

④ 기도가 막혔을 때 인공호흡은 쓸모가 없다.

⑤ 기도폐쇄를 인지한 경우 도움을 요청하거나 기구를 준비하기 위해 시간을 낭비해서는 안 된다.

⑥ 기도를 확보했다면 환자의 호흡과 순환이 적절한지 확인한다.

4) 이차평가

이차평가는 다음 상황이 있는지 확인하면서 평가를 시작된다.

① 불안, 불편감, 혹은 스트레스는 저산소증의 가능성

② 호흡곤란 때문에 말하기 어려움

③ 현존하는 증상 때문에 질문에 집중하기 어려움

④ 명료한 언어반응 vs 혼란

⑤ 환자의 체위

⑥ 비만으로 인한 저환기 초래

관찰에 뒤이어 활력징후를 판단한다.

① 호흡패턴에서 호흡수와 호흡의 깊이를 포함한다. 비정상적인 호흡양상이 있는지 판단한다.

② 환자가 기이맥(pulsus paradoxus)을 나타내는지 확인한다.

㉠ 매 호흡주기에서 수축기 혈압이 10 torr 이상 저하되는 것을 말한다.

㉡ 만성폐쇄성질환 및 심장압전과 관련이 있다.

㉢ 기이맥이 나타나는지 알기 위하여 시간을 낭비하면 안 된다.

* Torr: 압력의 단위, mmHg와 거의 같은 값을 갖는 단위

(1) 시진

호흡문제가 있는지 먼저 찾아본 후에 시진을 해야 한다. 다음은 명백한 징후에 포함되는 것이다.

① 비익 확장(Nasal flaring, 코를 벌름거림)

② 늑간근 퇴축

③ 보조 호흡근의 사용

④ 청색증

⑤ 입술을 오므린 호흡

⑥ 기관 잡아당김(Tugging, 견인)

흉곽의 전후경과 일반적인 형태를 시진해야 한다.

① 전후경의 증가는 만성폐쇄성질환을 암시한다.

② 어떠한 비대칭성은 외상을 의미한다.

③ 흉곽의 역행성 움직임은 도리깨가슴(flail chest, 동요가슴, 연가양 흉부)을 나타낸다.

④ 흉부의 흉터와 병변, 상처, 변형을 살펴본다.

(2) 촉진

시진이 끝나면 흉부를 촉진하는데 앞뒤를 촉진하여 이상 여부를 찾는다.

① 압통, 염발음(비빔소리), 피하기종, 공기누출이 있는지 찾는다.

② 처음 흉부 전면을 촉진한 후 후면을 촉진한다.

㉠ 매번 환자의 흉부 뒷면에서 혈액이 있다면 장갑 낀 손으로 이를 제거하면서 시진한다.

③ 어떤 경우 환자의 촉각진탕음(tac tile fremitus, 환자가 말할 때 느낄 수 있는 진동)을 평가하도록 한다

㉠ 촉각진탕음을 평가할 때 흉부 한쪽 면을 다른 쪽과 비교한다.

㉡ 동시에 기관을 촉진하면서 긴장성 기흉을 나타내는 기관 변위가 있는지 촉진한다.

(3) 타진

촉진한 후에 필요하다면 흉부를 타진한다. 기흉과 폐부종이 의심되는 사례만 타진한다.

① 타진 시 빈 통을 두드리는 듯한 소리가 나면 기흉이나 기종을 의미한다.

② 타진 시 둔탁한 소리가 나면 폐부종이나 혈흉, 폐렴을 의미한다.

(4) 청진

마지막으로 흉부를 청진한다. 청진기를 사용하지 않고 환자와 거리를 두고 환자의 호흡음을 들어본다. 커다란 협착음(stridor), 천명음(wheezing), 기침소리가 나는지 들어본다.

① 가능하다면 환자를 좌위에 두고 흉부를 대칭적인 양상으로 들어본다.

② 환자가 앉지 못하면 흉부의 전면과 측면을 청진한다.

③ 한 부분에 호흡의 한 주기를 완전히 다 들어본다.

④ 환자가 입을 벌리고 깊게 공기를 내쉬는 동안 이상한 호흡음이 들리는지 그 위치가 어디인지 확인한다.

5) 진단검사

환자의 호흡 상태를 평가하기 위한 중요한 세 가지 진단적 측정법이 있다.

(1) 맥박산소측정기(Pulse oximetry)

① 내용은 9. 비침습적 호흡감시(p. 486)에서 참고한다.

(2) 최고기류속도

환자의 호기 최고기류속도(peak expiratory flow rate, PEFR)를 판단하기 위하여 사용되는 작고 휴대 가능한 장비가 있다. 예측 가능한 정상 최고기류속도(peak flow)는 환자의 성별, 연령, 신장에 기초한다. 최고기류속도 측정은 환자의 노력 여하에 따라 다소 달라진다는 것을 기억해야 하며, 응급의료인은 정확한 조사와 판독을 하기 위하여 장비 사용을 이해하는 환자와 협조를 해야 한다.

최고호기기류속도(PEFR)는 라이트 폐활량계(wright spirometer)를 사용하여 얻을 수 있으며 비용이 들지 않고 사용하기 쉽다. 1회용 마우스 피이스(mouth piece)를 측정기 안으로 넣는다. 처음에는 환자가 할 수 있는 최고의 깊은 흡기를 하도록 한다. 그 다음에 환자에게 장비를 입으로 꽉 막아 바람이 새지 않게 하여 세게 호기하도록 격려한다. 호기기류속도는 분당 리터(LPM)로 기록된다. 이를 두 번 반복하여 더 높게 나타난 소견을 환자의 최고날숨유속(PEFR)으로 기록한다.

이산화탄소는 대사의 정상적인 마지막 대사물이며 우심장으로 정맥에 의해 이동한다. 우심실의 박출작용에 의해 폐동맥으로 가고 결국 폐모세혈관으로 들어간다. 허파꽈리 안으로 확산되어 나가고 호기를 통하여 신체 내에서 제거된다.

① 순환이 정상인 경우, $ETCO_2$는 환기에 따라 변화하며 동맥체계내 이산화탄소 분압($PaCO_2$)을 예측하는 데 신뢰할 만하다.
  - 정상 $ETCO_2$는 동맥 내 이산화탄소 분압보다 1–2 ㎜Hg 낮은 5% 정도이다.
  - 정상적인 호기말 이산화탄소분압(partial pressure of CO_2, $PETCO_2$)은 약 38 ㎜Hg (0.05 ×760 ㎜Hg = 38 ㎜Hg)이다.
  - $ETCO_2$는 퍼센트(%)로 표시하고 분압을 강조하는 $PETCO_2$는 ㎜Hg로 나타낸다.

② 쇼크나 심정지처럼 ETCO2는 환기가 아닌 폐혈류와 심박출량을 반영한다.
  - 쇼크, 심정지, 폐색전증, 기관지 경련, 점액전이 막고 있는 부분적 기도폐쇄에서 $ETCO_2$가 감소한다.

③ 이산화탄소 측정기(capnometry)는 $ETCO_2$ 수치를 비침습성으로 측정하여 전신의 대사상태, 환기, 순환 상태에 관한 정보를 응급의료종사자에게 제공한다.
  - Capnography의 사용은 수술실, 응급실, 병원 전 응급현장에서 일반적인 사항이 되었다.

병원 전 응급치료에 처음 도입되었을 때 $ETCO_2$ 감시는 기관내 기관튜브의 적절한 위치를 확인하기 위하여 독점적으로 사용되었다. 기관내삽관에 따른 적당한 CO_2 수치가 있으면 호기되는 이산화탄소의 존재확인을 통하여 기관내 기관튜브를 확인한다.

(3) 이산화탄소 측정기

① 내용은 9. 비침습적 호흡감시(p. 486)에서 참고한다.

PART 02

05 도수기도유지

대기에는 산소가 약 21% 포함되어 있으며 인간은 호흡을 통해 그 중 약 5%를 체내에서 소모한 후 16%의 산소가 함유된 공기를 호기한다. 정상적으로 대기를 호흡하는 경우 사람의 동맥혈은 90% 이상의 산소포화도를 유지하며, 동맥혈산소압은 80 mmHg 이상으로 유지된다.

1) 손에 의한 기도 확보법

손에 의한 기도 확보법은 상당히 효과적이며 특별한 기구 없이 적용할 수 있다. 기본적으로 두부후굴/하악거상법(head-tilt/chin-lift)과 하악견인법(jaw-thrust)의 두 가지 방법이 있다. 만약 외상이 있다면, 변형된 하악견인법이 이용된다.

(1) 두부후굴/하악거상

외상이 없는 환자의 기도개방을 위해서는 두부후굴/하악거상법이 가장 효율적인 방법이다. 목과 턱의 연부조직이 눌려 기도가 폐쇄되지 않도록 한다(그림 6-6).

다음 단계들은 정확하게 시행하는 방법은 다음과 같다.

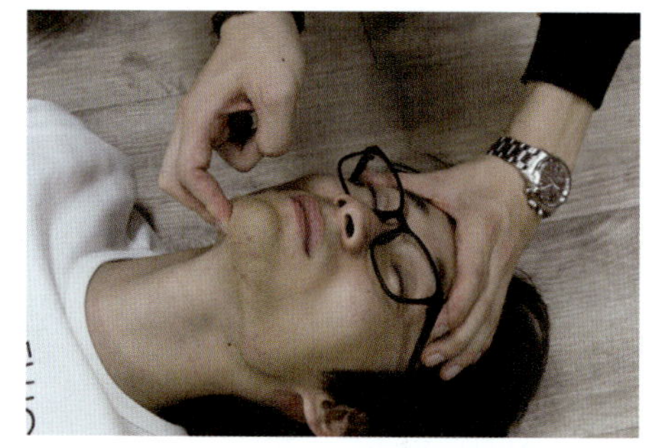

그림 6-6. 두부후굴/하악거상

① 환자를 앙와위로 눕히고, 응급구조사는 옆쪽에 자리 잡는다.

② 한손은 환자 앞이마에 올려놓고 손바닥에 아래쪽으로 힘을 가해서 머리를 뒤쪽으로 경사지게 한다.

③ 다른 손으로 턱을 잡고 엄지손가락을 하악 앞쪽에 두고 검지는 하악 밑에 둔다. 무리한 힘을 가하지 않고, 턱뼈 위에 손을 조심해서 다룬다. 연부조직에 압력을 가하는 것을 피하고, 그렇게 하지 않으면 기도 폐쇄가 발생할 수 있다.

④ 기도 개방을 위해 턱을 앞쪽으로 위로 들어 올리듯이 기울인다.

(2) 하악견인법

하악견인법은 기도개방을 위한 또 하나의 방법이다. 이 방법은 머리를 약간 경사지게 하는 법과 혼합되어 있으나 외상환자에게도 적용된다. 다음은 이 방법을 수행하는 단계이다(그림 6-7).

스스로 기도유지를 못하는 경추손상이 있고 무의식 환자에게 시행한다. 이 방법은 손을 입속에 넣고 턱을 들어 올리며 아래턱을 앞쪽으로 들어 올린다. 이 방법에서 주의할 점은 손가락이 환자 입으로 들어간다는 것이다(jaw-lift maneuver, 혀턱들기)(그림 6-8).

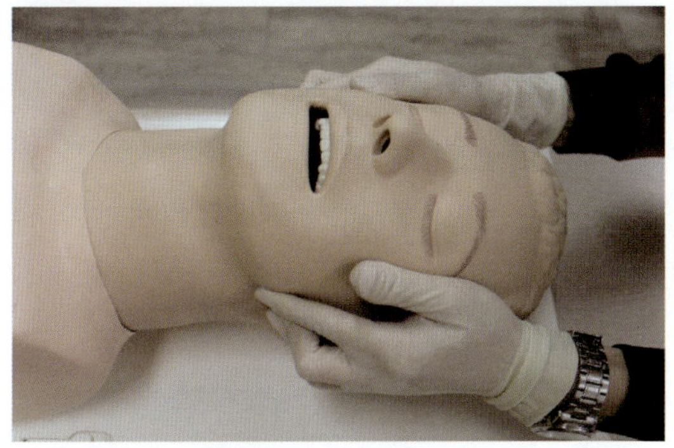

그림 6-7. **하악견인법**

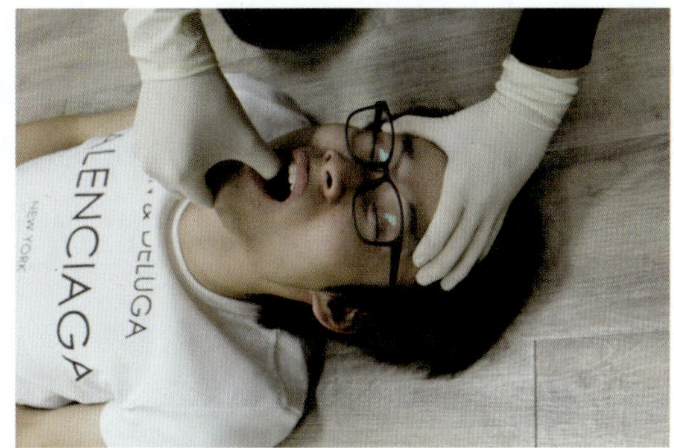

그림 6-8. **혀턱들기**

① 환자의 머리 쪽에서 두 손을 사용하여 환자의 하악골 각을 받쳐주어 하악골이 앞쪽으로 밀려나도록 하는 방법이 하악견입법이다.

② 일반인이 시행하기가 어렵기 때문에 일반인에게는 교육하지 않는다.

③ 외상환자에서 경추손상이 의심될 때, 응급의료종사자가 경추를 보호하기 위해 두부후굴법을 시행하지 않고 하악견인법으로 기도를 유지한다.

④ 안면손상이 있거나 GCS 8점 미만인 환자에서는 경추손상을 반드시 고려한다.
- 환자를 앙와위로 하고, 응급구조사는 머리 위쪽 부위에 무릎 꿇고 앉는다.
- 각 손의 손끝을 환자의 아래턱의 각(angle) 부위에 댄다.
- 힘 있게 턱을 앞으로 잡아당겨 머리를 뒤쪽으로 약간 경사지게 한다.
- 환자의 아랫입술을 엄지손가락으로 잡아당긴다.

(3) 변형된 하악견인법

하악견인법이 머리나 목에 손상 있는 사람에게 가능하도록 수정된 것이다. 이 방법은 머리를 뒤쪽으로 경사지게 하거나 옆으로 돌리거나 하지 않고 단단하게 지지 고정한다는 점 이외에는 같다(그림 6-9).

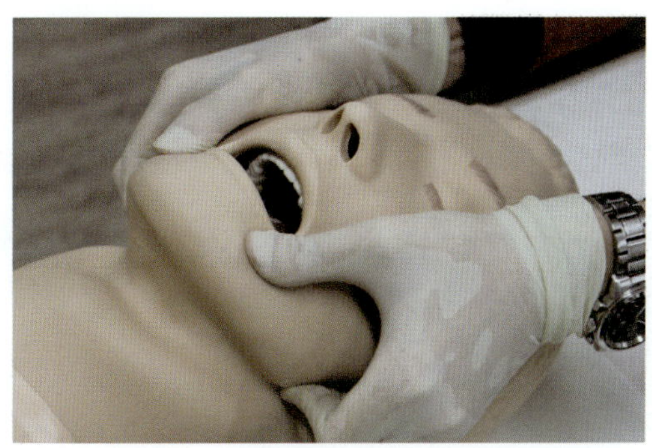

그림 6-9. **변형된 하악견인법(외상 시)**

(4) 삼중기도조작

환자의 머리 쪽에서 두 손으로 두부후굴법을 시행하면서 하악견인법과 더불어 엄지손가락으로 환자의 입을 열어(open mouth)주는 방법이고 환자가 호흡이 있거나 다른 응급구조사가 인공호흡을 할 수 있는 경우 사용한다(그림 6-10). 이러한 기도조작은 경추손상이 의심될 경우에는 시행하지 않는다(triple airway maneuver).

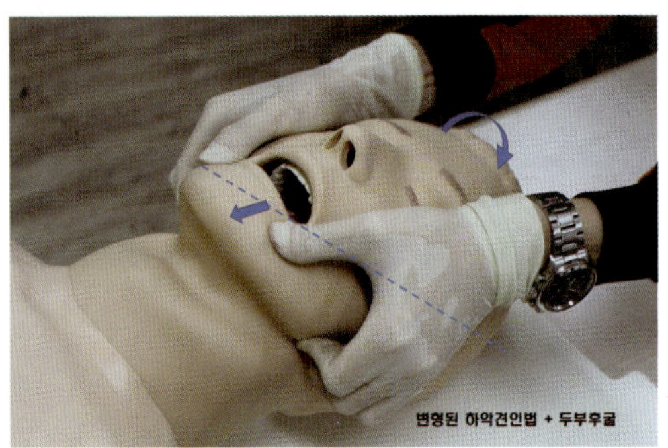

그림 6-10. 삼중기도조작

(5) 윤상 전면부 압박법

위 역류는 종종 환기유지나 기도삽관 중에 발생한다. 기도 내로 들어간 토물은 심각한 합병증을 발생시킨다. 역류를 막는 방법이 윤상 전면부 압박법(sellick's maneuver)이다(그림 6-11). 이 방법은 윤상연골 뒤쪽으로 약간의 압력이 가해진다. 식도가 윤상연골 뒤에 위치하므로 이 방법에서는 연골이 약 100 m/H_2O의 압력으로 식도를 막게 된다. 윤상연골은 갑상연골(Adam's apple) 아래에서 함몰이 만져지고 이 함몰된 막은 윤상갑상막이다. 이 막 아래에 윤상연골이 있다.

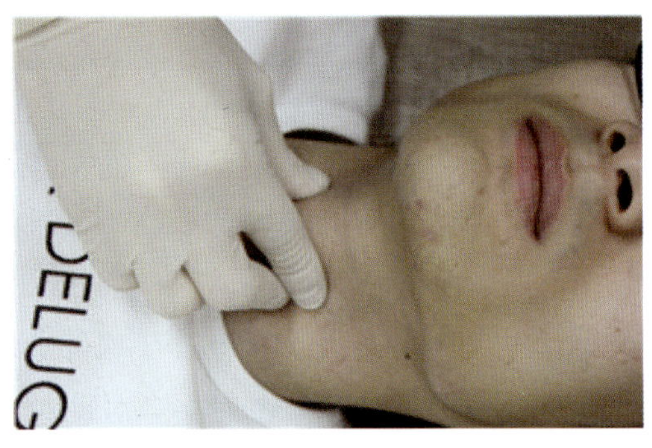

그림 6-11. 윤상 전면부 압박법

한 손의 엄지와 검지를 이용해서 연골의 앞면과 측면에서 중앙선 쪽으로 압박을 가한다. 위 팽만보다 더 큰 압력이 역류를 막는 데 필요하다.

Tip 셀릭법(Sellick's maneuver)

환기 시 위 내용물이 역류되거나 위 팽만(gastric distention)이 되는 것을 예방하기 위해 윤상연골 부위 전방을 지긋이 압박하는 셀릭법을 사용한다. 너무 세게 압력을 가해 기도가 폐쇄되지 않도록 유의한다.

(6) 위 팽만

강한 구조호흡은 환자의 위에 공기가 들어갈 수 있어 위가 확장될 수 있다. 위 팽창의 부적절함은 기도를 폐쇄할 수 있다. 그런 상황으로는 다음과 같다.

① 머리 위치가 부적절한 경우

② 환기가 너무 많이 또는 빨리 제공되어 폐나 기관에서 수용할 수 없는 경우

③ 영아나 소아인 경우(성인보다 더 많이 발생한다)

위 팽만(gastric distention)은 2가지의 심각한 문제를 일으킬 수 있으므로 주의해야 한다.

① 공기가 가득 찬, 위는 가로막을 상승시켜서 폐활량을 감소시킨다.

② 역류(regurgitation) 또는 구토(vomiting)의 가능성이 높아, 추가적인 기도폐쇄나 환자의 폐안으로 구토물이 흡인되어 폐는 손상을 입을 수 있고 폐렴으로 발전할 수도 있다.

위 팽만이나 상황을 더 악화시키지 않기 위한 가장 좋은 방법으로는 다음과 같다.

① 환자의 머리에 적절히 위치시킨다.

② 너무 빠르고 강한 구조호흡을 시행하지 않는다.

③ 환기의 세기를 잘 조절하는 것이고, 호흡량을 조절하는 것이다.

위 팽만이 나타나면 구토에 대한 대비를 해야 한다. 만약 환자가 구토하면 환자의 고개를 옆으로 돌려준다.

2) 기도기를 이용한 기도유지

산소공급은 환자의 상태나 맥박산소측정기(pulse oximetry)를 참고하여 산소농도를 조절하여야 한다. 환자의 상태나 산소포화도에 따라 nasal cannula, ventri mask, facial mask, rebreathing mask, nonrebreathing mask, demand valve, BVM, ventilator 등을 이용하여 기본 기도기를 활용한 기도유지 방법을 배워야 한다.

(1) 산소투여량 및 방법에 따른 산소농도(FiO_2)의 변화

산소투여량 및 방법에 따른 산소농도(FiO_2)의 변화는 표 6-4와 같다.

표 6-4. 산소투여량 및 방법에 따른 산소농도(FiO_2)의 변화

투여 방법	투여 산소량(1/min)	산소농도(FiO_2)
경비관 (Nasal cannule)	1	0.24
	2	0.28
	3	0.32
	4	0.36
	5	0.40
	6	0.44
단순안면마스크 (Simple facial mask)	5-6	0.40
	6-7	0.50
	7-8	0.60
저장 백 마스크 (Reservior bag mask)	6	0.60
	7	0.70
	8	0.80
	9	0.90
	10	0.99

06 인공호흡

정상인의 호기가 인공호흡에 적합하다는 사실이 알려진 후 응급구조사가 환자의 입을 통하여 인공호흡 하는 입-입 인공호흡(mouth to mouth ventilation)과 응급구조사가 환자의 코를 통하여 인공호흡 하는 입-코 인공호흡(mouth to nose ventilation)법이 응급상황에서 가장 적절한 호흡보조 방법으로 자리 잡게 되었다.

① 기본인명소생술 중 가장 빠르고 효율적으로 환자의 호흡을 보조할 방법은 입-입 인공호흡법이다.

② 입-코 인공호흡법은 입을 열 수 없거나 구강이 폐쇄된 환자, 심한 구강 내 손상 또는 이물질에 의한 구강폐쇄가 있는 환자에서만 시행하여야 한다.

③ 기관 창을 통하여 호흡하는 환자에서는 기관 창으로 흡기시켜 주어야 하므로 입-창 인공호흡을 이용한다.

인공호흡을 할 때 20 cmH_2O 이상의 압력으로 환자를 호흡시키면 환자의 위로 공기가 들어가 위를 팽만 시킬 수 있다. 위가 팽만되면 위 내용물이 역류하거나 환자가 구토할 수도 있다.

① 인공호흡을 할 때는 1.0초에 걸쳐서 불어넣는 것이 권장된다.

② 인공호흡을 할 때는 1회 호흡량을 정확히 유지할 수 없으므로, 숨을 불어 넣으면서 환자의 흉곽이 충분히 부풀어 오를 정도의 호흡량(6-7 mL/kg, 성인에서는 500-600 mL)으

로 인공호흡을 한다.

기관내삽관 또는 후두마스크 기도기 등으로 전문기도처치술(advanced airway management)이 시행되지 않은 상태에서는 흉부압박과 인공호흡의 비율은 30:2로 실시한다. 순환이 유지되고 있는 환자에서는 분당 10-12회로 인공호흡을 한다. 심폐소생술 중 전문기도처치술이 시행된 후에는 분당 8-10회의 속도로 인공호흡을 한다.

입-입 인공호흡 또는 입-코 인공호흡을 통한 전염성 질환의 감염가능성에 대한 우려가 최근 후천성 면역결핍증후군 환자의 증가와 더불어 점차 고조되고 있다. 그러나 입-입 인공호흡 또는 심폐소생술 실습 중 마네킹을 통하여 후천성 면역결핍 증후군, 바이러스성 간염, 결핵 등 전염성 질환의 전염 가능성은 매우 희박한 것으로 알려져 있다. 입-입 또는 입-코 인공호흡을 할 때, 환자와 응급구조사 사이의 접촉에 의한 전염성 질환의 감염을 방지하기 위하여 다양한 보조기(barrier, mask)를 사용할 수 있다.

심폐소생술 환자에게 입-입 인공호흡은 시행하지 않고 흉부 압박만을 시행하였을 경우에도 인공호흡을 함께한 경우와 유사한 생존율이 관찰되는 최근 연구가 보고 있다. 따라서 인공호흡의 방법을 모르거나 인공호흡 하기를 원치 않을 경우에는 전혀 심폐소생술을 하지 않는 것보다는 인공호흡을 하지 않고 흉부압박만을 하는 흉부압박 단독 심폐소생술을 시행하는 것이 환자의 생존율을 높일 수 있다.

1) 입-입 인공호흡

입-입 인공호흡을 할 때는 머리 젖히고-턱 들어 올리는 자세법(두부후굴 하악거상법)으로 환자의 기도를 유지한 후, 한 손으로 환자의 코를 막고 턱을 받쳤던 손으로 환자의 입을 연 다음, 공기가 새지 않도록 응급구조사의 입을 환자의 입에 완전히 밀착시킨 후 서서히 공기를 불어 넣어주어야 한다(그림 6-12). 인공호흡 중에는 환자의 가슴이 부풀어 오르는지를 지속해서 관찰하여야 한다. 환자의 가슴이 충분히 부풀어 오를 때까지 공기를 불어 넣은 후에는 환자의 입에서 응급구조사의 입을 떼고 막았던 코를 놓아주어 호기가 이루어지도록 하여야 한다. 호기가 이루어지는 동안에도 환자의 코와 입 사이에 응급구조사의 귀를 댄 후 공기가 배출되는 것을 확인하여야 한다.

입-입 인공호흡을 할 때에는 일회 호흡량을 정확히 측정할 수 없으므로, 환자의 가슴이 충분히 부풀어 오르는지를 확인한다. 통상 일회 호흡량은 6-7 mL/kg(성인에서는 500-600 mL)로서 1초 정도에 걸쳐 불어 넣어야 한다. 따라서 인공호흡을 할 때 응급구조사가 숨을 깊이 들이쉴 필요 없이 정상 호흡량으로 인공호흡을 하면 된다. 지나치게 많은 양으로 인공호흡을 하거나, 빠른 속도로 인공호흡을 하면 공기가 위로 들어가 위의 팽대를 초래할 수 있다.

PART 02

2) 입-코 인공호흡

입-코 인공호흡에서는 환자의 입을 막고 환자의 코를 통하여 인공호흡을 시행한다는 점을 제외하면 입-입 인공호흡을 같은 방법으로 시행하면 된다(그림 6-13).

입-코 인공호흡을 하려면 한 손으로 환자의 턱을 잡고 엄지손가락으로 환자의 입이 열리지 않도록 막는다. 숨을 깊이 들이쉰 후 응급구조사의 입으로 환자의 코 주위를 둘러싸고 응급구조사의 호기를 환자의 코로 불어넣는다. 인공호흡 후에는 환자의 입을 열어주어 호기가 될 수 있도록 한다.

구강 대 구강 / 구강 대 비강

시술자에게서 호기된 공기 속에는 16-17%의 산소만이 포함된다.

3) 입-창 인공호흡

기관절개술을 받은 환자에서는 기관의 창(stoma)을 통하여 인공호흡을 한다(그림 6-14). 입-창 인공호흡을 할 때는 응급구조사가 환자의 목 앞부분에 있는 기관 창에 응급구조사의 입을 밀착시킨 후 입-입 인공호흡에서와 같이 환자의 흉곽이 부풀어 오를 때까지 불어넣은 후 입을 떼어 호기시키면 된다.

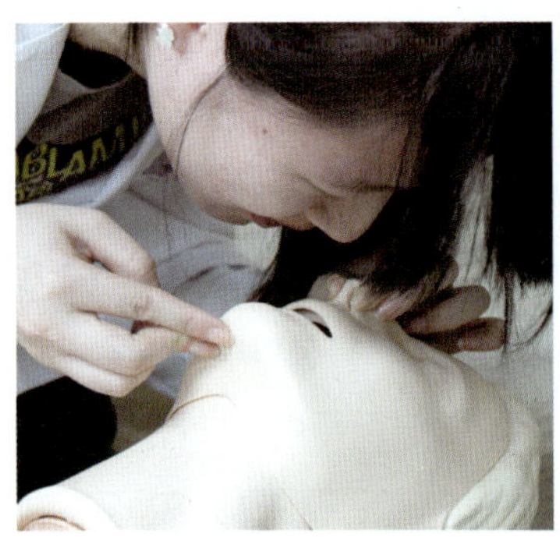

그림 6-12. **입-입 인공호흡**

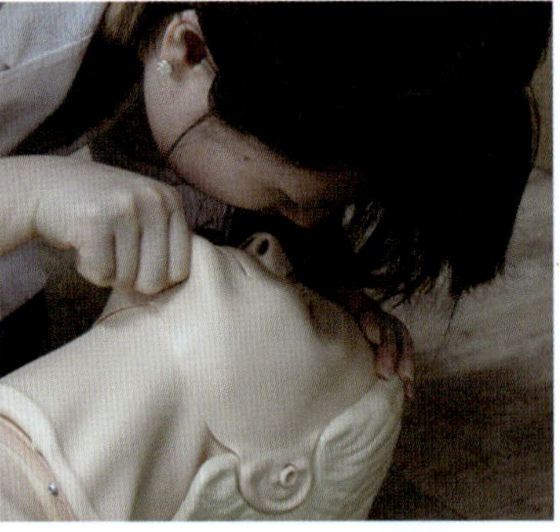

그림 6-13. **입-코 인공호흡**

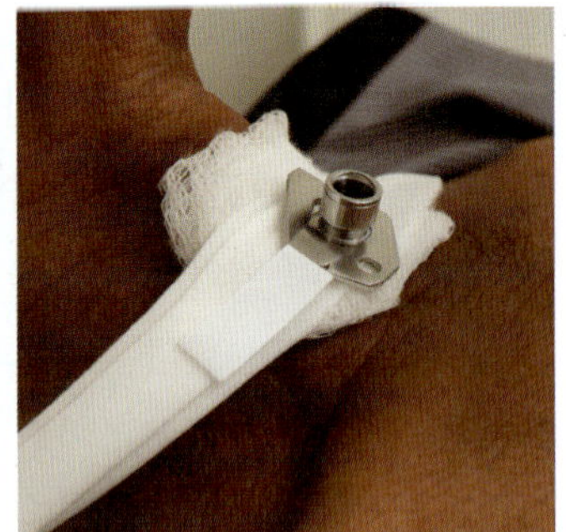

그림 6-14. **입-창 인공호흡**

4) 포켓마스크

마스크는 응급구조사가 환자의 입과 직접 접촉하지 않고 인공호흡을 할 수 있는 유용한 기구이다. 특히 일방향 밸브(one-way valve)가 달린 마스크는 환자의 호기가 응급구조사에게 노출되지 않고 대기로 빠져나가도록 고안되어 있으므로, 인공호흡에 의한 전염성 질환의 감염에 대한 응급구조사의 두려움을 불식시켜 줄 수 있는 인공호흡 기구이다. 그뿐만 아니라 마스크를 통하여 산소를 공급할 수도 있으므로, 환자에게 고농도의 산소가 포함된 인공호흡을 할 수 있다는 장점이 있다. 입-마스크 인공호흡을 할 때에도 1회 호흡량은 6-7 mL/kg(성인에서는 500-600 mL)를 유지하며, 1초에 걸쳐 인공호흡을 한다.

(1) 용도

구강 내 상처 및 감염이 예상되는 환자에게 인공호흡을 실시하기 위해 사용하는 장비이다(그림 6-15).

① 감염이 예상되는 환자로부터 보호받을 수 있다.

② 구강 대 구강 인공호흡 시 환자와 직접적인 신체접촉을 피할 수 있다.

③ 응급구조사의 흡기 내 산소농도가 상승하므로 상대적으로 산소함유량이 높은 호기로 환자에게 인공호흡을 할 수 있다.

④ 산소 연결줄을 사용하면 충분한 산소(대략 50-55% 농도)를 보충하면서 인공호흡이 가능하다.

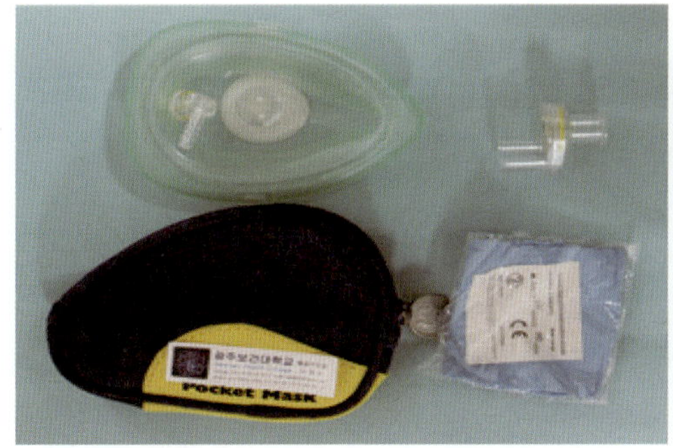

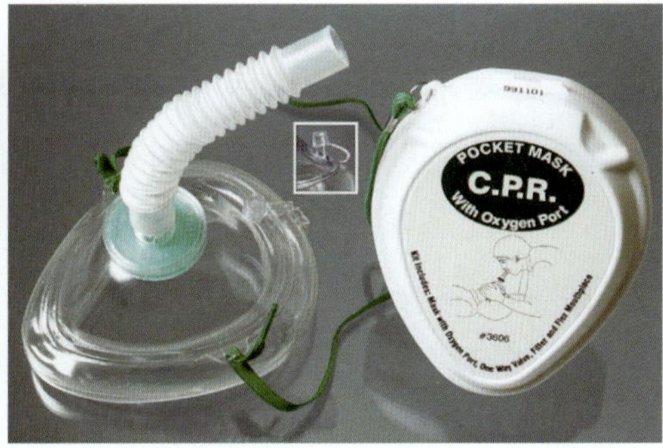

그림 6-15. **포켓마스크(Pocker mask)**

(2) 머리 쪽에서 마스크를 사용하는 방법

응급구조사가 두 손을 사용하여 마스크를 환자의 얼굴에 고정하면서 사용할 수 있다. 다음과 같은 경우 적용할 수 있다.

① 환자가 호흡만 정지되어 있어 흉부압박이 필요하지 않는 경우

② 심정지 상태인 환자에서는 두 명의 응급구조사가 있는 경우

환자의 머리 쪽에서 마스크를 환자의 얼굴에 올려놓은 후, 양손의 엄지와 검지를 사용하여 마스크의 위를 감싸 쥐고 나머지 세 개의 손가락을 사용하여 환자의 하악골을 잡아들어

올리면서 마스크를 환자의 얼굴에 밀착시킨다(cephalic technique). 마스크가 환자의 얼굴에 밀착되면 환자의 흉곽을 관찰하면서 마스크의 호흡 기구를 통하여 인공호흡을 한다(그림 6-16).

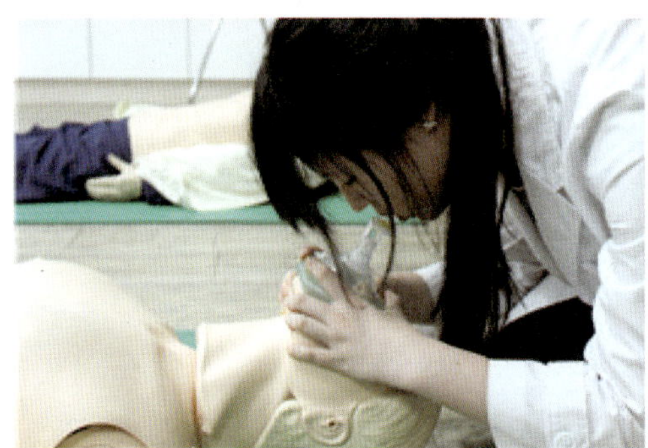
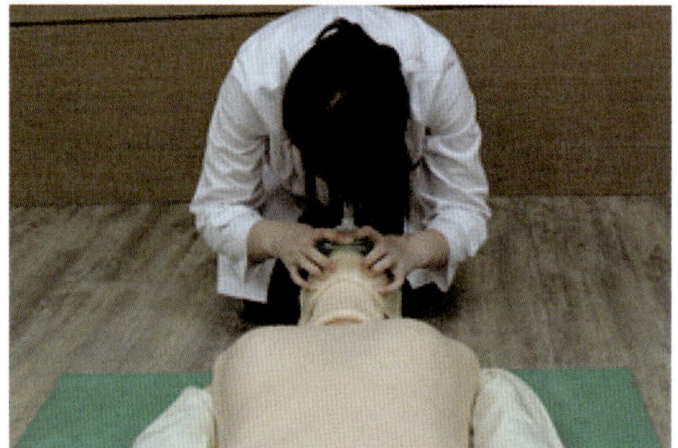

그림 6-16. **포켓 마스크를 사용한 인공호흡(두부접근법)**

두부접근법에서는 응급구조사가 환자의 머리 부분에 위치하며 다음과 같이 시행한다.

① 환자의 콧날을 기준으로 해서 위치를 바로잡고 마스크를 환자의 얼굴에 놓는다.
② 엄지손가락과 엄지두덩의 융기(손바닥의 엄지손가락 기저부위)를 마스크의 가장자리에 둔다.
③ 양손의 집게손가락을 환자의 아래턱에 두고 턱을 들며 머리를 뒤로 젖혀서 마스크 쪽으로 들어 올린다. 나머지 손가락들은 턱뼈 아래에 둔다.
④ 턱을 들어 올리는 동안 마스크에 놓여 있는 엄지손가락과 엄지두덩의 융기로 마스크를 환자의 얼굴에 밀착하여 고정한다.
⑤ 환자의 가슴이 올라오는지 관찰하면서 1초 동안 숨을 불어 넣는다.

두부접근법의 대처방법으로, 양손의 엄지손가락과 집게손가락으로 마스크의 가장자리를 감싸서 완전히 밀착시키는 방법이 있다. 나머지 손가락으로 아래턱 골각을 들어 올리면서 목을 신장시킨다. 두부접근법의 변형된 또 다른 방법은 응급구조사가 양손으로 마스크를 잡고 기도를 여는 것이다. 두부나 경부가 손상(가능성이 있는)된 환자의 경우는 머리를 젖히지 않은 상태로 턱만 들어 올린다.

마스크를 효과적으로 사용하려면 구조자는 반드시 교육과 훈련을 받아야 한다. 2인 심폐소생술을 할 때는 마스크를 다양한 방법으로 사용할 수 있다. 가장 적절한 방법은 응급구조사의 경험과 사용할 수 있는 장비에 따라 달라진다. 일회호흡량은 6-7 mL/kg 또는 500-600 mL를 1초 동안 가슴이 올라올 때까지이다. 일회호흡량을 줄이는 것은 위 팽창과 이에 수반되는 위험이 발생할 가능성을 줄여준다.

(3) 옆쪽에서 마스크를 사용하는 방법

한 명의 응급구조사가 환자에게 인공호흡과 흉부압박을 제공할 수 있으므로, 심정지가 발생한 환자에서 한 명의 응급구조사가 심폐소생술을 할 때 사용된다. 응급구조사가 환자의 옆에 위치한 후 환자의 이마 쪽에서 한 손의 엄지와 검지를 사용하여 마스크의 위쪽을 감싸지고, 다른 한 손의 엄지로 마스크의 아래쪽을 눌러 마스크를 얼굴에 밀착시킨다. 마스크의 아래쪽을 누르는 손의 나머지 손가락을 사용하여 하악골을 들어 올림으로서 기도가 유지되도록 한다(lateral technique). 마스크가 환자의 얼굴에 밀착되면 환자의 흉곽을 관찰하면서 마스크의 호흡구를 통하여 인공호흡을 한다(그림 6-17).

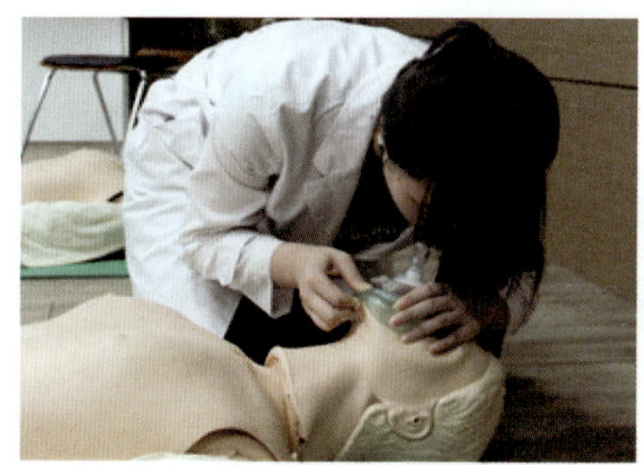

그림 6-17. **포켓 마스크를 사용한 인공호흡(측부접근법)**

측부접근법으로 응급구조사가 환자의 측면에 위치하여 인공호흡과 흉부압박을 시행한다.

① 환자의 콧날을 기준으로 위치를 바로잡고 마스크를 환자의 얼굴에 놓는다.
② 마스크 가장자리를 환자의 아랫입술과 턱 사이에 고정하고 코를 덮는다.
③ 한손의 엄지손가락과 집게손가락으로 환자의 머리 위쪽에 놓인 마스크의 가장자리를 잡아 밀착시키고, 다른 손의 엄지손가락은 마스크의 아래쪽 가장자리를 밀착시킨다.
④ 아래쪽의 나머지 손가락은 아래턱뼈의 가장자리에 두고 머리기울임-턱올리기를 사용해 턱을 들어 올린다.
⑤ 마스크 가장자리가 얼굴에 밀착되도록 강한 압력을 가한다.
⑥ 환자의 가슴이 올라오는지 관찰하면서 숨을 불어넣는다.
⑦ 입을 떼고 환자가 숨을 토해내는지 확인한다. 만일 환자가 구토할 경우 마스크를 떼고 기도를 깨끗이 한 후, 마스크를 세척한 다음 다시 호흡을 시도한다.

(4) 특징

① 감염방지를 위해 일방통행 밸브(감염위험을 줄여 줌)로 되어 있으며, 휴대가 간편하다.

㉠ 일방향판(one-way-valve)이 있어 배출된 공기가 응급구조사의 입으로 들어가는 것을 막아준다.

② 포켓마스크는 분당 10L의 산소량으로 50%의 산소농도를 공급하고, 분당 15 L의 산소량으로 55%의 산소농도를 공급할 수 있다.

③ 기도확보와 마스크 밀착을 확실히 해야 효과적인 인공호흡이 가능하다.

④ 성인용을 유아 · 소아에게 사용할 때는 마스크를 거꾸로 밀착시켜서 뾰족한 끝이 턱으로 가도록 위치시킨 다음 환자의 얼굴에 밀착시켜 사용한다.

(5) 세척 및 보관방법

① 얼굴마스크와 배기밸브는 세척이 쉽고 재사용이 가능하다.

② 사용 후 분리하여 비눗물로 세척하고 깨끗한 물로 헹구어 낸 후 완전히 건조하고 조립하여 보관한다.

③ 끓는 물, 가스, 고압멸균소독 등을 통한 세척은 금지한다.

④ 항균필터는 일회용으로 1회 사용 후 폐기해야 한다. 항균 본래 일회용으로 제작되었으나, 부득이하게 재사용하게 될 때에만 끓는 물에 삶아서 소독하는 방법을 권장한다.

⑤ 소독방법은 100℃ 끓은 물에 필터가 완전히 잠기도록 담근 다음 5초간 방치한 후 꺼내어 상온에서 건조하여 사용한다.

5) 구강대 구강 호흡용 보호막

(1) 용도

심폐소생술 시 환자의 얼굴을 덮을 수 있는 비닐과 입을 열어주고 일방 밸브가 달린 관이 있어 환자와의 직접적인 신체접촉을 방지함으로써 감염을 방지할 수 있다(그림 6-18).

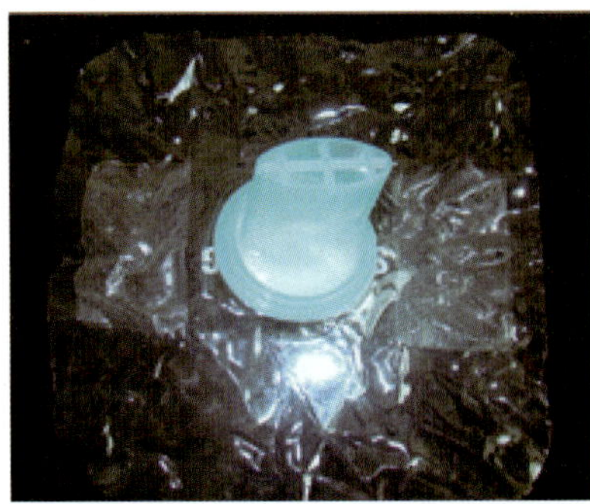

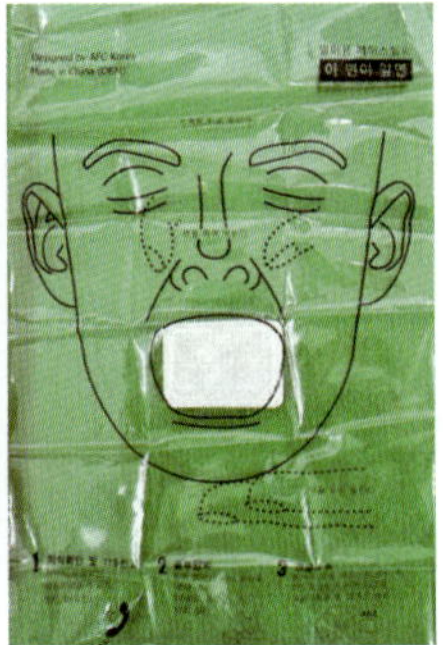

그림 6-18. 구강대 구강 호흡용 보호막(CPR microshield)

6) 백-밸브 마스크

백-마스크 인공호흡기(bag-mask device)는 안면 마스크에 인공호흡용 백이 달려 있는 기구이다. 백-마스크 인공호흡기는 환자의 얼굴에 마스크를 고정한 상태에서 백을 압박하여 인공호흡을 하여야 하므로 한 명의 응급구조사가 시행하기는 어렵기 때문에 두 명의 응급구조사가 함께 사용하여야 한다. 백-마스크 인공호흡법을 할 때는 한 명의 응급구조사는 환자의 머리 쪽에서 두 손을 사용하여 환자의 얼굴에 마스크를 밀착시키고, 다른 한 명의 응급구조사는 백을 눌러주어 인공호흡을 한다(그림 6-19).

백-마스크 인공호흡을 할 때에는 최소한 분당 10-12 L의 산소를 투여하여, 가능한 100%의 산소가 환자에게 공급되도록 한다. 인공호흡을 할 때도 1회 호흡량은 6-7 mL/kg(성인에서는 500-600 mL)를 유지하며, 1초에 걸쳐 인공호흡을 한다. 1 L 백을 사용할 경우에는 백의 1/2-2/3 정도를 압박하며, 2 L 백을 사용할 경우에는 백의 1/3 정도를 압박하여 인공호흡을 한다.

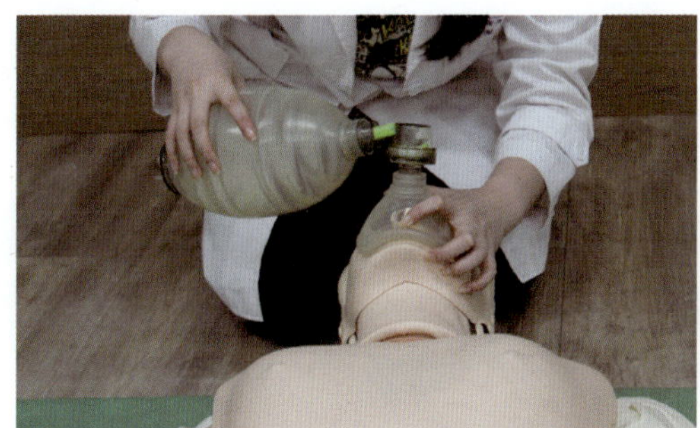
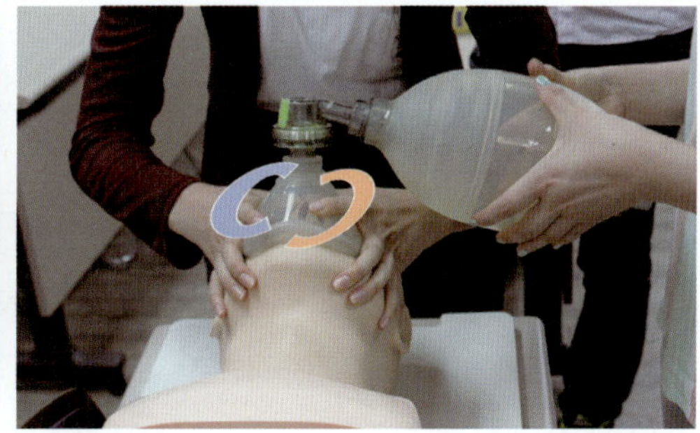

그림 6-19. **백-마스크 인공호흡**

(1) 용도

호흡이 없거나 자발호흡이 곤란한 환자에게 수동으로 양압 환기를 실시할 수 있으며, 병원 응급실과 병원 전 호흡보조 장비로 고농도(50% 이상)의 산소를 투여하고자 할 때 사용된다(그림 6-20).

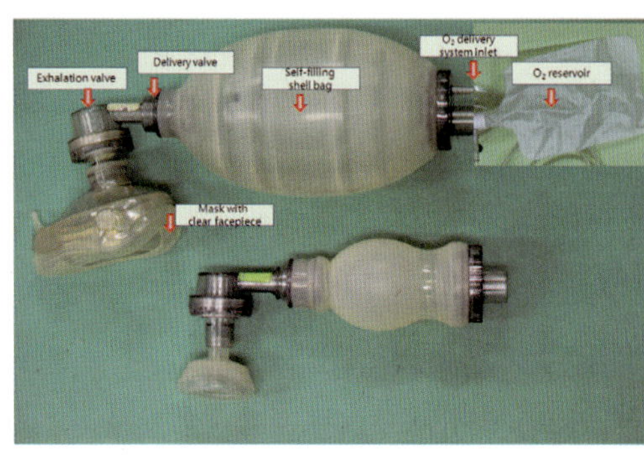

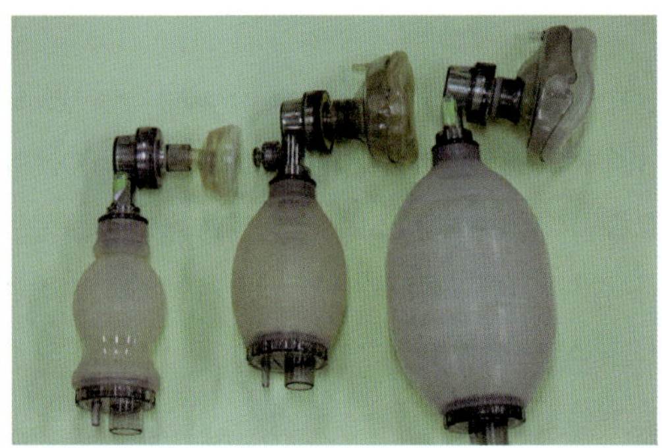

그림 6-20. **백-밸브 마스크**

(2) 구성품

① 백: 규격은 다양하지만 일반적으로 성인(1,600-1,800 mL), 소아(500 mL), 유아(240 mL)로 구분하여 사용한다.

② 밸브: 일방향판 배출밸브와 일방향판 입구밸브로 되어 있다.

③ 마스크: 유아, 소아, 성인용으로 구분된다.

④ 기타: 산소저장용 백, 산소연결줄 등이 있다.

(3) 특징

① 산소와 연결하지 않고 사용하면 21% 정도의 산소를 공급할 수 있다.

　㉠ 환자의 폐를 과 팽창시키고 허파꽈리 환기를 증가시키고 저산소증을 막아준다.

② 산소유량이 분당 10-15 L인 경우 산소저장주머니가 없으면 40-50%, 저장주머니가 붙어 있으면 85-100%의 산소가 제공된다.

　㉠ 산소가 연결 1분당 12 L의 산소가 공급되면 60-70%의 산소 제공

　㉡ 저장주머니가 연결되고 10-15 L가 공급되면 90-95%의 산소 제공

③ 소아와 유아용에는 과압방지용 밸브(pop off valve)가 장착이 되어 있고, 성인용에는 기도 저항이 크고 폐가 수용할 수 있는 능력이 적은 환자의 경우 과압방지용 밸브가 오히려 효율적인 환기를 방해할 수 있기 때문에 장착하지 않는다.

④ 재사용 가능한 것도 있으나 최근에는 질병의 감염매개체가 될 수 있기 때문에 병원 전 단계에서는 일회용을 많이 사용(백-밸브 마스크를 재사용하지 말 것)한다.

⑤ 백-밸브 마스크 백(bag)은 쉽게 청소하고 소독할 수 있는 자가 팽창이 가능하여야 한다.

⑥ 백-밸브 마스크는 응급구조사와 환자 사이에서 감염통제 차단 역할을 한다.

⑦ 백-밸브 마스크는 투명한 안면마스크를 갖고 있어서 입술이 청색증을 관찰하고 흡입이 필요한지 기도를 감시할 수 있다.

⑧ 백-밸브 마스크로 인공호흡을 하는 데 있어서 가장 어려운 부분은 마스크를 적절하게 밀착시켜 공기가 마스크 주위에서 새어 들어오거나 나가지 않도록 하는 것이다.

⑨ 백-밸브 마스크는 저온에도 얼지 않아야 한다.

(4) 사용방법

① 1인과 2인이 모두 사용할 수 있으며, 2인 경우에 더욱 효과적이다.

② 인공호흡 시 성인에서 1회 환기량은 500−600 mL(1회 호흡량 6−7 mL/kg)가 되도록 하며, 기도유지 후 마스크를 확실히 밀착시키고 1초에 걸쳐 백을 짜주어야 효과적인 양압 환기를 시킬 수 있다.

③ 호흡은 있으나 충분한 환기량이 유지되지 않는 환자의 호흡 보조 시에는 환자의 흡기에 맞추어 백을 압박해 주어야 한다.

④ 고농도의 산소를 투여하기 위해서는 산소저장주머니를 붙여 사용하고, 초기에 분당 15 L 이상의 산소를 틀어 저장주머니에 산소가 채워지도록 한 다음 사용한다.

⑤ 마스크는 엄지손가락이 코 부위에 위치하고 둘째손가락은 입 부위에 위치한 채 나머지 세 손가락은 하악각을 잡아당기도록 하여 얼굴에 밀착시킨다.

⑥ 응급구조사가 2명인 경우에는 첫 번째 응급구조사는 마스크를 환자의 얼굴에 밀착시키고 두 번째 응급구조사는 백을 짜서 환기한다.

Tip 백-밸브 마스크(Bag-valve mask, BVM) 환기법

① 현장안전 및 감염방지를 실시한다.

② 기도개방(환자의 목을 신전시킨 상태 유지, 입인두 기도기를 삽입하여 기도유지)을 한다.

③ 백-밸브 마스크를 조립한다.

④ 마스크의 첨부가 환자의 콧등을 향하도록 위치시킨다.

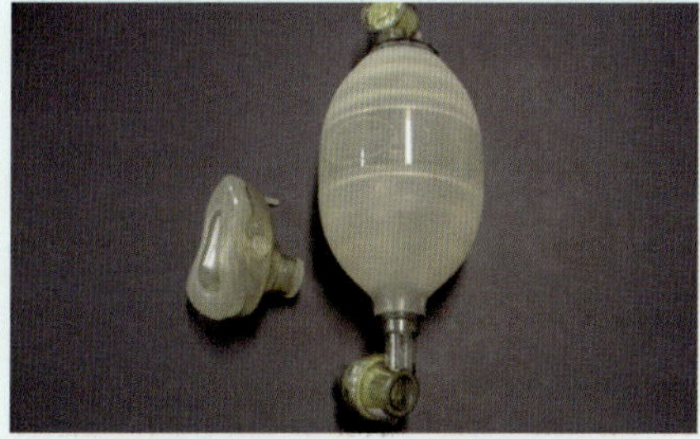

③* 백-밸브마스크(Bag Valve Mask)

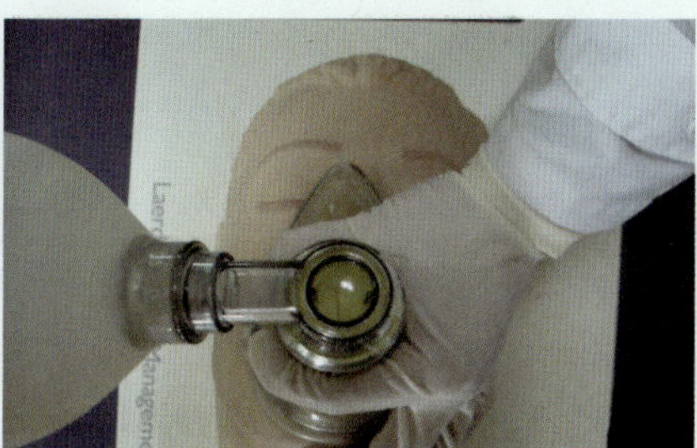

④* Mask의 첨부가 콧등을 향하도록 위치

〈계속〉

⑤ 엄지와 검지를 'C'자 모양 등으로 유지하여 마스크를 잡는다.

⑥ 나머지 3개 손가락을 이용하여 아래턱을 거상시킨다('E'자 모양 유지).

㉠ 엄지와 검지로 윗부분을 고정하고 밀착시킨다.

㉡ 나머지 손가락으로 아래턱의 뼈 부분만을 잡아당기도록 해야 한다.

㉢ 마스크를 잡고 있는 손은 턱 아래 연부조직의 기도를 누르지 않도록 한다(그림 6-21).

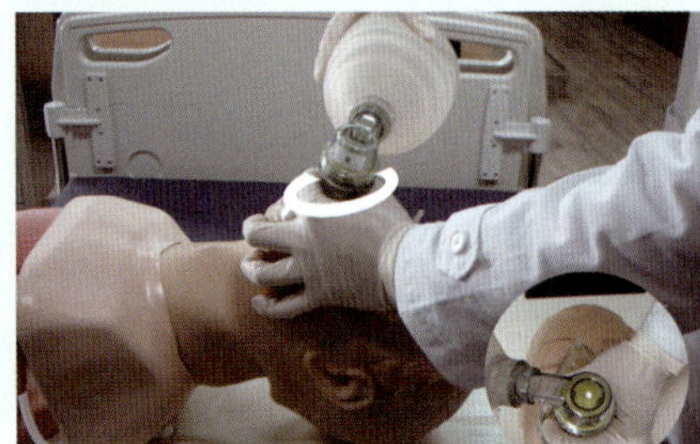

⑤* 엄지와 검지를 C-자 모양으로 유지

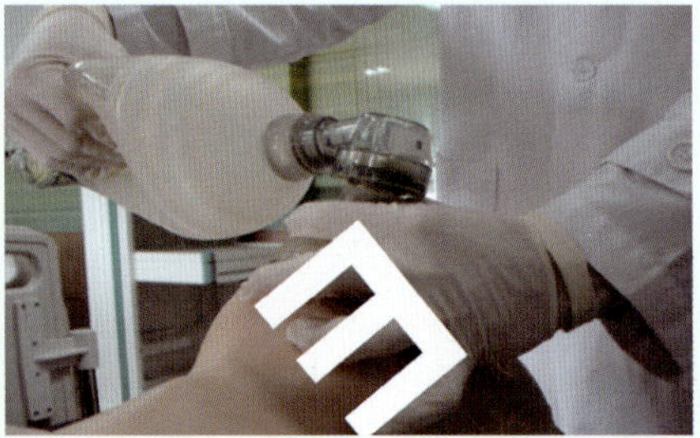

⑥* 세 손가락을 E-자 모양으로 하악 거상

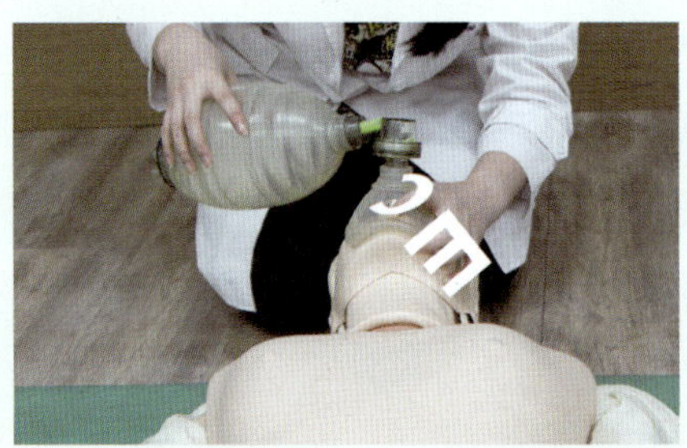

그림 6-21. **E-C 기법**

⑦ 마스크와 안면부가 완전히 얼굴에 밀착되어 공기가 새는 소리가 나지 않아야 한다.

⑧ 인공호흡이 잘되고 있는지 매 호흡을 할 때마다 가슴상승을 눈으로 확인할 수 있어야 한다(그림 6-22).

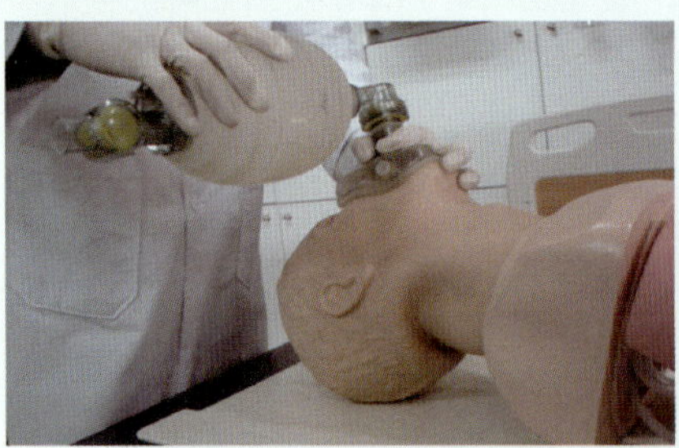

⑦* 마스크와 안면부 완전히 밀착

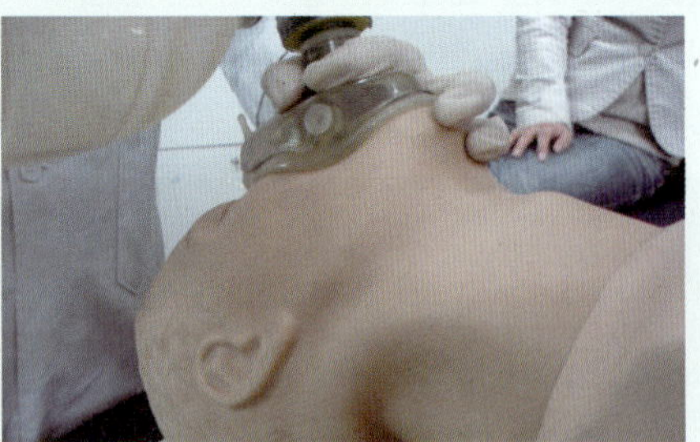

⑧* 매 호흡을 할 때마다 가슴상승 확인

그림 6-22. **백-밸브 마스크 밀착 및 환기**

〈계속

⑨ 1초 동안 1회 정도 속도로 백을 충분히 짜주며 환기한다.
  ㉠ 인공호흡 시 가슴압박 중단을 최소화해야 한다.
  ㉡ 과도하게 환기하지 않도록 주의해야 한다.
⑩ 마스크를 환자의 얼굴에 꽉 밀착시키고 한 손으로 목을 신전시킨 상태에서 다른 손으로 3-5초에 한 번씩 규칙적으로 백을 압박한다.

07 기본 기도유지 기구

대기에는 산소가 약 21% 포함되어 있으며 인간은 호흡을 통해 그 중 약 4-5%를 체내에서 소모한 후 16-17%의 산소가 함유된 공기를 호기한다. 정상적으로 대기를 호흡하는 경우 사람의 동맥혈은 90% 이상의 산소포화도를 유지하며, 동맥혈산소압력은 80 mmHg 이상으로 유지된다.

입인두 기도기와 비인두 기도기는 혀의 바닥면에서 입인두 후면으로 공기를 보낼 수 있게 만들어졌다. 입인두 기도기는 구강으로 삽입되고 반면에 비인두 기도기는 콧구멍으로 들어가게 된다. 어떤 기도기든지 적절한 머리자세는 중요하며 입인두 기도기와 비인두 기도기는 단지 기도 개방을 유지시켜줄 뿐이다. 위에 설명한 도수적 기도확보법이 기도유지 기구를 이용하는 것보다 먼저 시도되어야 한다.

1) 입인두 기도기

입인두 기도기(oropharyngeal airway, OPA)는 입천장(palate)의 휘어진 형태에 편안하게 적용되도록 반원형의 플라스틱이나 고무로 만들어져 있다. 이것은 비침습적인 기구로 입인두 뒤에 위치한 혀의 밑바닥(저부)을 고정하여 상기도 폐쇄 예방 및 성문이 폐쇄되지 않게 한다. 적절하게 자리를 잡으면 많은 도움을 준다. 입인두기는 구역반사가 있는 의식이 있는 환자와 반의식 상태의 환자에게는 사용하지 못하며, 삽입 시 구토를 자극시키거나 후두경련을 일으킨다. 다음은 장단점을 열거해 놓았다.

(1) 용도

무의식 환자의 기도유지를 위해 사용한다. 즉, 혀가 뒤로 말려서 기도가 폐쇄되지 않도록 한다.

(2) 선정방법(정확한 기도기의 크기측정)

입인두 기도기의 크기는 플랜지로부터 인두로 삽입되는 부위 가지의 길이로 분류되어 있다. 성인에서는 대형(100 mm, Guedel size 5), 중형(90 mm, Guedel size 4) 및 소형(80 mm, Guedel size 3)이 사용된다(그림 6-23).

① 환자의 입 가장자리에서부터 귓불 끝까지의 길이

② 환자의 입 중심(치아 정면(앞)에 두어)에서부터 하악각(턱의 각진 부분)까지의 길이

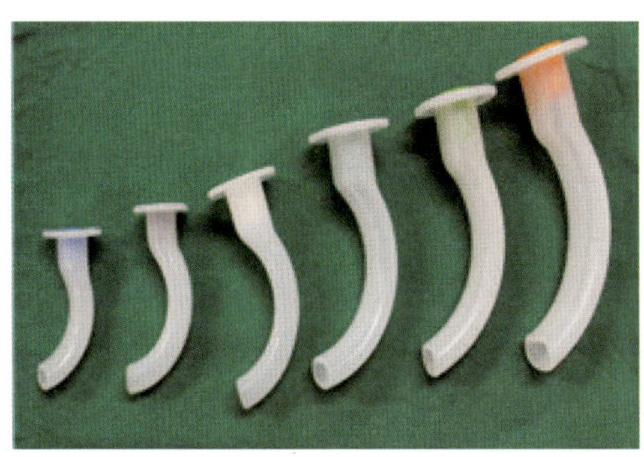

Size	Colour
000000	Violet 제비꽃
00	Blue 파랑
0	Black 검정
1	White 흰색
2	Green 녹색
3	Orange 오렌지
4	Red 빨강
5	Yellow 노랑

그림 6-23. **입인두 기도기**

(3) 입인두 기도기의 장점

① 기도를 통하거나 기도기 주위로 공기가 통하게 된다.

② 적절한 방법을 이용하면 삽입이 쉽다.

③ 이와 입술에 의한 폐쇄를 막는다.

④ 자발적인 호흡을 하는 무의식 환자나 기계적 호흡을 해야 하는 사람에게 이용된다.

⑤ 인두부의 흡인이 쉽다(양 옆면으로 굵은 흡인용 카데터가 통과한다).

⑥ 경련 발작 시 유효한 교합저지기(bite-block)로 사용되며 기관내튜브를 깨무는 것을 막는 역할도 한다.

(4) 입인두 기도기의 단점

① 기관을 분리하지 못하여 흡인 예방이 안 된다.

② 이를 물고 있을 때는 삽입이 불가능하다.

③ 적절하게 삽입되지 못하면 기도를 막을 수 있다.

④ 쉽게 움직인다.

⑤ 구역반사가 돌아와 구토가 유발(구토반사가 없을 때 사용)될 수 있다.

입인두 기도기는 구역반사가 있는 의식 있는 환자와 반의식 환자에게는 사용되지 못하며 삽입 시 구토를 자극하거나 후두경련을 일으킨다.

입인두 기도기는 0번(영아용)–6번(큰 성인)까지의 규격이 있다. 적절한 크기의 선택이 중요하다.

구강내로 삽입하는 방법은 180° 삽입법, 90° 삽입법, 설압자를 이용한 방법 등이 다음과 같다.

i. 180° 삽입법

① 외상이 없다면 환자 머리와 목을 과신전 시킨다(기도유지: 머리기울임–턱들어올리기법)(그림 6-24).

② 효과적인 환기 기능을 확인하고 유지한다. 적응증이 있을 시 100% 산소로 과환기한다.

③ 적당한 크기를 선택한다. 환자의 입의 가장자리에서 귀밑까지(입 중앙에서 하악각)의 거리에 해당하는 길이의 호흡보조기구을 선택한다.

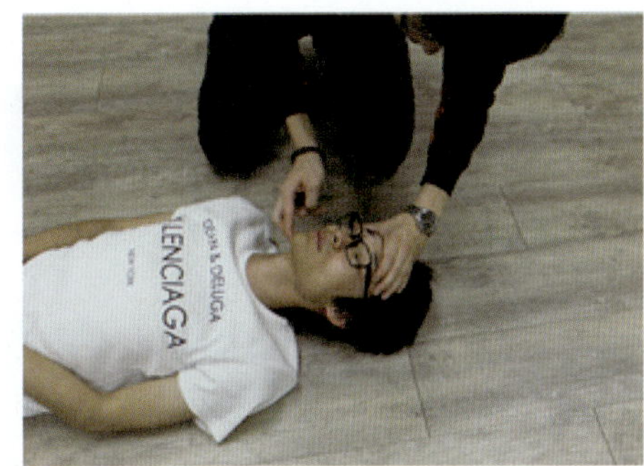

그림 6-24. 머리기울임–턱들어올리기법

④ 환자의 혀와 턱을 잡고 앞쪽으로 들어 올린다.

⑤ 손가락을 교차하여 치아를 벌리는 손가락 교차법 또는 혀–턱들기(tongue–jaw lift)로 환자의 입을 연다(그림 6-25).

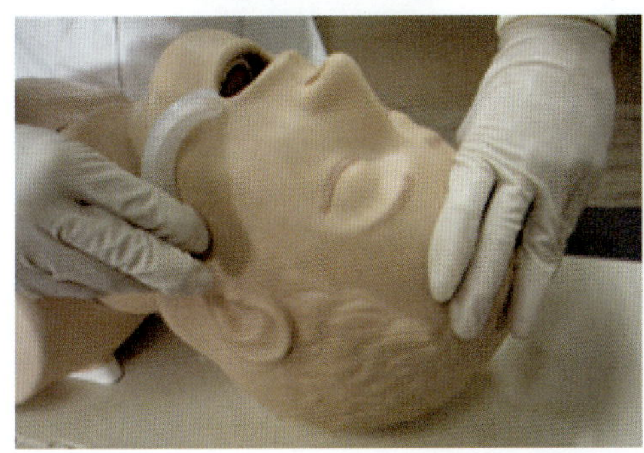

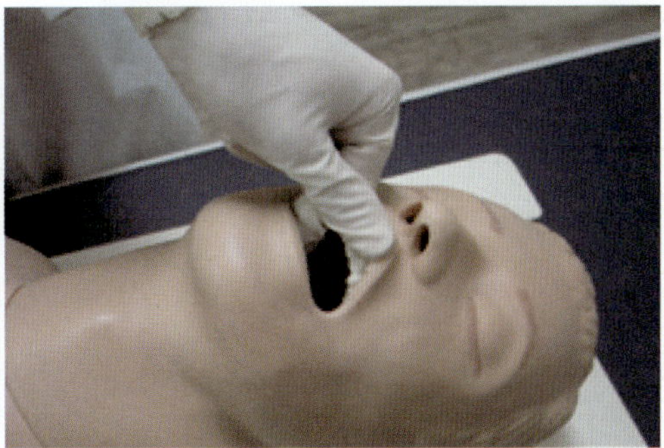

그림 6-25. 입인두 기도기 크기 및 수지교차법

⑥ 반대편 손으로 기도기의 근위부 끝을 잡고 입으로 집어넣는다. 만곡부(curve)가 거꾸로 된 것과 기도기 끝부분이 입천장을 향하고 있는지를 확인한다(오목한 방향이 위를 향하게 2/3 정도 삽입).

⑦ 끝부분이 목젖 또는 입천장(연구개)에 닿으면, 180도 회전시켜서 후방으로 밀어 넣는다. 즉, 호흡보조기구의 굴곡면이 혀를 따라서 삽입되도록 한다(그림 6-26).

⑧ 호흡조조기구의 테두리가 입술이나 치아에 걸려 있게 한다.

⑨ 입인두 기도기를 삽입한 상태로서 입인두 기도기가 입 중간에 위치(확인)하도록 한다.

⑩ 기도기가 바로 끼워졌는지 확인한다(깨끗한 호흡음과 가슴이 올라오는 것이 바르게 삽입된 표시이다).

⑪ 적응증이 있으면 100% 산소로 과환기를 시킨다.

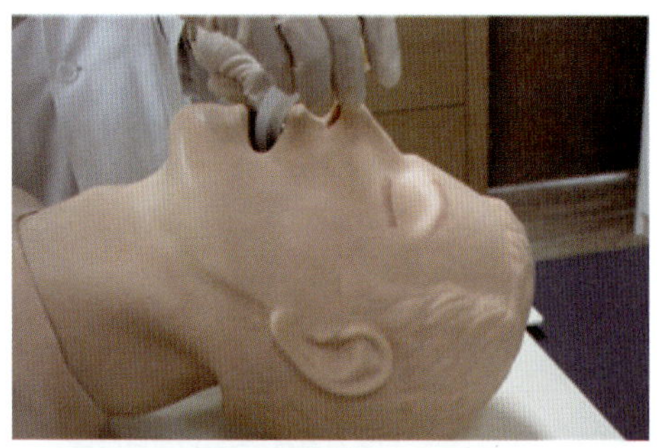

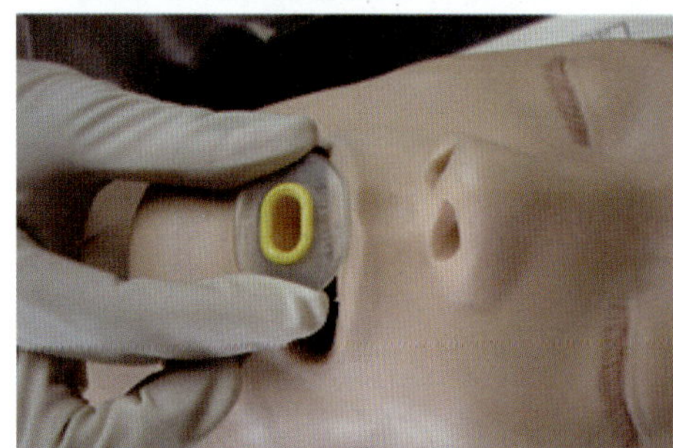

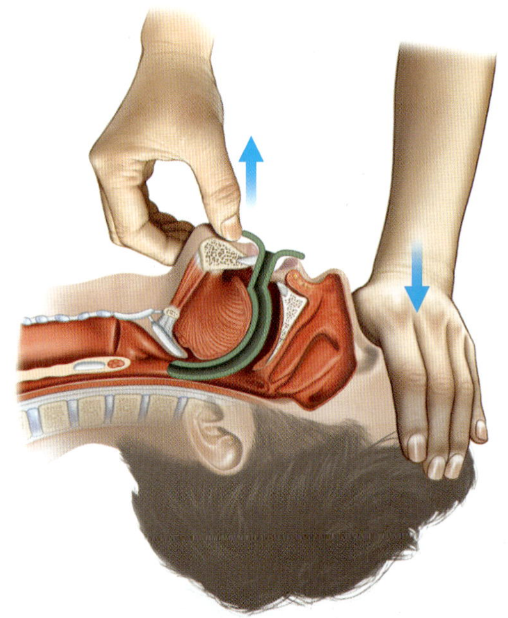

그림 6-26. **입인두 기도기 삽입**

ii. 90° 삽입법

① 수지교차법을 이용하여 입을 벌린다.

② 입인두 기도기를 옆으로 넣은 후 90° 로 돌려 삽입한다.

③ 입인두 기도기를 삽입한 상태로서 입인두 기도기가 입 중간에 위치하도록 한다.

iii. 설압자를 이용한 방법

① 설압자로 혀를 누른 채 입인두 기도기를 삽입한다.

② 입인두 기도기를 삽입한 상태로서 입인두 기도기가 입 중간에 위치하도록 한다.

iv. 주의사항

① 입인두 기도유지기는 의식이 있거나 반혼수 상태일 때는 구토나 성대의 경련을 일으킬 수 있으므로 이런 환자에게는 사용하면 안 된다(반드시 무의식환자에게 적용한다).

② 기본적인 기도유지 기구를 사용 전에 적절한 머리자세는 중요(기도유지)

③ 기도기가 정확한 위치에 있는지 확인한다.

④ 부적절한 크기를 환자에게 사용하면 기도유지가 잘 안 되거나 오히려 기도를 폐쇄시킬 수 있다.

- 삽입 시 구토(혀 후방이 자극되어 일어나는 구역반사)를 자극하거나 후두경련을 야기 및 성대경련을 일으킬 수 있다.
- 기도기가 너무 길면: 후두개를 눌러 후두로 들어가게 해서 기도폐쇄를 야기
- 기도기가 너무 작으면: 혀를 앞쪽으로 잡아당길 수 없어 적절한 고정이 안 된다.

⑤ 적절히 삽입되지 못했을 경우 혀를 뒤쪽으로 밀어 상기도 폐쇄된다.

⑥ 구토반사가 돌아오면 제거해야 한다.

⑦ 역류하는 위 내용물로부터 기도를 완전하게 보호할 수 없다.

⑧ 기도기와 치아사이에 혀나 입술이 끼이면 혀나 입술에 상처를 줄 수 있다.

⑨ 호흡이 없는 환자에서는 기관내삽관과 같이 호흡보조가 쉬운 방법의 기도유지법을 시행하여야 한다.

⑩ 구강부위(치아 등) 심한 골절, 구토반응(의식 있는) 있는 환자, 뇌기저부 골절환자는 금기 및 주의해야 한다.

부적당하게 삽입되면 구강인두 뒤쪽으로 혀를 밀어서 기도폐쇄를 유발시킨다. 부적절한 삽입의 표시로 환기를 시도할 때 기구가 입 밖으로 빠져나온다. 기도기 삽입 시 또 다른 삽입법은 설압자를 이용해서 혀를 누르면서 시행하면 편리하다.

2) 비인두 기도기(경비 호흡보조 기구)

의식이 있는 환자에게 기도확보하기 위해서는 비인두 기도기를 사용할 수 있다(그림 6-27). 이 기도기는 구토를 유발하지 않으므로 의식이 있는 환자도 잘 견딜 수 있다. 구강부위 심한 골절 및 출혈이 있는 경우와 구토 및 후두 경련을 일으킨 경우에는 입인두 기도기 보다 비인두 기도기(nasopharyngeal airway, NPA)를 사용하는 것이 좋다.

① 연한 고무나 플라스틱으로 만들어졌다.

② 길이는 17–20 cm, 지름은 20–36 Fr (french)로 다양하다.

③ 근위부 끝은 깔때기 모양이다.

④ 환자의 코안으로 미끄러져 들어가거나 흡인되는 것을 방지한다.
⑤ 원위부 끝은 비스듬해서 통로로서 통과를 쉽게 해준다.
⑥ 입인두 기도기가 적용되지 않은 상기도 폐쇄 시 사용한다.
⑦ 비강인두의 자연만곡에 따라 만들어졌으며 콧구멍에서부터 혀의 기저부 아래인 인후부까지 삽입한다.
⑧ 삽입 시에 코점막 손상, 코 출혈(비출혈) 덩어리의 기관내로의 흡인이 일어날 수 있으며 분비물과 혈액을 제거하기 위해서 흡인을 해야 한다.
⑨ 거세게 기도기를 삽입하면 점막손상과 치명적인 출혈을 일으킬 수 있다.

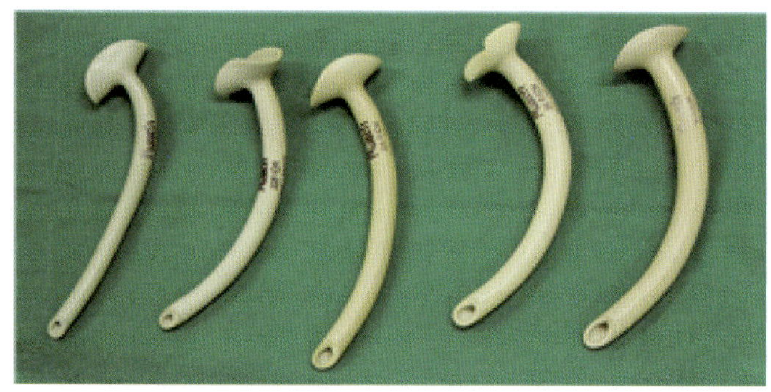

그림 6-27. **비인두 기도기(NPA)**

(1) 용도

의식이 있는 환사에서 일시적으로 기도를 확보해 주기 위한 기구로 입인두 기도유지기를 사용할 수 없을 때(구토반사가 있거나 구강손상이 있는 환자) 코로 삽입하여 상기도 유지를 위해 사용한다.

(2) 선정방법

① 길이: 코끝에서 귓불까지 길이이거나 조금 긴 것이 좋다.
② 크기: 콧속의 크기보다 약간 적은 것을 선택한다.
㉠ 기도기의 바깥지름을 측정하거나 환자의 새끼손가락의 직경 정도
㉡ 기도기가 너무 작으면 혀까지 갈 수 없다.
㉢ 기도기가 너무 길면 식도로 들어가서 저환기와 인공호흡에 의한 위 팽창을 일으킨다.
㉣ 후두경련이나 구토가 발생할 수 있다.

(3) 비인두 기도기의 장점

① 빨리 삽입할 수 있다.

② 혀를 피할 수 있다.

③ 구역반사(gag reflex)가 있어도 사용할 수 있다.

④ 구강 손상이 있는 환자에게도 사용할 수 있다.

⑤ 이를 물고 있어도 사용할 수 있다.

(4) 비인두 기도기의 단점

① 구강인두 기도유지기보다 적다.

② 기관을 격리시키지 못한다.

③ 흡인하기가 힘들다.

④ 너무 거세게 삽입하면 코 출혈(코피)을 일으킨다.

⑤ 코점막에 압력으로 인한 괴사를 일으킨다.

(5) 비인두 기도기의 삽입방법

① 외상이 없으면 머리와 목을 과신전시킨다.

② 효율적으로 환기 기능이 유지되는지 평가한다.

③ 환자의 코끝 또는 콧볼에서 귓불까지의 길이를 측정하여 적절한 비인두 기도기를 선택한다.

④ 삽입 전에 무엇을 하는지를 환자에게 꼭 설명해준다.

⑤ 관의 바깥쪽에 수용성 젤을 발라서 삽입 시 손상을 방지한다.

㉠ 가능하면 의식 있거나 반의식 있는 환자에게는 리도카인 젤리(lidocain gel)를 사용하도록 한다.

㉡ 점막의 마취효과로 인해 삽입을 쉽게 해줄 수 있다.

⑥ 환자의 콧구멍 중 더 큰 쪽(보통 오른쪽)을 선택한 후 기도기에 윤활유를 발라 코의 굴곡에 따라 비공 속으로 똑바로 뒤쪽으로 집어넣는다(그림 6-28).

⑦ 기도기를 삽입하다가 저항이 느껴지면 억지로 밀어 넣지 않는다.

㉠ 조직 손상과 기도유지기가 꼬이게 된다.

㉡ 어떤 경우는 비중격이 휘어져서 오른쪽 콧구멍으로 넣을 수 없으면 왼쪽 콧구멍을 이용하여 삽입한다(그림 6-29).

⑧ 기도유지기가 적절한 위치에 있는지를 확인한다.

㉠ 깨끗한 호흡음과 가슴이 올라오는 것이 바르게 삽입된 표시이다.

㉡ 기도유지기의 근위부에서 호기 시 공기의 흐름이 느껴진다.

⑨ 가능하면 100% 산소공급으로 과환기한다.

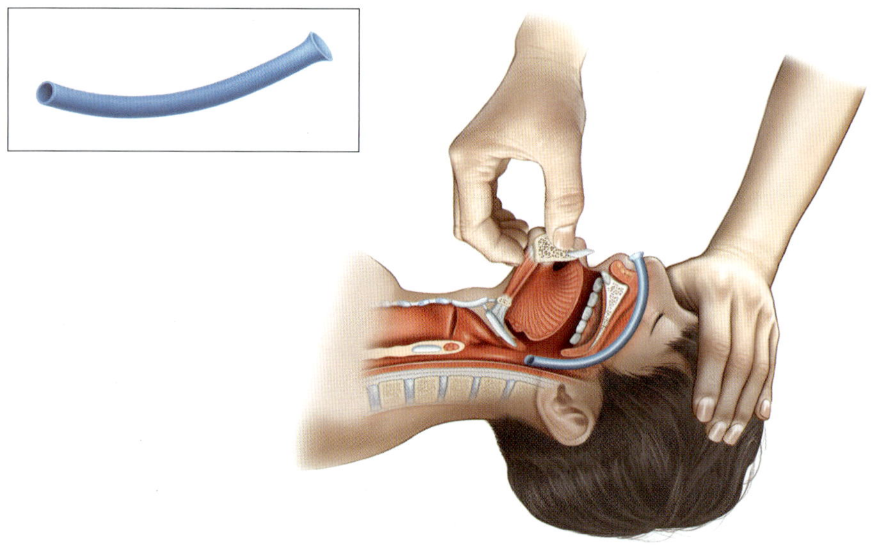

그림 6-28. 비인두 기도기 삽입

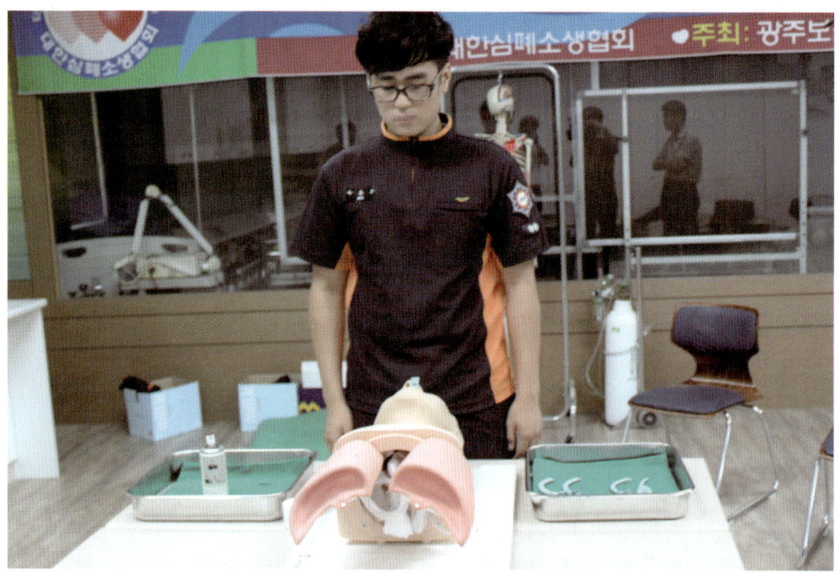

그림 6-29. 비인두 기도기 삽입 완료

(6) 주의사항

① 너무 무리하게 삽입하면 코 출혈 등 비손상을 일으킬 수 있다.

② 두개 기저부 골절 의심될 때는 부주의로 뇌로 들어갈 수도 있어 절대로 사용해서는 안 된다.

③ 코 출혈이나 비강폐쇄가 있는 사람에게는 사용해서는 안 된다.

④ 길이가 너무 길면 식도로 유입되어 구토를 유발하거나 호흡곤란을 일으킬 수 있다.

⑤ 꼬이거나 방해물로 폐쇄를 일으킬 수 있다.

⑥ 비강손상(오래되었든 최근이든)이 있으면 삽입이 힘들다.

⑦ 막히는 느낌이면 반대쪽으로 실시하고 억지로 밀어 넣으면 안 된다.

Tip 입인두와 비인두기의 사용에 적용되는 일반적인 원칙

① 구토반사를 보이지 않은 모든 무의식 환자에게 기도기를 사용한다.
② 입인두 기도기를 참을 수 없는 구토증상이 있는 환자라도 비인두 기도기는 견딜 가능성이 높다.
③ 기도보조기구를 삽입할 때, 환자의 혀가 인두 속으로 밀리지 않도록 조심한다.
④ 환자가 구토를 시작한다면 기도보조기구의 삽입을 중단한다.
⑤ 환자가 의식을 되찾거나 구토 증상을 보인다면, 즉시 기도보조기구를 제거한다.
⑥ 기도를 유지하는 동안 일회용장갑, 마스크, 보호안경 등 감염방지 조치를 한다.

08 산소공급기구

산소요법에서는 비강 캐뉼라, 단순마스크, 비재호흡마스크, 벤츄리 마스크가 이용한다.

산소요법의 목적은 저산소혈증의 교정, 호흡운동부하의 감소, 심근운동부하의 감소, 폐의 가스교환 능력의 분압이 일정하고 예측이 가능하다는 장점이 있지만, 사용방법이 저유량법(low flow system)에 비해 간편하지 않다는 단점이 진단을 위해 시행한다. 고유량법(high flow system)은 환자가 흡입하는 공기의 산소비율을 미리 정해서 일정한 농도의 산소를 공급하는 것이다. 벤츄리 마스크가 고유량 방법에 해당한다.

① 저유량법

㉠ 비강 캐뉼라(Nasal cannula):

- 산소공급량: 2-6 ℓ/min
- 흡입산소농도(FiO_2): 24-44%

㉡ 안면마스크(Simple facial mask, oxygen mask)

- 산소공급량: 6-10 ℓ/min
- 흡입산소농도(FiO_2): 35-60%

② 고유량법

㉠ 비재호흡마스크(Non rebreathing oxygen mask)

- 산소공급량: 12-15 ℓ/min
- 흡입산소농도(FiO_2): 90-95%

㉡ 벤츄리 마스크(Venturi mask)

- 산소공급량: Specific per mask
- 흡입산소농도(FiO_2): 24, 28, 31, 35, 40, 60%

1) 비강 캐뉼라

(1) 용도

각 콧 구멍에 끼우는 2개의 돌출관이 있는 산소공급기구로 저농도의 산소를 요구하는 환자에게 주로 사용한다(그림 6-30).

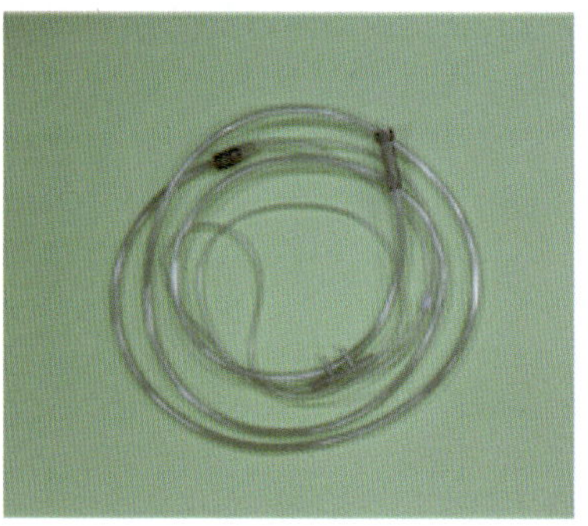

그림 6-30. **비강 캐뉼라(Nasal cannula)**

(2) 적응증

① 경한 저산소증 환자

② 이산화탄소 정체환자

③ 마스크에 대한 질식 느낌이나 두려움을 가진 환자나 구토를 경험하고 있는 환자

(3) 장점

① 산소 공급 동안에도 환자가 말을 할 수 있기 때문에 시술이 적용되는 동안 환자에 대한 정보를 수집할 수 있다.

(4) 금기증

① 비강폐쇄가 있는 환자

(5) 특징

① 환자에게 편안하고 쉽게 사용할 수 있으며 식사 중에도 사용할 수 있는 장점이 있다.

② 마스크 사용 시 질식할 것 같다고 호소하는 환자에게 유용하다.

③ 분당 1–6 L의 유량을 투여하면 흡입 산소농도를 24–44%로 공급할 수 있다.
④ 분당 산소량을 1 L 증가시킬 때마다 흡인산소의 농도를 4%씩 증가시킬 수 있다.
⑤ 6 L 이상의 산소를 주면 증가한 산소량이 비강에 불편한 느낌을 준다.
㉠ 비강 내에 고이게 되어 해부학적 보유가 점막을 건조시키고 두통을 유발하게 된다.
⑥ 장시간 사용 시 코점막 과도한 건조를 막기 위해 가습산소를 사용한다.
⑦ 호흡곤란, 다발성 외상, 고농도의 산소공급을 요구하는 환자에게는 부적합하다.
⑧ 만성폐쇄성폐질환(COPD) 환자에게 산소 공급 시 벤츄리 마스크 대용으로 사용한다.

Tip 참고용어

① SaO_2 (Saturation of arterial blood, 동맥혈산소포화도)
전체 혈색소 중에서 산소와 실제로 결합한 혈색소가 차지하는 비율을 말한다. 예를 들면, 산소포화도가 100%로 측정되었다면 혈색소가 산소로 완전히 포화되었음을 의미한다. 정상의 범위는 95% 이상이고, 임상에서 많이 쓰이는 SpO_2는 70–100%의 범위에서 SaO_2와 거의 비슷한 개념으로 쓰이고 있다.
② PaO_2 (Arterial oxygen pressure, 동맥혈산소분압)
동맥혈액의 산소화 상태를 반영하는 중요한 지표이며, 혈액 내의 산소의 부분압력을 나타냈다. 폐의 산소화 능력을 간접적으로 평가해 폐에서의 산소섭취가 잘 되는지 알 수 있다. 정상범위의 PaO_2는 대략 80–100 mmHg이다.
③ FiO_2 (Fraction of inspired oxygen, 흡입산소농도)
환자가 숨을 들이쉴 때 그중에 산소가 얼마나 있느냐를 나타낸 것으로 백분율로 표시한다. 호흡수, 호흡량, 산소공급 속도에 따라 실제로 환자가 마시는 공기 중의 산소농도는 달라진다.

2) 단순안면마스크

(1) 용도

중정도의 호흡곤란 환자에게 주도록 사용되는 산소공급(40–60%의 산소농도 제공) 마스크이다(그림 6-31).

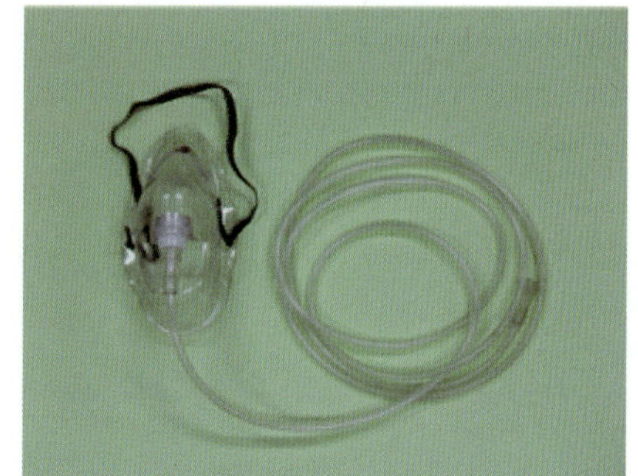

그림 6-31. **단순안면마스크**
(Simple oxygen mask)

(2) 적응증

① 중정도 저산소증을 호소하는 환자

(3) 단점

① 환자를 구속하는 느낌

② 말을 못하게 하는 것과 얼굴을 단단히 고정

(4) 주의사항

① 오심, 구토가 있을 때

② 소아에게 6-8 L의 공기를 제공할 때는 신중하게 고려

(5) 특징

① 마스크에는 작은 구멍의 배출구가 있어 공기를 흡입시키고 CO_2를 배출한다.

② 마스크는 성인, 소아, 유아용이 있다.

③ 1 L씩 올릴 때마다 10%씩 산소농도가 증가한다.

④ 호흡이 있는 환자에게 고농도의 산소를 투여할 때 이상적인 장치이다.

⑤ 소아에게 산소마스크를 사용할 때는 입이나 안면에 바로 대지 말고 약간 떨어진 상태로 하면서 산소농도를 높여준다.

⑥ 분당 6-10 L의 유량을 투여하면 흡입 산소농도를 35-60%로 공급할 수 있다.

⑦ 자신이 내쉰 공기를 다시 호흡할 수 있으므로 마스크 내 이산화탄소 축적을 방지하려면 최소 분당 6 L 이상의 산소가 공급되어야 하고, 5 L 이하 제공되면 호기 때 배출된 이산화탄소가 마스크에 축적된다.

단순산소마스크(Simple facial mask)

산소마스크는 유량을 더 많이 줄 수 있고 흡입가스를 저장하는 마스크가 있기 때문에 비강 캐뉼러보다 FiO_2를 더 높일 수 있다. 사용되는 유량은 8.15 L/min이고 이때 FiO_2는 0.4-0.5이다.

3) 부분재호흡마스크

(1) 용도

과다환기증후군의 악순환을 겪고 있는 환자에게는 이상적인 장비가 될 수 있다. 새로 공급된 산소는 호기가스와 섞여서 대략 80-90%의 산소를 공급하게 되며 2-3%의 이산화탄소도 함께 들이마시게 된다.

비재호흡마스크에서 마스크와 저장백 사이에 있는 $PaCO_2$를 제거하여 간단히 부분재호흡마스크로 전환시켜 사용할 수 있다.

PART 02

(2) 적응증

① 증가된 CO_2와 상대적으로 고농도의 산소를 공급해야 할 때

(3) 금기증

① 무호흡

② 호흡노력이 약한 경우

(4) 장점

① 실내의 공기와 주입되는 가스가 섞이지 않는다.

② 고농도의 산소를 공급할 수 있다.

(5) 단점

① 공급되는 양이 10 L/min 이상일 때는 산소농도가 증가되지 않는다.

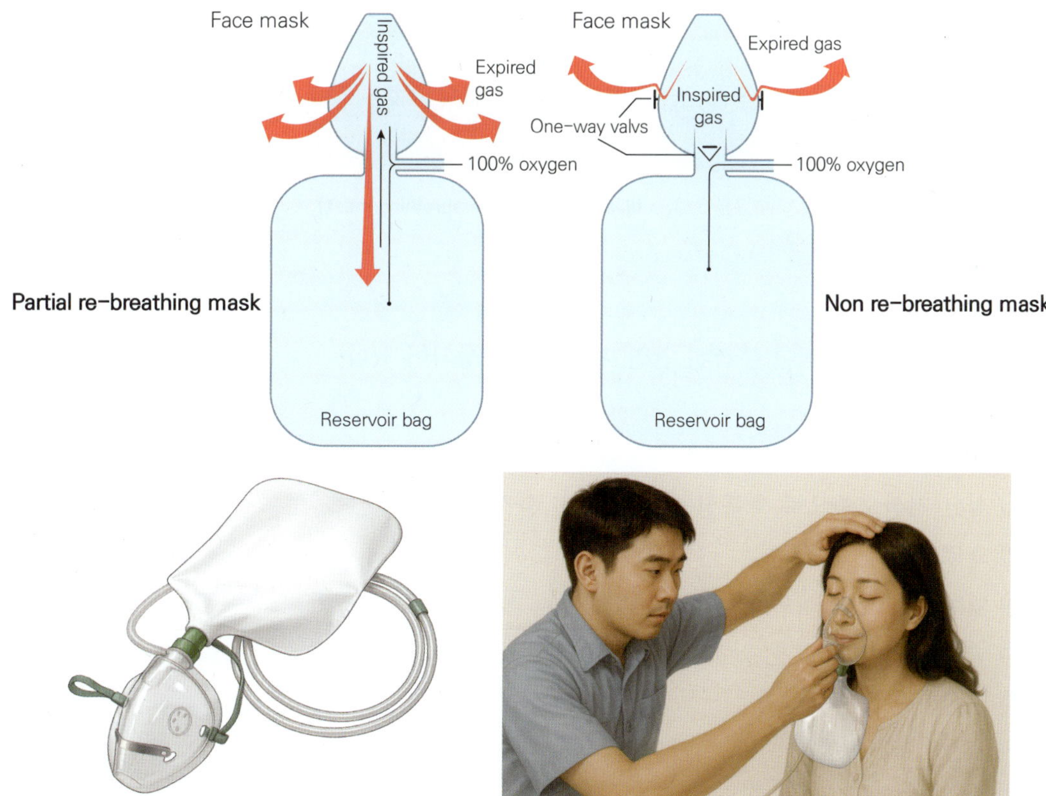

그림 6-32. **부분재호흡마스크.** 산소주머니는 마스크를 환자의 얼굴에 대기 전에 일방통행 조절용 밸브를 막아 저장백을 팽창시켜 산소를 채운다.

(5) 특징

① 부분재호흡마스크는 마스크와 저장백 사이에 일방향 밸브가 없다는 점을 제외하고는 비재호흡마스크와 비슷하다.

㉠ 환자는 소량의 날숨내 가스를 재호흡하게 된다.

㉡ 환자의 $PaCO_2$를 올려야 하는 상황에서는 도움이 된다.

4) 비재호흡마스크

(1) 용도

심한 저산소증이 있으면서 스스로 호흡할 수 있는 환자에게 응급구조사가 고농도의 산소를 제공하기 위해 사용하는 산소공급 마스크이다(그림 6-33).

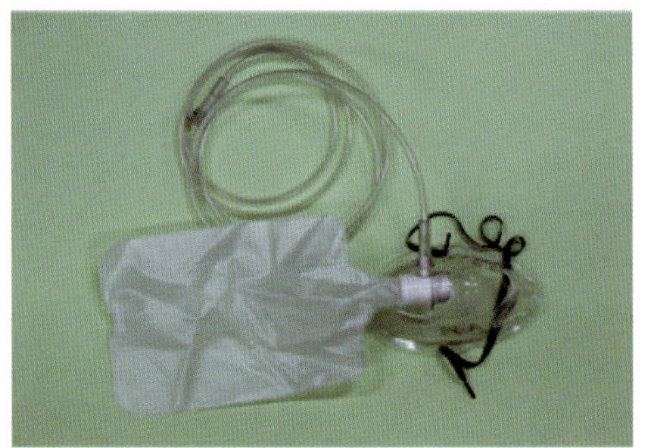

그림 6-33. **비재호흡마스크(Nonrebrething mask)**

(2) 구성

① 산소관과 저장 백이 부착된 안면 마스크로 구성되어 있다.

(3) 적응증

① 심한 저산소증으로 호흡성 문제를 가진 환자

② 쇼크

③ 협심증(심근으로 운반되는 산소량을 증가)

④ 중증 외상

⑤ 일산화탄소 중독환자

급성 심근경색증 병원전 응급처치

① 심근의 산소요구량을 줄이기 위해 환자가 신체적, 정신적 편안한 상태로 휴식을 취하는 자세를 유지한다.
② 일반적 적절한 산소를 투여하며 다량의 산소는 피해야 한다.
③ 정맥로 확보를 한다.
㉠ 정맥천자를 실패하여 여러 곳을 찌르지 않도록 주의한다.
④ 심전도를 감시한다.
⑤ 심근경식이 의심되는 환자는 지체 없이 이송한다.
㉠ 모든 방법과 재량을 총동원하여 환자가 이송될 수 있도록 이송거부를 피해야 한다.

※ 급성 심근경색증 산소공급
급성 심근경색 환자에서 산소요법은 특정 임상 상황에서 필수적이지만, 남용 시 심각한 합병증을 유발할 수 있다. 좌심실부전으로 인한 폐부종 발생 시 환기-관류 불균형이 악화되어 저산소증이 심해지므로 산소 투여가 필요하다. 반면 합병증이 없는 경우 불필요한 산소 투여는 오히려 해로울 수 있다.

1) 산소요법 적용 기준
(1) 필수 적용 대상
① 호흡곤란, 심부전 증상, 쇼크 발생 환자
② 동맥혈 산소포화도(SpO_2) 94% 미만인 경우
③ 폐부종으로 인한 심각한 저산소혈증(PaO_2<60 mmHg)
(2) 금기 사항
① 저산소증 또는 심부전 등 합병증이 없는 모든 환자
② 정상 산소포화도(SpO_2≥94%) 유지 시

2) 투여 방법 및 주의사항
① 비강 캐뉼라 또는 산소마스크를 통해 분당 4–6 L 투여
㉠ 비강 캐뉼라: 최대 44% FiO_2 제공 가능
㉡ 산소마스크: 50–60% FiO_2 달성 가능
② 목표: SpO_2 94–98% 유지
③ 고농도 산소 주의
㉠ 말초혈관저항 증가 → 심근 부담 가중
㉡ 심근경색 크기 확대 및 재경색 위험 상승

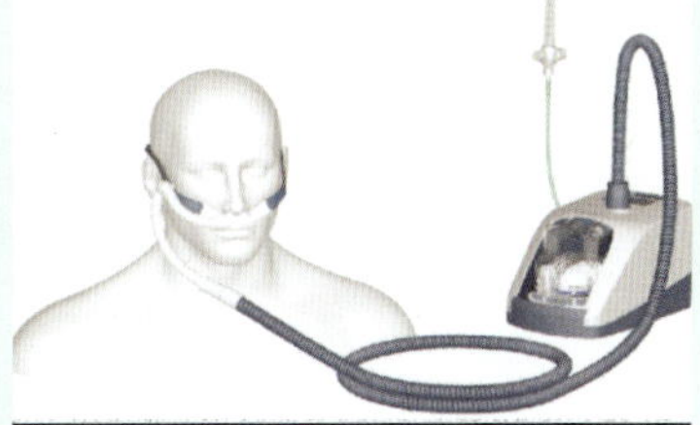
고유량 비강 산소요법(HFNC)

3) 저산소증 지속 시 대응
① 기계적 환기 적용
㉠ 기관내삽관 후 지속 기도 양압호흡기(CPAP) 또는 고유량 비강 산소요법(HFNC) 시행
㉡ 폐포 재개방을 통해 산소화 개선

4) 최근 지침 업데이트
① 2017년 개정된 가이드라인에서는 불필요한 산소 투여를 엄격히 제한
② SpO_2≥94%인 경우 투여하지 않도록 권고
③ 과도한 산소 노출이 활성산소 생성 증가를 통해 심근 손상을 악화시킬 수 있음이 강조

급성 심근경색 환자 관리 시 산소요법은 신중한 평가 하에 적용해야 한다. 지속적인 산소포화도 모니터링과 함께 환자의 전반적인 혈역학적 상태를 종합적으로 판단하는 것이 중요하다.

PART 02

(4) 특징

① 마스크와 저장주머니 사이에 일방향판 밸브(one-way valve)가 달려 흡기 시에는 산소저장 백의 산소를 흡입하고 호기 시에 내쉰 공기는 저장 백으로 다시 들어가는 것을 막는다.

② 분당 10-15 L 유량의 산소를 투여하면 흡입 산소농도를 80-100%(고농도 산소)로 공급할 수 있다.

㉠ 1분당 최소 8 L 이상 산소를 제공하고자 할 때 이용해야 한다.

③ 저장백을 팽창시켜 놓고 사용해야 한다.

㉠ 15 L의 산소를 공급하고 마스크와 저장백 사이의 밸브 위를 엄지로 누르고 있으면 저장백이 가득 팽창된다.

④ 상대적으로 폐쇄적인 체계이기 때문에 바깥공기가 흡기 시에 들어오는 것을 제한한다.

⑤ 저장주머니가 완전히 위축되어 있으면 환자는 질식하게 된다.

㉠ 산소주머니는 마스크를 환자의 얼굴에 대기 전에 일방통행 조절용 밸브를 막아 저장백을 팽창시켜 산소를 채운다(그림 6-34).

⑥ 산소주머니는 항상 충분한 산소가 들어 있어서 환자가 가장 깊이 들이마실 때도 1/3 이상 줄어들어서는 안 된다.

⑦ 마스크는 불충분한 호흡환자, 청색증, shock(차갑고, 축축하고), 호흡이 짧고, 흉통으로 고통을 받고, 또는 의식 수준이 변한 환자에게 사용하는 것이 좋다.

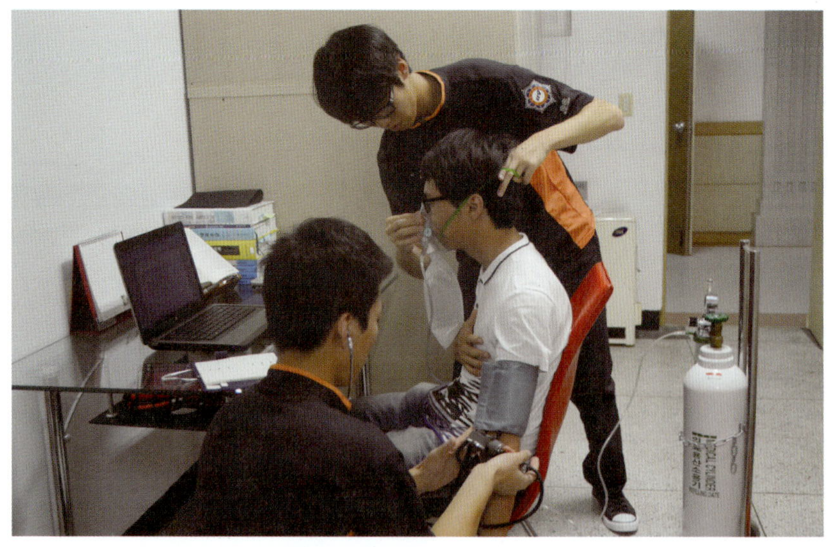

그림 6-34. **산소주머니는 마스크를 환자의 얼굴에 대기 전에 일방통행 조절용 밸브를 막아 저장백을 팽창시켜 산소를 채운다.**

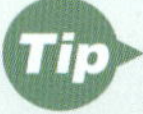

비재호흡마스크(Nonrebreathing mask)

부분재호흡마스크와 비슷하나 호흡낭에 일방 밸브(one way-valve)가 있어 재호흡과 공기 혼합을 방지한다. 이 밸브는 저장낭과 마스크 사이에 있으면서 흡기 시에는 저장낭에서만 환자에게 산소가 공급되도록 하고, 호기 시에는 마스크 옆의 구멍만으로 호기가스가 나가도록 해준다. 이론적으로 저장낭 내의 대기가 흡입될 수 없다고 하나 FiO_2는 0.9 이상 되기가 어렵다.

5) 벤츄리 마스크

(1) 용도

원하는 산소농도를 선택하여 가장 정확한 농도를 투여할 수 있는 산소공급기구이다(그림 6-35).

(2) 적응증

① 만성 폐쇄성 폐질환자(COPD)에게 사용 시 유용하다.

② 흡기 시에 산소농도를 이상적으로 적절히 조절한다.

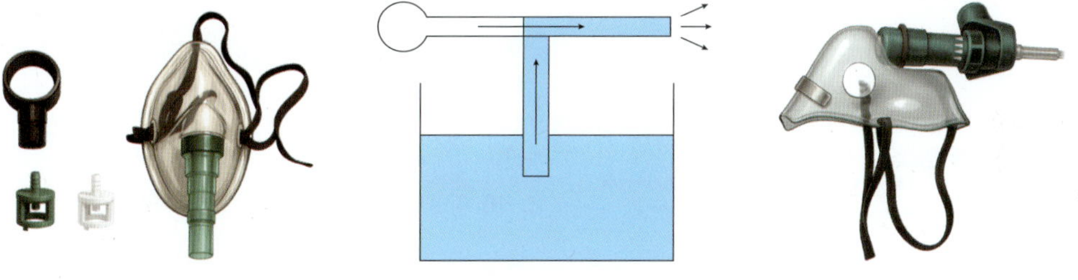

그림 6-35. **벤츄리마스크 및 원리.** 산소 농도를 정확하게 조절(베르누이 원리)하여 환자에게 공급할 수 있는 산소공급 마스크이다.

(3) 원리

① 벤츄리 마스크의 베르누이(Bernoulli) 원리는 다음과 같다.

㉠ 빠른 속도로 좁은 부위를 지나가게 되면 압력이 낮아진다.

㉡ 그로 인해 일정한 비율로 다른 물체가 섞이게 된다.

㉢ 이러한 원리를 이용하여 일정한 산소분압의 산소농도로 공급된다.

(4) 특징

① 안면마스크에 연결된 공급배관을 통해 특정한 산소농도를 공급해 주는 산소공급기구로

벤츄리효과에 의해 산소와 공기가 혼합되며 빨려 들어가는 공기량은 공기가 통하는 구멍의 크기에 달려 있다.

② 벤츄리 마스크는 흡입산소를 24, 28, 35, 40% (or 53)의 농도로 제공하게 된다(표 6-5).
: 흰색: 고농도(9-10 L), 녹색: 저농도(3-6 L)

Tip 벤츄리마스크

- 고농도 산소를 제공한다.
- 호흡수와 호흡의 깊이에 상관없이 같은 양의 바깥 공기가 들어오게 된다.
- 상대적인 정확한 산소농도가 제공한다.
- 벤츄리 마스크는 FiO2를 0.24-0.4 사이로 안정되게 유지할 수 있다.

표 6-5. **사용 장비별 흡입산소 농도**

종류 및 방법	산소 유량(L/min)	흡입산소 농도(%)
비강캐뉼러	1 2 3 4 5 6	24 28 32 36 40 44
딘순인면마스크	6-10	40-60
비재호흡마스크	10-15	80-100
벤츄리 마스크 24% 28% 35% 40%	4 4 8 8	24 28 35 40

Tip 산소요법장비의 적용

Pulse oximetry	해 석	적 용
95-100%	적절	심질환 환자에게만 nasal cannula를 통해 4 L/min 공급
90-95%	경도-중증도 산소 부족	Nasal cannul에서 face mask 변경
85-90%	중증도-중증 산소부족	Reservoir mask에서 assisted ventilation 변경
<85%	생명에 위독한 산소 부족	Assisted ventilation에서 intubation 변경

6) 지속 기도 양압호흡기

(1) 개요

지속 기도 양압(continuous positive airway pressure, CPAP) 호흡기는 기도에 지속적인 양압을 유지해줌으로써, 기도의 폐쇄를 막고 환기를 원활히 유지해주는 장치이다(그림 6-36).

(2) 적응증

① 수면무호흡 환자의 치료를 위하여 사용

② 응급환자의 치료에도 많이 사용

(3) 종류(기도에 양압을 유지하는 방법에 따라)

① 일정한 단일 양압만을 유지해 주는 고정압력(fixed pressure) 지속 기도 양압

② 환자의 호흡량에 따라 자동으로 기도 양압을 조절하는 자동(automatic) 지속 기도 양압, 흡기

③ 호기의 양압을 각각 조절하는 bi-level 지속 기도 양압

(4) 구성

① 보통 혈류생성장치(How generator)

② 연결 호스

③ 안면 마스크

(5) 특징

① 지속 기도 양압호흡기를 사용할 때에는 산소농도와 분당 산소량을 조절할 수 있다.

② 의식이 있는 환자에서 저산소증이 발생하거나 호흡부전이 발생했을 때 사용할 수 있다.

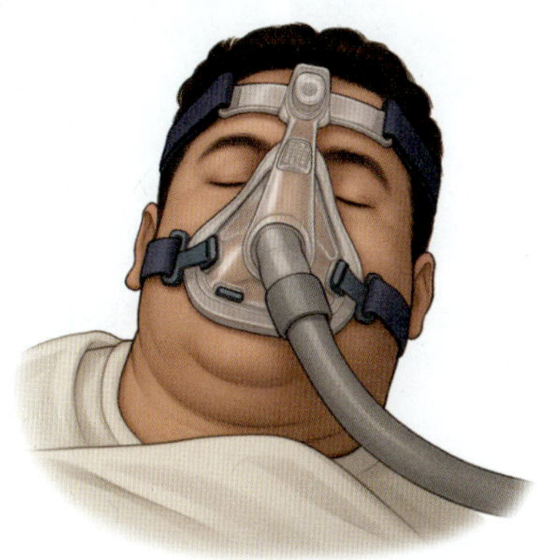

그림 6-36. **지속 양압기도 호흡기**

09 비침습적 호흡감시

산소화와 환기의 효율적인 감시를 위해 여러 기구가 이용된다. 병원 전 단계에서 일반적으로 사용되는 두 개의 기구가 있는데 그것은 맥박산소측정기(pulse oximeter)와 호기말 이산화탄소 측정기(end tidal carbon dioxide monitor)이다.

1) 맥박산소측정기

맥박산소측정기(pulse oximetry)는 응급처치 시에 널리 사용되고 있으며, 말초조직에서의 산소포화도를 평가하기 위한 빠르고 정확한 수단을 제공한다. 이 기구는 다음 사항이 있다(그림 6-37).

① 환자에게 불편감을 주지 않으면서 빨리 적용 가능하고 조작이 간편하다.

② 측정의 결과는 정확할 뿐 아니라 말초의 산소공급 변화를 지속해서 측정할 수 있다.

③ 혈압, 맥박, 호흡에 문제가 있다는 것을 알기 이전에 산소화에 관한 문제를 발견할 수 있다.

④ 말초부위의 산소포화도는 손끝, 발끝, 귓불에서 측정할 수 있다.

㉠ 영아에서는 감지체는 발꿈치 주위에 대고 테이프로 싸서 측정한다.

⑤ 호흡곤란이나 호흡계 문제를 호소하고 있는 환자를 위하여 맥박산소측정기가 있다면 사용하는 것이 바람직하다.

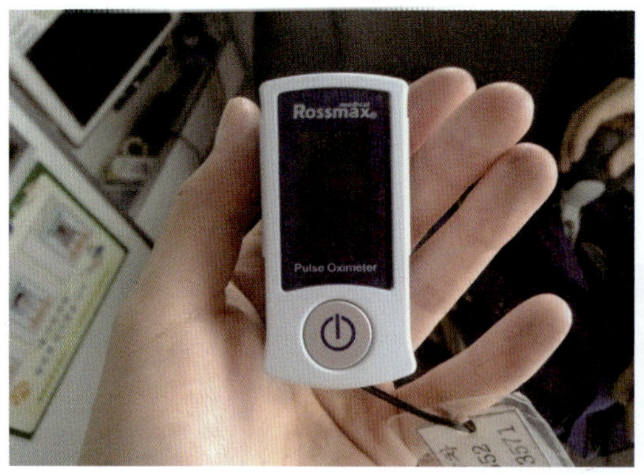

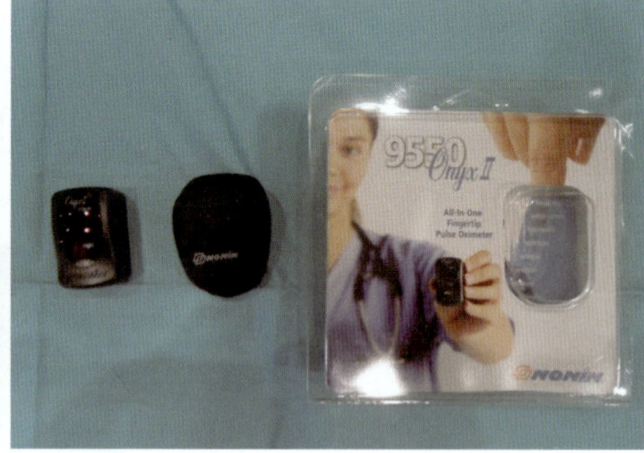

그림 6-37. 지속 양압기도 호흡기

맥박산소측정기(pulse oximetry)의 원리는 두 개의 감지체 빛 방출 진공관과 두 개의 감지장치를 가지고 있다. 한 진공관의 방출된 빛 파장은 산화된 헤모글로빈에 반응하고(적색), 다른 진공관의 파장은 환원된 헤모글로빈에 반응한다(적외선). 각 헤모글로빈은 특정의 방출된 빛을 흡수하며, 일치되는 감지체에 도달하는 것을 막고 있다. 감지체에 빛의 도달량이 적어질수록 더 많은 양의 특정 유형의 헤모글로빈이 존재한다. 산소측정기는 이 흡수된 색깔들 간의 차이를 비교하여 산소포화율(oxygen saturation percentage, SpO_2)이라는 비율을 측정하게 된다.

맥박 산소화측정기는 산소포화율(SpO_2)을 측정하여 알려준다. 그리고 감지체에 의해 맥박수를 알려준다.

① 산소포화율은 숫자로서 표시된다.
  ㉠ 어떤 경우는 파형으로도 보여준다.
② 산소포화율과 혈액 내의 산소분압(PaO_2) 간의 관계는 매우 복잡하다.
  ㉠ 산소포화율과 산소분압과는 상관관계가 있다.
    – 산소포화율이 증가할수록 산소 포화도는 증가하게 된다.
③ 혈액 내의 98% 산소가 헤모글로빈에 의해 운반되고, 2%만이 혈장에 용해된 것을 기억하는 것은 중요하다.
④ 맥박산소화측정기는 말초혈액의 산소운반상태를 정확하게 분석할 수 있다.

환자가 어떤 상태에 있어도 사용할 수 있으므로 '5번째의 활력징후'로 간주하고 있다. 또한, 환자의 기본검사 수치를 유지하기 위한 평가도구로 이용되고 있다. 환자처치의 방향 제시와 중재에 의한 환자의 반응을 감시하는 것으로도 이용되고 있다. 이 치료의 목적은 산소포화율을 정상범위(95–99%)로 유지하는 것이다.

맥박수가 맥박산소측정기에서 틀리게 표시되는 빈도는 소수이다. 이 경우는 맥박 산소 측정기가 오류(error) 신호를 보였거나, 공백화면(blank–screen)일 때이다. 맥박산소측정기는 응급처치와 병원 전 처치에서 중요하다. 심전도 감시기와 마찬가지로 환자에 대하여 중요한 정보를 제공해 준다. 그러나 이것은 단지 부가적인 기구일 뿐이다. 맥박산소측정기는 다른 사정도구나 감시 기술을 대신할 수 없으므로 그 결과에만 의존하여 처치하지 않도록 한다.

(1) 용도

환자의 손가락 끝(영아는 엄지발가락)에 끼워 맥박과 혈중 산소포화농도를 측정하는 것으로 기도유지상태, 분당 산소투여량, 산소공급의 적절성 등을 확인하는 데 유용하며, 맥박산소측정기라고 한다.

(2) 원리

① 피부와 혈관을 통과하는 적외선을 통하여 혈액의 색깔과 혈관 내에 있는 헤모글로빈의 백분율을 계산하여 산소포화도를 간접적으로 측정하는 장비이다. 흡수된 적색 빛과 적외선 간의 비율을 계산하여 산소포화율(SpO_2)을 측정한다.

② 환자의 호흡평가, 기도개방의 효과, 환기의 효과, 제공되는 산소의 적절성 등을 평가하는 데 매우 유용하게 사용한다.

③ 비침습적 기구로 빨리 적용할 수 있고 조작이 간편하다.

④ 측정결과는 정확하며 말초의 산소공급 변화를 지속해서 반영해준다.

㉠ 혈압, 맥박, 호흡보다 더 빨리 산소화에 대한 문제를 모니터해준다.

⑤ 산소포화도를 95% 이상 유지되도록 관리하여야 한다(표 6-6).

㉠ 정상 산소포화도 측정치는 95-99%이다.

㉡ 약간의 저산소증(91-94%)은 지속적으로 환자평가하고 산소를 공급한다.

㉢ 중등도의 저산소증(86-91%)은 산소공급 시 COPD 환자를 유의해가며 산소를 공급한다.

㉣ 심각한 저산소증(85% 이하)은 100% 산소를 즉각적으로 공급하고 환기보조를 실시한다.

(3) 주의사항

① 환자가 쇼크와 저체온증일 경우 모세혈관을 통하는 혈액이 충분하지 않기 때문에 측정치가 부정확할 수 있다.

② 일산화탄소 중독자나 만성흡연자의 경우 혈액 내에서 헤모글로빈과 이산화탄소의 결합을 장비가 붉은색으로 감지하기 때문에 실제 포화도보다 높게 판독된다.

③ 화상, 혈종, 매니큐어를 칠한 손톱 등에는 정확한 측정이 어려우므로 피하고, 매니큐어는 아세톤으로 닦아낸다.

④ 패혈증(sepsis)이나 저체온 환자(말초혈관 수축)의 경우 맥박산소측정에 대한 판독이 어렵다.

⑤ 저혈량, 심각한 빈혈 환자에게도 맥박산소화 측정기는 실수가 나타날 수 있다.

⑥ 잘못된 결과는 일산화탄소 중독, 고밀도 광선(빛의 강도)가 높거나, 비정상 헤모글로빈일 때, 사지결손일 경우와 산소포화 수치가 정상일지라도 산소를 운반할 수 있는 총 헤모글로빈양이 현저하게 감소하여 환자의 세포수준(cellular level)은 저산소상태일 수 있다. 따라서 항상 환자의 전반적 상태를 고려하여 치료해야 한다.

표 6-6. 맥박 산소측정치에 따른 산소공급

측정값 범위	병원 전 처치
정상범위: 95-100%	계속 관찰
경미한(Mild) 저산소증: 91-94%	산소 공급: 저용량
중간(Moderate) 저산소증: 86-90%	산소 공급: 고용량
중증(Severe) 저산소증: ≤85%	산소 공급, 환기(호흡보조)
SpO_2 측정값이 잘못해서 낮게 측정되는 경우 ㉠ 차가운 팔다리 ㉡ 저체온증 ㉢ 저혈량증 SpO_2 측정값이 잘못해서 높게 측정되는 경우 ㉠ 빈혈 ㉡ 일산화탄소 중독	

※ 환자 SpO_2 측정값이 정상일지라도 의심되면 산소를 공급한다.

2) 호기말 이산화탄소 감지기

호기말 이산화탄소를 측정할 수 있는 장비가 있다. 만약 기관내 관의 끝에서 호흡가스를 채취했을 때 측정된 이산화탄소의 수치는 호기 말에서 가장 높을 것이다. 이를 호기말 이산화탄소 분압측정(end-tidal CO_2 measurement)이라고 한다. 이산화탄소가 감지되고 있다는 사실은 신체의 대사과정에서 이산화탄소 생성이 활성화되어 있으며, 이 가스는 폐에서 적절하게 교환되고 있다는 것을 가정한다. 식도와 위장에는 이산화탄소가 거의 없다는 것을 기억해야 하고 다음과 같은 주의한다.

① 기관내관이 식도 안으로 들어가 부적절한 위치에 있다면 카프노메트리(capnometry)에서 이산화탄소가 감지되지 않는다.

② 환자가 심정지 상태라면 아무리 기관내관이 바르게 위치하고 있다 하더라도 capnometry에서 이산화탄소는 감지되지 않는다.

③ 전체 환기 과정(capnography의 계속적인 파형) 내에 이산화탄소의 수치를 측정하는 장비는 병원 전 응급현장에서 1차적으로 기관내관의 적절한 위치를 확인하기 위하여 사용된다.

- 배출된 공기에서 이산화탄소가 없으면 관은 식도에 있으며 이산화탄소가 있으면 기관 내에 적절히 삽입되어 있음을 의미한다.
- 기관내삽관 후 호기말 일회 호흡 시(내쉬는 공기 중) 이산화탄소의 농도를 감지하여 기도확보의 적절성을 확인할 수 있는 작은 크기의 유용한 기구이다.

④ 호기말 이산화탄소 분압측정기에서 보이는 판독 소견이 거의 즉각적으로 변화된다.

호기말 이산화탄소 검출기(end-tidal carbon dioxide, ETCO2)는 일회용과 전기식 감시기가 있다(그림 6-38). 이 기구는 기관내관과 인공환기 장치 사이에 부착시킨다. 관의 적절한 위치는 전기 감시기 빛에 의한다. 어떤 기구는 맥박 산화측정기와 함께 있어, 혈압, 맥박, 호흡, 체온을 한 번에 볼 수 있는 호기말 이산화탄소 검출기도 있다.

① 비색계(색도계)

Colorimetric divices는 pH에 예민하고 플라스틱 통 안에 화학적으로 침투(impregnated)된 종이를 감싸서 만든 1회용 $ETCO_2$ 탐색기이다. 환자와 환기장비 중간의 기도관리 회로 안에 장치하게 된다. 호기말 이산화탄소 측정기 상부에 감지된 호기말 이산화탄소 판별 기준 색깔 척도가 제공되는데, 호기말 이산화탄소 측정기의 검출 식별자의 최초 색깔이 판별기준 표시기의 자줏빛 색깔과 동일하지 않거나 "CHECK" 색보다 더 검다면 사용할 수 없다. 새로운 측정기를 개봉하여 사용하여야 한다.

- 비색 종이가 이산화탄소에 노출되면 수소이온(H+)이 생성되어 종이 색깔이 변화하게 된다.
- 색변화는 가역적이다.
- 흡기와 호기마다 변화한다.
- $ETCO_2$ 수치를 예측할 수 있다.
- 과이산화탄소증이나 저이산화탄소증을 탐색하지 못한다.
- 위 내용물이나 기관 내에 에프네프린 투여 같은 산성약물이 종이에 묻을 경우 그 뒤 판독 값은 신뢰할 수 없다.

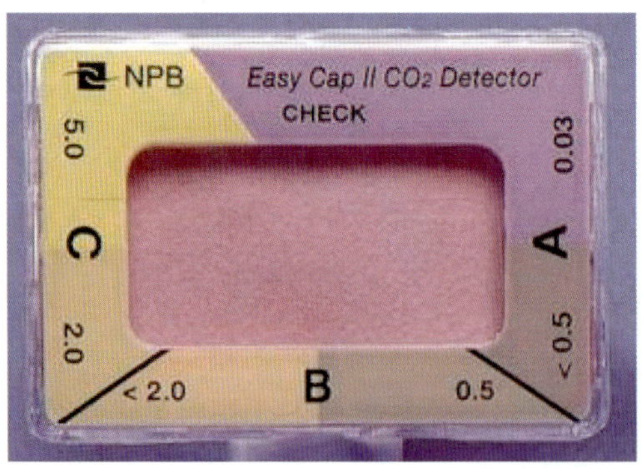

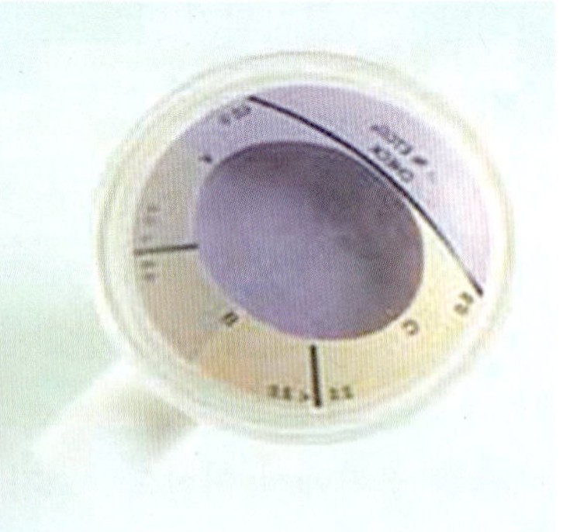

그림 6-38. 이산화탄소 분압색도감지기

<table>
<tr><th>등급</th><th>호기말 이산화탄소</th><th>의미</th></tr>
<tr><td rowspan="2">A</td><td>0.03-0.5% (4 mmHg 미만)</td><td>환자관류가 적당한 경우: 기관내삽관이 잘못됨</td></tr>
<tr><td colspan="2">- 즉시 기관내 튜브를 제거하고 백-밸브 마스크 환기를 충분히 재개한 후 필요한 경우 재삽관을 시도한다.</td></tr>
<tr><td rowspan="2">B</td><td>0.5-1.9% (4-15 mmHg)</td><td>기관내삽관이 잘못되었을 수 있음</td></tr>
<tr><td colspan="2">- 신속히 기관내 튜브의 pilot bulb를 점검하고 호기 시에 커프를 통하여 새는지를 들어보고 새는 소리가 들리면 커프를 더 부풀려서 튜브의 자리를 잡게 하여야 한다.</td></tr>
<tr><td>C</td><td>2-5% (15-38 mmHg)</td><td>적절하게 기관내삽관이 이루어짐</td></tr>
<tr><td>기타</td><td colspan="2">- 호기말 이산화탄소 측정기 결과에 대한 결론이 확실하지 않고 기관 내 삽관 위치의 적절성을 확신할 수 없다면, 즉시 기관내삽관을 제거한 후 백-밸브 마스크 환기를 재개한다.
- 호기말 이산화탄소 측정기를 완전히 사용한 후에 측정기는 쓰레기봉투에 일회용 처리되어야 한다.</td></tr>
</table>

② 전자장치

전자장치(electronic devices) $ETCO_2$ 탐색기는 호기 내 이산화탄소를 탐색해내기 위한 적외선 기술을 사용한다. 감지기내 열소자가 적외선을 방출한다. 이산화탄소 분자가 적외선을 아주 특별한 파장에 따라 적외선을 흡수하여 계산한다. 전자 $ETCO_2$ 측정기는 이산화탄소의 현존을 단순히 찾아내는 질적인 장치와 얼마나 많은 이산화탄소가 있는지 판단하는 양적인 장치이다. 병원 전 응급처치에서는 현재 상례적으로 양적 측정 장비가 사용된다. 대부분의 호기말 이산화탄소 분압측정기는 디지털 파형(capnogram, 호기말 이산화탄소분압 측정도)을 제공하고, 전 호흡주기를 반영한다(그림 6-39).

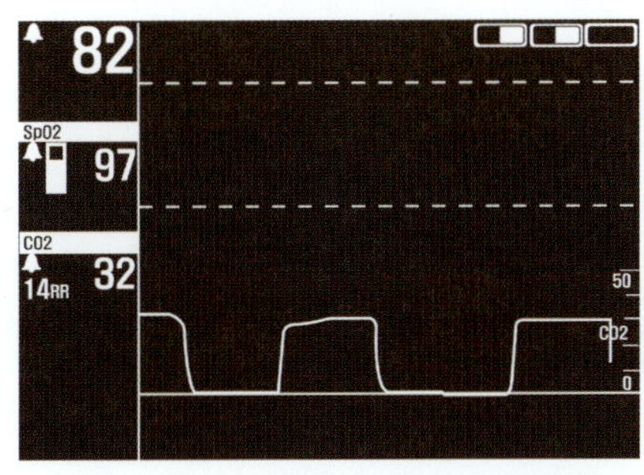

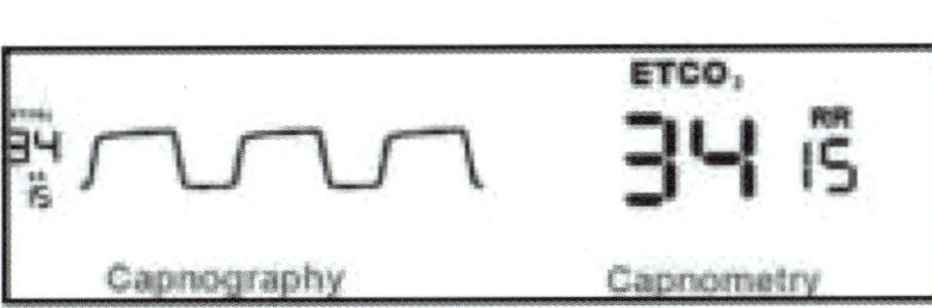

그림 6-39. 정량적 호기말 이산화탄소 측정기

- Capnography : 호기말 이산화탄소 농도를 연속적인 그래프 형태로 보여준다 .
- Capnometry : 호기말 이산화탄소 농도를 숫자로 보여준다 .

③ 호기말 이산화탄소 분압측정도

호기말 이산화탄소 분압측정도(capnogram)는 시간 경과에 따른 이산화탄소 농도를 반영한다. 과거보다 기관내삽관 튜브의 적절한 위치를 판단하기 위하여 $ETCO_2$ 탐색이 사용되고 있으며, 전형적으로 기관삽관 이후 기도 회로에 질적인 측정을 위한 $ETCO_2$ 장치를 두고 있다. 정형적으로 4단계로 나뉜다(그림 6-40).

- 1단계: 호흡의 기본선이다. 이산화탄소가 없을 때 직선이며 흡기의 끝 단계와 호기의 첫 단계까지 해당한다(이산화탄소 유리되지 않은 호흡사강 내 가스).
- 2단계: 호흡 상승운동(upstroke)을 말한다. 이는 폐포내 이산화탄소가 나타났음을 보여준다.
- 3단계: 호흡 하강운동(plateau)을 말한다. 이는 거의 일정한 양의 이산화탄소가 균일하게 환기되고 있는 폐포를 통한 공기의 흐름을 보여준다. 하향 움직임(plateau)의 가장 높은 수치는 $ETCO_2$라고 불리며 capnometer에 의해 기록되어진다.
- 4단계: 흡기단계이다. 갑작스러운 하강운동(downstroke)이 있고 결국 호흡 중 호흡 기본선으로 돌아온다. 호흡중지가 주기를 재시작하는 단계이다.

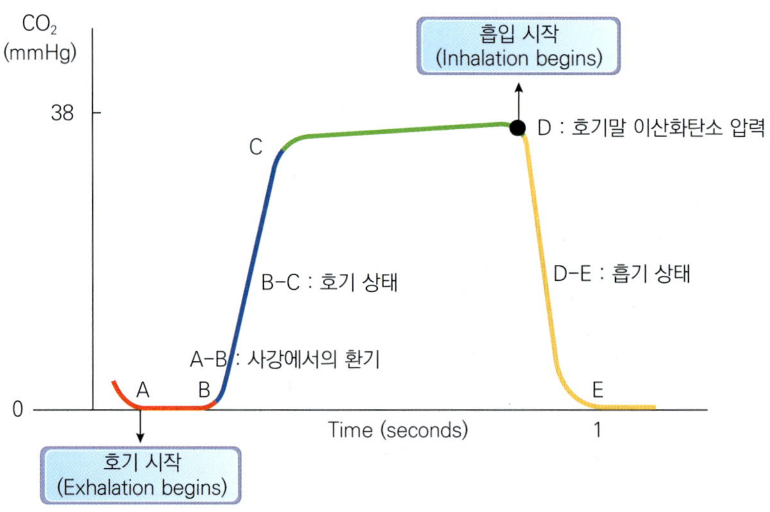

그림 6-40. **호기말 이산화탄소 분압의 파형의 구간**

단계	구간	의미	호흡상태	비고
1 단계	A-B	흡기 말기, 초기 호기(CO_2 없음)	사강에서의 환기	
2 단계	B-C	배출가스에 CO_2 나타남	호기상태	
3 단계	C-D	정점지속(plateau), 지속적인 CO_2	폐포의 호기	
4 단계	D-E	흡기 시 이산화탄소 급감소	흡기상태	
기타	D	가장 높은 이산화탄소분압($ETCO_2$)	호기말 이산화탄소 압력	
	E-A	호흡정지		

(1) 용도

기관내삽관 후 호기말 일회 호흡 시(내쉬는 공기 중) 이산화탄소의 농도를 감지하여 기도확보의 적절성을 확인할 수 있는 작은 크기의 유용한 기구이다.

(2) 원리

① 이산화탄소(CO_2)는 정상적인 대사산물이며 우측 심장정맥계를 통해 이송된다.

㉠ 우심실에서 폐동맥으로 이동되어 폐모세혈관으로 들어간다.

㉡ 최종적으로 허파꽈리에서 확산되며 호기를 통해 체외로 배출된다.

② 삼투가 감소하는 쇼크나 심장마비 상황에서 $ETCO_2$는 환기가 아니라 폐혈류, 심박출량을 반영한다.

(3) 사용방법

① 백-밸브와 삽관튜브 사이에 연결하여 사용한다.

② 기관내삽관의 성공을 확인하고, 적절한 호흡의 용량으로 6번으로 BVM 환기를 시행한 이후 capnometry 또는 capnography를 장착할 준비를 하고 센서를 환자의 손가락에 부착한다.

③ 환자 호기에 따라 호기말 이산화탄소 측정치나 그래프가 적절하게 나타나는지 확인한다.

④ 환자의 혈관류가 적당한 징후를 보이는데 측정치나 그래프의 변화가 적절하지 않을 경우, 적절치 않은 기관내삽관 또는 튜브의 위치를 고려하고, 기관내 튜브를 제거하고 백-밸브 마스크 환기를 충분히 재개한 후 재삽관을 시도한다(그림 6-41).

㉠ 호기말 이산화탄소 측정기 결과에 대한 결론이 확실하지 않고 기관내삽관 위치의 적절성을 확신할 수 없다면, 즉시 기관내삽관을 제거한 후 백-밸브 마스크 환기를 재개한다.

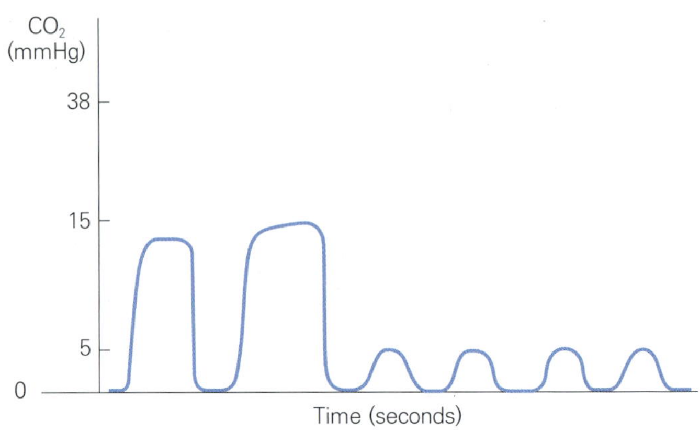

그림 6-41. 심폐소생술 중 또는 그래프의 변화가 적절하지 않을 경우

(4) 주의사항

① 이산화탄소 수치로 기관내삽관의 적절성을 완벽하게 신뢰할 수 있는 것은 아니므로 보조적인 방법으로 사용하는 것이 바람직하며, 가슴의 팽창, 상복부 청진음 및 양쪽 폐음을 청진하여 기관내삽관의 적절성을 평가해야 한다.

② 기관내삽관 튜브의 정확한 위치를 지속적으로 모니터링할 수 있는 방법은 파형 호기말 이산화탄소분압 측정이다.

③ 소아용과 성인용이 구분되어 있으므로 적절하게 사용하여야 한다.

(5) 임상적 의의

① $ETCO_2$를 삽관 후 위치파악에 사용(적절한 삽관이 확인)하고 삽관된 환자의 관의 적절한 위치와 환기의 적절성이 평가한다.

- $ETCO_2$ 수치가 감지되면 적절한 기관내관삽관의 위치가 확인된다.
- 병원 전 응급의료종사자는 환자의 상황을 계속적으로 감시할 수 있다.

② $ETCO_2$ 감소는 쇼크, 심장마비, 폐색전증, 기관지 경련 및 점액축적과 같은 불완전기도폐쇄에서 나타난다.

③ $ETCO_2$ 증가는 과소 환기, 호흡저하, 고체온증에서 나타난다.

④ $ETCO_2$ 감지는 심폐소생술에서도 유용하게 사용된다.

- 심정지 동안 이산화탄소 측정치는 심정지 발생 직후 급작스럽게 떨어진다.
- 효율성 높은 심폐소생술의 시작과 함께 다시 상승하고 자연순환회복(return of spontaneous circulation, ROSC)시 거의 정상 수치로 돌아온다.

– 효율적 심폐소생술 동안 $ETCO_2$ 수치는 심박출량 관상동맥관류압, 심폐소생술 흉부 압박의 효율성까지도 일치된다.

Tip ETCO₂ 측정 시 고려사항

구분	그래프 이동	의미
하강	$ETCO_2$가 0까지 급속 하강	식도내삽관, 환기장치 연결되지 않았거나 환기장치 결합, 이산화탄소 분석기계 결합
	$ETCO_2$가 0은 아니지만 하강	환기체계 내 누출 및 폐쇄, 환기회로 내 부분적인 연결해제, 부분적 기도폐쇄(분비물)
	$ETCO_2$의 기하급수적 하강	폐쇄전증, 심정지, 저혈압(갑작스러운), 심한 과환기
	$ETCO_2$의 점진적인 저하	저혈량증, 심박출량이 저하되고 있는 경우, 체온이 저하되고 있는 경우(저체온증, 대사 작용이 떨어지는 경우)
기본선 변화	CO_2 기본선의 변화	계산 실수, 이산화탄소 분석기계내 물방울, 기계적인 실패(환기장비)
상승	$ETCO_2$ 급속 상승	이전에 폐쇄되었던 폐부분까지 접근 가능해진 경우, 지혈대를 풀었을 때, 혈압의 급속 상승
	$ETCO_2$ 점진적인 상승	체온이 상승하고 있는 경우, 저환기, 이산화탄소 흡수, 부분적인 기도폐쇄(이물질): 반응성 기도질환(reactive airway disease)

Tip 용어정의

① 이산화탄소 계측기: 호기 중 이산화탄소를 측정하는 기구
  ㉠ CO_2분압(Torr 또는 mmHg) 또는 CO_2를 % 숫자로 표시
② 이산화탄소 기록술: 이산화탄소 정도를 그래프로 나타낸 것
③ 이산화탄소 측정기: 호기 중 CO_2 수준을 나타내는 기구
④ 이산화탄소 기록: 호기 중 CO_2를 파형으로 나타낸 자료
⑤ 호기말 이산화탄소($ETCO_2$): 호기말 이산화탄소의 농도를 측정하는 기구
⑥ $PETCO_2$: 혼합가스 용액 내 호기말 이산화탄소 분압을 나타낸 것
⑦ $PaCO_2$: 동맥혈 이산화탄소 분압

Tip 호기말 이산화탄소분압과 파형 유형

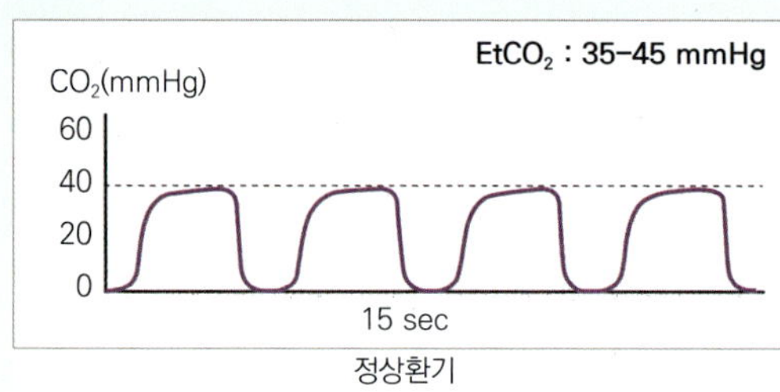

정상환기

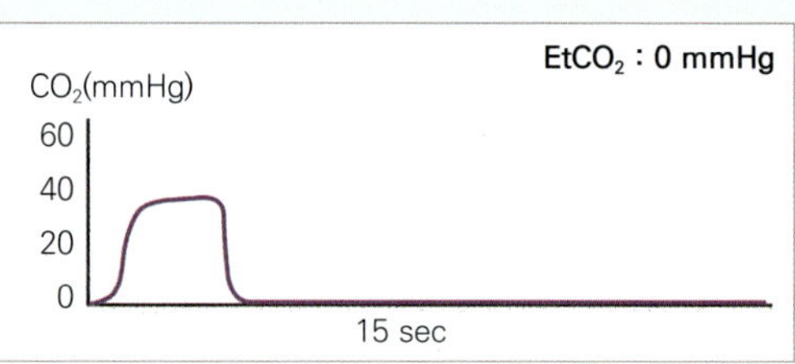

무호흡, 전문기도기가 빠진 상태
파형이 갑자기 사라짐

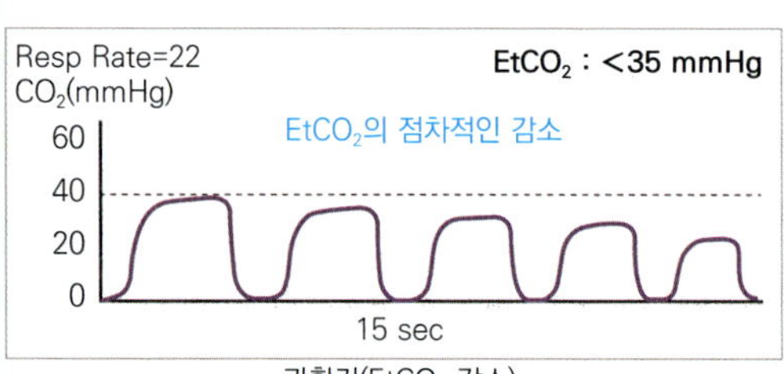

과환기($EtCO_2$ 감소)
호흡은 증가하고 $EtCO_2$가 감소한 파형

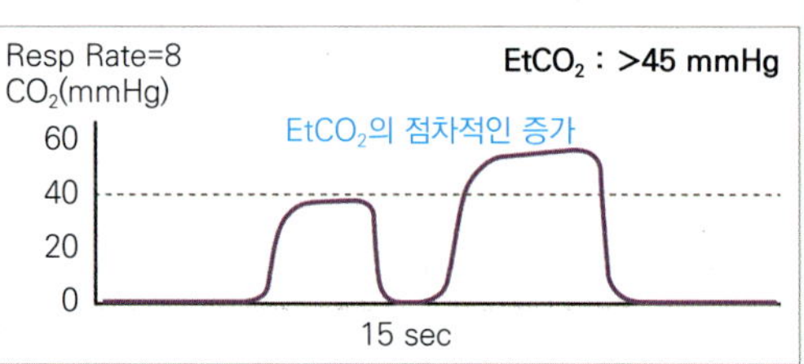

저환기($EtCO_2$ 증가)
호흡은 감소하고 $EtCO_2$가 증가한 파형

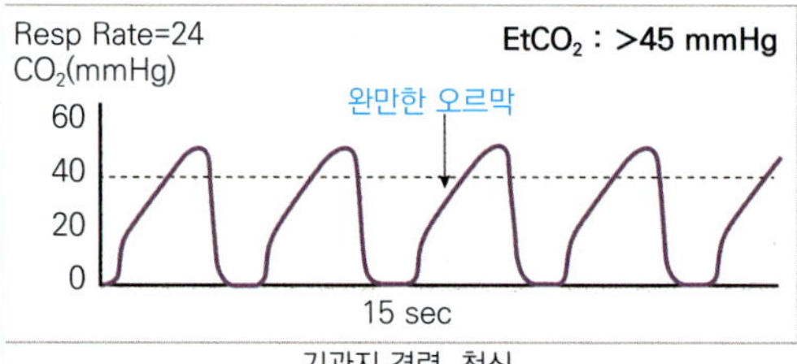

기관지 경련, 천식
흡기 시 완만한 오르막을 보임

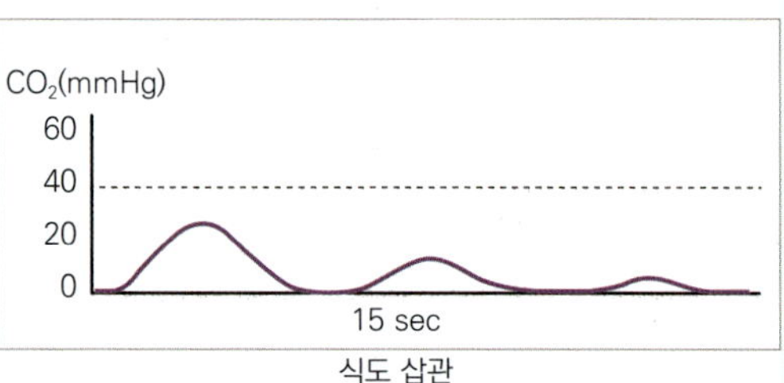

식도 삽관

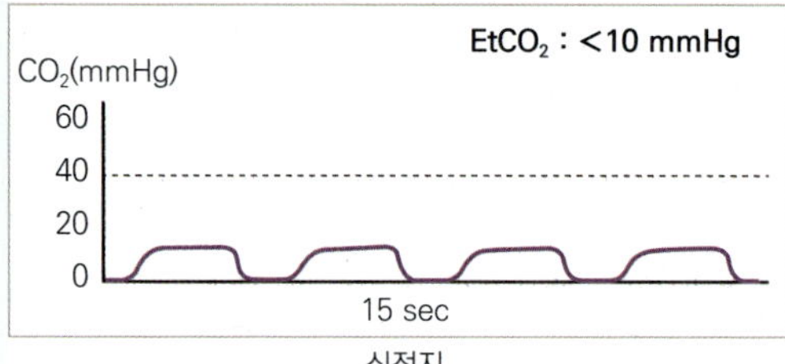

심정지
$EtCO_2$ 값이 10 mmHg 미만으로 표시됨

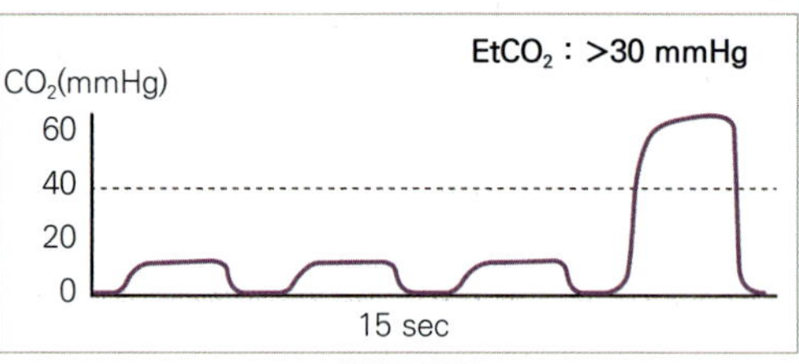

심정지 회복
갑자기 파형이 커짐. $EtCO_2$ 값이 30 mmHg 이상으로 표시

10 전문기도유지

전문 기도유지에서는 기구 삽입 시에 특별한 훈련을 해야 한다. 많이 이용되는 방법은 기관내삽관이다. 이것은 유일하게 기관을 따로 떨어지게 할 방법이다. 몇몇 응급의료체계에서는 기관내삽관을 활용하지 않고, 대신에 후두마스크 기도기(laryngeal mask airway, LMA), 인두기관튜브 기도기(pharyngeo-tracheal lumen airway, PTL), 식도 기관 복합튜브(esophageal, tracheal combitube, ETC) 또는 식도 폐쇄 기도기(esophageal obturator airways, EOA) 등이 사용되고 있다.

PART 02

1) 기관내삽관

기관내삽관(orotracheal intubation)은 상부기도 이상 있거나 있을 것 같은 환자에게 확실하게, 기도개방을 확보해 주는 방법이다. 또한, 구강내의 이물질이 기관으로 유입되는 것을 방지할 수 있다.

(1) 용도

후두경으로 후두개와 성문을 확인하고 기관까지 튜브 삽관하여 기도를 유지하는 것으로 가장 효과적인 기도확보 방법이다.

① 환자 기도확보 목적으로 기관 내로 삽입되는 것

② 입이나 코를 통해 삽입

③ 후두경을 통해 후두를 볼 수 있다.

㉠ 특별한 경우는 보지 않고 기관내삽관을 삽입하기도 한다.

(2) 적응증

① 호흡 혹은 심정지 상태(구토반사 없는 무의식 상태)

- 기도 보호 능력이 없어 기도 흡입 위험성이 커지는 경우
- 이물질, 외상, 화상 등 과민성 반응에 의한 기도폐쇄 현상

(3) 필요한 장비

후두경(iaryngoscope), 기도삽관용 튜브, 기도기, 고정장비, 젤리, 10 ml 주사기, 탐침(stylet), 백-밸브 마스크, 흡인기구, 교합저지기(bite block), 마질겸자(Magill forceps) 등이 있다.

(가) 기관내삽관 튜브

기관내삽관 튜브는 커프가 있는 것과 없는 것으로 구분된다(그림 6-42).

커프 있는 튜브의 크기(mm): 3.0, 4.0, 5.0, 5.5, 6.0, 6.5, 7.0, 7.5, 8.0, 8.5, 9.0, 10.0

커프 없는 튜브의 크기(mm): 2.5, 3.0, 3.5, 4.0, 4.5, 5.0, 5.5, 6.0, 6.5

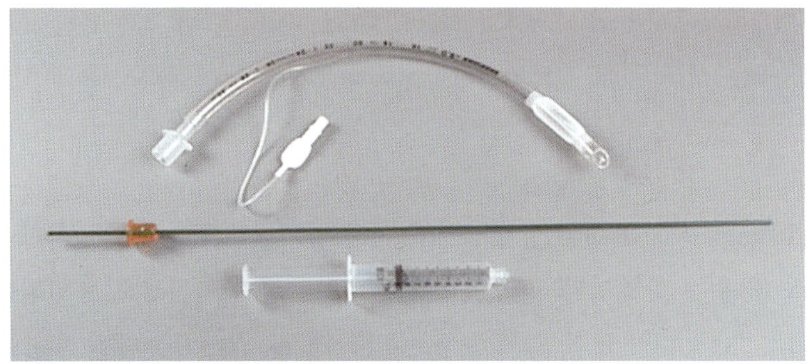

그림 6-42. 기관내삽관 튜브(Endotracheal tube)

(나) 후두경

혀와 후두개를 들어 올려 성대를 볼 수 있게끔 만든 기구이다.

(다) 마질겸자

끝이 원 모양을 가진 가위 형태의 집게이며, 상기도의 이물질을 꺼낼 때 이용하거나 비기관삽관 시 기관내 튜브의 방향을 바로 잡아야 할 때 사용한다(그림 6-43).

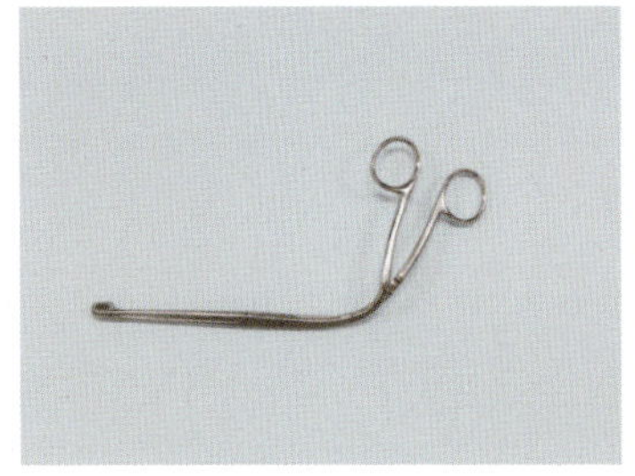
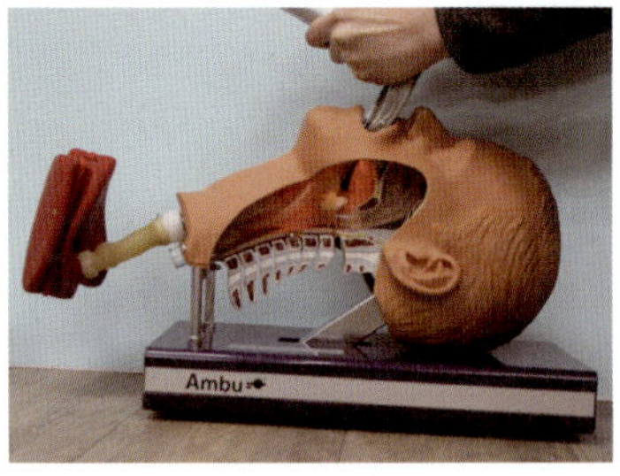

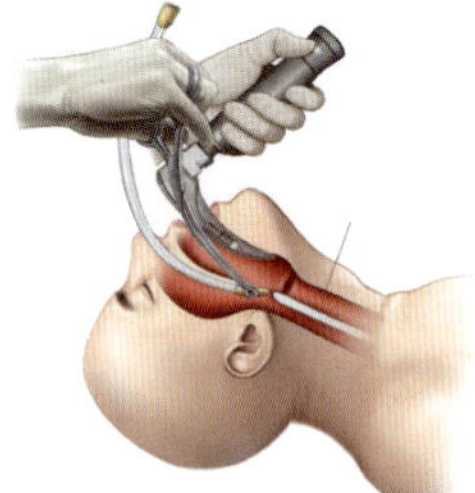

그림 6-43. 마질겸자에 의해 이물질 제거 및 비기관내삽관 시 사용

(라) 기도삽관 고정기

① 용도: 기도삽관 튜브가 적당히 위치하면 기도삽관 고정기를 사용해 고정함으로써 환자가 물어서 튜브가 막히는 것을 방지하고 튜브 끝의 위치를 고정할 수 있다(그림 6-44).

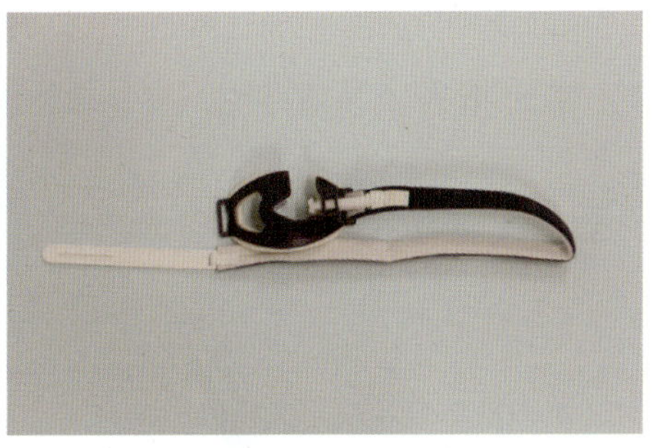

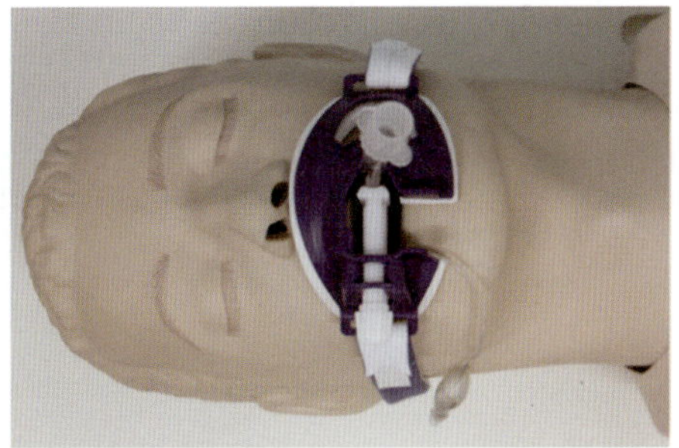

그림 6-44. **기도삽관 고정기(Bite block)**

② 사용방법

㉠ Tube holde는 그림 6-45와 같이 적용한다.

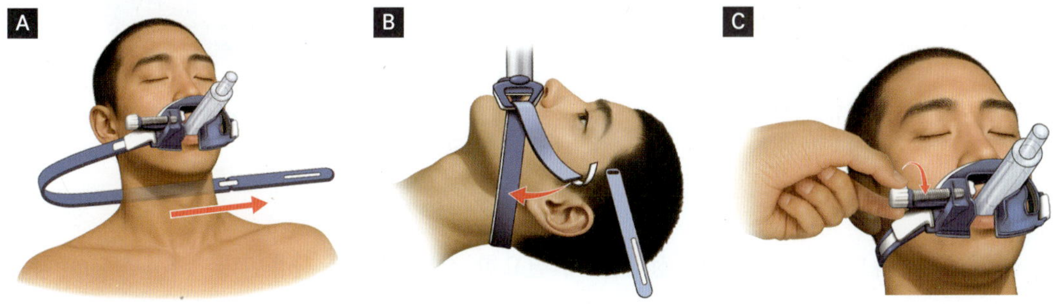

그림 6-45. Tube holder (adult-thomas)

㉡ 우발적인 기도 삽관의 위험성을 줄이기 위해 기도 또는 식도에 삽입 후 기도 내 튜브(ET), 후두 마스크기도(LMA), 기도 성문상 기도장치(SGA) 등의 싱글 및 더블루멘 기도 튜브를 고정하도록 설계되었다.

㉢ 기도-튜브 장치 관리를 위한 단시간(24시간 미만)만 필요한 8세 이상 환자를 위한 제품이다.

㉣ 헤드 스트랩이 미끄러지지 않도록 정확히 위치에 고정해야 한다(그림 6-46).

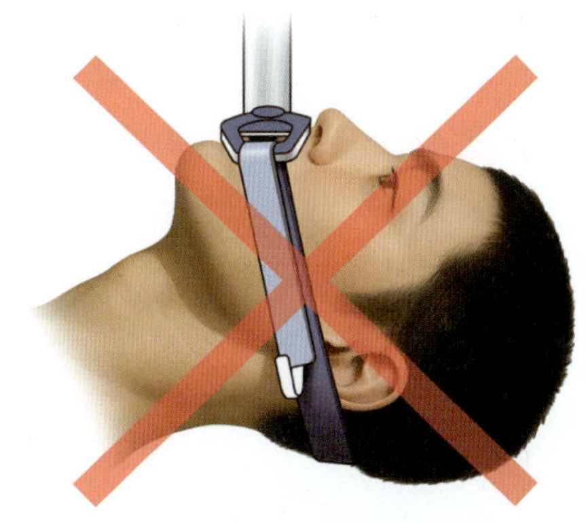

그림 6-46. **스트랩이 미끄러지지 않도록 고정한다.**

ⓜ 튜브 클램프를 푼다(그림 6-47).

ⓑ 목 둘레가 더 작은 경우 필요하면 탈착형 후크 탭을 스트랩 위에 붙여 고정한다(그림 6-48).

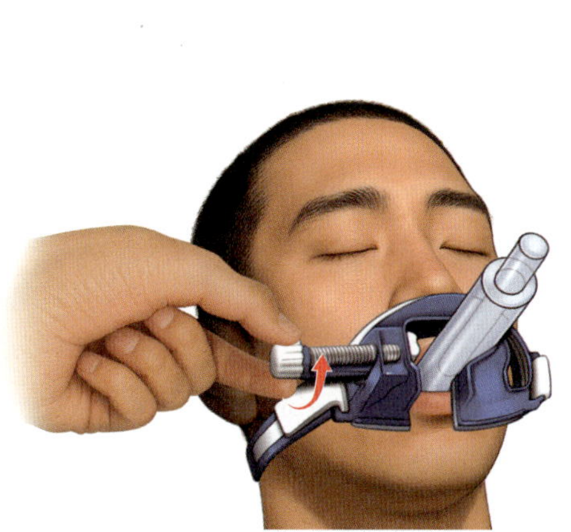

그림 6-47. **튜브 클램프를 푼다.**

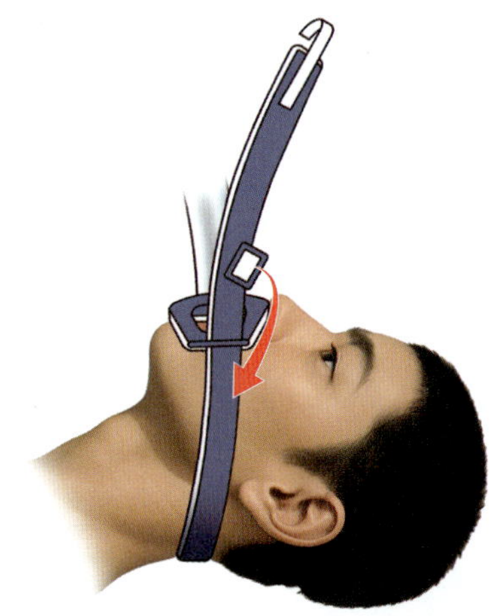

그림 6-48. **필요한 경우 탈착형 후크 탭을 스트랩 위에 붙여 고정한다.**

ⓢ 튜브 쪽으로 안전하게 고정하는 데 필요한 정도의 힘만 사용한다. 나사를 지나치게 조이면 공기 흐름을 막을 수도 있다.

ⓞ 8세 미만의 어린이에게는 사용하지 않는다.

ⓙ 환자 1인에게만 사용할 수 있다. 재사용하지 않는다. 재사용하면 교차 오염, 성능 저하 및 장치 오작동의 위험이 증가한다.

ⓒ 사용 전 모든 부품을 검사하여 손상이 없는지 올바로 작동하는지 확인한다.

ⓚ 사용하는 동안 지속적으로 환자 상태를 모니터링해야 한다.

(마) 기도삽관 기구 가방

① 용도: 기도삽관에 필요한 기도유지기, 후두경, 기도삽관용 튜브, 마질겸자(Magill forcep) 등을 보호하면서 사용하기 편리하게 고안되었다(그림 6-49).

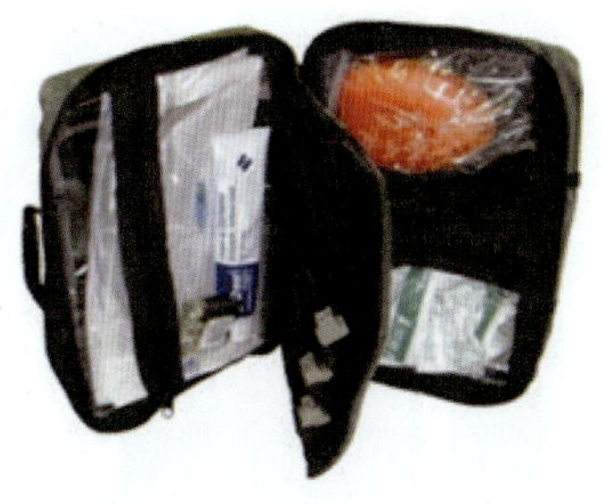

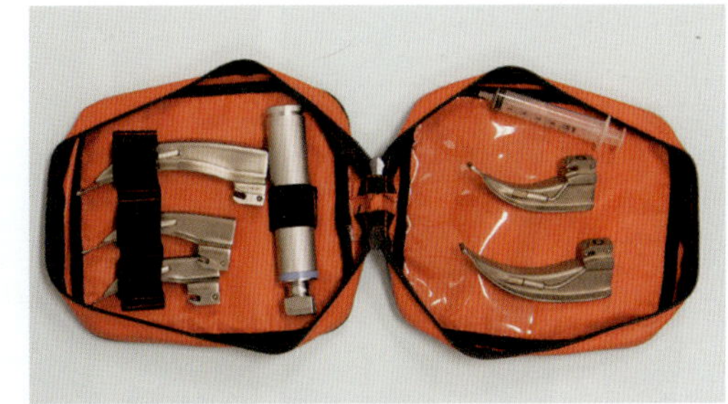

그림 6-49. **기도삽관 기구 가방**

(4) 가장 흔한 날의 유형

① 만곡형 날(curved blade, macintosh): 후두개를 곡에 위치하고, 후두개 곡(epiglottic vallecula)에 맞게 만들어져 있다.

- ㉠ 주로 성인에게 사용된다.
- ㉡ 설골후두개 인대를 누르고 후두개를 앞쪽으로 당겨서 간접적으로 성대가 보이도록 한다.
- ㉢ 후두를 닿지 않으며 손상을 일으키지 않는다.
- ㉣ 후두개 후면에 위치하면 민감한 구역반사를 자극한다.

② 직선형 날(straight blade, Miller, Wisconsin, Flagg blade)

- ㉠ 영아에서 더 많이 사용된다.
- ㉡ 후두개 밑에 맞도록 만들어져 있다(그림 6-50).
- ㉢ 손잡이를 앞쪽으로 들어 올리면 후두개가 직접 들어 성대를 잘 볼 수 있다.
- ㉣ 혀를 많이 움직이게 하며 후두개를 더욱 잘 볼 수 있게끔 해준다.

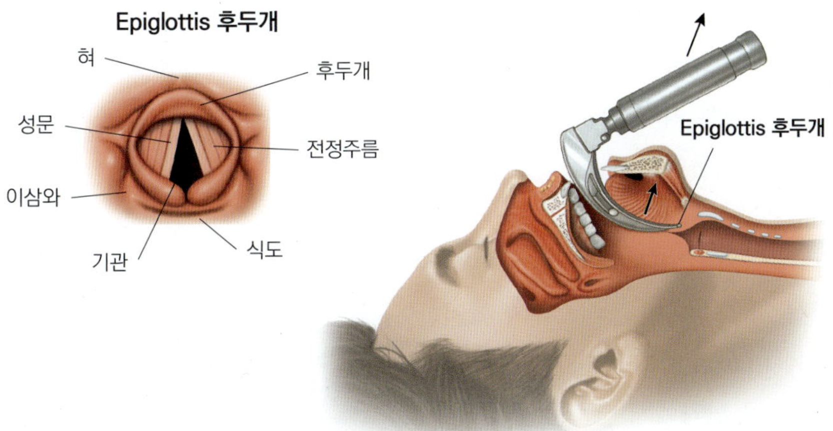

그림 6-50. **후두경 날의 종류에 따른 위치.** 후두경 날의 크기는 0(영아용)에서부터 4(큰 성인용)까지 여러 종류가 있다.

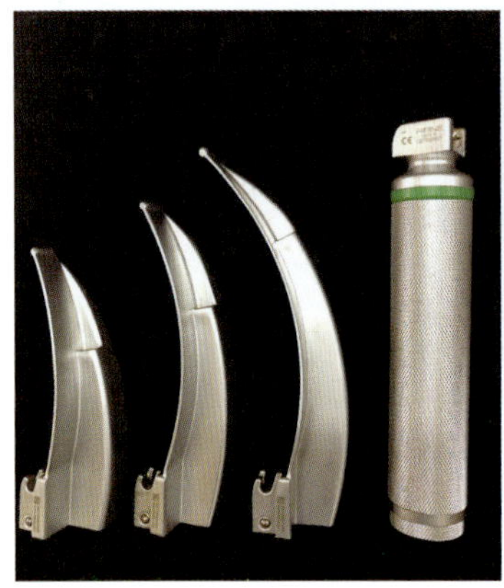
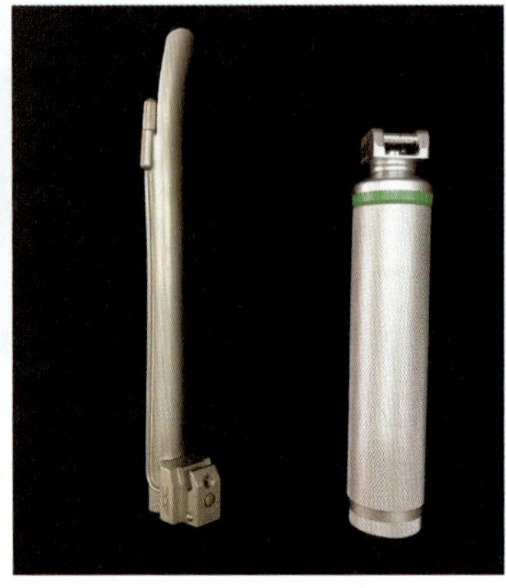
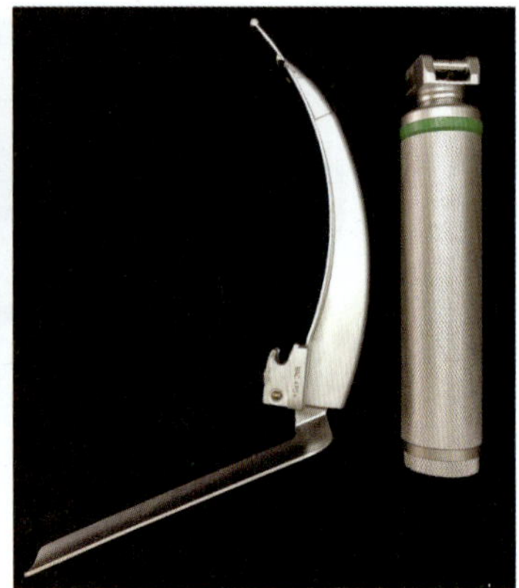

그림 6-51. **후두경 날의 종류**

(5) 특징

① 후두경을 다루는 기술이 기관내삽관술의 핵심이라 할 수 있다.

② 기도삽관은 전문적 기도유지법으로 많은 훈련과 교육이 필요하다.

③ 가장 확실한 기도유지 방법으로 기도와 식도를 완전하게 분리하여 위 내용물이나 분비물이 기관으로 유입되는 것을 방지할 수 있다.

④ 기관이나 폐 내에 저류하는 분비물 등을 흡인하여 기도를 청정화시킬 수 있다.

⑤ 구강을 통한 삽관 방법과 후두경을 사용하지 않는 비강을 통한 삽관 방법이 있다.

(6) 주의사항

① 후두경 사용 시 치아 손상의 우려가 크므로 주의하여야 한다.

② 시행 중 산소중단 시간을 최소화하여야 한다.

㉠ 삽관 전에는 충분한 산소를 투여하고 백-밸브 마스크로 과환기를 시켜야 한다.

㉡ 가능한 15초 이내에 삽관을 완료하고, 1회 시도에 30초를 초과하지 말아야 한다.

③ 30초 이내에 삽관 실패하면 호흡보조로 충분한 산소를 제공한 후 재시도해야 한다.

④ 기관삽관은 냄새 맡는 자세(sniffing position)를 가장 적절한 자세로 보면, 경추손상 환자의 경우 삽입에 어려움이 많다.

(7) 삽입방법

① 후두경에 날을 끼우고 불이 들어오는지 확인한다.

② 튜브의 커프에 10 cc 주사기로 5-10 cc 공기를 넣어서 커프가 새지 않는지 확인한다.

③ 백-밸브 마스크로 환자에게 산소를 공급한다.

④ Sniffing position을 유지한 후 우측 구각으로 후두날을 삽입한다.

⑤ 환자의 머리를 약간 신전시키고 후두경을 사용하여 성문을 확인한다.

⑥ 튜브가 성문으로 들어가는지 눈으로 확인하면서 기관내 튜브를 삽입한다.

⑦ 튜브의 끝이 성문을 통과하면 1-2 cm 정도 집어넣고 스타일렛을 제거한다.

⑧ 커프 공기주입구에 5-10 mL의 공기를 주입하여 커프를 팽창시킨다(그림 6-52).

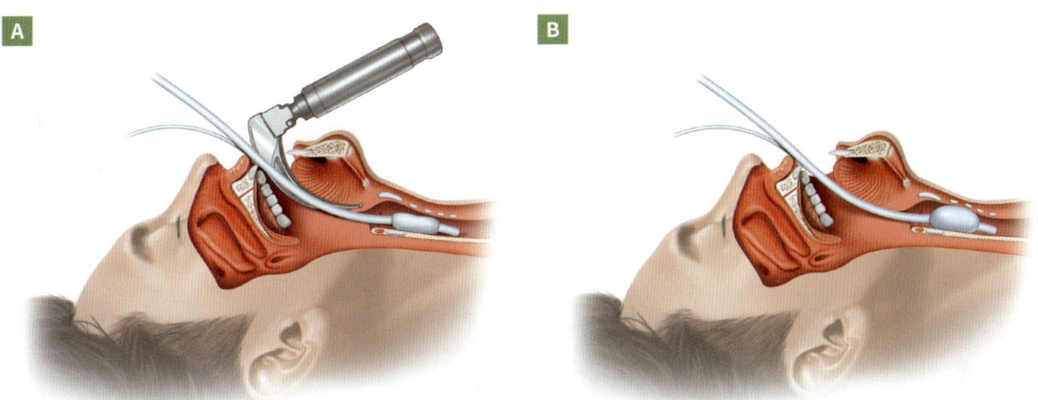

그림 6-52. (A) **튜브의 끝이 성문을 통과하면 1-2 cm 정도 집어넣는다.** (B) **커프 공기주입구에 5-10 mL의 공기를 주입하여 커프를 팽창시킨다.**

⑨ 기관내삽관 튜브에 백-밸브 마스크를 연결한 후 환기를 하여 흉곽상승이 잘 관찰한 후 과환기를 지시한다.

⑩ 환기하면서 폐의 양쪽과 위에 대한 호흡음을 청진하여 적절하게 삽관되었는지를 확인한 후 입인두 기도기를 넣고 고정한다.

⑪ 첫 번째 응급구조사는 기관내삽관을 한 환자에게 백으로 환기하면서 두 번째 응급구조사는 흡인한다.

⑫ 튜브의 삽입 깊이를 측정하고 표시하여 치료와 이송 동안 빠져나오는지 감시한다.

(8) 기관내관의 위치 확인

기관내관의 위치를 확인하기 위해서는 그림 6-53에 표시된 부위에서 청진하여야 한다(그림 6-53).

① 상복부 명치 부위에서 청진한다.

㉠ 아무런 소리도 들리지 않고 조용해야 한다.

② 오른쪽과 왼쪽 중간 겨드랑선에서 청진한다.

③ 오른쪽과 왼쪽 폐 꼭대기 부위를 청진한다.

④ 복장 패임에서는 "기관" 음이 이 부위에서 잘 들려야 한다.

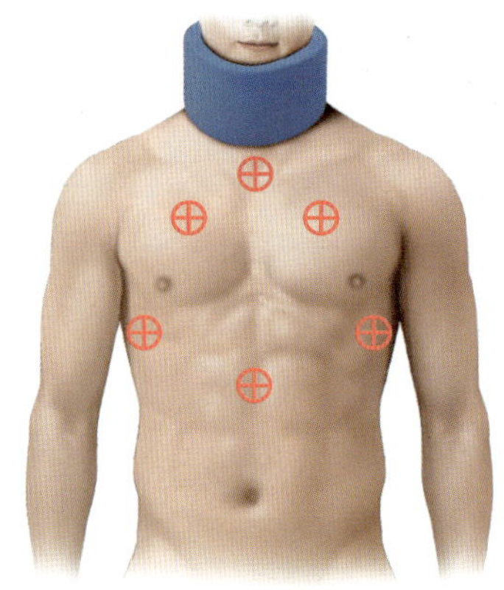

그림 6-53. 기관내관 위치 확인할 수 있는 부위

인공 폐환기를 시행하면서, 가슴의 움직임을 처음부터 끝까지 완전히 관찰한다(과거에는 파일롯 풍선을 반복해서 누르면서, 복장 패임 부위에서 촉진하여 불룩불룩하는 커프 파동을 느껴 확인하기도 했다). 그리고 CO_2 검출기와 같은 보조 기구를 사용하여 기관내관 위치를 확인할 수 있다.

(9) 기관내삽관의 합병증

기관내삽관의 합병증은 표 6-7과 같다.

표 6-7. 기관내삽관의 합병증

구분	합병증
후두경에 의한 합병증	구강 내 구조물의 열상 치아골절 인두 및 후두부 구조물의 열상 또는 천공
기관 내 튜브 삽입과정에서의 합병증	기관 열상 또는 천공 기흉 또는 피하기종 성대손상 위 내용물 역류에 의한 폐 흡인 식도열상 또는 열공 식도 내 삽관

(10) 참고사항

기관내삽관 방법으로 비디오후두경을 이용한 기관내삽관법이나 후두경을 사용하지 않는 맹목적 삽관법(blind intubation)과 방광탐침삽관법(lighted stylet intubation)도 유용하게 사용되고 있다. 또한 비인두삽관(nasopharyngeal Intubation)은 비인두기관 튜브를 코로 삽입하면서 숨소리를 확인한 후 삽관한다.

후두경 잡는 방법

후두경 잡는 방법으로는 표준 파악법(standard grip), 수지 파악법(finger grip), 수장 파악법(palm grip)이 있다(그림 6-54).

① 표준 파악법
  ㉠ 초보자에게는 표준 파악법이 추천된다.
  ㉡ 왼손 손가락으로 손잡이를 잡는다.
  ㉢ 왼손 검지부터 새끼손가락까지 네 개의 손가락으로 손잡이를 떨어뜨리지 않게 잡는다.
  ㉣ 손잡이 후면에 손바닥과 엄지를 가볍게 붙인다.
  ㉤ 손잡이 하부는 새끼손가락이 날 부분에 맞닿을 정도로 잡는다.
  ㉥ 세게 움켜쥐지 말고 가볍게 잡는 것이 조작이 쉽다.

② 수지 파악법
  ㉠ 숙련자가 선호하는 방법이다.

③ 수장 파악법
  ㉠ 손바닥 전체로 손잡이를 움켜잡는 방법이다.

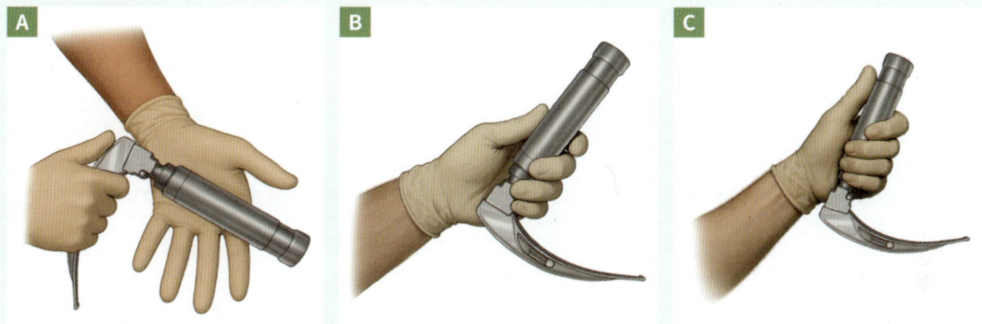

그림 6-54. **후두경 잡는 방법.** (A) 표준 파악법(Standard grip) (B) 수지 파악법(Finger grip) (C) 수장 파악법(Palm grip)

2) 아이겔 기도기

풍선 커프를 공기로 부풀릴 필요가 없이 커프 속에 겔을 넣어 제조한 후두마스크 기도기(i-gel)가 임상에서 사용되고 있다. i-gel은 후두마스크 기도기의 한 종류로서, 후두 마스크 부분을 열가소성 탄성체 젤로 채운 형태의 후두 마스크 기도기이다(그림 6-55). 젤로 채운 후두 커프 부분은 후두의 해부학적 구조를 고려하여 제작되어 있다.

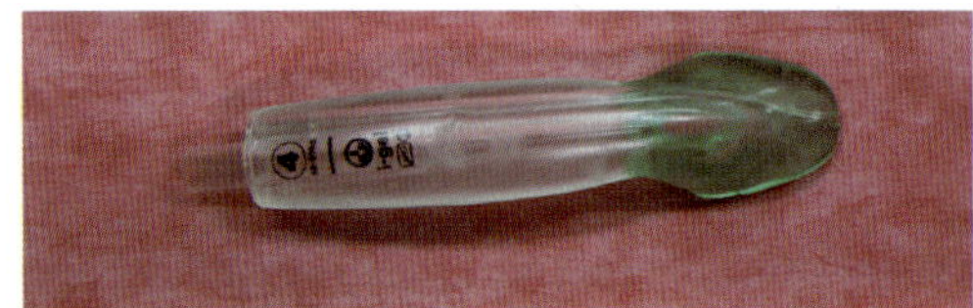
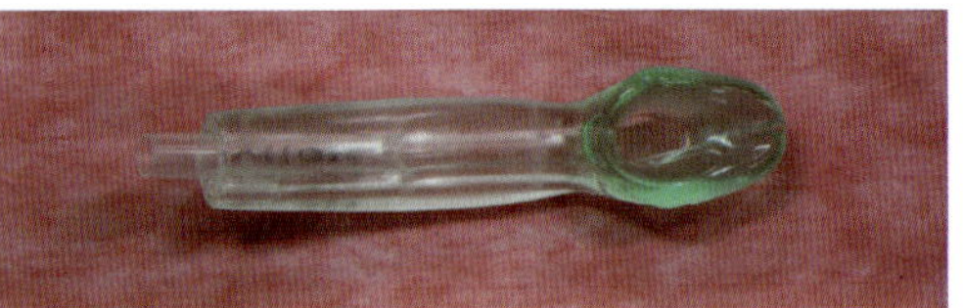

그림 6-55. 아이겔(I-gel) 기도기

(1) 특징

① 마스크 팽창이 필요하지 않아 쉽고 빠른 삽관이 가능하다.

② 위장관 튜브 삽입 또는 흡입이 가능한 통로가 있다.

③ 인두에 밀착되는 곳이 탄성체 겔로 만들어져 있어 구강 내 구조물의 손상을 최소화한다.

④ 후두개의 하강을 방지하는 구조로 이루어져 기도 유지에 용이하다.

⑤ 다른 성문 외 기도기와 비교하여 초보자가 사용하기에 가장 쉽고 빠르게 삽입이 가능하다.

(2) 아이겔 적응증

① 응급상황에서의 기도확보

② 기관 삽관에 실패한 환자

③ 심폐소생술 상황 등

표 6-8. 환자의 체중별 I-gel

Color cored connector	Size (#)	Patient size	Patient weight guidance (kg)
	1	Neonate	2-5 kg
	1.5	Infant	5-12 kg
	2	Small paediatric	10-25 kg
	2.5	Large paediatric	25-35 kg
	3	Small Adult	30-60 kg
	4	Medium adult	50-90 kg
	5	Large adult+	90+ kg

(3) 사용방법

① 구역반사(gag reflex)가 없는 것을 확인한다.

② 장비 준비

③ 수용성 젤 바르기

④ 열린 부분이 턱 쪽으로 향하도록 하여 삽입한다.

㉠ 자세는 'sniffing position'이다. 그러나 튜브의 특성상 중립위치에도 삽입할 수 있다.

⑤ 턱을 부드럽게 아래로 내려 입을 개방한다.

⑥ 경구개를 따라 아래쪽, 뒤쪽 방향으로 저항이 있을 때까지 서서히 넣는다.

⑦ 반창고나 전용 고정 기구를 사용하여 고정하고 삽관 상태를 확인한다(그림 6-56).

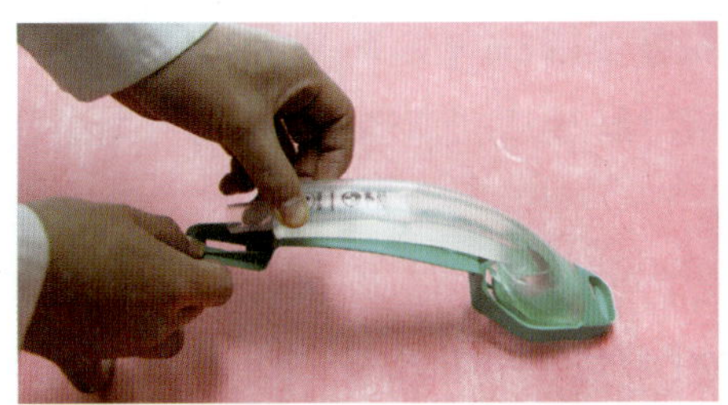
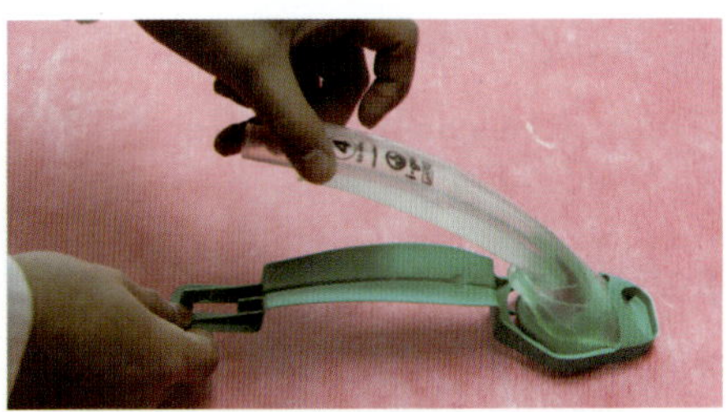

㉠ 장비 준비를 한다.

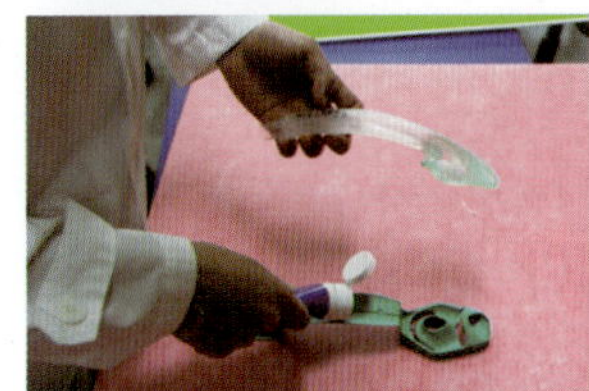
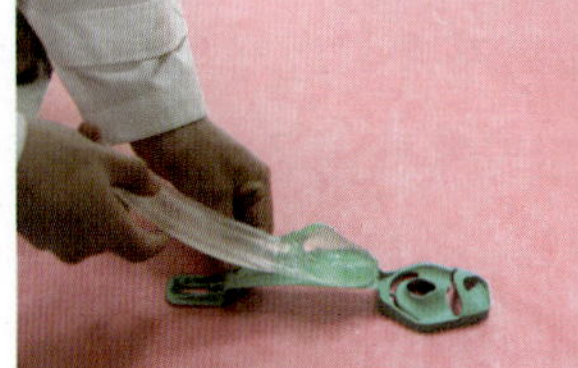
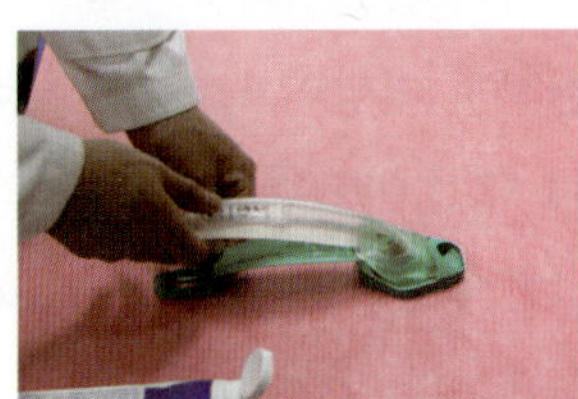

㉡ 수용성 젤을 바른다.

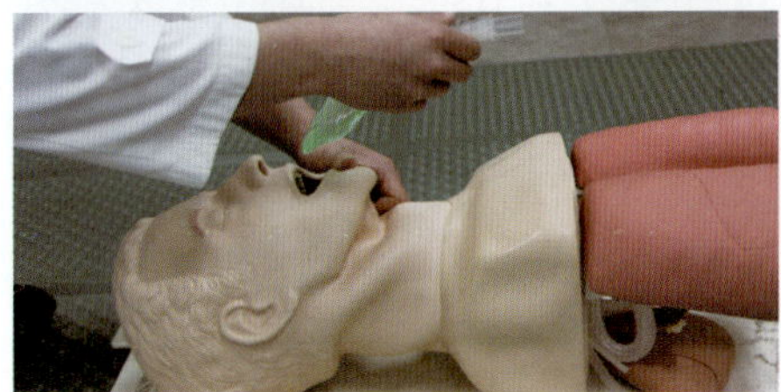

㉢ 턱쪽으로 향하도록 삽입한다.

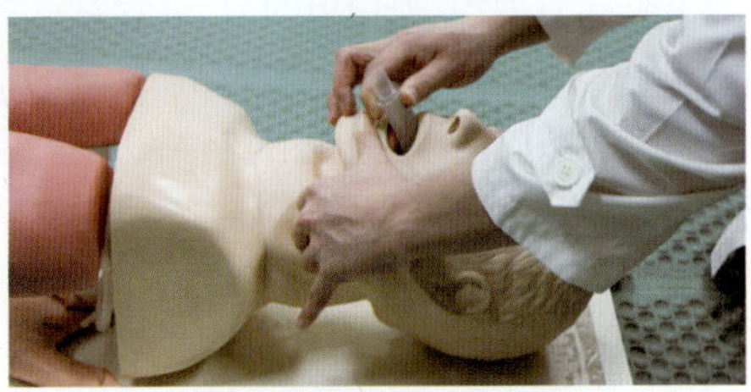

㉣ 턱을 부드럽게 아래로 내려 입을 벌린다.
- 경구를 따라 아래쪽, 뒤쪽 방향으로 저항이 있을 때까지 서서히 넣는다.

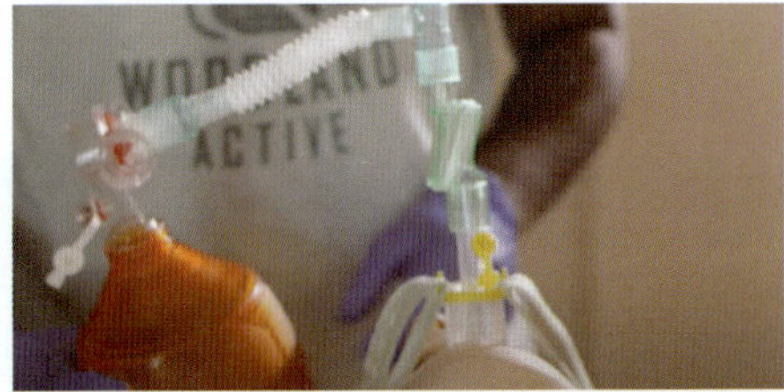

㉤ 반창고나 전용 고정기를 이용하여 고정하고 상입상태를 확인한다.

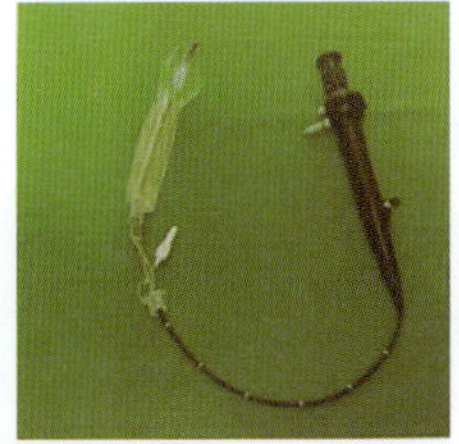

㉥ 3 mm 삽관용 내시경과 기관내삽관 튜브가 I-gel 내부로 삽입된 모습

그림 6-56. **아이겔(i-gel) 사용방법**

(4) 아이겔 삽입 후 ET Tube 교체

아이겔의 삽입 후 후두경을 통한 성문확인 없이 아이겔의 산소통로를 통한 tube로 교체가 가능하다.

① ET tube (6–6.5 Fr)의 tip을 제거한 후 아이겔(#4)의 통로를 통해 튜브를 끝까지 밀어 넣는다.
② 입안의 ET tube를 찾아 손으로 고정시킨 후 아이겔(#4)을 조심스럽게 제거 한다.
③ Bite block를 환자에 입으로 삽입 후 ET tube를 2–3 cm 안으로 밀어 넣는다.
④ ET tube를 ballooning 시키고 tip을 연결한 후 백–밸브 마스크를 이용하여 확인한다.

(5) 주의사항

① 기관내삽관보다 튜브 이탈의 가능성이 높기 때문에 삽입한 후 청진과 이산화탄소 농도 모니터 확인한다.
② 완전히 저항이 느껴지는 정도까지 부드럽게 밀어 넣는다(그림 6–57).
③ #4 크기 아이겔이 대부분의 환자에서 적응 가능하다.
④ 성문상기도유지기(supraglottic airway device) 사용 중 위 팽만 발생할 시 L–tube 삽입을 고려해본다.
⑤ 아이젤은 삽입이 편리하지만 가슴압박을 하면 흉강 내압이 상승되어 밖으로 밀려 나올 수 있으므로 지속적으로 확인해야 한다.

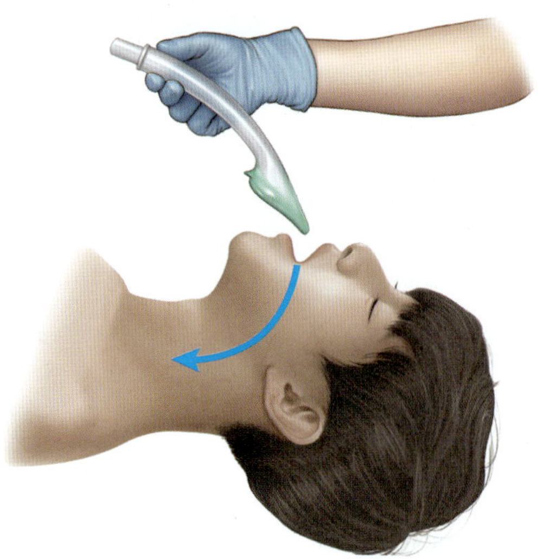

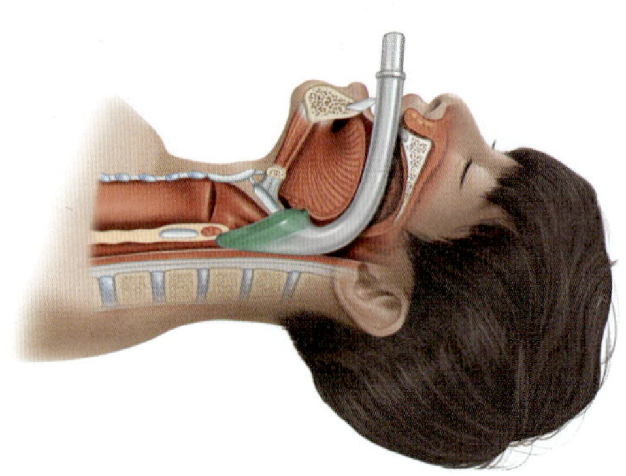

그림 6–57. I–gel 삽관과 삽관 후 해부도

3) 후두튜브기도기

응급기도관리를 시행하는 사람들에게는 식도기도콤비튜브(esophageal tracheal combitube, ETC)나 콤비튜브(combitube)가 많이 사용되던 장비이다. 1987년부터 사용되었고, 사용에 대한 근거는 인후부 입구의 위, 아래를 막아주어 백-밸브 마스크로 산소를 공급하는 것보다 더 효율적으로 호흡보조를 할 수 있다. 기관 내 삽관보다는 덜 침습적이고 더 쉽고 안전하다. 산소화와 환기가 용이하도록 만들어진 기구이다. 이러한 기구들은 기관으로 직접 튜브를 넣지 않고 후두에 위치시키는 성문밖기구(extraglottic device)라고 한다. 특히 후두마스크기도기(laryngeal mask airway), 아이-겔 기도기(i-gel), 후두튜브기도기(laryngeal tube airway)는 현재 여러 나라에서 사용되고 있다. 후두마스크와 아이겔 기구들은 성문외기구(supraglottic device)로 불리고, 후두 튜브는 성문뒤기구(retroglottic device)가 더 정확하게 맞다.

후두튜브기도기(iaryngeal tube airway, king LT airway)는 유럽과 미국의 적용 대상이 다르다. 유럽은 성인과 소아가 적용 대상 있지만, 미국은 성인만 적용 대상이다(소아에서는 적용하지 않는다). 미국에서는 2003년도부터 사용이 승인된 king LT airway는 병원 전 단계 의료종사자들이 사용하도록 소개되었다. 산소화와 환기기능은 후두마스크 기도기와 콤비튜브와 유사하며, 튜브의 끝부분에 조그만 커프가 하나 있고, 튜브의 중간 부위에 좀 더 큰 튜브가 있다. 이 두 튜브는 한꺼번에 부풀려지고, 하나의 주사기로 주입이 된다(그림 6-58). 식도기관콤비튜브(ETC)와 같이 정확한 위치로 들어가면 아래 커프는 식도로 들어가 막고, 위 커프는 하인두부위에 위치하여 입인두를 막는다. 끝부분이 일자로 되어 있어 기도로 들어가지 않고 바로 식도로 들어간다.

king LT airway는 식도기관콤비튜브(ETC)보다 삽입이 쉽고, 커프 팽창을 위한 하나의 입구, 사용의 편리성 등의 차이점이 있다. 이것의 단점은 기도를 들어갈 경우 환기가 안 된다는 점과 성공과 합병증에 대해 보고된 객관적 증거가 부족하다는 것이다. 그리고 후두마스크 기도기형 장비(최대 25 cmH_2O)보다 더 높은 커프누출압력(최대 40 cmH2O)을 가지고 있어 높은 기도압력이 필요한 환자들에게 유리하다.

① 기도압력이 필요한 환자 중 천식

② 비만

③ 혈종

④ 감염

⑤ 종괴로 성문의 해부학이 변형(팽창압을 놓여야 하는 환자)

PART 02

비록 다른 장비들이 개발되어 나오고는 있으나, 식도기관콤비튜브(ETC)와 king LT airway가 미국 병원 전 응급의료체계에서는 가장 많이 사용하는 기구이다. 우리나라에서는 2012년도부터 1급 응급구조사 국가고시 실기시험 항목으로 책정되기도 하였다.

전문기도기(advanced airway)를 통하여 인공호흡을 시행하는 것은 충분한 훈련과 경험이 있는 보건의료 인들에게 권장되고 있다. 그러나 아직까지 전문기도기의 사용이 심정지 환자의 생존율을 높인다는 증거는 불충분하므로, 성인 심정지 환자에게 심폐소생술을 하는 동안 전문기도기 또는 백-밸브 마스크 중 어느 방법을 선택해도 된다.

(1) 후두튜브기도기의 부위별 설명

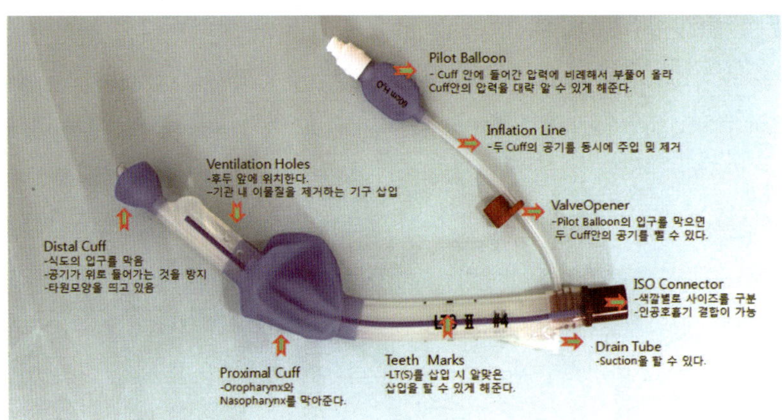

그림 6-58. **후두튜브기도기(Laryngeal Tube)의 부위별 설명.**
(2개 풍선을 동시에 확장시키는 1개의 포트가 있다.)

(2) 사용방법

① 구역반사(gag reflex)가 있는지 확인한다.

② 신체분비물 격리 예방조치를 적용한다.

　㉠ 장갑, 보안경을 착용하고, 혈액에 의한 질병 예방을 위한 가운 등이 필요하다.

③ 환자는 바로 누운 자세로 한다.

　㉠ 바로 누운 자세가 아닐 경우 조심해서 중립자세로 변경한다.

　㉡ 어떠한 자세로 있든 상관없으나 바로 누운 자세가 가장 좋기 때문이다.

④ 머리기울임-턱 들어올리기 방법을 유지하면서 호흡과 환기 정도를 평가한다.

　㉠ 필요하면 산소를 공급한다.

　㉡ 손가락(수지) 교차법 및 혀-턱 들기 방법으로 기도를 개방한 후 입인두 기도기를 삽입한다.

㉢ 입안에 이물질이 있는 경우에는 흡인을 한다.

㉣ 외상이 있다면 하악견인법으로 아래턱 밀어올리기를 실시한다.

⑤ 백-밸브 마스크를 조립한 후 산소튜브를 연결하고 백-밸브 마스크를 환자의 얼굴에 올바르게 밀착시키고 필요하면 산소를 공급한다.

㉠ 100% 산소로 전산소화시켜준다.

㉡ 산소공급 중단 시간이 최대 30초 이상 경과되지 않도록 한다.

⑥ 환자 키에 맞춰 적당한 크기의 LT를 선택하고 점검한다.

㉠ LT 규격과 공기주입량은 튜브에 표시되어 있으니 참고한다.

㉡ 여분의 LT를 준비하여 즉각 사용할 수 있도록 준비한다.

㉢ 튜브의 cuff 상태를 점검하고, 주입 공기량 최대치를 주입해 본다.

⑦ 후두튜브 커프(cuff)가 튜브에 부드럽게 붙을 수 있도록 주사기를 이용하여 공기를 완전히 뺀다.

⑧ 후두튜브(laryngeal tube)를 삽입하기 전 자극을 최소화하기 위해 수용성 윤활제를 바른다.

⑨ 환자의 머리 자세를 잡는다.

㉠ 이상적인 자세는 'sniffing position'이다. 그러나 튜브의 특성상 중립위치에도 삽입할 수 있다.

㉡ LT를 오른손으로 teeth marks(튜브의 삽입 위치 선) 부분을 펜처럼 잡듯이 몸 중심부에서 가까운 쪽 커프(proximal cuff) 위쪽을 잡는다.

㉢ 튜브를 잡은 반대 손으로 환자의 입을 혀-턱들기법이나 수지교차법으로 기도를 개방한다.

⑩ 입이 벌어져 있도록 잡고 있는 동안, 치아선(teeth marks)의 굵은 중앙선이 환자의 치아와 같은 위치에 이를 때까지 구강의 가운데 부분으로 삽입한다.

㉠ 튜브가 아래쪽으로 삽입되는 동안 혀가 뒤로 밀리지 않도록 해야 한다.

㉡ 식도용 풍선 내부에 있는 팁의 평평한 부분을 환자의 입천장에 대고 입이 중간선상의 입천장을 따라 튜브 상부의 두꺼운 검정선이 상측 앞니와 일치할 때까지 후두부로 삽입시킨다.

㉢ 삽입에 문제가 있을 시 측면 삽입이 유용할 수 있다.

⑪ 두 개의 풍선에 50 cc 주사기를 이용하여 적정량 공기를 주입시킨다.

㉠ 튜브크기가 4번인 경우에는 프록시말 커프(proxomal cuff)와 디스탈 커프(distal cuff)를 팽창시키기 위해 커프 압력 게이지(cuff pressure gauge)가 60-80 cmH_2O에 이를 때까지 공기를 주입한다.

㉡ 풍선에 공기를 주입하면 인두용 풍선이 먼저 부풀고 이는 튜브를 고정시켜준다.

㉢ 인두용 풍선이 환자에게 고정되면 식도용 풍선은 자동적으로 부풀려진다(그림 6-59).

㉣ 풍선 압력이 과도하게 높아지는 것을 피하기 위해 풍선 압력이 60 cmH_2O로 유지되는지 지속적으로 점검하는 것이 바람직하다.

⑫ LT (laryngeal tube) 삽관 후 삽입 상태를 확인한다.

㉠ 후두튜브가 제 위치에 있는지 폐를 청진함으로써 환자의 호흡을 확인한다.

㉡ 흉곽의 움직임, $ETCO_2$ (capnography) 확인을 통해 튜브의 위치를 확인할 수 있다.

⑬ 호흡이 충분하지 않다고 판단되면 튜브의 치아선을 기준으로 위아래로 움직여 후두튜브(laryngeal tube)의 위치를 다시 잡는다.

㉠ 인공호흡이 충분치 않으면 환자의 체격을 고려해서 튜브를 안쪽 또는 바깥쪽으로 조정하여 튜브 위치를 재조정해준다.

⑭ 바이트 블록(bite block)을 함께 사용하면 후두튜브가 보호되고 안전하게 고정한다.

⑮ 흡인용 튜브 삽입구에는 위장용 튜브(gastric tube)나 흡입용 카테터(suction catheter)가 삽입된다.

⑯ 후두 튜브를 제거하려면 커프(cuff)의 손상을 막기 위하여 주사기를 이용하여 커프의 공기를 완전히 제거한 후 튜브 제거한다.

⑰ 수행한 술기를 기록지에 기록한다.

⑱ 후두 튜브 크기 #1번은 신생아 5 kg 이하에서 사용할 수 있다. 영아에서 성인까지 크기가 다양하다.

⑲ 흡입용 튜브 삽입구에는 위장용 튜브(gastric tube)나 흡인용 카테터(suction catheter)가 삽입된다.

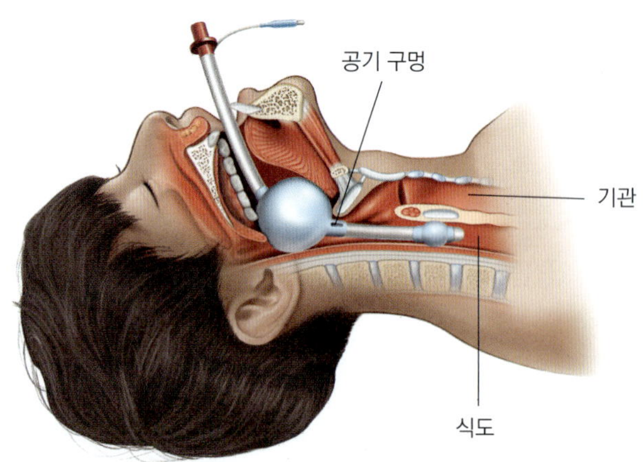

그림 6-59. **후두 튜브.** 식도로 삽관되는 튜브와 근위부 및 원위부의 커프로 구성되어 있다. 근위부와 원위부 커프의 사이에 인공호흡을 위한 구멍이 있다.

(3) 환자의 체중 및 신장별 사용 가능한 후두튜브기도기 튜브

환자의 체중 및 신장별 사용 가능한 후두튜브기도기의 튜브 색과 공기량은 다음과 같다(표 6-9).

표 6-9. 환자의 체중 및 신장별 사용 후두튜브기도기 튜브

Color cored connector	Size(#)	Air	Remark
Transparent(투명)	0	10 mL	New-born less 5 kg
White(백색)	1	20 mL	Infant from 5-12 kg
Green(녹색)	2	35 mL	Child from 12-25 kg
Orange(주황)	2.5	45 mL	Child 125-150 cm
Yellow(노랑)	3	45-60 mL	Teenager and small adult, less 155 cm height
Red(빨강)	4	60-80 mL	Medium adult, 155-180 cm heigh
Violet(보라)	5	70-90 mL	Large adult, more than 180 cm heigh

(4) 후두튜브기도기 주의사항

① 소독 시 고온, 고압살균기를 이용한다.

㉠ 이온살균기 사용 시 실리콘의 문제가 발생할 수 있다.

② LT (S) 튜브 삽입 시나 제거 시 cuff의 공기를 완전히 제거해야 한다.

③ 보관 시에는 직사광선 또는 고온다습을 피하여 보관한다.

(5) 후두튜브기도기를 사용할 수 있는 범위

① 미국마취학회(Americal Society of Anesthesiologists, ASA) 신체 상태 분류 시스템

㉠ ASA1: 정상적이고, 건강한 환자

㉡ ASA2: 가벼운 질병을 가지고 있는 환자(ex: 혈압약을 꾸준히 복용해야 하는 47세의 남자)

㉢ ASA3: 약간 심한 질병을 가지고 있는 환자(ex: 하루에 두 번씩 약을 흡입해야 하는 17세의 천식환자로 특히 3-4일 전에 발작을 일으켰던 환자)

㉣ ASA4: 생명을 위협하는 심각한 질병을 가지고 있는 환자(ex: 2일 전에 심장마비가 있었던 남자)

㉤ ASA5: 빈사상태의 환자로서 수술 없이는 생존할 수 없는 환자(ex: 평상시에 고혈압이 있었던 87세의 할아버지가 혈압 50/30으로 떨어진 경우)

ⓑ ASA6: 뇌사를 선고받은 환자가 장기기증을 위해 장기를 적출하고 있는 상태

※ LT Tube는 ASA 3단계까지의 환자에게 적용 가능함

(6) 후두튜브기도기가 사용될 수 있는 경우

① 마취 시, 환자의 짧은 수술 시, 인공호흡 중이거나 자연호흡을 하는 환자 모두에게 사용 가능

- Face mask 대용
- Laryngeal mask 대용
- Endotracheal tube가 필요 없는 수술 시

② 응급용

- 병원 전 단계 처치 시 유용함
- 환자가 difficult airway를 가지고 있는 경우

(7) 후두튜브기도기가 후두마스크보다 좋은 10가지 이유

① 삽입이 쉽다. LMA와 달리 아무런 special technique이 필요 없다.

② LT는 사용 중 환자가 입을 크게 벌리고 있을 필요가 없다.

③ LT는 삽입하는 동안 환자의 두부를 크게 움직일 필요가 없다. 즉, extended position 또는 neutral position 모두 가능하다.

④ LT의 soft한 커프는 LMA보다 더 인체구조에 적합하여 환자의 편안함을 극대화해준다.

⑤ LT의 distal cuff(=esophageal cuff)는 식도를 확실히 막아주어 LMA보다 regurgitation의 위험을 적게 해준다.

⑥ LMA와 비교하여 Leak Pressure가 높기 때문에 공기가 위장으로 들어가는 것을 훨씬 더 잘 막아준다.

⑦ Airway에 상처를 덜 내고, 튜브를 제거해도 피가 나지 않는다.

⑧ LMA와 비교하여 sore throat의 발생빈도가 낮다.

⑨ Bite block과 대용량 syringe가 함께 포장되어 있다.

⑩ 가격이 저렴하다.

3) 후두마스크 기도기

후두마스크는 전신 마취 시 또는 구급환자에서 기관내삽관 대신에 기도를 확보하고 유지할 목적으로 개발된 보조기구로서 영국 마취과 의사인 아치 브레인(Archie Brain)에 의해 고안되어 일명 브레인 기도(Brain airway)라고도 한다. 기존의 기관내삽관법과는 달리 심혈관계의

큰 자극 없이 후두경을 사용하지 않고 비교적 쉽게 기도를 확보할 수 있기 때문에 특히 긴박한 상황에서 양압 기도유지에 아주 유용하다(그림 6-60).

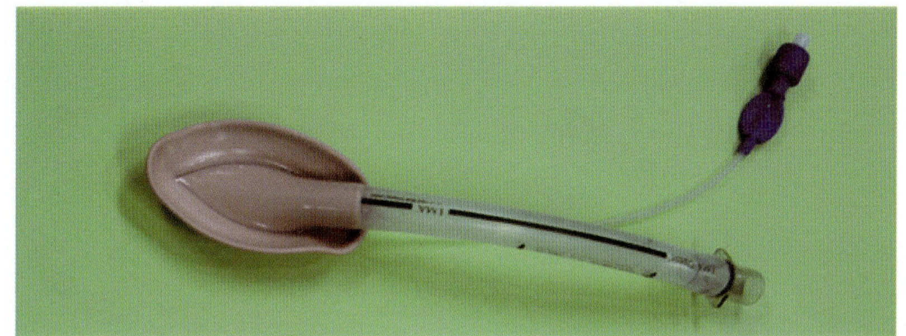

그림 6-60. **후두마스크 기도기(Laryngeal mask airway, LMA)**

(1) 용도

구(비)인도 기도기보다 기도확보 효과가 탁월하며 기관내삽관보다 환자에게 자극이 적고 쉬워 병원 전 처치에서 유용한 기도확보 장비이다.

(2) 후두마스크 기도기의 종류

① LMA 클래식(Classic): 표준형으로 병원 전 응급처치에서 주로 사용하며, 재사용이 가능하다. 후두경을 사용하지 않고 응급환자에게 비침습적으로 신속한 기도를 확보하는 기구이다.

② LMA 플렉시블(Flexible): 체온에 의해 비틀어지고 꼬이는 것을 방지하기 위해 튜브 부위에도 꼬임방지 시스템을 결합한 것이다. 꼬임방지 시스템은 튜브 내에 와이어가 내장되어 있어 구부려도 튜브가 접히지 않는다. 후두경을 사용하지 않고 응급환자에게 기도를 확보하는 기구이다.

③ LMA 프로시일(Proseal): 위장관 튜브가 부착되어 흡입 카테터를 삽입해 역류하는 물질들을 흡입하여 제거할 수 있게 만든 기구이다. 또한, LMA 클래식보다 높은 밀봉 압력을 가지고 있기 때문에 이론적으로는 높은 기도압력이 있는 환자에게 더 효과가 좋지만, 임상적으로는 큰 차이를 못 느낀다. 응급환자의 기도를 확보하여 튜브내로 기관내삽관을 시행할 수 있는 기구이다.

④ LMA 패스트랙(Fastrach): 일명 ILMA 또는 인투베이팅(intubating) LMA가 LMA 중에서 응급구조사에게 가장 중요한 의미 있는 기구이다. 맹목 삽관 성공률을 높일 수 있게 디자인이 되었으며 긴급한 어려운 기도상황에서 가장 유용하게 쓰일 수 있는 방법의 하나이다. 후두경을 사용하지 않고 튜브내로 기관내삽관이 가능하다. 심혈관계 자극이

없어 응급 기도 확보 방법에 상당한 역할을 하고 있다. 일반 LMA를 이용한 삽관 성공률보다 ILMA를 통한 삽관 성공률이 높게 유지된다. LMA의 삽입은 완전 형태의 기도 확보 상태가 아니다. 고압멸균을 통해 재사용이 가능하다(그림 6-61).

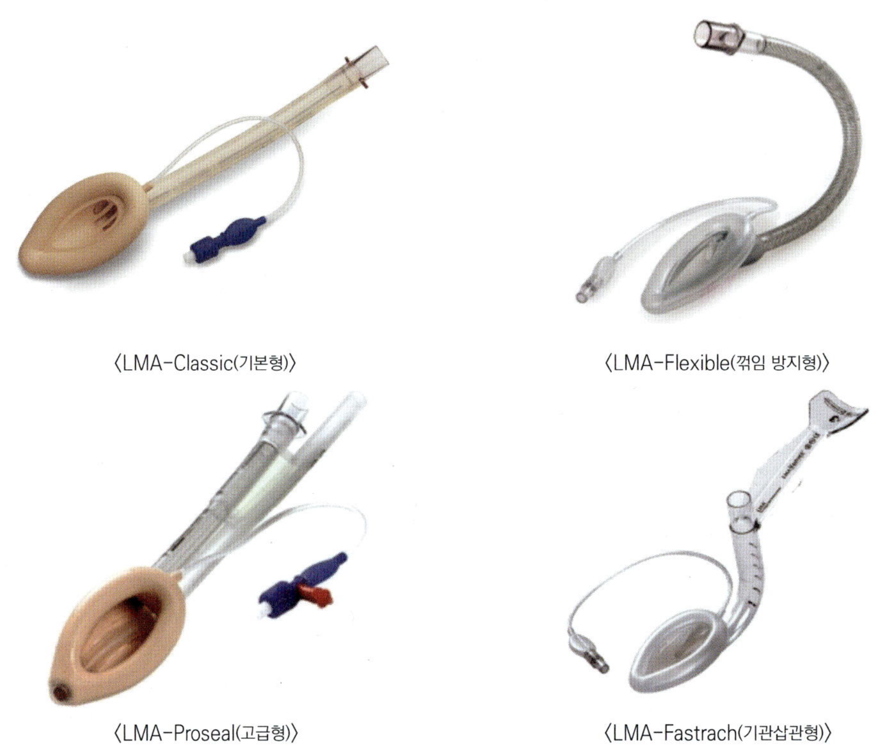

〈LMA-Classic(기본형)〉 〈LMA-Flexible(꺾임 방지형)〉

〈LMA-Proseal(고급형)〉 〈LMA-Fastrach(기관삽관형)〉

그림 6-61. **후두마스크 기도기(LMA) 종류**

(3) 후두마스크 기도기의 장점

① 비교적 시간이 짧은 전신마취를 하거나 병원 전 심정지 환자의 기도확보 시 유용하다.

㉠ 사용 방법을 쉽게 그리고 빠르게 배울 수 있다.

② 기관삽관보다 삽입방법이 간단하며, 경추손상 등 기도삽관이 곤란한 환자에게도 기도 확보가 가능하다(기관삽관이 어려운 경우나 응급소생술 시 효과적으로 사용할 수 있다).

③ 기관튜브에 비해서 인후통이 없고 환자에게 매우 편안하다.

④ 후두경을 사용하지 않으므로 입술, 잇몸, 치아에 대한 손상이 없다.

⑤ 삽입 시 심혈관계의 반응이 기관내로 튜브를 삽관하는 방법과 비교해서 적다.

⑥ 기관튜브에 비해서 마취심도가 낮은 경우에도 잘 견딘다.

⑦ 기관튜브와 달리 식도나 기관지내 삽관의 위험성이 없다.

⑧ 특히 성대를 보호하여야 하는 환자에게 효과적이다.

⑨ 고압멸균 · 재사용이 가능하다.

(4) 후두마스크 기도기의 단점

① 위 내용물의 흡인을 막을 수 없다.

② 반복 소독하여 자주 사용(50회 이상)하면 적절한 위치를 잡는 데 장애가 있다.

③ 인공 환기 시 압력이 높으면 공기의 유출이 일어날 수 있다.

④ 흔들림이 심할 경우 빠지는 사례가 종종 발생하므로 고정에 유의해야 한다.

⑤ 기관과 식도가 완전하게 분리되지 않아 위 내용물 흡인을 예방할 수 없다.

⑥ 마스크에서 공기 누출이 큰 경우는 양압 환기가 불충분해진다.

⑦ 높은 압력(20 cmH_2O 이상)으로 양압 환기를 하면 위장으로 공기가 들어갈 수 있다.

(5) 후두마스크 기도기의 적응증

① Face Mask로 마취할 수 있는 경우

② 기관내삽관이 필요 없는 수술

③ 기도확보 및 유지가 곤란한 경우

(6) 후두마스크 기도기 사용의 금기

① 위 내용물이 남아 있을 가능성이 높은 경우는 다음과 같다.

　㉠ 과도한 비만증

　㉡ 임신

　㉢ 다발성 장기손상

　㉣ 급성 복부 또는 흉부손상

　㉤ 마약을 투여한 경우

② 열공탈장

③ 폐 탄성이 낮은 환자

④ 인두의 이상(농양, 혈종 등)

⑤ 일측 폐환기

(7) 후두마스크 기도기 사용 시 주의사항

① 커프(cuff)에 공기가 남아 있지 않도록 충분히 뽑아내서 주름이 생기지 않도록 한다.

② 삽입을 쉽게 하기 위해 커프의 뒷부분에 반드시 윤활제를 골고루 바른다.

③ 크기에 적절한 공기량을 주입하여야 하며 최대량 이상 주입하면 인후통이 발생하므로 절대 초과해서는 안 된다.

④ 알맞은 크기를 선택하기 어려우면 약간 큰 것을 선택하여 공기를 5 mL 정도 적게 주입하는 것이 좋다

⑤ 삽입 후 기통관 위의 검은 선이 윗입술 앞에 위치하여야 한다.

⑥ 조절호흡 시 기도내압이 20 cmH_2O를 넘지 않도록 근 이완을 충분히 시킨다.

(8) 후두마스크 기도기의 적절한 크기

후두마스크 기도기의 적절한 크기는 표 6-10과 같다.

표 6-10. LMA의 적절한 크기

LMA크기	체중	최대공기 주입량(㎖)	적용대상
1	5 kg 미만	4 mL 이하	신생아(미숙아)
1.5	5-10 kg 미만	7 mL 이하	12개월 미만
2	10-20 kg 미만	10 mL 이하	소아(학령 전)
2.5	20-30 kg 미만	15 mL 이하	초등학생
3	30-50 kg 미만	20 mL 이하	중학생
4	50-70 kg 미만	30 mL 이하	성인 여성
5	70-95 kg 미만	40 mL 이하	성인 남성
6	95 kg 이상	50 mL 이하	

(9) 후두마스크 기도기 삽입방법

① 후두마스크 기도기 삽입 장비는 다음과 같다(그림 6-62).

- 적절한 크기의 후두마스크: 사용할 사이즈와 한 단계 큰 사이즈 준비
- 적절한 크기의 입인두 기도기(OPA)
- 공기 주입용 50 cc 주사기(50 cc Syringe)
- 수용성 윤활제(Lubricant)
- 튜브 고정기(Tube holder, Bite block)
- 청진기(Stethoscope)
- 흡인기(Suction apparatus)
- 신체분비물격리조치(BSI equipment) 물품
- 주머니가 있는 백-밸브마스크(Bag valve mask with reservoir bag)

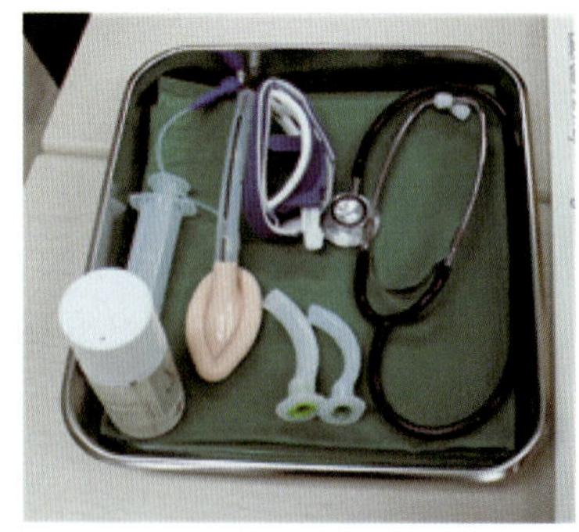

그림 6-62. LMA 준비물

② 신체분비물격리조치(BSI equipment) 물품으로 예방조치를 한다.

㉠ 장갑, 보안경을 착용한다.

㉡ 다량의 혈액이나 체액이 누출될 때에는 가운 등을 착용한다.

③ 후두마스크는 환자가 어떤 자세로 있건 적용할 수 있으나 바로 누운 자세가 가장 좋기 때문에 환자는 바로 누운 자세로 눕힌다.

㉠ 환자의 자세가 그렇지 않을 경우 환자를 주의 깊게 중립 자세로 유지한다.

㉡ 몸 전체를 동시에 굴려 바로 누운 자세로 만든다.

④ 머리기울임-턱들어올리기 방법을 유지하면서 호흡과 환기 정도를 평가한다.

㉠ 필요시 산소를 공급한다.

㉡ 손가락(수지) 교차법 및 혀-턱들기법으로 기도를 개방한 후 적절한 크기의 인후두기도기를 삽입한다.

㉢ 입안에 이물질이 있을 시에는 흡인을 한다.

⑤ 백-밸브 마스크를 조립 후 산소튜브를 연결하고 백-밸브 마스크를 환자의 얼굴에 바르게 밀착시키고 필요하면 산소 공급한다.

㉠ 환기를 5회 정도 실시 후 동료에게 환기를 부탁한다.

㉡ 환기량은 500-600 mL/회 정도로 가슴이 올라올 정도로 5-6초에 1회씩, 1초 동안 불어 넣는 속도로 환기한다.

㉢ 후두마스크가 삽입되고 산소가 연결되었다면 6-8초에 1번씩 환기를 한다.

⑥ 후두마스크를 편평한 멸균된 바닥 위에 올려놓고 커프를 손가락으로 지그시 누르면서 커프에 주름이 잡히지 않도록 공기를 완전히 제거한다.

⑦ 커프의 뒤에만 윤활제를 뿌린다(그림 6-63).

⑧ 동료에게 환기 중단을 지시하고 백-밸브 마스크와 인후두 기도기를 제거한다.

⑨ 머리 위에서 환자를 냄새 맡는 자세(sniffing position)로 취한다.

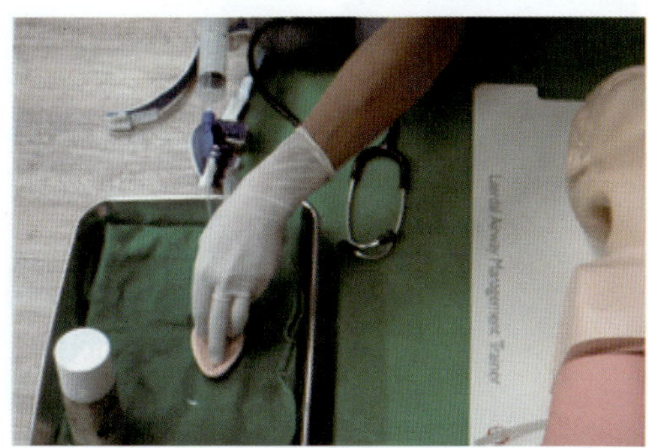

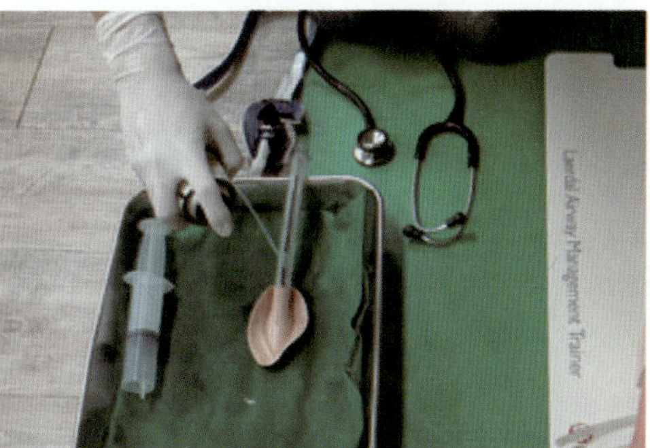

그림 6-63. 공기를 완전히 제거하고 커프 뒤에 윤활제를 바른다.

PART 02

⑩ 손가락교차법 또는 혀-턱들기법으로 환자의 입을 개방한다.

⑪ 엄지와 검지를 이용하여 후두마스크 기도기의 튜브를 연필을 잡듯이 부드럽게 잡는다(그림 6-64).

⑫ 커프의 끝을 입천장(구개)에 바짝 밀착하고 미끄러지듯이 삽입한다(그림 6-65).

㉠ 환자의 아래턱을 눌러서 입천장이 보이게 한다.

㉡ 환자 뒤에서 삽입 시에는 환자의 얼굴보다 앞쪽에서 위치하면 삽입이 편리하다.

㉢ 이때 동료가 아래턱을 눌러주면 삽입이 매우 편리하다.

㉣ 환자의 구개가 높은 경우에는 입 가장자리보다 다소 옆으로 하여 후두마스크의 커프를 삽입하면 편리하다.

⑬ 튜브 끝이 납작하게 펴진 채로 입천장에 밀착하여 음식물이 삽입되는 방향(인두)으로 둘째 손가락으로 밀어 넣는다. 반대편 손으로 튜브를 밀어주면서 넣은 손을 뺀다.

⑭ 커프가 더 들어가지 않을 때(저항을 느낄 때)까지 튜브를 충분히 밀어 넣는다. 삽입된 손가락을 환자의 앞쪽으로 밀면서 충분히 삽입한 후 다른 손으로 튜브를 잡고 삽입된 손가락을 빼낸다(그림 6-66).

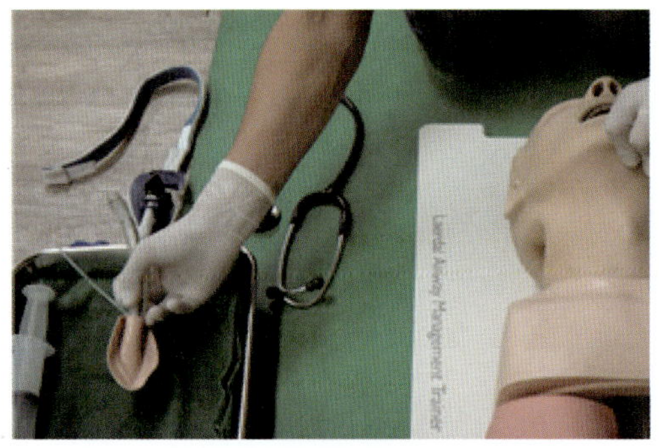

그림 6-64. **연필을 쥐듯이 잡는다.**

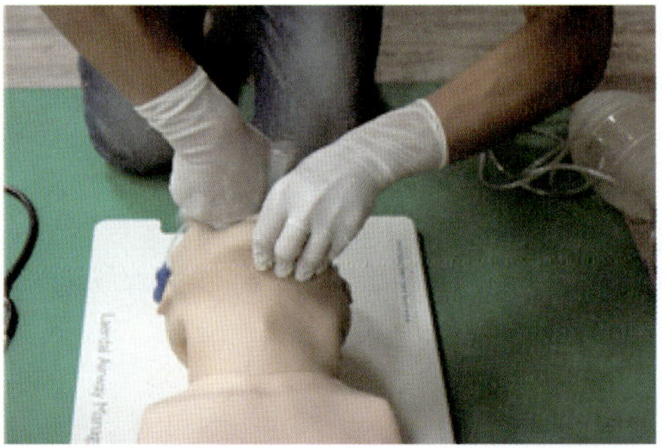

그림 6-65. **입천장(구개)에 바짝 밀착하여 삽입한다.**

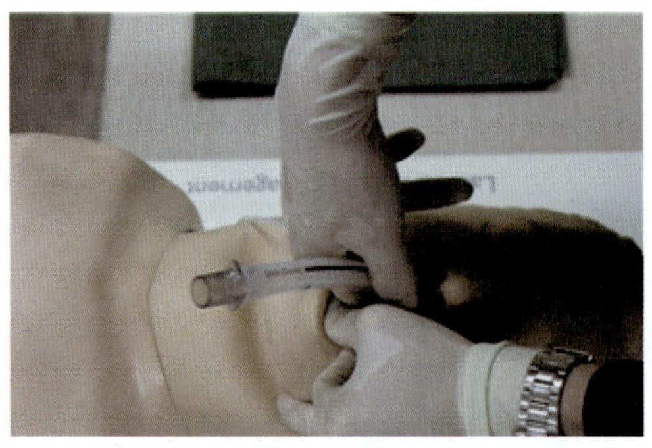

그림 6-66. **밀착하여 삽입**

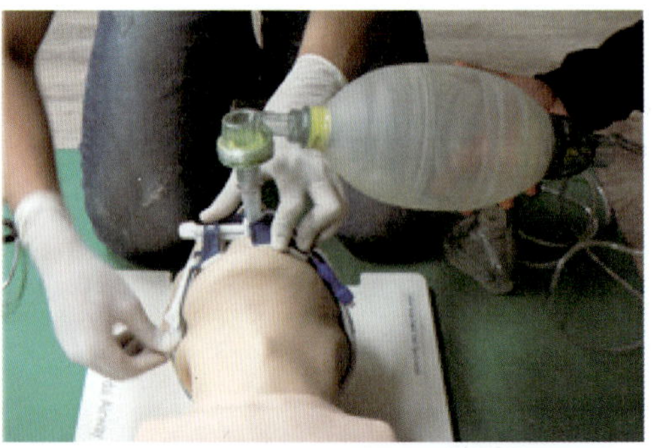

그림 6-67. **튜브고정기에 의한 고정**

⑮ 저항을 느낄 때까지 충분히 삽입하면 커프의 끝이 위쪽 식도괄약근 위에서 더 이상 들어가지 않는다. 튜브를 잡은 손을 시술자의 방향으로 당기면 입천장에 밀착된다. 이때 튜브를 구부리지 않고 세우면 미끄러지지 않으므로 삽입이 어렵다.

⑯ 크기에 알맞은 적정량의 공기를 커프에 주입한다.

㉠ 후두마스크 크기에 표시된 최대 공기주입량 이하로 주입한다.

㉡ 최대공기 주입량 이상으로 주입하면 후두 구조를 변형하여 공기가 새어 나올 수 있다.

㉢ 후두마스크 튜브는 기관 입구를 밀착하면서 호흡 시 공기가 새는 것을 막는다.

㉣ 후두마스크 튜브에 환자의 적용 범위와 소독방법 최대공기주입량이 표기되어 있다.

⑰ 커프에 공기를 넣었을 때 후두마스크 튜브가 다소(1–2 ㎝) 밀려 나오는 것을 볼 수 있는데 이것은 후두마스크가 하인두에 위치하면서 생기는 정상적인 현상이다.

⑱ 후두마스크 기도기 튜브의 검은 선이 얼굴 중앙에 오도록 위치시킨다.

⑲ 백–밸브 마스크로 환기를 1회 이상 실시 후 동료에게 환기를 부탁한다.

⑳ 빗장뼈 중간선의 제2, 3 갈비 사이, 겨드랑 중간선 제4, 5, 6 갈비 사이와 윗배 부위를 청진하여 정확한 삽관 위치를 확인하고 튜브 고정기로 후두마스크 기도기를 고정한다(그림 6–67).

㉑ Bite block을 물린 후 LMA–classic 튜브를 환자의 얼굴 중앙에 위치하도록 하여 고정한다.

㉒ 수행한 술기를 기록지에 기록한다.

(10) 후두마스크의 정확한 위치

후두마스크의 정확한 위치는 그림 6–68과 같다.

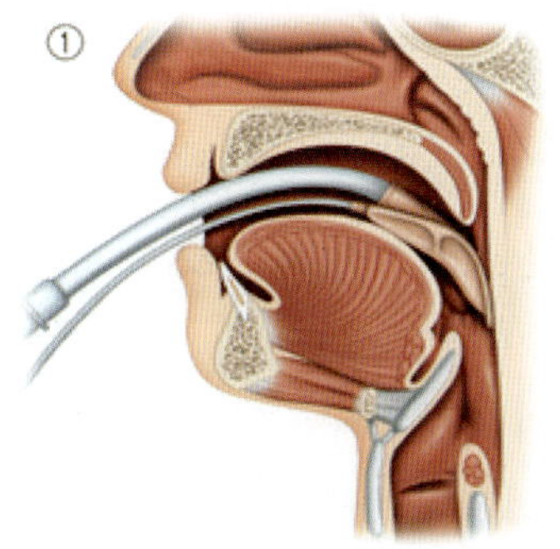

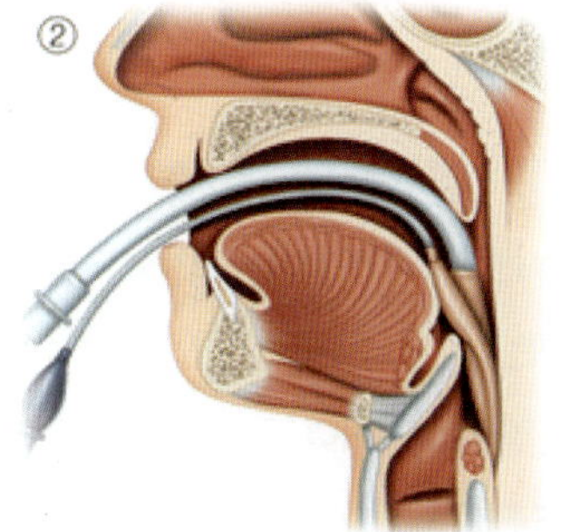

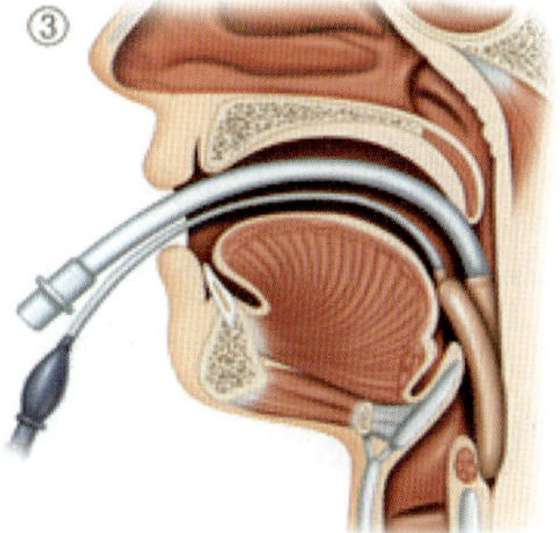

그림 6–68. **후두마스크의 정확한 위치**

(11) 후두마스크의 발관

① 충분한 삼킴반응과 기침반사가 회복되기 전에 커프의 공기를 빼버리면 상부인두에 있는 분비물이 기도로 흡인되어 후두경련이 발생할 수 있으므로 의식이 충분히 돌아온 뒤에 발관한다.

② 의식이 있는 환자에서는 의사의 주문에 따라서 입을 벌릴 수 있을 때까지 발관하지 않는다.

③ 커프의 공기를 완전히 제거한 다음에 튜브를 발관한다.

④ 보호 반사작용이 돌아온 것을 암시하는 삼킴 반응을 확인한 후에 발관한다.

(12) 후두마스크의 세척과 소독

① 자극이 적은 비누로 씻으며 파이프를 세척할 때 사용하는 솔(brush)로 마스크 쪽에서 세척한다.

② 환자로부터 제거한 뒤 분비물이 마르기 전에 세척한다. 말라버린 분비물은 bicarbonate 용액으로 세척하는 것이 효과적이다.

③ 커프 내의 공기를 제거할 때는 반드시 주사기를 사용하여야 하는데 그 이유는 커프 내에 적은 양의 공기일지라도 남아 있으면 가압증기 멸균소독(autoclave) 중에 과도한 압력으로 마스크와 pilot baloon에 손상이 올 수 있기 때문이다.

④ 후두마스크는 에틸렌 옥사이드(ethylene oxide, EO)가스나 글루타르알데하이드(glutaraldehyde) 또는 포름알데히드(formaldehyde) 같은 화학약품으로 소독하지 않고 반드시 가압증기 멸균기(섭씨 134도 이하)로 소독하여야 한다.

4) 식도-기관 콤비튜브(식도기관 복합 튜브 기도기)

(1) 용도

식도 또는 기관 삽입이 가능한 이중 튜브(2개의 튜브)로 되어 있으며 후두경을 사용하지 않고 삽입하여 튜브의 끝이 식도 또는 기관 어느 쪽으로 들어가든지 상관없이 기도 확보할 수 있어 병원 전 심정지 환자의 기도관리 시 유용한 기도확보 장비이다(그림 6-69).

식도기관 콤비 튜브는 구멍이 연합되어 있고 칸막이 벽에 의해 분리되어 있다. 튜브의 원위부 끝의 커프는 기관 또는 식도를 폐쇄시킨다. 근위부의 풍선은 인두를 폐쇄시켜 보지 않고 삽입하며 기관 또는 식도에 튜브의 끝이 놓이게 된다.

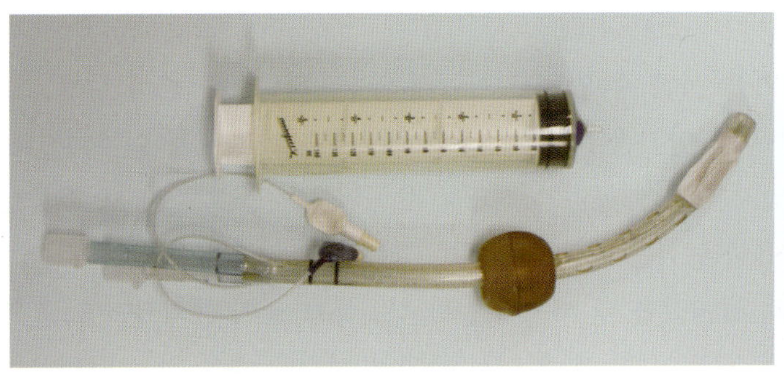

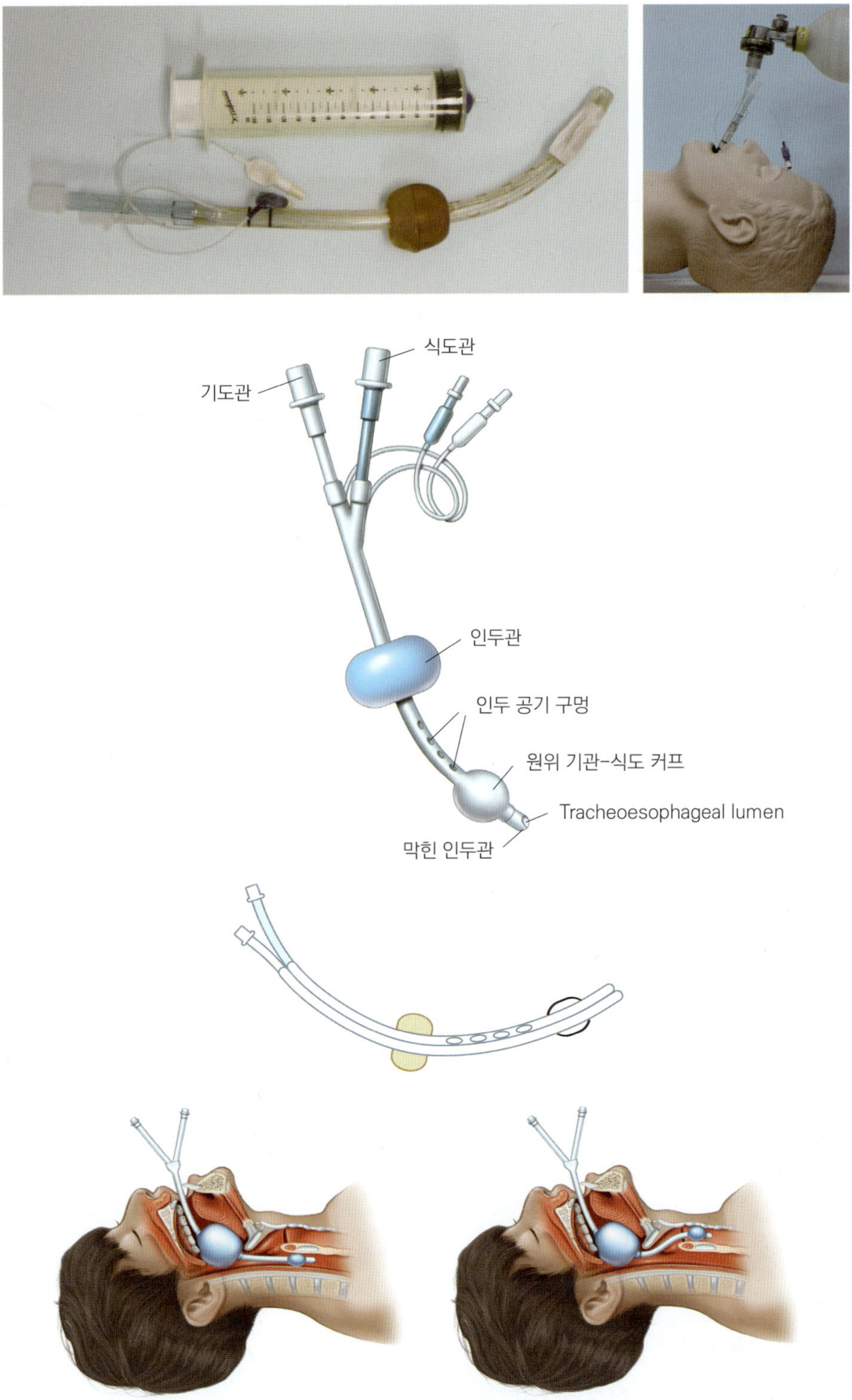

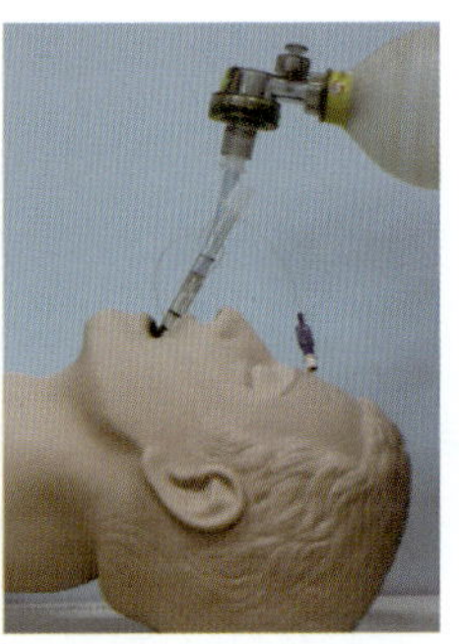

그림 6-69. **식도-기관 콤비튜브**(Esophageal-tracheal combitube, ETC)

(2) 원리

백-밸브를 연결하여 환기를 시킬 수 있는 관이 2개 있다. 식도기관 콤비 튜브 기도기는 대부분 식도로 삽입되어 긴 푸른 연결관(1번 튜브)을 통해서 식도로 환기가 이루어진다. 튜브의 원위부 끝이 폐쇄되어 있기 때문에 공기가 식도로 유출되는 것을 막는다. 인두풍선의 팽창으로 인한 구강으로 공기유출을 막는다. 위치확인은 다음과 같은 방법이 있다.

① 한쪽 관은 끝이 식도로 들어갔을 때 사용하는 관으로 튜브 끝이 폐쇄되어 있고 약간 위쪽에 환기를 위한 작은 구멍이 몇 개 있어서 환기를 시켰을 경우 작은 구멍을 통하여 기관으로 산소가 들어가게 된다.

② 양측 가슴의 호흡음과 위장음이 없는 것을 청진으로 확인되면 식도로 튜브가 들어간 것이다. 일반적으로 튜브를 보지 않고 삽입했을 경우 80% 이상이 식도로 삽입된다.

③ 다른 쪽 관은 끝부분이 기관으로 들어갔을 때 사용하는 관으로 끝부분이 개방된 튜브로 되어있어 환기를 시키게 되면 바로 기관으로 산소가 들어가게 된다.

④ 호흡음 대신에 위장음을 청진하게 된다면 기관으로 튜브가 들어간 것이므로 짧은 투명 연결부를 통해 환기를 한다.

(3) 적용되는 경우

① 기관내삽관이 즉각적으로 이루어지지 않았을 때

② 기관내삽관이 실패했을 때

③ 환자 머리가 장애물로 인해 방해받을 때

④ 디량의 출혈이나 구토로 인해 후두를 식섭 볼 수 없게 되었을 때

(4) 사용 금기 대상

① 120 cm 이하의 소아

② 식도질환이 있는 환자

③ 구역반사가 있는 환자

④ 부식성 물질을 섭취한 환자

⑤ 후두 이물질이나 병변에 의한 상부기도 폐쇄

⑥ 알코올중독 환자인 경우 식도 정맥류가 있을 수 있기 때문에 주의하여야 한다.

(5) 크기별 적용환자

① 37F SA (Small Adult): 신장이 120-167 cm인 사람에게 사용

② 41F: 신장이 167 cm 이상인 사람에게 사용

(6) 장점

① 후두를 보지 않고 빨리 삽입할 수 있다.

② 인두풍선 때문에 경구개 뒤에 고정한다.

③ 식도나 기도에 삽입과 관계없이 환기가 가능하다.

④ 인두풍선은 치아(teeth)와 다른 이물질이 흡인되는 것을 방지한다.

(7) 단점

① 식도 내로 삽입되었다면 기관 분비물의 흡인을 할 수 없게 된다.

② 식도기관 복합 튜브 삽입되어 있을 때 기관내삽관 튜브 삽입이 어렵다.

③ 구역반사가 있는 환자에게 사용되지 않는다.

(8) 삽입방법

① 삽입 전에 충분한 산소를 제공하기 위해 과환기를 시킨다.

② 튜브에 달린 2개의 풍선이 부풀려지는지 확인한 후 공기를 제거한다.

㉠ 41F: 청색 100 mL, 흰색 5-15 mL

㉡ 37F: 청색 85 mL, 흰색 5-12>15 mL

③ 튜브 끝에 수용성 젤리를 바른 후 환자의 머리 바로 위에 위치하여 환자의 목을 신전시키고 기도 만곡을 따라 튜브를 환자의 입속으로 삽입한다.

④ 튜브에 그려져 있는 원이 환자의 치아부분에 올 때까지 튜브를 부드럽게 삽입한다.

⑤ 청색의 인두커프 공기주입구에 주사기를 통해 공기를 주입하여 인두커프를 팽창시킨 다음, 흰색의 끝부분 커프 공기주입구에 공기를 주입하여 원위부 커프를 팽창시킨다.

⑥ 청색튜브(NO. 1)에 백-밸브를 부착시키고 환기를 하여 흉곽상승이 잘 관찰되고 상복부에서 공기음이 들리지 않으면 콤비튜브는 식도에 잘 놓여 윗부분의 작은 구멍을 통해 환기가 이루어지고 있다.

⑦ 청색튜브를 통한 환기시 공기음이 들리고 흉곽상승이 없으면 콤비튜브는 기관 내에 있는 것이므로 즉시 흰색튜브(NO. 2)에 백-밸브를 부착시키고 환기를 시킨다. 이때 흉곽상승이 이루어지고 상복부의 공기음이 들리지 않는다면 산소가 기관 내로 잘 들어가고 있는 것이다.

5) 인두기관 튜브 기도기

어떤 부가적인 부분이나 부속물, 주사기 등이 없이 자체 장비로 구성되어 있으며 튜브 끝이 식도 또는 기관 삽입과 관계없이 환자에게 적절한 환기를 시킬 수 있으며, 2개의 관(lumen)

을 직접 보지 않고도 삽입할 수 있다는 점에서 콤비튜브와 비슷하다. 인두기관 튜브 기도기는 눈으로 보면서 기관내삽관을 훈련받지 않은 응급구조사나 혹은 기관내삽관을 실패했을 때 사용하도록 권장된다.

(1) 두 개의 튜브

① 첫 번째 튜브

–짧고 넓으며 아래쪽에 풍선이 위치해 있고(근위부 초록색), 풍선은 1/3 지점에 있다.

– 풍선이 팽창되면 구강인두 전체를 덮는다. 공기는 튜브 근위부 끝에서 인두로 들어간다.

② 두 번째 튜브

– 투명한 튜브로 첫 번째 튜브를 관통하여 약 10 cm 정도 더 길다.

– 기도와 식도에 삽입된다.

– 원위부에 커프가 있어 기도나 식도 아무 곳에 놓였을 때도 팽창할 수 있다.

– 두 번째 튜브가 식도 내에 삽입되었을 때는 환자는 첫 번째 튜브를 통해 환기된다. 두 번째 튜브는 기관에 삽입되면 환자는 이 튜브를 통해 환기하게 된다.

③ 환자가 의식을 회복하거나, 기도 방어 반사가 돌아오면 제거되어야 한다.

④ 기관내 튜브가 인두기관 튜브 기도기가 있어도 삽입할 수 있지만, 기관내삽관을 위해서는 인두기관 튜브 기도기를 먼저 제거하는 것이 좋다(그림 6-70).

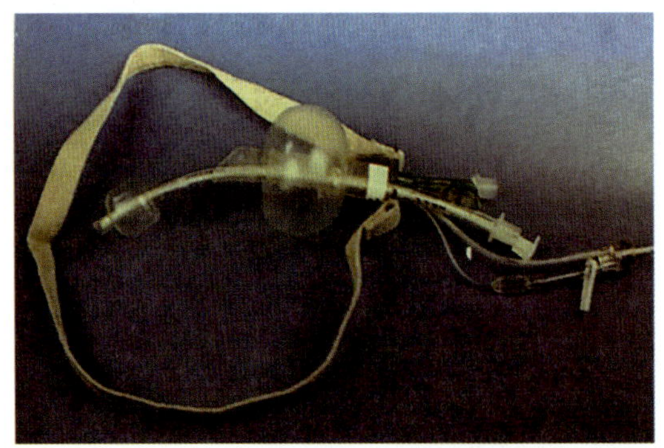

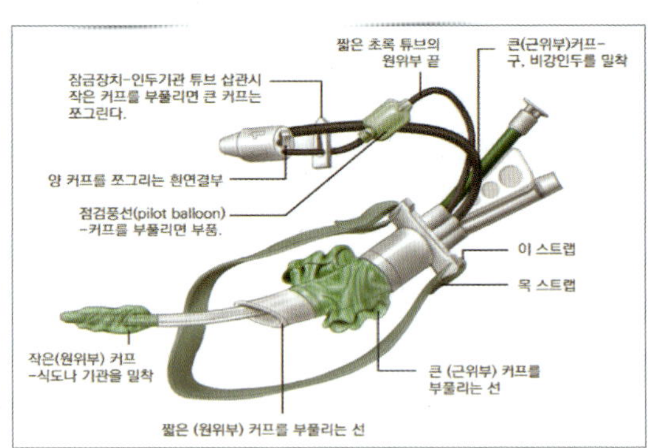

그림 6-70. 인두기관 튜브 기도기(Pharyngeo-tracheal lumen airway, PTLA)

(2) 인두기관 튜브 기도기 장점

① 기도나 식도 아무 곳에 놓여도 기능이 가능하다.

② 얼굴 덮은 안면 마스크가 없다.

③ 후두를 직접 볼 필요가 없다.

④ 머리와 목의 움직임이 필요 없기 때문에 외상 환자에게 이용할 수 있다.
⑤ 상기도의 출혈이나 분비물이 기관으로 들어가는 것을 막아준다.

(3) 인두기관 튜브 기도기 단점

① 입인두 풍선이 전적으로 기관을 보호할 수는 없다.
② 입인두 풍선은 구강 앞쪽으로 움직일 수 있으며, 부분적으로 기도기를 움직이게 할 수 있다.
③ 입인두 풍선이 바람이 빠져 있더라도 인두기관 튜브 삽관은 어렵다.
④ 구역반사가 있는 환자에서는 사용하지 않는다.

(4) 인두기관 튜브 기도기 금기증

① 16세 이하
② 신장이 150 cm 이하
③ 구토반사가 있는 환자
④ 식도질환을 가진 환자
⑤ 부식성 물질을 섭취한 환자

인두기관 튜브 기도기는 시술자가 구강 혹은 백-밸브 마스크로 팽창부분 속으로 공기를 불어 넣을 때 동시에 팽창되는 2개의 풍선 같은 커프로 구성되어 있다. 한 개의 풍선 같은 커프는 구강 내에서 팽창되며 다른 하나는 튜브의 원위부 끝에서 팽창된다. 입안에서 팽창된 커프는 환기 동안에 입과 코를 통해 밖으로 빠져나가는 공기를 막기 위함이다. 밀폐된 튜브의 원위부 끝에 있는 커프는 식도나 기관 어느 쪽에 삽입되더라도 튜브의 끝 주변을 밀폐시킨다. 튜브는 2개의 커프를 통해 팽창되고 2개의 내강(lumen, 내부통로)을 갖는다. 한 개의 관은 구강풍선 바로 아래서 끝나고, 또 다른 관은 튜브를 통과해 튜브의 원위부 끝에 있는 개구부의 원위부커프를 지나서 끝난다. 튜브의 끝의 위치에 따라 다음과 같이 연결한다.

① 원위부 끝이 식도로 삽입된다면 백-밸브 마스크 혹은 수요밸브 소생기는 하부기도와 폐에서 인두를 통해 환기를 제공하기 위해 녹색의 근위부 튜브에 연결한다.
② 원위부 끝이 기관에 삽입된다면 팀침은 투명한 근위부 튜브로부터 제거되고 백-밸브 마스크 혹은 수요밸브 소생기는 투명한 튜브에 연결하여 직접 기관 환기를 제공한다.

삽인된 인두기관 튜브 기도기가 식도 혹은 기관으로 있든지 상관없이 폐의 적절한 환기가 수행되는 것을 확인하는 것이 매우 중요하다. 매 환기마다 흉곽상승, 호흡음, 상복부의 공기음의 유무 등을 평가하여야 한다. 또한, 잘못된 근위부 튜브를 통한 지속적 환기는 허파로의 환기를 시키지 못하고, 위팽만을 일으키고 환자를 저산소증을 증가시키므로 죽음에 이르게 한다.

인두기관 튜브 기도기(PTLA) 삽입 시에 주의사항으로는 날카로운 물질(의치, 부러진 치아 혹은 치아교정 장비 또는 철사)에 접촉하지 않도록 하고 구강풍선이나 원위부 커프가 터지거나 찢어지지 않도록 조심해야 한다. 이러한 장비들은 적당한 환기를 유지하는데 요구되는 밀폐 상태를 유지하지 못하고 새어 나가게 하는 원인이 되기 때문이다.

6) 식도폐쇄기도기

(1) 개요

기관내삽관법이 기도확보에 좋은 방법이지만, 식도폐쇄기도기(esophageal obturator airways, EOA)는 훈련받지 않은 시술자 혹은 기관내삽관법이 허용되지 않을 때 사용된다. 식도폐쇄기도기는 큰 구멍이 있는 유연한 관으로 약 37 cm 길이다. 근위부 끝은 개방되어 있고 원위부 끝은 둥글며 폐쇄되어 있다.

식도 폐쇄 기도기는 식도로 삽입된다. 적당한 위치에 삽입되면 원위부의 커프(cuff)에 30–35 mL의 공기로 팽창시켜 식도폐쇄시킴으로써 역류를 방지한다. 환기는 관의 끝에 개방부위에서 이루어지며 분리 가능한 플라스틱 마스크에 둘러싸여 있다. 환자 얼굴과 식도폐쇄기도기 마스크 사이에 적절히 밀폐하면 공기는 인후부 밑지점에 16개의 구멍 뚫린 관으로 출입하게 된다(그림 6-71).

식도폐쇄기도기의 삽입은 구역 반사를 유발시킨다. 이런 점에 의해 식도 폐쇄 기도기는 무의식 환자에게 이용된다. 만약 환자가 의식이 있으면 이 기구는 제거되어야 한다.

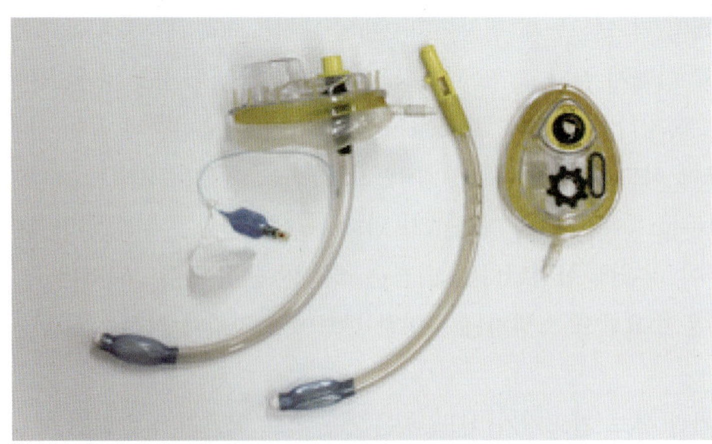

그림 6-71. 식도폐쇄기도기

(2) 식도폐쇄기도기의 장점

① 삽입이 쉬움 후두를 볼 필요가 없다.

② 위 팽만과 역류를 예방한다.

③ 인두 밑 부분에서 환기가 이루어진다.

④ 척수 손상 환자에게 이용된다.

㉠ 삽입 시 목의 과다신전이나 굴절이 필요 없다.

(3) 식도폐쇄기도기의 단점

① 적절한 마스크 밀폐가 힘들다.

② 때때로 식도손상과 파열을 유발시킨다.

③ 잘못되어 기관으로 들어갈 수 있다.

(4) 식도폐쇄기도기 사용할 때 주의사항

① 환자의 머리와 목은 중립으로(neutral position) 두거나 앞으로 약간 굽힌다.

㉠ 과신전 상태에서 관의 끝의 앞쪽 기도내로 삽입될 수 있다.

② 한손으로는 혀와 턱을 올리고(tongue−jaw−lift), 다른 손으로는 기구를 삽입한다.

③ 기구를 삽입하는 동안, 튜브의 위쪽과 2/3 지점 사이를 연필을 잡듯이 잡는다. 이런 방법은 튜브를 뒤쪽으로 향하게 하는 부드러운 방법은 인두손상을 감소시킨다.

④ 튜브를 삽입할 때 절대로 힘을 가하지 않도록 한다. 저항이 느껴지면 기구를 약간 뺀 후에 턱을 조금 더 잡아 올리고(jaw−lift), 튜브를 다시 넣어 본다. 이렇게 하면 인두와 식도손상을 막을 수 있다.

⑤ 커프를 팽창하는 데 필요한 공기의 양은 사람에 따라 다르며 작은 환자일수록 공기의 양은 적다.

⑥ 튜브는 자연스러운 상태로 보관하여야 한다. 보관함이 작아서 튜브가 휘게 되면 삽입 시 튜브가 기관 안으로 들어가는 경우가 생기게 된다.

⑦ 식도폐쇄기도기는 약물과량사용 또는 저혈당으로 고통받는 사람에게는 주의가 필요하다. 의식상태가 좋아질 경우 취토반사가 일어나 구토할 수 있다.

⑧ 식도폐쇄기도기는 환자의 구강과 인두 내에 있는 이물을 흡인하는 것을 방지할 수 없다(기도 청결을 위해 흡인이 필요하다).

(5) 식도 폐쇄 기도기 금기사항

① 16세 이하
② 신장이 150 cm 이하이거나 200 cm 이상인 경우
③ 독극물을 흡입했을 경우
④ 식도질환이나 알코올중독 병력이 있는 경우

(6) 식도 폐쇄 기도기 삽입 절차

① 물품을 점검하고 준비한다.
② 마스크에 공기를 채운다.
③ 튜브의 커프에 주사기로 공기를 넣어 커프가 새지 않는지 확인한다.
④ 튜브 끝에 윤활제를 바르고, 튜브를 마스크에 연결한다.
⑤ 환기를 유지하고, 100% 산소를 환자에게 과환기시킨다.
⑥ EOA를 삽입한다.
⑦ EOA에 백-밸브 마스크를 연결한 후 환기한다.
⑧ 청진기로 호흡음을 확인한다.
⑨ 주사기로 커프에 공기를 넣어 부풀린다(그림 6-72).

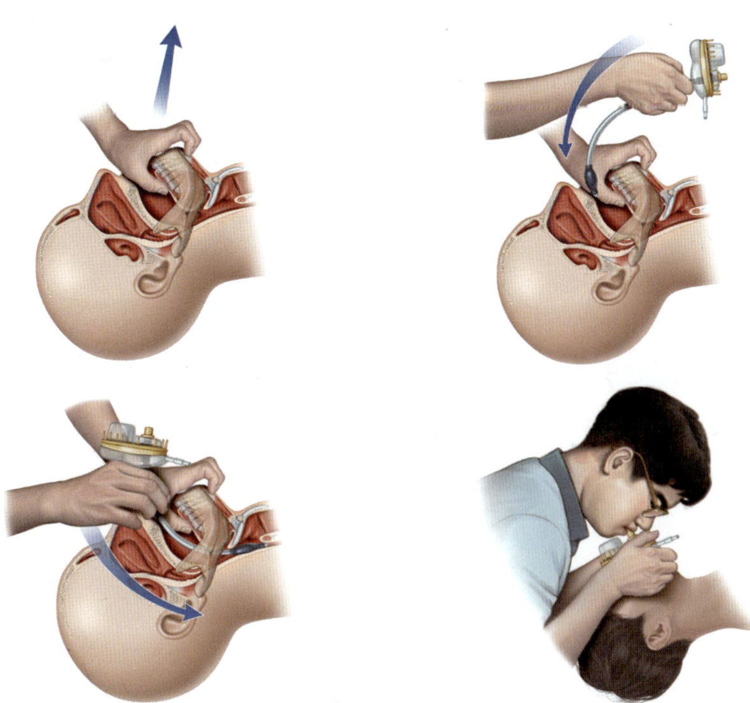

그림 6-72. 식도폐쇄기도기 적용방법

8) 주사침 윤상갑상절개술

윤상갑상막 절개술(cricothyrotomy)은 상기도가 폐쇄된 환자에서 다른 방법으로 기도를 유지할 수 없을 때 시행하는 기도유지 방법이다. 주사침 윤상갑상막 절개술(needle cricothyrotomy)은 주사침으로 윤상갑상막을 천자하는 방법이다.

① 다른 방법이 불가능할 경우에 사용된다.
   ㉠ 응급상황에서 일시적으로 기도를 유지하는 방법이다.
   ㉡ 신속하게 기도를 확보할 수 있다.
② 윤상갑상막을 뚫어서 기도 관을 만드는 것이다.
   ㉠ 윤상갑상막은 목의 가운데 있는 갑상연골과 윤상연골의 사이에 있으므로 손가락으로 쉽게 만져진다.
② 주사침 윤상갑상막 절개술이 시행된 후에는 가능한 빨리 다른 기도유지방법으로 전환해야 한다.
③ 주사침 윤상갑상막 절개술을 할 때는 바늘 캐뉼라(over−the−needle cannular)를 사용한다.
④ 가장 큰 바늘 캐뉼러(cannula)를 사용한다.
   ㉠ 성인은 12−16게이지(gauge)의 캐뉼러를 이용한다.
   ㉡ 소아는 18−20게이지의 캐뉼러를 사용한다.
   ㉢ 바늘(needle)을 45°로 삽입한다.
⑤ 환기량을 증가시킬 필요가 있는 경우에는 두 개의 주사침으로 윤상갑상막 절개술을 할 수도 있다.
⑥ 윤상갑상막 부위를 천자 할 때는 목동맥 등 주변 구조물을 천자할 수 있으므로 주의한다.
⑦ 주사침 윤상갑상막 절개술이 완료되면 바늘 끝에 3.0 mm 소아용 기관 내 튜브 연결부를 부착시킨 후 인공호흡을 할 수 있다.

PART 02

(술기) 주사침 윤상갑상막 절개술 주의사항

① 주사침 윤상갑상막 절개술을 시작하기 전에 환자의 목을 약간 신전시킨다.
② 후두가 움직이지 않도록 엄지와 중지로 후두를 잡는다.
  ㉠ 검지로 윤상갑상막을 확인한다.
③ 천자 할 부분을 소독한다.
⑤ 주사침에 주사기를 연결한 후 45° 정도 방향으로 천자한다(그림 6-73).
  ㉠ 천자 중에는 주사기의 피스톤을 잡아당겨 공기가 유입되는지를 확인한다.
  ㉡ 주사침이 기관 안으로 들어가면 주사기로 공기가 유입된다.
⑥ 카테터의 크기가 충분치 않아 보이면, 첫 번째 사용한 것보다 그다음 크기의 카테터를 삽입하면, 두 배 가까운 공기가 효율적으로 유입된다.
⑦ 카테터가 기관 직경을 채우지 않기 때문에 바늘 윤상갑상연골절개술은 흡인에 대비하여 환자를 보호할 수 없다.

(술기) 수술적인 윤상갑상막 절개술(Surgical cricothyrotomy)

① 상기도가 폐쇄된 환자에서 다른 방법으로 기도를 유지할 수 없을 때 일시적으로 기도를 유지하는 방법이다.
② 과거에는 윤상갑상연골막 부위를 수평으로 절개한 후 튜브를 삽입하는 수술 방법이 사용되었으나, 최근에는 윤상갑상막을 쉽게 천자 할 수 있도록 고안된 제품이 상품화되어 있다.
  ㉠ 한자발생 현장이나 이송 중에도 쉽게 윤상갑상막 절개술이 가능하다(그림 6-74).
③ 합병증으로는 윤상갑상막 절개술 중에 식도의 천공, 피하기종, 동맥 또는 정맥 손상에 의한 출혈 등이 발생할 수 있다.

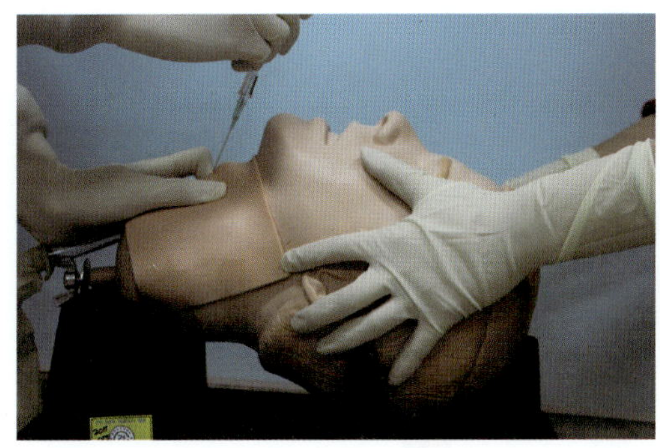

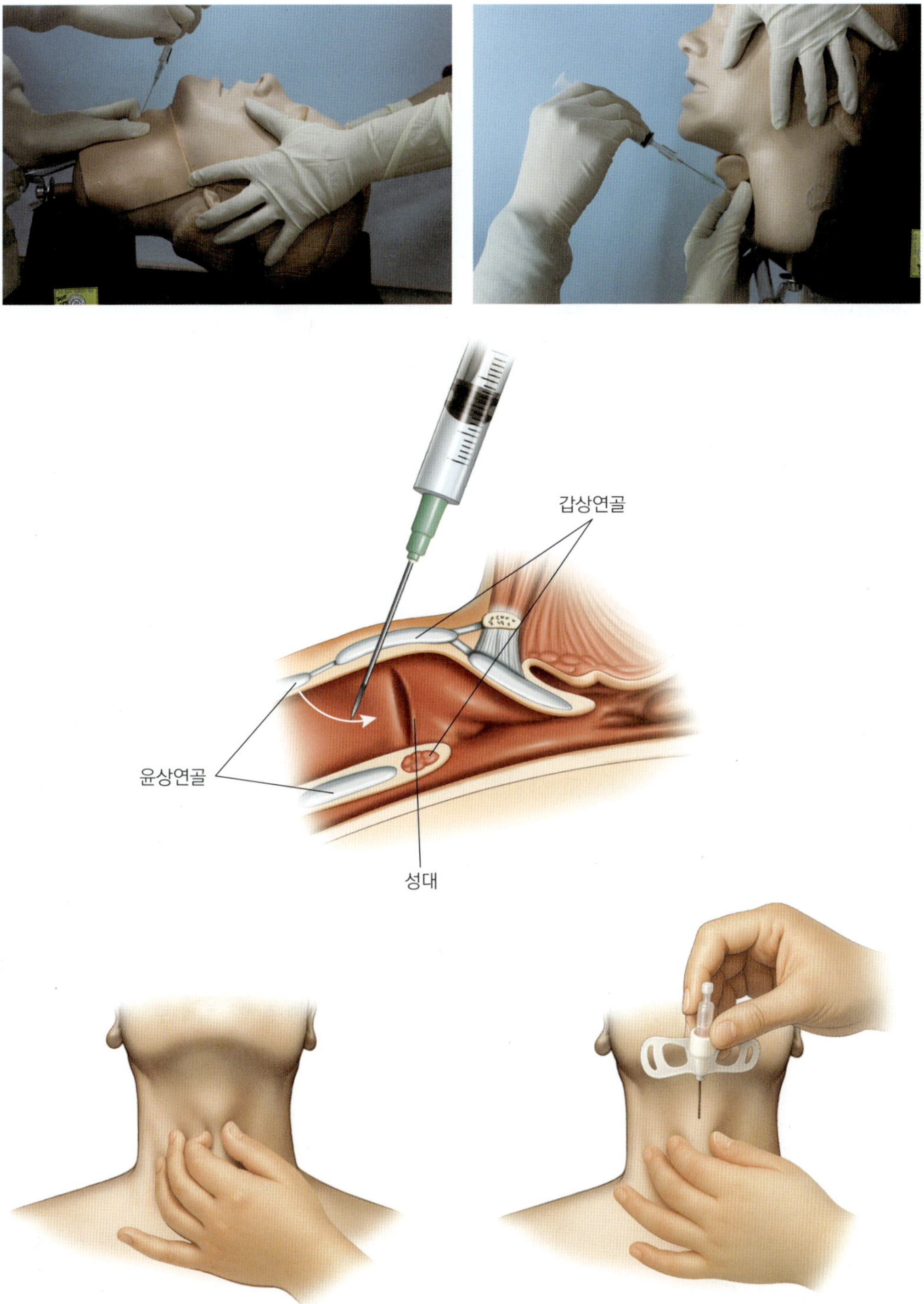

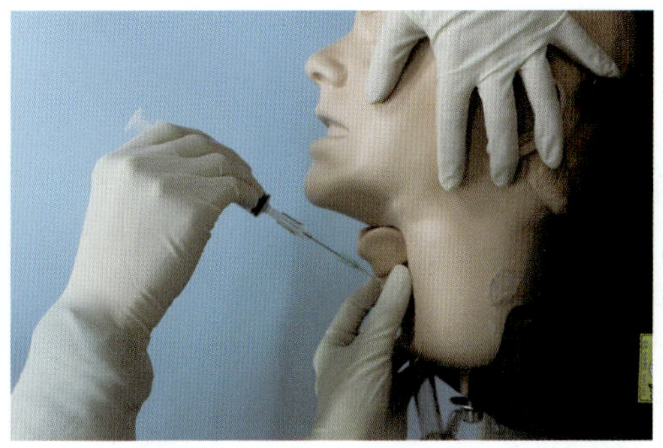

갑상연골
윤상연골
성대

1. 엄지와 중지로 후두를 잡고, 검지로 윤상갑상막을 확인한다.
2. 주사침을 기관 쪽으로 45° 정도 향하도록 기울여 윤상갑상막을 천자 한다.

그림 6-73. **주사침 윤상갑상절개술 방법**

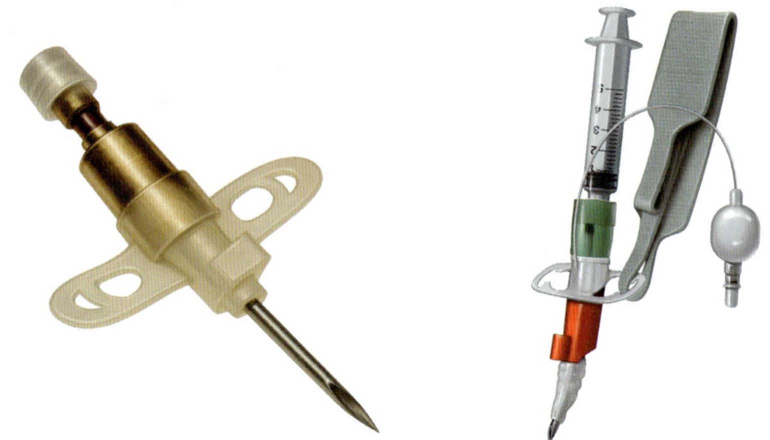

그림 6-74. 윤상갑상막 절개술을 위한 상품화된 기구

9) 경기관 제트 환기법

경기관 카테터 인공호흡(transtracheal catheter ventilation)은 모든 방법의 인공호흡이 불가능할 때즉각적으로 수행하는 마지막 방법이다.

① 일시적인 것으로, 상기도 폐쇄로 인한 질식 상해를 다른 방법으로 해결하지 못했을 때 사용한다.

㉠ 안면 또는 구강 내 손상으로 상기도가 폐쇄된 환자에서 기도유지가 불가능할 때

② 심폐소생술 중에도 가슴압박을 방해하지 않고 실시할 수 있다.

㉠ 30초밖에 걸리지 않아, 특별한 소생 노력을 기울이지 않아도 된다.

③ 윤상갑상막 천자와 같은 방법으로 경기관 카테터를 삽입한 후 카테터를 통하여 50 psi 이상의 고압으로 작동되는 호흡기(jet ventilator)를 사용한다(그림 6-75).

④ 경기관 카테터로 인공호흡 할 때는 최소한 분당 20회 이상의 회수로 호흡시켜주어야 한다.

㉠ 흡기와 호기의 비율은 1:2 정도로 유지한다.

㉡ 흡기량이 호기량보다 많아 폐가 점차 팽창되면 경기관 카테터를 한 개 더 삽입하여 호기 되도록 할 수도 있다.

⑤ 경기관 카테터는 지름이 14게이지(gauge) 정도의 작은 카테터가 사용된다.

㉠ 환자에게 충분한 폐 환기를 유지할 수 없으므로 장시간 인공호흡을 하는 데에는 부적절하다.

⑥ 카테터의 삽입과정에서 기흉이 발생하거나, 갑상선, 식도를 천공하여 출혈이나 피하기종이 발생할 수 있다.

⑦ 피하 경기관 카테터 환기법은 바늘 카테터를 윤상갑상막에 삽입하는 것으로 간헐적으로 제트환기를 시키는 것이다.

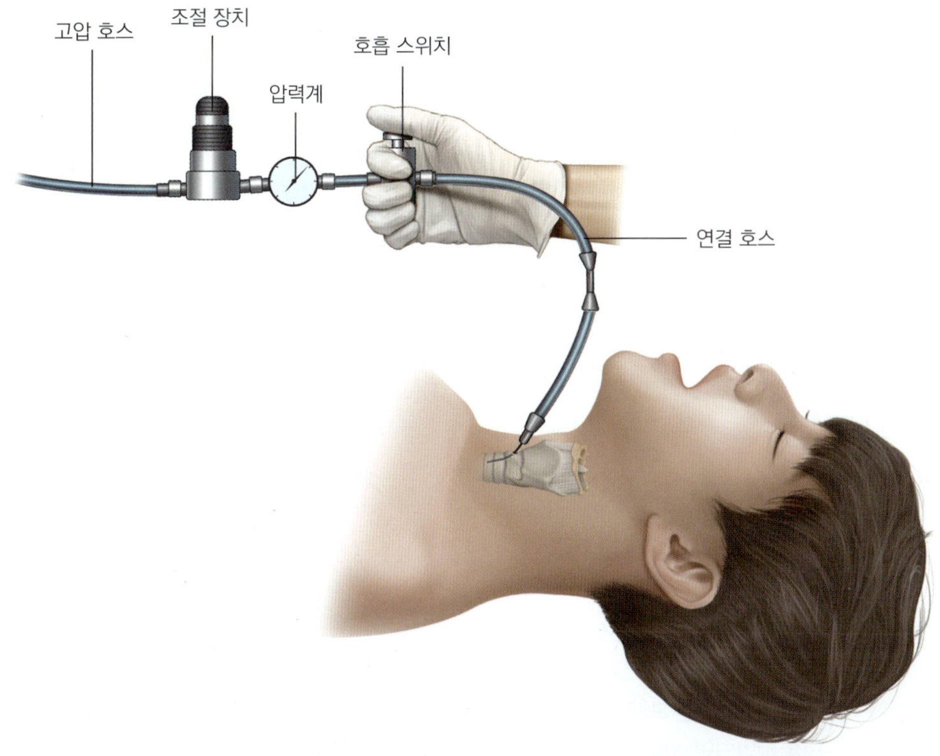

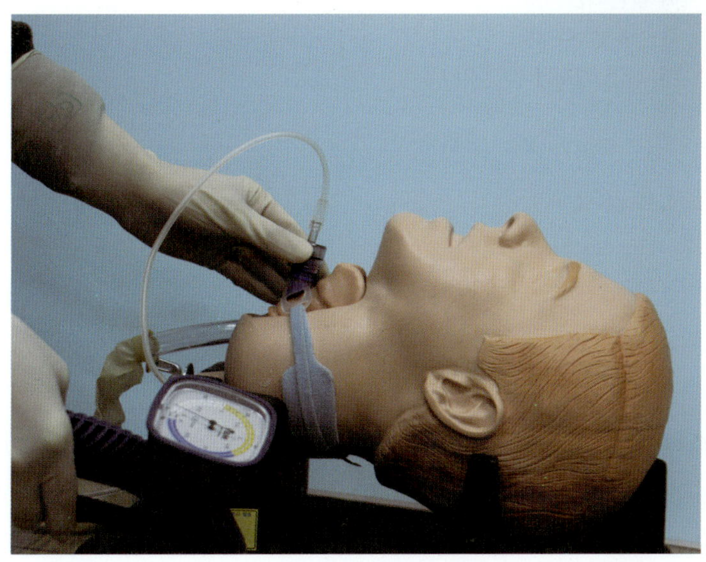

그림 6-75. **경기관 제트 환기법**

(술기) 경기관 카테터를 통한 인공호흡

① 갑상연골을 만져서 확인한 후 갑상연골 하부에 있는 윤상갑상막을 확인한다.
② 윤상갑상막의 중앙선을 경기관 카테터로 천자 한다.
 ㉠ 천자 할 때는 기관 쪽으로 45℃ 정도 기울인 상태로 천자 한다.
 ㉡ 카테터에 연결된 주사기에 음압을 형성하면서 천자 하여 기관 내로 카테터가 삽입되면 공기가 주사기로 들어오는 것을 알 수 있다.
③ 주사기로 공기가 유입되면 카테터가 기관 내로 삽입된 것이므로 카테터 내의 주사침은 더 밀어 넣지 않으면서 카테터를 밀어 넣는다.
④ 카테터가 기관으로 완전히 삽입되면 카테터 내의 주사침을 제거하고 산소통과 연결된 튜브를 카테터와 결합한다.
⑤ 카테터를 고정 후, 수동압력조절기를 오픈(open)하면 산소가 기관으로 들어간다.
⑥ 폐가 팽창되면 수동압력조절기를 닫고 호기가 이루어지도록 한다.

(술기) 경기관 카테터를 통한 인공호흡 단점

① 과도팽창으로 인한 압력손상을 입는다.
② 환기하는 동안에 발생한 고압력으로 인한 기흉을 일으킬 수 있다.
③ 부적절한 카테터 위치로 인한 과도 출혈이 발생할 수 있다.
④ 바늘이 너무 깊이 삽입되면 식도를 천공할 수 있다.
⑤ 분비물을 직접 흡인해 낼 수 없다.
⑥ 이산화탄소의 효율적인 제거가 안 된다.

10) 지속기도양압 호흡기

지속기도양압(continuous positive airway pressure, CPAP) 호흡기는 기도에 지속적인 양압을 유지해줌으로써, 기도의 폐쇄를 막고 환기를 원활히 유지해주는 장치이다.

① 수면무호흡 환자의 치료를 위하여 사용되고 있다.
 ㉠ 최근 응급환자의 치료에도 많이 사용된다.
② 기도에 양압을 유지하는 방법에 따라, 다음과 같이 구분된다.
 ㉠ 일정한 단일 양압만을 유지해 주는 고정압력(fixed pressure) 지속 기도 양압
 ㉡ 환자의 호흡량에 따라 자동으로 기도 양압을 조절하는 자동(automatic) 지속 기도 양압
 ㉢ 흡기와 호기의 양압을 각각 조절하는 bi-level 지속 기도 양압
③ 지속기도양압 호흡기는 다음과 같이 구성되어 있다(그림 6-76).

㉠ 혈류생성장치(Flow generator)

㉡ 연결 호스

㉢ 안면마스크

④ 지속기도양압 호흡기를 사용할 때에는 산소농도와 분당 산소량을 조절할 수 있다.

㉠ 저산소증이 발생 환자에게 사용할 수 있다(의식이 있는 환자).

㉡ 호흡부전이 발생한 환자에게 사용할 수 있다.

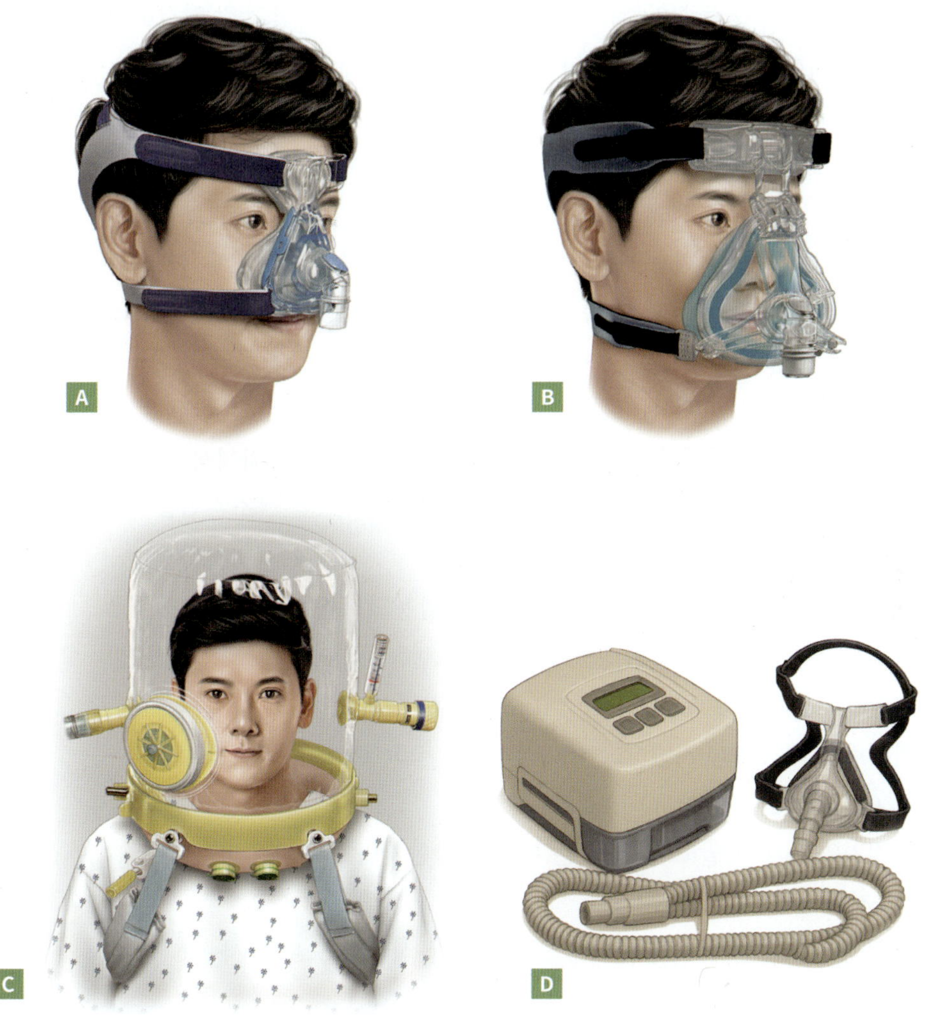

그림 6-76. **여러 비침습적인 환기 지속기도양압 호흡기.**
(A) 비강마스크 (B) 안면 마스크 (C) 헬멧 (D) 지속기도양압 호흡기 전체모습

11 보조환기

1) 자동식 산소소생기(자동식 인공호흡기, 수요밸브, 산소소생기)

(1) 개요

외국에서는 고압산소를 사용하는 호흡 보조기구가 20년 전부터 사용됐으나, 산소의 유입량과 압력을 조절할 수 없는 장비가 많아 사용을 제안이 있었다. 즉 화자에게 고압의 산소가 흡입되므로 고압에 의한 폐 손상과 환기/관류장애가 유발될 수 있고, 마스크에 연결되어 사용될 때는 위로 산소가 들어가 위가 팽창될 수 있다. 이러한 단점을 해결하기 위하여 최근에는 분당 40 L 이하의 호흡량과 60 cmH_2O 이하의 기도 내 압력으로 호흡시킬 수 있는 장비가 개발되었다. 그러나 현재 사용되는 장비도 환자에게 유입되는 산소의 압력을 측정하는 것이 아니라, 환자의 기도로부터 되돌아오는 압력을 측정하여 압력이 조절되므로 고압에 의한 폐 손상을 완전히 방지할 수 없다.

우리나라에서 병원 전 현장 대부분은 자동식 산소소생기가 인공호흡기(벤틸레이터) 역할을 담당하고 있다. 자동식 산소소생기는 종류에 따라 크게 수동식 산소공급과 양압에 따른 수요밸브 형태의 산소공급이 가능한 제품이 있다. 기기 몸체의 산소공급 버튼(triger)을 누르면 밸브가 열리면서 100% 농도의 산소를 분당 40 L의 속도로 주입할 수 있게 제작되었다.

자발호흡이 있는 환자에서는 환자가 흡기 시 음압이 밸브 부위에서 감지되어 밸브가 열리면서 산소가 기도로 들어가며 환자가 흡기를 멈추면 자동으로 산소흡입을 멈추게 된다.

자동식 산소소생기는 주로 네 가지 목적으로 활용되고 있다(그림 6-77).

① 산소보충의 목적으로 고압탱크에서 압력조절장치(regulator)를 통한 방법

㉠ Oxylator (EM-100), Oxylife, MicroVent (CSI-3000, CPR)

② 환기량이 부족하나 자발 호흡이 있는 경우 수요 밸브를 통한 방법

㉠ Oxylator (EM-100), Oxylife

③ 심정지와 같이 자발 호흡이 없는 경우 양압환기법으로 사용 또는

㉠ MicroVent (CSI300, CPR)

④ 심정지 소생술에서 전문기도기 삽입 후 자동식 양압모드의 사용

㉠ MicroVent-CPR (AHA 2015 지침에 따른 최적화)

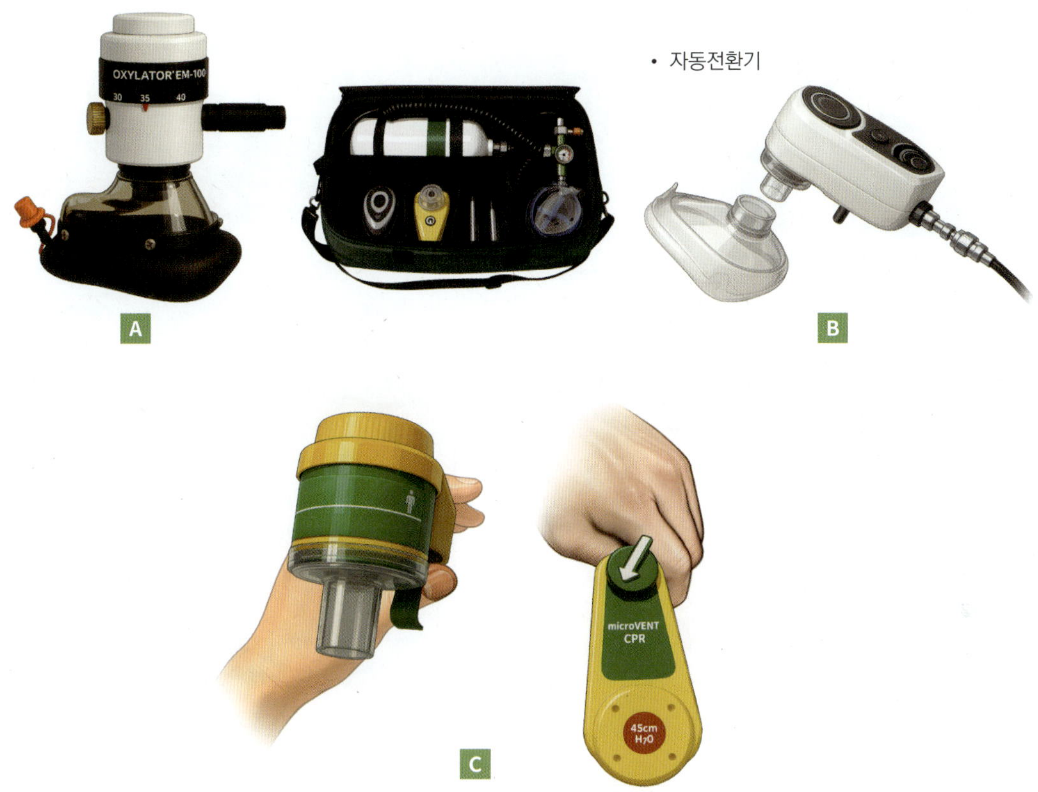

그림 6-77. **산소소생기의 종류.** (A) Oxylator (EM-100) (B) Oxylife Ⅱ Plus (C) MicroVent (CSI-3000, CPR)

(2) 용도

호흡이 정지된 환자나 호흡부전 환자에게 자동 또는 수동으로 적정량의 산소를 공급할 수 있는 호흡보조 및 소생장비이다. 소형기계 환기장기가 병원 전 처치에서 사용한다. 손으로 제공 가능한 고압산소로 작동되는 수동식 호흡기(oxygen-powered manually triggered device)와 자동식 호흡기가 있다.

① 산소공급원과 연결된 고압관을 가지고 있어 최대 분당 40 L의 속도로 100%의 산소를 공급할 수 있다.

② 호흡이 없는 환자에게 버튼(또는 트리거)을 눌러 수동으로 양압 환기를 시킬 수 있다 (그림 6-78).

PART 02

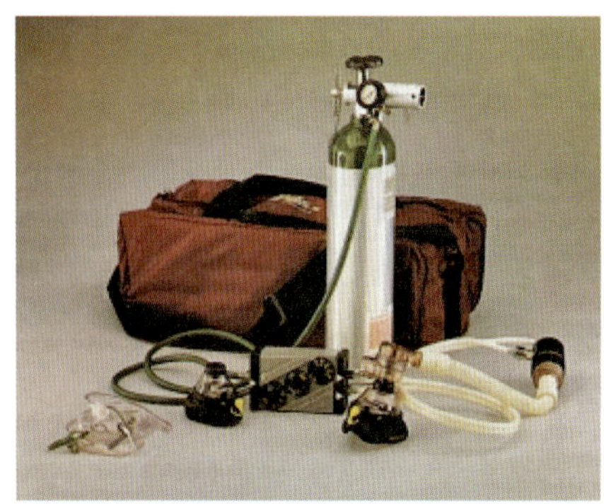

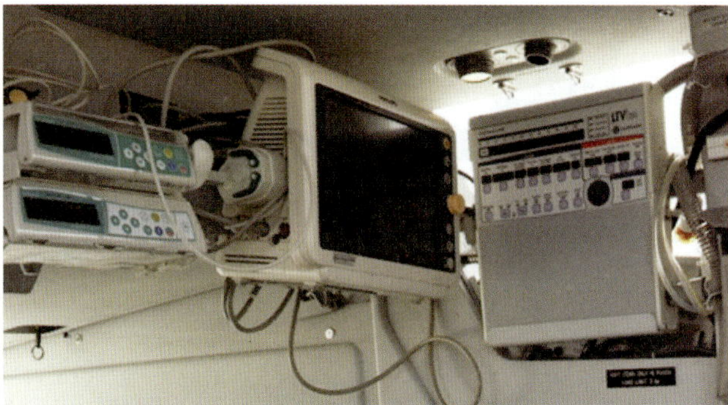

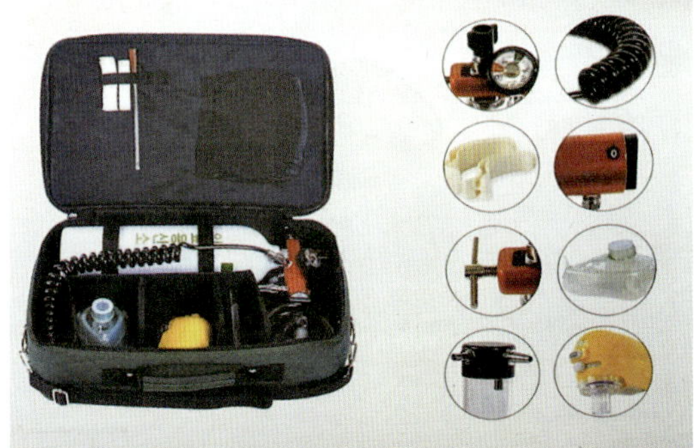

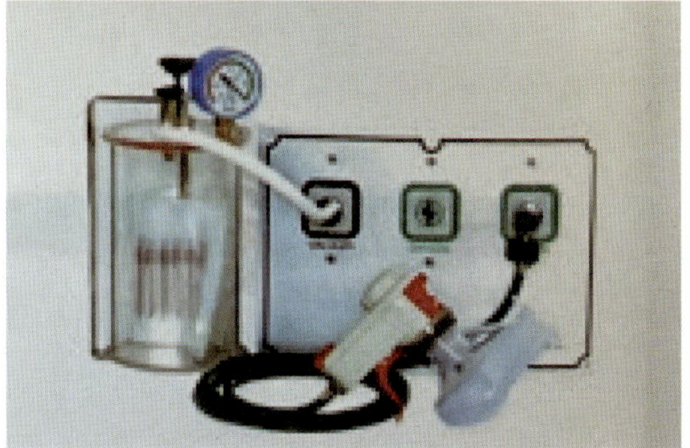

그림 6-78. **인공호흡기**

(3) 수요밸브 소생기(Demand valve) 구성

① 안면-마스크나 기관튜브에 연결하는 15 mm 또는 22 mm의 연결부분

② 산소의 유입을 조절하는 수요 밸브

③ 산소통과 수요밸브를 연결하는 튜브

(4) 방식

① 압력(Pressure cycle) 방식: 미리 정해놓은 압력에 도달할 시 환자가 호기를 할 수 있도록 설계되어 있다.

② 부피/시간(Volume/time cycle) 방식: 응급구조사가 원하는 호흡 횟수와 1회 환기량을 조절하여 사용할 수 있도록 설계되어 있다.

③ 압력과 부피/시간 방식의 차이점

구분 종류	압력(Pressure cycle) 방식	부피/시간(Volume/Time cycle) 방식
차이점	① 순간 유량이 높게 설정되어 있어 호흡 시에 산소가 과다 공급될 수 있다. ② 분당 호흡횟수 조정이 명확하지 않다.	① 환자에 따라 호흡횟수와 1회 환기량을 조절하므로 과다공급 우려가 적다. ② 분당 호흡횟수 조정이 확실하다.

(5) 기능

무게가 가볍고 사용이 편리하게 만들어져 환자 응급처치가 쉽고 이동이 쉽고, 분당 호흡량을 유지하는데 백-밸브 기구보다 인공호흡기가 더 유리하다. 심정지의 경우 인공호흡기는 기계적 호흡에 맞추어 흉부를 압축시킨다.

① 압축산소를 동력원으로 사용한다.
② 대부분 제품에 수동버튼 기능을 추가하여 자동/수동을 선택하여 사용할 수 있다.
③ 대부분 호기말 양압(positive end-expiratory pressure, PEEP) 기능이 있다.
④ 오염된 자동전환기의 세척 및 교체를 할 수 있다.
⑤ 과압력방지장치(pop-off)가 있다(대부분 50-60 cmH_2O).
⑥ 환자에게 고농도의 산소공급이 가능하다.
⑦ 휴대용이 경우 대부분 산소호흡기 및 흡인기의 기능이 부가되어 있다.

Tip 압축산소로 작동하는 인공호흡기

① 분당 호흡수와 일회 호흡량을 조절할 수 있는 조절장치가 있어 수요밸브보다 분당 호흡량을 유지하는 데는 유리하다.
② 인공호흡기는 흡입압력 안전밸브가 있어 기도 내의 압력이 일정 수치 이상(50 mmH_2O)으로 증가하면 공기의 유입이 중단되므로 폐 손상을 방지한다.

(6) 특징

① 수요밸브 소생기는 2단계 압력 감소체계로서 1단계는 조절장치이고 2단계는 밸브의 머리 부분 제어이다.
② 백-밸브 마스크 환기와 비교해 사용이 편리하여 초기 병원 전 응급처치에서 주로 널리 사용되었으나, 적당량의 호흡량을 제공하기가 쉽지 않고 호흡문제가 있을 때 인지하기 어렵다는 단점이 있다.
③ 수동조작 기능이 있어 밸브 머리 부분의 작동버튼을 누를 때 압력에 의해 산소가 환자에게 들어가며, 버튼을 놓으면 압력이 멈추고 두 번째 밸브와 배출구를 통해 환자의 호기가 나간다.
④ 기구의 사용으로 일어날 수 있는 위확장을 줄이기 위하여 유량은 30 cmH_2O나 이하로 제한한다.

⑤ 고농도 산소 제공 시에 이용되나 결점은 환기동안 이 기구는 흉부의 수용능력에 맞추어 제공하지는 못한다.

㉠ 고압에 의하여 폐의 과팽창을 주의(폐 손상 및 기흉, 피하기종 등)가 발생할 수 있다.

⑥ 수요밸브 소생기 작동 시에 식도로 열리기 때문에 기관삽관을 하지 않은 환자에게 사용하면 위 팽만을 일으킬 수 있다.

㉠ 훈련된 응급의료종사자만이 사용해야 한다.

⑦ 자발호흡이 시작되면 매번 흡기 시 산소를 확보할 수 있도록 수요밸브는 분리되고 흡기에 맞추어 고농도의 산소가 공급된다.

㉠ 호흡이 있는 환자에게 연결하면, 환자의 흡기로 밸브가 열려 산소가 투여될 수 있다.

㉡ 비재호흡마스크로 교체해 주는 것이 바람직하다.

⑧ 소아에서는 절대로 사용하지 않아야 한다.

자발호흡이 있는 환자는 흡기 시 음압이 밸브 주위에서 감지되어 밸브가 열리면서 산소가 기도로 들어가며 환자가 흡기를 멈추면 자동으로 산소흡입을 멈춘다.

(7) 단점

① 산소가 과다 주입되어 가슴을 과팽창시킬 수 있다.

㉠ 과팽창으로 폐 손상이나 공기가슴증, 피하기종을 유발할 수 있다.

② 과도한 압력으로 산소를 주입하므로 식도가 열려 위 내로 산소가 들어가 위 팽만이 발생할 수 있다.

㉠ 가슴 손상 환자나 기관삽관이 된 환자에서 폐 손상이 발생하지 않도록 주의 깊게 사용하여야 한다.

③ 10세 이하에서는 사용해서는 안 된다.

④ 산소 소비량이 많기 때문에 500 psi 보유 이하인 탱크는 가득 찬 것으로 교체해야 한다.

(8) 사용방법

① 장비의 연결부위가 마스크 또는 기관내 튜브와 잘 연결되어 있는지 확인한다.

② 수요 밸브를 눌러 산소가 환자에게 투여되도록 한다.

③ 환자의 흉곽이 부풀어 오르는지를 눈으로 확인한다.

④ 기도 내압이 충분히 상승하면 산소 공급이 자동으로 차단되면서 호기 되는 과정을 확인한다.

(9) 주의사항

① 인공호흡과 동시에 흉부압박을 병행하는 것은 손상의 우려가 있고 국제기준에 상반되므로 자동전환기를 사용하지 말고 수동버튼을 이용하도록 한다.

② 마스크 연결부위에 이물질이 묻어 있으면 수동버튼을 2-3회 눌러 이물질을 제거한 다음 자동전환기를 사용한다.

③ 인공호흡용 마스크를 환자에게 완전히 밀착시키지 않으면 적절한 환기가 어려우므로 기도확보 및 마스크 밀착에 유의해야 한다.

④ 장비별 사용법 및 적용 연령을 철저히 지켜야 한다.

⑤ 인공호흡기는 현재 응급의료에 관한 법률상 1급 응급구조사가 의료지도를 받아서 사용할 수 있는 장비이다.

⑥ 심장성 폐부종, 성인호흡곤란 증후군(ARDS), 폐타박상, 기관지연축 또는 고기도압력을 견뎌내야 하는 다른 질환들을 가진 환자들 환기에 방해될 수 있다. 이러한 문제가 생기면 백-밸브 기구 사용을 고려한다.

⑦ 5세 이하 어린이들이나 깨어 있는 환자들 또는 폐쇄된 기도나 높아진 기도 저항이 있는 환자들에게 기계적인 인공호흡기를 사용해서는 안 된다.

⑧ 삽관된 환자들의 기계적인 인공호흡기는 다른 활력징후에 관련된 일들을 수행하게 된다. 이것의 단점은 산소통 압력에 따른 안전과 적절한 기능을 하기에 어렵다는 것이다.

2) 산소탱크 등 산소저장기구

(1) 용도

산소를 압축된 가스형태로 저장하고 고압의 산소를 환자가 사용 가능한 압력 및 유량으로 조절하는 기구이다. 응급환자의 1시간 이송에 최소한 144.4 L의 산소가 필요하다. 우리나라에서 많이 쓰는 E형 산소탱크에는 650 L, M형에는 3,000 L의 산소가 저장된다. 따라서 구급차 안에는 각각 한 통씩 탑재되어야 하며, M형은 구급차 이송 중에 E형은 단시간 현장에서 이동 중에 사용한다(그림 6-79).

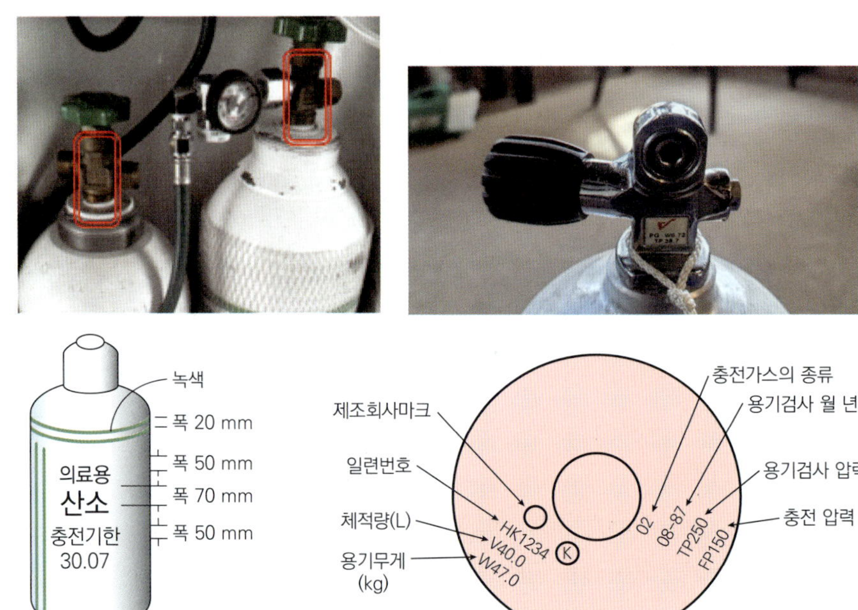

그림 6-79. **산소탱크(Oxygen tank)와 표기법**

(2) 구성

고압산소통, 압력조절기, 유량계, 가습기 등으로 구성되어 있다.

(3) 고압산소통 및 압력조절기

(가) 고압신소통의 종류

① D형 – 산소 약 350 L가 들어 있다.

② E형 – 약 650 L 정도로 가장 일반적으로 사용한다.

③ M형 – 약 3,000 L 정도로 구급차에 고정된 장비로 주로 사용한다.

④ G형 – 약 5,300 L가 들어 있다.

⑤ H형 – 약 6,900 L가 들어 있다.

(나) 안전규칙

① 산소 사용 목적으로 압력계, 유량조절기, 튜브를 항상 사용한다.

② 항상 압력계와 유량조절기 바꾸거나 유량을 조절하기 위해서는 비철금속 산소 렌치를 사용한다.

③ 항상 밸브 대 삽입물과 틈박이의 상태가 좋은지 확인한다.

– 산소탱크에 있는 일회용 개스킷(gasket)을 산소탱크를 바꿀 때마다 교체한다.

④ 항상 의료용 산소를 사용한다.

– 산소 U. S. P 또는 KP로 표시되어 있다.

⑤ 밸브를 열려고 완전히 돌리지 않아야 한다.

⑥ 항상 예비 산소탱크는 시원하고 환기가 잘되는 방 자리에 적절하게 보관한다.

⑦ 항상 5년마다 산소탱크를 정수로 검사한다.

⑧ 산소탱크를 떨어뜨리거나 환자와 함께 이동할 때, 산소탱크를 들것에 묶거나 기타 방법으로 고정하도록 한다.

⑨ 산소탱크를 고정되지 않은 채로 수직으로 세워놓지 않도록 한다.

⑩ 산소장비를 사용할 때 주위에서 담배를 피우지 않도록 한다.

⑪ 불꽃에 직접 노출되는 주위에서는 산소장비를 사용하지 않는다.

⑫ 산소공급 탱크에 부착할 장비에 윤활유, 기름, 비누를 사용하지 않는다.

⑬ 산소탱크 출구를 보호하거나, 산소통 또는 산소 공급 장치를 표시하거나 라벨을 달기 위해서 반창고를 사용하지 않도록 한다.

⑭ 산소탱크를 끌거나 눕혀서 또는 바닥을 돌려서 운반하지 않도록 한다.

(4) 주의사항

① 산소통은 2개를 준비하여 사용하는 것이 안전하다.

② 산소탱크의 안전잔유량은 압축계를 보아서 200 psi 이상이며, 200 psi에 도달하기 전에 새 산소탱크로 교환해야 한다.

③ 산소탱크의 압력(2000 psi)은 너무 높으므로 압력조절기를 산소탱크에 연결하여 30–70 psi 정도로 안전하게 낮추어 사용해야 한다.

④ 산소 사용 시에는 항상 화재 및 폭발사고 등에 유의하여야 하며 금연하도록 한다.

⑤ 응급환자의 1시간 이송에 최소한 144.4 L의 산소가 필요하다.

† 우리나라 구급차량의 고압산소통

① 2.3 L형: 휴대용 인공호흡기에 주로 사용하는 소형 산소통으로 100 kg/cm^{2}의 압력으로 충전 시 230 L 정도 들어간다(계산법: 2.3 L × 100 kg/cm^2).

② 10.2 L형: 구급차 내에 탑재하는 산소통으로 100 kg/cm^2 의 압력으로 충전 시 1,020 L 정도 들어간다(계산법: 10.2 L × 100 kg/cm^2).

③ 46 L형: 대형 산소통으로 병원에서 주로 사용한다.

4) 유량계

(1) 기능

분당 방출되는 압력을 조절하는 장치로 버튼-게이지 유량계와 압력-보정 유량계가 보편적으로 사용된다.

(2) 종류

① 버튼-게이지 유량계: 중력에 영향을 미치지 않으므로 어떤 각도에서도 작동하고 튼튼하며, 휴대용 의료장비에 유용하다.

㉠ 역 압력에 대한 보정능력이 없다.

㉡ 튜브가 꼬이는 등으로 부분적으로 폐쇄될 경우 실제 유량보다 유량계 눈금이 높아질 수 있다.

② 압력-보정 유량계: 눈금이 새겨져 있는 관에 부유구가 들어 있으며 계량기의 값은 중력에 따라 달라지기 때문에 정확한 측정을 위해서는 똑바로 세워야 한다.

5) 가습기

(1) 기능

산소를 가습화하여 기도와 폐 점막의 건조로 인한 손상을 방지한다.

(2) 주의사항

① 가습기에는 물이 들어있는데 쉽게 오염되어 해로운 세균, 위험한 곰팡이의 서식지가 되어 감염원이 될 수 있다.

② 가습기의 물통에는 증류수나 깨끗한 물을 사용하고 자주 교환해주어야 한다.

③ 감염 위험 때문에 단기간 이송 시 사용하지 않은 추세이지만, 소아나 만성폐쇄성폐질환 환자에게는 특히 가습산소가 편하다.

6) 사용방법

(1) 산소통 1

① 산소통에 압력보정유량계를 부착한다(그림 6-80).

② 압력보정 유량계에 증발성 산소가습기를 연결한 후 산소관을 연결한다.

③ 압력보정 유량계를 돌려서 산소량을 결정한다.

PART 02

(2) 산소통 2

① 산소통의 밸브를 열어서 처음의 산소를 버린다.
② 압력조절기를 부착한다.
③ 압력조절기를 산소통에 고정한다.
④ 밸브를 열어서 처음의 산소를 버린다.
⑤ 산소농도를 결정한다.
⑥ 산소농도를 올린다.
⑦ 산소관을 연결한다.

(3) 수요밸브

① 수요밸브 소생기를 부착한다.
② 하악거상법으로 기도를 유지한다.
③ 수요밸브 소생기로 환기시킨다.

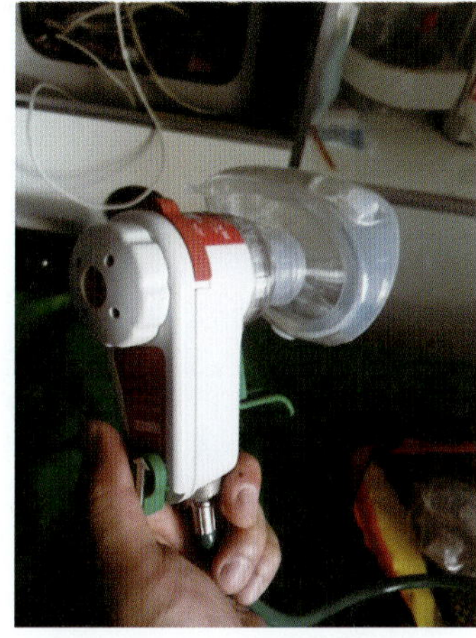

그림 6-80. 수요밸브 소생기

Tip 산소탱크(O_2 TANK) 용량

① 분당 호흡수와 일회 호흡량을 조절할 수 있는 조절장치가 있어 수요밸브보다 분당 호흡량을 유지하는 데는 유리하다.
② 인공호흡기는 흡입압력 안전밸브가 있어 기도 내의 압력이 일정 수치 이상(50 mmH_2O)으로 증가하면 공기의 유입이 중단되므로 폐 손상을 방지한다.

Tank	용량	15 ℓ/min	10 ℓ/min	6 ℓ/min	2 ℓ/min
C	240 L	16 min	24 min	40 min	120 min
D(휴대용)	360 L	24 min	36 min	60 min	180 min
E	625 L	41 min	62 min	104 min	312 min
M	3000 L	200 min	300 min	500 min	25 hr
G	5300 L	353 min	530 min	14:43 h	44:10 h
H	6900 L	460 min	690 min	19:10 h	57:30 h

Tip 공기통의 사용가능 기간 계산법(단위: 분)

$$\text{계산법} = \frac{(\text{현재의 압력} - \text{안전잔류량}) \times \text{상수}}{\text{유속}(liter/min)} = \text{사용가능 시간}(min)$$

각 산소통의 상수

D	0.16
E	0.28
G	2.41
H&K	3.14
M	1.56
안전잔류량	200psi

예] M산소통, 현재의 압력 1,200 psi, 안전잔류량 200 psi, 유속 5 L/min

$$\text{답} : \frac{(1200-200)*1.56}{5} = \frac{1,560}{5} = 312\text{분}(5\text{시간 } 12\text{분})$$

12 흡인장비

1) 흡인기

(1) 용도

의식수준이 저하 및 무의식 환자가 자신의 기도(구강 또는 비강)를 스스로 관리할 수 없는 환자의 체액, 구토불, 혈액, 이불질 등을 진공압력(음압)으로 흡인(suction)하여 인두부나 기관 내로 넣어 분비물을 흡인하여 기도를 유지해 준다. 현장에서는 전지형과 수동형이 일반적으로 많이 쓰인다(그림 6-81, 82).

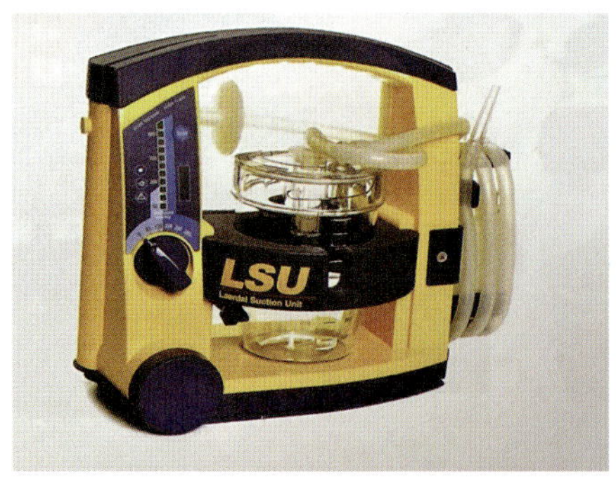

그림 6-81. 흡인기(Suction Unit)

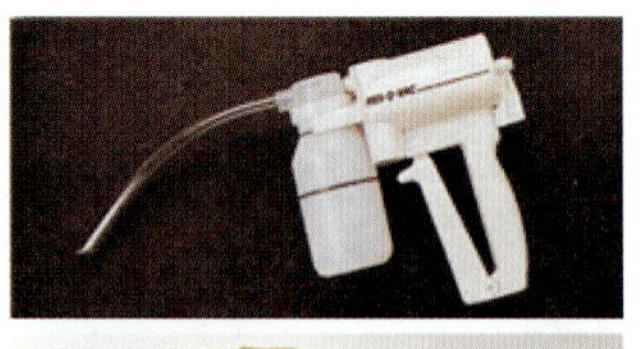

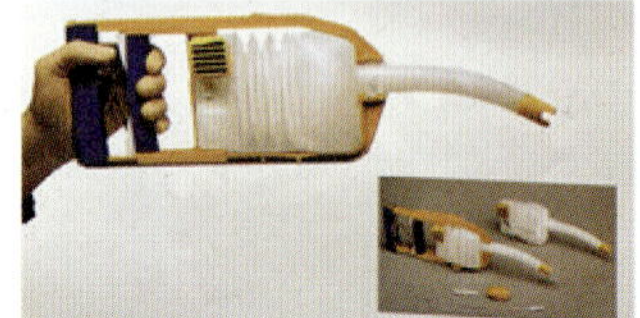

그림 6-82. 수동식 흡인기

(2) 종류

① 고정용 흡인기: 보통 환자의 머리 쪽에 설치하며, 엔진의 분기관이나 전기 동력원으로 흡인 진공압력을 생성한다.

② 휴대용 흡인기: 전기작동식(충전지나 가정용 전기), 산소 또는 공기 작동식이다.

(3) 구성

흡인기계, 흡인물 수집용기, 연결튜브(관), 흡인 tip, 카테터, 물통으로 구성되어 있다.

(가) 흡인기계: 진공을 발생시키는 근원과 진공압을 측정할 수 있는 계기 포함한다.

(나) 흡입 연결튜브(Tubing): 벽이 두껍고 꼬임방지가 된 구경이 넓은 관을 말한다.

(다) 흡인 팁(tip)은 2종류가 있다(그림 6-83).

① 흡인 카테터(French catheter)

㉠ 유연하고 부드러운 플라스틱 또는 고무튜브로 되어 있다.

㉡ 비강 및 구강내 흡인과 기관내관을 통한 흡인용으로 사용된다.

㉢ 휘슬팁("Whistle tip" suction catheter)(길고 유연해서 사용하기 편리하고 크기가 작기 때문에 하부 기도까지 들어갈 수 있다)이 부착된 것을 사용한다.

㉣ 기관 내 흡인에 사용되는 카테터는 무균상태를 유지한다.

㉤ 번호가 클수록 직경이 크다(14 Fr>8 Fr)

② 경성 흡인팁

㉠ 보통 톤실팁(tonsil tip) 또는 양커팁(Yankauer catheter)이라 불린다.

㉡ 폐흡인을 피하기 위하여 구강, 인후부로부터 과량의 구토물, 혈액, 이물질의 빠른 배출을 위해 사용된다.

㉢ 크고 딱딱한 관으로 원위부 끝에는 많은 구멍이 있다.

㉣ 최소한 음압 120 mmHg 정도의 압력을 생성할 수 있는 흡인기를 사용한다.

㉤ 구강 인두를 따라 삽입하거나 후두경 사용 시에 이용된다.

㉥ 휘슬팁보다 크고 많은 양의 분비물을 제거해주나, 오직 상기도 흡입에만 이용된다.

㉦ 거칠게 삽입하면 열상이나 다른 손상을 초래할 수 있다.

㉧ 환자가 무반응이 아니거나 의식을 되찾기 시작할 때는 주의해서 사용한다.

(라) 흡인물 수집용기: 쉽게 분리해서 소독할 수 있어야 하며, 일회용 용기를 많이 사용한다.

(마) 깨끗한 물통: 정화수 또는 멸균수 사용하여 부분적으로 튜브를 막고 있는 물질을 청소하기 위해 사용한다.

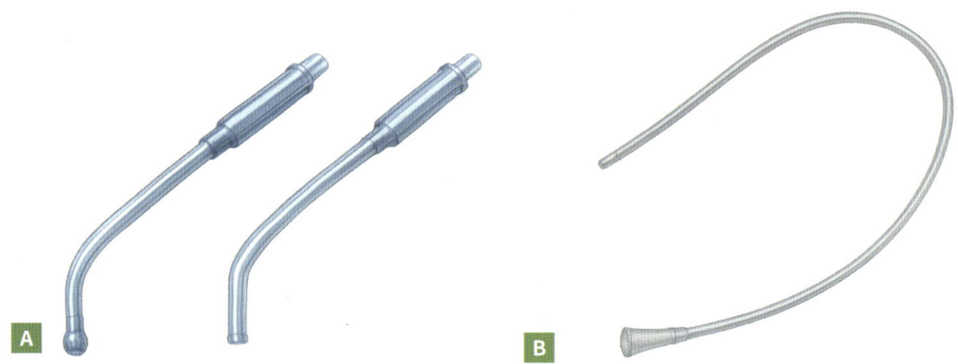

그림 6-83. **흡입 카테터의 종류.** (A) 인두부의 흡입에 사용되는 Yankauer catheter (B) 기관내 분비물을 제거할 때 사용하는 Whistle catheter

(4) 특징

① 수집관의 개방된 끝부분에서 최소한 분당 30 L의 공기가 흡수되거나 수집관을 막았을 때 300 mmHg 이상의 진공압력이 생겨야 한다(대부분 제품이 500 mmHg 이상의 진공압력이 나온다).

② 흡인압력은 기계 및 사람의 크기에 따라 적절하게 시작하고 약하면 점차 올린다.

- 벽부착식: 성인(100–120 mmHg), 소아(95–100 mmHg), 영아(50–95 mmHg)
- 이동식: 성인(10–15 cmHg), 소아(5–10 cmHg), 영아(2–5 cmHg)

(5) 사용방법

① 장치의 모든 부분이 제대로 연결되어 있는지 확인한다.

② 스위치를 눌러서 작동시킨다.

㉠ 흡입튜브를 막아서 압력계기의 압력이 300 mmHg 이상 되도록 조정한다.

㉡ 실제 흡인할 때에는 음압 80–120 mmHg 정도의 압력을 사용한다.

③ 흡인을 하는 동안에 항상 적절한 감염통제 방법을 사용해야 한다.

㉠ 보안경, 마스크, 일회용 장갑을 착용한다.

④ 환자를 흡인하기 편한 자세로 유지한다.

㉠ 의식이 있는 환자의 입인두 흡인 시: 옆으로 돌린 반좌위 자세를 취한다.

㉡ 무의식 환자의 흡인 시: 흡인자의 얼굴을 마주보는 측위 자세를 취한다.

㉢ 비강흡인 시: 고개를 과신전시킨 상태를 취한다.

⑤ 흡인을 하기 전, 사이, 하고 난 후에는 1–2분 동안 100% 산소로 환자를 과환기시킨다.

㉠ 흡인은 환자의 산소량을 감소시키기 때문에, 흡인 시마다 10-15초 이내로 제한하여야 한다.

⑥ 흡인막대기를 흡인관을 연결한다.

⑦ 삽입하는 깊이를 적절하게 측정하고 흡인기의 흡입능력을 검사한다.

- 구강흡인: 입 가장자리(구각)에서 귓불까지 거리를 측정한다.
- 비강흡인: 코에서 귓불까지의 거리를 측정한다.

⑧ 교차수지법으로 입을 벌린 후 흡인 막대를 넣는다.

⑨ 흡인 전에 환자를 1-2분 동안 전산소화(과환기) 한다.

⑩ 교차수지법으로 입을 벌린 후 흡인기를 넣는다.

⑪ 흡인력이 생기지 않도록 휘슬 스탑(whistle stop)을 개방하고 원하는 부위까지 관을 삽입한다.

㉠ 원하는 부위에 관이 삽입되었으면 흡인력이 생기도록 whistle stop을 엄지나 검지로 막고 조심스럽게 돌리면서 빼낸다.

㉡ 카테터 삽입 시에는 흡인하면 안 된다.

⑫ 흡입은 10-15초(폐로의 산소공급을 차단함)를 넘지 않는 것이 좋다.

⑬ 관을 증류수 등에 통과시켜 부분적으로 막힌 것을 씻어내고 다시 흡입한다.

⑭ 흡인 후에는 흡인기에 물을 통과시켜 세척한다. 씻는 동안 환자는 전산소화 한다.

2) 수동식 흡인기

(1) 용도

가볍고 작으며 외부의 배터리에 의존하지 않고 수동으로 즉각적인 흡인이 가능하여 산악이나 야외에서 임시로 사용한다.

(2) 단점

① 흡인력이 약하고 오물 수집통이 작다.

② 환자의 구강 안으로 흡인도관의 끝을 정확하게 삽입하면서 수동으로 펌프질하는 것이 수월하지는 않다.

3) 주의사항

① 흡인하는 동안에는 인공호흡을 할 수 없다.

㉠ 흡인으로 폐 환기량이 감소하므로 환자는 급격히 저산소증에 빠지게 된다.

㉡ 흡인 시 whistle tip catheter에서 눈을 떼지 말고, 절대 한 번에 10–15초 이상 흡인하지 않도록 한다.

② 환기(산소공급)도 매우 중요하므로 5초 이내에 흡인을 종료하도록 노력하고 다시 흡인을 시행해야 할 경우에는 적어도 20초 정도 과환기(2분 동안 인공호흡) 후 재흡인을 시도한다.

③ 흡인의 주요 위험인 저산소증, 환기의 지연, 미주신경자극(인두 뒤쪽)으로 인한 부정맥(서맥) 촉발, 구토와 흡인의 유도 등을 잘 알고 대응할 준비를 해야 한다.

㉠ 흡인 중에는 고혈압, 빈맥이 발생할 수 있다.

㉡ 심장부정맥이 발생하는 경우가 있다.

㉢ 기관을 자극하여 기침이 유발되면 뇌압을 상승시킬 수 있다.

④ 이동용 흡인기의 경우 배터리 유지 및 조절이 필수적이므로 철저하게 관리한다.

⑤ 흡인은 환자가 측면으로 누워 있을 때 실시한다.

㉠ 흡인하는 동안 입에서 분비물을 쉽게 나올 수 있도록 해준다.

⑥ 두개골 골절에서 뇌 기저부 골절환자(골절부위를 건드려 심한 손상 우려) 금기 및 주의가 필요하다.

⑦ 흡인 시에 무균조작을 하지 않으면 기도 또는 폐의 감염을 초래할 수도 있다.

㉠ 흡인 카테터가 내장되어 있는 흡인 기구(a closed–circuit catheter system)를 사용하면 기계환기 중에도 흡인할 수 있다.

㉡ 감염의 가능성을 줄일 수 있다.

Tip (술기) 기관 내 흡인방법

① 흡인하기 전에는 약 30초 동안 100%의 산소로 환기시킨다.

② 흡인기의 눈금이 80 mmHg와 120 mmHg 사이에 있는지 확인한다.

③ 카테터를 기관 내로 삽입할 때, 카테터와 연결된 부위에 있는 구멍을 막지 않은 상태로 넣는다.

④ 카테터가 충분히 삽입되면 구멍을 막아 기도 내의 이물질을 흡인되도록 한다.

㉠ 카테터는 기관분기의 위치까지 삽입한다.

⑤ 흡인 중에는 심전도를 관찰하여 부정맥이 있는지를 확인한다.

㉠ 서맥이 발생하면 즉시 흡인을 중단하고 호흡을 보조한다.

⑥ 1회의 흡인 시 10–15초 이상의 시간을 소요하지 않는다.

⑦ 흡인을 반복할 때는 흡인 전에 다시 100%의 산소로 30초 이상 환기시킨 후 흡인한다.

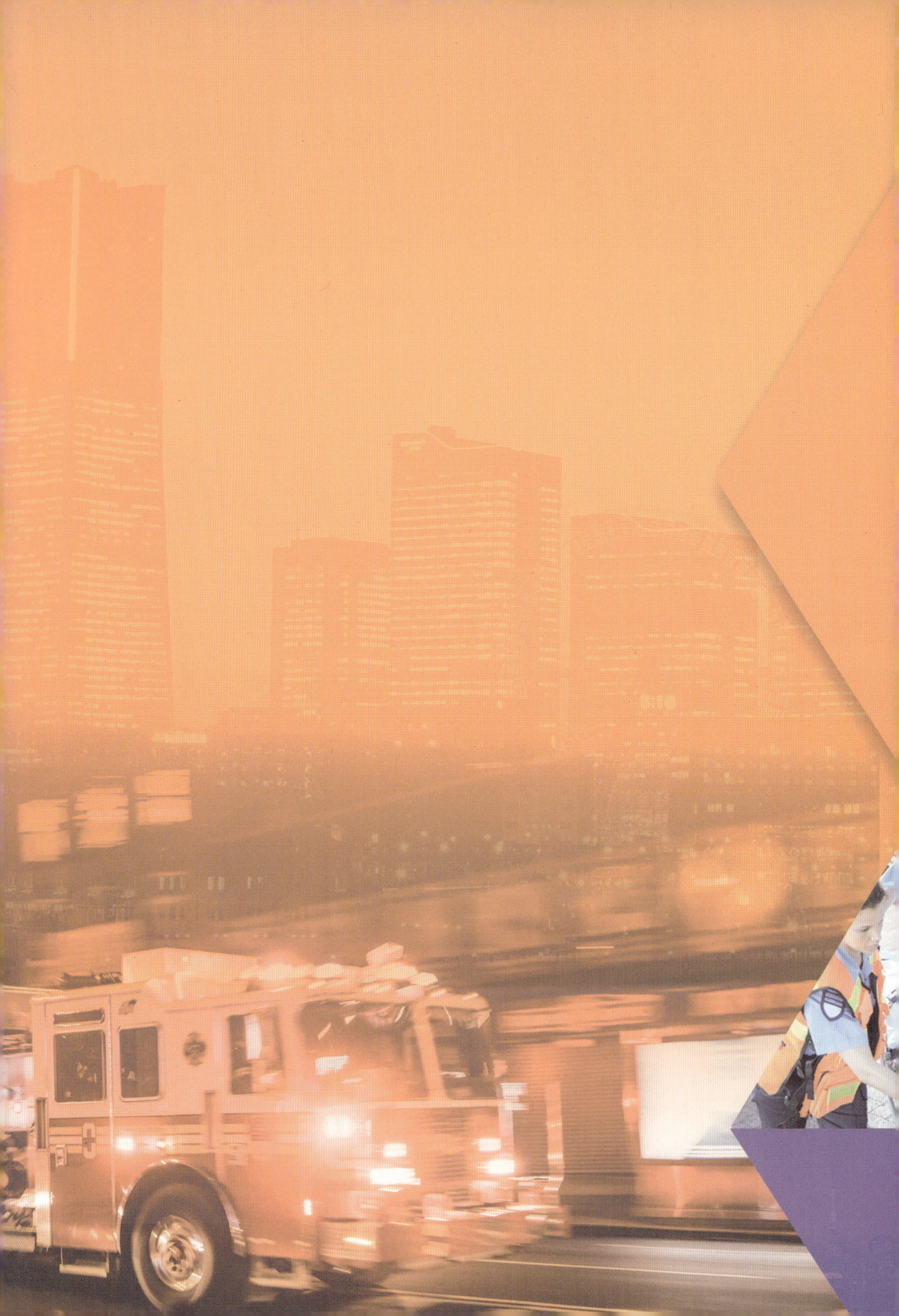

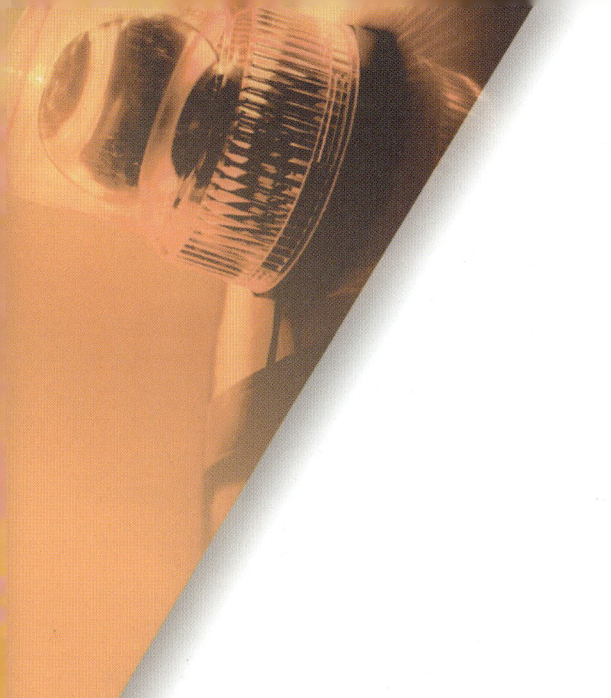

PART

03

대량재해

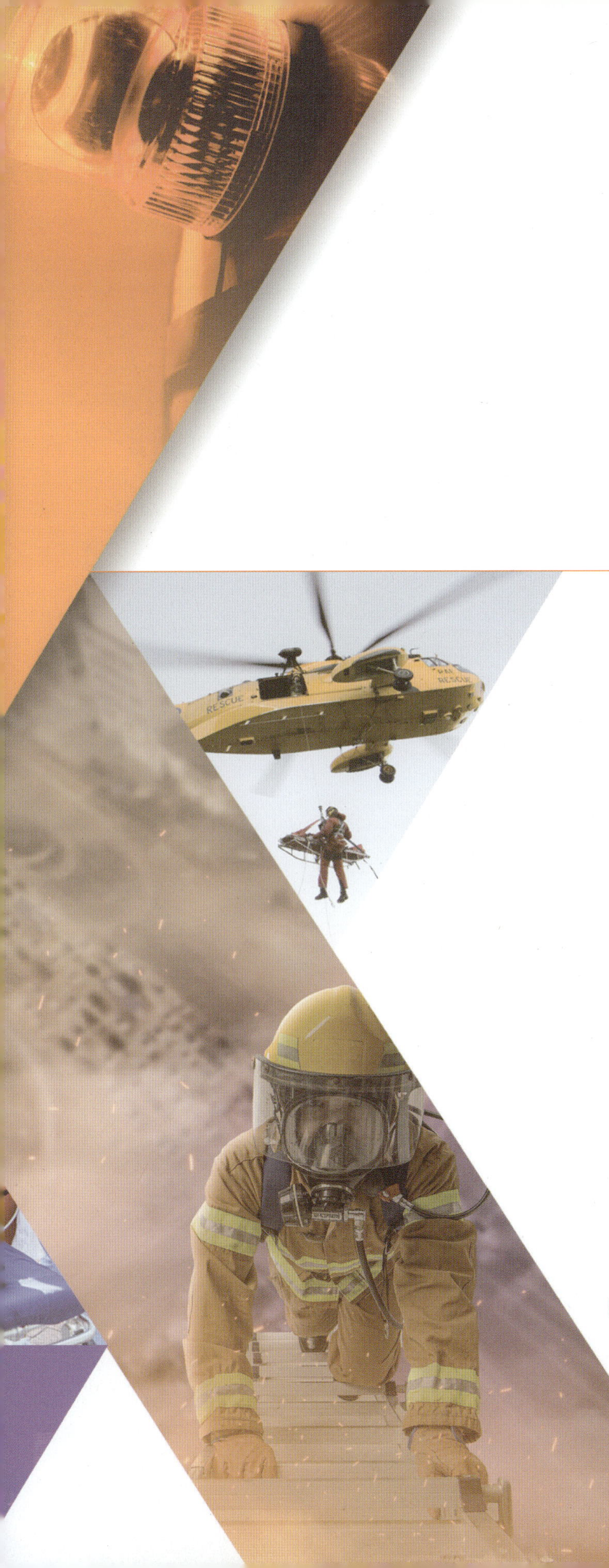

Chapter

07 재난관리 및 재난의학

01 재난의 이해

1) 개요

현대 사회에서 재난은 단순한 자연현상을 넘어 사회 전반에 걸쳐 심대한 영향을 미치는 복합적 위협으로 인식되고 있다. 우리나라는 지리적 특성과 사회 구조적 특성으로 인해 다양한 형태의 자연재난 및 사회재난에 지속적으로 노출되어 있으며, 이에 따른 인명 및 재산 피해 역시 점진적으로 증가하는 추세를 보이고 있다. 이러한 재난은 막대한 피해를 초래함으로써 국가와 사회에 심각한 부담을 가하고 있는 실정이다.

재난에 대한 정의는 학술적, 행정적, 법률적 관점에 따라 다양하게 제시된다. 일반적인 어휘적 의미에서 재난은 다수의 희생자나 광범위한 피해를 수반하는 사건을 지칭하지만, 때로는 희생자 수가 적더라도 사회적으로 큰 충격을 초래한 사건 역시 재난으로 표현되기도 한다. 반면, 재난 의학적 관점에서는 보다 엄격한 정의가 적용된다. 재난의학에서는 자연적 또는 인위적 요인에 의해 발생한 사건 중, 해당 지역사회가 제공할 수 있는 의료 및 보건자원의 수준을 초과하는 요구가 발생하는 급성적 또는 진행성 사건을 재난으로 규정한다.

국제기구인 국제재난경감기구(United Nations Office for Disaster Risk Reduction, UNDRR)은 재난을 "공동체의 자체 대응 능력을 초과하여 광범위한 인명, 물질, 환경 손실을 초래하는 심각한 기능 손상"으로 정의하고 있으며, 세계보건기구(WHO) 또한 이와 유사한 정의를 채택하고 있다. 이와 같은 관점에 따르면, 동일한 사상자 수를 초래한 사건이라 하더라도, 자원이 부족한 지역에서는 재난으로 간주될 수 있으나, 자원이 풍부한 대도시에서는 재난으로 간주되지 않을 수 있다.

행정적 및 법적 차원에서는 이러한 상대적 개념만으로는 재난 여부를 명확히 판단하기 어려워, 명시적인 기준을 제시하기도 한다. 예를 들어, 국제 재난역학 연구기관인 재난역학연구센터(Centre for Research on the Epidemiology of Disasters, CRED)는 재난을 "10명 이상의 사망자 발생, 100명 이상의 피해자 발생, 국가적 비상사태 선포, 또는 국제적 지원 요청이 이루어진 경우"로 정의하고 있다(그림 7-1).

이처럼 재난의 정의는 다양한 관점에서 다르게 제시될 수 있으나, 공통적으로 재난은 개인이 독자적으로 감당할 수 없는 수준의 위기 상황으로 인식되며, 이에 대한 국가의 개입과 책임이 필수적으로 요구된다. 우리나라 또한 헌법 제34조 제6항에서 "국가는 재해를 예방하고 그 위험으로부터 국민을 보호하기 위하여 노력하여야 한다."고 명시하고 있으며, 재난 예방과 대응을 국가의 헌법적 책무로 규정하고 있다.

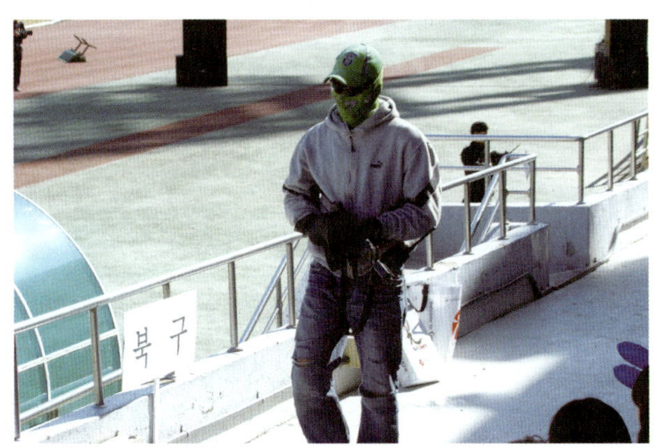

그림 7-1. 대 테러범에 의한 현장

2) 재난의 정의

"재난"이라는 개념은 동서양 모두에서 자연현상이나 초월적 힘에 의해 발생하는 인간의 통제 불가능한 불행을 의미하며, 단순한 사고가 아니라 사회 전체의 기능적 혼란과 어려움을 수반하는 포괄적 개념으로 발전해왔다.

"재난(災難)"은 한자어를 살펴보면, 災(재)는 재앙, 화, 불행한 일로 "불(火)"과 관련된 재앙이나 화재(火災)를 뜻한다. 난(難)은 어려움, 재난, 곤란한 일로 기본적으로 "어렵다", "위기" 또는 "극복하기 힘든 상황"을 의미한다. 따라서 "災難"이라는 단어는 "불행하고 피할 수 없는 화(災)"와 "극복하기 어려운 고난(難)"이 결합된 말로, "인간이 통제할 수 없는 큰 재앙과 고난"을 의미한다.

영어 단어 Disaster는 라틴어 "dis-"(부정) + "astro"(별, 행성)에서 유래한다. "dis-"는 분리, 파괴, 부정의 의미이고, astro는 별(star), 천체(celestial body)로, "disaster"의 원래 의미는 "별(star)이 나쁘게 작용하는 불운한 사건"을 나타낸다. 고대에는 천체(별, 행성)의 움직임이 인간 운명에 영향을 미친다고 믿었기 때문에, 불행한 사건이나 재앙은 "별의 나쁜 영향"으로 해석되었다.

세계보건기구(WHO)는 재난을 "인간, 물질, 경제, 환경적 손실을 초래하며, 지역사회 또는 사회 전체의 정상적 기능을 중단시키는 현상"으로 정의하고 있다. 국제기구인 UNDRR은 "공동체의 자체 대응 능력을 초과하여 인명, 생계, 건강, 환경에 심대한 손실을 초래하는 심각한 교란 현상"으로 설명한다. 이렇게 국제적으로 재난의 정의는 해당 공동체가 스스로 관리할 수 없는 상황이라는 점과, 사회적 기능의 마비를 재난의 핵심 요건으로 본다.

우리나라는 「재난 및 안전관리 기본법」 제3조 제1호에서 재난을 "자연재난과 사회재난을 포함하여 인명 또는 재산에 피해를 주거나 그 우려가 있는 모든 사고"로 법률적으로 규정하고 있다. 법률적 정의는 주로 국가의 대응책 발동이나 지원책임 결정을 위해 설정되며, 학술적 정의보다 상대적으로 정량적, 명확한 기준을 갖는다.

PART 03

Tip 재난과 유사한 용어 정의

용어	법률적 정의	법령 근거
재난	국민 생명·재산에 피해를 주는 자연 또는 사회적 요인	재난 및 안전관리 기본법
재해	재난으로 인해 실제로 발생한 피해 상태	재해구호법
다수사상자 사고 (Mass casualty incident, MCI)	동시에 다수의 사상자가 발생하였거나, 추가로 사상자가 발생할 우려가 있어 응급의료의 제공을 위해 별도의 의료자원 동원 등의 조치가 필요한 사건·사고	재난응급의료 비상대응매뉴얼

3) 재난 주기(Disaster life cycle)

재난은 단순한 순간적 사건이 아닌, 특정한 순서와 과정을 거치는 반복적 구조를 가지며, 이를 재난주기(disaster life cycle) 또는 재난 단계(phase of disaster)라고 한다. 재난의 유형에 따라 각 단계의 지속 시간이나 형태는 달라질 수 있으나, 일반적으로 다음의 5단계로 구분할 수 있다(그림 7-2).

(1) 무활동기 또는 휴지기(재난간기, quiescent phase)

① 재난 사이의 기간으로 명확하지 않은 경우라도 드러나지 않는 사고요인은 있을 수 있다.

② 미세한 위험의 감지 · 측정 · 평가(재난위험평가)가 재난의 발생과 형태를 예측하는 데 도움을 주며 과학적으로 입증된 징후는 전구기기를 늘려 피해를 줄일 수 있게 해준다.

③ 제도정비 · 안전점검 · 시설확충 등의 예방활동이 있다.

(2) 전구기 또는 경고기(Prodrome phase)

① 사고의 명확한 징후를 확인하는 기간이다.

② 재난종류(예: 열대성 저기압, 화산 폭발, 무력 충돌)의 예측능력에 따라 짧아지거나 길어진다.

③ 빠른 징후감지로 늘어난 전구기는 피해를 감소시키는 조치를 하는 데 도움을 준다.

④ 사고 발생 전의 대중 홍보 및 방어 활동으로 주민대피(피난처 제공 및 주민 소개) 등의 활동이 있다.

(3) 충격기(Impact phase)

① 사고의 발생과 동시에 시작되는 기간이다.

② 지진이라면 짧고 기근이라면 길다.

③ 초기 대응이 미비하면 재난의 충격을 줄일 수 있는 방법은 더 적어진다.

④ 적절한 계획과 유용한 선제적 대비 · 대응활동을 한다면 실제적인 재난의 충격을 효과적으로 감소시킬 수 있다.

(4) 구조기(응급, 구호, 고립기 rescue phase)

① 사고 후 20분 이내에 피해자의 75−85%가 치명적인 상태에 빠지므로 일반인 구조자의 즉각적인 간단한 도움으로 인명을 구할 수 있는 기간을 의미한다.

② 재난관리주관기관이 적절한 초기 대응을 하지 못할 경우에는 목격 구조자의 활동에 의존한디.

③ 사고현장과 의료기관에서 희생자의 생명을 처음 구조자의 활동(진압 · 탐색 · 구조 · 응급처치) 및 탐색과 구조 그리고 인면소생술(응급처치 · 수술) 등을 통해 구할 수 있다.

(5) 회복 또는 복구기(재건기, recovery phase)

① 피해자들뿐만 아니라 지역사회구성원들의 정상적인 생활에 필요한 응급의료서비스, 공중보건, 재활, 심리, 정신, 건강, 사회보장, 건축, 토목 등의 전반적인 서비스를 제공한다.

② 이 기간은 수개월에서 수년 동안 지속될 수 있으며 복구활동 이후에 휴지기로 이어진다.

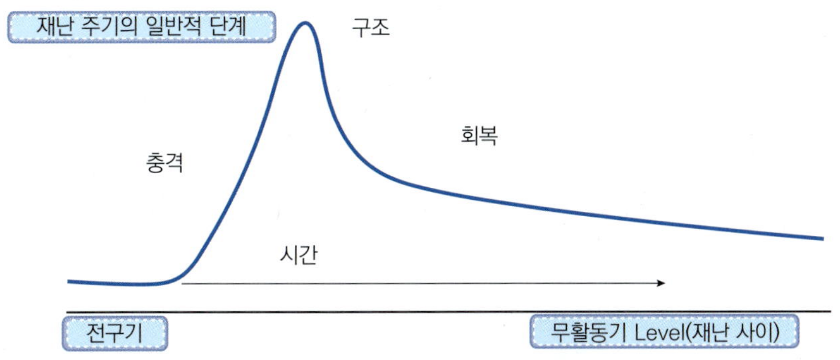

그림 7-2. **재난 주기(Disaster life cycle)**

PART 03

4) 재난의 분류

재난은 인간 사회에 심대한 피해와 혼란을 초래하는 사건으로, 이를 효과적으로 관리하기 위해서는 재난의 유형을 명확하게 분류하는 것이 매우 중요하다. 재난관리 분야에서는 재난을 유발하는 위험요소(hazard)를 중심으로 재난의 유형을 정의하며, 사회와 기술의 발전에 따라 분류 체계도 점차 발전해왔다.

초기 재난관리 체계에서는 재난을 크게 두 가지로 구분하였다.

첫째, 전쟁이나 테러 등 인간의 공격적 행위로 발생하는 공격 요인(man-made hostile hazards), 둘째, 지진, 태풍, 홍수 등 자연현상에 의해 발생하는 자연 요인(natural hazards)이 그것이다. 이처럼 재난을 인간의 행위에 의한 것과 자연현상에 의한 것으로 구분하는 것은 가장 기본적인 분류 체계였다.

그러나 산업화와 과학기술의 발전, 사회의 복잡화로 인해 기존의 분류만으로는 다양한 재난 유형을 모두 포괄하기 어려워졌다. 이에 따라 산업재해, 교통사고, 화학물질 유출 등 인간의 실수나 기술 실패로 인한 기술적 위험요소(technological hazards), 즉 인적재난(human-induced disasters)이 새롭게 추가되었다.

현대 재난 분류 체계는 주로 다음과 같은 2분법적 기준을 따른다(표 7-1).

표 7-1. **재난의 주요 분류 체계와 내용**

분류 체계	주요 내용
자연적 재난(Natural Disasters)	지진, 화산폭발, 기상이변, 생물학적 원인 등 자연현상에 의해 발생하는 재난
인위적 재난(Man-made Disasters)	인간의 고의적·비고의적 행위로 발생하는 재난(산업재해, 테러, 교통사고 등)

※ 일부 국제기구 및 학자들은 인위적 재난을 다시 사회재난(사회구조적 요인)과 기술재난(산업·기술 실패)으로 세분화하기도 한다.

우리나라는 「재난 및 안전관리 기본법」에 따라 재난을 실정법상 자연재난과 사회재난으로 구분하고 있다(표 7-2). 이러한 분류는 다양한 인위적 · 기술적 재난을 사회재난 범주에 포함시켜, 국가기반체계의 마비, 신종 감염병 등 보건의료적 재난까지 포괄하는 체계로 발전해왔다. 즉, 사회재난은 전통적인 인위적 재난뿐 아니라 현대 사회에서 발생 가능한 다양한 기술적 재난 및 사회구조적 위험까지 통합적으로 관리하는 범주로 규정된다.

표 7-2. 「재난 및 안전관리 기본법」에 따른 재난 분류 체계

분류 체계	주요 내용
자연재난	태풍, 홍수, 호우(豪雨), 강풍, 풍랑, 해일(海溢), 대설, 한파, 낙뢰, 가뭄, 폭염, 지진, 황사(黃砂), 조류(藻類) 대발생, 조수(潮水), 화산활동, 자연우주물체(운석 등)의 추락·충돌, 그 밖에 이에 준하는 자연현상으로 인하여 발생하는 재해
사회재난	사회재난: 화재·붕괴·폭발·교통사고(항공사고 및 해상사고를 포함한다)·화생방사고·환경오염사고·다중운집인파사고 등으로 인하여 발생하는 대통령령으로 정하는 규모 이상의 피해와 국가핵심기반의 마비, 감염병 또는 가축전염병의 확산, 미세먼지, 인공우주물체(우주발사체, 인공위성, 우주선 및 그 부산물 등)의 추락·충돌 등으로 인한 피해

Tip 재난의 분류와 종류

대분류	세분류	재난의 종류
자연재난	기후적 재난 지진성 재난	태풍, 홍수 지진, 화산폭발
인적재난	사고성 재난	교통사고(자동차, 철도, 항공, 선박) 산업사고(건축 붕괴 등) 폭발사고(갱도, 가스, 화학물질, 폭발물 등) 화재 생물학적 사고(박테리아, 바이러스 독혈증) 화학적(유독물질, 부식성 물질) 방사능
	계획적 재난	테러, 폭동, 전쟁

(1) 자연재난

(가) 지진(Earthquake)

지진은 자연적 에너지 방출이라는 근본적 메커니즘에 기초하여 발생하는 대표적인 자연재난이며, 예측이 어렵고 피해 양상이 다양하며 광범위하다. 특히 단순한 물리적 충격을 넘어

사회적, 경제적, 심리적 영향을 장기간에 걸쳐 초래하는 복합 재난의 특성을 가진다. 지진에 대한 이해는 단순히 발생 메커니즘을 아는 데 그치지 않고, 이에 대한 위험성 평가, 사전 대비, 재난복구 계획 수립 등 다층적 접근이 병행되어야 한다.

① 지진의 발생원인

지진의 발생은 주로 지구 내부 에너지의 방출에 기인하며, 다음과 같은 주요 메커니즘에 의해 발생한다.

㉠ 단층 운동(Fault movement)

지각판(tectonic plates) 또는 지각 내부 단층선(fault line)을 따라 축적된 응력이 갑작스럽게 방출되면서 발생. 대부분의 대규모 지진은 변환단층(transform fault) 또는 수렴경계(convergent boundary) 주변에서 발생한다.

예: 샌안드레아스 단층(미국), 일본 해구 대지진

㉡ 판구조론(Tectonic pate movement)

지구의 표면은 여러 개의 거대한 판으로 구성되어 있으며, 이 판들이 이동하면서 경계면에서 에너지가 축적되고 방출된다.

㉢ 화산활동(Volcanic activity)

마그마의 이동이나 분출에 의해 주변 암석이 파괴되면서 지진이 발생할 수 있음. 이러한 지진은 주로 화산성 지진(volcanic earthquake)이라고 부른다. 규모는 작지만, 화산폭발과 연계되어 심각한 2차 재난을 초래할 수 있다.

② 지진의 규모와 강도

지진 자체의 크기를 측정하는 단위로 1935년 이 개념을 처음 도입한 미국의 지질학자 리히터(C.Richter)의 이름을 따서 '리히터 스케일(Richter scale)'이라고 한다. 지진 규모는 지진파로 인해 발생한 총에너지의 크기로 계측 관측에 의해 계산된 객관적 지수이며, 지진계에 기록된 지진파의 진폭, 주기, 진앙 등을 계산해 산출된다(그림 7-3).

규모 1.0의 강도는 480 g 폭약(TNT)의 힘에 해당되며, 규모가 1.0 증가할 때마다 에너지는 약 32배씩 늘어난다. 강도 6의 지진은 강도 5의 지진보다 32배 이상 강력하고, 강도 4의 지진보다는 1024배 이상 강력하다.

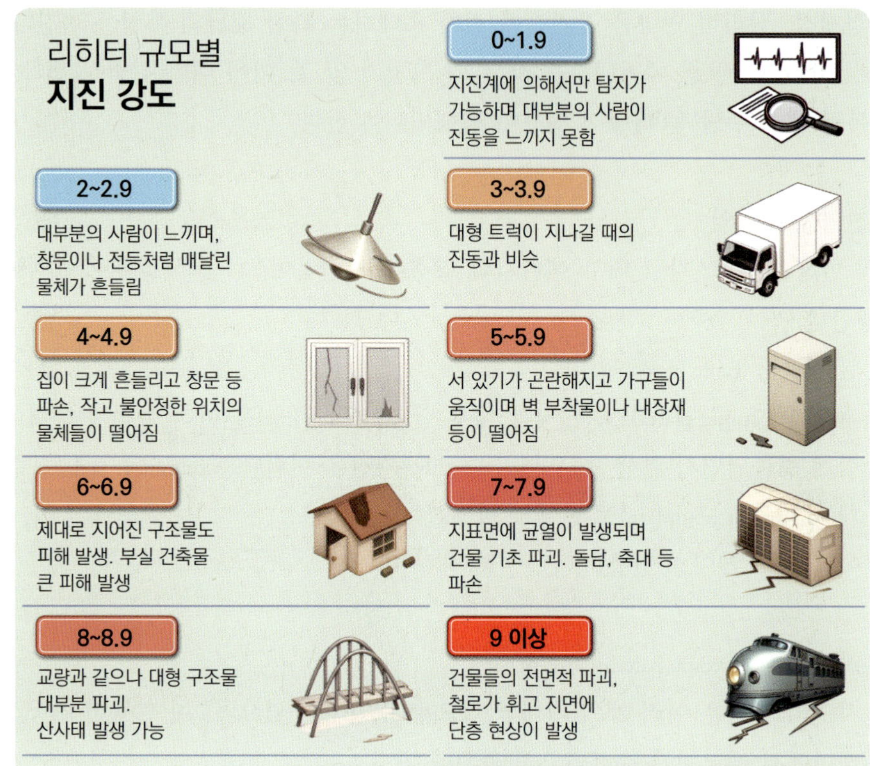

그림 7-3. **지진 규모별 지진강도**

③ 지진의 특징

지진은 다른 자연재난과 비교할 때 아래와 같은 독특한 특성을 지닌다(표 7-3).

표 7-3. **지진의 주요 특성**

특성	세부 내용
예측 불가성 (Unpredictability)	정확한 발생 시기, 위치, 규모를 사전에 예측하기 어려움
즉각성 (Immediacy)	수초 내에 엄청난 에너지를 방출하며, 대규모 피해를 단기간에 유발
대규모 파급 효과 (Massive ripple effects)	직접적인 피해(건물 붕괴, 인명 피해)뿐만 아니라, 화재, 쓰나미, 산사태 등 2차 재난을 유발
국지성과 광역성 (Local and wide impact)	진앙지는 국지적이지만 강한 지진은 수백-수천 km 떨어진 지역에도 영향을 줄 수 있음
시간적 불규칙성 (Temporal irregularity)	같은 지역에서도 수백 년 간격으로 대지진이 발생하는 등 규칙성을 찾기 어려움
사회경제적 취약성 (Socioeconomic vulnerability)	도시화, 건축물 취약성, 인구밀집도가 피해 규모에 결정적 영향을 미침

④ 지진으로 인한 주요 피해 현황

지진은 다양한 영역에서 심각한 피해를 초래한다. 대표적으로 인명 피해, 사회기반시설 붕괴, 환경 변화, 경제적 손실, 심리적 충격 등 복합적인 영향을 남긴다(표 7-4). 지진 발생 시 건물 붕괴로 인한 사망과 부상, 장기적 장애가 발생하며, 도로 · 교량 · 공항 등 주요 인프라가 파괴되어 사회 전체의 기능이 마비될 수 있다. 또한 지반 침하, 지형 변형, 쓰나미와 같은 환경적 변화가 동반되며, 이로 인한 2차 피해도 크다. 경제적으로는 막대한 재산 피해와 대규모 이재민 발생, 공공서비스 중단 등 사회적 · 경제적 파급효과가 나타난다. 더불어, 생존자와 지역사회에는 PTSD 등 심리적 손상과 공동체 붕괴 등 장기적인 사회적 후유증이 남는다.

표 7-4. 지진으로 인한 주요 피해 유형과 세부 내용

구분	세부 내용
인적 피해	건물 붕괴로 인한 즉사, 부상자, 장기적 장애
물적 피해	도로, 교량, 공항 등 사회기반시설 붕괴
환경적 피해	지형 변형, 지반 침하, 쓰나미 발생
사회적/경제적 영향	경제 손실, 대규모 이재민 발생, 공공서비스 마비
심리적 손상	PTSD(외상후 스트레스장애) 및 공동체 붕괴

⑤ 지진으로 인한 주요 손상 특징

지진으로 인한 주요 손상은 건물 붕괴와 잔해물에 의한 직접적인 외상에서부터, 구조 지연 및 매몰 상황에서 발생하는 2차적 의학적 문제까지 다양하게 나타난다(표 7-5). 대표적으로 다발성 골절은 붕괴된 건물이나 잔해물에 깔리면서 주로 하지(대퇴골, 경골 등)에 집중되어 발생한다. 압궤손상(crush injury)은 장시간 압박에 의해 근육이 괴사하고, 이로 인해 급성신부전(acute renal failure) 등 심각한 합병증이 동반될 수 있다. 또한, 낙하물이나 추락에 의한 두부 및 척추 손상도 흔하게 보고된다. 구조가 지연되거나 장시간 매몰된 경우에는 체액 소실로 인한 탈수와 저혈량 쇼크가 발생해 생명을 위협할 수 있다.

표 7-5. 지진으로 인한 주요 손상 유형과 특징

주요 손상	특징
다발성 골절	건물 붕괴, 잔해물에 깔려 발생. 주로 하지 골절(대퇴골, 경골)이 많음
압궤손상(crush injury)	붕괴물에 의해 장시간 압박되어 근육 괴사, 급성신부전(acute renal failure) 동반 가능
두부 및 척추 손상	낙하물 충격, 추락 등으로 두부외상, 경추 손상 발생
탈수 및 쇼크	매몰 및 구조 지연 시 체액 소실, 저혈량 쇼크 발생

(나) 태풍, 허리케인(Typhoon, hurricane)

태풍과 허리케인은 고에너지성 열대 저기압 시스템으로, 발생에 있어 특정한 해양적 · 대기적 조건이 필요하며, 일단 형성되면 거대한 지역에 걸쳐 복합적이고 심각한 피해를 유발하는 대표적 자연재난이다. 특히 현대 사회에서는 인구 밀집 지역과 산업 인프라가 해안에 집중되어 있어 태풍 · 허리케인에 대한 취약성이 더욱 증가하고 있다. 이에 따라 단순한 경로 예측을 넘어, 피해 규모 예측, 이주 계획, 방재 인프라 강화, 재난 심리 지원 등 다각적 접근이 요구된다.

① 태풍, 허리케인의 발생원인 및 구분

㉠ 발생원인

태풍과 허리케인은 적도 부근의 따뜻한 해수면에서 발생하는 열대성 저기압으로, 지구의 에너지 균형을 조절하는 자연현상이다(표 7-6). 태양 복사에너지로 인한 열적 불균형이 적도와 고위도 간 기온 차이를 만들고, 이는 대류 구름 발달을 촉진한다. 이러한 구름들이 집중되면 강력한 저기압 시스템으로 성장해 태풍 또는 허리케인으로 발달한다. 이들은 지리적 위치에 따라 명칭이 달라지며, 북서태평양에서는 태풍, 북대서양과 북동태평양에서는 허리케인, 인도양과 남태평양에서는 사이클론으로 불린다.

표 7-6. 태풍 형성을 위한 필수 조건

발생소건	세부 내용
따뜻한 해수면	수온 26.5°C 이상, 수심 50 m 이상의 따뜻한 바닷물이 필요함
대기의 불안정성	해수면의 증발로 공급된 수증기가 상승하여 대기 상층에서 응결, 잠열을 방출하여 에너지를 공급
충분한 수증기 공급	고온 다습한 공기층이 발달해 에너지원을 지속 공급
코리올리 효과 (Coriolis effect)	지구 자전에 의해 발생하는 힘으로, 태풍의 회전을 유도함. 적도 부근 (5° 이내)에서는 코리올리 힘이 약해 태풍 발생이 어려움
대기 상층의 약한 전단풍 (wind shear)	고도별 바람 방향과 속도 차이가 적어야 열대 저기압이 수직으로 발달할 수 있음. 강한 전단은 발달을 저해함

㉡ 태풍 및 허리케인 구분

태풍과 허리케인은 모두 열대저기압의 일종이지만, 발생 지역과 명칭, 그리고 분류 기준에서 차이가 있다. 특히 '태풍'이라는 용어는 북서태평양에서 발생하는 강한 열대저기압에 사용되며, 중심 부근 최대 풍속에 따라 세계기상기구(WMO)와 우리나라(및 일본)의 분류 기준이 다르다(표 7-7).

세계기상기구(WMO)는 열대저기압을 최대 풍속에 따라 네 단계로 구분한다. 17 m/s 미만은 '열대저압부(TD)', 17−24 m/s는 '열대폭풍(TS)', 25−32 m/s는 '강한 열대폭풍(STS)', 33 m/s 이상은 '태풍(TY)'으로 분류한다. 반면, 우리나라와 일본에서는 17 m/s 이상의 모든 열대저기압을 '태풍'으로 통칭한다. 즉, WMO 기준에서는 강한 열대폭풍과 태풍을 구분하지만, 우리나라에서는 모두 태풍으로 간주한다는 점이 특징이다.

표 7-7. 태풍 및 열대저기압 분류 기준(세계기상기구 vs. 한국/일본)

중심부근 최대풍속	세계기상기구(WMO)		한국/일본
17 ㎧ 미만(34 kt 미만)	열대저압부(tropical depression, TD)	TD	열대저압부
17 ㎧-24 ㎧(34-47 kt)	열대폭풍(tropical storm, TS)	TS	태풍
25 ㎧-32 ㎧(48-63 kt)	강한 열대폭풍(severe tropical storm, STS)	STS	
33 ㎧ 이상(64 kt 이상)	태풍(Typhoon, TY)	TY	

북서태평양에서는 태풍(typhoon), 북중미에서는 허리케인(hurricane), 인도양과 남반구에서는 사이클론(cyclone)이라고 부른다. 태풍은 전향력 효과가 미미한 남북위 5° 이내에서는 거의 발생하지 않으며, 일반적으로 우리나라에 영향을 미치는 태풍은 7−10월 사이에 발생한다. 태풍이 주로 발생하는 지역은 다음과 같다(그림 7-4).

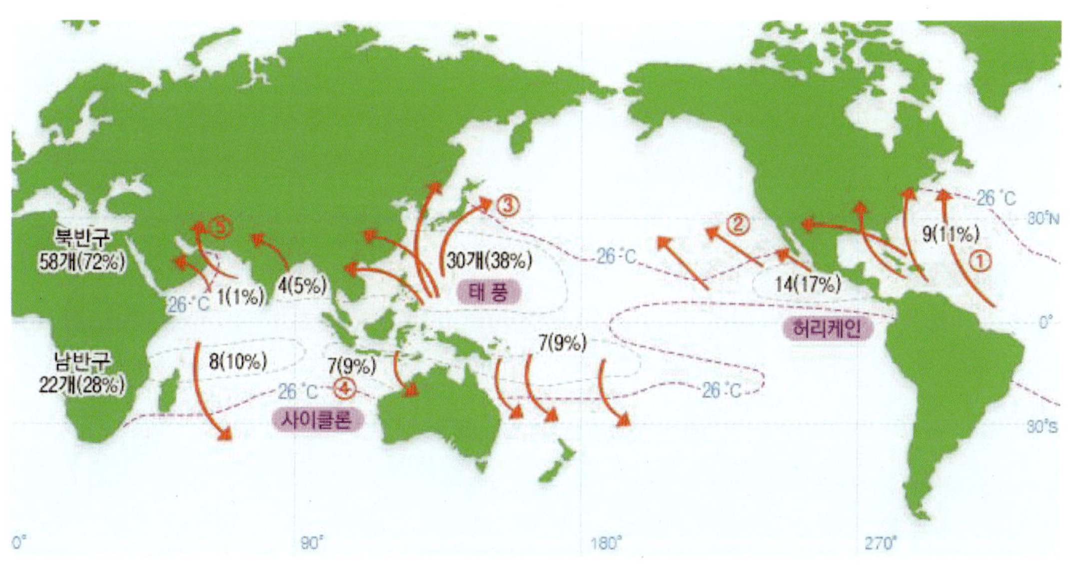

그림 7-4. **태풍이 주로 발생하는 지역**(기상청 자료)

태풍이 주로 발생하는 지역

① 북대서양 서부, 서인도제도 부근
② 북태평양 동부, 멕시코 앞바다
③ 북태평양의 동경(東經) 180°의 서쪽에서 남중국해
④ 인도양 남부(마다가스카르에서 동경 90°까지 및 오스트레일리아 북서부)
⑤ 벵골만과 아라비아해
①, ②, ③지역은 7–10월에 많이 발생하며, ④, ⑤지역은 4–6월과 9–12월에 많이 발생한다.

③ 태풍의 강도와 크기

태풍의 강도는 중심부근 최대풍속을 기준으로 다음과 같이 나눠진다(그림 7-5).

단계	최대풍속
-	17 m/s (61 km/h, 34 kt) 이상 - 25 m/s (90 km/h, 48 kt) 미만
중(Normal)	25 m/s (90 km/h, 48 kt) 이상 - 33 m/s (119 km/h, 64 kt) 미만
강(Strong)	33 m/s (119 km/h, 64 kt) 이상 - 44 m/s (158 km/h, 85 kt) 미만
매우강(Very strong)	44 m/s (158 km/h, 85 kt) 이상 - 54 m/s (194 km/h, 105 kt) 미만
초강력(Super strong)	54 m/s (194 km/h, 105 kt) 이상

그림 7-5. 태풍의 강도와 피해(기상청 자료)

태풍의 크기는 태풍 중심에서 풍속 15 m/s 이상의 강풍이 미치는 반경, 즉 '강풍반경'에 따라 분류된다(그림 7-6). 태풍이 중심 부근 풍속 17 m/s 이상으로 발달하면, 강풍반경의 크기에 따라 소형, 중형, 대형, 초대형으로 나뉜다(표 7-8). 이러한 분류는 태풍의 위력과 영향을 예측하고, 효과적인 대비와 대응을 위한 중요한 기준이 된다.

표 7-8. **강풍반경에 따른 태풍 크기 분류 기준**

단계	강풍반경(풍속 15m/s 이상의 반경)
소형(Small)	300 km 미만
중형(Medium)	300 km 이상 – 500 km 미만
대형(Large)	500 km 이상 – 800 km 미만
초대형(Extra-large)	800 km 이상

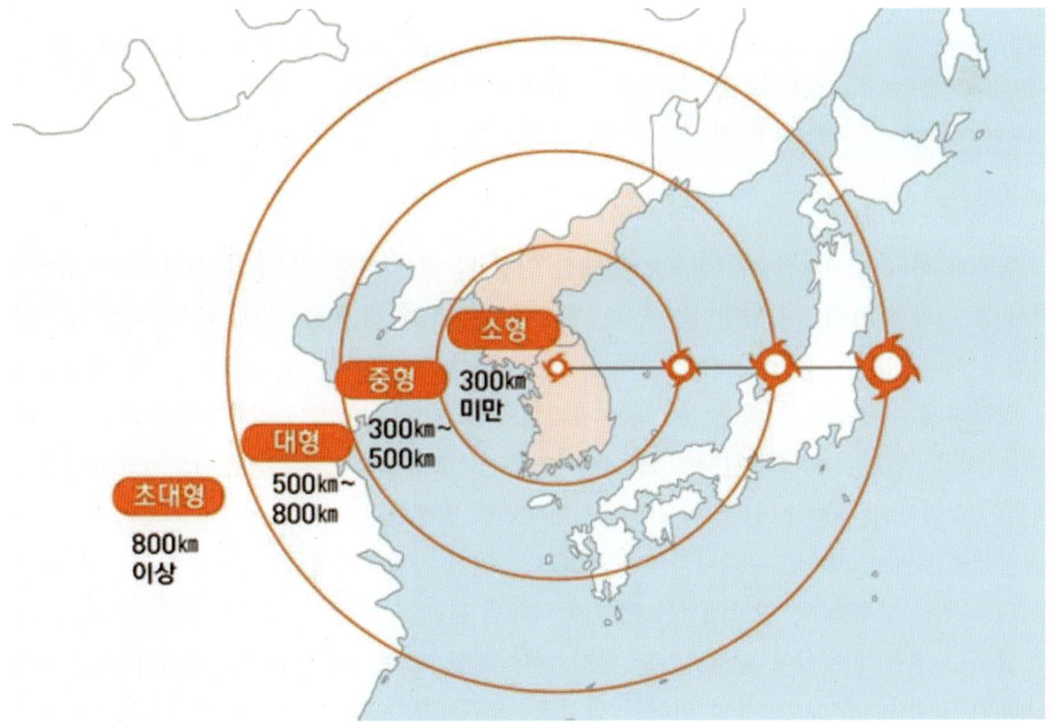

그림 7-6. **태풍의 크기**(기상청 자료)

④ 자연재난으로서 태풍 · 허리케인의 특징

태풍과 허리케인은 대표적인 자연재난으로, 다른 재해와 구별되는 여러 가지 독특한 특성을 지닌다(표 7-9). 이들은 거대한 열대 저기압으로서 막대한 에너지를 방출하며, 강풍과 폭우, 해일, 산사태 등 다양한 2차 피해를 동반한다. 태풍과 허리케인은 위성 관측과 기상 예측

기술의 발전으로 발생과 이동 경로를 비교적 예측할 수 있지만, 여전히 정확성에는 한계가 있다. 하나의 태풍이 수백~수천 km에 걸쳐 영향을 미치며, 육지에 상륙할 경우 내륙 깊숙이까지 파괴적인 영향을 줄 수 있다. 최근에는 지구 온난화 등 기후변화로 인해 태풍의 빈도와 강도에 변화가 나타나고 있으며, 이로 인한 사회경제적 피해 역시 점차 심각해지고 있다. 대규모 이재민 발생, 농업 · 에너지 · 교통 · 산업 기반시설 붕괴 등 광범위한 2차 피해가 사회 전반에 큰 파급력을 미친다.

표 7-9. 자연재난으로서 태풍·허리케인의 주요 특성

특성	세부 내용
대규모 에너지 방출	거대한 열대 저기압은 하루에 수백억 톤의 수증기를 응결시키며 막대한 열 에너지를 방출함
복합적 피해 요소	강풍, 폭우, 해일(storm surge), 산사태 등 다양한 2차 재해를 동반함
예측 가능성	발생과 이동 경로가 다른 자연재난(지진 등)보다 비교적 예측이 가능 하지만, 정확도는 여전히 제한적임
광범위한 영향	하나의 태풍이 수백-수천 km 지역에 걸쳐 영향을 미침. 육지에 상륙하면 내륙 깊숙이까지 파괴 가능
기후변화와의 연관성	지구온난화로 인해 태풍의 빈도는 감소하거나 변동할 수 있으나, 강도는 증가하는 경향이 보고됨
사회경제적 파급력	대규모 이재민 발생, 농업, 에너지, 교통, 산업 기반시설 붕괴 등 심각한 2차 피해를 유발

⑤ 태풍 · 허리케인으로 인한 주요 피해 현황

태풍과 허리케인은 전 세계적으로 막대한 인명 및 재산 피해, 사회기반시설 붕괴, 감염병 확산 등 다양한 피해를 유발한다(표 7-10). 강풍과 폭우로 인해 건물 붕괴, 익사, 외상 등 직접적인 신체 손상이 발생하며, 침수 지역에서는 수인성 질병(장티푸스, 콜레라 등)과 위생 문제도 심각하게 대두된다. 가족 상실, 재산 파괴 등으로 인한 심리적 충격과 PTSD(외상 후 스트레스 장애)도 빈번하게 보고된다. 또한, 전력 · 통신 · 교통 · 식수 공급 등 사회기반시설이 붕괴되어 지역사회 기능이 마비되고, 대규모 이재민이 발생한다.

실제로, 1904–2009년 우리나라에서 태풍으로 인한 사망 · 실종자는 6,005여 명, 재산피해는 14조 원을 넘었으며, 미국에서는 대형 허리케인 한 번으로 수천 명의 사망자와 수십조 원에 달하는 경제적 손실이 발생하기도 한다. 허리케인 '카트리나', '하비', '마리아' 등은 각각 1,000억 달러(100조 원) 이상의 피해를 남겼고, 최근에도 초강력 태풍과 허리케인으로 인한 사회기반시설 붕괴와 감염병 확산, 농작물 피해, 식수난 등이 빈번하게 보고되고 있다.

표 7-10. 태풍·허리케인으로 인한 주요 피해 유형과 세부 내용

구분	세부 내용
직접적 신체 손상	강풍에 의한 비산물 충격, 구조물 붕괴로 인한 외상, 익사
감염 및 위생 문제	침수 지역에서 수인성 질병(장티푸스, 콜레라) 발생 위험
심리적 손상	가족 상실, 재산 파괴로 인한 PTSD(외상 후 스트레스 장애)
사회기반시설 붕괴	전력, 통신, 교통, 식수 공급 시스템 붕괴로 지역사회 기능 마비

⑥ 태풍 · 허리케인으로 인한 주요 손상 특징

태풍과 허리케인은 강풍과 폭우, 해일 등으로 인해 다양한 신체적 손상을 유발한다. 대표적으로 강풍에 의해 비산된 물체에 맞아 발생하는 둔상(blunt trauma), 홍수와 폭우로 인한 익수 및 침수 관련 질식, 그리고 침수 지역에서 오염된 물이나 토양과의 접촉으로 인한 감염 질환(피부염, 장티푸스, 렙토스피라증 등)이 흔하다(표 7-11). 특히, 허리케인과 태풍 이후에는 비브리오 패혈증, 콜레라 등 수인성 · 식품매개 감염병과 모기매개 감염병의 발생 위험이 크게 높아진다. 또한, 침수된 지역에서는 전기설비의 누전이나 감전으로 인한 전기 화상 및 감전사고도 빈번하게 보고된다. 이처럼 태풍 · 허리케인 피해 지역에서는 다양한 신체 손상과 감염병, 감전사고에 대한 각별한 주의와 예방이 필요하다.

표 7-11. 태풍·허리케인으로 인한 주요 손상 유형과 특징

주요 손상	특징
둔상(Blunt trauma)	강풍에 의해 비산된 물체에 맞아 발생
침수 관련 질식	홍수, 폭우에 따른 익수 사고
감염 질환	오염된 물·토양 접촉으로 피부염, 장티푸스, 렙토스피라증 유발
전기 화상	침수 지역에서 감전사고 발생 가능

(다) 홍수(Flood)

자연재해 중 홍수는 인류 역사상 가장 빈번하고 피해 규모가 큰 자연재난 중 하나로 꼽히며, 현재까지도 전 세계적으로 가장 많이 발생하고 있으며, 우리나라도 최근 10년간 발생한 자연재해의 대부분이 홍수피해로 나타난다. 홍수란 '큰 물 또는 강물이 넘쳐흐르는 자연현상'으로, 단순한 수위 상승만을 의미하지 않고, 사회적, 경제적, 환경적 손실을 광범위하게 초래하는 복합재난적 성격을 지닌다.

① 홍수의 발생원인

㉠일반적 발생원인

홍수는 다양한 자연적 · 인위적 요인이 복합적으로 작용해 발생한다. 일반적으로 홍수는 장기간의 집중호우, 태풍, 허리케인 등 기상학적 요인뿐 아니라, 저지대나 평

야 등 지형적 특성, 하천의 범람, 배수 능력 부족 등 수문학적 요인에 의해 유발된다(표 7-12). 또한, 지반 침하나 지진, 산사태로 인한 하천 흐름 차단 등 지질학적 요인도 중요한 원인이다. 인위적으로는 댐이나 제방의 붕괴, 도시화로 인한 불투수성 지표(아스팔트, 콘크리트) 증가, 하천 관리 실패 등이 홍수 발생을 촉진한다. 이처럼 홍수는 자연환경과 인간 활동이 복합적으로 맞물려 발생하는 대표적인 재난이다.

표 7-12. 홍수의 주요 발생원인과 구체적 사례

발생원인	구체적 원인
기상학적 요인	장기간의 집중호우, 태풍, 허리케인, 사이클론에 의한 강우, 강한 폭풍에 의한 해수면 상승(폭풍해일)
지형 및 수문학적 요인	강수계 범람, 저지대 및 평야 지역의 지형적 특징, 배수 능력 부족
지질학적 요인	지반 침하, 지진이나 산사태에 의한 하천 흐름 차단
인위적 요인	댐 및 제방 붕괴, 도시화에 따른 불투수성 지표 증가(아스팔트, 콘크리트) 하천 관리 실패(제방 붕괴, 수로 협소화)

ⓛ 우리나라 홍수의 발생원인 특징

우리나라의 홍수는 기상, 지형, 사회경제적 요인이 복합적으로 작용해 발생하는 특징이 있다(표 7-13). 가장 두드러진 기상학적 원인은 여름철 북태평양 고기압의 영향으로 인한 장마와, 2-3개 정도의 태풍이 동반하는 집중호우다. 이로 인해 우리나라의 홍수는 주로 6-9월 사이 여름철에 집중적으로 발생한다.

지형학적으로는 전 국토의 2/3 이상이 산지로 이루어져 있고, 동고서저(東高西低) 지형 특성상 하천의 유로가 짧고 경사가 급하다. 이로 인해 강우가 집중될 때 하천 유역에 급격히 많은 물이 몰려 홍수 발생 위험이 높다. 또한 산지의 대부분이 풍화된 화강암과 편마암으로 구성되어 있어 피복토가 얇고 수분 함유 능력이 낮아, 대량의 토사나 암석이 한꺼번에 유출되면서 산사태와 토사 유출로 인한 2차 피해가 자주 발생한다.

사회경제적 요인으로는 지속적인 산업화와 도시화로 인해 토지 이용이 고도화되고, 불투수면적(아스팔트, 콘크리트 등)이 증가하면서 배수 능력이 저하되고 있다. 하천 관리 미흡, 제방 붕괴 등도 홍수 피해를 키우는 요인이다. 이러한 재해 요인들은 서로 연관되어 있어, 홍수 발생 시 파급 효과가 매우 광범위하게 나타나는 것이 우리나라 홍수의 특징이다.

표 7-13. **우리나라 홍수 발생 원인의 주요 특징**

발생원인	구체적 원인
기상학적 요인	• 여름철 북태평양 고기압의 영향에 따른 장마와, 폭우를 동반하는 2-3개 정도의 태풍으로 인한 집중호우에 의해 주로 여름철에 발생함
지형학적 요인	• 우리나라는 전 국토의 2/3 이상이 산지로 구성되고 동고서저(東高西低)의 지형에 따라 대부분의 중소하천이 급류가 많고 호우가 하천유역에 집중되는 경향 있음 • 산지의 대부분은 풍화된 화강암과 편마암으로 구성되어 있어, 피복토가 얇고 수분함유 능력이 적어 대량의 토사나 암석이 밀려와 산사태와 토사 유출로 인해 홍수피해를 가중시키는 경향 있음
사회·경제적 요인	• 지속적인 산업화와 도시화의 결과로 토지이용이 고도화됨에 따라 재해요인이 해마다 증가하는 추세에 있으며, 증가된 재해요인은 재해발생 시 서로 연관되어 그 파급효과가 미치는 영향이 광범위함

② 자연재난으로서 홍수의 특징

홍수는 다양한 자연재난 중에서도 예측과 대응이 복합적으로 요구되는 재해로, 여러 가지 독특한 특성을 지닌다(표 7-14). 기상예보를 통해 어느 정도 사전 예측이 가능하지만, 실제 피해 규모는 국지적 강우량이나 배수 조건 등 다양한 변수에 따라 달라져 불확실성이 크다. 홍수는 서서히 수위가 오르는 점진적 특성과, 댐 붕괴나 제방 파열 시의 급격한 플래시 플러드(flash flood)처럼 갑작스러운 특성을 동시에 가진다. 피해 범위도 넓어 하천 주변 저지대뿐 아니라 도시, 농촌, 해안 지역 등 광범위한 지역에 영향을 미친다.

또한 홍수는 침수 이후 감염병 확산, 수질오염, 대규모 이재민 발생, 교통 · 전력 인프라 마비 등 다양한 2차 재해를 유발한다. 특히 빈곤 지역이나 인프라가 부족한 지역에서는 피해가 더 크고 복구가 지연되는 경향이 있다. 최근에는 기후변화 영향으로 극한강우가 증가하고 해수면이 상승하면서, 홍수 위험이 더욱 커지고 있다.

표 7-14. **자연재난으로서 홍수의 주요 특성**

특성	구체적 원인
예측 가능성과 불확실성	기상예보를 통해 사전 예측이 가능하지만, 국지적 강우량, 배수 조건 등에 따라 피해 규모는 예측이 어려움
점진성과 급격성의 공존	서서히 수위가 오르는 경우도 있으나, 댐 붕괴, 제방 파열 시 급격한 플래시 플러드(flash flood) 발생 가능
광범위한 지리적 영향	하천 주변 저지대뿐만 아니라 도시, 농촌, 해안 지역 모두 피해 가능
2차 재해 유발	침수 후 감염병 확산, 수질오염, 대규모 이재민 발생, 교통·전력 인프라 마비 등 연쇄 피해 발생
사회경제적 취약성 심화	빈곤 지역, 인프라 미비 지역에서 특히 피해가 크고 복구가 지연됨
기후변화 영향	기후변화로 인한 극한강우 증가, 해수면 상승이 장기적으로 홍수 위험도를 상승시킴

③ 홍수에 의한 주요 피해 현황

홍수는 인명 피해부터 사회적 붕괴에 이르기까지 다양한 영역에 심각한 영향을 미치는 대표적인 자연재난이다(표 7-15). 홍수 발생 시 익사, 외상, 감염병 등 직접적인 인적 피해가 발생하며, 가족 상실 등으로 인한 정신적 외상(PTSD)도 빈번하다. 물적 피해로는 주택, 도로, 교량, 전력망, 통신망 등 주요 사회기반시설의 파괴가 두드러진다. 환경적으로는 토양 유실, 수질오염, 생태계 교란 등 광범위한 자연환경 훼손이 나타난다. 경제적으로는 농업 생산 감소, 산업시설 침수, 재난 복구 비용의 급증 등 막대한 손실이 발생한다. 또한, 대규모 이재민 발생과 지역 공동체 붕괴, 공공 서비스 마비 등 사회적 붕괴 현상도 동반되어, 홍수 피해의 파급효과는 전방위적으로 나타난다.

표 7-15. 홍수에 의한 주요 피해 유형과 세부 내용

특성	구체적 원인
인적 피해	익사, 외상, 감염병 발생, 정신적 외상(PTSD)
물적 피해	주택, 도로, 교량, 전력망, 통신망 파괴
환경적 피해	토양 유실, 수질오염, 생태계 교란
경제적 손실	농업 생산 감소, 산업시설 침수, 재난 복구 비용 급증
사회적 붕괴	대규모 이재민 발생, 지역 공동체 붕괴, 공공 서비스 마비
기후변화 영향	기후변화로 인한 극한강우 증가, 해수면 상승이 장기적으로 홍수 위험도를 상승시킴

④ 홍수로 인한 주요 손상 특징

홍수로 인한 주요 손상은 익수, 외상(열상 및 골절), 감염 등으로 대표된다(표 7-16).

익수 손상은 홍수 재해 사망자의 약 75%를 차지할 정도로 가장 빈번하고 치명적인 원인이다. 물에 빠져 급성 저산소증이 발생하며, 신속한 구조와 응급처치가 이루어지지 않으면 사망에 이를 수 있다.

열상 및 골절은 급류에 휩쓸리거나 구조물에 부딪혀 발생하며, 직접적인 외력에 의해 뼈가 부러지거나 피부 및 연부조직이 손상되는 경우가 많다. 특히 개방성 골절은 감염 위험이 높아 신속한 치료가 필요하다.

감염은 홍수 이후 상처 부위의 감염, 설사병, 콜레라 등 수인성 감염병의 유행으로 이어질 수 있다. 침수된 환경에서는 상처 감염, 봉와직염 등 연조직 감염이 흔하게 발생하며, 오염된 물로 인한 장티푸스, 콜레라 등도 문제가 된다. 이처럼 홍수 피해 지역에서는 익수, 외상, 감염 등 복합적인 손상이 동반되므로, 신속한 구조와 감염 예방, 적절한 응급처치가 필수적이다.

표 7-16. **홍수로 인한 주요 손상 유형과 특징**

주요 손상	특징
익수 손상(Drowning)	주된 사망 원인. 급성 저산소증으로 인한 사망이 많음
열상 및 골절	급류 등에 떠밀려 부딪히거나 구조물에 의해 발생
감염	홍수 이후 상처 감염, 설사병, 콜레라 등 수인성 감염병 유행

(라) 지진해일, 쓰나미(Tsunami)

지진해일(tsunami)는 해저에서 발생한 급격한 에너지 방출로 인해 거대한 해양 파동이 형성되어 연안 지역에 엄청난 피해를 초래하는 자연재난이다. 지진해일은 단순한 해일(sea wave)과 구분되며, 일반적으로 고에너지성, 장주기성(long-period), 고속 전파(high-speed propagation)의 특징을 가진다.

지진해일(tsunami)이라는 단어는 쓰나미(津波)라고 불리는 일본어에서 유래하였으며, 'tsu'는 '항구', 'nami'는 '파도'를 의미한다. 이 용어는 일본 산리쿠 연안(1896년 6월)에서 발생한 지진해일 피해가 알려지면서 세계 공통어로 사용하게 되었다.

① 지진해일(Tsunami)과 일반 해일(Storm surge, wind wave) 비교

지진해일과 일반 해일은 발생 원인, 전파 속도, 피해 양상 등에서 뚜렷한 차이를 보인다(표 7-17). 지진해일은 해저 지진 · 화산폭발 등으로 인해 해수면 전체가 수직으로 변위되며 초고속으로 전파되는 장파(long wave)로, 예측이 어렵고 단시간에 대규모 피해를 유발한다. 반면 일반 해일은 태풍 · 허리케인의 강풍과 저기압으로 해수면이 상승하며 발생하는 단파장 파도로, 상대적으로 예측이 용이하고 피해 범위가 제한적이다.

표 7-17. **지진해일 vs. 일반 해일: 주요 특성 비교**

구분	지진해일(Tsunami)	일반해일(Storm surge/Wind wave)
발생 원인	해저 지진, 해저 화산 폭발 등	강풍(태풍, 허리케인 등)과 저기압에 의한 해수면 상승 및 파도 발생
주요 에너지원	해수면 전체의 대규모 수직 변위	대기(강한 바람과 기압 변화)
파장(Wavelength)	매우 김(수십-수백 km)	짧음(수십-수백 m)
파속(Wave speed)	심해에서 시속 500-800 km	수십 km/h(바람 속도에 따라)
파고(Wave height)	심해에서는 낮지만 연안에서 수십 m까지 증폭	해상에서 수 m, 연안에서 폭풍해일(해수면 상승)로 수 m 수준
영향 지역	수천 km 이상 광범위 전파 가능	태풍/허리케인 경로 주변 해안 지역에 국한
도달 시간	지진 발생 수 분-수 시간 후 도달	태풍 접근 수 시간~수십 시간 전에 예보 가능
피해 양상	급속한 대규모 침수, 건물 파괴, 인명 대량 피해	강풍에 의한 침수, 해수면 상승 피해, 간접적 구조물 피해
예측 가능성	심해에서는 감지 어려움. 조기경보 제한적	기상 예보를 통해 상대적으로 높은 예측 가능성
주요 대응 방법	지진 감지 후 즉시 고지대 대피, 쓰나미 경보 시스템 운영	태풍 예보에 따른 사전 대피 및 제방 강화, 침수 대비

PART 03

② 지진해일의 발생원인

대표적인 원인은 해저 지진으로, 특히 리히터 규모 7.5 이상의 강진이 해저 또는 해저 인근에서 발생해 넓은 지역에 수직 변위가 동반될 때 지진해일이 유발된다(표 7-18). 이 외에도 해저 화산의 폭발, 해저 산사태, 빙하 붕괴, 드물게는 대형 운석의 해양 충돌 등도 원인이 될 수 있다.

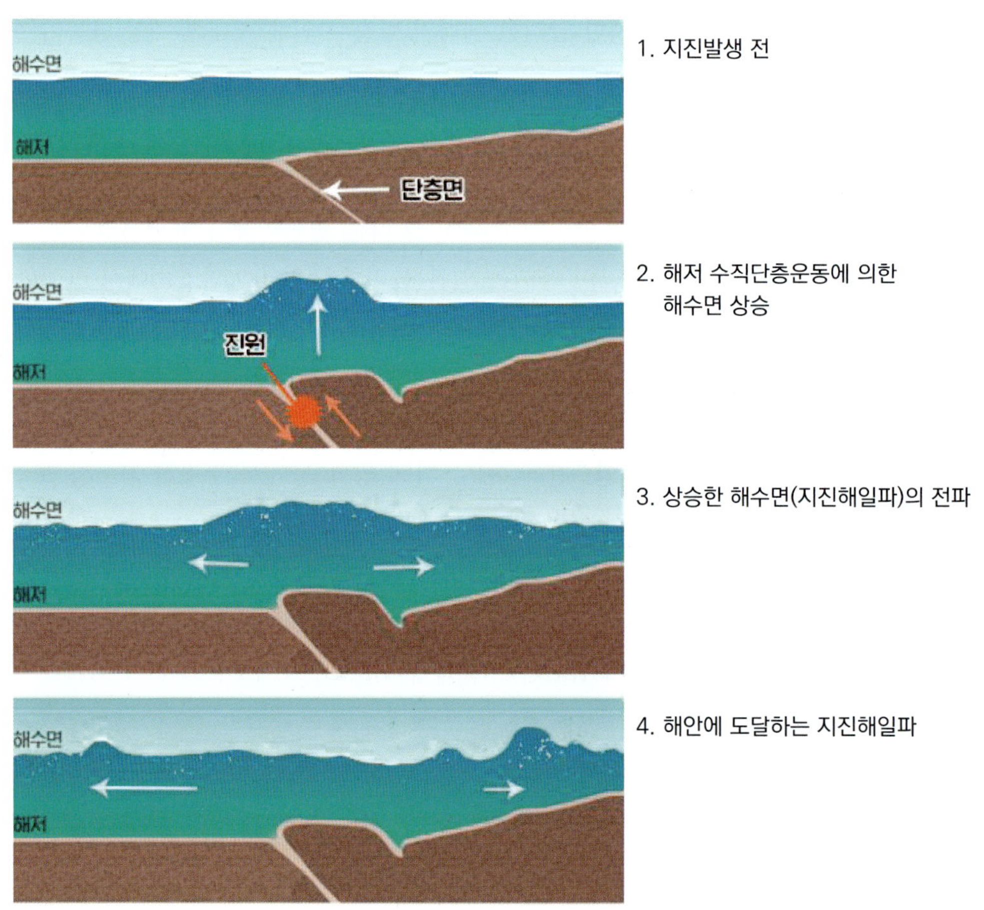

그림 7-7. **해안지진에 의해 지진해일 발생과정**(기상청 자료)

표 7-18. **지진해일 vs. 일반 해일: 주요 특성 비교**

발생원인	구체적 원인
해저 지진 (Submarine earthquake)	• 가장 주요한 원인 • 다음과 같은 지진일 경우 지진해일 유발 가능 - 첫 번째 리히터 규모 7.5 이상 - 두 번째 지진을 일으키는 단층이 바다 밑이나 근처에서 발생 - 세 번째 지진에 의해 넓은 지역에서 수직 변위(vertical displacement)가 동반될 때 지진해일 유발→ 예: 2004 인도양 지진 해일
해저 화산 폭발 (Submarine volcanic eruption)	• 해저 또는 연안 화산의 폭발로 대량의 물질이 해수에 붕괴되어 지진해일 유발 → 예: 2022 통가 화산 폭발
해저 산사태 (Submarine landslide)	• 대규모 지반 붕괴가 해저에서 일어날 경우 주변 해수를 밀어 올려 지진해일 발생
빙하 붕괴 (Glacial collapse)	• 극지방 등에서 대규모 빙하가 바다로 붕괴될 때 지진해일 유발 가능 → 주로 국지적 쓰나미 초래
운석 충돌 (Meteorite impact)	• 지구 해양에 대형 운석이 충돌할 경우, 초대형 지진해일 발생 가능성 존재(이론적)

③ 자연재난으로서 지진해일의 특징

지진해일(쓰나미)은 다른 자연재난과 구별되는 독특한 특성을 지닌다. 심해에서 시속 500–800 km의 초고속으로 이동하며, 파장이 100–500 km에 달하는 장주기 파로 바다 전체를 가로지른다. 연안에 접근하면 수심이 얕아지면서 파고가 수십 미터까지 급증하는 연안 증폭 효과가 발생하며, 이는 단일 파가 아닌 다중 파형으로 반복적으로 도달한다. 첫 번째 파보다 두 번째 · 세 번째 파가 더 강력할 수 있어 추가 피해 위험이 크다(표 7-19).

지진해일은 예측과 대응이 특히 어려운 재난이다. 심해에서는 파고가 낮아 위성을 통한 탐지가 어렵고, 진앙 인근 지역은 경고 시간이 수 분에 불과하다. 2011년 일본 도호쿠 지진해일처럼 건물 붕괴, 화재, 원전 사고 등 복합 재해를 유발하며, 대규모 인명 피해와 지역사회 붕괴로 인한 장기적 심리적 충격도 남긴다.

표 7-19. **자연재난으로서 지진해일의 주요 특성**

특성	구체적 원인
고속 전파성	깊은 바다에서는 시속 500-800 km에 달하는 속도로 이동. 비행기 속도와 유사
장주기성 (Long wavelength)	파장 길이가 100-500 km 이상으로 매우 김 일반적인 해양 파도(수십 m)와 다름
연안 증폭 (Shoaling Effect)	해안 근처에서 수심이 얕아지면서 파고가 급격히 상승 수 미터에서 수십 미터까지 높아질 수 있음
다중 파형 (Multiple Waves)	하나의 쓰나미는 단일 파가 아니라 여러 차례 파동으로 나타남 첫 번째 파보다 이후 파가 더 강력할 수 있음
예측 및 경고의 어려움	심해에서는 파고가 작아 인지하기 어려우며, 경고 시간이 매우 짧을 수 있음(특히 진앙지 인근)
복합 재해 유발	단순 익수사고를 넘어 건물 붕괴, 화재, 독성물질 유출, 기반시설 파괴 등 2차 재해를 유발
심리적·사회적 충격	대규모 인명 피해와 지역사회 파괴로 인한 PTSD, 장기적 지역사회 붕괴 가능성 존재

④ 지진해일에 의한 주요 피해 현황

지진해일(쓰나미)은 인명, 인프라, 환경, 경제, 문화 등 다양한 영역에 걸쳐 막대한 피해를 남긴다. 대표적으로 2004년 인도양 지진해일은 약 28만 명의 사망자와 100만 명 이상의 이재민을 발생시켰으며, 주요 피해 지역은 인도네시아, 스리랑카, 인도, 태국 등 12개국에 이르렀다. 인적 피해는 익사, 부유물 충돌로 인한 외상, 대규모 실종자 발생 등으로 나타나며, 어린이와 노약자 등 취약계층의 피해가 특히 컸다(표 7-20).

물적 피해로는 주거지, 항만, 교량, 도로 등 주요 인프라가 광범위하게 파괴된다. 예를 들어, 2011년 일본 도호쿠 지방 지진해일에서는 침수고가 2 m를 넘어서면서 목조 주택과 어선, 방조림 등이 거의 전면적으로 붕괴되었다. 환경적으로는 해수의 내륙 침투로 토양과 지하수의 염분 오염, 농경지와 생태계 파괴, 대규모 폐기물 발생 등이 보고된다. 태국, 인도네시아 등에서는 수만 헥타르의 농지가 염수에 오염되어 장기적인 토양 황폐화가 발생했다.

사회경제적으로는 어업, 관광업, 항만 물류 등 지역 핵심 산업이 붕괴되고, 이로 인한 경제적 손실이 장기화된다. 관광지의 경우 방문객 급감과 지역경제 침체가 심각하게 나타났으며, 재난 이후 복구와 부흥에 수년이 소요되었다. 또한, 공동체 붕괴, 전통 문화유산 파괴 등 정신적 · 문화적 손실도 크다. 지역 주민들은 PTSD 등 심리적 후유증을 겪었고, 공동체 해체와 문화적 정체성 상실이 동반되었다.

표 7-20. **지진해일에 의한 주요 피해 유형과 세부 내용**

구분	세부 내용
인적 피해	익사, 외상성 손상(부유물 충돌), 대규모 실종자 발생
물적 피해	주거지 파괴, 항만·교량·도로 등 인프라 붕괴
환경적 피해	염수 침투로 인한 토양 오염, 생태계 파괴
사회경제적 손실	어업, 관광업, 항만 물류 시스템 붕괴
정신적·문화적 손실	공동체 붕괴, 전통 문화/유산 파괴

⑤ 지진해일로 인한 주요 손상 특징

지진해일(쓰나미)로 인한 주요 손상은 익수, 외상(열상 및 골절), 감염 등으로 구분된다(표 7-21).

익수 손상은 지진해일 피해에서 가장 흔한 사망 원인이다. 거대한 파도에 휩쓸리면 급성 저산소증이 발생해 신속히 사망에 이를 수 있다. 특히 해수에 의한 익수는 삼투압 차이로 폐부종 및 심각한 호흡곤란을 유발하며, 구조가 늦어질수록 치명적이다.

열상 및 골절은 강력한 해일에 의해 부유물이나 구조물에 부딪히거나, 급류에 휩쓸리면서 발생한다. 실제로 지진해일에 휩쓸린 생존자들은 골절, 타박상, 열상 등 다양한 외상을 입는 경우가 많으며, 해일의 압력과 속도가 클수록 손상 정도도 심각해진다.

감염은 지진해일 이후 상처 부위에 해수, 진흙, 미생물 등이 유입되어 발생한다. 특히 상처 감염, 봉와직염, 설사병, 콜레라 등 수인성 감염병이 유행할 수 있으며, 오염된 물을 통한 2차 감염도 흔하다. 이처럼 지진해일 피해 지역에서는 익수, 외상, 감염 등 복합적인 손상이 동반되므로, 신속한 구조와 감염 예방, 적절한 응급처치가 필수적이다.

표 7-21. **지진해일로 인한 주요 손상 유형과 특징**

주요 손상	특징
익수 손상(Drowning)	주된 사망 원인. 급성 저산소증으로 인한 사망이 많음
열상 및 골절	급류 등에 떠밀려 부딪히거나 구조물에 의해 발생
감염	지진해일 이후 상처 감염, 설사병, 콜레라 등 수인성 감염병 유행

(마) 화산폭발(Volcanic eruption)

화산폭발(Volcanic eruption)은 지구 내부의 마그마, 가스, 기타 고체 물질이 지표로 방출되면서 발생하는 지질학적 자연재난이다. 화산폭발은 발생 빈도는 낮지만, 발생 시 엄청난 에너지 방출과 광범위한 물리적, 환경적, 사회경제적 피해를 초래하는 대표적인 고위험 재난이다.

PART 03

① 화산폭발의 발생원인

화산활동의 근본적인 원인은 지구의 내부 열이다. 지구 내부의 암석이 녹은 액체인 마그마는 유체로서 주변 암석보다 가볍기 때문에 부력에 의해 지표로 상승한다. 마그마가 지각의 약한 부분을 뚫고 올라와 지하수 km - 수십 km 깊이에 마그마방을 만든다. 마그마가 식으면서 마그마방의 압력이 높아져 그 위의 지표를 뚫고 올라와 화산이 만들어진다(그림 7-8).

지하 깊은 곳에서 생성된 마그마가 지각의 벌어진 틈을 통하여 지표 밖으로 나올 때 휘발하기 쉬운 성분은 화산가스가 되고, 그 나머지가 용암이나 화산쇄설물로 분출하여 만들어진 산을 화산이라 한다. 즉, 화산이란 용해된 암석인 마그마가 지구의 내부로부터 분출되는 지각의 구멍을 말한다.

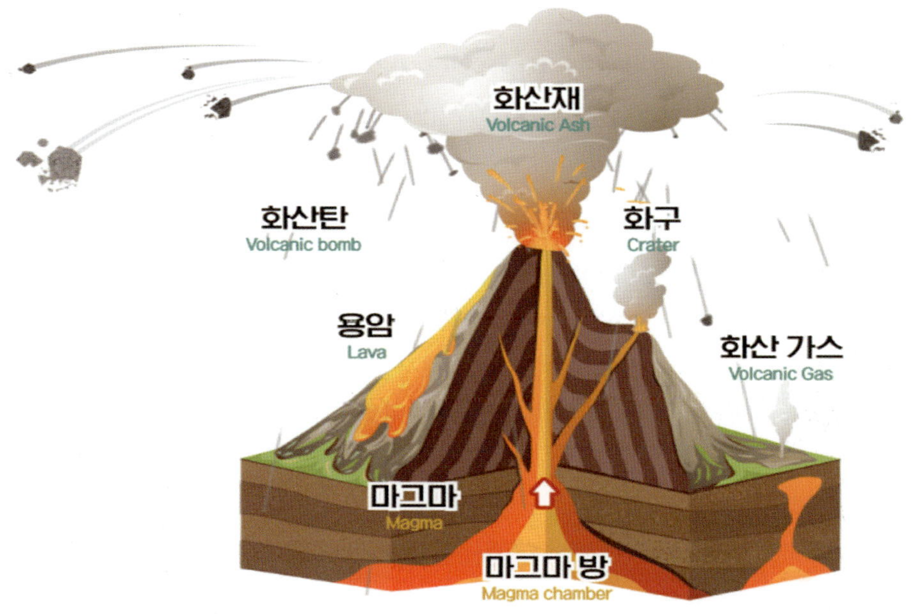

그림 7-8. **화산분출**(기상청 자료)

화산 폭발은 지구 내부의 열역학적 과정, 판 구조 운동, 가스 압력 변화 등 복합적 요인이 작용해 발생한다. 마그마 상승, 가스 축적, 지각 변형 등이 상호작용하며 폭발적 분출을 유발한다(표 7-22).

표 7-22. 화산 폭발의 주요 발생원인과 구체적 원인

발생원인	구체적 원인
마그마 상승 (Magma ascent)	지각 아래 맨틀(plume)에서 생성된 고온의 마그마가 밀도 차이로 인해 상승
가스 압력 축적 (Gas pressure accumulation)	마그마에 용해되어 있던 휘발성 가스(수증기, 이산화탄소, 황화수소 등)가 압 력을 축적, 일정 임계치를 넘으면 폭발적으로 방출
판구조 운동 (Plate tectonics movement)	주로 판 경계 지역(수렴 경계, 발산 경계)에서 활발한 화산 활동 수렴 경계(섭입대): 해양판이 대륙판 아래로 들어가면서 수분 공급 → 폭발적 화산활동 발산 경계(해령): 판이 벌어지면서 마그마 분출
지각 약화 및 지반 변형 (Crustal weakening)	기존 화산관(Volcanic conduit)의 막힘, 균열 발생 시 새로운 경로로 마그마 폭발 가능
심리적·사회적 충격	지진이 마그마방에 충격을 주어 압력 해방을 촉진하여 폭발 가능

② 자연재난으로서 화산폭발의 특징

화산폭발은 다른 자연재난과 달리 대규모 에너지 방출과 다양한 피해 양상, 그리고 국지성과 광역성이 공존하는 특징을 가진다(표 7-23). 단 한 번의 폭발로 수십-수백 메가톤(Mt)에 달하는 막대한 에너지가 방출될 수 있으며, 이로 인해 용암류, 화산재, 화쇄류, 화산가스 방출, 심지어 쓰나미까지 다양한 1 · 2차 피해가 발생한다.

직접적인 피해는 화산 주변 수 km 이내에서 심각하게 나타나지만, 화산재는 대기 중으로 퍼져 수천 km 떨어진 지역까지 영향을 미칠 수 있다. 실제로 2010년 아이슬란드 에야피아들라이외퀴들 화산 폭발은 유럽 전역의 항공 교통을 마비시킨 대표적인 사례다.

또한, 화산폭발로 대기 중 에어로졸이 증가하면 일시적으로 기후가 냉각되는 '화산 겨울(volcanic winter)' 현상이 나타날 수 있어, 단기적 · 장기적으로 환경 변화에 영향을 준다. 대규모 화산폭발은 수십-수백 년에 한 번꼴로 드물게 발생하지만, 일단 발생하면 피해 규모가 매우 크다.

부분적으로는 지진 활동, 지반 팽창, 가스 방출량 등 사전 징후를 모니터링해 폭발 가능성을 예측할 수 있으나, 정확한 발생 시점과 규모를 예측하는 데는 한계가 있다.

표 7-23. 자연재난으로서 화산폭발의 주요 특성

특성	구체적 원인
대규모 에너지 방출	화산은 단일 폭발로 수십-수백 메가톤(Mt)급 에너지를 방출할 수 있음
다양한 피해 양상	용암류(lava flow), 화산재 분출(ash fall), 화쇄류(pyroclastic flow), 화산가스 방출(volcanic gas), 쓰나미 유발 등 다양한 1·2차 피해 발생
국지성과 광역성의 공존	직접 피해 지역(수 km 내)은 심각한 파괴를 겪지만, 화산재는 수천 km까지 확산 가능 (예: 2010 아이슬란드 에야피아들라이외퀴들 화산 폭발로 유럽 항공 대혼란)
장기적 환경 변화	대기 중 에어로졸 증가 → 기후 냉각(화산 겨울, volcanic winter) 가능성 존재
발생 빈도의 희소성	대규모 화산폭발은 수십-수백 년 간격으로 발생. 그러나 발생 시 피해는 막대함
부분적 예측 가능성	지진활동, 지반팽창, 가스 방출량 모니터링으로 어느 정도 폭발 가능성 예측 가능 정확한 시점과 규모 예측은 어려움

③ 화산폭발에 의한 주요 피해 현황

화산폭발은 인명, 인프라, 환경, 경제, 문화 등 다양한 영역에 걸쳐 심각한 피해를 초래한다(표 7-24).

㉠ 인적 피해로는 화쇄류(화산쇄설류)와 용암류에 의한 직접적인 사망, 화산재 흡입에 따른 질식사, 장기적으로는 실리코시스(규폐증) 등 호흡기 질환의 발생이 대표적이다.

㉡ 물적 피해는 주거지와 항만, 교량, 도로 등 주요 사회 인프라의 붕괴로 이어지며, 이로 인해 지역 사회의 일상 기능이 마비된다.

㉢ 환경적으로는 대기 오염, 토양 신성화, 수질오염 등 광범위한 자연환경 훼손이 발생한다.

㉢ 사회경제적으로는 농업, 어업, 축산업 등 산업시설의 붕괴와 더불어, 항공 물류 및 교통 시스템이 마비되어 지역 및 국가 경제에 장기적인 타격을 준다.

㉣ 공동체 붕괴, 전통 문화유산 파괴 등이 정신적 · 문화적 손실도 크다. 지역 주민들은 심리적 트라우마와 함께, 세대를 이어온 문화와 유산을 잃는 아픔을 겪게 된다.

표 7-24. 화산폭발에 의한 주요 피해 유형과 세부 내용

구분	세부 내용
인적 피해	화쇄류·용암류에 의한 사망, 질식사(화산재 흡입), 질병 유발(실리코시스 등)
물적 피해	주거지 파괴, 항만·교량·도로 등 사회 인프라 붕괴
환경적 피해	대기 오염, 토양 산성화, 수질오염
사회경제적 손실	산업시설 붕괴(농업 및 어업, 축산업 포함), 항공 물류 및 교통 시스템 붕괴
정신적·문화적 손실	공동체 붕괴, 전통 문화/유산 파괴

④ 화산폭발로 인한 주요 손상 특징

화산폭발은 고온의 용암, 화산재, 화산가스, 낙하 암석 등에 의해 다양한 신체적 손상을 유발한다(표 7-25). 대표적으로 열상화상, 호흡기 손상, 외상성 골절이 발생하며, 이는 화산 활동의 특성과 직접적으로 연관된다. 화산재는 미세 입자로 호흡기 깊숙이 침투해 만성 질환을 유발할 수 있고, 용암이나 화산쇄설류는 순간적으로 심각한 열손상을 일으킨다.

표 7-25. 화산폭발로 인한 주요 손상 유형과 특징

주요 손상	특징
화상(Burn)	용암, 화산재(고온 가스)에 의한 열 손상
호흡기 손상	미세 화산재 흡입 → 기도 염증, 폐렴, 질식 유발 가능
외상	낙하하는 화산탄(돌) 등에 의한 타박상, 골절

(바) 폭염(Heat wave)

폭염은 일정 기간 동안 기온이 평년보다 비정상적으로 높게 유지되는 기상 현상으로, 전 세계적으로 발생 빈도와 강도가 증가하고 있는 기후 재난의 대표적 형태이다. 폭염은 단순한 고온 현상에 그치지 않고, 인체 건강, 생태계, 도시 인프라 등에 치명적인 영향을 미치는 자연재난으로 간주되며, 특히 도시화와 기후변화로 인해 그 피해 규모가 지속적으로 확대되고 있다.

우리나라 폭염특보 제도는 2008년부터 시행되어, 기상재해에 대한 체계적 대응의 일환으로 운영되고 있다. 기상청이 5월부터 9월 사이에 다음과 같은 조건에 해당할 경우 폭염특보를 발령하고 있다.

- 폭염주의보: 일 최고 체감온도 33℃ 이상인 상태가 2일 이상 지속될 것으로 예상될 때
- 폭염경보: 일 최고 체감온도 35℃ 이상인 상태가 2일 이상 지속될 것으로 예상될 때

최근 기상재해 관측 기록에 따르면 폭염으로 인한 사망자가 점차 증가하는 추세임에도 불구하고, 일반 국민들은 여전히 폭염을 다른 자연재난에 비해 위험성이 낮은 재해로 인식하는 경향이 있다. 이는 큰 태풍이나 집중호우가 건물을 붕괴시키거나 산사태를 일으키는 등 시각적으로 즉각 인지할 수 있는 피해를 동반하는 것과 달리, 폭염은 외형적 파괴 없이 극심한 더위로 인해 사람이나 동물들에게 온열질환(열사병, 일사병 등) 을 일으키는 방식으로 피해를 초래하기 때문이다.

① 폭염의 발생 원인

폭염은 대기와 지표 환경, 기후 시스템 등 다양한 요인이 상호작용해 발생한다(표 7-26). 가장 대표적인 원인은 대규모 고기압의 정체로, 고기압이 장기간 특정 지역에 머물면서 하강기류가 형성되고 구름 생성이 억제된다. 이로 인해 태양복사에너지가 지표에 집중적으로 흡수되고, 대기 혼합이 차단되어 지상 기온이 크게 상승한다. 이러한 현상은 제트기류의 변동 등으로 고기압이 오랜 기간 움직이지 않고 머무는 '대기 정체(블로킹)'와도 밀접하게 연관되어 있다.

여름철 일사량 증가로 인한 지면 가열 역시 중요한 요인이다. 지표면이 강하게 가열되면 복사열이 밤에도 방출되어 기온이 떨어지지 않는 열대야 현상이 나타난다. 도시 지역에서는 아스팔트, 콘크리트 등 인공 구조물과 인구 밀집으로 인해 도시열섬 효과가 발생, 도심의 온도가 주변보다 크게 높아진다.

또한, 지구온난화 등 기후변화로 인해 전 지구적 평균기온이 상승하면서 폭염의 발생 빈도, 강도, 지속기간이 꾸준히 증가하고 있다. 이러한 기후 시스템의 변화는 폭염을 더욱 자주, 더 강하게, 더 오래 지속되게 만든다.

표 7-26. 화산폭발로 인한 주요 손상 유형과 특징

발생원인	구체적 원인
고기압 정체 (Subtropical high pressure)	대규모 고기압이 특정 지역에 정체되면서 하강기류가 형성되고, 구름 생성이 억제되며, 태양복사에너지 흡수가 극대화됨
대기 정체 현상 (Atmospheric blocking)	제트기류 변동 등으로 고기압이 오랜 기간 움직이지 않고 머물면서 장기간 고온 상태 유지
지면 가열 (Surface heating)	여름철 일사량 증가로 지표면 가열 → 복사열 증가 → 야간에도 기온이 떨 어지지 않는 열대야 현상 발생
도시열섬 효과 (Urban heat island effect)	인구 밀집 지역에서는 아스팔트, 건물 등이 태양열을 흡수 및 방출하여 도시 내부 기온이 주변보다 높게 유지됨
기후변화 (Climate change)	지구 평균기온 상승으로 인해 폭염 발생 빈도, 강도, 지속기간이 전 지구적으로 증가 추세 (IPCC, 2021 보고서 근거)

② 자연재난으로서 화산폭발의 특징

폭염은 다른 자연재난과 달리 점진적 · 장기적 영향과 사회적 취약계층 집중 피해가 두드러진다(표 7-27). 급격한 붕괴나 폭발이 아닌, 고온이 수일에서 수주간 지속되며 인체 내부의 항상성을 서서히 무너뜨린다. 특히 고령자, 만성질환자, 야외 근로자, 저소득층 등은 열사병, 탈수, 심혈관 부정 등으로 인한 사망 위험이 크게 증가한다.

폭염은 인프라 측면에서도 도시 기능을 마비시킨다. 전력 수요 급증으로 정전이 빈번해지며, 냉방 의존도가 높아져 에너지 시스템에 부담을 준다. 생태계에서는 작물 고사, 가축 폐사, 수생 생물의 대량 폐사 등이 발생해 농림수산업에 직접적인 타격을 입힌다.

과학적 연구에 따르면, 지구온난화로 인해 폭염 발생 빈도와 강도가 증가하고 있다. 2021년 IPCC 보고서는 인간 활동에 의한 기후변화가 폭염 확률을 10배 이상 높인다고 명시했다. 이처럼 폭염은 단순 기상 현상을 넘어 기후위기의 대표적 산물로 평가받는다.

표 7-27. 자연재난으로서 폭염의 주요 특성

특성	구체적 원인
점진성과 장기성	갑작스러운 충격보다 점진적으로 신체에 영향을 주며, 수일-수주 지속 가능
고위험군 집중 피해	고령자, 만성질환자, 저소득층 등 사회적 취약계층에 치명적 영향
심혈관 손상 및 대사장애 인한 사상자 발생	익사나 붕괴가 아닌 신체 내 항상성 붕괴를 통한 사망(열사병, 탈수, 심혈관 부정) 중심
도시 기반시설 과부하	전력 수요 급증 → 정전, 냉방기기 의존 증가로 사회기반시설 리스크 동반
생태계 영향	작물 고사, 가축 폐사, 수생 생물 피해 등 농림수산업 및 생물 다양성 위협
기후변화와 직접 연결	과학적으로 기후변화가 폭염 발생 확률을 유의하게 증가시킨다는 연구 다수 존재 (예: World Weather Attribution 연구 그룹 분석)

③ 폭염에 의한 주요 피해 현황

폭염은 인명 피해부터 사회적 불평등 심화에 이르기까지 다양한 영역에 심각한 영향을 미치는 대표적인 자연재난이다(표 7-28). 먼저, 열사병, 일사병, 탈수, 심혈관계 질환 악화 등으로 인한 인적 피해가 크게 증가하며, 특히 고령자와 만성질환자 등 취약계층에서 사망률이 높아진다. 폭염 기간 중 병원 응급실은 과밀화되고, 고령자 중심의 입원 환자가 급증해 의료체계에 큰 부담을 준다.

또한, 냉방 수요 폭증으로 전력망이 과부하되어 정전 사태가 발생하거나, 전력 공급이 불안정해지는 문제가 잦아진다. 농업 및 축산 분야에서는 농작물 고사, 가축 폐사, 수확량 급감 등으로 큰 경제적 손실이 발생한다. 이와 함께, 냉방 비용 증가, 산업 현장 작업 중단, 생산성 저하 등 경제적 손실도 크다. 마지막으로, 에너지 빈곤층, 독거노인 등 고위험군에서 피해가 집중되면서 사회적 불평등이 더욱 심화되는 경향이 나타난다.

PART 03

표 7-28. 자연재난으로서 폭염의 주요 특성

구분	세부 내용
인적 피해	열사병, 일사병, 탈수, 심혈관계 질환 악화, 사망률 증가
의료체계 부담	병원 응급실 과밀화, 고령자 중심 입원 증가
전력 및 인프라 부담	냉방 수요 폭증 → 전력망 과부하, 정전 사태
농업·축산 피해	농작물 고사, 가축 폐사, 수확량 급감
경제적 손실	냉방 비용 증가, 생산성 저하, 산업 현장 작업 중단
사회적 불평등 심화	에너지 빈곤층, 독거노인 등 고위험군에서 피해 집중 발생

④ 폭염으로 인한 주요 손상 특징

폭염은 고온 환경에 장기간 노출될 때 인체의 열 조절 시스템이 붕괴되며 다양한 신체적 손상을 유발한다(표 7-29). 주요 손상으로는 체온 조절 실패에 의한 열사병, 수분 및 전해질 손실로 인한 탈수, 그리고 심혈관계 부담 증가가 있다. 특히 고령자, 만성질환자, 야외 근로자 등은 이러한 손상에 취약하며, 적절한 예방 조치 없이는 생명을 위협할 수 있다.

표 7-29. 폭염으로 인한 주요 신체 손상과 임상적 특징

주요 손상	특징
열사병(Heat stroke)	체온 조절 실패 → 고체온, 의식저하, 다발성 장기부전(MODS) 가능
탈수 및 전해질 불균형	과도한 발한 및 수분 섭취 부족으로 발생
심혈관계 악화	기저 심장질환자에서 심근경색, 부정맥 위험 증가

(사) 혹한, 한파(Cold wave)

평년보다 기온이 매우 낮아 추위가 유독 심한 날씨를 뜻한다. 여름에 발생하는 폭염과는 반대의 개념이다. 매우 극심한 추위를 혹한(酷寒), 그러한 시기를 혹한기(酷寒期)라고 한다. 한파의 정도가 매우 심하면 기상재해로써 자연재해로 분류하고 있다.

우리나라 한파특보는 폭염특보와 마찬가지로 2008년부터 시행되고 있다.

- 한파주의보: 아침 최저기온이 전날보다 10℃ 이상 떨어지고 3℃ 이하이며, 평년보다 3℃ 이상 낮을 것으로 예상되는 경우 또는 아침 최저기온이 −12℃ 이하가 2일 이상 지속될 것으로 예상될 때
- 한파경보: 아침 최저기온이 −15℃ 이하가 2일 이상 지속될 것으로 예상되거나, 기온 급강하로 큰 피해가 예상되는 경우

한파는 인간의 생존환경을 직접 위협할 뿐 아니라, 농업, 산업, 사회 인프라에 걸쳐 광범위한 피해를 초래한다. 특히 우리나라는 시베리아 고기압, 북서풍 유입, 대륙성 기후의 영향으로 겨울철 한파의 발생 빈도가 높은 국가 중 하나이다. 특히 기후변화로 인한 대기 불안정성이 높아지면서 한파의 강도는 커지고 예측은 어려워지고 있는 추세이다. 하지만 시각적으로 뚜렷한 피해가 드러나지 않는다는 이유로 한파에 대한 재난 인식이 낮은 편이며, 이에 따라 예방과 대응 체계 강화가 시급하다.

① 혹한, 한파의 발생원인

혹한과 한파는 대기와 해양, 지구 기후 시스템의 복합적 상호작용으로 발생한다. 우리나라 겨울철 한파의 주된 원인은 시베리아 고기압의 확장이다. 겨울철 북쪽에 자리잡은 시베리아 고기압이 남하하면, 찬 대륙성 공기가 한반도 전역에 영향을 미치며 기온이 급격히 하락한다. 이 과정에서 시베리아 고기압과 저기압 간의 압력차로 강한 북서풍이 유입되어 체감온도를 더욱 낮춘다(표 7-30).

대기 상층의 제트기류 변동도 중요한 역할을 한다. 제트기류가 남하하거나 약화되면 북극의 찬 공기가 중위도로 내려올 수 있는 통로가 열려 한파가 강화된다. 최근에는 북극진동(Arctic Oscillation)이나 라니냐(La Niña) 등 전 지구적 기후 변동성이 동북아 겨울 기온에 영향을 주며, 한파 발생 가능성을 높이고 있다. 북극진동이 음의 값을 보이면 제트기류가 약해지고, 북극의 찬 공기가 한반도로 남하해 한파가 발생한다.

또한, 찬 대륙성 공기가 서해의 따뜻한 해수면과 만나면서 서해안 및 중부지역을 중심으로 눈구름대가 형성되고, 대설과 함께 기온이 급강하하는 현상도 자주 나타난다. 지구온난화로 인한 북극 해빙 감소와 해수면 온도 변화 등도 최근 한파의 빈도와 강도에 영향을 미치는 것으로 분석된다.

표 7-30. 혹한·한파의 주요 발생원인과 구체적 원인

발생원인	구체적 원인
시베리아 고기압 확장	겨울철 한반도 북쪽에 자리잡은 시베리아 고기압이 남하하면서, 찬 대륙성 공기가 한반도 전역에 영향을 미침. 한파의 주된 원인
북서풍 유입	시베리아 고기압과 저기압 간 압력차로 강한 북서풍이 불어오며 급격한 기온 하강 초래
제트기류 변동	대기 상층의 제트기류가 남하하거나 약화되면서 극지방의 찬 공기가 한반도로 유입
서해상 눈구름대 형성	찬 공기가 서해의 따뜻한 해수면과 만나면서 서해안 및 중부지역 중심의 대설과 기온 급강하를 동반함
북극진동(North Atlantic Oscillation)과 라니냐(La Niña)	전 지구적 기후 변동성이 동북아 겨울 기온에 영향을 미치며 한파 발생 가능성 증가

② 자연재난으로서 혹한, 한파의 특징

한파는 단순한 기온 저하를 넘어 생존 환경에 직·간접적으로 심각한 위협을 가하는 대표적인 자연재난이다(표 7-31). 한파는 하루 만에 10도 이상 기온이 급강하하는 등 갑작스럽고 단기적으로 집중되는 특성을 보인다. 이러한 급격한 온도 변화는 대응 시간을 최소화해 피해를 키운다.

피해는 사회적 취약계층에 집중되는 경향이 크다. 고령자, 노숙인, 독거노인, 농촌 고립가구 등은 저체온증, 동상 등 한랭 질환에 특히 취약하다. 또한, 한파는 주거 및 사회기반시설에도 큰 영향을 미친다. 수도관 동파, 난방기구 과부하, 도로 결빙으로 인한 교통사고 등 다양한 인프라 손상이 발생한다.

한파는 산업 및 경제 활동에도 악영향을 미친다. 공장 가동이 중단되거나 전력 수요가 폭증하고, 건설현장이 멈추는 등 산업 전반이 타격을 입는다. 생물학적 피해도 심각하여, 농작물 동해, 가축 폐사, 조류·어류 동사 등 생태계 손실이 발생한다. 특히 반복적 한파나 동절기 내 여러 차례 한파가 발생할 경우, 건강 손상이 누적되고 심리적 스트레스가 증가하는 등 장기적 피해로 이어질 수 있다.

표 7-31. 혹한·한파의 주요 자연재난적 특성

특성	구체적 원인
갑작성과 단기 집중성	하루 사이 기온이 10도 이상 급강하하는 경우도 있어 대응이 어렵고 긴박함
사회적 취약계층에 집중된 피해	고령자, 노숙인, 독거노인, 농촌 고립가구 등에서 저체온증, 동상 등 피해 집중
주거 및 인프라 손상	수도관 동파, 난방기구 과부하, 도로 결빙에 따른 교통사고 증가 등 사회 기반시설 피해 발생
산업·경제 활동 저해	공장 가동 중단, 전력 수요 폭증, 건설현장 중단 등 산업 전반에 영향
생물학적 피해	농작물 동해, 가축 폐사, 조류·어류 동사 등 생태계 손실 발생
장기 피해 가능성	반복적 한파나 동절기 내 여러 차례 한파 발생 시 누적 건강 손상 및 심리적 스트레스 증가

③ 혹한, 한파에 의한 주요 피해 현황

혹한과 한파는 인체 건강, 사회 인프라, 농축산업, 에너지 소비, 사회적 약자 등 다양한 영역에 심각한 피해를 유발한다(표 7-32).

㉠ 인체 피해로는 저체온증, 동상, 심혈관계 질환(심근경색, 부정맥 등) 악화, 고령자 사망률 증가 등이 있다. 한파가 지속되면 혈관 수축과 혈압 상승으로 심뇌혈관질환, 호흡기질환, 낙상사고 등이 늘어나며, 동상은 심한 경우 절단이 필요할 정도로 심각할 수 있다.

㉡ 시설 피해로는 수도관 및 보일러 동결, 전력망 과부하, 도로 결빙 및 차량 사고가 빈번하게 발생한다. 실제로 한파 특보 시 수도계량기 동파, 눈길 교통사고, 항공편 결

항, 도로 통제 등 사회기반시설의 마비가 보고된다.

㉢ 농축산업 피해도 크다. 노지 작물의 동해, 가축 폐사, 농업 생산성 감소 등으로 농가의 경제적 부담이 증가한다.

㉣ 에너지 소비는 난방 수요 증가로 전기 · 가스 사용량이 급증하고, 이에 따른 비용 부담이 가중된다.

㉤ 사회적으로는 독거노인 등 고립가구의 피해가 증가하고, 쿨링/히팅센터 등 공공 지원 시설의 수요가 늘어나며, 지역 · 계층 간 격차가 확대되는 등 사회적 파급효과가 심각하다.

표 7-32. 혹한·한파에 의한 주요 피해 유형과 세부 내용

구분	세부 내용
인체 피해	저체온증, 동상, 심혈관계 질환(심근경색, 부정맥 등) 악화, 고령자 사망률 증가
시설 피해	수도관 및 보일러 동결, 전력망 과부하, 도로 결빙 및 차량 사고
농축산업 피해	노지 작물 동해, 가축 폐사, 농업 생산성 감소
에너지 소비 증가	난방 수요 증가로 인한 전기·가스 사용량 급증 및 비용 부담
사회적 파급효과	독거노인 등 고립가구 피해 증가, 쿨링/히팅센터 수요 증가, 지역 간 격차 확대

④ 혹한, 한파로 인한 주요 손상 특징

혹한과 한파는 인체에 다양한 급성 · 만성 손상을 유발하며, 특히 저체온증, 동상, 심혈관계 사건이 대표적이다(표 7-33).

표 7-33. 혹한·한파로 인한 주요 손상 유형과 임상적 특징

주요 손상	특징
저체온증(Hypothermia)	중심체온 저하로 의식 소실, 심장정지 발생
동상(Frostbite)	말단 조직(손가락, 발가락, 코, 귀 등) 괴사
심혈관계 사건	혈관 수축으로 인한 심근경색, 뇌졸중 위험 증가

(아) 기상특보 기준(기상법 및 예보업무규정)

우리나라 기상청은 위험기상 발생이 예상될 때 '기상특보'를 발표한다. 기상특보는 강풍, 풍랑, 호우, 대설, 건조, 폭풍해일, 태풍, 황사, 폭염, 한파 등 10종에 대해 주의보와 경보로 구분해 단계별로 발령된다(표 7-34). 각각의 특보는 기상현상의 강도와 지속시간, 예상 피해 규모 등에 따라 세부 기준이 정해져 있다.

표 7-34. 주요 기상특보의 발령 기준(주의보·경보)

구분	주의보	경보
강풍	육상에서 풍속 50.4 km/h (14 m/s) 이상 또는 순간풍속 72.0 km/h (20 m/s) 이상 예상될 때. 다만, 산지에서는 풍속 61.2 km/h (17 m/s) 이상 또는 순간풍속 90.0 km/h (25 m/s) 이상 예상될 때로 한다.	육상에서 풍속 75.6 km/h (21 m/s) 이상 또는 순간풍속 93.6 km/h (26 m/s) 이상 예상될 때. 다만, 산지에서는 풍속 86.4 km/h (24 m/s) 이상 또는 순간 풍속 108.0 km/h (30 m/s) 이상 예상될 때로 한다.
풍랑	해상에서 풍속 50.4 km/h (14 m/s) 이상이 3시간 이상 지속되거나 유의파고가 3 m 이상 예상될 때	해상에서 풍속 75.6 km/h (21 m/s) 이상이 3시간 이상 지속되거나 유의파고가 5 m 이상 예상될 때
호우	3시간 누적강우량이 60 mm 이상 예상되거나 12시간 누적강우량이 110 mm 이상 예상될 때	3시간 누적강우량이 90 mm 이상 예상되거나 12시간 누적강우량이 180 mm 이상 예상될 때
대설	24시간 동안 내려 쌓인 눈의 양이 5 cm 이상 예상될 때	24시간 동안 내려 쌓인 눈의 양이 20 cm 이상 예상될 때. 다만, 산지는 24시간 동안 내려 쌓인 눈의 양이 30 cm 이상 예상될 때를 말한다.
건조	실효습도 35% 이하의 상태가 2일 이상 지속될 것으로 예상될 때	실효습도 25% 이하의 상태가 2일 이상 지속될 것으로 예상될 때
폭풍해일	천문조, 폭풍, 저기압 등의 복합적인 영향으로 해수면이 상승하여 기상청장이 정하는 지역별 발효기준 값 이상이 예상될 때	천문조, 폭풍, 저기압 등의 복합적인 영향으로 해수면이 상승하여 기상청장이 정하는 지역별 발효기준 값 이상이 예상될 때
한파	10-4월 사이의 기간 중에 다음 각 호의 어느 하나에 해당하는 경우 ① 아침 최저기온이 전날보다 10℃ 이상 하강하여 3℃ 이하이면서 평년값보다 3℃ 이상 낮을 것으로 예상될 때 ② 아침 최저기온 -12℃ 이하가 2일 이상 지속될 것으로 예상될 때 ③ 급격한 저온현상으로 중대한 피해가 예상될 때	10-4월 사이의 기간 중에 다음 각 호의 어느 하나에 해당하는 경우 ① 아침 최저기온이 전날보다 15℃ 이상 하강하여 3℃ 이하이면서 평년값보다 3℃ 이상 낮을 것으로 예상될 때 ② 아침 최저기온 -15℃ 이하가 2일 이상 지속될 것으로 예상될 때 ③ 급격한 저온현상으로 광범위한 지역에서 중대한 피해가 예상될 때
태풍	태풍으로 인하여 강풍, 풍랑, 호우 또는 폭풍해일 현상이 주의보 기준에 도달할 것으로 예상될 때	태풍으로 인하여 다음 각 호의 어느 하나에 해당하는 경우 ① 강풍, 풍랑 또는 폭풍해일 현상이 경보 기준에 도달할 것으로 예상될 때 ② 총 강우량이 200 mm 이상 예상될 때
황사	-	황사로 인해 1시간 평균 미세먼지(PM-10) 농도 800 ㎍/㎥ 이상이 2시간 이상 지속될 것으로 예상될 때
폭염	폭염으로 인하여 다음 각 호의 어느 하나에 해당하는 경우 ① 일 최고 체감온도 33℃ 이상이 2일 이상 지속될 것으로 예상될 때 ② 급격한 체감온도 상승 또는 폭염 장기화 등으로 중대한 피해가 예상될 때	폭염으로 인하여 다음 각 호의 어느 하나에 해당하는 경우 ① 일 최고 체감온도 35℃ 이상이 2일 이상 지속될 것으로 예상될 때 ② 급격한 체감온도 상승 또는 폭염 장기화 등으로 광범위한 지역에서 중대한 피해가 예상될 때

① 자연재난에 따른 상황별 비상단계 기준

(중앙재난안전대책본부 구성 및 운영 등에 관한 규정. 별표 4)

중앙재난안전대책본부는 자연재난 발생 시 기상상황과 피해 규모에 따라 1-3단계로 비상단계를 구분해 대응한다(표 7-35). 각 재난 유형별로 기상특보, 피해 범위, 피해 가능성 등을 기준으로 단계가 상향 조정된다. 비상 1단계는 주의보 또는 경보가 일부 지역에 발효되거나 피해 가능성이 있을 때, 2단계는 경보가 더 넓은 지역에 확대되거나 실제 피해가 우려될 때, 3단계는 전국적 · 대규모 피해가 발생하거나 그 가능성이 매우 높을 때 발령된다.

표 7-35. 주요 기상특보의 발령 기준(주의보·경보)

구분		경보
풍수해 (태풍·호우·대설)	비상 1단계	1) 기상특보 중 호우주의보 또는 대설주의보가 4개 이상의 특별시·광역시·특별자치시·도·특별자치도(이하 "시·도"라 한다)에 발표된 경우 2) 기상특보 중 호우경보 또는 대설경보가 3개의 시·도에 발표된 경우 3) 기상특보 중 태풍 예비특보가 발표된 경우
	비상 2단계	1) 기상특보 중 호우경보 또는 대설경보가 4개 이상의 시·도에 발표된 경우 2) 기상특보 중 태풍주의보 또는 태풍경보가 발표된 경우 3) 호우·대설·태풍으로 인해 국지적으로 극심한 피해가 발생할 가능성이 있거나 발생한 경우
	비상 3단계	1) 4개 이상의 시·도에 기상특보 중 호우경보 또는 대설경보가 발표되고, 해당 시·도에 3일 이상 호우 또는 대설 전망이 있는 경우 2) 기상특보 중 태풍경보가 발표되고, 대규모 피해가 발생할 가능성이 있는 경우 3) 호우·대설·태풍으로 인해 전국적으로 대규모 피해가 발생할 가능성이 있거나 발생한 경우
지진·지진해일 및 화산	비상 1단계	1) 자연지진의 관측 결과 우리나라 내륙에서 규모 4.0-4.9의 지진이 발생한 경우 2) 국내외에서 발생한 지진으로 우리나라에서 최대 진도 V 이상이 발생한 경우 3)지진해일주의보 발표된 경우 4) 화산재주의보가 발표된 경우
	비상 2단계	1) 지진 관측 결과, 우리나라 내륙에서 규모 5.0 이상의 지진이 발생한 경우 2) 국내외에서 발생한 지진으로 우리나라에서 최대 진도 Ⅵ 이상이 발생한 경우 3) 지진해일주의보가 발표되고, 인명피해가 발생할 가능성이 있거나 발생한 경우 4) 지진해일경보가 발표된 경우 5) 화산재경보가 발표되고, 화산분출물로 인한 대규모 피해발생 가능성이 높은 경우
	비상 3단계	1) 지진 관측 결과, 우리나라 내륙에서 규모 5.0 이상의 지진이 발생하여 대규모 피해가 발생하거나 발생할 가능성이 있는 경우 2) 국내외에서 발생한 지진으로 우리나라에서 최대 진도 Ⅵ 이상이 발생하여 대규모 피해가 발생할 가능성이 있거나 발생한 경우 3) 지진해일경보가 발표되고 대규모 피해가 발생할 가능성이 있거나 발생한 경우 4)화산재경보가 발표되고, 화산분출물로 인한 대규모 피해발생 가능성이 확실한 경우

구분		경보
가뭄	비상 1단계	행정안전부 등 관계 중앙행정기관이 합동으로 발표하는 가뭄 예·경 보를 통해 생활·공업용수 또는 농업용수 분야 중 어느 하나에 대한 가뭄의 심각단계가 3개 이상의 시·도에 발표된 경우
	비상 2단계	1) 행정안전부 등 관계 중앙행정기관이 합동으로 발표하는 가뭄 예·경보를 통해 생활·공업용수와 농업용수 분야 모두에 대한 가뭄의 심각단계가 3개 이상의 시·도에 발표된 경우 2) 가뭄으로 인해 국지적으로 극심한 피해가 발생하거나 발생할 가능성이 있는 경우
	비상 3단계	가뭄의 심각단계가 지속되어 전국적으로 대규모 피해가 발생하거나 발생할 가능성이 있는 경우
폭염	비상 1단계	1) 기상청장이 정하는 육상국지예보구역의 40% 이상에서 일 최고 체감온도 35℃ 이상인 상태가 3일 이상 지속될 것으로 예상되는 경우 2) 육상국지예보구역의 10% 이상 40% 미만에서 일 최고 체감온도 38℃ 이상인 상태가 3일 이상 지속될 것으로 예상되는 경우
	비상 2단계	1) 육상국지예보구역의 60% 이상에서 일 최고 체감온도 35℃ 이상인 상태가 3일 이상 지속될 것으로 예상되는 경우 2) 육상국지예보구역의 40% 이상 60% 미만에서 일 최고 체감온도 38℃ 이상인 상태가 3일 이상 지속될 것으로 예상되는 경우
	비상 3단계	1) 육상국지예보구역의 80% 이상에서 일 최고 체감온도 35℃ 이상인 상태가 3일 이상 지속될 것으로 예상되는 경우 2) 육상국지예보구역의 60% 이상에서 일 최고 체감온도 38℃ 이상인 상태가 3일 이상 지속될 것으로 예상되는 경우
한파	비상 1단계	기상특보 중 한파경보가 육상국지예보구역의 40% 이상에 발표되고 3일 이상 지속될 것으로 예상되는 경우
	비상 2단계	기상특보 중 한파경보가 육상국지예보구역의 60% 이상에 발표되고 3일 이상 지속될 것으로 예상되는 경우
	비상 3단계	기상특보 중 한파경보가 육상국지예보구역의 80% 이상에 발표되고 3일 이상 지속될 것으로 예상되는 경우

(2) 사회재난

현대사회에서 재난은 단순히 자연적 요인에 의해서만 발생하는 것이 아니라, 인간의 행위, 사회구조의 변화, 기술 발전 등 다양한 복합적 요인에 의해 발생한다. 이에 따라 대한민국 「재난 및 안전관리 기본법」에서는 재난을 크게 자연재난과 사회재난으로 구분하고 있다(표 7-36).

사회재난은 인위적 행위나 사회시스템의 실패로 인해 발생하는 모든 재난을 포괄하는 개념으로, 예를 들어 화재, 붕괴, 폭발, 감염병, 교통사고, 환경오염, 국가기반체계 마비, 다중운집인파 사고, 미세먼지, 인공우주물체 추락 등 다양한 형태가 포함된다.

사회재난은 다음과 같은 특징을 가진다.

① 발생 요인의 복잡성: 자연재난에 비해 원인이 다양하고 복합적이다.

② 피해 범위의 불확실성: 피해가 예측하기 어렵고, 사회 전반에 걸쳐 광범위하게 확산될 수 있다.

③ 장기적 사회 영향: 단기간의 물리적 피해를 넘어, 사회 · 경제 · 심리 등 장기적인 파급 효과를 남긴다.

이처럼 사회재난은 현대사회에서 점점 더 중요한 안전관리의 대상으로 인식되고 있다.

표 7-36. **사회재난의 유형별 정의, 특징 및 주관 기관**

구분	정의	특징	주관 및 책임기관
화재	인화성 물질이 발화되어 통제 불가능한 연소가 발생하고 인명·재산 피해를 초래하는 사고	인구의 밀집화로 인한 다수 사상자 발생 가능, 주거지의 과밀화(도시화)로 인한 재산피해 급증, 대형화 가능성(초고층 건물, 산업단지 등)	소방청 지방자치단체
붕괴	각종 시설물(건축물, 교량, 육교 등)이 시공하자(瑕疵), 노후, 관리소홀, 지반약화 등으로 붕괴되어 인명과 재산피해가 발생한 사고	갑작스런 사고발생(돌발성) 설계·시공 부실, 관리 소홀 등 인적 요인 대규모 인명피해 및 2차 사고(화재, 누수) 가능성 사회적 신뢰 및 안전의식 악화	국토교통부
폭발	도시가스사업법과 에너지이용합리화법에서 정한 가스 및 에너지가 누출되어 폭발에 의해 인명과 재산피해가 발생한 사고	1차 충격+2차 화재·붕괴 복합 재난화 산업시설, 유류 저장소 등 고위험 지역 존재 도시 중심부 발생 시 대규모 대피 필요	산업통상자원부 소방청
방사능	화학(Chemical), 생물학(Biological), 방사능(Radiological), 핵(Nuclear) 물질 노출로 인한 사고	국가 차원의 고도 방재체계 필요 노출 시 신속 대응에 어려움 장기적 건강 영향 및 심리적 충격(공포감) 발생	화학·생물: 환경부, 질병관리청 방사능·핵: 원자력안전위원회, 산업통상자원부
환경오염 사고	환경오염사고란 환경정책기본법에서 규정하는 환경이 오염되어 피해를 입은 사고 환경오염이라 함은 산업활동 기타 사람의 활동에 따라 발생되는 대기오염, 수질오염, 토양오염, 해양오염, 방사능오염, 소음, 진동, 악취 등이 사람의 건강이나 환경에 피해를 주는 상태를 의미	장기적 생태계 파괴 및 건강위협 대기·수질·토양 등 동시에 오염 가능	환경부
교통사고	교통사고란 육상(도로, 철도)뿐만 아니라 항공, 해상 등 운송수단의 사고로 대규모 인명 및 재산 피해를 초래하는 사고	고속 이동체 특성상 대규모 치명적 사고 발생 이차 사고(화재, 폭발) 동반 가능 국제적 교통망 차단 및 경제적 손실 초래	도로: 경찰청 철도·항공: 국토교통부 해상: 해양수산부, 해양경찰청

구분	정의	특징	주관 및 책임기관
감염병	감염병은 「감염병의 예방 및 관리에 관한 법률」에 따라 제1급감염병, 제2급감염병, 제3급감염병, 제4급감염병, 기생충감염병, 세계보건기구 감시대상 감염병, 생물테러감염병, 성매개감염병, 인수(人獸) 공통감염병 및 의료관련감염병	사회 전체 시스템(보건, 교육, 경제) 마비 지속적 위기관리 필요(백신, 방역 체계)	보건복지부 질병관리청
가축 전염병	가축 전염병은 「가축전염병예방법」에 따른 제1종 가축전염병, 제2종 가축전염병 및 제3종 가축전염병	축산업 기반 경제에 직접 타격 인수공통감염병 위험 존재	농림축산부
국가기반 체계 마비	국가기반체계는 에너지, 정보통신, 교통수송, 금융, 보건의료, 식용수 등 그 기능이 마비될 경우 인명과 재산 및 국가경제에 중대한 영향을 미칠 수 있는 물적·인적 기능체계를 의미	전력 대정전(Blackout), 통신두절, 금융 시스템 중단 등사회적 대혼란과 치안 악화 초래 가능	에너지: 산업통상자원부 통신: 과학기술정보통신부 교통: 국토교통부 금융: 금융위원회
다중운집 인파 사고	대규모 인원이 밀집한 장소에서 압사, 질식, 추락 등으로 인해 발생하는 사고	군중 심리, 공간 과밀이 주요 원인 순식간에 대규모 인명 피해 초래 예방 중심 관리(동선 통제, 안전요원 배치) 필수	행정안전부, 경찰청, 지방자치단체
미세먼지	초미세 입자(PM2.5 등)가 대기 중 농도가 높아져 건강 및 생활환경에 악영향을 미치는 현상	장기 노출 시 호흡기, 심혈관 질환 유발 노약자, 아동층 건강취약계층 집중 피해 경제활동 위축, 야외활동 제약 초래	환경부
인공우주 물체 추락·충돌 사고	인공위성, 우주발사체, 우주선 등의 지구 대기권 재진입 또는 추락에 따른 피해 발생하는 사고	위성 잔해물 추락 피해 가능성 (소규모 지역) 국가 간 법적 책임 이슈 발생 (우주책임협약) 항공로 및 통신망 장애 위험	과학기술정보통신부, 국토교통부(항공안전 관련)

02 재난관리

1) 재난관리 정의

재난관리는 자연적 재난과 사회적 재난으로부터 발생할 수 있는 피해를 최소화하기 위해, 사전 예방, 완화, 대비 등의 활동을 통해 재난의 발생을 회피하거나 그 영향을 줄이며, 재난이 발생한 이후에는 적극적인 대응과 복구를 통해 사회적 기능의 조속한 회복을 도모하는 통합적 관리 체계이다. 이는 단순한 사후 조치에 그치지 않고, 지역사회가 재난위험에 대한 취약성을 인식하고 체계적으로 대응할 수 있는 기반을 구축하는 관리적 기능을 포함한다.

국제적으로는 다양한 기구와 학자들이 재난관리의 개념을 정의해왔다. 유엔 재난위험경감사무국(UNDRR, 2020)은 재난관리를 "새로운 재난위험을 예방하고, 기존 재난위험을 줄이며, 남아 있는 재난위험을 관리하기 위한 재난위험경감 정책과 전략의 적용"으로 정의하여, 사전적 위험관리 중심의 정책 적용에 초점을 둔다. 한편, 세계보건기구(WHO)의 Health-EDRM (2019)에서는 "건강 분야의 재난위험관리는 개인, 공동체, 국가의 건강을 위협하는 재난위험요소를 사전 예방, 준비, 대응, 복구를 통해 건강과 복지를 보호하고 증진하는 체계적 접근"이라고 정의하고 있어, 보건 기반 회복력 강화에 중점을 둔다. 국제표준화기구(ISO 22320:2018)는 "위기 상황의 모든 단계에서 정보 공유, 조정, 자원 통제를 통해 체계적으로 사건에 대응하는 과정"으로 재난관리를 규정하고 있으며, 이는 조직 간 협력과 명확한 지휘통제 구조의 필요성을 강조하는 정의이다.

그리고 우리나라의 경우, 「재난 및 안전관리 기본법」 제3조 제4호에서 "재난관리란 재난의 예방, 대비, 대응 및 복구 등 재난에 관한 전반적인 조치"라고 법적으로 명시하고 있다. 이는 재난관리의 전 주기를 포괄하는 개념으로서, 국가의 법적 책무로서의 성격을 지니며, 행정안전부, 소방청, 지방자치단체 등 재난관리 책임기관에 명확한 역할과 권한을 부여하고 있는 것이 특징이다.

2) 재난관리의 필요성

재난관리의 필요성은 재난이 현대 사회와 인간 삶에 미치는 다층적이고 복합적인 영향을 고려할 때, 단순한 사후 대응 차원을 넘어 국가적 및 지역적 회복탄력성(resilience)의 핵심 기제로 기능한다는 점에서 학술적으로 정당화된다. 현대 재난은 전통적인 자연재난 또는 단일 사고에서 벗어나, 자연적 요인과 사회적 요인이 상호작용하는 다차원적 재난(multi-hazard disaster)의 양상으로 진화하고 있다. 이러한 복합재난은 기후위기, 도시집중화, 사회적 불평등, 공공의료 접근성 취약성과 같은 구조적 요인과 결합하여 재난의 파급력을 증폭시킨다.

첫째, 재난의 대형화와 빈발화는 재난관리의 예방적 기능의 중요성을 부각시킨다.

기후변화로 인한 극한기상(extreme weather) 현상의 빈도 증가와 도시 인프라의 과밀화는 재난의 발생 가능성과 피해 규모를 동시에 확대시키고 있다. 이는 단지 과거의 재난이 반복되는 것이 아니라, 기존 대응체계의 한계를 넘는 새로운 유형의 재난 리스크 관리 체계 구축의 필요성을 시사한다. 동일본 대지진(2011)과 대한민국의 코로나19 팬데믹(2020) 사례는 보건, 교통, 경제 등 국가 시스템 전반에 연쇄적 위기(cascading crisis)를 초래하며, 체계적인 사전 재난관리체계의 부재가 사회 기능 전반의 마비로 이어질 수 있음을 명확히 보여준다.

둘째, 경제적 관점에서 재난관리는 비용 대비 효과가 높은 전략적 개입으로 평가된다.

세계은행(World Bank, 2010)의 분석에 따르면, 재난 발생 이후의 복구에 소요되는 비용은 동일 위험에 대한 사전 예방 조치에 투입되는 비용의 4-7배에 달한다. 이는 재난관리의 예방·경감 단계에 대한 투자가 단기적으로는 비용으로 인식될 수 있으나, 장기적으로는 국가

재정 안정성과 생산성 유지를 위한 필수적인 재정 전략임을 시사한다.

셋째, 사회적 측면에서 재난관리는 인명 보호와 사회적 신뢰 형성의 기반이 된다.

재난 발생 시 가장 큰 피해를 입는 계층은 사회적 약자(고령자, 저소득층, 외국인노동자 등)로, 이들에 대한 정보 접근성, 보건서비스 등의 사전 조치가 미흡할 경우 재난이 사회적 불평등을 증폭시키는 매개로 작용할 수 있다. 이에 반해 효과적인 재난관리는 국민의 생명권 보장과 사회적 연대감 형성, 지역공동체의 심리적 회복과 기능 회복을 실현하는 기반이 된다.

넷째, 재난관리는 국제 규범 및 지속가능발전목표(Sustainable Development Goals, SDGs)와도 긴밀히 연계되어 있다.

UN의 「센다이 재난위험경감 프레임워크(2015–2030)」는 재난위험경감(Disaster Risk Reduction, DRR)을 지속 가능한 개발의 필수 조건으로 규정하며, 각국이 재난을 단순한 재해 대응이 아닌 국가 시스템 차원의 거버넌스 개혁 과제로 인식할 것을 요구한다. 이에 따라 재난관리는 기술적 방재 대응을 넘어, 다부처 협업, 정책 통합, 지역사회의 참여 기반 강화를 포함한 복합적 통합관리 체계로 진화해야 할 필요성이 강조된다.

3) 재난관리 방식

재난을 관리하는 방식은 크게 두 가지로 나누어 볼 수 있다. 하나는 재난의 종류에 따라서 각 부처별로 분산하여 관리하는 유형별 관리 방식이며, 다른 하나는 통합된 하나의 기관을 설립하여 모든 재난을 통합관리하는 방식이다.

(1) 분산관리방식

분산관리 방식은 재난관리 기능을 중앙정부가 독점하지 않고, 지방정부, 전문기관, 지역사회 등 다양한 주체들에게 역할과 권한을 분산하여 운영하는 체계를 의미한다. 이는 재난 대응의 신속성과 현장성을 제고하기 위한 구조로, 특히 다수의 위험요인이 지역적 특성을 반영하여 발생하는 현대 재난 환경에 효과적으로 대응하기 위한 전략으로 간주된다

이론적으로 분산관리 방식은 다중지휘체계(multi–level governance)에 기초하며, 정책 집행의 현지화(localization)를 핵심 원리로 한다. 재난 대응에서 일차적으로 책임지는 주체는 사고 발생 지역의 행정기관이며, 그 외 관련된 전문 기관들이 각자의 역량과 자원을 바탕으로 자율적으로 협력하는 구조를 형성한다. 이러한 모델은 특히 신속한 현장 대응, 지역 실정에 맞는 유연한 조치, 지역사회 기반의 참여적 거버넌스 구현에 강점을 가진다.

분산관리 방식의 장점은 다음과 같다.

첫째, 재난 발생 지역에서 즉각적이고 민첩한 현장 대응이 가능하다. 중앙의 명령을 기다

리는 시간 없이 지자체 및 담당기관의 재난 초기 대응에 착수할 수 있어, 골든타임 확보에 유리하다.

둘째, 재난의 유형별, 지역별 특수성에 맞춘 맞춤형 대응전략을 수립할 수 있다. 기후, 지형, 인구밀도 등이 다른 지역마다 통일된 대응책을 적용하는 것이 비효율적일 수 있는 점을 고려할 때, 분산형 모델은 다양성과 적응성을 수용할 수 있는 장점을 지닌다.

그러나 이 방식은 여러 구조적 한계도 내포하고 있다.

가장 대표적인 단점은 조직 간 정보 공유의 단절과 역할 중복 또는 책임 회피의 가능성이다. 상위 기관과 하위 기관, 또는 유관 기관 간에 명확한 협력체계와 지휘체계가 없을 경우, 복합재난 상황에서 상호 대응의 혼선과 통합 전략 부재가 발생할 수 있다. 또한, 자원의 불균형 문제도 지적된다. 재정이나 기술력이 부족한 지방정부는 충분한 재난대응 역량을 확보하기 어려워, 대응 수준이 지역 간 편차를 보이는 결과를 초래할 수 있다.

(2) 통합관리방식

재난관리의 통합관리 방식은 복잡하고 다차원적인 현대 재난 환경에 대응하기 위해 발전된 전략적 접근으로, 기존의 부처별 · 영역별 대응체계가 가진 한계를 보완하고자 하는 목적에서 출발하였다. 이 방식은 재난 발생 시점에만 국한되지 않고, 재난의 전 주기(prevention, preparedness, response, recovery)를 하나의 체계로 통합하여 관리함으로써, 보다 효과적이고 일관된 대응을 가능하게 한다.

통합관리 방식은 중앙정부 또는 전담기구가 지휘 · 조정 권한을 확보한 상태에서, 다양한 행정기관, 응급 대응 조직, 민간 부문 간의 자원 · 정보 · 전략을 통합하는 구조를 지향한다. 특히, 미국의 연방재난관리청(FEMA)와 같이, 중앙집권적 시스템을 기반으로 하는 국가에서 이 방식은 정책 집행의 효율성을 극대화하기 위한 핵심 전략으로 채택되어왔다.

이러한 통합관리 방식의 주요 강점은 크게 세 가지로 요약될 수 있다.

첫째, 다수의 기관이 동시에 개입하는 복합재난 상황에서 중복 대응과 자원 낭비를 최소화하고, 효율적인 자원 배분과 역할 분담이 가능하다.

둘째, 명확한 지휘 · 통제 체계(Incident Command System, ICS)를 통해, 긴급 상황에서 책임 소재가 분명해지고 신속한 의사결정이 이루어질 수 있다.

셋째, 재난관리 정책의 수립과 실행이 국가의 전략적 거버넌스 체계와 연계되어, 장기적인 재난 대비와 복원력 강화에 유리하다.

 **통합관리 방식의 주요 내용과 운영 체계**

통합관리 방식은 현대 복합재난에 대응하기 위해 재난 전 주기(예방·대비·대응·복구)를 체계적으로 통합하는 전략적 접근법이다. 중앙정부 또는 전담기구가 지휘·조정 권한을 집중시켜 다기관 협업과 자원 통합을 추구하며, 미국 FEMA와 같은 중앙집권적 시스템에서 효과성을 입증했다.

1) 주요 강점

① 자원 효율성: 복합재난 시 중복 대응과 자원 낭비 최소화
② 명확한 지휘 체계: ICS (incident command system) 기반 신속한 의사결정
③ 전략적 일관성: 국가 차원의 장기적 복원력 강화

2) 한계 및 보완 방향

① 유연성 부족: 현장 대응 지연 및 지역 특성 반영 어려움
② 관료적 경직성: 지자체 자율성 약화 가능성
③ 혼합형 모델 채택: 대한민국은 중앙 총괄조정 + 전문기관 협업 체계 운영

반면, 통합관리 방식은 몇 가지 제한점과 도전 과제를 동반한다.

우선, 현장 대응의 유연성이 저하될 수 있다는 점이 지적된다. 중앙기관 중심의 의사결정 구조는 급박하게 변화하는 재난 상황에서 현장의 판단을 지연시키거나, 지역 실정에 맞지 않는 대응으로 이어질 위험이 있다. 또한, 중앙집권적 구조는 관료직 경직성을 강화하여 상황 판단의 유연성을 저해할 수 있으며, 지자체의 자율성과 대응 역량을 위축시킬 가능성도 있다(표 7-37).

이와 같은 한계를 고려할 때, 통합관리 방식은 단독으로 운영되기보다는 분산형 대응체계와 병행하여 운영되는 혼합형 모델로 보완될 필요가 있다. 실제로 대한민국은 「재난 및 안전관리 기본법」에 따라, 중앙정부가 총괄조정기능을 수행하면서도 각 재난유형별 주관기관(예: 질병관리청, 소방청, 해양경찰청 등)이 전문적으로 대응하도록 하는 다기관 협업 기반의 통합관리체계를 채택하고 있다. 이는 통합관리 방식의 전략성과 분산관리 방식의 현장 민첩성을 결합한 것으로 평가된다.

표 7-37. 분산관리 방식과 통합관리 방식 비교

구분	분산관리 방식(Decentralized)	통합관리 방식(Integrated/Centralized)
정의	재난관리 권한과 기능을 다수의 지방정부, 전문 기관, 지역사회에 분산하여 운영하는 방식	중앙정부 또는 전담기구가 재난관리를 통합 하여 총괄·지휘하는 방식
지휘 체계	수평적·자율적 구조(다기관 협력)	수직적·중앙집중 구조(단일 통제체계) - 단일부터 조정하의 병렬적 다수 부처 및 기관 협력
책임 범위	소관 재난에 대한 관리 책임, 부담 분산	모든 재난에 대한 관리 책임, 과도한 부담 가능성
정보전달 체계	정보 전달의 다원화	정보 전달의 일원화
주요 특징	- 현장 대응의 자율성 - 지역맞춤형 전략 강조 - 기능 분업 중심	- 전략적 일관성 강조 - ICS 기반 명확한 명령체계 - 중앙 통제력 강화
장점	- 신속한 초기 대응 가능 - 지역 실정 반영 유연성 - 전문기관 중심 대응력 강화 (경험 축적 및 전문성 제고 용이)	- 자원 통합 및 중복 대응 방지 - 위기 시 명확한 지휘·통제 - 정책 실행의 일관성
단점	- 기관 간 정보 단절 - 대응 중복·책임 회피 우려 - 역량 격차에 따른 지역 간 불균형	- 관료적 경직성 우려 - 현장 민첩성 저하 - 지방정부 자율성 약화 가능
적합 상황	- 국토 면적이 넓고 - 지방정부의 재정 및 역량이 강한 국가	- 중앙정부의 정책집행력이 강하고 - 전국적 동시 대응이 필요한 재난 상황
운영 과제	- 실시간 정보공유 체계 확보 - 중앙-지방 간 권한 조정	- 현장 권한 위임 절차 정비 - 지역 특성 반영 기제 마련

4) 재난관리 단계

재난관리의 이론적 접근 중 가장 널리 알려지고 실천적으로도 광범위하게 적용되고 있는 모델은 페탁(Petak, 1985)이 제안한 재난관리 4단계 모델(PPRR)이다. 이 모델은 재난을 단순한 일회성 사건이 아니라, 사전의 위험 분석부터 사후의 사회적 회복까지 아우르는 순환적이고 통합적인 관리 과정으로 인식한다. 특히 미국 연방재난관리청(FEMA)과 국제재난경감기구(UNDRR), 세계보건기구(WHO)뿐만 아니라 우리나라도 이 4단계 모델을 재난관리 체계의 기본 구조로 채택하고 있으며, 전 세계적으로도 국가 재난정책의 핵심적인 틀로 적용되고 있다.

첫 번째 단계인 예방(mitigation)은 재난 발생 가능성을 사전에 줄이거나, 피해를 최소화하기 위한 구조적 · 비구조적 조치로 구성된다. 이 단계에서는 건축물의 내진설계 강화, 하천 정비, 홍수 위험지역 지정, 토지이용 규제, 재난 관련 법제 정비 등과 같은 정책이 포함된다. 예방은 단지 위험요소를 회피하거나 억제하는 기능을 넘어서, 사회 전반의 재난 발생 가능성을 구조적으로 줄이기 위한 기반 조성의 과정으로 이해된다. 세계은행(World Bank, 2010)의 분석에 따르면, 재난에 대한 예방투자는 복구비용 대비 4–7배의 비용 절감 효과를 보이며, 예방이 가장 비용 효과적인 단계임을 뒷받침하고 있다.

두 번째 단계인 대비(preparedness)는 재난이 발생할 가능성을 전제로, 실제 발생 시 신속하고 체계적인 대응이 가능하도록 사전 준비를 수행하는 과정이다. 이 단계는 재난대응 매뉴얼 수립, 긴급구호 훈련, 주민 대상 교육, 비상통신체계 구축, 물자 비축 등의 활동을 포함한다. 대비 단계는 단순한 행정적 준비를 넘어서, 지역사회 구성원의 참여와 정보 공유를 바탕으로 한 복원력(resilience) 강화의 출발점이라는 점에서 의미가 있다. 특히 시민 주도의 대비는 위기 발생 시 공동체 차원의 대응 역량을 결정짓는 중요한 요소로 작용한다.

세 번째 단계인 대응(response)은 재난이 실제로 발생한 시점에서 인명 보호와 피해 최소화를 위해 수행되는 즉각적인 활동을 포함한다. 이 단계에서는 현장지휘본부 설치, 구조활동, 응급의료서비스 제공, 대피 및 통제, 정보 제공 등이 핵심적으로 이루어진다. 대응 단계의 효율성은 골든타임 내 구조율을 결정하며, 명확한 지휘통제 구조(Incident Command System, ICS)의 존재 여부가 성패를 좌우하는 중요한 변수이다. 따라서 이 단계는 행정 간 연계, 기관 간 협력, 자원 배분 등의 실질적 실행력이 시험받는 시기로 평가된다.

마지막 단계인 복구(Recovery)는 재난이 진정된 이후 사회적 기능을 정상화하고, 장기적으로 피해 지역과 공동체의 삶을 회복시키는 과정을 의미한다. 복구는 단순히 파손된 시설을 원래 상태로 되돌리는 차원을 넘어서, 피해자의 심리적 재활, 의료 재활, 주거 복구, 사회보장 회복, 지역경제 재건 등의 복합적인 과제를 포괄한다. 국제재난위험경감기구(UNDRR, 2015)는 이 단계에서의 핵심 전략으로 "보다 나은 복구(build back better)"를 강조하며, 복구가 난시 과거로의 복귀가 아닌, 미래의 재난에 더 잘 대응할 수 있는 시스템으로의 전환이어야 함을 주장한다.

이처럼 페탁의 4단계 모델은 각 단계를 독립적인 과정으로 구분하는 것이 아니라, 전 주기의 유기적 순환구조로 이해하며, 특히 복구 단계에서의 교훈과 경험이 다시 예방과 대비 단계로 환류(feedback)되어 재난에 대한 체계적 학습과 개선이 가능하게 한다(표 7-38). 이러한 순환적 접근은 오늘날 재난관리를 단순한 기술적 대응이 아닌, 사회적 위험관리(social risk governance)로 확장시키는 핵심적 이론적 기초가 된다. 또한 각 단계는 정책기획, 예산배분, 제도 설계의 기준이 되며, 국가의 재난관리 전략이 얼마나 균형 잡히고 지속가능한지를 판단하는 중요한 지표가 된다.

표 7-38. 대한민국 적용 사례(COVID-19 팬데믹 중심)

구분	개념적 정의	대한민국 적용 사례 (코로나19 기준)
예방 (Mitigation)	재난 위험요소 사전 제거 또는 피해 최소화	- 감염병 대응 관련 법률(감염병예방법) 정비 - 생활방역 체계 수립 - 질병관리청 승격 및 전담 인력 확충
대비 (Preparedness)	재난 발생에 대비한 훈련, 자원 확보, 계획 수립	- 위기경보 단계별 대응 시나리오 개발 - 선별진료소, 생활치료센터 구축 준비 - 의료장비, 진단키트 비축
대응 (Response)	재난 발생 직후 인명 보호 및 피해 최소화	- 사회적 거리두기 시행 - 신속항원검사 및 백신 접종 개시 - 중대본·중수본 중심의 중앙지휘체계 가동
복구 (Recovery)	사회 기능 회복 및 재건, 향후 대비 강화	- 재난지원금 지급 - 백신 부작용 보상 및 심리상담 지원 - 감염병 대응 매뉴얼 개정 - 'K-방역' 성과 국제 공유 및 제도화

03 한국의 재난관리 재난 및 안전관리 기본법

1) 개요

우리나라는 재난발생 시 재난관리는「재난 및 안전관리 기본법」(이하 재난안전법)으로 법제화되어 있으며, 이는 재난 발생의 전 주기에 걸친 예방－대비－대응－복구의 체계적 관리를 국가의 책무로 규정하고 있다. 해당 법률은 재난으로부터 국민의 생명과 재산을 보호하고, 사회 기능을 조속히 회복하는 것을 목적으로 하며, 재난의 정의, 유형, 관리기관, 단계별 조치 등을 명문화함으로써 재난관리체계의 법적 기반을 제공하고 있다.

(1) 재난 및 안전관리 기본법의 목적

각종 재난으로부터 국토를 보존하고 국민의 생명 · 신체 및 재산을 보호하기 위하여 국가와 지방자치단체의 재난 및 안전관리체제를 확립하고, 재난의 예방 · 대비 · 대응 · 복구와 안전문화활동, 그 밖에 재난 및 안전관리에 필요한 사항을 규정함을 목적으로 한다.

(2) 재난 및 안전관리 기본법의 이념

재난을 예방하고 재난이 발생한 경우 그 피해를 최소화하여 일상으로 회복할 수 있도록 지원하는 것이 국가와 지방자치단체의 기본적 의무임을 확인하고, 모든 국민과 국가 · 지방자치단체가 국민의 생명 및 신체의 안전과 재산보호에 관련된 행위를 할 때에는 안전을 우선적으로 고려함으로써 국민이 재난으로부터 안전한 사회에서 생활할 수 있도록 함을 기본이념으로 한다.

(3) 재난 및 안전관리 기본법 주요내용

현행 「재난 및 안전관리 기본법」은 재난관리의 전 주기(예방 – 대비 – 대응 – 복구)에 걸쳐 체계적이고 통합적인 관리체계를 규정하고 있다(표 7-39). 각 단계별로 국가와 지방자치단체, 재난관리 책임기관의 역할과 구체적 조치가 명확히 명시되어 있으며, 사전 예방부터 피해 복구와 보상까지 일관된 재난관리 정책을 추진하는 데 중점을 두고 있다.

표 7-39. **재난 및 안전관리 기본법(2025.04.01. 시행) 단계별 주요 내용**

단계	주요 내용 요약	
예방 (Mitigation)	• 재난관리 책임기관의장의 재난 예방조치 • 국가기반시설의 지정 및 관리 • 특정 관리대상 시설 등의 지정 및 관리 • 지방자치단체에 대한 지원 • 재난방지시설의 관리 • 재난안전분야 종사자 교육 • 재난 예방을 위한 긴급 안전 점검 • 재난 예방을 위한 긴급안전점검 및 안전조치	• 재난안전분야 종사자 교육 • 재난안전분야에 제도개선 • 정부 합동 안전 점검 • 사법경찰권 • 집중 안전점검 기간 운영 등 • 안전관리 전문기관에 대한 자료 요구 • 재난관리 체계 등에 대한 평가 등 • 재난관리 실태 공시 등
대비 (Preparedness)	• 재난관리 자원의 관리 • 재난현장 긴급통신 수단의 마련 • 국가재난관리 기준의 제정·운영 • 기능별 재난 대응 활동계획의 작성·활용 • 재난분야 위기관리 매뉴얼 작성·운용	• 다중이용시설 등의 위기상황 매뉴얼 작성(관리 및 훈련) • 안전기준의 등록 및 심의 • 재난안전통신망의 구축 ·운영 • 재난대비 기본계획 수립 및 훈련
대응 (Response)	**[응급조치]** • 재난사태 선포, 응급조치, 위기 경보의 발령등, 재난 예보·경보 체계 구축·운영등, 동원명령 등, 대피명령, 위험구역의 설정, 강제대피 조치, 통행제한 등, 응원, 응급부담, 시·도지사가 실시하는 응급조치 등, 재난관리 책임기관의 장의 응급조치, 지역통제단장의 응급조치	
	[긴급조치] • 중앙긴급구조통제단, 지역긴급구조통제단, 긴급구조, 긴급구조 현장지휘, 긴급대응협력관, 긴급구조 활동에 대한 평가, 긴급구조 대응계획의 수립, 긴급구조 관련 특수번호 전화서비스의 통합·연계, 재난 대비능력 보강, 긴급구조 지원기관의 능력에 대한 평가, 해상에서의 긴급구조, 항공기 등 조난사고 시의 긴급구조	
복구 (Recovery)	**[피해조사 복구계획]** • 재난 피해 신고 및 조사, 재난 복구계획의 수립 및 시행, 재난복구계획에 따라 시행되는 사업의 관리	
	[특별재난 지역선포 및 지원] • 특별재난지역의 선포, 특별재난지역에 대한 지원	
	[재정보상] • 비용 부담의 원칙, 응급 지원에 필요한 비용, 손실보상, 치료 및 보상, 포상, 재난 지역에 대한 국고 보조 등의 지원, 복구비 등의 선지급 및 반환	

(4) 용어 정의

① 재난: 국민의 생명 · 신체 · 재산과 국가에 피해를 주거나 줄 수 있는 것

㉠ 자연재난: 태풍, 홍수, 호우(豪雨), 강풍, 풍랑, 해일(海溢), 대설, 한파, 낙뢰, 가뭄, 폭염, 지진, 황사(黃砂), 조류(藻類) 대발생, 조수(潮水), 화산활동, 자연우주물체의 추락 · 충돌, 그 밖에 이에 준하는 자연현상으로 인하여 발생하는 재해

㉡ 사회재난: 화재 · 붕괴 · 폭발 · 교통사고(항공사고 및 해상사고를 포함한다) · 화생방사고 · 환경오염 사고 · 다중운집인파사고 등으로 인하여 발생하는 대통령령으로 정하는 규모 이상의 피해와 국가핵심기반의 마비, 감염병, 가축전염병의 확산, 미세먼지, 인공우주물체의 추락 · 충돌 등으로 인한 피해

② 해외재난: 대한민국의 영역 밖에서 대한민국 국민의 생명 · 신체 및 재산에 피해를 주거나 줄 수 있는재난으로서 정부차원에서 대처할 필요가 있는 재난

③ 재난관리: 재난의 예방 · 대비 · 대응 및 복구를 위하여 하는 모든 활동

④ 안전관리: 재난이나 그 밖의 각종 사고로부터 사람의 생명 · 신체 및 재산의 안전을 확보하기 위하여 하는 모든 활동

⑤ 재난관리책임기관: 재난관리업무를 하는 다음 각 목의 기관을 말한다.

㉠ 중앙행정기관 및 지방자치단체

㉡ 지방행정기관 · 공공기관 · 공공단체(공공기관 및 공공단체의 지부 등 지방조직을 포함한다) 및 재난관리의 대상이 되는 중요시설의 관리기관 등으로서 대통령령으로 정하는 기관

⑥ 재난관리주관기관: 재난이나 그 밖의 각종 사고에 대하여 그 유형별로 예방 · 대비 · 대응 및 복구 등의 업무를 주관하여 수행하도록 대통령령으로 정하는 관계 중앙행정기관

⑦ 긴급구조: 재난이 발생할 우려가 현저하거나 재난이 발생하였을 때에 국민의 생명 · 신체 및 재산을 보호하기 위하여 긴급구조기관과 긴급구조지원기관이 하는 인명구조, 응급처치, 그 밖에 필요한 모든 긴급한 조치

⑧ 긴급구조기관: 소방청 · 소방본부 및 소방서. 다만, 해양에서 발생한 재난의 경우에는 해양경찰청 · 지방해양경찰청 및 해양경찰서.

⑨ 긴급구조지원기관: 긴급구조에 필요한 인력 · 시설 및 장비, 운영체계 등 긴급구조능력을 보유한 기관이나 단체로서 대통령령으로 정하는 기관과 단체

⑩ 국가재난관리기준: 모든 유형의 재난에 공통적으로 활용할 수 있도록 재난관리의 전 과정을 통일적으로 단순화 · 체계화한 것으로서 행정안전부장관이 고시한 것

⑪ 안전취약계층: 어린이, 노인, 장애인, 저소득층 등 신체적 · 사회적 · 경제적 요인으로 인하여 재난에 취약한 사람

⑫ 재난안전통신망 : 재난관리책임기관 · 긴급구조기관 및 긴급구조지원기관이 재난 및 안전관리업무에 이용하거나 재난현장에서의 통합지휘에 활용하기 위하여 구축 · 운영하는 통신망

⑬ 국가핵심기반: 에너지, 정보통신, 교통수송, 보건의료 등 국가경제, 국민의 안전 · 건강 및 정부의 핵심기능에 중대한 영향을 미칠 수 있는 시설, 정보기술시스템 및 자산 등.

재난관리책임기관(재난 및 안전관리 기본법 시행령 제3조2)

1. 자연재난

재난관리 주관기관	재난유형	재난관리 주관기관	재난유형
과학기술정보통신부 및 우주항공청	1) 자연우주물체의 추락·충돌 등으로 인해 발생하는 재해 2) 우주전파재난	해양수산부	1) 어업재해 중 적조현상 및 해파리의 대량발생으로 인해 발생하는 수산양 식물 및 어업용 시설의 피해 2) 풍수해 중 조수로 인해 발생하는 재해
행정안전부	1) 자연재해로서 낙뢰, 가뭄, 폭염 및 한파로 인해 발생하는 재해 2) 풍수해(조수로 인해 발생하는 재해는 제외) 3) 지진재해 4) 화산재해	산림청	「산림보호법」 제2조제10호에 따른 산사태로 인해 발생하는 재해
환경부	1) 황사로 인해 발생하는 재해 2) 하천·호소 등의 조류 대발생으로 인해 발생하는 재해	중앙행정기관	- 규정에 따른 자연재난 유형 외의 자연재난 - 자연재난 유형으로 인해 발생하는 재 해로서 각종 시설 및 장소(이하 "시설등"이라 한다)에서 발생하는 재해

2. 사회재난

재난관리 주관기관	재난유형	재난관리 주관기관	재난유형
행정안전부 및 경찰청	일반인이 자유로이 모이거나 통행하는 도로, 광장 및 공원의 다중운집인파사고로 인해 발생하는 대규모 피해	외교부	해외재난

재난관리 주관기관	재난유형	재난관리 주관기관	재난유형
행정안전부 및 경우에는 각각 관계 법령에 따라 해당 정보시스템의 구축·운영에 관한 사무 및 해당 청사의 관리에 관한 사무를 관장하는 중앙행정기관	1) 승강기의 사고 또는 고장으로 인해 발생하는 대규모 피해 2) 유선 및 도선 사업에 따른 사고로 인해 발생하는 대규모 피해 3) 정보시스템(행정안전부장관이 구축·운영하는 정보시스템으로 한정한 다)의 장애로 인해 발생하는 대규모 피해 4) 정부청사화재 등으로 인해 발생하는 대규모 피해 5) 행정안전부장관이 관리하지 않는 청사의 화재 등으로 인해 발생하는 대규모 피해	법무부	1) 다음의 어느 하나에 해당하는 시설 및 그 밖에 이와 유사한 시설의 화재 등으로 인해 발생하는 대규모 피해 가) 교정시설 나) 보호관찰소 및 갱생보호시설 다) 소년원 및 소년분류심사원 라) 치료감호시설 2) 다음의 어느 하나에 해당하는 시설 및 그 밖에 이와 유사한 시설의 화재 등으로 인해 발생하는 대규모 피해 가) 난민신청자의 주거시설 및 난민지원시설 나) 외국인보호실 및 외국인보호소
과학기술정보통신부 및 우주항공청	「인공우주물체의 추락·충돌 등으로 인해 발생하는 피해	국방부	국방·군사시설의 화재 등으로 인해 발생하는 대규모 피해
과학기술정보통신부	1) 방송통신재난 2) 연구실사고로 인해 발생하는 대규모 피해 3) 전파의 혼신으로 인해 발생하는 대규모 피해	행정안전부 및 소방청	1) 소방대상물의 화재로 인해 발생하는 대규모 피해 2) 위험물의 누출·화재·폭발 등으로 인해 발생하는 대규모 피해
교육부	1) 교육시설의 화재·붕괴·폭발·다중운집인파사고 등(이하 "화재등"이라 한다)으로 인해 발생하는 국가 또는 지방자치단체 차원의 대처가 필요한 인명 또는 재산의 대규모 피해 2) 어린이집의 화재 등으로 인해 발생하는 대규모 피해	농림축산식품부	1) 가축전염병의 확산으로 인한 피해 2) 농업생산기반시설 중 저수지의 붕괴·파손 등으로 인해 발생하는 대규모 피해 3) 농수산물도매시장, 농수산물종합유통센터의 화재 등으로 인해 발생하는 대규모 피해
보건복지부	1) 다음의 어느 하나에 해당하는 시설의 화재 등으로 인해 발생하는 대규모 피해 가) 노인복지시설 나) 아동복지시설 다) 장애인복지시설 2) 병원급 의료기관의 화재 등으로 인해 발생하는 대규모 피해	문화체육관광부	1) 야영장의 화재 등으로 인해 발생하는 대규모 피해 2) 유기시설 또는 유기기구의 중대한 사고로 인해 발생하는 대규모 피해 3) 공연장의 화재 등으로 인해 발생하는 대규모 피해 4) 전문체육시설 및 생활체육시설의 화재 등으로 인해 발생하는 대규모 피해

PART 03

재난관리 주관기관	재난유형	재난관리 주관기관	재난유형
산업통상 자원부	1) 가스사고로 인해 발생하는 대규모 피해 2) 석유의 정제시설·비축시설, 주유소의 화재등 으로 인해 발생하는 대규모 피해 3) 에너지의 중대한 수급 차질로 인해 발생하는 대규모 피해 4) 대규모점포의 화재 등으로 인해 발생하는 대규모 피해 5) 전기사고로 인해 발생하는 대규모 피해 6) 제품사고, 안전관리대상어린이제품 및 안전관리대상제품으로 인한 대규모 피해	환경부	1) 댐의 붕괴·파손 등으로 인해 발생하는 대규모 피해 2) 미세먼지로 인한 피해 3) 수도(水道)의 화재 등으로 발생하는 대규모 피해 4) 먹는 물의 수질오염으로 인해 발생하는 대규모 피해 5) 안전확인대상생활화학제품 및 살생물제 관련 사고로 인해 발생하는 대규모 피해 6) 화학사고로 인해 발생하는 대규모 피해 7) 오염물질 등으로 인한 환경오염으로 인해 발생하는 대규모 피해
보건복지부 및 질병관리청	감염병의 확산으로 인한 피해	고용노동부	산업재해 및 중대산업사고로 인해 발생하는 대규모 피해
여성가족부	1) 청소년복지시설의 화재 등으로 인해 발생하는 대규모 피해 2) 청소년수련시설의 화재 등으로 인해 발생하는 대규모 피해	금융위원회	정보통신기반시설을 관리하는 금융기관의 화재 등으로 인해 발생하는 대규모 피해
원자력 인진위원회	1) 방사능재난 2) 인접 국가의 방사능 누출로 인해 발생하는 대규모 피해	국가유산청	1) 문화유산·보호구역· 보호물과 문화유산 보관시설의 화재 등으로 인해 발생하는 대규모 피해 2) 자연유산·보호물 및 보호구역의 화재 등으로 인해 발생하는 대규모 피해
해양수산부 및 해양경찰청	해양오염으로 인해 발생하는 대규모 피해	중소벤처 기업부	전통시장의 화재 등으로 인해 발생하는 대규모 피해
해양수산부	1) 수산물도매시장 및 수산물종합유통센터의 화재 등으로 인해 발생하는 대규모 피해 2) 항만의 화재 등으로 인해 발생하는 대규모 피해 3) 해수욕장의 안전사고로 인해 발생하는 대규모 피해 4) 해양사고(해양에서 발생한 사고로 한정하며, 해양오염은 제외한다)로 인해 발생하는 대규모 피해	국토교통부	1) 건축물의 붕괴·전도 등으로 인해 발생하는 대규모 피해 2) 공항의 화재 등으로 인해 발생하는 대규모 피해 3) 공동구의 화재 등으로 인해 발생하는 대규모 피해 4) 도로의 화재 등으로 인해 발생하는 대규모 피해 5) 복합물류터미널사업자 및 물류창고업자가 관리하는 물류시설의 화재 등으로 인해 발생하는 대규모 피해 6) 철도사고로 인해 발생하는 대규모 피해 7) 항공기사고, 경량항공기사고 및 초경량비행장치사고로 인해 발생하는 대규모 피해

재난관리 주관기관	재난유형	재난관리 주관기관	재난유형
산림청	1) 사방시설의 붕괴·파손 등으로 인해 발생하는 대규모 피해 2) 산불로 인해 발생하는 대규모 피해	국가핵심기반을 지정하는 중앙행정기관	국가핵심기반의 마비로 인한 피해
퍼. 행사를 주최·주관하는 중앙행정기관(주최·주관하는 중앙행정기관이 다수인 경우에는 주최·주관의 주된 역할을 담당하는 중앙행정기관을 말한다)	중앙행정기관이 주최·주관하는 각종 행사가 개최되는 시설 등에서 발생하는 대규모 피해	중앙행정기관	- 사회재난 유형란의 시설 등 외의 시설 등에서 발생하는 대규모 피해 - 사회재난 유형 외의 사회재난

Tip 긴급구조지원기관(재난 및 안전관리 기본법 시행령 제4조/ 시행규칙 제2조 별표1)

1. 교육부, 과학기술정보통신부, 국방부, 산업통상자원부, 보건복지부, 환경부, 국토교통부, 해양수산부, 방송통신위원회, 경찰청, 산림청, 질병관리청 및 기상청
2. 탐색구조부대로 지정하는 군부대와 그 밖에 긴급구조지원을 위하여 국방부장관이 지정하는 군부대
3. 대한적십자사
4. 종합병원, 응급의료기관, 중앙응급의료센터, 응급의료지원센터 및 구급차등의 운용자
5. 전국재해구호협회
6. 긴급구조기관과 긴급구조활동에 관한 응원협정을 체결한 기관 및 단체
7. 그 밖에 긴급구조에 필요한 인력과 장비를 갖춘 기관 및 단체로서 행정안전부령으로 정하는 기관 및 단체 (시행규칙 제2조 별표1)
   1) 유역환경청 또는 지방환경청
   2) 지방국토관리청
   3) 지방항공청
   4) 보건소
   5) 지하철공사 및 도시철도공사
   6) 한국가스공사
   7) 한국가스안전공사
   8) 한국농어촌공사
   9) 한국전기안전공사
   10) 한국전력공사
   11) 대한석탄공사
   12) 한국광물자원공사
   13) 한국수자원공사
   14) 한국도로공사
   15) 한국공항공사
   16) 항만공사
   17) 한국원자력안전기술원, 한국원자력의학원
   18) 국립공원관리공단
   19) 소방청장이 정하여 고시하는 기간통신사업자
   20) 지방해양수산청
   21) 어업관리단
   22) 해양환경공단

2) 안전관리기구 및 기능

재난의 예방, 대비, 대응, 복구 전 과정에서 중앙정부 차원의 재난관리 기능을 수행하기 위해 중앙안전관리위원회, 중앙재난안전대책본부, 중앙긴급구조통제단을 법적으로 설치 · 운영하고 있다(그림 7-9). 이들은 재난 발생 전 · 중 · 후 시기마다 고유의 기능을 수행하며, 총괄적 정책 심의 → 전략적 지휘조정 → 현장 지휘 통제의 기능 체계를 통해 국가의 재난관리 거버넌스를 실현한다.

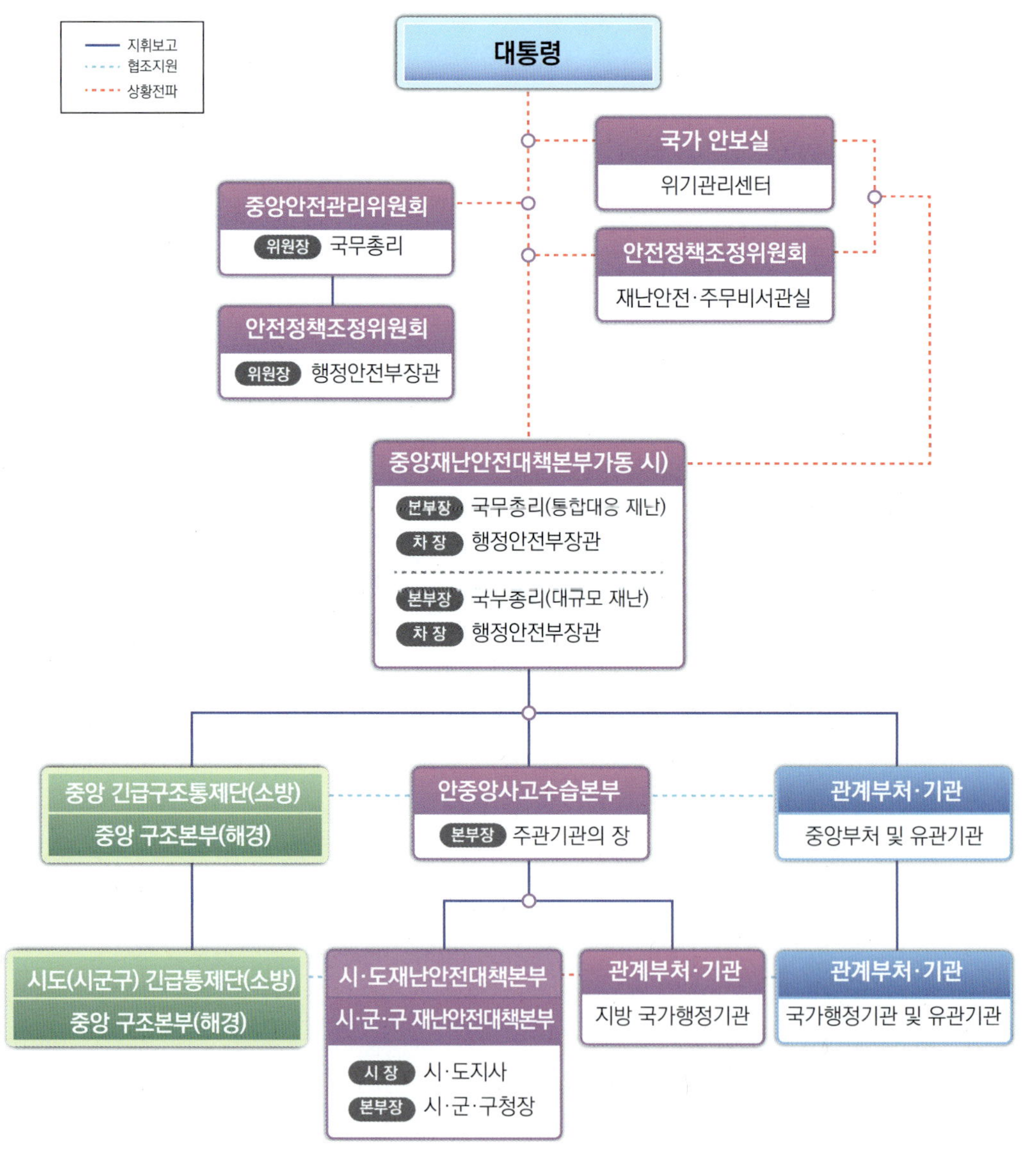

그림 7-9. **국가재난관리체계도**

(1) 중앙안전관리위원회

재난관리의 최고 정책 심의기구로서, 재난관리의 정합성, 일관성, 통합성 확보에 핵심 역할을 수행한다(표 7-40). 실질적으로 행정안전부 중심의 실무 실행 체계와 정책적 결정 구조 사이의 연결고리 역할 수행하고 중앙부처 간 분절적 대응의 해소와 협업 기반 구축에 있어 구조적 기반 제공한다.

표 7-40. 중앙안전관리위원회 주요 정보

구분	세부내용
설치 목적	재난 및 안전관리 기본계획의 수립과 주요 정책에 관한 사항을 심의·조정하기 위해 설치
법적 근거	「재난 및 안전관리 기본법」 제9조
위원장	국무총리
간사	행정안전부 장관
구성원	중앙행정기관 또는 관계기관·단체의 장
심의사항	1. 재난 및 안전관리에 관한 중요 정책에 관한 사항 2. 국가안전관리기본계획에 관한 사항 3. 재난 및 안전관리 사업 관련 중기사업계획서, 투자우선순위 의견 및 예산요구서에 관한 사항 4. 중앙행정기관의 장이 수립·시행하는 계획, 점검·검사, 교육·훈련, 평가 등 재난 및 안전관리업무의 조정에 관한 사항 5. 안전기준관리에 관한 사항 6. 재난사태의 선포에 관한 사항 7. 특별재난지역의 선포에 관한 사항 8. 재난이나 그 밖의 각종 사고가 발생하거나 발생할 우려가 있는 경우 이를 수습하기 위한 관계 기관 간 협력에 관한 중요 사항 9. 재난안전의무보험의 관리·운용 등에 관한 사항 10. 중앙행정기관의 장이 시행하는 대통령령으로 정하는 재난 및 사고의 예방사업 추진에 관한 사항 11. 그 밖에 위원장이 회의에 부치는 사항

(2) 중앙재난안전대책본부

중앙재난안전대책본부(중대본)는 재난관리 체계의 핵심 지휘 · 조정기구로서, 재난이 발생하거나 발생할 우려가 있는 경우 범정부 차원의 통합 대응체계를 가동하여 국가적 대응의 컨트롤 타워로 기능을 수행한다. 법률적 기반, 지휘권한, 다기관 연계체계를 통해 한국형 재난관리의 실질적 대응성을 강화하는 데 결정적 역할을 수행하고 있다. 그 제도적 의의는 예방 중심의 평시 준비체계와 유사시의 신속하고 통합된 대응체계 간 균형을 제도적으로 확립했다는 점에서 평가할 수 있다. 중앙재난안전대책본부는 재난 발생 시 국가 차원의 통합적 대응을 총괄하는 핵심 기구로, 신속한 자원 동원과 기관 간 협업을 통해 피해 최소화 및 복구를 주도한다(표 7-41).

표 7-41. 중앙재난안전대책본부 주요 정보

구분	세부내용
설치 목적	재난 발생 또는 예상 시 범정부 차원의 대응조정, 피해 최소화 및 복구 지원을 위한 중앙 지휘기구
법적 근거	「재난 및 안전관리 기본법」 제14조
본부장	행정안전부 장관 단, 해외재난인 경우 외교부장관 방사능재난인 경우 원자력안전위원회위원장
구성원	1. 관계 중앙행정기관의 고위공무원에 속하는 일반직 공무원 중 소속 기관의 장의 추천을 받은 사람 - 국방부(장성급 장교), 경찰청 및 해양경찰청(치안감 이상), 소방청(소방감 이상) 2. 필요시 민간 전문가 또는 공공기관 대표 포함
역할	- 재난 대응 총괄 및 지휘 - 관계기관 간 자원 동원 및 협업 조정 - 피해 상황 종합 관리 및 대국민 정보 제공 - 재난 수습 및 복구계획 수립
심의사항	1. 재난예방대책에 관한 사항 2. 재난응급대책에 관한 사항 3. 국고지원 및 예비비 사용에 관한 사항 4. 그 밖에 중앙대책본부장이 회의에 부치는 사항

(3) 긴급구조통제단

긴급구조통제단은 재난관리 체계에서 전략–지휘–현장 실행의 구조 중 현장을 직접 책임지는 핵심 실행조직으로서, 재난 현장에서 구조·구급 활동을 신속하고 효과적으로 수행하기 위해 설치된 현장지휘 중심의 통합 실행기구이다(표 7-42).

이는 중앙재난안전대책본부(전략조정기능)와 달리 현장에서 직접 작동하는 전술적 지휘조직으로서, 재난 초기의 골든타임을 확보하고 피해를 최소화하는 실질적 실행 체계를 제도화한 것이다. 그 존재는 단순히 행정조직이 아니라, 현장에서 생명을 구하고 피해를 줄이는 생존 기반 인프라로서, 오늘날과 같은 복합재난 시대에 필수적인 재난 대응 장치로 기능하고 있다.

표 7-42 **긴급구조통제단 주요 기능 및 운영 체계**

구분	세부내용
설치 목적	재난 현장에서 구조·구급 등 응급조치를 신속히 통합지휘하기 위한 실무 실행 조직
법적 근거	「재난 및 안전관리 기본법」 제52조
단장	소방청장
구성원	- 소방청, 경찰청, 군, 해경, 지방자치단체 등 재난현장 대응기관 실무자 - 필요시 보건의료, 전기·가스 등 유관 공공기관 포함
역할	- 재난현장 통합지휘 및 구조·구급 활동 - 응급처치, 이송, 현장 안전 확보 - 현장자원 배치 및 협력기관 운영 - 현장정보 수집 및 중대본 보고
심의사항	- 구조활동 방식 및 우선순위 - 응급환자 분류·이송계획 - 현장 안전대책 및 보안조치 - 통합지휘체계(ICS) 운용 규칙

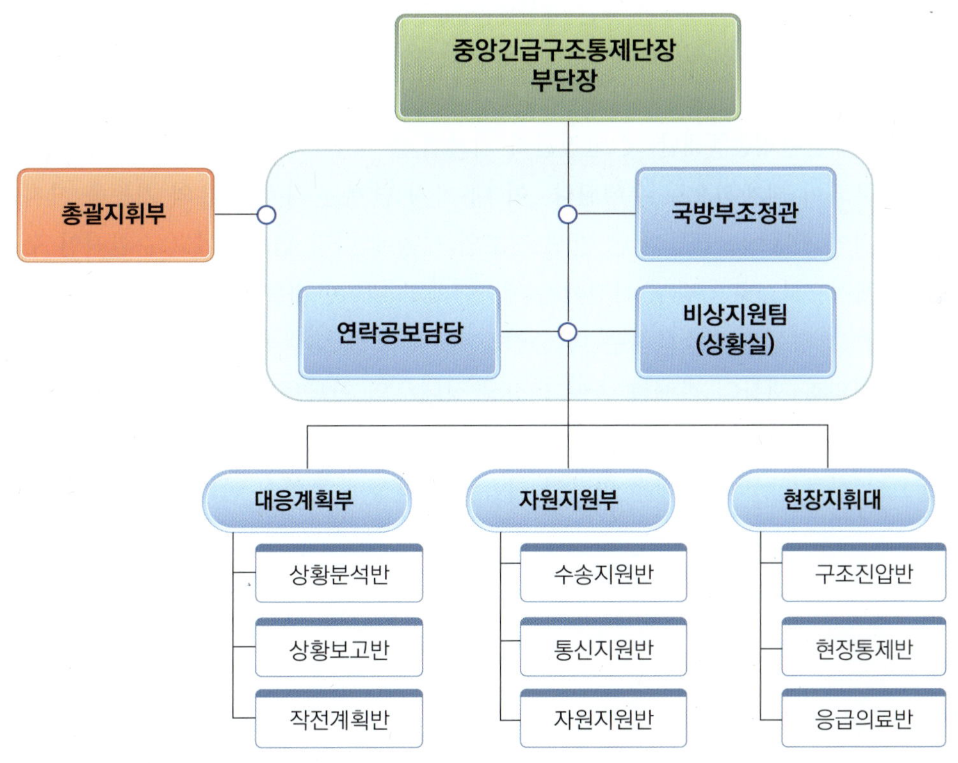

그림 7-10. **중앙긴급구조 통제단**

(4) 조직 간 기능적 연계

재난관리 체계에서는 중앙안전관리위원회, 중앙재난안전대책본부, 중앙긴급구조통제단이 각기 다른 역할과 지휘 범위를 갖고 유기적으로 연계된다(표 7-43). 중앙안전관리위원회는 사전 정책 심의와 기본계획 수립을 담당하며, 중앙재난안전대책본부는 재난 발생 시 범정부 차원의 지휘 · 조정을, 중앙긴급구조통제단은 재난 현장에서 실무 통합지휘를 맡는다. 이들 조직은 평상시부터 재난 발생 및 현장 대응까지 단계별로 기능을 분담하여, 국가 재난관리의 일관성과 효율성을 높인다.

표 7-43. **재난관리 주요 조직별 기능적 연계 및 역할 구분**

역할 구분	중앙안전관리위원회	중앙재난안전대책본부	중앙긴급구조통제단
기능	사전 정책 심의 및 기본계획 수립 (총괄적 정책 심의)	재난 발생 시 범정부 조정·지휘 (전략적 지휘 조정)	재난 현장 실무 통합지휘 (현장 지휘·통제)
지휘범위	국가 전체 재난정책	중앙-지방-유관기관 전부	재난 현장 및 응급구조 범위
운영 시기	상시 운영	재난 발생 시 운영	재난 현장 발생 시 즉시 가동
주요 결정권자	국무총리	행정안전부 장관	소방청장

3) 재난관리 활동

우리나라의 재난관리는 「재난 및 안전관리 기본법」을 중심으로 예방, 대비, 대응, 복구의 네 단계로 구분되어 체계적으로 수행된다. 이 네 가지 단계는 각각 고유의 기능을 가지면서도 상호 독립적인 활동이 아닌, 재난 발생 전후의 시점에 따라 연속적이고 순환적인 구조로 운영된다. 구체적으로, 재난 발생 이전에는 예방단계와 대비단계를 통해 재난의 발생을 사전에 차단하거나 그 영향을 최소화하는 데 중점을 두며, 재난 발생 이후에는 대응단계와 복구단계를 통해 인명과 재산의 피해를 줄이고 정상 상태로의 회복을 도모한다. 이러한 4단계는 단선적 절차가 아닌 상호 연계된 과정으로, 각 단계에서의 경험과 교훈은 다음 주기의 재난관리 활동으로 환류되어 재난 대응 역량의 지속적인 향상과 통합적 관리체계 구축에 기여한다(표 7-44).

표 7-44. **재난관리 4단계별 주요 활동(재난 및 안전관리 기본법 기준, 2025.04.01. 시행)**

단계	재난 및 안전관리 기본법 주요내용		
예방 (Mitigation)		① 재난관리 책임기관의장의 재난 예방조치	⑨ 재난안전분야 종사자 교육
		② 국가기반시설의 지정 및 관리	⑩ 재난안전분야에 제도개선
		③ 특정 관리대상 시설 등의 지정 및 관리	⑪ 정부 합동 안전 점검
		④ 지방자치단체에 대한 지원	⑫ 사법경찰권
		⑤ 재난방지시설의 관리	⑬ 집중 안전점검 기간 운영 등
		⑥ 재난안전분야 종사자 교육	⑭ 안전관리 전문기관에 대한 자료 요구
		⑦ 재난 예방을 위한 긴급 안전 점검	⑮ 재난관리 체계 등에 대한 평가 등
		⑧ 재난 예방을 위한 김급안전점검 및 안전조치	⑯ 재난관리 실태 공시 등
대비 (Preparedness)		① 재난관리 자원의 관리	⑥ 다중이용시설 등의 위기상황 매뉴얼 작성·관리 및 훈련
		② 재난현장 긴급통신 수단의 마련	⑦ 안전기준의 등록 및 심의
		③ 국가재난관리 기준의 제정·운영	⑧ 재난안전통신망의 구축 ·운영
		④ 기능별 재난 대응 활동계획의 작성·활용	⑨ 재난대비 기본계획 수립 및 훈련
		⑤ 재난분야 위기 관리 매뉴얼 작성·운용	
대응 (Response)	응급 조치	① 재난사태 선포	⑧ 강제대피 조치
		② 응급조치	⑨ 통행제한 등
		③ 위기 경보의 발령등	⑩ 응원
		④ 재난 예보·경보 체계 구축·운영등	⑪ 응급부담
		⑤ 동원명령 등	⑫ 시·도지사가 실시하는 응급조치 등
		⑥ 대피명령	⑬ 재난관리 책임기관의 장의 응급조치
		⑦ 위험구역의 설정	⑭ 지역통제단장의 응급조치
	긴급 조치	① 중앙긴급구조통제단	⑧ 긴급구조 관련 특수번호 전화서비스의 통합·연계
		② 지역긴급구조통제단	
		③ 긴급구조	⑨ 재난 대비능력 보강
		④ 긴급구조 현장지휘	⑩ 긴급구조 지원기관의 능력에 대한 평가
		⑤ 긴급대응협력관	⑪ 해상에서의 긴급구조
		⑥ 긴급구조 활동에 대한 평가	⑫ 항공기 등 조난사고 시의 긴급구조
		⑦ 긴급구조 대응계획의 수립	
복구 (Recovery)	피해조사 복구계획	① 재난 피해 신고 및 조사	③ 재난복구계획에 따라 시행되는 사업의 관리
		② 재난 복구계획의 수립 및 시행	
	특별재난 지역선포 및 지원	① 특별재난지역의 선포	② 특별재난지역에 대한 지원
	재정 보상	① 비용 부담의 원칙	⑤ 포상
		② 응급 지원에 필요한 비용	⑥ 재난 지역에 대한 국고 보조 등의 지원
		③ 손실보상	⑦ 복구비 등의 선지급 및 반환
		④ 치료 및 보상	

PART 03

(1) 재난예방

① 재난관리 책임기관의장의 재난 예방조치

재난관리책임기관의 장은 소관 관리대상 업무의 분야에서 재난 발생을 사전에 방지하기 위하여 다음의 조치를 하여야 한다.

㉠ 재난에 대응할 조직의 구성 및 정비
㉡ 재난의 예측 및 예측정보 등의 제공 · 이용에 관한 체계의 구축
㉢ 재난 발생에 대비한 교육 · 훈련과 재난관리예방에 관한 홍보
㉣ 재난이 발생할 위험이 높은 분야에 대한 안전관리체계의 구축 및 안전관리규정의 제정
㉤ 지정된 국가핵심기반의 관리
㉥ 특정관리대상지역에 관한 조치
㉦ 재난방지시설의 점검 · 관리
㉧ 재난관리자원의 관리
㉨ 재난 및 안전관리에 필요한 영상정보처리기기의 설치 · 운영

② 국가기반시설의 지정 및 관리

국가핵심기반의 지정 절차, 지정 취소 요건 및 세부 운영 기준 등 구체적인 사항은 대통령령으로 위임되어 있으며, 이를 통해 실무적 유연성과 제도적 일관성을 동시에 확보하고 있다. 이러한 제도는 단순한 인프라 보호를 넘어 국가 전체의 회복탄력성(resilience)을 확보하기 위한 핵심 기제로 작동하며, 각 분야 재난관리의 전략적 우선순위를 설정하는 기준점 역할을 수행한다.

③ 특정 관리대상 시설 등의 지정 및 관리

재난 발생 위험이 상존하거나 예방적 조치가 지속적으로 요구되는 지역에 대한 체계적 관리는 국가 및 지방 차원의 재난관리 역량을 강화하는 핵심 요소로 평가된다. 이에 따라 특정관리대상지역의 지정 및 관리 절차를 규정하고 있으며, 이는 재난 발생 가능성이 높은 지역을 선제적으로 지정하고 지속적으로 관리 · 정비할 수 있는 법적 기반을 제공한다.

④ 지방자치단체에 대한 지원

지방자치단체는 지역의 재난 예방과 위험요소 관리를 위한 1차적 주체로서 중요한 역할을 수행하지만, 재정적 · 기술적 한계로 인해 독자적인 대응에 어려움을 겪는 경우가 많다. 이러한 상황을 고려하여, 지방자치단체의 재난 예방 조치에 대해 중앙정부 차원의 지원과 협조를 명시하고 있다.

⑤ 재난방지시설의 관리

재난 발생을 예방하고 피해를 최소화하기 위해서는 단순한 사후 대응을 넘어서 재난방지시설의 사전적 유지관리와 정기적 점검체계 구축이 필수적이다. 이에 재난방지시설의 관리에 대한 재난관리책임기관의 법적 의무와 중앙정부의 감독 역할을 명확히 규정하고 있다.

⑥ 재난안전분야 종사자 교육

재난 및 안전관리의 전문성과 현장 대응 능력을 강화하기 위해서는 담당 공무원 및 실무자의 지속적인 교육이 핵심적인 요소로 작용한다. 이를 제도적으로 보장하기 위해 재난안전분야 종사자에 대한 정기적이고 체계적인 전문교육의 이수 의무를 명시하고 있다.

⑦ 재난 예방을 위한 긴급 안전 점검

긴급안전점검 제도는 국가의 재난관리체계가 단순 대응 중심에서 예방 중심으로 이행되고 있음을 상징적으로 보여주는 제도이다. 동시에, 중앙정부와 각급 재난관리기관 간의 협력 구조, 공무원의 조사권 보장, 점검결과의 후속 행정 연계 등을 통해 종합적이고 신속한 예방 활동이 실질적으로 작동할 수 있도록 제도화되어 있다. 이는 재난 발생 전 단계에서 위험요소를 실질적으로 제거하고, 현장 기반의 선제적 대응력을 강화하기 위한 핵심적 행정수단이다.

⑧ 재난 예방을 위한 김급안전점검 및 안전조치

단순한 안전점검을 넘어서, 실질적인 위험 해소를 위한 제도적 개입과 강제적 실행 수단을 포함하고 있으며, 행정의 대응성과 국민의 생명 · 안전 보호라는 공공가치 실현을 조화시키는 제도로 기능한다. 특히 이 조항은 위험요소가 식별된 이후에도 조치가 지연되거나 이행되지 않는 상황에서, 국가와 지방정부가 적극적으로 개입할 수 있는 법적 장치로서 예방 중심의 재난관리 체계를 견고히 하는 데 중요한 역할을 한다.

⑨ 안전취약계층에 대한 안전 환경 지원

현대 재난관리체계는 물리적 재난 대응을 넘어서, 사회적 약자의 재난 취약성 감소와 생활환경 개선을 포괄하는 통합적 접근을 지향하고 있다. 이러한 관점에서 안전취약계층에 대한 제도적 보호와 안전 환경 지원의 근거를 명문화하고 있다. 그래서 사회적 약자를 위한 재난안전 복지의 실현과 생활환경 중심의 선제적 재난관리 정책을 구현하기 위한 핵심 규정으로서, 현대 재난관리에서 요구되는 포용적이고 공정한 위험 관리 체계의 일환으로 기능한다.

⑩ 재난안전분야에 제도개선

재난관리체계의 효과성과 적실성을 확보하기 위해서는 단순히 기존 제도를 유지 · 운영하는 데 그치지 않고, 사회적 변화와 현장 경험에 기반한 제도 개선 노력이 지속적으로 이루어져야 한다. 이를 위해 재난안전분야의 제도개선을 위한 절차와 책임 주체를 명확히 규정하고 있다. 기존의 하향식 재난정책 결정 구조를 보완하고, 현장성과 전문성, 국민 참여가 결합된 정책개선 메커니즘을 법적으로 제도화한 것으로 평가된다. 특히 개선과제의 실적이 주기적으로 관리되도록 함으로써, 단위 부처의 책임 있는 이행을 촉진하고, 재난관리 체계 전반의 적응성과 역동성을 강화하는 기반을 마련하고 있다.

⑪ 정부 합동 안전 점검

재난 및 안전관리는 단순히 개별 기관의 자율적 대응을 넘어, 국가 차원의 체계적인 점검과 조정 메커니즘을 필요로 한다. 이를 실현하기 위한 제도적 장치로서, 정부합동 안전 점검에 관한 규정을 명시하고 있으며, 이는 범정부 차원의 재난관리 점검체계 구축을 위한 핵심 수단으로 작용한다.

그래서 행정안전부장관은 각 재난관리책임기관의 재난 및 안전관리 실태를 점검하기 위하여 대통령령에서 정한 절차에 따라 정부합동점검단을 편성하고 안전 점검을 실시할 수 있는 권한을 가진다. 이 합동점검단은 단일 부처의 시각을 넘어서 다양한 부처 및 기관의 시각을 반영한 협업형 점검 기구로서 기능하며, 종합적이고 객관적인 진단을 가능하게 한다.

정부합동 안전 점검 제도는 중앙정부 주도의 통합적 안전 점검 체계를 통해 국가 재난관리 수준을 점검 · 보완하고, 그 결과를 실효적 정책으로 연계하기 위한 제도적 장치이며, 책임 행정과 예방 중심의 재난관리 패러다임 정착을 위한 핵심 수단으로 기능한다.

⑫ 사법경찰권

재난 및 안전관리 업무가 단순한 예방 중심 행정에 국한되지 않고, 법적 규율 체계와도 긴밀하게 연결되어야 함을 보여주는 대표적인 사례로 평가된다. 또한 행정안전부와 재난관리기관의 점검 기능이 법집행력과 결합함으로써, 재난 예방을 위한 국가 개입이 더욱 강력하고 실효성 있게 수행될 수 있는 제도적 기반을 제공하고 있다.

⑬ 집중 안전점검 기간 운영 등

재난 예방 행정의 효율성, 참여성, 투명성을 강화하기 위한 통합적 제도이며, 국가-지방-국민이 함께 참여하는 선제적 위험 관리체계의 실현을 위한 기반으로 기능한다. 특히 집중 점검 기간은 행정 주도적 조치와 국민 참여형 안전문화의 결합 지점으로서, 현대적 재난관리 전략의 중요한 축으로 자리매김하고 있다.

⑭ 안전관리 전문기관에 대한 자료 요구

재난관리 주체의 범위를 행정기관에만 국한하지 않고, 전문기관과의 정보 공유 및 협조 체계를 포함시킴으로써, 민관 협력 기반의 재난관리 거버넌스를 구축하는 데 핵심적 역할을 한다. 동시에, 안전관리전문기관은 공공의 생명과 재산 보호라는 목적을 공유하는 공적 기능 수행의 협력 주체로서 위상을 부여받는 법적 근거를 가진다.

그래서 재난관리의 과학화 · 전문화와 함께, 기술 정보 기반의 정책 결정 지원체계 확보를 위한 핵심 조항으로서, 국가 재난예방 정책의 실행력을 높이고 데이터 기반의 행정 실현을 위한 필수 요소로 기능한다.

⑮ 재난관리 체계 등에 대한 평가 등

국가 재난관리체계가 단순 실행 중심의 행정에서 평가와 환류를 통해 발전하는 순환형 구조로 전환되고 있음을 보여준다. 동시에, 성과 기반의 행정관리 원칙을 재난관리 분야에 도입함으로써, 재난관리 주체의 자율성과 책임성을 동시에 강화하는 제도적 토대를 제공한다.

⑯ 재난관리 실태 공시 등

재난관리의 민주성과 신뢰성을 확보하기 위해서는 국민이 자신이 거주하는 지역의 재난 대응 실태와 예방 성과에 대한 정보를 명확히 이해할 수 있는 제도적 기반이 마련되어야 한다. 이러한 맥락에서 재난관리 실태의 공시제도를 명문화함으로써, 지방정부의 재난관리 책임성과 지역 주민의 알 권리를 제도적으로 보장하고 있다.

(2) 재난대비

① 재난관리 자원의 관리

재난 발생 시 신속하고 효과적인 대응을 위해서는 사전 계획뿐 아니라 즉시 동원 가능한 물적 · 인적 자원의 체계적인 확보와 관리가 핵심적이다. 이러한 필요성에 근거하여 재난관리자원의 조직적 관리 의무를 재난관리책임기관의 장에게 부여하고 있다.

② 재난현장 긴급통신 수단의 마련

재난상황에서 통신두절이라는 구조적 위기에 대응하기 위한 예방적 장치이자, 기관 간 공조 기반의 통신관리체계를 구축하려는 제도적 기반이다. 이는 단순한 장비 확보를 넘어 재난 정보 흐름의 연속성 확보와 상황관리 체계의 유지를 위한 핵심 전략으로 작동하며, 통합지휘

체계의 실현 가능성을 뒷받침하는 필수적 요건이다

③ 국가재난관리 기준의 제정 · 운영

재난관리 전 분야에서의 통합성과 일관성을 확보하기 위한 '표준 기반의 재난관리체계' 구축을 목표로 하며, 중앙과 지방, 공공과 민간을 아우르는 재난관리 거버넌스의 공통 언어와 절차를 정립하는 핵심 장치로 기능한다.

④ 기능별 재난 대응 활동계획의 작성 · 활용

현장 중심적이고 역할 중심적인 재난대응체계의 정립을 위한 제도적 기반으로, 중앙과 지방, 공공과 민간이 기능 단위로 협업할 수 있는 통합 재난관리체계의 실현을 뒷받침하는 핵심 조항이다. 특히 기능별 계획은 재난 발생 시 중복 대응과 역할 공백을 최소화하고, 자원의 최적 배분과 신속한 지휘체계 작동을 가능하게 하는 실천 전략으로 평가된다.

⑤ 재난분야 위기 관리 매뉴얼 작성 · 운용

재난대응의 효과성과 일관성을 제고하기 위해서는 사전에 수립된 계획과 절차에 따라 관련 기관이 신속하게 행동할 수 있는 표준화된 위기관리 매뉴얼 체계의 구축과 운용이 필요하다. 이러한 필요성에 기반하여, 재난관리책임기관이 작성하고 운용해야 하는 재난유형별 위기관리 매뉴얼의 법적 근거와 구성 체계를 명시하고 있다.

⑥ 다중이용시설 등의 위기상황 매뉴얼 작성 · 관리 및 훈련

현대사회에서 대형 재난은 공공기관뿐만 아니라 민간이 운영하는 다중이용시설 등 불특정 다수가 이용하는 공간에서 발생할 가능성이 크기 때문에, 이들 시설의 위기대응 역량 확보는 국가 재난관리체계의 필수적 구성요소로 간주된다. 그래서 민간시설의 재난 대응 능력을 제고하고, 다중이용시설의 안전 관리를 제도화함으로써 재난관리의 민관 협력 구조를 확장하는 조항이다. 이는 공공기관 중심의 대응 체계에서 벗어나, 시설 단위의 위험 대응력을 내재화하고 지역사회 전체의 회복탄력성(resilience)을 향상시키기 위한 실질적인 법적 기반을 제공한다.

⑦ 안전기준의 등록 및 심의

효율적이고 일관된 재난안전관리 정책의 수립과 실행을 위해서는 다양한 분야에서 사용되는 '안전기준'의 통합적 관리체계 구축이 필수적이다. 이러한 배경하에 각 부처별로 신설 · 변경되는 안전기준을 중앙에서 통합 관리하고 조정하는 법적 절차를 규정하고 있다. 그래서 국

가 재난안전정책의 핵심 구성요소인 '안전기준'에 대한 중앙집중적 통합관리체계를 제도화함으로써, 부처 간 기준 체계의 정합성과 효율성을 확보하고, 궁극적으로는 재난으로부터 국민의 생명과 재산을 보다 체계적으로 보호하기 위한 핵심 법적 기반으로 기능한다.

⑧ 재난안전통신망의 구축 · 운영

재난 발생 시 정보의 지연 · 혼선 · 단절은 대응 체계의 마비로 직결되므로, 신속하고 안정적인 통신 기반의 확보는 재난관리의 핵심 인프라로 간주된다. 이를 제도적으로 보장하기 위해 행정안전부장관이 주관하는 재난안전통신망의 구축 · 운영 및 재난 관련기관의 의무적 활용을 명시하고 있다. 그래서 재난상황에서의 정보 통신망 단일화 및 공동활용을 통한 대응 효율성 확보를 목표로 하는 핵심 인프라 법률근거로 재난지휘체계의 실시간화, 통합화, 고도화를 가능케 하는 기술 · 제도적 기반이라 평가할 수 있다.

⑨ 재난대비 기본계획 수립 및 훈련

재난 발생 시 대응 역량을 좌우하는 결정적 요소는 사전 대비훈련의 충실도와 실전과 유사한 절차 이행 능력이다. 재난대비훈련의 체계적 계획 수립과 실행, 사후 점검 · 개선까지의 전 과정을 법제화함으로써, 훈련 중심의 재난 대응체계 정착을 목표로 한다. 그래서 재난대비훈련을 단발적 행정 이벤트가 아닌, 연차적 계획과 평가 기반의 통합 재난관리 프로세스의 일부로 규정하고 있으며, 이는 계획 – 훈련 – 평가 – 개선의 구조화된 대응능력 고도화 전략의 법제적 실현이라 평가된다.

(3) 재난대응

(가) 응급조치 등

① 재난사태 선포

재난관리체계에서 '재난사태 선포'는 국가가 재난을 비상상황으로 공식 선언하고, 이에 따른 특별 조치 권한을 행사할 수 있도록 하는 긴급 행정수단이다. 재난사태 선포의 요건, 절차, 권한, 효과 및 해제 조건 등을 규정하여, 중앙 및 지방정부의 대응체계가 합법적으로 작동할 수 있는 법적 기반을 마련하고 있다.

우선, 행정안전부장관은 대통령령으로 정하는 중대한 재난이 발생하거나 그 우려가 있는 경우, 사람의 생명 · 신체 · 재산에 중대한 피해가 예상되어 긴급한 조치가 필요하다고 인정되면 중앙위원회의 심의를 거쳐 재난사태를 선포할 수 있다. 이는 공식적인 재난관리 체계의 비상단계 전환을 의미하며, 재난 경보 발령, 인력 및 자원의 강제 동원, 대피 명령, 비상교육 조치 등 법률상 특별한 행정조치를 정당화하는 효과를 가진다.

다만, 재난상황이 지극히 긴급하여 중앙위원회 심의를 거칠 시간적 여유가 없는 경우, 행정안전부장관은 심의 없이 우선 선포할 수 있으며, 이 경우 지체 없이 중앙위원회의 사후 승인을 받아야 하며, 승인을 받지 못할 경우 즉시 해제하여야 한다. 이는 신속성과 절차적 정당성 간의 균형을 고려한 예외적 규정이다.

2024년부터는 시 · 도지사에게도 일정한 경우 관할 구역 내 재난사태를 선포할 권한을 부여하고 있으며, 이 경우 시 · 도위원회의 심의를 거쳐 선포할 수 있다. 이 또한 지방의 자율성과 책임성을 확대하고, 중앙정부와의 대응 공백을 최소화하려는 지방분권적 재난관리 강화 방안의 일환이다. 마찬가지로, 시 · 도지사도 긴급한 상황에서는 시 · 도위원회의 사전 심의 없이 선포가 가능하며, 이 경우 사후 승인 절차가 요구된다.

재난사태가 선포되면, 행정안전부장관 또는 지방자치단체장은 해당 지역에 대해 다음과 같은 법정 권한을 발동할 수 있다.

- 재난경보 발령, 자원 동원, 위험구역 설정, 대피 명령, 응급지원 등 응급조치
- 공무원의 비상소집 명령
- 지역 내 여행 · 이동 자제 권고
- 휴업 · 휴원 · 휴교 명령 또는 요청
- 그 밖에 재난 예방과 확산 방지를 위한 긴급 조치

이와 같은 권한은 법령상 사전 부여된 명시적 행정재량으로, 일반 행정법 원칙에 대한 예외를 허용하는 긴급조치로 작동한다.

마지막으로, 재난의 위험이 해소되었거나 추가적 재난의 우려가 없어진 경우, 재난사태를 즉시 해제해야 할 법적 의무가 발생한다. 이는 행정권의 과도한 지속을 방지하고, 비상조치로 제한된 기본권과 정상 행정체계를 신속히 복구하기 위한 절차적 안전장치이다.

결과적으로 재난선포는 재난 대응의 위기단계 격상과 이에 따른 법적 · 행정적 권한 발동 구조를 체계화한 조항으로, 국가 및 지방정부가 합법성과 긴급성을 갖추어 재난에 대응할 수 있는 법적 토대를 마련하고 있다. 이는 재난대응의 신속성 · 합리성 · 민주성을 동시에 확보하려는 재난법제의 핵심축으로 기능한다.

② 응급조치

재난 발생 시 피해를 최소화하고 상황을 통제하기 위해 가장 먼저 수행되어야 할 조치가 바로 현장 중심의 응급조치(emergency measures)**이다. 응급조치의 법적 근거, 수행 주체, 조치 내용 및 기관 간 협조 의무를 명확히 하여, 재난 초기 단계의 대응역량과 지휘체계 정립을 위한 기초 법령으로 기능한다.

시 · 도 및 시 · 군 · 구 긴급구조통제단장(이하 지역통제단장)과 시장 · 군수 · 구청장은 재난이 발생하거나 그 우려가 있는 경우, 관계 법령 및 재난대응활동계획, 위기관리 매뉴얼에 따라 즉시 응급조치를 시행해야 할 법적 의무를 가진다. 응급조치는 재난의 피해를 방지하거나 축소하기 위한 사전 · 초동적 대응조치로, 행정적 판단의 신속성과 법적 정당성이 동시에 요구되는 고도의 대응 행위이다.

응급조치의 구체적 범위는 다음과 같이 7개 유형으로 구분된다.

㉠ 경보의 발령 또는 전달, 피난 권고 또는 지시
㉡ 진화, 수방, 지진방재 등과 같은 직접적 응급구조 및 구호 조치
㉢ 피해 시설에 대한 응급복구, 방역 · 방범 등 질서 유지 활동
㉣ 긴급수송 및 구조수단 확보
㉤ 급수 · 구호품 · 긴급피난처 등 재난관리자원의 확보
㉥ 현장지휘통신체계의 확보
㉦ 그 밖에 대통령령으로 정하는 재난 예방 및 피해 저감에 필요한 조치

특히 지역통제단장(긴급구조기관의 현장지휘관)은 일부 항목에 대해서만 응급조치 권한을 가지며, 이는 재난관리의 지휘권을 지방자치단체장에게 집중시키면서 구조 · 진화 등 특수기능 중심의 전문기관 권한은 유지하는 협력적 분담체계를 반영한 것이다.

또한 응급조치의 기관 간 협력체계를 제도화하고 있다. 시 · 군 · 구 관내에 소재한 재난관리책임기관의 장은 지역통제단장 또는 시장 · 군수 · 구청장의 요청에 따라, 해당 기관 소관 분야의 응급조치를 지휘 · 조정 아래 수행하거나, 그 응급조치에 협력해야 할 의무를 지닌다. 이는 재난대응을 단일 기관의 노력으로 해결할 수 없다는 점을 반영하여, 수평적 협조와 수직적 지휘가 융합된 협력형 대응 구조를 법적으로 명확히 한 것이다.

결과적으로 재난 초기 단계에서의 신속한 대응을 위한 법적 책임 분담과 구체적 조치 유형을 명시함으로써, 실질적인 재난 대응이 가능하도록 하는 법적 틀을 제공하고 있다. 이는 '현장에서의 즉시 행동'과 '사전 설계된 계획의 실행'이라는 재난관리의 두 축을 접목시킨 조항으로, 재난 대응의 실천력을 제고하는 핵심 기반이라 할 수 있다.

③ 위기경보의 발령등

재난대응 체계에서 가장 핵심적인 사전 조치 중 하나는 위험 징후를 조기에 식별하고 이에 대한 경보를 적절한 수준으로 발령함으로써 선제적 대응이 가능하도록 하는 위기경보 체계이다. 위기경보의 법적 발령 절차, 단계구조, 조정 메커니즘 등을 규정함으로써 재난 위험의 조기경보체계를 제도화하고 있다.

우선, 재난관리주관기관의 장은 대통령령으로 정하는 재난의 징후를 식별하거나 발생이 예상되는 경우, 그 위험 수준과 발생 가능성을 종합적으로 판단하여 위기경보를 발령할 수 있다. 이는 기관별로 소관 재난 유형(예: 기상청의 태풍, 환경부의 유해화학물질 유출 등)에 대한 조기 탐지 기능과 대응 준비를 유도하는 조항이다.

다만, 국가적 차원의 재난으로서 행정안전부장관이 위기관리 표준매뉴얼에 따라 직접 관리해야 하는 재난에 대해서는, 행정안전부장관이 위기경보를 발령할 수 있는 권한을 갖는다. 이는 국가단위 재난에 대한 총괄지휘권의 확보와 대응 일원화를 위한 구조이다.

위기경보는 재난의 피해 가능성과 심각도를 기준으로 ① 관심, ② 주의, ③ 경계, ④ 심각의 4단계로 구분되며, 이는 경보 수준에 따라 관련 기관의 대응 단계도 연계적으로 격상되도록 구성되어 있다(표 7-45). 이와 같은 경보단계는 재난 피해의 전개 속도, 확산 가능성, 피해 규모 등을 종합적으로 고려하여 결정되며, 경보가 격상될수록 동원 자원과 기관 간 조정범위도 확대된다. 다만, 일부 특수 재난에 대해서는 별도의 법령에 따른 위기경보 기준이 존재할 수 있으며, 이 경우 해당 기준이 우선 적용된다(예: 감염병 위기경보는 「감염병의 예방 및 관리에 관한 법률」 기준에 따름).

위기경보 중 가장 높은 단계인 '심각' 단계의 발령 또는 해제에 있어서는 사전적으로 행정안전부장관과 재난관리주관기관의 장이 협의를 해야 하며, 긴급한 경우에는 사후 협의도 가능하도록 예외를 허용하고 있다. 이는 책임 행정과 신속 대응의 균형을 고려한 조정 장치로, 위기 상황에서 기관 간 중복 대응이나 지휘 혼선 방지를 위한 제도적 조율 구조이다.

또한 재난관리책임기관의 장은 재난 관련 위험정보를 확보한 경우, 즉시 행정안전부장관, 재난관리주관기관의 장, 시 · 도지사 및 시장 · 군수 · 구청장에게 통보할 의무가 있다. 이는 위기경보의 신속한 발령을 가능하게 하는 정보 공유 체계의 기반으로 작동하며, 정보의 조기 전파와 대응기관 간 실시간 협력의 실효성을 높이는 구조이다.

결과적으로, 위기경보의 단계적 구조와 권한 주체, 발령 · 해제 요건, 기관 간 협력 메커니즘 등을 통합적으로 규정함으로써, 위험 탐지에서부터 초기 대응 체계의 작동까지를 하나의 연속적 흐름으로 관리할 수 있도록 설계된 조항이다. 이는 재난대응에서 선제성, 상황 중심의 유연성, 권한의 명확성을 모두 아우르는 핵심 법제적 장치라 할 수 있다.

표 7-45. 국가 위기 경보 단계(Blue-red)와 세부 설명

구분	세부내용
관심 (Blue)	위기징후와 관련된 현상이 나타나고 있으나. 그 활동 수준이 낮아서 국가 위기로 발전할 가능성이 적은 상태
주의 (Yellow)	위기징후의 활동이 비교적 활발하여 국가위기로 발전할 수 있는 일정 수준의 경향이 나타나는 상태
경계 (Orange)	위기징후의 활동이 활발하여 국가위기로 발전할 가능성이 농후한 상태
심각 (Red)	위기징후의 활동이 매우 활발하여 국가위기의 발생이 확실시되는 상태

④ 재난 예보 · 경보 체계 구축 · 운영등

재난의 피해를 줄이기 위한 가장 핵심적인 선제 전략은 재난 예보 및 경보체계의 구축과 이를 기반으로 한 실시간 정보 전달체계의 확보이다. 국가와 지방정부, 민간 매체 및 통신사업자가 협력하여 예보 · 경보체계를 구축 · 운영하는 법적 근거와 절차를 포괄적으로 규정하고 있다.

우선, 재난관리책임기관의 장은 재난으로 인해 사람의 생명 · 신체 · 재산에 피해가 예상될 경우, 그 피해를 사전에 예방하거나 완화하기 위해 재난 예보 또는 경보체계를 구축 · 운영할 수 있는 권한과 책무를 가진다. 이와 관련해 위험정보가 포착되면 즉시 행정안전부장관, 주관기관의 장, 시 · 도지사 및 기초자치단체장에게 이를 통보해야 하며, 이를 통해 경보의 발령이 신속하고 상호 연계적으로 이뤄지도록 하는 위험정보 공유체계가 제도화되어 있다.

실제 예보 · 경보 · 통지를 실행하기 위해서는 효과적인 전달 수단이 필수적이며, 이를 위해 행정안전부장관, 시 · 도지사 또는 시장 · 군수 · 구청장은 다음과 같은 5가지 수단에 협조를 요청할 수 있다.

㉠ 전기통신시설의 우선 사용

㉡ 주요 전기통신사업자를 통한 문자 · 음성 · 인터넷 송출

㉢ 방송사업자의 신속한 방송 요청

㉣ 신문 · 인터넷신문사업자의 정보 게재 요청

㉤ 디지털 옥외광고물의 활용 요청

이러한 요청은 의무사항은 아니나, 특별한 사유가 없는 한 이에 따라야 할 준의무적 조치로 규정된다. 또한, 기상청장은 지진 · 지진해일 · 화산, 일정 규모 이상의 호우 · 태풍 등 특정 자연재난에 대해서는 직접 예보 · 경보 · 통지를 실시할 수 있으며, 이 경우에도 동일한 요청 권한이 주어진다.

더 나아가, 정보의 수신자 측면에서의 실효성을 확보하기 위해, 통신사업자 · 방송사업자 및 전자기기 제조업자에게 경보가 휴대전화 · 내비게이션 등에 반드시 표시될 수 있는 기술적 장치를 갖출 의무를 부과한다. 이는 단순한 경보 전파가 아닌 수신확인의 실질성을 확보하려는 기술-제도 통합형 규정이다.

지역적 특성을 반영한 예보 · 경보체계의 설계도 중요하다. 이에 따라 시장 · 군수 · 구청장은 재난위험지역에 대해 5년 단위의 '시 · 군 · 구 재난 예보 · 경보체계 종합계획'을 수립하여 시 · 도지사에게 제출해야 하며, 시 · 도지사는 이를 기반으로 광역단위 종합계획을 수립하여 행정안전부장관에게 제출해야 한다. 계획의 변경이나 실행을 위한 연차별 사업시행계획 수립도 의무화되어 있으며, 관련 절차와 세부사항은 대통령령으로 위임된다. 이와 같은 계획기반 체계는 국가-광역-기초 단위 간의 수직적 정책 연계성과 지역 맞춤형 재난정보 전달 체계를 동시에 확보하려는 제도적 장치이다.

결론적으로 예보 · 경보의 기술적 체계 구축, 정보 전달의 법적 수단 확보, 지역 맞춤형 계획수립, 민간협력 기반의 경보전달 네트워크 등을 종합적으로 규정한 조항으로, 정보기반 선제 대응체계의 법제적 기반을 마련한 핵심 규정이라 평가된다

⑤ 동원명령등

재난은 시의성과 자원의 총동원이 요구되는 비상상황이므로, 관련 기관이 필요한 인력과 자원을 즉각적으로 동원할 수 있도록 하는 법적 권한이 확보되어야 한다. 이러한 상황에 대비하여 중앙 및 지방의 재난대책본부가 발동할 수 있는 동원 조치의 법적 근거와 그 집행 의무를 규정하고 있다.

우선, 중앙대책본부장과 시장 · 군수 · 구청장(또는 시 · 군 · 구 대책본부장)은 재난이 발생하거나 그 우려가 있다고 판단되는 경우, 다음 세 가지 범주의 동원 조치를 취할 수 있다.

첫째, 민방위대의 동원이다. 이는 재난으로 인한 인명구조, 교통 통제, 응급복구 등의 활동을 위해 지역 단위 민방위 인력을 활용할 수 있도록 하는 제도적 기반이다. 민방위대는 지역 주민 중심의 자율조직으로서, 신속한 인력 보충 및 상황 통제를 위한 보완적 인적 자원으로 기능한다.

둘째, 재난관리책임기관의 장에게 재난관리자원의 출동 또는 동원을 요청할 수 있는 권한이 있다. 이에는 인력, 장비, 물자 등 기 확보된 자원의 신속한 현장 투입이 포함되며, 이는 응급조치 및 초기 대응에 필수적인 요소로 작동한다. 이 조치는 특히 기관 간 협조 체계의 가동을 공식화하며, 재난현장에서의 통합 대응체계를 제도적으로 보완한다.

셋째, 동원 가능한 자원이 부족하거나 상황이 광범위한 경우에는 국방부장관에게 군부대의 지원을 요청할 수 있다. 군부대는 대규모 수송력, 장비 보유, 조직력과 신속한 동원 능력

을 갖추고 있어, 대형 재난 시 국가 차원의 물적 · 인적 동원체계의 최종적 수단으로 기능한다. 실제로 지진, 산불, 대홍수 등 대규모 재난에서 군의 기동력과 장비는 필수적이다.

제2항에서는, 이러한 동원 요청을 받은 기관의 장은 특별한 사유가 없는 한 반드시 요청에 따라야 하는 협조 의무가 명시되어 있다. 이는 단순한 권고가 아닌 사실상의 준명령형 요청으로서, 기관 간 비상 상황에서의 공동 대응책임과 연계성을 강화하는 법적 장치이다.

결과적으로 제39조는 국가와 지방의 재난대책본부가 재난 발생 시 다양한 범위의 인적 · 물적 자원을 신속하게 동원할 수 있도록 보장함으로써, 재난 초기 대응의 실효성과 기동성을 극대화하려는 핵심 조항이다. 또한 민방위 – 공공기관 – 군의 단계적 동원체계는 중앙 집중적이면서도 지역 대응성을 동시에 고려한 입체적 재난 대응 구조를 반영한다.

PART 03

⑥ 대피명령

재난상황에서 가장 우선시되어야 할 조치는 인명 보호이며, 이를 위한 핵심적 행정수단이 바로 '대피명령'의 발동이다. 재난이 발생하거나 그 발생이 우려되는 경우, 지역 주민 및 재산의 안전을 확보하기 위한 대피명령의 법적 근거와 그 이행의무를 규정하고 있다.

본 조항에 따르면, 시장 · 군수 · 구청장과 지역통제단장(긴급구조 현장 지휘권을 위임받은 경우)은 사람의 생명 또는 신체, 재산에 위해가 발생할 가능성이 있는 경우, 해당 지역의 주민 또는 그 지역 내 체류자에게 대피하도록 명령할 수 있다. 이는 재난대응의 일차적 조치로, 재해로 인한 직접적인 인명 피해를 사전에 차단하기 위한 법정 권한이다.

또한 대피명령의 범위는 사람에 국한되지 않고 선박 · 자동차 등 재산에도 적용될 수 있으며, 소유자 · 관리자 · 점유자에게 해당 물건의 대피를 명할 수 있도록 명시되어 있다. 이를 통해 피해 확산 방지, 2차 사고 예방, 구조 동선 확보 등이 가능해진다.

실무적으로는 대피명령과 동시에 대피장소를 미리 지정할 수 있도록 허용하고 있으며, 이는 대피 혼선 방지, 동선의 안전성 확보, 대규모 대피 조정 능력 제고를 위한 조치이다. 지정된 대피소는 통상적으로 지자체가 사전에 확보한 공공시설(예: 학교, 체육관 등)이 사용되며, 위기관리 매뉴얼에 따라 관리된다.

대피명령의 법적 강제력을 명시하고 있으며, 이에 따르면 명령을 받은 자는 즉시 이에 따라야 하는 의무가 있다. 이는 단순 권고가 아닌 법적으로 구속력을 갖는 행정명령이며, 특히 불응할 경우 타법에 따라 제재가 가능하다. 이는 대규모 재난에서의 공공안전 질서 확보 및 통합 대응을 위한 핵심 제도적 장치라 할 수 있다.

한편, 대피명령은 물리적 강제력을 동반하지 않지만, 그 실행 과정에서 경찰 · 소방 · 군 등 협력기관과의 연계 조치를 통해 실효성 있게 강제될 수 있으며, 이로 인해 지역 단위의 현장지휘체계와 위험정보 전달체계의 통합적 작동이 요구된다.

결론적으로 지방정부가 지역 단위에서 실질적인 재난대응을 수행할 수 있도록 보장하는 핵심 권한조항으로, 대피명령은 현장 중심 대응체계의 실행력을 담보하고, 주민 보호 중심의 재난관리 철학을 법제적으로 구현하는 수단이라 할 수 있다.

인근 주민의 피난대책

재난 발생으로 인하여 인근 주민에게도 재난이 확산될 가능성이 있다고 판단되면, 즉시 피난을 유도해야 한다. 그러나 주민이 피난할 때에는 상당한 사회적 혼란과 막대한 비용이 소요되므로 신중히 결정해야 한다. 주민 피난을 결정하는 책임자의 선정이 가장 중요한데, 일반적으로는 지역의 소방서장이 결정하는 것이 바람직하다고 보고되고 있다. 피난하는 단계는 크게 4단계 '경고단계 → 피난단계 → 피난소 선정단계 → 귀환단계'로 구분된다.

① 경고단계: 재난위험 가능성이 있기 전까지는 절대로 피난하지 않는다.
  ㉠ 정규 안내방송이 통보되면 피난 목적지를 정확히 안내한다.
② 피난단계: 피난이 결정되면 체계적으로 피난한다.
  ㉠ 주민의 99%가 자동차를 이용하여 피난할 것으로 보고되고 있다.
  ㉡ 피난로의 교통통제가 상당히 중요하다.
③ 피난소 선정단계: 주민의 72%는 가족이나 친척 혹은 친구의 집으로 이동한다.
  ㉠ 나머지 28%는 임시로 마련된 공공장소(학교, 체육관 등)를 선택한다.
④ 귀환단계: 대부분 자신의 판단으로 귀환한다.
  ㉠ 위험요소가 남아 있다면 방송을 통하여 귀환을 지연시켜야 한다.

주민의 피난을 유도하는 과정에서는 혼란을 최소화하여 신속하고 체계적인 방법을 모색해야 하며, 부서별로 다음과 같은 임무를 시행해야 한다.

1) 계획부서(재난본부)의 임무

현장에서 수집된 정보와 지역적인 특성을 참조하여 피난로와 피난소를 설정한다. 재난 지역이 넓은 경우에는 구역별로 피난로와 피난소를 달리 설정해야 하며, 이들을 대한 의식주 제공을 계획해야 한다.

① 재난이 발생한 지역의 정확한 피해규모를 파악하고, 재난 주변에 교량이나 도로망 등이 파괴되었는지를 파악하도록 현장지휘부에 지시한다.
② 재난지역 주변의 안전한 지역에 위치한 학교나 체육관 등의 넓은 공간을 피난소로 지정하고, 이동이 가능한 피난로를 선정한다.
  ㉠ 피난로는 출동팀이나 이송팀이 이용하는 도로망과 달리하는 것이 바람직하다.

③ 피난로와 피난소에 대한 안내 및 통보를 경찰부와 언론매체에 의뢰한다.
④ 지원부서에 의뢰하여 피난소에 필요한 물자의 지원을 요청한다.
⑤ 필요시는 피난이 쉽도록 대중 교통수단을 동원한다.
⑥ 자체적으로 피난이 어려운 대상에 대한 사전 계획이 수립되어야 한다.
– 교도소 및 보호소, 각종 사회보호시설, 정신질환자 수용소, 의료기관에 입원한 환자 등

2) 경찰부서의 임무

경찰의 기능을 치안, 교통통제, 이송(사전계획수립 어려운 대상)으로 구분하여 부서별로 임무를 정확히 부여해야 한다.

① 피난에 대비하여 주민들의 재산을 보호하기 위한 치안을 강화한다.
② 치안을 유지하면서 주민들의 피난을 안내하고 도와준다.
③ 설정된 피난로를 최대한 효율적으로 이용할 수 있도록 통제와 교통안내를 한다.
④ 교도소나 보호소에 수감 중인 죄수들을 안전한 장소로 이송시킨다.
⑤ 지역이 광범위하여 자체적인 임무 수행이 어려운 경우에는 민방위대, 군부대, 예비군 등의 지원을 요청하여야 한다.

3) 언론매체

재난에 대한 정확한 정보가 없으면 가능한 보도를 제한하는 것이 사회적 혼란을 최소화할 수 있다. 추정된 자료를 보도하는 경우에는 인근 주민이 재난현장을 구경하기 위하여 재난 지역으로 몰려서 교통이 마비되고, 피해에 비교하여 많은 자원봉사자가 재난 현장이나 의료기관으로 집중되어 업무에 지장을 줄 수 있으며, 안전한 지역에 거주하는 주민들이 피난하는 경우 등이 발생할 수 있기 때문이다.

① 재난본부에서 얻은 정보를 토대로 하여 재난이 확산될 가능성이 있는 지역을 보도하며, 피난방법과 피난로를 상세하게 안내한다.
② 항공기를 이용하여 재난이 확산되는 방향, 피난로의 교통상태 등을 보도함으로써 주민들과 경찰부서에 많은 정보를 제공하도록 한다.
③ 재난 지역에서 구조된 피해자와 사망자 명단을 보도한다.
㉠ 피해자의 경우에는 이송된 의료기관을 알려준다.
– 인근 지역의 주민들이 가족이나 친구를 찾기 위하여 재난 지역으로 이동하거나 여러 병원을 돌지 않도록 하여 도로망의 교통체증을 줄일 수 있다.
④ 피난소에서 추가로 필요로 하는 물자와 자원봉사자를 모집할 수 있도록 방송을 시행한다.

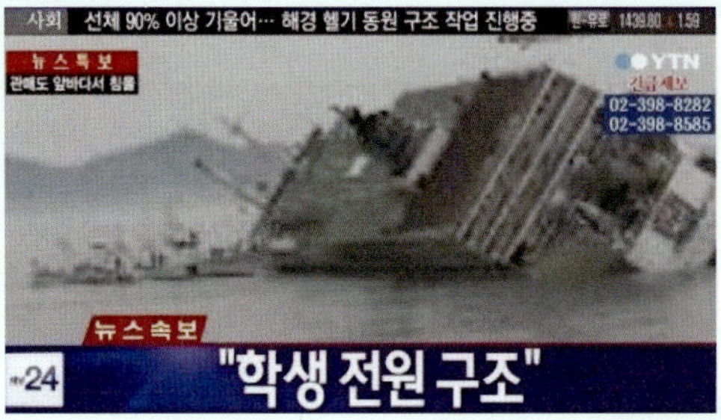

지상파·종편·보도채널의 '학생전원구조' 오보 시간

방송사	최초 오보시간	오보 보도형식	최초 정정시간
MBC	**11:01**	**자막,앵커코멘트,기자리포트**	**11:24**
YTN	11:03	자막, 앵커코멘트	11:34
채널A	11:03	자막, 앵커코멘트	11:27
뉴스Y	11:06	자막, 앵커코멘트	11:50
TV조선	11:06	자막, 앵커코멘트	11:31
SBS	11:07	자막,앵커코멘트,기자리포트	11:19
MBN	11:08	자막,앵커코멘트	11:27
KBS	**11:26**	**자막,앵커코멘트,기자리포트**	**11:33**

-자료 출처:방송통신심의위원회

그림 7-11. **세월호 "전원구조" 역대 최악의 오보**

4) 자원부서의 임무

① 재난에 대비하여 비축된 비상물자를 피난소로 이송하며, 피난 주민이 많으면 적십자사 등의 구호 단체로부터 협조를 얻도록 한다.

② 피난하는 도로망이 파손되어 피난 주민이 차량을 이용할 수 없는 경우에는 인근지역의 대중 교통 수단을 이용하여 피난소까지 이동시킨다.

③ 지원부서는 침구류, 급식, 급수, 의복류, 전기시설, 방한물품, 식기 등을 피난소에 지원하도록 한다.

④ 피난소에서 감염증이 발생하지 않도록 방역 및 동물 예방접종을 시행한다.

⑤ 피난민 중에는 임산부와 천식, 심질환 등의 환자가 있으므로 이들을 치료할 수 있는 의료소를 설치한다.

⑦ 위험구역의 설정

재난현장에서는 피해 확산을 방지하고 질서 있는 대응을 유도하기 위해 일정 구역에 대한 접근과 행위를 제한하는 '위험구역 설정' 조치가 필수적이다. 재난이 발생하거나 그 우려가 있는 경우, 시장 · 군수 · 구청장과 지역통제단장이 위험구역을 설정하고 관련 조치를 취할 수 있는 법적 근거를 명시하고 있다.

해당 지자체장 및 지역통제단장은 인명 피해 방지 또는 공공질서 유지를 위하여 필요하다고 인정될 경우, 재난 발생 지역이나 예상 지역에 대해 위험구역을 설정할 수 있다. 위험구역 설정은 곧 공공권력에 의한 공간적 통제 조치로서, 물리적 접근 제한을 통해 현장 대응의 안전성과 효율성을 높이기 위한 대표적인 공공행정 수단이다.

위험구역이 설정되면, 응급조치에 종사하지 않는 일반 시민에 대해서는 다음과 같은 법적 제한 명령이 가능하다.

㉠ 출입 금지 또는 제한, 기타 구역 내 행위에 대한 제한

㉡ 위험구역으로부터의 퇴거 또는 대피 명령

이는 단순한 권고가 아닌 법령에 근거한 명령으로서, 불응 시 관련 법령(예: 경범죄처벌법, 형법 등)에 따른 제재가 가능하다. 이러한 조치는 인명 보호와 함께 응급구조, 통신, 운송 등의 재난대응 활동이 방해받지 않도록 하기 위한 행정적 필요성에서 비롯된다.

위험구역 설정의 공고 의무를 명시하고 있다. 즉, 시장 · 군수 · 구청장과 지역통제단장은 위험구역을 설정할 경우, 해당 구역의 범위, 금지 또는 제한되는 행위의 구체적 내용, 기타 필요한 사항을 '보기 쉬운 곳에 게시'해야 하며, 이는 행정처분의 적법성과 공공의 알 권리 보장을 위한 절차적 요건이다. 이 게시 행위는 행정의 예측가능성과 법적 정당성 확보에 필수적이며, 분쟁 발생 시 그 처분의 효력과 법적 책임을 명확히 구분 짓는 기준이 된다.

중앙과 지방 간 위험구역 설정 요청권의 구조화를 규정하고 있다. 즉, 관계 중앙행정기관의 장은 필요하다고 인정될 경우 지자체장이나 지역통제단장에게 위험구역 설정을 요청할 수 있으며, 이는 재난 대응에 있어 중앙 – 지방 간 협력과 조정의 메커니즘을 제도적으로 내포하고 있다. 다만, 최종 권한은 지방정부에 부여되어 있어, 지역의 특성과 상황에 따른 현장 중심의 자율적 판단이 보장되도록 설계되어 있다.

결과적으로 재난 대응 현장에서 공간 통제를 통한 인명 보호 및 공공질서 유지의 실질적 수단을 제공하며, 동시에 행정권 행사에 있어서의 적법절차와 중앙 – 지방 간 역할 분담을 조화시킨 핵심 조항이다. 특히 위험구역 설정은 현장 대응 활동의 안전성을 확보하고, 시민의 무분별한 접근으로 인한 2차 피해를 방지하는 재난현장 통제전략의 중추적 요소로 기능한다.

⑧ 강제대피 조치

재난 대응에서 가장 본질적이고 절박한 조치는 위험 지역에 있는 사람들을 신속히 안전한 곳으로 이동시키는 것이다. 하지만 일부 주민이나 시설 이용자들이 자발적으로 대피 명령에 불응하는 경우, 공공의 생명 보호와 질서 유지를 위해 불가피하게 '강제대피조치'가 필요하다. 이에 따라 대피명령 또는 퇴거명령 불이행 시 행정기관이 취할 수 있는 강제조치의 법적 근거와 집행 방식을 규정하고 있다.

우선, 시장 · 군수 · 구청장과 지역통제단장은 대피명령 또는 위험구역 퇴거명령을 이행하지 않은 자가 존재하고, 그로 인해 현장의 상황이 위급하다고 판단되는 경우, 다음과 같은 강제조치를 시행할 수 있다.

㉠ 해당 지역 또는 위험구역 안의 주민이나 체류자를 물리적으로 대피 또는 퇴거시키는 조치

㉡ 선박, 차량 등 이동 가능한 재산에 대해서는 견인 등 강제 이동 조치

PART 03

이는 자기결정권과 공공안전 사이의 충돌을 조율하는 긴급 행정조치로서, 국민의 생명과 구조 인력의 안전보호하기 위한 비례적이고 최소 침해 원칙에 따른 개입이다. 또한, 이는 대피 조치의 실효성을 확보하고, 비협조적인 개인으로 인한 전체적 피해 확산을 방지하는 데 목적이 있다.

강제조치가 현장에서 물리적으로 집행되기 위해서는 법 집행력과 공권력이 필요하므로, 시장 · 군수 · 구청장과 지역통제단장이 관할 경찰서장에게 인력 및 장비 지원을 요청할 수 있는 권한을 규정하고 있다. 이는 재난 상황에서 지방자치단체와 치안기관 간의 긴밀한 공조체계를 제도화한 조항으로서, 실제 퇴거 · 견인 등의 물리적 집행을 가능하게 한다.

요청을 받은 경찰관서의 장이 특별한 사유가 없는 한 지원 요청에 응해야 함을 명시, 이를 통해 행정기관과 경찰 간 협조를 법적 의무로 격상시켰다. 이러한 구조는 재난 상황에서 행정조치가 실질적으로 집행될 수 있도록 보장하며, 공공질서 유지와 인명 보호라는 공익 실현에 중점을 둔 강제집행체계라 할 수 있다.

결론적으로 재난 상황에서의 불응자 또는 비협조적 행위에 대해 법률적으로 정당하고 실효적인 대응을 가능케 하는 조항으로, 비상 상황에서 공공안전 확보를 위한 강제조치의 요건, 범위, 절차를 명확히 함으로써 법적 통제와 실행력을 동시에 확보하고 있다. 이는 재난관리 행정의 실질성과 대응 권한의 구체화를 동시에 구현한 대표적인 규정이라 평가된다.

⑨ 통행제한 등

재난 발생 시 응급구조, 긴급수송, 진화작업 등이 원활하게 이루어지기 위해서는 교통 흐름의 통제가 필수적이다. 특히 재난현장 접근 경로에 일반 차량이 무분별하게 진입할 경우, 구조 지연, 2차 피해, 혼란 증가 등 중대한 문제가 발생할 수 있다. 이를 방지하기 위해 재난 대응을 위한 도로의 통행 제한 또는 금지 조치의 법적 근거와 협조체계를 규정하고 있다.

시장 · 군수 · 구청장과 지역통제단장(권한을 부여받은 경우)은 재난 대응 중 응급조치에 필요한 물자의 수송, 진화, 구조 등의 활동이 긴급한 경우, 관할 경찰서장에게 도로의 특정 구간에 대해 일반 차량의 통행을 금지하거나 제한하도록 요청할 수 있다. 이러한 요청은 '대통령령으로 정하는 바'에 따라 구체적인 절차와 범위가 규정되며, 공공의 안전 확보와 대응의 신속성 보장을 위한 대표적인 현장 교통통제 행정권이다. 이 조치는 다음과 같은 목적을 달성하기 위한 것이다:

㉠ 응급차량의 우선 통행 확보
㉡ 현장 진입로의 혼잡 방지 및 긴급활동 공간 확보
㉢ 구조 · 진화 · 복구 장비의 신속한 이동 보장
㉣ 통제되지 않은 민간 차량의 사고 및 혼선 방지

특히, 이 통행 제한 조치는 도로교통법상의 교통통제와 구분되는 재난 대응 목적의 특별 조치로서, 지역통제단장과 지방자치단체장이 경찰 협조 하에 집행할 수 있는 비상 대응 수단이라는 데 의의가 있다. 이는 재난관리 행정권과 치안 유지권 간의 협조적 연계 구조를 제도적으로 보장한 것이다.

결론적으로 재난 현장에서의 도로 통제 권한을 명문화함으로써, 응급 대응의 공간적 실효성을 확보하고 교통 혼란으로 인한 2차 피해를 예방하기 위한 핵심 조항이다. 이는 재난 현장 접근권과 공공질서 간의 균형을 유지하며, 지방정부와 경찰 간의 실질적 재난 대응 협업 구조를 제도화하는 데 중요한 법적 기반이 된다.

⑩ 응원

재난의 규모가 광범위하거나 해당 지역의 대응 자원이 부족한 경우, 자치단체 단독으로는 효과적인 응급조치가 어려운 한계에 직면하게 된다. 이때 필요한 것이 바로 지역 간 및 기관 간 자원의 상호 지원 체계, 즉 '응원(應援)' 체계의 법제화이다. 시장 · 군수 · 구청장이 긴급 대응 상황에서 다른 기관에 재난관리자원의 지원을 공식 요청할 수 있는 권한과 응원의 지휘 체계를 명시함으로써, 공공 · 민간을 아우르는 통합 대응체계의 제도적 기반을 마련하고 있다. 결과적으로 지역의 한계를 초월한 다기관 · 다주체 간 협력 기반의 재난 대응 체계를 실현하기 위한 핵심 조항으로서, 법적 권한, 협조 의무, 지휘 일원화라는 세 가지 요소를 통합적으로 규정하고 있다. 이는 현대 재난관리에서 강조되는 네트워크 기반의 상호지원체계와 현장 중심 지휘역량 강화를 위한 법적 토대를 제공한다는 점에서 실질적 의의를 지닌다.

⑪ 응원부담

재난의 극한 상황에서 지자체가 인근 주민과 지역 내 자원을 실질적으로 활용할 수 있도록 정당한 법적 수단을 부여하는 조항이다. 이는 공공의 긴급 이익과 개인의 권리 사이에서 실효적 균형을 도모하는 재난법제의 대표적 규정으로, 실무적으로는 재난현장의 즉각 대응력 확보와 법적 정당성 보장의 연결고리로 작동한다.

⑫ 시 · 도지사가 실시하는 응급조치 등

재난이 시 · 군 · 구 단위를 넘어 광역적으로 전개되거나, 기초자치단체의 대응 역량을 초과하는 경우, 시 · 도지사는 행정구역 간 조정과 광역 단위 대응을 총괄하는 상위 재난관리 주체로서 적극 개입할 필요가 있다. 이에 따라 시 · 도지사가 광역 차원에서 응급조치를 직접 실시할 수 있는 법적 근거와 조정 권한을 명시함으로써, 지역 간 연계 대응체계의 핵심 축을 형성하고 있다.

그래서 재난의 광역성과 복합성에 대응할 수 있도록 시 · 도지사에게 실질적인 응급조치 권한과 조정 권한을 부여함으로써, 기초지자체 대응의 한계를 보완하고 광역행정의 통합 대응력을 확보하기 위한 핵심 조항이다. 이는 재난관리 체계의 단계적 구조—기초(시 · 군 · 구) → 광역(시 · 도) → 중앙(행정안전부)—에서 중간 통제권의 실질적 발현을 보장하는 조문으로, 복합재난 시대의 다층적 재난관리체계 구축의 중심축 역할을 한다.

⑬ 재난관리 책임기관의 장의 응급조치

재난대응체계에서 각 기관은 자신에게 부여된 소관 업무에 따라 역할을 분담하며, 특히 전문성과 행정 권한을 갖춘 재난관리책임기관은 신속하고 실질적인 대응의 중심 축을 담당한다. 재난관리책임기관의 장이 독자적으로 수행해야 할 응급조치 의무와, 지방정부의 재난 대응을 지원하기 위한 협조 의무를 규정하고 있다.

그래서 재난관리책임기관이 자신의 소관 분야에 대해 적극적이고 즉각적인 응급조치를 수행해야 할 책임을 명확히 하고, 동시에 지방정부의 현장 대응을 실질적으로 지원해야 하는 협조 의무를 부과함으로써, 재난 대응의 역할 분담과 유기적 협력 체계 구축을 제도적으로 완성하는 조항이다. 이는 책임기관 중심의 기능적 재난관리 체계의 핵심 구성요소로 평가된다.

⑭ 지역통제단장의 응급조치

재난 대응의 최전선에는 신속한 판단과 결단이 요구되는 현장 지휘체계가 있으며, 이 중심에 있는 것이 바로 지역통제단장이다. 지역통제단장은 재난현장에서 긴급구조 활동을 총괄 · 조정하는 실무 책임자로 지정되며, 지역통제단장이 필요시 상위 기관에 응급조치를 요청하거나 자체적으로 조치를 시행할 수 있는 권한과 절차를 규정하고 있다. 그래서 지역통제단장에게 단순한 현장 보조자가 아닌 법적 권한을 지닌 재난 현장의 책임자임을 명확히 부여하며, 현장에서의 판단을 토대로 중앙 · 지방 행정기관에 조치를 요청할 수 있는 행정 행위 주체로서의 지위를 보장한다. 동시에, 응급조치의 시행과 통보 간의 시간 차를 허용하면서도, 전체 재난관리 체계 내 정보 일관성과 행정적 책임성을 유지하도록 설계된 점에서, 현장 대응의 실효성과 체계성을 동시에 확보한 핵심 조항으로 평가된다.

(나) 긴급구조

① 중앙긴급구조통제단

재난이 대형화되고 복합화됨에 따라, 긴급구조 대응체계 또한 단일 기관 중심의 조치만으로는 그 효율성과 실효성을 담보하기 어렵게 되었다. 그래서 국가 차원의 통합적 긴급구조 지휘 · 조정 체계를 구축하기 위해 중앙긴급구조통제단(이하 중앙통제단)의 설치와 운영에 관한 법적 근거를 명시하고 있다. 중앙통제단은 긴급구조에 관한 사항을 총괄 · 조정하고, 관련 기관들 간의 역할 분담과 지휘 · 통제를 수행하기 위해 소방청 내에 설치된 상설 조직으로, 국가 재난 상황에서 구조 활동의 최고 지휘 및 조정 기능을 수행하는 중추 기관이라 할 수 있다.

중앙통제단의 단장은 소방청장으로 법에 의해 지정되며, 이는 소방청이 재난 및 긴급구조 분야의 중앙행정기관으로서 갖는 법적 위상과 권한을 반영한 것이다. 이러한 단장 중심의 지휘체계는 다양한 긴급구조기관 및 지원기관 간의 지휘 혼선을 방지하고, 현장에서의 일관된 대응을 가능하게 한다. 특히 중앙통제단장은 구조활동의 효율성과 통일성을 확보하기 위해 필요할 경우, 관계 기관이나 단체의 장에게 소속 직원을 파견해 줄 것을 요청할 수 있으며, 요청을 받은 기관 또는 단체는 특별한 사유가 없는 한 이에 응하여야 한다. 이는 긴급한 재난 상황에서 기관 간 협력과 자원 동원의 법적 구속력을 확보한 장치로서 작동한다.

아울러 중앙통제단의 구체적인 구성, 기능, 그리고 운영 방식에 대해서는 대통령령으로 정하도록 하여, 변화하는 재난 환경과 구조 수요에 유연하게 대응할 수 있도록 설계되었다. 이를 통해 중앙통제단은 법령에 근거한 명확한 권한 구조 아래에서, 국가 차원의 신속하고 통합적인 긴급구조 활동을 체계적으로 수행할 수 있도록 한다.

결국 대형 재난 발생 시 긴급구조기관 및 관련 기관 간의 기능적 연계와 협조를 제도화함으로써, 국가 재난 대응체계의 통합성과 전문성을 동시에 확보하려는 입법적 조치라 할 수 있다. 이는 재난 대응의 실효성을 높이고, 현장의 구조 역량을 극대화하기 위한 중앙집중형 구조통제의 대표적 모델로 기능한다.

② 지역긴급구조통제단

재난 현장에서의 긴급구조는 중앙의 통제 못지않게, 지역 현장 상황에 밀착된 대응 체계가 동시에 작동해야 실효성을 갖는다. 지역 단위에서 긴급구조 활동을 총괄하고 조정하기 위한 조직으로 시 · 도 및 시 · 군 · 구급 긴급구조통제단(이하 지역통제단)을 설치 · 운영할 법적 근거를 마련하고 있다. 이는 지역 수준에서의 신속하고 자율적인 구조 대응체계의 법제화를 의미한다.

지역통제단은 시 · 도 소방본부에 설치되는 '시 · 도긴급구조통제단'과 시 · 군 · 구 소방서에 설치되는 '시 · 군 · 구긴급구조통제단'으로 이원화되어 있으며, 각 단위의 단장은 각각 소방본부장과 소방서장이 맡도록 되어 있다. 이러한 구조는 지역 상황을 가장 잘 이해하고 현장성과 실행력을 동시에 갖춘 소방조직 중심의 지휘체계를 제도화한 것으로, 중앙–지역 간 수직적 계층뿐 아니라 지역 내 수평적 연계도 동시에 고려한 설계라 할 수 있다.

지역통제단의 주요 기능은 해당 지역에서 발생한 재난 상황에 대해 긴급구조기관(예: 소방, 경찰) 및 긴급구조지원기관(예: 지자체, 민간 구조단체) 간의 역할을 분담하고, 이를 바탕으로 구조 활동을 현장에서 지휘 · 통제하며, 전체 구조 체계를 조정하는 것이다. 특히 복합적 상황이 전개되는 경우 지역통제단장이 각 기관의 기능과 자원을 통합적으로 운용할 수 있는 권한을 가진다는 점에서, 지역통제단은 단순한 현장지휘소를 넘어 지역 재난 대응의 중추 조직으로 기능한다.

또한 지역통제단장은 긴급구조 활동의 원활한 수행을 위해 필요하다고 판단될 경우, 관계 기관이나 단체의 장에게 소속 인력의 파견을 요청할 수 있으며, 요청을 받은 기관은 특별한 사유가 없는 한 이에 응해야 할 법적 의무를 가진다. 이는 재난 대응에서 지역 내 기관 간 협력의 실효성을 확보하기 위한 제도적 장치이며, 긴급구조의 민관 통합 대응체계를 실질적으로 작동하게 만드는 기반이 된다.

마지막으로 지역통제단의 구체적인 운영 방식, 기능 배분, 구성 요건 등은 대통령령에 위임되어 규정되도록 되어 있어, 행정적 유연성과 실행력을 동시에 확보할 수 있는 구조로 설계되어 있다.

결과적으로 지역 수준의 긴급구조활동을 통합적으로 지휘 · 조정할 수 있는 제도적 기반을 마련함으로써, 중앙과 지역이 유기적으로 연결되는 다층적 재난 구조 대응체계를 실현하는 데 핵심적인 역할을 하고 있다. 이는 현장 중심 구조활동의 신속성과 체계성을 동시에 확보하는, 지역재난관리의 실질적 중추기능 구현을 위한 핵심 규정이라 할 수 있다.

③ 긴급구조

재난 발생 시 지역통제단장의 긴급구조 지휘권과 관련 기관의 협조 의무, 민간기관 참여 시 보상, 헬기 운항 특례를 규정하고 있다. 지역통제단장은 소속 구조요원을 신속히 현장에 출동시켜 구조활동을 지휘해야 하며, 긴급구조지원기관의 장에게 지원인력이나 자원 제공을 요청할 수 있다. 요청을 받은 기관은 특별한 사유가 없는 한 이에 응해야 한다. 민간기관이 구조활동에 참여한 경우에는 대통령령에 따라 비용의 전부 또는 일부를 지원받을 수 있다. 또한 긴급 상황에서는 구조기관이 헬기 운항통제기관에 통보만으로 헬기를 즉시 운항할 수 있으며, 이는 법령상 승인을 받은 것으로 간주된다. 본 조항은 신속하고 통합적인 구조활동을 위한 법적 기반을 마련하고, 공공 · 민간 협력체계의 작동과 자원 운용의 효율성을 동시에 보장한다.

④ 긴급구조 현장지휘

재난현장에서의 긴급구조활동에 대한 지휘 · 통제 권한의 체계와 절차를 규정하고 있다. 기본적으로 현장지휘는 시 · 군 · 구긴급구조통제단장이 수행하며, 이는 인명 구조, 자원 배치, 응급처치, 교통 통제 등 구조활동 전반을 포함한다. 다만 치안에 관한 사항은 경찰관서장과 협의해야 한다. 상황에 따라 시 · 도통제단장이나 중앙통제단장이 직접 현장지휘를 할 수도 있으며, 이때 모든 긴급구조요원 및 자원은 각급통제단장의 지휘에 따라야 한다. 또한 지역대책본부는 통제단장의 구조활동을 지원해야 하며, 통합지원본부는 요청받은 경우 인력과 자원을 적극 제공해야 한다. 초동 조치에 대한 언론 발표는 통제단장이 지정한 자가 하며, 필요시 현장지휘소를 설치하고 긴급구조지원기관은 연락관을 파견해야 한다. 긴급구조활동 종료는 지역사고수습본부장 등과 협의하에 결정되며, 관련 기관에 통보해야 한다. 해양재난의 경우도 동일 규정을 준용하되, 지휘주체는 「수상에서의 수색 · 구조 등에 관한 법률」에 따른 구조본부장이 담당한다. 이 조항은 재난 현장의 일원적 지휘체계와 다기관 협력 구조를 제도적으로 명확히 정립한 핵심 규정이다.

⑤ 긴급대응협력관

재난 대응의 실효성을 높이기 위해서는 평상시부터 구조기관과 지원기관 간의 긴밀한 협조 체계를 구축하는 것이 중요하다. 긴급구조기관과 긴급구조지원기관 간의 상시 협력체계를 제도화하기 위한 방안으로 '긴급대응협력관' 제도를 도입하였다.

이 규정에 따르면 긴급구조기관의 장은 긴급구조지원기관의 장에게 긴급대응협력관을 대통령령에 따라 지정 · 운영하게 할 수 있다. 긴급대응협력관은 평상시에는 해당 기관의 긴급구조대응계획을 수립하고 재난관리자원을 체계적으로 관리하는 업무를 수행하며, 재난 발생 시에는 재난대응업무의 상호 협조 및 현장 지원업무를 총괄하는 역할을 맡는다.

이 제도는 구조기관 간 사전 계획 수립과 자원 정비, 재난 시 공동 대응체계를 보다 체계적으로 마련할 수 있도록 하며, 현장 대응의 일관성과 협업성을 제고하는 실질적인 운영기제로 기능한다. 특히, 평상시와 재난 시 모두를 포괄하는 협력 기반을 제도적으로 확보함으로써 재난관리의 연속성과 통합성을 실현하는 데 중요한 의미를 가진다.

⑥ 긴급구조 활동에 대한 평가

재난 종료 후 긴급구조활동에 대한 종합평가 의무를 규정하고 있다. 중앙 및 지역 긴급구조통제단장은 대통령령에 따라 긴급구조지원기관의 활동을 평가해야 하며, 그 결과는 상급기관에 체계적으로 보고 · 통보되어야 한다. 시 · 군 · 구통제단장은 시 · 도통제단장 및 지자체장에게, 시 · 도통제단장은 소방청장에게 결과를 보고한다. 해양재난의 경우에는 해양경찰 소속의 각급 구조본부장이 평가를 수행하고, 단계별로 상급기관에 결과를 보고해야 한다. 본 조항은 재난 대응활동의 환류와 체계적 개선을 위한 제도적 기반을 마련한 것으로, 구조활동의 질 향상과 책임성 확보를 목적으로 한다.

⑦ 긴급구조 대응계획의 수립

재난 대응의 신속성과 효율성을 확보하기 위한 긴급구조대응계획 수립의 법적 의무를 명시하고 있다. 긴급구조기관의 장은 재난이 발생했을 때 구조기관 및 지원기관이 유기적으로 협력하여 대응할 수 있도록, 재난의 규모와 유형에 따라 맞춤형 긴급구조대응계획을 수립·시행하여야 한다. 이 계획은 대통령령에 정한 기준과 절차에 따라 마련되며, 각 기관의 역할, 자원 배치, 협력 체계, 현장지휘방안 등을 포함한다. 본 조항은 평상시 대비체계 강화와 재난 대응 실행력 제고를 위한 핵심 제도적 기반으로, 구조활동의 체계화와 기관 간 사전 조율을 가능케 하여 현장 혼선 최소화 및 대응 효율성 극대화를 도모한다.

⑧ 긴급구조 관련 특수번호 전화서비스의 통합·연계

재난 발생 시 신속하고 일원화된 긴급구조 요청 체계를 구축하기 위해, 특수번호 전화서비스의 통합·연계 운영에 관한 법적 근거를 제시한다. 행정안전부장관은 대통령령이 정하는 긴급전화번호(예: 119, 112 등) 간의 통합·연계 체계를 구축하고 이를 운영·관리할 책임을 지며, 운영 실태에 대한 조사·분석을 통해 체계 개선에 활용할 수 있다. 또한 이 과정에서 관계 중앙행정기관 또는 공공기관의 협조를 요청할 수 있고, 요청받은 기관은 특별한 사유가 없는 한 협조 의무가 있다. 본 조항은 재난 대응 과정에서의 연락·접수 체계의 일원화와 정보 흐름의 신속성 확보를 목적으로 하며, 국민이 어떤 특수번호를 이용하더라도 즉시 적절한 구조 서비스에 연결되도록 하는 기반을 마련한 것으로 평가된다.

⑨ 재난대비 능력보강

국가·지방자치단체 및 긴급구조기관의 재난대비능력 강화 의무와 수단을 규정하여, 재난 발생 시 긴급구조체계의 신속성·효율성 확보를 목표로 한다. 국가와 지방정부는 재난관리자원 확보, 통신망 정비 등을 포함한 재정적·제도적 대비체계를 강화해야 하며, 긴급구조기관은 현장지휘대 구축 및 장비·인력의 상시 출동태세를 유지해야 한다. 또한 긴급구조 및 재난관리 실무에 종사하는 자는 법령에 따라 교육을 의무적으로 이수해야 하며, 교육기관은 소방청장과 시·도지사가 지정할 수 있다. 아울러 긴급구조기관장은 재난 발생 시 의료기관과 응급의료기관에 사상자 분류·이송을 위한 자료 제공을 요청할 수 있으며, 요청을 받은 기관은 정당한 사유가 없으면 이에 응해야 한다. 이 조항은 재난대응의 전 주기에 걸친 구조역량의 제도적 확보와 전문성 강화를 위한 기반 조성 규정으로 기능한다.

⑩ 긴급구조 지원기관의 능력에 대한 평가

급구조지원기관의 실질적 대응역량 확보와 지속적인 관리체계 정비를 목적으로 역량 평가제도를 규정한 조항이다. 긴급구조지원기관은 대통령령이 정하는 기준에 따라 긴급구조에 필요한 역량을 유지할 의무가 있으며, 긴급구조기관의 장은 이 기관들에 대해 능력 평가를 실시할 수 있다. 다만, 상시 출동체계와 자체 평가제도를 갖춘 기관 및 일부 민간기관은 예외로 할 수 있다. 평가 결과는 반드시 해당 지원기관의 장에게 통보되어야 하며, 이는 기관 간 정보 공유 및 개선을 위한 제도적 환류 기능을 가진다. 이 조항은 긴급구조지원기관이 단순한 협력주체를 넘어, 정량적 역량 기준에 따라 관리 · 운용되는 책임 주체로 기능하도록 하기 위한 제도적 기반이다.

⑪ 해상에서의 긴급구조

해상에서 발생한 조난사고에 대한 긴급구조활동의 관할 및 법적 적용 범위를 명확히 하기 위한 규정이다. 이에 따르면 해상에서의 선박 · 항공기 등의 조난사고에 관한 구조활동은 「재난 및 안전관리 기본법」이 아닌 「수상에서의 수색 · 구조 등에 관한 법률」 등 별도의 관계 법령에 따라 수행되어야 한다. 이 조항은 해양이라는 특수 환경에 따른 전문성과 지휘체계의 차별성을 고려하여, 육상 구조체계와 해상 구조체계를 명확히 구분함으로써 이원화된 구조 지휘체계의 정합성을 확보하고자 한다. 나아가 이는 해양경찰 등 해상 전문 구조기관의 법적 책임과 임무 범위를 명확히 부여하는 근거 규정으로서 기능한다.

PART 03

⑫ 항공기 등 조난사고 시의 긴급구조

항공기 등 조난사고 발생 시 긴급구조 체계의 법적 책임과 조치사항을 규정하여 공중재난에 대한 신속한 대응체계를 구축하고자 한다. 항공기 조난이 발생한 경우, 소방청장은 항공기 수색 · 인명구조를 위한 계획을 수립 · 시행하여야 하며, 다만 별도의 법령이 정한 수색 · 구조 규정이 있는 경우에는 그에 따른다. 또한 항공기 구조에 필요한 세부 사항은 대통령령으로 규정된다. 국방부장관은 항공기 또는 선박의 조난 발생 시 긴급구조 기관을 신속히 지원할 수 있도록 탐색구조본부의 설치, 구조부대의 출동대기, 정보제공 등의 조치를 취하여야 한다. 탐색구조본부의 구성 및 운영은 국방부령으로 정하는 바에 따른다. 본 조항은 항공기 재난의 특수성을 고려하여 소방청과 군의 협력적 대응체계를 제도화함으로써, 국가 차원의 입체적 긴급구조체계의 운영 기반을 마련한 것으로 평가된다.

(4) 복구

(가) 피해조사 복구계획

① 재난피해 신고 및 조사

재난 발생 시 피해 상황의 신고 및 조사를 제도화하여 정확한 피해 파악과 대응 체계의 효율성을 확보하려는 규정이다. 재난피해를 입은 자는 시장 · 군수 · 구청장에게 피해 상황을 신고할 수 있으며, 지자체장은 이를 조사 후 중앙대책본부장에게 보고하여야 한다. 또한 피해 발생 시 재난관리책임기관의 장 역시 신속히 피해를 조사하고 결과를 통보해야 한다. 필요시 중앙대책본부장은 관계 기관과 합동으로 '중앙재난피해합동조사단'을 편성해 실태를 종합적으로 조사할 수 있으며, 이에 필요한 인력은 관계기관에 공무원 파견을 요청할 수 있다. 이때 요청받은 기관은 특별한 사유가 없으면 협조하여야 한다. 피해조사의 구체적 방법과 기준은 중앙대책본부장이 정하도록 함으로써, 중앙집중형 피해조사 체계를 제도적으로 정비하고 있다. 이 조항은 정확한 피해 진단과 효율적인 복구 · 지원 의사결정 기반 마련을 위한 핵심 규정으로 평가된다.

② 재난 복구계획의 수립 및 시행

재난 피해에 대한 복구계획 수립 및 실행 절차를 명시하여, 체계적이고 신속한 재난 복구를 도모하고자 한다. 사회재난 발생 시, 재난관리책임기관의 장은 피해조사 완료 후 지체 없이 자체 복구계획을 수립 · 시행해야 하며, 특별재난지역 피해에 대해서는 시 · 도지사 또는 시장 · 군수 · 구청장이 복구계획을 수립하고 중앙대책본부장에게 제출해야 한다. 단, 긴급한 복구가 필요한 경우에는 수습본부장이 직접 계획을 수립하여 제출할 수 있다. 제출된 재난복구계획은 중앙재난안전대책본부회의의 심의를 거쳐 확정되며, 확정된 계획은 관계 재난관리책임기관에 통보되어 실행된다. 복구 시행 시, 지방자치단체는 복구에 필요한 경비를 자체 예산에 계상해야 한다. 이 조항은 재난 복구의 책임주체, 절차, 재정 분담을 명확히 하여 실효성 있는 재난 사후 대응체계를 제도화한 핵심 규정이다.

③ 재난복구계획에 따라 시행되는 사업의 관리

재난복구계획에 따라 추진되는 사업의 체계적 관리와 국가 차원의 감독체계 확보를 규정한 조항이다. 재난관리책임기관의 장은 자체복구계획 또는 중앙에서 확정된 재난복구계획에 따른 복구사업이 체계적으로 관리되도록 하여야 하며, 중앙대책본부장은 주요 복구사업에 대해 지도 · 점검을 실시하고 시정명령이나 요청을 할 수 있는 권한을 가진다. 시정요청 또는 명령을 받은 기관은 정당한 사유가 없는 한 이에 의무적으로 응해야 하며, 이를 통해 복구사업의 지연 방지 및 예산 집행의 효율성이 확보된다. 본 조항은 복구계획 실행의 관리 · 감독 책임을 명확히 하여, 사후 재난관리의 실효성을 제도적으로 담보하는 기능을 수행한다.

(나) 특별재난지역선포 및 지원

① 특별재난지역의 선포

국가적 차원의 특별한 재난 대응이 필요한 경우 해당 지역을 특별재난지역으로 지정하는 절차와 요건을 규정한 조항이다. 중앙대책본부장은 대통령령으로 정한 일정 규모 이상의 재난이 발생하여 국가 안녕과 사회질서에 중대한 영향을 주거나, 피해 수습을 위한 특별조치가 필요하다고 판단되는 경우, 중앙위원회의 심의를 거쳐 대통령에게 특별재난지역 선포를 건의할 수 있다. 단, 대규모 인명피해 등 긴급 상황일 경우 중앙위원회의 심의 없이도 대통령에게 건의할 수 있다. 특별재난지역 선포 건의 시에는 피해 규모, 지방자치단체의 재정 여력, 피해 범위 등을 종합적으로 고려해야 한다. 대통령은 건의를 받아 특별재난지역을 최종 선포하며, 지역대책본부장은 선포 건의를 중앙대책본부장에게 요청할 수 있다. 이 조항은 재난 규모에 따른 차등적 국가 개입과 중앙정부의 행정 · 재정적 지원의 제도적 기반을 마련한 핵심 규정이다.

② 특별재난지역에 대한 지원

특별재난지역에 대한 국가 및 지방자치단체의 지원 근거를 규정한다. 특별재난지역으로 지정된 지역에는 응급조치, 구호, 복구 등 재난 대응 전 단계에 걸쳐 국가와 지방정부가 행정적 · 재정적 · 금융적 · 의료적 특별지원을 제공할 수 있도록 하고 있다. 재난관리기금의 기본적 지원 외에, 추가적인 법정 특례조치를 가능케 하여 피해 회복을 촉진하고 지역의 조속한 정상화를 도모하는 제도적 장치다. 본 조항은 대규모 재난으로 피해를 입은 지역이 지방 자치단체의 자체 대응 능력을 넘어서는 경우, 중앙정부의 전방위적 개입과 구조적 지원을 제도화함으로써 재난 대응의 형평성과 국가 책임성을 강화하는 기능을 수행한다.

(다) 재정보상

① 비용 부담의 원칙

재난관리와 관련된 비용 부담의 책임 주체를 명확히 하여 재정적 책임성과 공정한 분담 원칙을 확립하려는 규정이다. 재난 대응 과정에서 지자체와 관계 기관 간의 예산 갈등을 방지하고, 명확한 책임소재를 바탕으로 재난 대응의 효율성과 투명성을 확보하는 데 기여한다.

② 응급지원에 필요한 비용

재난 발생 시 타 기관 또는 타 지방자치단체로부터 제공받은 응원(應援)에 대한 비용 부담 원칙을 규정하고 있다. 응급조치를 위해 다른 기관 또는 지방자치단체로부터 인력이나 자원을 지원받은 경우, 그 응원을 요청한 주체가 비용을 부담하는 것이 원칙이다. 비용은 관계 기관 간 협의를 통해 정산하도록 함으로써, 실질적 협력 체계를 유지하면서도 공정한 재정 부담과 책임 원칙을 확립한다. 재난 대응의 협력적 구조를 유지하면서도 재정적 책임의 명확화를 제도적으로 뒷받침하는 역할을 수행한다.

③ 손실보상

국가 또는 지방자치단체가 재난 대응을 위한 법적 조치로 인해 국민의 재산상 손실이 발생한 경우 정당한 보상을 보장하기 위한 규정이다. 재난 대응과 국민 재산권 보호 간의 공익과 사익의 균형을 제도적으로 조화시키는 핵심 조항이다.

④ 치료 및 보상

재난 대응에 참여한 민간인 및 자원봉사자 등에 대한 치료와 보상 근거를 명시한 조항으로, 국가의 재난대응 책임을 인간 존엄의 관점에서 구체화한 규정이다. 재난 현장에서 긴급구조활동이나 응급조치에 참여한 자원봉사자, 응급조치 명령을 받은 자, 민간 긴급구조지원요원 등이 부상, 장애, 사망 등의 피해를 입은 경우, 국가 또는 지방자치단체는 치료 및 보상금 지급의 의무를 진다. 치료에는 심리상담과 사회적응 지원도 포함되며, 유족에게는 보상금이 지급된다. 단, 동일한 성격의 보상금을 다른 법령에 따라 지급받은 경우 중복 지급은 제한된다. 또한 응급대응 중 자원봉사자의 장비가 파손된 경우에는 수리비를 보상할 수 있다. 이러한 규정은 재난 대응의 공적 참여를 제도적으로 보장하고, 참여자 보호를 통해 지속 가능한 협력체계를 유지하는 데 중요한 역할을 한다.

⑤ 포상

법률에 근거한 포상 체계를 통해 공익을 위한 민간의 헌신에 대한 국가의 책임 있는 보상과 격려가 제도화된다는 점에서 그 의의가 크다.

⑥ 재난 지역에 대한 국고 보조 등의 지원

재난 복구와 피해 지원을 위한 국가 및 지방자치단체의 재정적 책임과 지원 방식을 규정한다. 국가는 자연재난 및 특별재난지역으로 선포된 사회재난의 복구를 위해 국고에서 비용을 전부 또는 일부 부담하거나 지자체 등에 보조할 수 있으며, 대피명령 등을 위반하여 발생한 피해는 지원 대상에서 제외된다. 복구 재원은 국고, 지자체 예산, 의연금 등으로 충당하며, 지원 항목으로는 사망자 구호, 주거 복구비, 학자금 면제, 금융지원, 세금 감면, 생계 및 소상공인 지원 등이 포함된다. 또한 심리 상담 등 정신적 회복 지원도 가능하며, 사회재난의 원인자가 있을 경우 구상권을 행사할 수 있다. 지원금은 양도 · 압류 · 담보 제공이 금지되며, 공공의 목적에 맞는 재난복구와 피해자 보호를 제도적으로 보장하는 조항으로 기능한다.

⑦ 복구비 등의 선지급 및 반환

재난 복구의 신속성과 행정적 책임성을 확보하기 위한 법적 근거를 제공한다. 우선, 지방자치단체의 장은 긴급한 재난 대응을 위해 재난복구계획 수립 이전이라도 피해 주민에게 복구비용을 선지급할 수 있으며, 이 과정에서 재난 피해 규모에 대한 신고 및 피해자의 주 생계수단에 대한 관련 기관의 정보 협조를 요청할 수 있다. 선지급의 범위, 절차 및 비율은 대통령령으로 정하도록 되어 있어 체계적인 행정운영을 뒷받침한다. 한편, 복구비 등의 지급 이후 부정수급, 지급 사유의 소급적 소멸, 기타 대통령령이 정하는 사유가 발생한 경우 해당 금액은 반환되어야 하며, 이를 이행하지 않을 경우 국세 강제징수 방식 또는 관련 징수법에 따라 집행된다. 반환금은 타 공과금보다 우선순위를 가지므로 공공재정의 안정성과 신뢰성을 강화하는 기능을 수행한다. 이와 같이 본 조항은 재난관리의 실효성과 재정 건전성을 동시에 확보하기 위한 제도적 장치로 평가된다.

04 재난현장 지휘기구: 긴급구조통제단

1) 긴급구조 대비체제의 구축

(1) 재난의 최초 접수자의 임무

재난 발생 초기의 정보 접수는 전반적인 긴급구조 대응체계의 출발점으로 작용한다. 종합상황실 상황근무자 중 재난 최초접수자의 임무를 법적 근거에 따라 규정하고 있으며, 이 조항은 재난 초기 대응의 속도와 정확성을 보장하기 위한 구조적 장치로 해석된다.

재난을 최초로 접수한 상황근무자는 즉시 긴급구조기관에 출동을 지령하여 현장 대응을 개시하게 하고, 동시에 통제단장에게 상황을 보고하여 지휘체계의 가동을 알리며, 관계기관에 긴급히 통보하여 다기관 협조체계를 발동시켜야 한다. 이는 ICS (incident command system)의 '초기 지휘 및 통보 체계'를 실무적으로 구현한 형태로 볼 수 있으며, 재난의 조기 인식과 다기관 간 정보 공유가 지연될 경우 발생할 수 있는 2차 피해를 최소화하는 역할을 한다.

재난의 규모가 비교적 작거나 종합상황실을 설치한 해당 기관에서 자체적으로 대응이 가능한 수준의 소규모 재난일 경우, 긴급구조기관 또는 관련기관에의 즉시 통보를 생략하거나 지연할 수 있다. 불필요한 자원의 낭비와 경보 체계의 오남용을 방지하기 위한 관리적 재량권을 인정한 것이다. 그래서 상황근무자의 신속하고 정확한 판단력, 재난 규모에 대한 적절한 분류능력, 그리고 재난 지휘체계(통제단)와의 원활한 의사소통 능력을 요구하며, 재난 발생 초기의 골든타임을 확보하는 데 중요한 역할을 한다.

(2) 현장지휘관 등의 임무

재난 대응 초기 단계에서의 현장지휘관의 역할은 단순한 현장 관리자가 아니라 재난 대응체계의 연동을 작동시키는 관문으로 기능한다. 현장지휘관은 재난이 발생한 경우 즉시 재난의 종류와 규모 등을 통제단장에게 보고해야 하며, 이는 통제단의 설치 및 운영 결정은 물론 초기 지원출동 여부 판단의 핵심 자료로 작용한다. 이 보고행위는 긴급구조통제단의 가동 여부를 결정짓는 트리거 역할을 하며, 이 시점에서부터 지휘체계가 단계적으로 작동하게 된다. 또한, 재난 현장의 조치 진행상황과 추가 지원이 필요한 요소들을 지속적 · 수시적으로 통제단장에게 보고할 것을 명시하고 있다. 이는 상황의 동적 변화에 따라 지휘체계가 유기적으로 대응할 수 있도록 설계된 조항으로, 반복적인 상황보고는 지휘권자의 적시적 결정과 자원 배분의 기초가 된다. 더 나아가, 지역통제단장이 현장지휘관으로부터 보고를 받고 상급기관의 지원이 필요하다고 판단할 경우, 수직적 지휘 라인에 따라 상급 통제단장에게 보고해야 한다. 구체적으로는, 시 · 군 · 구 통제단장은 시 · 도 통제단장에게, 시 · 도 통제단장은 중앙통제단장에게 보고하게 되어 있으며, 이는 재난 대응의 확장성과 유연성을 확보하기 위한 구조이다. 보고는 단순한 통보가 아니라 상급기관의 지원 발동을 위한 조치로 작동하며, 재난 규모 확대에 따른 광역적 또는 국가적 지원 조기 투입의 근거가 된다. 요컨대, 현장지휘관의 체계적인 정보보고, 지휘의 상향 전파, 중앙 연계 작동을 일관된 흐름으로 정립하고 있으며, 이는 ICS (incident command system) 원리에 부합하는 다계층적 대응구조의 구현으로 평가된다. 현장 판단의 정확성과 적시 보고의 실행력은, 곧 국가재난 대응체계 전체의 반응속도와 정밀성을 좌우하는 주요 요소로 작용한다.

(3) 관련지휘관의 통제권한 행사

재난 대응 현장에서는 시간적 긴박성과 상황의 급변성으로 인해 지휘체계의 실질적 작동이 곤란한 경우가 빈번히 발생한다. 이러한 상황을 고려하여 현장지휘권의 탄력적 위임체계를 제도적으로 명문화하였다. 그래서 긴급구조통제단장이 재난현장에 도착이 지연되어 초기 대응 조치를 직접 수행할 수 없는 경우, 먼저 현장에 도착한 현장지휘관에게 통제단장의 권한 중 일부 또는 전부를 위임할 수 있다. 이는 통제단장의 부재 또는 지연 도착이라는 지휘 공백 상황에서의 임시 조치권을 명확히 부여하는 규정으로서, 다음과 같은 중요한 함의를 가진다.

① 현장 대응의 즉시성 확보

초기 대응이 인명 구조에 절대적 영향을 미치는 재난현장에서는 명확한 통제권한 없이 대원이 분산 대응할 경우 혼란, 중복 지시, 비효율적 자원 배분 등의 문제가 발생한다. 이와 같은 초동 혼란을 줄이고 실질적 지휘체계의 공백을 메우는 수단이 된다.

② 임시 지휘권 부여의 제도적 정당성 확보

본래 통제단장의 권한은 법률상 강력하고 포괄적인 권한을 포함하지만, 현장지휘관이 일정 조건에서 합법적으로 권한을 대행할 수 있도록 하여 위임된 명령의 법적 정당성과 실행력을 보장한다.

③ 재난현장의 유연한 지휘 운용 기반 마련

긴급상황에서 계급 또는 직책보다 '도착 순서'에 따른 책임 부여는 ICS의 핵심 원칙과도 맞닿아 있으며, 이는 지휘 체계를 고정되지 않은 역할 기반 유동적 구조로 설계하는 재난관리의 현대적 원칙에 부합한다.

결론적으로, 지휘 연속성(continuity of command)을 유지하기 위한 핵심 조항으로서, 초기대응의 효율성 확보와 현장지휘 권한의 유연한 전환 구조를 가능하게 한다. 이는 통제단 중심의 수직적 지휘체계에 유기성과 현장성을 부여하는 제도적 장치로 평가된다.

(4) 긴급구조체제 구축

긴급구조는 단순한 현장대응을 넘어서 정보의 흐름, 자원의 통합, 지휘체계의 명확화, 그리고 협업 기반 통신망의 완비를 전제로 한다. 긴급구조기관의 장이 구축해야 할 긴급구조체제의 구체적 구성요소를 규정하고 있으며, 이는 다중기관이 동시에 작동하는 재난 상황에서의 통합성을 제도적으로 보장하는 틀이다.

이 체제는 다음과 같은 9가지 구성 요소를 포함한다.

① 긴급방송체제

종합상황실과 방송사업자 간 신속한 긴급방송 연계를 통해 재난 상황을 국민에게 신속히 고지하고 행동요령을 전파할 수 있도록 한다. 이는 정보 비대칭의 해소와 혼란 방지에 결정적이다.

② 비상연락통신체제

중앙 및 지역 대책본부장, 통제단장, 긴급구조지원기관장 간의 실시간 통신체계를 확보하여 의사결정 지연을 최소화하고 현장–지휘부 간의 명확한 명령체계를 구현한다.

③ 보조통신체제(HAM 무선통신)

전력 · 통신이 마비되는 대규모 재난 상황에서 비공식/보조통신망(아마추어무선 등)을 활용하여 통신두절로 인한 지휘 공백을 방지한다.

④ 비상경고체제

전 국민에게 위험 상황을 빠르게 경보하는 시스템으로, 기상 · 지진 · 화재 · 테러 등 다양한 상황에 맞춘 경보발령체계를 갖추는 것을 의미한다.

⑤ 통합지휘조정통제센터

다기관 지휘의 혼선을 방지하고 단일한 지휘 명령체계(ICS 기반)를 운용할 수 있도록 설계된 거점이다.

⑥ 자원관리체제

장비, 인력, 의약품, 수송수단 등 각종 재난 대응 자원의 실시간 위치와 상태를 파악하고 배분할 수 있는 체계를 의미한다.

⑦ 자원지원수용체제

외부 민간 및 유관기관으로부터 지원되는 자원의 수용, 분배, 보관 체계를 의미하며, 자원관리체계 또는 긴급구조대응계획에 포함되어 있는 경우 생략이 가능하다.

⑧ 표준현장지휘체계

ICS를 기준으로 모든 현장지휘를 통일되게 수행하도록 한다.

⑨ 종합상황실과 해양경찰관서 간 연계체제

해양에서 발생한 재난이나 조난 사고에 대응하기 위해 해양경찰과 내륙 구조체계 간 통합된 상황 공유 및 대응체계가 필요하다.

단일 기관 중심의 응급구조가 아닌, 네트워크 중심의 통합 대응 체계 구축을 법제화한 것으로, 다기관 연계, 기술기반 통신체계, 경보시스템, 자원배분의 전 과정이 통합되어야만 효율적인 재난대응과 국민 생명 보호가 가능하다는 원칙을 반영하고 있다.

(5) 통합지휘조정통제센터의 구성 및 기능

① 제도적 배경과 필요성대규모 재난상황에서는 복수 기관이 동시에 대응함에 따라 혼선, 자원 중복, 지휘체계의 이원화 등이 발생할 우려가 높다. 이러한 문제를 해결하기 위해 통합지휘조정통제센터의 구성 및 기능을 명시하고, 재난 초기부터 상황 종료까지 지휘 · 통제의 일원화와 통신 네트워크 통합을 제도적으로 확보하고자 한다.

② 통제센터의 구성통제센터는 상시 운영체제를 갖추고 있어야 하며, 재난이 발생하지 않은 평상시에도 운영이 가능하도록 설계되어야 한다.

㉠ 운영요원은 각 긴급구조지원기관에서 파견된 '연락관' 중 통신업무를 담당하는 자로 구성

㉡ 이들 연락관은 재난 시 기관 간 실시간 소통을 담당하며, 지휘본부 간 통신 체계 유지의 핵심 연결고리 역할을 수행

③ 통제센터의 주요 기능통제센터의 기능은 크게 네 가지로 구분되며, 각각은 재난관리의 실무적 핵심요소에 직결된다(표 7-46). 중앙안전관리위원회는 이러한 기능을 총괄·조정하며, 재난 발생 시 신속한 자원 동원, 기관 간 협력, 비상지원체계 가동, 통합적 지휘·통신 체계 유지를 통해 실질적 재난대응의 컨트롤타워 역할을 수행한다.

표 7-46. **통제센터의 주요 기능 및 세부 내용**

구분	중앙안전관리위원회
① 재난신고 접수에 따라 긴급구조관련기관 소속자원의 출동 지시	• 재난신고 접수 시 각 기관 소속 자원의 출동 지시를 신속히 내림. 이는 초기 대응의 골든타임 확보와 직결됨
② 긴급구조관련기관 상호연락 및 협조체계 유지	• 소방, 경찰, 보건, 군 등 긴급구조관련기관 간 상호 협조 및 정보 공유를 담당하여 기관 간 기능 중복 방지
③ 긴급조대응계획에 의한 비상 지원 임무	• 긴급구조대응계획에 따라 의료, 수송, 통신, 구조 등의 비상지원체계를 신속히 가동함
④ 기관별 지휘소 간 통합대응을 위한 통신연락등에 관한 사항	• 지휘본부 간 실시간 통신 유지 및 상호 대응 일원화를 위한 기술적·행정적 연락 담당

④ 실효성 확보를 위한 제언

㉠ 표준화된 프로토콜 구축: 다양한 기관에서 파견된 연락관들이 동일한 지침에 따라 행동할 수 있도록 교육 및 훈련이 정례화되어야 한다.

㉡ 상시 테스트 및 모의훈련: 통제센터의 실효성을 담보하기 위해 정기적인 시뮬레이션 훈련과 통신망 점검이 필요하다.

㉢ 전문화된 통신 인프라 확보: 통제센터는 국가재난안전통신망 등과 직접 연동되어야 하며, 유무선 이중 통신체계를 필수적으로 확보해야 한다.

통합지휘조정통제센터는 재난대응의 관문이자 교차로로 기능하며, 다양한 기관의 역량을 하나의 명령체계 하에 통합하는 핵심 플랫폼이다. 이 센터의 법적 지위와 운영 구조를 명확히 함으로써 재난현장에서의 지휘 혼선을 줄이고 효율성을 극대화하는 제도적 기반을 제공한다.

2) 표준현장지휘체계(ICS)

(1) 표준현장지휘체계 등

① 개요 및 법적 근거「재난 및 안전관리 기본법 시행규칙」 제9조는 긴급구조기관과 긴급구조지원기관 간의 통일된 지휘체계와 상호협력 강화를 위해 표준현장지휘체계(incident command system, ICS)를 도입 · 운영하도록 규정하고 있다. 이는 소방, 경찰, 군, 민간 등 다양한 대응주체가 하나의 구조적 틀 내에서 유기적으로 협조할 수 있게 하는 핵심 도구이다.

② 연락관 파견 대상 기관표준지휘체계의 효과적 운영을 위해 다음과 같은 기관들에서 연락관을 현장지휘소에 파견한다.

㉠ 국방부

㉡ 경찰청

㉢ 산림청

㉣ 전국재해구호협회

㉤ 기타 긴급구조기관장이 지정한 기관 및 단체

이들은 현장 내 통신 연계, 자원 지원, 특수 기능 수행 등의 역할을 수행한다.

③ 표준현장지휘체계의 구성요소

"표준현장지휘체계"란 긴급구조기관 및 긴급구조지원기관이 체계적인 현장대응과 상호협조체제를 유지하기 위하여 공동으로 사용하는 표준지휘조직구조, 표준용어 및 재난현장 표준작전절차를 말한다.

㉠ 표준지휘조직도: 각 기관의 역할과 보고 체계를 명확히 구분하여 조직적 혼선을 방지

㉡ 표준용어 체계: 재난현장에서 사용하는 용어를 공통화하여 언어 혼선을 예방

㉢ 표준작전절차(SOP): 상황 발생부터 자원 동원, 응급처치, 이송까지의 모든 과정을 절차화

④ 표준용어의 정의

재난관리 및 긴급구조 현장에서 사용되는 주요 표준용어와 그 의미를 정리한 것이다(표 7-47).

표 7-47. **표준용어 정의**

용어	의미
자원집결지	구조 자원을 집결·분류하여 대기소 및 현장으로 배치하기 위한 전진 기지
자원대기소	교대조 대기 및 자원의 신속 배치를 위해 지휘소 인근에 설치된 장소
수송대기지역	구급차 이외의 차량이 대기하는 수송 준비구역
구급차대기소	응급환자 이송을 위해 구급차가 임시 대기하는 공간
선착대	재난현장에 최초 도착한 긴급구조 출동대

⑤ 정책적 효과

표준현장지휘체계는 국내 재난대응의 핵심 기조이자 실제 작동성을 강화하기 위한 제도적 장치이다. ICS 체계의 원칙은 단순 매뉴얼을 넘어, 훈련과 연계되어 재난 초기 혼란을 극복하고 효과적인 현장 지휘체계를 확보하는 기반이 되어야 한다.

㉠ 정책적 효과

- 기관 간 명확한 역할분담과 보고체계가 정립된다.
- 중복 대응, 자원 낭비, 현장 혼선 등 구조적 오류를 방지한다.
- 전국적 대응 훈련을 위한 공통 프레임워크를 제공한다.

PART 03

표 7-48. 표준현장지휘체계 부서별 임무

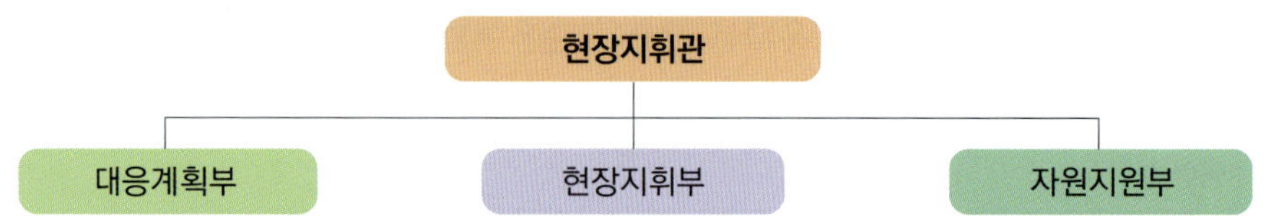

부서	임무
대응계획부	가. 긴급구조기관과 긴급구조지원기관·유관기관 등에 대한 통합 지휘·조정 나. 재난상황정보의 수집·분석 및 상황예측 다. 현장활동계획의 수립 및 배포 라. 대중정보 및 대중매체 홍보에 관한 사항 마. 유관기관과의 연락 및 보고에 관한 사항
현장지휘부	가. 진압·구조·응급의료 등에 대한 현장활동계획의 이행 나. 헬기 등을 이용한 진압·구조·응급의료 및 운항 통제, 비상헬기장 관리 등 다. 재난현장 등에 대한 경찰관서의 현장 통제 활동 관련 지휘·조정·통제 및 대피계획 지원 등 라. 현장활동 요원들의 안전수칙 수립 및 교육 마. 임무수행지역의 현장 안전진단 및 안전조치 바. 자원대기소 운영 및 교대조 관리
자원지원부	가. 대응자원 현황을 대응계획부에 제공하고, 대응계획부의 현장활동계획에 따라 자원의 배분 및 배치 나. 현장활동에 필요한 자원의 동원 및 관리 다. 긴급구조지원기관·지방자치단체 등의 긴급복구 및 오염방제 활동에 대한 지원 등

※ 긴급구조대응활동 및 현장지휘에 관한 규칙 [별표 1] 〈개정 2024. 1. 22.〉
비고: 1. 표준지휘조직은 재난상황에 따라 확대 또는 축소하여 운영할 수 있다.
2. 부서별 임무는 예시로서, 재난상황에 따라 임무를 선택하거나 새로운 임무를 추가할 수 있다.

(2) 재난현장 표준절차(Standard operating procedure, SOP)

① 개요 및 법적 근거

재난현장 표준작전절차(SOP)는 재난대응 시 신속하고 통일된 행동을 보장하기 위해 마련된 실무지침으로, 「재난 및 안전관리 기본법 시행규칙」 제10조에 따라 소방청장이 작성·관리한다. SOP는 대응 주체 간 혼선을 줄이고, 일관된 현장대응을 가능케 하는 재난관리 체계의 핵심적 구성 요소다.

② SOP의 번호 체계에 따른 분류

SOP의 번호 체계에 따른 분류는 재난현장의 특수성과 단계별 대응요소를 고려하여 세분화된 작전지침을 제공한다(표 7-49).

표 7-49. SOP(표준작전절차) 유형별 구분 및 주요 내용

SOP 유형	의미	내용설명
① 지휘통제절차	SOP 101-199	현장지휘관 및 통제단장의 지휘권 행사 및 보고 체계
② 화재유형별 절차	SOP 201-299	대형화재, 다중이용시설, 산업단지 등 화재별 대응
③ 사고유형별 절차	SOP 301-399	붕괴, 교통사고, 붕괴사고 등 비화재성 사고 대응
④ 구급단계별 절차	SOP 401-499	대량사상자, 중환자 분류, 이송, 응급처치 등의 구급활동
⑤ 대응단계별 절차	SOP 501-599	대응단계(관심→주의→경계→심각)에 따른 대응 방식
⑥ 현장 안전관리지침	SSG 1-1-99	구조대원 및 현장 인력의 안전 확보를 위한 행동지침

③ SOP의 지역 맞춤 적용과 탄력성

법령에 따르면, 긴급구조기관의 장은 SOP를 기본으로 하되, 지역의 지리 · 사회 · 시설 특성을 반영하여 관련규정에 따라(재난현장 표준작전절차 수립운영에 관한 규정) 수정 · 보완 적용할 수 있다. 예를 들어, 대도시 밀집지역은 지리효과(geographic effect)를 고려해 구급대 이송 경로를 구체적으로 설정할 수 있다.

재난현장 표준작전절차(SOP)는 체계적이고 일관된 재난대응을 위한 핵심 도구이며, 법적 체계하에 정교하게 분류 · 운영되고 있다. 그러나 SOP의 실효성을 확보하기 위해서는 현장 중심의 훈련 · 점검 · 수정 주기 확보, 타 대응 체계와의 연계성 강화, 그리고 현장 피드백을 반영한 정기적 개정 체계 마련이 필수적이다.

Tip 재난에 대비한 비축 물품

물품 분류	세부 종류
기본 물품	외상처치 세트(거즈, 붕대, 소독약품, 반창고 등) 각종 고정장비(골절고정장비, 척추고정장비 등) 수액 투여 세트(수액, 수액 세트, 주사침 등)
재난 물품	대형 텐트, 들것, 조명등, 자가발전기, 침구류 등 운송장비 혹은 차량(물품 운반용)
특수 물품	크레인, 불도저, 절단장비, 방한 혹은 방수장비 등
기타 물품	재난팀의 의식주에 필요한 물품

3) 통제단 등의 설치·운영

(1) 긴급구조지원기관 등의 역할

① 긴급구조기관: 소방청(현장 지휘의 핵심 주체) 등은 통상 재난현장의 지휘권과 조정권을 보유하며, '책임기관'으로 분류된다.

② 긴급구조지원기관: 경찰청, 국방부, 보건복지부(DAMT 포함), 지자체 등은 필요에 따라 자원을 제공하거나 전문역할(치안, 교통, 구조지원 등)을 수행한다.

③ 그 외 긴급구조지원기관: 긴급구조대응계획에서 정하는 바에 따라 임무수행을 한다(표 7-50).

표 7-50. 긴급구조지원기관의 역할

긴급구조지원기관의 역할(제11조제1호관련)

(#: 계획의 일련번호)

계획번호(#)	1	2	3	4	5	6	7	8	9	10	11
기능별 긴급 구조대응 계획 / 긴급구조 지원기관	지휘 통제	비상 경고	대중 정보	상황 분석	구조 진압	응급 의료	오염 통제	현장 통제	긴급 복구	긴급 구호	재난 통신
소방방재청	○	○	○	○	○	△	△	△	△	△	○
국방부	△				△	△	△	△	△	△	△
과하기술부		△	△	△			△		△	△	
산업자원부				△			△		△		
보긴복지부					△	○	△	△		△	△
환경부						△	○		△		△
건설교통부	△		△				△		○		
정보통신부			△						△		△
경찰청	△	△	△	△	△		△	○			△
해양경찰청			△	△	△	△	△		△	△	△
기상청			△								
산림청					△						△
대한적십자사						△	△		△	○	

비고
1. ○: 책임기관
2. △: 지원기관
3. 해양경찰청장은 해양에서 발생한 재난에 대하여는 위 구분에도 불구하고 기능별 긴급구조대응계획의 모든 분야에서 책임기관이 된다.

(2) 긴급구조기관의 인력 및 장비동원

대규모 또는 광역적 재난 발생 시, 중앙긴급구조통제단장(소방청장)이 재난 대응의 주도권을 확보하여 국가적 차원의 긴급구조 활동을 실행할 수 있도록 인력과 장비의 동원을 명문화한 규정이다(표 7-51). 이는 시 · 도 대응 역량을 초과한 상황이나 전국적 조정이 필요한 위기 상황에 대비한 상위 대응 체계로 보인다.

표 7-51. 긴급구조기관 인력 및 장비 동원 기준

구분	세부내용
동원 결정 주체	중앙통제단장(소방청장)
동원 대상	전국 단위의 긴급구조기관의 인력 및 장비
동원조건	해당 시·도의 독자적 대응능력 초과 상황, 국가적 긴급구조활동 필요성이 있는 상황

이는 중앙정부 차원의 재난통합대응체계(incident command system, ICS)를 실제 작동 가능하게 하는 기전으로, 중복 대응이나 자원 낭비를 줄이고 통합된 현장 대응을 가능하게 한다.

(3) 중앙통제단의 구성 및 기능

① 중앙통제단 구성

중앙통제단은 재난 현장에서 신속하고 효율적인 대응을 위해 중앙통제단장(소방청장)과 부단장(소방청 차장), 그리고 대응계획부, 현장지휘부, 자원지원부의 3개 부서로 구성된다. 각 부서는 전략 수립, 현장 지휘, 자원 지원 등 역할이 명확히 구분되어 있어 체계적인 재난 대응이 가능하다(표 7-52).

표 7-52. 중앙통제단 구성요소 및 역할

구성요소	역할
중앙통제단장	중앙통제단을 대표하며, 업무 총괄 지휘)
부단장 (소방청 차장)	중앙통제단장을 보좌하며, 부재 시 직무 대행 수행
3개 부서로 구성: 1. 대응계획부 2. 현장지휘부 3. 자원지원부	- 대응계획부: 전략 수립, 정보 종합, 보고 체계 - 현장지휘부: 현장 지휘·통제 및 작전 실행 - 자원지원부: 자원 파악 및 배분, 행정·기술 지원

② 중앙통제단 기능

중앙통제단은 국가적 재난 발생 시 각 부처와 기관의 대응을 통합하고, 현장 지휘 및 자원 배분, 대응계획의 집행 등 재난 대응의 컨트롤타워 역할을 수행한다(표 7-53). 필요에 따라 중앙통제단장의 재량으로 추가적인 기능도 수행할 수 있다.

PART 03

표 7-53. **중앙통제단 주요 기능 및 해석**

기능명	구체적 내용	의미 및 해석
국가 긴급구조대책의 총괄·조정	각 부처·기관의 대응을 통합하고 국가적 전략수립을 주도	전략수립 및 거버넌스 조정 기능
긴급구조활동의 지휘·통제	현장 활동의 직접 지휘, 인력 및 장비 동원 포함	실질적 전술 지휘권 행사(현장 중심)
현장활동계획의 수립	지원기관 간 역할 분담 및 조정 계획 수립	기관 간 충돌 방지 및 자원 효율 배분
긴급구조대응계획의 집행	사전에 수립된 계획의 시행 주체 역할	계획 기반 실행의 제도적 구심점
기타 중앙통제단장이 인정하는 사항	필요시 자율적으로 대응 범위 확장 가능	재량권 부여 및 유연한 기능 운용

중앙통제단은 재난 발생 시 국가 차원의 통합 지휘와 신속한 자원 동원을 통해 재난 대응의 효율성과 효과성을 극대화하는 핵심 조직이다. 각 부서의 역할이 명확히 구분되어 있어, 현장 상황에 맞는 전략적 대응과 자원 배분이 가능하다.

③ 중앙긴급구조통제단 운영기준

중앙긴급구조통제단은 국가적 재난 발생 시 통합적이고 신속한 대응을 위해 구성된 조직이다. 중앙통제단장은 전체 대응을 총괄하며, 119종합상황실, 소방청 각 부서, 지휘보좌관, 그리고 대응계획부, 현장지휘부, 자원지원부 등으로 조직이 세분화되어 있다. 각 부서는 상황 분석, 작전계획 수립, 현장 지휘, 자원관리 등 역할이 명확히 구분되어 있어 체계적인 재난 대응이 가능하다. 이러한 조직 구조는 재난 발생 시 중복 대응과 자원 낭비를 최소화하고, 효율적인 현장 대응을 실현하는 데 중추적 역할을 한다(표 7-54).

㉠ 재난 및 안전관리 기본법 시행령 제63조(긴급구조대응계획의 수립) 기능별 긴급구조대응계획 중 어느 하나에 해당하는 기능의 수행이 필요한 경우

- 지휘통제: 긴급구조체제 및 중앙통제단과 지역통제단의 운영체계 등에 관한 사항
- 비상경고: 긴급대피, 상황 전파, 비상연락 등에 관한 사항
- 대중정보: 주민보호를 위한 비상방송시스템 가동 등 긴급 공공정보 제공에 관한 사항 및 재난상황 등에 관한 정보 통제에 관한 사항
- 피해상황분석: 재난현장상황 및 피해정보의 수집 · 분석 · 보고에 관한 사항
- 구조 · 진압: 인명 수색 및 구조, 화재진압 등에 관한 사항
- 응급의료: 대량 사상자 발생 시 응급의료서비스 제공에 관한 사항
- 긴급오염통제: 오염 노출 통제, 긴급 감염병 방제 등 재난현장 공중보건에 관한 사항
- 현장통제: 재난현장 접근 통제 및 치안 유지 등에 관한 사항

- 긴급복구: 긴급구조활동을 원활하게 하기 위한 긴급구조차량 접근 도로 복구 등에 관한 사항
- 긴급구호: 긴급구조요원 및 긴급대피 수용주민에 대한 위기 상담, 임시 의식주 제공 등에 관한 사항
- 재난통신: 긴급구조기관 및 긴급구조지원기관 간 정보통신체계 운영 등에 관한 사항

ⓛ 긴급구조관련기관의 인력 및 장비의 동원이 필요하고, 동원된 자원 및 그 활동을 통합하여 지휘 · 조정 · 통제할 필요가 있는 경우

ⓒ 그 밖에 통제단장이 재난의 종류 · 규모 및 피해상황 등을 종합적으로 고려하여 통제단의 운영이 필요하다고 인정하는 경우

표 7-54. 중앙긴급구조통제단 조직 구성 및 부서별 주요 임무

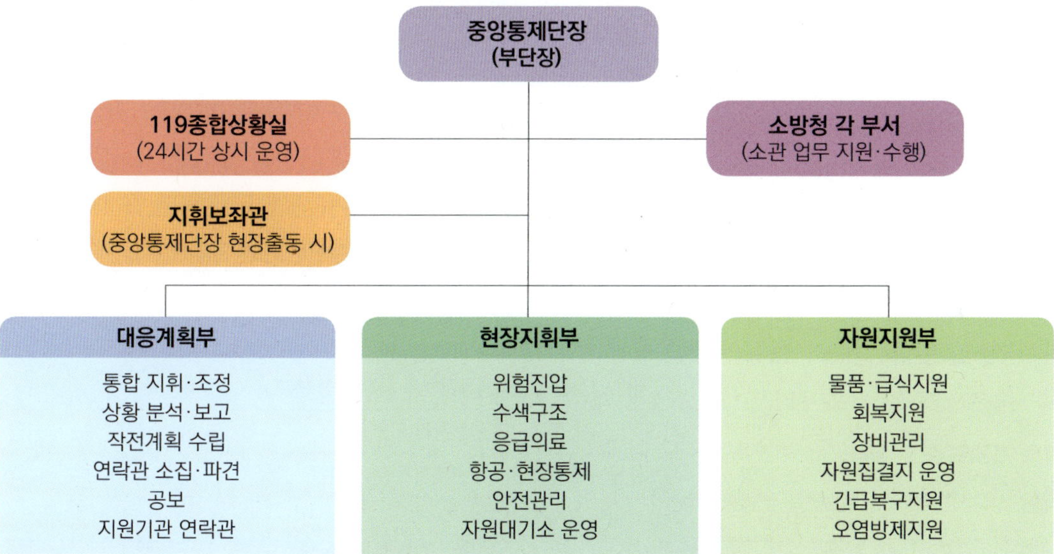

부서별	임무
중앙통제단장	가. 긴급구조활동의 총괄 지휘·조정·통제 나. 정부차원의 긴급구조대응계획의 가동
119종합상황실	가. 중앙통제단 지원기능 수행 나. 긴급구조대응계획 중 기능별 긴급구조대응계획 가동지원 다. 중앙재난안전대책본부 등 유관기관 등에 상황 전파 라. 대응계획부(공보)와 공동으로 긴급대피, 상황전파, 비상연락 등 실시
소방청 각 부서	가. 부서별 긴급구조대응계획 중 기능별 긴급구조대응계획 가동지원 나. 각 소속 기관·단체에 분담된 임무연락 및 이행완료 여부 보고

부서별		임무
지휘보좌관		가. 중앙통제단장 보좌 나. 그 밖의 중앙통제단장 지원활동
대응계획부	통합지휘·조정	가. 긴급구조체제 및 중앙통제단 운영체계 가동 나. 시·도 소방본부 및 권역별 긴급구조지휘대 자원의 지휘·조정·통제
	상황분석·보고	가. 재난상황 정보 종합 분석·보고 나. 중앙재난안전대책본부 등 유관기관 등에 상황 보고
	작전계획 수립	시·도긴급구조통제단 대응계획부의 작전계획 수립·지원
	연락관 소집·파견	가. 지원기관 연락관 소집 나. 현장상황관리관 파견 다. 지원기관 지원·협력에 관한 사항
	공보	가. 긴급 공공정보 제공과 재난상황 등에 관한 정보 등 비상방송시스템 가동 나. 대중매체 홍보에 관한 사항 다. 119종합상황실과 공동으로 긴급대피, 상황전파, 비상연락 등 실시
	지원기관 연락관	가. 중앙통제단과 공동으로 지원기관의 긴급구조지원활동 조정·통제 나. 대규모 재난 및 광범위한 지역에 걸친 재난발생 시 탐색구조 활동 (국방부), 현장통제(경찰청), 응급의료(보건복지부) 지원 등
현장지휘부	위험진압	정부차원의 화재 등 위험진압 지원
	수색구조	정부차원의 수색 및 인명구조 등 지원
	응급의료	가. 정부차원의 응급의료자원 지원활동 나. 정부차원의 재난의료체계 가동 다. 시·도 응급의료 자원의 지휘·조정·통제
	항공·현장통제	가. 헬기 등 현장활동 지휘·조정·통제 나. 응급환자 원거리 항공이송 지휘·조정·통제 다. 정부차원의 대규모 대피계획 지원 라. 지방 경찰관서 현장통제자원의 지휘·조정·통제
현장지휘부	안전관리	시·도긴급구조통제단의 안전관리 지원
	자원대기소 운영	시·도긴급구조통제단의 자원대기소 운영 지원
자원지원부	물품·급식지원	정부차원의 물품·급식 지원
	회복지원	정부차원의 긴급 구호 활동 및 회복 지원
	장비관리	가. 정부차원의 장비·시설 지원 나. 정부차원의 재난통신지원 활동 다. 시·도긴급구조통제단 기술정보 지원
	자원집결지 운영	소방청 자원관리시스템을 통한 시·도긴급구조통제단 자원집결지 요구사항 지원
	긴급복구지원	가. 정부차원의 긴급시설복구 지원활동 나. 다른 지역 자원봉사자의 재난현장 집단수송 지원
	오염·방제지원	정부차원의 긴급오염·통제·방제 지원활동

비고
1. 중앙통제단 조직은 재난상황에 따라 확대 또는 축소하여 운영할 수 있다.
2. 부서별 임무는 예시로서, 재난상황에 따라 임무를 선택하거나 새로운 임무를 추가할 수 있다.

(4) 지역긴급구조통제단 구성 및 기능

① 구성 및 기능

시 · 도 및 시 · 군 · 구 단위에 지역 긴급구조통제단이 구성된다. 이는 현장 중심의 대응체계를 구축하여 재난 발생 시 신속한 긴급구조활동을 조율하기 위한 조직이다(표 7-55). 지역통제단은 아래와 같은 구조 및 협력 기관을 기반으로 조직된다.

표 7-55. 지역긴급구조통제단의 설치 및 법적 기능

주요 내용	해석 및 기능적 의미
시·도 소방본부에 시·도긴급구조통제단, 시·군·구 소방서에 시·군·구긴급구조통제단 설치	지역별 재난 대응 총괄 거점 확보 / 이원적 지역통제 구조(광역-기초)
단장 지명 기준 - 시 · 도 통제단장: 소방본부장 - 시 · 군 · 구 통제단장: 소방서장	현장 책임자의 법적 지휘권 보장 / 책임 소재 명확화
타 기관(지원기관) 소속 직원의 파견 요청 가능, 정당한 사유 없을 시 응해야 함	법적 협조의무 규정 → 협업 거버넌스의 강제력 확보
지역통제단의 기능과 운영 세부사항은 대통령령(시행령)으로 규정	하위 법령에 위임 → 세부 기능 구조 및 운영 매뉴얼화 가능

② 중앙통제단 기능 준용(시행령 54조)

지역긴급구조통제단이 중앙통제단의 기능을 준용하여 지역통제단은 각 부처와 기관의 대응을 통합하고, 지역 전략수립과 현장 지휘 · 통제, 지원기관 간 역할 조정, 계획 집행 등 재난대응의 전 과정을 총괄한다(표 7-56). 이를 통해 기관 간 충돌을 방지하고 자원의 효율적 배분을 실현할 수 있다. 또한, 통제단장은 필요에 따라 대응 범위를 자율적으로 확장할 수 있어, 다양한 재난 상황에 유연하게 대처할 수 있다.

표 7-56. 지역긴급구조통제단의 주요 기능(시행령 제54조 준용)

기능명	구체적 내용	의미 및 해석
지역 긴급구조대책의 총괄·조정	각 부처·기관의 대응을 통합하고 지역 전략수립을 주도	전략수립 및 거버넌스 조정 기능
긴급구조활동의 지휘·통제	현장 활동의 직접 지휘, 인력 및 장비 동원 포함	실질적 전술 지휘권 행사(현장 중심)
현장활동계획의 수립	지원기관 간 역할 분담 및 조정 계획 수립	기관 간 충돌 방지 및 자원 효율 배분
긴급구조대응계획의 집행	사전에 수립된 계획의 시행 주체 역할	계획 기반 실행의 제도적 구심점
기타 중앙통제단장이 인정하는 사항	필요시 자율적으로 대응 범위 확장 가능	재량권 부여 및 유연한 기능 운용

지역긴급구조통제단은 재난 발생 시 신속하고 체계적인 현장 대응을 위해 지역통제단장(현장지휘관)을 중심으로 119종합상황실, 소방본부 · 소방서 각 부서, 지휘보좌관, 대응계획부, 현장지휘부, 자원지원부 등으로 구성된다(표 7-57). 각 부서는 통합 지휘 · 조정, 상황 분석, 위험진압, 응급의료, 자원지원 등 역할이 명확히 구분되어 있다. 이러한 조직 구조는 각 기관과 부서 간의 유기적 협력을 통해 재난 대응의 효율성과 신속성을 높인다. 또한, 상황에 따라 조직을 탄력적으로 확대 · 축소할 수 있어 다양한 재난 유형에 효과적으로 대응할 수 있다.

표 7-57. 지역긴급구조통제단의 조직 구성 및 부서별 주요 임무

1. 지역긴급구조통제단의 조직 구성

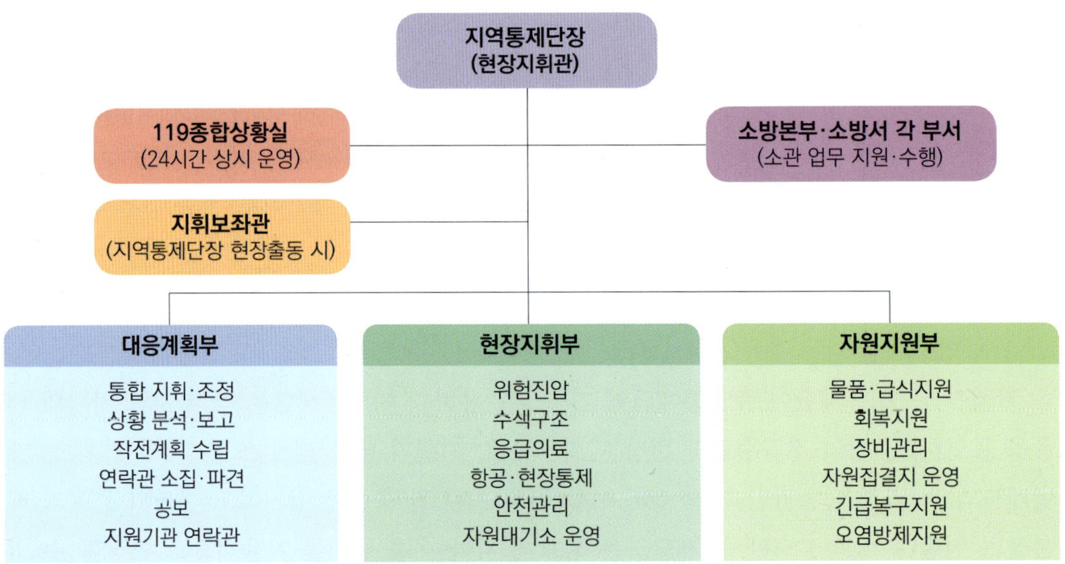

2. 부서별 임무

부서별	임무
지역통제단장	가. 긴급구조활동의 총괄 지휘·조정·통제 나. 시·도 긴급구조대응계획의 가동
119종합상황실	가. 지역통제단 지원기능 수행 나. 긴급구조대응계획 중 기능별 긴급구조대응계획 가동지원 다. 소방청 및 지역재난안전대책본부 등 유관기관 등에 상황 전파 라. 대응계획부(공보)와 공동으로 긴급대피, 상황전파, 비상연락 등 실시
소방본부· 소방서 각 부서	가. 부서별 긴급구조대응계획 중 기능별 긴급구조대응계획 가동지원 나. 각 소속 기관·단체에 분담된 임무연락 및 이행완료 여부 보고
지휘보좌관	가. 지역통제단장 보좌 나. 그 밖의 지역통제단장 지원활동

부서별	임무	
대응계획부	통합지휘 ·조정	가. 전반적 대응 목표 및 전략 결정 나. 대응활동계획의 공동 이행(소속기관별 임무분담 및 이행) 다. 전반적인 자원 활용 조정
	상황분석 ·보고	가. 재난상황정보 수집·분석 및 대응목표 우선순위 설정 나. 재난상황 예측 다. 작전계획 임무담당자와 공동으로 대응활동계획 수립 라. 중앙통제단장 및 지역재난안전대책본부장 등에 상황 보고
	작전계획 수립	가. 현장 대응활동계획 수립 및 배포 나. 작전계획에 따른 자원할당
	연락관 소집·파견	가. 지원기관 연락관 소집 나. 현장상황관리관 파견 다. 지원기관 지원·협력에 관한 사항
	공보	가. 긴급 공공정보 제공과 재난상황 등에 관한 정보 등 비상방송시스템 가동 나. 대중매체 홍보에 관한 사항 다. 119종합상황실과 공동으로 긴급대피, 상황전파, 비상연락 등 실시
	지원기관 연락관	가. 지역통제단과 공동으로 지원기관의 긴급구조지원활동 조정·통제 나. 긴급구조지원기관 및 유관기관 별 긴급구조활동 지원
현장지휘부	위험진압	가. 시·도 차원의 화재 등 위험진압 지원 나. 각 시·군·구긴급구조통제단의 화재 등 위험진압 및 지원
	수색구조	가. 시·도 차원의 수색 및 인명구조 등 지원 나. 각 시·군·구긴급구조통제단의 수색·인명구조 및 지원
	응급의료	가. 시·도 차원의 응급의료 및 자원지원 활동 나. 대응구역별 응급의료자원의 지휘·조정·통제 다. 사상자 분산·이송 통제 라. 사상자 현황파악 및 보고자료 제공
	항공·현장통제	가. 항공대 운항통제 및 비상헬기장 관리 나. 응급환자 원거리 항공이송 통제 다. 시·도 및 시·군·구 대피계획 지원 라. 지방 경찰관서 현장통제자원의 지휘·조정·통제
	안전관리	가. 재난현장의 안전진단 및 안전조치 나. 현장활동 요원들의 안전수칙 수립 및 교육
	자원대기소 운영	자원대기소 운영
자원지원부	물품·급식지원	가. 긴급대응활동 참여자에 대한 물품 지원 나. 긴급구조요원 및 자원봉사자에 대한 의식주 지원
	회복지원	긴급대응활동 참여자에 대한 회복 지원
	장비관리	가. 통제단 운영지원 및 현장지휘소 설치 나. 현장 필요장비 동원 및 지원 다. 현장 필요시설 동원 및 지원 라. 현장지휘 및 자원관리에 필요한 통신지원

PART 03

부서별	임무	
자원지원부	자원집결지 운영	현장인력 지원 및 자원집결지 운영
	긴급복구지원	가. 시·도 차원의 긴급시설복구 및 자원지원 활동 나. 시·군·구긴급구조통제단 긴급시설복구 및 자원의 지휘·조정·통제 다. 긴급구조자원 수송지원
	오염·방제지원	가. 시·도 차원의 긴급오염통제 및 자원지원 활동 나. 시·군·구긴급구조통제단 긴급오염통제 및 자원의 지휘·조정·통제

비고
1. 지역통제단 조직은 재난상황에 따라 확대 또는 축소하여 운영할 수 있다.
2. 부서별 임무는 예시로서, 재난상황에 따라 임무를 선택하거나 새로운 임무를 추가할 수 있다.

현장지휘소(통제단) 설치 및 운영기준

1. 현장지휘소 가동준비

1) 재난 유형·규모·특성 등 상황에 따라 통제단으로 확대·운영
   가. 긴급구조지휘대(현장지휘대) 위주
   나. 필요 기능에 따라 인원 확대(선택) 수행
2) 현장의 인력, 소방서 잔류자, 상황실 근무자, 비번자별 임무 분담
3) 비상소집인력 운용(내근/비번자)
4) 통제단 설치 시 유의사항
   가. 재난현장 지휘에 지장이 없는 곳에 설치
   나. 헬기의 하향풍, 비·바람 등에 의한 통제단 기능 정지(저하) 방지 조치
   다. 일반군중, 언론관계자 등으로부터 통제단 분리·보호책 강구
   라. 입간판 등을 활용 현장지휘소(통제단)임을 명확히 표시

2. 현장지휘소 설치 위치

1) 재난 대상물은 물론 그 주변까지도 조망할 수 있는 곳(가시성)
   재난현장과 각종 현장처치소의 업무 흐름도를 육안으로 판별이 가능한 지역
2) 붕괴·낙하물·폭발력·열복사·소음·연기 등의 영향이 적은 곳
3) 통신과 전력공급에 지장이 없고 무선 통신 장애가 없는 곳
4) 오염이 되지 않고 지반이 약하지 않은 곳
5) 차량·장비·인원의 활동을 방해하지 않는 곳
6) 지원 차량의 진입이 편리하지만 차폐성(외부인 등 여러 요소로부터의 분리)이 좋은 곳
7) 유해물질 등 재난 현장(zone: hot-warm-cold 기준)에서는 cold zone에 설치
8) 임무 단위별로 적절한 작업공간이 확보될 것
9) 현장지휘체계의 확장이 가능한 곳
10) 지원 차량의 진입이 편리한 지역
11) 응급의료지휘소와 인접한 곳

3. 현장지휘관 대응활동평가

1) 현장지휘관은 본인의 육안관찰 결과와 단위지휘관의 진행경과 보고에 기초하여 현재 상황을 평가한다.
2) 단위지휘관의 진행경과 보고에는 재난현장 주요요소, 지시사항 이행 여부 및 그 결과, 현재 파악되지 않고 있는 정보 등을 포함한다.
3) 현장지휘관이 현장활동을 평가할 때 확인해야 할 항목은 다음과 같다.
   ① 재난현장 주요요소에 대한 현행화
   ② 대원 안전 및 휴식
   ③ 전략(공격, 방어, 병행)
   ④ 목표 우선순위
   ⑤ 필요한 지원
   ⑥ 지시사항 이행 여부
4) 현장지휘관은 대응활동을 평가할 때 상황 악화에 대비하여 대안을 준비한다.
5) 현장지휘관은 대응활동 평가결과에 따라 지속적으로 대응활동 계획을 유지 또는 수정한다.

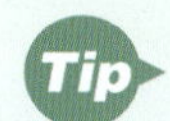

지원집결지 설치 및 운용기준

1. 개념 정의 및 법적 근거

자원집결지란 재난현장 인근에서 구조·구급·복구 등의 활동에 필요한 인력과 장비, 물자를 일시적으로 집결시켜 분류·관리·배분하는 거점 구역

1) 설치 주체: 현장지휘관
2) 법적 근거: 긴급구조대응활동 및 현장지휘에 관한 규칙 제18조

2. 자원집결지 설치 장소 요건: 통수단의 접근성과 활용성 확보

허용 장소 유형	선택 기준
① 버스터미널, 기차역	대량수송이 가능한 교통 결절점
② 선박터미널, 공항	원거리 수송 및 장비운송 가능 지역
③ 체육관, 운동장	넓은 공간 확보 가능, 접근성 우수
④ 대형 주차장	차량 접근성과 배치 용이
⑤ 그 외 교통 접근성 좋은 장소	상황에 따른 탄력적 판단 가능

3. 사전지정 및 관리 의무

1) 지역통제단 단위로 1개소 이상 사전 지정 필수
2) 평시에는 관리 및 운용계획 수립·유지, 유사시 즉시 활용 가능해야 함
   → 재난대응계획과 연계된 자원관리 거점의 제도화

4. 현장 운용조직 구성

현장지휘관은 다음 3개 핵심반과 필요에 따른 추가반을 편성

운영부서	주요 기능
① 자원집결반	도착 자원의 확인 및 등록·대기 관리
② 자원분배반	자원 요청에 따른 우선순위 분배·수송 조정
③ 행정지원반	문서작성, 출입관리, 통계 정리 등
④ 기타 필요 반	예: 보안, 환경, 통신지원 등 현장 맞춤형 추가반

5. 자원 배치 우선순위 기준

자원은 자원집결지에서 생명 구조 → 안전 확보 → 작전 유지 → 복구지원 순서로 '재난관리의 기본 철학(인명 최우선)을 반영한 분류 기준

지원대기소 설치 및 운용기준

1. 법적 개요 및 개념 정의

자원대기소란, 재난현장에서의 전술적 자원 운영과 현장 혼선 최소화하기 위해 자원집결지를 거쳐 현장 인근에 즉시 투입 가능한 자원을 대기·관리·교대용으로 분류 운용하는 장소를 말한다.

1) 설치 주체: 현장지휘관

2) 법적 근거: 긴급구조대응활동 및 현장지휘에 관한 규칙 제19조

2. 설치 및 운영 기준 정리

주요내용	해석 및 적용방향
현장지휘관은 자원대기소를 설치·운영할 수 있음	의무조항은 아니나, 실질적으로 필수 운영 요소
자원대기소는 현장지휘소 인근에 설치	현장과의 기동성 확보, 즉시 투입 가능 거점
집결지를 거치지 않고 도착한 자원은 자원대기소에 보고 및 대기	비정형 자원의 무단 투입 방지, 자원 흐름 통제 강화
협소 지역 재난 발생 시 자원대기소가 자원집결지 기능을 병행할 수 있음	기능 융합 가능성 → 탄력적 현장 대응
인적자원은 배치·대기·교대조로 분류·관리	교대조 운용은 피로 누적 방지 및 안전 확보에 중요

3. 기능 요약 및 운영 흐름

구분	내 용
배치관리	필요한 자원을 신속하게 투입 준비
대기관리	자원을 지정 공간에 일시 대기·정비 유지
교대관리	장시간 재난 시 교대조 구성 → 피로방지 및 안정적 대응 유지
통제강화	무분별한 자원현장 진입 방지 → 자원운용 일원화

4. 자원대기소와 자원집결지의 관계

항목	자원집결지	자원대기소
설치 위치	재난현장 외곽	재난현장 인근
설치 목적	대규모 자원의 집결·분류	배치 대기·즉시 투입 준비
구성 조직	집결반, 분배반, 행정반 등	대기소장 중심 / 교대조 중심 운영
상호관계	전략적 집결지	전술적 배치지 (최종 투입 전 단계)
병행 가능	O	O (제4항에 따라 기능 병합 가능)

Tip 현장응급의료진료소 설치 및 운용기준

1. 설치 및 운용

1) 설치 주체: 통제단장
2) 설치 근거: 긴급구조대응활동 및 현장지휘에 관한 규칙 제 20조
3) 재난현장에 출동한 응급의료관련자원을 총괄·지휘·조정·통제하고, 사상자를 분류·처치 또는 이송하기 위하여 사상자의 수에 따라 재난현장에 적정한 현장응급의료소를 설치·운영해야 한다
4) 종합병원과 응급의료기관에 응급의료기구의 지원과 의료인 등의 파견을 요청할 수 있다.
5) 통제단장은 지역대책본부장으로부터 의료소의 설치에 필요한 인력·시설·물품 및 장비 등을 지원요청하여 설치한다.

2. 장소: 구급차의 접근이 용이하고 유독가스 등으로부터 안전한 장소에 의료소를 설치해야 한다

3. 현장응급의료소 운영권자 및 역할

1) 운영권자: 현장응급의료소가 설치된 지역을 관할하는 보건소장

다만, 관할 보건소장이 재난현장에 도착하기 전에는 다음의 어느 하나에 해당하는 사람 중에서 긴급구조대응계획이 정하는 사람이 의료소장의 업무를 대행할 수 있다.

가. 권역응급의료센터의 장
나. 응급의료지원센터의 장
다. 지역응급의료센터의 장

의료소장이 재난현장에 도착하여 의료소를 운영하기 전까지 소방공무원이 임시의료소를 운영할 수 있다. 이 경우 의료소장이 재난현장에 도착하면 사상자 현황, 임시의료소에서 조치한 분류·응급처치·이송 현황 및 현장 상황 등을 의료소장에게 인계하고, 그 사실을 통제단장에게 보고해야 한다.

〈계속〉

2) 구성인원

가. 편성: 응급의학 전문의를 포함한 의사 3명, 간호사 또는 1급 응급구조사 4명 및 지원요원 1명 이상 구성한다.

나. 통제단장은 필요한 의료인 등의 수를 조정하여 편성하도록 요청할 수 있다

3) 의료소장 역할

가. 통제단장의 지휘를 받아 응급의료자원의 관리, 사상자의 분류·응급처치·이송 및 사상자 현황 파악·보고 등 의료소의 운영 전반을 지휘·감독한다.

나. 분류반·응급처치반 및 이송반에는 반장을 두되, 반장은 의료소 요원 중에서 의료소장이 임명한다.

다. 의료소의 설치 등에 관한 세부사항은 재난현장 표준작전절차 및 긴급구조대응계획이 정하는 바에 따른다.

4. 현장응급의료소 조직구성

1) 분류반

가. 임무: 재난현장에서 발생한 사상자를 검진하여 사상자의 상태에 따라 사망·긴급·응급 및 비응급의 4단계로 분류한다.

나. 중증도 분류를 통해 증도 분류표 총 2부를 가슴부위 등 잘 보이는 곳에 부착한다.

다. 다만, 중증도 분류 정보를 전자적인 형태로 표시 및 기록·저장할 수 있는 전자장치를 가슴부위 등에 부착하는 방법으로 중증도 분류표 부착을 대신할 수 있으며, 이 경우 단말기 등을 통하여 저장된 사상자 정보의 확인이 가능하도록 해야 한다.

라. 중증도 분류표를 부착한 사상자 중 긴급·응급환자는 응급처치반으로, 사망자와 비응급환자는 이송반으로 인계한다. 다만, 현장에서의 응급처치보다 이송이 시급하다고 판단되는 긴급·응급환자의 경우에는 이송반으로 인계할 수 있다.

〈계속〉

중증도 분류표(제22조제3항 관련)

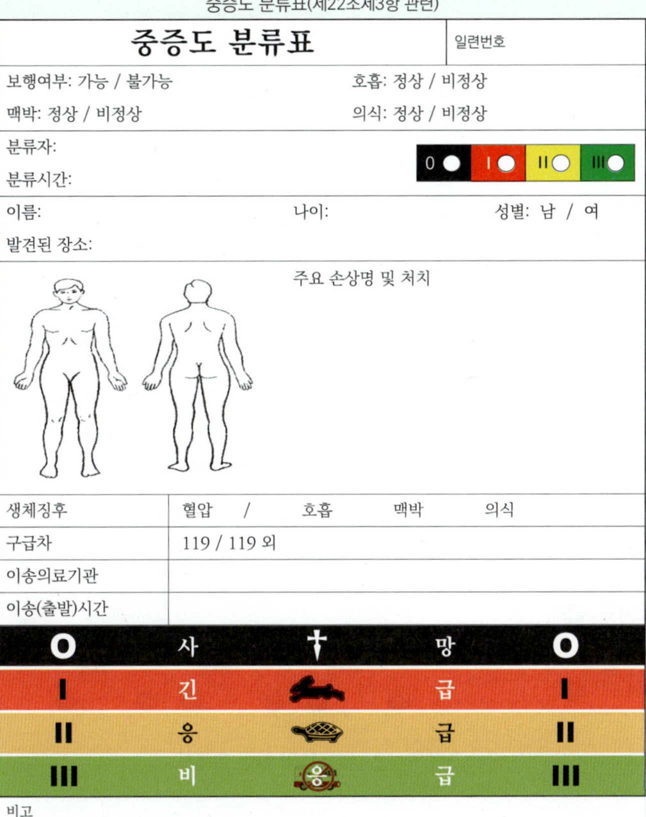

중증도 분류표		일련번호
보행여부: 가능 / 불가능	호흡: 정상 / 비정상	
맥박: 정상 / 비정상	의식: 정상 / 비정상	
분류자:	0 I II III	
분류시간:		
이름:	나이:	성별: 남 / 여
발견된 장소:		
	주요 손상명 및 처치	
생체징후	혈압 / 호흡 맥박 의식	
구급차	119 / 119 외	
이송의료기관		
이송(출발)시간		

0	사	†	망	0
I	긴		급	I
II	응		급	II
III	비	응	급	III

비고
1. 일련번호는 연번으로 작성합니다.
2. 사상자를 이송하는 이송반장 또는 이송반원은 위 중증도 분류표 중 1부는 이송반에 보관하고, 나머지 1부는 이송의료기관이 보관할 수 있도록 인계해야 합니다.

※ 제작방법: 중증도 분류표는 2장으로 만들되 각 장이 동시에 기록될 수 있도록 하며, 환자의 분류 부분은 떼어 낼 수 있도록 제작합니다.

2) 응급처치반

가. 임무: 분류반이 인계한 긴급·응급환자에 대한 응급처치를 담당한다. 이 경우 긴급·응급환자를 이동시키지 아니하고 응급처치반 요원이 이동하면서 응급처치를 할 수 있다.

나. ₩응급처치반장은 우선순위를 정하여 긴급·응급환자에 대한 응급처치를 실시하고 현장에서의 수술 등을 위하여 의료인 등이 추가로 요구되는 경우에는 의료소장에게 지원을 요청한다.

다. 응급처치반은 응급처치에 필요한 기구 및 장비를 갖추어야 한다. 다만, 응급처치에 필요한 기구 및 장비를 탑재한 구급차를 현장에 배치한 경우에는 응급처치기구 및 장비의 일부를 비치하지 아니할 수 있다

라. 응급처치반은 인계받은 긴급·응급환자의 응급처치사항을 부착된 중증도 분류표에 기록하여 긴급·응급환자와 함께 신속히 이송반에게 인계한다.

〈계속〉

3) 이송반

가. 임무: 사상자를 이송할 수 있도록 구급차 및 영구차를 확보 또는 통제하고, 각 의료기관과 긴밀한 연락 체계를 유지하면서 분류반 및 응급처치반이 인계한 사상자를 이송 조치한다(그림 7-12).

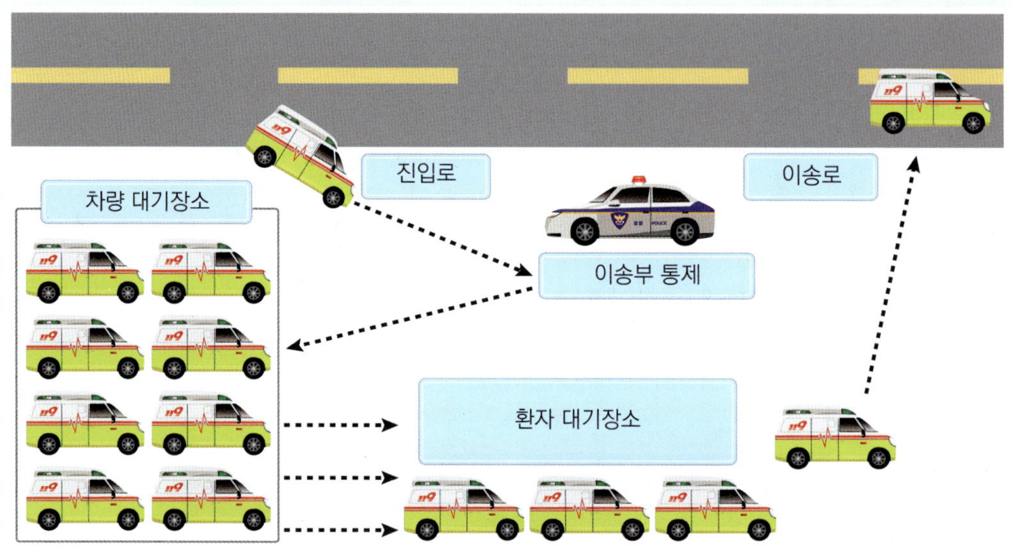

그림 7-12. **이송부의 차량 흐름도**

나. 이송지휘관의 역할

(1) 환자수집소나 응급처치소와 통신하여 환자에 대한 정보를 파악한다.

① 환자 수

② 환자의 중증도의 수

③ 특별환자 및 항공이송이 필요한 환자 수

(2) 인근 혹은 타 지역 의료기관에 대하여 정보를 파악한다.

① 인근 의료기관에서 재난인지

② 각 의료기관 응급의료진 소집

③ 각 의료기관에서 소용 가능한 환자 수

④ 각 의료기관에서 수술이 가능한 임상팀과 중환자실 병상 수

(3) 이송지역의 통제 혹은 구역구분이 잘 되었는가 파악한다.

① 구급차 진입로와 이송로 확보

② 구급차 대기소와 탑승 장소의 구분

③ 이송지역을 통제할 인원배치

④ 항공기 착륙장은 마련과 착륙 유도자 선정

〈계속〉

(4) 이송수단에 관한 정보 파악한다.
① 출동 가능한 구급차
② 구급차 탑승 가능한 응급구조사 또는 구급대원
③ 출동 가능한 항공기
④ 자원봉사자의 환자 이송차량이니 비응급환자를 위한 대중 교통수단(버스)

(5) 경계구역 및 안전거리를 설정(fire–line 등 통제선 설치)하고 재난현장 출입을 통제한다.
① 현장대응 물질정보 가이드북 등을 활용하여 유해화학물질 여부를 판단하고 유해화학물질로 판단될 경우 안전조치 및 안전거리를 확보한다.
② 건물높이 이상 확인 등 건물붕괴 여부를 판단한 후 붕괴로 판단될 경우 안전조치로써 안전거리를 확보한다.
③ 경찰 등 유관기관과 협조하여 경계요원을 배치하고 주변 교통을 통제하며 통행을 차단하고 인근 주민을 대피시킨다.

(6) 방사능 사고나 유해화학물질 사고, 기타 특이사고 발생 시 관계자 및 관련전문가, 관계기관의 정보를 확보하여 활동하고 대응배치된 특수구조대 및 관계기관 자원을 활용한다.
① 방사능 사고: U–rest(권역별 방사선 사고지원단)
② 유해화학 물질 사고: 환경부 화학물질안전원
③ 폭발물 사고: 경찰청 또는 군부대

다. 이송원칙

(1) 이송원칙

많은 환자 중에서 '어떤 환자를 어떤 순서에 따라 어느 병원으로 이송해야 하는가?'는 상당히 중요한 사항으로서 이에 대한 원칙이 수립되어 있어야 하며, 이송 책임자는 의사가 바람직하다(그림 7–13). 일반적으로 아래와 같은 원칙에 따라 이송업무를 수행하나, 환자 수가 비교적 적은 경우에는 각 지역적 상황에 따라 변할 수 있다.

① '긴급환자' ⇨ '응급환자' ⇨ '비응급환자' ⇨ '지연환자' 순으로 이송한다.
② '긴급환자'는 구급차나 항공기로 이송하고, '응급환자'는 구급차로 이송한다.
㉠ 구급차로 이송 시는 치료가 가능한 인근의 3차 병원으로 이송한다.
㉡ 항공이송은 비교적 원거리의 외상센터나 화상센터로 긴급환자를 이송할 때 이용한다.
③ '비응급환자'는 대중교통을 이용한다.
㉠ 비교적 원거리에 위치한 1, 2차 병원으로 이송한다.
㉡ 임시로 마련된 경증환자 치료소로 이송한다.
④ 환자를 이송하는 데에는 응급구조사(paramedics)가 탑승하지 말고, 현장에서의 응급처치에 주력해야 한다.
⑤ 사망자는 특수차량(냉동차, 트럭)을 이용한다.
㉠ 병원이 아닌 임시영안소로 이송한다.
㉡ 사망자가 소수인 경우에는 병원의 영안실로 이송한다.

〈계속〉

⑥ 환자의 중증도별로 치료가 가능한 병원으로 직접 이송하는 것이 바람직하다.

㉠ 각 병원의 환자 수용능력과 이송된 환자 수를 파악한다.

㉡ 환자가 일부병원으로 집중되는 것을 방지해야 한다.

⑦ 환자의 성명이나 분류번호를 이용하여 어느 환자가 어떤 병원으로 이송되었는가를 기록해야 한다.

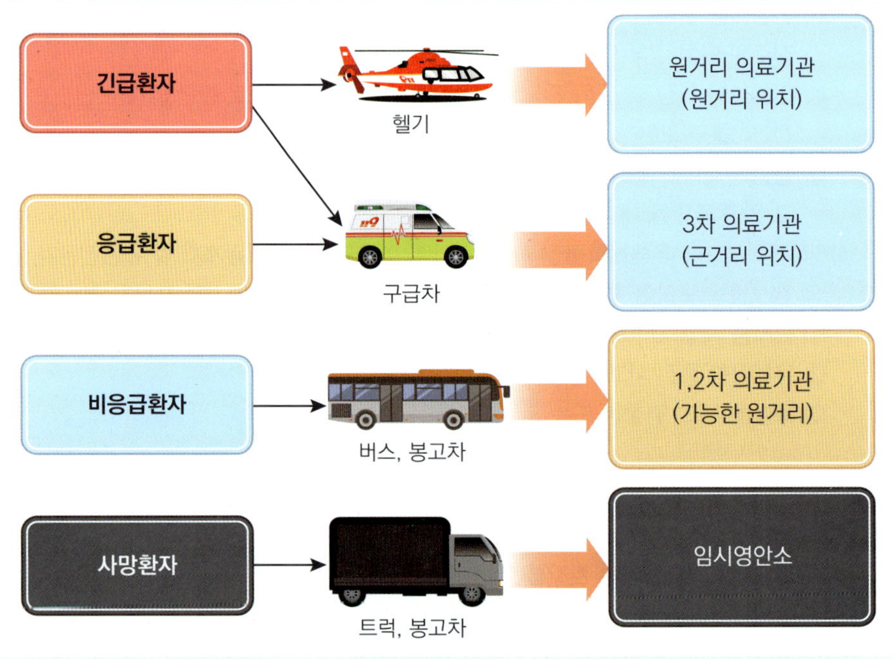

그림 7-13. 환지 중증도별 이송수단 및 이송병원

Tip 임시영안소의 설치 등

① 통제단장은 사망자가 발생한 재난의 경우에 사망자를 의료기관에 이송하기 전에 임시로 안치하기 위하여 의료소에 임시영안소를 설치·운영할 수 있다.

② 임시영안소에는 통제선을 설치하고 출입을 통제하기 위한 운영인력을 배치하여야 한다.

③ 이송수단이나 응급구조사가 부족한 경우의 조치

이송수단보다 환자 수가 많을 경우가 상당히 많으므로 이에 대한 대책이 수립되어야 한다(그림 7-13). 일반적으로 다음과 같은 방법으로 해결해야 한다.

㉠ 이송수단이 부족할 것으로 판단되는 즉시 자원봉사자나 사설 이송구조단의 구급차를 동원하도록 한다.
㉡ 비교적 상태가 안정된 응급환자는 소방차나 경찰차를 이용하여 이송한다.
㉢ 응급구조사가 부족한 경우에는 소방대원, 경찰관 혹은 자원봉사자가 구급차를 운전한다.
- 응급구조사는 이송 중의 환자 응급처치에 임한다.
- 일반인이 운전할 때에는 2대의 구급차에 응급구조사가 탑승할 수 있다(구급차 1대에 2명의 응급구조사가 탑승).

㉣ 경찰지휘관에게 구급차 통행로를 확보하도록 연락한다.
- 구급차의 운행시간을 단축시킬 수 있다.

대응단계 발령기준

대응단계는 재난의 규모, 확산 가능성, 다기관 자원 동원 필요성에 따라 긴급구조활동의 강도 및 자원수준을 단계적으로 조정하는 체계를 말한다. 재난 초기부터 신속·최고·최대 대응이 가능하도록 2023. 08월 「긴급구조대응활동 및 현장지휘에 관한 규칙」도 개정되었다. 기존 단계별(대비·1-3단계)로 운영되던 긴급구조통제단 운영기준을 재난의 종류·규모 및 피해상황 등을 종합적으로 고려해 통제단장이 필요하다고 인정 하는 경우에 운영할 수 있도록 하는 한편, 대응단계 발령기준 또한 긴급구조 대응계획*에서 정하도록 해 지역별 특성에 맞게 운영할 수 있도록 했다. 또, 재난의 대응단계 발령권자를 현장지휘관으로 일원화하여 현장지휘관의 판단에 따라 탄력적인 재난대응이 가능해졌다.

* 긴급구조대응계획: 시·도긴급구조기관의 장은 매년 시·도긴급구조대응계획을 작성하여 소방청장에게 보고해야 한다.

구분	내 용
대비 단계	재난이 발생하지 아니한 상황에서 긴급구조대 응계획의 운용연습과 재난대비훈련을 실시하는 단계로서 긴급구조지휘대만 상시 운영한다.
대응 1단계	하나의 시·군·구에 재난이 발생한 상황에서 해당 지역의 긴급구조지휘대가 현장지휘 기능을 수행한다. 이 경우 시·군·구긴급구조통제단은 필요에 따라 부분 또는 전면적으로 운영할 수 있다.
대응 2단계	둘 이상의 시·군·구에 걸쳐 재난이 발생한 상황이나 하나의 시·군·구에 재난이 발생하였으나 해당 지역의 시·군·구 긴급구조통제단의 대응능력을 초과한 상황에서 해당 시·군·구 긴급구조통제단을 전면적으로 운영하고 시·도긴급구조통제단을 필요에 따라 부분 또는 전면적으로 운영한다.
대응 3단계	둘 이상의 시·도에 걸쳐 재난이 발생한 상황이나 하나의 시·군·구 또는 시·도에서 재난이 발생하였으나 시·도긴급구조통제단이 대응할 수 없는 상황에서 해당 시·도긴급 구조통제단을 전면적으로 운영하고 중앙통제단은 필요에 따라 부분 또는 전면적으로 운영 한다.

Tip 언론매체

재난지휘부 내에는 언론매체와 직접 연락하는 창구를 마련해야 한다. 언론매체는 인근 지역의 주민들에게 피난방법 및 피난로 방송, 피해자와 사망자에 관한 보도, 지원자 및 지원물자의 모집, 재난 확산에 대한 보도, 도로 통제에 따른 안내방송 등을 시행한다.

① 모든 자료는 현장지휘소에서 공식적으로 집계된 자료만을 보도한다.

② 피해자의 가족이나 군중, 지원자들이 일부 지역으로 집중되지 않도록 체계적인 보도체계를 유지한다.

③ 부정확한 정보가 언론매체를 통하여 보도되면 사회적 혼란이 유발된다.

㉠ 군중이 재난 지역으로 유입될 수 있다.

㉡ 의료기관이나 재난본부로 불필요한 문의 전화가 집중되어 업무에 상당한 지장을 받을 수 있다(그림 7-14).

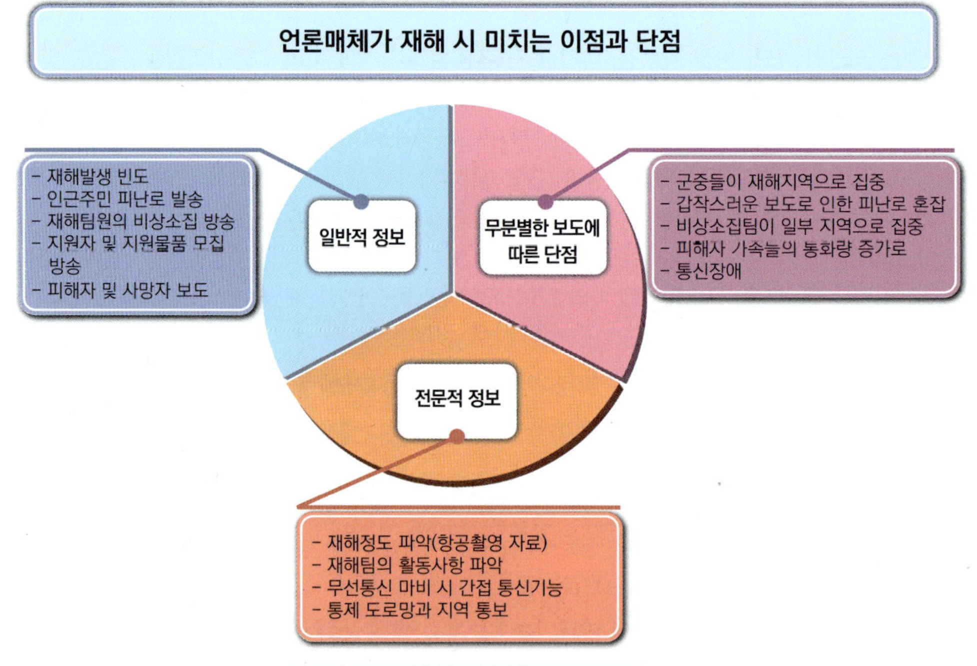

그림 7-14. 언론매체가 재해 시 미치는 이점과 단점

구조활동상황의 보도안내 등

1) 공동취재단의 구성

① 통제단장은 언론기관의 효율적인 재난현장 취재를 위하여 공동취재단을 구성·운영하도록 할 수 있다.

② 공동취재단은 신문·방송(유선방송 및 인터넷매체를 포함한다) 및 통신사가 서로 협의하여 구성하되, 재난현장에 출입할 수 있는 공동취재단의 규모 및 취재장소 등은 통제단장이 정한다.

③ 공동취재단원은 아래의 공동취재단 표지를 가슴에 부착해야 한다.

공동취재단 표지(제26조제3항관련)

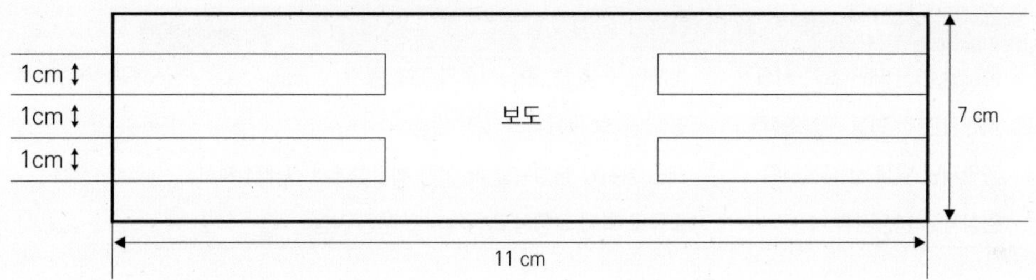

○ 전체크기 : 가로 11 cm×세로 7 cm
○ 바탕색 : 진녹색
○ 글씨크기 : 전체크기의 60%
○ 글씨체 : 고딕체
○ 글씨색 : 백색
○ 중앙표시띠(양쪽 각 2개)
- 띠의 색 : 백색
- 띠의 폭 : 1 cm

참고: 긴급구조대응활동 및 현장지휘에 관한 규칙[별표 8]

2) 재난방송을 위한 취재구역등의 설정

통제단장은 「방송법」 제2조제3호에 따른 방송사업자의 재난방송이 원활하게 될 수 있도록 재난상황 및 현장여건 등을 고려하여 취재구역·촬영구역·취재시간 및 취재안내자를 정할 수 있다.

3) 재난방송사업자에 대한 협조

통제단장은 재난방송을 하는 방송사업자에 대하여 다음 각 호의 조치를 할 수 있다.

1. 재난관련 모든 정보의 최우선 제공
2. 그 밖에 재난방송에 필요한 시설물, 전력의 공급 및 교통통제에 관한 정보 등의 제공

(5) 긴급구조지휘대의 구성 및 기능

긴급구조지휘대는 재난 발생 초기부터 현장 상황을 통제하고 통제단 가동 전까지 지휘체계를 안정화시키는 임시 · 선제적 조직으로 소방본부 및 소방서는 상시 지휘대 운영 의무가 있다. 긴급구조지휘대는 통제단과 현장 사이의 핵심 연계 조직으로, 지휘체계의 이행성을 보장하고 초기대응의 속도성과 전문성 확보, 다기관 협조 이전 단계의 통합적 통제기능 수행해야 한다.

① 주요 기능

기능	설명
통제단 이전 재난 초기 지휘	통제단 구성 전, 현장지휘의 공백 방지
지원기관 간 합동 지휘조정	경찰·군·보건 등과의 조정 기능
광역재난 발생 시 전진지휘	재난 범위가 광범위할 때 현장 최전선에서 선제적 지휘
일상사고 현장지휘	소규모 화재·교통사고 등에서도 운영 가능

② 조직 구성 및 통제단 연계 구조(제3항 기준)

긴급구조지휘대 인력은 통제단 가동 시 해당 부서에 자동 편입되어 조직 간 유기적 연계 보장(현장 연속성 유지)된다.

지휘대 요원 유형	통제단 내 편입 부서
현장지휘요원	현장지휘부
자원지원요원	자원지원부
통신지원요원	현장지휘부
안전관리요원	현장지휘부
상황조사요원	대응계획부
구급지휘요원	현장지휘부

■ 긴급구조대응활동 및 현장지휘에 관한 규칙 [별표 5] 〈개정 2024. 1. 22.〉

1. 구성

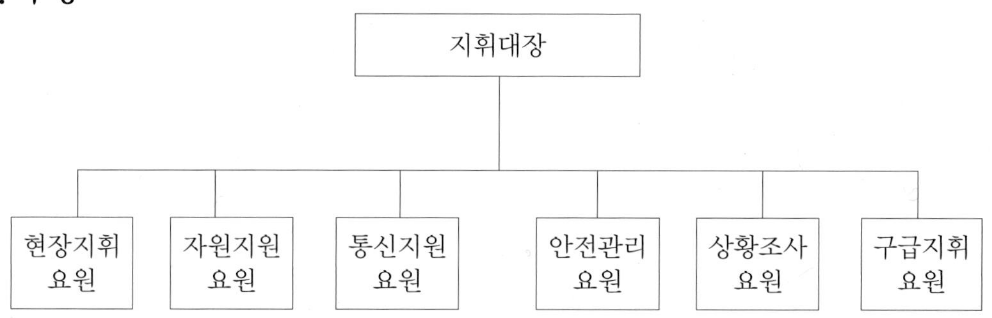

2. 임무

구분	주요 임무
지휘대장	가. 화재 등 재난사고의 발생 시 현장지휘 · 조정 · 통제 나. 통제단 가동 전 재난현장 지휘활동 등
현장지휘요원	가. 화재 등 재난사고의 발생 시 지휘대장 보좌 나. 통제단 가동 전 재난현장 대응활동 계획 수립 등
자원지원요원	가. 자원대기소, 자원집결지 선정 및 동원자원 관리 나. 긴급구조지원기관 및 응원협정체결기관 동원요청 등
통신지원요원	가. 재난현장 통신지원체계 유지 · 관리 나. 지휘대장의 현장활동대원 무전지휘 운영 지원 등
안전관리요원	가. 현장활동 안전사고 방지대책 수립 및 이행 나. 재난현장 안전진단 및 안전조치 등
상황조사요원	가. 재난현장과 119종합상황실간 실시간 정보지원체계 구축 나. 현장상황 파악 및 통제단 가동을 위한 상황판단 정보 제공 등
구급지휘요원	가. 재난현장 재난의료체계 가동 나. 사상자 관리 및 병원수용능력 파악 등 의료자원 관리 등

Tip 재난구역(Disaster zones)

사고지점을 중심으로 동심원의 지역구분을 통해 보다 효과적인 대응활동이 가능해지며 무엇보다 안전을 확보할 수 있게 된다. 세 지역으로 구분되며 지역의 특성에 따라 적잘한 대응활동이 이루어진다(그림 7-15).

1. 오염 및 주변지역(Impact & marginal zone)

1) 직접적으로 파괴되고 위험·오염이 상존하는 지역으로 현장안전담당관이 통제해야 한다.
2) 심각한 재난 시에는 많은 사상자가 구조를 필요로 하는 지역으로 위험이 제거되지 않은 상황에서는 통제된 채로 안전장비를 갖춘 진압·특수구조대가 활동을 한다.
3) MASS triage와 간단한 응급처치를 한다.
4) Hot zone·적색구역·배타구역·위험구역이라고 한다.

2. 완충지역(Filtration zone)

1) 직접적 피해는 없지만 잠재적 위험으로 보호장구를 갖추어야 한다.
2) 충격 및 주변지역을 탈출한 피해자들이 모여 있거나 제염통로를 거쳐 환자들을 수집한 곳이다.
3) 제염절차를 진행하며 분류반이 스타트 분류(START triage)와 간단한 응급처치를 한다.
4) Warm zone·황색구역·오염감소구역·준위험구역이라고 한다.

3. 안전구역(National and international zone)

1) 안전한 구역으로 현장지휘소, 현장응급의료서(응급처치반·이송반) 대원들이 활동한다.
2) 전문적인 세이브 중증도 분류(SAVE triage)와 응급처치(ACLS, ATLS, PALS)를 한다.
3) 물품·봉사자들이 도착하여 조직화되는 지역으로 임무교대, 피로, 부상 시에 휴식·평가·처치·회복을 하는 자원지원부가 있다.
4) Cold zone·녹색구역·안전구역이라고 한다.

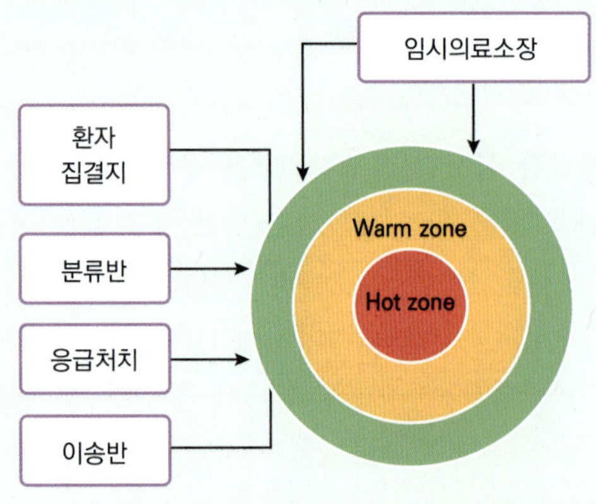

그림 7-15. **재난지역**(Disaster zones)

Tip. 통제구역

○ **위험지역**(Hot zone: **오염지역**)
- 사고를 바로 둘러싸는 통제구역, 오염농도 높음. 전문대응 요원만 출입 가능

○ **완충지역**(Warm zone)
- 대응요원과 장비 오염제거, 위험지역의 활동지원이 이루어지는 곳

○ **안전지역**(Cold zone)
- 현장지휘, 환자후송, 지원기관, 자원봉사자 등 사고대응을 위해 필요한 인력, 장비 설치 운영
- 현장대응요원 대기

통제선의 설치

1. 목적 및 권한

1) 목적: 재난현장의 안전한 구조활동 환경 조성과 불필요한 혼선 방지 및 주민 보호 확보

2) 주요 권한자

가. 통제단장: 제1통제선 설정

나. 경찰관서장(시·도경찰청장 또는 경찰서장): 제2통제선 설정

2. 통제선의 유형 및 구분

통제선 구분	설치 주체	출입 허용 대상	기능
제1통제선	통제단장	구조·구급 활동에 직접 참여하는 인력 및 장비	핵심 구조작업 구역 확보
제2통제선	경찰관서장	구조활동에 직접 참여하거나 지원하는 인력 및 장비	출동통로 확보, 외부 차단

※ 두 통제선은 이중 구조로, 접근 차단과 현장 보존, 활동 효율성 향상을 동시에 추구함

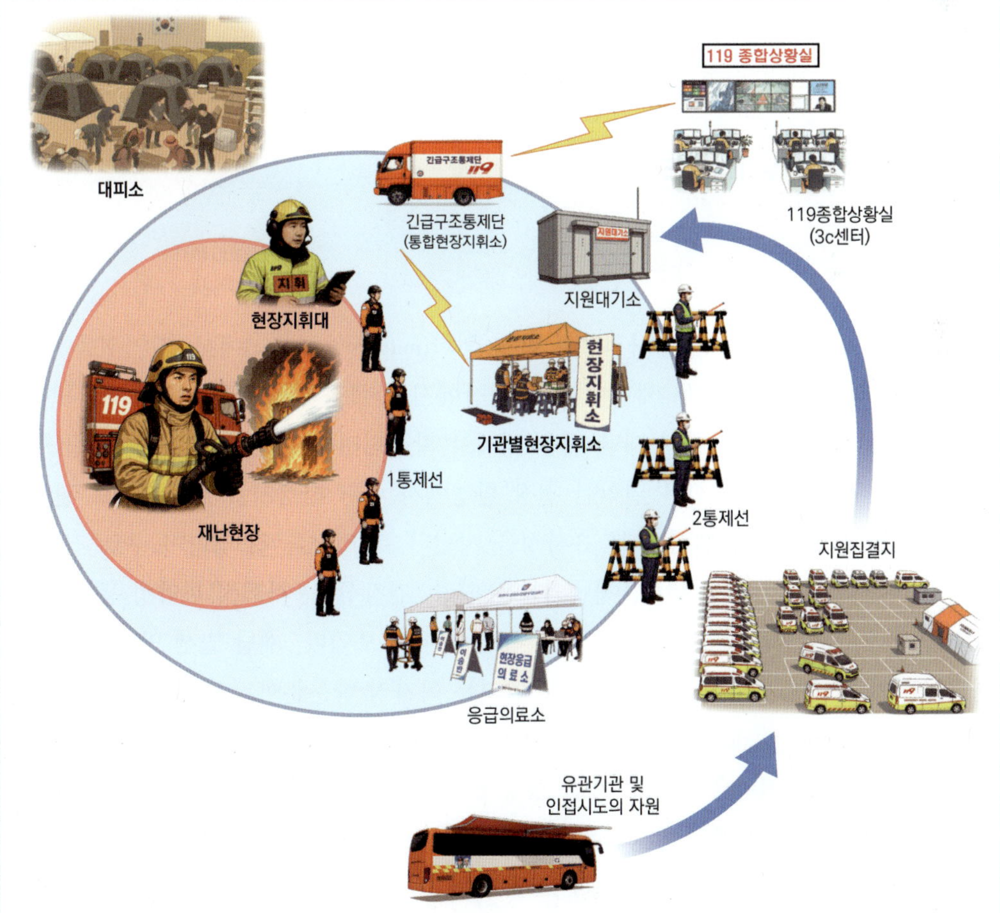

그림 7-16. **재난현장에서의 통제선 운용** 〈계속〉

3. 출입증을 통한 예외적 출입 허용

1) 통제단장은 필요시 '출입증'을 발급하여 다음과 같은 인원에게 제1통제선 출입을 허용 가능

출입 허용 대상(예외조항)	관련 사유
1. 소방대상물 관계자 및 근무자	시설 구조 파악, 협조 가능성
2. 전기·가스·수도 등 지원자	위험 요소 제거, 기술 지원
3. 응급의료종사자	부상자 응급처치 및 이송
4. 보도업무 종사자(기자 등)	국민 알권리 보장(조건부)
5. 수사업무 종사자	범죄 수사 등 목적
6. 기타 필요하다고 인정하는 사람	현장 판단에 따른 유연성 확보

2) 제2통제선의 출입 예외

경찰관서장은 제2통제선에 대해서도 다음 조건하에 출입 허용 가능하다.

① 통제단장이 발급한 출입증 보유자

② 경찰이 인정한 긴급구조활동 필요 인원

05 재난 시 응급의료체계

1) 개요

(1) 재난의학과 응급의학

재난의학(disaster medicine)은 역사적으로 군진 의학(military medicine)에서 그 기원을 찾을 수 있다. 특히 미국에서는 지난 두 세기에 걸쳐 전장에서의 실질적 경험을 기반으로 군진 의학이 발전하였으며, 이러한 경험이 재난 대응 체계로 확장되면서 재난의학이라는 독립된 학문 영역이 형성되었다. 군진 의학은 열악한 전장 환경에서 대량 사상자를 효율적으로 관리해야 한다는 점에서 재난대응과 일정 부분 유사성을 지닌다. 그러나 군진 의학이 주로 건강한 젊은 인구집단을 대상으로 하는 반면, 재난의학은 연령, 건강상태, 사회적 취약성 등 다양한 특성을 가진 인구집단을 포괄한다는 점에서 명확한 차이를 보인다. 재난 발생 양상의 복합성과 다양성으로 인해 재난의학은 군진 의학과 구별되는 독자적 학문분야로 발전하게 되었다.

응급의학(emergency medicine)은 일상적이고 비상 상황에서 발생하는 개별 응급환자를 대상으로 하는 반면, 재난의학은 대규모 재난 상황에서 발생하는 환자 집단 전체를 관리하는 데 초점을 맞춘다. 재난 상황에서 발생하는 환자의 상당수는 응급의학적 처치가 필요하나, 급성기 치료를 넘어서 심리사회적 문제, 공중보건 위기 등 장기적인 관리가 필요한 영역을 포괄한다는 점에서 차별성을 가진다. 즉, 재난의학은 단순한 응급치료를 넘어, 체계적 계획, 정책

개발, 다양한 통합치료 등을 포함하는 확장된 의료 분야라 할 수 있다.

의료의 목표 또한 두 학문 간에 구분된다. 응급의학이 주로 환자 개인의 생존과 회복을 중점으로 하는 데 반해, 재난의학은 지역사회 및 전체 인구집단을 대상으로 한다. 이에 따라 재난의학에서는 한정된 의료자원을 효율적으로 배분하는 것이 핵심 과제가 되며, 중증도 분류를 통한 우선순위 설정이 필수적이다. 경증 환자의 치료는 상황에 따라 연기되거나 생략될 수 있으며, 이는 자원의 최적화라는 재난의학의 기본 원칙에 부합한다.

평상시 재난의학의 역할은 재난 발생 시 효과적인 대응을 위한 준비에 있다. 일상적으로는 대량 환자 발생이 드물지만, 실제 재난이 발생하면 병원은 즉시 비상진료체계로 전환되어야 하며, 의료진은 중증도 분류와 자원 배분 원칙에 따라 진료를 수행하게 된다. 이 과정에서 응급의료 종사자는 재난 상황의 일차 대응 역할을 맡게 되며, 응급의학은 재난의학의 핵심 구성 요소로 기능한다.

재난의학은 재난의 유형만큼이나 다양한 의학적 지식과 기술을 요구하며, 의료기관, 정부기관, 소방 · 구조기관 등과 긴밀히 협업하는 다기관 연계체계를 필요로 한다. 이러한 학문적 특성은 재난의학이 단순히 응급의학의 확장이 아니라, 독자적이고 포괄적인 학문분야로 확립되게 된 주요 배경이 된다.

(2) 재난에서의 응급의료

재난이 발생할 경우, 초기 3–6시간 이내에 현장에서 응급의료가 제공되어야 하며, 72시간 이내에 구조되지 못한 환자는 생존율이 급격히 감소하는 것으로 알려져 있다. 이에 따라 재난 발생 시 즉각적이고 체계적인 대응을 위한 재난 대비의 중요성이 강조된다.

현장 처치는 구조(rescue), 환자 분류(triage), 초기 응급처치(initial emergency care) 및 이송(transport)의 단계로 구성된다. 특히 재난 희생자의 생존 여부는 현장 처치의 질에 크게 좌우된다. 현장 응급처치의 핵심은 손상 정도 및 생존 가능성에 따라 환자의 중증도를 신속히 분류하는 것이다. 초기 치료는 생명을 위협하는 문제를 신속히 교정하기 위한 인명구조술에 국한되어야 하며, 이후 환자는 우선순위에 따라 적절한 의료기관으로 이송되어야 한다.

다수 환자가 발생하는 상황에서는 빠른 분류를 위해 단순하고 신속한 기준이 적용되는 중증도 분류체계가 요구된다. 집단 환자 상황에서 널리 사용되는 분류법으로는 SALT (sort–assess–life–saving interventions –treatment and transport) 체계가 있으며, 개별 환자에 대한 분류에는 START (simple triage and rapid transport) 체계가 흔히 적용된다(그림 7–17).

병원 전 단계에서 시행되는 처치는 기본적인 인명구조술에 집중된다. 만일 지리적 접근성 문제나 인근 병원의 기능 마비 등으로 후송이 어려운 경우에는 이동 의료진을 구성하여 현장 응급의료진료소를 설치하는 방안도 고려되어야 한다.

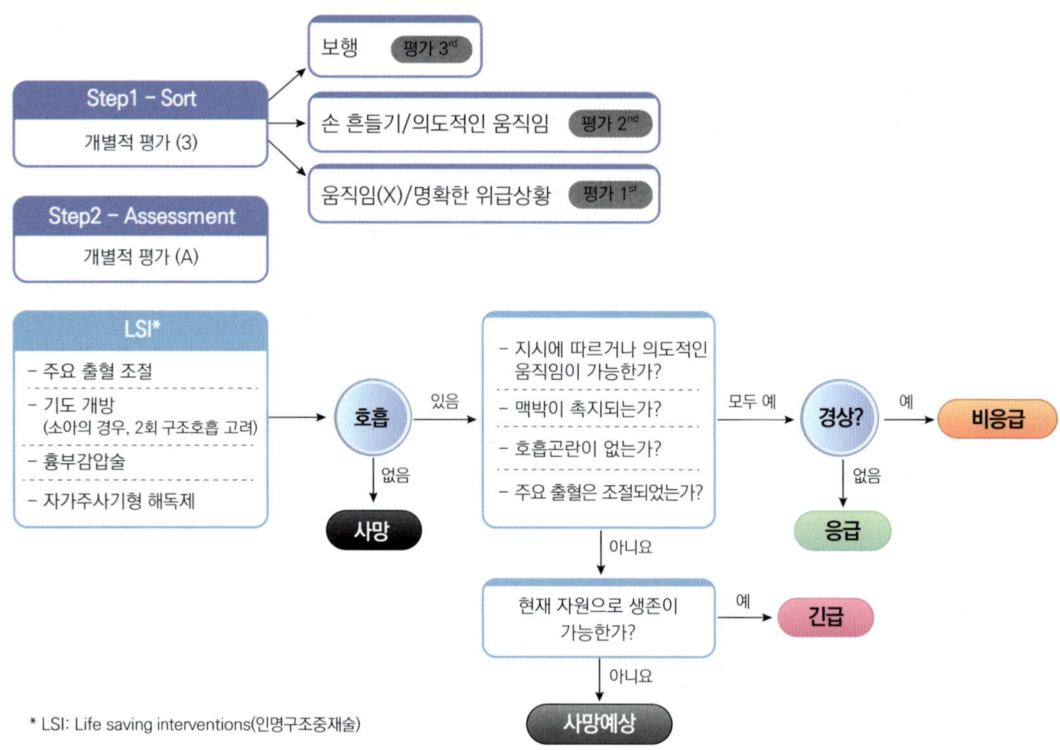

그림 7-17. SALT 다중손상 중증도 분류법

재난 발생 시 인근 병원은 즉각적으로 재난 대응 절차를 가동해야 한다. 재난 상황 인지 즉시 병원 내부에 재난 상황을 공식적으로 선포하고, 사전 마련된 병원 재난대응계획에 따라 재난 지휘체계를 구축해야 한다. 초기 대응 단계에서는 일상 진료 및 선택적 수술을 가능하면 중단하고, 재난환자의 진료를 위한 병상, 수술실, 인력 및 의료물품의 확보를 최우선 과제로 삼는다. 응급실과 중환자실의 병상 확보가 필수적이며, 다수 환자 수용을 대비하여 응급실 외 추가 공간 확보도 병행되어야 한다. 예상되는 인력 부족을 대비하여 병원 내 타 부서 인력 및 비번 인력을 신속히 소집하는 체계가 마련되어야 한다.

재난 지휘체계에는 진료 수행 부서뿐만 아니라 의약품 및 소모품 지원, 시설 관리(전기, 수도 등), 식음료 및 린넨 지원 부서도 포함되어야 한다.

재난 상황에서의 환자 치료는 평시 응급의료와는 달리 자원의 심각한 제약 속에서 이루어진다. 모든 환자에 대해 정밀검사를 시행하는 것은 현실적으로 불가능하며, 사망 위험이 낮거나 심각한 장애 가능성이 낮은 환자에 대해서는 검사를 생략하거나 연기할 수밖에 없다. 재난 발생 직후 병원에 도착하는 환자는 주로 현장을 스스로 빠져나온 경상자로 구성되며, 이들의 무분별한 의료자원 소모는 이후 도착할 중상자의 진료에 지장을 초래할 수 있으므로, 철저한 중증도 분류 및 우선순위 설정이 필수적이다.

최근 테러, 전쟁 위험의 증가와 함께 화학, 생물학, 방사능(CBRN) 재난 등 특수 재난의 발생 가능성도 높아지고 있다. 이러한 특수 재난에서는 일반 재난과는 다른 추가적인 대응 지식과 절차가 요구된다. 현장 및 병원 내 제염 절차의 마련, 의료진 보호장구(personal protective equipment, PPE)의 확보 및 사용, 특수 약제 및 치료법 적용 등이 이에 포함된다. 따라서 병원의 재난 대비 계획에는 이러한 특수 재난 상황에 대한 별도 대응 체계도 포함되어야 한다.

2) 재난의료대책

(1) 재난의료대책의 필요성

재난 발생 시 효과적인 응급의료대응체계를 구축하는 것은 국가 공중보건 역량의 핵심 요소이며, 재난의 규모와 특성에 따라 그 중요성은 더욱 커지고 있다. 세계보건기구(WHO)는 『Health Emergency and Disaster Risk Management Framework (2021)』에서 재난의료 대응체계는 재난관리 전 주기(prevention – preparedness – response – recovery)에서 건강 피해를 최소화하기 위한 필수 구성요소로 명시하였다. 특히 다수사상자 발생 상황(Mass Casualty Incident, MCI)에서는 의료자원의 한계와 대응시간의 지연이 환자의 생존 가능성에 직접적인 영향을 미치기 때문에, 조기 중증도 분류(triage), 환자 분산이송, 자원 동원체계의 마련이 구조적이고 체계적으로 수행되어야 한다.

국내에서도 보건복지부의 『응급의료기본계획(2023 – 2027)』과 『중앙응급의료센터 재난의료대응지침(2023)』에 따르면, 기후위기, 감염병, 산업재난, 화학 · 생물학 · 방사능(CBRN) 사고 등 복합재난의 증가로 인해 재난대응의 복잡성과 다기관 협업 필요성이 급격히 확대되고 있다. 그럼에도 불구하고 현재까지는 현장 응급의료조직 간의 연계 미흡, 중증도 분류 체계의 현장 적용률 저조, 전문화된 교육 및 훈련체계의 부족 등이 지속적으로 지적되어 왔다.

또한 재난 발생 초기 수 분~수십 분 내 이루어지는 응급의료 조치는 피해자의 생사에 중대한 영향을 미치므로, 골든 아워(golden hour) 내 중증환자에 대한 적절한 중증도 분류 및 처치가 생존율을 결정짓는 핵심 요소로 강조된다.

이러한 배경에서 재난의료대책은 단순히 재난 이후 대응의 문제가 아니라, 재난 위험을 사전에 관리하고, 대응의 효과성을 극대화하기 위한 공공보건 전략의 핵심 축으로 자리 잡아야 한다. 따라서 재난에 대비한 중증도 분류 체계 고도화, 권역응급의료센터 중심의 의료자원 연계망 구축, ICT 기반의 지능형 응급의료 정보시스템 도입, 교육 및 훈련의 정규화는 필수적인 추진 과제로 제시되고 있다.

(2) 평시 의료대책과 재난 시 의료대책

일반적으로 평상시 우리의 의료대책은 정상적인 사회 환경에서 예상 가능한 환자 수요를 기반으로 보건의료 서비스를 안정적으로 제공하기 위한 제도적 · 조직적 체계를 의미한다. 이는 개별 환자의 진료 필요성에 따라 진단, 치료, 재활, 예방 등 전 생애주기에 걸친 지속적이고 포괄적인 의료 서비스를 보장하는 것을 목표로 하며, 의료기관은 자율적이고 정규화된 자원 관리하에 운영된다. 국가 차원의 건강보험 제도, 1–3차 의료기관의 연계, 만성질환 관리, 예방접종 체계 등이 여기에 포함된다.

반면, 재난 시 의료대책은 비정상적 상황하에서 발생하는 다수사상자 또는 급격한 의료수요의 폭증에 대응하기 위한 특수한 체계로 정의된다. 세계보건기구(WHO)는 재난의료체계를 “의료체계가 정상 기능을 초과하여 의료자원의 신속한 동원과 분산, 다기관 간 협업을 통해 위기 상황을 통제하는 구조적 대응체계”라고 설명한다. 이는 일상적 의료제공의 원칙인 '환자 중심 치료(patient–centered care)'가 아닌, 자원 중심(resource–centered triage), 생존 가능성 우선순위 치료(survivability–focused care)로 전환된다는 점에서 본질적 차이가 있다.

또한 평상시 의료대책은 개별 환자의 치료 최적화를 목표로 의료 질과 접근성, 안전성 등을 강조하지만, 재난의료대책은 제한된 시간과 자원하에 가능한 최대한 많은 생명을 구조하는 것을 우선으로 한다. 이에 따라, 중증도 분류(triage), 이동식 응급의료소 설치, 응급의료지원팀(DMAT) 동원, 권역 간 환자 분산 및 전원 시스템 등의 특수한 운영 메커니즘이 필요하다. 이러한 차이는 단지 규모의 문제가 아니라, 의료윤리, 자원 배분, 현장 작동 방식 자체가 근본적으로 다름을 의미한다(표 7–58).

결론적으로, 일반 의료대책과 재난 의료대책은 동일한 의료의 영역에 속하나, 작동의 조건, 목표, 자원 배분의 원칙, 환자 분류 기준, 기관 간 연계 방식에 있어 구조적 차이를 가진다. 이러한 이질성은 단지 응급 상황에서의 일시적 대응을 넘어, 정책적 준비와 교육, 조직 구성의 수준에서도 별도의 시스템 구축이 필요함을 시사한다.

표 7-58. **평시 의료대책과 재난 시 의료대책의 비교**

통제선 구분	평시 의료대책	재난시 의료대책
정의	일상적인 상황에서 국민의 건강과 질병을 예방·관리하기 위한 지속적 의료 제공 체계	재난 상황에서 다수 사상자에 신속하게 대응하기 위한 특수 목적의 응급의료 체계
운영 환경	정규화된 의료환경, 안정적 자원 기반	자원 부족, 시간 압박, 다수사상자 발생 등 비정상적 조건
목표	개별 환자의 진료 최적화 및 건강 유지	제한된 자원으로 최대 생존자 확보 (생존 가능성 기반 우선순위)
환자 대응 원칙	환자 중심 치료(Patient-centered care)	중증도 분류 기반 대응 (Triage-based, Resource-centered)
의료자원 관리	계획적 자원배분(예: 진료예약, 전원 시스템 등)	급속 자원 동원 및 병상 재배치, 응급의료소 운영 등
조직 구조	의료기관 자율적 운영, 법정 진료체계 내 협력	중앙응급의료센터, 보건소, KDMAT 등 국가 중심의 지휘·통제 체계
법·제도 기반	국민건강보험법, 의료법 등 일반 보건의료 법령	응급의료법, 재난안전법, 감염병예방법 등 위기 대응 관련 법령
환자 분류 방식	질병중심 분류(ICD-10 등), 정밀진단 기반	생존율 기반의 현장 중증도 분류(START, SALT 등)
사례 적용 예시	만성질환 관리, 외래·입원 진료, 건강검진 등	지진, 화재, 대형 교통사고, 전염병 유행 시의 다수사상자 대응

(3) 재난대책의 분류

재난대책은 초기에 투입되는 참여자를 기준으로 하여 '주민중심체계(civil defense system)'와 '응급의료 중심체계(EMS defense system)'로 구분된다(표 7-59).

① 주민중심체계: 재난지역의 주민들의 중심이 되어 피해자들의 구조 및 이송업무를 담당하면서 행정기관은 기본적인 지원을 담당하는 체계이다.

㉠ 장점으로는 비용이 적게 든다.

㉡ 단점으로는 현장에서의 구조 및 응급처치 등이 미약하고, 환자이송에도 상당한 시간이 지연된다.

㉢ 환자가 인근 병원으로 집중되어 응급의료가 효율적으로 시행되지 않는다.

② 응급의료 중심체계: 재난대응팀초기에 현장으로 투입되어, 현장에서의 구조 및 응급처치를 적극적으로 시행하는 체계이다.

㉠ 장점으로는 응급의료가 효율적이다.

㉡ 단점으로는 체계유지에 상당한 인적요소와 물적인 투자가 필요하다.

표 7-59. 재난대책의 분류와 장┌단점

	주민중심체계	응급의료 중심체계
특성	재난복구에 중심	인명구조·응급의료에 중심
구조·재난진압	지연	신속
현장응급처치	비효율적이고 지연	효율적이고 신속
피해자 이송	혼란스럽고 비체계	체계적 신속
환자 분산	일부 의료기관으로 편중	여러 의료기관으로 분산
병원업무의 효율성	혼란과 마비	효율적이고 체계적
운영비용	비교적 적은 비용	상당히 많은 비용

* 모든 부분에서 응급의료중심체계가 좋지만 단 한 가지 운영비용 부분만 단점으로 한다.

재난 현장에서 자원봉사자의 선발

재난으로 인한 피해가 커서 자체의 인원으로 수습이 어려운 경우에는 지역주민 중에서 자원봉사자를 선발하여 경증환자의 이송이나 물품의 운반 등을 의뢰해야 한다. 그러나 육체적 손상은 없더라도 재난으로 인한 정신적 충격으로 인하여 정상적인 활동을 수행할 수 없는 경우가 많으므로, 재난팀에게 필요한 인원을 선발하는 데는 상당히 어려움이 있다. 그러므로 현장 주민들이 재난으로 인한 정신적 충격에서 벗어나, 재난현장에서 정상적인 활동을 수행할 수 있는지를 구조팀은 파악해야 한다. 정신적 충격에 의한 행동반응은 다음과 같으며, 다음 분류에 따라 조치를 취해야 한다.

1) 정상반응

① 불안감이 나타난다.

② 심한 경우에는 발한, 쇠약, 오심, 구토 등의 증상이 나타날 수 있다.

이러한 자원봉사자들은 구조팀 요청에 정상적인 도움을 부여할 수 있다. 간단한 구급·구조업무를 부여해줌으로써 정신적인 쇼크에서 벗어날 수 있다. 예를 들면 '환자의 팔을 잡아주세요', '붕대를 잡아주세요', '부목을 손으로 잡아주세요' 등이다.

2) 외상성 우울증

① 멍하니 서 있거나 앉아 있는 상태를 나타낸다.

② 외부적으로 정신이 나간 듯한 느낌을 받게 된다.

이러한 자원봉사자에게는 '정상 반응'과 같이 간단한 임무를 부여함으로써 구급·구조업무에 도움이 될 수 있다.

3) 심한 공포

① 대부분 자신의 판단이 소실된 상태이다.

② 다른 자원봉사자 및 다른 사람들에게도 공포를 전가할 수 있으므로 심리학적 조기 치료 및 신속히 격리되어야 한다.

〈계속〉

4) 과잉반응

① 협박적이거나, 부적절한 유머, 안절부절, 여기저기로 뛰어다닐 수 있다.

② 업무 등을 시행하지 않은 등의 과잉반응을 나타나, 재난현장에서는 전혀 도움이 되지 않는다.

③ 가능한 재난현장에서 빠른 격리 및 치료가 필요하다.

5) 전환반응

① 정신적 불안감이 신체적 증상으로 나타난다.

② 청각장애, 신체마비, 히스테리성 혼수 등의 증상을 호소한다.

③ 외상에 의한 신체 증상과 감별을 필요로 하는 경우가 많다.

④ 재난현장에서 전혀 도움이 되지 않으므로 가능한 즉시 격리 및 치료가 필요하다.

(4) 재난발생 시 재난의료에 영향을 주요 현상

① 지리효과(Geographic effect)

재난 상황에서 응급의료체계의 효율성은 단순한 병원의 역량에만 의존하지 않으며, 피해자의 행동 양상과 지리적 위치에 따라 크게 영향을 받는다. 이러한 현상은 “지리효과(geographic effect)”라는 개념으로 정리되며, 이는 재난현장 인근의 의료기관에 환자가 과밀 집중되며 수용능력을 초과하는 상황을 의미한다.

원칙적으로 중증환자는 재난현장과 가까운 상급종합병원이나 권역응급의료센터에서 집중치료를 받고, 경증환자는 비교적 먼 거리의 의료기관으로 분산되어야 한다. 그러나 실제로는 많은 경증환자와 일부 중환자들이 자력 또는 민간의 도움으로 가장 가까운 의료기관에 집중되며, 이는 병원 내 '2차 재난'을 유발한다.

대표적 사례로 2022년 10월 29일 발생한 이태원 참사에서도 명확히 드러났다. 당시 이태원역 인근에서 수백 명의 환자가 동시다발적으로 발생하였으며, 용산구 일대의 대형병원으로 환자들이 자력 또는 소방이송에 의해 집중되었다. 특히 구조 초기 단계에서는 이송지휘체계가 즉각적으로 작동되지 않아 경증환자와 중증환자가 명확히 선별되지 않은 상태로 이송되었고, 이는 응급실 과밀화와 일부 환자의 치료지연으로 이어졌다. 이러한 사례는 '지리효과'가 단순히 거리의 문제가 아니라 이송 통제, 정보 공유, 병원 간 협력체계 부재로 인한 구조적 위기임을 보여준다.

그래서 지리효과는 재난 상황에서 현장지휘체계, 응급이송, 의료기관 네트워크의 총합적 문제를 반영하는 핵심 요소이다. 재난 대응 체계에서 이를 극복하기 위해서는 정확한 사상자 중증도 분류, 환자 이송의 통제력, 병원 간 협력 네트워크 강화 등 유기적으로 결합되어야 한다.

② 이중파동현상(The dual wave phenomenon)

재난 발생 시 응급의료체계는 일반적인 환자 흐름과는 다른 독특한 양상을 경험하게 되며, 이는 '이중파동현상(dual wave phenomenon)'이라는 형태로 설명된다. 이 현상은 재난으로 인해 발생한 부상자들이 시간차를 두고 병원에 유입되면서 나타나는 두 차례의 주요 환자 도착 파동을 의미하며, 각 파동은 서로 다른 환자군과 특성을 가진다.

㉠ 1차 파동: 자발적 내원 환자군

재난 발생 직후 약 15-30분 내에는 스스로 재난 현장을 빠져나올 수 있었던 경상환자 및 보행 가능한 부상자들이 의료기관을 자발적으로 찾아오는 경향이 뚜렷하다. 이들은 대부분 중등도 이하의 환자들로, 외상은 있으나 생명에는 위협이 없는 경우가 많다. 이 시점은 아직 구조작업이 본격화되기 이전으로, 의료기관은 재난이 발생한 사실조차 인지하지 못한 경우가 많다. 이러한 초기 경증환자의 도착은 재난현장 상황을 간접적으로 반영하며, 응급실 의료진에게는 중요한 초기 경보 신호가 된다. 응급의료종사자는 이들 환자의 내원 경로, 사고의 규모 및 형태에 대한 정보를 신속하게 파악함으로써, 향후 유입될 중증 환자의 도착을 예견하고 대비해야 한다. 실제로 이 시점의 대응 여부는 이후 의료자원의 배치, 공간 확보, 중증도분류 전략 수립에 결정적인 영향을 미친다.

㉡ 2차 파동: 구조된 중증환자군

재난 발생 후 30-60분 경과 시점부터는 현장에서 구조 및 이송된 중증외상환자들이 본격적으로 병원에 도착하게 된다. 이들은 대개 자력으로 이동이 불가능한 상태로, 응급치료 및 응급수술 등 고도의 처치가 필요한 환자들이다. 이러한 환자군의 유입은 병원의 응급대응능력에 극심한 부하를 야기할 수 있으며, 이 시점이 응급의료시스템의 임계점으로 작용한다.

특히 지리적으로 재난현장에 인접한 의료기관에서는 이러한 이중파동의 경향이 더욱 뚜렷하게 나타난다. 중대한 문제는, 중증환자가 유입되기 전에 이미 응급실이 경증환자로 포화되어 있어 실제 응급처치가 필요한 환자에 대한 접근과 처치가 지연되는 이른 바 '병원의 2차 재난' 상황이다.

이를 방지하기 위해서는 사전 재난정보 공유체계를 통한 조기 경보 시스템 구축이 필요하며, 재난 발생 즉시 인근 의료기관 간의 상황 공유와 사전 중증도분류 체계 가동이 핵심적이다. 이를 통해 경증환자는 권역 내 타 병원으로 분산하고, 중증환자는 적절한 수용능력을 갖춘 기관으로 직접 이송할 수 있는 경로를 사전에 설계해야 한다.

㉢ 3차 파동: 전원의 발생

일부 환자는 응급처치 후, 보다 정밀한 수술이나 집중치료가 가능한 상위의료기관으로 전원되는 3차 환자 이동이 발생할 수 있다. 이는 재난 직후가 아니라 수 시간에서 수일에 걸쳐 발생하는 후속 이송 단계로, 재난현장의 중장기 대응전략에 포함되어야 한다. 3차 파동은 지역 내 병상자원, 수술역량, 전문의료인력 등의 가용성에 따라 결정되며, 재난의료자원의 지역 간 조정체계가 핵심이다.

이중파동현상은 재난 초기의 의료적 충격에 대응하기 위한 예측 모델로서 매우 중요한 개념이다. 병원은 1차 파동에서 나타나는 경증환자의 유입을 단순히 처치의 대상이 아닌, 재난 규모와 2차 파동을 예측하는 '정보원'으로 활용해야 하며, 2차 파동에 대비하여 의료자원과 공간을 전략적으로 확보하는 것이 필수적이다. 또한, 사전 중증도분류 및 의료기관 간 협력체계가 병원의 2차 재난을 예방하고, 궁극적으로 환자 생존율을 높이는 기반이 된다. 따라서 국가적 차원의 지휘체계, 교육훈련, 시뮬레이션을 통해 이중파동 모델 기반의 대응능력을 고도화하는 것이 필요하다.

③ 바벨효과(The Babel effect)

재난 상황에서는 평상시와는 다른 극한의 환경에서 여러 기관과 인력이 동시에 활동하게 되므로, 통신과 의사소통의 효율성이 생명 구호의 핵심 변수로 작용한다. 그러나 실제 재난현장에서는 이러한 통신체계가 심각하게 저하되거나 아예 마비되는 현상이 발생한다. 이는 이른바 '바벨효과(Babel Effect)'라 불리는 의사소통 붕괴 현상으로 설명할 수 있다. 이 용어는 고대 바벨탑 신화에서 비롯된 것으로, 서로 다른 언어로 인해 소통이 단절되고 협업이 불가능해지는 상황을 상징한다.

Tip 바벨효과(The Babel effect)의 기원

바벨탑 효과는 창세기 11장 1절에서 9절에 나오는 바벨탑 이야기를 배경으로 한 현상이라 할 수 있다. 바벨탑을 지으려는 인류의 행위는 하늘에 닿는 높은 탑을 쌓아 자신의 이름을 높이고자 하는 야망을 상징한 것이라, 하나님께서 이를 방해하기 위해 언어를 혼잡하게 만들어 인류가 서로 이해하지 못하게 하신 것이라 전해진다. 이 이야기는 인류의 소통 붕괴와 혼돈을 보여주는 대표적인 상징이라, 현대에 와서는 다양한 분야에서 소통의 어려움이나 오해를 설명할 때 '바벨탑 효과' 또는 '바벨효과'라는 용어가 사용된다.

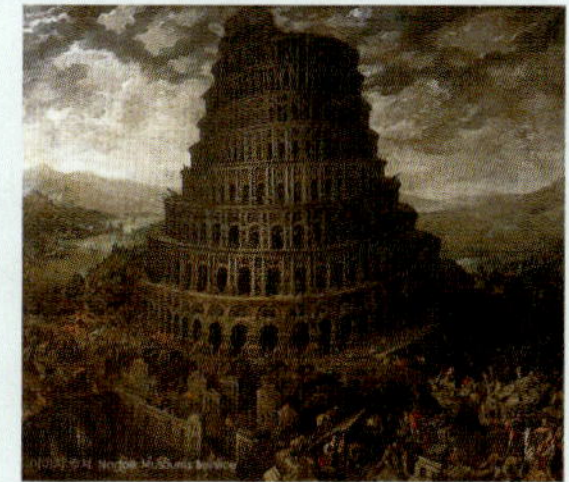

출처: 토비아스 베르해흐트 (c.1560-1631)/ 노퍽 박물관 서비스

재난이 발생하면 부상자, 일반 시민, 구조자, 언론, 의료기관, 소방과 경찰, 군 등 수많은 주체들이 동시에 통신을 시도하게 되며, 이로 인해 통신망의 과부하가 발생하거나 유선 및 무선망이 물리적으로 파괴되어 정상적인 정보전달이 어렵게 된다. 예를 들어, 2022년 이태원 압사 참사 당시에도 초기 구조 단계에서 현장 구조자 간 통신 부재와 주파수 혼선, 전문용어 해석 오류 등이 문제로 지적되었다.

의사소통 실패의 주요 원인은 다음과 같다.

㉠ 공통된 용어 및 코드 부재: 각 기관마다 사용하는 약어, 암호, 업무용 전문용어가 상이하여 기관 간 협업 시 정보의 왜곡 및 해석 오류가 발생한다.

㉡ 통신장비의 비표준화 및 노후화: 국가재난안전통신망(NPSDN)이 충분히 보급되지 않았거나 유지관리 부족으로 인해, 장비 간 호환성과 내구성이 확보되지 않아 통신 중단 사태가 일어난다.

㉢ 통신훈련 미흡: 재난상황에서 잘 사용하지 않던 장비나 체계를 사용해야 할 때, 관련 인력이 숙련되지 않아 통신장비를 제대로 활용하지 못하고, 명확한 지휘 · 보고 체계가 붕괴된다.

바벨효과는 단순히 기술적인 문제가 아니라 훈련, 표준화, 조직 간 신뢰 구축의 문제이기도 하다. 따라서 재난 대응기관은 평시부터 다음과 같은 대비가 필요하다.

㉠ 국가재난안전통신망(LPS, TRS 등)의 정기적 점검 및 장비 현대화

㉡ 재난 상황 통신 훈련과 모의훈련을 통한 장비 숙련도 제고

㉡ 기관 간 통합된 통신 매뉴얼 및 공통 용어체계 정립

㉣ 통신 연락관(liaison officer)의 현장 배치 및 지휘체계 명확화

결론적으로, 바벨효과는 단순한 혼선의 문제가 아니라 생명 구호의 골든타임을 놓치게 하는 구조적 위험 요인으로 간주되어야 한다. 이를 극복하기 위해서는 통신 인프라뿐 아니라 인적 역량과 조직 간 소통 문화의 개선이 병행되어야 하며, 이는 현대 재난의사소통 전략에서 가장 중요한 핵심 중 하나로 평가된다.

④ 연합효과(The federation effect)

재난 발생 초기에는 구조기관의 도착 이전에 현장에 있던 일반 시민들이 가장 먼저 피해자 구조 및 응급처치에 개입하게 된다. 이러한 자발적이고 비공식적인 초기 대응 활동은 재난 대응에서 중요한 의미를 가지며, 이를 연합효과(The federation effect)라 한다. 이는 구조의 연속성에서 일반인이 일시적으로 재난대응체계의 일원이 되는 현상을 설명하는 개념이다.

실제 재난에서는 수많은 사례에서 일반 시민의 신속한 구조 활동이 생존율을 높이는 데 기여하였다. 2022년 이태원 압사 참사에서도 목격자들과 주변 시민들이 피해자를 신속히 인근 거리로 옮기고, 심폐소생술을 시도하는 장면이 포착되었으며, 이는 구조기관 도착 전 환자의 생존율 향상에 결정적인 요인이 되었다.

그러나 이러한 자발적 참여는 효과적이면서도 동시에 이중적인 위험성을 내포한다. 다음과 같은 점에서 사전 계획과 체계적 관리가 요구된다.

㉠ 일반인의 초기 수색 및 구조 능력

- 현장에 있는 일반인은 가장 먼저 구조에 나설 수 있으며, 실제로 경미한 부상자의 구조나 대피는 일반 시민에 의해 완료되는 경우가 많다.
- 초기 대응은 체계적 훈련이 없어도 효과적인 경우가 있으나, 재난대응계획상 일반인은 대피 대상으로 간주되어 있어 이들의 실제 역할과 정책 간 괴리가 발생한다.

㉡ 비의료 전문가의 참여 한계

- 의료인이 자원봉사자로 자발적 현장참여를 할 경우, 병원전 환경에 대한 훈련이 부족하고 통제되지 않은 활동은 전문 구조활동의 장애 요인이 될 수 있다.
- 일부 연구에서는 재난 현장에서 비훈련된 의사나 간호사가 피해자 분류, 구조, 이송 활동에 오히려 방해가 된다고 보고하고 있으며, 이는 자원봉사 관리체계의 부재에서 비롯된다.

㉢ 재난훈련 및 시민 교육의 필요성

- 연합효과의 긍정적 측면을 극대화하기 위해서는 일반 시민을 '재난 시 대응 파트너'로 보는 교육 및 훈련 체계의 제도화가 필요하다.
- 예를 들어 지역사회 기반의 CPR 훈련, 대규모 재난 시의 응급처치 요령, 현장 통제에 따른 시민의 협력 체계 구축 등이 필요하며, 이는 평시 교육 및 재난 시 매뉴얼을 통해 구현될 수 있다.

연합효과는 초기 대응력 강화의 기회임과 동시에 체계적 통제와 관리가 병행되어야 할 영역이다. 일반인의 자발성은 재난 대응의 사각지대를 메우는 긍정적 자원이나, 무계획적 개입은 전문 구조 활동의 효율성을 저해할 수 있다. 따라서 정부 및 재난관리 주관기관은 시민과 의료자원봉사자의 재난 시 역할에 대한 표준화된 매뉴얼과 선별적 통제 시스템을 마련해야 하며, 이를 통해 자발성과 전문성 간의 조화를 이룬 유기적 연계체계를 구축할 필요가 있다.

(5) 재난현장에서의 요구조사의 생존율에 관여하는 요소

재난의 피해자들에게는 신속한 구조, 의료제공, 구호품 제공 등의 다각적인 지원이 필요하며, 특히 부상자나 환자의 생존율을 높이기 위해서는 기본적으로 다음에 관한 사항들이 체계적으로 구성되어야 한다.

① 응급의료 신고체계의 일원화

재난 발생 시에는 신속히 신고할 수 있도록 신고창구를 단순화하고 일원화한다. 즉, 한국 119, 일본 119, 미국 911, 소련 03과 같이 일반인이 쉽게 암기하고 이용할 수 있도록 한다.

② 주민에 대한 교육

주민들이 간단한 응급처치(first aids)를 시행할 수 있도록 하고, 각종 유해물질을 감지하여 신고할 수 있도록 교육을 한다. 이러한 교육은 지속적이고 반복적으로 시행되는 것이 바람직하다. 재난 발생 시에는 피해자의 대부분이 인근 주민에 의하여 구조되므로 주민에 대한 교육은 매우 중요하다. 예를 들면, 재난으로 인한 초기 사망자의 25−50%는 초기에 간단한 응급처치가 시행되었으면 생존할 가능성이 컸다고 보고되고 있다.

③ 응급출동팀

수 분 이내에 재난현장에 도착하여 재난 진압과 기본적인 응급처치를 시행할 수 있도록 응급출동팀(소방, 경찰, 관련기관)을 구성해야 한다.

④ 응급이송팀

피해자를 신속하게 의료기관으로 이송하며, 이송 중에도 전문적인 응급처치를 시행할 수 있는 응급구조사와 구급차를 구성하는 것이다.

⑤ 응급의료팀

대량환자가 일시에 병원으로 이송되더라도 체계적으로 응급의료센터를 운영하고, 수술실과 중환자실을 효율적으로 운영할 수 있도록 응급의료종사자를 구성하고 비상계획을 수립해야 한다.

(6) 재난대책 수립의 기본적인 원칙

① 재난에 대비한 예비물품은 최소 48시간의 시간적 유효기간을 고려하여 보관해야 하므로, 재난대책 수립 시 경비를 최소화하는 방안을 모색해야 한다.

② 재난대책은 최근 발생한 재난의 규모와 밀접한 관련이 있으므로, 지역별로 과거 재난 양상과 피해 정도, 구조상의 문제점을 정확히 파악해야 한다.
   ㉠ '가장 최근에 어떤 규모의 재난이 발생하였는가?'
③ 재난 시 주민이나 재난팀의 의무를 강조하기보다는, 이들이 실제로 무엇을 할 수 있는지에 초점을 맞추어 긍정적인 참여를 유도해야 한다
④ 재난대책의 효율적 시행을 위해서는 각 부서 간 상호 협조체계를 우선적으로 구축해야 하며, 부서별 독립적 업무수행보다는 상황에 따라 연계 · 협조하는 체계가 필요하다.
⑤ 재난 결과에 대한 보고서보다, 재난 중 각 부서의 업무 진행 과정이 더욱 중요하다. 각 부서의 문제점을 정확히 파악하여 재난대책을 지속적으로 보완해야 한다(효과성).
⑥ 재난 시 발생하는 통신 문제의 상당수는 부서 간 협조 부족에서 비롯된다. 기존 통신장비의 최대한 활용과 부서 간 상호통신 연락방법의 체계화가 필요하다(무선통신의 일원화).
⑦ 주민 피난 과정에서 발생하는 문제의 주된 원인은 주민의 공포가 아니라, 피난 방법과 경로 확보, 피난소 선정 등에 관한 계획 미비에 있다. 이에 대한 구체적인 계획이 수립되어야 한다.
⑧ 재난지역 내 안전하고 접근이 용이한 곳에 안내정보센터를 설치해, 재난지역 내 가족이나 친구에 대한 정보를 외부에 정확히 제공함으로써 사회적 혼란을 줄여야 한다.
⑨ 재난대책은 주민을 위해 일방적으로 계획하는 것이 아니라, 주민과 함께 지역 특성에 맞게 수립되어야 한다.
⑩ 재난본부가 필요한 정보를 신속히 수집 · 제공함으로써 보도기관의 불필요한 질문을 줄이고, 혼란을 예방할 수 있다.
   ㉠ 정확한 정보 제공은 재난 수습에 큰 도움이 되며, 정보 전달이 미흡할 경우 사회적 혼란과 재난지역 내 혼란이 심화될 수 있다.

PART 03

(7) 재난대책 수립에 반영해야 할 사항

재난대책은 여러 부서의 임무와 활동영역이 일정한 원칙에 따라 체계적으로 수립되어야 한다. 재난유형별로 재난대책을 수립할 수 없으므로, 다음과 같은 사항을 기초로 하여 계획을 수립하는 것이 바람직하다.

① 재난의료대책은 다음과 같이 접근할 수 있도록 한다.
   ㉠ 각종 상황에 유연히 대처할 수 있는 탄력성이 필요하다.
   ㉡ 각 부서가 신속하고 쉽게 대처할 수 있도록 수립되어야 한다.

㉢ 각 부서가 평상시에 수행하고 있는 업무를 재난대책에 최대한으로 활용하여 급작스러운 환경변화에서도 각 부서원이 자연스럽게 접근할 수 있도록 해야 한다.

② 재난의료대책이 중앙 행정적이고 일률적으로 수립되기보다 지역별(국가, 도, 시, 군)로 지역적 특성에 적합하도록 수립되어야 한다. 응급의료체계에 관여하는 인원수와 구조장비, 지형적 특성에 따른 사항, 주변의 구조물 등을 고려하여 재난대책수립이 되어야 한다.

③ 재난 시 발생할 수 있는 모든 상황에 대처할 수 있도록 계획이 수립되어야 하고, 필요한 장비와 물품이 비축되어야 한다. 자주 발생하는 재난(홍수, 교통사고, 화재 등) 이외에도 산악 혹은 수중에서 발생하는 재난, 방사능 누출, 화학물질, 유독물질 누출 등의 상황에도 대처할 수 있도록 각각의 기본적인 계획을 수립한다.

④ 재난신고체계와 통제체계는 일원화되도록 구성하며, 통신체제의 구축 시는 반드시 유 · 무선 통신망을 모두 갖추어야 한다.

㉠ 재난 시는 기존의 유선망이 파괴될 경우가 빈번히 발생하기 때문이다.

㉡ 재난대책에 관여하는 각 부서책임자와의 통신망을 주기적으로 확인하여야 한다.

⑤ 재난대책을 수립하는 위원들은 행정부 중심보다 실제 참여하는 모든 부서의 책임자로 구성되어야 하며, 지휘계통 자체 결정사항을 명확히 해야 한다.

㉠ 재난 진압, 통신체계, 의료지원, 재난복구, 이송체계, 피난체계, 특수구조 등의 각 전문분야별로 위원이 선정되어야 한다.

㉡ 재난대책수립과정에서 현실적으로 시행하기 어려운 문제점과 예상되는 문제점을 보완해야 한다.

⑥ 지역별과 대량환자 100-200명을 가정한 재난대책을 수립한다.

㉠ 재난에 대비한 예비물자는 재난발생 후 48시간 동안 자체 보급할 수 있는 물량 비축하도록 한다.

㉡ 대량 환자의 10-15%는 중증환자이므로 중증환자를 효율적으로 치료할 수 있는 이송체계와 환자분산법 등을 수립해야 한다.

⑦ 재난본부와 지원부서도 재난을 당할 수 있다.

㉠ 각 부서에서는 인원손실, 전기공급 마비, 통신마비, 급수중단, 급식중단, 도로망 파손 등에 대비한 계획을 수립한다.

㉡ 재난본부 혹은 구조단체가 재난으로 인하여 기능이 마비된 경우에 대비하여 별도의 계획이 수립되어야 한다.

⑧ 재난의 등급에 따라 다양한 재난대책이 수립되어야 한다.

㉠ 재난 2단계: 신속하게 인근 지역과 상호 협조할 수 있는 체계를 구축해야 한다.

㉡ 재난 3단계: 중앙정부와의 상호 지원체계를 마련해야 한다.

⑨ 재난발생의 우려가 높은 지역별로 재난 진압방법, 피난소 선정, 차량의 진입로와 이송로 선정 등을 사전에 구축하여야 한다. 정유소가 위치한 지역은 유류화재에 대비한 계획, 화공약품공장 주변에서는 유독가스 누출에 계획, 원자력 발전소가 위치한 지역에서는 방사능 사고에 대비한 계획이 수립되어야 한다.

⑩ 지역 내 의료기관별로 의료수준과 의료진 정보가 정확히 파악되어야 하며, 환자의 중증도별로 이송할 병원이 분산되는 계획이 수립되어야 한다. 재난본부는 의료기관별로 자체적인 재난대책이 수립되어 있는지를 확인해야 한다.

⑪ 지역별로 재난을 수습할 수 있는 각 부서의 능력과 한계에 대한 정확한 평가가 이루어져야 하며, 이러한 평가에 따라 자체 수습할 수 있는 재난범위를 설정해야 한다. 재난등급을 신속히 결정할 수 있는 체계를 구축하여 외부의 지원을 요청해야 하는 시기와 지원받을 인원이나 물자를 신속히 결정할 수 있어야 한다.

⑫ 재난대책이 수립되면 연 1회 이상의 훈련이 필요하다.

㉠ 훈련의 결과를 평가하여 문제점을 지속적으로 수정하고 보완해야 한다.

㉡ 재난훈련은 계획된 시나리오에 의한 것이 아니라, 임의로 재난 장소, 재난규모를 변화시키며 훈련을 수행하도록 한다.

㉢ 부서별로 반복적인 훈련을 시행한 후에는 모든 부서가 동시에 참여하는 훈련을 통하여 각 부서 및 개인별 임무를 확인하고, 각 부서대원이 친숙하고 체계적으로 협조할 수 있는 계기를 부여해야 한다.

(8) 재난대책 수립 전에 파악해야 할 지역적 특성

재난대책을 수립하기 전에 지역적인 특성을 정확히 파악해야 한다. 지역적 특성은 다시 지형적 특성, 인구분포도, 구조물 특성으로 나누어 세밀한 자료를 수집해야 한다.

① 지형적 특성

지역별로 태풍, 홍수, 지진, 폭설 등에 의한 피해의 발생빈도와 피해정도가 다르므로, 지역별로 피해 특성을 세밀히 분석해야 한다. 지형적 특성을 파악하기 위해서는 다음과 같은 것들을 파악한다.

㉠ 해당 지역의 지질학자, 기상학자, 역사학자, 응급의료 관계자들의 조언을 받는 것이 효율적이다.

㉡ 지형적 특성을 조사하는 과정에는 계곡과 하천의 특징, 홍수 시 범람지역 등을 파악한다.

㉢ 도로망, 교량, 고가도로 등에 대한 자료를 수집한다.

② 인구분포도

도심지역은 인구분포가 조밀하므로 재난 시에 대량환자가 발생할 수 있으며 군중에 의한 교통마비 등이 발생할 수 있으므로 다음과 같은 사항을 파악한다.

㉠ 외곽지역은 인구가 적고 피해자가 넓은 지역에 재난 있으므로 구조 및 색출작업이 상당히 지연될 수 있다.

㉡ 도심지역에 대한 재난대책에는 재난팀 진입로 확보, 대량환자에 대비한 환자수집소 선정과 이송로 확보 등에 대한 사항이 충분히 검토한다.

㉢ 군중을 통제하는 방법과 군중 중에서 지원자를 선별할 방법도 검토한다.

㉣ 외곽지역에 대한 재난대책에는 산재한 피해자를 효율적으로 구조하고 응급처치를 할 수 있는 재난팀의 분산방법, 환자수집소 설치장소의 설정법 등에 대한 사항을 검토한다.

㉤ 외부인들은 해당 지역의 특성(도로망, 병원위치 등)을 잘 모르며 언어소통에 장애가 있으므로, 관광객이나 외국인이 많은 지역에서는 이에 대비한 기본적인 방침이 수립한다.

③ 구조물 특성

지역 내에 위치한 군부대(폭약, 발화성 물질 등), 화학공장, 원자력 발전소, 대형 백화점, 호텔, 경기장이나 극장 등에서 재난이 발생 시는 대량환자가 발생할 가능성이 높다.

㉠ 지역 내에 위치한 구조물에 따라 재난팀의 구성에서도 변화해야 하고, 각종 구조물에 대한 정확한 자료를 입수한다.

㉡ 철도, 교량, 지하철 등에 대한 자료도 수집한다.

㉢ 재난구조에 관련된 소방서, 병원들이 재난을 입은 경우에 대비한 대책도 수립한다.

(9) 재난의료대책 시행단계

재난의료대책은 크게 3단계로 구분하고, 1단계는 재난신고 및 비상소집 단계, 2단계는 재난진압, 구조 및 처치단계, 3단계는 복구단계로 구분할 수 있다. 각 단계는 다시 세부적인 여러 개로 나뉜다(표 7-60).

표 7-60. 재난단계

단계	주 업무	세부업무
1	재난이신고 및 비상소집의 활성화 (= 재난 활성화 단계)	① 신고접수 및 초기출동 ② 재난확인 및 재난선포 ③ 비상연락 및 재난본부 소집
2	재난진압 · 구조 및 처치 (= 구조 및 처치 단계)	① 환자색출 및 구조 ② 중증도 분류 ③ 현장에서의 응급처치 ④ 환자이송 ⑤ 병원에서의 의료처치
3	복구단계	① 현장에서 철수 ② 정상업무로 복귀 ③ 상담 및 조언 ④ 업무수행 중의 문제점 파악 ⑤ 재난대책의 수정

(10) 재난 지휘체계 패러다임(Disaster paradigm)

재난 패러다임(disaster paradigm)은 대규모 재난 상황에서 구조적 · 조직적으로 대응하기 위해 고안된 표준화된 재난 대응 지침 체계이다. 이는 복잡하고 예측 불가능한 재난 환경에서의 환자 관리, 응급처치, 자원 배분 등을 효과적으로 수행하기 위한 훈련 기반 사고틀로서, 반복적 교육과 현장 적용을 통해 체계적으로 강화된다(표 7-61).

① 발견(Detection): 재난의 존재 여부를 인식하고, 재난 유발 요인을 신속히 파악하는 것이다. 재난의 특성은 "수요가 공급을 초과하는 상태"로 규정되며, 이 단계에서 사전 경보 시스템이나 신고 체계를 통한 탐지가 핵심이다.

② 재난지휘체계(Incident command system, ICS): 단일화된 지휘체계로, 명확한 역할 분담, 단일화된 명령선, 수치화 가능한 대응력(scalable response)을 제공한다. ICS는 지휘관(commander)을 중심으로 계획, 실행, 자원 관리 등의 하위 체계로 구성되며, 재난 발생 시 혼선을 최소화하는 데 결정적인 역할을 한다.

③ 안전과 보안(Safety & security): 구급 및 구조요원의 생명과 현장 안정성 확보를 위한 핵심 요소이다. 이는 출입로, 풍향, 시간대, 날씨 등 다양한 변수를 고려한 사전 위험 분석과 행동 계획을 필요로 하며, 응급 대응 과정에서 일어나는 이차 피해를 방지하는 데 중점을 둔다.

④ 위해인자 평가(Hazard assessment): 재난 현장은 복합적 위험요소가 공존하는 공간으로, 전기, 가스, 연기, 독성물질, 방사능, 생물학적 위험 등 다양한 위해요소의 존재 여부를 신속히 파악하고 이에 대한 대응 전략을 마련해야 한다.

⑤ 자원(Support): 재난 대응의 실질적 수행력을 좌우한다. 물적 자원, 인력, 수송체계, 지원기관 간 협업 체계가 포함되며, 예기치 못한 기부나 자원봉사도 자칫하면 혼란을 유발할 수 있어 사전 조율이 필수적이다.

⑥ 중증도 분류(Triage) 및 처치(Treatment): 제한된 자원 속에서 최대한 많은 생명을 구하기 위한 전략으로, MASS (move – assess – sort – send) 모델이 대표적이다. 환자의 이동 가능 여부, 생존 가능성, 생명 위협 수준에 따라 immediate(즉시치료), delayed(지연치료), minimal(경증), expectant(기대치 낮음) 등으로 분류하고, 그에 따라 응급처치와 이송 우선순위를 설정한다.

⑦ 구조(Evacuation): 대형 시설에서 인명 피해를 최소화하기 위한 이동 계획 수립을 의미하며, 환자뿐 아니라 보호자와 일반 시민의 동선까지 고려되어야 한다. 각 기관은 재난 시 자체 대피계획을 갖추어야 하며, 이동 경로와 수용 가능 시설에 대한 사전 확보가 중요하다.

⑧ 회복(Recovery): 재난 발생 직후부터 수년간 지속되는 심리적 · 사회적 복귀 과정이다. 초기에는 대피소, 물자 지원, 정보 제공이 중심이 되며, 중장기적으로는 지역사회와 정부가 협력하여 재난 후유증 완화, 제도 개선, 커뮤니티 복원을 수행해야 한다. 재난 예방교육 및 시뮬레이션은 이 회복 단계에서 도출된 교훈을 반영하여 다음 대응력 강화의 기초가 된다.

이 패러다임은 대규모 재난 상황의 복잡성과 불확실성을 구조화된 대응으로 정리함으로써 재난관리기관과 응급의료체계, 일반 시민까지 포괄하는 포괄적 대응 체계로 기능한다. 각 단계는 독립적이면서도 상호 연결되어 있으며, 훈련을 통해 숙달될 때 비로소 실효성을 가진다.

표 7-61. **재난 지휘체계 페러다임(Disaster paradigm)**

D	발견(Detection)
	재난을 인지, 재난 원인을 찾아내는 단계
I	재난지휘체계(ICS)
	ICS 필요성 인지, 지휘관(Commander)이 어느 부서에서 어떤 업무를 담당할 것인지 판단하는 단계
S	안전과 보안(Safety & Security)
	현장에서는 안전과 보안상의 문제는 없는지 파악하는 단계
A	위해인자 평가(Assess Hazards)
	현장의 위해성 평가를 시행하는 단계
S	자원(Support)
	현장에서 필요한 인적, 물적 등 파악하는 단계
T	중증도 분류(Trigage and treatment)
	현장에서 중증도를 분류하고 응급처치의 우선순위를 결정하는 단계
E	구조(Evacuation)
	환자들을 이송시키는 단계
R	회복(Recovery)
	어떤 종류의 복구 문제가 남았는지 파악하는 단계

3) 재난(다수 사상자) 시 응급의료체계

(1) 개요

재난은 대규모 인명 피해와 사회기반시설의 마비를 초래하며, 이에 따른 체계적이고 신속한 대응이 필요하다. 특히 재난현장에서의 인명 구조와 응급의료 지원은 초기 대응의 핵심으로, 우리나라는 소방청의 긴급구조통제단과 보건복지부의 재난응급의료지원팀(DAMT)이 각각 구조와 의료 분야의 책임기관으로 활동한다.

긴급구조통제단은 「재난 및 안전관리 기본법」제49조 및 제50조에 따라 소방청(중앙단), 시 · 도 소방본부(광역단), 시 · 군 · 구 소방서(기초단)에 설치되며, 재난현장에서 구조활동을 총괄 지휘한다. 이들은 재난 발생 즉시 구급 및 구조요원을 출동시키고, 위험지역 설정, 재난관리자원 배치, 사상자 이송 등의 활동을 수행한다. 특히 지역통제단장은 현장지휘소를 설치하고 긴급구조지원기관의 협조를 조정하여 재난대응의 신속성과 효율성을 확보한다.

재난응급의료지원팀(DAMT)은 「응급의료에 관한 법률」에 근거하여, 보건복지부가 지정한 권역의료센터를 중심으로 구성된다. 이들은 재난현장으로 파견되어 사상자의 중증도 분류, 현장 응급처치, 병원 전 단계에서의 의료지원을 수행을 담당한다. DAMT는 또한 중앙응급의료센터와 협력하여 현장–병원 간 응급의료 네트워크를 실시간으로 유지한다.

(2) 재난(다수사상자) 발생시 119 구급대응

119 구급대응 기본 체계도는 재난이나 다수사상자(MCI) 발생 시 119 구급대가 현장에서 어떻게 구조와 응급의료 활동을 조직적으로 수행하는지를 도식화한 것이다(그림 7-18). 이 체계도에서는 현장에 가장 먼저 도착한 구급대가 임시 응급의료소를 설치하고, 환자들을 중증도(긴급, 응급, 비응급, 지연 등)로 신속히 분류한 뒤, 각 환자군별로 적합한 응급처치와 이송을 실시하는 과정을 보여준다. 현장지휘대의 지휘 아래, 추가로 도착하는 구급대와 보건소, DMAT(재해의료지원팀) 등 협력기관이 합류해 현장응급의료소를 운영하며, 환자 이송 및 병상 분산, 감염병 환자 분류와 격리 등도 함께 이루어진다. 이 과정에서 구급지휘차와 구급대장이 현장 지휘와 안전관리, 상황실 및 병원과의 통신을 담당하며, 모든 대응 단계가 매뉴얼과 훈련에 따라 유기적으로 이루어진다. 이러한 체계는 인명피해 최소화와 효율적인 자원 배분, 현장 혼란 방지에 필수적인 역할을 한다.

① 구급상황관리센터

㉠ 재난(다수사상자) 발생 시 상황대응 순시

119 구급상황관리센터는 재난이나 다수사상자(MCI) 발생 시 상황을 신속하게 접수하고, 현장 구급대와 긴밀히 소통하며 단계별로 대응을 조율하는 핵심 기관이다. 재난이 발생하면 센터는 현장 정보를 수집해 출동 구급대에 제공하고, 환자 중증도 분류에 따라 이송 우선순위를 결정한다. 또한, 다수사상자 관리시스템을 통해 실시간으로 사상자 현황을 파악하고, 관계기관과 정보를 공유해 병상 배정과 자원 배분을 지원한다. 센터는 현장지휘대와 협력해 임시응급의료소 설치, 추가 구급대 투입, 보건소 및 DMAT 등 지원기관 요청 등 일련의 재난대응 절차를 총괄한다. 이러한 체계적 관리는 인명 피해를 최소화하고, 효율적인 현장 대응과 자원 활용을 가능하게 한다(표 7-62).

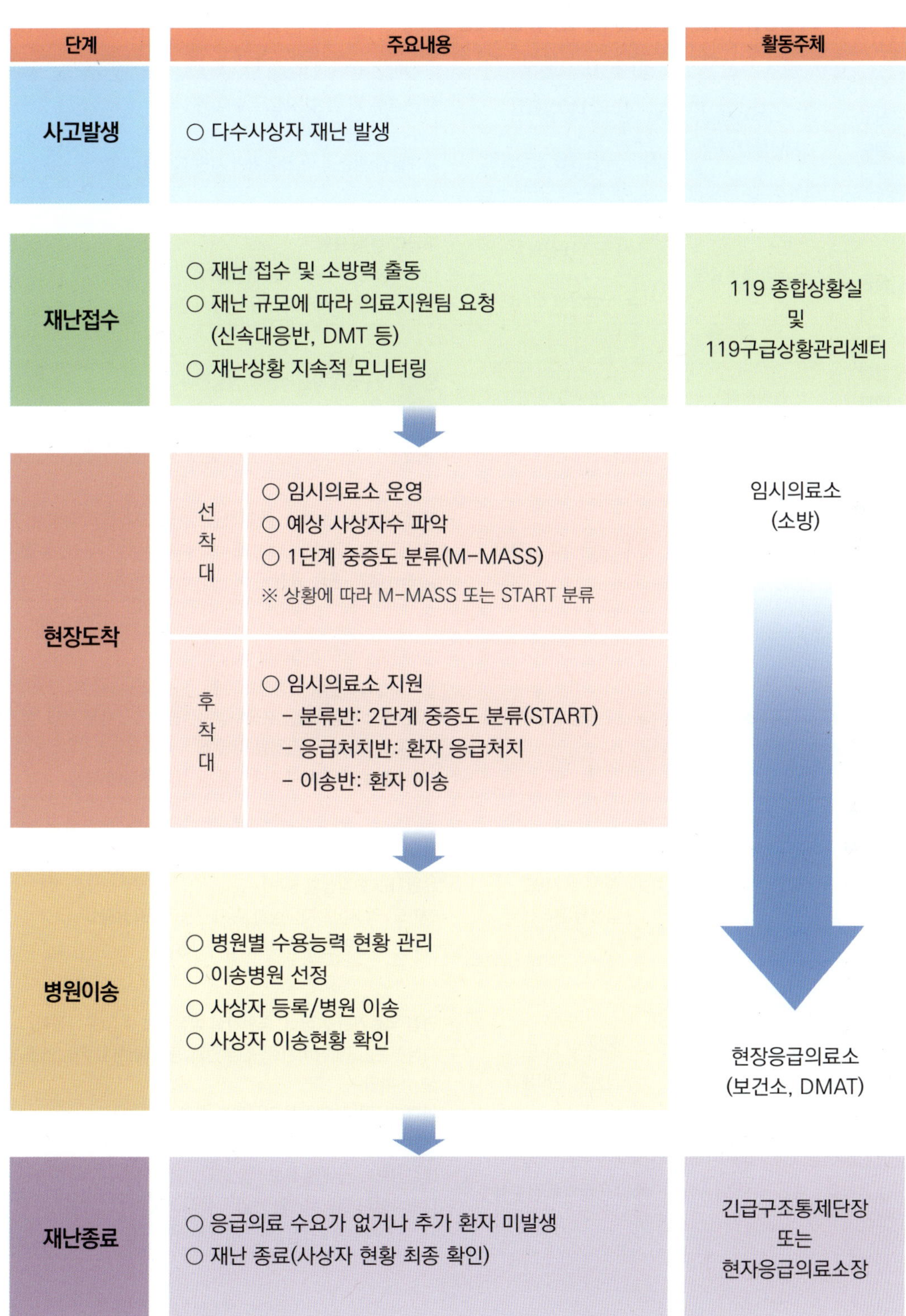

그림 7-18. 재난(다수사상자) 발생시 119 구급대응 기본 체계도

표 7-62. 119구급상황관리센터의 재난(다수사상자) 상황대응 절차

단계	운용절차	조치부서	주요 행동 매뉴얼
신고 접수	다수사상 재난상황 파악	시·도 119상황실 시·도 구급상황 관리센터	• 재난 종류 및 양상, 사상자 수 파악 • 다수사상재난 여부 판단 • 유해물질 관련성 및 유관기관 지원 필요성 파악
	⬇		
출동 요청 및 상황 전파	구급대 출동요청	시·도 119상황실 시·도 구급상황 관리센터	• 구급대 출동 요청 • 다수사상자관리 시스템 재난 등록 • 선착 구급대 임시의료소 우선 설치 안내
	⬇		
	상황전파 · 유관기관 출동요청	시·도 구급상황 관리센터	• 중앙119구급상황관리센터 상황전파 • 모바일 상황실 재난상황 및 출동소방력 전파 • DMAT, 보건소 신속대응반 등 유관기관 출동 요청
	⬇		
현장 정보 수집	모바일 상황실 활성화	중앙 응급의료 상황실	• 재난거점병원, 보건소 신속대응반, 시·도 재난의료담당자, 지역응급의료 지원센터 대상 모바일 상황실 통한 재난상황 전파 및 출동대기, 출동 요청
	⬇		
	현장정보 수집	시·도 구급상황 관리센터	• 관제팀으로부터 현장정보 수집 • 선착대장으로부터 현장정보 수집 - 재난현장 상황 사진, 구급차량 수, 환자 수, 환자 상태, 유관기관 도착여부, 구급차량 수 수집 - 병상 정보, 구급차량 출동현황 등 정보 현장에 제공
	⬇		
	현장정보 보고	중앙 및 시·도 구급상황 관리센터	• 내부 보고 경로에 따라 보고 • 유관기관 현장상황 통보 - 시·도: 각 시·도 재난상황실, 재난응급의료상황실 - 중앙: 행정안전부 중앙재난안정상황실
	⬇		
병상 정보	병원 수용능력 파악 및 전파	중앙 및 시·도 구급상황 관리센터 중앙 응급의료 상황실	• 인접 의료기관 응급실, 중환자실 병상정보 수집(유선전화) • 화상전문, 고압챔버치료, 산부인과 등 특수처치 가능병원·병상 수 확인 • 인접 의료기관 영안실 가용여부 확인 • 병원·사설구급차 지원가능 여부 파악 • 병상정보 구급대에 통보 • 다수사상자 관리시스템 반영 • 시·도, 중앙119구급상황관리센터 모바일 상황실 병상정보 공유

단계	운용절차	조치부서	주요 행동 매뉴얼
이송 병원 선정	구급대 이송 의료기관 선정 지원	시·도 구급상황 관리센터	• 이송의료기관 선정 시 분산이송 유도 - 구급대 의료기관 이송병원 선정 지원 요청 시 분산배치유도 및 수용 가능병원 안내
⬇			
이송 현황	이송의료기관 현황 최신화	시·도 구급상황 관리센터	• 이송가능 의료기관 및 병상 수, 진료가능 항목 수시 최신화
	⬇		
	의료기관별 이송환자 현황 확인	시·도 구급상황 관리센터	• 의료기관별 이송환자 수 및 중증도별 이송환자 수 확인 • 재난현장 환자이송 현황 ↔ 병원 수용환자 현황 일치 여부 수시 확인
⬇			
보고	사상자 현황 수시보고	중앙 및 시·도 구급상황 관리센터	• 시·도 구급상황관리센터 → 중앙 구급상황관리센터 → 중앙재난안전상황실(행정안전부) 상황대응 현황 보고
⬇			
상황 종료	최종 사상자 이송현황 파악	시·도 구급상황 관리센터	• 최종 사상자 이송 현황 파악 - 병원연락관, 재난현장 사상자 이송현황판 활용 • 다수사상자 관리시스템 엑셀자료 추출
	⬇		
	최종 사상자 이송현황 보고	중앙 및 시·도 구급상황 관리센터	• 최종 사상자 이송 현황 공유 - 시·도구급상황관리센터 → 중앙119구급상황관리센터 - 중앙119구급상황관리센터 → 중앙응급의료상황실
	⬇		
	상황종료 보고	중앙 및 시·도 구급상황 관리센터	• 내부 보고 경로에 따라 상황종료 보고 - 시·도: 구급상황관리요원 → 상황관리센터장 → 구조구급과장 → 소방본부장

㉡ 재난대응단계

다수사상자 발생 재난 상황에서 119 구급상황관리센터가 신고 접수부터 현장 출동, 상황 전파에 이르기까지 수행하는 주요 재난대응 절차를 도식화한 것이다(그림 7-19). 센터는 신고자의 정보를 신속하게 확인하고, 재난 유형별로 필요한 추가 정보를 파악한 뒤, 즉각적인 소방차 출동 지령과 현장 도착 전 안전 안내, 상황 전파 등 일련의 절차를 체계적으로 수행한다. 이러한 단계별 대응은 인명 피해 최소화와 신속한 현장 대응을 위한 핵심적 역할을 한다.

● 신고접수

신고접수는 다수사상자 발생 재난 시 의료적 조치가 필요한 사건 · 사고의 경우 신고자로부터 다음의 사항을 확인한다.

- 재난의 종류 · 규모
- 재난의 발생 위치
- 신고자의 전화번호
- 사상자의 수(또는 예상되는 사상자 수)
- 유해 물질의 종류 및 유해 사고 가능성 등

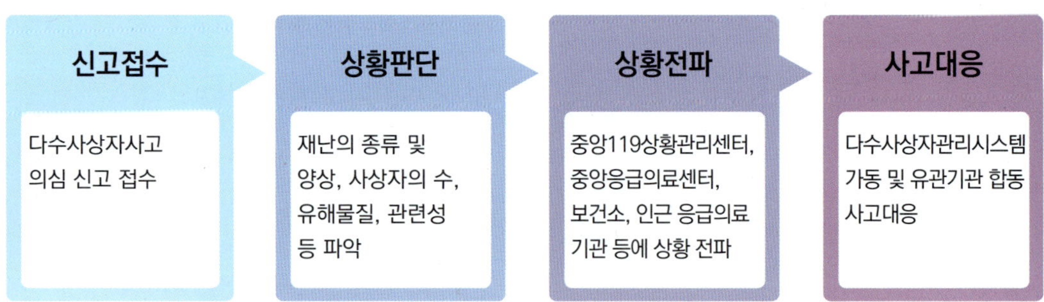

그림 7-19. 재난(다수사상자) 발생 시 119 구급상황관리센터의 재난대응 단계

다수사상자 발생 재난 상황에서 119 구급상황관리센터가 신고 접수 시 확인해야 할 주요 질문과 재난 유형별 추가 질문, 그리고 출동 및 상황 전파 절차이다(표 7-63). 이를 통해 센터는 재난의 규모와 특성을 신속하게 파악하고, 적절한 현장 대응과 자원 동원을 가능하게 한다. 또한, 신고자와의 지속적인 소통과 유관기관과의 협조체계를 통해 재난 현장에서의 혼란을 최소화할 수 있다.

표 7-63. 119 구급상황관리센터의 재난 신고 접수 및 현장 대응 절차

구분	주요 내용
공통 질문	• 재난 발생 장소 확인 • 사상자 수 확인 • 재난의 양상 및 규모 파악
추가 질문 (재난 유형별)	• 붕괴 및 매몰: 낙하 및 2차 붕괴 및 침하 가능성 여부 등 • 교통사고: 유형(단독, 복합), 위험물 적재 여부, 대중교통 차량 여부, 화재 폭발 및 환경 오염 2차 피해 발생 여부 등 • 화재: 구체적인 연소 대상물 및 연소 상황 확인 • 유해화학사고: 사고물질의 종류, 성상, 저장량 등
소방차 출동 지령	• 다수사상자 및 재난 발생 의심 시 즉시 출동이 원칙으로 발생 유형, 위치, 신고자 정보 확인 예고 지령 후 조기 긴급출동 지시를 내림 (신고자와의 통화를 종료하지 않고 유지한 상태로 진행하며 업무의 흐름은 구급상황센터 운영 방식 및 사무분장 등을 고려하여 시, 도 본부의 여건에 맞게 운영)
도착 전 조치 사항 안내	• 소방차 출동 지시를 내린 후, 신고자의 안전이 확보된 경우, 필요한 조치(진입로 안내, 대피 유도, 가스 차단 등)를 할 수 있도록 신고자 또는 주변인 에게 안내
마무리 안내 및 상황전파	• 소방차 출동을 안내하고, 119상황실과 출동대 연락 상시 대기 안내 및 신고 당시와 상황변화 시 재신고 당부 • 통화종료 후 유관기관에 상황 전파

Tip 재난신고 유형에 따른 비교

재난발생 시는 인근 주민과 피해자들이 사고를 신고하게 되는데, 신고를 접수하는 부서는 단일체계로 운영되는 것이 바람직하다. 단일체계란? 소방, 경찰, 응급의료팀들을 동시에 통제할 수 있는 통제센터에서 직접 신고를 접수하는 방식이다. 단일체제로 운영 시는 재난신고와 동시에 각 부서에서 신속히 대처할 수 있으나, 신고체계가 분산된 경우에는 상호 정보교환 및 연락업무가 지연되어 상당한 혼란을 일으킬 수 있기 때문이다(표 7-64).

〈계속〉

PART 03

표 7-64. 신고접수 유형의 비교

	분산 접수 창구	단일접수창구
신고의 신속도	느리다	신속하다
재난 규모의 추정	부정확하다	비교적 정확하다
초기 출동지시	무분별한 충돌	여러 부서가 동시 출동
재난 상황 확산	느리다	빠르다
운영의 경제성	비경제적이다	경제적이다

● 상황판단

– 시 · 도119구급상황관리센터 119상황근무자
  - 신고자로부터 얻은 정보로 재난의 종류, 규모 및 양상에 따라 관할소방서, 관할 보건소, 시도 재난업무 담당 공무원, 사고 인근지역 DMAT에게 상황을 전파

– 다음과 같은 기준 충족 시 다수사상재난 발생 상황 전파(Orange code)
  - 요구조자가 20명 이상으로 예측되는 다중이용시설, 선박, 여객기, 열차, 대형승합차의 화재, 붕괴, 침몰, 추락, 탈선, 전복, 추돌 등
  - 10명 이상의 사상자가 발생하였으나 추가 사상자 발생이 의심되는 경우
  - 10대 이상의 다중교통사고
  - 의료기관, 산후조리원, 요양원 등 보건복지 관련 시설에서 발생한 주요화재, 붕괴 등
  - 진행 중인 재난으로 위의 상황으로의 전개가 의심되는 사고
  - 기타 행정기관에서 수복해야 하는 종류의 다수사상자 사고(군중운집행사, VIP 참석행사 등)

  ※ 소방청, 소방본부(상황실 및 구급상황관리센터)는 재난관련 정보(발생장소, 재난종류와 규모, 추정 사상자 수, 인명대피현황 및 예측수용인구 수, 대응 진행상황 등)의 갱신 및 현장의료지원 필요시 중앙응급의료센터 상황실로 즉시 전달해야 함 [재난응급의료 비상대응 매뉴얼]

● 상황전파

재난 또는 다수사상자 발생 시 119 구급상황관리센터가 상황을 신속하게 전파하는 절차를 나타낸 것이다(그림 7-20). 시 · 도 119종합상황실이 재난을 인지하면, 유선과 무선을 통해 소방청, 중앙119구급상황관리센터, 소방 활동대 등 관련 기관에 상황을 전파한다. 이후 모바일 상황실과 중앙응급의료상황실을 통해 보건소, 재난거점병원, 시 · 도 재난담당, 보건복지부,

응급의료기관 등 유관기관에 추가 정보를 신속하게 공유한다. 이러한 체계적 상황전파는 각 기관이 신속하게 역할을 분담하고, 효과적으로 재난에 대응할 수 있도록 지원한다.

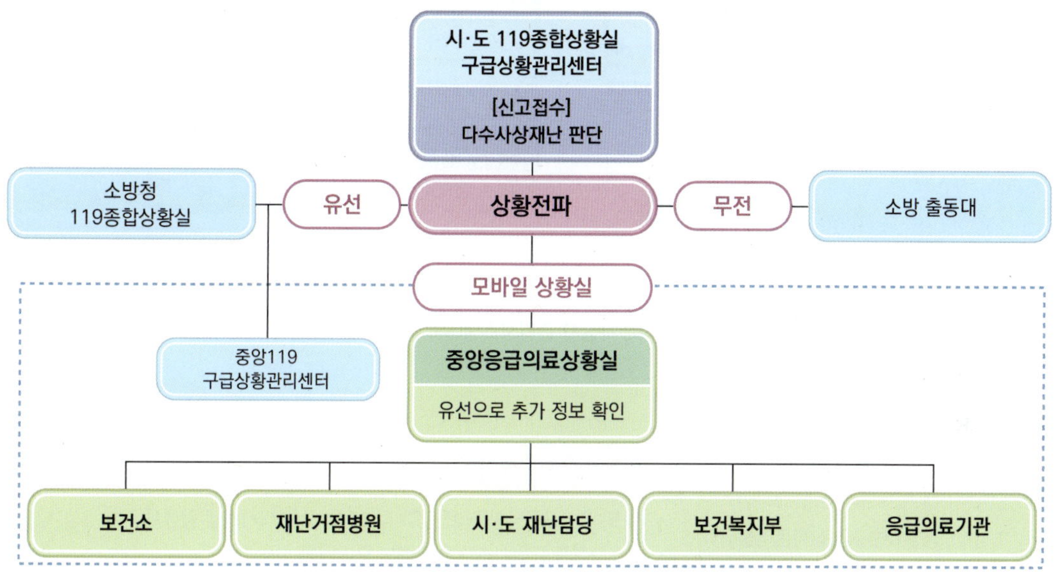

그림 7-20. 재난 발생 시 119 구급상황관리센터의 상황전파 체계

- 사고대응
  - 다수사상자 관리시스템(MCMS) 운영
    - 운영목적

      가. 재난현장에서 다수사상자 발생시 신속 정확한 응급의료 정보제공 및 사상자 정보관리

      나. 재난발생시 유관기관과 유기적인 협력체계 구축을 위한 다수사상자 정보공유

PART 03

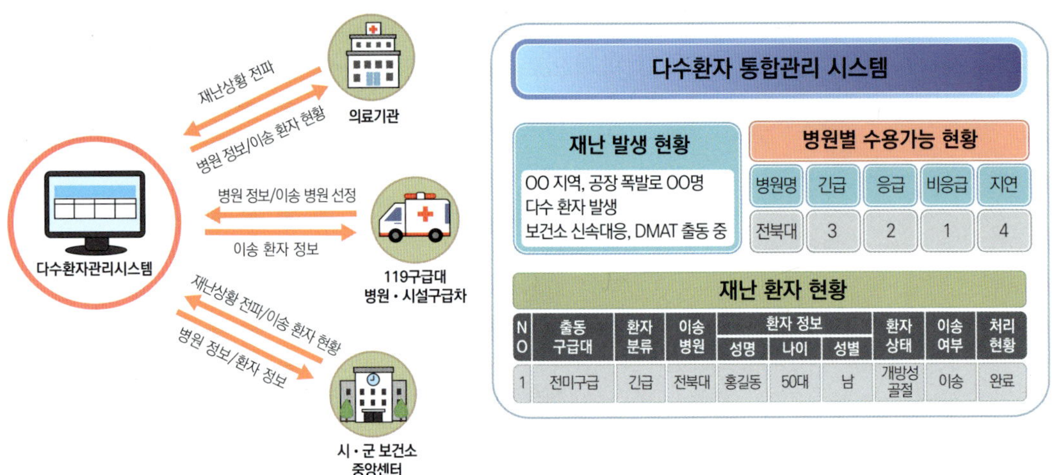

그림 7-21. **다수사상자 관리시스템(MCMS) 전체 구성도**

– 기관별 업무

구분	주요 내용
중앙119구급 상황관리센터	• 시·도 119구급상황관리센터에 다수사상자 관리시스템 활성화 지시 • 다수사상자 관리시스템 입력정보 모니터링·정리·보고
시·도 119구급 상황관리센터	• 다수사상자 관리시스템 재난 등록 및 활성화 • 현장 출동대 및 응급의료기관 수용능력 입력 • 이송구급대에 환자정보 등록 및 입력 독려
119구급대	• 환자 이송 시 다수사상자 관리시스템에 환자정보 등록 ※ 응급처치 등으로 입력 지체 시 병원이송 후 등록

– 신속대응반, DMAT 출동 요청
- 시 · 도 119구급상황관리센터에서 모바일상황실 또는 중앙응급의료상황실 핫라인을 통해 요청
- 중앙응급의료상황실에서 신속대응반, DMAT 출동여부를 결정할 수 있도록 다수사상자 사고의 현장 정보를 모바일 상황실 등을 통해 최대한 신속하게 제공
- 현장에서 인명피해 여부가 확실히 파악되기 전에는 출동대기 요청 가능
- 신속대응반이나 DMAT 출동을 요청하였으나, 현장 상황 파악 시 출동이 불필요하다고 판단될 경우 즉시 출동 취소를 요청

– 병상정보 수집
- 응급의료기관 종별의 순서(권역→지역)로 파악하기보다는 종별 상관없이 재난현장에서 가까운 의료기관부터 파악

- 사상자 이송현황 파악 및 보고
  - 이송반(이송중인 구급대원)이 다수사상자 관리시스템 입력 할 수 있도록 안내(이송 중 또는 응급처치로 인해 지체될 경우 병원이송 후 입력)
  - 119구급차로 이송하지 않은 사상자(자차, 민간이송업 구급차, 보건소 구급차 등 이용)가 빠지지 않도록 반드시 의료기관에 문의하여 사상자 도착 현황을 수집

    가. 119구급차로 이송된 환자 역시 인적사항, 중증도 등을 의료기관과 교차 검토

    나. 심정지로 심폐소생술을 하며 이송된 경우, 생명이 위독한 긴급환자 등은 의료기관에 환자 사망 판정 여부를 반드시 확인

    다. 병원 간 이송(전원) 여부 파악
  - 사상자의 중증도는 현장 구급대원과 의료진의 판단이 다를 수 있으므로 반드시 교차 검토하고, 긴급 환자와 응급 환자는 중상, 비응급 환자는 경상으로 분류하여 보고(중상자와 경상자의 분류)

PART 03

- 현장상황 수집 및 전파
  - 상황실에서 파악 가능한 범위의 현장 진행 상황을 신속하게 모바일 상황실로 공유

    가. 현장사진

    나. 화재의 초진, 완진 여부

    다. 요구조자수, 대피인원과 연락두절된 인원수

    라. 이송 완료된 환자수와 임시의료소에 대기 중인 환자수

- 구급차 등 이송수단 투입
  - 현장의 요구조자 규모 등을 종합적으로 고려하여 119구급차 추가 지령 또는 유관기관/민간이송업 구급차 출동 요청

    가. 지역 내 의료자원으로 환자 진료가 불가능하여 병원 간 이송 발생 시, 119구급차 투입 결정
  - 중증화상, 일산화탄소 중독 등으로 장거리 이송 또는 병원 간 이송(전원)이 예상될 때 헬기 사전 요청

● 재난수습단계

- 최종 사상자 이송현황 파악 및 보고
  - 최종 사상자 현황은 다수사상자 관리시스템, 모바일상황실, 아이폴더나 팩스로 중앙119구급상황관리센터로 보고

– 병원 간 전원 지원
  - 환자 전원이 필요하나 민간 이송업 구급차만으로는 어려운 경우(예: 신원미상 환자, 다수 환자, 보호자 없는 환자 등) 119구급차 투입 검토

– 외국인 환자
  - 국적이 확인되는 대로 해당 대사관/영사관에 연락

– 신원미상 환자
  - 소사자 등으로 환자 인적사항이 늦게 파악되는 경우 사고 2-3일 후에도 계속 사상자 현황 업데이트 필요함

② 최초 출동대(선착대)

㉠ 선착대장 역할

– 역할: 선착대장은 현장 도착 즉시 최초 상황전파 및 지휘선언

– 상황판단: 대상물정보(용도, 층수 등), 구조 대상자 상황(인원수, 상태), 재난 상황(화재, 구조, 구급 등) 파악
  - 재난피해 당사자, 시설 관계자, 소방 및 지자체 보유 자료 등 다양한 방법으로 정보 수집
  - 재난의 규모에 따라 정보수집 담당자 지정 · 운영
  - 교통통제, 범죄 등 지원이 필요한 경우 경찰에 통보

– 재난규모에 따라 대응단계 발령(요청) 및 추가지원 요청

– 후착대는 현장지휘관(지휘선언자)에게 현장도착 보고 후 임무지정을 받고 배치 현장 대응

– 상급지휘관이 현장에 도착하여 직접 지휘가 필요한 경우 지휘 이양 절차에 따라 이양

㉡ 지휘위치선정 및 상황평가

– 직접 지시가 가능하고, 현장이 잘 보이는 곳을 지휘 위치로 선정

– 실시간 현장상황 평가: 변화되는 현장상황(재난 규모의 확대 · 축소, 보유자원의 여유 · 부족), 대응활동의 효과성 평가, 현장 위험요인 및 자원소요 상황 파악

㉢ 재난현장 도착 시 선착대장(현장지휘관)의 지휘권을 확립하고 자원의 선택적 사용을 가능하도록 대응절차를 제시

– 각 방면 및 단위지휘관을 지휘소에 소집, 임무를 부여하되 현장상황에 따라 무전(전령)을 통해 임무부여 가능

- 후착대는 도착 즉시 지휘위치(현장지휘관)로 집결하여 임무를 지정받은 후 각 대별 임무 수행
- 기존 조직단위(본부, 서 / 센터, 구조대, 구급대)를 임무단위로 활용
- 임무단위 지휘관, 현장지휘관과의 통신수단 확보, 부여된 임무 수행상황을 수시로 평가 · 조정
- 긴급탈출 또는 철수 시 집결장소 공지

Tip 최초 출동팀의 업무

1) 출동 팀 중에서 가장 경험이 많은 책임자가 모든 상황을 객관적으로 정확히 평가하여 상황을 보고한다. 또한, 팀원들이 즉시 각자의 임무를 수행할 수 있도록 지휘한다.
2) 재난현장을 파악하여 응급구조팀의 추가요청 여부와 재난선포 필요성 여부를 즉시 판단한다.
   선임대원은 지원요청하고, 나머지 대원은 장비정비, 안전지대, 현장지휘소 선정을 한다.
3) 선임대원이 중증도 분류표를 이용하여 중증도 분류 시행한다. 분류표는 손목, 가슴(오른쪽 우선)에 위치한다.
   ① 선임대원은 중증도 분류를 실시한다.
      ㉠ 현장에 위험이 없는 경우에는 중증도가 높은 긴급환자(적색)부터 응급처치를 시행한다.
      ㉡ 현장에 위험한 경우에는 경상자부터 우선 안전지대로 이송한다.
4) 응급팀의 안전이 불확실한 경우 재난진압팀이 도착할 때까지 활동을 중지한다.
   ① 안전지대 확보: 안전이 불확실한 경우에는 활동을 중지한다.
   ② 대량환자발생: 환자수집소 – 응급처치소 – 이송지휘소(바람 부는 반대 방향)

③ 임시의료소

㉠ 정의

임시의료소란 현장응급의료소장이 재난현장에 도착하여 현장응급의료소를 운영하기 전까지 선착구급대, 구급지휘팀 등 소방공무원에 의해 운영되는 의료소를 말한다.

㉡ 목적

재난 또는 다수사상자 발생 시 현장응급의료소가 설치되기 전까지 119구급대 등 응급의료 관련 자원을 총괄 · 지휘 · 조정 · 통제하고, 사상자를 분류, 처치, 이송을 위해 설치한다.

㉢ 활동범위

- 선착 119구급대 등 소방공무원이 재난현장에 도착 후부터 현장응급의료소장이 현장응급의료소를 운영하기 전까지를 말한다.
- 긴급구조통제단이 가동된 후 보건소 신속대응반이나 재난의료지원팀(DMAT)이

PART 03

현장에 도착하지 않았다면 임시의료소에서는 현장응급의료소가 운영될 수 있도록 제반사항을 준비하여야 한다.

ⓔ 임시의료소를 설치해야 되는 상황

- 재난현장에 다수사상자 발생으로 요구조자의 구조가 수 시간 이상 지속될 것이 예상되는 경우
- 다수사상자로 인해 환자의 분류 및 구역 배정이 필요한 경우
- 출동한 소방력을 초과한 사상자가 발생한 경우나 유관기관의 의료지원 등이 필요한 경우
- 재난 규모가 통제 및 사상자의 분류, 응급처치 또는 이송이 필요한 경우
- 현장지휘관이 재난현장에 임시의료소 설치 · 운영이 필요하다고 판단하는 경우
- 그 밖의 선착구급대 또는 구급지휘팀에서 필요하다고 판단되는 경우

ⓜ 설치장소

- 임시의료소는 사고 발생 장소의 1차 통제선 밖에 설치하며 구급대원 및 구조대상자의 안전이 확보된 곳에 설치한다.
- 현장과 외부로부터 출입이 용이하며 가능한 사고현장이 한눈에 보이는 곳에 설치한다.
- 구조된 환자의 집결지를 선정하거나, 여러 상황을(사고규모, 사상자 수 등) 고려하여 임시의료소와 환자 집결지를 통합하여 운영할 수 있다.
- 가능한 환자의 동선과 구급차 동선이 겹치거나 교차하지 않는 곳을 선정한다.
- 사망자 구역은 임시의료소의 원활한 활동을 위해 별도로 구분할 수 있도록 한다.
- 화재, 화학사고, 방사선 사고 등의 경우 화학물질안전원, 특수구조대, 한국원자력안전기술원(KINS)이 지정하는 오염원이 제거되거나 없는 것으로 판단되는 곳에 설치하여야 한다.
- 외부인의 영향을 받지 않고 원활한 소방활동을 할 수 있는 장소를 선정한다.
- 기타 주변 관공서 · 빌딩 · 안전한 구조물 등을 활용할 수 있다(건물〉천막〉노천).
- 재난현장의 범위가 광범위한 경우 임시의료소를 1개소 이상 분산 설치하여 운영 가능하며 효율성을 고려하여 현장의 여건에 맞춰 유동적으로 운용한다.
- 전기, 수도가 가까워야 하며, 가능한 그늘이 있는 곳을 선택한다.
- 폭염, 혹한기, 태풍 등 날씨를 고려하여 원활히 활동할 수 있는 적정한 장소를 선정한다.

ⓑ 임시의료소장

- 정의: 재난현장을 관할하는 소방공무원 중 임시의료소를 총괄 운영할 수 있는 자격요건을 갖춘 자
- 자격요건
  - 선착대 구급대원 중 출동대의 선임구급대원(최선임자) 또는 주 처치자
  - 구급지휘팀의 팀장
  - 구급팀장 또는 구급대장
  - 기타 긴급구조통제단장이 지정한 자
- 임무
  - 재난현장 도착 보고 및 임시의료소 지휘권 선언한다.
  - 임시의료소 대원 안전에 관한 전반적인 사항 확인 및 관리한다.
  - 임시의료소 · 현장지휘소 · 119종합상황실 간 통신체계를 확인한다.
  - 임시의료소 임무수행과 관련된 전반적인 사항을 현장지휘소에 보고한다.

    ※ 긴급구조통제단이 설치 · 운영되는 경우 긴급구조통제단장에게 전반적인 상황을 보고한다.
  - 임시의료소 위치, 후착대 및 차량 집결지 등 장소 선정과 관리한다.
  - 선착 또는 후착 구급대원에게 중증도 분류 및 응급처치, 이송임무를 부여한다.
  - 각반이 원활히 운영되도록 자원지원 및 전반적인 사항 관리한다.
  - 자원의 관리, 사상자의 분류 · 응급처치 · 이송 및 사상자 현황 파악 · 보고 등 임시의료소의 운영 전반 지휘 · 감독한다.
  - 현장응급의료소장 도착 시 인계인수서 작성 제공 및 현장상황 설명, 인계 후 통제단장에게 보고한다.

ⓢ 임시의료소 운용

재난이나 다수사상자 사고 발생 시 현장에서 환자 분류와 이송이 어떻게 체계적으로 이루어지는지를 보여준다. 사고현장에서 구조된 환자들은 우선 환자 집결지로 이동하며, 여기서 먼저 Modified MASS(중증도 분류)를 실시하여 환자를 집결지로 이동시킨 후, START 기준에 따라 1차 중증도 분류를 시행한다. 이후 임시의료소 분류반에서 재분류(START)를 실시하고, 긴급, 응급, 비응급으로 재분류되고, 각 분류에 맞는 응급처치와 이송 조치가 이루어진다. 이송반은 환자를 병원으로 이송하며, 이 과정에서 구급상황관리센터의 협조를 통해 환자들은 적절한 병원으로 신속하게 이송된다. 구급상황관리센터는 병상정보 제공과 이송병원 선정 지원을 담당한다. 이

송반과 이러한 절차는 현장 혼란을 줄이고, 한정된 자원으로 최대한 많은 생명을 구하기 위한 재난 대응의 핵심 구조이다(그림 7-22).

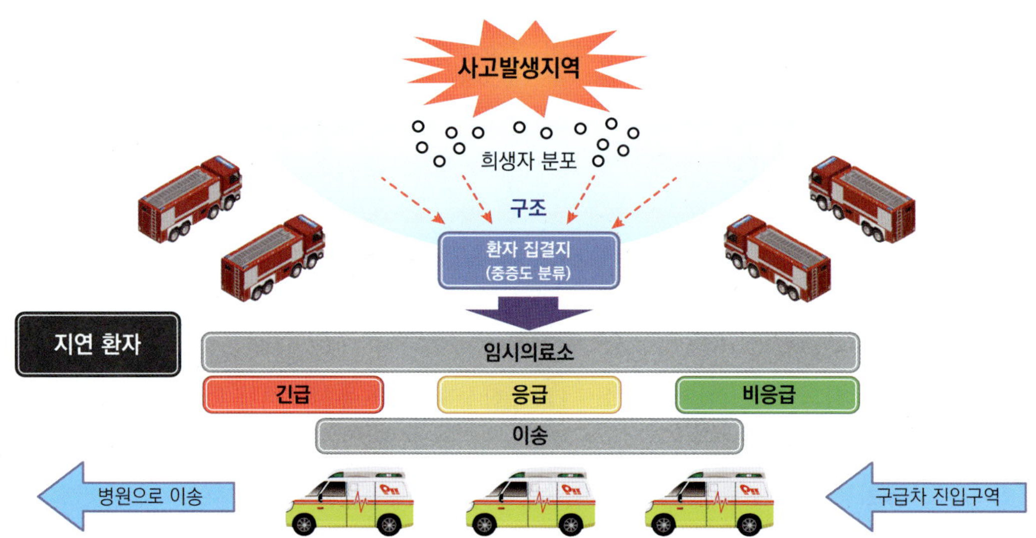

- 다수사상 사고 발생 ⇒ 중증도 분류 Modified MASS ⇒ 환자 집결지(중증도 분류 START) ⇒ 임시의료소 분류반(재분류 START) ⇒ 응급처치반(응급처치) ⇒ 이송반(병원 이송) ⇔ 구급상황관리센터(병상정보 제공, 이송병원 선정 지원)

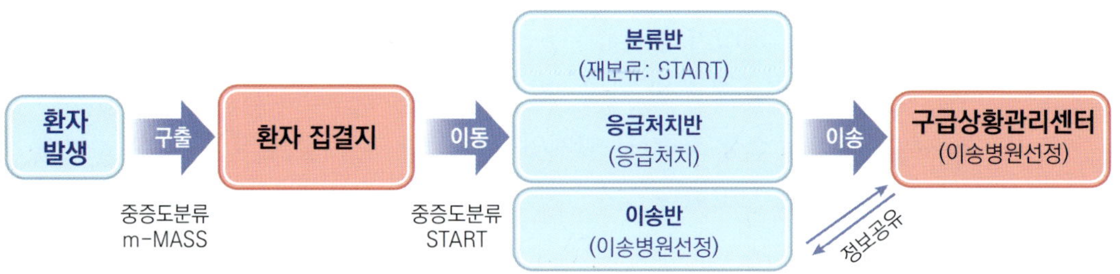

그림 7-22. 재난(다수사상자) 발생 시 임시의료소 운영 및 환자 분류·이송 절차

응급의료진의 역할

지역 내 병원과 응급의료체계에서 종사하는 의료진과 응급구조팀은 상호 긴밀한 협조체제를 유지하여야 한다. 일반적으로, 재난발생 직후에는 현장 응급처치에 경험이 많은 응급구조팀의 팀장이 재난현장을 지휘하게 되며, 현장지휘소의 설치가 결정되어 현장지휘소의 책임자가 현장에 도착할 때까지 임무를 계속 수행하여야 한다.

① 재난현장에서의 응급처치는 응급구조사 등의 구조팀이 병원의료진보다 효율적으로 응급업무를 수행할 수 있다.

② 응급의료진의 현장출동은 최소의 인원만이 참가하는 것이 효율적이다.

㉠ 악천후에서의 현장 활동이 병원 의료진에게는 익숙하지 않다.

- 의료장비를 충분히 가동할 수 없는 재난현장에서의 의료 효율성이 의문시되고, 많은 병원의 의료진이 현장에 투입 시는 현장지휘에 혼선이 생긴다.
- 병원으로 이송되는 환자에 대한 처치가 불충분할 가능성이 있기 때문이다.

㉡ 응급의료진은 응급구조팀이나 응급구조사들이 결정할 수 없는 상황에 대한 조언, 구조에 상당한 시간이 소요되는 환자에 대한 현장 응급처치, 집중처치가 필요한 환자에 대한 처치, 호흡유지나 순환유지에 필요한 간단한 수술처치, 병원과 현장과의 연락업무 등을 수행하는 것이 더 바람직하다.

㉢ 재난발생에 대한 연락을 받은 병원의 응급의료진은 재난의 규모, 환자 수, 손상 정도, 재난지역 인근의 의료기관을 즉시 추정하여 자체적인 비상계획을 수립해야 한다.

㉣ 환자 수가 적은 경우에는 모든 환자가 병원으로 직접 이송되기 때문에 응급의료진이 직접 현장에 출동할 필요가 없다.

- 소규모의 병원에서는 보통 1–2명의 응급의료진이 근무하므로 현장으로 출동하기보다는 병원에서 대기하는 것이 효율적이다.

● **응급의료진의 역할(재난 발생에 대한 연락을 받은 병원의 응급의료진)**

① 재난의 규모

② 환자 수

③ 손상 정도

④ 재난 지역 인근의 의료기관을 즉시 추정하여 자체적인 비상계획을 수립해야 한다.

● **재난 시에 환자의 구조까지 상당한 시간이 지연되어 scoop run의 개념이 없어진다.**

① 재난으로 인해 인근 이송로 등이 파괴 → 구급차가 신속히 이송할 수 없다.

② 재난으로 인해 인근 의료기관의 기능이 마비되었을 가능성이 있기 때문에

→ 응급처치소에서 ABC'S에 준하는 응급처치 한 후 → 병원으로 이송하는 것이 바람직하다.

〈계속〉

- **환자 발생 장소와 환자 수집소에서의 응급처치**
  ① Paramedics가 주로 응급처치 시행, 응급처치에 1분 이상을 경과하지 않도록 한다.
  ② 응급환자가 적은 상황에서는 바로 병원으로 이송하는 scoop and run 방식이 것이 낫다.

- **현장에서 처치가 필요한 것인지·지역적 의료여건·이송까지의 시간·응급의료진의 순련도에 따라 결정한다.**

ⓞ 구성

임시의료소는 재난 현장에서 다수의 사상자가 발생했을 때 신속하고 효율적인 응급의료 제공을 위해 설치되는 임시 조직이다. 임시의료소는 크게 분류반, 응급처치반, 이송반으로 구성된다(그림 7-23). 임시의료소장은 전체 운영을 총괄하며, 자원을 적절하게 조정하여 축소 운영할 수 있다. 임시의료소는 환자집결지로 부터 확장 구성 되며 현장 상황에 따라 임시의료소장은 적절한 장소를 지정 · 운영한다.

- 분류반: 현장에서 사상자의 상태를 신속하게 평가해 중증도에 따라 사망, 긴급, 응급, 비응급 등으로 분류한다.
- 응급처치반: 분류반이 인계한 긴급 및 응급환자에 대해 현장에서 필요한 응급처치를 실시한다.
- 이송반: 응급처치가 끝난 환자들을 각 의료기관의 수용능력과 환자의 중증도에 따라 적절하게 분산 · 이송한다.

이러한 체계적인 구성은 현장 혼란을 줄이고, 한정된 자원으로 최대한 많은 생명을 구하는 데 중요한 역할을 한다(표 7-65).

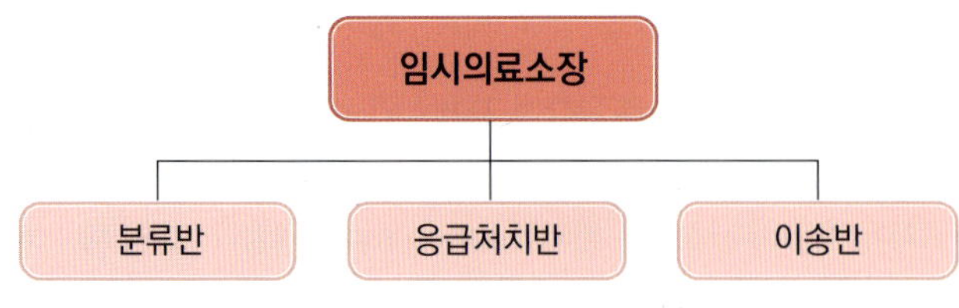

그림 7-23. **임시의료소 조직도**

표 7-65. **임시의료소 분류반·응급처치반·이송반의 역할 및 임무**

구분	역할
분류반	1. 분류반장의 임무 • 분류반의 인원 및 의료자원을 관리 • 사상자 중증도 분류 및 관리·감독 • 임시의료소장 보고 및 추가 지원 등 요청 • 환자 이동 지원반(구조대원, 화재진압대원) 요청 2. 분류반 역할 1) 중증도 분류 실시 • 현장 상황에 따라 m-MASS 및 START 분류 방법을 활용하여 환자를 분류함 ※ 구조된 환자집결지: 환자는 긴급, 응급, 비응급, 사망으로 분류 • 사상자 및 사고규모 현장상황에 따라 탄력적으로 환자분류법 적용함 • 3명 중 선임구급대원은 중증도 분류 및 분류표 작성함 • 구급대원 2명은 우선순위에 따라 긴급, 응급 환자 순으로 응급처치를 시행하고, 상황에 따라 분류와 처치를 병행함 2) 분류 환자 조치 • 긴급·응급으로 분류된 자는 응급처치반으로 이동 조치하고 비응급은 비응급환자 대기 구역을 설정하여 필요시 처치 및 재분류를 시행하고 사망자 발생 시 임싱영안소를 설치하여 이동 단, 재난 상황에 따라 현장에서의 처치보다 이송이 시급하다고 판단되는 긴급·응급 환자의 경우에 이송반으로 인계 가능함 3) 사망자 조치 • 중증도 분류에 따른 사망(심정지) 환자의 경우 의료지도 후 심폐소생술 유보에 대한 지시를 받고 심폐소생술을 실시하지 않음 • 다만 임시의료소장은 재난의 특성, 현장의 상황, 의료자원의 변화에 따라 심폐소생술 실시 여부를 결정할 수 있음 • 사망으로 분류된 경우 임시영안소 이동 후 관리함 • 경찰 현장도착 시 신원확인 협조 요청함 • 지자체 유가족 연락 협조 요청함 • 사망자의 신원이 확인되지 아니한 경우 특별자치도지사·시장·군수·구청장에게 인도한다. • 사체낭을 활용하여 관리하며 임시의료소와 가급적 별도 공간을 운영함 • 다수사상자 사고의 경우 범죄현장에 준하여 사망자는 현장 증거보존(변사자의 지문, 소지품 등), 사망자의 인격권 보호를 위해 경찰에 협조 요청함
응급처치반	1. 응급처치반장의 임무 • 응급처치반의 인원과 의료자원을 관리 • 사상자 응급처치를 실시 • 응급처치가 완료된 환자를 임시의료 소장에게 보고 2. 응급처치반 역할 • 환자의 의학적 상태를 파악, 환자에게 시행한 응급처치 내역을 기재하고 가능하면 이송병원 선정에 관련된 의학적 의견을 중증도 분류표에 기재함 • 필요한 경우 중증도를 재분류하고 중증도 분류표와 환자를 이송반에 인계함 • 긴급, 응급, 비응급 환자 순으로 응급처치 시행함(필요시 의료지도 요청)

PART 03

구분	역할
응급처치반	• (처치순서) 긴급, 응급. 비응급 환자 순으로 응급처치를 시행하되 비응급 환자 경우 추가 피해(외상후 스트레스 장애, 불안, 초조, 공황 등) 방지를 위해 가능한 별도 구역에서 실시함 • (이송준비) 응급처치가 완료된 환자 경우 중증도 분류를 재실시, 임시의료소장에게 보고 후 이송을 요청할 수 있음 • (의료자원관리) 응급의료물품 부족 분을 예상하여 미리 자원지원부에 요청함
이송반	1. 이송반장의 임무 • 병원별 수용능력 확인 후 이송병원 선정(구급상황관리센터와 연계) • 구급차량 및 이송인력 현황파악 및 관리 • 사상자 현황 및 병원 파견 연락관과의 정보공유 • 구급차 집결지 장비, 인력 등에 대한 전반적인 사항 관리 • 이송반에 배치된 신속대응반원에게 인수인계 등 정보공유 • 임시의료소장에게 이송반 운영에 대한 전반적인 상황 보고 2. 이송반 역할 • 실시간 병상정보, 병원별 수용능력 확인 및 의료기관별 환자 이송은 구급상황관리센터(119종합상황실)로부터 정보를 수집하여 이송병원을 선정함 ※ 단, 파악이 원활하지 않을 경우 일반적인 원칙에 따라 병원을 선정하고 최대한 분산 이송함 • 긴급>응급>비응급>사망 순으로 이송 실시 • 중증도 분류표 2장 중 1장은 이송반이 보관, 나머지 1장은 의료기관에 제출함 • 사상자 발생·이송현황은 현장지휘소(통제단), 다수사상자관리시스템(119구급상황관리센터)에 보고(전송)함 ※구급상황관리센터에 사진으로 전송가능 • 3인 구급대 기준, 현장의 다수 사상자가 발생했을 경우 현장인력 부족 시 2인 이송 실시 3. 환자이송 구급차 선정 우선순위 • 긴급환자 및 응급환자: 119구급차로 우선이송 • 비응급환자 및 사망자: 119구급차 외(병원구급차, 이송단구급차 등) • 의학적 판단이 필요할 때는 의료지도를 연결함 ※ 원거리 이송이나 응급수술 등을 위해 권역외상센터로 이송이 필요한 경우 헬기 이용을 고려 4. 이송차량 관리 • 이송반장은 추가 지원 차량 진출입을 위한 동선을 확보하고 구급차 집결지(대기소)를 선정하여 보고 • 이송반장은 이송환자 및 병원 수용현황, 구급차량 동원 현황을 파악하여 임시의료소장에게 알림 5. 사상자 현황 관리 • 이송반장은 중증도 분류표 및 사상자 이송현황 작성을 철저히 하여 사상자가 누락되지 않도록 관리 ※구급차 이용하지 않는 환자는 사상자현황 누락되지 않게 관리 철저

㉧ 환자 발생장소와 환자수집소에서의 응급처치

환자가 발생한 재난현장에서의 처치 범위에 대하여는 많은 논란이 있으나, 일반적으로는 조작이 간단한 의료 기구를 이용하는 응급처치와 함께 환자수집소로 이송하는 것이 바람직하다. 응급구조사(paramedics)가 주로 응급처치를 시행하게 되며, 응급처치에 1분 이상 넘지 않도록 한다.

- 응급환자가 적은 상황에서는 바로 병원으로 이송하는 'Scoop and Run' 방식이, 현장에서 응급처치에 시간을 소요하는 것보다 결과가 양호하다
- 현장에서의 치료가 필요한 것인지는 지역적 의료여건, 이송까지의 시간, 응급의료진의 숙련도에 따라 결정되어야 한다.
- 현장에서의 치료는 기도확보와 호흡처치, 척추고정, 지혈 등의 기본적인 것만 시행하면서 병원으로 신속히 이송하는 것이 바람직하다.

㉩ 현장에서의 응급처치

- 신체를 이용한 기도유지법이나 호흡보조 기구(airway)를 이용한 기도유지
- 구강 내 이물질 제거
- 개방성 흉부 창상의 폐쇄식 드레싱(occlusive dressing)
- 심폐소생술(충분한 인력이 투입된 경우에만)
- 경추 및 척추 고정
- 대량 출혈부위의 압박 지혈법

PART 03

Tip 신체 일부 절단 시 대응 방법

재난 현장에서 신체 일부가 구조물에 눌려 환자를 즉시 구출할 수 없는 경우, 생명을 우선시하여 절단을 고려해야 한다. 그러나 이는 최후의 수단이며, 반드시 전문응급의료종사자의 판단과 현장 안전을 확보한 후 진행해야 한다. 아래는 현장에서 적용 가능한 기본 원칙이다.

1) 절단 전 필수 확인 사항
   ① 생명 위협 여부: 환자의 생명이 직접적 위협받는 상황에서만 절단을 고려한다.
   ② 전문가 동의: 가능한 경우 의료지도(119 상황실 연계)를 통해 전문의 판단을 받는다.
   ③ 장비 확보: 멸균된 절단 도구, 지혈장비(터닛켓), 마취제 등이 없는 경우 무리한 시도를 금한다.

2) 현장 응급처치 절차
   ① 지혈 및 통증 관리
      ㉠ Tourniquet 적용: 절단 부위 근위부(심장 쪽)에 tourniquet 또는 압박붕대를 사용해 지혈한다.
         - Tourniquet 사용 시 적용 시간을 기록해 병원에 전달한다.
         - Pressure cuff를 감고 압력을 높여 동맥을 압박시킨다.
           * 절개 시에 출혈을 최소화한다.

〈계속〉

㉡ 통증 완화: 국소마취제(리도카인)가 없는 경우, 환자를 안정시키고 통증을 최소화한다.

② 절단 수행 (전문가 지도 하에 진행)

㉠ 피부 절개: 피부를 타원형으로 절개하고, 근육·근막은 피부보다 약간 근위부에서 절단한다.

㉡ 뼈 절단: 가능한 경우 소형 톱을 이용해 뼈를 절단한다.

– 근육 절개부위보다 조금 근위부에서 뼈를 톱으로 절단한다.

– 주의: 날카로운 파편이나 금속 조각이 남지 않도록 한다.

③ 절단부위 후속 조치

㉠ 드레싱: 절단면을 깨끗한 거즈로 두껍게 감싸고 압박한다.

㉡ 환자 이송: 즉시 응급처치소나 응급의료기관으로 이송하며, 절단 부위도 함께 전달한다.

3) 절단 부위 보관 및 이송 방법

① 세척 생략: 현장에서 생리식염수 없이 무리하게 세척하지 않는다.

② 밀봉 처리: 절단 부위를 생리식염수로 적신 거즈로 감싼 후, 비닐봉지에 넣어 밀봉한다.

③ 냉장 보관: 얼음과 물을 1:1로 섞은 용기에 넣어 직접적인 얼음 접촉을 피한다.

㉠ 조직 동결 시 재접합이 불가능해진다.

4) 주의사항

① 절단 금지 상황

㉠ 감염 위험이 높은 환경(오염된 물, 화학물질 노출)

㉡ 환자 의식이 있을 경우 동의 없이 진행하지 않는다.

② 잘못된 관행

㉠ 절단 부위를 알코올, 요오드 등으로 소독하지 않는다.

㉡ 지혈제를 직접 뿌리면 조직 괴사가 발생할 수 있다.

5) 병원 도착 후 처리

① 재접합 수술: 절단 후 6시간 이내(손가락 등 근육 없는 부위는 24시간 이내) 수술이 가능하다.

② 감염 관리: 항생제 투여 및 조직 검사를 시행한다.

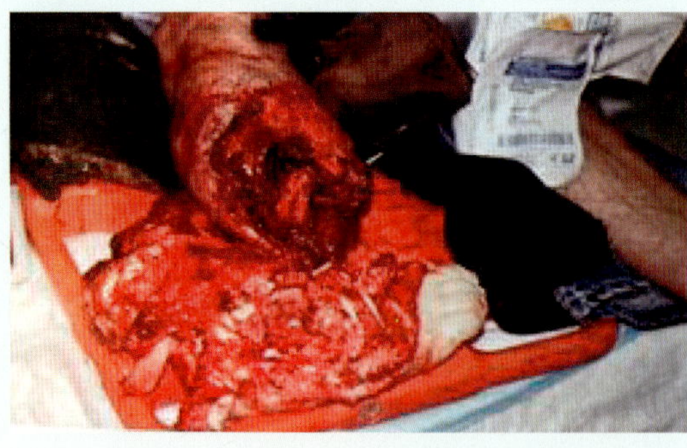

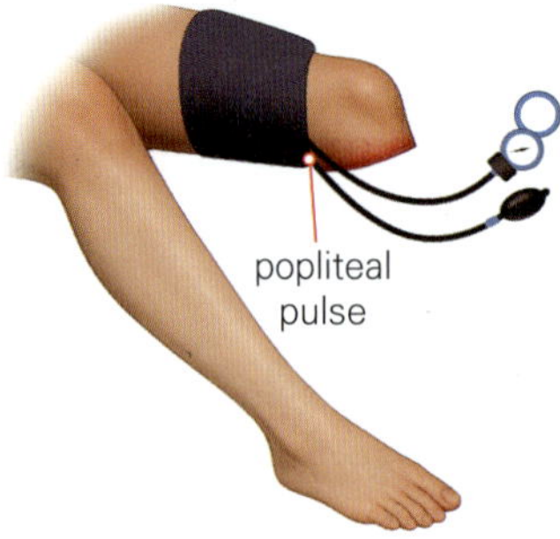

그림 7-24. **신체 일부 절단 응급처치**

붕괴, 매몰, 폭발 현장에서 구급대응

1) 개요

붕괴 및 매몰 사고는 구조물 대상자의 위치를 파악하여 구조물까지 많은 시간과 인력이 소요될 수 있다. 또한, 현장에는 2차 붕괴 등 추가 위험이 상존하므로, 현장 활동 대원은 안전하게 보호할 수 있는 상태에서 응급처치, 이송 및 이동에 임해야 한다.

2) 현장 관리 및 차량 배치

① 안전통제선 설정: 추가 붕괴 및 구조물 잔해물 위험이 없는 안전 장소에 통제선을 설정하고, 구급차량 등은 통제선을 배치한다.

② 현장 통제 요청: 현장에 역할을 하는 사용자에게 접속 통제 및 교통 통제를 요청하여 구조 및 구급 활동이 함께 이루어지도록 요청한다.

3) 환자발생 유형에 따른 고려사항

① 폐 폭발 손상(Blast lung)

㉠ 특징: 큰 압력차가 발생하여 폐포벽의 손상으로 초점성 출혈, 혈흉, 기흉, 외상성 기전의 동정맥루가 발생할 수 있다.

㉡ 증상: 호흡곤란 빈호흡, 흉곽팽창 장애, 객혈, 호흡음 감소, 천명음이 발생한다.

㉢ 처치: 고유량 공급, 기흉/혈흉 의심 시 흉관 삽입 등을 위해 관리 및 처치가 필요하다.

② 동맥공기색전(Arterial gas embolism)

㉠ 특징: 폐혈관과 기관지 가지 사이의 파괴로 형성된 직접적인 통로에서 발생한다.

㉡ 증상: 망막혈관 혈관폐쇄에 의한 실명, 관상동맥폐쇄에 의한 허혈성 흉통 등 색전 폐쇄의 위치에 따라 증상 및 징후가 나타난다.

③ 압좌증후군(Crush syndrome)

㉠ 특징: 골격근의 압좌 손상으로 발생하며, 쇼크, 고칼륨혈증, 저칼슘혈증에 따른 급성신부전 등이 발생할 수 있다.

㉡ 처치: 구조 전 필요한 조치, 신기능 모니터링이 필요하다.

④ 구획증후군(Compartment syndrome)

㉠ 특징: 압좌손상의 합병증으로 내부조직에 부종이 발생하면 구획압이 증가 내부의 신경과 근육에 추가적인 손상이 발생한다.

㉡ 증상: 통증 및 맥박 소실 등

㉢ 처치: 필요한 경우 근육절개를 실시한다.

⑤ 외상질식(Traumatic asphyxia)

㉠ 특징: 무거운 물체가 흉곽을 압박하여 흉곽으로 가는 혈류를 차단하고 호흡을 방해하여 발생한다.

㉡ 증상: 호흡곤란, 흉부출혈반, 안면부종과 청색증, 결막하/공막 출혈, 두경부와 흉부의 점사출혈이 나타나며 대뇌허혈로 의식변화, 경련, 코마가 발생하기도 한다.

〈계속〉

PART 03

⑦ 소화기계 폭발손상

㉠ 특징: 공기를 함유한 복부구조물은 과압력 기전에 손상되지만 폭발에 의한 전단력 때문, 장간막이 찢어지기도 한다.

㉡ 증상: 복통, 오심, 구토, 설사, 후유증, 장음감소, 반발압통, 강직, 직장출혈이 나타날 수 있다.

Tip 임시의료소 운영 단계

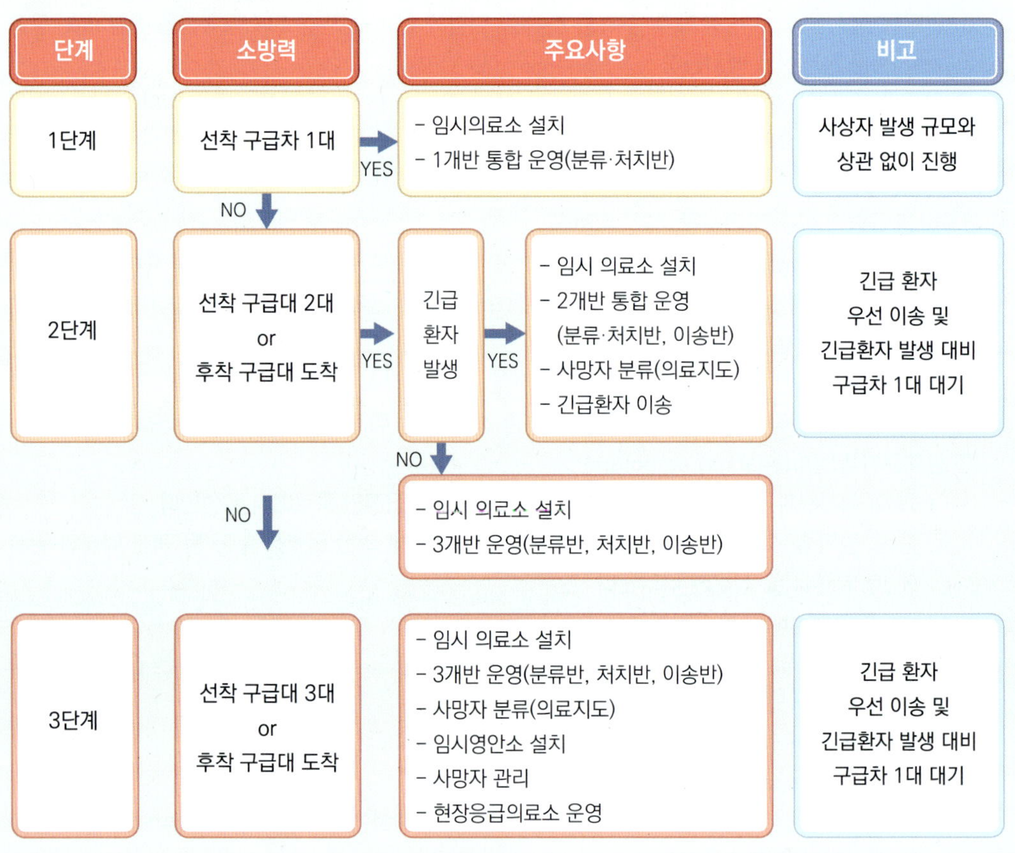

* 임시의료소장은 필요한 의료인력의 수를 조정하여 편성 가능

상황에 따른 임시 의료소 운용

1. 소방력에 따른 운영

소방력 충분 유형		소방력 부족 유형	
구분	우선순위	구분	우선순위
팀리더	현장지휘 및 정보파악 분류반, 응급처치반, 이송반 임무지정	팀리더	분류위주 임무지정 추가위험예방 집중 소방력 응급의료자원 지원요청 주변인 활용*
선착대	분류반, 응급처치반, 이송반	선착대	분류반
후착대	중증도 분류에 따른 응급처치, 이송 실시	후착대	분류반, 응급처치반, 이송반
대응인력	초기대응인력 > 초기발생환자 분류와 처치를 초기에 구성	대응인력	초기대응인력 < 초기발생환자 후착대 오기 전 분류에 집중

2. 환자 증가 형태에 따른 운영

점진적 환자 증가형*		동시다발 환자 발생형**	
구분	역활	구분	역활
팀리더	현장지휘 및 정보 파악, 이송 파악	팀리더	현장지휘 및 정보 파악, 임시의료소 제반사항 확충
선착대	중증도 분류와 응급처치	선착대	중증도 분류 전담
후착대	중증도 분류에 따른 응급처치, 이송 준비	후착대	중증도 분류에 따른 응급처치 이후 이송 준비
대응인력	초기대응인력 > 초기발생환자 분류와 처치를 초기에 구성	대응인력	초기대응인력 < 초기발생환자 후착대 오기 전 분류에 집중

* 한 명씩 구조되어 나오는 형태로 환자발생 시간 간격이 있는 유형
** 한 번에 다수의 환자가 발생한 형태로 환자발생 시간 간격이 없는 유형

3. 환자 발생 범위에 따른 운영

한정공간 집중형*		광범위한 공간 산발형**	
구분	역활	구분	역활
팀리더	현장지휘 및 정보 파악	팀리더	현장지휘 및 정보 파악, 사고현장 범위 설정 및 전파
선착대	중증도 분류, 처치	선착대	중증도 분류, 처치 후착대 진입경로 및 활동범위 전파
후착대	중증도 분류에 따른 응급처치, 이송 준비	후착대	선착대 설정한 범위에 간격을 두고 필요시 추가 임시의료소 설치운용
대응인력	대응인력 > 발생범위 1개소 임시의료소 운용	대응인력	대응인력 < 발생환자 추가 임시의료소 설치 가능

* 1개소 건물 또는 1개 층 등 협소한 범위에서 환자가 집중해서 발생하는 유형
** 사고의 범위가 넓거나 긴 형태로 환자가 산발적으로 발생한 유형
예시) 대형건물, 축제장, 고속도로, 대교 위, 쇼핑몰 등

④ 현장응급의료소

㉠ 정의

재난현장에 출동한 응급의료관련 자원을 총괄 · 지휘 · 조정 · 통제하고, 사상자를 분류 · 처치 · 이송하기 위해 재난현장에 설치하는 의료소이다.

㉡ 목적

- 현장응급의료소장 중심으로 초기 구성인원 및 추가 지원인력을 재편성하여 다수 사상자 분류 · 처치 · 이송의 체계적 활동을 위해 설치한다.
- 의료인력, 행정 요원 등의 추가 인력 확보 및 임시의료소 운영범위를 확대하여 전문적인 현장처치와 사상자 관리를 목적으로 설치한다.

㉢ 활동범위

- 현장응급의료소장 도착부터 모든 재난의료대응인력의 현장 철수 때까지를 말한다.
- 임시의료소에 보건소 신속대응반, DMAT이 합류하여 운영을 시작하며, 상황에 따라 종합병원이나 응급 의료기관의 인력과 물품 · 장비가 추가될 수 있다.
- 긴급구조통제단장은 현장응급의료소 설치 및 운영을 결정해야 하며 총괄 책임을 진다.

㉣ 현장응급의료소장

– 재난 발생 지역을 관할하는 보건소장이 현장응급의료소의 업무를 총괄 운영하는 현장응급의료 소장이 되며, 보건소장이 재난현장에 도착 전인 경우는 자격요건을 갖춘 사람이 업무를 대행할 수 있다.

– 자격요건
  - 관할 보건소장
  - 권역응급의료센터의 장〉 응급의료지원센터의 장〉 지역응급의료센터의 장
  - 위 각 기관장의 역할은 기관장의 권한과 책임을 위임 받은 해당 기관의 소속 직원이 대신할 수 있다.

  ※ 중앙DMAT 도착한 경우는 중앙DMAT 팀리더가 가장 우선

– 임무
  - 긴급구조통제단장의 지휘를 받아 재난현장의 의료관련 자원을 총괄 지휘 · 조정 · 통제
  - 보건소 신속대응반, DMAT, 구급대원 등 재난의료 대응인력에 대한 총괄 지휘권을 가지며, 적절한 반편성 및 임무 부여를 수행
  - 중증도 분류 · 응급처치 · 이송 및 사상자 현황파악 총괄 지휘
  - 현장응급의료소에서 일어나는 주요사항을 기록 및 보고 지휘

- 긴급구조통제단(현장지휘소)과 현장응급의료소 사이의 연락 지휘
- 현장응급의료소와 중앙응급의료상황실/119종합상황실 사이의 연락 지휘
- 현장응급의료소의 안전한 활동을 위한 노력
- 구급차, 헬기 등 이송자원 및 신속대응반/DMAT 등 추가 인력 필요성 판단
- 정확한 사상자 파악을 위한 이송 의료기관 연락관 파견
- 사상자 현황을 파악 · 작성하여 긴급구조통제단장의 지휘를 받아 언론브리핑 참여

ⓜ 현장응급의료소 설치 · 운영 체계

대규모 재난이나 다수사상자 사고 발생 시 현장에서의 구조 및 환자 분류, 이송 과정을 단계별로 나타낸 것이다(그림 7-25). 사고 발생지역에서 구조된 환자들은 먼저 환자 집결지로 이동해 중증도 분류(긴급, 응급, 비응급)를 받는다. 분류된 환자들은 임시의료소와 현장응급의료소에서 각각 필요한 처치를 받고, 이후 이송지시를 따라 구급차 대기소로 이동한다. 여기서 환자 상태에 따라 병원으로 이송된다. 이러한 체계는 현장 혼란을 줄이고, 신속하고 효율적으로 인명 구조와 이송이 이루어지도록 설계되어 있다.

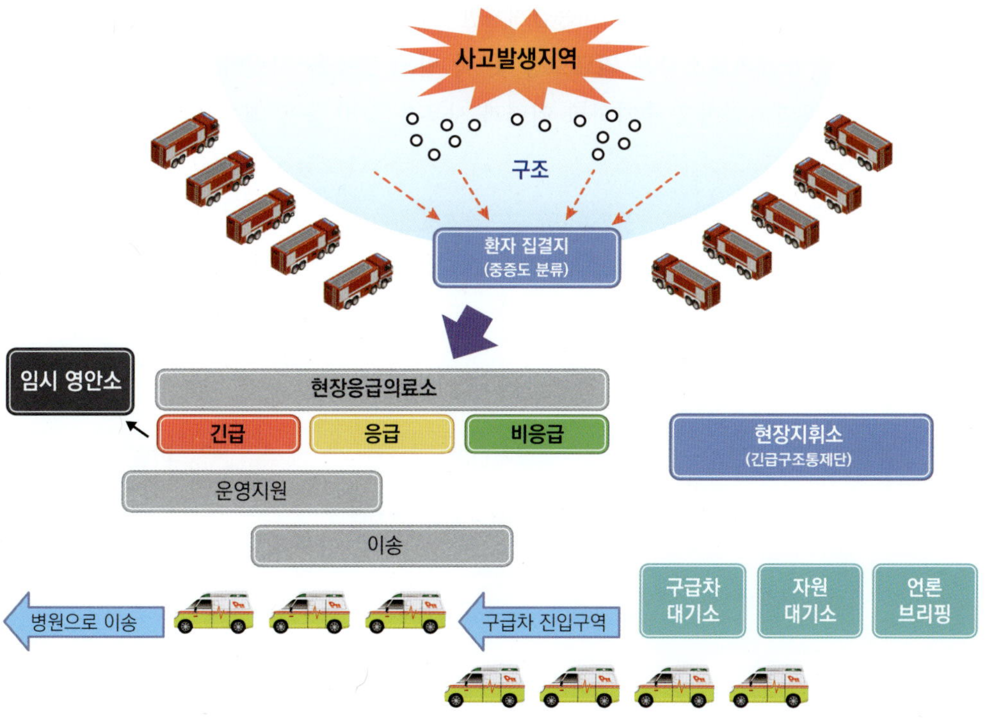

그림 7-25. 현장응급의료소 운영

– 인수인계 절차

㉮ 인수인계(임시의료소장 → 현장응급의료소장)

- 임시의료소장이 구급인계인수서를 작성하여 현장응급의료소장에게 전달한다.
- 사상자 발생현황, 임시의료소에서 조치한 중증도 분류 · 응급처치 · 이송현황 및 현장 상황 등 정보가 정확한지 확인한다.

㉯ 지휘권 이양

- 임시의료소를 운영하던 구급대원을 포함한 재난의료 대응인력, 물자, 차량 등 현장 의료자원의 지휘권을 현장응급의료소장에게 이양한다.
- 지휘권 이양 및 현장응급의료소 전환 보고: 현장지휘소(통제단), 중앙응급의료상황실, 119종합상황실 등

– 현장응급의료소 조직도

- 현장응급의료소장 1명과 분류반, 응급처치반, 이송반을 두고 각 반에는 반장을 두되 반장은 현장응급의료소장이 임명한다(그림 7-26).

※ 현장응급의료소장은 필요시 운영반을 세분 및 추가하여 운영할 수 있다.
(긴급 · 응급 환자처치반, 비응급처치반 등)

- 현장응급의료소장은 의료소장 및 각 반의 활동을 지원하기 위해 현장응급의료소 운영지원반을 추가하고 인력과 사무용 장비 등을 배치하여 운영할 수 있다.

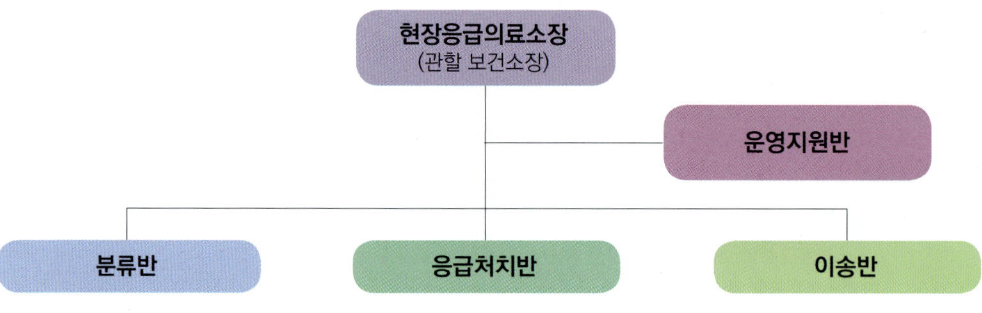

그림 7-26. 현장응급의료소 조직도

- 의료지원팀 출동기준

㉮ 신속대응반

- 재난 등의 발생시 해당 지역보건소의 인력으로 편성된 신속대응반이 즉시 출동하는 것을 원칙으로 함

  ※ 시 · 도 119구급상황관리센터 또는 시 · 도 119종합상황실에서 중앙응급의료 상황실로 출동 요청

㉯ 재난의료지원팀(Disaster medical assistance team, DMAT)

– 긴급구조통제단장(현장지휘관)의 요청(Orange code)

- 요구조자가 20명 이상으로 예측되는 다중이용시설, 선박, 여객기, 열차, 대형승합차의 화재, 붕괴, 침몰, 추락, 탈선, 전복, 추돌 등
- 10명 이상의 사상자가 발생하였으나 추가 사상자 발생이 의심되는 경우
- 10대 이상의 다중교통사고
- 의료기관, 산후조리원, 요양원 등 보건복지 관련 시설에서 발생한 주요화재, 붕괴 등
- 진행 중인 재난으로 위의 상황으로의 전개가 의심되는 사고
- 기타 행정기관에서 주목해야 하는 종류의 다수사상자 사고

- 현장응급의료소 운영 원칙 및 전반사항(CSCAP–TTT 체계)

CSCAP–TTT 체계는 재난 현장에서 현장응급의료소를 효율적으로 운영하기 위한 핵심 원칙과 조직 구조를 제시한다. 이 체계는 지휘와 통제, 안전관리, 통신, 의료수요 평가, 응급처치장소 선정, 중증도 분류, 응급처치, 이송 등 8개 반(팀)으로 구성된다(표 7-66). 각 반은 현장 상황에 맞춰 환자 분류, 응급처치, 자원 배분, 이송 등 역할을 분담하여, 다수사상자 발생 시 신속하고 체계적인 대응을 가능하게 한다. 이를 통해 현장 혼란을 최소화하고, 제한된 자원으로 최대한 많은 생명을 구하는 것이 목표다.

표 7-66. 지역긴급구조통제단의 조직 구성 및 부서별 주요 임무

구분	명칭	세부 내용
C	Command & Control(지휘 및 통제반)	현장 지휘체계 확립 및 구조·구급 활동 총괄 지휘
S	Safety(안전관리반)	현장 안전 확보 및 구조대원·환자의 2차 위험 방지
C	Communication(통신반)	구조·구급 조직 간 통신체계 구축 및 유관기관 연계
A	Assessment(의료수요평가반)	다수 사상자 수 및 손상 유형 등 초기 평가 및 기록
P	Placement(응급처치장소 선정반)	환자 처치 및 분류를 위한 응급의료 장소 지정
T	Triage(중증도 분류반)	환자의 중증도에 따라 색상별 분류 실시
T	Treatment(응급처치반)	현장 내 환자 응급처치 및 안정화 조치 수행
T	Transportation(이송반)	의료기관으로의 이송 순위 결정 및 교통수단 관리

㉮ C (Comand & Control): 현장 지휘체계 확인 및 통제

- 보건소 신속대응반 또는 DMAT 중 가장 먼저 도착한 선착대는 현장지휘소(통제단장)에게 도착을 보고하고 가능하면 구조대장이나 구급담당에게도 도착을 알린다.
- 현장응급의료소장은 임시의료소장에게 인수인계를 받고 지휘권을 선언한다.
- 현장응급의료소장은 현장응급의료소 전환을 보고한다.
- 현장응급의료소장은 구급대원의 업무를 재분장하여, 현장응급의료소 활동인력과 구급차 이송인력을 분리한다.
  - 소방(구급대원 등)은 이송현황 파악을 지속 관리하기 위해 이송반 우선 배정한다.
  - 신속대응반, DMAT, 119구급대원 각 반별 적절 배치 및 협업한다.
- 돌발 상황 발생, 현장응급의료소 대응자원 변화, 사상자 수 증감 등에 따라 의료 수요가 변동 시 이에 대한 적극적 대응한다.

㉯ S (Safety): 현장 안전 확보

- 현장응급의료소, 환자집결지, 임시영안소 등 시설의 안전에 관한 위험요소 확인한다.
- 안전장비 착용 등 재난의료 대응인력의 개인 위험요소 확인한다.
- 구급차 대기소, 구급차 진 · 출입로에 통제인력 배치 등 차량안전 확인한다.
- 보호자, 기자 등에 통제를 위해 필요시 경찰 공동대응 요청한다.

㉰ C (Communication): 통신체계 구성

- 현장응급의료소 내 통신체계 확립
  - 현장지휘소에 연락관을 파견하거나 현장응급의료소에 구급담당자 파견
  - 연락관 파견이 없을 경우 무선통신수단 확보(UHF, LTE단말기)
    * LTE단말기: 중앙응급의료센터, 시 · 도, 보건소, 소방, 의료기관 등 재난 응급의료 상황 발생 시 상황 공유를 위해 보급된 장비
  - 통신은 기본적으로 DMAT 행정요원, 신속대응반원이 담당
  - 현장지휘소에 무전기 제공 요청 가능
- 현장지휘소, 상황실 등에 현장상황 보고
  - 연락관, 무전이용 현장지휘소 보고
  - 다수사상자관리시스템(119구급상황관리센터), 모바일상황실(중앙응급의료상황실) 등
- 현장응급의료소장은 사상자 이송현황 및 현장상황 파악 후 언론브리핑 수행

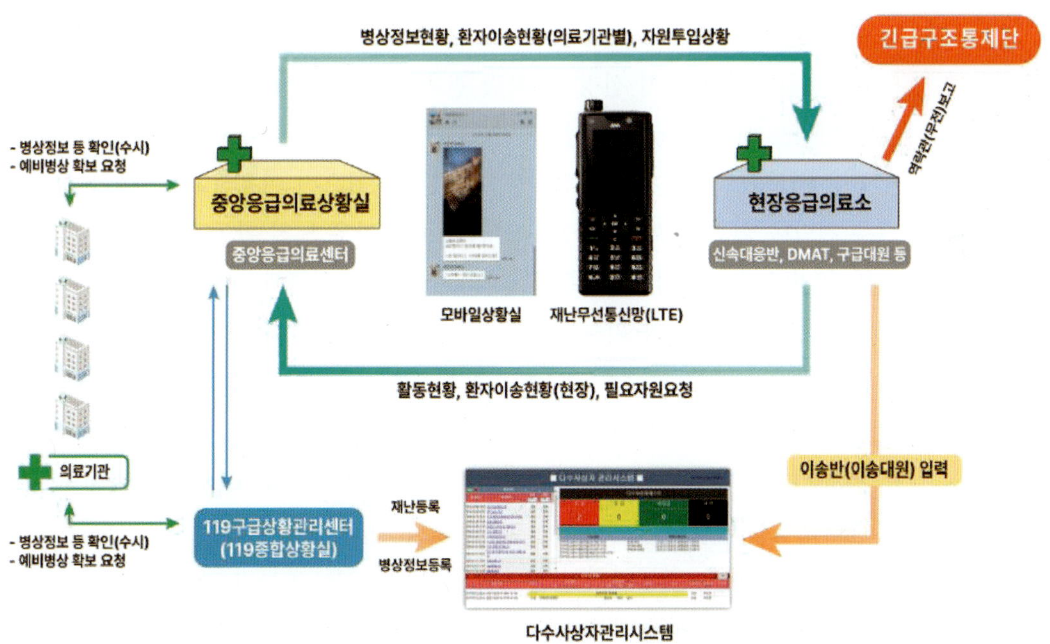

그림 7-27. 현장응급의료소 통신체계

㉣ A (Assessment): 현장 의료수요 파악

- 보건소 신속대응반과 DMAT은 현장 구조상황, 사상자 이송현황 및 요구조자 현황 실시간 파악하여 긴급구조통제단 및 시 · 도, 중앙응급의료상황실에 지원 요청한다.
- 보건소 신속대응반과 DMAT 추가 필요 여부 파악 및 요청한다.
(후발대는 인력 구성 시간이 걸리기 때문에 후발대 파견 여부를 신속히 판단)
- 구급차, 헬기 등 환자 이송수단 추가 필요 여부 파악 및 보고한다.

㉤ P (Placement): 현장응급의료 시행장소 선정

- 현장응급의료소 장소는 현장지휘소와 상의하여 선정하고, 이미 긴급구조통제단이 가동되어 현장응급의료소가 설치된 경우 안전성 확인 후 합류하여 활동한다.
- 환자집결지 결정 시 집결지는 구조 현장의 특성에 따라 1개소 또는 여러 개소를 선정 할 수 있다.
- 구급차 동선과 구조되어 나오는 환자 동선이 교차하는 곳에 자리를 잡아야 하며, 구급차 동선이 복잡해지지 않도록 해야 한다.
- 현장응급의료소 위치 선정 시 차량 진출입로, 안전성, 이동 동선 등을 고려해야 한다.
- 현장응급의료소는 기존의 건물을 이용할 수 있으면 이용하고, 건물이 없는 경우 천막을 설치하고, 천막 설치도 불가능한 경우 노천 활동을 시행한다.
- 현장 인근에 의료기관이 있어 환자와 구급차의 접근과 집결이 용이한 경우 현장응급의료소로 활용 가능하다.

㉥ T (Triage): 중증도 분류반

- 중증도 분류반에 가급적이면 의사를 배치하거나 DMAT 중 현장경험이 많은 의료진이 시행한다.
- 현장응급의료소 의료인력이 부족한 경우 중증도 분류와 응급처치 업무를 통합 수행할 수 있다.
- MASS · SALT · START법 등 적용하여 환자를 긴급, 응급, 비응급, 사망으로 분류한다(그림 7-28).
- Triage tape 또는 중증도 분류표 등을 사용하여 표기한다(분류표: 연번, 중증도 분류결과, 성별, 나이, 발견된 장소 등).

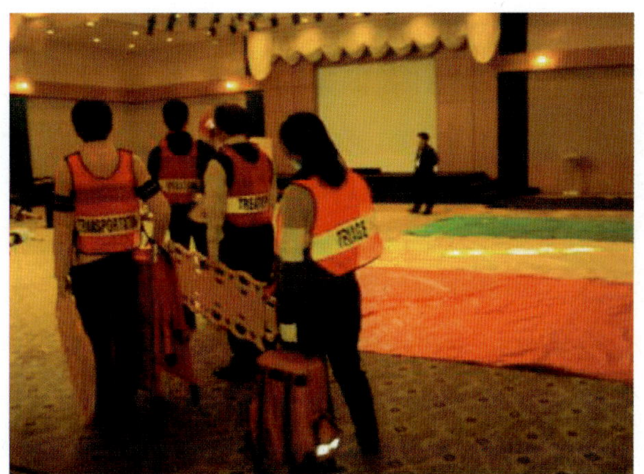

그림 7-28. 중증도 분류반

㉳ T (Treatment): 응급처치반

- 분류반 및 응급처치반은 의료인력으로 구성하고, 구급대원과 보건소 의료인력도 임상경험을 고려하여 배치한다.
- 응급처치를 위해 혈압, 맥박, 호흡수, 산소포화도 등 활력징후를 측정한다.
- 의사의 지휘 하에 업무 범위에 맞는 응급처치를 시행한다.
- 환자의 의학적 상태를 파악, 환자에게 시행한 응급처치 내역을 기재하고 가능하면 이송병원 선정에 관련된 의학적 의견을 중증도 분류표에 기재(예: 중환자실 인공호흡기, 헬기 등)한다.
- 필요한 경우 중증도를 재분류하고 중증도 분류표와 환자를 이송반에 인계한다.

㉴ T (Transportation): 이송반

- 이송반은 지역응급의료지원센터 재난관리 담당자, 소방서 구급담당, 보건소 행정 요원등으로 우선 구성한다.
- 실시간 병상정보, 수용능력 확인 및 의료기관별 환자 이송은 중앙응급의료상황실이나 구급상황관리센터로부터 정보를 수집하여 이송병원 선정에 참고하고 파악이 원활하지 않을 경우 일반적인 원칙에 따라 병원을 선정하고 최대한 분산 이송한다.
- 사상자 이송 순위는 긴급환자〉응급환자〉비응급환자〉사망자 순이다.

(단, 구조시간지연, 이송자원 다수확보 등 현장상황에 따라 유동적으로 이송순위를 변경 할 수 있음)

- 경증환자는 원거리 지역응급의료기관 이하로, 중증환자는 근거리 지역응급의

료센터 이상으로 이송

- 원활한 이송을 위해 현장에 가용한 구급차 등 이송자원을 상시 파악해야 한다.
- 긴급 · 응급환자는 특수구급차로, 비응급 · 사망자는 일반구급차등으로 이송하는 것이 원칙이다.
  - 원거리 이송이나 응급수술 등을 위해 권역외상센터로 이송이 필요한 경우 헬기 이용을 고려한다.
- 사상자 발생 · 이송현황은 현장지휘소(통제단), 다수사상자관리시스템(119구급상황관리센터), 모바일상 황실(중앙응급의료상황실)에 보고(전송)한다.
- 중증도 분류표 2장 중 1장은 이송반에 보관, 나머지 1장은 의료기관에 제출한다.
- 병원별 수용 능력표와 사상자 이송현황을 서식에 맞게 작성한다.

ⓑ 현장응급의료지휘소에서의 응급처치

환자수집소 혹은 현장에서 이송된 환자들은 기본적인 응급처치를 받았기 때문에 환자를 병원으로 이송하기 전에는 환자상태를 최대로 유지하기 위한 전문적 응급처치가 시행되는 것이 바람직하다. 응급처치의 수준은 기본적으로 advanced trauma life support (ATLS)가 시행되어야 한다(표 7-67). 이러한 처치는 응급의학 의료진, 응급구조사, 응급간호사 등에 의하여 시행되며, 필요한 경우에는 집중처치(critical care)도 시행하는 것이 바람직하다. 응급처치는 가능한 집중처치도 가능하도록 의료장비와 물품이 비축되어야 하며, 생명유지에 직접 관련된 의료술기만 시행되어야 한다. 재난현장의 응급처치소에서 시행하는 응급처치의 단계는 다음과 같다.

표 7-67. 재난현장 응급처치 단계별 절차

단계	내용
(1) 기도확보	붕괴한 구조물에 갇혀 있던 환자는 흙, 먼지, 이물질 등이 구강 내로 유입된 경우 외상에 의한 구강 내 출혈, 치아손상, 구토에 의한 이물질 등으로 호흡곤란 된 경우 • 환자의 구강 내 이물질을 흡입기나 손가락으로 즉시 제거 의식이 명료하지 않은 경우: airway를 삽입하거나 intubation 시행
(2) 산소투여	호흡곤란 환자, 의식이 명료하지 않은 환자, 혈압저하 환자, 다발성 외상환자 등에게는 • 산소마스크로 산소 투여 • 중증의 외상환자에게는 마스크를 이용하여 FiO_2 0.85 이상으로 산소 투여 • 화학물질이나 기도화상 등으로 호흡곤란이 동반된 환자: 조기에 기관삽관술과 함께 PEEP (Positive end expiratory pressure)를 이용한 호흡 처치 시행 • 현장에서 portable pulse oxymetry를 이용하여 혈액산소 포화 정도 측정

단계	내용
(3) 호흡처치	다발성 늑골골절, 흉벽의 피하기종(subcutaneous emphysema), 개방성 흉부열상 등이 관찰 ⇒ 청진상 호흡음이 감소, 심한 호흡곤란 호소 • 흉관삽관술(thoracostomy) 시행
(4) 수액투여	환자가 도착하자마자 바로 정맥로 확보하고 수액(Hartman's solution)을 투여 ⇒ 정맥로는 14-16 gauze의 주사침 이용, 상지에서 정맥로 확보가 어려운 환자: 중심정맥 삽관술(central catheterization) 시행 • 혈압이 90 mmHg 미만인 경우 ⇒ 최소한 2개 이상의 정맥로 확보 ⇒ 수액 2리터를 신속히 투여 및 즉시 이송 • 병원으로의 이송이 지연되고 수액처치로도 혈압이 유지되지 않는 출혈환자 ⇒ 혈액량 확장제(volume expander) - Modified fluid gelatine - 덱스트란(dextran) 투여
(5) 심기능 감시	압좌증후군(crushing syndrome)이나 조직손상 등에 의해 hyperkalemia 등이 발생 • 심전도 시행
(6) MAST 착용	수액처치로 혈압이 계속 유지되지 않거나, 출혈이 동반된 골반골이나 하지의 골절 등의 환자 • MAST (military anti-shock trousers) 착용 • 금기: 임신 3기의 산모, 복강 내 장기가 외부로 돌출된 경우, 이물질이 복부를 관통한 경우
(7) 진통제 투여	환자의 통증을 효율적으로 해소해야만 응급처치와 이송이 원활 진통제는 합병증이 적고, 작용시간이 짧은 것이 바람직함 • 재난현장에서 사용되는 진통제 ① 모르핀(Morphine): 가장 많이 사용되는 약제, 3-5 mg을 정맥주입 혹은 5-10 mg을 근육주사 주의: 혈압저하, 호흡저하, 구토 등 유발 ② 나이트로옥사이드(Nitrous oxide): nitrous oxide와 산소를 50: 50 비율로 하여 마스크를 통해 호흡기로 투여(단, 밀폐된 공간에서는 시행하지 않음) ③ 그 외 진통제 ㉠ 벤조디아제핀(Benzodiazepine) 계통 - 디아제팜(diazepam, valium) - 미다졸람(midazolam) ㉡ 케타민(Ketamine) ㉢ 바르비튜레이트(Barbiturate) 등
(8) 기타 확인	① 재난현장에서 시행한 경부고정과 척추고정, 골절부위 고정이 안전하게 착용 되었는지 확인 ② 구토가 심하거나 복부팽만이 심한 환자 ⇒ 위장관 튜브(levin tube) 삽관 ③ 절단부위에서 출혈이 계속되며 접합할 가능성이 없다고 판단된 경우에만 tourniquet 사용 ④ 재난현장에서의 시술은 감염 발생의 위험이 높으므로, 생명과 직접적인 관련이 없는 외상에 대한 수술이나 처치는 시행하지 않는 것이 바람직함 ㉠ 개방성 창상은 신속히 드레싱하고 항생제 투여

PART 03

㉦ 임시영안소 구성 및 운영

㉮ 임시영안소의 설치

- 임시영안소는 현장응급의료소와 거리가 떨어진 곳에 설치한다.
- 사방이 막혀 있는 천막이나 건물 안이 좋으며, 사망자 수만큼 시체낭을 확보해야 한다.

㉯ 임시영안소의 운영

- 임시영안소는 현장응급의료소장이 관리 · 운영한다.
- 임시영안소로 사상자가 이동되는 과정에서 사망자의 노출이 최소화 되어야 한다.
- 재난대응인력 외 출입이 금지되어야 하며, 통제선 설치 및 담당인력을 별도로 배치하여 출입을 통제해야 한다(가급적 현장에 출동한 군인 · 경찰 또는 지자체 공무원을 출입통제요원으로 지정할 수 있음).

(3) 재난(다수사상자) 발생 시 중앙응급의료센터 및 DMAT 활동

모든 재난 상황에 의료대응이 필요한 것은 아니지만, 재난으로 공식 선포되지 않은 다수사상자 사고에서도 의료대응이 요구될 수 있다. 재난의료 대응 수준과 방식은 재난의 유형과 규모에 따라 달라지며, 초기에는 중앙응급의료상황실이 재난관리주관기관 또는 재난관리책임기관과 협의하여 대응 수준을 결정한다. 이후 재난 상황의 전개에 따라 보건소장, 시 · 도, 보건복지부 등 관계 기관이 지속적으로 대응 수준을 조정한다.

재난이 발생하면 보건복지부장관, 시 · 도지사, 시장 · 군수 · 구청장은 응급의료종사자에게 응급의료 업무를 명할 수 있으며, 의료기관장 또는 구급차 등 운용자에게 의료시설 제공이나 응급환자 이송 등의 업무를 지시할 수 있다. 이때 응급의료종사자, 의료기관장, 구급차 운용자는 정당한 사유가 없는 한 이를 거부할 수 없다.

중앙응급의료센터와 재난의료지원팀(DMAT)은 재난 또는 다수사상자 사고 발생 시 현장에 신속하게 투입되어, 중증도 분류, 응급처치, 환자 이송 등 병원 전 단계에서의 체계적인 의료지원을 담당한다. 이러한 활동은 인명 피해 최소화와 신속한 현장 대응을 위해 필수적이며, 소방 · 보건 등 여러 기관과의 협업을 통해 실질적인 재난 의료대응체계가 작동된다.

Tip PS-LTE

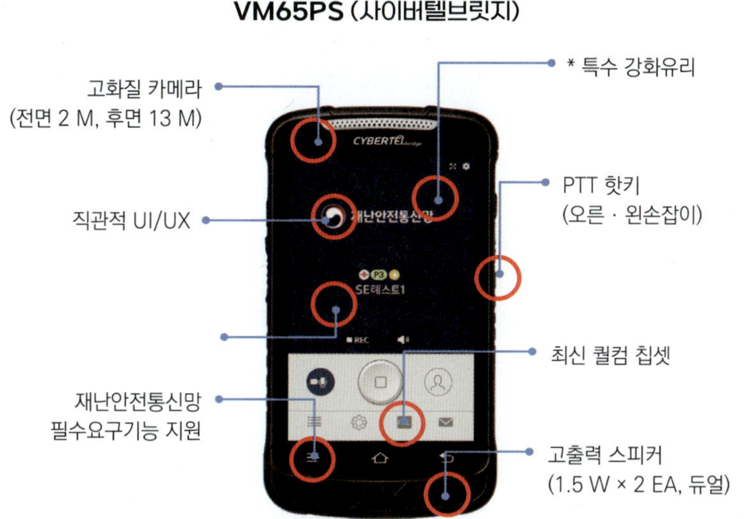

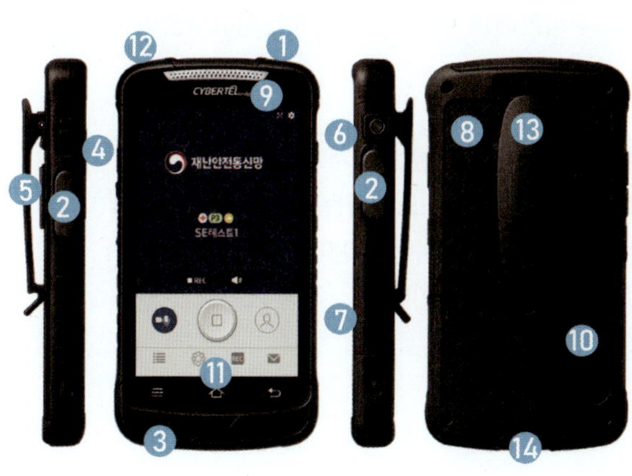

연번	주요 부위 명칭
1	비상통화 버튼
2	무전 버튼
3	스피커
4	볼륨 버튼
5	벨트 클립
6	전원 버튼
7	외부연결 커넥터(USB-C)
8	후면 카메라, 플래쉬
9	전면 카메라
10	탈착식 배터리
11	최근실행APP 홈 이전 버튼
12	오디오 연결 잭
13	배터리 잠금 락커
14	충전 연결 단자

그림 7-29. PS-LTE

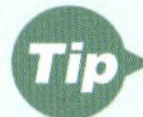

환자가 여러 명 발생한 경우의 조치(응급의료법 및 같은 법 시행령)

1. 응급의료에 관한 법률 제18조(환자가 여러 명 발생한 경우의 조치)
   ① 보건복지부장관, 시·도지사 또는 시장·군수·구청장(자치구의 구청장을 말한다. 이하 같다)은 재해 등으로 환자가 여러 명 발생한 경우에는 응급의료종사자에게 응급의료 업무에 종사할 것을 명하거나, 의료기관의 장 또는 구급차등을 운용하는 자에게 의료시설을 제공하거나 응급환자 이송 등의 업무에 종사할 것을 명할 수 있으며, 중앙행정기관의 장 또는 관계 기관의 장에게 협조를 요청할 수 있다.
   ② 응급의료종사자, 의료기관의 장 및 구급차등을 운용하는 자는 정당한 사유가 없으면 제1항에 따른 명령을 거부할 수 없다.
   ③ 환자가 여러 명 발생하였을 때 인명구조 및 응급처치 등에 필요한 사항은 대통령령으로 정한다.

2. 응급의료에 관한 법률 시행령 제9조(다수의 환자발생에 대한 인명구조 및 응급처치)
   ① 보건복지부장관 또는 시·도지사는 재해 등으로 환자가 여러 명 발생한 경우에는 법 제18조에 따라 응급의료기관 및 관계기관에 대한 지휘체계를 확립하고 그 사상자의 규모, 피해지역의 범위, 사고의 종류 및 추가적인 사고발생의 위험도 등을 고려하여 신속하고 적절한 인명구조 및 응급처치가 될 수 있도록 해야 한 다.
   ② 시·도지사 또는 시장·군수·구청장(자치구 구청장을 말한다. 이하 같다)은 다수의 환자가 발생한 사실을 알게 되거나 보고를 받은 때에는 지체없이 보건복지부장관에게 이를 보고하여야 한다.
   ③ 시·도지사 또는 시장·군수·구청장은 다수의 환자가 발생한 때에는 사고 발생일부터 사고수습 종료일까지 매일 1일 활동상황을 보건복지부장관에게 보고하여야 하며, 사고수습이 종료된 경우에는 지체없이 종합보고를 하여야 한다.

3. 응급의료에 관한 법률 시행령 제10조(다수의 환자발생에 대한 조치계획의 수립)
   ① 법 제18조제3항의 규정에 따라 보건복지부장관 또는 시·도지사는 다수의 환자발생에 대비하여 환자발생의 원인 및 규모에 따른 적정한 조치계획을 미리 수립하여야 한다.
   ② 제1항의 조치계획에는 다음 각호의 사항이 포함되어야 한다.
      1) 응급의료 인력·장비 및 시설의 편성과 활용
      2) 관계기관의 협조체계 구축
      3) 응급의료활동훈련

Tip 재난 등에서의 의료대응단계

구분	판단기준	비고
관심 (Blue)	1. 소방 대응 1단계 이상으로 다수사상자 발생 가능성이 있는 경우 2. 다수사상자 발생 가능성이 있는 사고/현상	징후활동 감시
주의 (Yellow)	1. 소방 대응 1단계 이상으로 다수의 사상자가 이미 발생한 경우 2. 다수사상자 발생으로의 전개가 예측되는 사고/현상	능동감시 경고전파
경계 (Orange)	1. 소방 대응 1단계 이상으로 10명 이상의 사상자가 이미 발생하고 추가 사상자 발생 위험이 현저하게 높아 의료대응 개시가 필요한 주의 (yellow) 단계 해당 상황/사건 2. 다수의 중증환자가 이미 발생하였거나 5명 이상의 중증환자 발생 가능성이 현저히 높으며 상황이 장기화될 우려가 있어 현장에서 초기 의료대응이 중점적으로 필요한 경우 3. 다수사상자사고에서 재난관리주관기관 및 재난관리책임기관의 의료 대응 요청	의료대응 개시
심각 (Red)	일상적인 응급의료서비스로는 대응할 수 없는 명백한 재난 등	의료대응 확대

① 재난 시 의료대응 기관별 역할

㉠ 대비(평상시 역할): 사고 발생의 감시 및 재난 대응체계 대비 활동

재난 발생 전 평상시에 각 기관이 수행하는 재난의료 대비활동을 일목요연하게 체계화한 것이다. 재난 유형과 규모에 따라 대응 체계를 구축하고, 신속한 현장 대응을 위해 인력 · 자원 · 협력체계를 준비하는 데 중점을 두고 있다(표 7-68).

표 7-68. 주요 기관별 역할

구 분	대비활동
보건복지부	• 재난의료 총괄 계획 및 운영 • 비상대응매뉴얼 제작 배포, 교육 훈련 계획 수립 • 재난 등의 발생 시 응급의료지원 계획 수립 및 시행 • 재난의료대비를 위한 지원 및 조정 • 재난의료자원의 조정 및 배치 • 유관기관 협력체계 유지 및 조율
중앙응급의료센터 국립중앙의료원	• 보건복지부 산하 실무 활동 • 중앙응급의료상황실 24시간 운영 - 24시간 재난상황 감시(재난상황 수신 및 확인) - 전국 재난의료 핫라인 구축 및 관리 - 재난의료 대응자원정보의 실시간 감시 - 모바일 상황실 운영 • 중앙 DMAT 조직 · 운영

PART 03

구 분	대비활동
중앙응급의료센터 국립중앙의료원	• 권역 DMAT 운영 관리 · 지원 • 재난의료교육훈련 프로그램 개발 및 시행 • 재난의료지원 물품 비축 및 관리 • 국가행사 응급의료 지원 • 시도별 재난의료관리업무의 지원(응급의료지원센터) - 재난거점병원의 재난교육, 훈련, 정보관리 업무 지원 - 재난의료 핫라인 구축 및 관리 - 응급의료종사자에 대한 재난 교육, 훈련 지원 - 재난의료대비를 위한 업무 및 질 향상 활동 지원 • 기타 재난의료대응에 필요한 지원
시 · 도	• 재난 등의 발생 시 응급의료지원 계획 수립 및 시행 • 관계기관(경찰서, 군부대 등)간 협조체계 유지 • 재난의료 핫라인 및 비상연락망* 구성 및 점검 • 재난대응자원(인력, 시설, 장비 등) 현황 파악 • 지역 비상대응매뉴얼 제작 및 배포, 교육 · 훈련 계획 수립 • 필요시 지역 DMAT 운영 • 지역 내 재난의료 자원의 조정 · 배치 • 다수환자 발생 대비 조치계획 수립 · 운영
시 · 군 · 구 (보건소)	• 관계기관(경찰서, 소방서, 해양경찰서, 군부대 등)간 협조체계 유지 • 재난의료 핫라인 및 비상연락망 구성 및 점검 • 재난대응자원(인력, 시설, 장비 등) 현황파악 • 신속대응반 구성 및 출동체계 유지 • 신속대응반 구성원의 교육 · 훈련 참가
소방	• 119 종합상황실을 통한 통합감시체계 운영 - 24시간 재난상황 감시 - 재난 핫라인 운영, 상황 전파(중앙응급의료센터 중앙응급의료상황실) - 신속대응반 및 DMAT 출동 요청 등 중앙응급의료센터와의 협조체계 유지 • 재난 대비 긴급구조대응 계획 수립 및 시행 • 긴급구조통제단 운영 • 교육 · 훈련 시행 - 재난 대비 긴급종합구조훈련 시행 - 관계기관 합동 재난훈련 - 임시의료소 및 현장응급의료소 설치 · 운영 훈련 • 재난대응자원(인력, 시설, 장비 등) 관리, 운영
권역응급의료센터 (재난거점병원)	• 재난의료책임자의 지정 • DMAT 구성 · 운영 및 출동체계 유지 • 원내 재난 의료대응계획 수립 및 비상연락망* 관리 • 권역 내 재난교육 및 훈련 - 원내 및 원외 재난 대응 교육, 훈련 - 응급의료기관, 소방, 시 · 도, 보건소 등의 관계기관 교육, 훈련 • 권역 내 재난의료대응자원 관련 정보 수집 및 보고 • 재난의료지원 시설 · 장비 및 물품 관리 • 응급의료기관의 활동

구 분	대비활동
응급의료기관 및 응급실 운영기관	• 재난의료핫라인의 운영 및 관련 정보 제공 • 병원 내 재난대응체계 유지(병원 내 재난대응계획 수립, 비상연락망 관리 등) • 필요시 지역 DMAT 구성 운영 • 관할 지역 내 재난의료 교육 · 훈련 참여
민간이송업	• 재난의료핫라인의 운영 및 관련 정보 제공(보건소/응급의료지원센터에 보고)

ⓛ 대응(재난시 역할): 현장 출동, 현장의료, 재난의료체계가동, 장기화대비

재난 발생 시 각 기관이 수행하는 의료대응 역할과 현장 활동을 일목요연하게 체계화한 것이다(표 7-69). 보건복지부는 국가 단위의 재난의료지원 총괄과 자원 조정, 장기화 대비를 담당하며, 중앙응급의료센터는 24시간 상황실 운영, 자원정보 수집, DMAT 파견 등 실무적 지원을 맡는다. 시 · 도와 보건소는 지역 내 부상자 이송과 치료 조정, 신속대응반 출동, 현장응급의료소 운영 등 현장 대응의 중추적 역할을 한다. 소방은 긴급구조통제단 운영, 현장지휘소 설치, 자원 동원 등 초기 현장 대응을 담당하고, 권역응급의료센터와 응급의료기관, 민간이송업체는 병상 확보, 환자 진료, 이송 지원 등 각자의 역할에 따라 재난의료체계의 한 축을 맡아 협력한다. 이러한 기관별 역할 분담과 협력은 신속하고 효율적인 재난의료 대응을 가능하게 한다.

표 7-69. 재난 시 기관별 의료대응 역할 및 주요 활동

구 분	대비활동
보건복지부	• 국가단위 재난의료지원 총괄 - 재난 발생현황 종합, 필요한 의료지원 규모 결정 등 • 부처 및 유관기관 간 협력 • 재난상황의 장기화 가능성 대비 • 재난의료자원의 조정 및 배치(예비병상 가동 포함)
중앙응급의료센터 (국립중앙의료원)	• 중앙응급의료상황실 24시간 운영 - 초기 대응수준 결정, 상황전파 및 대응의 유도 - 관계기관 핫라인 가동, 대응 조치 확인 - 실시간 응급의료자원정보의 수집 및 제공 - 전국 재난의료 핫라인 구축 및 관리 - 재난의료 대응자원정보의 실시간 감시 • 재난의료물자의 지원 • 필요시 중앙 DMAT 파견 • 지역 내 재난응급의료 관련 업무의 조정 및 지원(응급의료지원센터) - 재난 등 발생 시 현장 출동 및 현장의료에 관한 신속대응반, DMAT 업무지원

구 분	대비활동
시 · 도	• 시 · 도 비상진료대응반 구성 · 운영(의약품, 혈액 등의 수급 · 지원, 인근 시 · 군 · 구간 부상자 이송 · 치료 조정, 영안실 마련) • 지역 DMAT 파견 결정 • 시 · 군 · 구간 사상자 이송, 치료 조정 • 기타 재난의료 전반적 지원
시 · 군 · 구 (보건소)	• 의료기관 간 부상자 이송 · 치료 조정 • 사망자의 관리 • 신속대응반 출동 • 현장응급의료소 운영 • 사상자 현황 정보 수집 및 관리
소방	• 신속한 상황 보고 및 전파 • 초기대응 및 긴급구조통제단 운영 • 현장지휘소, 임시의료소 설치 운영 • 신속대응반, DMAT 도착 시 현장응급의료소 합류 · 운영 • 재난대응 자원(인력, 장비, 시설) 동원 • 특수재난의 경우 재난 대응 자원 지원 • 필요시 관계기관 지원요청 • 필요시 항공구조구급대 동원 • 현장 긴급구조활동 시행
권역응급의료센터 (재난거점병원)	• 재난현장의료(DMAT 파견) • 중증응급환자를 중심으로 진료 제공 및 환자 수용 • 재난 발생 시 여유병상 확보 및 병상정보, 환자현황 등 실시간 정보 제공 • 재난 등의 상황 장기화 준비(인력, 물품 등) • 기타 응급의료기관의 역할 • 필요시, 원내 재난대책본부 혹은 부서 가동
응급의료기관 및 응급실 운영기관	• 재난 시 여유병상 확보 및 병상정보, 환자현황 등 실시간 정보의 제공 • 재난 시 부상자의 진료 • 요청 시 구급차, 응급의료전용헬기 등 이송수단 출동 • 현장 의료지원 요청 시 의료인력 파견(지역 DMAT 등) • 의료기관 자체의 피해(환자안전, 직원안전, 시설 및 설비) 확인 및 이상 시 중앙응급의료상황실로 보고(핫라인) • 필요시 원내 재난대책본부 혹은 부서 가동
민간이송업	• 요청 시 구급차 출동 • 현장응급의료소의 지시에 따른 이송 및 결과 보고

㉢ 대응단계별 기관별 주요 활동

재난 발생 시 단계별(관심, 주의, 경계, 심각)로 각 기관이 수행해야 할 주요 활동이다. 중앙응급의료센터, 보건소, DMAT, 응급의료기관, 이송업체 등 각 기관은 상황 단계에 따라 상황 감시, 비상연락망 확인, 출동 대기, 현장 출동, 자원 동원, 사상자 추적, 현장응급의료소 운영 등 다양한 역할을 분담한다(표 7-70). 단계가 높아질수록 기관 간 협력과 정보 공유, 자원 동원, 현장 대응이 강화된다. 이러한 체계적인 역할 분담은 재난 상황에서 신속하고 효율적인 의료 대응과 피해 최소화를 가능하게 한다.

표 7-70. 재난 대응단계별 기관별 주요 활동

구분	중앙응급의료센터	보건소	DMAT	응급의료기관	이송업체
관심 (Blue)	• 상황감시 • 지역별 응급의료 자원확인	• 핫라인 · 비상 연락망 확인	• 핫라인 · 비상 연락망 확인	• 핫라인 · 비상 연락망 확인	• 핫라인 · 비상 연락망 확인
주의 (Yellow)	• 인근기관 상황 전파 • 출동대기 요청 • 주기적 상황감시	• 필요시 출동대기 • 비상연락망 가동	• 필요시 출동대기 • 비상연락망 가동	• 비상연락망 가동	• 비상연락망 가동
경계 (Orange)	• 대응요청 • 현장출동요청 • 실시간 응급자원 정보수집/제공 • 인근병원 수용 대비 요청 • 사상자 추적 • 조치사항통보 • 대응 정보 수집 및 공유 • (필요시) 응급의료지원 센터 현장출동	• 신속대응반 출동 • 비상소집 • 사상자 현황 조사 • 조치사항 보고	• 출동 •본진 소집 •조치사항 보고	• 원내대응 개시 • 비상소집 • 수용환자 보고 • 피해상황 현황 보고	• 출동대기
심각 (Red)	• 상황실 확대 편성 • 실시간 응급자원 정보수집/제공 • 사상자 추적 • 조치사항 통보 • 필요시 추가 자원 동원 • 필요시 중앙 DMAT 파견 • 인근지역 지원 확보 • 물품 지원	• 현장응급의료소 운영 • 현장지휘소 연락 체계 유지 • 비상근무체계 돌입 • 필요시 지원 요청 • 사상자 현황 조사 지속 • 조치사항 보고	• 현장의료 • 본진 출동 • 필요시 지원 요청 • 조치사항 보고	• 비상근무체계 돌입 • 수용환자 현황 보고 지속	• 사상자 이송 • 조치사항 보고

② 재난현장의 응급의료체계

그림 7-30은 재난 상황 발생 시 신속대응반, 권역 DMAT(재난의료지원팀), 재난거점병원이 각 단계별로 수행하는 주요 역할과 현장 대응 절차를 도식화한 것이다. 재난상황이 접수되면 중앙응급의료상황실의 연락을 받아 신속대응반과 DMAT가 출동 준비에 들어가고, 재난거점병원도 비상대응체계를 가동한다. 현장에 도착한 후에는 각 기관이 지휘체계 확립, 응급의료소 설치, 환자 분류 및 처치, 추가 지원 요청 등 역할을 분담한다. 현장활동 단계에서는 중증도 분류, 응급처치, 환자 이송 등 실질적인 재난의료 활동이 이루어지며, 철수 및 사후조치 단계에서는 활동 종료 보고, 사후 평가, 기록 작성 등 후속 조치가 진행된다. 이와 같은 단계별 협력체계는 재난 현장에서 신속하고 체계적인 의료 대응을 가능하게 한다.

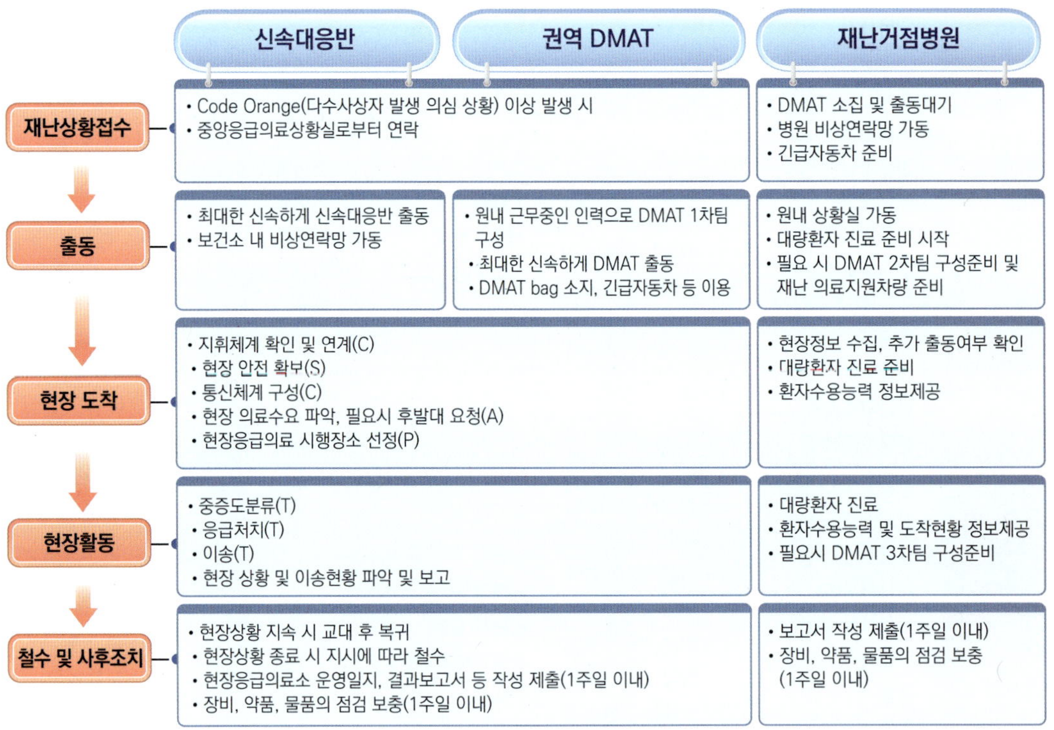

그림 7-30. 재난 발생 시 신속대응반, 권역 DMAT, 재난거점병원의 단계별 역할 및 현장 대응 흐름도

㉠ 재난상황 접수 및 전파

- 중앙응급의료상황실: 의사와 상황요원이 24시간 근무
- 역할: 재난 등의 발생 시 상황의 전파, DMAT 출동요청, 재난대응기관 간 통신, 정보수집 및 제공, 환자 현황 집계 등의 임무 수행한다.
- 소방청, 소방본부(상황실 및 구급상황관리센터)는 재난관련 정보(발생장소, 재난종류와 규모, 추정 사상자 수, 인명대피현황 및 예측수용인구 수, 대응 진행상황 등)의 갱신 및 현장의료지원 필요시 중앙응급의료상황실로 즉시 전달해야 한다.
- 수신한 상황은 중앙응급의료상황실에서 운영하는 모바일 상황실(보건복지부(재난의료과및 비상안전기획관), 시 · 도, 보건소, 중앙응급의료센터, 재난의료책임자, 응급의료지원센터)에 메시지로 전파한다. 실제 상황 발생 시 신속대응반 및 DMAT 등 관련자를 초대하여 상황 전파한다.
- 중앙응급의료상황실은 아래와 같은 재난 발생 시에는 보건복지부에 핫라인으로 즉시 상황전파 한다.
  - 보건복지 관련 시설에서 발생한 사고(병원, 요양원 등)
  - 기타 대규모 재난(Code orange(경계 상황) 발령 건)
- 접수한 상황은 code blue(관심 상황), yellow(주의 상황), orange(경계 상황), red(심각 상황)로 각각 처리된다.

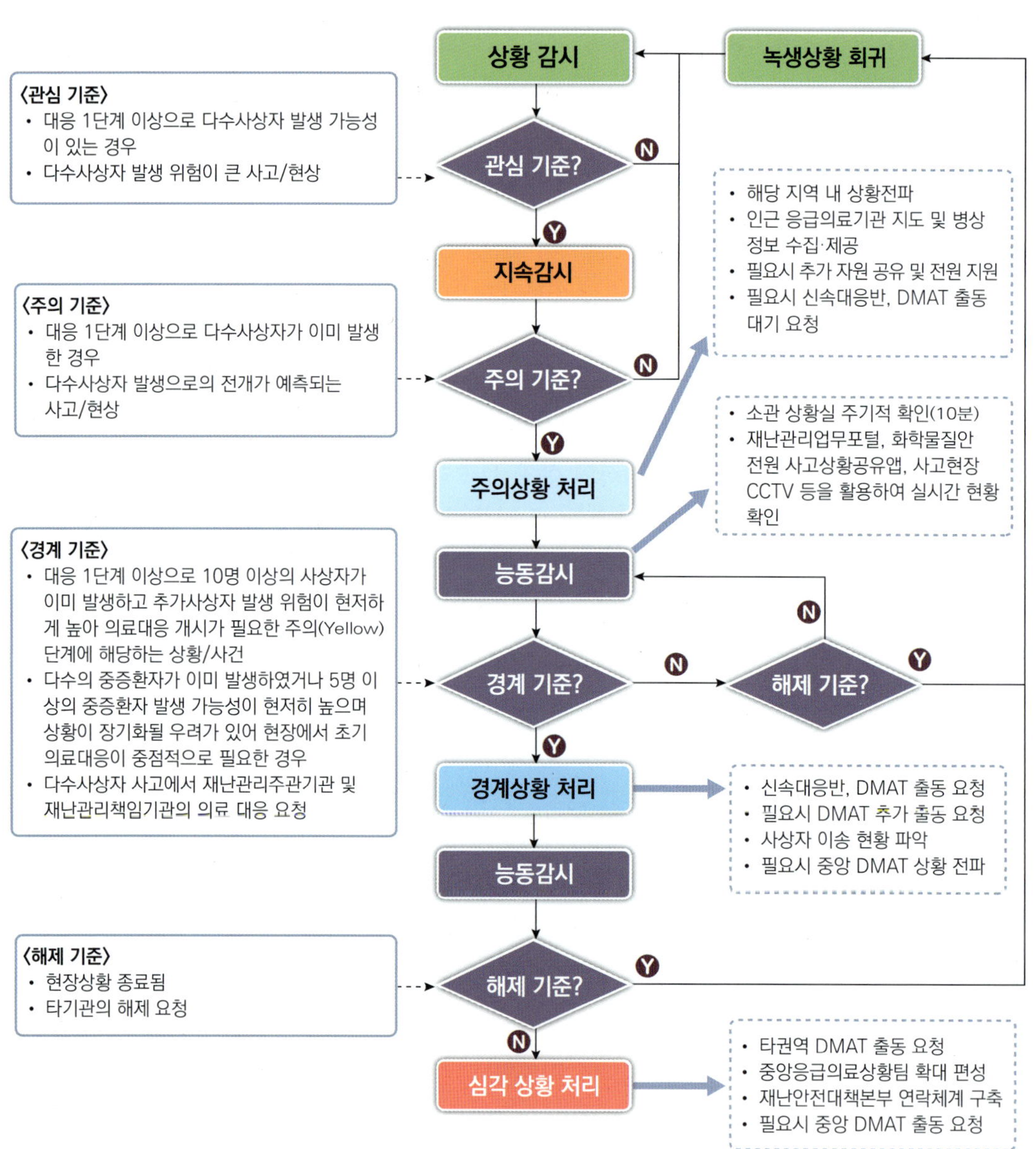

그림 7-31. **재난상황 흐름도**

㉡ 출동요청 및 출동

- 출동대기: 재난 등 상황 발생 초기이거나, 현장 상황에 대한 정보 수집이 충분하지 않아 신속대응반이나 DMAT 출동 결정을 바로 내릴 수 없는 경우
- 출동기준
  - Code orange(경계 상황)이상의 단계 또는 그 외의 단계에서 예측되는 상황을 고려한 중앙응급의료상 황실의 요청
  - 보건소장 및 재난의료책임자의 판단
- 출동요청
  - 요청자: 재난관리 주관기관 및 재난관리책임기관
  - 관할 구역 내 다수 사고 발생 시 추가 출동명령이 필요할 경우 중앙응급의료상황실에서 근거리 순으로 DMAT 출동 요청을 할 수 있음
  - 다수 권역 DMAT의 대응 역량을 초과하거나, 3일 이상의 장기적인 대응이 예상되는 재난 등의 경우 보건복지부 및 중앙응급의료센터는 중앙 DMAT의 출동을 결정할 수 있음
- 출동
  - 출동요청을 받은 신속대응반은 출동요청 즉시 1개 팀을 출동하도록 해야 함
  - 출동요청을 받은 DMAT은 출동대기 장소에 인력 소집, 현장의료 물품의 적재 등 출동 준비를 마치고 즉시 목표장소로 출동을 개시함(출동 목표시간은 출동요청 10분 이내)
  - 재난거점병원은 병원에서 근무 중인 인력으로 DMAT 1팀을 구성하여 출동하며, 필요시 2시간 이내에 2팀이 출동할 수 있도록 권역 DMAT의 인력풀을 유지하도록 함(동시 최대 2개 팀 출동가능)

㉢ 신속대응반, DMAT 도착

표 7-71은 신속대응반과 DMAT(재난의료지원팀)가 재난 현장에 도착한 후 수행하는 핵심 활동을 체계적으로 정리한 것이다. CSCAP 체계(command & control, safety, communication, assessment, placement)에 따라 현장 지휘체계 확립, 안전 확보, 통신망 구축, 의료수요 평가, 응급의료 장소 선정 등 단계별 절차를 명시한다. 특히 현장지휘소와의 협력, 위험 요소 점검, 실시간 자원 보고 등을 통해 신속하고 안전한 의료 대응을 강조하고 있다.

PART 03

표 7-71. **재난 현장 도착 시 신속대응반 및 DMAT의 역할과 활동 절차**

구분	역할	세부 내용
C	Command & Control (현장지휘체계 확인 및 연계)	• 현장 도착후 현장지휘부(지역긴급구조통제장)에 도착 보고 • 긴급구조통제단 가동 전이라면 보건소방의 지시 이행 • 소방에서 임시의료소 운영중일 경우 임시의료소 운영에 관한 사항 인수인계 및 역할 재조정
S	Safety (현장 안전 확보)	• 재난 현장이 의료팀이나 환자, 요구조자에게 잠재된/명확한 위험(추가 사고 위험, 화학물질 등)이 있는지 현장지휘소에서 반드시 확인. • 만약 의료팀이 안전하지 않다고 판단 된다면(적절한 보호장구 부재 등) 위험 요소가 제거되기 전까지는 활동 금지
C	Communication (통신체계 구성)	• 재난 현장에서 중앙응급의료상황실, 현장지휘소, 현장응급의료소 내 통신체계를 확립
A	Assessment (현장 의료수요 파악)	• 전체 피해자 예상 규모, 환자 중증도, 기이송된 환자 규모 및 향후 예상되는 요구조자, 이송자원 현황 등 현장 상황에 대한 파악을 하여 재난현장의 의료수요를 평가하고, 추가 인력, 장비, 물품이 필요한지에 대해 종합하여 중앙응급의료상황실에 보고
P	Placement (현장응급의료 시행장소 선정)	• 현장응급의료 시행장소는 현장지휘소와 상의하여 선정 • 이미 현장지휘소에 현장응급의료소가 설치된 경우 합류해서 활동 • 현장응급의료소 설치가 필요하지 않다고 판단한 경우에는 환자집결장소만 정할 수 있음

㉣ 현장응급의료소 활동(3T)

표 7-72는 재난 현장에서 현장응급의료소가 수행하는 3T (triage, treatment, transportation) 활동의 주요 역할과 세부 내용을 정리한 것이다. Triage(중증도 분류)에서는 사상사를 상내에 따라 네 단계로 분류하고, 필요시 심폐소생술 유보 등 의학적 판단을 적용한다. Treatment(응급처치)에서는 분류된 긴급 · 응급환자에 대한 현장 응급처치와 추가 분류, 이송 전 처치를 담당한다. Transportation(이송)에서는 병원별 수용능력과 환자 상태를 고려해 적절한 이송수단과 병원을 선정하고, 필요시 헬기 이송도 활용한다. 이러한 3T 체계는 재난 현장에서 환자 분류, 처치, 이송의 효율성을 높여 신속하고 체계적인 응급의료 대응을 가능하게 한다.

표 7-72. **현장응급의료소 3T (triage, treatment, transportation) 활동별 역할**

구분	역할	세부 내용
T	Triage (중증도 분류)	• 재난 등의 현장에서 발생한 사상자를 검진하여 사상자의 상태에 따라 사망 · 긴급 · 응급 · 비응급의 4단계로 분류함 • 소생 가능성이 매우 희박한 심정지 환자 또는 현장응급의료소의 역량을 초과하는 다수의 심정지 환자가 발생한 경우 의사(구급지도의사 포함) 지도에 따라 개별 또는 다수의 심정지 환자에 대한 심폐소생술을 유보할 수 있음 • 중증도 분류 도구 - MASS (move, assess, sort, send), - SALT (sort, assess, life-savinginterventions, treatment/transport), - START (simple triage and rapid treatment) • 중증도 분류표를 부착한 사상자 중 긴급 · 응급환자는 응급처치반으로, 사망자와 비응급환자는 이송반으로 인계함. 다만, 현장에서의 응급처치보다 이송이 시급하다고 판단되는 환자의 경우 이송반으로 인계 가능함 • 환자의 상태의 변화, 시간의 흐름에 따라 사상자에 대한 재분류를 시행함
T	Treatment (응급처치)	• 응급처치반은 분류반이 인계한 긴급 · 응급환자에 대한 응급처치를 담당하고, 이 경우 긴급 · 응급환자를 이동시키지 아니하고 응급처치반 요원이 이동하면서 응급처치를 할 수 있음 • 필요한 경우 중증도를 재분류하고, 중증도 분류표와 환자를 이송반에 인계함 • 분류반에서 이송반으로 바로 인계된 환자, 이송이 지체되어 현장 대기가 길어진 환자, 비응급환자 등에 대해서도 필요시 응급처치를 시행함
T	Transportation (이송)	• 병원별 중상자와 경상자 수용능력을 실시간으로 조사하고, 이송병원 선정에 참고하여 이송병원 선정 시에는 분산 이송을 고려하여 실시함 • 이송자원 선택 시 긴급환자는 소방구급차, 비응급환자나 사망 환자는 민간이송업 구급차 우선으로 함 • 환자가 원거리 이송이 필요하거나 응급수술 등을 위해 권역외상센터로 이송이 필요할 때 헬기 사용 고려함

Tip 분류반의 임무

① 분류반은 재난현장에서 발생한 사상자를 검진하여 사상자의 상태에 따라 사망·긴급·응급 및 비응급의 4단계로 분류한다.

② 분류반에는 사상자에 대한 검진 및 분류를 위하여 의사, 1급응급구조사 또는 간호사를 배치해야 한다.

③ 분류된 사상자에게는 중증도 분류표 총 2부를 가슴부위 등 잘 보이는 곳에 부착한다. 다만, 중증도 분류 정보를 전자적인 형태로 표시 및 기록·저장할 수 있는 전자장치를 가슴부위 등에 부착하는 방법으로 중증도 분류표 부착을 대신할 수 있으며, 이 경우 단말기 등을 통하여 저장된 사상자 정보의 확인이 가능하도록 해야 한다.

④ 중증도 분류표를 부착한 사상자 중 긴급·응급환자는 응급처치반으로, 사망자와 비응급환자는 이송반으로 인계한다. 다만, 현장에서의 응급처치보다 이송이 시급하다고 판단되는 긴급·응급환자의 경우에는 이송반으로 인계할 수 있다.

ⓓ 현장 응급의료지원 활동의 종료

- 재난 상황이 종료되어 현장에서 추가 환자 발생이 없거나 응급의료지원 수요가 없는 경우에는 보건소장이 통제단장에게 현장 응급의료지원 활동 종료 건의
- 재난안전법 제52조에 따라 통제단장이 긴급구조 활동의 종료를 결정하거나 의료소 철수를 지시한 경우 보건소장은 의료소 철수 및 현장 응급의료지원 활동 종료
- 긴급구조통제단이 설치되지 않았거나 통제단장 또는 현장지휘관의 현장 지휘가 없는 경우에는 현장에 출동한 보건소장이 DMAT 팀장 또는 중앙응급의료상황실과 협의하여 활동을 종료
- 의료소 철수 및 현장 응급의료지원 활동 종료가 결정되어 철수하는 경우 신속대응반 및 DMAT은 철수 시각, 철수 인원 등을 중앙응급의료상황실에 통보

ⓔ 활동의 종료 후 조치사항

- 응급의료법 시행령 제9조에 따라 시·도지사 또는 시장·군수·구청장은 다수의 환자가 발생한 때에는 사고 발생일로부터 사고수습 종료일(지역재난안전대책본부가 설치된 경우 사고수습종료일은 지역재난 안전대책본부 운영종료일로 봄)까지 매일 1일 활동상황을 보건복지부장관에게 통보하여야 하며, 사고 수습이 종료된 경우에는 지체없이 종합하여 통보하여야 함
- 보건소장은 의료소 운영결과를 시·도 및 보건복지부에 보고해야 함
- 보건소, 재난거점병원 및 중앙응급의료센터는 사고수습 종료 후 1주일 이내에 의료장비와 소모품, 약물 및 기타 장비의 소독·점검 후 고장이나 부족한 장비를 보수·보충해야 함
- 현장에 출동했던 보건소, 재난거점병원, 응급의료지원센터는 사고수습 종료 후 선착팀 및 현장응급의료 활동에 대한 자체 평가를 실시하여야 하며, 그 결과는 기관별로 유지하여야 함

③ 응급의료지원 인력의 구성 및 운영

「재난의료법」 제15조와 2024년 개정 「긴급구조대응활동 규칙」 별표 3호에 근거하여 표준화된 재난 대응을 위한 신속대응반, 권역 DMAT, 중앙 DMAT의 역할과 운영 기준을 체계적으로 구분하였다(표 7-73).

표 7-73. 재난유형별 응급의료지원팀 운영 매트릭스

구분	신속대응반	권역 DMAT	중앙 DMAT
출동 기준	• 재난 등의 발생 시 해당 지역 보건소의 인력으로 편성된 신속대응반이 즉시 출동하는 것을 원칙	• 재난 등의 발생으로 출동 요청이 있을 경우 재난거점병원의 인력으로 편성된 권역 DMAT이 10분 이내 출동하는 것을 목표 - 1팀 10분 이내 출동 목표 - 2팀 2시간 이내 출동 목표 - 3팀 12시간 이내 교대	• 다수 권역 DMAT의 대응 역량을 초과하거나, 3일 이상의 장기적인 대응이 예상되는 재난 등의 경우 보건복지부 및 중앙응급의료센터는 중앙 DMAT의 출동을 결정 • 국립중앙의료원 등의 인력으로 편성된 중앙 DMAT은 출동 요청이 발생한 후 3시간 이내 출동하는 것을 원칙
출동 요청	• 중앙응급의료상황실, 소방, 지자체, 보건소장, 보건복지부	• 중앙응급의료상황실, 소방, 지자체, 보건소, 재난의료책임자	• 보건복지부, 중앙응급의료센터
인원 구성	• 의사/응급구조사/간호사 2-3인, 행정요원 2인 이상	• 팀당 의사 1인, 응급구조사 2인/간호사, 행정요원 1인	• 사고 유형 및 규모에 따라 구성
운영 기준	• 현장상황이 12시간 이상 길어지면 인력 교체를 위한 팀 파견(2개팀 구성)	• 현장상황이 12시간 이상 길어지면 인력 교체를 위한 팀 파견 • 재난거점병원은 3개 팀을 구성하고 동시 최대 2개 팀이 출동할 수 있도록 권역 DMAT의 인력 풀을 유지	• 복지부 및 중앙응급의료센터가 판단하여 후발대 파견 가능
주요 역할	• 현장응급의료소 운영 • 사고 현장의 인명피해 규모 파악 및 상황 전파 • DMAT 등 의료지원 요청 여부 결정 및 중앙응급의료상황실로 보고 • 부상자 진료 등 현장 응급의료 활동 수행 • DMAT 도착 시 임무 부여 및 협업 수행 • 긴급구조통제단장이 현장응급의료소를 설치한 경우 설치 지원 및 운영 • 사상자 현황 정보 수집 및 관리	• 사고 현장의 인명피해 규모 파악 및 상황 전파 • 추가 의료지원 요청 여부 결정 및 중앙응급의료상황실로 보고 • 부상자 진료 등 현장 응급의료 활동 수행	• 부상자 진료 등 현장 응급의료 활동 수행 • 이동형 병원 운영 및 병원 내 응급의료 활동 수행
물품 구성	• 신속대응반 물품	• 1팀 DMAT bag • 2팀 현장응급의료소 물품	• DMAT bag • 현장응급의료소 물품 • 필요시 이동형 병원
이송 수단	• 긴급자동차 등	• 1팀 긴급자동차 등 • 2팀 재난의료지원차량	• 긴급자동차 등

PART 03

Tip 응급의료종사자의 재난 현장 활동 의무

- 응급의료법 제18조에 따라 보건복지부장관, 시·도지사 또는 시장·군수·구청장은 재해 등으로 환자가 여러 명 발생한 경우에는 응급의료종사자에게 응급의료 업무에 종사할 것을 명하거나, 의료기관의 장 또는 구급차 등을 운용하는 자에게 의료시설을 제공하거나 응급환자 이송 등의 업무에 종사할 것을 명할 수 있으며, 응급의료종사자, 의료기관의 장 및 구급차 등을 운용하는 자는 정당한 사유가 없으면 이에 따른 명령을 거부할 수 없음
- 긴급구조현장지휘규칙 제13조에 따라 지역통제단장의 파견요청이 있는 경우 보건소, 권역응급의료센터, 지역응급의료센터 중 지역통제단장이 지정하는 기관 또는 센터는 지역통제단장이 지휘하는 통합지휘팀에 연락관을 파견해야 함
- 긴급구조현장지휘규칙 제20조에 따라 현장응급의료소 설치를 위해 종합병원과 응급의료기관에 응급의료기구의 지원과 의료인 등의 파견을 요청할 수 있음

④ 응급의료지원 물품의 비축과 관리

㉠ 응급의료지원 물품의 정의

- 응급의료지원 물품: 재난 상황 시 의료지원을 위해 현장에 출동하는 DMAT 소속 팀원 개인물품 DMAT Bag을 포함하여 재난거점병원에서 보유(재난의료지원차량 포함)하고 있는 현장응급의료소 등 재난현장에 지원하는 물품 일체를 말함
- 개인물품: DMAT 구성원별로 휴대해야 하는 물품으로, 재난현장에서 응급통신을 위한 무선통신 장비(PS-LTE), 재난현장출입증 및 소속 및 임무가 표시되어 있는 유니폼, 야간 식별이 가능한 전등 등의 장비를 말함
- 외상처치물품: 재난 상황 시 발생하는 외상환자의 처치를 원스톱으로 끝낼 수 있는 물품리스트의 일체를 말함. 모든 물품은 되도록 1회용을 사용하도록 권장함 (예: 정맥로및 수액세트, 기관삽관 장비 세트 등)
- 이동형 병원: 다수 권역 DMAT의 대응 역량을 초과하거나, 3일 이상의 장기적인 의료지원이 필요한 경우 재난 현장에 설치하는 의료소로, 이동이 가능한 형태로 일정기간 자급자족이 가능하며 필요에 따라 규모의 확장 및 축소 운영이 가능한 시설과 장비 등을 말함

㉡ 신속대응반 물품

- 신속대응반 개인물품
  - 보호복: 활동복 또는 표준 복장(부록1), 모자 또는 헬멧, 필요시 우의, 헤드랜턴, 안전화

- 통신수단: PS-LTE단말기, 무전기 등
- 랜턴, 글로브, 마스크, 가위, 펜 등
- 재난출입증(비표)

– 신속대응반 bag

구분	DMAT bag 물품	
가방 1 (행정물품)	중증도분류표 50 환자등록지 50 병원별수용능력표 1 사상자이송현황표 1 신속대응반 활동보고서 10 비상대응매뉴얼 핸드북 4 비상연락처 3 물품목록 3 약품목록 3 메모지 1	스카치테이프/청테이프 각 1개 클립보드 4 필기도구, 수정테이프 4 디지털카메라 1(또는 휴대전화 등 대체 장비 1) 확성기 1 노트북 1 프린터기 1 화이트보드 3 보드마커 9
가방 2 (의료물품)	펜라이트 3 청진기 3 체온계 1 혈당측정기 1 혈압계 1 설압자 20	이동식 감염폐기물통 1 감염폐기물 비닐, 박스 1 플라스터 3 접이식 들것 1 담요 2
가방 3 (외상처치물품)	상처소독 세트 10	상하지 부목 세트 각 10

㉢ DMAT 물품

재난 현장에서 활동하는 응급의료팀(DMAT 등)의 개인보호장비와 응급장비 세트를 준비하여야 한다(그림 7-32). 왼쪽에는 DMAT 가방, 보호장구, 응급환자진단기, 구급기기, 혈압계, 산소공급기 등 다양한 의료장비와 보호장비가 구분되어 수납되어 있다. 오른쪽에는 방호복, 헤드랜턴(모자 또는 헬멧), 마스크, 장갑, 유니폼, 안전화 등 현장 의료진이 착용해야 하는 개인보호장비의 주요 구성하고 있다. 이러한 장비와 복장은 재난 현장에서 의료진의 안전을 확보하고, 신속하고 효율적인 응급의료 활동을 지원하는 데 필수적이다.

– DMAT 1차 팀은 구성원별 DMAT bag을 가지고 긴급자동차 등으로 이동한다.

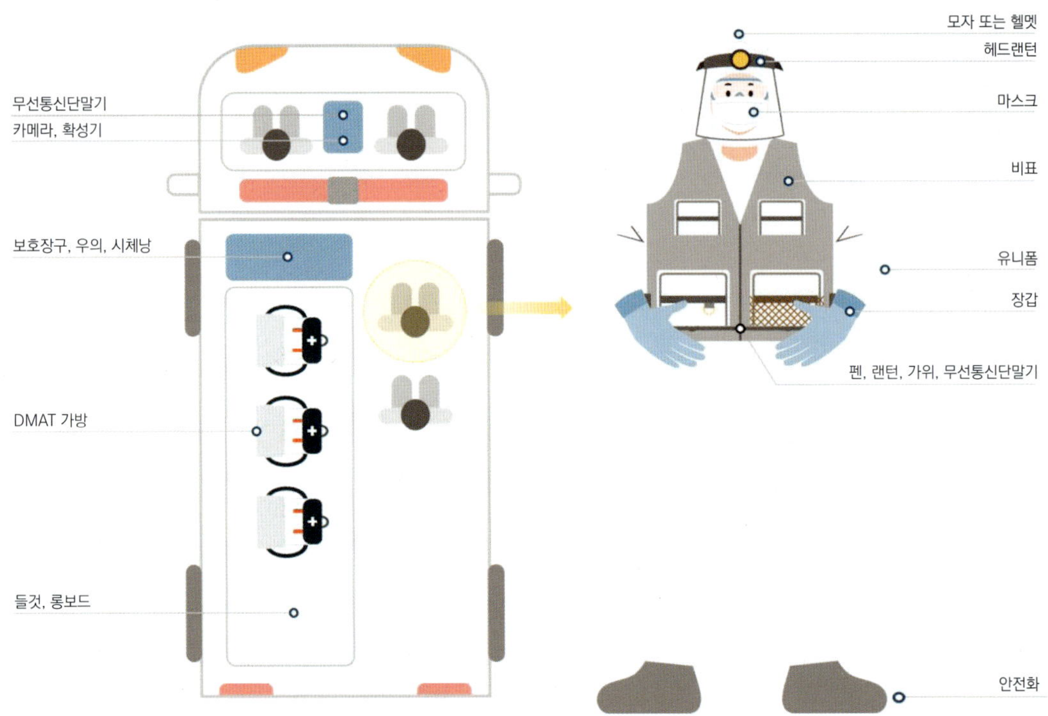

그림 7-32. **DMAT 1차팀 출동 물품의 예**

- DMAT 개인 물품
  - 보호복: 활동복 또는 표준 복장(부록1), 모자 또는 헬멧, 필요시 우의, 헤드랜턴, 안전화
  - 통신수단: PS-LTE 단말기, 무전기 등
  - 랜턴, 글로브, 마스크, 가위, 펜 등
  - 재난출입증(비표)
- DMAT bag
  - DMAT bag은 DMAT 물품을 4개의 가방으로 나누어 보관한다(표 7-74).
  - 물품은 초기 중증도분류 및 분산이송, 10명 정도 중증외상 환자 진단과 처치에 초점을 맞추고 개인별 12-20 kg, 4명 기준 48-80 kg 이내의 물품으로 준비한다.
  - 다음의 DMAT bag 구성안은 각 DMAT에서 구성해야 하는 권장안이며, 각 DMAT의 판단에 따라 품목의 종류나 수량을 변동시킬 수 있으며, 같은 기능을 가진 다른 물품으로 교체도 가능하다.

- 각 DMAT bag의 구성품은 일회용이나 경량의 물품으로 대체하여 최소한의 무게가 되도록 권고한다.
- 특수재난(화학, 방사능 재난 등) 시에는 가능한 개인보호장구 등을 포함하여 추가물품을 구성해 출동하거나 현장 도착 전 특수구조대나 관련 기관에서 공급받을 수 있도록 조치하여야 한다.

표 7-74. DMAT 현장응급의료장비 세트(가방별 주요 물품 구성)

구분	DMAT bag 물품	
가방 1 (행정물품)	중증도분류표 50 환자등록지 50 병원별수용능력표 1 사상자이송현황표 1 비상대응매뉴얼 핸드북 4 비상연락처 4 안전구역설치띠 롤 3 디지털카메라 1	물품목록 4 약품목록 4 메모지 1 스카치테이프/청테이프 각 1개 클립보드 4 필기도구, 수정테이프 4 현장응급의료소 운영일지 10 확성기 1
가방 2 (의료물품)	펜라이트 3 청진기 3 체온계 1 혈당측정기 1 혈압계 1 설압자 20 이동식 감염폐기물통 1 감염폐기물 비닐, 박스 1 플라스터 3	산소포화도측정기 1 휴대형 초음파 진단 장치 1 흡인기 1 휴대용간이인공호흡기 1 접이식 들것 1 담요 2 젤리 1 골반고정대 1 일회용 비디오 후두경 1
가방 3 (외상처치물품)	경추 고정세트 3 KED 1 기관 삽관 장비세트 3 윤상갑상선절개술 세트 1 폐쇄식 흉관 삽관세트 1	정맥로 및 수액세트 5 골내주사 세트 1 상처소독 세트 10 상하지 부목 세트 각 10 지혈대 5
가방 4 (의약품)	수액제제(생리식염수, 5% 포도당용액, 하트만용액 등) 주사용 비마약성진통제 주사용 항히스타민제	에피네프린 10 니트로글리세린(설하용) 흡입용 기관지 확장제

※ DMAT bag 외 별도 탑재 물품: 휴대용 간이 인공호흡기, 접이식 들것, KED 또는 긴척추고정판

㉣ 현장응급의료소 물품

- 현장응급의료소 물품은 기존 재난의료지원차량(부록 9 참고)에 있는 물품에 추가 물품으로 구성하며, 약품이나 외상처치 물품, 기타 처치물품 등은 환자 규모에 맞춰 조정하며, 일회용품을 우선으로 구성한다.
- 현장응급의료소 물품은 중증 환자 40명 처치 기준 및 재난현장 출동기준 72시간 정도 외부의 지원 없이 현장응급의료소가 기본적 응급의료 기능을 수행할 수 있는 수준을 맞춰야 한다.
- 추가적인 물품이 필요한 경우 현장응급의료소장을 통해 통제단장에게 요청 후 중앙응급의료상황실에 보고한다.

㉤ 이동형 병원

그림 7-33은 재난 또는 대규모 사고 발생 시 임시 의료시설(이동형 병원 또는 현장응급의료소 등)의 공간 구성과 주요 기능 구역을 도식화한 것이다. 상단에는 구분별로 외래용 공간, 입원구역, 진단 · 지원구역, 행정 · 식사 · 지원, 생활시설 등이 나뉘어 있다. 외래용 공간에는 9대의 진료용 텐트(소형응급실, 수술실 등), 차량(2대), 텐트(1.5동)가 배치되어 진료와 처치가 가능하다.

입원구역에는 응급진료실과 수술실, 일반병상(4동), 격리병상 등이 포함되어 있다. 진단 및 지원구역은 진단검사실, 중앙공급실, 제혈실, 일반촬영실, CT실 등으로 구성되어 환자의 진단과 치료 지원이 이루어진다. 행정 · 식사 · 지원 구역에는 발열감시실, 오퍼룸, 금고실, 숙소, 회의실, 소리실 등 행성 및 지원 기능이 집중되어 있다. 생활시설로는 식당과 별도 구역이 마련되어 현장 의료진과 지원 인력이 장기간 머무르며 활동할 수 있도록 설계되어 있다. 이와 같이, 그림 7-33은 재난 현장에서 신속하게 설치 · 운영할 수 있는 임시 의료시설의 전체 구조와 각 구역의 역할을 한눈에 보여주고 있다.

- 이동형 병원 규모 및 구성
  - 쉘터(컨테이너) 17동, 프레임텐트 15동, 차량 2대 등을 모듈 형태로 운영하며, 기본 50병상 규모이나 최대 확장 시 100병상 구축 가능하다.
  - 응급실, 수술실, 중환자실 등이 포함한다.

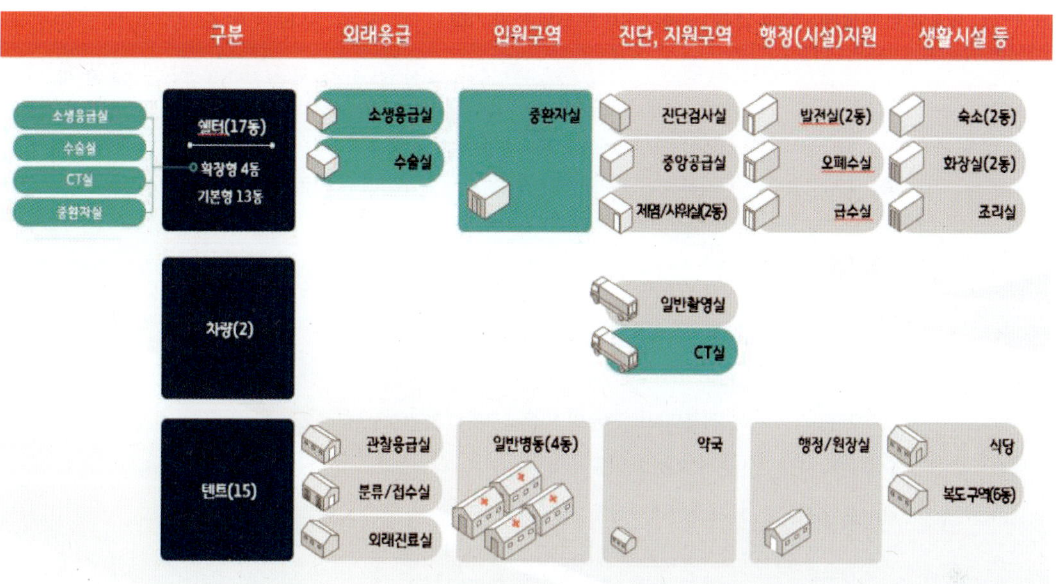

그림 7-33. **임시 의료시설(이동형 병원) 공간 구성 및 주요 기능 구역도**

– 이동형 병원 출동 규모

재난 규모와 의료 수요에 따라 이동형 병원의 출동 단계를 Level Ⅰ(초기 대응)부터 Level Ⅲ(광역 대응)까지 3단계로 구분한 것이다(표 7-75). 각 단계별 출동 모듈, 예상 재난 상황, 진료 범위, 병상 수, 인력 구성, 설치 목표 시간 등을 상세히 규정하고 있다.

- Level Ⅰ: 소규모 재난 시 신속한 초기 대응을 위해 10병상 규모의 응급실 중심 구성(의료진 5명). 60분 내 출동, 30분 내 설치를 목표로 한다.
- Level Ⅱ: 중규모 재난 시 외래 · 입원 · 수술 지원이 가능한 46병상 규모로 확대(의료진 28명). 2시간 내 출동, 8시간 내 설치를 목표로 한다.
- Level Ⅲ: 대규모 재난 시 CT · 수술실 · 중환자실을 포함한 100병상 규모의 종합의료시설(의료진 70명). 4시간 내 출동, 20시간 내 설치를 목표로 한다.

이동형 병원 출동 단계는 보건복지부와 중앙응급의료센터가 재난 유형 및 규모를 평가해 결정하며, 현장 통제단장과 협력해 부지 선정 및 운영을 진행한다. 단계가 높아질수록 의료 인력과 장비가 확충되어 광범위한 진료와 장기적 운영이 가능하다.

PART 03

표 7-75. **이동형 병원 출동 규모별 단계(Level I-III) 및 주요 운영 기준**

<table>
<tr><th>구분</th><th colspan="2">주요내용</th></tr>
<tr><td rowspan="7">Level Ⅰ</td><td>출동모듈</td><td>• 소생응급실, 관찰응급실</td></tr>
<tr><td>예상 재난상황</td><td>• 규모가 파악되지 않은 재난 상황의 초기 대응
• 국지적 재난으로 교통이 원활하지 않고 주변에 큰 의료기관이 없거나 포화 상태
• Level Ⅱ~Ⅲ 설치 전 현장 진료 기능 수행</td></tr>
<tr><td>목표
진료범위</td><td>• 응급 처치 및 이송, 이송 전 현장 처치 시행
- 현장 전문소생 및 중소규모 응급실 수준</td></tr>
<tr><td>운영 병상</td><td>• 응급실 10병상</td></tr>
<tr><td>출동 인력</td><td>• 5명
- 응급의학과 전문의 1, 응급구조사 2/간호사, 행정 2</td></tr>
<tr><td>출동 목표 시간</td><td>• 준비 60분 + 이동시간</td></tr>
<tr><td>설치 목표 시간</td><td>• 30분 이내</td></tr>
<tr><td rowspan="7">Level Ⅱ
* Level Ⅱ 출동규모는 탄력적으로 변형 가능</td><td>출동모듈</td><td>• 소생응급실, 관찰응급실, X-ray실(서버실)
• 분류 및 접수, 외래 및 약국, 입원실(4동)</td></tr>
<tr><td>예상 재난상황</td><td>• 국지적 재난으로 환자 이송 및 보급품 이송은 유지되는 상황
• 소수의 요구조자와 다수의 mass-crowding 발생 상태</td></tr>
<tr><td>목표 진료범위</td><td>• Level Ⅰ 기능
• 외래진료 및 입원환자 수용
• 수술 필요 환자는 응급처치나 최소한의 응급수술(damage control surgery) 후 이송</td></tr>
<tr><td>운영 병상</td><td>• 응급실 10병상, 입원실 36병상</td></tr>
<tr><td>출동 인력</td><td>• 28명
<table>
<tr><th>직종</th><th>인원</th><th>비고</th></tr>
<tr><td>의사</td><td>3명</td><td>응급의학과 전문의 1명
내, 외과계 전문의 각 1명</td></tr>
<tr><td>응급구조사/간호사</td><td>15명</td><td></td></tr>
<tr><td>행정요원</td><td>10명</td><td>기획, 물류 등</td></tr>
</table></td></tr>
<tr><td>출동 목표 시간</td><td>• 준비 120분 + 이동시간</td></tr>
<tr><td>설치 목표 시간</td><td>• 8시간 이내</td></tr>
<tr><td rowspan="3">Level Ⅲ</td><td>출동모듈</td><td>• 이동형 병원 전체 모듈
- 소생응급실, 관찰응급실, 분류 및 접수, 외래 및 약국, 입원실(4동), 진단검사실, X-ray실, CT실, 수술실, 중환자실, 중앙공급실, 복도모듈, 화장실 2동, 숙소 2동, 행정실 1동, 조리실 1동, 식당 1동, 발전실 2동, 급수실 1동, 오폐수실 1동, 에어텐트 2동, 창고 6동</td></tr>
<tr><td>예상 재난상황</td><td>• 광범위 대규모 재난으로 도로 및 인근 의료기관 인프라 붕괴나 마비 상태
• 지원 단체와 재난구호물품 등의 지원까지 상당 시일 소요 예상(파견지 자급자족 필요)</td></tr>
<tr><td>목표 진료범위</td><td>• Level Ⅱ 기능
• 진료 및 진단(혈액 검사, 방사선 및 CT 촬영 등)
• 응급 수술 및 수술 후 중환자 집중 감시
• 생활 시설 운영</td></tr>
</table>

<table>
<tr><th>구분</th><th colspan="2">주요내용</th></tr>
<tr><td rowspan="4">Level Ⅲ</td><td>운영 병상</td><td>• 응급실 10병상, 입원실 36병상, 중환자실 4병상
- 입원실은 최대 100병상까지 확대 가능</td></tr>
<tr><td>출동 인력</td><td>• 70명
<table><tr><th>직종</th><th>인원</th><th>비고</th></tr><tr><td>의사</td><td>3명</td><td>응급의학과 전문의 2명
내,외과계 전문의 각 1명
수술실 4명(신경외과, 정형외과
일반외과, 마취과)</td></tr><tr><td>응급구조사</td><td>4명</td><td></td></tr><tr><td>간호사</td><td>24명</td><td></td></tr><tr><td>진료지원</td><td>10명</td><td>약사, 의료기사 등</td></tr><tr><td>행정요원</td><td>24명</td><td>기획, 물류 등</td></tr></table>* 응급의학과 전문의 1, 응급구조사 2/간호사, 행정 2</td></tr>
<tr><td>출동 목표 시간</td><td>• 준비 240분 + 이동시간</td></tr>
<tr><td>설치 목표 시간</td><td>• 20시간</td></tr>
</table>

⑤ 응급의료지원 통신체계

재난 현장에서의 효과적인 응급의료 지원을 위해서는 계층화된 통신체계의 구축이 필수적이다. 핫라인은 보건복지부, 시 · 도, 중앙응급의료센터, 병원, 보건소 간의 신속하고 일관된 의사소통을 보장하며, 유선전화, 무선전화, PS-LTE(공공안전(long term evolution) 통신망, Public Safety-LTE) 등이 활용된다(그림 7-34). 비상연락망은 기관 내 인력 동원용 연락체계로, 상시 유지되며 매월 점검된다. 중앙응급의료상황실은 24시간 운영되며, 언론 모니터링과 재난 신고 접수를 통해 신속히 정보를 수집하고 관련 기관에 전파한다. DMAT 및 신속대응반은 PS-LTE나 휴대전화 등을 활용해 상황보고와 지휘체계 유지를 수행하며, 통신두절 시에는 현장응급의료소장의 지휘에 따른다. 모바일 상황실은 모든 참여자가 실명 기반으로 접속해 정보를 공유해야 하며, 현장 의료진은 출동, 이송, 자원요청 등 핵심 정보를 실시간 보고해야 한다. 현장 내에서는 중앙응급의료상황실, 현장지휘소, 응급의료소 간 통신이 확보되어야 하며, 공통통화그룹 참여와 PS-LTE 기반 통신이 기본이다. 모든 기관은 통신 교육과 장비 대비를 연 1회 이상 수행해야 하며, 재난 인력은 배터리 등 지속 가능한 통신수단을 확보해야 한다.

PART 03

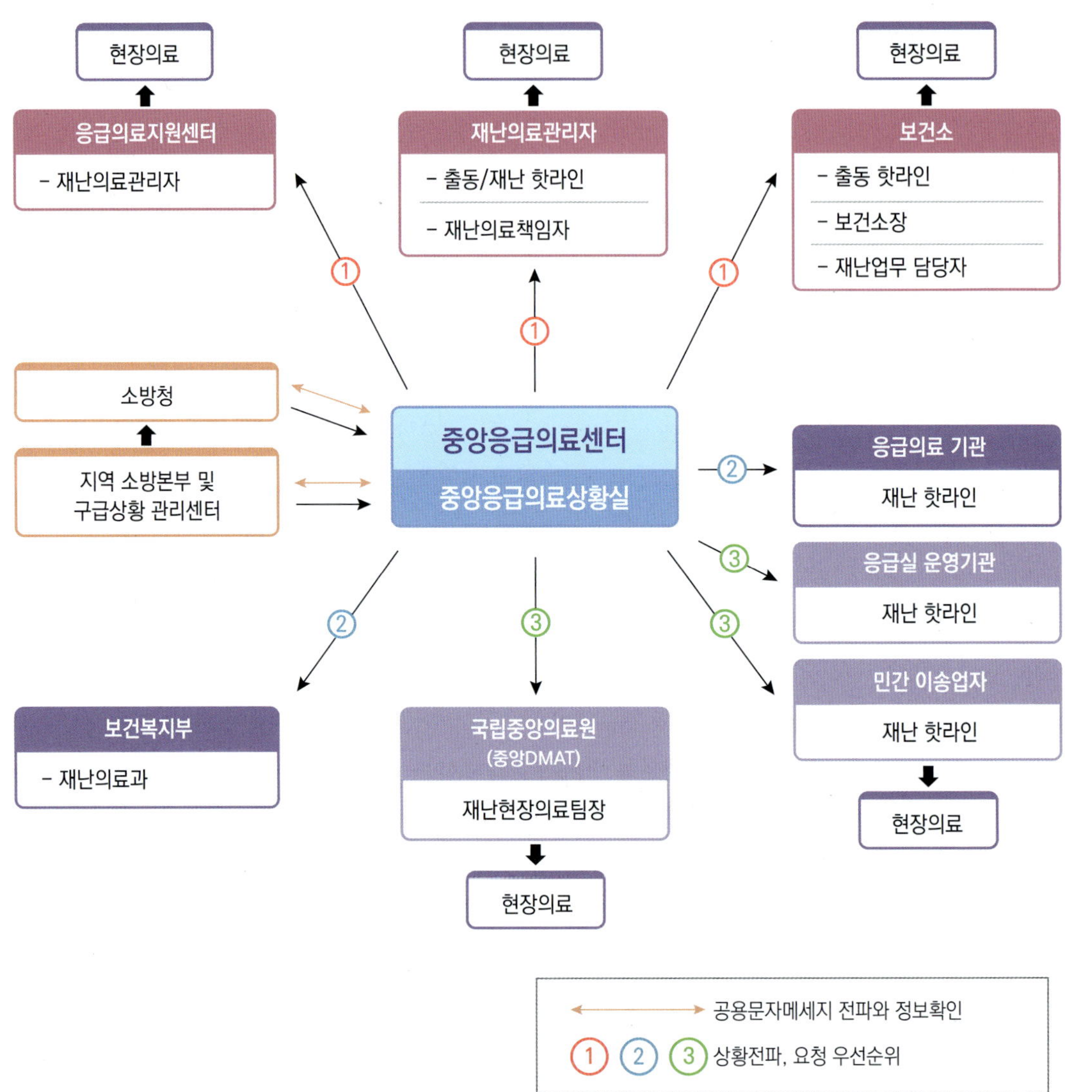

그림 7-34. 중앙응급의료센터 중심의 재난응급의료 상황 전파 및 협력체계도

(4) 병원재난 응급의료

(가) 병원 재난 계획

병원 내의 사고지휘체계는 재난 상황 동안 병원을 마비시킬 수도 있는 혼란이나 혼동 등을 최소화시키기 위해 발전되어 왔다. 이러한 체계는 분명한 책임 소재 및 명령 체계, 그리고 병원의 각 구성원 간의 명확한 의사 전달체계 및 이해가 확립되어야 한다. 이러한 체계의 구성 요소는 다음과 같다.

• 보편화된 언어	• 책임 있는 기능
• 정의된 그리고 예상 가능한 치료 체계	• 책임을 위한 지침서
• 유연한 반응	• 우선순위가 있는 반응

① 병원 계획의 핵심 사항

병원 재난 계획은 행정, 응급의료종사자의 책임이다. 이 계획은 재난 현장으로부터 이송되는 사상자의 치료에 있어 병원에서 조직적인 반응을 포함해야만 한다. 또한, 인근 지역 병원의 환자 이송을 포함해야만 한다.

아래의 사항들은 병원 계획의 몇 가지 핵심 기능이다.

• 계획의 활성화	• 보급
• 병원 능력의 평가	• 병원 내의 재난 행정 구역 및 치료 구역
• 재난 명령 체계 확립	• 연습 및 훈련
• 통신	• 보안 및 군중 통제

② 재난 계획의 활성화

병원 재난 계획에는 계획이 효과적으로 운영되기 위한 책임자가 있어야 한다. 이 책임자는 병원 경영과 연관된 책임자일 필요는 없다. 또한, 계획의 활성화가 필요한 상황들도 정의되어야 한다. 재난 프로토콜에서는 재난 상황 시 사용 가능한 응급의학과 의료진 및 다른 과의 의료진들을 정의하여야 한다.

계획의 활성화 후에는, 모든 재난 시에 필요한 자원들을 즉시 활용할 수 있는 방안들이 강구되어야 한다. 이러한 자원에는 인력, 공급, 장비, 통신, 그리고 수송 등이 포함된다.

③ 병원 능력의 평가

병원에서 재난으로 인한 사상자들을 수용하기 전, 병원 자체의 재난으로 인한 구조적 피해 유무나, 또는 기능적인 활동이 가능한지를 반드시 파악하여야 한다. 파악해야 할 문제들은 다음과 같다.

• 통로 폐쇄 또는 승강기 고장	• 수질 오염
• 화재, 폭발 또는 건물 붕괴의 위험	• 어떠한 장비든지 사용을 못하는 경우
• 산소를 포함한 장비나 공급의 부족	• 환자 진입 불가능 등

이러한 문제점들에 대한 책임은 보통 병원 기술자나, 병원 안전 책임자들에게 있다. 만약 병원 자체의 구조적 문제가 있는 경우에는 환자 및 병원 관계자들의 대피도 고려해야 한다.

병원이 안전하다고 판명된 경우에는 재난 현장으로부터 최대한 몇 명의 환자를 이송해서 안전하게 치료 가능한지를 판단한다. 이러한 판단은 의료 인력, 병상 수, 수술실 및 중환자실 수용 능력, 그리고 공급 및 자원의 활용 정도에 의해 제한될 수 있다.

재난 상황 시에는 다음과 같은 사항을 파악하는 것이 중요하다.

- 병원 자체의 능력(평가)은 어떠한가?
- 얼마나 많은 병상 수 확보가 가능한가?
- 혈액을 포함한 중요한 의료 소모품 및 약제가 얼마나 이용 가능한가?
- 얼마나 많은 의료 인력이 근무 가능한가?
- 무슨 손실이 발생했는가?
- 얼마나 많은 수술실이 사용 가능한가?
- 어떠한 의사들이 병원에 필요한가?
- 기타 예상 가능한 문제가 있는가?

이상적으로는 계획 속에 가장 빠른 명령체계를 통해 이러한 자료들을 수집할 수 있어야 한다.

④ 재난 명령의 확립

병원 내의 명령 체계는 별도의 공간을 두어 설치해야 한다(예: 재난관리 센터).

- 별동의 공간은 중증도 분류 구역(재난현장), 환자 처치 구역, 그리고 지역 구급체계, 경찰, 소방, 그리고 정부 책임자와 통신을 할 수 있어야 한다.
- 다양한 통신 방법들도 강구되어야 한다(핸드폰, 무전기, 대면통신, 기타 등등).
- 병원 내 명령체계 내에는 반드시 병원 행정 책임자 및 응급의료종사자가 포함되어야 한다.
- 명령체계는 그 자체로 확고해야 한다.

⑤ 통신

훌륭한 통신의 지속은 어떠한 경우의 재난나 대량사고 시에도 핵심적 역할을 담당한다. 적절한 통신의 부재는 재난 계획 실패의 가장 큰 원인이다. 세계 각국의 재난 현장에서는 다양한 원인으로 인한 적절한 통신 유지가 이루어지지 않고 있는 것이 현실이다.

- 재난기간에는 다양한 방법의 통신들이 끊기고 있다.
- 제일 중요한 목적은 사용 가능한 모든 통신 수단을 이용해 통신을 유지하는 것이다.
  - 통신방법으로는 휴대 전화, 칠판, 이메일, 통신, 폐쇄회로 텔레비전, 단파 라디오, 또는 심지어 사람(대면통신)을 이용한 통신들도 고려해야 한다.

통신은 병원 간 또는 병원 내에서도 필요하다.

- 환자 치료에 필요한 혈액, 항생제, 또는 수액 등 환자의 생명과 연관이 있는 물품이 부족한 경우
- 인큐베이터 또는 수술 기구 등이 부족한 경우
- 응급의료종사자, 의료기사, 물리 치료사 등의 인력이 부족한 경우 등

불행하게도 현재 의료 체계에서 일상적으로도 최대한 기능을 하는 상황에서 재난 시 더 보강된 기능을 요구하기에는 많은 무리가 있다. 또한, 환자가 과중하게 몰린 병원에서 상대적으로 여유가 있는 병원으로의 환자 이송도 고려해야 한다. 그렇지만 현재 일상적으로 진행되고 있는 병원 간 환자 이송의 문제도 해결 안 된 상태에서 재난 시 이러한 기능을 요구하는 것 또한 많은 문제가 될 것이다.

⑥ 재난 물품들의 공급

재난 기간 중, 필요한 장비나 물품은 병원 내에서 가장 필요로 하는 곳에 즉시 공급되어야 한다(휠체어나 침대가 환자 접수 구역에 필요한 것 등).

각 병원은 재난 시 예상되는 사용 물품들을 재고 형태로 정상적으로 현재 사용하고 있는 의료 물품 이상을 보유하고 있어야 한다. 그러나 국내에서는 이에 대한 실태조사조차 이루어지지 않고 있다.

⑦ 병원 재난행정 및 치료구역

재난계획의 일환으로서 병원 내에 환자 도착구역, 치료 및 퇴원구역을 정하는 것은 매우 중요하다. 이 계획은 이러한 구역의 기능에 맞게 특화되어야 하며, 인력정도, 그리고 기본물품 등의 개념이 확립되어야 한다. 아래와 같은 기능들이 원활하게 기능을 하여야 한다.

㉠ 재난 통제 센터

재난 통제 센터는 응급실에서 되도록 멀리 위치하는 것이 적절하다. 적절한 통신유지는 매우 기본적인 요소이다.

- 병원내의 사고통제를 제외한 재난현장의 기능을 조절해야 한다.
- 다른 기능으로는 다음과 같은 내용을 포함한다.
  - 병원의 다른 병동을 개설하는 것
  - 외부의 도움 요청하는 것
  - 위험에 처한 환자이송
  - 환자 처치구역에 의료진 배정
  - 원래 역할의 재조정 등

㉡ 중증도 분류

효율을 극대화하기 위해서는 병원에 내원하는 환자를 한 곳으로 집중해야 한다. 즉 중증도 분류 구역으로 집중하는 것이다.

- 구역의 핵심 기능은 모든 내원 환자를 빠른 시간 내에 평가하고, 치료의 우선순위를 정하는 것이다.
- 환자의 분류를 전담하는 것이다(즉 적절한 구역으로의 환자 이송 등).
- 중증도 분류 구역의 부재 시에는 중요 치료 구역의 혼잡이 가중될 수도 있다.

㉢ 환자의 돌봄 구역

환자의 돌봄 구역을 다음과 같이 구분하는 것도 고려할 수 있다.

- 중환구역: 중증도 분류 구역으로부터 중환을 위주로 치료하는 곳으로 응급실 내에 위치하는 것이 이상적이다.
- 경환구역: 대부분의 재난 상황에서 대다수의 환자는 심하게 손상을 받지 않는다. 대부분 환자는 보행이 가능한 손상을 입거나 걱정이 많은 환자들이다. 이러한 환자들은 가벼운 치료, 즉 골절에서의 부목치료, 열상의 봉합, 또는 파상풍 예방접종 등의 치료가 필요하며, 이러한 환자의 치료구역은 응급실에서 구별된 장소에 마련하는 것이 혼잡을 줄일 수 있는 방법이다.

㉣ 수술 전 입원 구역

중환구역에서 안정화된 대부분의 환자 평가 및 관찰하는 구역이다.

ⓜ 수술

다수의 수술이 필요한 환자의 발생 시 적절한 치료에 영향을 주는 가장 중요한 요소는 사용 가능한 수술방의 수이다. 경험 많은 외과의사에게 가장 빠르게 환자를 의뢰하여 수술하는 것이 중요하다.

ⓑ 영안실

대부분의 재난 시에는 많은 사망자가 발생한다. 이러한 장소는 되도록 병원 외의 장소에 확보하는 것이 바람직하며, 학교, 학교 강당, 교회, 또는 종합 경기장 등이 대안이 될 수 있다. 병원에서는 생존 가능한 환자의 치료에 집중하는 경향이 있기 때문에 사망자에 대해서 소홀해질 수밖에 없다.

ⓢ 오염 제거

재난 시 방사선적으로 또는 화학적으로 오염된 경우를 대비하여 몇 가지 필요한 것들이 있을 수 있다.

- 제독을 위한 안전한 장소
- 환자의 외부 오염을 씻어 내기 위한 방법
- 오염 물질을 담을 용기
- 환자로부터 오염을 방지하기 위한 적절한 보호
- 일회용/소독 가능한 의료 장비
- 오염 제거의 목적은 회부 오염의 최소화, 남아 있는 오염 물질의 제거, 그리고 잠재적으로 위험한 물질의 전파 방지에 있다.
- 제독 구역은 단지 오염 물질의 제거에만 목적이 있는 것이 아닌 환자 소생을 위한 인력 및 장비도 필요한 구역이다.

ⓞ 정신과

재난 시 또는 다른 많은 원인으로 불안 또는 우울증 등의 정신과적 치료가 필요한 경우가 환자들에게서 많이 발생한다. 히스테릭한 사람의 경우(환자, 방문자, 또는 병원관계자)에는 병원의 재난 진료 기능을 방해할 수도 있다. 특히 정신과적 면담이 필요한 경우를 생각하여 분리되고 고립된 치료 구역을 확보해 놓아야 한다. 이러한 정신과적 지지치료가 점점 더 중요하게 간주하고 있다.

㉧ 가족 대기 및 퇴원 구역

과거의 재난 현장에서는 가족 및 친지들이 사상자들을 찾기 위해 병원 내에서 혼잡을 초래하는 많은 경우를 경험하였다. 이러한 혼잡은 재난 상황에 최선의 대응을 요구하는 상황에서 병원 기능의 방해를 일으키는 경우가 대부분이다. 이러한 이유로 인해, 가족 및 친지들에게 정보를 제공해 줄 수 있는 별도의 공간을 확보해 놓아야 한다. 이러한 구역은 동시에 병원 내의 환자 퇴원 시 그리고 재난 시의 환자들을 위해서도 사용될 수 있다.

㉨ 자원봉사자

대량 재난의 경우에는 수혈 등의 도움을 주려는 일반인들이 갑작스럽게 많이 모일 수 있다. 이러한 자원 봉사자들이 일부 도움을 줄 수도 있지만, 보통은 도움보다는 병원 기능에 장애를 초래하는 경우가 대부분이다.

별도의 공간을 확보한 후, 이러한 자원봉사자들의 도움을 받을 것인지를 판단하는 것도 중요하다.

⑧ 교육과 훈련

정기적인 훈련 및 연습이 병원 관계자들이 재난 상황 시에 적절하게 대처하는 데 도움을 줄 수 있다. 또한, 이런 훈련을 통하여 취약점이나 생략된 사항들을 확인하며, 계획의 재수립 및 수정을 할 수도 있다. 이러한 훈련들은 실제와 같은 상황을 가정하고 대규모로 할 수도 있으며, 또한 간단하게 가상 상황을 설정하여 훈련으로 끝낼 수도 있다.

⑨ 사고 지휘 체계

사고 지휘 체계(incident command system, ICS)는 현장 대응을 조직화하기 위한 유연한 명령 및 조정을 하기 위한 표준 응급 관리 체계를 의미한다. 사고 지휘 체계는 일반적으로 비행기 추락 사고와 같은 확인 가능한 한 장소의 재난의 경우 사용된다. 표준화된 조직 체계와 공통 용어의 사용으로 사고 지휘 체계는 다수의 기관과 여러 관할 지역이 관여되는 사고에 적용할 수 있는 관리 체계를 제공한다. 가장 기본적인 요소의 구성은 다음과 같다.

- 사고 지휘
- 작전
- 계획
- 병참
- 재정

현장의 사고 지휘 체계의 원칙은 병원 상황에 적용될 수 있다. 이러한 형태의 하부 구조와 필요에 따른 유연한 조직의 확장 및 축소는 이론적으로는 모든 재난 시에 체계적이고 효율적인 대처를 가능하게 한다.

⑩ 재난 현장과 병원 간 통신

지역 응급 의료 체계 또는 재난 센터에서는 지역에서의 재난 또는 대량 사고 발생 시에 지역 병원에 경보를 제공해야 한다. 이상적으로, 이러한 경보에는 부상자의 수, 특별히 많이 다친 중환자의 수(중환자실 치료가 필요한 환자 포함), 그리고 경환자의 수 정도의 정보면 충분하다. 병원에서는 지역 응급 의료 체계에 다음과 같은 사항을 보고해야 한다.

- 병상 수
- 현재까지 수용한 환자 수
- 병원에서 앞으로 수용 가능한 환자 수
- 병원 내의 부족한 물품 등의 목록

⑪ 지역 병원으로의 환자 분산

대량 사고 시의 환자들은 위에서 이미 언급한 대로 대부분은 불균형하게 이송되는 경향이 있다. 그렇지만, 이러한 불균형한 환자의 이송을 최소화하기 위해서는 병원과 현장의 응급의료 체계와 적절한 통신이 유지 되어야만 한다.

- 현장 책임자에게 즉각적으로 환자가 많이 이송된 병원에 대한 정보를 제공한다.
- 상대적으로 안정된 환자 및 경환들을 지역 외의 병원으로 이송해야 한다.
- 병원의 환자 치료능력 범위 밖의 환자 이송 시에는 다른 병원으로 환자를 이송하기 위한 이차적인 중증도 분류를 시행한다.
    - 심한 화상, 일산화탄소 중독, 척수 손상 또는 화학적이나 생물학적 테러에 의한 환자들과 같이 특별한 문제를 가지고 있다.
    - 환자들은 환자의 수가 많아서 수용할 수 없는 경우라도 직접 이러한 환자를 치료할 수 있는 시설이 있는 병원으로 이송해야만 한다.

⑫ 현장 재난 의료팀

병원에서 파견하는 현장 재난 의료팀은 희생자들을 구출하는 데 시간이 많이 소요될 수 있는 경우에 도움이 될 수 있으며 다음과 같은 상황을 고려할 수 있다.

- 이송로가 막힌 경우
- 병원으로 환자 이송을 쉽게 할 수 없는 상황

– 대량 환자의 발생으로 환자 이송 능력을 초과한 경우

응급의료종사자를 파견할 경우에는 큰 주의가 필요하다. 대부분 의사와 간호사의 기능은 병원 내의 환경에서 가장 잘 조화를 이루고 있다. 그러나 열악한 환경에서는 교육되고 준비된 소수의 응급의학 출신 의사와 응급구조사(특히)가 제대로 기능할 수 있다.

응급의료종사자는 응급실에서 환자를 진료할 수 있는 예비 응급의료종사자가 없는 상황에서는 의료인을 현장으로 보내서는 안 된다.

– 어떻게 응급의료종사자를 활용할 것인지에 대해서는 병원재난 계획에 철저히 포함해야 한다.
– 지역의 다른 기관과의 유기적인 협조가 상호간의 협력을 통해 사전에 확보되어야 한다.
– 응급의료종사자를 지원하기 위한 자원의 확보 노력은 지역사회의 능력 내에서 신중하게 계획되어야 한다.
– 병원에서 재난 의료팀을 보내기 위한 능력들은 여러 가지가 개발되어 있다.
  - 수련병원의 의료진 또는 지역 사회의 개원의들이 재난 현장의 중증도 분류팀을 구성할 수 있다.
  - 지역별로 한 기관이 역할을 전담하는 것이 바람직하다.
– 병원은 재난 상황에서 사용하는 필수 소생 및 안전화를 위한 장비가 갖춰진 중증도 분류 도구를 갖고 있어야 한다.

(나) 응급실에서의 환자치료

대량환자 발생 시의 치료는 응급실에서 평상적인 환자 치료와는 많은 차이점이 존재한다. 예를 들면, 모든 실제적인 재난 상황에서는 상처의 치료가 큰 문제점으로 부각한다. 1998년에 미국의 지진, 1999년의 터키 지진 때에 상처와 괴저(gangrene)가 큰 문제 중의 하나였다. 많이 오염된 상처를 일차 봉합할 경우에는 많은 합병증을 유발하였다. 이러한 심각한 상처 오염의 경우에는 일차적으로 상처 소독을 철저히 하면서 매일 환자의 상처를 소독하고, 상처의 상태를 파악한 후 3–4일 후에 봉합을 고려해야 한다. 또한, 파상풍 예방 접종이 같이 병행되어야 한다.

재난 현장에서 둔상을 입은 후 수 시간에서 수 일후에 구출된 환자의 경우에는 압좌 증후군의(crush syndrome) 증상 및 징후에 대한 철저한 감시 및 치료가 필요하다. 압좌 증후군의 증상 및 징후로는 심장 부정맥, 고칼륨혈증, 그리고 신부전 등이 있다. 흡입 손상으로 인한 전격성 폐부종(전격: 번갯불 같은 신속성과 큰 강도와 격렬함을 가지고 갑자기 발생) 또는 폐렴이 건물 붕괴 시에 폭발에 의한 손상을 입은 환자의 지연성 사망의 원인이 될 수도 있다.

① 방사선 및 임상병리 검사

방사선 검사와 임상병리 검사는 대량재난의 경우에는 삼가는 것이 좋다. 시행하는 경우는 검사 결과가 치료방법을 바꾸는 데 도움이 되는 경우로 한정한다.

㉠ 시행하지 않는 경우

– 어긋나지 않은 사지 골절의 경우

• 사지 거상 및 냉찜질 치료를 시행한다.

• 적절한 석고붕대로 고정한다.

• 24–48시간 정도 지연되어도 안전하게 x–ray 검사를 시행할 수 있다.

– 복부의 방사선 검사의 경우

• 외상의 경우에는 유용한 정보를 별로 환자에게서 얻을 수 없다.

㉡ 시행해야 할 경우

– 초음파로 혈복증 및 기흉 검사

• 시간을 절약하는 방법인 동시에 비용을 줄일 수 있는 좋은 방법이다.

– 흉통을 호소하는 환자의 흉부 방사선 검사

• 호흡 곤란 또는 비정상적인 흉곽 운동하는 경우

• 폭발물에 의한 폐 손상이 의심되는 환자에게서 시행할 수 있다.

• 복부, 골반, 그리고 넓적다리뼈의 이상 소견이 있는 경우

* 환자가 영구적인 신경 손상이나 쇼크로 인한 사망을 유발할 수 있다.

* 의심스러운 경우에는 방사선 검사를 시행할 수 있다.

– 임상병리 검사가 적응증이 되는 경우도 매우 제한적이다

(예외: 생물학적 무기에 노출이 의심되는 경우)

→ 저혈량 쇼크인 환자에서 전혈 검사 및 혈색소, 혈액형 검사가 도움이 된다.

→ 콩팥이나 비뇨생식기계의 손상이 의심되는 경우에는 혈뇨 막대 검사가 도움이 된다.

→ 호흡곤란이나, 호흡부전이 있는 경우에는 동맥혈 검사를 시행한다.

→ 흡입 손상이 있는 경우에는 일산화탄소 농도 검사를 시행한다.

→ 대부분의 임상 병리 검사는 보조적으로 활용한다.

② 임상검사실의 운영

검사실 운영의 문제점은 짧은 시간에 많은 검사의뢰가 들어오기 때문에 발생한다. 일반적인 검사를 지연시키고 재난환자의 검사를 먼저 시행하며 재난환자의 검사도 중증도에 따라 우선순위를 정하여 시행한다(그림 7-35).

㉠ 재난 시에는 별도의 검사용지를 사용하는 것이 바람직하다.

㉡ 검사결과도 중증도에 따라서 보고순서를 결정한다.

㉢ 긴급환자의 검사결과와 응급을 필요로 하는 검사결과는 담당의사에게 직접 전해주거나 전화로 결과를 통보한다.

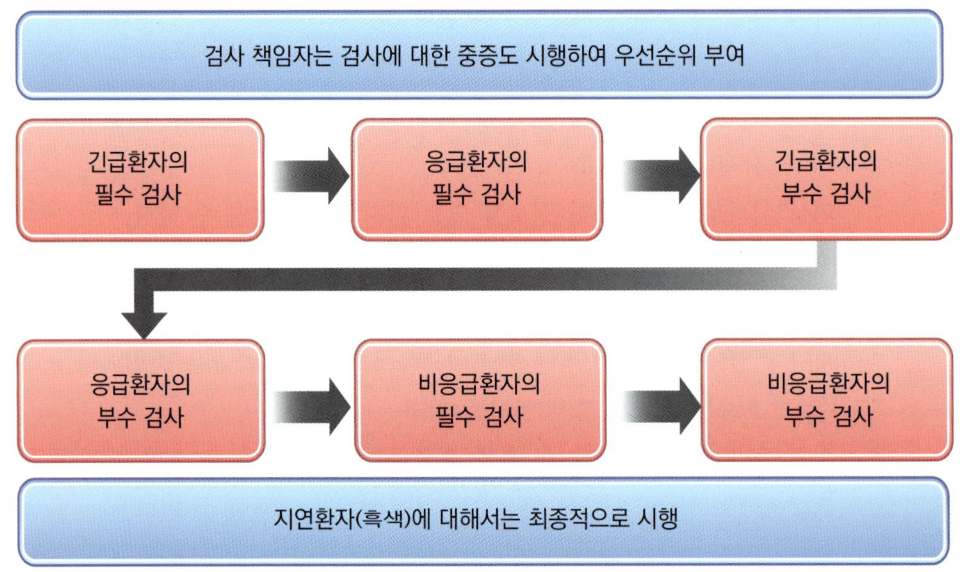

그림 7-35. 임상검사반의 검사순서

③ 영상의학과의 운영

정확한 방사선검사는 많은 피해자를 적절히 치료하는데 필수적인 요소이다. 그러나 방사선을 촬영하는 데는 적지 않은 시간이 소요되므로 환자의 흐름에 병목현상을 일으킨다. 따라서 중증도에 의한 우선순위에 따라 필요한 부위만 촬영하도록 엄격히 제한하여야 한다.

④ 혈액의 확보

재난 시에 임상병리과의 가장 중요한 업무는 충분한 혈액(50 pint 이상)을 확보하는 것이다. 재난이 발생하면 사회봉사 활동의 하나로 헌혈운동(헌혈이 가능한 자원봉사자들을 확보하는 것도 중요)이 빈번하게 이루어진다. 그러나 혈액의 절대량이 모자라서 문제가 발생하는 경우도 있다.

- 가족이나 친구 등과 같은 인적 자원의 활용도 고려해야 한다(그림 7-36).
- 필요한 혈액은 인근 병원 및 혈액원으로부터 지원을 받는다.
- 재난 시에는 혈액의 수량보다는 급박한 상황에서 즉시 수혈해야 하므로 Rh-O형의 혈액을 충분히 준비해야 한다(그림 7-37).

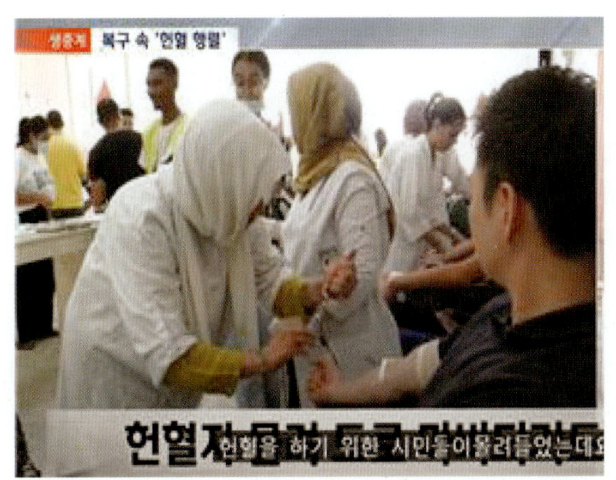

그림 7-36. **모로코 지진(규모 6.8)으로 사망자 2천명이 넘어 시민들이 헌혈 동참**
(출처: 2023. 09. 11, 뉴스데스크, MBC)

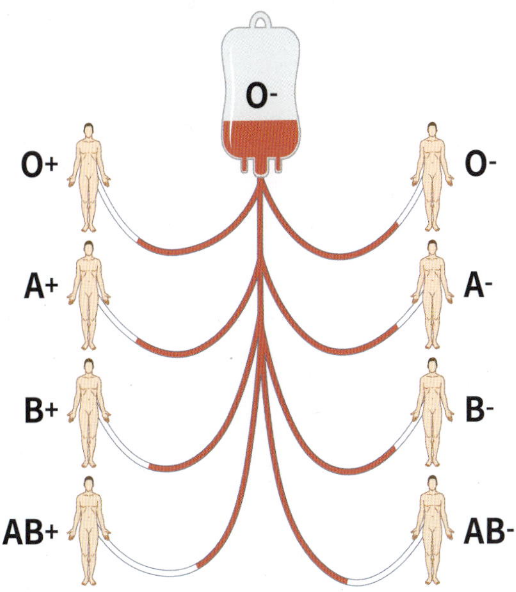

그림 7-37. **즉시 수혈을 위해 Rh^- O형 혈액을 충분히 준비**

Rh식 혈액형

혈액형의 하나. ABO식 혈액형과는 별개로 있는 혈액형이다. 1940년에 발견되었고, 발견자는 ABO식 혈액형을 발견한 카를 란트슈타이너 등이다. 명칭의 유래는 이 혈액형을 검출하는 데 쓰이는 항혈청을 얻기 위한 동물인 히말라야원숭이(Rhesus macaque)의 앞문자에서 따온 것.

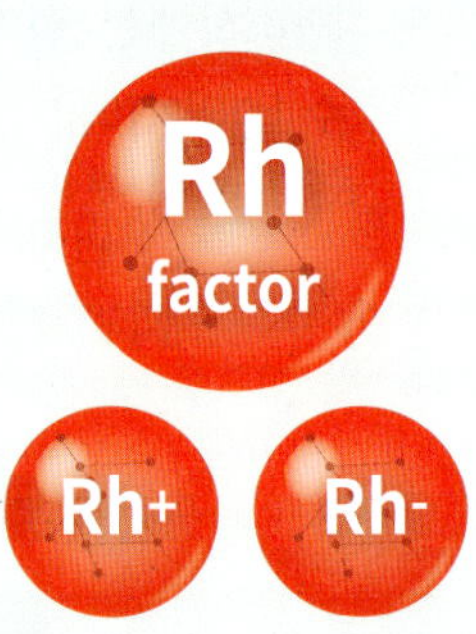

그림 7-38. **Rh식 혈액형**

히말라야원숭이(붉은털원숭이)의 혈구로 면역을 준 토끼의 혈청에 사람의 혈액을 반응시키면 혈구가 응집하는 경우가 있고 그렇지 않은 경우가 있다. 응집하면 이를 Rh+로, 응집하지 않으면 Rh−로 분류한다. 크게 Rh+형과 Rh−형으로 나눈다. 이중 Rh+ 형이 대다수를 차지하며, 전세계적으로 85% 정도가 Rh+형이고 나머지 15%가량이 Rh−형이다. 동아시아인은 0.5% 정도가 Rh−이지만, 서양에서는 15%가 Rh−이다. Rh 혈액형은 수혈 및 헌혈 시 ABO 혈액형처럼 같은 혈액형끼리 수혈하는 것을 원칙으로 한다. 따라서 Rh+형은 Rh+에게만, Rh−형은 Rh−형 피만 수혈받을 수 있다(그림 7-38).

Rh−인 여성이 Rh+인 아이를 임신을 하게 된다면 다음 아이가 Rh+일 경우 적아세포증으로 인해 사산할 확률이 높다. 이는 출산 전 태반의 출혈로 인하여 모체에 Rh+혈액형에 대한 항체가 생기고, 이 항체가 태아의 혈액으로 들어가 적혈구를 파괴하여 그 결과 적아세포가 혈액 속에 증가하는 증상이다(그림 7-39). 그러나 첫째 아이를 출산했을 때 모체에 항Rh혈액형 항체를 주사하면 Rh+ 혈액형인 태아를 몇 번 임신하더라도 건강하게 출산할 수 있다고 한다.

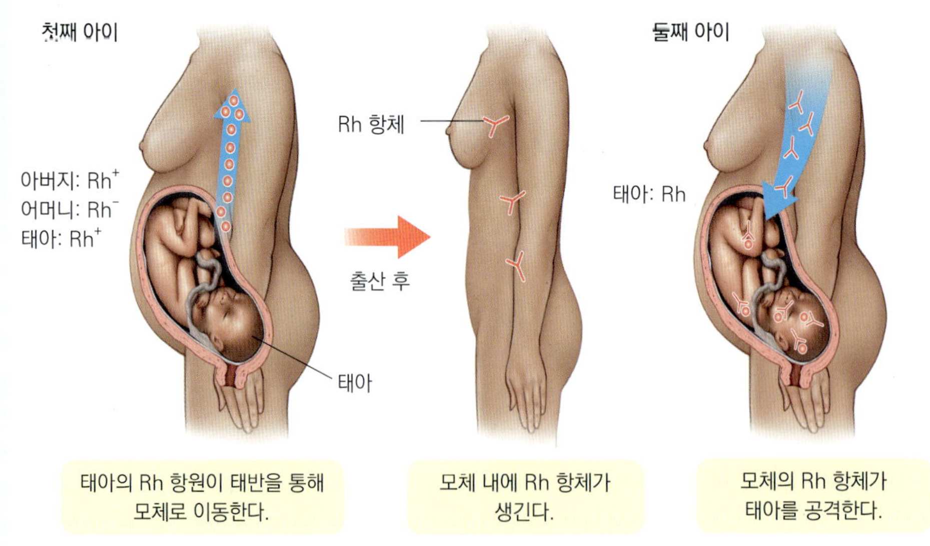

그림 7-39. **적아세포증의 과정**

⑤ 의료처치

재난 시의 의료처치는 평상시와 다르므로 다음과 같은 방법으로 치료를 시행한다.

- 소생의 대상범위를 환자의 손상정도, 연령, 과거력 및 의료장비를 고려하여 결정한다.
  - 소생이 가능한 경우에는 복잡한 시술보다는 신속하고 안전한 방법을 시행한다.
  - 즉, 개방성 경골골절로 출혈이 심하며 감염 가능성이 높으면 하지절단술을 시행한다.
- 제한된 의료진으로 동시에 여러 명의 환자를 수술해야 하는 경우는 수술의 우선순위를 부여해야 한다.
- 수술의 우선순위는 다음과 같다.
  - 간단하고 수술시간이 적게 소요되며, 수술로 환자의 생명을 구할 확률이 매우 높은 환자
  - 간단하고 수술시간이 적게 소요되지만 수술로 환자의 생명을 구할 확률이 비교적 낮은 환자
  - 복잡하고 수술시간이 많이 소요되며, 수술로 환자의 생명을 구할 확률이 매우 높은 환자
  - 복잡하고 수술시간이 많이 소요되지만 수술로 환자의 생명을 구할 확률이 비교적 낮은 환자
- 임상검사와 방사선검사 등의 진단적 검사는 필요한 것만 최소한으로 시행하여야 한다.
- 수액처치, 외상처치, 약물투여 등에 대하여 간호사와 응급구조사의 자율권을 확대시킨다.
- 인근 병원에서도 치료가 가능한 환자는 즉시 후송한다.
- 생존가능성이 적더라도 사망하기 전까지는 기도확보, 호흡처치, 순환처치, 적절한 통증치료, 체계적인 환자평가, 환자상태의 평가를 계속 시행한다.
- 환자의 인격존중은 재난시라도 평상시와 같이 엄격하게 지켜져야 한다.

⑥ 과거의 재난 환자의 응급실 의무 기록은 없거나 빈약한 경우

대부분 환자 기록은 중증도 분류 구역에서부터 시작해야 한다.

- 병원의 중증도 분류표를 적절하게 부착하는 것이다.
  - 환자의 신원 확인, 제공된 치료, 그리고 가족이나 방송 등에 환자의 정보를 제공하는데 매우 중요하다.
- 중증도 분류 팀의 한명(보통 병원 행정요원)은 병원내의 환자 치료 구역으로 이송하는 환자의 중증도 분류표 부착 및 이름 확인 작업을 맡아야 한다.

PART 03

- 환자의 신원이 확실하지 않는 경우에는 중증도 분류표에 인종, 성별, 적절한 나이 등의 정보를 기록하여야 한다.

– 처음의 추정되는 진단명도 같이 기록해야 한다. 환자 차트 및 중증도 분류표에 반드시 기재가 필요하다.

⑦ 언론 통제

재난 상황에서는 실제적인 사상자 보다 방송 관계자들로 병원이 더 혼잡할 수도 있다. 통제되지 않은 방송 관계자들이 환자 치료 구역에 진입할 경우, 응급의료진의 적절한 환자 치료에 많은 장애가 발생할 수 있다.

– 언론 관계자들을 응급실과 가급적 멀리 떨어진 곳의 장소로 이동시키는 작업이 필요하다.
  - 병원 행정담당자나 민간 전문가에게 이 역할을 담당시켜야 한다.

– 언론 통제 책임자는 재난통제센터와 긴밀히 연락하여야 한다.

– 응급의료진들은 언론과 격리가 필요하다.

– 언론 관계자들에게 지속적인 정보 제공도 동시에 이루어져야 한다.

⑧ 가족 친지 통제

동일하게, 환자에 대한 정보를 얻고자 하는 가족들을 위한 구역도 준비해야 한다.

– 환자 가족들을 환자가 사망하였거나 아주 중환이 아닌 경우, 치료 구역으로 들여보내서는 안 된다.

– 많은 전화가 한 곳으로 집중되기 때문에 전화 전담하는 요원을 배치하여야 한다.

사례 1

2001년 10월5일 플로리다에서 탄저병 사망자 발생 이후 두달 여 세계 전역이 탄저균 테러 공포에 휩싸였다. 미국 전역에서 탄저균 감염사례가 확인되면서 우편물을 통한 생화학무기 테러 가능성에 대해 FBI가 수사에 돌입했다. 한편 세계 각국 정부기관에 미확인 흰색가루가 발송돼 현장을 폐쇄조치하고 분석작업에 착수하는 등 소동이 이어졌다.

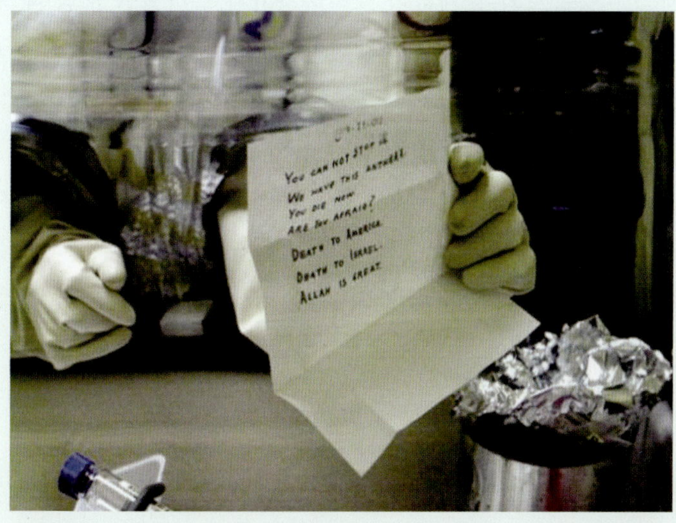

그림 7-40. 2001년 11월 미국 메릴랜드주 미 육군 산하 포트 데트릭 생물의학 연구소에서 한 연구원이 민주당 상원 법사위원장인 패트릭 리히 의원에게 온 탄저균 편지를 공개하고 있다. 편지에는 9·11 테러가 발생한 날짜와 함께 "미국에 죽음을, 이스라엘에 죽음을, 알라는 위대하다"라는 글이 적혀 있다.
(출처: FBI 홈페이지)

사례 2

2002년 미국에서 일어난 묻지마 연쇄 저격사건, 이 사건의 피해자들은 아무런 관계도 없었으며 성별, 연령대도 아무런 상관없는 사람들이 무려 17명 사망, 10명 중상이라는 참극을 낳았다. 거기다가 범행 3주 동안 미국 시민들이 2001년 9.11 테러에 대한 공포가 가시지 않았을 때 또 다른 공포를 낳은 사건이기도 하다.

* 미디어에서는 재판이 한창 진행 중이던 2003년 D.C. 스나이퍼: 공포의 23일라는 제목으로 TV 영화로 만들어져 USA 네트워크에서 방영됐다.
2008년 KBS2 스펀지 2.0 무서운 스펀지-묻지마 범죄 에피소드에 이 사건이 방영되었으며 범행에 쓴 차는 현대 그랜저, 피해 택시기사의 차는 기아 로체로 등장했다.

PART 03

(다) 병원 내에서의 중증도 분류

① 목적

일반적으로 중증도 분류는 손상/질병의 중증도, 예후, 그리고 의료 자원의 이용을 고려하여 환자 치료의 우선순위를 정하는 것이다. 중증도 분류를 담당한 의료진은 응급실에 도착한 환자를 정해진 환자 구역을 보내는 것이 목적이다. 환자가 정해진 구역으로 이송되면 중증도 분류에 따라 응급처치의 우선순위를 정한다.

㉠ 몇몇 환자들은 중증도와 관계없이 도착하자마자 즉각적인 오염 제거한다.

㉡ 호흡부전이나 쇼크상태 등으로 즉각적인 응급처치가 필요로 하는 환자들은 즉각적으로 소생구역으로 이송한다.

㉢ 사망자들은 바로 영안실로 이송한다.

㉣ 중환자이지만 즉각적인 소생술이 필요 없다고 판단된 환자는 앞에서 언급한 중환구역으로 이송한다.

㉤ 보행이 가능한 경환자들은 응급실 밖에 위치한 외래나 다른 공간으로 이송하여 진단 및 치료를 담당한다.

② 의료진

응급의학과 의사 또는 외과의사, 응급구조사, 간호사, 그리고 의무기록 요원이나 행정요원이 팀을 이루어 모든 환자를 평가한다. 아주 드물게 몇 개의 중증도 분류 팀이 필요할 수도 있다. 중증도 분류를 책임진 의사는 중증도 분류 구역의 명령을 내리고, 구분을 위해 색깔 있는 옷을 착용하며, 가능한 모든 중증도 분류법을 숙지하고 있어야 한다.

의사가 중증도 분류를 할 상황이 아니 경우에는 교육된 응급구조사 또는 간호사 환자의 중증도 분류를 한 후 환자 평가는 중증도 분류를 담당할 수 있는 병원요원이 도움을 준다.

③ 책임

현장에서와 마찬가지로 도착한 환자들의 이차 중증도 분류를 시행하는데 보통은 구급차 도착 구역이 가장 선호되는 장소이다.

중증도 분류를 담당하는 의료진의 책임은 다음과 같다.

중증도 분류를 담당하는 의료진의 책임은 다음과 같다.

㉠ 도착한 환자를 의료진의 즉각적인 필요 또는 자원 활용 정도에 따라서 적절한 구역(즉, 소생구역, 중환구역, 경환구역 등)으로 이송한다.

㉡ 경구 기도기 삽입, 심폐소생술, 그리고 지혈 등의 기본인명구조술 시행한다.

㉢ 손상의 정도 평가는 환자 또는 응급구조사 등에게서 병력청취를 하면서 빠른 일차 평가를 통해 실시한다.

㉣ 중증도 분류 팀은 사상자의 수, 손상의 정도, 그리고 더 필요한 추가자원의 여부 등을 응급실 및 병원 재난 대책 본부와 긴밀하게 의사소통을 통해 파악한다.

- 의사소통이 전화로 되지 않는 경우에는 인명편이나, 휴대폰, 또는 무전기 등을 통해 통신 유지한다.

㉤ 중증도 분류 요원들은 다양한 치료 구역의 환자 치료 능력을 파악하여 추가로 환자를 얼마나 더 수용할 수 있는가 또는 안구 손상 또는 화상 같은 특별한 환자의 치료 유무를 파악한다.

㉥ 환자의 혼잡 구역의 위치 파악 및 대처 방법 등을 파악한다.

㉦ 중증도 분류 담당자는 가족, 친구, 또는 방송 관계자들이 중증도 분류 구역 내로 들어오려고 하는 경우가 빈번하므로 병원 내의 가족대기 구역 및 방송 관계구역 등의 위치 파악한다.

㉧ 중증도 분류 팀의 일원으로 행정 요원의 역할은 사상자에게 환자 분류표를 완성해서 부착한다.

- 수거 가능한 귀중품이나 의류 수거하여 수거한 가방에 분류표를 부착한 후 완전하게 보관한다.

PART 03

④ 중증도 분류를 시행하는 장소의 선정

재난발생에 관한 연락을 처음 접한 응급의료진은 병원 내에 중증도 분류를 위한 장소와 응급처치 장소를 선정한다. 중증도 분류는 중증도 분류 지휘관에 의해 시행된다.

㉠ 중증도 분류팀의 구성은 소집 가능한 의료진 수와 예상되는 환자 수에 따라 결정된다.

- 가능한 신속히 피해자 수와 피해규모에 대한 정보를 입수해야 한다.
- 대형화재에 의한 대량환자 발생 시는 화상 응급처치에 필요한 장비와 인원을 충분히 소집해야한다.

㉡ 병원으로 이송되는 환자는 우선 병원이나 응급센터 입구에 설정된 중증도 분류소에서 중증도 판정을 한다.

㉢ 중증처치를 해야 하는 환자는 병원 내로 이송하며 경증의 환자는 별도로 마련된 경증환자 수집소에서 응급치료를 실시한다.

㉣ 장소를 선정할 때에는 환자를 이송하는 구급차나 이송팀이 현장으로 즉시 복귀할 수 있도록 진입로 상황을 고려한다.

⑤ 중증도 분류의 시행

대부분 환자는 재난현장에서 중증도 분류가 시행되어 중증도 분류표가 부착된 상태이므로 병원의 중증도 분류는 비교적 수월하다. 현장에서의 중증도 분류와 마찬가지로 병원에서도 응급처치와 수술의 우선순위를 결정하기 위한 중증도 분류를 시행한다. 다만 경증환자 중에서 상태가 악화되었거나, 경증환자가 중증환자로 잘못 분류된 환자들을 재평가해야 한다.

㉠ 병원에서는 중증도 분류는 응급센터, 수술과 내과적 처치능력 및 병원의 처치 한계를 고려한다.

㉡ 중증도 분류관은 응급의학 전문의가 시행한다.

㉢ 중증도 분류가 끝난 후에는 환자가 소생지역에서 전문응급처치 지역으로 이송되는 것을 도와준다.

㉣ 중증도 분류 중에는 기본적인 임상검사와 방사선검사를 시행한다(표 7-76).

- 비개방성 단순골절은 고정만 하고 다음에 방사선검사를 시행한다.
- 수술환자에게서도 혈색소와 헤마토크릿 검사와 수혈검사 등의 응급검사만을 시행한다.
- 상처의 세척과 드레싱, 파상풍 예방은 시행하나 상처의 봉합은 나중에 시행한다.

㉤ 효율을 극대화하기 위해서는 병원에 내원하는 환자를 한 구역으로 집중해야 한다.

- 중증도 분류 구역으로 집중한다.
- 중증 구역 핵심기능은 모든 내원 환자를 빨리 평가하고, 응급처치의 우선순위를 정한다.
- 환자의 분류를 전담하는 것이다(적절한 구역으로의 환자 이송 등).
- 중증도 분류 구역의 부재 시에는 중요 치료 구역의 혼잡이 가중될 수 있다.

표 7-76. **병원 내 중증도 판정**

- 현장과 같은 체계
- 응급실, 수술실, 중환자실, 외상팀, 내과적 처치능력 및 병원의 전체적인 수용 능력을 고려
- 응급실 및 구급차 도착지역과 가까운 장소
- 재난의 규모에 따라 응급의학과 의사, 응급구조사 및 간호사로 팀 구성
- 기본적인 임상병리검사와 방사선 검사
- 상처의 변연절제술(debridement), 소독 및 파상풍 예방

(5) 재난 이후

① 재난 이후의 정상화 및 복구 노력

재난 발생 후 가능한 한 빠르게 정상적인 기능을 회복하기 위한 체계적인 노력이 필요하다. 이를 위해 다음과 같은 조치가 이루어져야 한다.

㉠ 물품 보충 및 청소 실시

- 의료 시설 및 장비를 점검하고 필요한 물품을 신속하게 보충한다.
- 병원 및 응급의료 시설의 위생 상태를 유지하고 감염 예방 조치를 철저히 한다.

㉡ 응급의료 종사자의 정신적 건강 관리

- 병원의 응급의료 종사자 및 병원 전 응급구조사 등이 겪을 수 있는 정신적 스트레스와 심리적 충격에도 관심을 기울여야 한다.
- 특히, 구조 작업을 담당했던 인력은 단기적 또는 장기적으로 외상 후 스트레스 장애(PTSD)를 경험할 가능성이 높다.

㉢ 의료진 및 관계자 간 심리적 지원 강화

- 환자 치료에 참여한 모든 인력이 서로 소통하고 위로를 나누는 과정이 반드시 필요하다.
- 위기 상황 스트레스 관리(critical incident stress debriefing, CISD)는 응급의료 종사자의 스트레스 해소에 효과적이다.
  - 이는 재난 대응 과정에서 필수적인 요소이며, 즉각적인 감정적 지원을 제공하는 데 활용할 수 있다.
  - 과거 사례 분석 결과, 이러한 지원 프로그램이 의료진의 직무 만족도를 높이고 환자 치료 결과 향상에 긍정적인 영향을 미치는 것으로 나타났다.

㉣ 재난 대응 계획의 평가 및 개선

- 재난 대응 과정에서 나타난 병원 및 응급의료체계의 미비점을 철저히 기록, 검토, 평가하는 과정이 필수적이다.
- 발견된 문제점은 즉시 수정하기 위한 개선 조치가 이루어져야 하며, 향후 재난 대응 계획에 반영해야 한다.

이러한 과정은 단순한 복구를 넘어, 향후 유사한 재난 발생 시 더욱 효과적인 대응을 할 수 있도록 하는 중요한 개선 작업이 될 것이다.

06 중증도 분류

1) 중증도 의의와 중요성

'중증도 분류(triage)'란 환자의 응급처치와 환자이송의 손상 심각성을 바탕으로 우선순위 결정하기 위한 중증도별로 구분하는 것이라고 정의할 수 있다. 즉, 대량재난사고(MCI)에서 대량환자 발생 시는 응급의료서비스의 목적은 한정된 인원으로 모든 사람에게 최선의 응급 의료를 제공하여야 하므로, 응급의료종사자가 중증도 분류를 이용하여 즉각적인 응급처치를 받아야 하는지, 어느 환자가 지연된 응급처치를 받아야하는지를 결정하여 우선순위를 부여하는 것이다.

제한된 인원으로 많은 환자를 구조 및 응급처치하기 위해서는 정확한 중증도 분류가 필수적이라 할 수 있는데, 중증도 분류는 환자의 확인, 분류, 안정화, 응급처치, 그리고 이송단계로 연결되게 된다. 그러므로 모든 대원은 환자분류를 훈련을 받아야 하며, 모든 대응 부서는 환자분류 장비를 갖추어야 한다. 재난현장에 도착한 최초의 구조팀 혹은 응급구조사는 즉시 중증도 분류를 시행하여야 한다.

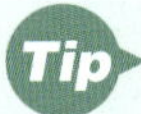

중증도 분류란?

응급처치와 환자이송의 우선순위를 결정하기 위하여 환자를 중증도별로 구분한다.

- **목적 :** 한정된 인원으로 최대의 환자에게 최선의 응급의료로 제공한다.

2) 중증도 분류의 종류

환자 중증도 분류를 일상, 다수사상자(사고), 재난, 전쟁, 특수상황 등 다섯 가지 유형으로 구분하고 있다(표 7-77). 일상 상황에서는 가장 심각한 환자에게 최우선적으로 자원을 투입하며, 다수사상자 사고에서는 의료기관의 수용 능력 내에서 중증 환자에 집중한다. 재난 상황에서는 제한된 자원을 최대한 많은 생존자에게 배분하는 전략이 적용된다. 전쟁 상황에서는 군인의 치료가 우선시되는 군사적 목적의 분류가 이루어지며, 특수상황(화생방 등)에서는 위험요소가 분류와 치료에 직접적인 영향을 미친다. 이러한 구분은 각기 다른 위기 상황에서 의료자원 배분과 치료 우선순위를 합리적으로 결정하는 데 중요한 기준이 된다.

표 7-77. 중증도 분류의 종류별 적용 상황 및 주요 특징

① 일상 환자분류	평상시에 반복적으로 시행 가장 심각한 환자들에게 신속한 평가와 처치를 하는 것 가장 심각한 환자들에게는 가장 높은 수준의 치료를 제공(생존률이 낮다고 해도 시행)
② 다수사상자 환자분류	주변 의료기관이 부담을 받지만 환자로 넘치지 않을 때 적용하는 방법 최고 수준의 치료는 가장 심각한 환자에게 제공 추가자원이 사용될 수도 있으나 재난계획은 시행되지 않을 수 있음 심각하지 않은 환자들은 평시보다 더 오랜 시간을 기다려야 할 수도 있으나 결국 치료를 받음
③ 재난 환자분류	주변 의료기관이 환자들에게 신속한 치료를 제공할 수 없을 때 적용 응급처치와 지역자원으로 살아날 확률이 높은 환자들을 찾아내 치료 제공 가벼운 손상을 입고 살아날 확률이 적은 환자들에게는 공감, 진통제, 모니터링 제공
④ 전장(전략) 환자분류	근본적으로 분류는 의료원칙이 아닌 군사적 목적에 따라 정해짐 장병을 살리는데 실패한다면 더 많은 사람들에게 부정적인 영향을 끼칠 수 있기 때문에 일반 시민보다 군인에게 우선순위를 두고 치료 제공
⑤ 특수상황 환자분류	화생방 물질 등의 부가적인 위험요소들이 상존할 때 쓰임 위험요소가 환자분류에 영향을 미치는 상황에서 환자들은 이러한 물질의 부가적인 영향으로 고통을 겪을 수 있다.

중증도 분류 시 오류에는 두 종류가 있다.

① 미흡분류는 중증도 분류 시에 손상의 심각성을 과소평가하여 심각한 환자에게 필요한 처치를 제공하지 못하는 결과를 낳는다. 이것은 환자의 이환율과 치사율을 높인다. 어떤 분류체계도 완벽하지 않기 때문에 인정되는 미흡분류는 5% 이내 이어야 한다.

② 과다분류는 경미한 환자를 심각한 환자로 분류할 때 발생한다. 과다분류는 미흡부류를 감소하려는 노력으로 인식되어 수용되지만 의료자원에 지나치게 부담을 준다는 점에서 드러나지 않은 악영향을 끼친다. 과다분류는 심각한 환자들의 상태를 악화시키고 치사율을 높이는 것으로 알려져 있다.

3) 중증도 분류 방법

제한된 인원으로 많은 환자에게 최상의 의료혜택을 부여하기 위하여 시행하는 중증도 분류는 환자의 중증도에 따라 4개의 집단으로 구분되며(표 7-78), 모든 의료진이 분류등급을 신속히 인지할 수 있도록 '중증도 분류표(triage tag)'를 이용하고 있다(그림 7-41). 중증도 분류표는 환자의 중증도에 따라 4가지의 색상을 이용하여 구분된다.

① 가장 중증인 환자는 '적색'으로 분류하며 경증환자에게는 초록색의 분류표가 부착되고, 사망하였거나 치료 불능인 환자는 '흑색'으로 분류된다.

② 중증도 분류를 시행하는 과정에서 치료를 포기하는 '지연환자'의 선정이나, 발견 즉시 응급처치를 시행할 '긴급환자'의 선정 등을 위하여 상당한 임상적 경험과 의학지식이 요구된다.

③ 재난현장에서의 중증도 분류는 최초에 도착팀 중에서도 가장 경험이 많은 응급구조팀 응급구조사나 응급의학 전문의, 혹은 경험이 많은 외과 전문의가 시행하는 것이 가장 바람직하다.

④ 중증도 분류표는 중증도 분류에 따라 환자의 손목이나 의류에 중증도 분류표(triage tag)를 부착한다.

⑤ 중증도 분류표는 멀리서도 식별이 쉬운 크기여야 하고, 재질은 튼튼하고 물에 젖어도 변질되지 않는 것이 바람직하다.

⑥ 의식이 있는 환자에 대하여는 중증도 분류표에 표기된 사항들을 모두 기록하여야 한다.

표 7-78. 중증도 분류와 중증도에 따른 환자별 중증 정도

분류	분류색	환자의 중증도
긴급환자 우선순위-1	적색	수분 혹은 단시간 내에 응급처치를 시행하지 않으면 생명을 잃을 가능성이 있는 환자(3차 의료기관, 구급차, 항공기)
		환자 소견 혹은 증상
		기도폐쇄, 심한 호흡곤란 혹은 호흡 정지 심장마비의 순간이 인지된 심정지 개방성 흉부열상, 긴장성 기흉 혹은 flail chest 대량출혈 혹은 수축기 혈압이 80 mmHg 이하의 쇼크 혼수상태의 중증 두부손상 개방성 복부열상, 골반골 골절을 동반한 복부손상 기도화상을 동반한 중증의 화상 경추손상이 의심되는 경우 원위부 맥박이 촉지 안 되는 골절 기타: 심장병, 저체온증, 지속적인 천식 혹은 경련 등
응급환자 우선순위-2	황색	수 시간 이내에 응급처치를 시행하지 않으면 생명을 잃거나, 치명적인 합병증이 발생할 수 있는 환자, 응급처치 필요로 하는 중증환자(구급차)
		환자 소견 혹은 증상
		• 중증의 화상 • 중증의 출혈 • 경추를 제외한 부위의 척추골절 • 다발성 골절
비응급환자 우선순위-3	녹색	수 시간/수일 후에 치료하의 생명에 관계없는 환자(도보, 버스) 응급처치가 필요 없는 가벼운 손상환자(일명'보행환자')
		환자 소견 혹은 증상
		소량의 출혈 경증의 열상 혹은 단순골절 경증의 화상 혹은 타박상
지연환자 우선순위-0	검정	사망하였거나 생존의 가능성이 없는 환자 (냉동차, 장의차)
		환자 소견 혹은 증상
		20분 이상 호흡이나 맥박이 없는 환자 두부나 몸체가 절단된 경우 심폐소생술을 시도하여도 효과가 없다고 판단되는 경우

중증도 분류표(제22조제3항 관련)

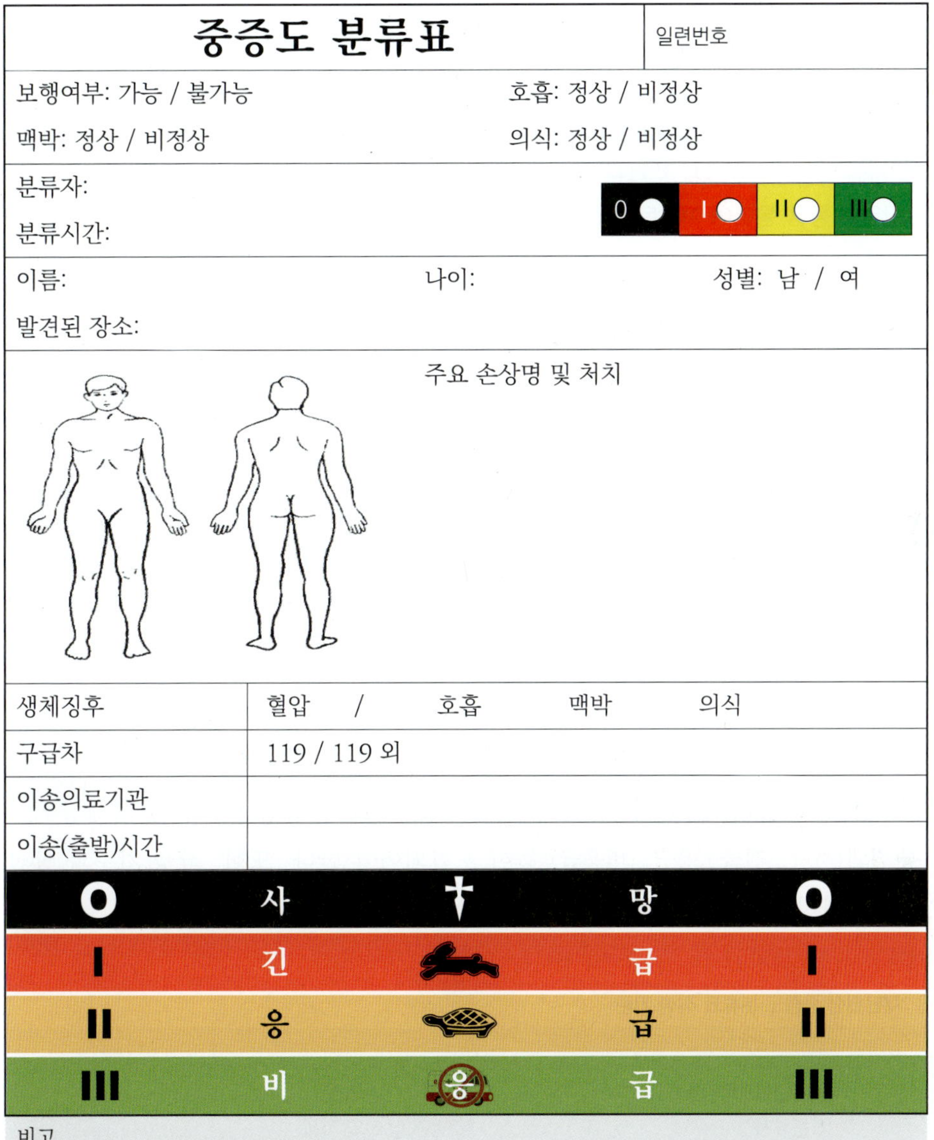

중증도 분류표	일련번호

보행여부: 가능 / 불가능 호흡: 정상 / 비정상

맥박: 정상 / 비정상 의식: 정상 / 비정상

분류자:

분류시간:

0 I II III

이름: 나이: 성별: 남 / 여

발견된 장소:

주요 손상명 및 처치

생체징후	혈압 / 호흡 맥박 의식
구급차	119 / 119 외
이송의료기관	
이송(출발)시간	

0	사	망	0
I	긴	급	I
II	응	급	II
III	비	급	III

비고

1. 일련번호는 연번으로 작성합니다.
2. 사상자를 이송하는 이송반장 또는 이송반원은 위 중증도 분류표 중 1부는 이송반에 보관하고, 나머지 1부는 이송의료기관이 보관할 수 있도록 인계해야 합니다.

※ 제작방법: 중증도 분류표는 2장으로 만들되 각 장이 동시에 기록될 수 있도록 하며, 환자의 분류 부분은 떼어 낼 수 있도록 제작합니다.

그림 7-41. 중증도 분류표

Tip 중증도 분류표

- 총 2부를 가슴부위 등 잘 보이는 곳에 부착
  - 중증도 분류 정보를 전자적인 형태로 표시 및 기록·저장할 수 있는 전자장치를 가슴부위 등에 부착하는 방법으로 중증도 분류표 부착을 대신할 수 있음
  - 단말기 등을 통하여 저장된 사상자 정보의 확인이 가능하도록 해야 함(개정 2018. 8. 30., 2020. 11. 25.)
- 중증도 분류표를 부착한 사상자 중 긴급·응급환자는 응급처치반으로, 사망자와 비응급환자는 이송반으로 인계
  - 현장에서의 응급처치보다 이송이 시급하다고 판단되는 긴급·응급환자의 경우에는 이송반으로 인계(신설 2018. 8. 30)
- 머리서도 식별이 쉬운 크기
- 재질: 튼튼하고 물에 젖어도 변질되지 않은 것
- 분류: 색상(검정, 적색, 황색, 녹색)

재난현장 등에서 사용하는 중증도 분류표는「긴급구조대응활동 및 현장지휘에 관한 규칙」제22조제3항 및 별표7에 따라 작성되어야 한다. 재난 발생 시 체계적인 환자 관리를 위해 다음 항목을 반드시 기록해야 한다(표 7-79). 중증도 분류표에는 일련번호, 보행여부, 호흡 · 맥박 · 의식 상태, 분류자, 분류시간, 환자 인적사항, 주요 손상명 및 처치, 생체징후, 이송정보, 분류결과(사망 · 긴급 · 응급 · 비응급) 등이 포함되어야 한다. 또한, 작성 기준과 방법, 보관 및 인계 절차까지 별도로 작성되어 있어야 한다.

표 7-79. 재난현장 중증도 분류표 작성 기준

구분	세부항목		비고
1. 기본 정보	① 일련번호(연번) ② 분류시간	③ 이름/나이/성별 ④ 발견 장소 및 자세	- 분류자 서명 필수
2. 생체징후	① 보행 가능 여부 ② 호흡 상태(정상/비정상) ③ 맥박(정상/비정상)	④ 의식 수준(명료/혼돈/무의식) ⑤ 혈압 측정치	- 휴대용 모니터링 장비 활용
3. 의료 정보	① 주요 손상 부위 ② 응급처치 내용(투약·수액 등)	③ 알레르기·복용약물 이력 ④ 혈액형·최종 식사시간	- 손상 메커니즘 반드시 기재
4. 중증도 분류	① 적색: 즉시 치료 필요(호흡/순환 이상) ② 황색: 1시간 내 치료 필요(중등도 외상)	③ 녹색: 지연 치료 가능(경미한 상처) ④ 흑색: 사망 또는 회복 불가 판단	- 분류색상 태그 부착
5. 이송 관리	① 구급차 번호(119/기타) ② 목표 의료기관	③ 이송 출발시간 ④ 이송반장 확인 서명	- 원본: 이송반 보관 - 사본 병원 인계

환자의 기도유지 여부, 호흡상태, 혈압과 맥박 상태를 관찰하여 중증도 분류를 시행하고, 바로 다음 환자의 중증도 분류를 시행한다. 대량환자 발생 시는 혈압계를 이용하여 혈압을 측정하는 것보다 경동맥, 넙다리 동맥, 자동맥을 촉지하여 혈압을 예측하는 방법이 더욱 효과적이다(표 7-80).

표 7-80. **맥박을 이용하여 혈압을 추정하는 방법**

맥박이 촉지 되는 동맥	예상되는 수축기 혈압
목(경)동맥이 촉지 되는 경우	최소 60 mmHg 이상
대퇴동맥이 촉지 되는 경우	최소 70 mmHg 이상
요골(척)동맥이 촉지 되는 경우	최소 80 mmHg 이상

현장에서 중증도 분류와 기본적인 응급처치 원칙은 다음과 같다.

① 응급처치를 시행하는데 걸리는 시간은 환자 1인에 1분을 초과하지 말아야 한다.

② 팀장은 중증환자의 치료에는 관여하지 말고 계속 중증도 분류를 시행하여야 한다.

③ 팀장이 중증도 분류를 시행하는 동안에 나머지 팀원은 구급차로부터 응급장비를 내려서 정리하고, 황색분류 이상의 중증환자가 발견되면 즉시 응급처치를 시행한다.

㉠ 적색분류 환자가 발견되면 황색환자보다 우선 응급처치를 시행하여야 한다.

④ 응급처치소까지는 초기에 치료한 응급구조사(대원) 1인이 지속적으로 관리하여야 한다.

⑤ 응급팀원에 비하여 상당히 많은 환자가 발생한 경우에는 심폐소생술이 필요한 적색환자에 대한 치료를 시행하지 말고 생존 가능성이 높은 환자부터 치료하도록 한다.

⑥ 초기 도착한 응급팀원들이 중증도 분류를 시행하고 적색환자에 대하여 응급처치를 시행하는 반면에, 계속 도착하는 응급팀원들은 환자에 부착된 중증도 분류표에 따라 중증환자부터 응급치료를 시행한다.

⑦ 적색분류 환자에 응급팀들이 모두 배정되면, 나머지 인원은 황색분류의 환자를 관리한다.

(1) 환자분류표/꼬리표

각 환자에게 한 개의 색상 꼬리표를 부착해야 하며 환자분류표/꼬리표는 다음의 장점이 있다.

① 응급구조사에게 조직적인 응급처치를 제공하는 등 환자의 우선순위를 표기한다.

② 같은 환자의 중복적인 분류를 방지한다.

③ 환자 응급처치 및 이송과정에 따른 추적체계로서 도움을 준다.

METTAG (medical emergency triage tag)의 꼬리표와 색깔이 있는 조사자 테이프(colored surveyor/s tape)를 쓸 수도 있다. 이는 각각 장단점이 있다.

① 꼬리표의 장점 및 단점
㉠ 각 범주의 환자 수를 셀 수 있게(뜯어내는 부분) 되어 있다.
㉡ 환자추적, 치료정보 기록, 이송 사고에 있어 환자의 위치 표시 등을 쉽게 알 수 있다.
㉢ 습한 날씨에 훼손이 된다.
㉣ 뜯어내는 부분은 환자의 분류범주를 바꾸기 어렵다.

② 조사 테이프(colored surveyor/s tape) 장점 및 단점
㉠ 비용이 덜 든다.
㉡ 환자를 셀 수 없다.
㉢ 검은색 테이프는 밤에 쉽게 볼 수가 없다.
– 일부 체계에서는 분류표와 꼬리표의 사용을 병행한다.

분류표를 사용할 때에는
① 즉각적인 이송이 불가능할 때 사용한다.
② 환자를 분류된 치료 구역으로 분류할 필요가 있을 때 사용한다.
③ 사용하기 쉬워야 한다.
④ 색깔이 눈으로 빠르게 확인이 가능해야 한다.

4) 중증도 분류 원칙

대량의 사상자가 발생한 재난 상황에서는 환자의 평가 및 치료적 접근이 일반적인 상황과는 매우 다르다. 대량 재난 상황에서는 한 환자에게 활용 가능한 양질의 응급처치를 더 이상 제공할 수 없다는 사실이다. 다수의 환자에게 최선의 치료를 제공하기 위해서는, 중증도 분류 팀이 응급실 앞에서 손상 정도와 필요한 치료의 수준을 고려하여 중증도 분류를 시행해야 한다는 점이다. 의학적 치료의 몇몇 원칙들이 최선의 결과를 위해서는 변형될 수도 있다. 이 시기에는 확실하게 소생을 위한 치료 또는 결정적 처치를 시행해서는 되지 않는다. 응급치료는 손으로 시행하는 기도 유지 또는 외부 지혈 등의 한정된 치료로 제한해야 한다.

환자의 전신 상태의 현황 및 긴급성뿐만 아니라 중증도 분류 시에는 환자의 나이, 건강상태, 환자의 과거력, 그리고 치료자의 수준 및 핵심 의료 물품의 정도 및 장비 등과 같이 예후에 민감하게 영향을 미치는 요소를 같이 고려해야만 한다.

최선의 치료에도 불구하고 생존 가능성이 희박한 손상환자는 "사망대기(expectant)"환자로 분류한다(즉 흑색: 95% 이상의 화상환자, 심장마비 환자, 패혈성 쇼크가 동반된 탄저병 환자 등). 또

한, 시간이 지남에 따라 치료 도중 생존 가능성이 없는 환자들이 발생한다. 이러한 사망대기 환자의 치료목적은 적절한 통증치료 및 가족 및 친구들과 같이 지낼 수 있는 기회를 제공하는 것이다.

5) 중증도 분류의 시행횟수

응급환자의 상태는 시시각각 변화하며 재난현장에서의 중증도 분류는 일부 부정확할 수 있으므로, 재난 시의 중증도 분류는 보통 2–4회 정도 시행된다(그림 7-41). 경험이 많은 의료진이 중증도 분류를 시행하여도 정확성은 80%라고 보고되고 있으므로, 중증도 분류를 반복하는 것이 바람직하다. 응급 팀원에 비하여 환자가 많고, 재난현장에 환자수집소가 설치된 경우의 중증도 분류는 3–4회 시행하는 것이 보편적이다.

① 1차 중증도 분류는 환자가 발생한 재난현장에서 시행한다.
② 2차 중증도 분류는 환자수집소 재난지역에서 시행한다.
③ 3차 중증도 분류는 이송된 병원에서 시행한다.
④ 병원으로 상당히 많은 환자가 이송된 경우에는 병원 내에서 다시 4차 중증도 분류를 시행하기도 한다.

환자가 적은 경우에는 재난현장에서 바로 병원으로 이송되는 경우가 많은데, 이런 경우에는 2차 중증도 분류가 병원에서 시행된다.

(1) 1차 중증도 분류

1차 환자분류는 사고 초기에 수행되며, 빠르고 효율적으로 수행되어야 하고, 지휘자는 현장의 응급처치와 자원을 결정할 수 있어야 한다. 재난현장에서 1차 중증도 분류를 시행하면서 중증도 분류표를 환자에게 부착하는데, 특히 환자 중에서 '긴급환자(적색)'를 파악하는데 중점을 두어야 한다.

① 중증도 분류표가 준비되지 않은 경우에는 환자의 이마에 처치의 우선순위를 1~4까지의 숫자로 표기할 수도 있다.
② 중증도 분류를 시행하는 응급의료종사자는 '긴급환자'로 판정되는 환자를 대하여도 응급처치를 시행하지 말고, 다른 응급의료종사자에게 '긴급환자'라고 알려 응급처치를 시행한다.
   ㉠ 중증도 분류자는 계속 중증도 분류를 시행하여야 한다.
③ '긴급환자'에 대한 현장의 응급처치는 의료 기구를 이용하지 않고 손으로 직접 시행할 수 있는 기도확보, 인공호흡과 외부 출혈의 압박지혈법이다(표 7-81).

④ 심정지가 나타나거나 생명을 구하기 어려운 심한 외상환자는 응급처치를 시행하지 말고, 다른 '긴급환자'의 응급처치에 응급팀을 배치한다.

⑤ '긴급환자'는 응급처치와 함께 환자수집소로 이송되며, '응급환자'와 '비응급환자'는 응급처치 없이 바로 환자수집소로 이송된다.

표 7-81. 중증도 분류장소에 따른 응급처치

분류장소	주요 응급처치 내용
현장(1차 분류)	- 기도유지, 출혈 조절, 기본 심폐소생술(BLS) - 응급처치 후 환자 중증도별 분류 - 신속한 이송 결정
환자집결지(2차 분류)	- 생체징후 재평가, 추가 산소 투여 - 정맥로 확보, 수액 투여 - 통증 조절, 상처 드레싱 - 중증환자 우선 이송 준비
응급의료소(3차 분류)	- 전문 응급처치(기도삽관, 흉관삽입 등) - 약물 투여, 집중처치 - 영상진단, 상세 평가 - 이송 전 최종 분류 및 처치
이송 중	- 산소공급, 심폐소생술 지속 - 수액 및 약물 투여 유지 - 환자 상태 모니터링 - 이송 의료기관에 환자 정보 전달

* 현장(1차 분류): 재난 현장에서 최초로 시행되는 응급처치로, 생명유지에 필수적인 처치(기도확보, 출혈조절 등)가 중심이다.
* 환자집결지(2차 분류): 현장에서 분류된 환자들이 모이는 곳으로, 추가적인 응급처치와 환자 상태 재평가가 이루어진다.
* 응급의료소(3차 분류): 전문 의료진이 상주하며, 보다 고도의 응급처치와 집중치료가 가능하다.
* 이송 중: 구급차 또는 헬기 등 이송수단 내에서 환자 상태를 안정적으로 유지하기 위한 처치가 이루어진다.

(2) 2차 중증도 분류

환자가 수집, 치료구역 이송, 적절한 응급처치를 받는 전체과정을 통해 2차 환자분류가 시행된다.

① 환자의 상태는 시간을 두고 바뀔 수 있으므로 분류의 범주가 변경될 수 있다.

② 환자수집소에서 간단한 응급처치가 시행된 후에 응급처치소로 이송된다.

③ 응급처치소 입구에서 재차 중증도 분류가 시행되고, 환자의 중증도별로 구분된 구역으로 배치된다.

④ 응급처치소에서 '긴급환자'는 손상에 대한 기도확보, 흉관삽관술 등의 응급시술이 시행되고, '긴급환자'에 대한 이차적 이학적 검사와 '응급환자'에 대한 최초의 이학적 검사가 시행된다.

⑤ 환자수집소가 설치되지 않아도 될 정도의 소규모 재난에서는 환자가 직접 병원으로 이송되므로 병원입구가 2차 중증도 분류를 시행하는 장소가 된다.

(3) 3, 4차 중증도 분류

현장에서 이송되어 병원에 도착하면, 병원입구나 응급센터 입구에서 재차 중증도 분류가 시행된다. 일부에서는 수술 후나 중환자실에서 최종적인 4차 중증도 분류를 시행하기도 한다.

Tip 중증도 분류의 시행 횟수

① 응급환자의 상태는 시시각각 변화하며 일부 부정확할 수 있으므로 재난 시 중증도 분류는 보통 2~4회 정도 시행

② 재난현장에 응급수집소(응급처치소)가 설치된 경우에는 3~4회 시행

1차–환자가 발생한 재난 현장에서 시행

긴급환자(적색) – 의료기구로 이용하지 않고 손으로 직접수행

(기도유지, 인공호흡, 출혈(압박지혈)) 충분한 EMT, 의료진 배치가 안 된 경우

2차–재난 지역에서 시행 – 응급처치소 입구

3차–이송된 병원에서 시행

4차–병원 내에서 (환자가 많은 경우) – 수술 후나 중환자실에서

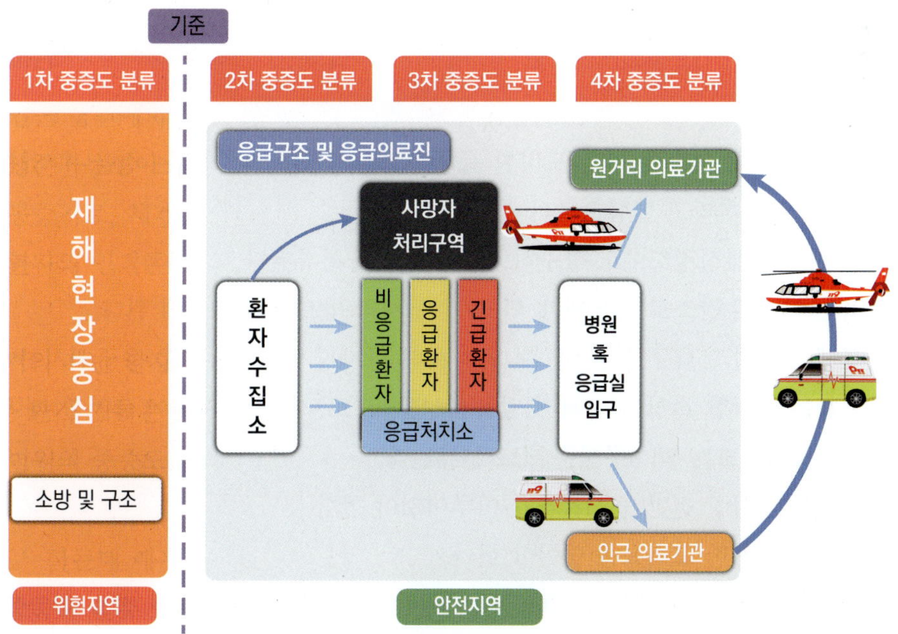

그림 7-42. 중증도의 단계별 시행 장소

6) START 중증도 분류

START란 단순한 분류 및 빠른 치료를 위한 약어로, 1980년 초 캘리포니아의 뉴포트 비치(Newport beach)에서 개발된 환자 분류 및 치료 방법이다. START 방법은 가장 널리 사용되는 간단한 분류와 빠른 이송(simple triage and rapid transport)과 '간단한 중증도 분류 후 신속한 처치 방법(simple triage and rapid treatment)'의 첫 글자를 딴 스타트(START) 분류 방법이다. 즉, 첫 글자를 딴 START 분류법을 사용하여 환자의 호흡, 관류 및 의식 상태(RPM법: R; respiration, P; pulse, M; mental status)만을 사용하여 중증도를 분류하고 어떠한 처치가 필요한지 그리고 얼마나 많은 처치가 요구되는지를 알 수 있다. 따라서 START 분류 방법은 진단 대신에 RPM 같은 증상 혹은 징후에 집중한다.

▶ 걸을 수 있는 능력, 호흡, 순환–맥박, 의식수준(신경–정신상태)

따라서 대량환자 분류에 대한 효과적이며 빠른 분류를 가능하게 한다. 그것의 이점 중의 하나는 제한된 의료훈련만으로 효과적으로 사용된다는 것이다.

START 체계의 임상적 목표

- 호흡상태 평가(R, respiration)
- 혈역동학적 상태 평가(P, pulse)
- 정신상태 평가(M, mental status)

(1) 1단계

START 개념에서, 현장에 처음 도착한 응급구조사의 START 체계는 걸을 수 있는 환자를 지정된 장소로 이동하라고 말함으로써 시작된다.

① 모든 환자는 부상정도에도 불구하고 "녹색"으로 분류된다.

② 환자는 안정된 장소로 이동하게 되고, 위험지역 밖으로 이동하게 된다.

③ 이후에 도착한 응급구조사들은 보다 자세히 환자평가하며 손상을 응급처치하게 된다.

④ 부상자는 심각한 손상이 숨겨져 있을 수 있으므로, 시간과 자원이 충분할 때에는 '최소의 우선순위' 또는 '제 3우선순위'로 분류된다.

⑤ 부상자들은 항상 전반적인 평가가 이루어져야 한다.

⑥ 환자에게 적절한 꼬리표를 달아야 한다.

⑦ 현장은 이미 아주 혼란스럽기 때문에 걸을 수 있는 환자를 안정된 장소에 있을 수 있도록 모든 노력을 해야 한다.

(2) 2단계

다친 보행자가 밖으로 이동한 후, 응급구조사들은 분류를 빠르게 지속한다. 환자들은 각 평가의 완결 즉시 분류표를 달게 된다. 각 환자의 분류 평가는 60초 이내에 완결되어야 한다.

① 2단계 평가에는 걷지 못하는 환자에게 집중한다.

② 먼저 이송이 필요치 않은 환자부터 분류를 시작하고 다음으로 첫 평가는 호흡을 평가하는 것이다.

③ 호흡이 있는 환자는 호흡수를 빠르게 평가하여 호흡이 30회/분당 이상, 분당 10회/분당 이하인 경우 "적색"의 꼬리표를 부착해야 한다.

④ 환자가 호흡이 없다면, 손으로 환자의 기도를 개방하여 자발적으로 호흡을 시작한 환자는 "적색"으로 분류하고, 반응이 없는 환자들은 "흑색"으로 분류한다.

⑤ 호흡이 10-30회/분당인 환자는 다음 평가를 한다.

Tip 2단계: 호흡

① 호흡의 유무 호흡(-): 우선 단순한 도수조작으로 기도 개방
  ㉠ 호흡(-): 사망/구조가망 없음(검정, expectant) 분류
  ㉡ 호흡(+): 긴급환자(적색, 회복자세유지)

② 호흡 속도를 신속하게 측정
  ㉠ 분당 30회 및 10회 미만의 호흡 또는 기도를 유지하기 위해 도움이 필요한 환자: 중증/즉각적인 중재("적색" 분류)
  ㉡ 10-30회/분 이하의 호흡은 다음 평가로 넘어간다.

(3) 3단계

3단계 평가는 혈역동학적(맥박/관류상태) 상태를 평가하는 것이다.

① 환자의 노동맥 맥박을 점검한다.
  ㉠ 맥박이 있으면 환자는 수축기 혈압이 낮아도 80 mmHg가 된다.

② 요골맥박이 존재하는 것만을 점검한다는 것을 명심하고, 맥박수는 고려되지 않는다.

③ 관류상태를 평가하기 위해서는 응급구조사는 빠르게 피부 체온, 상태, 그리고 색깔을 빠르게 점검한다.
  ㉠ 차고, 습하고, 그리고 창백하거나 청색증을 보이는 피부는 좋지 않은 관류상태를 의미한다.
  ㉡ 따뜻하고 건조하며, 핑크빛의 피부는 적절한 관류상태를 의미한다.

㉢ 눈의 결막, 입술, 또는 손발톱에서 색깔을 점검한다(특히, 까만 피부환자인 경우).

④ 모세혈관 재충혈 시간을 점검한다(그림 7-43).

㉠ 2초 또는 그 이하의 정상으로 돌아오는 경우는 관류상태가 정상이다(모세혈관 재충혈 시간은 성인에 비해 영아 또는 소아에서 보다 타당한 관류 측정법이다).

㉡ 2초 이상이면 성인의 저관류 증표이다.

관류를 평가하는 좋은 방법은 노동맥 맥박이다. 노동맥 맥박이 없는 환자는 "적색"으로 분류될 것이고, 환자의 호흡이 10-30회/분당이고, 요골맥박이 있다면 다음 평가 단계를 실시한다.

3단계: 순환

① 노동맥 확인

㉠ 순환(-): 저혈압 상태를 의미('긴급'분류)

㉡ 순환(+): 다음 단계평가

② 중증/즉각적 중재

㉠ 요골맥박 소실 또는 피부가 차고, 습하고, 창백하거나 청색증을 보임 또는 모세혈관 재충혈이 2초 이상("적색"으로 분류)

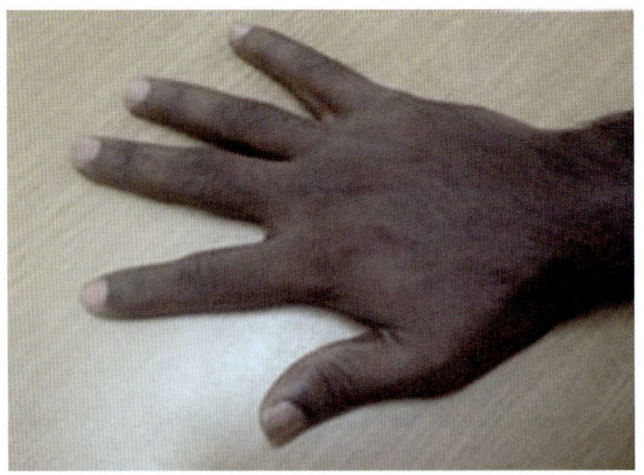

그림 7-43. **흑인의 모세혈관 재충혈 측정**

(4) 4단계

4단계 평가는 환자의 신경학적(정신상태)상태를 점검하는 것이다.

① 환자에게 "손을 잡으세요"라고 했을 때 환자가 잡으면 "황색"으로 분류한다.

② 환자가 행위를 할 수 없다면 "적색"으로 분류한다.

③ 다른 평가는 AVPU 척도에 의한 다음의 4가지 범주 중 하나에 속하게 된다.

㉠ 중증/즉각적인 중재(적색): 무반응, 통증 또는 구두 자극에만 반응 명료하나 지남력 없음(시간, 장소, 자신에 대한 지남력 없음)

㉡ 응급(황색): 명료하고 시간, 장소 그리고 사람/자신에 대한 지남력 있음

4단계: 신경학적 상태의 평가

① "세 손가락을 보여 주세요" 등 간단한 지시를 따를 수 있는 능력평가

㉠ 환자가 의식이 없거나 간단한 지시를 따를 수 없는 경우: 긴급환자

㉡ 간단한 지시를 따를 수 있는 환자: 응급환자(황색, delayed)

이들 평가의 처음에 "중증/즉각적인 중재" 범위에 속하게 되는 경우에는 더 이상의 모든 분류평가가 중지되어야 한다. 환자는 이미 "중증/즉각적인 중재" 꼬리표를 붙이게 된다. 기도폐쇄 또는 심한 출혈과 같은 생명에 위험을 주는 문제의 교정에 한하여 다음 환자로 이동하기 전에 시행될 수 있다.

START 과정은 소수의 응급구조사가 많은 수의 환자를 매우 빠르게 분류할 수 있게 한다. 환자들이 치료지역으로 이송된 후, 응급구조사에 의해 보다 상세한 평가가 이루어진다. 예를 들면, 다음과 같다(그림 7-44).

① 환자 수가 많지 않고 중증도가 낮아서 평상시의 응급의료체계만으로도 훌륭하게 환자를 돌볼 수 있다고 판단이 되면 현장 응급처치 후 가장 가까운 병원으로 환자를 이송한다.

② 구조 시간이 장시간 걸릴 것으로 예상하는 경우에는 저혈량 쇼크에서 수액처치를 하는 것과 같은 생명을 구할 수 있는 현장 응급처치를 병행하여야 한다.

③ 구조 현장이 위험상황(화재, 폭발, 건물 붕괴, 위험물질 노출) 그리고 기상 악화와 같은 요인으로 인해 구조자 및 사상자가 위험에 처해 있는 경우에는 현장에서는 최소한의 응급처치만 시행 후 빠르게 환자를 구조 및 이송하여야 한다.

– 환자이송 능력 이상의 대량 환자발생 시에는 중환자를 구조하는데 시간이 많이 소요될 수도 있기 때문에 현장에서 전문외상소생술 및 전문심장소생술이 환자에게 도움

이 될 수도 있다.

- 중환자인 경우에는 수술이 가능한 현장 병원이 도움될 수 된다.
- 현장 병원으로 사용될 수 있는 공간은 교회, 학교나 체육관을 이용할 수 있다.
- 사상자들을 현장 병원으로 이송 후 환자 재평가 및 응급처치 등을 수행한다.
- 일정 기간의 환자 관찰 후 환자상태에 따라 퇴원 조치하거나 다른 병원으로 이송할 수 있다.

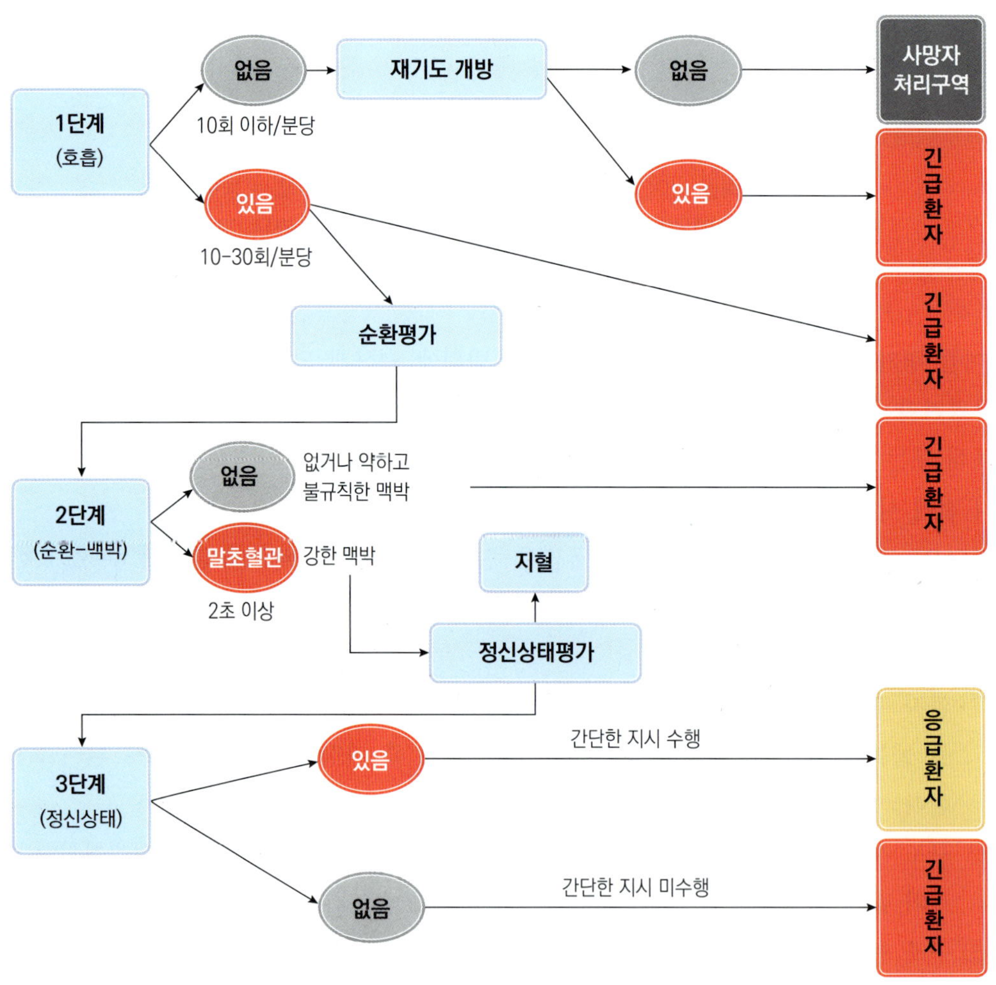

그림 7-44. START 중증도 분류 체계도

④ 중환자들보다 먼저 도착한 비응급환자들로 인해 지역병원의 처치 능력이 마비된 경우, 중환자들을 지역적으로 처치할 수 있다. 이럴 때 '최종 피해자의 이차평가(secondary assessment of victim endpoint, SAVE) 체계'에 의한 중증도 분류를 할 수 있다.

⑤ SAVE 체계에 의한 중증도 분류는 열악한 현장 상황에서 어느 환자가 처치를 받는 것이 가장 환자에게 도움이 되는지를 알기 위해 사용한다.

⑥ 많은 환자가 결정적인 의료 처치를 받기까지의 시간이 지연되는 경우 START 지침과 SAVE 체계를 같이 사용하는 것이 도움이 된다.

⑦ SAVE의 분류방법은 다음과 분류한다.
- 어떠한 처치를 해도 사망할 환자
- 응급처치 여부와 관계없이 생존이 가능한 환자
- 열악한 환경의 응급처치로도 의미 있는 도움이 되는 환자

7) 소아환자를 위한 JumpSTART 중증도 분류

의학박사인 Lou Romig는 START 중증도 분류시스템이 소아 환자의 생리적 발달 차이를 고려하지 않았다는 사실을 발견하여 그림 7-45와 같이 고안하였다. JumpSTART의 적용과 시작은 아래와 같다.

① 적용대상: 8세 이하 또는 45 kg 이하의 소아

② 시작: 환자가 걸을 수 있는지 파악

유아 또는 아직 걸을 수 없거나, 지시를 따를 수 없는 소아는 가능한 한 빨리 응급처치 분야로 옮겨서 긴급 2차 중증도 분류를 한다. START 분류법에 비해 JumpSTART 중증도 분류법은 발달 정도의 차이가 있기 때문에 대응도 매우 달라진다는 원칙을 가지고 다음과 같은 차이가 있다.

① 호흡상태 평가 차이

㉠ 성인은 호흡이 없고(−) 맥박이 없으면(−) 사망환자(expectant)로 분류한다.

㉡ 소아는 호흡이 없고 맥박이 있다면(+) 도수조작으로 기도 유지한다.
- 시행에도 불구하고 호흡이 없으면(−) 5회 구조호흡 시행(호흡상태 확인)한다.
- 호흡 시작 없으면(−) 사망환자 분류(이유: 심정지의 원인이 호흡정지이기 때문)한다.

② JumpSTART의 호흡 정도 평가

㉠ 15회/분 이하 또는 45회/분 이상을 호흡환자는 긴급환자로 분류한다.

㉡ 15−45회/분 이내이면 환자를 좀 더 평가한다.

③ JumpSTART의 환자의 혈액순환상태

㉠ 가장 쉽고 편하게 확인할 수 있는 지점에서 확인(원위부)한다.

㉡ 맥박이 없으면(−) 가장 긴급한 우선순위로 분류한다.

④ JumpSTART의 신경학적 상태(JumpSTART에서는 변형된 AVPU 척도 사용)

㉠ 긴급/응급

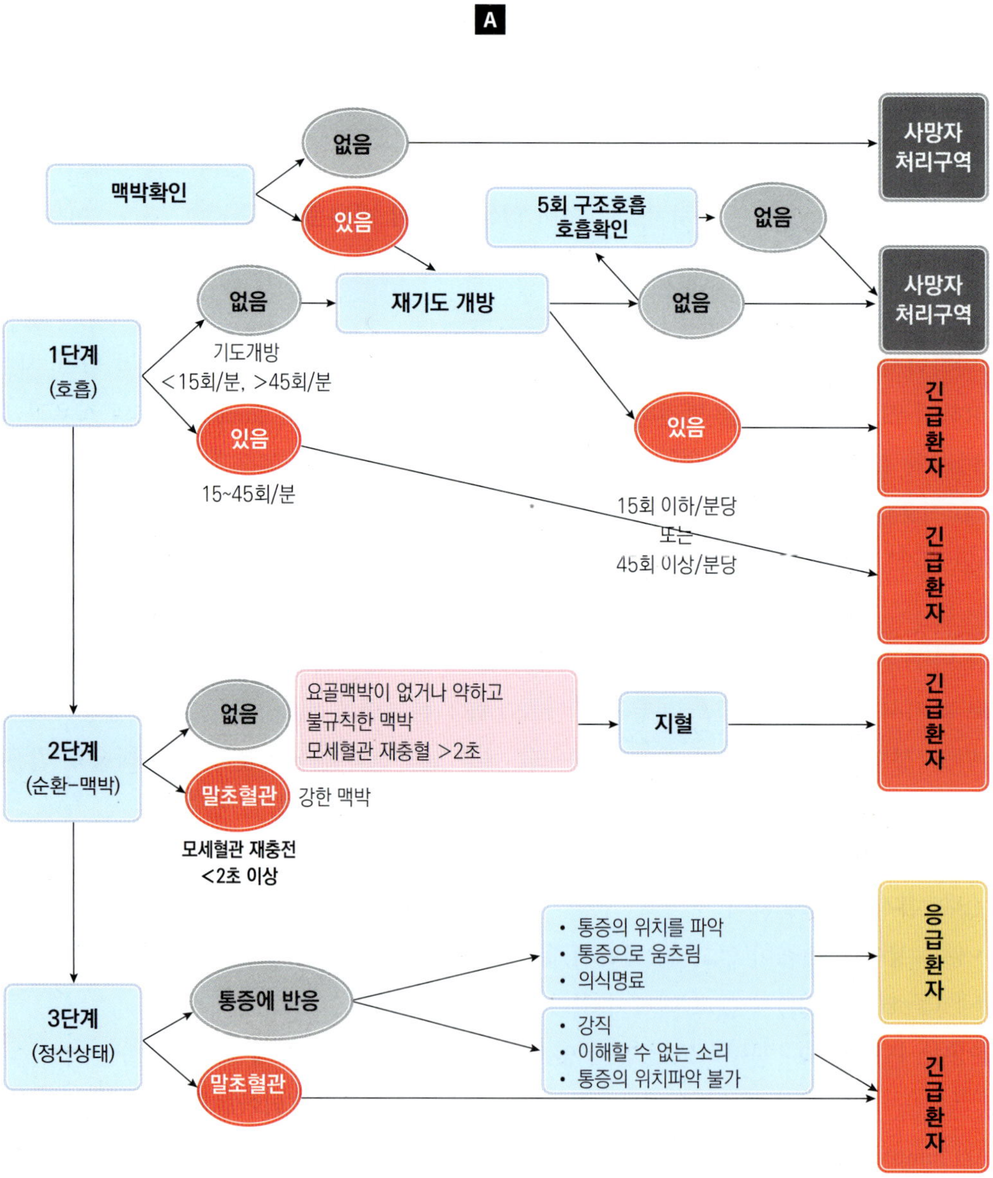

A

맥박확인
없음
사망자 처리구역
있음
5회 구조호흡 호흡확인
없음
사망자 처리구역
1단계 (호흡)
없음
기도개방 <15회/분, >45회/분
재기도 개방
없음
있음
긴급환자
있음
15~45회/분
15회 이하/분당 또는 45회 이상/분당
긴급환자

2단계 (순환-맥박)
없음
요골맥박이 없거나 약하고 불규칙한 맥박 모세혈관 재충혈 >2초
지혈
긴급환자
말초혈관
강한 맥박
모세혈관 재충전 <2초 이상

3단계 (정신상태)
통증에 반응
• 통증의 위치를 파악
• 통증으로 움츠림
• 의식명료
응급환자
• 강직
• 이해할 수 없는 소리
• 통증의 위치파악 불가
말초혈관
긴급환자

B

- 의식이 없는 경우
- 통증자극에 강직(Posturing) 반응한 경우
- 이해할 수 없는 소리로 반응하는 경우
- 통증의 위치를 찾지 못하는 경우

→ 긴급환자

- 통증의 위치를 찾아 반응한 경우
- 통증으로부터 회피하는 경우
- 의식이 분명한 경우

→ 응급환자

그림 7-45. JumpSTART 체계도

ATLS 분류

대량재난 이외의 상황에서 전문외상소생술(ATLS)에서 제시하는 환자 중증도 분류 체계의 4단계 중 1, 2단계는 다음과 같다.

(1) Step 1

다음 상황에 해당하는 환자의 경우에는 즉시 외상센터로 환자를 이송한다.

- GCS < 14
- 수축기 혈압 < 90 mmHg
- 호흡수 < 10회/분 또는 > 30회/분
- PTS(소아외상점수) < 9에 해당하는 경우

(2) Step 2

step 1에 해당하지 않지만 다음의 경우에는 외상센터로 환자를 이송한다.

- 연가항 흉부(Flail chest)
- 골반골 골절
- 팔목 또는 발목 윗부분의 사지 절단
- 중증 화상
- 사지마비
- 2개 이상의 장골 골절이 동반된 환자에 해당하는 경우
- 몸통을 관통하는 관통상
- 화상과 동반한 외상

※ 위 단계에서 조금이라도 환자 상태가 좋지 않다고 판단되거나 확신이 없는 경우에는 환자를 외상센터로 빨리 이송한다.

① 환자상태를 확신이 없는 경우

② 조금이라도 환자 상태가 좋지 않다고 판단된 경우

8) 기타 분류

(1) 중증도 분류(Establishment of triage system)

① 중증도 판정의 원칙

㉠ 생명의 구조가 우선이다.

㉡ 질식과 출혈을 즉시 처치한다.

(2) 중증도 분류 등급

① 긴급(Severe ; immediate)

호흡정지, 기도폐쇄 및 심한 호흡곤란	목격된 심정지	경추손상이 의심되는 경우
지혈이 어려운 출혈 또는 2군데 이상의 출혈	의식이 없는 환자	말초부위에 맥박이 만져지지 않은 골절
심각한 쇼크, 수축기 혈압이 80 mmHg가 안 되는 환자	중증도의 두부손상 (의식이 없는 환자)	호흡기를 포함한 화상
개방성 흉부손상 및 분쇄성 흉부손상		대퇴골 골절
개방성 복부손상 및 분쇄성 복부 및 골반의 손상		개방성 안구손상
심각한 내과적 문제를 동반된 경우 - 심질환, 뇌졸중, 열사병, 저체온증, 간질중첩증, 중증의 천식 발작, 고열, 약물중독 등		

② 응급(Moderate ; secondary)

중증도의 화상	경추외의 척추손상
중증도의 출혈 및 2군데 미만의 출혈	다발성 골절
두부손상이 있으나 의식이 있는 환자	배부(back)의 손상
안정화된 약물과용(Stable drug overdose)	

③ 경증(Minor ; delayed)

경증의 골절 및 경증의 연부조직 손상	경증의 출혈
생존이 불가능한 치명적인 손상이 명확한 경우	중등 또는 경증의 화상

④ 사망(Dead ; deceased)

두부가 절단된 경우(Decapitation)	신체가 절단된 경우(Severd trunk)
20분 이상 호흡과 맥박이 없는 경우 (예외: 차가운 물에 익사한 경우, 극도의 저온상태)	몸이 타 버린 경우(Incineration)
효과적인 심폐소생술이 불가능하거나 맥박과 호흡이 없는 손상을 입은 경우	

(3) 두 번째 중증도 판정은 중증도 판정지역에서 실시한다.

① 두 번째 중증도 판정 시 수행해야 할 일은 다음과 같다.

㉠ 기관내삽관 등 보다 적극적인 처치를 시행한다.

㉡ 추가적인 2차 손상이 진행되지 않는다고 판단될 경우, 다음 환자로 이동한다.

㉢ 환자의 고정 등 이송을 위한 준비를 한다.

㉣ 한 명의 의료인은 환자의 인적사항을 정확하게 수집한다.

(4) 중증도 판정지역의 조건

① 현장에서 모든 피해자를 쉽게 운반할 수 있는 장소여야 한다.

② 밝고 위험이 없으며, 가능한 한 넓은 공간이어야 한다.

③ 모든 장비를 갖춘 차량이 진입할 수 있는 지역이어야 한다.

9) 재난 패러다임 분류

재난 패러다임(disaster paradigm)에서 사용하는 중증도 분류는 다음과 같다.

(1) 중증도 분류

① 손상의 심각성과 생존 가능성에 따라 환자를 분류하는 것으로 가능한 많은 환자에게 최선의 처치를 제공하는 것을 목표로 하며 가용한 자원에 따라 달라진다.

② 다양한 중증도 분류법과 표기법, 색상, 기호가 존재하나 지역 응급의료체계 내에서는 모든 유관단체와 병원에서 단일한 체계를 사용하는 것이 이상적이다.

(2) MASS 중등도 분류

대량사고에서 미군이 사용하는 환자분류 방법이며 다수의 환자가 발생한 경우 유용하다.

(3) 보행가능 여부(Move)

① 걸을 수 있는 사람은 환자 수집소(녹색 깃발)로 가도록 하고, 남아 있는 사람 중에 팔이나 다리를 움직이도록 한다.

㉠ 1단계: 보행이 가능한 환자들을 녹색 깃발 아래로 모이도록 하고, “ID-ME”의 일차 경증(minimal) 그룹에 속하게 된다.

㉡ 2단계: 움직일 수 없으나 의식이 있고 명령에 따라 팔 다리를 움직이는 환자를 분류하고, 일차 응급(Delayed) 그룹에 배정한다. 다음으로 긴급(immediate)을 평가한다.

(4) 평가(Assess)

① 움직임이 없이 남아있는 환자들, 즉 일차 긴급을 평가하고 즉각적인 응급처치를 한다.

㉠ 신속하게 환자 ABC를 평가하고 치명적인 생명의 위협을 교정한다.

(5) 분류(Sort)

① "ID−ME"로 환자를 분류한다.

㉠ MASS 중증도 분류 모델에서 효과적으로 이용되며 역동적인 상황 속에서 지속적으로 재평가해야 된다.

(6) 이송(Send)

① 긴급(immediate) → 응급(delayed) → 경증(minimal) → 지연(expectant) 순으로 이송한다.

㉠ 공간적 여유가 있다면 경증 환자를 각각의 긴급 환자와 함께 이송하여 모든 생존 환자를 이송하는 것을 목표로 한다.

(7) 치료

① 현장에서 모든 환자가 이송되거나 의료자원이 고갈될 때, 안전상의 문제가 발생할 때까지 지속되어야 한다.

② 모든 치료계획에는 처치행위에 대한 알고리즘이 있어야 하고 환자의 중증도 분류표와 의료기록을 남겨야 한다.

10) 중증도 분류표 작성

중증도 분류표 작성시에 반드시 기재난야 할 사항으로는 중증도 분류표 번호, 성별, 환자의 연령, 현장출발시간, 환자 이송시간, 구급차번호 등 이다.

① 의식이 있는 환자의 기록은 중증도 분류표의 인적사항을 기록한다.

② 인적사항을 바로 파악할 수 없는 환자는 중증도 분류표에 번호를 반드시 기입해야 한다.

- 중증도 분류표 번호는 중증도 분류표에 미리 기입되어 있는 고유연번을 쓰는 것이 좋다.
- 미리 기입되지 않을 경우에는 현장에서 통일된 방법으로 기입해도 된다.
- 중증도 분류표 서식은 자체 제작한 중증도 분류표도 활용할 수 있다(다만, 이해와 사용이 쉬운 양식으로 일원화해야 한다).
- 일련번호 #은 고유연번으로 미리 인쇄된 것이 좋고 색으로 구분된 각 분류부분은 쉽게 떼어 낼 수 있어야 한다.

11) 다른 중증도 분류

(1) 세이브(secondary, assessment of victim endpoint, SAVE) 중증도 분류

① 스타트 중증도 분류와 연계하여 응급처치반과 이송반이 활동하는 조정지역에서 적용한다.

② 의료자원이 부족하고 병원에서의 정상적인 처치가 지연될 때 내과 및 외상 환자의 생존 통계자료를 바탕으로 살릴 수 있는 환자를 구별하기 위해 사용한다.

③ 전문적인 2차 평가와 재분류를 통해 현장에서 이송이 지연되는 환자들의 우선순위를 확실하게 정할 수 있게 해준다.

(2) 솔트(sort, assess, lifesaving intervention, treatment · transport, SALT) 중증도 분류체계

① 방사능재난 현장에서 적용한다.

② 중증도 분류는 재난의료지원팀원 가운데 가급적 현장경험이 가장 많은 응급의료종사자가 시행한다.

③ 재난의료지원팀원이 환자에 비해 부족하면 중증도 분류와 응급처치 업무를 통합하여 수행한다.

(3) ID–ME

대부분의 분류체계를 네 개의 집단 "ID–ME, Immediate, Delayed, Minimal, Expectant"로 환자를 분류하고 각 집단은 색깔로 표시된다. MASS 중증도 분류 모델에서 효과적으로 이용된다. 역동적인 상황 속에서 지속적으로 재평가해야 한다(표 7-82).

표 7-82. ID–ME 분류법

1 순위: 긴급(Immediate)	• 치명적이거나 사지절단의 위험이 있는 손상 • 손상이 심하지만 최소한의 자원으로 치료될 수 있는 손상 • 치료 후에 생존할 것으로 예상되는 피해자 • 단순한 수술로 멈출 수 있는 대량출혈이나 튜브만 있으면 고칠 수 있는 기흉 등 • ABC의 지속적인 이상으로 교정이 필요한 환자
2 순위: 응급(Delayed)	• 최종적인 치료가 필요하지만 초기 응급처치가 지연되어도 악화되지 않는 손상 • 손상이 심하지만 치료가 지연 되어도 괜찮은 피해자 • 추후에 치료가 제공되어야 하는 대퇴골이나 상완골 단순골절 등
3 순위: 경증(Minimal)	• 손상이 경미하여 치료를 기다릴 수 있는 걸어 다니는 피해자로 "걷을 수 있는 부상(walking wounded)" • 심각한 환자를 치료한 후에 여유가 생기면 치료 • 다른 환자들보다 먼저 확인하여 경상자(녹색환자)구역으로 이동시키고 추후에 2차 중증도 분류를 시행하여 환자인적사항을 기록하고 버스 등으로 귀가시키거나 멀리 있는 병·의원으로 보냄 • 찰과상, 타박상, 염좌, 미세골절 등 • 향후 자원봉사자로 활용 가능

PART 03

4 순위: 지연(Expectant)	• 생존의 가능성이 희박한 중증의 손상환자 • 긴급환자를 모두 이송 후에도 생존해 있다면 재평가와 처치가 필요하다.
사망(Dead)	• 손상이 너무 심각하여 많은 양의 자원을 사용해도 생존할 가능성이 없는 피해자 • 발견되었을 당시 무반응, 무맥, 무호흡 환자는 사망한 것으로 분류 • 중증의 뇌손상, 95% 이상 3도 화상 등 • 중요한 증거를 손상시킬 수 있으므로 사망환자는 이송시키지 않음

07 해외 재난관리체계

1) 프랑스

프랑스는 세계 최초로 현장 의료 시스템을 도입한 국가 중 하나로, 기존 응급의료체계를 확장하여 운영하는 '응급의료 중심 체계'를 기반으로 한 재난대책을 채택하고 있다.

1956년에 시작된 프랑스의 응급의료체계는 Service d'Aide Médicale d'Urgence (SAMU, 응급의료지원 서비스)이며, SAMU의 협력 체계 하에 기동파견대(mobile emergency units)를 운영하고 있다.

SAMU 중에서도 재난대책을 담당하는 부서는 SAMU 94이며, 지역별로 배정되어 있다. SAMU 94는 지역의 중심에 위치하여 신속하고 체계적인 재난 대응을 수행한다.

(1) 기동파견대 구성

프랑스의 기동파견대는 다음과 같이 4개 부서로 운영된다.

① 항공재난대(Détachement d'Intervention en Cas d'Accident aérien, DICA)

㉠ 의사 2명을 포함한 총 60명의 인원으로 구성됨

㉡ 재난 발생 3시간 이내에 6톤(t)의 장비를 갖추고 출동

㉢ 최대 6일 동안 독립적으로 임무 수행 가능

② 의료지원대(Détachement d'Appui Médical, DAM)

㉠ 의사 5명, 간호사 5명을 포함한 총 15명의 인원으로 구성됨

㉡ 다양한 의료장비를 갖추고 있으며, 필요시 항공재난대를 지원

③ 전방조정대(Détachement Avancé de Coordination, DACO)

㉠ 다수의 항공재난대 및 의료지원대가 파견될 경우, 전체적인 지휘 및 통제 임무 수행

④ 정찰대(Équipe de Reconnaissance et d'Évaluation, ERE)

㉠ 소방관 1명, 의사 1명, 평가요원으로 구성

㉡ 재난 현장에 가장 먼저 출동하여 재난의 규모를 평가하고, 기동파견대의 규모를 결정

(2) 최근 동향

① 최근 코로나19 팬데믹 및 기후 변화로 인한 대형 재난(예: 산불, 홍수)에 대응하기 위해 기동파견대의 역할이 확대되었다.

② 신속 대응팀(rapid response teams) 개념이 강화되었으며, 보다 유연한 출동 및 협력 체계가 구축되었다.

③ 재난 대응 시스템의 디지털화

㉠ 응급의료 시스템과 통합된 디지털 정보 관리 체계 도입

㉡ 실시간 재난 대응을 위한 데이터 분석 및 원격 모니터링 시스템 강화

㉢ 드론 및 인공지능(AI)을 활용한 현장 평가 및 구조 지원 확대

④ 국제적 협력 및 유럽 차원의 연계 강화

㉠ 프랑스는 EU의 'RescEU' 프로그램 및 WHO의 국제재난대응팀(Emergency Medical Teams, EMTs)과 협력하여 재난 대응을 보다 체계적으로 운영하고 있음

㉡ 유럽 내 및 국제적 재난 발생 시 신속하게 지원이 가능하도록 시스템 개선

프랑스의 재난 대응 체계는 SAMU를 중심으로 한 신속한 의료 지원 시스템을 기반으로 하며, 각 지역별로 운영되는 SAMU 94와 기동파견대를 통해 체계적인 재난 대응을 수행하고 있다. 각 부서가 명확한 역할을 가지고 협력함으로써 재난 발생 시 효과적인 의료 지원이 이루어지고 있다.

최근에는 디지털 기술 활용, 기후 변화 대응 강화, 국제적 협력 확대 등이 중요한 변화 요소로 추가되었으며, 기존 체계를 유지하면서도 최신 경향이 반영되어 보다 유연하고 신속한 대응이 가능하도록 개선되었다. 특히 디지털화, 국제 협력 강화, 신속 대응팀 개념 확대 등을 통해 효율적인 재난 대응이 이루어지고 있으며, 실시간 정보 공유 및 현장 모니터링 시스템 도입이 적극적으로 추진되고 있다.

2) 미국

미국의 연방 방재관리 조직 및 재난 대응 체계는 연방 차원의 방재관리 기관으로 구성되며, 주요 기관으로는 대통령 직속의 재난관리 전담 기관인 연방비상관리청(Federal Emergency Management Agency, FEMA)과 중앙안전대책위원회를 비롯한 다양한 비상대책 기구가 있다. 또한, 중앙정부와 지방정부 간의 협력을 강화하기 위한 조직들이 체계적으로 구축되어 있다.

(1) 연방비상관리청(FEMA) 개요

FEMA는 자연재난 및 인위적 재난을 포함한 비상사태 발생 시 인명과 재산 피해를 최소화

하기 위해 1979년 설립된 대통령 직속의 재난관리 기관이며 자연재난, 인위적 재난, 공중보건 위기, 테러 공격 등의 비상 상황을 총괄하고 있다.

FEMA는 국토안보부(Department of Homeland Security, DHS) 산하 기관으로 연방 차원의 재난 대응 및 복구를 지원하며, 주 및 지방정부와의 협력을 강화하는 역할을 수행한다.

또한, 국가비상관리체계(National Response Framework, NRF) 및 국가비상정보관리시스템(NEMIS)을 기반으로 재난 발생 시 신속한 대응을 위한 체계를 유지하고 있다.

① 주요 기능 및 역할
  ㉠ 재난 및 재난 복구를 위한 중앙정부 보조금 관리
    – 대통령 직속의 재난구조기금(disaster relief fund) 운영
  ㉡ 재난 기획, 대비 훈련, 피해 경감, 대응 및 복구 지원 총괄
  ㉢ 지방정부와 협력하여 재난 발생 시 기술적 지원 및 교육 제공
  ㉣ FRP(연방긴급 대응계획)를 통한 연방정부 차원의 지원 조정
  ㉤ 전국 재난 대응 네트워크 구축
    – 국가비상정보관리시스템(National Emergency Management Information System, NEMIS) 운영
    – 전국의 FEMA 지방사무소 및 관련 기관을 연결하여 신속한 재난 대응 체계 마련

(2) 재난 대비 및 응급의료체계

1973년 기존 '재난대책' 응급체계를 기반으로 재난 대응 체계를 확대하였으며, 1981년 긴급동원준비위원회(Emergency Mobilization Preparedness Board, EMPB)가 개편되었다.

① EMPB는 미국 응급의료체계의 최고 협의 기관으로 다음 기관으로 구성된다.
  ㉠ 공중위생국(Public Health Service)
  ㉡ 국방성(Department of Defense, DoD) 및 재향군인청(Veteran's Administration)
  ㉢ 연방비상관리청(FEMA)

(3) FEMA의 재난 대응 절차

① 재난 발생 시 지역 정부의 대응 능력이 한계를 넘어서면 사전 계획에 따라 FEMA에 지원 요청
② FEMA는 상황을 대통령에게 보고하고, 국가적 차원에서 지원 수행 결정
③ FEMA는 재난 대응을 위해 연방조정관(Federal Coordination Officer, FCO) 임명
④ FCO는 재난 지역 및 인근 지역의 재난지원팀과 협력하여 지원 업무 수행

(4) FEMA의 응급지원기능(ESF) 중 보건·의료 지원 (ESF–8)

① FEMA의 계획에는 총 11개의 응급지원기능(emergency support functions, ESFs)이 있으며, 그중 ESF–8(보건 및 의료지원)이 포함된다.

㉠ ESF–8 내 국가재난의료시스템(national disaster medical system, NDMS)이 운영한다.

(5) 국가재난의료시스템(NDMS) 역할

NDMS는 효율적인 재난 대응을 위해 미국 전역을 71개의 NDMS 지역으로 구분하여 운영한다.

① 응급의료 지원 기능

㉠ 각 NDMS 지역은 최소 2,500개 병상을 확보하여 응급환자 수용 가능

㉡ 대규모 응급환자 항공 수송을 위한 활주로 확보

㉢ 의료지원팀(Medical Assistance Teams, MATs) 운영

– 총 50개 이상의 팀으로 구성

– 각 팀은 의사, 간호사, 의료기술자 및 보조 요원 등 29명으로 구성

(6) 미군의 재난 의료 대응 체계

미군은 대규모 재난 및 응급상황 발생 시 신속한 의료 지원을 위해 전 세계적인 대응 체계를 운영하고 있다.

① 미군 소속 재난 의료 대응팀

㉠ 유럽 공군 비행구급차수술외상팀(Air Force Flying Ambulance Surgical Trauma Teams, FAST)

㉡ 공군 이동식 병원(Air Transportable Hospitals, ATH)

㉢ 육군 전방 수술팀(Forward Army Surgical Teams, FAST)

② 특수 재난 발생 시 민간 지원 작전 수행 가능

(7) 중앙안전대책위원회(National Security Council, NSC)의 역할 변화

① 현재는 백악관 국가안보회의(NSC) 및 국토안보회의(HSC)가 주요 재난 대응 전략을 수립하며, FEMA와 협력하여 국가 재난관리 정책을 조정하고 있다.

② 코로나19 팬데믹 이후, 재난 대비 및 대응에서 공중보건과 관련된 협력 강화가 더욱 중요해졌다.

(8) 주요 정책 변화

① 2021년 이후 FEMA는 기후 변화 및 대규모 자연재해 대응 역량 강화에 집중하고 있다.

② 최근 기후변화 적응 및 피해 경감을 위한 BRIC(Building Resilient Infrastructure and Communities) 프로그램이 확대되고 있다.

③ 코로나19 팬데믹을 계기로 공중보건 대응과 재난관리의 연계가 강화되었다.

현재 미국의 재난 대응 체계는 여전히 FEMA를 중심으로 운영되며, 중앙정부와 주정부, 지방정부 간 협력 체계를 기반으로 재난관리가 이루어지고 있다. 다만, 최근 기후 변화 대응과 공중보건 위기 대응이 더욱 강조되면서 FEMA의 역할이 확장되고 있다.

즉, 기존 내용은 현재도 유효하지만 FEMA가 국토안보부(DHS) 산하 기관으로 운영되며, 기후 변화와 공중보건 대응이 더욱 중요해진 점이 추가적인 변화라고 볼 수 있다.

3) 영국

영국에서는 소방, 경찰, 구급차, 병원이 연합하여 재난 대응 계획을 수립하며, 이 중 경찰이 총괄적인 지휘 및 통제 역할을 맡는다. 재난 현장에서는 경찰 소속의 현장 지휘관이 총 책임자로서 소방, 구급차, 의료 현장 책임자와 협력 체계를 구축한다.

① 경찰이 재난 현장에서 총괄적인 지휘 및 통제 역할을 수행

② 소방대는 구조 및 화재 진압, 사고 대응을 담당

③ 구급 서비스(NHS Ambulance Services)는 의료 지원 및 환자 이송 담당

④ 병원과 NHS(국가보건서비스)는 응급의료체계를 가동하여 재난 발생 시 환자 치료 지원

환자의 이송은 구급차 통제센터에서 지정한 병원으로 이루어지며, 병원은 사전에 마련된 계획에 따라 인근 의료기관 및 응급의료체계와 협력하여 환자를 수용한다.

또한, 행정부 외 다양한 기관들도 재난 대응에 관여한다.

(1) 각 기관별 역할

① 영국적십자사(British Red Cross Society)

㉠ 기본적인 응급처치(First Aid) 및 구호 업무를 수행한다.

② 세인트 존 앰뷸런스 협회(The St. John Ambulance Association)

㉠ 대량 환자 발생 또는 국가적 재난 시 구급차와 의료 인력을 지원한다.

③ 영국 즉시진료서비스협회(British Association for Immediate Care Service, BASICS)

㉠ 주로 의사들로 구성되어 있으며, 응급의료 관련 부서원에게 응급처치 교육과 훈련을 담당한다.

④ 소생자문위원회(Resuscitation Council)

㉠ 일반인 및 의료인을 대상으로 소생술 교육 및 훈련을 실시한다.

(2) 최근 동향

최근 몇 년간 영국의 재난 대응 체계에는 몇 가지 변화와 개선이 이루어졌다.

① 디지털화 및 인공지능(AI) 활용 확대

㉠ 재난 대응 및 긴급 출동 시스템이 디지털화됨
예: 스마트 모니터링 시스템을 활용하여 실시간 데이터 분석을 통한 최적의 대응 제공

㉡ AI 기반 예측 모델을 활용하여 기상 재난, 감염병 유행, 테러 위협 등을 사전에 감지

㉢ 드론을 활용한 현장 평가 및 구조 지원 확대

② 기후 변화에 따른 재난 대응 강화

㉠ 최근 기후 변화로 인해 홍수, 폭염, 산불 등의 자연재해 발생 빈도 증가

㉡ 영국 정부는 이에 대응하기 위해 기후변화 적응 전략(Climate Adaptation Strategy)을 발표

㉢ 홍수 방어 시스템 강화, 재난 대비 훈련 확대, 응급대응팀의 장비 및 훈련 개선 진행

③ 공중보건 위기 대응 체계 강화

㉠ 코로나19 팬데믹 이후, 공중보건 위기 대응 시스템 강화
- NHS와 UKHSA(UK Health Security Agency, 영국보건안보청)가 협력하여 대규모 감염병 대응 체계 구축
- 지역 보건국(Local Resilience Forums, LRFs)의 역할 강화
- 응급의료 대응팀(EMT)과 협력하여 전국적인 의료 자원 배치 최적화

④ 국제 협력 확대

㉠ 영국은 EU에서 탈퇴(브렉시트)한 이후에도 국제 재난 대응 협력을 강화
- EU Civil Protection Mechanism(유럽연합 시민보호체계)와 일부 협력 유지
- WHO(세계보건기구)의 긴급의료대응팀(emergency medical teams, EMTs)과 협력 강화
- 영국 적십자사(British Red Cross), 세인트 존 앰뷸런스(The St. John Ambulance) 등과의 협력 지속

⑤ 지역 사회 및 민간 부문의 참여 확대

㉠ 영국 정부는 지방정부(Local Government)와 지역사회 단체가 보다 적극적으로 재난 대응에 참여할 수 있도록 정책 개선

㉡ 민간 기업 및 자원봉사 단체와의 협력 강화

㉢ 재난 대응 훈련 및 교육 프로그램을 확대하여 일반 시민들의 대응 역량 강화

PART 03

이처럼 영국의 재난 대응 체계는 경찰을 중심으로 한 통합적인 협력 시스템을 기반으로 운영되며, 다양한 기관이 각자의 역할을 수행하며 유기적인 협력 체계를 유지하고 있다.

영국은 기존의 다중기관 협력 시스템을 유지하면서도, 최근 디지털화, AI 및 데이터 분석 활용, 기후 변화 대응 강화, 감염병 대비 및 국제 협력 확대 등의 변화를 통해 재난 대응 역량을 지속적으로 향상시키고 있다.

특히, 재난 대응을 보다 신속하고 효율적으로 수행할 수 있도록 기술 발전과 정책 개선이 이루어졌으며, 실시간 정보 공유 및 대응 체계의 최적화가 진행되었다. 즉, 기존의 재난 대응 체계가 여전히 유효하지만, 최신 변화(디지털화, 공중보건 대응 강화, 기후 변화 대응 등)가 반영되며 더욱 발전된 형태로 운영되고 있다.

4) 스웨덴

스웨덴에서는 재난의학(Disaster Medicine)이 의과대학 교육과정에서 독립된 학문으로 운영되고 있으며, 이는 Loik Ping 대학병원에서 시작된 체계적인 교육 프로그램에서 비롯되었다.

(1) 교육 과정

① 20시간의 이론 교육과 20시간의 실습 과정으로 구성

② 이후 의사뿐만 아니라 간호사까지 교육 대상 확대

스웨덴에는 모든 유형의 재난 대응을 총괄하는 스웨덴 재난의학협회(Swedish Association of Disaster Medicine, SADA)가 있으며, 재난 대응 요원의 교육 및 조직 관리를 담당하는 CAMEDO도 운영되고 있다.

(2) 스웨덴 재난 대응 체계의 기본 구조

스웨덴의 재난 대응 체계는 기존의 응급의료체계를 확장하여 운영되며, 주요 기관은 다음과 같다.

① 스웨덴 민방위청(Swedish Civil Contingencies Agency, MSB)

㉠ 국가 차원의 위기 대응 및 재난관리 총괄

② 스웨덴 보건복지청(Socialstyrelsen)

㉠ 의료 및 보건 관련 재난 대응 조정

③ 스웨덴 재난의학협회(SADA)

㉠ 응급의료 및 재난 대응 교육, 정책 자문

④ CAMEDO(Center for Disaster Medicine and Traumatology)

㉠ 재난 대응 인력 훈련 및 연구

기본적으로 재난의학 교육 및 훈련이 필수적이며, 재난 대응 전문가 양성을 위한 지속적인 실습과 연구가 이루어지고 있다.

(3) 최근 동향

① 기후 변화 및 자연재해 대응 강화

㉠ 기후 변화로 인한 홍수, 산불, 폭설 발생 빈도 증가

㉡ 이에 따라 MSB(스웨덴 민방위청)가 기후변화 대응 전략을 강화

㉢ 장기적 재난 복구 및 대응을 위한 보건 시스템 개선

② 디지털화 및 AI 활용 확대

㉠ AI 기반 예측 모델 도입 → 자연재해 및 공중보건 위기 사전 감지

㉡ 드론 및 위성 데이터를 활용한 실시간 재난 지역 모니터링 시스템 도입

㉢ 전자 의료 기록(EMR)과 응급 대응 시스템 통합 운영

③ 감염병 및 공중보건 위기 대응 강화

㉠ 코로나19 이후, 감염병 대응 시스템이 강화됨

㉡ 스웨덴 보건복지청(Socialstyrelsen)과 공중보건청(Folkhälsomyndigheten)의 협력 확대

㉢ 재난 발생 시 의료기관 간 협력 및 자원 공유 시스템 개선

④ 국제 협력 강화

㉠ EU 시민보호체계(EU Civil Protection Mechanism) 및 WHO 긴급의료대응팀(EMT)과 협력

㉡ 북유럽 국가(Nordic countries) 간 재난 대응 협력 확대

㉢ 국제적 재난 발생 시 의료 지원팀 및 자원 공유 체계 강화

⑤ 지역사회 기반 재난 대응 확대

㉠ 일반 시민 대상 응급처치 및 재난 대비 훈련 확대

㉡ 자원봉사 네트워크 및 민간 부문과 협력하여 긴급 대응 시스템 강화

스웨덴의 재난 대응 체계는 기존의 의료 중심 시스템(SADA 및 CAMEDO)과 교육 체계를 유지하면서도, 최신 기술(디지털화, AI, 드론 등)과 국제 협력 강화를 통해 더욱 발전하였다.

특히, 기후 변화 대응, 감염병 대비, 국제 협력 및 지역사회 중심 대응 체계 강화 등의 변화를 통해 재난 대응 역량이 지속적으로 향상되고 있다. 기존의 체계가 여전히 유효하지만, 디지털화, 기후 변화 대응, 감염병 대응 등 최신 변화가 반영되면서 보다 효과적인 재난관리가 이루어지고 있다.

Chapter 08

재해 유형과 관련 질병

01 개요

재해 발생 시 환자 손상 유형과 의료 대응은 재해 유형에 따라 크게 달라지며(표 8-1), 역사적 사례와 재해시 발생하는 환자에 대한 의료 자료는 향후 재해의료대책을 수립하는 과정에서 매우 중요하다.

1) 역사적 재해 사례의 의료지원 문제점

① 1976년 과테말라 지진

국제사회에서 100톤의 의약품이 지원되었으나, 90% 이상이 불필요하거나 유통기한이 만료되어 사용되지 못했다. 이는 현지 수요 평가 미비와 조정 시스템 부재가 주된 원인이었다.

② 1988년 아르메니아 지진

5,000톤 이상의 의료품이 지원되었으나, 식별 및 분류 문제로 30%만 즉시 사용 가능했다. 11%는 쓸모없는 약품이었으며, 8%는 이미 만료된 상태였다.

이러한 사례는 의료지원의 효율성을 높이기 위해 현지 수요 조사, 물자 관리 시스템 개선, 유통기한 관리가 필수적이다.

2) 재해 유형별 손상 패턴과 의료팀 구성

표 8-1은 재해 유형별로 주로 발생하는 손상과, 이에 따라 우선적으로 구성해야 할 응급의료팀의 유형을 요약한 것이다. 예를 들어, 지진에서는 사지 골절과 두개골 · 흉부 손상이 많아 외과 · 정형외과 중심의 팀이 필요하고, 산사태는 타박상과 피부 찰과상이 많아 일반 외과 · 응급의료팀이 우선이다. 태풍이나 홍수는 절상과 경미한 외상, 감염병 위험이 높아 응급

실과 내과 지원이 병행되어야 하며, 화재 · 폭발은 화상과 흡입 손상이 많아 중환자관리 전문가가 포함된 팀이 필요하다.

표 8-1. **재해별 주요 손상 유형**

재해 유형	주요 손상 유형	응급의료팀 구성 우선순위
지진	사지 골절(54%), 두개골/흉부 손상	외과·정형외과 중심팀
산사태	타박상, 피부 찰과상	일반 외과·응급의료팀
태풍/홍수	절상(60%), 경미한 외상, 감염병 위험 증가	응급실+내과 지원 병행
화재/폭발	화상(40%), 흡입 손상	중환자관리 전문가 포함팀

(1) 외상 팀 vs. 내과 팀 결정 기준

병원에서도 재해의 양상에 따른 손상의 유형에 관한 정보가 충분히 입수되어야 한다. 외상 팀을 중심으로 응급의료진을 확보하여야 할 것인지, 내과 팀을 중심으로 응급의료진을 구성할 것인지, 입수된 정보에 따라 팀 구성이 결정된다.

① 지진 · 산사태와 같은 급성 외상 재해에서는 외과 · 정형외과 전문가가 핵심이다.

② 감염병 확산이나 만성질환 악화 가능성이 높은 재해(예: 홍수 후 위생 악화)에서는 내과 팀이 추가로 필요하다.

③ 팀 구성은 재해 발생 후 초기 72시간 내 현장 평가 데이터를 기반으로 조정되어야 한다.

3) 재해 이후 핵심

① 데이터 기반 대응: 재해 발생 초기 24시간 내 손상 유형 데이터 수집이 팀 구성 · 자원 배분의 핵심이다.

② 유연한 자원 관리: 지원 물자는 현지와 사전 조율 후 제공되어야 하며, 표준화된 포장 · 라벨링 시스템 도입이 필요하다.

③ 병원-지역사회 연계: 재해 시 병원 기능 상실을 대비해 지역 응급의료시설 네트워크를 구축해야 한다.

표 8-2는 자연재해와 인위재해(인공재해)에서 각각 자주 발생하는 손상 유형이다.

각 재해(예: 지진, 화산, 홍수, 자동차사고 등)별로 압전(압궤), 두부 손상, 척추 손상, 골절, 열상, 화상, 저체온증, 흡입 손상, 익사, 후유증 등 다양한 손상 유형이 어느 정도로 나타나는지 'ㅇ' 표시로 한눈에 볼 수 있도록 구성되어 있다. 각 재해에서 어떤 손상이 주로 발생하는지 쉽게 파악할 수 있어, 재해 발생 시 신속하고 적절한 응급의료 대응 및 준비에 도움이 된다. 예를 들어, 지진은 압궤, 두부 · 척추 손상, 골절, 열상, 화상, 저체온증, 흡입 손상, 익사, 후유증 등 거의 모든 손상 유형이 동반될 수 있음을 알 수 있다. 반면, 홍수는 주로 익사, 저체온증, 후유증 등이 두드러진다.

표 8-2. 재해에서 흔히 발생하는 손상 유형

	손상의 유형										
자연재해	손상	압전	두부 손상	척추 손상	골절	열상	화상	저체온증	흡입 손상	익사	후유증
지진	○	○	○	○	○	○	○	○	○		○
화산	○						○		○		
선풍	○										
폭풍	○	○	○	○	○	○					
홍수								○		○	○
인위재해	손상	압전	두부 손상	척추 손상	골절	열상	화상	저체온증	흡입 손상	익사	후유증
자동차사고	○	○	○	○	○	○					
열차사고	○	○	○	○	○	○	○				
비행기사고	○	○	○	○	○	○	○		○		
선박사고								○	○	○	○
유해물질							○		○		
테러	○	○	○	○	○	○					

02 자연재해

1) 화산

화산 활동은 다양한 형태의 치명적인 위험을 동반하며, 역사적으로 수많은 인명 피해를 초래해왔다. 주요 위험 요소로는 유독가스, 화산쇄설류, 화산재, 라하(진흙류) 등이 있으며, 각각의 메커니즘과 영향이 다르다.

화산이란 마그마(가스 거품, 융해된 휘발성물질 및 고체 크리스털을 다양하게 함유한 용해물)나 다른 물질이 지표로 분출하는 현상을 말한다. 최근 수년간에도 전 세계적으로 화산 분출로 인한 인명 및 재산 피해가 계속되고 있다.

예를 들어, 2024년 11월 인도네시아 플로레스섬의 루워토비 라키라키 화산이 폭발하여 최소 10명이 사망하고, 10,000명 이상이 피해를 입었으며, 인근 여러 마을이 화산재와 용암, 화산탄으로 인해 파괴되어 대규모 대피가 이루어졌다. 2024년 6월 필리핀 칸라온 화산 분출로도 약 57,000명이 영향을 받고 2,680채의 주택이 피해를 입었으며, 농업과 지역 경제에 큰 타격이 발생하였다. 2025년 4월에도 칸라온 화산의 추가 분화로 8,600여 가구, 약 28,000명이 이재민이 되었고, 31개 도시와 지방자치단체에 비상사태가 선포되었다.

2019년 뉴질랜드의 화카아리(화이트 아일랜드) 화산 폭발로는 관광객 등 22명이 사망하는 등, 최근에도 화산 분출로 인한 대규모 인명 피해가 계속되고 있다.

화산 지역 인구가 증가하고 관광, 농업 등으로 인한 접근성이 높아지면서 화산에 의한 피해는 앞으로도 더욱 증가할 것으로 예상된다. 최근 사례들은 화산 분출이 단기간에 수만 명의 이재민과 수십 명의 사망자를 발생시킬 수 있음을 보여주고 있다. 이에 따라 각국은 화산 감시와 조기경보, 신속한 대피 및 복구 체계의 중요성을 더욱 강조하고 있다

(1) 화산쇄설류(Pyroclastic flow)와 유독가스

화산쇄설류는 가스, 암석 조각, 화산재가 혼합된 고온(200－700℃)의 흐름으로, 시속 50－100 km의 속도로 이동하며 경로상의 모든 것을 파괴한다. 고온의 증기에 의한 화상, 치명적인 유독가스의 분출에 의한 치명적인 손상을 유발하고 매우 높은 온도의 가스와 화산쇄설류들이 1초에 수백 미터의 속도로 수백 제곱미터의 넓이에 퍼져 나가므로, 신속히 대피하기가 거의 불가능하다.

① 대표 사례

㉠ 1985년 콜롬비아 네바도델루이스 화산 분화 시 라하(진흙류)로 22,000명 사망

㉡ 1902년 마르티니크 몽펠레 화산 분화 시 30,000명 사망
- 고온과 질식 효과가 결합된 결과이다.

㉢ 2024년 6월 필리핀 칸라온 화산 분화 시 화산쇄설류 가능성으로 500가구 긴급 대피

② 유독가스 영향

㉠ 이산화황(SO_2)과 이산화탄소(CO_2), 불화수소(HF) 등으로 구성되며, 호흡기 질환과 급성 폐 손상을 유발한다.
- 화산에서 많은 양의 이산화황을 만들기도 하는데 이산화황은 강한 냄새를 가지고 있고 질식사를 유발시킬 수 있는 독성의 기체이다.

㉡ 유독가스에 의해서 폐부종, 결막염, 관절통, 근육 쇠약, 피부의 물집 등을 유발할 수 있다.
- 유독가스의 손상을 줄이기 위해서는 공기 중의 이산화황(sulfur dioxide), 유화수소(hydrogen sulfide), 불화수소산(hydrofluoric acid) 및 이산화탄소 등의 농도를 측정하여야 한다.

㉢ 치명적 농도: 공기 중 CO_2 농도 10% 시 질식사 가능하다.

㉣ 사례
- 1986년 카메룬 니오스호 CO_2 누출로 1,700 - 1,800명 질식사
- 2024년 필리핀 칸라온 화산 분화 시 유독가스 경보 발령

(2) 화산재

화산폭발은 많은 양의 화산재를 분출하므로 이물질 흡인에 의한 질식환자가 발생한다. 또한 화산재가 많이 분출하게 되면 지붕에 쌓인 화산재로 인하여 건물이 붕괴하기도 한다(그림 8-1). 화산재는 미세입자가 호흡기를 통해 폐까지 침투하여 다음과 같은 문제를 일으킨다.

① 화산재는 눈, 점막 및 호흡계에 자극을 주어 상기도의 자극, 기침 등을 유발하기도 한다.

② 화산재는 심각한 기도손상, 폐부종 및 기관지 폐쇄를 초래하여 급성 폐손상이나 질식에 의한 피해자를 발생시킨다.

㉠ 급성 증상: 코와 목의 자극, 마른기침

㉡ 만성 악화: 천식이나 만성폐쇄성폐질환(COPD) 환자에서 증상 악화

③ 1980년 세인트헬렌스(Mt. St Helens) 화산 폭발 시 57명 사망 중 18명이 화산재 질식으로 사망했다.

㉠ 질식사한 피해자들의 사망원인은 화산재와 점액이 마개를 형성하여 일차적으로 기도폐쇄를 초래하기 때문이다.

(3) 라하(Lahar)

라하는 화산재와 물이 혼합된 진흙류로, 시속 10 - 60 km 속도로 이동하며 계곡을 따라 대량의 잔해를 운반한다. 고온의 진흙이나 라하(1ahar, 유동성 진흙의 집단)에 의해서 사망하는 피해자는 화산과 관련된 사망자의 10%를 차지한다. 진흙은 화산쇄설류와 물의 혼합물인데 고온에 의한 화상을 유발할 수 있다.

① 대표 사례
- ㉠ 1985년 콜롬비아 네바도델루이스 화산 분화 시 22,000 - 23,000명 사망
  - 역사상 가장 치명적인 라하 사례로 기록되어 있다.

② 피해 특징
- ㉠ 익사, 구조물 붕괴
- ㉡ 진흙 속 구출된 피해자에게서 탈수, 화상, 안질환 발생
- ㉢ 화산 폭발할 때 진흙에 오염된 상처를 일차적 봉합하면 조직괴사, 골수염, 구획증후군(compartment syndrome), 패혈증 등의 심각한 합병증이 발생할 수 있다.
  - 상처를 입고 6시간이나 12시간이 경과 하였거나 오염되어 있으면 수상 후 3일 후에 봉합하는 것이 좋다.
  - 적절한 파상풍에 관한 처치도 병행하여야 한다.

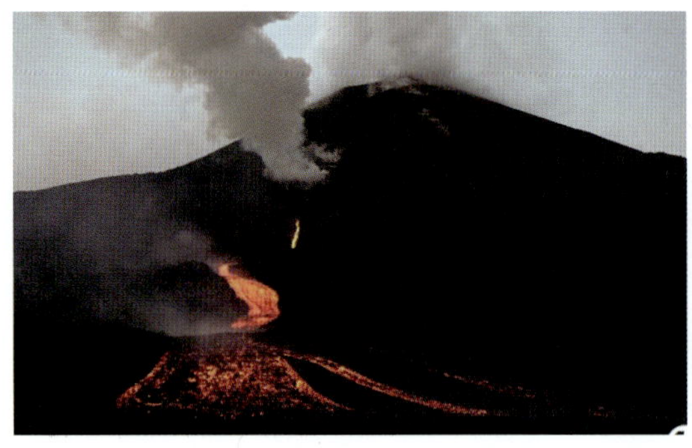
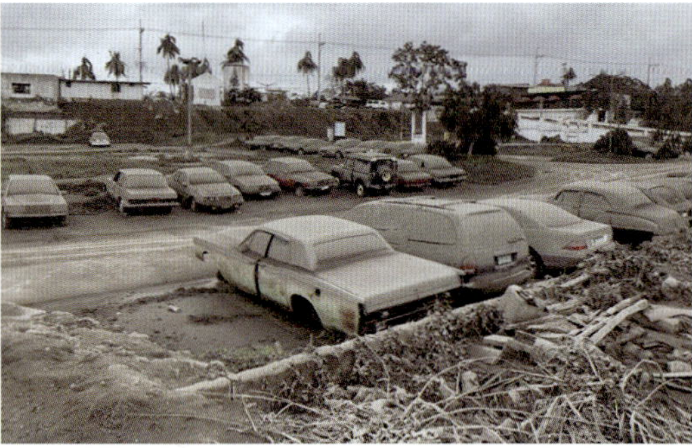

그림 8-1. 화산 폭발에 따른 용암과 화산재

(4) 간접적 영향

화산 분화구 호수에 용존된 CO_2가 갑작스럽게 방출되는 가스 폭발 현상은 1980년대 아프리카에서 1,800명 이상의 사망자가 발생하였다. 또한 화산재가 건물 지붕에 축적되어 붕괴를 유발하는 2차 피해도 빈번히 발생한다.

(5) 주요 화산 위험 요소 비교

화산재해에서 나타나는 대표적인 위험 요소들을 이동속도, 주요영향, 실제 사망 사례와 함께 비교하였다(표 8-3). 화산쇄설류는 시속 50 - 100 km로 매우 빠르게 이동하며, 고온 화상과 질식 같은 치명적인 피해를 유발한다. 대표적으로 1902년 몽펠레 화산에서 3만 명이 사망한 사례가 있다.

라하는 시속 10 - 60 km로 이동하며, 익사와 구조물 붕괴 등으로 인명 피해가 발생한다. 1985년 네바도델루이스 화산에서 대규모 인명 피해가 보고되었다.

화산재는 바람에 따라 이동하며, 호흡기 질환과 시야 차단 등 건강과 생활에 광범위한 영향을 미친다. 1980년 세인트헬렌스 화산 분화가 대표적이다.

표 8-3. 주요 화산 위험 요소별 특성 비교

위험 요소	이동속도	주요 영향	사망 사례(예시)
화산쇄설류	시속 50-100 km	고온 화상, 질식	몽펠레(1902년) 30,000명
라하	시속 10-60 km	익사, 구조물 붕괴	네바도델루이스(1985년)
화산재	바람에 의존	호흡기 질환, 시야 차단	세인트헬렌스(1980년)

(6) 의학적 대응 방안

① 유독가스 대처: 공기 중 SO_2, CO_2 농도 측정

② 상처 관리: 오염된 상처는 3일 후 봉합, 파상풍 예방 접종 필수

③ 화산 인근 지역의 인구 증가로 피해 규모가 확대될 수 있으므로, 지속적인 모니터링과 신속한 대피 계획 수립이 필수적이다.

2) 홍수

홍수는 자연재해 중에서 발생 빈도가 가장 높으며, 전체 자연재해의 40-50%를 차지한다. 홍수로 인한 사망률 역시 매우 높으며, 재해로 인한 사망자 중 홍수로 인한 사망자가 가장 많다.

① 홍수로 인한 사망의 주요 원인은 익사이다(그림 8-2). 홍수가 시작된 직후 익사는 전체 홍수 재해 사망자의 약 75%를 차지한다.

㉠ 급류에 의해 나무나 돌이 떠내려가면서 외상이나 손상이 발생할 수 있으나, 익사가 가장 흔한 사망 원인이다.

㉡ 저체온증, 감전사, 일산화탄소 중독 등도 사망 원인이 될 수 있다. 자동차 안에 갇힌 채 급류에 휩쓸려 사망하는 경우도 있다.

② 홍수 생존자 중에서 집중적인 내과적 치료가 필요한 경우는 전체의 약 0.2–2% 정도이다.
③ 대부분의 손상은 찰과상, 열상, 궤양 등 경증 손상이다. 그러나 홍수로 인한 열상은 작은 상처라도 감염이 빈발할 수 있으므로 주의가 필요하다.
   ㉠ 지역에 따라 특이 손상이 발생할 수 있는데, 인도나 필리핀 등 일부 지역에서는 뱀에 의한 손상이 보고되기도 한다.
   ㉡ 급류에 의해 휘발유 탱크가 파괴되어 기름막이 형성되고 넓은 지역에 화재가 발생하는 경우도 있다.

공중보건학적으로 가장 심각한 문제는 상수도와 하수도 시설의 파손이다. 피난처의 인구 과밀로 인한 위생 문제도 발생한다. 이러한 문제들이 복합되어, 매우 독성이 높은 생물학적 또는 화학적 독극물에 의한 손상이 발생할 수 있다.

① 홍수 후에는 야토병(튤라레미아), 렙토스피라증, 장티푸스, 파라티푸스, A형 간염, 살모넬라, 이질균, 대장균 등 수인성 전염병이 발생한다.
   ㉠ 오염된 물이나 음식 섭취로 인한 감염병, 모기 매개 감염병(말라리아, 일본뇌염), 접촉성 피부염, 파상풍, 렙토스피라증 등이 대표적이다.
② 전염병 매개체의 번식 조건이 형성되어 아보 바이러스(arbovirus), 말라리아 등이 발생할 수 있다.
   ㉠ 홍수 후 주택 붕괴와 과밀화로 인해 급성 호흡기 감염도 흔하다.
   ㉡ 1973년 필리핀 홍수 때는 임시 피난소의 인구 과밀로 인해 호흡기 질환이 주로 발생했다.
③ 재해 후 전염병 발생을 막기 위해 집단 예방접종을 시행하는 경우가 있으나, 그 효과는 제한적이다.
   ㉠ 집단접종은 공중보건에 대한 경시로 이어질 수 있으며, 장티푸스 접종의 경우 항체 형성까지 몇 주가 소요되어 즉각적 효과가 미약하다.
      – 접종 적응증에 부합되는 환자에게만 접종하여야 한다.
   ㉡ 파상풍 집단 접종 역시 효과가 증명되지 않았으므로, 적응증에 부합하는 환자에게만 접종해야 한다.

공인된 역학조사팀이 홍수 피해 지역에서 전염병 발생 여부를 감시하는 것이 올바른 접근 방법이다. 특히 전염병이 자주 발생하는 지역에서는 절족류(모기 등) 수를 감시하고, 수가 증가할 경우 방역사업을 실시해야 한다.

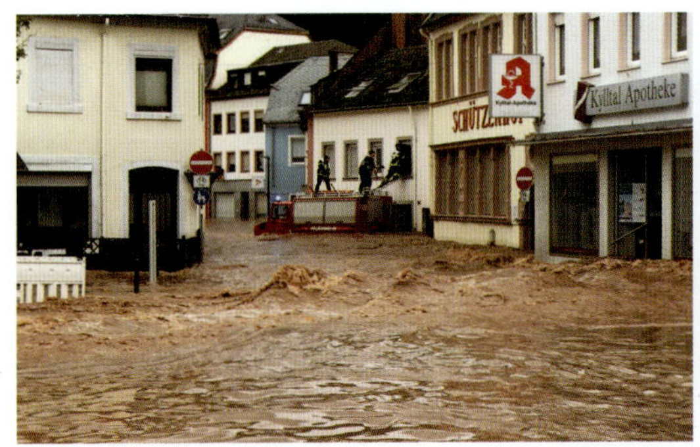

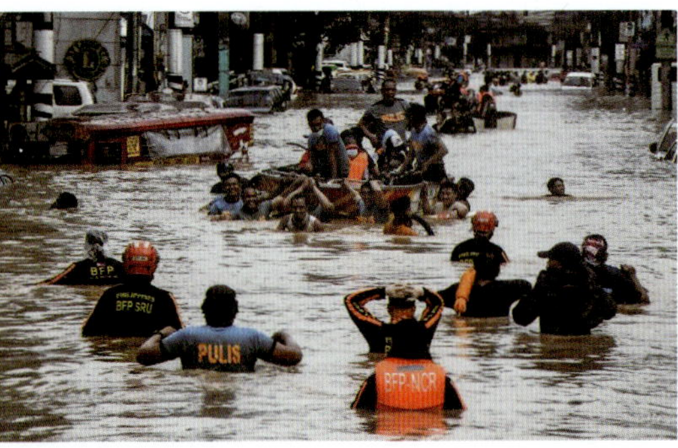

그림 8-2. 홍수에 따른 인명피해

3) 열대성 저기압(태풍)

열대성 저기압(cyclone, hurricane, typhoon)은 적도 부근의 따뜻한 바다 위에서 발생하는 강한 회전성 폭풍이다. 중심 기압이 낮고, 강한 바람과 폭우를 동반하며, 대기 하층에서 폐쇄된 순환 구조를 가진다. 지역에 따라 명칭이 다르며, 대서양과 북동태평양에서는 허리케인, 북서태평양에서는 태풍, 인도양과 남서태평양에서는 사이클론이라 부른다.

열대성 저기압은 해수면 온도가 26–27°C 이상인 바다에서 발생하며, 해수의 증발로부터 에너지를 얻는다. 바람의 속도는 최대 240 km/h를 넘을 수 있고, 강한 경우 300km/h 이상에 달하기도 한다. 태풍의 중심부 가장자리에서 바람이 가장 강하다. 태풍은 해안 지역에 큰 피해를 주며, 내륙에서도 홍수와 산사태 등 2차 피해를 일으킨다.

① 폭풍에 의한 피해는 주로 해안가에서 발생하지만, 내륙에서도 큰 피해가 발생한다.
② 태풍은 강한 바람을 동반하지만, 바람 자체보다는 폭풍해일(storm surge)로 인한 익사 및 손상이 주로 발생한다. 태풍 관련 사망의 약 90%가 익사이다.
③ 태풍 발생 초기에는 폭풍과 홍수로 인한 건물 붕괴, 파편에 의한 손상이 나타난다. 이후 복구 과정에서는 감전 등 2차 사고가 발생한다. 기아, 탈수, 전염병, 상처 감염 등의 질병도 동반된다.
④ 사망자의 다수는 4세 이하의 어린이, 70세 이상의 노인, 여성이다.
⑤ 많은 생존자는 급류에 저항해 나무 등을 잡고 있다가 가슴, 팔, 넓적다리 안쪽에 찰과상이 발생하는 '태풍 증후군(cyclone syndrome)'이 나타난다.

일반적으로 태풍은 홍수나 해일 등 2차 피해가 없으면 사망자가 비교적 적다. 예를 들어, 1974년 호주 다윈에서는 태풍으로 51명이 사망했고, 1977년 인도 안드라 프라데시에서는 태풍과 해일로 10,000명이 사망자와 골절환자 177명이 발생했다. 태풍 시 손상은 대부분 파편에 의한 경미한 열상이지만, 이차 감염 위험이 높으므로 상처 소독이 필수적이다. 홍수와 마찬가지로 피난처의 공중보건 관리도 매우 중요하다.

4) 회오리바람

회오리바람(선풍, tornado)은 자연재해 중 가장 파괴적이고 치명적인 현상이다. 선풍은 깔때기 모양의 구름이 뇌운(thunder cloud) 바닥에서 지상으로 내려오며, 매우 빠른 속도의 소용돌이 바람을 동반한다(그림 8-3). 바람 구름이 중심의 빈 공간 주위를 회전하면서 강한 구심력을 형성해 부분적으로 진공 상태가 된다. 강력한 선풍은 폭이 1 km에 달하고, 시속 500 km의 속도로 300 km 거리까지 이동하기도 한다.

회오리바람으로 인한 피해는 회전하는 강한 바람과 중심부의 진공 현상에 의해 발생한다. 선풍이 건물을 통과할 때 외벽은 비틀림 힘을 받고, 내부는 중심부(tornado's eye)의 낮은 압력으로 인해 폭발적인 힘을 받아 건물이 완전히 파괴된다. 이 과정에서 파편에 의한 다양한 손상이 발생한다.

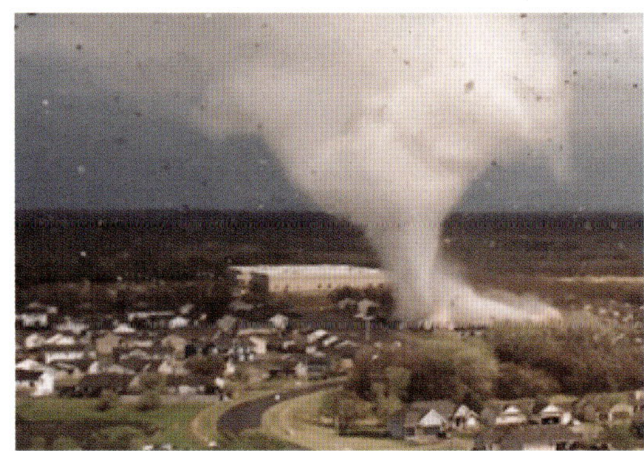
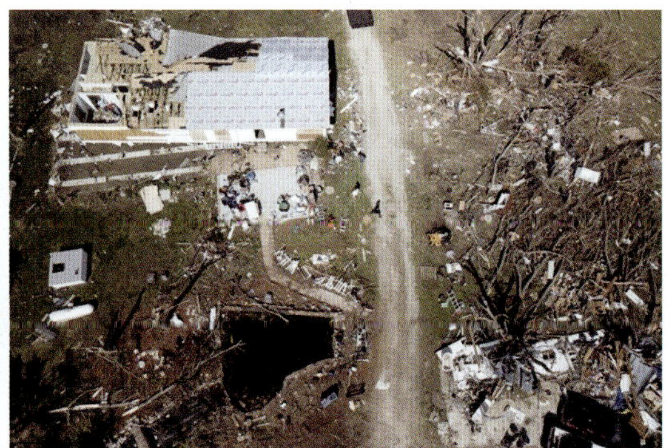

그림 8-3. **美 캔자스 초토화**(*출처: now news, 2022.5.2*)

① 회오리바람으로 인한 손상 중 약 4%가 사망에 이른다.

② 60세 이상의 노인은 20세 이하 연령층보다 사망률이 약 5–7배 높다. 이는 노인이 대체로 혼자 거주하고, 경고에도 신속히 대피하기 어렵고, 만성질환이 많으며 신체적 저항력이 약하기 때문이다.

③ 거주 형태와 당시 위치가 손상 위험에 큰 영향을 미친다. 고정식 주택 거주자보다 이동식 주택 거주자가 약 40배, 오토바이 탑승자는 5배 더 치명적 손상을 입는다.

④ 사망의 주요 원인은 두부 손상이며, 그 다음은 흉부와 몸통 손상이다. 치명적이지 않은 손상 중에는 골절이 가장 많다.

⑤ 대부분의 상처는 심하게 오염되어 있으며, 이물질이 연부조직 내에 침투해 있다. 상처 오염은 수술 후 패혈증의 주요 원인이다. 경증 손상에서도 50–65%에서 상처 오염이 발생하며, 주로 호기성 그람음성 간균이 원인균이다. 드물게 가스 괴저(gas gangrene)도 나타난다.

⑥ 선풍 피해로 인한 부상 부위는 두부(46.6%), 체표(39.9%), 하지(29.4%) 순으로 많고, 연조직 손상(90.8%), 골절(38.9%) 등이 흔하다.

회오리바람은 파편에 의한 외상, 두부 손상, 골절, 심각한 상처 오염 등 다양한 중증 손상을 유발하며, 특히 노인과 이동식 주택 거주자에서 치명률이 높다.

5) 지진

지진은 모든 자연재해 중 인명 손실과 재산 피해가 가장 심각한 재난이다. 지구 표면의 지각판 경계에서 축적된 에너지가 갑자기 방출되며 발생하며, 과거 20년간 전 세계적으로 100만 명 이상이 사망했다(그림 8-4). 특히 2004년 인도양 지진해일(23만 명 사망)과 2010년 아이티 지진(31만 명 사망)이 대표적이다.

(1) 의료시설 피해

병원은 지진 시 가장 취약한 인프라 중 하나다. 2024년 일본 이시카와현 지진(진도 7)에서는 시카마치 도기병원의 천장이 붕괴되고 의료기기 90%가 파손되어 운영이 중단되었다. 주요 피해 양상은 다음과 같다.

① 전기 · 수도 공급 차단으로 인공신장기, 호흡기, 수술 장비 가동 불가

② 방사선 진단기기 및 임상병리 장비 손실로 환자 진단 지연

③ 응급환자는 80 km 떨어진 타 지역 병원으로 이송해야 하는 상황 발생

(2) 외상 유발 원인

건물 붕괴와 파편이 주요 손상 원인이다. 붕괴 징후로는 다음과 같다.

① 바닥 갈라짐/함몰

② 기둥 주변 거미줄형 균열

③ 대리석 마감재 탈락

사망률은 갇힌 위치, 손상 정도, 구조대기 시간에 따라 차이가 크다. 1906년 샌프란시스코 지진에서는 건물 붕괴 후 발생한 대규모 화재로 추가 사망자가 발생했다.

(3) 사망 원인 분포

① 압좌손상(60%): 두부 · 흉부 압박으로 인한 질식

② 출혈 합병증(25%): 내출혈 시 15분 내 사망 가능

③ 압좌증후군 증후군(10%): 6시간 이상 압착 시 근육괴사 → 신부전 · 패혈증

㉠ 건물더미에 수 시간 혹은 수일씩 깔렸던 환자들에게는 구획증후군(compartment syndrome)이 발병되어 절단이나 근막절개술을 받아야 한다.

㉡ 환자들에게는 심각한 횡문근변성(rhabdomyolysis)이 발생한다.

㉢ 저혈성 쇼크, 고칼륨혈증, 신부전증 및 부정맥 등 압좌증후군과 관련된 증상들이 발생할 수 있다.

④ 저체온증/탈수(5%): 갇힌 상태에서 수일간 생존 시 발생

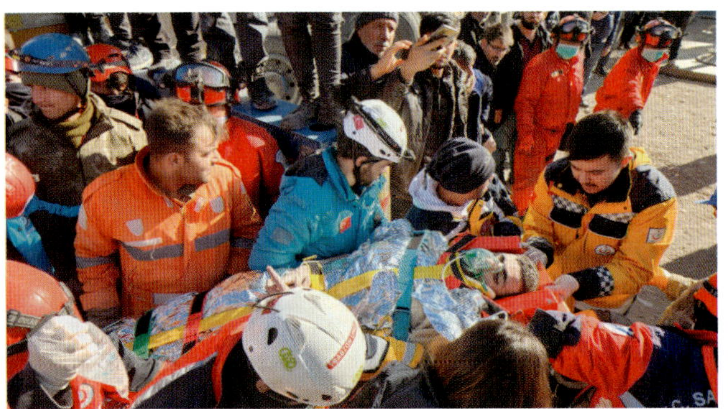

그림 8-4. 2023년 2월 튀르키예 남동부 아디야만의 무너진 건물 잔해에서 18세 소년(198시간) 구조 및 이송

(4) 2차 재해 영향

지진해일은 사망자 급증의 주요 원인이다.

① 즉사 요인: 질식(70%), 저혈량성 쇼크(20%), 저체온증(10%)

② 지연 사망: 72시간 후 패혈증(45%), 다장기부전(30%)

③ 지진해일 발생 원인

㉠ 판 경계 퇴적층 부가체 분기단층 형성(해일 높이 증가)

㉡ 해저 산사태 유발(에너지 전이)

(5) 생존자 손상 패턴

1988년 규모 6.8의 아르메니아 지진에서 생존자들에게 나타난 주요 손상 유형과 그 비율을 보여주고 있다(표 8-4). 복합손상이 39.7%로 가장 높은 비율을 차지하며, 표재성 손상(24.9%), 두부 손상(22%), 하지 손상(19%), 압좌증후군(11%) 순으로 나타난다. 대형 지진 발생 시 다양한 유형의 손상이 동시다발적으로 발생하며, 특히 복합손상과 두부·하지 손상, 압좌증후군 등 중증 외상이 많다는 점을 알 수 있다.

표 8-4. 1988년 아르메니아 지진 생존자 손상 유형 분포

손상 유형	비율
복합손상	39.7%
표재성 손상	24.9%
두부 손상	22%
하지 손상	19%
압좌증후군	11%

(6) 자연재해별 단기적 손상 효과 비교

지진, 태풍, 해일/급류 홍수, 홍수(범람) 등 주요 자연재해가 발생했을 때 나타나는 단기적 손상 효과를 비교한 표이다. 지진과 해일/급류 홍수는 사망자 수와 심각한 손상이 많아 적극적인 치료가 필요하다. 태풍과 범람성 홍수는 사망과 심각한 손상은 상대적으로 적으나, 전염병은 모든 재해에서 발생할 수 있다(표 8-5).

식량난은 해일/급류 홍수와 범람성 홍수에서 빈번하게 나타나며, 주민 이동 역시 태풍, 해일/급류 홍수, 범람성 홍수에서 흔하게 발생한다.

표 8-5. 주요 자연재해의 단기적 손상효과

효과	지진	태풍	해일/급류 홍수	홍수(범람)
사망	많다	적다	많다	적다
심각한 손상; 적극적 치료 필요	매우 많다	보통	적다	적다
전염병	모든 재해에서 발생할 수 있다.			
식량난	드물다	드물다	빈번하다	빈번하다
주민 이동	드물다(도시에서는 가능)		빈번하다	빈번하다

(7) 합병증 및 대응 전략

① 합병증

㉠ 구획증후군: 48시간 이상 압박 시 근막절개술 필요(절단율 15-20%)

㉡ 횡문근융해증: 근육괴사로 인한 고칼륨혈증(심정지 유발)

㉢ 폐부종: 먼지 흡입으로 발생(사망률 30%)

- 먼지로 인하여 질식이나 상기도 폐쇄가 발병하기도 한다.

㉣ 석면 노출: 구조자 · 생존자에서 중피종 발병 위험 5배 증가

- 석면이나 먼지 속에 포함된 여러 물질의 독성에 의하여 아급성 또는 만성적인 폐질환이 유발될 수 있다.

② 대응 전략

㉠ 골든타임 72시간: 수색 · 구조 팀 투입 시 사망률 60% 감소

- 피해자의 사망률을 줄이기 위해서는 신속한 수색과 구조가 가장 중요하다.

㉡ 이동식 의료시설: 전력 · 수자원 독립형 장비 구축

㉢ 공기청정 시스템: 붕괴 현장 먼지 농도 80% 저감

지진 피해는 건물 강화, 조기경보시스템 개선, 지역별 위험 평가를 통해 최소화할 수 있다. 1960년대 이후 한국의 자연재해 피해액은 연평균 12.4% 증가하며, 체계적 대비가 시급하다.

03 인위적 재해

인위적 재해는 인간의 행동이나 기술적 결함으로 발생하는 재난으로, 전체 재해의 98%를 차지하며 원칙적으로 예방이 가능하다. 환자 유형은 외과적 · 내과적 · 정신과적 손상으로 구분되며, 재해대응 시 초기 정보를 기반으로 신속한 의료체계 재구성이 필수적이다.

1) 외과적 손상

산업현장에서 발생하는 외과적 손상의 주요 원인과 그 비율을 나타낸 것이다(표 8-6). 외과적 손상은 주로 물리적 손상과 화상에 의해 발생하며, 제조업과 건설업에서 전체 재해의 73.5%가 발생한다.

2022년 경남 화학공장 폭발 사고에서는 유리파편에 의한 개방성 골절 환자가 12명 발생하

였고, 300°C 이상의 고열 노출 시에는 진피층 전층 괴사를 동반한 3도 화상이 나타날 수 있다. 특히 소규모 사업장(300인 미만)에서 전체 재해의 80.19%가 발생하고, 입사 1년 미만 근로자의 재해 비율이 49.1%로 높다. 원인별로는 안전지식 부족(44.3%), 장치설비 불량(46.2%), 작업준비 미비(38.2%)가 주요 요인임을 보여준다.

표 8-6. 외과적 손상의 주요 원인 및 특징

원인 유형	비율
안전지식 부족	44.3%
장치설비 불량	46.2%
작업준비 미비	38.2%

2) 내과적 손상

유독물질 흡입 · 흡수가 주된 기전이며, 화학물질 노출 시 15분 내 호흡곤란 발생한다. 주로 유독물질의 흡입에 의한 폐손상 또는 흡수된 유독물질에 의한 전신증상이 발생한다. 방사능에 의한 손상이 발생할 수 있다.

① 방사선 노출: 5 시버트(Sv) 이상 시 50% 사망률(골수 기능 정지)

② 중금속 중독: 납 60 μg/dL 이상 혈중 농도에서 신경계 장애

③ 응급처치 프로토콜

㉠ 오염제거(탈의 · 세척) → 항독소 투여 → 혈액투석

3) 정신과적 영향

재해 경험자 34%에서 PTSD 발생하며, 아동은 성인보다 증상 지속 기간 2.3배 길다.

(1) 긴급 개입 대상

① 반복적 공포 회상(플래시백)

② 수면장애 동반한 언어능력 상실

③ 자해 시도

4) 재해 대응 전략

인위적 재해 발생 시 환자 유형은 외과적(물리적 충격/화상 73.5%), 내과적(유독물질 노출 15%), 정신과적(PTSD 34%)으로 분류된다. 그러나 정확한 평가는 환자 이송 후 가능하므로, 초기 정보 기반 의료체계 재구성이 필수적이다.

① 골든타임 60분: 현장 도착 시까지 생존률 78% → 120분 시 41% 감소
② 이동식 세척시스템: 화학노출 시 1차 대응 장비(효율성 92%)
③ 가상현실 훈련: 안전교육 이수자 사고율 67% 감소

재해에 대한 전반적인 정보가 입수되면 발생되는 환자의 양상을 예측할 수 있어야 한다. 그러나 가장 정확한 정보는 환자들이 응급센터로 이송되어 정확한 평가를 시행해야 인지할 수 있다(표 8-7). 그러나 중환자실의 운영과 의료진의 재배치를 시행하는 데는 많은 시간이 소요되기 때문에, 재해대책의 수립과 시행은 초기의 정보만으로 조속히 결정되어야 한다(그림 8-5). 인위적 재해는 교육 · 장비 개선 · 규제 강화를 통해 예방 가능률 88% 달성 가능하나, 한국은 여전히 OECD 국가 중 산업재해 사망률 1위(2023년 한국 산업재해 사망자 수는 1,892명)이다. 영세 사업장에 대한 체계적 지원과 혁신적 안전 기술 도입이 시급하다.

표 8-7. 재해의 유형에 따른 손상의 종류

재해의 유형	손상의 종류
건물붕괴	물리적 손상, 압좌손상
항공기	물리적 손상, 화상, 흡입손상
기차/버스	물리적 손상
원자력 발전소	방사능에 의한 손상
위험물질	화학물질에 의한 화상, 흡입손상, 전신증상
테러	사고유형에 따라 다르다.; 총상, 폭발손상, 관통상

(1) 자동차 사고

교통의 사전적 의미는 사람이나 화물을 한 장소에서 다른 장소로 옮기는 행위이다. 인류는 위험으로부터 자신과 식량을 보호하고, 더 신속하고 용이하게 짐을 나르기 위해 다양한 교통수단을 발전시켜 왔다. 이러한 노력의 결과로 현대의 교통수단이 발전하였다.

일반적으로 교통사고란 교통사고처리특례법 제2조 제2항에서 규정하는 개념을 의미하며, 장소적 범위로는 도로교통법상 도로에 한정되지 않는다. 교통사고처리특례법은 도로교통법과 별도로 규정된 특별법으로, 교통사고 발생 시 형사책임의 기준이 된다. 운전 중 업무상 주의의무 위반으로 사고가 발생해 사람에게 사망 또는 상해를 입힌 경우 5년 이하의 금고 또는 2,000만 원 이하의 벌금에 처해진다. 고의나 음주운전 등 중과실 사고는 형법에 따라 더 높은 처벌을 받는다.

자동차 사고로 많은 인명 피해가 발생하지만, 대규모 재해로 발전하는 경우는 드물다. 그러나 다수의 환자가 동시에 발생할 수 있으며, 특히 화학물질을 운송하는 차량의 사고는 심

각한 재해로 이어질 수 있다.

① 1982년 아프가니스탄 살랑 터널에서 석유탱크 폭발 사고로 약 1,000명이 사망하였으며, 주요 사망 원인은 석유 연소로 인한 일산화탄소 중독이었다.

② 국내에서는 2015년 2월 11일 인천공항고속도로 영종대교에서 짙은 안개로 인해 105중 추돌 사고가 발생해 2명이 사망하고 63명이 부상했다. 이 사고는 오전 9시 45분경 짙은 안개로 시야 확보가 어려운 상황에서 앞서 발생한 사고 사실을 인지하지 못한 차량들이 연쇄적으로 추돌하면서 발생하였다.

(2) 열차 사고

열차는 백만 명 당 사망자 0.05명으로 가장 안전한 교통수단이지만, 사고 발생 시 대규모 재해로 확대되는 특징이 있다. 2024년 기준 전 세계 철도 사망자 수는 연간 1,200–1,500명 수준이다.

① 지형적 취약성

㉠ 터널 · 산악지역 사고(전체의 68%): 구조장비 투입 지연(평균 4.7시간)

– 2023년 스위스 알프스 터널 화물열차 탈선 사고: 12시간 만에 구조 시작

㉡ 고립 위험: 2022년 인도 히마찰프라데시 주 사고 시 승객 300명 19시간 갇힘

② 유해물질 수송 위험

㉠ 화학물질 운반 빈도: 전체 화물열차의 22%

㉡ 대표 사례

– 2023년 미국 오하이오주 염소 가스 누출 사고(15 km 대피령 발령)

– 2013년 캐나다 라코메디시 철도폭발(47명 사망, 30개 건물 파괴)

③ 손상 유형 분포

특정 사고에서 나타난 손상 종류별 비율과 치료 기간을 정리한 것이다. 다발성 골절이 58%로 가장 높은 비율을 차지하며, 치료 기간은 6–18개월이다. 내출혈은 23%로 즉시 수술이 필요하고, 척추손상은 12%로 재활에 2년 이상이 소요되었다(표 8-8). 특이 사례로 2024년 프랑스 TGV 탈선 사고에서 승객의 70%에서 경추손상이 발생한 바 있다.

㉠ 특이 사례: 2024년 프랑스 TGV 탈선 시 승객 70%에서 경추 염좌 발생

표 8-8. 주요 손상 유형별 분포와 치료 기간

손상 종류	비율	치료 기간
다발성 골절	58%	6-18개월
내출혈	23%	즉시 수술 필요
척추 손상	12%	재활 2년 이상

④ 2차 피해 원인

㉠ 화학화상: 질산암모늄 노출 시 3도 화상 15초 만에 발생

㉡ 저체온증: 겨울철 탈선 사고 시 1시간 노출 시 체온 32°C 이하로 감소

㉢ 방사선 노출: 2011년 일본 후쿠시마 원전 인근 철도 사고 시 5 μSv/h 기록

⑤ 대응 전략

㉠ 터널 안전 시스템: 열화상 카메라 기반 조기경보(오류율 0.01%)

㉡ 화물 위험도 분류: UN번호 기준 차량 격리 수송

㉢ 긴급 치료 프로토콜: 호흡기 확보 → 출혈 조절 → 환경 위험 평가

철도 안전은 자동 긴급제동장치(ETCS) 도입으로 2024년 기준 사고율이 41% 감소했으나, 화물열차 관련 재해는 여전히 도로 교통 대비 7.8배 치명적이다.

(3) 비행기 사고

2024년 기준으로 보면 전 세계 상업항공기 사고는 연간 66건(ICAO 기준) 발생했으며, 백만 편당 사고율 1.87건으로 10년 전(2011-2015년 평균 2.94건) 대비 36.4% 감소하였다. 전체 사고의 10.6%가 치명적이며, 2024년 7건의 치명사고 발생(IATA 보고서)하였다.

① 사고 발생 시기 및 유형

㉠ 위험 단계: 전체의 73%가 이륙 · 착륙 시 발생(주로 활주로 이탈, 꼬리 스트라이크)

㉡ 충돌 유형

- 수직 감속 충격(-Gz): 대퇴골 중간부 골절(58%), 척추 압박 골절(23%)
- 전방 감속 충격(-Gx): 늑골 파편에 의한 심장 파열(47.6%), 대동맥 파열(35%)

② 주요 손상 원인

사고나 재난 상황에서 나타나는 주요 손상 메커니즘의 유형, 발생 비율, 그리고 대표적인

사례 분석을 정리한 표이다. 두부 외상은 전체의 36%를 차지하며, 경추 염좌가 동반되는 경우가 많다. 흉부 압박은 80%로 가장 높은 비율을 보이며, 심장이나 대동맥 파열과 같은 치명적인 손상이 발생한다. 골반 골절은 49%로 나타나며, 이 중 30%에서 방광 파열이 함께 발생한다. 유독가스 흡입은 62%로, 일산화탄소(CO)와 시안화수소(HCN)가 주요 원인이다(표 8-9).

표 8-9. 주요 손상 원인별 분포와 사례 분석

손상 종류	비율	사례 분석
두부 외상	36%	경추 염좌 동반
흉부 압박	80%	심장·대동맥 파열
골반 골절	49%	방광 파열 30% 동반
유독가스 흡입	62%	일산화탄소(CO)·시안화수소(HCN) 주원인

③ 치명적 요인 분석

㉠ 화재 시 유독가스

- CO 농도 1,200 ppm에서 3분 내 의식 상실
- HCN 100 ppm 노출 시 60초 내 호흡마비

㉡ 구조 지연

- 화물기 화염 확산 속도 10 m/s(승객기 대비 3.2배 빠름)

㉢ 좌석 위치 영향

- 기체 전반부 좌석 승객의 사망률 후방 대비 2.8배 높음

④ 안전 개선 방향

㉠ IOSA 인증 항공사: 사고율 0.92건/백만 편(비인증사 1.70건 대비 46% ↓)

㉡ 충돌 회피 기술: TAWS(지형 경고 시스템) 도입으로 CFIT(통제비행 중 지면충돌) 사고 제로화

㉢ 화재 대응: 캐빈 소재 난연성 폴리이미드 적용(연소 시 CO 발생량 67% ↓)

비행기 사고는 기술발전으로 지속적인 안전성 향상 중이지만, 화재 시 유독가스와 감속 충격이 주요 치명 요인이다. 2024년 기준 항공 여행 사망 확률은 1/810,000편으로 역사상 최저 수준이다.

(4) 선박사고

선박사고는 침몰, 충돌, 화재 등 다양한 형태로 발생하며, 사고 시 주요 손상은 다음과 같다.

① 침수로 인한 익사가 가장 흔한 사망 원인이다.
② 저체온증은 차가운 물에 장시간 노출될 때 쉽게 발생하며, 생존율을 크게 저하시킨다.
③ 유출된 기름 등 오염물질에 의한 피부 및 호흡기 손상이 발생할 수 있다.
④ 구조가 지연될 경우 기아, 탈수, 노광(환경에 장시간 노출)에 의한 손상이 추가로 발생할 수 있다.
⑤ 기타, 선박 내 화재 발생 시 화상 및 유독가스 흡입에 의한 손상도 동반될 수 있다.

선박사고는 구조 지연 시 생존자의 건강 악화와 2차 피해가 빠르게 진행되므로, 신속한 구조와 적절한 응급 처치가 매우 중요하다.

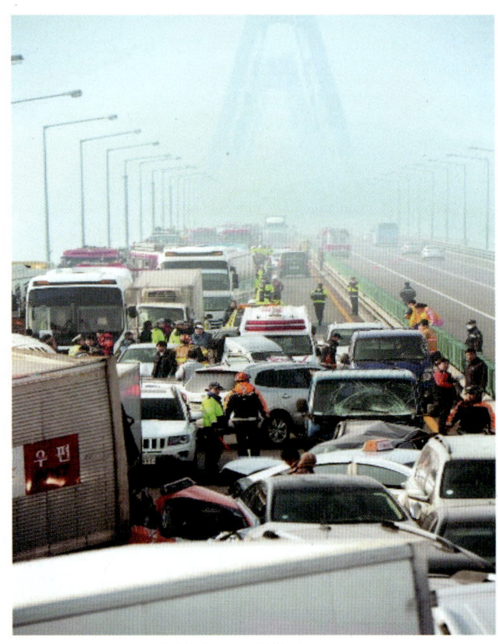

영종대교 교통사고('2015)

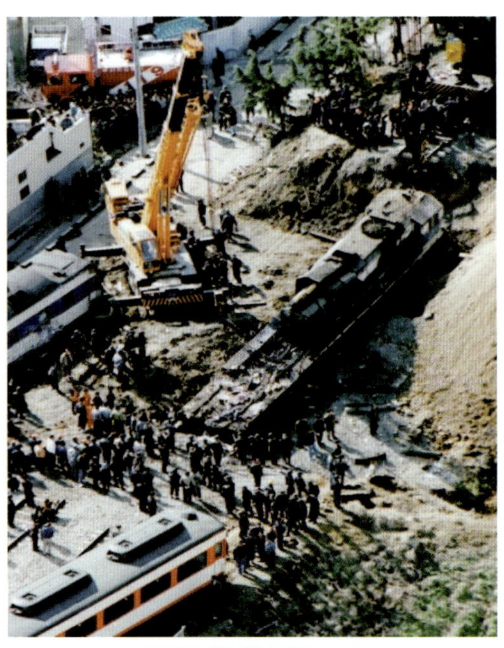
구포역 기차 전복사고('1993)

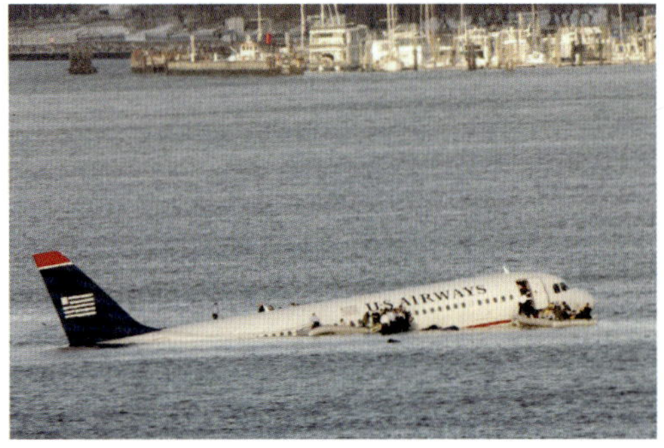

허드슨강의 기적('2009)

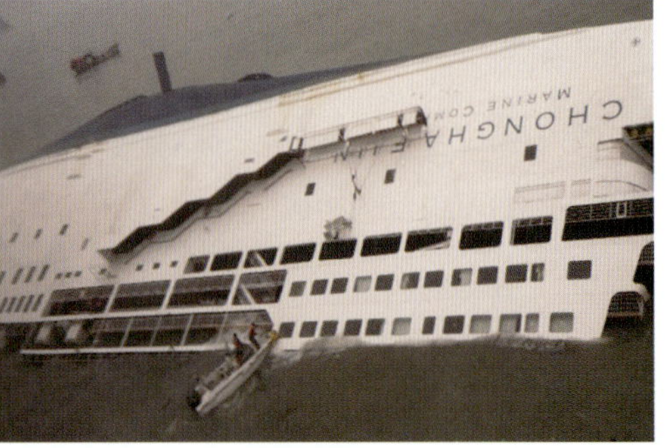
세월호('2014)

그림 8-5. **인위적 재해 유형**

 **노광(exposure)**

① 노출(露出), 폭로(暴露), 노광(露光). 속속들이 드러내는 것. 예컨대 외과적 노출(surgical exposure)
② 조사(照射), 피폭(被爆). 무엇인가를 받고 있는 상태. 예컨대 감염인(感染因), 유해한 효과를 줄 수도 있는 극단의 기후나 방사
③ 조사선량(照射線量). 방사선의학에 있어서는 조사되는 대상, 즉 신체표면에서의 전리방사선량

 **항공기는 왜 폭발할까?**

1. 항공연료(航空燃料)

항공기의 엔진을 가동시키는 데 사용되는 연료로, 항공기 엔진이 크게 두 종류로 갈리기 때문에 연료도 역시 두 종류로 갈린다.

① 세스나와 같은 경비행기

주로 사용하는 왕복엔진용 연료로 AVGAS (Aviation Gasoline)라 부른다. 자동차 가솔린 엔진과 그다지 차이나지 않는다. 그래서 연료로 휘발유를 기반으로 각종 첨가제를 넣어 만든 AVGAS (Aviation Gasoline)이라는 것을 사용한다(상대되는 개념으로 자동차 연료는 MOGAS (Motor gasoline)이라고 한다). 기본적으로는 고옥탄가의 휘발유에 고도로 올라가면 떨어지는 온도에서도 엔진이 잘 돌아가도록 각종 첨가제를 넣어 만든다.

지상에서는 작동을 할 수 있으나 문제는 지상 몇천 피트 위에서 엔진 노킹(knocking)이 발생하는 것이다. 항공유가 비싼 이유는 옥탄가가 높은 것도 있지만 노킹 방지용 첨가물과 베이퍼락 방지용 첨가물 등이 들어가기 때문이다. 이것을 고려하지 않고 일반 자동차용 휘발유를 넣고 비행하다간 매우 위험하다.

② 여객기, 수송기, 전투기 등등 나머지 항공기

가스터빈 엔진을 위한 제트 연료(Jet Fuel)이다. 헬리콥터용으로 쓰이는 터보샤프트 엔진도 가스터빈으로 돌리는 엔진이라 Jet Fuel이 들어간다.

가스터빈 엔진용 연료로서, 제트엔진 뿐 아니라 터보프롭, 터보샤프트도 가스터빈이라 이쪽 계열 연료를 넣어야 한다. 겉보기에 터보프롭과 터보샤프트는 프로펠러가 돌아가니 AVGAS같지만 속은 제트엔진과 동일하기 때문. KT-1의 경우에도 터보프롭엔진이기 때문에 Jet Fuel을 사용한다. 등유를 기반으로 얼지 않도록 각종 첨가제를 넣어 만든다.

〈계속〉

PART 03

③ 항공유의 위험성

항공 휘발유나 휘발유 기반 항공유 JET–B의 위험하다. 양이 적을 때는 매우 안전한 항공 등유도 대형 항공기에서는 취급 시 각별한 주의가 필요하다. 물론 등유는 심지가 없으면 불이 안 붙으며 섭씨 1천 도에 달하는 성형작약탄(shaped charge)의 메탈제트도 씹어버릴 정도로 화재와는 담을 쌓은 유종이지만, 아무리 그런 등유라도 표면 전체가 한꺼번에 끓어오를 정도의 열을 가하면 그대로 폭발을 일으킬 수 있으며, 등유 자체는 안전하다 한들 인화의 위험이 있는 유증기가 안 생기는 유종은 아니다. 특히 대형 항공기는 연료탱크가 큰 만큼 유증기도 많이 생기기 때문에 그 유증기에 불이 붙으면 그대로 대참사로 이어진다. 때문에 정전기로라도 인화하지 않도록 3점 접지, 재급유 시 급유차 1 m 이내 불씨, 정전기 접근금지, 소방장비 배치 의무화, 케이터링 작업 중 접근 금지 등. 주변에 강한 출력을 내는 레이더에 노출되어 있거나 반경 8 km 이내에 번개가 치고 있어도 급유는 금지된다. 급유작업 중에는 승객의 탑승이 금지되기도 한다. 금지 여부는 항공유의 유종에 따라 결정된다. JET–A, A1 같은 등유 기반 항공유는 탑승 및 내리기는 물론 승객이 비행기 내에 있어도 급유가 가능하다. 그래서 일부 저가 항공사들이 퀵턴을 위해 승객 탑승 중 주유하기도 한다.

실제로 많은 항공사고에서 희생자들의 주된 사망 이유는 항공유의 화재다. 불시착하더라도 기내에 불이 붙기 전에 얼마나 빨리 기체에서 탈출하느냐가 생존율에 가장 큰 영향을 끼치는 변수다. 항공유 특성상 스멀스멀 불이 번지는 게 아니라 갑작스럽게 불이 붙어 기체가 단시간에 불에 휩싸이기 때문에 제때 탈출하지 못하면 이런 불상사가 나오는 것이다.

항공기에 비상상황이 발생하여 이륙하자마자 착륙해야 하는 경우에는 비행을 위해 연료를 채운 상태이기 때문에 안전상 그대로 착륙할 수 없고, 항공기 무게를 줄이기 위해 탑재하고 있는 연료를 바깥으로 배출(덤핑)하기도 한다. 이는 착륙 최대중량이 이륙 최대중량보다 낮기 때문이다.

자동차용 유연휘발유는 20세기를 거치며 대부분의 국가에서 사용이 금지되었지만, AVGAS는 여전히 상술한 이유들로 납성분이 첨가되어 있다. 당연히 환경과 인체에 노출될 시 좋지 않은 영향을 미친다.

1) 사고 후 연료 누설로 엔진의 열에 의해 불이 붙는 경우

연료통 내부 온도가 올라가고 연료가 기화하면서 연료가스가 발생한다. 이 연료가스 압력이 높아지다가 온도가 올라가면 인화점을 초과하면서 폭발을 하게 된다.

화재 후 시간이 한참 흐른 후 폭발하게 된다. 그 사이에 승객은 대피하거나 소방관이 불을 끄면 폭발을 면할 수 있다(화재–연료탱크 온도 상승 – 압력상승 – 폭발단계).

〈계속〉

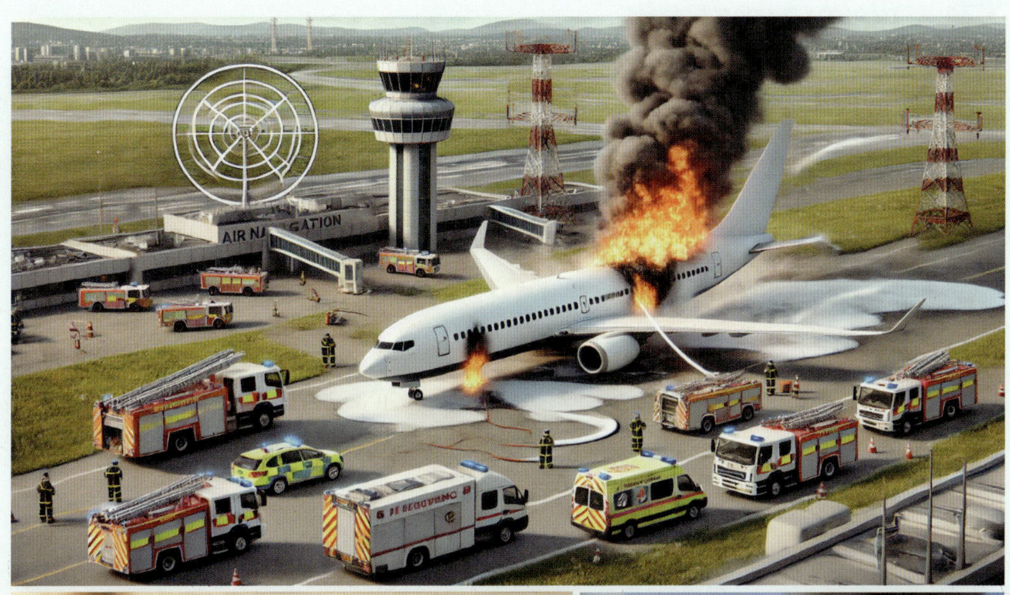

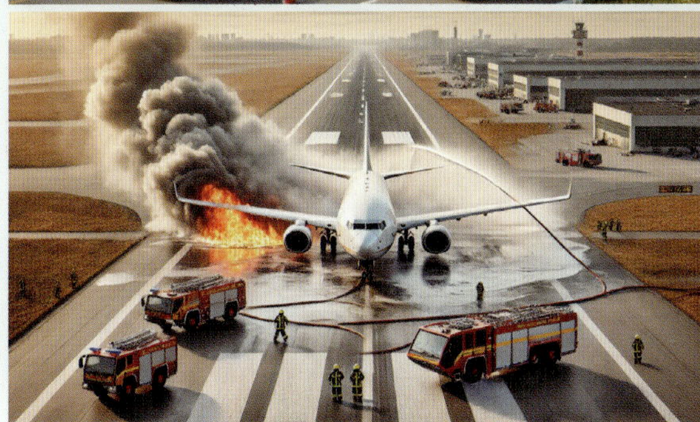

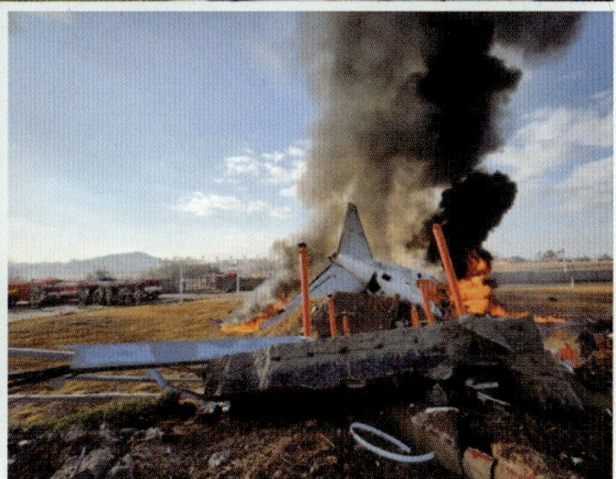

그림 8-6. 항공 여객기 사고

2) 충돌과 함께 곧바로 연료에 압력이 가해지는 경우

장난감 권총에서 노리쇠가 때릴 경우 화약이 폭발하는 것이 바로 화약 압력의 증가이다.

즉, 충돌할 경우 높은 속도로 인해 항공기 연료가 뜨거워지고 압축된다. 순간적으로 높아진 압력과 기화, 온도 상승으로 인해 폭발하게 된다.

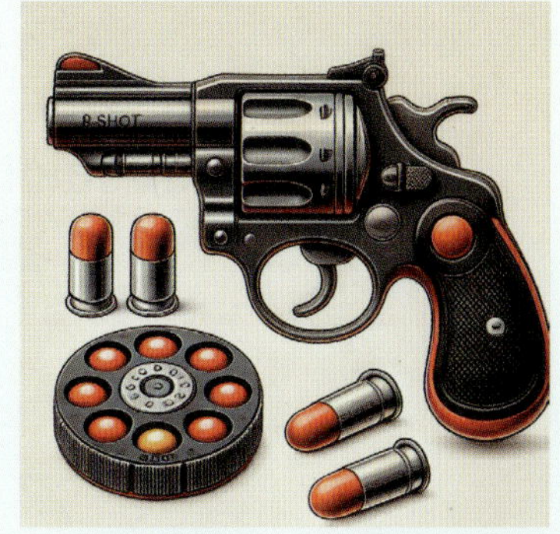

그림 8-7. 장난감 총-화약은 압력으로 폭발한다.

04 재해와 관련된 질병

재해 시 대량 환자 발생으로 인해 의료자원이 포화 상태에 이르면 초기 대응 실패율이 34%까지 증가한다. 이에 따라 재해 단계별 의료적 대응 전략이 필수적이다.

(1) 재해 초기(24–72시간) 주요 문제

재해의 초기에 주로 발생하는 문제는 저혈성 쇼크, 의식손실, 기도의 문제, 저산소 혈증 및 호흡부전, 정신과적 질환 등이다.

① 저혈량성 쇼크: 외상 환자의 23%에서 발생(혈압 <90 mmHg 시 사망률 65%)

② 기도 폐쇄: 먼지 흡입으로 인한 후두부종(발생 15분 내 기관절개 필요)

③ 외상 후 스트레스 장애(PTSD): 구조자 40%에서 1주일 내 급성 증상 발현

㉠ 연구에 따르면, 자연재해 등 고위험 트라우마를 경험한 피해자 중 일부(5.6%)에게서 재해 직후 이미 유의미한 초기 PTSD 증상이 나타난다.

㉡ 초기 PTSD 증상이 심할수록 이후에도 증상이 지속될 위험이 높으며, 문제음주 등과 결합될 경우 만성화될 수 있다.

㉢ PTSD는 재난 직후 수일–수주 이내에 침습적 증상(반복적 사고, 악몽, 회피 등)으로 시작될 수 있으며, 생명 위협이나 신체 손상이 동반된 경우 발생률이 더 높다. 따라서 재해 초기부터 PTSD 증상이 발현될 수 있으며, 조기 선별과 개입이 중요하다.

개방성 흉부 손상, 골빈 골절, 2도 이상 화상 등 주요 손상에 대한 응급처치 프로토콜을 요약한 것이다(표 8-10). 개방성 흉부 손상에는 3면 밀봉 드레싱을 적용하여 공기 유입을 차단하는 것이 권장된다. 골반골절은 안정화 벨트로 고정하여 추가 손상과 출혈을 예방하는 것이 중요하다. 2도 이상 화상에는 0.9% 식염수로 10분 이내에 냉각 처치를 시행하는 것이 효과적이다.

표 8-10. 손상별 응급처치 프로토콜 요약

증상	응급처치 프로토콜
개방성 흉부 손상	3면 밀봉 드레싱 적용
골반 골절	안정화 벨트 고정
화상(2도 이상)	0.9% 식염수 냉각(10분 이내)

(2) 재해 후기(72시간–2주) 합병증

재해의 후기에는 심한 근육의 손상 뒤에 주로 발생하는 전염병, 신부전, 상처의 감염, 패혈증 및 다발성 장기부전증 등의 문제가 발생한다.

① 압좌 증후군: 6시간 이상 압박 시 근육괴사 → 고칼륨혈증(〉6.0 mEq/L)

② 패혈증: 상처 감염 후 48시간 내 발열(〉38.5°C) · 호흡수 증가(〉22회/분)

③ 수인성 전염병

㉠ 콜레라(물 1 L당 106개 균 검출 시 발병률 45%)

㉡ A형 간염(비위생적 식수 공급 시 2주 내 유행)

㉢ 감염 관리 핵심 원칙

- 개방상처 → 광범위 절제술(감염률 72% → 19% 감소)
- 항생제 → 세프트리악손 2g IV 12시간 간격
- 파상풍 예방 → Td 0.5 mL IM(10년 미접종자)
    - TD(또는 Td)는 파상풍(tetanus)과 디프테리아(diphtheria)를 예방하는 혼합 백신
    - 파상풍(Tetanus): 상처를 통해 체내로 들어온 파상풍균이 신경계에 영향을 주어 근육 경직, 호흡 곤란 등 치명적인 증상을 유발한다.
    - 디프테리아(Diphtheria): 호흡기를 통해 감염되어 인후, 편도 등에 염증을 일으키고, 심한 경우 심장마비나 신경마비로 이어질 수 있다.
    - 성인은 10년마다 추가 접종(부스터샷)을 권장한다.
    - 파상풍 예방을 위해 상처가 생겼을 때 최근 10년 이내에 TD 또는 Tdap(백일해 포함) 접종을 하지 않았다면 추가 접종이 필요하다.

(3) 의료진 정신건강 관리

① CISD (critical incident stress debriefing): 7단계 그룹 심리지원 프로그램(소그룹 집단 치료)

㉠ 단계별 진행: 소개→ 사실 확인→ 사고 재구성→ 반응 공유→ 증상 논의→ 교육 → 재통합

② 재해 발생 24–72시간 내 시행 시 PTSD 발병률 40% → 12% 감소

재해 관련 질병 관리는 초기 생명유지→ 후기 감염차단→ 장기적 정신회복의 3단계 접근이 필요하다. 2023년 국내 재해대응 병원의 평균 준비도는 68.5점(100점 만점)으로, 인프라 확충과 표준화된 프로토콜 보급이 필요하며 재해 기간의 병원 재해 계획의 미비점들의 철저한 기록, 검토 및 비평 과정이 필요하다. 문제점들은 수정하기 위한 즉각적인 노력이 요구된다.

05 압좌증후군

압좌증후군은 장시간의 압박으로 인한 근육 괴사와 전신적 합병증을 특징으로 하는 중증 질환이다. 교통사고, 건설현장 사고, 지진 등에서 흔히 발생하며, 적절한 초기대응이 환자 예후를 결정된다. 관련된 증상으로는 횡문근변성, 저혈당쇼크, 과칼륨증, 신부전, 부정맥 등이 나타났다. 깔려 있던 때나 구조 시에 안정적이던 환자는 구조완료 후 짧은 시간 내에 사망할 수 있다. 생존하더라도 적절한 응급처치가 지연되어 급성신부전에 빠지는 경우가 많다. 심장, 신장 및 대사에 문제가 발생하여 구조 당시 외견상으로는 양호하던 환자가 짧은 시간에 돌발적으로 사망한다. 적시에 적절한 치료를 받으면 압좌손상을 받은 부위의 예후는 비교적 좋으며 기능회복도 기대된다.

1) 주요 증상 및 병리기전

(1) 국소적 영향

① 압박 부위의 근육 내 압력 상승(최대 240 mmHg)으로 모세혈관 외 누출 발생

② 8시간 이상 40 mmHg 유지 시 근육 괴사 진행

③ 재관류 시 독성 물질(미오글로빈, 칼륨, 인산염) 혈중 유출

(2) 전신적 영향

① 급성 신부전: 미오글로빈뇨증으로 신세뇨관 폐쇄 발생

② 과칼륨혈증: 근세포 파괴로 혈청 칼륨 7 mEq/L 이상 상승, 심정지 유발

③ 저혈량성 쇼크: 체액의 3차 공간 이동으로 혈액 농축 발생

(3) 다장기 손상 증상

① 횡문근융해증(Rhabdomyolysis): 근육 괴사로 미오글로빈 유출 → 적갈색 소변

② 과칼륨혈증(Hyperkalemia): 혈청 $K^+ \geq 7$ mEq/L 시 심정지 유발

③ 급성 신부전: 미오글로빈뇨증+신장 관류 감소→ 48시간 내 사구체 여과율 50% 감소

　㉠ 1차 위험 시기: 구조 후 6−12시간

　　− 미오글로빈으로 신세뇨관 폐쇄 → 소변량 < 0.5 mL/kg/hr 시 투석 필요

　㉡ 2차 위험 시기: 구조 후 72시간

　　− 세뇨관 괴사 → 크레아티닌 청소율 ≤ 20 mL/min으로 악화

④ 저혈당 쇼크: 간 기능 저하로 당생성 감소→ 혈당 ≤60 mg/dL 시 의식저하 동반

⑤ 심부정맥: 고칼륨혈증으로 인한 T파 첨예화, QT 단축 → 심실세동 가능성

(3) 구조 후 급사 메커니즘

① 재관류 증후군: 압박 해제 시 축적된 독성 물질(칼륨, 인산염)이 순환계로 급유입

② 심장 마비: 혈청 K^+ 7.5 mEq/L 초과 시 83%에서 심전도 이상 발생

③ 대사성 산증: pH ≤7.2 시 심근 수축력 급격히 저하

④ 구조 직후 1시간 내 필수 처치

㉠ 0.9% NaCl 1L + $NaHCO_3$ 50 mEq 정주

㉡ 만니톨 25 g IV(신기능 보호)

㉢ 심전도 모니터링 시작

Tip 압좌증후군(Crush syndrome) 임상 증상

국소적 영향	① 근육에 대한 직접적인 압박과 동맥 압박 ⇒ 근육의 혈류량 감소 ⇒ 근육의 손상 ㉠ 상지(forearm)나 하지(lower leg)의 근육은 탄력이 적은 근막으로 쌓임 ㉡ 정상 시에는 근육과 동맥 사이에 적절한 압력 차이로 정상적인 혈류 유지 ㉢ 근육 압박 ⇒ 근육 내의 압력이 급상승하고 혈류량 감소 ⇒ 저산소 혈증에 의한 손상으로 인해 세포사 ⇒ 구획증후군(compartmental syndrome) ② 40 mmHg 이상 8시간 이상 지속되면 진단할 수 있음 ③ 압좌손상 시에 근육 내의 압력이 240 mmHg까지 상승 ⇒ 근육 내 세포 손상 ⇒ 세포의 부종 발생 ⇒ 60분 이후에 모세혈관 외로 누출(capillary leak) ⇒ 재관류로 인한 세포 내와 세포 밖의 압력이 동시에 높아져 손상 더욱 진행
전신적인 영향	① 파편 더미에 의한 압전 효과(tamponade effect)로 인해 압박을 받는 부위는 ⇒ 구조될 때까지 순환이 어렵고, 구조 당시에는 환자는 외견상 안전하게 보임 ② 구조가 되면서 동맥의 재관류와 압박을 받던 부위로부터 정맥유입이 일어나고 여러 병리학적인 현상이 진행되어 압좌 증후군의 전신증상이 일어남 ③ 즉각적인 처치가 이루어지지 않으면 급격히 증상이 악화되며 사망할 수 있음 ④ 가장 먼저 나타나는 위험한 증상 : 혈액량 감소(hypovolemia) – 관류장애 ㉠ 손상당한 부위에 많은 체액 저류 ⇒ 혈액농축(hemoconcentration)이 발생하고 쇼크 발생 ㉡ 다른 손상으로 인하여 출혈 발생 ⇒ 구조되기 전에 수액 처치가 늦어지면 더 많은 혈액 감소 ㉢ 젖산(lactic acid)과 같이 손상된 세포로부터 여러 물질 발생 ⇒ 혈관의 자기자동조절(autoregulation) 능력 파괴 ㉣ 칼륨(potassium)양의 상승과 갑작스러운 산혈증 발생 ⇒ 부정맥 발생 ⇒ 구출 후 얼마 안 되어 사망 ㉤ 과칼륨증(hyperkalelmia)과 그로 인한 심혈관계의 이상증상 ⇒ 즉각적인 처치 필요
신장의 영향	① 생존자들은 혈류량의 감소 ② 미오글로블린뇨증(myoglobuliuria)로 인하여 급성 신부전 가능성이 매우 높음 ③ 초기의 적절한 응급처치로 과뇨성(oliguric) 신부전 예방

2) 진단

압좌 손상은 조기 치료가 중요하므로 구출되기 전에 진단되는 것이 이상적이다. 불행하게도 임상증상과 징후가 구출되기 전이나 구출된 직후에는 별다른 특징이 없다. 눌려 있을 때는 혈압 등 생체징후가 안정되어 있고 근육의 손상에 비교하여 피부의 변화가 심하지 않다. 근육부종도 눌려있던 압력이 해소되고 재관류가 이루어지기 전까지는 심하지 않다. 만약 장기간 사지의 일부가 무엇인가에 눌려 있었으면 눌려 있는 부위의 감각이 없어지고 환자가 아프지 않다고 한다. 손상 자체가 근육의 기능손실을 초래하여 감각의 손실을 주고 척추손상과 감별이 어려워진다. 근위부가 눌려있어도 심장에서 먼 쪽은 정상적으로 맥박이 느껴질 수 있고 피부의 색도 정상일 수 있다.

① 구출된 후 외견상 별다른 증상이 없음에도 환자가 심한 고통을 호소한다.

② 압박이 풀려난 후 환자의 소변에서 미오글로불린(myoglobulin)이 검출되기도 한다.

㉠ 때때로 미오글로불린 때문에 소변의 색이 짙은 적갈색으로 보이기도 한다.

㉡ 혈뇨와 감별이 필요하다.

③ 초기에 보일 수 있는 생화학적인 변화로는 고칼륨혈증(hyperkalemia), 크레아틴(creatine)의 상승, 과인산염혈증(hyperphosphatemia) 및 크레아티닌 카이나제(creatinine kinase)의 상승이 나타날 수 있다.

④ 심각한 정도의 출혈이 아닌데도 적혈구 용적(hematocrit)이 증가할 수 있다.

⑤ 저칼슘혈증(hypocalcemia)이 자주 나타난다.

근육 손상 및 관련 질환 진단에 사용되는 주요 생화학적 검사와 영상의학적 평가방법이다 (표 8-11).

① 생화학적 검사에서는 크레아틴 키나제(CK) 수치가 1,000 U/L 이상일 때 근육 손상이 의심되며, 소변 내 미오글로빈이 양성이거나 적갈색 뇨가 나타나면 횡문근융해증 등 심각한 근육 손상을 시사한다. 혈청 칼륨이 5.5 mEq/L 이상일 때도 근육괴사와 관련된 전해질 이상을 확인할 수 있다.

② 영상의학적으로는 CT 또는 MRI를 통해 근육괴사의 범위를 평가하며, 골절이 동반된 경우 X-ray 검사가 필수적이다.

표 8-11. 근육 손상 진단을 위한 주요 검사 지표

생화학적 검사	영상의학
• 크레아틴 키나제(CK) ≥1,000 U/L • 소변 미오글로빈 양성(적갈색 뇨) • 혈청 칼륨 ≥5.5 mEq/L	• CT/MRI를 통한 근육 괴사 범위 평가 • 골절 동반 시 X-ray 필수

3) 치료

압좌손상에 대한 적극적인 치료는 1984년 레바논에서 테러에 의한 폭발사고로 건물에 깔린 환자들의 구출 경험이 많은 Ron 등에 이루어지기 시작하였다.

치료과정은 다음과 같다.

(1) 압박 해제 전

① 0.9% 생리식염수 1 L/시간 속도로 수액 공급 시작

② Sodium bicarbonate 8.4% 50 mL 정주(압박 해제 30분 전)

(2) 압박 해제 직후

① 수액 요법: 12시간 내 10-12 L 투여 목표

㉠ 표준 수액 조성

- 0.45% NaCl + 50 mEq $NaHCO_3$/L + 5% 덱스트로스

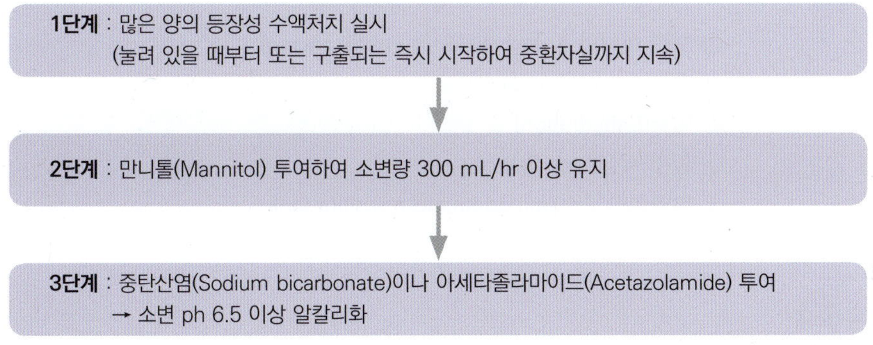

- 소변 알칼리화: pH ≥6.5 유지
- 칼륨 결합제(칼슘 글루코네이트 10 mL IV) 투여

주요 임상 증상에 따라 위험 수치와 권장되는 응급처치 방법이다(표 8-12).

① 소변 색 변화가 있을 때 미오글로빈 수치가 100 mg/dL 이상이면 0.9% 생리식염수 1 L를 시간당 투여하는 것이 권장된다.

② 심전도 변화가 나타나고 혈중 칼륨(K^+)이 6.5 mEq/L 이상이면 칼슘 글루코네이트 10 mL를 정맥 주사해야 한다.

③ 의식 저하가 발생하고 혈당이 60 mg/dL 이하로 떨어지면 50% 덱스트로스 50 mL를 정맥 주사하는 것이 필요하다.

표 8-12. 응급상황별 위험 수치와 즉각적 응급처치

증상	위험 수치	응급처치
소변 색 변화	미오글로빈 ≥ 100 mg/dL	0.9% NaCl 1L/시간 투여
심전도 변화	K^+ ≥ 6.5 mEq/L	칼슘 글루코네이트 10 mL IV
의식 저하	혈당 ≤ 60 mg/dL	50% 덱스트로스 50 mL IV

(3) 수술적 처치

① 구획증후군 의심 시 압력 측정(≥30 mmHg 시 근막절개술) 시행

- 필요 없는 근막절개를 하지 않음
- 괴사가 일어난 근육조직이 노출되어 감염 문제
  - 상처의 치료를 세심히 하고 감염이 의심되는 경우 항생제를 적극적으로 투여한다.

② 감염된 괴사 조직은 48시간 내 debridement 시행

 **압좌증후군에서의 저혈류량 발생 요인**

① 혈관 이외의 장소의 혈류저장(Third spacing)
② 출혈(Distant hemorrhage)
③ 탈수(Dehydration)
④ 혈관 확장(Vasodilation)
⑤ 부적절한 소생술(Inadequate resuscitation)

4) 예방적 조치

① MAST 사용 금지: 혈액순환 악화 유발

㉠ 중립위치로 부목 및 척추고정판을 이용하여 고정만 해주는 것이 좋다.

② 신독성 약물 회피: NSAIDs, aminoglycosides

③ 대량 환자 발생 시: 혈액투석 장비 50대/100명 환자 기준 준비

㉠ 깔린 환자가 다수일 경우에는 투석을 받아야 할 환자가 대량으로 발생하기 때문에 이에 대한 대비도 사전계획에 포함되어야 한다.

5) 임상적 주의사항

① 저칼슘혈증: 칼슘 보충은 증상 있을 시만 시행

② 심박동 모니터링: 과칼륨혈증으로 인한 T파 높이 증가 즉시 확인

③ 감염 관리: 광범위 항생제(ceftriaxone 2 g/24h)

이 증후군은 구조가 시작될 때가 가장 위험한 순간이라는 점을 반드시 인지해야 한다. 현장에서의 조기 수액 공급과 병원 도착 전 혈청 칼륨 조절이 생명을 구하는 핵심이다. 압좌증후군 환자의 20–40%에서 급성 신부전이 발생하며, 적절한 수액 요법 시 90% 이상 회복 가능하다. 그러나 치료 지연 시 사망률이 50%까지 상승하므로 현장에서의 초기 대응이 가장 중요하다.

06 정신과적 질환

1) 단계적인 정신적 반응

재해 후에는 신경정신과 질환자가 많이 발생한다. 대부분은 재해를 전후에는 가볍고 일시적인 증상으로 나타나는 자연적 현상에 불과하지만, 일부에서는 수개월씩 정신적 고통을 수반하는 경우가 있다. 재해를 전후한 정신적 반응은 표 8-13과 같다.

표 8-13. 재해단계에 따른 행동 변화

재해단계	정신과적 행동 양상
재해발생 직전	불안감과 재해를 부정하는 감정이 나타난다.
재해발생 시	75% : 일시적으로 어리둥절하고 당황해한다.
	12~75% : 침착하고 재해에 대비해 분주해진다.
	12~25% : 비정상적인 행동, 정신 혼란, 히스테리 등이 나타난다.
재해발생 직후	90% : 자신을 돌아보며 자신의 감정을 표현한다.
재해발생 후	슬픔, 우울증, PTSD, psychosomatic 증상들이 나타날 수 있다.

2) 재해 직후 나타나는 증상

재해 직후에는 피해자, 피해자 가족, 구조대원들에게서 여러 가지 정신적 증상이 나타나므로, 가능한 빠른 시간 내에 정신과적 상담과 조언이 이루어져야 한다. 자주 발현하는 증상은 표 8-14와 같다.

표 8-14. 재해 직후의 정신적 증상

증 상	발현 빈도(%)
재해가 재현되는 느낌	88
슬픔	83
피로감	57
악몽	52
죄의식	44

3) 외상 후 스트레스 장애

외상 후 스트레스 장애(post traumatic stress disorder, PTSD)는 생명을 위협하는 천재지변이나 재난이 발생했을 때, 그 자체가 정신과적 외상(psychic trauma)이 되어 이에 수반되는 다양한 정신적 증상을 보일 경우를 말한다.

① 자동차사고, 기차, 비행기 사고 등 교통수단에 의한 사고나 테러 및 폭동, 전쟁의 영향, 때로는 홍수, 폭풍, 지진 등의 자연재해로 인한 충격을 받은 후 발병할 수 있다.

② 최근에 산업의 발전으로 인한 산업재해의 증가로 의료계는 물론 법률, 산업 등의 각 분야에 적지 않은 문제를 제기하고 있다.

③ 외상 후 스트레스 장애는 어떤 연령층에서도 발생할 수 있다. 많이 발생하는 연령층은 활동하는 연령층이다.

Tip 외상 후 스트레스 장애(Post Traumatic Stress Disorder : PTSD)

증상	① 위협적이던 사고에 대한 반복적 회상이나 악몽에 시달리고 일시적인 기억장애가 동반된다. ② 일상생활에 대한 집중곤란, 흥미 상실, 무관심하고 멍청한 태도를 보이면서 짜증, 놀람, 수면장애 등을 보인다. ③ 희생자가 있으면 혼자 살아남은 데에 대한 죄책감이 있다. ④ 사고경험과 비슷한 위험 상황을 회피하며 그런 자극으로 증세가 악화된다. ⑤ 불안, 우울 및 지나친 흥분이나 폭발적이거나 갑작스러운 충동적 행동을 보일 때도 있다. ⑥ 전쟁이나 산업재해로 인한 경우일 때는 2차적 이익에 대한 욕구가 강해 증상의 과장을 보이는 특색이 있다.
진단 및 감별진단	① 생명을 위협한 자극이 있고 난 뒤 수반되는 정신장애가 특징 ② 적응장애, 보상성 장애, 우울 및 불안장애, 기질적 정신장애 등과 감별진단 하여야 하는데 이런 장애와 동반되어 나타나는 경우가 많다.
경과 및 예후	① 급성: 증세가 사건 발생 6개월 이내에 생겨서 6개월 이내에 회복 ② 만성: 6개월 이상 지속될 때 ③ 예후: 평상시의 가족관계, 경제적 사회환경 및 신체적 장애가 정신적 균형에 끼친 정도에 따라 예후는 일정치 않다.
치료	① 경증: 발병 초기에 적절한 투약 및 단기 정신치료를 하여 조기에 업무에 임하도록 하는 것이 좋다. ② 심한 경우: 입원하여 지지적 정신치료 및 사회복귀를 위한 재활치료를 시도한다. ㉠ 약물: 삼환계 항우울제: 우울증이나 공황장애가 있을 때 사용한다. - 아미트리프틸린(amitriptyline) - 이미프라민(imipramine) - 페넬진(phenelzine) ③ 정신치료: 시간제한 정신치료가 바람직하다. ㉠ 치료할 때 주의할 점: 보상 문제가 제기되어 있는지를 알아보아야 한다.

DSM-Ⅲ 진단기준 외상 후 스트레스 장애

1) 거의 모든 사람에게 심각한 고통의 증상을 일으킬 수 있는 인정될 만한 스트레스가 있다.
2) 다음 중 최소한 하나로서 증명되는 외상의 재경험이 있다.
   - 사건에 대해 반복적이고 침범적인 환상
   - 사건에 대한 반복적인 꿈
   - 환경적 또는 상상적 자극과 연관되어, 외상적 사건이 재발되고 있는 것 같은 갑작스러운 활동이나 느낌
3) 외상이 있고 난 뒤 얼마 후 시작되는바, 외부 환경에 대한 반응이 마비되거나 외부환경에의 참여가 감퇴하는데, 이는 다음 중 최소 한가지로 나타난다.
   - 하나 또는 그 이상의 활동에 흥미가 현저히 감소
   - 타인과 멀어진 또는 생소한 느낌
   - 제한된 정동
4) 외상 전에는 없었던 다음 증상 중 최소 2가지
   - 과민성, 과장된 놀라는 반응
   - 수면장애
   - 다른 사람은 죽고 혼자 살았음에 대한 또는 살려고 행동한 것에 대한 죄책감
   - 기억장애 또는 주의집중 장애
   - 외상적 사건의 회상을 야기하는 활동의 기피
   - 외상적 사건을 상징적으로 나타내거나 그와 유사한 사건에 노출되어 증상 악화
5) 치료
   - 경증: 투약 및 단기 정신치료를 하여 조기에 업무에 임하도록 한다.
   - 중증: 입원하여 지지적 정신치료 및 사회복귀를 위한 재활치료를 시도한다.

07 감염증 혹은 전염병

재해 발생 이후 생존자에게 다양한 감염증이 발생하는 경우가 많으며, 특히 풍토병이 존재하는 지역에서는 해당 질병이 급격히 확산될 수 있다. 인적 · 물적 피해는 재해 직후 발생하지만, 감염증은 시간이 경과한 후 발생하기 시작하는 것이 특징이다. 일반적으로 감염증은 재해 발생 후 4일부터 4주까지의 기간에 집중되며, 주로 호흡기 감염증과 수인성 감염증이 흔히 발생한다.

1) 감염증 발생에 영향을 미치는 요인

감염증의 발생은 다음의 다섯 가지 주요 요소에 의해 영향을 받는다.

(1) 환경적 요인

① 재해 발생 지역의 지형, 기후, 계절 등에 따라 감염증의 발생 양상이 다르게 나타난다.
② 추운 기후에서는 피해자들이 밀집한 공간에 모이게 되어 호흡기 감염증이 자주 발생한다.
③ 더운 기후에서는 수인성 전염병이 흔하게 나타난다.
④ 지형적 고립이 심할수록 의료 접근성이 낮아져 전염병 발생률이 증가할 수 있다.

(2) 풍토병의 존재 여부

① 재해 지역에 기존에 풍토병이 존재했다면, 그 질병의 발생률은 재해 이후 급격히 증가할 수 있다.
② 흔히 재해 이후 발생하는 풍토병으로는 말라리아, 간염, 주혈흡충증(schistosomiasis), 상기도 감염, AIDS 등이 있다.

(3) 주민의 특성

① 인구 밀도 및 연령 분포에 따라 감염병의 전파 양상이 달라질 수 있다.
② 주민의 교육 수준이나 위생 수준과 감염증 발생률은 직접적인 상관관계가 크지 않다.
③ 그러나 재해 후 변화된 생활환경은 감염증 발생에 유의미한 영향을 미칠 수 있다.

(4) 재해의 종류와 규모

① 재해의 유형에 따라 감염증의 양상도 달라진다.
② 지진은 건물 붕괴로 인한 인명피해 외에도 감염증 발생률이 높다.
③ 태풍이나 홍수와 같은 재해는 수인성 전염병의 발생 위험이 높다.
④ 대규모 재해일수록 수도, 전기, 위생 시설 복구 지연으로 인해 감염증 위험이 증가한다.

(5) 이용 가능한 자원

① 재해 후 확보 가능한 의료 자원, 보건 인력, 의료시설 등이 감염증 예방과 대응에 핵심적인 역할을 한다.
② 식량, 의류, 임시 거주 공간 등의 생활 필수 자원의 충분한 보급 여부 역시 감염증의 발생 빈도와 관련이 있다.

2) 감염증의 양상

재해발생 이후의 감염증은 다양한 요인에 따라 발생 빈도와 유형이 달라지며, 크게 다섯 가지 유형으로 구분할 수 있다. 특히 생존자들이 좁은 공간에 밀집해 생활할 경우 호흡기 질환, 간염, 소화기 질환, 홍역 등이 빈번하게 발생한다.

(1) 호흡기 감염증

① 밀폐된 환경에서 전파가 쉬운 바이러스성 및 세균성 감염증이 흔히 발생한다.

② 주요 질환: 결핵, 레지오넬라증(Legionella), 마이코플라즈마(Mycoplasma) 감염, 수막염 등

(2) 수인성 전염병

① 오염된 식수와 위생 환경의 악화로 인해 콜레라, 이질 등이 자주 발생한다.

(3) 식중독

① 냉장 · 보관이 어려운 환경에서 부패한 음식물 섭취로 인한 식중독이 증가한다.

(4) 동물·곤충 매개 감염증

① 위생이 취약한 재해환경에서는 말라리아, 광견병, 페스트 등 동물이나 곤충 매개 질병의 발생이 증가한다.

(5) 기타 요인에 의한 감염증

① 화상, 방사능 노출, 유독물질 접촉, 열상 등 외상으로 인해 피부 손상 및 면역 기능 저하가 발생하면 2차 감염 및 감염병의 위험이 높아진다.

3) 감염증에 대비한 대책

재해 지역에서 감염증이 발생할 경우, 즉시 보건요원과 응급의료종사자를 최대한 신속히 투입하여 질병의 확산을 차단해야 한다. 이를 위해 먼저 지역의 위생 상태를 점검하고, 주거 환경 개선, 위생적인 급수 · 급식 유지, 지속적인 방역 활동을 병행해야 한다. 감염 확산 방지를 위한 보다 체계적인 조치는 다음과 같은 절차에 따라 시행한다.

(1) 임상병리 검사

① 인근 지역의 의료기관에서 세균학적 검사를 조기에 시행하여, 감염 원인을 신속하게 파악한다.

PART 03

㉠ 감염의 원인 분석을 통해 적절한 대응 방안을 마련해야 한다.

② 기본적인 검사항목에는 미생물 염색, 배양, 항생제 감수성 검사 등이 포함된다.

㉠ 필요시, 재해 현장 내 설치가 가능한 스트렙토자임(Streptozyme) 또는 로타자임(Rotazyme) 분석법을 활용하여 검사를 진행할 수 있다.

(2) 항생제 투여

① 경증 환자의 경우, 경구용 항생제를 우선적으로 투약한다.

② 중증 환자에게는 근육주사(IM) 또는 정맥주사(IV) 방식으로 항생제를 투여한다.

㉠ 초기 치료에 사용되는 대표적인 항생제로는 다음과 같다

- 페니실린계 항생제
- 1세대 세파로스포린
- 트리메토프림
- 설파메톡사졸(Sulfamethoxazole) 등

(3) 예방접종

① 재해 지역의 전체 주민을 대상으로 한 광범위한 예방접종은 일반적으로 감염증 억제 효과가 낮은 것으로 보고되고 있다.

② 그러나 감염 취약군인 소아, 고령자, 병약자에게는 다음 예방접종이 필요한 조치로 권장된다.

- 헤모필루스 인플루엔자(Hemophilus influenzae)
- 폐렴구균(Pneumococcus)
- 인플루엔자 바이러스(Influenza virus)

(4) 의무기록 관리

① 감염증 관리의 기초자료로 활용하기 위해, 임상 증상, 감염 치료 내용, 예방접종 여부 등을 기록하고 보관해야 한다.

㉠ 주민 수가 많은 경우, 자원봉사자 또는 보건요원이 간단한 임상 증상을 기술할 수 있다.

㉡ 이후 의료진이 기록을 검토하여 감염병 대응에 필요한 기초 역학 자료로 활용한다.

② 비전문 인력이 작성하는 기록지에는 간결하면서도 특징적인 증상만을 중심으로 기입해야 하며, 기록 분류 기준은 표 8-15를 참고한다.

(5) 재해 대응 인력의 감염 예방

① 재해 지역에서 활동하는 구조대원, 의료진, 자원봉사자는 자신의 감염 예방은 물론, 감염 전파 방지에도 주의해야 한다.

㉠ 감염성 질환(예: 결핵 등)이 있는 경우, 재해지역 근무를 자제해야 한다.

㉡ 상처, 체액, 혈액을 통해 전파될 수 있는 간염, AIDS 등에 대한 개인 보호조치(PPE)를 철저히 해야 한다.

② 풍토병 유행 지역에서는 해당 질환에 대한 예방접종 또는 예방 약물 복용이 필수적이다.

㉠ 예시: 말라리아, 콜레라, 수막구균혈증(Meningococcemia) 발생 지역에서는 사전 약물 투여를 반드시 시행해야 한다.

PART 03

파상풍

대부분의 재난지역에서 시행하는 예방접종은 파상풍이다. 실제적인 파상풍 위험은 외상재난의 충격기나 보건의료서비스가 미비한 복구기에 발생하기 때문에 예방접종 시 이러한 상황을 고려한다.

① 파상풍 예방접종의 흔한 부작용 : 국소부종·통증·발적으로 이상면역반응 환자이거나 5년 내 추가접종을 시행하는 경우에 발생
→ 아르투스 반응(arthus reaction)이라고 함

② 연조직염(cellulitis)으로 오인하여 항생제로 치료하는 경우에는 잘 낫지 않음

표 8-15. 비의료인이 작성한 증상별 의무기록

증상분류	특징
홍반을 동반하지 않은 발열증	홍반 없이 발열, 두통, 피로감이 나타나며, 소화기 증상은 동반되기도 하고 없기도 한 경우
황반을 동반한 발열증	국소적 혹은 전신적으로 홍반이 나타난 발열 증세
출혈성 발열증	발열증이 있으며, 발열 3~5일 후부터 피부나 점막에 출혈성 반점이나 황달이 나타난 경우
발열 및 림프샘 비대	국소적 혹은 전신적으로 림프샘이 비대해진 발열증
발열 및 신경학적 증상	의식장애, 경련, 마비증상 등이 동반한 발열증
발열 및 호흡기 증상	피로감, 기침, 호흡곤란, 흉통, 가래가 동반된 발열증
발열 및 소화기 증상	구토, 설사, 복통, 강직현상 등 동반된 발열증
발열 및 황달	초기 발열만 나타나다 황달이 나타나는 경우
발열이 없는 증상	발열을 동반하지 않는 임상적 증상

08 순환 및 호흡기계 손상

순환 및 호흡기계 손상에 대한 최신 임상 프로토콜의 개정 핵심은 혈역학적 안정화에 중점을 둔 초기 접근법의 강화와 표준화된 모니터링 지표의 도입 및 활용에 있다.

① 환자 발생 시, 신속하고 체계적인 혈역학적 안정화 조치를 최우선으로 시행해야 한다.
② 초기 진단과 치료 단계에서 혈압, 맥박, 산소포화도 등 주요 생체지표를 신속하게 평가하고, 필요한 처치를 즉시 적용한다.
③ 표준화된 모니터링 지표를 활용하여 환자의 상태를 지속적으로 관찰하고, 임상적 변화에 신속하게 대응할 수 있도록 한다.

재해와 같은 응급상황에서는 환자 개개인에 대해 조직적이고 체계적인 순환지지가 요구된다. 최근에는 응급소생 임상 알고리즘이 발전함에 따라, 재해 현장에서 적용 가능한 보다 간결하고 실용적인 변형 순서도가 개발되고 있다.

이러한 순서도의 기본 원칙은 다음과 같으며, 화상이나 압좌증후군(crush syndrome) 등 특수 상황에서는 별도의 응급처치 알고리즘을 별도로 마련해야 한다.

① 초기 수액 처치는 현장에서 가능한 한 빠르게, 응급처치 역량을 갖춘 응급구조사에 의해 시작되어야 한다.
② 수액 처치 과정에서는 다음과 같은 모니디링 지표를 지속적으로 확인하며 치료를 진행해야 한다.
  - 적혈구 용적(Hematocrit)
  - 중심정맥압(CVP)
  - 동맥혈 가스 분석(ABGA)

1) 재해 현장 초기관리 원칙 (CAB 접근법)

(1) Circulation First 전략

① 기존 ABC→ CAB 전환: 대량출혈 환자에서 기도 확보 시 발생하는 혈압 강하 위험 감소한다.
  ㉠ 응급처치 우선순위
    - 출혈 조절 (Tourniquet/헤모스태틱 거즈 적용)
    - 18G 정맥주사 2개 확보 → LR 용액 1L/10분 속도 투여
    - 기도 관리 (Jaw thrust → Nasopharyngeal airway)

② 플래티넘 10분(Platinum 10 Minutes) 개념: 고속 탄환 손상 시 10분 내 출혈조절 목표로 한다.

– 중증 외상 환자 응급처치에서 매우 중요한 개념으로, 사고 현장에 도착한 후 첫 10분 동안 환자에게 필요한 긴급 처치를 신속하게 시행해야 한다는 원칙을 의미한다. 이는 '골든 아워(Golden Hour, 황금시간)'가 중증 외상 환자가 손상 후 1시간 이내에 적절한 치료를 받아야 생존율이 높아진다는 데서 유래한 것보다 더 엄격하고 실질적인 현장 응급처치 기준이다.

2) 표준 수액 알고리즘

표준 수액 알고리즘에서 사용하는 주요 매개변수와 그 목표치, 그리고 목표치 미달 시 시행해야 할 응급처치이다(표 8-16).

① 촉진 수축기 혈압(SBP)이 80 mmHg 미만일 때는 7.5% 고장성 식염수 250 mL를 정맥으로 급속 투여하는 것이 권장된다.

② 평균 동맥압(MAP)이 65 mmHg 미만이면 노르에피네프린을 0.1 μg/kg/min으로 시작해야 한다.

③ 중심정맥압(CVP)이 8 cmH_2O 미만일 경우에는 30 mL/kg의 크리스탈로이드 용액을 1시간 이내에 투여하는 것이 필요하다.

표 8-16. 표준 수액 알고리즘의 주요 지표와 응급처치

매개변수	목표치	응급처치
촉진 SBP	< 80 mmHg	하이퍼토닉 식염수(7.5% NaCl) 250 mL IV push
MAP	< 65 mmHg	노르에피네프린 0.1 μg/kg/min 시작
CVP	< 8 cmH_2O	30 mL/kg crystalloid 1시간 내 투여

09 기도손상

재해 현장에서의 기도 손상은 건물 붕괴 시 발생하는 먼지 구름, 화산재, 화상 등 다양한 원인으로 인해 급격히 악화될 수 있다. 생존자들은 구조과정에서 발생하는 먼지들로 인하여 다시 먼지들에 노출된다. 그러므로 가능하면 신속히 기도를 보호하여야 한다. 효과적인 대응 전략은 다음과 같다.

1) 현장 기도

(1) 먼지/화산재 노출

① N95 마스크 착용이 불가능할 경우 젖은 천으로 코/입 가림

㉠ 젖은 옷, 단순한 먼지 마스크, 재호흡이 안 되는 산소마스크 등으로 보호한다.

② 화산재에 노출된 경우는 기도 내의 점액과 화산재와 마개(plug)를 형성하여 기도폐쇄가 초래될 수 있다.

③ 고글 필수 사용: 화산재 각막 손상 방지한다.

④ 급성 기도폐쇄 대응

㉠ 의식 있는 환자: 5회 등 두드리기→ 5회 하임리히법 반복

– 이물 제거 실패 시 즉시 기관내삽관 준비

㉡ 의식 없는 환자: 변형 하임리히법(복부 대신 흉부 압박)

(2) 화상/화학물질 노출

① 상기도의 부종이나 성인호흡곤란증후군(adult respiratory distress syndrome) 등이 발생할 수 있다.

㉠ 상기도 부종 모니터링: 쉰 목소리, 협착음(stridor) 발생 시 즉시 삽관

② 가습 산소 공급: 40–60% 습도 유지로 점막 건조를 방지한다.

㉠ 기도손상 상황에서의 처치는 더 이상의 손상을 방지하고 가습산소의 공급하는 것이 중요하다.

㉡ 기도의 손상이 심각해지면 조기에 기도내삽관을 고려하여야 한다.

2) 병원 전 단계 치료 프로토콜

① 화산재 노출 시 호흡수가 30회/분을 초과하면 휴대용 흡입기(3 μm 이상 입자 제거)를 사용해야 한다.

② 이동 가능한 산소포화도측정기(pulse oximetry), 호흡기, 흡입기 등의 여러 장비가 병원 전 치료와 응급센터서의 치료를 보다 쉽게 할 수 있다.

화산재 노출, 화상 입김, 중증 ARDS 등 주요 위험 요인별로 즉시 개입이 필요한 기준과 그에 따른 응급장비이다(표 8–17).

① 화산재 노출 시 호흡수가 30회/분을 초과하면 휴대용 흡입기(3 μm 이상 입자 제거)를 사용해야 한다.

② 화상 입김으로 후두 부종이 의심될 경우에는 비디오 후두경(Video laryngoscope)을 준비해야 한다.

③ 중증 ARDS 환자는 실내 공기에서 산소포화도(SpO_2)가 90% 미만일 때 고유량 산소요법(HFNC) 장비를 사용하여 즉각적인 산소 공급이 필요하다.

표 8-17. 위험 요인별 즉시 필요 기준 및 응급장비

위험 요인	즉시 필요 기준	응급장비
화산재 노출	호흡수 >30회/분	휴대용 흡입기(3 μm 이상 입자 제거)
화상 입김	후두 부종 의심 증상	Video laryngoscope
중증 ARDS	SpO_2 <90% (실내 공기)	HFNC 장비

※ HFNC 장비(high-flow nasal cannula, 고유량 코삽입관)는 가온(따뜻하게 함) · 가습(습도 유지)된 산소를 높은 유량(최대 60 L/min)으로 코를 통해 환자에게 전달하는 비침습적 호흡보조 장치이다. HFNC는 기존의 저유량 산소공급기(코삽입관이나 산소 마스크)보다 훨씬 많은 양의 산소를, 더 정확한 농도(FiO_2 21−100%)로, 환자의 호흡 패턴과 상관없이 안정적으로 제공한다. HFNC는 주로 중환자실, 응급실, 수술실 등 모니터링이 가능한 환경에서, 급성 저산소 혈증성 호흡부전, 기관삽관 전 산소화, 기관내관 발관 후 회복 등 다양한 상황에 사용된다.

휴대용 맥박산소측정기: 재해 현장에서 SpO_2 연속 측정으로 모니터링을 하고 화산재 응고 예방을 위해 0.9% NaCl 5 mL + 헤파린 5000 IU 네뷸라이저 4시간 간격 투여한다. 기관내삽관 지연 시 생존율 8분 초과 시 뇌손상 위험 73% 증가한다. 현장에서의 조기 기도관리와 단계적 치료 접근이 생존율을 40% 이상 향상시킬 것이다.

10 둔상

재난 현장에서의 둔상(blunt trauma) 관리는 환자의 생명을 위협하는 손상을 신속하게 파악하고, 현장 체류 시간을 최소화하여 빠른 이송과 적절한 처치를 시행하는 것이 핵심이다.

1) 재난 현장에서의 둔상 관리 원칙

(1) 신속한 평가와 중증도 분류

① 현장에 도착하면 환자의 의식, 호흡, 순환 상태를 빠르게 평가하고, 중증도 분류(Modified MASS, START 등)를 통해 이송 우선순위를 결정한다.

② 척추 손상이 의심되는 경우에는 경추 보호대를 적용하고, 최소 3명의 구조요원이 환자의 머리, 상체, 하지 고정을 시행한 후 긴 척추고정판을 사용해 안전하게 이동한다.

(2) 현장에서의 기본 처치

① 기도 확보와 경추 고정, 출혈 조절 등 필수 처치만 신속하게 시행한다.

② 내부 출혈이 의심되는 둔상 환자에게는 현장에서 할 수 있는 처치는 제한적이므로, 기도유지와 고정에 집중해야 한다.

③ 정맥로 확보는 의식 저하, 저혈압 등 중증 환자에서 우선적으로 시행하며, 단순 둔상만 입은 환자에서는 반드시 필요하지 않을 수 있다.

(3) 수액 및 이송

① 수액 투여는 제한적으로 시행(1–2 L 이내)하며, 과도한 수액은 피해야 한다.

② 분당 100 mL 이상의 출혈이 지속되는 경우에는 현장 수액만으로 생명 유지가 어렵기 때문에, 신속한 이송이 필수적이다.

③ 환자 이동 시에는 손상 부위의 추가 악화를 방지하기 위해 적절한 고정과 안전한 이동 방법(담요 끌기, 들것 사용 등)을 선택한다.

(4) 이송 및 연계

① 환자의 상태와 현장 상황, 인근 병원의 수용 능력 등을 고려해 이송 병원을 신속히 선정하고, 필요시 구급상황관리센터 등과 협조해 이송을 조율한다.

② 병원 이송 전, 환자의 상태와 처치 내용을 명확히 인계하여 연속적인 치료가 이루어질 수 있도록 한다.

(5) 특수 환자군 고려

① 고령자, 임산부, 소아 등은 손상에 더 취약하므로 조기 CT 등 추가 평가와 전문의 협진이 필요하다.

재난 현장에서의 둔상 관리는 무엇보다 신속한 중증도 분류와 최소한의 필수 처치, 그리고 빠른 이송이 생존율을 높이는 핵심임을 기억해야 한다. 현장 구조요원들은 환자 평가와 처치, 이송 과정을 표준화된 매뉴얼에 따라 체계적으로 수행해야 하며, 환자 안전과 추가 손상 방지에 항상 유의해야 한다.

11 재해 시 수액처치

일반적으로 응급상황에서 소생에 실패하는 원인 중 피할 수 있는 가장 많은 것은 결정적인 순간에 신속한 처치가 이루어지지 못하는 경우이다. 결과적으로는 적절한 처치가 이루어졌다 하더라도 이러한 처치가 적시에 적량으로 적절한 방법으로 이루어지지 않았을 경우에는 소생할 수 없다. 응급상황에서는 정확하게 검사를 하고 이를 바탕으로 처치를 할 여유가 없다. 신속성의 요구가 다른 많은 관심 상황들을 생각할 여유를 주지 않는다.

응급환자의 소생에 영향을 주는 일반적 원인과 직접적 원인을 구분한 것이다(표 8-18). 일차적인 손상의 정도, 실혈량, 손상 전의 건강상태, 환자의 나이 등이 소생 가능성에 영향을 주는 일반적 요인이다. 직접적인 원인으로는 동반된 내과 질환, 치료지연시간, 처치된 수액의 양과 주입속도, 수액 종류 등이 포함된다. 특히, 심정지 환자의 생존율에 영향을 주는 요인으로는 손상 정도, 신속한 응급처치, 병원 도착 시간, 환자의 기저질환 등이 중요한 역할을 한다는 점이 여러 연구에서 확인되고 있다.

표 8-18. 응급환자의 소생에 영향을 주는 요인

일반적 소생에 영향을 주는 원인	① 일차적인 손상의 정도 ② 실혈량 ③ 손상 전의 건강상태 ④ 환자의 나이
직접적인 원인	① 동반된 내과 질환 ② 치료지연시간 ③ 처치된 수액의 양과 주입속도, 수액 종류 등

응급상황에 경험이 많은 능숙한 의사와 응급구조사들은 객관적인 방법으로 환자를 소생시켜 나가는 데 큰 문제가 없으나 응급상황에 미숙한 의사나 간호사에 있어서는 문제가 될 수 있다. 따라서 순서도에 따라 처치를 하는 것이 중요한 처치를 신속하고 정확하게 시행할 수 있다. 이러한 순서도에 입각한 처치는 응급센터의 많은 경험에 기초한 개념과 정확한 결정을 내리는 데 기준과 논리를 제공한다.

응급처치와 소생에 관한 이론은 잘 알려져 있다. 그러나 중요한 문제는 이러한 이론이 실제상황에 어떻게 적용되느냐 하는 것이다. 상황에 따라 즉시 응급처치가 제공되어야 함은 물론 중요한 단계를 간과해서는 안 된다.

응급처치가 진행되는 과정은 특별히 정해진 기준과 우선순위에 따라 순서대로 시행하여야 한다. 이러한 순서도에 의해 처치를 하는 것이 치료의 지연을 방지하고 처치의 수준을 향상시킬 수 있으며, 모든 소생에 관한 처치를 간단하게 반사적으로 할 수 있다.

1) 평상시와 재해 시 수액처치의 차이

(1) 평상시의 순서도

평상시 수액처치는 그림 8-8과 같다. 평상시 가장 위급한 문제로는 기도확보이며, 가장 자주 발생되는 문제는 수액처치이다. 수액처치의 첫 판단기준은 평균동맥압이다.

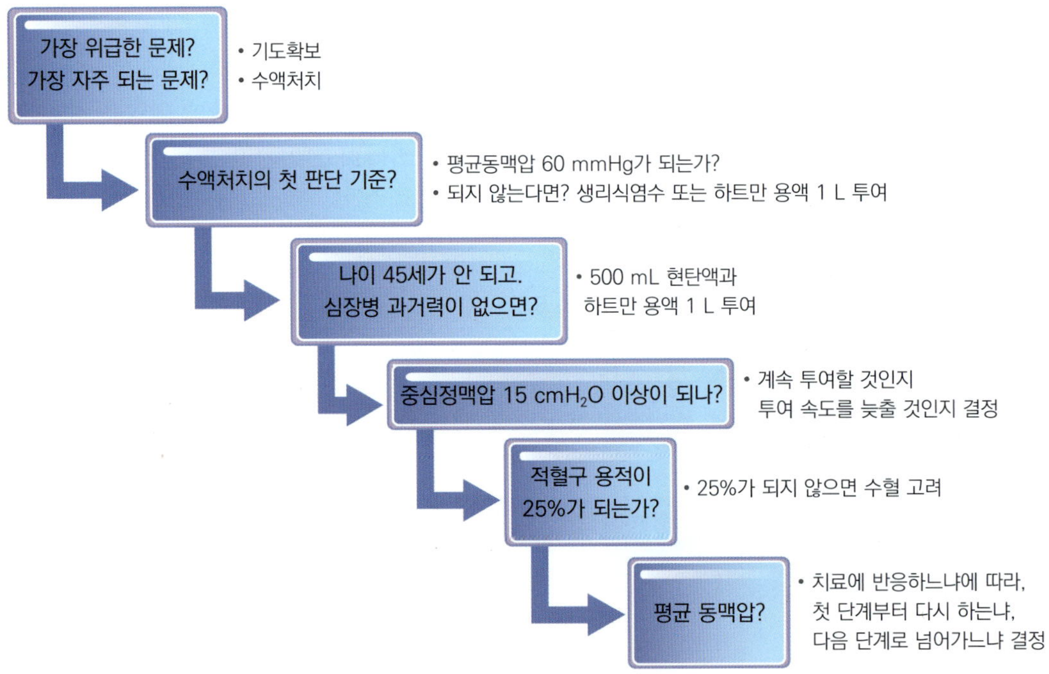

그림 8-8. **평상시 수액처치 순서도**

기본적으로 평균동맥압 60 mmHg 이하가 수액처치 시작의 기준이며, 나이, 심장병의 과거력 및 적혈구 용적이 수액의 종류와 양을 결정하는 요소이다. 평균동맥압 상승으로 치료반응 여부를 판정하여 중심정맥압을 측정하여 수액처치의 상한을 정한다. 너무 과다한 수액의 주입을 피하고 되도록 빨리 부족한 양을 보충하여야 한다. 이를 단계별로 정리해보면 다음과 같다(그림 8-9).

1단계 : 중심정맥압 0 mmHg이거나 거의 0에 가깝게 되면? → 심정지 확인 → 심폐소생술 결정
중심정맥압 20 mmHg 되지 않으면? → 심정지 대비

↓

2단계 : 평균동맥압 60 mmHg 미만? → 즉시 Ringer's lactate (RL) 또는 5% 포도당과 D5RL 1,000 mL의 주입 시작
특히 50 mmHg 되지 않으면? → 신속하게 주입

↓

3단계 : 환자 나이 45세 되지 않고, 심질환 과거력 없으면? → 중심 정맥로 확보, 다시 1,000 mL의 RL 주입
또한 다른 정맥로 통하여 500 mL의 plasma protein fraction (PPF) 또는 합성된 현탄액(colloid) 주입

↓

4단계 : 3가지 수액을 투여하면서 자주 중심정맥압 측정하여 15 cmH_2O가 넘지 않도록 함
만약 15 cmH_2O가 넘으면? → 바로 집중치료의 단계로 넘어 감

↓

5단계 : 적혈구 용적 25% 안 되면? → RH-O 혈액 또는 같은 혈액형 RH- 혈액 2단위 투여
교차시험(Crossmatch) 되면? → Hct가 33% 이상 유지될 때까지 전혈이나 적혈구 농축액 주입

↓

6단계 : 평균동맥압 60 mmHg 이상의 평균동맥압 관찰되면? → 7단계

↓

7단계 : 평균동맥압 80 mmHg 되지 않으면? → 8단계(손상 전 환자의 평균동맥압 체크)

8단계 : 평균동맥압 20 mg 되지 않으면? → 환자, 환자의 가족 또는 과거의 병원 기록을 토대로 건강하였을 때의
평균동맥압 체크, 평균동맥압 20 m 되지 않으면서 심박동 분당 80회 이상이면? → 기립성 혈압 체크

9단계 : 3단계에서 심질환이 있는 경우? → 소금(salt)과 물을 제한하고 현탄액 주입
환자 나이 45세 이상이거나 심질환 과거력이 있으면? → 현탄액 500 mL 주입
환자 나이 45세 이하이고 심질환 과거력이 없으면? → 1,000 mL RL과 500 mL 현탄액 주입

10단계 : 중심정맥압 15 cmH_2O 넘지 않으면? → 안심하고 수액 주입
필요하면 → 허파동맥쐐기압(pulmonary artery wedge pressure, PAWP)이 18 mmHg 될 때까지 주입

11단계 : 중심정맥압 15cmH_2O 넘지 않으면 평균동맥압 80 mmHg 이상 되면? → 수액요법 목적 이룸
평균동맥압 80 mmHg 이상 되지 않으면? → 7단계부터 시행

※ 기립성(orthostatic) 혈압을 측정해서 앉은 자세와 선 자세에서의 평균동맥압의 차이가 10 mmHg 이상의 차이가 있으면 적어도 1,000 mL 이상의 혈액이 부족한 것이다.

※ 평균동맥압이 정상치(80 mmHg)로 회복된 후 손상 전 환자의 평균동맥압이 정상이었는가 알아야 한다. 손상 전 환자의 혈압이 고혈압이었으면 7단계부터 다시 시행하여 손상 전 혈압의 80%까지 회복시켜 주어야 한다.

※ 환자가 중추신경계(central nervous system)가 저하되거나 약물중독, 약물오용 등이 있는지 확인한다.

※ 환자가 두부손상 및 다른 손상이 있는지 확인한다. 두부손상이 있으면 혼수 및 두부손상의 치료 계획에 따라 처치한다.

※ 중심정맥압(central venous pressure (CVP)) 정상 수치는 4-12 cmH_2O, 1-7 mmHg이다. 중심정맥압의 상승과 하강할 수 있다.

① 중심정맥압 수치가 15 cmH_2O 이상 상승한 경우: 과다한 수액공급, 울혈성 심부전, 우심장의 과부담, 혈장과다증, 심장수축력저하

② 0 cmH_2O 가깝게 감소: 출혈, 쇼크, 순환혈액량의 감소

PART 03

※ 평균 동맥압(mean arterial pressure)은 이완기압이 수축기압보다 2배 길게 지속되기 때문에 이들 합의 평균이 아니다.

Mean arterial BP(MAP)란, 한 번의 Cycle 동안 Time weighted 동맥압의 평균치

= 혈액을 조직에 운반할 때의 평균압력

$$= 이완기압 + \frac{수축기압 - 이완기압}{3} = (SBP+2DBP)/3$$

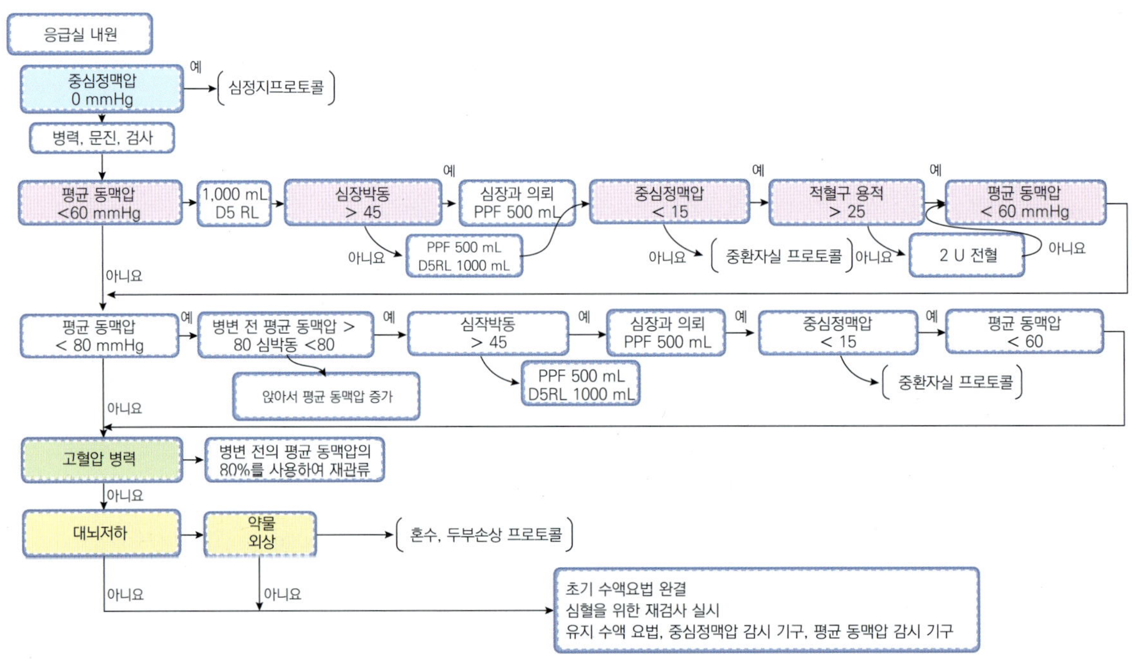

그림 8-9. **평상시 응급실로 내원한 응급환자를 수액처치 순서도**

(2) 재해시의 순서도

(가) 재해 시에는 평상시의 수액처치와 다른 점은 다음과 같다.

① 수액 처치의 시작은 현장 또는 응급실 내에서 기도확보, 심폐소생술이 이루어지는 것과 동시에 이루어진다.

② 적혈구 용적, 중심정맥압 및 동맥혈검사가 이루어지는 곳이라는 점이다.

(나) 재해 시 수액처치의 기본가정은 저혈류량으로 인한 순환부전이 있고 손상 환자에 있어서 가장 위급한 문제는 저산소증이다.

① '심장 또는 호흡이 멈추었느냐?'와 '호흡 문제가 상기도에서 발생했느냐?'를 판단한다.

② 저혈압을 수축기 혈압으로 판단하고 전해질 용액(crystalloid)과 현탁액으로 수액처치를 시작한다.

③ 심하지 않은 저혈압은 적혈구 용적, 중간정맥압, 동맥혈검사, 소변량 및 치료에 반응하는 평균동맥압으로 수액처치의 기준으로 삼는다. 중심정맥압을 측정하여 수액처치가 지나치지 않도록 하여야 한다.

이를 정리하면 다음과 같다(그림 8-10).

1단계 : 심정지 또는 호흡정지가 있으면? → 심폐소생술, 수액처치, 기도삽관 및 인공호흡

↓ 없음

2단계 : 상기도 폐쇄 및 호흡곤란이 있으면? → 코인두(nasopharynx) 내 이물질 제거, 기도삽관 및 인공호흡

↓ 그렇지 않으면

3단계 : 수축기 혈압 80 mmHg 안 되면? 1 L RL이나 생리식염수 주입

↓ 그렇지 않으면

4단계 : 환자의 나이 45세가 넘고 심질환의 기왕력 있으면? → 500 mL 현탁액 주입
그렇지 않으면? → 1 L RL 또는 생리식염수와 500 mL 현탁액 주입

↓

5단계 : 수축기 혈압 80 mmHg가 넘으면 6단계 진행
그렇지 않으면? → 3단계부터 처치, 2-3번 반복하여도 수축기 혈압이 반응 없으면? → 수술 고려

↓

6단계 : 수축기 혈압이 120 mmHg 안 되거나 평균동맥압 80 mmHg 안 되면? 1 L RL과 500 mL의 현탁액 주입

7단계 : 적혈구 용적 25% 안 되면? → 농축 적혈구용액이 25% 될 때까지 투여

8단계 : 중심정맥로 확보하고 중심정맥압 18 cmH_2O 넘으면? → 수액 투여를 줄이거나 멈춤
평균동맥압 80 mmHg 이상 유지되도록? → dopamine 또는 norepinephrine 같은 혈관수축제 투여

9단계 : 동맥혈 검사가 가능하면? → 시행하여 산혈증과 저산소증 교정

10단계 : 뇨관 삽관 → 시간당 배뇨량 측정, 30 mL 되지 않으면? → 수액요법 시작

11단계 : 평균동맥압이 회복되지 않으면? → 6단계에서 시작
평균동맥압이 회복되면? → 수액 유지, 임상적으로 다시 검사하고 이상 있으면 재반복없음

※ 현탁액 : 5% 알부민, 5% plasma protein solution, hydroxyethy starch (HES)

PART 03

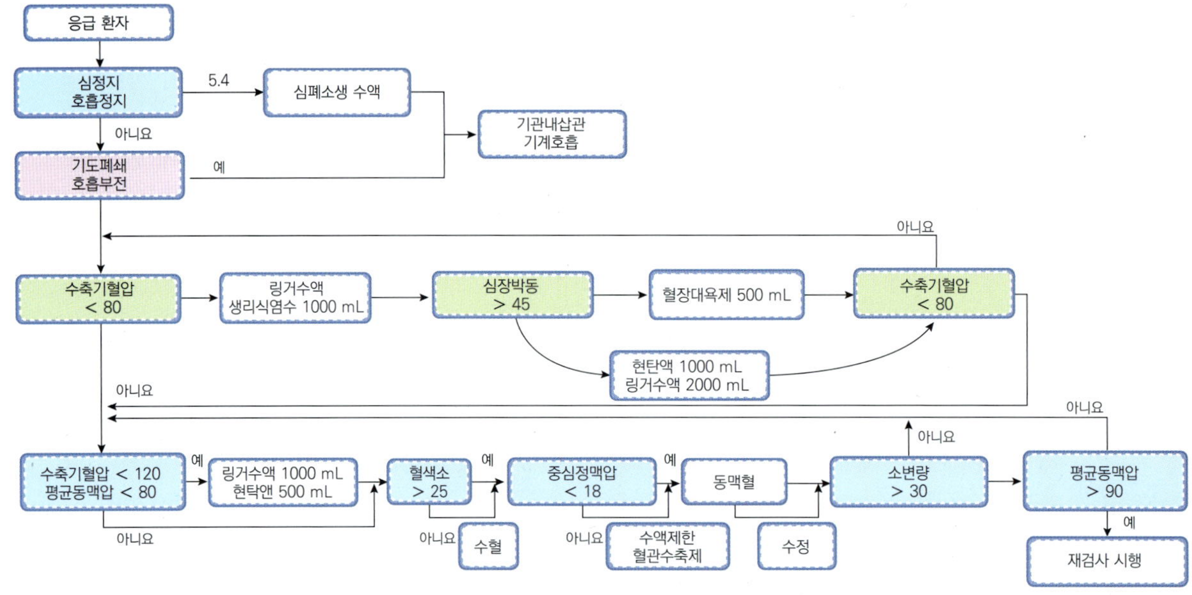

그림 8-10. **재해 시 수액처치 순서도**

수액제의 종류

1. 식염수

1) 생리 식염수(NS, 0.9%) : isotonic or physiologic
   - 150 mEq의 Na^+와 150 mEq의 Cl–함유
   - Volume loss의 경우 수로 사용
   - 용액 중 포함된 Na^+는 체액과 비슷한 농도나, Cl^-은 고농도이므로, 다량 투여 시 고염소혈대사성 산증(hyperchloremic metabolic acidosis) 유발 가능
2) 고농도 식염수(hypertonic saline, 3 or 5%)
   - 주로 고나트륨혈증(hypernatremia)를 치료하기 위해 사용
   - 너무 빨리 주입하면 폐부종이나 뇌 손상 발생
3) Half saline

2. Ringer 용액 및 하트만 용액

1) Ringer 용액(triple chloride 용액)
   - NaCl, KCL, $CaCl_2$를 혼합하여 전해질 조성이 체액과 유사
2) 하트만 용액(lactated Ringer's solution, Hartman's solution)
   - Ringer 용액 + lactate
3) 대부분 생리식염수와 치환되어 사용할 수 있고, 전해질 조성이 체액과 유사하여 흔히 사용되는 용액이며, metabolic acidosis 때 선호된다. 단, 심한 metabolic acidosis에서는 saline + $NaHCO_3$ 사용이 바람직함

〈계속〉

3. 콜로이드성 용액

- 예 : 전혈, 혈장 packed RBC, 알부민, Dextran, HES(hydroxyethyl starch)
- 주입 후 대부분 혈관 내에 존재 – 혈관 내 용적 증가에 아주 효과적
- 주로 shock 등이 있을 때 사용

1) 단점
  - 과민 반응 발생 위험
  - 혈관 내 용적이 지나치게 증가되면 폐부종 발생 위험
2) Albumin 용액 : 5%, 20%
  - 간질환, 신장 질환 등으로 혈중 albumin 농도가 현저히 감소되어 유효 혈관내 용적의 감소가 심한 경우 사용
  - 용액 100 mL 중에는 약 16 mEq의 Na+이 포함되어 있으므로 다량을 사용하는 경우 유의
  - Albumin은 부종 치료에 효과적이지 않은 경우가 더 많고, 예후에도 영향을 미치지 않으며, 주로 비필수 아미노산으로 구성되어 있으므로 영양제라고 할 수는 없음
3) Dextran : 고분자의 탄수화물로 Dextran 70, Dextran 40등이 있음
  - 출혈, 화상 등에 의한 shock에서 혈관 내 용적 증가에 유용
  - 부작용 – 과민반응, 다량 사용 시 혈소판 기능 저하
4) Mannitol : 삼투성 이뇨제로 주로 사용됨
  - 신혈류의 증가 – 사구체 여과율 증가 – 다량의 이뇨 발생
  - ARF의 예방/치료에 유용
  - 전신 부종이 일반 이뇨제에 듣지 않는 경우 초기 이뇨 촉진
  - 안압, 두개내압이 높은 경우에도 치료제로 사용
  - 부작용 : 다량 사 용시 잉여수(water excess), 용적 과다 발생

PART 03

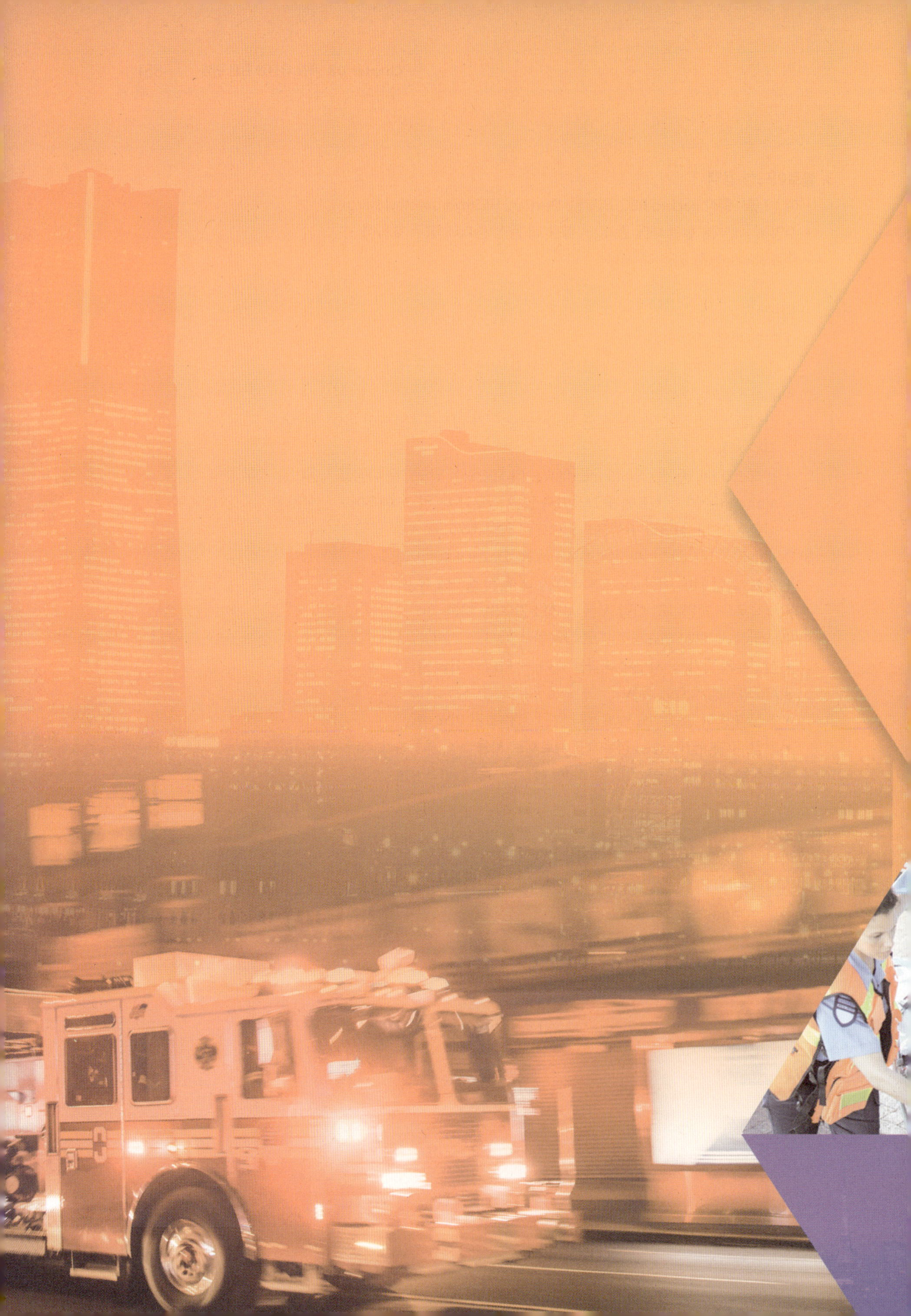

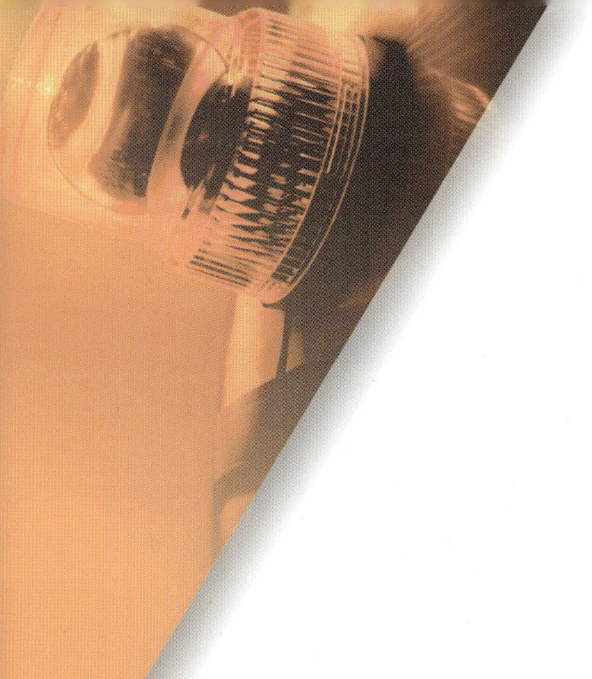

PART

04

위험물/테러

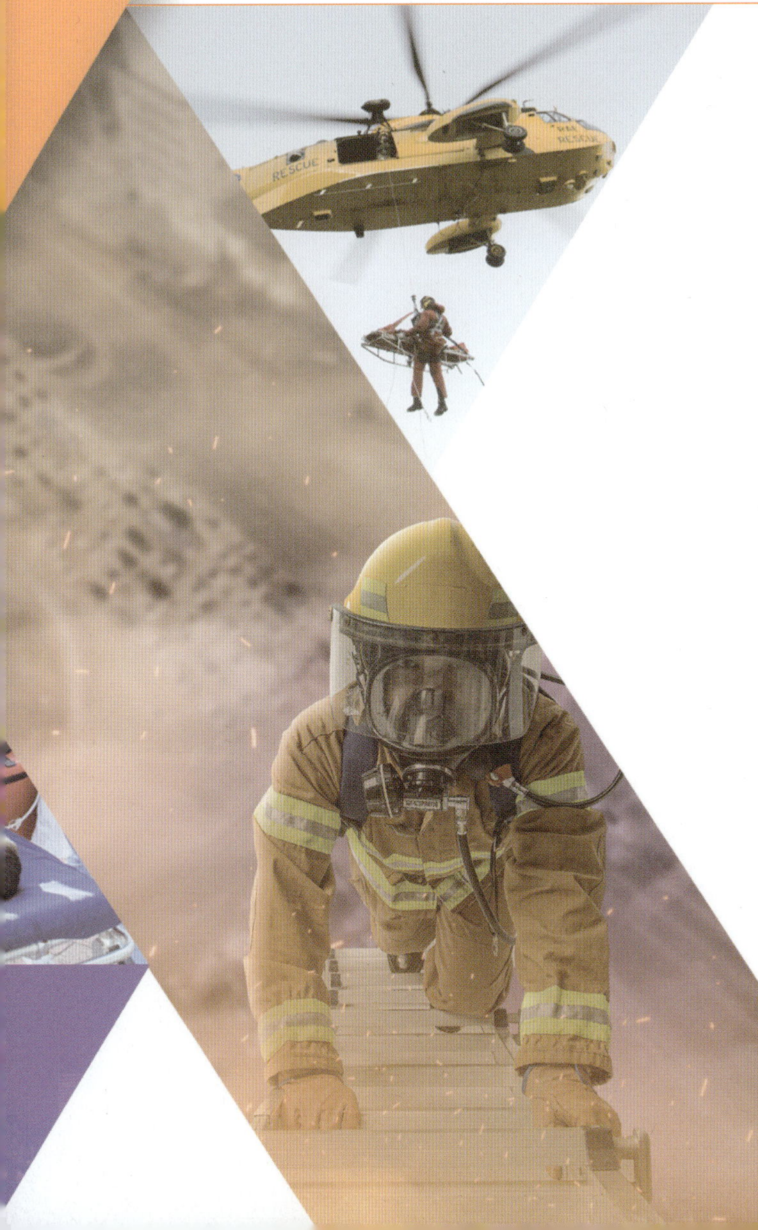

Chapter

위험물 사고 관리 09

01 개요

교통사고, 항공기 사고, 화재 등으로 발생하는 환자는 주로 물리적 충격, 화상, 총상 등에 의한 손상을 입는 경우가 많아, 일반 응급의료 인력에게 비교적 익숙한 유형의 손상에 해당한다. 그러나 위험물질에 의한 재해는 응급의료종사자에게 상대적으로 낯선 손상 양상을 보이며, 이에 대한 의학적 논의도 활발히 이루어지지 못한 실정이다. 위험물질은 특이한 형태의 폐 손상이나 전신 손상을 유발할 수 있으며, 특히 부식성 물질은 심각한 화상을 초래할 수 있다(그림 9-1).

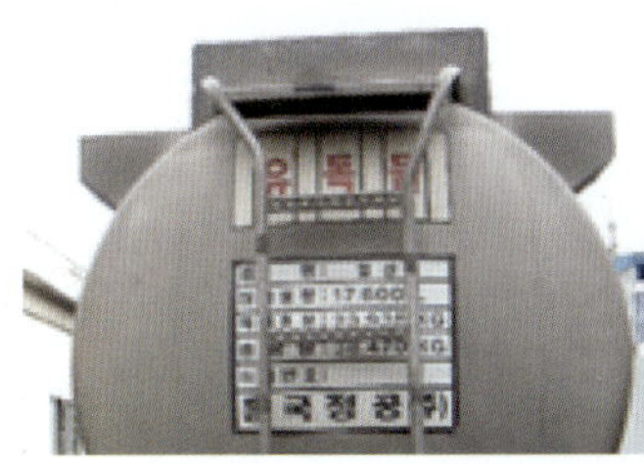
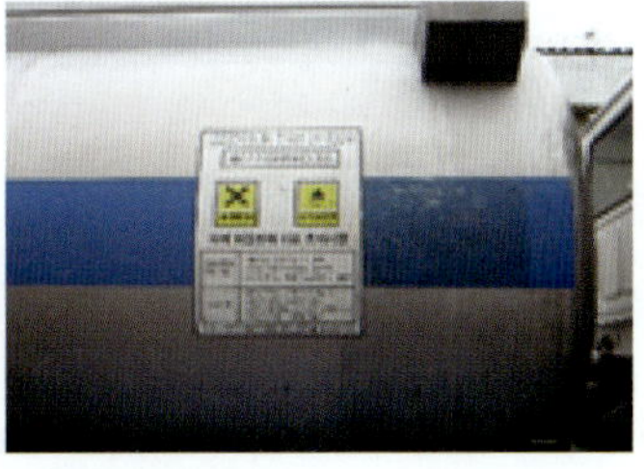

그림 9-1. 운반차량의 유독물 표시

'위험물질(hazardous materials)'은 일반적으로 소방 관계자들에 의해 유독성(toxic), 가연성, 폭발성, 부식성, 방사능 물질 등으로 분류되며, 고체, 액체, 기체 상태 등 다양한 형태로 존재한다. 이들은 피부 자극, 화상, 중독, 부식, 질식 등을 유발할 수 있다. 과거에는 위험물 사고 대응이 주로 소방 분야에서 이루어졌기 때문에 '위험물질'이라는 용어가 주로 사용되었으나, 최근에는 응급의료체계 내 응급의료종사자들이 적극적으로 대응에 참여함에 따라 '화학적으로 오염된 환자', '유독 화학물질에 노출된 환자' 등의 용어도 함께 사용되기 시작하였다. 그럼에도 불구하고 여전히 '위험물에 노출된 환자'라는 용어가 가장 일반적으로 쓰이고 있다.

위험물은 1리터에서 많게는 35,000리터까지 저장 가능한 탱크에 담겨 운반되며(그림 9-2), 운송 중 각종 사고로 인해 유출될 수 있다. 특히 열차를 통한 운송은 여러 종류의 위험물을 동시에 운반하는 경우가 많아, 사고 시 상호 간의 화학반응으로 인해 화재가 발생하거나 새로운 유해물질이 생성될 위험이 존재한다. 응급의료체계의 발전과 함께 응급의료종사자들이 위험물에 노출된 환자를 응급처치하는 사례가 증가하면서, 현장에서의 오염 제거(decontamination)에 대한 개념도 정립되고 확대되어 가고 있다. 이는 환자의 오염된 의복과 피부를 신속히 제거 · 처리하는 초기 대응의 중요성을 강조하는 배경이 된다.

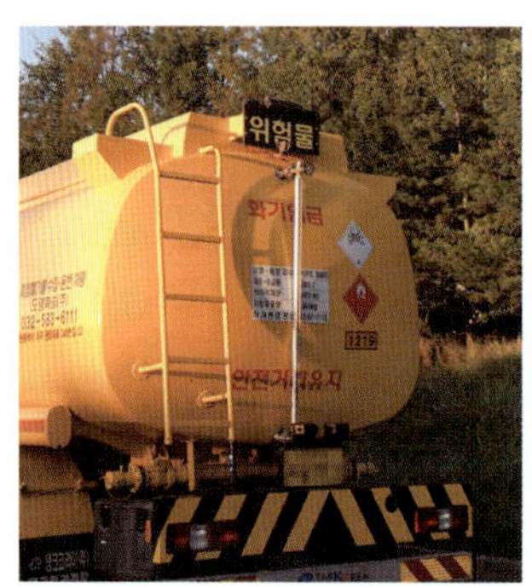

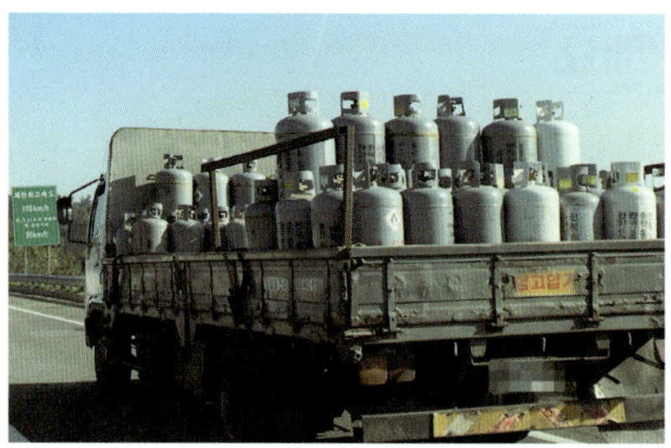

그림 9-2. **트럭에 부착된 위험물 경고판(위험물)은 유해물질을 현장 대원에게 직접적으로 알리는 신호이다.**

Tip 유해물질이란?

처리, 저장, 제조, 가공, 포장, 사용, 처분, 운송 과정 동안 적절하게 통제되지 않을 경우, 작업자, 응급의료종사자 인력, 시민 등의 건강 및 안전에 위험한 상황을 일으킬 수 있는 물질이다.

화학사고 정의(화학물질관리법 제2조)

시설의 교체 등 작업 시 작업자의 과실, 시설 결함·노후화, 자연재해, 운송사고 등으로 인하여 화학물질이 사람이나 환경에 유출· 누출되어 발생하는 일체의 상황을 말한다.

02 유해물질 사고 현장에서의 응급구조사의 역할

유해물질 사고 현장은 응급구조사에게 있어 가장 어려운 대응 상황 중 하나로, 고도의 주의력과 전문성이 요구된다(표 9-1).

표 9-1. **유해물질 사고 현장에서의 응급구조사 역할**

구분	내용
1. 주요 노출 물질	• 부식성 화학물질 • 화학성 질식제 • 살충제 • 폐 자극제 • 탄화수소 용매 • 방사능 폐기물 등
2. 노출 범위	• 단일 또는 소수 희생자 발생 가능 • 다수사상자 또는 재난으로 확대 가능 • 참극으로 발전할 수 있어 철저한 주의 필요
3. 사전 훈련 필요성	• 유해물질 사고 대응 절차 훈련 • 현장출동 기관과의 비상연락망 구축 및 숙지
4. 응급구조사의 역할 변화	• 과거: 방어적 기능(차단 등)에 국한 • 현재: 유해물질 대응체계 내에서 다양한 임무 수행

과거에는 응급구조사가 유해물질 사고에 있어 '차단'과 같은 방어적 역할은 수행하였으나, '진압'과 같은 공격적 임무는 담당하지 않았다. 그러나 현재는 응급구조사도 유해물질 사고 대응체계 내에서 중요한 역할을 수행하며, 다음과 같은 다양한 임무를 담당하게 된다(표 9-2).

표 9-2. **유해물질 사고 대응을 위한 응급구조사의 현장 수행 임무**

현장에서의 주요 임무	① 현장 평가 - 사고 규모 및 위험요소 파악 ② 독성학적 평가 - 물질의 특성과 위험도 분석 ③ 사고지휘체계(ICS) 활성화 - 다기관 협력 지휘 구조 구성 ④ 소독 및 오염 제거 평가 - 제독 방법 및 절차 결정 ⑤ 오염 환자 치료 및 이송 - 응급처치 및 안전한 환자 후송 ⑥ 핫존 진입자 모니터링 - 유해물질 제거반 인력에 대한 생리적 상태 감시 및 안전관리

용어 정의

① 사고지휘체계(Incident Command System, ICS)

㉠ 사건의 목적에 알맞은 효율적인 수행을 위한 일반 조직구조 내의 이용 시설, 장비, 인사, 통신 등의 조화(사고관리체계, Incident Management System, IMS)

㉡ 재난이나 대량환자사고(MCI)의 처리를 수행하기 위해 재정, 조달, 작전, 계획 등의 책임자를 지정하고 최고 사고책임자(IC)에 대해 보고토록 하는 시스템

② 대량상해사고(Multiple Casualty incident, MCI)

㉠ 정상적으로 신고받은 상황보다 아프거나 다친 희생자의 수가 더 많은 상황. 이런 상황에서 환자사정, 처치와 이송의 방법으로 변경되며 변경의 정도는 환자의 수와 지역 응급처치지침에 따라 달라질 수 있다.

㉡ MCI 여러 명의 부상자가 발생되는 재난상황. 사상자의 규모 및 한정된 지역자원을 통한 극복능력의 범위에 따라 보건 의학적 측면에서 사상자 6-14명 범위의 의료적 응급(mass casualty disaster, MCD) 혹은 다중사고, 15명 이상 범위의 주요 의료적 응급(Mass Casualty Disaster, MCD) 혹은 대형재난, 의료적 재난 혹은 위기적 재난(Catastrophic Casualty Disaster, CCD)으로 구분할 수 있다.
= 대량재해사고, 대량환자발생사고, 대량부상자발생사고.

※ 국내 119구급대원 현장응급처치 표준지침(2020.12.)에 의하면 단일사건에 의해 6-14명까지의 환자 발생한 경우 다수사상자 발생사고이고, 15명 이상의 환자 발생 시 재난으로 분류한다.

③ 대량환자사고(Mass Casualty Incident, MCI)

㉠ 큰 규모의 응급의료 장비와 자원을 필요로 하고, 이용 가능한 자원을 압도하는 대형 긴급상황

④ 대량살상무기(Weapon of Mass Destruction, WMD)

㉠ 많은 인명을 살생, 살상하거나 재난 및 시회기반(교량, 터널, 공항, 항구 등)을 파괴할 목적으로 만들어진 것, 대량살생물기(Weapon of Mass Casualty, WMC)라고도 한다.

1) 표준과 규제

국가기관은 유해물질 관련 응급상황에 효과적으로 대응하기 위해 다양한 규제와 표준을 제정하고 있다. 그중 가장 핵심적인 것은 위험물 폐기 절차와 긴급상황 대응 표준으로, 다음과 같은 구체적인 대응 요소들을 포함한다(표 9-3).

① 사고지휘체계(Incident Command System, ICS)

② 개인보호장비(Personal Protective Equipment, PPE)

③ 현장 안전관리자 지정

④ 전문화된 대응 인력에 대한 특수 훈련

이러한 표준은 응급상황 발생 시 신속하고 체계적인 대응을 가능하게 한다.

2) 훈련의 단계

유해물질 사고에 대응하는 응급의료 인력은 수행 역할에 따라 단계별 훈련 프로그램을 이수해야 한다. 훈련은 크게 인식단계(Awareness level)와 응급의료단계(Operations level)로 나뉘며, 이를 통해 감염 환자에 대한 적절한 응급처치와 소독·제독 절차를 수행할 수 있도록 한다(표 9-3).

표 9-3. 유해물질 사고 대응을 위한 표준 및 훈련 단계

구분	내용
1. 표준과 규제	• 국가기관은 유해물질 사고에 대응하기 위한 규제와 표준을 마련함 • 핵심 요소는 다음과 같음 - 사고지휘체계(ICS) - 개인보호장비(PPE) - 현장 안전관리자 지정 - 특수훈련 절차 명시
2. 훈련 단계 개요	• 인식단계(Awareness level)와 응급의료단계(Operations level)로 구분
① 인식단계 (Awareness level)	• 대상자: 최초대응자 (경찰, 소방, 응급의료인력 등) • 주요 훈련 내용: - 유해물질 사고인지 및 탐지 - 기초 개인보호 지침 - 유해물질 발생 시 초기 대응 절차 • 비고: 모든 응급의료인력에게 필수 훈련
② 응급의료단계 (Operations level)	**1단계 훈련 – 작업단계** • 대상자: Cold zone에서 활동하며 2차 감염 위험이 없는 환자 치료 • 주요 훈련 내용: - 위해평가 및 환자 사정 - 감염 환자에 대한 안전한 처치
	2단계 훈련 – 기술자단계 • 대상자: 2차 감염 위험이 있는 환자를 직접 치료하는 인력 • 주요 훈련 내용: - 개인보호장비 착용 및 소독 절차 - 감염 노출/노출 의심 환자 응급처치 방법

PART 04

03 현장평가

응급구조사는 종종 불완전하고 부정확한 정보를 바탕으로 현장에 출동하게 된다. 특히 위험물 사고 현장에서의 평가는 매우 어렵고 위험할 수 있으며, 사건의 각 단계마다 추가적인 사고 가능성을 빠르게 판단해야 한다(그림 9-3).

현장에 투입되는 응급구조사 등은 사고지휘체계(ICS)의 사용에 능숙해야 하며, 위험물 사고를 다루는 타 기관과의 정기적인 합동훈련도 필수적이다.

1) 사고지휘체계(ICS)와 위험물 초기대응

위험물 사고 대응의 우선순위는 다음과 같다.

① 생명 안전 → ② 현장 안전 → ③ 재산 보호

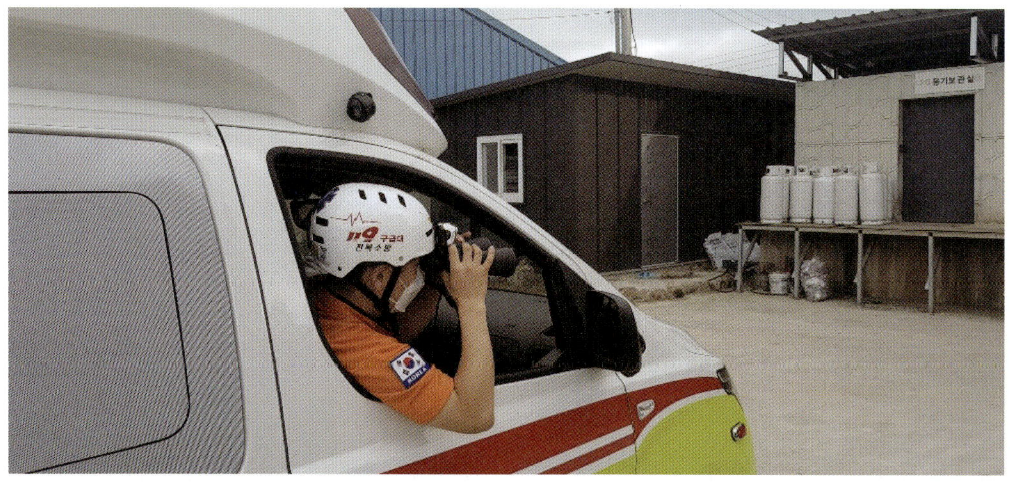

그림 9-3. 위험 요소를 간과하지 않는다. 잠재적 위험이 있는 상황일 경우, 안전거리를 확보하고 먼 거리에서 쌍안경을 이용하여 의심스러운 저장탱크와 같은 위험장소를 살핀다.

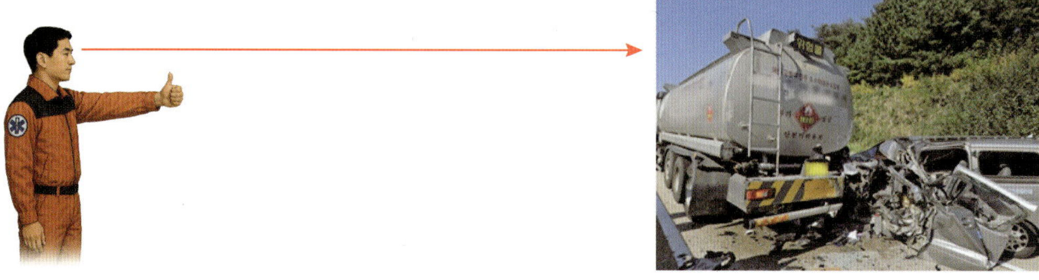

그림 9-4. 엄지의 법칙(Rule of thumb)에 따르면 팔을 폈을 때 엄지손가락으로 사건현장이 가려지지 않는다면 너무 가까이 위치하고 있다는 뜻이다.

응급구조사는 다음과 같은 핵심 사항에 유의해야 한다(표 9-4).

표 9-4. **응급구조사가 현장에서 유의해야 할 핵심 사항**

항목	주요 내용
① 오염 지역 환자 대피	즉시 오염된 지역으로부터 환자를 안전지대로 대피시켜야 함
② 환자와의 조기 접촉 가능성	현장 도착 즉시 오염된 환자와 만날 수 있음
③ 초기 작업 중 노출 방지	초기 위험물 처리 시 응급구조사 본인의 노출을 철저히 방지해야 함 ㉠ 초기 대응이 현장 안전을 해쳐서는 안 됨 ㉡ 노출 시 응급구조사 본인이 '위험물질에 노출된 환자'가 될 수 있음
④ 위험물의 개방 여부 판단	개방형/폐쇄형 여부에 따라 대처 방법이 달라지며, "더 많은 환자 발생 가능성 여부"를 신속히 판단해야 함
⑤ 자원 및 인력 배치 계획 수립	요청 자원의 종류와 분배 계획을 신속하게 결정해야 함 ㉠ 일부 위험물은 지연된 증상을 보일 수 있음을 인지해야 함
⑥ 지속적 환자분류 필요	환자 상태는 급격히 변할 수 있으므로 계속해서 상태를 재평가하고 분류해야 함
⑦ 현장의 특수 환경 고려	현장에 영향을 줄 수 있는 특수한 요소(지형, 접근성 등)를 고려해야 함
⑧ 응급물자 배치 위치 선정	응급물자 보관은 오르막 지형 및 바람을 등진 위치가 이상적 → 지하수, 증기밀도가 높은 가스, 흐르는 물, 증기 등 오염으로부터 보호됨

2) 기본 사고지휘체계 초기 결정 사항

사건 발생 초기, ICS 체계 내에서 다음 사항들을 신속히 판단해야 한다(표 9-5).

표 9-5. **기본 사고지휘체계(ICS)에서 응급구조사가 판단해야 할 초기 결정 요소**

항목	설명
① 주요 구역 설정 필요 여부	지휘소, 계획구역, 오염 제거 경로의 필요 여부 결정
② 오염 노출 최소화 구획화	지휘자는 치료구역과 대원 계획구역 등을 구분해 불필요한 오염 노출 방지
③ 작전구역 지원 계획 수립	바람 방향 변화 등 환경 변수로 유해물질이 작전구역으로 확산될 가능성에 대비한 전략 수립

PART 04

Tip 클로라민 가스(Chloramine gas)

대부분에 가정의 주방이나 세탁실에는 암모니아와 액상 표백제(물, 가성 소다 및 염소)가 비치되어 있다. 표백제는 하얀색 옷 같은 의류 세탁과 주방 용품 세정 등에 많이 사용되고, 암모니아는 타일, 유리 및 보석 등의 세정 및 얼룩 제거에도 효과적이다.

세정력과 살균력 등의 효과를 높이기 위해서 표백제와 암모니아(NH_3)를 혼합하여 사용하면 인체에 심각한 문제가 발생할 수 있다. 이 두 물질이 혼합될 경우에 클로라민 가스(Chloramine gas)[1]가 발생할 수 있다(그림 9-5).

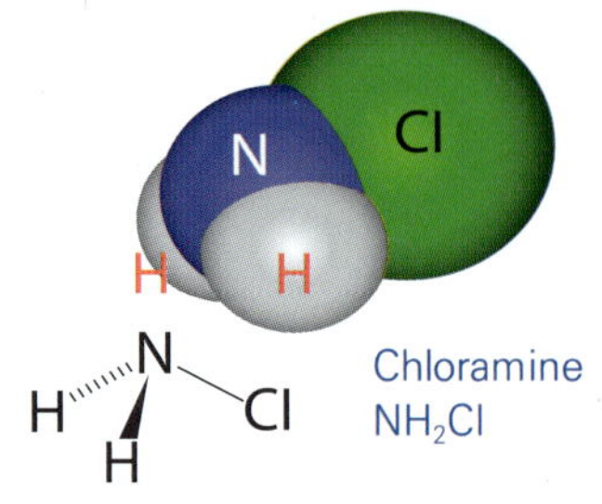

그림 9-5. 클로라민 가스의 발생

클로라민 가스는 암모니아가 물속에서 염소와 반응하면 생성되는 물질로, 상수도내 세균 등 미생물을 제거하기 위해 첨가하는 물질이고, 포름알데히드처럼 인체가 모든 화학물질에 더욱 민감하게 반응하도록 만들 수 있다.

클로라민 가스가 습기가 있는 눈, 피부, 코, 기도 등 신체에 접촉하게 되면 물 분자와 결합하여 염산과 산성 물질을 생성하는데, 이 물질들이 인체 내부의 세포를 자극하여 두통, 기침, 따끔거림 및 눈물 등 다양한 증상을 나타내고, 심한 경우에는 호흡곤란과 숨참 등이 오랫동안 지속될 수 있다. 증상이 나타나면 실외에서 신선한 공기를 호흡하고, 기관지 확장제나 병원에서 산소를 이용한 치료를 하는 것이 좋다.

1 클로라민은 인체가 모든 화학물질에 더욱 민감하게 반응하도록 하는 촉매 역할을 한다. 클로라민은 두통, 기침, 눈물, 호흡곤란 및 숨참 등의 증상을 동반한다.

Tip 일산화탄소 발생

가정에서 사용 중인 등유 및 석유(케로신) 히터, 화목난로의 막힌 굴뚝, 차량용 무시동히터 등에 일산화탄소가 가득 차 있을 수 있다(그림 9-6).

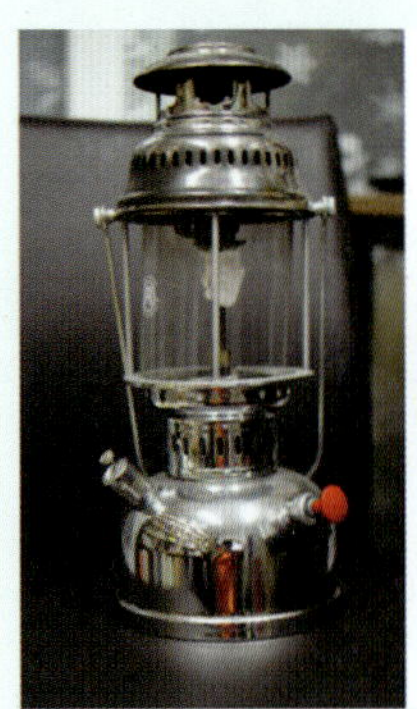
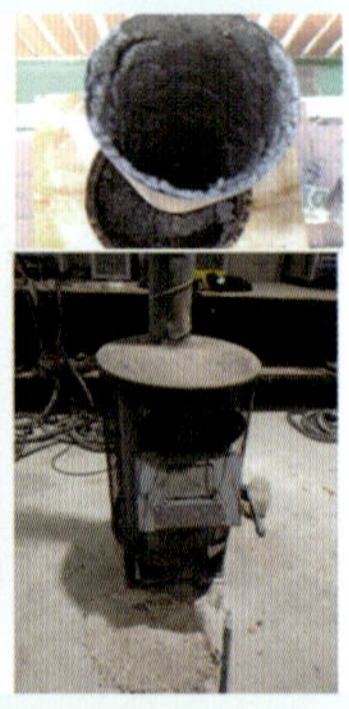
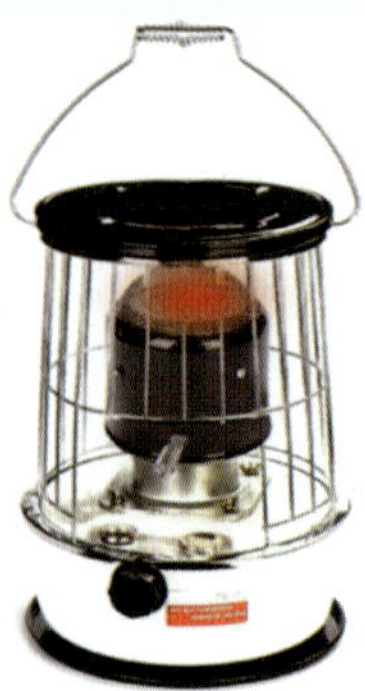

그림 9-6. 가정에서 사용 중인 히터 및 난로

(1) 교통사고

자동차, 트럭, 열차 등에서 발생하는 교통사고 현장에서는 위험물질 존재 가능성에 대한 의심지수를 높게 유지해야 한다(그림 9-7).

일반 차량뿐만 아니라 살충제 운송 차량, 유조 트럭, 트랙터, 대체 연료 차량 등이 관련된 충돌 현장에 출동할 경우, 항상 유해물질 존재 가능성을 염두에 두고 경계해야 한다.

※ 유해물질 경고 표지판이 없다고 해서 위험물질이 없다고 단정해서는 안 된다.

 **사례**

병원과 연구실의 경우, 위해 물질 표시가 따로 없는 차량을 통해 합법적으로 방사성 동위원소을 자주 운송된다. 사고현장에서 응급구조사는 차량의 뒷좌석에 방사능 물질 라벨이 붙은 용기를 발견할 수도 있다(그림 9-7).

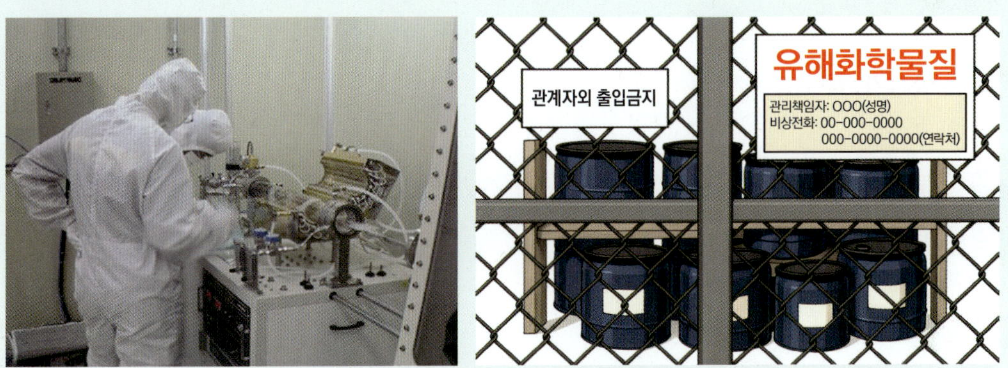

그림 9-7. 모 대학교 방사선 관련 실험실

열차 사고는 다음 두 가지 측면에서 특별한 경계와 사전 계획이 필요하다(표 9-6).

표 9-6. 열차 사고의 특별한 주의사항

구분	설명
다량의 유해물질 운송 가능성	• 대형 유조 트럭은 약 50,000 L의 용량을 운반할 수 있으나, 열차 탱크 차량은 최대 130,000 L까지 운송 가능
다수의 탱크 차량 연결 운송	• 화물열차는 여러 개의 탱크로리 차량을 동시에 운송함 ㉠ 사고 시 연쇄 폭발 위험이 높음 ㉡ 열차는 선로에 고정된 이동 수단이므로 사고 발생 시 대응 방안을 사전에 수립해 두어야 함

위험구역 설정

1. 화재에 의해 폭발 위험성이 있는 위험물인 경우 위험구역은 물질의 속성에 따라 결정한다.
2. 초기 대응팀은 안전거리에서 쌍안경을 활용하여 트럭에 부착된 위험 경고판(플래카드)을 확인한다.
   ① 응급 상황별 대응 지침서 참고
   ② 사고지휘체계 지휘소 설치
3. 컨테이너에서 위험물이 유출되는 경우 건강상의 문제뿐만 아니라 화재의 위험성이 있다.
4. 화학물이 유출되는 경우 구급차는 바람을 등진(안은) 방향으로 정차해야 한다.
5. 유해물질이 확인될 경우 119구급상황관리센터나 화학물질 수송 비상대응센터를 통해 전문가 자문을 얻는다.

(2) 고정시설(고정설비)

유해물질 사고는 위험물질이 생산되거나 저장되는 고정된 시설에서 발생할 수 있다. 화학공장을 비롯한 다양한 제조 공정에서는 제품 또는 폐기물의 저장과 이송을 위해 탱크, 저장소, 파이프라인 등을 사용한다. 이 외에도 유해물질 위험이 잠재된 고정시설의 예로는 다음과 같은 장소가 있다.

① 창고
② 철물점
③ 농업용품 판매점
④ 폐수처리장
⑤ 하역장 등

교외 지역에서 활동하는 응급구조사는 농장, 목장, 비닐하우스, 저장고, 곳간 등에서 위험물질이 존재할 수 있는 가능성을 항상 염두에 두고 있어야 한다.

● 고정 파이프라인의 위험성

도시 지역에서는 지하 또는 지상에 고정된 파이프라인이 많은 지역을 가로지르고 있으며, 이는 다음과 같은 위험 요인을 동반한다(표 9-7).

표 9-7. **파이프라인 기반 고정시설 사고의 위협 요소**

구분	설명
자연재해	• 지진 등 자연재해로 인해 파이프라인이 손상될 수 있음
공사로 인한 손상	• 도로 및 건설공사 중 파이프라인이 파손될 가능성 있음(그림 9-7)
교통사고에 의한 노출 위험	• 지상에 노출된 경우 차량 충돌 등으로 파손 가능성 존재
2차 재난 가능성	• 파이프라인(송유관, 가스관)의 파열·누출이 화재나 폭발과 연계될 경우 대규모 재난으로 확대 가능

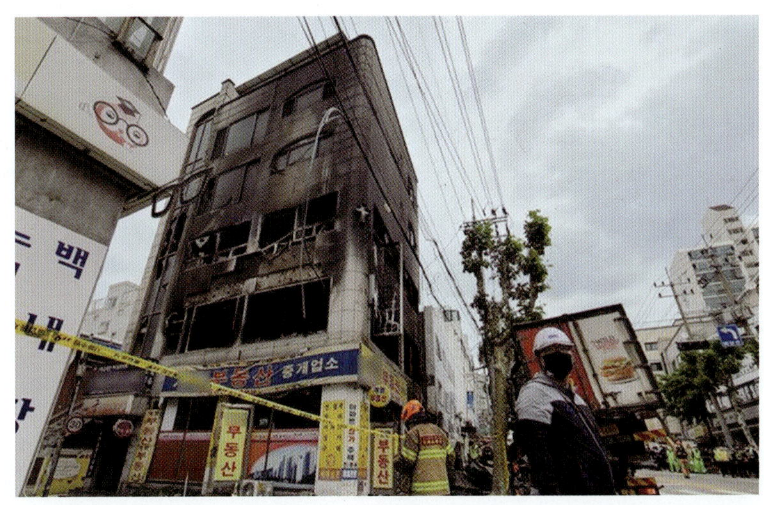

그림 9-8. **교통사고 후 건물로 돌진하여 가스폭발로 불이 발생하여 8명(부상 6명, 사망 2명)의 사상자가 발생했다(뉴시스).**

3) 테러 행위(폭력주의)

최근 들어 유해물질 사고의 새로운 유형으로 테러 행위가 급부상하고 있다. 테러리스트는 정부 기관이나 주요 핵심 시설을 대상으로 생화학무기, 핵무기, 기타 대량살상무기(WMD) 등을 사용하는 경우가 있으며, 이러한 무기들은 일반적으로 쉽게 구할 수 있는 단순 물질을 이용해 제작되기도 한다.

테러 행위는 국내외 어디에서든 발생 가능하며, 가장 무서운 점은 언제, 어디서 발생할지 예측할 수 없다는 데에 있다. 그러나 테러리스트는 일반적으로 다음 기준에 따라 표적을 선정한다.

① 정부 및 산업 관련 시설

② 인구 밀집 지역

③ 상징적 · 사회적 영향력이 큰 장소

테러의 표적이 될 수 있는 주요 장소로 다음과 같다.

① 공공기관 및 정부청사(공공건물)

② 다국적 기업 본부

③ 쇼핑몰, 사업장, 경기장

④ 교통 중심지(지하철, 터미널 등)

⑤ 종교시설 및 대규모 집회 장소

이러한 장소들은 지역 차원의 대량사상자 및 재난 대응 계획에 반드시 포함되어야 한다.

(1) 테러 의심 상황에서의 응급구조사 대응 원칙

응급구조사는 테러 현장에서 자신이 2차 희생자가 되지 않도록 철저한 예방 조치를 취해야 하며, 다음과 같은 사항에 유의해야 한다(표 9-8).

표 9-8. 테러 상황 시 응급구조사의 대응 원칙

항목	설명
폐쇄 환경 내 유사 증상 환자	• 지하철, 사무실 등 밀폐된 공간에서 동일한 증상을 보이는 환자가 다수 발생할 경우 생화학무기 노출을 의심해야 함
2차 폭발 가능성 인지	• 1차 폭발 이후 2차 폭발이 있을 수 있으므로 현장 접근 시 각별한 주의 필요
사고지휘체계(ICS) 즉각 가동	• 테러 의심 상황 발생 시 사고지휘체계가 신속히 가동되어야 함 – 경찰, 군, 소방, 보건 등 특수 대응기관 간의 유기적 협조체계를 구축해야 함

테러 이야기

테러(terror)란? 원래 라틴어 “terrier”에서 기원하여 공포, 공포조성, 커다란 공포 혹은죽음의 심리적 상태를 의미하며, 이는 곧 떠는, 떨게 하는 상태, 그리고 ‘죽음을 야기하는 행위나 속성’을 뜻하는 것이다.

테러리즘이란? 주권국가 혹은 특정 단체가 정치, 사회, 종교, 민족주의적인 목표달성을 위해 조직적이고 지속적인 폭력의 사용 혹은 폭력의 사용에 대한 협박으로 광범위한 공포분위기를 조성함으로써 특정 개인, 단체, 공동체 사회, 그리고 정부의 인식변화와 정책의 변화를 유도하는 상징적, 심리적 폭력행위의 총칭이다.

〈계속〉

① 1969년 12월 11일 고정 간첩 조영희

강릉발 서울행 대한항공 소속 YS-11기가 승객 47명을 태우고 대관령 상공을 비행하던 중 고정 간첩 조영희에 의해 북한으로 납치됨. 북한은 최초 자진 월북이라고 사실을 날조했으나, 국제사회의 비난 여론이 비등해지자 사건 발생 65일 만인 1970년 2월 14일에 탑승자 51명 중 12명을 제외한 39명만을 판문점을 통해 송환함. 납치범 조영희를 제외한 억류자 11명과 기체는 아무런 이유 없이 현재까지 억류 중임.

② 2001년 9월 11일 미국 뉴욕 세계무역센터

오전 8시 45분에 미국 뉴욕 세계무역센터 건물(높이 396 m)에 항공기 테러로 사망자 5,097명의 사상자 발생

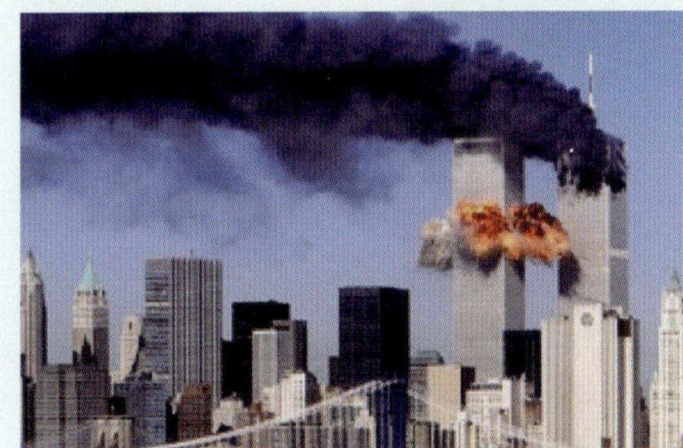

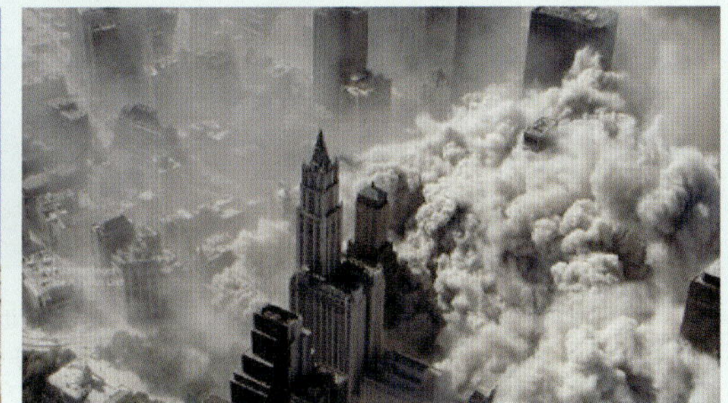

그림 9-9. 2001년 9월 11일 미국 뉴욕 세계무역센터

4) 위험 인식

유해물질을 시각적으로 식별하기 위한 두 가지 주요 체계가 개발되어 사용되고 있다.

① 미국 교통부(DOT)는 운송 중인 유해물질을 식별하기 위해 경고판(플래카드) 체계를 도입하였다.

② 미국방화협회(NFPA)는 고정시설에 대한 위험 인식 체계를 마련하였다.

(1) 유해물질 경고판(플래카드) 체계

유해물질 경고판의 부착은 법적으로 많은 운송 차량에 의무화되어 있다. 하지만 경고판이 없다고 해서 위험물질이 존재하지 않는다고 단정해서는 안 된다. 이는 유해물질의 종류와 운송량에 따라 경고판 부착 의무가 달라지기 때문이다(표 9-9).

PART 04

표 9-9. **경고판의 주요 특징**

구분	설명
형태	다이아몬드형(식별 용이)
정보 구성	색상 코드, 위험 등급 번호, 기호 및 UN 번호(4자리) 포함
분류 목적	운송 중인 물질의 위험 속성(폭발성, 독성, 부식성 등)을 빠르게 식별 가능
UN 번호	국제적으로 통용되는 유해물질 분류 번호
기호 및 색상 조합	시각적 경고 기능 강화 (예: 빨간색=인화성, 노란색=산화성 등)

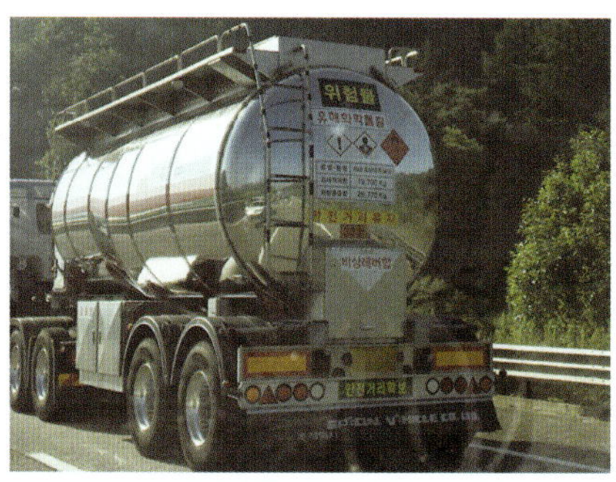

그림 9-10. **유해물질을 운송하는 차량은 물질의 속성을 나타내는 경고판을 반드시 부착해야 한다.**

유해물질을 운송하는 차량은 운송 물품의 특성을 나타내는 경고판(그림 9-10)을 반드시 부착해야 한다. 이미 경고판 체계에 익숙하더라도, 기호, 색상 코드, 유해 등급 번호 등을 정기적으로 숙지하고 점검함으로써, 유해물질을 보다 정확하고 신속하게 식별할 수 있어야 한다.

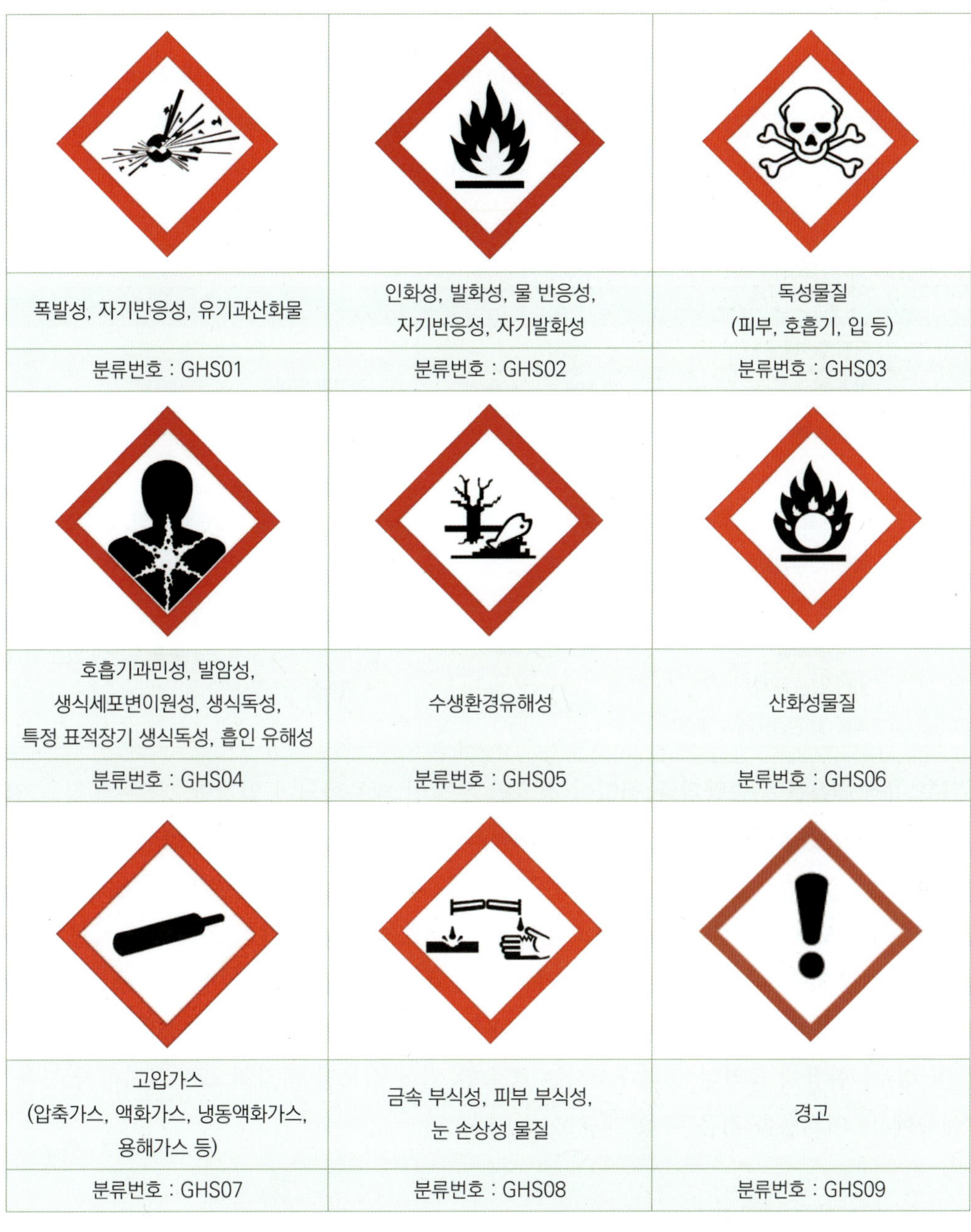

폭발성, 자기반응성, 유기과산화물	인화성, 발화성, 물 반응성, 자기반응성, 자기발화성	독성물질 (피부, 호흡기, 입 등)
분류번호 : GHS01	분류번호 : GHS02	분류번호 : GHS03
호흡기과민성, 발암성, 생식세포변이원성, 생식독성, 특정 표적장기 생식독성, 흡인 유해성	수생환경유해성	산화성물질
분류번호 : GHS04	분류번호 : GHS05	분류번호 : GHS06
고압가스 (압축가스, 액화가스, 냉동액화가스, 용해가스 등)	금속 부식성, 피부 부식성, 눈 손상성 물질	경고
분류번호 : GHS07	분류번호 : GHS08	분류번호 : GHS09

그림 9-11. 모든 포장물, 저장 컨테이너, 유해물질 운반 차량을 위해 지정된 라벨과 경고판 샘플

일부 경고판에는 해당 화학물질에 지정된 4자리 숫자인 UN 번호가 표기되어 있으며, UN 번호에 따른 유해물질 분류는 표 9-10을 참고하면 된다. 경고판은 번호, 색상, 다양한 기호를 함께 사용하여 유해물질의 유형과 특성을 분류하며, 모양 · 색상 · 기호의 조합을 통해 물질의 위험성을 직관적으로 인식할 수 있도록 설계되어 있다(그림 9-11).

표 9-10. 유해물질 등급과 경고판 색상

<table>
<tr><th>유해물질</th><th>등급 유해물질</th><th colspan="2">유형 색상 코드</th></tr>
<tr><td>1</td><td>폭발성(화학류)</td><td>오렌지</td><td rowspan="9">Tip. 경고판 의미
• 불꽃 모양: 가연성
• 화염구 모양: 산화제
• 프로펠러 모양: 방사능 물질
• 해골과 사선으로 엇갈린 뼈 모양: 독극물 의미
• ₩: 물에 반응

Tip. 경고판의 모양
• 빨간색 바탕에 숫자 2와 불꽃 모양이 있는 경고판 → 염화성 가스를 운송 중</td></tr>
<tr><td>2</td><td>가스류</td><td>적색 또는 녹색</td></tr>
<tr><td>3</td><td>인화성 액체</td><td>적색</td></tr>
<tr><td>4</td><td>가연성 물질(고체)</td><td>적색과 백색</td></tr>
<tr><td>5</td><td>산화성물질/ 유기과산화물</td><td>황색</td></tr>
<tr><td>6</td><td>독성/전염성물질</td><td>백색</td></tr>
<tr><td>7</td><td>방사능 물질</td><td>흑색과 백색</td></tr>
<tr><td>8</td><td>부식성 물질</td><td>흑색과 백색</td></tr>
<tr><td>9</td><td>기타 위험 물질/
제품 및 환경유해성 물질</td><td>흑색과 백색</td></tr>
</table>

일부 유해물질은 운송량과 관계없이 경고판 부착이 의무화되어 있지만, 다른 물질은 일정량 이상 운송할 경우에만 경고판을 부착하도록 되어 있다. 따라서 실제로 위험한 유해물질을 운송 중임에도, 운송량이 법적 기준에 미치지 못하는 경우, 경고판이 부착되지 않을 수 있다. 예를 들어, "DANGEROUS(위험)" 경고판은 총 450-2,300 kg인 여러 종류의 유해물질이 혼재되어 운송 중임을 나타내지만, 구체적인 위험의 종류나 성질에 대한 정보는 제공하지 않는다. 또한, 운전자가 경고판 부착을 깜빡하거나 잘못된 표식을 사용하는 오류도 발생할 수 있다. 이 경우, 현장에 도착한 응급구조사는 중요한 위험 정보를 즉각적으로 인지하지 못해 사고 대응에 큰 어려움을 겪을 수 있다(표 9-11).

표 9-11. 주의사항 및 경고판의 한계

구분	설명
경고판 부착 예외	일부 유해물질은 소량 운송 시 경고판 부착 의무가 없음 → 실제로 유해물질을 운송 중임에도 경고판이 없는 차량 존재
일반 경고 문구의 한계	"위험(Dangerous)" 등 일반적 문구는 구체적 위험 내용을 제공하지 않음 (450-2,300 kg인 여러 유해물질이 혼재되어 있을 수 있음)색상 코드, 위험 등급 번호, 기호 및 UN 번호(4자리) 포함
부착 오류 가능성	운전자의 부착 누락, 오부착, 파손 등으로 인해 실제 위험물이 경고되지 않을 수 있음
지속적 숙지 필요성	응급구조사는 경고판 기호 및 UN 번호 등을 정기적으로 학습 및 복습하여 위험물질 식별 역량을 유지해야 함

Tip **유해물질 경고판 색상별 의미** (미국 DOT 기준 예시)

색상	의미	설명
빨간색	인화성(Flammable)	가연성 기체, 액체, 고체 등 (예: 휘발유, 알코올류)
노란색	산화성(Oxidizer)	산소를 방출하여 연소를 돕는 물질 (예: 질산염, 과산화물)
흰색	흡입(Poison) 또는 접촉 시 독성(Inhalation Hazard)	독성 화학물질, 감염성 물질 등
검은색	자연 발화성(Self-reactive) 또는 기타 유해물질	일부 독성물질, 반응성 고체 등
주황색	폭발성(Explosive)	화약류, 폭발성 고체/액체 등
초록색	비인화성 가스(Non-flammable Gas)	질소, 이산화탄소 등
파란색	물과 반응성 있는 물질(Water-reactive)	물과 접촉 시 폭발 또는 반응 가능 물질

(2) 독성 등급(Toxicity levels)

독성 등급이란 특정 물질이 인체 건강에 미치는 유해 요소, 즉 사람이 해당 물질에 접촉했을 때 발생할 수 있는 피해 정도를 수치화한 지표이다. 이 등급은 Level 0부터 Level 4까지 총 5단계로 구분되며, 숫자가 높을수록 독성이 강하고 위험도가 크다.

응급구조사가 사용하는 대부분의 구급차에는 일반적으로 Level 0을 초과하는 유해물질을 다루기 위한 고도 보호장비가 갖추어져 있지 않다. 따라서 독성 등급에 따른 정확한 보호조치 인식과 교육이 필수적이다(표 9-12).

표 9-12. 독성 등급별 정의 및 대응 요령

등급	설명	대응 장비 및 조치
Level 0	• 접촉 시 인체에 거의 피해를 주지 않음	• 특별한 보호장비 불필요
Level 1	• 약간의 자극 가능 • 처치 없이 경미한 후유증 발생 가능	• 가능 시 보호장비 착용 권장 • SCBA(레벨 C 복장)만 요구
Level 2	• 즉각적인 치료 없이는 일시적 피해 또는 후유증 발생	• 자급식 공기호흡기(SCBA) 착용 권장 • SCBA(레벨 C 복장)만 요구
Level 3	• 건강에 매우 해로운 물질 포함 • 피부 노출 시 심각한 피해 유발	• 전신 보호장비 착용, 피부 완전 차단 필요 • 레벨 A나 B 복장 요구
Level 4	• 극도의 독성 • 최소한의 접촉으로도 사망에 이를 수 있음	• 특수 보호복 및 전면 보호장비 착용 필수 • 레벨 A 복장 요구

※ Level 1과 2는 상대적으로 유해성이 낮은 등급으로 분류되지만, 이 등급의 물질과 접촉 시에도 SCBA(자급식 공기호흡기) 사용이 권장되며, 응급구조사는 SCBA 사용법을 반드시 숙지하고 있어야 한다.

(3) NFPA 704 체계

NFPA 704 체계는 미국화재예방협회(National Fire Protection Association, NFPA)에서 제정한 규격으로, 흔히 "Fire Diamond(화재 다이아몬드)"라고 불린다. 이 체계는 응급상황 시 유해물질에 대한 신속하고 효과적인 대응을 돕기 위해 고안되었으며, 다음과 같은 정보를 제공한다.

① 어떤 보호 장비가 필요한가?

② 어떤 처리 절차가 적용되어야 하는가?

③ 어떤 대응 조치를 취해야 하는가?

NFPA 704 체계는 주로 고정시설에 보관된 유해물질에 적용되며, 탱크, 저장소 등의 외부에 부착되는 다이아몬드 형태의 표식을 사용한다. 이 표식은 총 4개의 구역으로 나뉘며, 각 구역은 고유의 색상 코드로 구분되어 다음과 같은 정보를 나타낸다(그림 9-12).

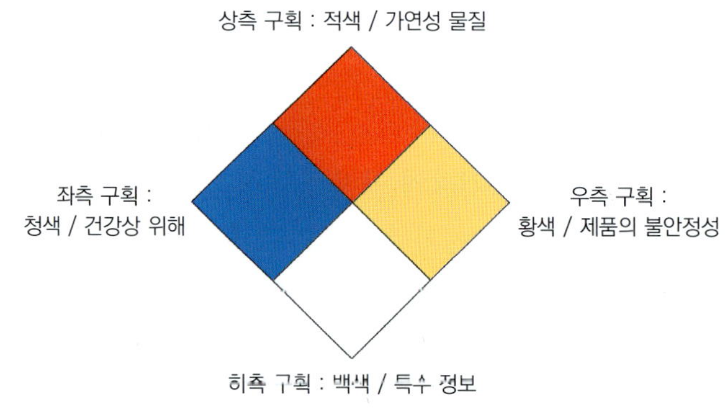

그림 9-12. NFPA 704 체계

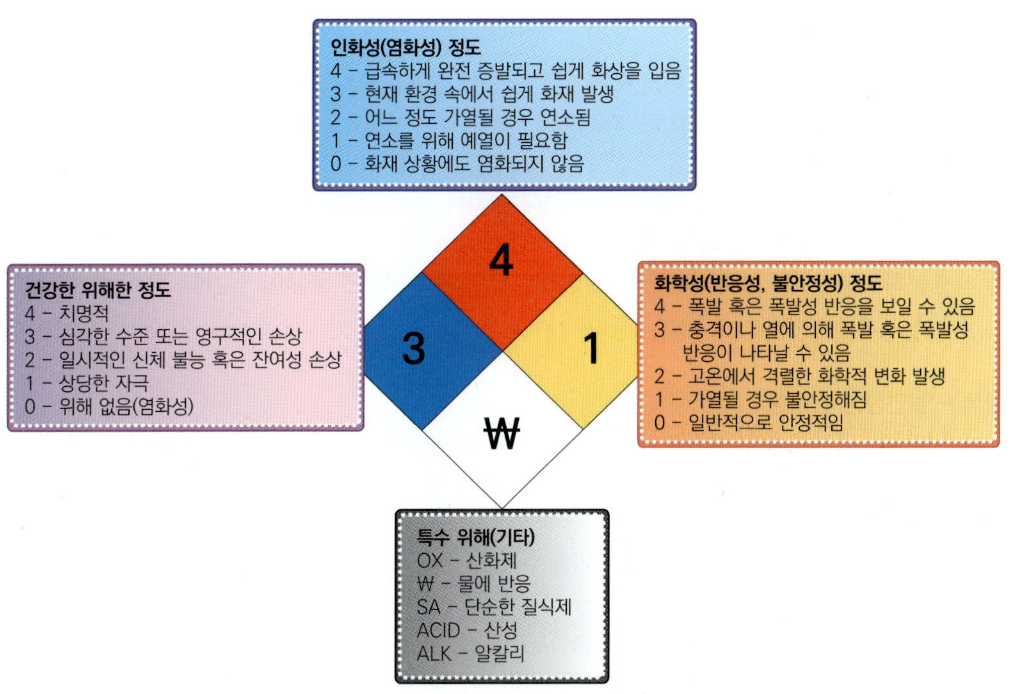

그림 9-13. **NFPA 704 위해 물질 분류**(응급 대응 시 위해 물질의 확인을 위한 체계, 탱크에 부착된 NFPA 704 라벨)

① NFPA 704 체계에서 구획별 유해 정보: 물에 대한 반응성, 산화성, 질식제

② 염화성, 건강상 위해, 반응성: 0~4점으로 측정

(0점: 위해하지 않음, 4점: 매우 위해 의미)

색 정보/기타

청색: 건강 관련 정보

4: 매우 짧은 신체적 노출로도 사망 혹은 심각한 부상 야기(예: 시안화수소)

3: 매우 짧은 신체적 노출로도 일시적 혹은 만성적 부상 야기(예: 기체상태의염소)

2: 만성적 접촉이 아닌 지속적/일반적 접촉으로 일시적 장애 혹은 부상 유발(예: 클로로포름)

1: 노출 시 경미한 부상을 유발(예: 송진/테레빈유)

0: 건강상 위협이 되지 않으며, 특별한 주의가 필요하지 않음(예: 리놀린)

〈계속〉

적색: 인화성

4: 평상적인 대기 환경에서도 즉시 혹은 완전히 증발하거나, 공기 중에 확산되어 불타게 됨. 인화점 섭씨 23도 아래인 물질(예: 프로판가스)

3: 일반적인 대기환경에서 연소할 수 있는 액체/고체류, 인화점 23도 이상 38도 이하인 물질(예: 가솔린)

2: 발화가 일어나려면 상대적으로 더운 환경에 위치하거나 지속적으로 가열되어야 함. 인화점 섭씨 38도 이상 93도 이하인 물질(예: 경유)

1: 충분히 가열되었을 경우 바로 인하함. 인화점 섭씨 93도 이상인 물질(예: 콩기름)

0: 타지 않음(예: 물)

황색 – 불안정성/반응성

4: 일반적인 대기 환경(기온/기압)에서도 폭발할 수 있는 물질(예: 니트로글리세린, RDX)

3: 반응에 직접적인 원인이 필요하거나, 충분히 가열되었거나, 큰 충격을 받으면 폭발하는 물질 혹은 물과의 반응성이 높은 물질(예: 불소)

2: 기온/기압 상승 시 화학적 변화를 수반할 수 있고, 물과 쉽게 반응하거나, 물과 혼합 시 폭발할 가능성이 있는 물질(예: 나트륨)

1: 일반적으로 안정적이나, 기온/기압 상승 시 불안정해질 수 있는 물질(예: 아세틸렌)

0: 화기에 노출되어도 일반적으로 안정적이며, 물과 반응하지 않는 물질(예: 헬륨)

백색 – 기타

\: 물과 반응할 수 있으며, 반응 시 심각한 위험을 수반할 수 있음(예: 세슘, 나트륨)

OX or OXY: 산화제(예: 질산 암모늄)

COR: 부식성, 강한 신성/염기성(예: 수산화나트륨)

- ACID: 산성
- ALK: 염기성

BIO: 생물학적 위험(예: 천연두 바이러스)

POI: 독성(예: 뱀독)

방사능 표시: 방사능 물질(예: 우라늄, 플루토늄)

CRY or CRYO: 극저온 물질

5) 위해물질의 확인

현장에서 발생한 사고에 위해물질이 관련되었을 가능성이 있는 경우, 응급구조사는 해당 물질을 신속하고 안전하게 식별해야 한다. 정확한 확인 없이 이뤄진 조치는 환자와 응급구조사 모두에게 큰 위험을 초래할 수 있으므로, 위해물질 확인은 현장 대응의 핵심 단계라 할 수 있다(표 9-13).

표 9-13. **위해물질 확인 시 응급구조사가 수행해야 할 사항**

항목	설명
해당 물질의 정확한 식별	• 위해물질 사고 대응에서 가장 어렵고도 중요한 과정 • 물질의 특성에 따라 응급처치 방식이 달라지므로 초기 확인이 핵심
현장 정보의 불확실성 인지	• 현장에서 얻을 수 있는 정보는 불완전하거나 기존 정보와 상충될 수 있음 • 혼란을 최소화하기 위한 다각적 접근 필요
유용한 자원과 도구의 활용	• MSDS(물질안전보건자료), ERG(긴급 대응 가이드북), 데이터베이스, 소방 및 산업안전기관의 자료 등을 활용 • 사전 교육을 통해 해당 자원들을 효과적으로 활용할 수 있는 능력 필요
교차검증 통한 판단 정확도 향상	• 2개 이상의 참고자료를 활용해 물질의 특성과 대응법을 교차 확인 • 섣부른 판단은 오류를 유발하고, 부적절한 응급처치로 이어질 수 있음

(1) 현장대응 지침서

유해물질 사고 현장에서 해당 물질이 무엇인지 정확히 식별하는 것은 응급 대응의 출발점이다. 많은 경우, 화학물질에는 국제적으로 지정된 네 자리 숫자의 UN 번호가 부여되어 있으며, 일부 경고판에는 UN 번호뿐 아니라 위해 분류 정보도 함께 표시되어 있다.

응급구조사는 이러한 정보를 바탕으로 유해물질 비상대응 지침서(emergency response guidebook, ERG)를 활용하여 정확하고 신속한 대응방안을 확인해야 한다(표 9-14).

표 9-14. **유해물질 비상대응 지침서 활용 절차**

단계	설명
① UN 번호, 물질명 확인	• 차량 외부 표식, 문서, 송장 등에서 다음 정보 확인: - UN 번호(노란색) - 영문 물질명(파란색) - 한글 물질명(갈색)
② 지침번호 찾기 및 대응 지침 확인	• UN 번호, 영문/한글명, 또는 CAS 번호를 통해 대응 지침번호를 찾고 오렌지색(주황색) 페이지에서 상세 대응 방법 확인
③ 가스 유해 시 거리 확인	• 물질이 인체에 유해한 가스를 포함할 경우, 녹색 페이지에서 초기 격리 거리 및 방호활동 거리를 확인
④ 물질 미확인 시	• 물질명이 확인되지 않을 경우에도 지침번호별 일반 대응 기준을 활용 • 지침번호 111번을 활용한다.

* UN No (United Nations Number): 국제연합 경제사회이사회 산하 위험물수송전문가위원회에서 지정한 4자리 숫자의 고유번호로, 각 유해물질마다 부여됨

* CAS 번호(CAS Registry Number): 미국 화학학회(American Chemical Society)에서 화학 구조나 조성이 확인된 물질에 부여하는 고유 식별번호

PART 04

경고판, UN 번호, 화학물 이름과 함께 천 개의 유해물질이 정리되어 있다. 유해물질 비상대응 지침서는 자주 수정이 되고 응급의료 인력은 누구나 지침서의 최신판을 쉽게 구할 수 있어야 한다. 지침서의 최신 수정 사항은 환경부(화학물질안전원 등) 관련 웹페이지에서 확인할 수 있다.

우리나라의 비상대응 가이드북(2020 emergency response guidebook)은 노란색, 파란색, 갈색, 보라색 부분은 각각 물질의 UN 번호, 영문이름, 한글이름, CAS 번호로부터 지침번호를 찾기 위한 색인란에 불과하며 실제 초동대응자가 참고하여야 할 대응지침(guide)은 오렌지색과 녹색 부분에 있다. ① ~ ④은 물질별 지침번호 찾기이고, ⑤ ~ ⑥은 지침번호(또는 UN번호)별 대응요령에 대한 설명이다(표 9-15). 그리고 오렌지색 부분에는 지침번호에 해당하는 물질의 잠재적 위험성과 이에 대한 공공안전대책 및 비상대응요령이 수록되어 있다 녹색 부분에는 인체에 유해한 가스(또는 이를 발생시키는 물질)에 관한 대응 안전거리(초기격리거리, 보호조치거리) 및 해당 유해가스 정보가 수록되어 있다(그림 9-14).

표 9-15. **각 색상별 구성 안내(2020년판 기준)**

색상	용도	설명
① 노란색	• UN 번호 → 지침번호	• 숫자 기준 색인
② 파란색	• 영문 물질명 → 지침번호	• 알파벳 기준 색인
③ 갈색	• 한글 물질명 → 지침번	• 한글 기준 색인
④ 보라색	• CAS 번호 → 지침번호	• 고유 화학식별번호 기준 색인
⑤ 오렌지색	• 지침번호 → 대응지침	• 해당 물질의 잠재적 위험성과 비상조치 내용 포함
⑥ 녹색	• UN 번호 → 안전 거리	• 유해가스 발생 시 격리·방호 거리 제시

※ 그림 9-13 참고: 응급 차량 내에 반드시 비치되어 있어야 함

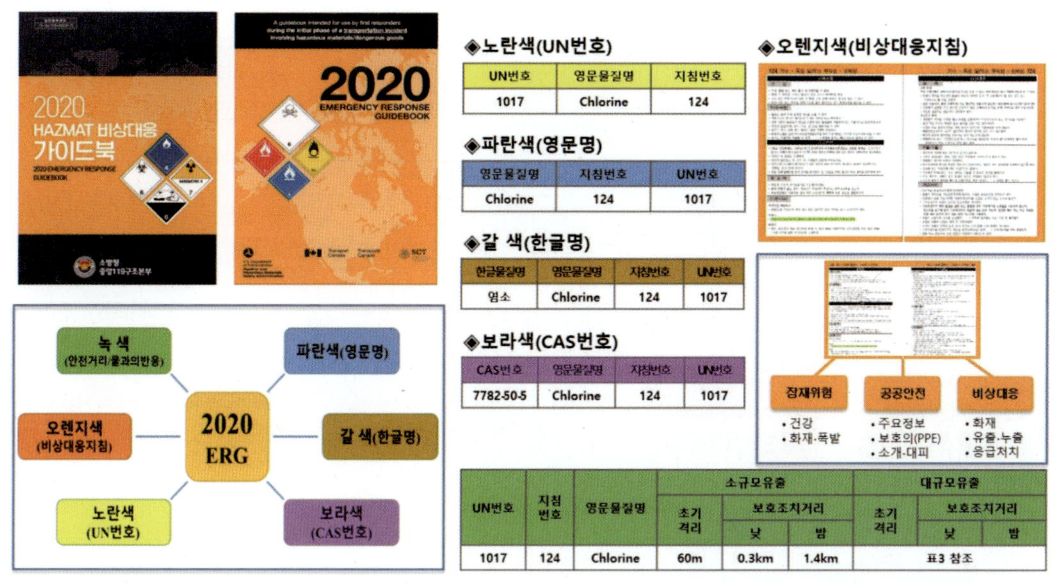

그림 9-14. 비상대응 지침서(구성)는 응급차량에 유해물질 비상대응 지침서의 사본이 비치되어 있어야 한다.

PART 04

유해물질 비상대응지침서 사용법은 아래와 같다.

① 사고 현장에 무작정 진입하지 말 것.

② 바람이 불어오는 방향이나 언덕 위, 또는 물의 상류 쪽에서 현장에 접근할 것.

③ 유출물, 증기, 연기, 의심되는 물질과는 충분한 거리를 유지하며 접근을 삼갈 것.

④ 경고: 사고에 관련된 위험물질 또는 위험화물이 두 가지 이상일 경우, 즉시 비상대응기관에 연락할 것(그림 9-15, 16).

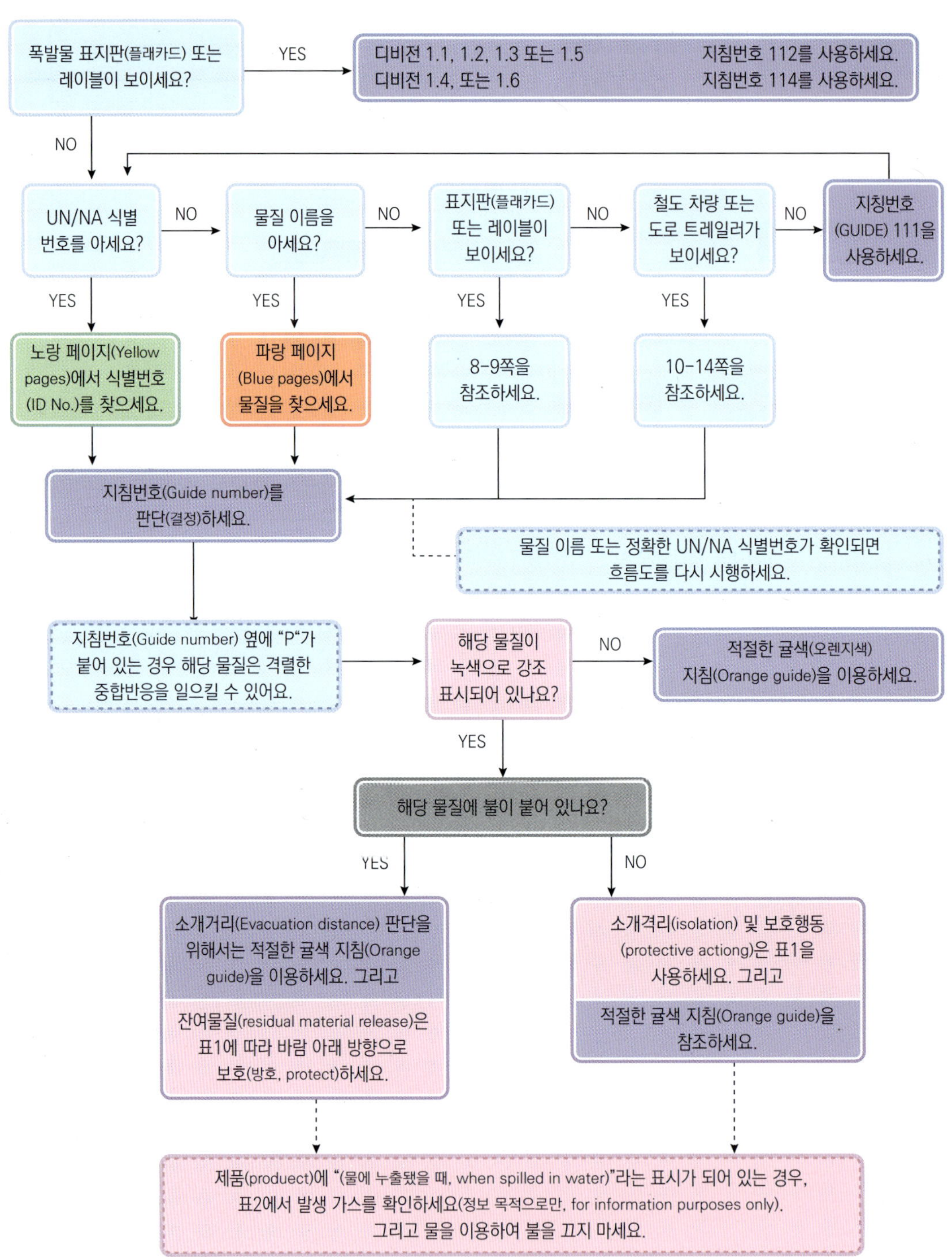

그림 9-15. **유해물질 비상대응지침서 사용법**

지역 비상 연락처(전화번호)

(사고발생)지역으로부터 지원을 받기 위해서는 이 페이지에 비상 전화번호를 기입하세요:

위험물 계약자(HAZMAT CONTRACTORS)

철도회사/운송회사

연방/주/지방 기관(agencies)

그 밖

그림 9-16. **지역 비상 연락처**

유해물질 비상대응 지침서를 사용할 때는 두 가지 제한점을 염두에 둔다(표 9-16).

표 9-16. **비상대응 지침서의 제한점**

항목	설명
① 치료 관련 정보의 한계	• 지침서는 기본적인 응급 대응 정보만 제공 - 의료진 지원 요청이 포함되더라도 실제 처치에 한계 있을 수 있음
② UN 번호의 중복 사용	• 동일한 UN 번호가 다른 화학물질에 사용되는 경우가 있음 예: UN 1203 → 내연기관용 연료 / 휘발유 / 페트롤 - 이들 물질은 성질이 달라 각기 다른 대응법 필요(그림 9-16)

IMDG 상세정보					
유엔번호	1203			개정번호	40
정식운송품명(국문)	내연기관용 연료 또는 휘발유 또는 페트롤				
정식운송품명(영문)	MOTOR SPIRIT or GASOLINE or PETROL				
급	3	부위험성		포장등급	II
특별규정	243			비상대응절차	F-E,S-E
소형용기	포장지침	P001			
	특별규정				
중형 산적용기	포장지침	IBC02			
	특별규정				
이동식 탱크 및 산적용기	탱크지침	T4			
	특별규정	TP1			
소량 및 극소량 규정	소량	1 L			
	극소량	E2			
적재 규정	적재방법 E.				
격리 규정					
특성 및 주의사항	물과 섞이지 않음.				
표찰	주위험성 표찰	부위험성 표찰			
	3				

그림 9-17. **UN NO 1203 상세정보**

(2) 위험물 운송(선적) 서류

유해물질 사고 현장에서 운송되는 물질에 대한 가장 정확한 정보는 운송(선적) 서류 또는 운송 목록에서 확인할 수 있다. 트럭, 선박, 항공기, 기차 등 모든 운송 수단은 일반적으로 위험물질 관련 서류를 정기적으로 보유하며, 이상적인 경우 물질명, 수량, 위험 분류 등 주요 정보가 명시되어 있다(그림 9-18). 그러나 현실에서는 다음과 같은 제한이 발생할 수 있다.

① 운전자, 선장, 조종사, 기관사 등이 운송 수단을 이탈하며 서류를 소지하지 않을 수 있다.

② 현장이 너무 위험하여 운송 목록 확보가 불가능할 수 있다.

③ 운송서류 자체가 부정확하거나 불완전하게 작성되어 있는 경우도 있다.

이러한 상황을 고려해, 응급구조사는 다양한 정보를 종합적으로 활용하여 유해물질을 식별해야 한다(표 9-17).

표 9-17. 운송수단별 서류 보관 위치

운송 수단	보관 위치
도로(트럭)	운전석 내부
철도(기차)	열차 승무원 소지
항공기	기장 또는 승무원 소지
선박	함교 내 보관대에 보관

- 운송(선적) 서류에서 확인할 수 있는 주요 정보
  ① UN 번호(4자리 고유 식별번호)
  ② 물질의 공식 운송명칭
  ③ 위험 등급 또는 분류 번호(Hazard class or division number)
  ④ 포장 그룹(Packing group) — 위험 정도에 따라 I, II, III로 구분
  ⑤ 비상 대응 전화번호
  ⑥ 물질의 위험 특성에 대한 설명(운송서류 내 기입 또는 별첨)

이 표준 서류는 응급구조사에게 위험성 평가, 초기 대응 판단, 보호조치 수립에 필수적인 정보를 제공하므로, 현장 대응 시 적극적으로 확보 및 확인해야 할 핵심 자료이다.

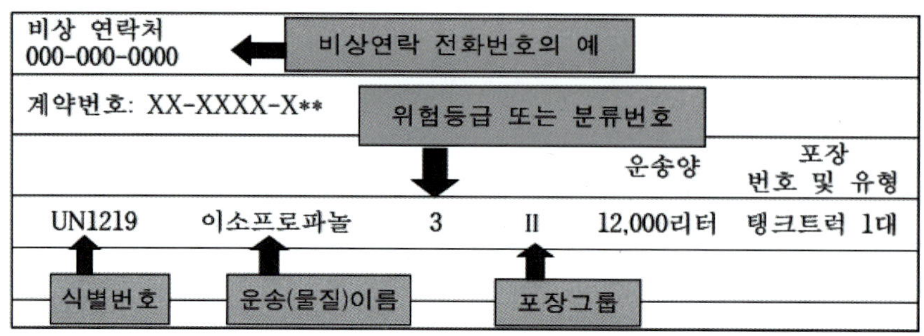

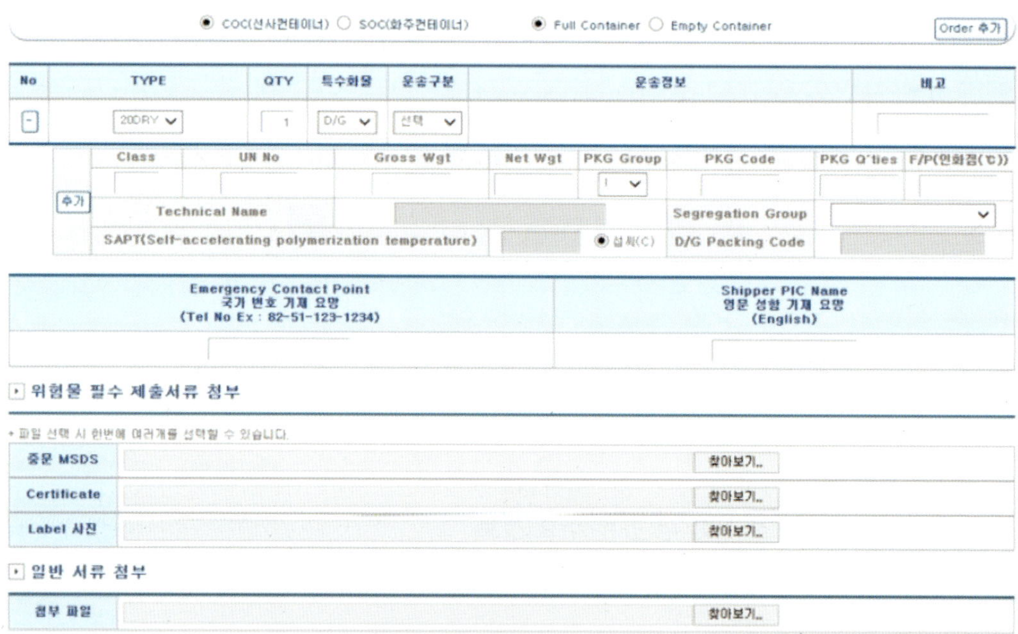

그림 9-18. 위험물 운송서류 제공정보 및 화물 선적 입력 화면

(3) 물질안전보건자료

물질안전보건자료(MSDS)는 화학물질 및 화학물질을 포함한 제제에 대해 다음과 같은 중요 안전 정보를 종합적으로 제공하는 문서이다.

① 물질의 명칭 및 함유량

② 응급조치 요령

③ 취급 및 저장 시 주의사항

④ 건강 유해성 및 물리적 위험성 등

사업주는 이 자료(물질의 유해성 · 위험성 정보, 취급 · 저장방법, 응급조치요령, 독성 등의 정보)를 기반으로 사업장에서 취급하는 화학물질을 관리하고, 근로자는 물질의 유해성과 위험성을 숙지함으로써 사고나 직업병으로부터 자신을 보호할 수 있다.

(가) 법적 근거 및 고정시설 의무 사항

1996년 7월부터, 화학공장 등 고정시설의 고용주는 물질안전보건자료를 공시할 의무가 있다(표 9-18). 관련 법령으로는 산업안전보건법 제41조(물질안전보건자료의 작성 및 비치), 시행령 제32조의2(일부 제제 제외)이다.

표 9-18. MSDS의 주요 구성 항목 (총 16개)

① 화학제품 및 회사에 관한 정보	⑨ 물리화학적 특성
② 유해성 및 위험성	⑩ 안정성 및 반응성
③ 구성성분의 명칭 및 함유량	⑪ 독성에 관한 정보
④ 응급조치 요령	⑫ 환경에 미치는 영향
⑤ 화재 시 대처 방법	⑬ 폐기 시 주의사항
⑥ 누출 사고 시 대처 방법	⑭ 운송에 필요한 정보
⑦ 취급 및 저장 방법	⑮ 법적 규제 현황
⑧ 노출 방지 및 개인 보호구	⑯ 그 외 참고 사항

(나) 실생활 적용 사례

유리 세척제, 염소계 표백제 등 일상적인 세정제도 MSDS에 기록되어 있어야 하며, 누구나 쉽게 접근할 수 있는 장소에 공시 및 비치해야 한다. 예를 들어, 그림 9-18은 암모니아 에 대한 MSDS 예시를 보여준다.

(다) 혼합 시의 유해성 주의

일부 세정제는 다른 물질과 반응 시 유독 가스를 발생시킬 수 있다.

① 예시: 주방이나 세탁실에서 사용되는 암모니아와 액상 표백제(염소계)를 혼합할 경우

㉠ 클로라민 가스가 생성되어

㉡ 두통, 기침, 눈물, 호흡 곤란, 흉부 압박 등의 증상이 유발될 수 있음

따라서 응급구조사뿐 아니라 일반인도 화학물 혼합의 위험성에 대한 인식과 MSDS 확인 습관이 필요하다.

MSDS 요약정보

물질명	암모니아

1. 일반정보

CAS No. :	7664-41-7	KE No. :	KE-01625
물질성상 :	기체	분자량 :	17.03
끓는점 :	-33.35 ℃	녹는점 :	-78 ℃
인화점 :	132 ℃		
주요용도 :	자료없음		

2. 물질정보

물질명	CAS No.	함유량(%)
암모니아	7664-41-7	100%

3. 그림문자

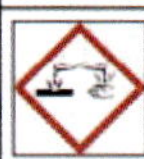

4. 유해위험 문구

극인화성 가스
고압가스 포함 : 가열하면 폭발할 수 있음
피부에 심한 화상과 눈 손상을 일으킴
눈에 심한 손상을 일으킴
흡입하면 유독함
흡입시 알레르기성 반응, 천식 또는 호흡 곤란을 일으킬 수 있음
신체 중 (...)에 손상을 일으킴
장기간 또는 반복노출 되면 신체 중 (...)에 손상을 일으킬 수 있음
수생생물에 매우 유독함
장기적인 영향에 의해 수생생물에게 유해함

5. 응급조치요령

눈에 들어갔을 때	긴급 의료조치를 받으시오 눈에 묻으면 몇 분간 물로 조심해서 씻으시오. 가능하면 콘택트렌즈를 제거하시오. 계속 씻으시오.
피부에 접촉했을 때	피부(또는 머리카락)에 묻으면 오염된 모든 의복은 벗으시오. 피부를 물로 씻으시오/샤워하시오. 다시 사용전 오염된 의복은 세척하시오. 뜨거운 물질인 경우, 열을 없애기 위해 영향을 받을 부위를 다량의 차가운 물에 담그거나 씻어내시오 긴급 의료조치를 받으시오 오염된 옷과 신발을 제거하고 오염지역을 격리하시오 액화가스에 접촉한 경우 미지근한 물로 해당 부위를 녹이시오 가스 또는 액화 가스와 접촉 시 화상, 심각한 상해, 동상을 유발할 수 있음
흡입했을 때	즉시 의료기관(의사)의 진찰을 받으시오. 과량의 먼지 또는 흄에 노출된 경우 깨끗한 공기로 제거하고 기침이나 다른 증상이 있을 경우 의료 조치를 취하시오.
먹었을 때	삼켰다면 입을 씻어내시오. 토하게 하려 하지 마시오. 긴급 의료조치를 받으시오 물질을 먹거나 흡입하였을 경우 구강대구강법으로 인공호흡을 하지 말고 적절한 호흡의료장비를 이용하시오

6. 저장방법

빈 드럼통은 완전히 배수하고 적절히 막아 즉시 드럼 조절기에 되돌려 놓거나 적절히 배치하시오.
열·스파크·화염·고열로부터 멀리하시오 - 금연
용기는 열에 노출되었을 경우 압력이 올라갈 수 있으므로 열에 폭로되지 않도록 하시오
용기는 환기가 잘 되는 곳에 단단히 밀폐하여 저장하시오.
직사광선을 피하고 환기가 잘 되는 곳에 보관하시오.
피해야할 물질 및 조건에 유의하시오

7. 피해야 할 조건 및 물질

피해야 할 조건	열·스파크·화염·고열로부터 멀리하시오 - 금연
피해야 할 물질	물 강산화제, 산, 할로겐화물, 중금속 분리 그룹(segregation group) :

8. 누출 및 폭발·화재 사고시 대처방법

누출	(분진·흄·가스·미스트·증기·스프레이)의 흡입을 피하시오. 가능하다면 누출용기를 돌려 액체보다는 가스로 방출되도록 하시오 가스가 완전히 확산되어 희석될 때까지 오염지역을 격리하시오 노출물을 만지거나 걸어다니지 마시오 누출성 가스 화재 시 누출을 안전하게 막을 수 없다면 불을 끄려하지 마시오. 누출원에 직접주수하지 마시오 매우 미세한 입자는 화재나 폭발을 일으킬 수 있으므로 모든 점화원을 제거하시오. 물분무를 이용하여 증기를 줄이거나 증기구름을 흩뜨려서 물이 누출물과 접촉되지 않도록 하시오 엎질러진 것을 즉시 닦아내고, 보호구 항의 예방조치를 따르시오. 위험하지 않다면 누출을 멈추시오 피해야할 물질 및 조건에 유의하시오 화재가 없는 누출시 전면보호형 증기 보호의를 착용하시오

9.법적규제현황

노출기준	자료없음
특수건강진단주기	자료없음
작업환경측정주기	6개월
산업안전보건법	작업환경측정대상물질 관리대상유해물질 공정안전보고서(PSM) 제출 대상 물질
화학물질관리법에 의한 규제	유독물질 사고대비물질
위험물안전관리법에 의한 규제	자료없음

10. 취급시 주의사항

개인 보호구 착용	배기설비 가동 / 용기밀폐	금연 화기엄금
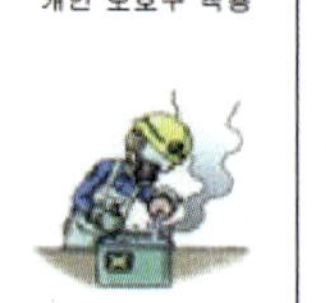	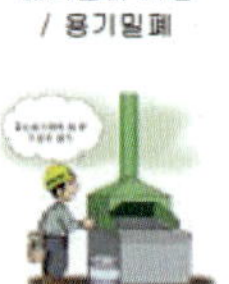	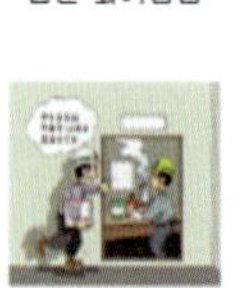

암모니아(7664-41-7)

밀폐공간에서는 공기공급식 송기 마스크 착용
면 마스크, 일반방진 방독 마스크 착용 금지

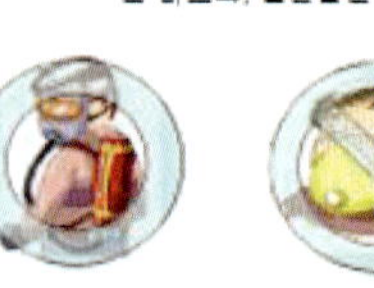

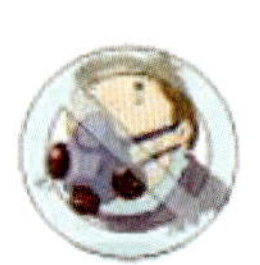

기타. 중독사례

그림 9-19. 물질 안전 보건 자료의 예시(MSDS)

(4) 감시 작업 및 테스팅

현장의 기존 시설이나 자원만으로 위험물질을 정확히 식별할 수 없는 경우, 감시 작업(monitoring) 또는 테스팅 작업(testing)을 통해 유해물질을 확인해야 한다(표 9-19). 응급구조사가 감시 장비에 대한 충분한 훈련을 받지 않았거나, 현장에 장비가 없는 경우, 해당 작업은 전문 물질 제거팀(HazMat Team)에 이관되어야 한다.

표 9-19. **주요 감시 장비 및 기능**

장비 유형	기능
① 공기/기체 감시기 (Air/Gas monitor)	• 공기 중 산소 농도를 측정 • 폭발성 가스, 일산화탄소(CO), 황화수소(H_2S) 등 독성 가스의 존재 여부를 확인
② 리트머스 감시기 (Litmus paper/Tester)	• 액체의 pH(산·염기도)를 측정 • 물질이 산성인지 알칼리성인지 판단 가능
③ 비색관 (Colorimetric detector tube)	• 공기를 흡입하여 특정 화학물질의 존재 여부를 테스트 • 물질이 반응하여 색 변화로 유해물질 확인 가능

* 사용 전에는 정확한 작동법 숙지 및 사전 교육 이수가 필요하다.

이러한 감시 장비는 응급구조사 또는 대응 인력이 현장에서 빠르게 위험도를 파악하고 안전한 활동 범위를 설정하는 데 필수적인 도구이다.

(5) 다른 정보 출처

현장에서 유해물질이 확인된 이후, 응급구조사는 해당 물질의 화학적 · 물리적 특성을 정확히 파악할 필요가 있다. 이를 위해 다양한 정보 출처를 적극적으로 활용해야 한다.

응급구조사는 다음과 같은 경로를 통해 신뢰할 수 있는 정보를 확인할 수 있다.

① 전문 핸드북 및 교재

② 관련 정부 기관 웹사이트 (예: 환경부, 화학물질안전원)

③ 위험물 전문가 또는 현장 지원 인력과의 협의

④ 공식 데이터베이스 및 온라인 자료실

특히 환경부 및 화학물질안전원 웹페이지에서는 다음과 같은 유용한 자료와 지원을 제공한다.

① 유해물질 관련 기술적 질의응답

② 교육 및 훈련 프로그램 안내

③ 최신 법령, 지침, 사례 자료 등 정보 제공

응급구조사는 현장 대응 중에도 이러한 정보 출처를 보완적 판단 도구로 활용하여, 보다 정확하고 안전한 응급처치 및 현장 대응을 수행해야 한다.

(6) 화학재난 신고 및 상황전파 체계

① 화학재난 신고 및 상황전파 흐름

화학재난 발생 시, 상황 신고 및 전파 체계는 다음과 같다(그림 9-20).

㉠ 초기 신고: 소방(119), 경찰 등 → 화학물질안전원

㉡ 2차 전파: 화학물질안전원 → 환경청, 합동방재센터 → 환경부

㉢ 환경청 또는 방재센터 자체 통보 시 환경청, 합동방재센터 → 화학물질안전원 → 환경부

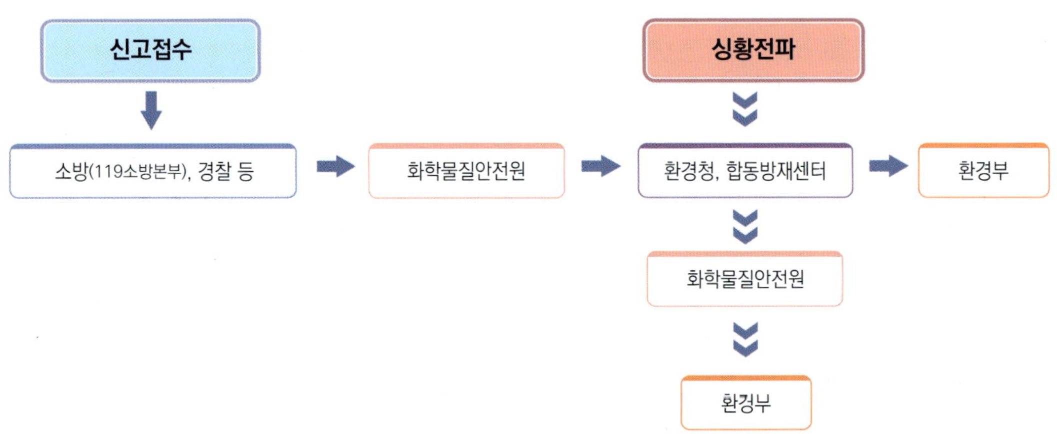

그림 9-20. **화학 재난 상황 전파**

② 화학재난 대응 절차

화학재난 대응 절차는 단계별로 정해져 있으며, 현장응급조치 및 상황보고 → 초등조치 → 현장대응 → 사후관리(사고 후 영향조사 및 복구)로 이어진다(그림 9-21).

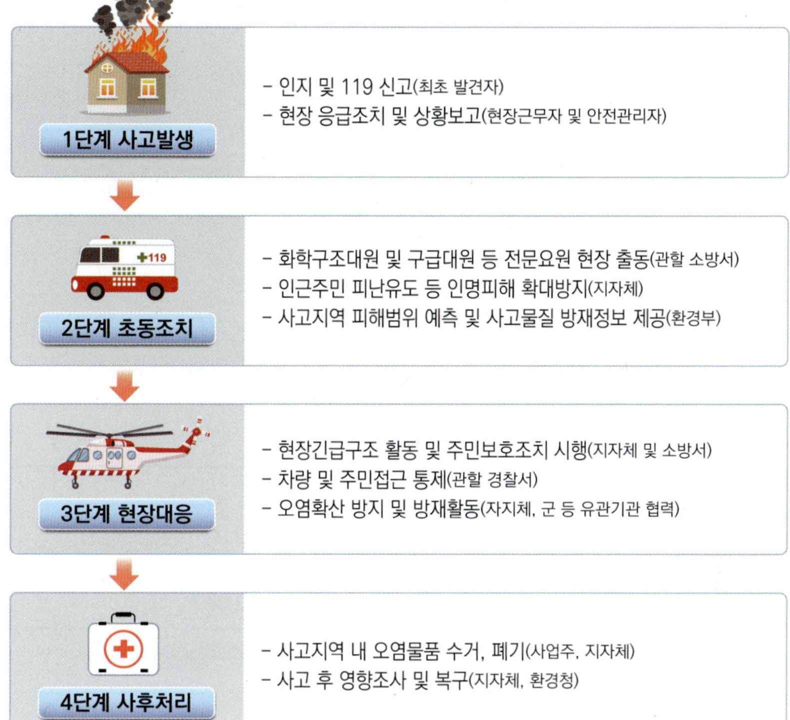

그림 9-21. **화학재난 대응 절차**

③ 화학재난 주관 기관 및 역할

㉠ 대규모 화학재난 주관기관: 환경부

㉡ 현장 재난책임기관: 유역(지방)환경청 및 합동방재센터

㉢ 대응 · 수습 지원: 화학물질안전원

㉣ 중 · 대규모 사고 시: 건강영향조사 지원센터가 환자 건강 추적관리 업무 수행

④ 화학재난 대응지역 구분

화학재난 현장은 위험도에 따라 핫존(Hot Zone), 웜존(Warm Zone), 콜드존(Cold Zone)으로 구분된다(그림 9-22).

PART 04

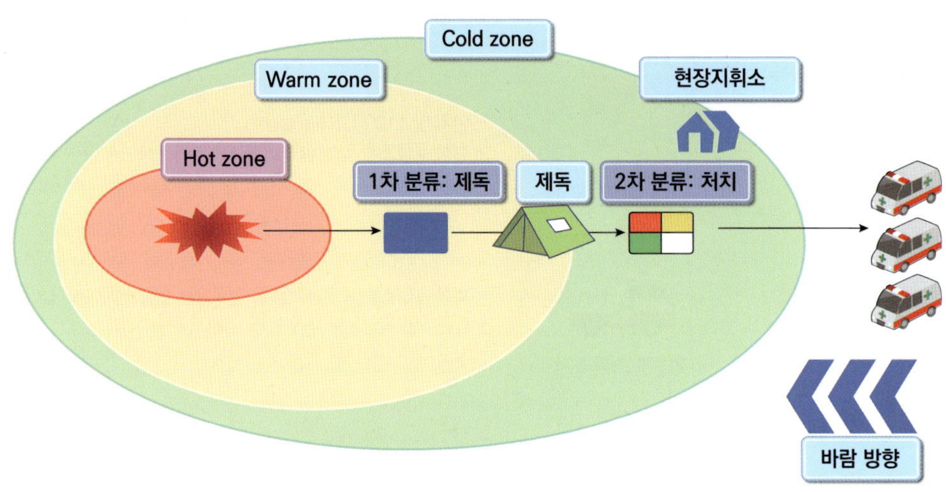

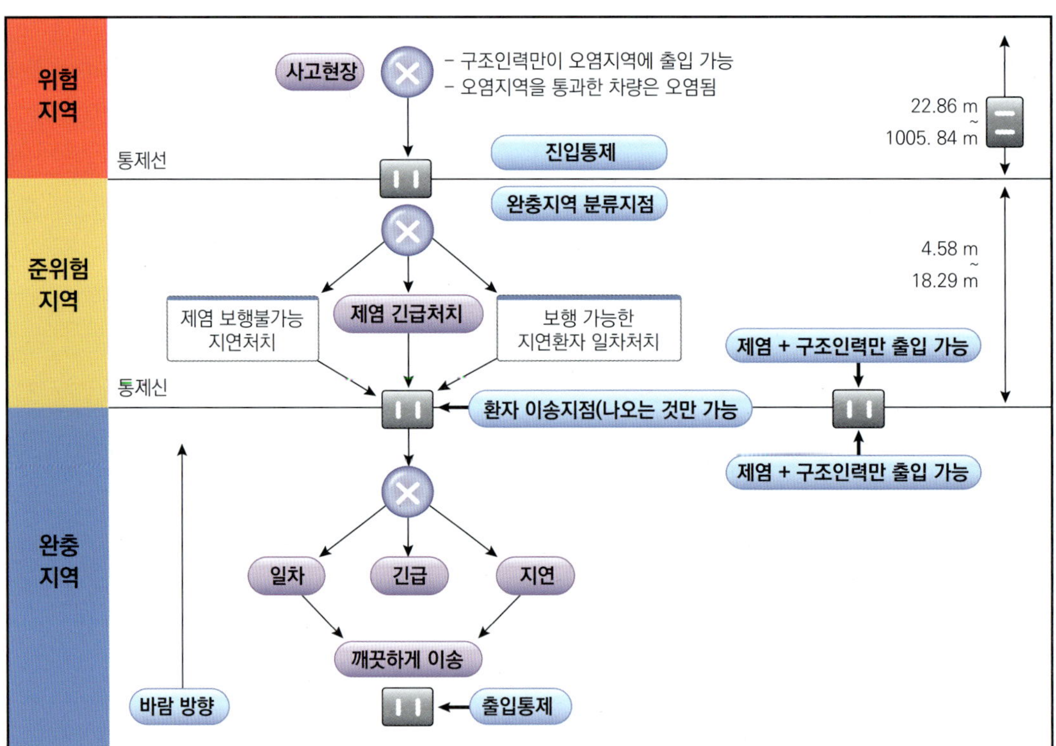

그림 9-22. **화학재난 대응지역**
참고: Tintinalli's Emergency Medicine: A Comprehensive Study Guide, 8th edition

⑤ 현장 의료대응 지침

화학물질 사고 현장에서 신속대응반 및 재난의료지원팀(DMAT)이 안전하게 대응하기 위해 지켜야 할 주요 원칙과 주의사항이다(표 9-20).

표 9-20. 신속대응반 및 DMAT 도착 후 활동 지침

항목	대응 내용
㉠ 신속대응반 및 DMAT 도착 후 활동	• 신속대응반 또는 재난의료지원팀(DMAT)이 현장에 도착하더라도, 화학물질의 성격이 파악되고, 현장 안전이 확보된 구역 내에서만 활동이 가능하다. 무작정 투입되기보다는 정보 기반 하에 제한적으로 시작해야 함을 강조한다.
㉡ 적절한 보호구 착용 전 대응 금지	• 물질에 대한 정보가 불충분하거나, 적절한 개인보호장비(PPE)가 갖춰지지 않은 상태에서는 오염지역 진입 및 활동은 절대 금지한다. 대응수준에 맞는 보호구가 필수적이다.
㉢ 진입 방향 원칙	• 현장 접근 시 바람을 등지는 방향에서 진입해야 하며, 이는 화학물질 증기, 가스, 오염물질의 확산 경로를 피하기 위한 안전 원칙이다. 잘못된 방향에서 진입하면 구조 인력이 2차 피해를 입을 수 있다.
㉣ 활동 시간 제한 및 2차 오염 방지	• 보호복을 입은 상태로 오염지역(Hot zone 또는 Warm zone) 내 활동은 30분 이내로 제한되어야 한다. • 구조대원이나 의료진의 2차 노출을 방지하는 것이 핵심이다. • 참고로 산소탱크(공기통)는 일반적으로 2-3시간 용량이며, 보호복 착·탈의에만 1시간 30분 소요될 수 있다. 따라서 실제 활동 시간은 매우 제한적이다.
㉤ 협조체계 유지 및 구역 설정	• 관계기관(소방, 환경, 군 등)과 긴밀한 협조 및 통신체계 유지가 중요하며, 통제단이 판단한 확산 범위에 따라 Hot zone, Warm zone, Cold zone 등 활동구역을 설정해야 한다. 이는 현장 통제의 핵심이다.
㉥ Hot Zone 출입자 제한	• 가장 위험한 지역인 Hot zone에는 군, 특수부대, HazMat 팀 등 고도로 훈련된 전문가만 진입 가능하다. 이 구역에서는 환자에 대한 직접 처치는 제한되며, 구출 및 위험물 식별 등 특수 임무 중심으로 활동한다.
㉦ 제염 후 환자 진료 기준	• 제염(Decontamination)이 완료된 환자는 Cold zone에서 진료하며, 이때 응급의료종사자는 레벨 D 수준의 보호복(기본 근무복 + 마스크·장갑 등)을 착용하면 충분하다. 제염이 되지 않은 상태의 접촉은 금지한다.
㉧ 방호복 미보유 시 대응 금지	• 적절한 보호장비 없이 현장 진입은 절대 금지이다. 이는 응급구조사 및 구조자 자신의 안전뿐 아니라, 2차 피해 확산 방지를 위한 기본 원칙이다. 무장비 구조는 오히려 혼란과 피해를 키울 수 있다.

※ 공기통(SCBA)의 용량은 일반적으로 약 30-60분 정도의 작업 활동 시간을 제공한다.
※ 2-3시간 지속 가능한 고용량 장비는 있지만 특수한 경우에 한정된다.

PART 04

6) 위험물(위해물질) 구역

위험물 사건에서의 주요 우선순위 첫 번째는 안전이다. 첫째, 응급구조사는 자신의 안전과 동료의 안전을 지켜야 한다. 그리고 환자와 대중의 안전을 확인해야 한다. 전문가의 안전하게 도착하기 위해서는 배운 것처럼 즉시 사고지휘체계(ICS)에 요청하여야 한다. 또한, 명령을 설립하고 명령의 고리에서 다른 지휘관에게 교대할 때까지 유지해야 한다. 추가 지원을 기다리는 동안, 사고지역에서 피신한 사람에 의해 좋지 않은 현장상황이 더 나빠지지 않게 유지한다. 영웅 심리로 인해 누군가의 안전을 위협하지 않도록 한다. 또한 감염환자의 수만 늘어날 수도 있다. 그림 9-23에 설명된 통제 구역을 설치하여 추가 자원의 도착에 대비한다. 독물사건에서는 다음과 같은 전형적인 3개의 통제구역을 설정하고 있다.

① 위험지역[Hot (red) zone]

- 배타적 구역
- 오염된 장소(감염 구역)
- 상급 개인 보호구를 착용하지 않는 한 아무도 핫 존에 진입해서는 안 됨
  : 높은 수준의 적절한 개인 보호 장비(PPE) 착용
- 핫 존을 빠져나오는 환자는 소독 및 치료 조치

② 오염감소 지역[Warm (yellow) zone]

- 오염 감소 지역(감염 저하 구역)
- 위험지역(Hot zone)에 가장 인접한 구역
- 위험지역(Hot zone)을 떠나는 환자와 응급 의료(EMS) 인력을 위한 소독 통로(오염제거)가 설치된 "완충 지대" 형성
- 소독 통로의 양끝단에는 "Hot zone" 지점과 "Cold zone" 지점에 둘 다 가짐

③ 안전구역[Cold (green) zone]

- 사고처리 작업이 진행되는 지역
- 현장지휘 통제소(지휘소), 의료적 감시와 복귀 치료 지역(의료 모니터링), 재활소, 치료소, 기계장치, 기구 준비소 등을 포함
- 어떤 오염도 있어서는 안 됨(감염이 전혀 없어야 함)
- 필요한 오염제거가 이루어지기까지는 Hot zone에서 온 어떤 사람이나 장비는 소독이 되지 않고서는 Cold zone에 들여서는 안 됨

- 응급구조사와 당신 동료는 다른 구역에 진입하기 위해 필요한 훈련, 장비를 갖추고 다른 지역에 들어가는 것이 허락되기 까지는 Cold zone에 머물러 있어야 함

통제구역

○ 위험지역(Hot zone, 오염지역)

– 사고를 바로 둘러싸는 통제구역, 오염농도 높음. 전문대응 요원만 출입 가능

○ 준위험지역(Warm zone)

– 대응요원과 장비 오염제거, 위험지역의 활동지원이 이루어지는 곳

○ 안전지역(Cold zone)

– 현장지휘, 환자후송, 지원기관, 자원봉사자 등 사고대응을 위해 필요한 인력, 장비 설치 운영

– 현장대응요원 대기

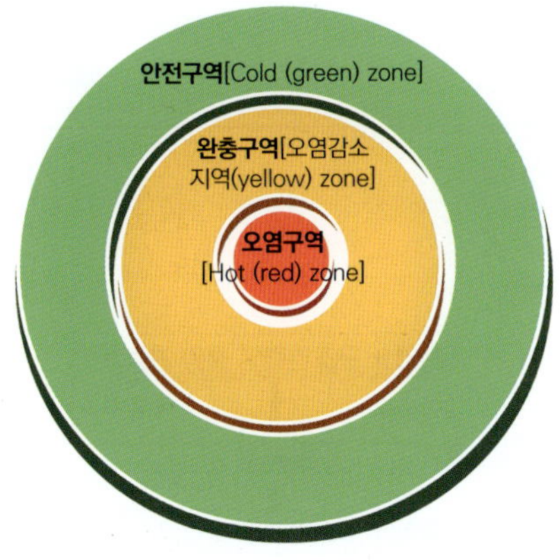

- **오염구역[Hot (red) zone]**
  - 실제로 오염된 지역
  - 적절한 보호복을 반드시 착용
  - 필요한 경우에만 구조 인원을 투입(제한)
  - 일반인 절대 출입금지
- **통제구역[오염감소 지역Warm (yellow) zone)]**
  - 오염된 인근 구역
  - 오염을 퍼지지 않도록 보호(감염 확산을 방지)
  - 대원은 적절한 보호구를 반드시 착용
  - 생명구조를 위한 응급처치 실시
- **안전구역[Cold (green) zone)]**
  - 부상자의 분류, 안정, 치료를 실시
  - 투입된 구조인력은 콜드 존을 진입하기 전에 오염된 보호구나 장비를 해체한다.

그림 9-23. **유해물질 사고 현장에 주로 형성되는 3가지 구역**

④ 위험물질 현장의료대응

위험물질 현장의료 대응지역은 그림 9-24와 같다.

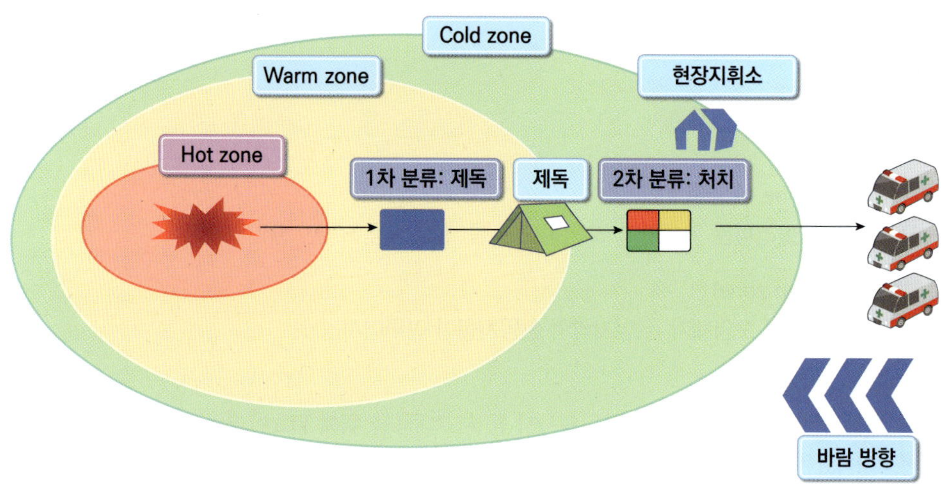

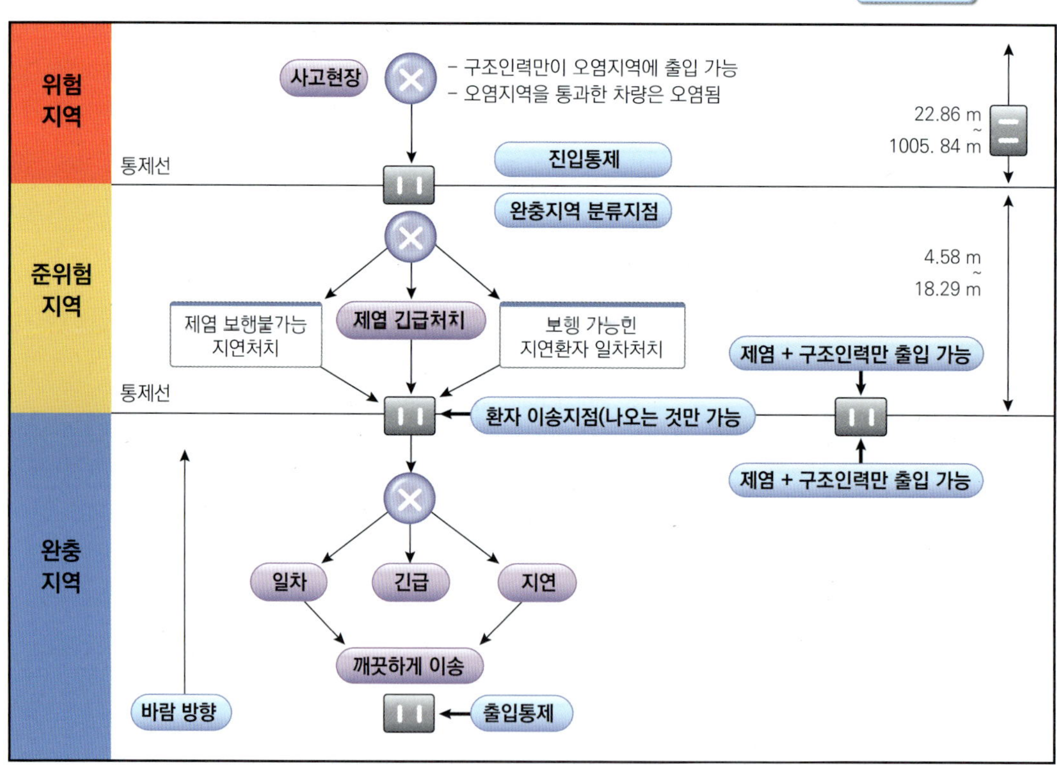

그림 9-24. 위험물질 현장대응 지역

제염작업

제염작업은 화학적 또는 물리적 과정에 의해 사람과 사용된 장비의 오염을 감소시키고 오염 확산을 방지하여 일반인에게 오염시킬 수 있는 2차 오염을 차단한다.

1) 인체 오염제거

① 요구조자 오염제거: 인화 가능성 및 인체유해성을 줄이기 위해, 위험물의 종류 및 오염 정도에 따라 속옷을 포함한 요구조자의 모든 의복의 탈의를 유도한 뒤 소지품과 함께 개인별 수거·보관(비닐백 등 이용)한다.

② 요구조자 오염제거 시 인권(프라이버시) 보호를 위한 가림막 설치한다.

③ 요구조자에 대한 보온 대책(온수 제공 등)을 마련하고 대체 피복 제공한다.

④ 오염된 요구조자가 다수(대량)인 경우 다량의 물을 이용하여 대량오염제거(Mass decontamination)를 실시한다.

⑤ 긴급환자의 경우 제독과정을 거치지 않고 바로 응급의료소로 이송(단 최소한의 대원 보호조치 시행)한다.

2) 대원 오염제거

① 위험구역(Hot zone)에서 철수한 대원에 대한 오염제거 목적은 대원이 보호복을 벗을 때 인화성 및 인체유해성으로 인한 직접적인 피해를 입지 않을 정도의 농도로만 보호복 외부의 위험물을 제거하는 데 있다.

04 특수 용어

유해물질 사고를 다루는 인력 및 부서 간의 혼란과 충돌을 방지하기 위해, 모두가 사용하는 용어가 통일되어야 한다. 용어의 통일은 작업과 치료에 있어서 위험한 오해를 막을 수 있게 한다.

1) 유해물질 관련 의료 작업과 관련된 용어

유해물질 관련 의료 작업 시 자주 사용하는 일반적인 용어이다. 이 용어들은 모두 화학물질과 방사능 물질이 연관된 용어이다.

- **끓는점**: 액체 물질의 증기압이 외부 압력과 같아져 끓기 시작하는 온도. 즉, 액체가 기회되기 시작하는 온도
- **폭발(연소) 한계**: 폭발(폭연 포함)이 일어나는 데 필요한 농도(공기의 밀도), 압력 등의 한계. 공기 등 지연성 기체 중 가연성 기체의 농도에 대해서는 연소하는 데 필요한 하한과 상한을 각각 폭발 하한계(LEL), 폭발 상한계(UEL)라 하고 보통 1기압 상온에서의 측정치로 나타낸다. 하한계와 상한계 사이를 폭발범위 또는 연소범위라고 한다. 폭발 범

위 내인 경우에도 폭발을 일으키기 위해서는 보통 점화 에너지를 필요로 한다. 폭발 상한계 위에서는 연소를 도울 화학물질이 너무 많고 산소는 불충분하다.

- **인화점**: 가연성 증기를 발생하는 액체 또는 고체와 공기와의 계에 있어서 기상부에 다른 불꽃이 닿았을 때 연소가 일어나는 데 필요한 초저의 액체 또는 고체의 온도. 인화점에서는 점화용의 불꽃을 제거하면 연소는 곧 멈추므로 연소가 계속되게 하려면 인화점보다 약간 높은 연소점(fire point) 이상으로 가열하지 않으면 안 된다(연소점).
  불이 붙는 가장 낮은 온도. 즉, 기체가 증발하면서 점화되기 충분한 증기를 내뿜기 시작하는 온도
- **점화온도**: 공기 중에서 가열된 물질이 연소되기 시작하는 가장 낮은 온도이고, 기체가 증발하면서 연소되기 충분한 증기를 내뿜기 시작하는 온도(인화점보다 조금 더 높다)
- **비중**: 어떤 물질의 질량과 그것과 같은 체적의 표준 물질(물)의 질량과의 비율. 고체나 액체의 경우에는 표준물질로서 4℃의 물을 사용하며, 비중이 1보다 높은 화학물은 물에 가라앉지만 1보다 낮으면 물 위에 뜬다.
- **증기밀도**: 같은 양의 건조공기와 비교한 일정량의 증기밀도. 즉, 똑같은 부피의 공기와 비교한 증기나 가스의 질량
- **증기압력**: 일정한 온도에 있어서 액상(液狀) 또는 고상(固相)과 평형한 증기상의 압력. 증기압은 같은 물질이라도 온도가 높아짐에 따라 더욱 커진다.
- **수용성**: 어떤 화학물질이 물에 녹는 성질

2) 독성학 용어

유해물질의 독성 효과와 관련된 용어를 알아야 한다. 다음의 용어들은 현장에서 사용되는 중요한 용어이다.

① 독성(Toxicity): 흡입, 섭취 시 적은 양으로도 사망 또는 급성, 만성 장애를 일으키는 물질

② 산화성: 일반적으로 불연성 물질, 가열 충격 및 다른 화학물질과 접촉 등으로 격렬히 반응하는 고체 및 액체 물질, 다른 물질을 산화시킬 수 있는 산소(O_2)를 다량 함유하고 있는 강산화제

③ 금수성: 물과 접촉하여 폭발 또는 인화성 기체를 방출하는 물질

㉠ 물과의 반응위험성: 일반적으로 물(H_2O)은 소화 시 가장 많이 사용되고 있으나, 화학물질 중 일부는 물과 반응하여 직 · 간접적으로 연소하거나 폭발 등을 초래하는 위험성

④ 인화성: 대기압 하에서 인화점이 섭씨 65℃ 이하인 가연성 액체물질

㉠ 핵심 위험요인: 발화원(열 · 불꽃 · 화염 등)에 접촉 시 인화, 폭발위험

⑤ 부식성: 생체조직에 접촉하면 화학반응에 의해 손상을 가져오거나 조직(세포)을 파괴할 우려가 있는 물질

⑥ 자극성: 순간적, 지속적 또는 반복적으로 피부염증 등을 일으킬 우려가 있는 비부식성 물질

⑦ CAS No. (CAS 번호, Chemical Abstracts Service Registry Number): 미국 화학회(ACS)에서 운영하며 알려진 모든 화학물질에 지정(기록)하는 고유번호

⑧ UN No.(UN 번호, United Nations Number): 유해위험물질의 국제적 운송보호를 위해 UN이 지정한 물질분류번호

⑨ 비중(상대밀도, Specific gravity)

㉠ 액체 · 고체: 1보다 크면 "물" 아래, 1보다 적으면 "물" 위 → 층 형성

㉡ 유류: 대부분 1보다 적어 "물" 위 → 층 형성

㉢ 알코올류: 비중 의미 없음. "물"과 용해력이 우수→ 층 형성되지 않음

⑩ 증기밀도(Vapor density)

㉠ 기체: 1보다 크면 "공기"보다 무거움, 1보다 적으면 "공기"보다 가벼움

㉡ 누출 시 증기의 "상하 확산형태" 결정(※ 증기의 온도에 따라 누출 형태 크게 좌우)

⑪ 인화점(Flash point): 점화원(화염 · 열 등) 존재 하 인화되는 최저온도

⑫ 폭발범위(연소범위, 연소한계, 폭발한계)

㉠ 점화원(화염 · 불씨 등) 존재 하 밀폐공간에서 연소되거나 폭발할 수 있는 농도

㉡ 폭발하한계(LEL): 폭발 발생 최소농도, 하한치보다 낮으면 폭발(불)하지 않음

㉢ 폭발상한계(IJEL): 폭발 발생 최대농도, 상한치보다 높으면 폭발(불)하지 않음

⑬ 용해도(Solubility): 용매 100 mL에 녹을 수 있는 최대 용질의 질량(g)

㉠ 예) 소금물(용액) = 소금(용질) + 물(용매)

⑭ 증기압(Vapor pressure): 누출 물질이 "증기(증발)화"되려는 경향의 적도를 압력으로 나타낸 것

㉠ 실온 상태에서 증기압이 높은 액체상태의 물질 → 휘발성을 갖는 물질

⑮ 끓는점(비점, Boiling point): 대기압에서 끓는 온도, 증기압이 대기압과 같아지는 온도

⑯ pH(수소이온농도): 산성, 염기성을 나타내는 적도

㉠ pH 7보다 낮으면 산성, pH 7보다 높으면 염기성

⑰ 노출기준: 근로자가 유해인자에 노출되는 경우 노출기준 이하 수준에서는 거의 모든 근로자에게 건강상 나쁜 영향을 미치지 아니하는 기준을 말하며, 1일 작업시간 동안의 시간가중평균노출기준(Time Weighted Average, TWA), 단시간노출기준(Short Term Exposure Limit, STEL) 또는 최고노출기준(Ceiling, C)으로 표시한다.

⑱ 허용 한계(Threshold Limit Value, TLV): 근로자가 유해요인에 노출되는 경우, 노출기준이하 수준에서는 거의 모든 근로자에게 건강상 나쁜 영향을 미치지 아니하는 기준을 의미하며, 1일 작업시간(하루 8시간, 주당 40시간)동안의 시간가중 평균노출기준(TWA), 단시간 노출기준(STEL) 또는 최고노출기준(Ceiling, C)으로 표시한다. TLV값들은 ppm, mg/㎥으로 보고된다(최대허용농도(MAC)로 불리기도 함).

⑲ 시간가중평균노출기준(Time Weighted Average, TWA): 1일 8시간 작업을 기준으로 하여 유해인자의 측정치에 발생시간을 곱하여 8시간으로 나눈 값을 말하며, 다음 식에 따라 산출한다. 허용 한계/시간가중평균노출기준(TLA/TWA)이 낮을수록 물질의 유독성이 높아진다.

$$\text{TWA 환산값} = \frac{C_1 \cdot T_1 + C_2 \cdot T_2 + \cdot\cdot\cdot\cdot\cdot\cdot\cdot + C_n \cdot T_n}{8}$$

주) C : 유해인자의 측정치(단위 : ppm, ㎎/㎥ 또는 개/㎤)
T : 유해인자의 발생시간(단위 : 시간)

⑳ 단시간노출기준(Short Term Exposure Limit, STEL): 15분간의 시간가중평균노출값으로서 노출농도가 시간가중평균노출기준(TWA)을 초과하고 단시간노출기준(STEL) 이하인 경우에는 1회 노출 지속시간이 15분 미만이어야 하고, 이러한 상태가 1일 4회 이하로 발생하여야 하며, 각 노출의 간격은 60분 이상(각 노출 사이에 60분간 휴식기)이어야 한다.

㉑ 최고노출기준(Ceiling, C): 근로자가 1일 작업시간동안 잠시라도 노출되어서는 아니 되는 기준을 말하며, 노출기준 앞에 “C”를 붙여 표시한다.

㉒ 허용 한계/상한선(TLV/CL): 잠시라도 초과되지 않아야 하는 물질의 최대 밀도

㉓ 치명적 밀도/치사량(LCt/LD): 연구 대상 집단의 50%를 죽일 수 있는 물질의 농도(복용, 주입, 흡수를 통한 투여량). 표시는 ppm, mg/L, mg/m3 등으로 할 수 있으며 수치가 낮을수록 더욱 독한 물질이다(참고: LCt50이나 LD50).

㉔ 백만분율/십억분율(PPM/PPB): 공기나 용액상에 있는 백만분율(parts per million, ppm), 십억분율(parts per billion, ppb)의 입자 중 존재하는 물질의 밀도

$$\text{PPM} = \frac{\text{용질의 질량}}{\text{용액의 질량}} \times 106 \quad , \quad \text{PPB} = \frac{\text{용질의 질량}}{\text{용액의 질량}} \times 109$$

㉕ 생명과 건강에 대한 즉각적인 위험(Immediately dangerous to life and health, IDHL): 생명과 보건에 대한 즉각적인 위험을 초래하는 물질의 밀도. 탈출할 때 불구증상이나 건강에 대한 유해한 영향 없이 30분 내에 탈출 가능한 최대농도. 지연 효과/비가역적 효과를 유발하거나 환자가 오염 구역에서 스스로 벗어날 수 있는 능력을 감퇴시킬 수도 있다. 이 한계는 방독면의 선택을 결정하는 데 사용된다.

㉖ %(Percentage, 백분율), ppm (Part per million, 백만분율)

㉠ 1% = 10,000 ppm

3) 유해화학물질 사고 시 필수 점검사항

유해화학물질 사고 시 필수 점검사항은 대응 전, 중, 후로 구분할 수 있고 다음과 같다.

(1) 대응 전

① 사고원인 화학물질 정보 수집 파악할 것

② 수집된 사고 물질 대응 정보 신속 공유할 것

③ 개인 보호 탐지 제독·누출 차단 장비를 차량 적재 확인 및 점검할 것

④ 현장 상황 지속 관리 및 필요에 따라 관계기관 협조 요청할 것

(2) 대응 중

① 현장 상황을 외부 육안 판단만으로 무작정 진입하지 말 것

② 신속보다는 정확한 상황 파악 후 확산범위 판단 및 위험구역 설정할 것

③ 바람이 불어오는 방향 및 상류 방향에서 연장으로 접근할 것

④ 누출(유출) 증기 빛 미상 물질과는 충분한 거리를 유지할 것

⑤ 현장 진입은 2인 1조 이상으로 하고 진입 대원의 동선을 실시간 감시할 것

(3) 대응 후

① 인체 제독 장비 · 차량 간에 제독 후 차량에 탑승할 것

② 향후 현장 활동대원 신체 정밀검사를 시행할 수 있도록 할 것

유해화학물질의 성상에 따라 다음과 같은 점검사항이 있다. 현장 활동 시에는 유의해야 한다.

① 산성 물질은 대표적으로 염산 · 질산 · 황산 · 물산 · 아세트산 · 포름산 등이 있다.

㉠ 개인보호장비(호흡 · 피부) 착용했는지?

PART 04

㉡ 누출 물질의 상대가 액체인지 기체인지? 액체 상대 누출 시 증기 상대로 기화되는지?

㉢ 누출통제(공격적 · 방어적) 방법은 선정했는지?

㉣ 직접 염기중화제 투여 또는 물에 녹인 중화액 분무가 필요한지?

② 염기성 물질은 대표적으로 암모니아 · 가성소다 · 수산화테트라메틸암모늄 · 히드라진 등이 있다.

㉠ 개인보호장비(호흡 · 피부)를 착용했는지?

㉡ 누출 물질의 상태가 액체인지 기체인지?

㉢ 누출통제(공격적 · 방어적) 방법은 선정했는지?

㉣ 직접 염기중화제 투여 또는 물에 녹인 중화액 분무가 필요한지?

③ 독성(가스) 물질은 대표적으로 아황산가스 · 염소 · 포르말린 · 포스겐 · 포스핀 · 황화수소 등이 있다.

㉠ 개인보호장비 특히 호흡보호구 착용 및 성능에는 문제없는지?

㉡ 사고 물질이 공기보다 무거운지? 가벼운지?

㉢ 증기압의 세기(휘발도)는 어느 정도인지?

㉣ 사고 위치가 밀폐공간인지? 노천공간인지?

④ 가연성 물질은 대표적으로 부타디엔 · 산화에틸렌 · 수소 · 아세톤 · 프로판 등이 있다.

㉠ 사고물질 주변 모든 장비 접지 및 점화원은 제거되었는지?

㉡ 사고 물질이 공기보다 무거운지? 가벼운지?

㉢ 증기압의 세기(휘발도)는 어느 정도인지?

㉣ 가연성이면서 독성 또는 조연성 등의 양쪽성 물질인지?

⑤ 금속 화재 폭발 물질은 대표적으로 나트륨 · 리튬 · 마그네슘 · 아연 · 알루미늄 등이 있다.

㉠ 주수소화 절대 금지한다.

㉡ 화세가 강하다면 주변 안전 확보 후 탈 수 있도록 조치한다.

㉢ 질식소화재인 건토, 모래에 수분이 함유된 젖은 모래는 아닌지?

㉣ 최근 비교 연구에서 검증된 평창질석 · 팽창진주암 구비되어 있는지?

㉤ 상황에 따라 일반(A형) 화재 형대로 진화할 수 있는지?

⑥ 유류 화재 폭발 물질은 대표적으로 휘발유 · 시너 · 벤젠 · 스타이렌 · 아세톤 등 인화성 액체류가 있다.

㉠ 다른 가연물에 비해 소화 어렵다.

㉡ 화세가 강하다면 주변 안전 확보 후 인근 연소 확대 방지 조치한다.

㉢ 화재 중인 위치가 밀폐 공간으로 폭발의 우려는 없는지?

ⓔ 제한적으로 다량의 분무(무상) 형태 주수 소화 가능한 상황인지?

ⓜ 화재 진압 종료 후 가연 증기 발생 등 재발화 우려는 없는지?

⑦ 가스 화재 폭발 물질은 대표적으로 LPG · LNG · 프로판 · 부탄 · 수소 · 산화에틸렌 등이 있다.

ⓐ 탱크로리, 가스용기 등 밀폐공간 화재 시 폭발 위험성 매우 높다.

ⓑ 화세가 강하다면 주변 안전 확보 후 완전히 탈 수 있도록 조치한다.

ⓒ 사업소 관리자에게 밸브 차단 등을 요청할 수 있는지?

ⓔ 충분한 초기이격거리 및 방호활동거리를 유지하고 있는지?

⑧ 밀폐공간 누출 물질은 대표적으로 황화수소 · 트리클로로에틸렌 · 질소 · 이산화탄소 등이 있다.

ⓐ 반드시 2인 1조 구조작업을 실시한다.

ⓑ 지하실 · 맨홀 등 밀폐공간 진입 시 반드시 환기 조치 진입할 것

– 산소농도측정기, 공기호흡기, 무전기 소지한다.

ⓒ 현장 투입 대원의 동선을 실시간 감시 · 파악하고 있는지?

Tip 황화수소

1) 주요 노출 공정

① 석유 및 천연가스 정제

② 하수구 작업, 우물 파는 작업

③ 식품가공탱크 및 발효탱크의 청소, 사이로(sillo) 작업

2) 주요 특성

① 황화수소 노출 시 아질산염 치료 가능한 병원 이송을 고려한다.

② 소량에서도 황화수소는 강한 썩은 계란 냄새를 낸다.

③ 지속적으로 노출 되거나 높은 농도에서의 중독으로 환자의 후각을 소실시킬 수 있다.

④ 황화수소의 노출 후에는 증상이 즉시 나타난다.

⑤ 저농도의 노출 시에는 눈, 코, 목의 자극 증상을 유발한다.

⑥ 중증도의 노출 시에는 기침과 호흡곤란뿐만 아니라, 두통, 어지러움, 오심과 구토를 유발 할 수 있다.

⑦ 고농도의 노출 시에는 쇼크, 경련, 혼수, 사망에까지도 이를 수 있다.

4) 위해물질에 노출된 환자의 처치

유해물질에 노출되어 손상을 입은 환자에 대한 응급처치를 수행하는 응급의료종사자는 다음과 같은 다양한 손상 유형과 피해 범위를 충분히 인지하고 있어야 한다.

① 폭발로 인한 손상

② 고열로 인한 열손상

③ 화학물질에 의한 화학적 화상

④ 유독가스 또는 유해 입자의 흡입에 의한 손상 등

이러한 환자에 대한 처치는 일반적인 응급처치와 달리, 위험물질에 대한 특수 훈련을 이수한 응급의료종사자에 의해 수행되어야 한다. 특히 중요한 점은, 환자의 피부나 의복에 남아 있는 유해물질을 통해 응급의료종사자가 2차적으로 오염될 위험이 있다는 사실이다.

(1) 응급처치 시 유의사항

① 개인 보호장비(PPE)가 반드시 갖추어져 있어야 하며, 다음과 같은 구성품을 포함한다.

㉠ 눈 보호용 특수 안경

㉡ 수술용 마스크

㉢ 방호용 가운

㉣ 의료용 장갑(수술 장갑 포함)

② 현장 응급처치는 환자의 위험물 노출 정도에 따라 분류소(triage area)를 구분하여 운영해야 한다(그림 9-25).

③ 환자로부터 응급의료종사자에게 2차 위험을 줄 수 있는 주요 화학물질에는 다음이 포함된다.

㉠ 강산 또는 강알칼리(고농축 부식성 물질)

㉡ 대량의 석면(Asbestos) 입자

㉢ 청산염(Cyanide salts) 및 그 합성물(예: 질산염, 아질산염)

㉣ 불화수소산(Hydrofluoric acid)

㉤ 도시가스 첨가제(Mercaptans)

㉥ 질소계 산화제로 인해 메트헤모글로빈혈증(Methemoglobinemia)을 유발할 수 있는 물질

- 예: 아닐린, 아릴아민, 방향족 니트로화합물, 클로레이트 등

㉦ 살충제(Pesticides)

㉧ 폴리염화바이페닐(Polychlorinated Biphenyls, PCBs)

④ 응급현장 및 병원 내에서는 위험물질에 대한 자료와 안전 대응 매뉴얼이 사전에 충분히 확보되어 있어야 한다.

㉠ 화학물질안전정보(MSDS) 및 관련 응급대응지침을 상시 참고할 수 있어야 하며

㉡ 교육과 훈련을 통해 응급의료진이 물질별 위험성 및 대처 방법을 숙지하도록 해야 한다.

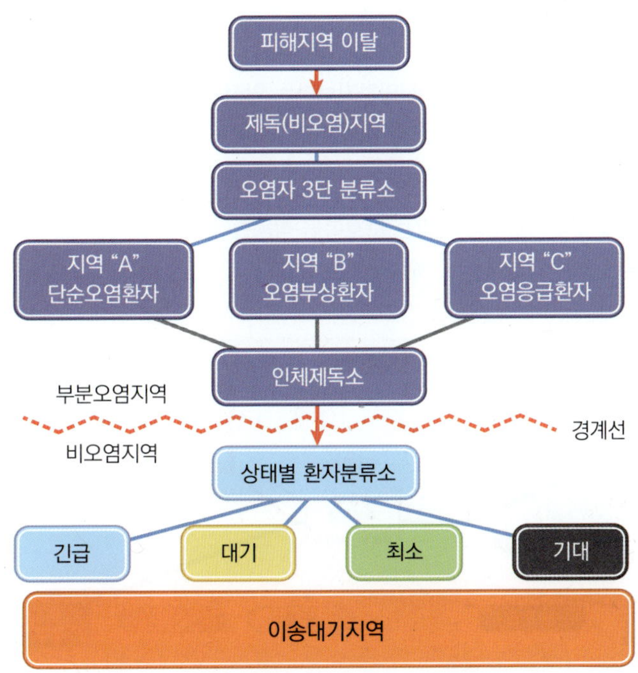

그림 9-25. **화학물질에 의한 재해 시 현장분류소의 운영**

PART 04

유해화학

1) 개요

유해화학물질의 누출로 다수사상 재난 발생 시 출동초기부터 누출된 화학물질의 종류와 특성 등 많은 정보를 파악하는 것이 중요하며, 화학물질의 영향을 받지 않는 안전한 장소를 선정하여 임시의료소 설치, 요구조자의 오염도를 파악하여 제독작업을 통한 외부로의 2차오염의 가능성을 줄이도록 할 필요가 있다.

2) 발생유형에 따른 유의사항

(1) 위치선정

유해화학물질 누출 시 현장에 바로 진입하기보다는 안전구역에 일단 대기 후 특수구조대 또는 상황실로부터 현장의 안전 확인 및 안전구역 통보받은 장소에 차량 및 임시의료소를 설치한다.

(2) 유해화학 다수사상 발생 시 유의사항

① 누출된 화학물질의 방호수준에 맞는 보호복을 착용한다.

② 누출된 화학물질의 특성에 따른 위험구역을 설정한다.

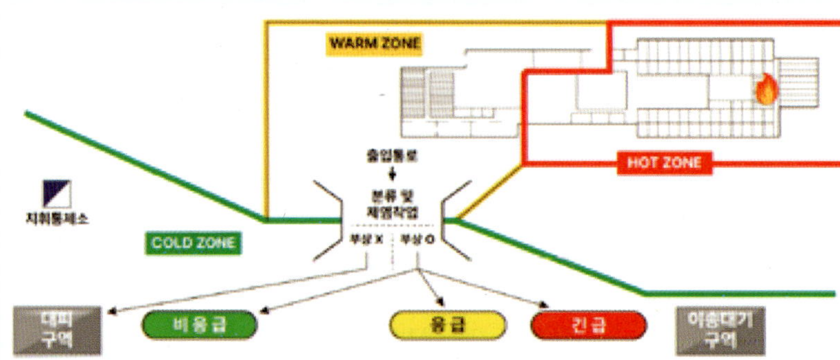

그림 9-26. **위험구역 설정예시**

③ 국내에서 취급하는 화학물질은 매우 다양하여 주의사항 등을 앱(물질안전보건자료) 또는 의료지도를 통하여 획득 고려한다.

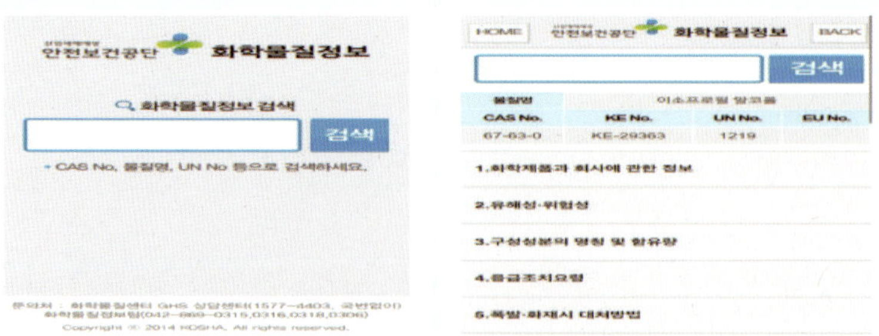

그림 9-27. **MSDS(물질안전보건자료) 앱 사진**

05 감염과 독성학

1) 감염의 유형

사람이나 장기가 유해물질로 의심되는 것에 접촉했을 때는 감염되었다고 간주한다. 감염은 크게 1차 감염과 2차 감염으로 나뉜다.

① **1차 감염**: 사람이나 물체가 유해물질에 직접 노출되어 발생하는 감염이다. 이 경우, 감염은 노출된 대상에만 한정되며, 아직 타인에게 확산되지 않은 상태이다.

② **2차 감염**: 1차 감염된 사람이나 물체가 다른 사람이나 물체와 접촉하여 감염이 확산되는 단계이다. 예를 들어, 응급구조사가 감염된 환자와 접촉하면 구조사 역시 감염될 수 있다. 가스 형태의 유해물질은 2차 감염으로 확산되는 경우가 드물지만, 액체나 입자성(분진 등) 물질은 2차 감염이 쉽게 일어날 수 있다.

Tip 1차 감염과 2차 감염

화학물질을 운송하던 탱크로리가 사고로 누출되었을 때, 주변에 있던 사람에게 화학물질이 노출하여 1차 감염이 될 것이다. 1차 감염된 환자 중 한 명이 오염 구역을 벗어나 119에 신고하여 구급차를 요청하였다.

이 환자가 현장에 도착한 119구급차의 뒤칸에 탑승했을 때, 응급구조사와 119구급차를 오염에 노출시킬 것이다. 이때 2차 감염에 해당한다. 이에 응급구조사는 응급의료 및 구조팀으로서 2차 감염의 대상자가 되지 않도록 주의해야 한다.

2) 노출(감염) 경로

인체는 유해물질에 주로 네 가지 경로를 통해 노출될 수 있으며, 그중 가장 흔한 경로는 흡입이다.

① 흡입(Inhalation)

㉠ 가스, 액체 증기, 미세한 분자 형태의 고체 등은 비강 또는 구강을 통해 흡입될 수 있다.

㉡ 흡입된 물질이 기관지로 진입하면, 특히 산소 농도가 낮은 환경에서 빠르게 흡수된다.

㉢ 이후 해당 물질은 혈류를 통해 전신으로 확산되며, 특유의 전신 증상을 유발할 수 있다.

② 피부 흡수 및 비경구 경로

㉠ 피부를 통한 국소 흡수는 유해물질이 체내 순환계로 유입되는 또 다른 주요 경로다.

㉡ 특히 열상, 자상, 화상 부위를 통해서는 더 빠르고 직접적으로 흡수될 수 있다.

㉢ 일부 화학물질은 점막이나 눈을 통해서도 흡수되어 위험을 유발할 수 있다.

③ 경구 섭취(Ingestion)

㉠ 상대적으로 드물지만, 입을 통한 유입도 유해물질 노출 경로 중 하나이다.

㉡ 예를 들어, 오염된 음식이나 음료를 섭취, 흡연 중 유해물질이 입에 닿는 경우, 손을 씻지 않은 상태로 음식을 먹는 행동 등은 위장 경로를 통한 유입으로 이어질 수 있다.

④ 주사 또는 자상(Injection)

㉠ 날카로운 물체(예: 오염된 주삿바늘, 파편 등)에 찔려 피하 또는 근육층에 직접 투입되는 경우도 있으며, 이 경로는 특히 혈관을 통한 급속 확산 위험이 크다.

외부로부터 흡입되는 입자를 걸러주는 호흡기 방어메커니즘

미세한 입자로 가공하였기 때문에 흡입이 용이하고 흡입된 후에는 폐포(alveoli)까지 도달한다. 사람의 호흡기에는 외부로부터 흡입되는 입자를 걸러주는 방어메커니즘이 있다.

흡입된 입자들은 비강인후두(nasopharyngeal region, NP region)에 구조로 인해 생성되는 관성(inertial force)에 따라 침전된다. NP region의 점막(mucous)에 붙어 침전된 10 micron이상의 입자들은 체외로 배출된다. NP region을 통과한 5-10 micron 범위의 입자들은 기관지(tracheobronchial region, TB region) 내부표면에 있는 점막에 침강(sedimentation)과 확산(diffusion)작용에 의해 붙게 되고, 이후 기관지 내부 점막의 섬모운동(cilliary movement)에 의해 체외로 배출되거나 위장관계로 넘어간다. 1-5 micron 이하의 크기를 가진 입자들은 위에서 언급된 방어메커니즘에 의해 제거되지 않고 가스교환이 일어나는 폐포까지 직접 도달하여 감염을 일으키게 한다. 이러한 미세입자들은 폐포까지 직접 침투하기 때문에 극소량의 노출만으로도 감염을 일으킨다.

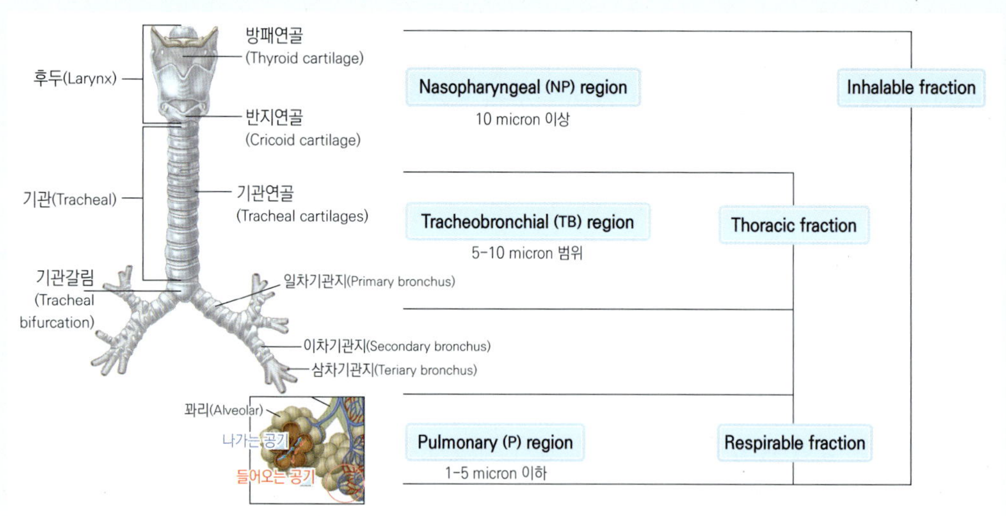

그림 9-28. 흡입되는 입자를 걸러주는 호흡기 방어메커니즘

3) 유해물질의 작용 주기 및 생리적 영향

유해물질이 체내에 유입된 후 혈류로 이동하는 속도(흡수 속도)는 해당 물질의 종류, 농도, 노출 시간, 투여량 등에 따라 달라진다. 일반적으로 투여량이 많을수록 독성 반응은 강하게 나타난다.

응급구조사는 유해물질의 특성 및 인체 영향, 표적 장기(체내 축적 위치) 등에 대한 이해가 필수적이며, 이를 위해 경고표지, UN 번호, MSDS, 비상대응 지침서 등의 참고자료를 적극 활용해야 한다.

독성 물질의 인체 작용은 다음과 같이 구분된다.

① 급성 효과(Acute effects)

㉠ 유해물질에 단시간 노출된 직후 빠르게 나타나는 반응을 의미한다.

㉡ 예시: 염소가스에 노출된 경우, 즉시 기침, 호흡곤란, 눈 자극 등의 증상이 발생할 수 있다.

② 지연 효과(Delayed effects)

㉠ 노출 이후 수시간에서 수년까지 지나서 나타나는 증상이나 질환을 의미한다.

㉡ 예시: 발암물질에 장기 노출된 후, 수년 후 악성종양 또는 만성 질환이 발현될 수 있다.

Tip 급성 효과/지연효과

① 전쟁 환경에서 사용되는 수표작용제인 겨자 가스 물질

㉠ 즉각적은 손상을 입히지만, 피해자는 수 시간에 걸쳐 증상을 보이지 않는다.

② 체내에 외부 물질이 한번 유입되면 표적이 되는 장기로 확산이 된다.

4) 유해물질의 국소적·전신적 작용 및 주요 장기 영향

화학물질에 노출되면 그 효과는 국소적으로 또는 전신적으로 나타날 수 있으며, 이로 인해 인체의 주요 장기에 심각한 영향을 미칠 수 있다.

① 국소적(Local) 작용

㉠ 직접적인 노출 부위에서 증상이 발생한다.

㉡ 9의 법칙 등 표준 평가방법으로 손상 범위를 판단한다.

㉢ 일반적으로 피부 자극, 국소 화상, 급성 호흡기 증상 등이 해당된다.

㉣ 예시: 염산이 피부에 분사될 경우, 접촉 부위에 즉각적인 조직 손상이 발생할 수 있다.

② 전신적(Systemic) 작용

㉠ 유해물질이 혈류를 통해 체내 순환계로 퍼지며, 다양한 장기계통에 영향을 미친다.

PART 04

㉡ 심혈관계, 신경계, 간, 신장 등에 심각한 기능 장애를 초래할 수 있다.

㉢ 예시: 불산은 피부 접촉 시 국소 화상을 유발하며, 전신 작용으로는 저칼슘혈증, 부정맥 등을 초래해 치명적 결과를 유발할 수 있다.

5) 주요 표적 장기와 생리적 역할

유해물질은 특히 다음 장기에 치명적 영향을 준다.

① 간(Liver)

㉠ 생체 변형(biotransformation) 과정을 통해 대부분의 화학물질을 대사 변환하여 해독한다.

㉡ 해독 기능이 손상될 경우, 독성 물질이 체내에 축적되어 전신적 중독을 유발할 수 있다.

② 신장(Kidney)

㉠ 혈액 여과와 함께 소변을 통한 독성물질의 배출을 담당한다.

㉡ 유해물질에 장기간 노출 시 신부전으로 이어질 수 있다.

6) 응급처치 시 약물·물질 간 상호작용 고려

환자에게 약제 또는 해독제를 투여할 경우, 화학물질 간의 상호작용을 반드시 고려해야 한다.

① 공동작용(Synergism) 또는 상호작용(Interaction)

㉠ 개별적으로는 해가 없지만, 두 물질이 결합해 독성이 증폭될 수 있다.

㉡ 예: 특정 약물과 독성물질이 상호작용하여 예상치 못한 부작용 유발한다.

② 투여 전 전문가 상담 필요

㉠ 약제사용 전에는 반드시 지도의사 또는 독성물질통제센터(중독정보센터)에 확인하여 최적의 대응 방법을 결정해야 한다.

불산(불화수소 가스)

1) 주요 노출 공정

① 휘발유,탄화수소 제조, 금속 주조공장

② 반도체 제조, 유리 식각 및 연마 작업

③ 우라늄 정제작업

〈계속〉

2) 주요 특성

① 불산화상을 입은 환자는 칼슘글루코네이트를 보유하고 있는 병원으로 이송한다.
② 피부 또는 눈에 노출되었을 때, 대부분 자극성 손상이 발생한다.
③ 고농도의 불산에 노출된 부위는 깊고 심각한 화상이 발생할 수 있다.
④ 고농도의 불산 증기 흡인은 폐 부위에 화학적 화상 또는 상기도 부종 등과 같은 심각한 증상을 유발할 수 있으며, 폐 손상은 급성 사망의 원인이 된다.
⑤ 20% 미만의 희석된 불산에 노출된 경우에는 초기에 거의 증상이 없거나 경미할 수 있으나, 1–2일 정도 지연되어 노출부위에 심한 통증이 나타날 수도 있다.
⑥ 불산을 마시면 목과 위장에 심각한 화상을 입고, 이로 인해 사망에 이를 수 있다.

7) 일반적인 화학물질 노출에 대한 응급처치 지침

현장에서 환자가 노출될 수 있는 화학물질의 종류는 매우 다양하며, 이에 따라 필요한 응급처치 방법도 보조적 처치부터 특정 해독제 투여까지 폭넓게 존재한다. 응급구조사는 자신과 환자의 안전을 최우선으로 고려한 후, 다음과 같은 순서로 응급처치를 수행해야 한다.

PART 04

① 본인의 안전 확보

화학물질에 의한 2차 노출 방지를 위해 보호구 착용 여부 및 현장 안정성 확보가 선행되어야 한다.

② 기본적인 생명 유지 처치

다음과 같은 기본 응급조치(BLS, ALS)를 우선적으로 시행한다.

㉠ 기도 유지 및 보조
㉡ 인공호흡 또는 산소 투여
㉢ 순환 상태 평가 및 정맥로 확보

③ 약물 투여 또는 해독제 사용 전 고려사항

약물 처치 또는 해독제 투여 전, 다음 항목을 반드시 검토해야 한다.

㉠ 최소 두 가지 이상의 근거 자료(예: 지침서, 사례보고, 전문가 자문 등)를 확보한다.
㉡지도의사 또는 독성전문가와 사전 협의하여 약물의 적절성과 투여 가능 여부를 판단한다.

(1) 화학물질에 의한 화상

화학물질에 의한 화상은 열성 화상과 유사한 외형을 보일 수 있으나, 다음과 같은 치명적인 차이점이 존재한다. 화학물질이 완전히 제거되기 전까지 조직 손상이 지속된다는 점이다.

(가) 주요 응급처치 및 고려사항

① 지체 없는 세척(Decontamination)

㉠ 생리식염수 또는 다량의 흐르는 물로 즉시 세척을 시작해야 하며, 현장에서 시작하여 병원 도착 후에도 계속 진행되어야 한다. 이는 조직 손상 진행을 최소화하는 핵심 치료이다.

② 화학물질의 피부 흡수 가능성

㉠ 손상된 피부를 통해 빠르게 체내로 흡수될 수 있으며, 전신 증상(예: 중독, 쇼크 등)으로 이어질 수 있다.

③ 이차적 합성 및 전신 영향

㉠ 체내에서 화학물질이 분해되거나 새로운 합성물질로 변화하여, 예상하지 못한 전신 반응을 유발할 수 있다.

④ 특징적인 병변의 남용 가능성

㉠ 일부 화학물질은 뚜렷한 화상 병변을 남기며, 치료 과정 중에도 시각적 진단의 단서가 된다.

Tip 화학물질에 의한 화상

불화수소산(hydrofluoric acid)은 불화물 이온(fluoride Ion)이 피부 깊숙이 침투하여 심각한 문제를 일으킨다. 치료법으로는 다음과 같다.

① 10%의 글루콘산 칼슘(calcium gluconate)을 피하주사 한다.

② 2.5% 국소 도포용 글루콘산 칼슘(calcium gluconate) gel을 바른다.

③ 알칼리에 의한 화상도 장시간(1시간 이상) 씻어야(세척) 한다.

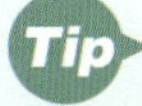

글루콘산 칼슘(calcium gluconate)

칼슘은 크게 무기염제제와 유기염제제로 나뉜다. 무기염제제는 칼슘 함량이 더 많고 유기염제제는 흡수율이 더 높은 편인데 글루콘산칼슘은 유기염제제에 속하며 순수칼슘 함유량은 약 9%정도이다(그림 9-29).

글루콘산칼슘은 글루콘산 석회라고도 불린다. 다른 칼슘제와 비교했을 때 냄새가 없고 쓴 맛이 적기 때문에 많이 첨가해도 제품의 맛에 악영향을 미치지 않는다는 특징이 있다. 또한, 따뜻한 물에 쉽게 녹고 차가운 물에도 녹지만 에탄올에는 녹지만 알코올 등 다른 유기용매에는 녹지 않기도 한다.

* 유기 용매: 주로 탄산, 수소, 산소 등으로 이루어진 유기물들로 구성된 용매(용액)

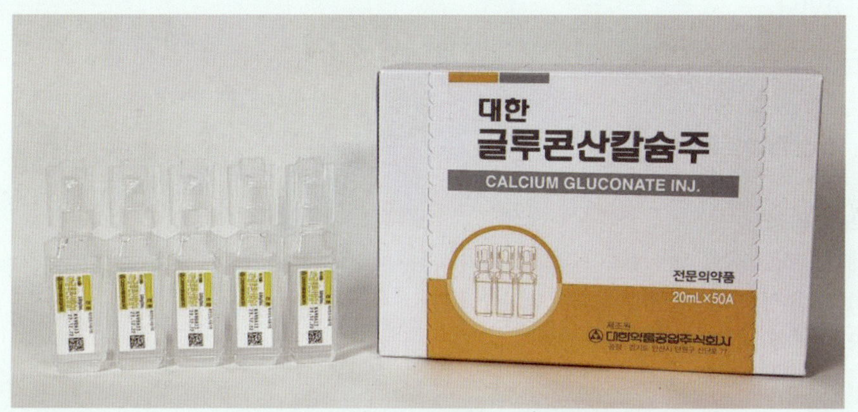

그림 9-29. **글루콘산 칼슘(Calcium gluconate)**

(2) 부식성 물질

① 산성 또는 알칼리성의 부식성 물질은 일상 속 다양한 물질에서 확인되는 성분이다.
   ㉠ 예를 들어, 알칼리성 수산화나트륨은 대부분의 배수관 청소제에 포함되어 있다.
      – 이 물질은 밀도와 농도에 따라 피부 및 조직에 심각한 손상을 줄 수 있는 물질이다.

② 부식성 물질은 흡인, 흡입, 흡수, 혹은 투여를 통해 인체에 유입될 수 있다.
   ㉠ 주요한 영향은 피부 화상, 호흡기 화상, 부종 등이 있다.
   ㉡ 일부 부식성 물질은 전신적인 독성 반응을 유발할 수 있는 물질이다.

③ 감염된 환자에 대한 소독 및 응급처치는 다음과 같은 절차를 따른다.
   ㉠ 고형 형태의 부식성 물질에 노출된 경우에는 솔을 이용하여 마른 분말을 털어내는 것이 우선이다.
   ㉡ 기체 상태의 부식성 물질에 노출된 경우에는 감염 부위를 다량의 물로 세척하는 것이 원칙이다.
      – 안구 손상의 경우, 테트라카인과 같은 국소 마취제를 점안한 후 세척하여 불편감

을 줄이는 것이 필요하다.

㉢ 녹색 비누 팅크(tincture)는 소독 목적으로 사용할 수 있는 유효한 약제이다.

㉣ 폐부종이 있는 환자에게는 푸로세마이드(라식스) 또는 알부테롤 등의 투여를 고려하는 것이 바람직하다.

㉤ 환자가 부식성 물질을 삼켰을 경우, 절대적으로 구토를 유도해서는 안 된다. 환자가 의식이 있고 침을 흘리지 않는 경우, 5mL/kg의 물을 최대 200mL까지 마시게 하는 것이 가능하다.

㉥ 환자의 기도(Airway), 호흡(Breathing), 순환(Circulation)을 유지 및 보조하는 것이 최우선이다.

Tip 수산화나트륨(가성소다)

1) 주요 노출 공정

① 제지, 방직, 식음료, 비누 등의 산업에서 널리 사용
② 화학 실험에서 가장 널리 사용되는 염기성 물질
③ 금속, 세제의 원료, 바이오디젤 생산

2) 주요 특성

① 수산화나트륨은 부석성이 매우 강하기 때문에 접촉하는 구급대원은 직질한 안전 보호구를 착용한다.
② 가능한 빨리 피부나 눈에 접촉된 수산화나트륨이나 용액을 세척하는 것이 매우 중요하다.
③ 저농도 용액을 점촉한 경우 몇 시간 동안 통증이 없을 수 있지만 빠르게 씻어내지 않을 경우 심각한 화상이 발생 할 수 있다.
④ 피부의 넓은 면적에 수산화나트륨이 엎질러지거나, 수산화나트륨을 삼킨 경우 쇼크가 발생하거나 사망할 수도 있다.
⑤ 수산화나트륨은 단백질을 분해하고 물에 용해되면 열을 발생한다.
⑥ 눈과 같은 민감한 조직과 접촉한 경우에는 특히 위험하며 영구적인 손상이나 실명까지도 발생할 수 있다.

팅크(Tincture)

동식물에서 얻은 약물이나 화학 물질을 에탄올 또는 에탄올과 정제수의 혼합액으로 흘러나오게 하여 만든 액제(液劑)이며 요오드팅크, 캠퍼팅크 등이 있다.

(3) 유독가스의 흡입(폐 자극제)

유독가스는 순식간에 넓은 지역으로 확산될 수 있기 때문에, 흡입 시 다수의 환자가 발생할 수 있는 물질이다. 응급의료종사자가 유독가스를 흡입한 환자를 치료할 때는 해당 가스의 정확한 성분이나 독성에 대한 정보 없이 처치를 시작하는 경우가 대부분이다.

그러나 다행히도 많은 유독가스는 염소, 암모니아, 황화수소 등과 같이 이미 의학적으로 잘 연구되어 치료법이 정립된 물질을 포함하고 있는 경우가 많다.

일반적으로 환자의 증상이나 이학적 소견만으로 유독가스의 정확한 성분을 추정하기는 어렵다. 그럼에도 불구하고 치료의 방향은 환자의 임상 증상에 따라 몇 가지 범주로 구분하여 선택할 수 있다.

(가) 질식제

질식가스는 화학적으로 비활성이며 직접적인 물리적 손상을 유발하지 않는다. 그러나 공기, 특히 산소를 대체함으로써 심각한 의학적 문제를 초래할 수 있다. 일반적으로 공기 중 산소 농도가 15% 이하로 떨어지면 질식 증상이 나타나며, 6–8% 이하에서는 의식 상실 및 사망에 이를 수 있다. 이로 인해 질식제는 주로 밀폐된 공간에서 치명적인 문제를 일으킨다.

가장 흔하게 접할 수 있는 질식제로는 일산화탄소, 질소, 메탄, 프로판, 청산가리 등이 있다. 청산가리는 고편도 기름, 시안화수소산, 포타슘산, 야생 체리 시럽, 청산, 니트로프루시드 등의 형태로 존재할 수 있다.

연기 흡입 증상을 보이는 환자의 경우, 일산화탄소 및 청산가리 노출 여부를 반드시 확인해야 한다. 이들 물질은 주로 연소의 부산물로 생성되며, 대부분 흡인을 통해 체내로 유입된다. 특히 청산가리는 흡입뿐 아니라 피부 흡수나 경구 투여를 통해서도 체내에 들어올 수 있다.

일산화탄소와 청산가리는 흡인될 경우 체내에서 작용기전은 다음과 같다.

① 일산화탄소(CO)

헤모글로빈과의 결합 친화도가 산소보다 약 200배 높아, 산소 대신 적혈구 내 헤모글로빈과 결합하여 산소 운반을 방해한다.

㉠ 주요 증상: 의식 저하, 정신 상태 변화, 흉통, 경련, 저산소증 등

② 청산가리(Cyanide)

미토콘드리아 내 사이토크롬 산화효소를 억제하여 아데노신 3인산(Adenosine Triphosphate, ATP) 생성이 차단된다.

㉠ 주요 증상: 급성 무의식, 경련, 심정지 등

PART 04

일산화탄소와 청산가리 질식제에 노출된 환자에 대한 응급처치 및 치료는 다음과 같다.

① 노출 환자에 대한 소독 조치는 일반적으로 필요 없으며, 신속히 오염된 환경에서 구조하는 것이 우선이다.

② 의복 제거: 유해가스가 피부 아래에 고이지 않도록 환자의 의복을 제거한다.

③ 산소화 치료

㉠ 일산화탄소 중독 시 고압산소요법(HBO)이 가장 효과적인 치료 방법이다.

㉡ 이를 통해 헤모글로빈에서 일산화탄소를 제거하고 산소로 대체한다.

④ 기본적인 응급처치: 기도 확보, 호흡 및 순환 보조 유지한다.

청산가리 감염에 대한 결정적 치료를 하는 데에는 두 개의 해독제가 있다. 페서디나, 릴리, 테일러 키트라고도 불리는 청산가리 해독제 키트는 3가지 약제(아질산아밀, 아질산나트륨, 티오황산나트륨)가 있다. 해독제 키트를 사용할 때는 다음과 같이 실시한다.

① 아질산아밀(Amyl nitrite)

㉠ 단기적으로 작용하는 흡입용 혈관 확장제

㉡ 헤모글로빈을 메트헤모글로빈(시안화 이온과 함께 무독성 복합제를 형성)으로 전환시키는 효능

㉢ 사용법: 앰플을 천으로 감싼 후 15초 간격으로 1분간 환자 코 앞에 노출

– 거즈나 천으로 감싼 앰플병을 손가락 사이에 끼우고 자발적으로 호흡을 하는 환자 앞에 둔다.

㉣ 주의: 산소와 혼합되면 높은 인화성

② 아질산나트륨(Sodium nitrite)

㉠ 정맥투여: 5분간 300 mg

㉡ 메트헤모글로빈 형성을 유도하여 해독 작용

③ 티오황산나트륨(Sodium thiosulfate)

㉠ 정맥투여: 5분간 12.5 g

㉡ 메트헤모글로빈–시안화 복합체를 티오시안산염으로 전환시켜 신장을 통해 배설

㉢ 증상 재발 시, 용량을 절반(½)으로 하여 반복 투여 가능

메트헤모글로빈혈증 치료 방법

메트헤모글로빈은 정상적인 헤모글로빈이 변형된 형태로, 헤모글로빈 내의 철(Fe)이 환원 상태인 2가 철(Fe^{2+}, ferrous)에서 산화 상태인 3가 철(Fe^{3+}, ferric)로 변할 때 생성된다. 이 상태의 헤모글로빈은 산소와 결합할 수 없으므로, 산소운반능력을 상실하게 된다.

정상인의 경우, 전체 혈색소의 약 1% 정도만이 메트헤모글로빈 형태로 존재하며, 우리 몸의 환원효소시스템이 이를 다시 정상 헤모글로빈으로 환원시켜 항상성을 유지한다.

1) 메트헤모글로빈혈증(Methemoglobinemia)

메트헤모글로빈이 비정상적으로 증가한 상태를 메트헤모글로빈혈증이라고 하며, 혈액 내 메트헤모글로빈이 1–2%를 초과하면 임상적으로 의미가 있다. 메트헤모글로빈혈증이 발생하면 조직에 산소 공급이 저하되어 청색증(피부와 점막이 푸르게 변함), 두통, 어지럼증, 피로, 호흡 곤란, 심한 경우 혼수 및 사망에 이를 수 있다.

(1) 원인

① 선천성: 체내 산화환원 효소(예: 시토크롬 b5 메트헤모글로빈 환원효소)의 결핍이나 헤모글로빈 M과 같은 유전적 이상

② 후천성: 특정 약물(벤조카인, 프릴로카인, 술포나미드계 항생제 등), 화학물질(아질산염, 니트로벤젠, 아닐린 염료 등) 노출로 인해 발생할 수 있다.

(2) 증상

① 경미한 경우: 증상 없음 또는 청색증만 나타남

② 메트헤모글로빈 농도 10–15%: 청색증

③ 20% 이상: 두통, 어지럼증, 불안

④ 30–40%: 피로, 빈맥, 호흡곤란

⑤ 50–70%: 부정맥, 혼수, 호흡부전, 저혈압 등

⑥ 70% 이상: 심정지 등 치명적 상태

(3) 치료

① 원인 물질 제거 및 산소 공급(고농도 산소 투여)

② 메틸렌블루(Methylene Blue): 메트헤모글로빈을 정상 헤모글로빈으로 환원시키는 해독제로, 중증 환자에서 주로 사용

㉠ NADPH 메트헤모글로빈 환원효소의 작용을 통해 메트헤모글로빈을 정상 헤모글로빈으로 환원시킨다.

㉡ 투여기준

– 메트헤모글로빈 혈중 농도가 20–30% 이상

– 증상이 있을 때(특히 심장, 폐 질환 등 저산소증에 취약한 환자에서는 10% 이상에 투여 고려)

③ 교환수혈: 매우 심한 경우 시행

PART 04

최근에는 더욱 안전성이 높고 유독성이 낮은 해독제를 사용할 수 있게 되었다(그림 9-30).

① 시아노키트(Cyano-Kit™)라는 상표로 판매되고 있는 히드록소코발라민 해독제가 있다.

㉠ 성분: 히드록소코발라민(Hydroxocobalamin)

㉡ 작용: 청산가리와 사이토크롬 산화효소가 혼합되어 시아노코발라민(비타민 B_{12})이 생성된다.

㉢ 배설: 생성된 시아노코발라민은 신장을 통해 배출된다.

㉣ 특징: 기존 키트보다 안전성과 사용 편의성이 높다.

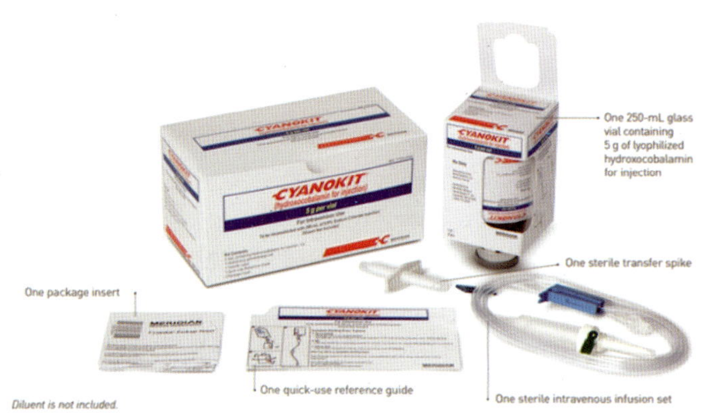

그림 9-30. 시아노키트(Cyano-Kit™)

(나) 호흡기 자극제

호흡계통의 조직에 자극을 주는 화학물들은 일차적으로 분비를 촉진시키고 부종과 후두경련(laryngospasm)을 일으켜 기도폐쇄를 유발한다.

① 눈물과 콧물이 많고, 쉰 목소리(hoarseness)이나 천명음(stridor)이 발생할 수 있다.

㉠ 적극적인 기도확보가 필요하다.

② 화학적 폐렴과 비심인성 폐부종 발생할 수 있다.

㉠ 기도삽관과 양압을 줄 수 있는 기계적 호흡이 필요하다.

③ 잘 알려진 가스로는 암모니아, 포스겐(phosgen), 염소(chlorin), 취소(브롬: bromine), 염화수소, 포름알데하이드, 아크롤레인(acrolein, 아크릴알데히드) 및 기체성 황화수소 등이 있다.

(다) 전신증상을 일으키는 유독물질

폐를 통해 흡입된 가스가 폐나 기도에 손상을 주지 않고 전신증상을 일으킬 수 있다.

① 전신증상을 일으키는 유독가스로는 일산화탄소, 황화수소, 염화 메틸렌과 사이안화수

소(hydrogen cyanide)가 있다.

㉠ 일산화탄소(CO)

- 증상: 두통, 구토, 운동 실조증, 경련, 실신, 혼란, 호흡 곤란, 심전도 변화 등. 혈액 내 헤모글로빈과 결합해 산소 운반을 방해한다.
- 치료: 100% 산소 흡입(반감기 1시간 단축) 또는 고압산소치료(반감기 20분). 임산부는 태아 보호를 위해 적극적인 치료가 필요하다.

㉡ 황화수소(H_2S)

- 증상: 저농도에서 눈 · 코 자극, 두통, 메스꺼움. 고농도 노출시 발작, 의식 상실, 심장 손상을 유발하며 "번개 죽음"이라 불리는 급사 가능성
- 진단 특징: 환자 소지 동전의 변색(녹색/검정색)이 단서가 된다.

㉢ 염화메틸렌

- 대사 경로: 체내에서 일산화탄소로 전환되어 CO 중독과 유사한 증상(중추신경억제, 심근경색 위험)을 보인다.
- 위험성: 폐쇄공간에서의 고농도 노출시 마비 상태 또는 사망에 이른다.

㉣ 시안화수소(HCN)

- 작용 기전: 혈액의 산소 운반체와 결합해 급성 질식 유발.
- 증상: 30초 내 발작, 의식 소실, 파상풍 유사 징후(개구장애, 목 경직). 저농도에서는 현기증, 호흡율 증가, 갑상선 기능 이상이 나타난다.
- 치료: 시안화물 특이적 해독제 투여한다.

② 일부 가스는 성분을 알면 치료할 수 있다.

Tip 청산가리(시안화수소)

나치의 아우슈비치 수용소에서 유대인을 학살할 때 사용했던 독가스는 치클론 B(Zyklon B)로서 시안화수소(청산가리)가 발생되어 사망에 이르게 하는 것이었다(그림 9-31).

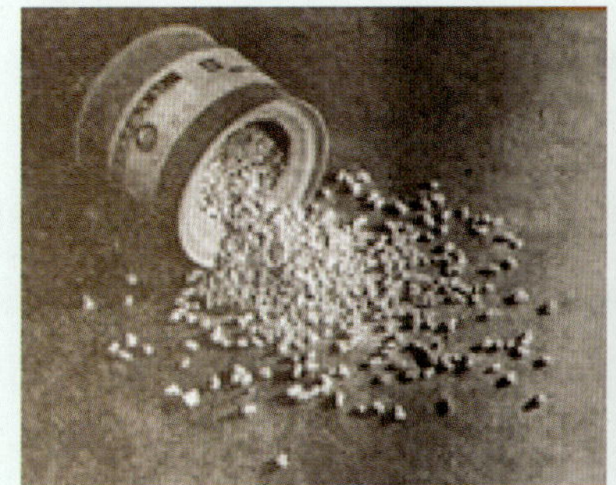

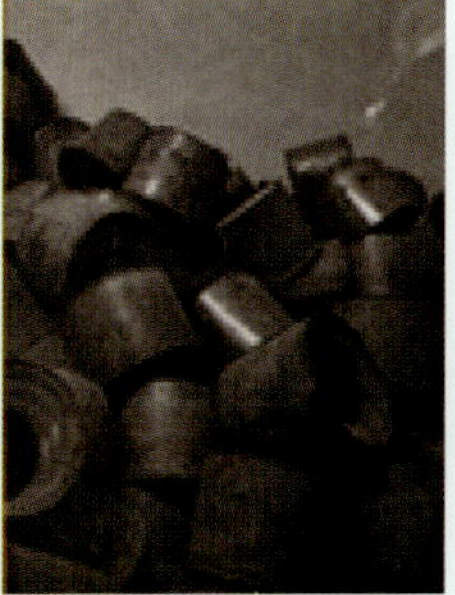

그림 9-31. 청산가리(시안화수소)*(출처: 해원미디어)*
참고: 아우슈비츠 수용소에서 유대인을 학살할 때 사용한 치클론 B

(라) 탄화수소 용매(화합물)

현대 산업의 발전에 따라 다양한 탄화수소 화합물(hydrocarbon compounds)이 생산 및 활용되고 있다. 대부분의 탄화수소 화합물은 가연성이며, 연소 시 생성되는 산화물은 독성을 유발한다.

이들 용매는 흡입 또는 경구 섭취를 통해 전신에 다양한 증상을 나타내며, 특히 자일렌(크실렌)과 염화메틸렌(CH2Cl2, methylene chloride)은 중추신경계 및 심혈관계에 중대한 독성을 일으킨다. 휘발성이 높아 증기 형태로 쉽게 흡입되며, 노출 농도에 따라 급성 또는 만성 중독을 유발할 수 있다. 일반적으로 상기도나 폐에 직접적인 손상은 드물지만, 일정 농도 이상 노출 시 전신 증상이 발생할 수 있다.

손상을 일으킨 원인물질이 무엇인지 확인되면 쉽게 처치방법을 알 수 있을 것 같지만, 화학물질에 의하여 생성되는 복합물질에 의한 손상일 경우에 치료가 어려운 경우가 많다. 탄화수소화합물에는 벤젠, 페놀, 크실렌, 톨루엔, 메틸에틸케톤과 염화메틸 등이 있다.

탄화수소 화합물의 주요 증상으로는 다음과 같다.

① 호흡기 증상

㉠ 기침, 호흡곤란, 폐부종, 청색증 등이 흔하다.

㉡ 흡인 시 화학성 폐렴으로 진행될 수 있다.

② 신경학적 증상

㉠ 졸음, 운동 실조, 경련, 혼수 등이 나타날 수 있다.

㉡ 이는 중추신경계 억제 또는 저산소증에 기인한다.

③ 장기 손상

㉠ 간독성: 염화메틸렌과 같은 할로겐화 탄화수소는 간세포 괴사를 유발할 수 있다.

㉡ 신장 손상: 대사산물이 신세뇨관을 손상시켜 급성신부전으로 이어질 수 있다.

④ 기타 증상

㉠ 부정맥, 혈액계 이상 등이 동반될 수 있다.

자일렌과 염화메틸렌은 일부 약물 남용자들에 의해 의도적으로 흡입되기도 한다. 이러한 화학물질을 태워 발생하는 연기를 흡입하면 중추신경계를 자극하여 쾌감을 유발할 수 있으며, 경구 섭취 후 구토 시 흡인이 발생하면 폐부종으로 이어질 수 있다.

치료 원칙은 탄화수소 용매의 치료는 노출 경로에 따라 다르다.

① 피부 접촉 시

㉠ 다량의 물과 녹색 비누로 15분 이상 세척하여 피부 흡수를 차단한다.

② 경구 섭취 시

㉠ 구토 유도는 금지한다.

㉡ 위세척은 벤젠과 같은 방향족 탄화수소에 한해 제한적으로 시행한다.

㉢ 활성탄 투여: 중독 1시간 이내, 1 g/kg 용량으로 투여 시 흡착 효과가 있다.

③ 경련 발생 시

㉠ 디아제팜 5−10 mg 정주한다.

④ 흡입 시

㉠ 기도 유지, 호흡 및 순환 보조가 필수이다.

⑤ 주요 물질별 특성 및 치료 접근법

Tip 특성 물질별 위험성

물질	주요 위험	치료 접근법
자일렌	• 중추신경억제, 신장 손상	• 특이적 해독제는 없음 • 대부분의 증상 완화와 지지요법
염화메틸렌	• 중추신경계 및 심장에 심각한 독성을 일으킬 수 있는 유기용제	• 피부·눈 접촉 시 즉시 다량의 물로 세척 • 고압산소치료
벤젠	• 중추신경계, 혈액계, 간·신장에 심각한 급성 및 만성 독성을 유발 • 백혈병 등 혈액암의 주요 원인	• 응급조치와 의료진의 진료가 필수 • 특이적 해독제는 없음 • 예방을 위해서는 보호구 착용, 환기, 작업환경 관리가 매우 중요

많은 물질 속에는(염소나 암모니아로 부터 나오는 연기와 같은) 폐 자극제가 포함되어 있다.

① 염소: 흡입 시 폐 분비물과 반응하여 염산(HCl)을 형성 → 조직 손상, 폐부종 유발한다.

② 암모니아: 폐 내 분비물과 반응하여 수산화암모늄(NH_4OH) 생성 → 조직 손상 및 폐부종 유발한다.

㉠ 액체 암모니아는 냉동 화상도 유발한다.

③ 염소나 암모니아: 피부 접촉 시 심각한 손상을 초래한다.

④ 일반적으로 호흡기 감염을 소독을 할 수가 없다.

화학물질을 취급할 때 응급구조사는 다음과 같은 지침에 따라 신속하고 정확하게 대응해야 한다.

① 환자의 의복을 제거하여 독성 기체의 지속 노출을 차단한다(독가스가 갇히지 않게 한다).

② 오염된 피부는 다량의 물로 즉시 세척한다.

㉠ 안구 오염 시: 테트라카인 점안 후 생리식염수로 20분 이상 세척한다.

③ 폐부종이 있는 경우: 푸로세미드 40 mg 정주로 체액을 감소시킨다.

④ 기도(airway), 호흡(breathing), 순환(circulation) 유지는 기본이다.

㉠ 흡인성 폐손상 및 전신 독성에 대한 지속적인 모니터링이 필요하다.

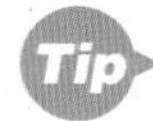

염산/암모니아

1. 염산

1) 주요 노출 공정

① 전지, 의약품, 염료, 비료 제조

② 금속제정, 도금 산처리 작업

③ 금속 표면 세척 작업

2) 주요 특성

① 염산은 부식성이 있어 피부 또는 눈에 노출되었을 때, 심한 손상이 발생 할 수 있다.

② 가능한 빨리 피부에 접촉된 염산을 제거하는 것이 매우 중요하다.
(염산은 피부를 통해 흡수되지 않지만 피부접촉이나 가스 상태의 흡입으로 이차적인 손상을 입을 수 있음)

③ 고농도의 염산 증기 흡입은 폐 부위에 화학적 화상 또는 상기도 부종 등과 같은 심각한 증상을 유발 할 수 있으며, 폐 손상은 급성 사망의 원인이 된다.

2. 암모니아

1) 주요 노출 공정

① 합성 섬유, 비료, 전지, 염료의 제조

② 냉장, 화학 산업 공정

2) 주요 특성

① 소량의 암모니아 흡입시리도 눈, 코, 목의 작열감과 자극적인 냄새를 통해 노출을 알 수 있다.

② 많은 암모니아 흡입시 기침 또는 질식이 발생할 수 있고, 다량의 암모니아 노출 시 목의 부종 또는 폐의 화학적 화상으로 사망에 이를 수 있다.

③ 암모니아가 포함된 액체에 피부가 접촉할 경우 화상을 일으킬 수 있고, 농축된 암모니아 가스나 수용액이 눈에 들어가게 되면 각막 화상이나 실명을 유발 할 수 있다.

④ 농축된 암모니아 수용액을 마셨을 경우 입, 목, 위에 화상을 일으키게 된다.

⑤ 암모니아 가스 또는 용액이 피부에 접촉했을 경우 화학적 화상이 발생할 수 있고, 이에 대한 치료는 열화상에 준해 치료한다.

(4) 살충제(농약)

살충제는 현재 대량으로 생산 및 사용되고 있다. 파라콰트(paraquat)를 제외한 제초제, 살균제, 살서제(예: 쥐약)는 살충제에 비해 독성이 비교적 약하여 일반적으로 다수의 중증환자를 동시에 유발하지는 않는다. 그러나 파라콰트는 체내 유입 시 폐섬유화를 유발하며, 현재까지 효과적인 치료법이 알려져 있지 않다.

대부분의 살충제는 유기인계(Organophosphates)와 카바메이트계(Carbamates)로 구분되며, 이들에 대한 의학적 정보는 비교적 잘 정리되어 있다. 해당 화학물질은 피부를 통해 빠르게 흡수되므로, 환자를 처치하는 응급요원은 환자의 피부나 의복을 통해 2차 중독이 발생하지 않도록 철저히 주의해야 한다.

독성이 강한 주요 살충제에는 카르바민산염과 유기인산염이 포함된다. 환자는 흡입, 흡수, 섭취, 주입 등의 네 가지 경로를 통해 해당 물질에 노출될 수 있다.

이러한 유해물질은 신경전달물질인 아세틸콜린(Acetylcholine)의 작용을 차단하는 아세틸콜린에스테라아제(AChE) 효소를 억제함으로써 중독 증상을 유발한다. 그 결과 나타날 수 있는 주요 증상은 다음과 같다.

① 무스카린 수용체 과자극

㉠ SLUDGE 또는 DUMBELS 증후군으로 대표되는 증상이 나타날 수 있다.

- SLUDGE: 타액분비(salivation), 최루증(lacrimation), 배뇨(urination), 설사(diarrhea), 위장장애(gastrointestinal distress), 구토(emesis)
- DUMBELS: 설사(diarrhea), 배뇨(urination), 축동(miosis), 기관지경련(bronchospasm), 구토(emesis), 눈물흘림(lacrimation), 타액분비(salivation)

② 니코틴 수용체 자극

㉠ 근육 및 동공의 불수의적 수축이 발생할 수 있으며, 근연축, 진전, 근력 저하 등의 증상이 나타난다.

㉡ 대부분의 사망 원인은 호흡근 마비에 의한 것이다.

PART 04

Tip 아세틸콜린(ACh)

중추신경계, 교감/부교감신경의 신경절, 횡문근신경접합부, 일부 장기와 샘(glandular) 구조를 지배하는 부교감신경말단, 땀샘을 지배하는 교감 신경 말단에서 중요한 신경전달물질이다.

분비된 신경절단물질 후신경연접 수용체와 결합하여 밀초기관 또는 뇌에 신경 자극을 전달하면 정기나 근육이 활동하게 된다. 신경연접틈새에 분비된 ACh는 acetylcholinesterase(AChE)에 의해 빠르게 acetic 산과 chloine으로 가수분해되어 작용을 끝내게 된다. 후신경연접 수용체는 크게 무스카린성 수용체와 니코틴성 수용체로 나눌 수 있다.

모든 증상과 징후는 기본적으로 ACh 과다 형태이며 수용체의 형태에 따라 무스카린성, 니코틴성, 중추신경계에 영향을 미친다(그림 9-32).

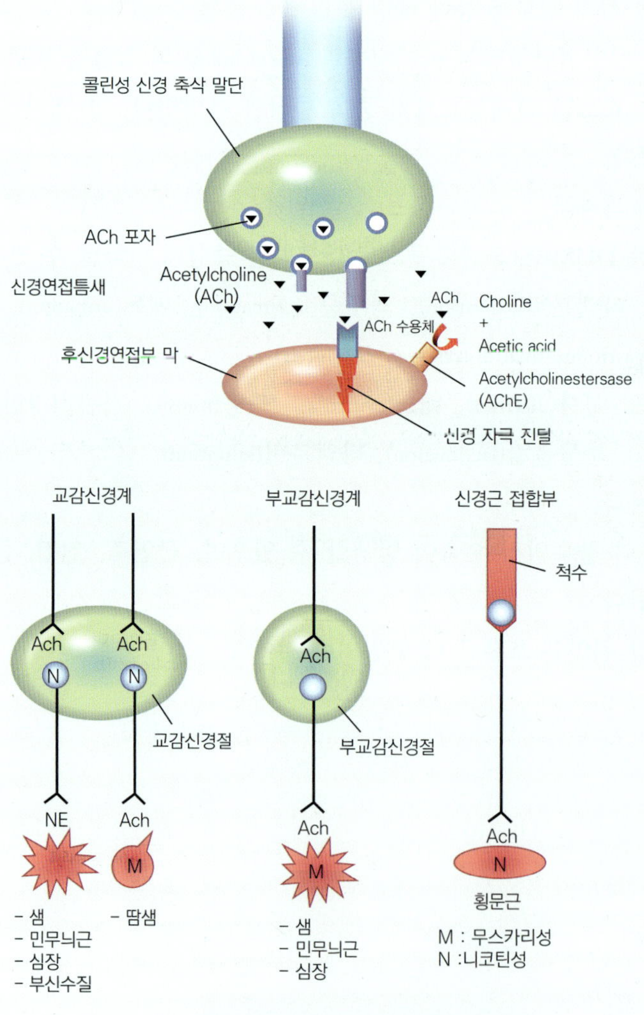

그림 9-32. 신경접합부 및 말초기관에서의 ACh 작용

〈계속〉

※ 유기인제 살충제의 급성 중독 증상

말초기관	무스카린성	말초기관	니코틴성
위장관계	타액분비, 증가된 위장관 운동, 복통, 구토, 설사, 뒤무직, 대변실금	근골격계	근연축, 근놀람, 근경직, 근육 약화, 근긴장도 저하, 근마비, 저호흡
눈	축동, 시야혼탁, 눈물		
호흡기계	콧물, 기관지 연축, 천명음, 기관지 분비물, 기침, 폐부종, 호흡곤란, 과호흡, 저산소증	교감신경항진	산동, 빈맥, 고혈압
심혈관계	서맥, 부정맥, 전도장애, 저혈압		
비뇨기계	배뇨, 요실금		
피부	땀		
중추신경계	초조, 의식혼탁, 환상, 졸림, 조화운동불능, 혼수, 호흡저하, 경련		

살충제와 같은 화학물질은 피부에 잔류하는 동안 지속적으로 체내에 흡수될 수 있으므로, 다음과 같은 조치가 필요하다.

① 다량의 물과 녹색 비누로 충분히 세척하여 화학물질을 제거하는 것이 필수적이다.

② 화학물질이 의복이나 장신구에 갇혀 피부를 자극하지 않도록, 모든 옷과 액세서리를 즉시 제거해야 한다.

③ 기도(airway), 호흡(breathing), 순환(circulation)의 유지 및 보조가 필수적이다.

④ 필요시, 기도 내 분비물은 흡인기를 이용해 제거해야 한다.

⑤ 살충제 중독이 의심되는 경우, 아트로핀을 투여한다.

㉠ SLUDGE 증상이 완화되기 시작할 때까지 투여 용량을 점진적으로 증량한다.

⑥ 카르바민산염 중독의 경우에는 프랄리독심(pralidoxime)의 사용이 일반적으로 권장되지 않는다.

㉠ 프랄리독심은 근력 약화, 근연축, 의식 변화 등의 증상을 완화하기 위해 사용할 수 있다.

⑦ 발작 증상이 동반될 경우, 성인 기준으로 디아제팜 5–10 mg을 정맥 투여한다.

⑧ 화학물질을 경구 섭취했을 경우, 구토를 유도해서는 안 된다.

(5) 방사능 물질

방사능 물질에 의한 사고는 방사선 검사실, 방사기기 제조 공장, 동위원소 생산 시설, 원자로 등에서 발생할 수 있다. 방사능 사고가 사회 전반에 영향을 미치는 경우는 매우 드물지만, 다른 어떤 위험물질보다도 심리적 · 물리적 위협이 크다.

방사선 노출은 다음과 같은 세 가지 형태로 구분된다.

① 외부 피폭(External radiation)

② 오염(Contamination)

③ 체내 침착(Incorporation)

이러한 형태들은 단독으로 또는 복합적으로 발생할 수 있다.

방사선에 의한 손상 정도는 다음의 요인에 따라 결정된다.

① 방사선의 종류

② 노출 시간

③ 방사선원으로부터의 거리

방사능 물질은 일반적으로 α선, β선, γ선의 형태로 전리 방사선(ionizing radiation)을 방출하는 방사성 동위원소를 포함하고 있다. 이 방사선은 인체 조직에 다양한 수준의 손상을 유발할 수 있다.

특히 방사선원으로부터의 거리 증가는 역제곱 법칙(inverse square law)에 따라 방사선 강도를 현저히 감소시키는 효과가 있다. 즉, 거리를 두 배로 늘리면 방사선 강도는 1/4로 감소한다(그림 9-33).

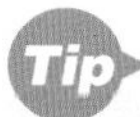
방사선 재난 정의

● **방사선 비상**

방사성물질 또는 방사선이 누출되거나 누출될 우려가 있어 긴급한 대응 조치가 필요한 상황을 말한다(원자력시설 등의 방호 및 방재대책법, 이하 방재법 제2조).

● **방사능 재난**

방사선비상이 국민의 생명과 재산 및 환경에 피해를 줄 수 있는 상황으로 확대되어 국가적 차원의 대처가 필요한 재난을 말한다(방재법 제2조).

(가) 방사선의 종류와 특성

① α(알파) 방사선

α입자는 핵에서 방출되며, 두 개의 양성자와 두 개의 중성자로 구성된 고질량 · 저에너지의 입자이다.

㉠ 공기 중 이동거리는 약 10 cm로 매우 짧다.

㉡ 침투력이 매우 약하여, 종이, 옷, 피부 표면조차도 통과하지 못한다.

- 피부에 닿더라도 표층 몇 개의 세포만 영향을 받아 위험성은 낮다.

㉢ 흡입되거나 체내에 유입될 경우, 장기 내 조직에 심각한 손상을 유발할 수 있어 매우 위험하다.

② β(베타) 방사선

β입자는 핵 붕괴 시 방출되는 음전하를 띤 전자이며, α입자보다 작고 더 높은 에너지를 가진 입자형 방사선이다.

㉠ 투과력은 X선이나 γ선보다는 약하지만, α선보다는 강하며, 약 1.3 cm 정도를 투과한다.

㉡ 알루미늄판이나 일반 실내 벽면으로 차단할 수 있다.

- 목재는 약 4 cm, 인체 조직은 0.2–1.3 cm 정도 투과한다.

㉢ 과도한 노출 시에는 피부 화상을 일으킬 수 있다.

㉣ 국소적인 손상은 α선보다 적지만, 흡입 또는 섭취 시에는 내부 기관에 심각한 손상을 초래할 수 있다.

③ γ(감마) 방사선

γ선은 질량과 전하가 없는 고에너지 전자기파로, 순수한 에너지 형태의 전리 방사선이다.

㉠ α, β 방사선보다 에너지와 투과력이 매우 높다.

㉡ X선과 유사한 파장을 가지며, 두꺼운 물질도 통과할 수 있는 고침투성 에너지를 지닌다.

㉢ 피부에 노출될 경우, 광범위한 세포 손상을 유발하며,

- 체내 침착된 α나 β 방사성 물질로부터 방사선을 유도하여 간접적인 조직 손상까지 일으킬 수 있다.

㉣ 납(lead) 차폐막 등을 사용한 방호가 필수적이다.

㉤ 감마선은 분자 구조가 아니라 전자파이므로, 소독이 필요하지 않다.

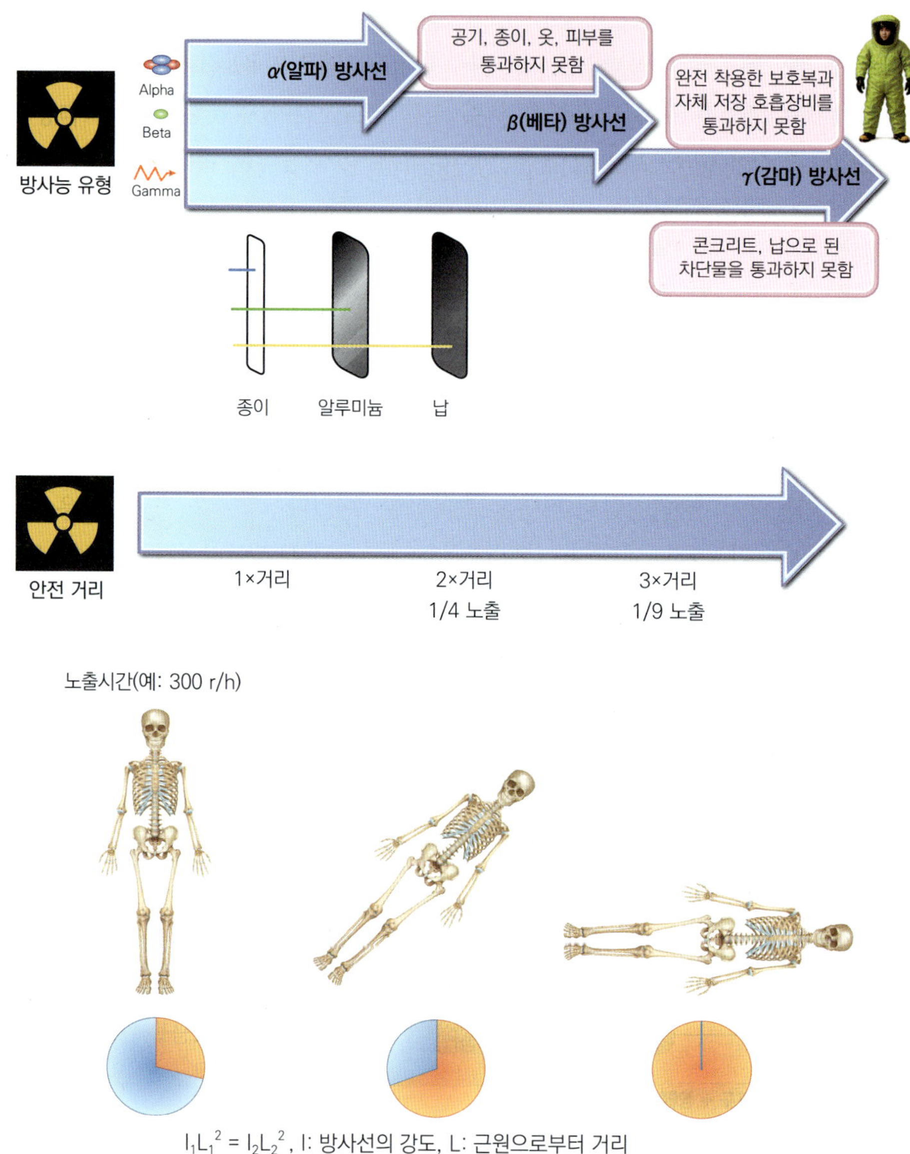

그림 9-33. **방사능에 의한 손상은 방사선의 종류, 노출된 시간 및 거리 등에 의해 결정된다.**

방사선 입자 형태에 따라 인체에 미치는 손상의 정도가 다르므로, 어떤 형태의 입자를 방출하는 방사선 동위원소에 노출되었는지를 파악하는 것이 매우 중요하다. 일반적으로 사용되는 가이거-뮬러 계수기(Geiger-Mueller counter)는 β선과 γ선만 탐지가 가능하며, α선 감지를 위해서는 특수한 장비가 필요하다.

방사능 오염(contamination)이란, 방사성 물질이 기체, 액체, 또는 고체 형태로 의복이나 신체에 부착된 상태를 말하며, 다음과 같이 분류된다.

① 외부 오염(External contamination): 방사능 물질이 의복이나 피부 표면에 묻은 상태를 말한다.

② 내부 오염(Internal contamination): 상처 부위, 흡입, 섭취 등을 통해 체내에 방사능 물질이 흡수된 경우이다.

③ 침착(Incorporation): 흡수된 방사성 물질이 세포나 조직 내에 물리적으로 축적된 상태를 의미한다.

㉠ 침착은 방사성 물질의 화학적 성질 및 원자 구조에 따라 결정된다.

㉡ 예를 들어, 라듐(radium)과 스트론튬(strontium)은 뼈 조직, 요오드(iodine)는 갑상샘에 침착되는 경향이 있다.

치료와 관련해서는, 신체 일부 또는 전신이 방사선에 피폭되었다 하더라도, 피폭량이 높다고 해서 반드시 응급상황이 되는 것은 아니다. 방사선 노출의 효과는 일반적으로 수일에서 수주에 걸쳐 서서히 나타나기 때문이다. 노출 초기에는 경미한 증상이 있을 수 있으나, 대부분 무시할 수 있는 수준이다. 그러나 오염(특히 내부 오염)의 경우, 응급의료종사자 및 환자 모두에게 흡수 오염을 방지하기 위한 세심한 주의가 필요하다. 내부 오염은 세포나 조직에 방사성 물질이 침착됨으로써, 수년 후에도 건강에 심각한 이상을 초래할 수 있다.

방사능 사고 발생 시, 환자의 생명을 위협하는 의학적 문제의 처치가 최우선이며, 이는 방사선 측정, 오염 관리, 사고 현장의 제독 절차보다 우선되어야 한다. 응급처치가 시작된 후에는 다음의 조치를 통해 추가적인 내부 오염을 방지하고 방사능 확산을 차단해야 한다(그림 9-34).

① 제독 절차를 시행한다. 인체의 경우, 비누와 따뜻한 물을 이용해 샤워한다.

② 피부의 주름 부위, 두피, 손톱 아래 등을 꼼꼼히 세척한다.

③ 세척 후, 방사능을 재탐지하여 오염이 남아 있는 부위는 반복적으로 세척하고, 완전히 제독된 후에는 깨끗한 옷으로 갈아입힌다.

④ 식품이나 음료수는 끓이는 것만으로는 제독이 불가능하므로,

- 식품은 흐르는 물에 세척하고,
- 물은 15–30 cm 깊이의 토양층을 통과시키는 방식으로 정화할 수 있다.

⑤ 오염이 심한 경우에는 증류법, 이온교환수지법, 정제 소독약, 치아염소산 등을 이용한 고도 정화 절차가 필요하다.

PART 04

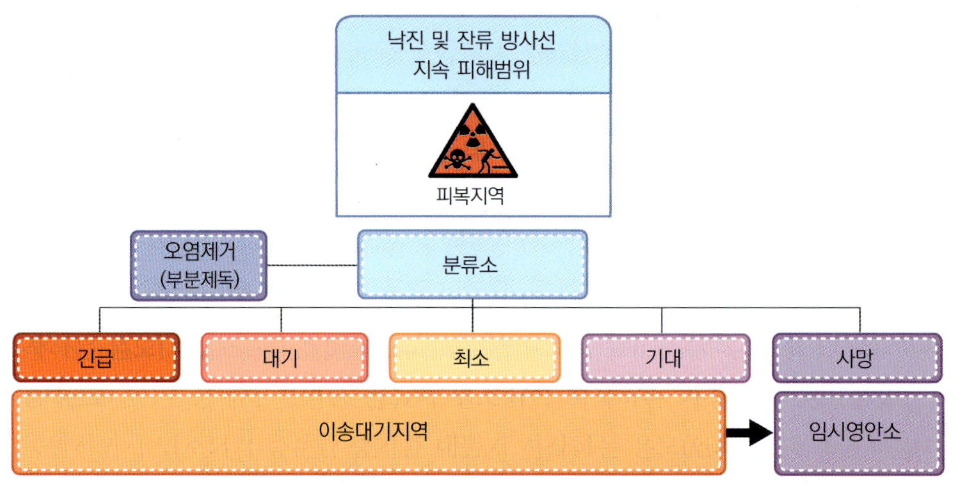

그림 9-34. **방사능물질에 의한 재해 시 현장분류소의 운영**

(나) 조사사고(Irradiation accident)

조사사고란 외부 방사선에 신체가 노출되는 상황을 말하며, 노출 부위에 따라 다양한 질환이 발생할 수 있다. 외부 방사선에 노출된 환자의 신체에는 방사능이 잔류하지 않기 때문에, 응급의료종사자에게 이차적인 방사능 위험은 없다. 이는 전신이 조사되었더라도 마찬가지이며, 환자는 방사선을 받았을 뿐 방사성 물질을 보유하고 있지는 않다.

환자의 증상은 조사된 방사선량(Gy, 그레이)에 따라 다르게 나타나며, 증상의 발현 시기와 중증도에도 영향을 준다.

① 방사선량별 임상 반응

㉠ 1 Gy 조사 시: 노출 후 6–12시간 이내에 오심과 구토가 발생한다.

㉡ 2–3 Gy 조사 시: 수 시간 이내에 증상이 나타날 수 있다.

㉢ 4 Gy 조사 시: 사망률이 약 50%에 이르며, 30–40일 후 골수기능 저하가 주요 증상으로 나타난다.

㉣ 10 Gy 이상: 며칠 이내에 위장관 점막이 손상되어, 심각한 위장관 출혈을 동반한 '위장관 증후군'이 발생하며, 치명적인 경과를 밟는다.

② 중증도 평가 및 초기 대응

㉠ 방사선에 노출된 환자의 중증도 분류 기준 중 하나는 위장관 증상의 유무이다.

㉡ 0.75 Gy 이하의 방사선을 전신에 조사받은 경우에는 24시간 이내 증상이 거의 나타나지 않으며, 단순히 관찰만으로 충분할 수 있다.

㉢ 골수는 방사선에 매우 민감하므로, 노출이 의심되는 즉시 혈액검사를 시행하고,

• 이후 48시간까지 34회 추적검사를 통해 경과를 관찰해야 한다.

㉣ 특히 림프구 수치 감소는 임상적으로 중요한 예후 평가 지표로 활용된다(표 9-21).

표 9-21. **방사능 피해자의 림프구의 수**

림프구/㎣	의미
> 2000	정상이며 의미 있는 손상이 아니다.
1000-2000	의미 있는 손상이나 치명적이지 않다.
< 1000	심각한 손상으로 예후가 나쁘다.
< 500	치명적일 수 있다.
< 100	치명적으로 적극적인 치료가 필요하다.

(다) 오염 및 침착 사고

오염 및 침착 사고는 체르노빌 원전 사고와 같은 원자력 발전소의 파괴나 핵무기 폭발과 같은 대형 사고에서 발생하며, 광범위한 지역에 방사능 물질이 확산되어 인체와 환경에 심각한 영향을 미치는 상황을 말한다. 이러한 사고의 가장 큰 문제는 환경 및 식품 체계의 방사능 오염이다. 방사성 물질이 식량 공급망에 유입되어 체내에 침착되면 장기적인 건강 피해를 유발할 수 있다. 예를 들어, 브라질과 멕시코에서는 폐기된 코발트-60(^{60}Co) 방사선 치료기가 파손되면서 범국가적인 방사능 오염 사고가 발생한 바 있다.

지름 1 mm 크기의 작은 방사성 입자(pellets)가 광범위하게 확산되어 사람, 주택, 도로 등을 오염시켰고, 이를 제독 및 정화하는 데 국가적 차원의 대규모 대응이 필요하였다. 그러나 방사능 오염 사고에 대한 전문성과 경험을 갖춘 응급의료종사자의 인력은 매우 부족한 실정이다. 따라서 이러한 대형 방사능 재난에 신속하게 대응할 수 있도록, 관련 전문가들이 즉시 투입될 수 있는 유기적인 협력 체계와 대응 시스템의 구축이 필수적이다.

(라) 방사선재난 신고 및 상황전파 체계

「원자력시설 등의 방호 및 방사능 방재 대책법」(약칭: 방사능방재법) 제22조(방사능사고의 신고 등) 및 제23조(방사능재난의 선포 및 보고)에 따르면, 누구든지 원자력시설 외의 장소에서 방사성 물질의 운반차량 · 선박 등의 화재나 사고, 또는 방사성 물질 혹은 방사성 물질로 의심되는 물질을 발견한 경우, 지체 없이 원자력안전위원회, 지방자치단체, 소방관서, 경찰관서 또는 인근 군부대 등에 신고하여야 한다. 이러한 신고를 접수한 기관(원자력안전위원회를 제외한 경우)의 장은 즉시 원자력안전위원회에 보고하여야 하며, 원자력안전위원회는 대통령령으로 정한 기준 이상에 해당하는 방사능재난이 발생한 경우 즉시 재난을 선포하여야 한다.

PART 04

응급의료종사자는 방사능재난이 의심되거나 방사선 상해 환자를 접수한 경우, 국가방사선비상진료센터의 24시간 긴급전화(02−970−2300)를 통해 즉시 신고할 수 있다.

① 방사선비상진료기관 체계

㉠ 원자력안전위원회는 전국 31개 의료기관을 1차·2차 방사선비상진료기관으로 지정하여, 방사선사고 시 신속한 의료대응과 전문 진료를 수행할 수 있도록 체계를 마련하고 있다.

㉡ 이들 기관은 응급진료, 제염, 방사선 계측장비 및 방호약품을 구비하고 있으며, 비상진료팀 운영, 교육 및 훈련 실시, 장비 유지관리 등의 업무를 지속적으로 수행하고 있다.

한국원자력의학원 내 국가방사선비상진료센터는 방사선 비상의료지원본부로서 총괄 기능을 수행한다(그림 9-35).

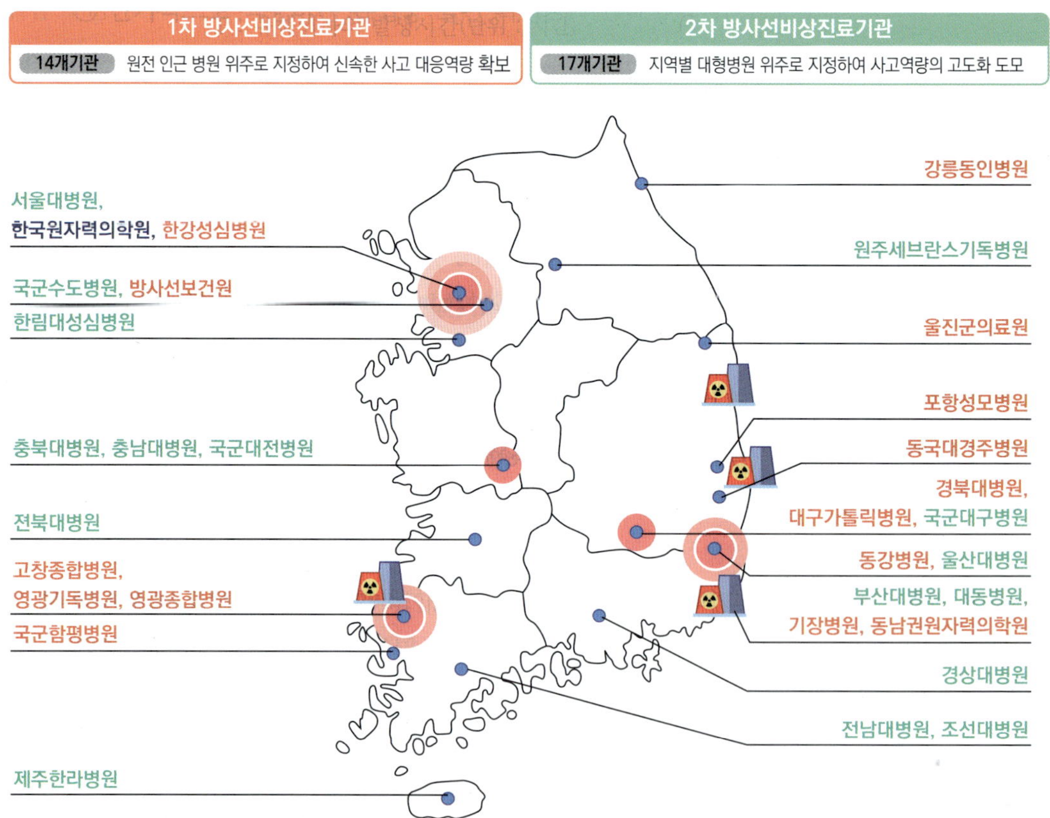

그림 9-35. 전국방사선비상진료기관 현황(2020년 11월 기준)

② 방사선재난 현장 의료대응

㉠ 현장 응급의료 개요

- 방사선비상진료기관은 방사능에 오염된 환자의 제염 및 응급처치를 전담한다.
- 보건소 및 응급의료기관에서 파견된 재난의료지원팀(DMAT)은 현장에서 오염되지 않은 사상자에 대한 중증도 분류, 응급처치, 이송 등을 수행한다.
- 방사선 상해자가 외상 또는 기저질환과 동반된 중증 복합손상을 입어 생명이 위급한 경우, 오염 여부와 관계없이 즉각적인 응급처치가 우선되어야 한다.
- 현장에서의 환자 분류는 일반 상해자와 방사선 상해자로 구분되며, 이 작업은 다음과 같은 인력이 수행할 수 있다.
  - 지방자치단체 방사능방재요원
  - 방사선 오염 측정기 운영이 가능한 요원
  - 방사선비상진료기관의 의료진
- 현장 방사선비상진료소(RERT Field Station)는 방사선비상진료 지정기관에서 설치 및 운영하며, 현장 내에서의 방사능 오염 탐지, 분류, 초기 제염 및 이송 결정을 지원한다.
- 방사능 오염 환자(방사선 상해자)와 비오염 환자(일반 상해자)를 구분하기 위해서는 방사선 계측장비(radiation monitoring equipment)가 필수적이며, 이 장비는 다음과 같은 방사능 방재 유관기관에서 확보 · 운영하고 있다.
  - 방사선비상진료기관
  - 권역응급의료센터
  - 원자력 관계 사업자
  - 지방자치단체
  - 군 · 경 · 소방 등 유관기관

PART 04

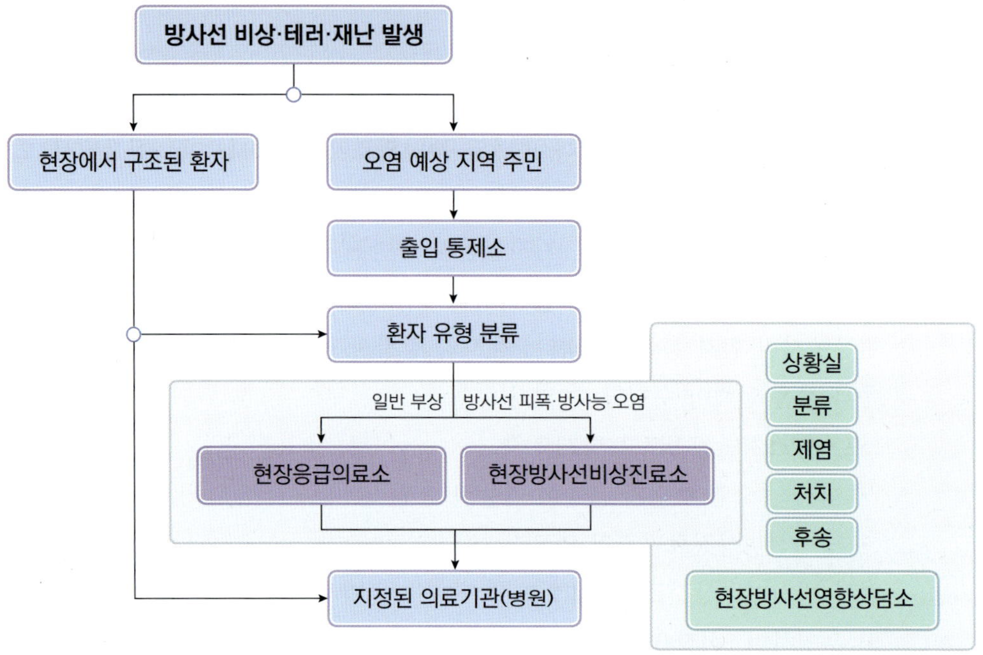

그림 9-36. **방사선 재난 현장의 의료대응 개요**

㉡ 현장응급의료소에서 방사능 오염자 발견 시 조치 요령

- 생명에 위협을 주는 손상이 있는 경우에는 지체 없이 응급처치를 시행한다.
  - 예: 주요 출혈의 지혈, 기도 확보, 긴장성 기흉에 대한 감압술 등
- 방사능 오염이 의심된다는 이유로 응급처치를 지연해서는 안 된다.
- 개인 보호장구(PPE)를 반드시 착용한다.
  - 방사선 사고 대응에는 Level D 수준의 보호장비로도 충분한 방사선 방호가 가능함
- 방사선 계측장비를 보유한 유관기관(군 · 경 · 소방 · 방사선비상진료기관 등)에 아래와 같이 지원을 요청한다.
  - 방사선 계측장비를 보유한 기관에 신속히 지원을 요청한다.
  - 계측장비를 활용하여 사고 현장 및 관련 인원의 방사선 오염 여부를 검사한다.
  - 현장에 투입된 대응요원들의 방사선 피폭 수준을 측정 · 평가한다.
- 현장방사선비상진료소(RERT field station)가 설치되어 있는 경우 해당 진료소로 환자를 인계하여 연계 진료를 진행한다.

– 방사선비상진료체계가 아직 가동되지 않은 초기 단계(활성화되기 전 단계)에서는 다음과 같이 조치한다.
  - 한국원자력의학원 사고 접수 응급전화(02−3399−5959)로 즉시 연락한다.
  - 사고 상황을 설명하고 환자 이송병원 배정을 요청한다.

– 대응 과정 중 피폭 위험이 우려되는 경우, 한국원자력의학원과 상의하여 후속 대책 강구한다.

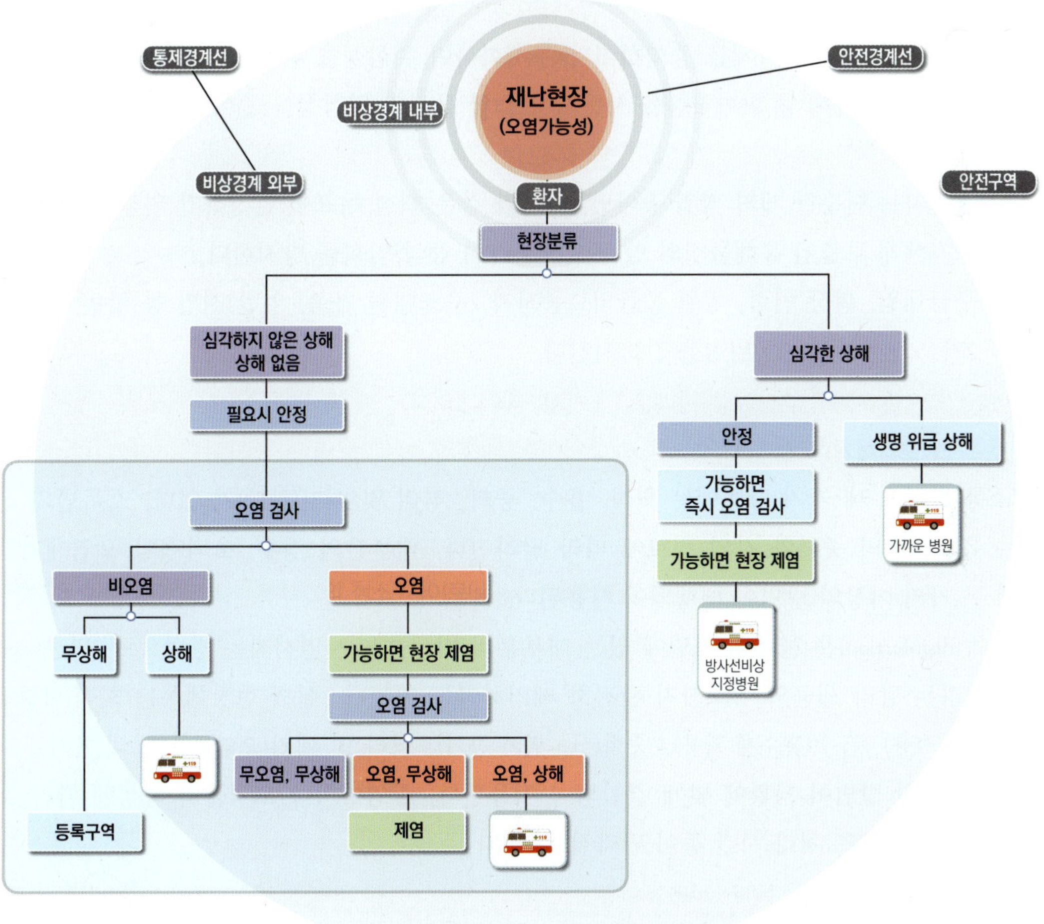

그림 9-37. 환자 흐름도에 따른 현장 방사선 비상진료소 운영

06 위험물 소독(오염제거)에 대한 접근법

소독(오염제거, decontamination)은 유해물질이 사람, 장비, 환경에 미치는 건강상 위해를 줄이거나 제거하기 위해 시행하는 조치로, 물리적 또는 화학적 방법을 통해 수행된다.

소독의 유형 및 정의는 다음과 같다.

① 물리적 소독

인체나 장비 표면에 묻은 유해물질을 물리적으로 제거하는 작업을 의미한다. 예를 들어, 흐르는 물로 세척하거나, 브러시로 닦아내는 등의 방법이다.

② 화학적 소독

유해물질의 독성 자체를 중화하거나 무해화하여 위험성을 감소시키는 과정이다. 주로 소독제, 중화제 등 화학약품을 사용하여 오염 물질의 위험성을 줄이는 방법이다.

소독 절차는 단순한 제거 작업이 아닌, 다음과 같은 핵심 목표를 달성하기 위해 수행된다.

① 환자에게 노출된 유해물질의 양을 최소화하여 증상 악화를 방지한다.

② 구급대원, 현장 인력, 병원 응급의료종사자, 구조대원 가족, 일반 시민 등 주변 인력의 2차 오염(이차 감염) 위험을 감소시킨다.

1) 소독법(오염제거)

소독의 주요 네 가지 방법에는 희석, 흡수, 중화, 격리 및 폐기(차단)가 있다. 소독법의 선택은 유해물질의 종류와 감염 경로에 따라 달라진다. 대부분의 경우, 효과적인 오염제거를 위해 두 가지 이상의 방법이 병행되어 사용된다.

소독(disinfection)은 물체의 표면에 있는 대부분의 미생물을 사멸시키는 방법으로, 멸균(sterilization)과는 달리 세균의 아포까지 완전히 제거하지는 않는다. 실제 현장에서는 희석(다량의 물과 세제 사용), 흡수(흡수제 활용), 중화(산 · 염기 중화), 격리 및 폐기(오염물 분리 및 안전한 폐기) 등 다양한 방법이 상황에 맞게 결합되어 적용된다. 감염병이나 오염물의 특성에 따라 소독액의 종류, 농도, 처리 시간 등이 달라질 수 있다.

(1) 희석

희석은 오염된 사람이나 물체를 다량의 물로 세척하여 유해물질의 농도를 낮추는 작업이다(그림 9-38). 물은 국소적인 흡수를 줄이고, 오염물질을 효과적으로 제거할 수 있어 전 세계적으로 가장 보편적으로 사용되는 오염제거 방법이다. 녹색 비누(Tincture of Green Soap)와 같은 비누를 함께 사용하면 오염제거 효과가 더욱 높아진다.

① 다량의 물로 세척하면 오염물질의 농도와 밀도를 크게 낮춰, 더 이상 위험하지 않은 수준으로 만들 수 있다.

㉠ 주의사항: 화학물질을 '소량의 물'로 희석하는 것은 오히려 위험할 수 있으므로 반드시 '다량의 물'을 사용해야 한다.

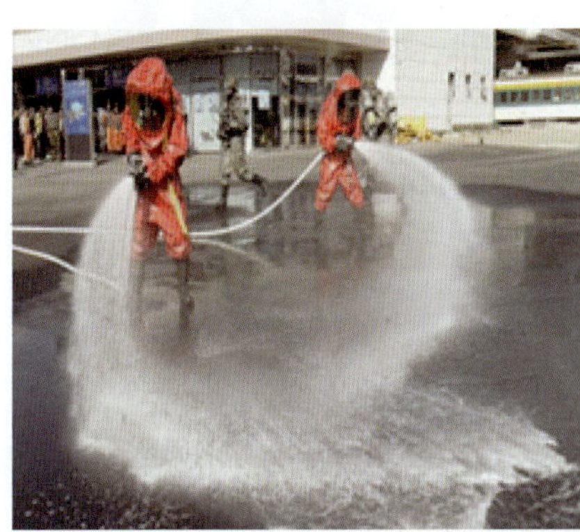
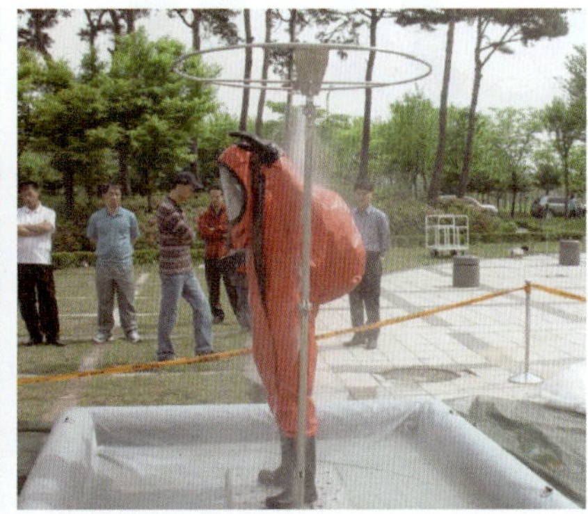

그림 9-38. **오염제거를 위한 희석방법**

(2) 흡수

흡수는 패드나 수건 등 흡수제를 이용해 유해물질을 닦아내거나 제거하는 작업을 의미한다. 흡수는 오염된 부위를 건조시키는 차원에서 주로 물 세척이 끝난 후에 적용된다. 이 과정은 남아 있는 오염물질의 양(오염수치)을 더욱 낮출 수 있다.

① 일반적으로 오염제거를 위한 첫 번째 방법으로 사용되지는 않는다.

② 사고 현장의 환경정리나 청소작업에서 자주 활용된다(그림 9-39).

㉠ 다만, 흡수는 주요 소독법으로는 간주되지 않는다.

③ 상황에 따라 가장 적합한 흡수제(sorbent)나 흡착제(absorbent)를 선택해야 한다.

㉠ 현장에서는 가장 효율적으로 오염을 제어할 수 있는 흡수제/흡착제를 배치하는 것이 중요하다.

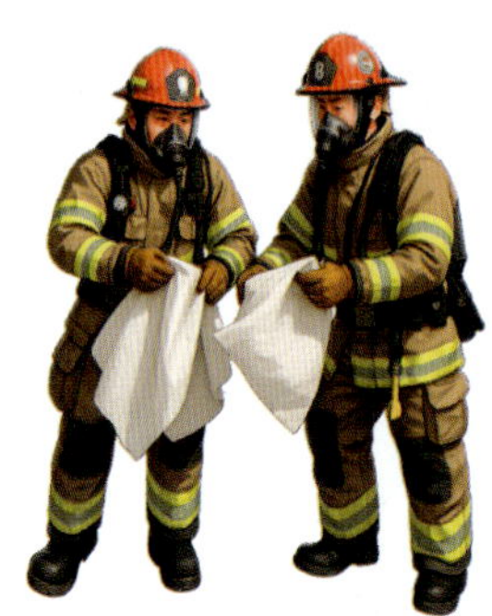
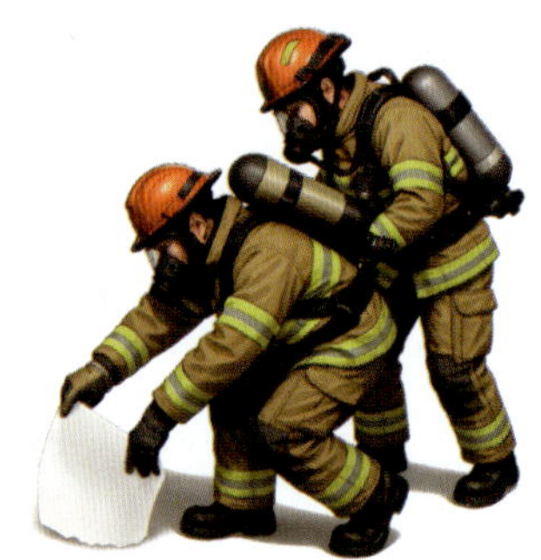

그림 9-39. 가장 적합한 흡수제(Sorbent)/흡착제(Absorbent)를 선택하여 흡수한다.

④ 흡수와 흡착의 차이

㉠ 흡수(Absorption): 한 물질이 다른 물질의 내부로 침투해 용액이나 화합물을 형성하는 과정으로, 예를 들어 스펀지가 물을 빨아들이는 현상이다. 이는 벌크(bulk)현상이다.

- 벌크현상: 물체의 내부 전체에서 일어나는 현상(예: 흡수)

㉡ 흡착(Adsorption): 한 물질이 다른 물질의 표면에만 부착되는 과정이다. 예를 들어 활성탄 표면에 오염물질이 달라붙는 현상이다. 이는 표면현상이다.

- 표면현상: 물체의 표면에서만 일어나는 현상(예: 흡착)

⑤ 흡수제/흡착제 선택 시 고려사항

㉠ 오염물질의 종류(극성, 무극성, 산성, 염기성 등)와 현장 상황에 맞는 흡수제/흡착제를 선정해야 하며, 높은 용해도, 낮은 독성, 재생 가능성, 비용, 안전성 등이 고려되어야 한다.

(3) 중화

중화란 산성을 띠는 물질에 알칼리성(염기성) 물질을 첨가하거나, 그 반대로 염기성 물질에 산성을 첨가해 서로의 독성을 줄이거나 없애는 과정을 말한다. 대표적으로 산과 염기가 반응하여 물과 염(salt)을 생성하는 화학 반응이다.

① 오염 제거의 세 번째 방법

㉠ 중화는 오염물질 제거를 위한 3번째 방법이다.

㉡ 산성이나 염기성 오염물질의 독성을 화학적으로 중화시켜 안전하게 처리하는 방법이다.

② 응급의료 현장에서의 사용 빈도

㉠ 응급의료인력 사이에서는 중화법이 거의 사용되지 않는다.

㉡ 현장에서는 유해물질과 적절한 중화제를 파악하는 것이 어렵다.

㉢ 중화 과정에서 발열(열 발생) 반응이 많아 오히려 추가 손상을 유발할 수 있다.

③ 세척 작업과의 비교

㉠ 세척(물리적 희석 및 제거) 작업은 보통 화학물질을 더욱 빠르고 안전하게 희석 및 제거할 수 있다.

㉡ 현장에서 가용할 수 있는 장비(물, 세척장비 등)를 고려할 때, 세척이 더 실용적인 방식이다.

④ 중화의 현장 적용 시 주의사항

㉠ 중화제 선택이 매우 중요하다. 예를 들어, 소석회, 가성소다 등은 중화열이 많이 발생해 위험하지만, 중탄산나트륨($NaHCO_3$)은 중화열이 거의 없어 안전하게 사용할 수 있다.

㉡ 중화반응은 대부분 발열반응이므로, 중화 과정에서 발생하는 열로 인해 화상 등 2차 손상이 발생할 수 있다.

㉢ 적절한 보호장비(PPE)와 환기가 필수이다.

(4) 격리 및 폐기(처단/처분)

격리 및 폐기는 환자나 장비를 유해물질로부터 분리하여, 추가적인 오염(감염) 및 노출을 방지하는 작업이다. 격리는 사고 현장에 별도의 구역(zone)을 설정하는 것에서 시작된다.

① 유해물질 제거팀과 응급구조 인력은 환자를 위험지역(Hot zone, Red)에서 오염감소지역(Warm zone, Yellow)으로 안전하게 이동시킨다.

② 환자의 옷이나 장신구(보석 등)는 즉시 제거하여, 환자와 유해물질의 접촉을 최소화한다.

③ 오염(감염)된 물체는 모두 적절하게 폐기하거나 별도로 보관하여, 2차 오염 및 노출을 방지한다.

2) 소독법 결정 요소

소독 작업을 수행할 때는 사고 관리의 우선순위를 항상 염두에 두어야 한다. "생명 안전, 사고 안정화, 재산 보존"이라는 원칙은 모든 사고현장에서 반드시 고려되어야 한다.

① 생명이 위태로운 경우, 환자의 안전이 최우선이며 환경적인 고려는 그 다음이다.

㉠ 환경에 대한 고려는 생명에 대한 위험요소가 없을 때에만 우선순위가 부여된다.

- 소독에 사용된 물이나 폐기물이 환경오염의 원인이 되지 않도록 주의한다.
- 오염을 완전히 제거하는 것이 사고 수습보다 우선적으로 이루어져야 한다.

② 생명 안전이 확보된 후에는 사고를 안정시키고, 재산 보호를 위한 조치를 시행한다.

(1) 응급의료 작업 운영 방법

응급의료인력은 유해물질 사고 현장에서 다음 두 가지 유형의 작업 방식 중 하나를 선택해야 한다.

① 빠른(단기) 의사결정(Fast break decision making)
응급의료인력의 오염을 방지하거나, 환자의 생명에 즉각적인 위험이 존재할 때 신속하게 적용해야 하는 방식이다.

② 장기 의사결정(Long term decision making)
유해물질 제거팀 또는 응급의료인력이 환자를 구조하고, 환자의 회복을 위한 연장된 사건 관리, 유해물질의 확인, 적절한 소독법 및 치료 방법 결정 등 장기적인 관점에서 접근해야 하는 상황에 적용된다.

(가) 빠른 의사결정하기(Fast break decision making, 단기적 결정)

환자가 의식이 있는 유해물질 사고 현장에서는 감염된 환자가 스스로 주요 사고구역을 벗어나 응급의료팀이 있는 곳으로 이동하는 경우가 많다. 이러한 상황에서 응급구조사는 자신과 동료의 2차 감염을 방지하기 위해 신속한 의사결정을 내려야 한다.

① 유해물질 제거반이 현장에 도착해 작업을 시작하기까지 시간이 소요될 수 있음을 항상 염두에 둔다.
   ㉠ 감염된 환자가 현장을 완전히 벗어날 가능성도 있다.
   ㉡ 모든 응급의료인력은 전반적인 감염 위험에 대비해야 한다.
   ㉢ 기본적인 개인보호장비(PPE)는 항상 제 위치에 비치되어 있어야 한다.
   ㉣ 응급의료인력은 2단계 정화(소독) 절차를 숙지하고 있어야 한다.

② 중증 환자가 발생했거나, 알 수 없는 혹은 생명에 치명적인 물질이 있는 사고 현장에서는 더욱 신속한 의사결정이 필요하다(그림 9-40).
   ㉠ 제독관련 모든 대응요원이 긴급제독활동(emergency decontamination operation)을 수행할 때 적절한 개인보호장비를 착용하고 있는지 확인한다.
   ㉡ 오염지역(contaminated area)에서 피해자를 신속히 이동시킨다.
   ㉢ 긴급 제독 장소가 안전한 곳에 설치되었는지 확인한다.
   ㉣ 오염된 개인보호장비, 의복 또는 노출된 신체 부위를 다량의 물로 즉시 씻어낸다.
      - 환자의 옷을 신속히 제거한다.
      - 생명에 치명적인 문제가 있을 때는 다량의 물로 세척해야 한다.
         • 저체온증을 방지하기 위해 온수 사용이 권장된다.
         • 현장 상황에 따라 온수 사용이 어려울 수 있다.

- 혹한기에는 어린이나 노약자가 저체온증에 노출될 수 있으므로 각별한 주의가 필요하다.

ⓜ 오염된 개인보호장비와 의복을 신속히 제거해 오염 확산을 막는다.
- "자신이 환자가 되지 않는다."는 응급의료체계의 제1원칙을 반드시 지킨다.
- 응급구조사나 동료 대원이 오염원에 노출되지 않도록 주의한다.
- 추가 지원부서가 도착하기 전까지 환자를 최선으로 격리 · 차단해야 한다.

ⓑ 머리부터 발끝까지 신속하게 한 번에 헹구고, 비누 등으로 씻은 뒤 다시 헹군다.

ⓢ 환자상태 평가, 응급처치 및 의학적 치료를 위해 환자를 응급구조사에게 인계한다.
- 유해물질에 노출된 중증 환자를 치료할 때는 위험 대 혜택(risk to benefit) 평가를 신속히 실시해야 한다.
  - "얼마나 위험한가?"
  - "지금 환자에게 필요한 것이 무엇인가?" 등을 스스로 질문해야 한다.

ⓞ 구급차 및 병원 직원에게 관련 오염물질 정보를 신속히 전달한다.

ⓩ 요구되는 보고서(report) 및 지원 문서(supporting documentation)를 작성한다.

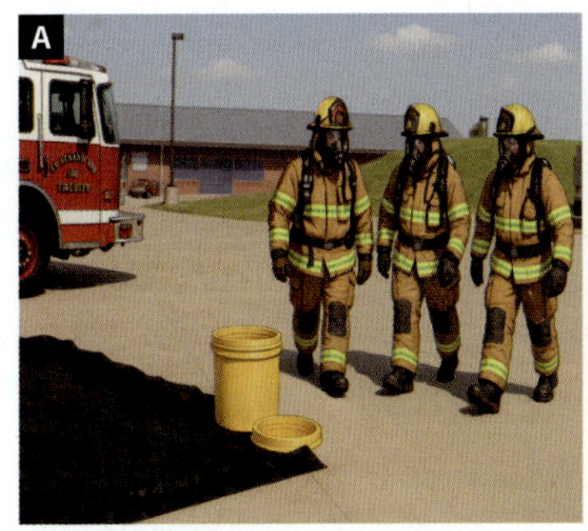

오염 지역으로부터 피해자 이동

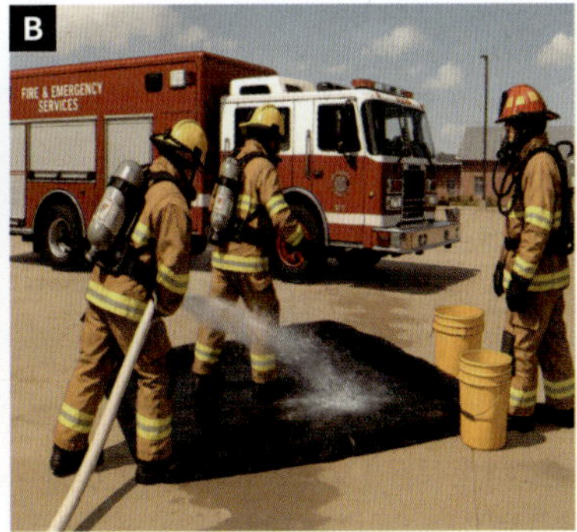

노출된 신체 부위를 대량의 물로 즉시 세척

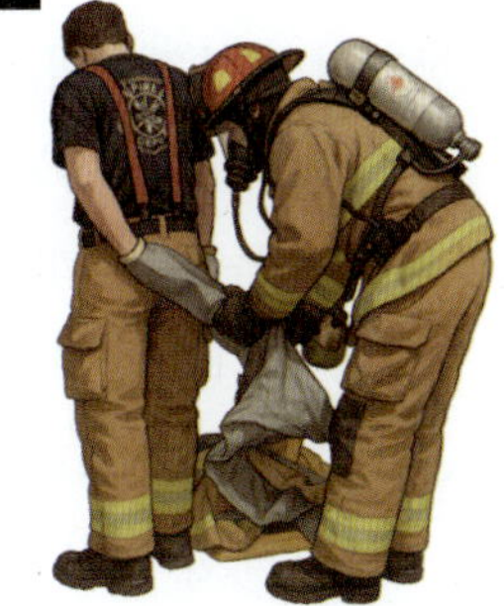

개인보호장비/의복을 신속히 제거 및 오염 확산 방지

그림 9-40. 빠른 의사결정 하기에 따른 긴급 제독

현장에서는 섣부른 행동 전에 잠시 생각해 볼 필요가 있다. 서둘러 실시하는 응급처치가 즉각적인 효과를 보이지 않을 수 있지만, 하나의 실수가 응급의료인력을 환자로 만들 수 있기 때문이다.

① 환자의 상태가 치명적이지 않은 사고 현장의 경우

㉠ 응급의료인력은 더욱 신중한 접근법을 취해야 한다.

㉡ 일반적인 절차를 마친 뒤 정화 및 응급처치를 동시에 진행해야 한다.

② 유해물질 확인 여부에 따른 주의 전환
  ㉠ 유출되는 유해물질을 차단할 수 있다.
  ㉡ 보행이 가능한 환자는 통제된 환경에서 정화하여 사생활을 보호해야 한다.
  ㉢ 환자 모니터링, 의복 재착용, 격리 등의 작업을 수행할 수 있다.

(나) 장기적 의사결정하기(long term decision making)

시간적 여유가 있는 상황에서는 장기적 의사결정을 고려한다. 이는 주로 환자가 위험지역(Hot zone)에 있으며 스스로 탈출할 수 없을 때 적용된다.

① 응급의료인력의 초기 대응
  ㉠ 위험지역 진입 전, 유해물질 제거반에 즉각 지원을 요청해야 한다.
    – 유해물질 제거반 도착에는 60분 이상 소요될 수 있다.
② 의료적 모니터링
  ㉠ 응급의료인력은 유해물질 제거반의 작업을 의학적으로 감시해야 한다.
③ 소독통로 설치 전 접근 금지
  ㉠ 소독통로가 완비될 때까지 현장에 접근하지 않는다.

장기적 의사결정의 장점으로는 다음과 같다.

① 체계적 대응 가능하다.
  ㉠ 소독처치, 개인보호구(PPE) 확보, 2차 감염 방지, 환경적 요인 고려, 유해물질 조사 등 다양한 요소를 종합적으로 반영할 수 있다.
② 시행착오 최소화할 수 있다.
  ㉠ 신속한 의사결정보다 오류 가능성이 낮아, 보다 신뢰할 수 있는 방식으로 선호된다.
  ㉡ 충분한 정보와 다양한 대안을 검토하고, 논리적 평가 과정을 거치기 때문에 불필요한 시행착오를 줄이고, 더 나은 결과를 도출할 수 있다.

응급구조사 등 응급의료인력은 스스로 위험구역을 탈출하려는 환자로 인해 유해물질 사고 현장에서 의사결정을 신속하게 내려야 하는 상황에 직면하게 될 수 있다. 이에 따라, 응급의료인력은 빠른 의사결정에 항상 대비되어 있어야 한다.

3) 현장정화(현장소독)

소독법과 개인보호장비(PPE) 선택은 유해물질의 종류에 따라 결정된다. 유해물질을 정확히 식별하지 못한 경우, 최악의 시나리오를 가정하고 대응해야 한다.

① 미확인 유해물질 대응

- 건식 세척 우선: 화학물질 입자를 솔이나 천으로 털어낸 후 물 세척을 진행한다(그림 9-41A). 이는 물과의 반응을 최소화하기 위함이다.
- 녹색 비누 활용: 틴쳐 오브 그린 소프(Tincture of green soap)와 다량의 물을 사용해 유기물질(기름, 지문 등)을 효과적으로 제거한다. 비누 분자의 계면활성 효과가 오염물질을 포착해 희석시킨다.

② 이소프로필 알코올 적용

㉠ 이소시아네이트 대응: 이소프로필 알코올(IPA)은 이소시아네이트와 같은 휘발성 유기화합물 제거에 효과적이다. 단, 인화성과 피부 자극 위험이 있으므로 환기와 PPE(장갑, 마스크) 착용이 필수이다.

③ 식물성 기름 사용

㉠ 물 반응성 물질 대응: 알칼리금속(나트륨, 칼륨) 등 물과 격렬히 반응하는 물질은 식물성 기름으로 먼저 코팅해 반응을 억제한다. 이후 비누와 물로 잔여물을 세척한다.

④ 주의사항

㉠ PPE 관리: 오염된 PPE는 즉시 제거하고 별도 격리해야 2차 오염을 방지할 수 있다.

㉡ 환경 고려: 세척수는 환경오염을 유발하지 않도록 폐수처리 기준을 준수해야 한다.

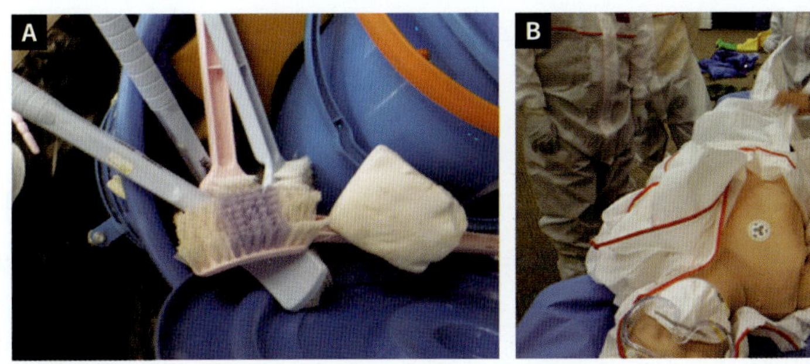

그림 9-41. (A) 화학물질 입자를 솔로 털어낸다. (B) 환자의 의복(신발, 양말, 장신구 등)을 모두 제거한다.

(1) 2단계 소독 절차

시간적 여유가 없는 긴급 상황(단기적 결정 필요)에서 환자의 전신정화를 위해 적용하는 기본 절차이다.

① 1단계: 오염된 의복 및 장신구 제거

환자의 모든 의복(상의, 하의, 신발, 양말, 보석류 등)을 즉시 제거해야 한다(그림 9-41B).

㉠ 유해물질의 종류와 노출 시간에 따라 환자마다 오염 정도와 대응 효과가 다를 수 있다.

㉡ 사전에 PPE(개인보호장비) 착용과 오염물 수거용 밀봉용기를 준비해야 한다.

② 2단계: 비누와 물을 이용한 세척

비누(녹색 비누)와 다량의 물로 환자 전신을 철저히 세척해야 한다.

㉠ 세척 시 오염된 물이 응급의료인력에게 튀지 않도록 주의해야 한다.

㉡ 세척수는 매번 안전하게 배수되도록 하며, 환경오염을 방지해야 한다.

※ 정화가 어려운 부위(특별히 주의가 필요한 부위)는 두피 · 모발, 귀, 비강, 액와(겨드랑이), 손톱 · 발톱, 배꼽, 성기, 서혜부(사타구니), 둔부, 무릎 뒤편(피부 주름), 발가락 사이 등이다.

(2) 8단계 소독 절차

소독 절차(8단계 과정) 8단계는 완전 정화지역(통로)에서 실시되며, 핫존을 벗어나기 위해 유해물질 제거는 다음과 같은 절차를 따른다.

① 1단계: 소독 통로의 위험지역(Hot Zone)을 통해 정화구역으로 진입하고 환자로부터 오염물질을 기계적으로 제거한다.

② 2단계: 오염된 장비를 회수구역에 두고 외피 장갑을 벗는다.

③ 3단계: 정화 대원이 위험지역(Hot Zone) 대응인력을 전신소독 및 샤워를 시킨다.

㉠ 모든 환자와 응급의료인력을 세척 솔로 문지르면서 전체를 세척한다(그림 9-42).

㉡ 피부표면 소독이 끝나면, 김염부위에 희석소치를 한다.

㉢ 환자는 6-7단계로 넘어갈 수도 있다.

④ 4단계: 핫존 대응대원은 자급식공기호흡기(SCBA)를 제거하고 격리시켜야 한다.

㉠ 오염구역에 재진입해야 할 경우, 핫존 대응팀은 Cold Zone에서 준비한 새로운 자급식공기호흡기를 착용한다.

⑤ 5단계: 위험지역(Hot Zone)에서 나온 대응대원의 모든 보호복을 제거한다.

㉠ 오염된 물품은 따로 격리시킨다.

㉡ 폐기처리가 필요한 물품은 라벨(label)을 붙여 오염된 공간(오염지역 쪽)에 보관한다.

⑥ 6단계: 오염된 의복이 제거되지 않은 환자는 의복을 제거시킨다.

㉠ 제거된 모든 물품은 모두 비닐봉지에 넣어 격리시킨다.

㉡ 차후 폐기 처분이나 보관을 위한 라벨(label)을 붙인다.

⑦ 7단계: 대응대원과 환자는 부드러운 솔이나 스펀지, 물, 성분이 순한 비누나 세제를 사용하여 전신 세척을 받는다.
   ㉠ 세척 도구는 추후 폐기 처분될 수 있게 비닐봉지에 따로 보관한다.

⑧ 8단계: 환자는 병원으로 이송되어 추가 처치를 받기 전에 신속한 환자평가로 응급진단 및 진료를 받게 하고 안정화시켜야 한다.
   ㉠ 응급구조사는 대응대원을 의료적 모니터링 및 감염노출 기록을 실시한다.
   ㉡ 필요한 경우, 대응대원을 병원으로 이송한다.

8단계 소독 절차 단계는 고정된 절차가 아니며, 현장 상황에 따라 약간씩 수정할 수 있다. 응급구조사는 정화(소독)법 절차를 잘 숙지하고 있어야 한다.

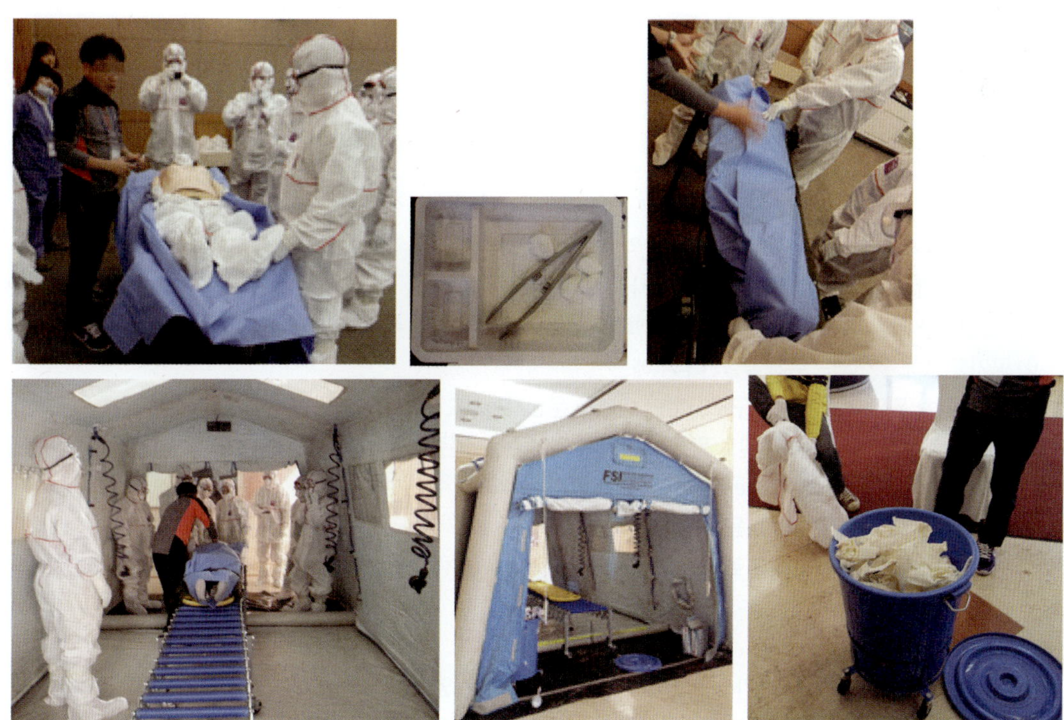

그림 9-42. 소독의 실습 과정

(3) 환자 이송 시 고려사항

현장에서 정화를 받은 환자는 완전히 소독된 상태가 아님을 항상 기억해야 한다. 현장에서 정화를 받은 환자는 '반소독 환자'라고도 하며, 의료시설에서는 보다 적극적이고 침습적인 정화 절차가 필요할 수 있다.

① 감염의 유형에 따라 손상 부위는 괴사 조직에 대한 변연절제술이 필요할 수 있다.

② 모발이나 손톱은 다듬거나 제거해야 할 필요가 있을 수 있다.

③ 지나치게 완벽한 소독을 위해 시간을 낭비하여 환자가 사망하는 것보다는, 환자를 살아있는 상태로 신속히 병원에 이송하는 것이 훨씬 낫다.

④ 현장에서 정화된 환자는 보다 세부적인 정화 처리가 가능한 의료시설로 이송된다는 점을 명심해야 한다.

⑤ 현장에서 정화된 환자를 이송할 때는 항상 환자의 신체에 오염물질이 남아 있을 수 있음을 기억해야 한다.

Tip 환자 이송 사례

① 어떤 환자가 기침하거나 구토할 때 화학 약품을 삼킨 경우에는
　㉠ 가능한 폐기 처분이 가능한 장비를 사용해야 한다.
　㉡ 환자가 기침이나 구토를 하면서 독성 화학물이 외부로 배출될 수 있다.

② 공기를 통해 확산되는 유해물질인 경우에는
　㉠ 구급차 뒤편에 있는 응급구조사뿐만 아니라 운전자까지도 감염될 수 있다.

③ 구급차 내부를 플라스틱 재질로 완전히 감싸서 격리하는 것은 실질적으로 어렵다. 그러나 환자 들것 정화 시스템(Stretcher Decon System)을 이용하여 환자를 격리할 수 있다.
　㉠ 오염된 체액을 담는 데 도움이 된다.
　㉡ 플라스틱 백은 추가적으로 보호막 기능을 제공한다(그림 9-43).

이송 과정에서는 이처럼 폐기 가능한 장비 사용, 구급차 내 감염 차단, 들것 정화시스템 및 플라스틱 백 활용 등 다양한 방법을 통해 2차 오염과 감염 확산을 최소화해야 한다.

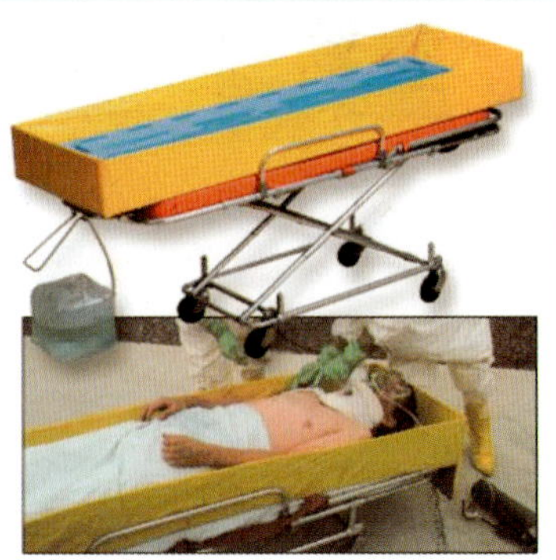

그림 9-43. Stretcher decon system

07 유해물질 개인보호장비

유해물질 사고현장에서 사용되는 개인보호장비는 응급구조사 등과 대응대원의 부상을 방지하거나 감소시킬 수 있도록 특별히 제작된 장비이다. 기본적으로 유해물질 보호장비에는 레벨 A(최고수준)부터 레벨 D(최저수준)까지 총 4단계가 있다.

1) 유해물질 보호장비

(1) 레벨 A(고급 안전보호장비)

① 레벨 A는 호흡 기능과 위험물질의 튀김 방지 기능이 있는 최고 보호구를 제공하는 단계이다.

㉠ 유해물질 보호구는 자급식 호흡기(Self-Contained Breathing Apparatus, SCBA)를 착용하고 있는 구조대원을 화학물질로부터 완전히 보호하는 기능, 즉 응급구조사 등과 대응대원을 완전히 감싸서 캡슐화(encapsulating)하여 유해물질로부터 보호하는 역할을 한다.

㉡ 알 수 없는 물질이 있고 호흡기 및 피부에 대한 위험이 잠재적으로 있는 경우와, 알 수 없는 물질이 있는 위험지역(Hot zone)에 진입하는 응급구조사 등과 대응대원은 완전히 밀봉된 불투과성 보호복을 착용해야 한다.

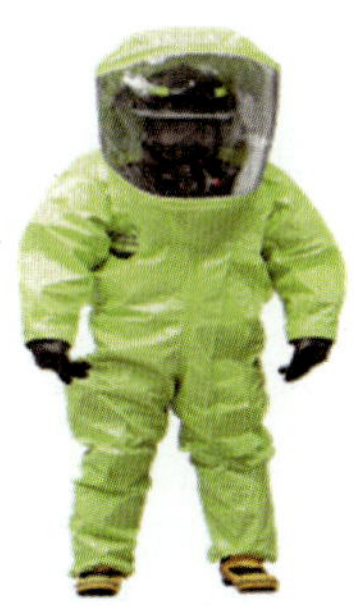

level A(고급 안전보호장비)

1) 특징
- 완전 밀폐형 화학적·생물적 내구성 보호복
- 자급식 공기호흡기(SCBA) 내장(50분 이상 공기 공급 가능)
- 불투과성 재질로 피부, 호흡기, 점막을 완전 차단

2) 착용 조건
- 고위험 병원체 오염이 의심되는 장소
- 호흡기(독가스)·피부·눈에 치명적인 위험물질이 존재하는 환경
  → 최고수준 호흡기, 눈, 점막, 피부보호
- 알 수 없는 유해물질이 있는 핫존(Hot Zone) 진입 시

3) 구성
- 공기호흡기(SCBA): 자체 공기탱크와 호흡마스크
- 전신 화학물질 차단복: 화학저항성 소재의 불투과성 슈트
- 냉방자켓: 과열 방지를 위한 냉각 시스템
- 보호장화: 화학저항성 장화
- 송수신 헬멧: 통신기기 내장 헬멧
- 무전기: 팀 간 연락용

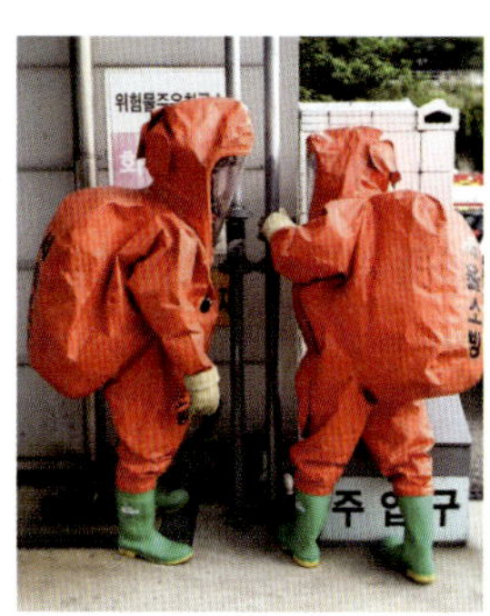

4) 관리 및 활용
- 사용 후 오염제거 및 세척이 용이하도록 설계
- 밀폐식 특수 지퍼로 공기 유출 방지
- 탈착 시 추가 공기 주입 가능
- 두창(천연두), 페스트(흑사병), 바이러스성 출혈열 등 고위험 병원체 검체 채취 시 필수

5) 레벨 A 적용 사례
① 알 수 없는 유해물질이 산발된 핫존(hot zone) 진입 시
② 독성 가스 또는 휘발성 화학물질 노출 위험 환경
③ 생물학적 위험물질(예: 에볼라 바이러스) 처리 시

6) 주의사항
① 착용 전 공기호흡기 점검과 슈트 밀폐 상태 확인 필수
② 작업 시간은 공기탱크 용량(50분) 내로 제한

이처럼 레벨 A 장비는 최상의 보호를 제공하지만, 장시간 사용 시 열스트레스와 이동 제한이 발생할 수 있어 신속한 현장 대응이 필요하다.

(2) 레벨 B(기초 안전보호장비)

① 레벨 B는 피부 손상 위험이 비교적 낮은 환경에서 호흡기를 완전히 보호하는 단계이다.
- ㉠ 전신을 완전히 캡슐화하지는 않지만 화학적 저항력이 높은 보호복이다.
- ㉡ 지퍼, 장갑, 부츠, 마스크의 접합부는 강력 접착테이프로 밀봉할 수 있도록 설계되어 있다.
- ㉢ 자급식 호흡기(SCBA)는 보호복 밖에 착용되어 기동성을 높이고 호흡기 용기 교체가 용이하다.
- ㉣ 일반적으로 소독(정화) 처리 담당 대원이 레벨 B 보호장비를 착용한다.

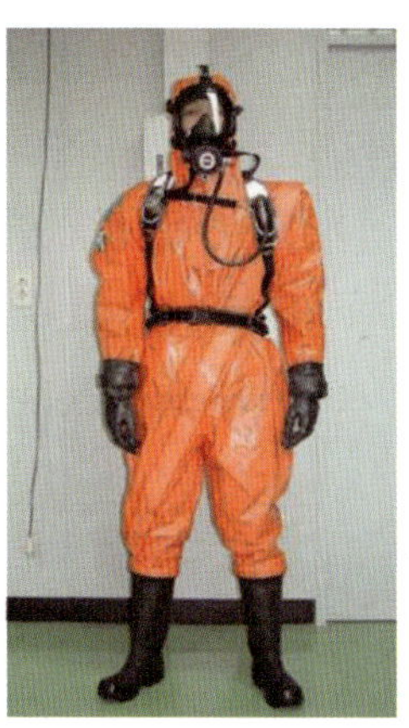

level B(기초 안전보호장비)

1) 특징
- HEPA 필터가 장착된 방독마스크를 사용하는 단계이다.
- 타이벡(Tyvek) 소재 또는 보호력 있는 부직포 소재로 제작된 보호복이다.

2) 착용 조건
- 저위험 병원체 오염이 있는 경우이다.
- 피부 흡수 가능성이 낮은 환경이다.
- 대기 중 오염물질이 확인된 경우이다.
  → 최고수준 호흡기 보호 + 낮은 수준 피부 보호가 적용된다.
- 단순 백색가루 등 미립자 형태 병원체 대응에 적합하다.

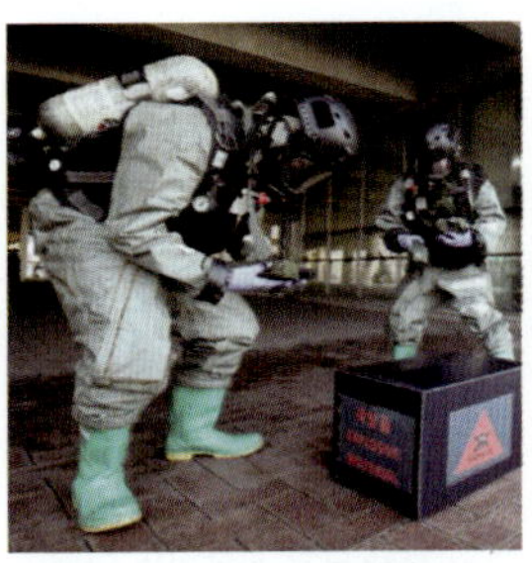

3) 구성
- 상하 일체형 보호의복이다.
- 화학물질 저항성 장갑과 장화이다.
- HEPA 필터(P100) 호흡보호구 또는 SCBA이다.
- 1회 사용 후 폐기하는 일회용 장비이다.

4) 특징
- SCBA를 외부에 착용해 작업 시간을 연장할 수 있다.
- 화학물질 노출 위험이 낮은 웜존(Warm Zone)에서 주로 활용된다.
- 타이벡 소재는 가볍고 통기성이 있어 장시간 착용 시 열스트레스를 줄여준다.

(3) 레벨 C(표준예방장비)

① 레벨 C는 불투과성 보호복, 장화, 손과 눈을 보호하는 장비를 포함한다.

㉠ 자급식 호흡기(SCBA) 대신 공기 정화기(APR)를 사용한다.

㉡ 공기 정화기는 환경에서 인지하고 있는 오염물에 대해 정화통(필터기)을 통해 오염물을 걸러내어 보호한다.

－정화통은 특별히 선택되어야 한다.

㉢ 2차 감염 위험이 있는 환자를 이송할 때 착용한다.

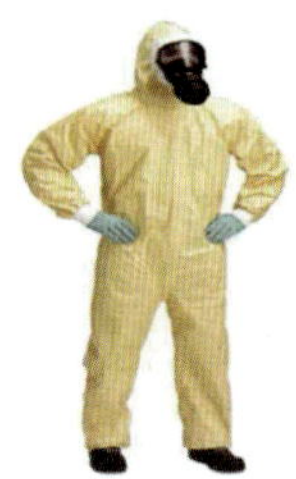

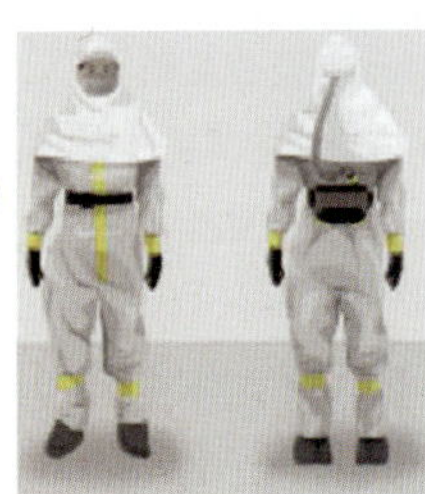

level C(표준예방장비)

1) 특징
- 피부로 흡수되는 위험이 없는 경우에 사용한다.
- 낮은 수준의 호흡기 및 피부 보호를 제공한다.

2) 구성
- 가운, 장갑, 공기 정화기(APR) 마스크, 고글, 손 씻기를 포함한다.
- 공기 정화기(air purifying respirator)와 화학물질 저항 보호복, 장갑, 장화를 포함한다.

(4) 레벨 D(일반예방조치)

① 레벨 D는 소방복인 방화복과 같은 장비로 구성된다. 일반적으로 레벨 D 장비는 유해물질 사고에 적합하지 않다.

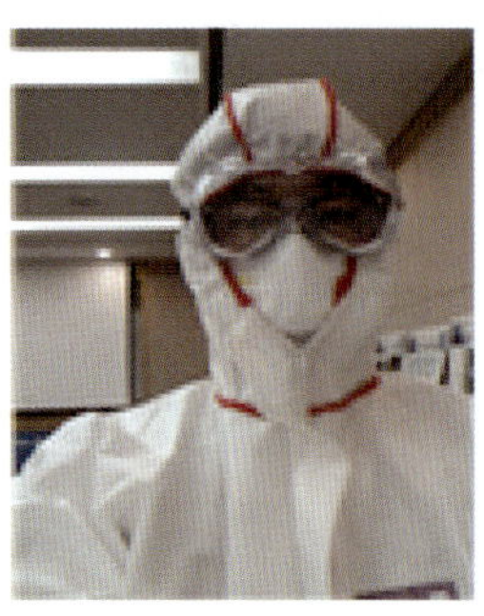

level D(일반예방조치)

1) 특징
- 일반 예방조치 수준의 장비이다.
- 피부로 흡수되는 위험이 없는 경우에 사용한다.
- 호흡기 보조기가 없으며, 최소 수준의 피부 보호만 제공한다.

2) 구성
- 가운, 장갑, N-95 마스크, 고글, 손 씻기를 포함한다.
- 호흡보조기 없이 수술가운, 마스크, 라텍스 장갑 등을 사용하는 단계이다.

2) 생물테러감염병별 권장 착용 보호복 및 구성 물품

표 9-22는 대표적인 생물테러 감염병에 대해 현장과 의료기관에서 권장되는 보호복 등 개인보호장비(PPE) 구성을 요약한 것이다. 감염병의 전파 위험도와 작업 환경에 따라 보호 수준이 다르며, 현장에서는 주로 Level C급 이상의 보호복과 정화통이 달린 전면형 면체가, 의료기관에서는 Level D~C급 보호복과 N95 마스크, 필요시 PAPR(전동식 공기정화호흡기)이 사용된다.

표 9-22. **감염병 유형별 권장 보호복 및 장비(현장/의료기관 기준)**

구분	현장용	의료기관용
탄저	Level C급 보호복, 생물 작용제의 제거 능력이 가능한 정화통이 달린 전면형 면체	Level D급 보호복, N95 마스크(필요시 PAPR*)
페스트	Level C급 보호복, 생물 작용제의 제거 능력이 가능한 정화통이 달린 전면형 면체	Level D급 보호복, N95, 안면보호구, 앞치마(필요시 PAPR*)
야토병	Level C급 보호복, 생물 작용제의 제거 능력이 가능한 정화통이 달린 전면형 면체	Level D급 보호복, N95 마스크(필요시 PAPR*)
에볼라열	Level C급 보호복, 생물 작용제의 제거 능력이 가능한 정화통이 달린 전면형 면체	Level C급 보호복, N95 마스크, 안면보호구, 앞치마(필요시 PAPR*)
마버그열	Level C급 보호복, 생물 작용제의 제거 능력이 가능한 정화통이 달린 전면형 면체	Level C급 보호복, N95 마스크, 안면보호구, 앞치마(필요시 PAPR*)
라싸열	Level C급 보호복, 생물 작용제의 제거 능력이 가능한 정화통이 달린 전면형 면체	Level C급 보호복, N95 마스크, 안면보호구, 앞치마(필요시 PAPR*)
두창	Level A급 보호복, 공기호흡기	Level C급 보호복, PAPR
보툴리눔	Level C급 보호복, 생물 작용제의 제거 능력이 가능한 정화통이 달린 전면형 면체	Level D급 보호복, N95 마스크(필요시 PAPR*)

* PAPR: Powered air purifying respirator(전동식 공기정화호흡기)

(1) 유해물질 개인보호장비 선택 기준

① 물질안전보건자료(MSDS)를 통해 유해물질의 특성, 인체 유해성, 취급 방법을 반드시 확인한다.

② 단일 소재로 모든 화학물질을 차단할 수 없으며, 화학물질별 내성을 고려해 장비를 선택해야 한다.

(2) 유해물질 개인보호장비 주의사항

① PPE 미착용 진입 금지

㉠ 응급의료종사자는 적절한 개인보호장비 없이 유해물질 사고현장에 진입해서는 안 된다.

② 구급차 기본 PPE 비치

㉠ 모든 구급차에는 완전한 수준(full turn out gear)은 아니더라도 기본 PPE 세트(장갑, 마스크, 고글 등)를 상시 비치해야 한다.

③ 미확인 화학물질 대응

㉠ 현장 상황이 급박하고 화학물질이 확인되지 않으면 최대한 장비 착용(Barrier Protection)하여 최고수준으로 대응한다.

- 방화복이나 타이벡(Tyvek) 보호복은 특정 화학물질에만 효과적이며, 만능이 아니다.
- HEPA 필터 마스크 + 이중/삼중 장갑으로 추가 보호한다.
- 라텍스 장갑은 화학적 저항력이 없으므로 나이트릴 장갑을 사용한다.
- 가죽 장화는 화학물질을 영구 흡수하므로 고무장화를 착용한다.

표 9-23. 개인보호장비 재질 및 규격

구분	구 성	규 격
Level A	보호복	① 안면은 내충격용, 전방 시야각도 확보 가능한 넓은 창 ㉠ 안면: 내충격용, 전방 160도 이상 ② 밀폐형화학보호복(공기호흡기 내장형)으로 탈착이 용이한 구조 ㉠ 착용후 공기주입이 가능, 공기 및 산호 호흡기 내장형 ③ 겨자가스, 신경가스, 독가스, 사린 등에 대한 보호성능을 갖춘 제품 ④ 화학적, 생물학적 내구성이 있는 밀폐형 보호장비 ⑤ 냉방자켓은 작업 시 열 스트레스로부터 보호 ⑥ 사용 후 오염제거 및 세척 용이, 반복사용 가능 ⑦ HD(겨자가스), VX(신경가스), soman(독가스), tabun(독가스), 사린, 루이사이트(독가스)에 대한 보호 성능 이상을 갖춘 제품 ⑧ 화학적, 생물적 내구성이 있는 밀폐형 보호장비 ⑨ 착용지퍼는 가스 침입 방지용 혹은 밀폐식 특수 지퍼

PART 04

구분	구 성		규 격
Level A	보호장갑		① 보호복과 일체형으로, 쉽게 미끄러지거나 찢어지지 않는 구조이며 옷의 소매가 밀착되어야 함 ② 보호복과 탈착이 용이한 구조 ③ 쉽게 미끄러지거나 찢어지지 않는 구조
	보호장화		① 보호복과 일체형구조인 내화학성 장화
	공기호흡기		① 착용 후 최대 50분가량 사용가능
	골전도헤드셋		① 이어폰과 마이크 내장형 구조
	무선송수신기		① 6개의 채널이 있으며, 2,000 m까지 사용가능 ② 50분 이상 송수신이 가능
	송수신헬멧		① 두부보호 및 송신장치 장착
Level B	전신보호복		① 타이벡 소재, 1회 사용 후 폐기 ① 상하일체형 보호복
	보호장갑		① 보호복과 탈착이 용이한 구조 .옷의 소매가 밀착되어야 함. ② 쉽게 미끄러지거나 찢어지지 않는 구조로 1회 사용 후 폐기
	보호장화		① 내화학성 장화, 1회 사용 후 폐기
	공기호흡기		① 착용 후 최대 50분가량 사용가능
Level C	전신보호복		① 폴리에틸렌 혹은 폴리프로필렌 소재(내화학 코팅)(1회 사용 후 폐기) ② 분진 및 바이러스 혈액에 대한 보호성능을 갖추어야 함 ③ 후드가 장착된 일체형 화학보호복
	보호장갑		① 보호복과 탈착이 용이한 구조로 옷의 소매가 밀착되어야 함 ② 쉽게 미끄러시거나 찢어지지 않는 구조(1회 사용 후 폐기)
	보호장화		① 내화학성 장화, 1회 사용 후 폐기
	마스크	면체	① 얼굴과 눈이 외부와 완전히 밀폐되는 전면형
		정화통	① 방독 및 방진이 가능하며, 사용 전 밀봉으로 포장되어 있어야 함 ② 방진능력은 특급/P100 이상, 생물학작용제의 차단 가능 ③ 방독능력은 신경·혈액·겨자작용제의 차단 가능
Level D	전신보호복, 덧신		① 바이러스 비말이 전신과 의복에 오염되어 간접 전파 되는 것을 방지
	장갑		① 바이러스에 의한 손오염 방지, 노출정도를 고려하여 재질 선택
	장화		① 신발 덮개 대신 착용하며 바닥이 젖거나 오염이 심할 경우, 노출 위험에 따라 선택
	헤어캡		① 비말이 머리에 오염되는 것을 방지
	보안경		① 눈의 점막 오염방지
	안면보호구		① 눈의 점막과 안면부 오염 방지
	호흡기보호구 (외과용 마스크)		① 코와 입의 점막을 통한 호흡기 감염 방지, 착용 시 콧등의 철심을 코에 맞게 착용해야 효과 있음
	호흡기보호구 (N95 마스크)		① 코, 입 점막을 통해 호흡 시 병원체 입자가 유입되는 것을 방지
	PAPR		① 코와 입의 점막을 통한 감염원 흡입 방지하며 충전, 소독 등 관리필요

표 9-24. **등급별 개인보호장비 착용 조건 및 구성요소**

구 분	Level A급	Level B급	Level C급	Level D급
완전 착용 모습	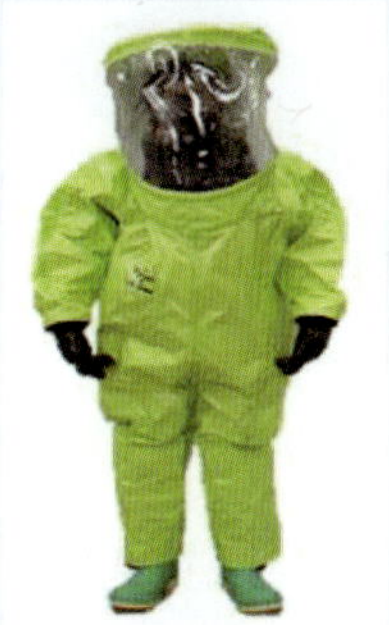	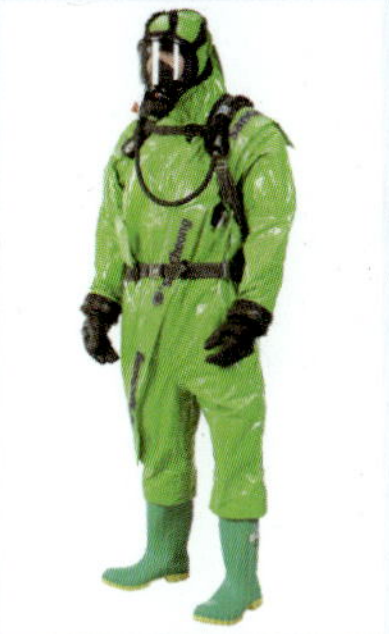	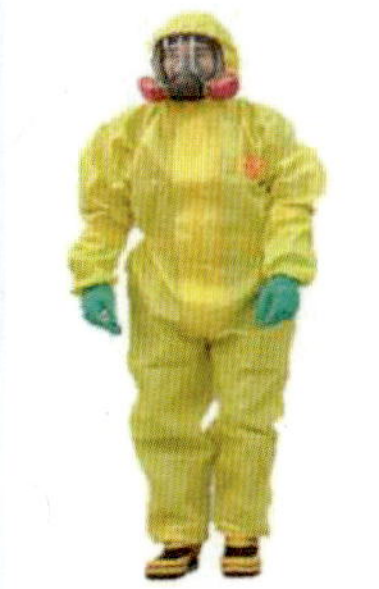	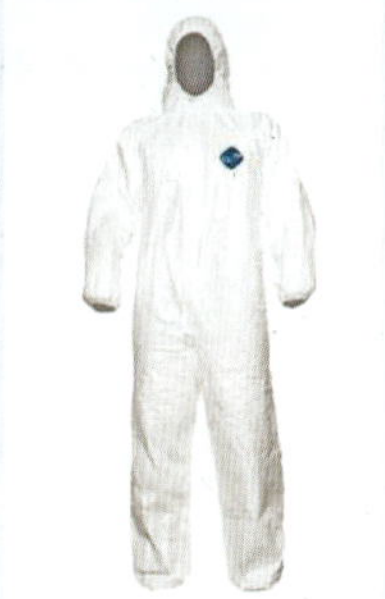
구성 요소	① 완전밀폐형(미립자, 액체, 증기)보호복 ② 냉방자켓 ③ 보호장화 ④ 공기호흡기(SCBA) ㉠ 가장 높은 수준의 호흡기 보호 ⑤ 송수신 헬멧, 무전기 ㉠ 머리보호구 ⑥ 골전도헤드셋	① 상하일체형 보호복 ㉠ 약간 낮은 수준의 피부 보호 ㉡ 의복은 내화학성이어야 하지만 가스나 증기가 목, 손목을 통해 들어올 수도 있는 경우 ② 보호장갑 ③ 보호장화 ④ 공기호흡기(SCBA) ㉠ 가장 높은 수준의 호흡기 보호	① 전신보호복 ㉠ 낮은 수준의 호흡기 보호(공기정화학식 호흡기 보호구 사용) ㉡ Level B와 동일한 피부 보호 ② 보호장갑, N95 동급 마스크, 보안경 또는 안면보호구(필요시 PAPR) ㉠ 낮은 수준의 호흡기 보호(공기정화학식 호흡기 보호구 사용) ③ Hepa Filter (P100) 호흡보호구	① 전신보호복 ㉠ 최소 수준의 보호에 사용 - 유해한 분진 입자나 액상물질의 분무에 대한 보호 ② 보호장갑, N95 동급 마스크, 보안경 또는 안면보호구(필요시 PAPR) ③ 피부를 특별히 보호할 수준이 아님 ④ 전형적으로 안전모, 보호안경, 안전화, 보호앞치마 등으로 구성
착용 조건	① 고위험 병원체 오염 의심장소 ㉠ 가장 높은 수준의 피부와 호흡기 보호 ㉡ 예: 두창, 페스트 ② 고위험물질(미립자, 액체, 가스)로 확인되거나 의심되는 경우 ㉠ 가스/증기로부터 보호할 수 있는 캡슐형 보호의 ㉡ 양압형 자가공기공급식 호흡기보호구 또는 외부공기공급식 호흡기보호구 ③ 호흡기, 피부, 눈 등 점막에 치명적인 위해를 주는 경우 ④ Hot Zone(위험지역)에서 사용	① 저위험 병원체 오염 의심장소 ② 저위험물질(미립자, 액체비산)로 확인되거나 의심되는 경우 ③ 피부에 악영향을 미치지 않거나 흡수 가능성이 적은 경우 ④ 대기중 오염물질이 확인된 경우 ⑤ Warm Zone(경보지역)에서 사용	① 화학물질이 어느 정도의 농도로 존재하는지 알려진 상태이며 피부로 흡수되는 위험은 없는 경우 ② Clean Zone(제독 혹은 세척지역)에서 사용 ③ 예바이러스성 출혈열 등	① 호흡기보호구 불필요 ㉠ N95 등의 동급의 마스크 ② 일반적인 작업복 수준 ③ Cold Zone(안전지역)에서 사용 ④ 예: SARS, MERS, CoV 등

표 9-25. **기타 개인보호장비의 종류**

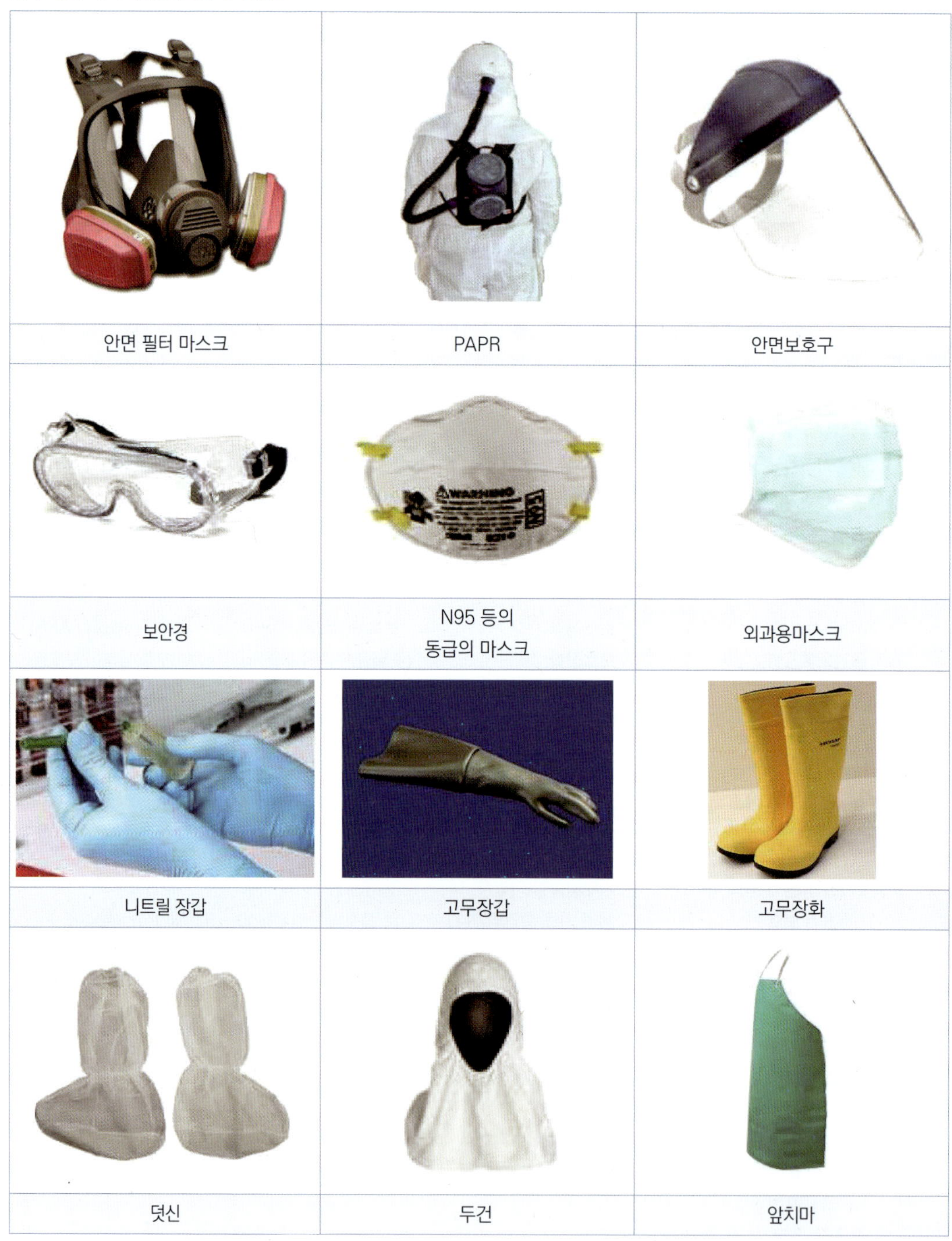

안면 필터 마스크	PAPR	안면보호구
보안경	N95 등의 동급의 마스크	외과용마스크
니트릴 장갑	고무장갑	고무장화
덧신	두건	앞치마

08 의료적 감시와 복귀: 유해물질 사고 대응 인력 관리

1) 의료적 감시의 목적과 기본 원칙

유해물질 사고 현장에서 응급구조사 및 대응인력(구조)에 대한 의료적 감시는 사고 전·중·후에 걸쳐 인력의 건강과 안전을 보장하기 위한 필수 절차다. 미국 OSHA HAZWOPER (29 CFR 1910.120) 기준에 따라, 현장 진입 전 신체검진, 연 1회 정기 신체검진, 현장 퇴장 시 검사, 노출 후 추가 검진 등 체계적인 감시가 요구된다. 주요 검사항목에는 활력징후(혈압, 맥박 등), 체중, 심전도, 정신·신경 상태 등이 포함된다.

2) 현장 진입 전 준비(투입 가능 상태 평가)

진입 전 응급구조사 및 대응인력의 활력징후, 체중, 심전도, 정신·신경 상태를 평가하고 기록한다. 이상 소견이 있으면 현장 투입을 제한한다.

① 유해물질 제거 및 응급처치 인력은 2인 1조로 위험지역(Hot zone)에 진입하며, Hot zone 외부에 보호장비를 착용한 인력을 대기시켜야 한다.

② PPE(개인보호장비) 착용 시 열 스트레스와 탈수 위험이 높으므로, 진입 전 250-500 mL의 물이나 스포츠 음료(50% 희석)를 미리 섭취하여 수분을 보충한다.

3) 현장 대피 후 재활 및 복귀(이탈 후 복귀 절차)

위험지역에서 철수한 후, 응급구조사 및 대응인력은 의료감시 감독관에게 상태를 보고하고, 동일 변수(활력징후, 체중 등)를 재측정한다(그림 9-44). 탈수 및 열 스트레스 예방을 위해 물이나 희석 스포츠 음료를 충분히 제공해 재수화 조치를 실시한다. 필요시 경구 또는 정맥 수액 보충 방법을 결정한다. 의식이 명료하고 활력징후가 정상이어도, 체중이 진입 전과 다를 경우(탈수 등)에는 재진입을 금지한다.

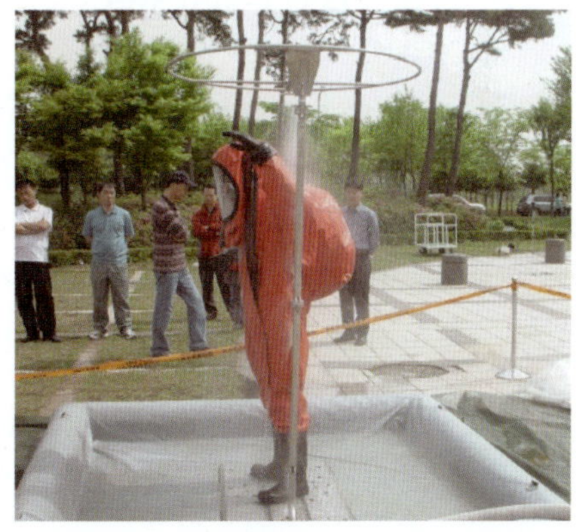

그림 9-44. 소독 절차에 관여된 구조대원

의료적 감시 프로토콜

1) 진입 전 평가 항목 확대

① 기립성 혈압 검사: 앙와위 → 직립 시(standing position) 수축기 20 mmHg 이상 하강 시 진입 금지

② 심전도 기저선 기록: QT 간격 연장(>440 ms) 또는 ST 분절 이상 시 교대 인력 투입

2) 소독 후 재진입 기준

① 체중 회복율: 휴식 30분 내 진입 전 체중의 98% 이상 회복 필요.

② 인지 기능 테스트: 5단계 기억 회상 테스트(5-word recall) 80% 이상 정확도 요구

4) 열 스트레스 요인 및 관리

PPE 착용 시 체온 상승, 땀 배출 제한 등으로 열 스트레스가 심화된다. 온도, 습도, 활동 시간, 체력 등을 종합적으로 고려해 진입 및 작업 시간을 조절해야 한다. 작업 중 · 후에는 정기적으로 맥박, 혈압, 체온 등 활력징후를 측정하고, 75% 이상의 최대 심박수(220-나이 × 0.75) 또는 맥박 110회/분 초과 시 작업시간을 단축하고 적극적 재수화가 필요하다. 재진입 전에는 반드시 의료진이 활력징후와 탈수(기립성 변화 등) 여부를 평가하며, 이상 소견이 있으면 복귀를 제한한다.

열 스트레스 관리 강화

1) Level A 보호복의 열부하 영향

① 캡슐화된 Level A 보호복은 체온 조절 메커니즘(복사·전도·대류·증발)을 95% 차단하여 체온 1°C/10분 상승한다.

② 32°C, 습도 81% 환경에서 60분 작업 시 장내 온도가 38.5°C까지 상승하는 것이 실험적으로 확인되었다.

2) 작업 시간 관리 프로토콜

① 심박수 기준: 최대 허용 심박수(AAMHR)의 75%(=220-연령 x 0.75) 또는 110 BPM 초과 시 작업 중단 → 30분 작업 후 30분 휴식 시, 심박수 5분 내 100 BPM 미만 회복이 필요하다.

3) WBGT(습구흑구온도) 지수 활용

WBGT 범위	작업/휴식 비율
≤29.4°C	45분 작업: 15분 휴식
29.5-31.5°C	30분 작업: 30분 휴식
≥31.6°C	작업 금지

〈계속〉

4) 열 손상 예방 기술

(1) 개인 냉각 시스템

① Phase change material (PCM) 장착 내의: 5℃ 냉각수 순환 시 피부 온도 3.8℃ 감소 효과가 있다.

② 경동맥 냉각 패드: 15분 적용 시 뇌 온도 0.5℃ 저하로 열피로가 지연되었다.

(2) 실시간 생체 모니터링

① 심박수·체온 연속 측정기: 90% 이상의 착용자가 작업 시간 20% 연장되는 효과가 있다.

열 스트레스를 평가할 때 응급구조사는 많은 요인을 고려해야 한다. 그 주요 고려사항으로는 온도와 습도가 있고, 평가대상으로는 다음과 같다.

① 사전 수화 조치

② 현장 활동의 시간 및 정도

③ 전반적인 체력 등

보호복 중 레벨 A는 현장 응급구조사등 및 대응인력을 유해물질로부터 보호하지만 열 손상 및 스트레스에 노출하게 한다(그림 9-45). 응급구조사등 및 대응인력은 캡슐화(encapsulating) 보호복에 의해 후덥지근한 여름 무더위 속에서 구급·구조 활동을 하는 것과 같은 열 스트레스를 받을 것이다. 응급구조사 및 대응인력의 보호복은 유해물질을 차단하는 동시에 열소실(복사, 전도, 대류, 증발작용)을 방지한다. 그렇기 때문에 현장진입 이후의 의료적 감시의 우선순위 목록 상위에 열 스트레스가 있다.

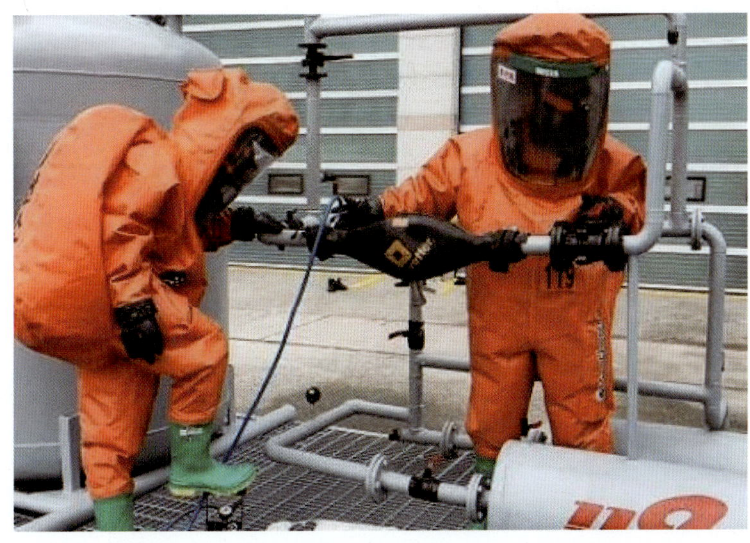

그림 9-45. 응급의료종사자 구조인력은 캡슐화(encapsulating) 보호복에 의해 열 스트레스를 받을 것이다.

5) 수분 및 전해질 관리

PPE 착용 환경에서는 땀으로 수분과 전해질이 빠르게 손실되므로, 작업 전 · 중 · 후에 꾸준한 수분 및 전해질 보충이 필수다. 스포츠 음료는 희석하여 섭취하고, 짧은 간격(15분마다 240 mL 등)으로 소량씩 자주 마시는 것이 효과적이다. 탈수의 징후(체중 감소, 어지럼증, 맥박 상승 등)가 나타나면 즉시 작업을 중단하고, 필요시 정맥 수액 등 적극적 처치를 시행한다.

유해물질 사고 대응 인력의 의료적 감시와 복귀 절차는 응급구조사 및 대응인력의 건강과 안전을 최우선으로 하며, 사전 평가, 현장 모니터링, 재활 및 복귀 평가, 열 스트레스 관리, 체계적인 수분 · 전해질 보충이 핵심이다. 모든 단계에서 표준화된 기준과 기록, 의료진의 적극적 개입이 필수적으로 요구된다.

Chapter 10

테러에 대한 대응

01 개요

테러(terror)라는 용어는 라틴어 "terrere"에서 유래하여 공포, 공포조성, 극심한 두려움 또는 죽음에 대한 심리적 상태를 의미한다. 이는 곧 '떨게 하는 상태', '죽음을 야기하는 행위나 속성'을 내포한다. 테러리즘은 주권국가 또는 특정 단체가 정치, 사회, 종교, 민족주의적 목표 달성을 위해 조직적이고 지속적으로 폭력을 사용하거나 폭력 사용을 협박하여 광범위한 공포 분위기를 조성함으로써, 특정 개인, 단체, 사회, 정부의 인식 변화와 정책 변화를 유도하는 상징적 · 심리적 폭력행위의 총칭이다.

Tip 테러의 정의

테러리즘은 폭력 또는 폭력의 위협을 계산적으로 사용하여 사회 전체에 공포 분위기를 조성하고, 이를 통해 특정 정치적 목적을 달성하려는 행위다.

- 정치적, 이념적 목적으로 타인에게 위해를 가하는 행위
- 폭력 또는 폭력의 위협을 통해 광범위한 공포를 조성하고, 사회나 정부의 행동 변화를 유도

1) 테러리즘의 변화: 올드 테러리즘과 뉴 테러리즘

과거의 테러리즘(old terrorism)은 주로 정치적 메시지 전달이나 협상, 제한적 목표 달성을 위한 수단으로 사용되었다. 대표적으로 특정 인물 암살, 인질극 등 상대적으로 표적이 명확한 방식이 많았다.

반면, 뉴 테러리즘(new terrorism)은 다음과 같은 특징을 가진다.

① 이념 · 종교적 극단주의: 극단적 종교 또는 이념에 기반한 테러가 증가하고 있다.

② 무차별적 대량 살상: 특정 목표가 아니라 불특정 다수를 대상으로 한 무차별적 폭력,

대량 인명 피해를 목표로 한다.

③ 조직의 비정형화: 과거처럼 뚜렷한 지휘체계가 없는 느슨한 네트워크형 조직이 많아지고 있다.

④ 첨단기술 활용: 인터넷, 사이버, 생화학 무기 등 새로운 기술과 수단을 적극 활용한다.

⑤ 전쟁의 한 형태: 전통적 전쟁과 유사하게, 상대방의 궤멸이나 사회 혼란 자체가 목적이 되기도 한다.

9.11 테러 이후, 미국 등 주요 국가들은 테러리즘 근절을 위한 군사적 대응(반테러 전쟁)을 본격화하였다. 이 과정에서 테러의 양상은 더욱 복잡해지고, 생화학 · 사이버 등 다양한 형태로 진화하고 있다.

2) 생화학·사이버 테러의 위협

(1) 생화학 테러

① 생화학 무기는 폭탄과 달리 눈에 보이지 않아 탐지가 어렵고, 사용 후 피해 규모와 범위를 신속히 파악하기 힘들다.

② 감염이나 노출 후 증상이 나타나야 사용 사실을 알 수 있어, 초기 대응이 매우 어렵다.

③ 저비용으로 대량 살상 및 사회 혼란 유발이 가능해 테러단체에 매력적인 수단이다.

④ 실제로 2001년 미국에서 발생한 탄저균 우편 테러, 2014–2016년 이라크 · 시리아에서의 화학무기 사용 등 다양한 사례가 존재한다.

(2) 사이버 테러

① 인터넷과 정보통신기술을 활용해 국가 인프라(전력, 교통, 금융 등) 마비, 개인정보 유출, 허위정보 유포 등 다양한 피해를 유발한다.

② 경제적 손실, 사회 혼란, 정치적 불안정, 국민 신뢰 저하 등 파급 효과가 크다.

③ 사이버 공간의 익명성과 경계 없는 연결성으로 인해 사전 탐지 및 대응이 어렵다.

폭탄은 눈에 보이지만 생화학 무기는 보이지 않기 때문이다. 이로 인해 방독면을 아예 쓰고 살지 않는 한 생화학 테러 앞에서는 사실상 무용지물이다. 누군가가 감염된 다음에야 무기가 사용됐는지 확인할 수 있고 그때쯤이면 이미 그를 통해 많은 사람들이 병에 걸린 후일 것이기 때문이다. 그동안 생물 무기를 이용한 테러는 공상과학소설이나, 007 시리즈 영화에나 등장하거나 도덕적으로 상상할 수 없는 일로 일축되어온 점이 없지 않다. 또한, 화학테러, 사이버테러 등을 통해 저렴한 비용으로 대규모 인명살상 및 국가인프라 파괴효과 달성이 가능하며, 얼굴 없는 테러로 사전 색출이 어렵다.

전쟁의 한 형태로 불특정 다수인을 상대로 무차별 인명살상을 기도하고, 테러조직이 여러 국가 · 지역에 걸쳐 그물망 조직으로 연결된 결사체로서 하나의 중심세력을 제거해도 다른 조직이 그 역할을 수행하는 등 뉴테러리즘(new terrorism)에 대한 종전과 다른 형태의 대처방식이 요구되고 있다.

Tip 테러

① 사람이 없는 공장이나 시설을 공격하기도 하지만, 대부분은 많은 무고한 사람들이 피해를 받는다.
② 테러분자들은 최대의 효과를 내기 위하여 비행기나 기차와 같은 시설물을 목표로 하므로 동시에 수많은 피해자가 발생한다.
③ 사용방법은 다양하다.
  – 생물학적인 병원체나 독극물을 공기 중이나 물 또는 음식에 넣는 경우가 있다.
    • 매우 찾기가 어렵다.
  – 위와 같은 형태의 테러 중에 전 세계적으로 문제시되고 있다.
    • 많은 국가에서 보유하고 있는 다양한 종류의 군사용 가스를 테러분자들이 탈취하여 테러의 목적으로 사용하는 것이다.

Tip 테러 및 대량살생무기

① 테러는 언제나 주위를 잘 살펴야 한다.
② 테러는 많은 인명을 살생, 살상하거나 재산 및 사회기반(교량, 터널, 공항, 항구 등)을 파괴할 목적으로 만들어진 것을 말한다.
③ 테러는 정부의 상징적인 건물(예: 청와대 및 주요 건물 등)이나 국가를 대표하는 건물(주한 일본대사관)등을 공격하기 위해 테레리스트에 의해 사용되어진다.
④ 대량살생물기로는 핵, 화학, 생물학, 폭발무기 등이 있다.
⑤ 대량살생무기(WMD)로부터 자신을 보호는 최선의 방법: 접촉을 하지 않는 것이다.
⑥ 응급구조사의 역할은 다음과 같다.
  – 사건이 의심되면 현장 안전을 먼저 확인한다.
  – 안전이 보장되지 않으면 들어가지 말고 추가지원을 기다린다.
  – 경찰에 통보하는 것도 중요하다.
    • 사건의 종류, 필요한 추가지원 사항 및 예상환자 수와 접근하기 좋은 바람 반대 방향의 위치를 알려준다.
  – 집결할 수 있는 장소를 확보하고, 접근 통로 및 출구확보를 한다.
  – 현장 안전을 계속 확인하고 재확인한다.
  – 응급처치, 응급상태인 환자의 치료 그리고 이송을 한다.

테러 행위는 다양한 형태로 발생하며, 전 세계적으로 테러단체가 가장 많이 사용하는 무기는 재래식 폭발물이다. 특히 차량에 고농축 질소 비료(암모늄 질산염)와 디젤 연료를 혼합한 대형 폭발물을 실어 폭발시키는 방식이 대표적이다.

주요 테러 사례

① 1972년 8월 16일, 엘 알 항공기 폭탄 테러
로마에서 텔아비브로 향하던 엘 알 항공기 수화물 칸에서 폭탄이 폭발했으나, 이스라엘의 특수 보호 설계 덕분에 비행기는 무사히 로마 공항으로 회항했다.

② 1995년 4월 19일, 미국 오클라호마시티 연방청사 폭탄 테러
티모시 맥베이가 암모늄 질산염과 디젤 연료로 만든 약 2,300kg의 폭발물을 트럭에 실어 청사 앞에서 폭파시켰다. 이로 인해 168명이 사망하고 684명이 부상했으며, 이는 미국 내 최악의 국내 테러로 기록된다.

③ 1995년 11월 13일, 사우디아라비아 리야드 차량폭탄 테러
국가 수비대 건물 앞에서 차량폭탄이 터져 미군 5명과 인도군 2명이 사망하고 60여 명이 부상했다. 이후 주범 4명이 사형에 처해졌다.

④ 2001년 9월 11일, 미국 9.11 항공기 테러
알카에다 조직원들이 민간 여객기를 납치해 뉴욕 세계무역센터와 워싱턴 국방부에 충돌시켜 총 2,977명이 사망했다. 이는 항공기를 무기로 활용한 대표적인 대규모 테러 사례다.

3) 테러 수단의 진화

최근에는 차량, 항공기뿐만 아니라 드론 등 무인기(UAV)를 이용한 테러 위협도 증가하고 있다. 드론은 저렴한 비용, 높은 접근성, 원격 조종의 이점을 바탕으로 폭발물 투하, 감시, 대중 집회 공격 등 다양한 방식으로 악용되고 있다(그림 10-1). 실제로 드론을 이용한 공항 마비, 군 행사 공격, 국가 지도자 암살 시도 등 다양한 사례가 보고되고 있다

4) 대량살상무기(CBRNE) 테러

테러단체는 화학, 생물학, 방사선, 핵, 폭발성 (Chemical, Biological, Radiological, Nuclear, and High-yield explosive, CBRNE)무기 등 대량살상무기(Weapon of Mass Destruction, WMD)를 이용한 공격도 시도하고 있다.

① 1995년 일본 도쿄 지하철 사린가스 테러
옴진리교 신도가 지하철에 신경작용제 사린을 살포해 13명이 사망하고 약 1,000명이 부상했다.

② 2001년 미국 탄저균 우편물 테러

9.11 테러 직후, 탄저균이 든 우편물이 언론사와 상원의원에게 발송되어 22명이 감염되고 5명이 사망했다. 이 사건은 생물테러의 심각성을 부각시켰다.

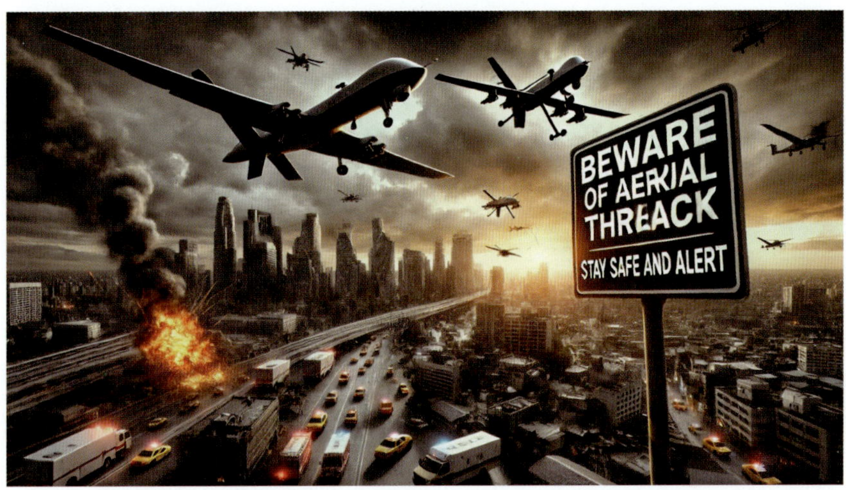

그림 10-1. **항공기와 드론 등으로 건물 파괴.** 공중의 위협에 주의/ 안전과 경계 유지(참고: ChatGPT)

※ 1995년 3월 20일. 일본 도쿄 중심부의 지하철에서 독가스인 사린가스 공격 사건이 발생하여 12명이 사망하고 5,500여명이 중·경상을 당하였다(그림 10-2). 사건은 옴진리교의 교주인 아사하라 쇼코가 자신의 교단에 비판적인 인사들에 대한 공격과 탈퇴하는 신자들의 납치 및 살해에 대한 경찰의 수사망이 좁혀져 오자 공권력에 대항하기 위해 독극물인 사린가스 테러리즘을 자행한 것으로 밝혀졌다.

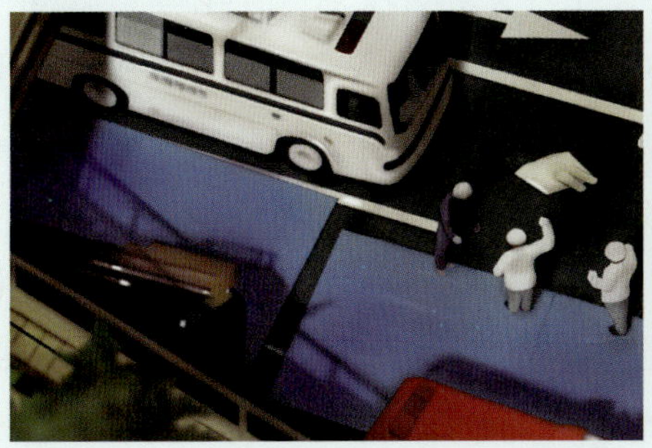

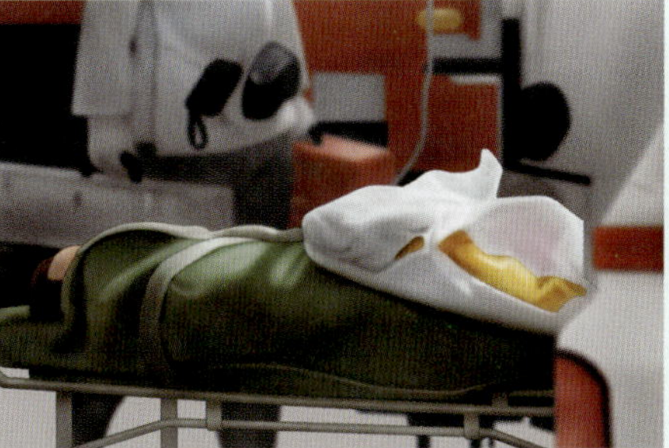

그림 10-2. **일본 도쿄 지하철 사린가스 테러**

(1) 결과 및 시사점

① 테러는 광범위한 지역에서 대량의 인명 피해와 사회적 혼란을 초래할 수 있다.

② 최근에는 군, 경찰, 정부 시설 등 '하드 타깃'뿐 아니라, 민간인 · 공공장소 등 '소프트 타깃'을 대상으로 한 무차별 공격이 증가하고 있다. 이는 사회 전반에 '어디에도 안전지대는 없다'는 공포를 확산시키는 효과를 노린 것이다

③ 테러의 위험이 높아지면서 응급구조사 등 담당자들은 테러에 대한 경각심과 함께, 자신과 동료, 환자, 시민을 보호할 수 있도록 철저한 준비가 필요하다.

④ 테러리스트는 국내외 어디든 거점을 둘 수 있으며, 다양한 수단과 신기술을 활용해 공격 방법을 계속 진화시키고 있다.

따라서, 테러 대응을 위해서는 재래식 폭발물, 대량살상무기, 드론 등 다양한 테러 수단에 대한 이해와 함께, 신속한 현장 대응 및 예방적 준비가 필수적이다. 또한, 테러리스트는 자신들의 주장을 위협하는 단체나 임원을 목표로 삼을 수 있을 뿐만 아니라, 고용업체 공격, 오염된 식품 · 의약품 등 생산된 제품을 이용한 대중 대상 테러도 시도할 수 있다. 국내외 테러 행위의 궁극적 목적은 일반 시민들에게 공포감을 심어주는 데 있다.

5) 테러로 인한 손상 특성과 응급대응 전략(프라이크버크와 테파스 연구를 중심)

테러는 전 세계적으로 발생하기 때문에 응급구조사는 테러로 인한 손상에 대한 기본적인 개념을 갖추고 있어야 한다. 프라이크버크(Frykberg)와 테파스(Tepas)는 220건의 테러 사례에서 발생한 3,357명의 피해자를 조사하여 나음과 같은 결과를 발표하였다.

① 사망 원인 중 가장 많은 비율(50% 이상)을 차지하는 것은 두부 손상이다. 즉, 테러로 인한 즉각적 및 지연 사망 모두에서 두부 손상이 가장 흔하게 나타난다.

② 즉각적인 수술이 필요했던 환자의 약 90%는 근골격계 손상을 입은 경우였다. 테러 생존자 중 다수는 연부조직 및 근골격계 손상이 많았으며, 이는 즉각적 처치와 수술이 요구되는 주요 손상 유형임을 시사한다.

③ 허파의 폭발손상(폐 폭발손상, pulmonary blast injury)은 흉부 손상 중 가장 흔한 형태이며, 전체 사망률의 약 11%를 차지한다. 폭발손상은 주로 폐, 귀, 위장관, 중추신경계, 심혈관계 등 공기가 포함된 기관에 심각한 손상을 초래한다.

㉠ 폐에 대한 일차적 폭발손상은 폐포 내 출혈이나 폐포-정맥루(alveolar-venous fistulae) 형성을 유발하여 정맥계 내 공기 압력을 증가시킬 수 있다.

- 동맥 공기색전(arterial air embolism)이 발생할 수 있으며, 이는 폭발 후 1시간 이내에 갑작스러운 사망을 유발하는 주요 원인 중 하나이다.

㉡ 폭발손상을 받은 환자에서 전신마취 또는 양압환기 시 초기 24-48시간 동안 공기색전의 위험이 매우 높으므로, 마취 및 기도 관리 시 각별한 주의가 필요하다.
㉢ 폭발손상 환자의 처치는 손상 병리에 대한 이해가 깊은 전문의가 담당해야 한다.

테러 발생 시에는 중증 환자뿐만 아니라 경미한 상처만 입은 피해자도 다수 발생할 수 있다. 현장에서 적절한 중증도 분류(트리아지)가 이루어져야 하며, 이는 대량 사상자 상황에서 생존율을 높이는 데 매우 중요하다.

이러한 연구 결과는 테러로 인한 대량 사상자 발생 시, 손상 부위와 중증도에 따라 신속하고 정확한 중증도 분류 및 적절한 처치가 환자 생존에 결정적임을 시사한다. 특히, 두부 손상과 폐 폭발손상에 대한 조기 인지와 전문적 처치, 그리고 근골격계 손상에 대한 신속한 수술적 대응이 중요하다.

6) 응급의료종사자의 역할과 대응

테러리즘의 양상과 위협이 점점 복잡해짐에 따라 응급의료종사자의 역할과 대응 방식도 지속적으로 변화하고 있다. 주요 대응방향은 다음과 같다.

(1) 현장 안전 확보 및 신속한 분류

① 테러 현장은 2차 공격, 화학 · 생물학적 노출 등 다양한 위험이 존재하므로, 구조대원과 환자의 안전 확보가 최우선이다.
② 현장 구역을 위험도(Hot, Warm, Cold zone)별로 구분하고, 신속한 환자 분류(트리아지) 및 우선 치료가 중요하다.
③ 현장에 도착한 응급구조사는 정확한 위험 평가와 함께, 현장 내 구조대원의 안전을 보장하는 절차를 반드시 준수해야 한다.

(2) 전문화된 교육 및 훈련

① 생화학, 방사능, 사이버 등 다양한 유형의 테러에 대비한 전문 교육과 실전 훈련이 필수적이다.
② 각 유형별 대응 매뉴얼과 장비(PPE, 해독제, 방독면 등) 확보 및 사용법 숙지가 필요하다.
③ 실제 테러 상황에서 효과적으로 대응하기 위해서는 정기적인 훈련과 모의훈련, 그리고 최신 사례 기반의 교육이 요구된다.

PART 04

(3) 협력적 대응체계 구축

① 경찰, 소방, 군, 보건 등 유관기관과의 유기적 협조체계 마련이 중요하다.

② 정보 공유, 합동 훈련, 통합지휘체계 구축 등을 통해 대응 역량을 강화해야 한다.

③ 각 기관 간의 신속한 정보 교환과 협력이 실제 현장에서의 혼란을 줄이고, 피해 최소화에 기여한다.

(4) 정신적·심리적 지원

① 대규모 테러는 피해자와 구조대원 모두에게 심각한 심리적 충격을 남긴다. 이에 대한 단기 · 중장기 심리 지원 체계 마련이 필요하다.

② 응급구조사와 피해자를 위한 심리적 개입, 스트레스 관리, 트라우마 예방 프로그램이 중요하다.

③ 정신건강 전문가와의 협업을 통해 현장 및 사후 심리 지원을 체계적으로 제공해야 한다.

테러리즘은 시대와 기술의 변화에 따라 그 양상과 위협이 지속적으로 진화하고 있으며, 특히 뉴 테러리즘은 대량 살상, 무차별 공격, 첨단기술 활용 등으로 기존 대응체계의 한계를 드러내고 있다. 이에 따라 응급의료종사자 및 관련 기관은 전문화된 대응 역량 강화, 유관기관과의 협력, 신속하고 체계적인 현장 대응, 심리적 지원 등 다각적 준비와 대응이 필수적이다. 이러한 인식을 바탕으로 우리 스스로가 테러 행위에 효과적으로 대응할 수 있도록 지속적인 준비와 역량 강화가 필요하다.

02 테러의 목적 및 원인

1) 테러의 목적

테러리즘은 정치적 · 이념적 목적 달성을 위해 폭력 또는 폭력 위협을 통해 공포를 확산시키는 전략적 도구로 작동한다. 주요 목적은 다음과 같다.

① 대중의 지지 획득: 테러집단은 공격을 통해 자신들의 정당성을 홍보하며 지지기반 확대를 꾀한다. 예를 들어, 9.11 테러 이후 알카에다는 이슬람 세계의 지지를 얻으려 했다.

② 목표 대중의 공포화: 무차별적 공격으로 "누구나 다음 피해자가 될 수 있다"는 공포심을 유발해 사회적 불안을 조성한다. 1995년 도쿄 지하철 사린테러는 이를 상징한다.

③ 자파 세력 과시 및 정의감 선전: 테러집단은 공격 성공으로 조직 역량을 과시하며 "의로운 투쟁"이라는 내부 정체성을 강화한다.

④ 국내외적 정부 당혹 유도: 2001년 탄저균 우편테러는 미 정부의 생물테러 대응 체계 취약성을 노출시켰다.

⑤ 정부의 압제적 조치 유발: 테러리스트는 정부의 강경 대응이 시민 반감을 일으켜 추가 지지층을 확보할 것으로 기대한다. 이스라엘-팔레스타인 갈등에서 빈번히 관찰된다.

⑥ 정부에 대한 보복: 1995년 오클라호마 폭탄테러는 연방정부의 다윗파 진압에 대한 티모시 맥베이의 복수심에서 비롯되었다.

⑦ 특정 요구 관철: 인질극을 통한 죄수 석방 요구(1970년 팔레스타인 항공기 납치)나 개발계획 방해(아프간 탈레반의 인프라 파괴) 등이 해당된다.

2) 테러의 이념

테러리즘을 정당화하는 주요 이념적 기반은 다음과 같다.

① 민족주의(Nationalism): 분리독립을 주장하는 PKK(쿠르드), ETA(바스크) 등이 대표적이다.

② 인종차별주의(Racialism): 백인우월주의를 내세운 2019년 뉴질랜드 크라이스트처치 모스크 총기난사 사건이다.

③ 종교차별주의(Religionism): 이슬람 극단주의(알카에다), 힌두교(인도 국민당 극단세력) 등이 포함된다.

④ 무정부주의(Anarchism): 19세기 러시아 나로드나야 볼랴(인민의 의지) 단체의 차르 암살 시도가 대표적이다.

⑤ 반미주의(Anti-Americanism): 1983년 레바논 해병대 병영 폭탄테러, 2001년 9.11 테러 등이 이 범주에 속한다.

3) 테러의 발생원인

(1) 정치적 요인

① 민중을 대표하지 않는 정부: 독재정권 하에서의 정치적 배제가 1990년대 알제리 내전을 유발하였다.

② 정부에 대한 신뢰 결여: 2011년 아랍의 봄 당시 튀니지 · 이집트 정부의 부패가 극단주의 세력 확산을 초래하였다.

③ 비능률적인 정부기구: 예멘 정부의 취약한 통치력이 알카에다 아라비아반도 지부 성장을 허용하였다.

④ 대중의 무관심: 1970년대 이탈리아의 '납의 시대'는 극좌와 극우 단체의 정치 테러가 빈발했던 시기로, 시민사회가 극좌 테러에 소극적으로 대응한 대표적인 사례이다.

(2) 사회적 요인

① 빈곤과 교육 부재: 사하라 이남 아프리카 지역의 문맹률 40%가 보코 하람 성장 토양이 되었다.

② 집단 간 차별: 미얀마 로힝야 무슬림에 대한 박해가 극단주의 테러로 이어졌다.

③ 준법정신 결여: 리비아 · 이라크 등 분쟁지역의 무법상태가 IS 성장 기반을 제공하였다.

④ 종교의 정치화: 이란 혁명(1979년) 후 종교지도자 체제가 헤즈볼라 같은 친정부 테러단체를 양성하였다.

(3) 경제적 요인

① 실업률 상승: 이집트 청년 실업률 25%가 ISIS 가입 증가와 상관관계를 보인다.

② 빈부격차 확대: 필리핀 남부 민다나오 지역의 소득격차(상위 10%가 소득의 40% 점유)가 아부 사야프 결성 원인이 되었다.

③ 농촌 개발 낙후: 아프간 험난 지형과 빈곤이 탈레반 재정착의 경제적 동기가 되었다.

이러한 복합적 요인들은 상호작용하며 테러리즘의 온상을 조성한다. UNODC 보고서는 "테러는 단순히 폭력이 아닌, 정치 · 사회적 맥락에서 이해되어야 할 전략적 도구"라고 강조한다.

03 테러경보의 단계별 조치

1) 관심단계

(1) 테러관련 상황의 전파

(2) 관계기관 상호간 연락체계의 확인

(3) 비상연락망의 점검 등

2) 주의단계

(1) 테러대상 시설 및 테러에 이용될 수 있는 물질에 대한 안전관리의 강화

(2) 국가중요시설에 대한 경비의 강화

(3) 관계기관별 자체 대비태세의 점검 등

3) 경계단계

(1) 테러취약요소에 대한 경비 등 예방활동의 강화

(2) 테러취약시설에 대한 출입통제의 강화

(3) 대테러 담당공무원의 비상근무 등

4) 심각단계

(1) 대테러 관계기관 공무원의 비상근무

(2) 테러 유형별 테러 사건대책본부 등 사건대응조직의 운영준비

(3) 필요장비 · 인원의 동원태세 유지 등

각 단계별로 상황에 맞는 신속하고 체계적인 대응이 이루어져야 하며, 단계가 높아질수록 경계와 대비 수준이 한층 강화되어야 한다.

04 폭발물

폭발물은 테러리스트들이 공격에 사용할 가능성이 가장 높은 수단 중 하나이다. 폭탄은 소량의 다이너마이트를 몸에 지닌 자살폭탄부터, 폭발성 물질을 가득 실은 대형 차량에 이르기까지 다양하다. 최근에는 테러범들이 일반 항공기에 대한 폭발물 공격도 시도하고 있다. 폭발이 일어나면 순식간에 다양한 손상 기전을 통해 인체에 피해가 발생한다(그림 10-3).

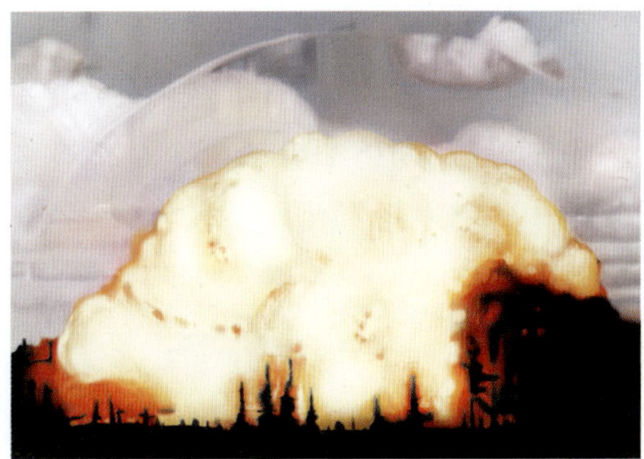

그림 10-3. **폭발은 막대한 양의 열에너지를 유출하면서 압력파, 폭발풍, 파편을 유출한다.**

① 폭발이 건물이나 기타 구조물의 내부와 같은 밀폐된 공간에서 발생할 경우, 손상이 더욱 심해진다.

② 폭발의 압력파동은 폐, 귀, 속이 빈 장기 등 공기로 채워진 기관을 통과하면서 압박 손상과 감압 손상을 일으킨다.

③ 폭발로 인해 발생한 파편에 의해 관통상이나 무딘 손상이 발생할 수 있다.

④ 폭발풍에 의해 환자가 멀리 밀려나 추가적인 손상이 생길 수 있다.

⑤ 2차 폭발로 인한 화상, 구조물 붕괴로 인한 무딘 손상 및 으깸 손상도 발생할 수 있다.

1차 폭발 후에는 구조물 붕괴, 화재, 전기 감전, 가연성 물질 또는 독성 가스 등 다양한 위험 요소가 추가로 존재할 수 있다. 현장 대응팀은 폭발 이후에도 환자를 수색, 구조 및 응급처치를 위해 현장에 남아 있어야 하며, 테러리스트가 대응팀을 겨냥해 의도적으로 설치한 2차 폭발물에 대해서도 각별히 주의해야 한다.

1) 발화성 물질

발화성 물질은 폭발력은 비교적 낮지만, 훨씬 더 많은 열에너지를 방출해 화상의 위험이 큰 폭발물 유형이다. 일부 발화성 물질은 특히 주의가 필요하며, 광범위하고 심한 화상을 유발하기도 한다.

(1) 네이팜탄

① 네이팜탄(Napalm bomb)은 주연소재인 나프타에 '네이팜제'라 불리는 증점제를 첨가해 젤리 형태로 만든 것을 충전한 유지 소이탄이다(그림 10-4).

② 순식간에 수천 도(900–1300℃)의 초고온 화염을 일으켜 주위를 불태워 잿더미로 만들 수 있다.

③ 미군이 개발해 군사 작전에 사용하였다.

④ 월남전에서는 밀림 속이나 길고 긴 지하 벙커에 숨은 적을 소탕하기 위해 사용되었다.

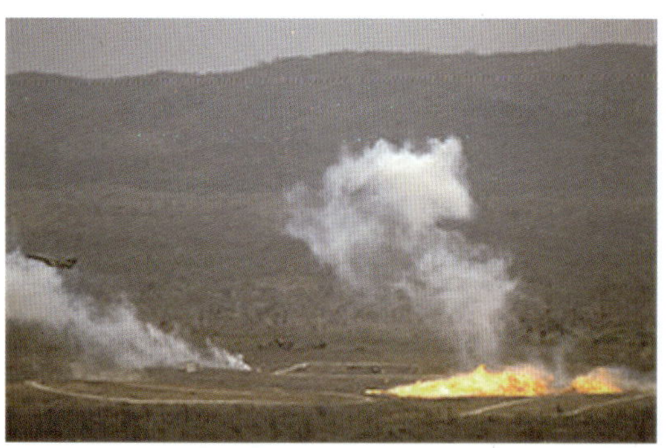

그림 10-4. **네이팜탄(Napalm bomb) 투하/에콰도르 공군.**
(출처: 위키백과, https://ko.wikipedia.org/wiki)

(2) 화염병(몰로토프 칵테일)이나 가솔린 폭탄

임시변통 소이탄으로 유리병에 가솔린 · 등유 등 가연성 액체를 채우고 천 조각으로 마개를 만든다. 점화 후 투척 시 병이 깨지며 연료가 분산되어 3–5 m^2 범위에 화염을 발생시킨다.

역사적으로는 1939년 겨울전쟁에서 핀란드군이 소련 전차의 엔진 냉각구를 노려 대전차 무기로 최초 사용하였다. 제2차 세계대전 당시 미군은 M1 소이 수류탄으로 표준화했으며, 독일군은 '브란트플라셰' 명칭으로 운용하였다. 제조 용이성으로 인해 2022년 우크라이나 전쟁에서도 민간군이 러시아 군차량에 투척하였다.

화염병은 겨울 전쟁 중에 핀란드 군은 소비에트 연방의 외무부장관 뱌체슬라프 몰로토프의 이름을 따서 몰로토프 칵테일(Molotov cocktail)이라고 불렀고, 이것이 화염병의 별칭이 됐다(그림 10-5).

화염병은 역사적 맥락과 실용성을 모두 갖춘 위험무기이며 발화성물질로, 테러보다는 시위 현장에서 더 빈번히 관찰된다. 그러나 대한민국에서는 화염병 사용등의 처벌법에 따라 제조 · 운반 시 3년 이하 징역에 처해진다.

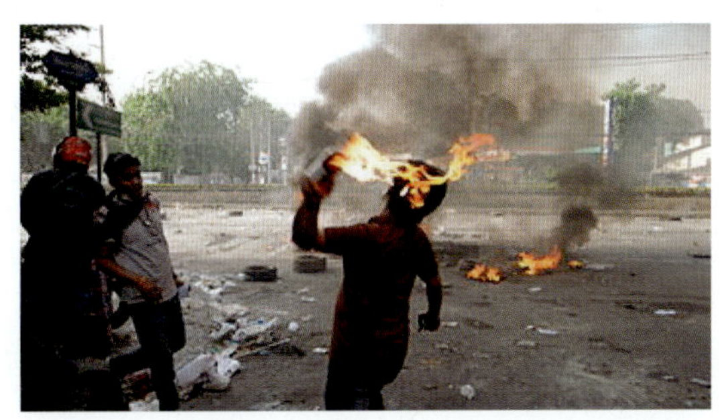

그림 10-5. **화염병**(출처: 위키백과, https://ko.wikipedia.org/wiki)

(3) 백린탄

백린탄은 19세기에 페니언단 방화범들이 이황화탄소 용액 형태로 최초로 사용한 무기이다. 이황화탄소가 증발하면 백린이 발화하고, 불붙기 쉬운 이황화탄소 증기가 폭발한다. 이 무기는 "페니언의 불(Fenian fire)"로도 알려져 있다.

백린은 공기 중에 노출될 경우 스스로 발화할 수 있는 고체로, 노란색 불꽃과 흰 연기를 낸다. 백린탄은 군사용 무기이지만 테러리스트들이 무기로 사용할 수도 있다.

백린탄의 특징은 다음과 같다.

① 백린은 공기에 노출되면 피부에 화상을 입힐 수 있다.

② 피부와 접촉하면 부분 또는 전층 화상을 유발할 수 있다.

③ 백린이 인체에 붙으면 마치 촛농처럼 들러붙어 잘 떨어지지 않는다.

④ 한번 몸에 불이 붙으면 매우 끄기 힘들다. 물을 붓는 정도로는 잘 꺼지지 않는다.

백린에 대한 대처법은 다음과 같다.

① 노출된 부위에는 식염수나 물에 적신 패드를 덮어 추가적인 백린의 산화(발화)를 막아야 한다(그림 10-6). 이 방법은 피부의 화상 가능성을 감소시킨다.

② 백린은 지용성이므로 오일 드레싱을 적용하지 않는다. 오일 드레싱을 사용할 경우 전신 흡수 및 독성 위험이 커질 수 있다.

③ 응급처치 시 무극성 용매를 사용하면 백린이 체내로 흡수되어 백린 자체의 독성으로 사망할 수 있으므로 반드시 물과 같은 극성 용매를 사용해야 한다.

㉠ 물을 부어 빠르게 온도를 낮추고, 산소 공급(공기 차단)을 통해 백린의 산화를 막아야 한다.

④ 불을 끄기 위해 내화성 기름을 사용하는 경우도 있다.

⑤ 백린에 의한 신체 발화를 방치할 경우, 백린이 신체의 지방층까지 침투해 그대로 지방에 녹아 흡수되어 그 독성으로 사망할 수 있다.

⑥ 황산구리는 과거 백린을 중화하는 데 사용하였으나, 혈관 내 용혈 등 합병증 발생으로 현재는 사용하지 않는다.

㉠ 황산구리는 반응 결과 검은색 성분을 만들어 피부에서 쉽게 확인할 수 있어 제거가 쉬웠으나, 부작용 때문에 더 이상 사용하지 않는다.

㉡ 황산구리 사용에 따른 혈관 내 용혈과 같은 합병증이 발생한다.

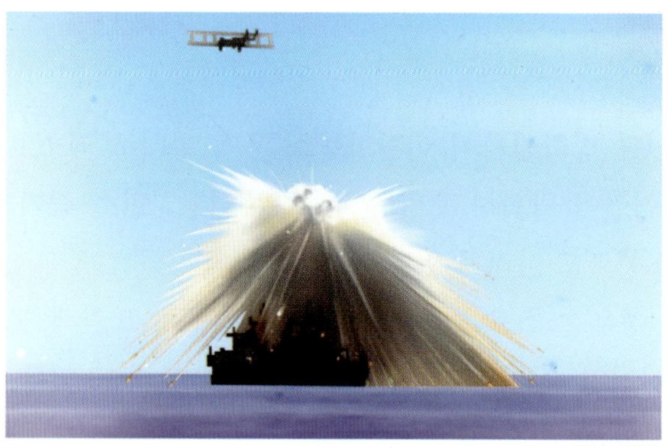

그림 10-6. **백린탄**(1921년 미군에서 폭격기를 이용해 퇴역 전함 앨라배마호에 백린탄 투하 훈련)

(4) 마그네슘

순수한 마그네슘과 그 합금은 용융된 상태이거나 분말, 얇은 박 형태일 때 가연성이 높고 폭발의 위험이 있다. 조난 시 구조 신호를 보낼 때 불을 피우는 부싯돌 역할을 할 수 있다. 불꽃놀이의 불꽃을 낼 때도 마그네슘 분말이 사용된다. 마그네슘은 분말 또는 고체 상태의 금속으로, 고온에서 격렬하게 불타는 발화성 물질이다.

① 의학적 측면

㉠ 산소와 빠르게 반응하여 약 3000℃에 달하는 밝은 흰색 불꽃을 내며, 이로 인해 심각한 고온 화상이 발생할 수 있다.

- 진화가 어렵기 때문에 광범위하고 심한 화상을 유발할 수 있다.
- 부분 또는 전층 화상을 일으킬 수 있다.
- 조직액과의 반응으로 알칼리성 화상을 일으킬 수 있다.

㉡ 마그네슘 화상은 부분 또는 전층 화상을 유발할 수 있으며, 조직액과의 반응으로 알칼리성 화상이 발생한다.

㉢ 화학 반응 과정에서 수소가스가 발생해 상처 부위에 거품이 생기거나 피부밑공기증이 유발될 수 있다.

㉣ 마그네슘 분진을 흡입할 경우 기침, 빠른 호흡, 저산소증, 쌕쌕거림, 폐렴 및 호흡기 화상 등 다양한 호흡기 증상이 나타날 수 있다.

② 응급처치 및 현장 관리측면

마그네슘 화상은 진화가 어렵고, 광범위한 심한 화상을 유발할 수 있으므로 신속하고 적절한 대응이 필요하다.

㉠ 창상 변연절제 또는 파편이 제거될 때까지 상처 부위를 세척하지 않는 것이 원칙이다.

㉡ 다른 오염물질의 제거 등으로 세척이 불가피할 경우, 마그네슘 입자가 상처 부위에 남지 않도록 각별히 주의해야 한다.

㉢ 마그네슘 화상 환자 관리 시, 추가적인 발화와 화학적 반응을 방지하는 것이 중요하다.

㉣ 현장에서는 마그네슘 분진 흡입을 방지하기 위해 적절한 호흡기 보호구를 착용해야 하며, 2차 폭발 위험성에도 주의해야 한다.

테러리스트들은 폭발물의 살상력을 극대화하기 위해 다양한 물질을 첨가한다. 이는 화학적 오염과 생물학적 독성을 결합한 복합적 위협을 생성한다.

① 자동차 배터리 활용

㉠ 납-황산 오염 전략: 폭발물에 자동차 배터리를 부착하면 폭발 시 37% 농축 황산이 분사되어 화학 화상(피부 괴사)과 호흡기 손상을 유발합니다. 이는 2차/3도 화상 환자의 12%에서 관찰된다.

㉡ 환경독성: 1개 배터리(약 10 kg)에서 방출되는 납 입자는 500 m^2 범위 토양을 오염시켜 혈중 납 농도 45 μg/dL 이상의 중독을 초래할 수 있다.

② 파편 개량 기술

㉠ 금속 파편 강화

– 금속구 및 부품 폭탄테러: 나사 · 못 · 베어링 볼을 폭발물에 충전하면 초속 1,500 m로 비산하는 파편이 발생한다. 2013년 보스턴 마라톤 폭탄테러에서는 5 mm 금속구가 264명에게 관통상을 입혔다.

㉡ 생화학적 첨가제

– 살서제 코팅: 파편에 브로디파쿰(슈퍼와파린)을 도포하면 0.3 mg/kg 투여량으로 인체에서 30일 이상 지속되는 항응고 작용을 유발합니다. 이는 기존 와파린 대비 100배 강력하다.

– 출혈 유발제: 구마딘 유도체를 파편에 처리하면 혈액응고인자 II, VII, IX, X의 합성을 차단해 PT(프로트롬빈 시간) 60초 이상 연장 효과를 보인다.

이러한 복합적 공격은 응급의료종사자의 치료 프로토콜을 마비시켜 2차 피해를 확대하는 효과가 있다. 특히 슈퍼와파린(브로디파쿰(brodifacoum), 디펜시움(difenacoum)) 중독 시 비타민 K 투여가 1년 이상 필요해 의료시스템에 과부하를 유발할 수 있다.

보스턴 마라톤 폭탄 테러

2013년 4월 15일(한국시간 16일) 오후 2시 50분경, 미국 매사추세츠주 보스턴 시에서 폭탄 테러가 발생하였다. 이날은 제117회 보스턴 마라톤 대회가 열린 날로, 우승자가 결승선을 통과한 약 2시간 후, 결승점 인근에서 약 12초 간격으로 두 차례 연속 폭발이 발생했다. 두 폭발 지점은 약 180m의 거리를 두고 있었다.

해당 사건은 시간과 위치 선정으로 미루어 다수의 인명 피해를 노린 계획적인 테러로 추정되었으며, 이후 현장에서 폭발 장치가 발견되면서 단순 사고가 아닌 폭탄 테러로 공식 규정되었다. 이는 9.11 테러 이후 미국 본토에서 발생한 최악의 테러 사건 중 하나로 기록되었다.

보스턴 경찰에 따르면, 사용된 폭발물은 사제폭탄으로 추정되며, 피해자들의 의복과 상처에서 베어링과 같은 금속 파편이 다수 발견되었다. 현장에는 유황 냄새가 강하게 감지되었고, 영상 기록에서는 흰 연기가 자욱하게 퍼진 모습이 확인되었다. 파편 효과를 극대화하기 위해 폭발물에 금속 조각을 삽입한 방식은 세열 수류탄이나 클레이모어와 유사하며, 범인이 의도적으로 높은 살상력을 노린 것으로 해석된다.

조사 결과, 폭발물 중 하나는 압력솥에 폭약과 금속 파편(볼베어링, 못 등)을 넣고 검은색 배낭 또는 더플백에 담아 배치한 것으로 추정된다. 현장에서 전자회로 기판이 발견되어 타이머 장치가 사용되었을 가능성도 제기되었다. 사용된 폭발물은 TNT나 C4와 같은 군용 고폭약이 아닌, 일반적인 탄약용 화약을 이용한 저폭약 성분으로 분석되었다.

사례: 아메리칸 항공 63편 신발 폭탄 사건

2001년 12월 22일, 미국 아메리칸 항공 63편 여객기에서 발생한 '신발 폭탄 테러' 시도는 항공기 보안의 취약점을 노린 대표적 사례로 꼽힌다. 테러범은 폭약을 신발 안에 숨겨 기내 반입한 후 점화하려 시도했으나, 승무원과 승객들의 제지로 미수에 그쳤다. 이후 이 사건은 전 세계 항공 보안 검색 절차 강화의 계기가 되었다.

또한, 같은 해 11월 12일 오전 9시 17분경, 뉴욕 존 F. 케네디 국제공항을 이륙한 아메리칸 항공 AAL 587편(A-300-600R, 승객 251명·승무원 9명)이 이륙 직후 2,900피트 상공에서 추락, 탑승자 전원(260명)과 지상 사망자 5명을 포함한 총 265명의 사망자가 발생한 대형 항공 사고가 발생했다. 맨해튼 인근 거주지역으로 추락한 항공기는 건물과 충돌하며 대형 화재를 일으켰고, 당시 9.11 테러 여파로 인해 또 다른 테러 가능성까지 제기되며 미국 항공업계는 큰 혼란에 빠졌다.

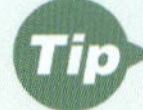

발화성 물질

① 네이팜 ② 가솔린 ③ 백린탄 ④ 마그네슘

2) 폭발에 따른 손상: 압력파(Shock wave)로 인한 인체 영향

(1) 압력파

(가) 압력파의 생성과 전달

폭발이 발생하면 내부 압력이 급격히 팽창하여 공기 분자가 빠르게 이동하고, 이들이 주변 공기 분자와 연쇄적으로 충돌하면서 강력한 압력파(충격파, blast wave)가 형성된다. 이 압력파는 음속(공기 중 약 340 m/s)보다 훨씬 빠른 속도(3,000–8,000 m/s)로 외부로 팽창하며, 폭발 중심에서 멀어질수록 압력과 속도는 점차 감소한다.

압력파가 전달되는 방향에 위치한 사람은 순간적으로 매우 높은 압력(양압)에 노출되며, 곧이어 압력이 급격히 낮아지는 음압 구간을 겪게 된다. 이 과정은 밀리초(1/1,000초) 단위로 매우 짧게 일어난다.

(나) 인체에 미치는 영향

압력파가 인체를 관통하면, 조직과 장기에 심각한 손상을 유발할 수 있습니다. 특히 공기로 가득 찬 기관(폐, 고막과 중이, 부비동, 장관 등)은 압력의 급격한 변화에 매우 취약하다. 반면, 체액으로 채워져 있거나 단단한 조직(근육, 뼈, 간 등)은 상대적으로 손상이 적게 발생한다.

PART 04

(다) 주요 손상 부위 및 기전

폭발로 인한 압력파는 인체의 다양한 부위에 심각한 손상을 유발할 수 있다. 특히, 공기가 가득 찬 기관은 압력 변화에 매우 취약하므로 주의가 필요하다(표 10-1).

표 10-1. **압력파에 의한 주요 인체 손상 부위 및 기전**

손상 부위	손상 기전 및 증상
폐(Blast lung)	압력파로 폐포가 파열되어 출혈, 기도 내 혈액, 호흡 부전 발생. 50~100 psi에서 50% 손상, 200 psi에서 치명적이다.
귀(고막, 중이)	5 psi 이상에서 고막 천공, 15 psi에서 50% 손상. 고막부터 내이까지 청각기관 전체에 일시적/영구적 난청 유발한다.
부비동, 장관	공기 충만 부위여서 압력 변화에 의해 파열, 출혈, 천공 등 발생한다.
기타(뇌 등)	직접적 관통 외에도 압력파에 의한 미세혈관 손상, 뇌출혈 등 가능하다.

① 폐쇄된 공간(예: 건물, 차량)에서 폭발이 일어나면 압력파가 벽 등에 반사되어 진폭과 노출 시간이 커져, 개방된 공간보다 훨씬 심한 손상이 발생할 수 있다.

② 압력파는 종축 압력(longitudinal pressure)과 전단파(shear wave)로 조직에 전달되어, 공기-조직 경계면에서 미세혈관 손상과 조직 파괴, 뒤틀림, 분열을 발생한다.

(2) 화상

폭발 범위 내에 있는 사람은 고온의 열에 의해 손상을 입게 된다. 폭발로 발생하는 열에너지는 방출 시간이 매우 짧기 때문에, 일반적으로 1도 또는 2도 화상에 그치는 경우가 많다. 이는 인체가 주로 물로 구성되어 있어, 순간적인 열에너지가 깊이 침투하지 못하기 때문이다. 그러나 고온의 열로 인해 폭발물 잔해 등이 불타면서 2차 연소가 발생하는 경우에는 1도부터 3도까지의 화상이 발생할 수 있다.

화염화상은 상처가 깊고, 호흡기 손상이 동반될 수 있으며, 2차 감염이나 흡입화상 등 추가적인 합병증이 나타날 수 있다.

(3) 폭발에 따른 파편

무너진 벽이나 폭발 잔해 등은 폭발로 인해 매우 높은 운동 에너지를 가지게 되며, 빠른 속도로 이동하게 된다. 이러한 파편은 파편의 진행 방향에 위치한 사람을 관통하거나 신체에 심각한 손상을 일으킬 수 있다.

(4) 손상자의 이탈

열폭풍과 압력파는 폭발 중심으로부터 환자를 강력하게 밀어내는 주요 원인이다. 폭발의 방향성은 손상 정도에 결정적 영향을 미치며, 폭발원과의 거리가 가까울수록(3 m vs 6 m 시 8배 차이) 피해가 급증한다. 신체가 열폭풍 진행 방향을 정면으로 향한 경우, 충격 에너지가 집중되어 복부/흉부 장기 파열 위험이 2.3배 높아진다.

이탈 과정에서 발생하는 3차 손상(tertiary injury)은 사망률을 34%까지 증가시킨다. 날아간 환자는 건물 잔해(시속 300–800 m/s)와 충돌 시 두개골 골절(72%), 척추 손상(58%), 다발성 늑골 골절(89%) 등을 동반한다. 콘크리트 파편(1 cm^2당 120 J 운동에너지)은 피부를 관통하여 심장/폐 천공을 유발할 수 있다.

(5) 건물 붕괴

건물 붕괴 시 천장 잔해(1 m2당 2.5톤 하중)는 압좌손상(crush injury)을 유발하는 주요요인이다. 60분 이상 압박 시 근육 괴사가 시작되며, 4시간 경과 시 신부전 발병률이 85%까지 상승한다. 붕괴 공간 내 가스 누출은 15분 이내 LEL (Lower Explosive Limit, 폭발 하한)에 도달하여 2차 폭발 위험성을 생성한다.

압좌 증후군(crush syndrome)은 구조 후 72시간 내 사망률 40%의 치명적 합병증이다. 재관류 시 칼륨/미오글로빈이 혈중으로 유입되어 심실세동(34%)과 급성 신손상(78%)을 유발한다. 치료 지연 시 6시간마다 사망 위험이 2.7배 증가하므로, 현장에서 즉각적인 수액 투여(1 L/hr)가 필수적이다.

구조대원은 추가 붕괴(2차 붕괴 확률 19%)와 전기 누설(220 V 노출 시 87% 감전 사망률)에 노출된다. 안전 진입을 위해 잔해 간 각도 35° 이상 유지하고, 30분마다 구조팀 교체가 필요하다.

Tip 폭발로 인한 손상기전

① 압력파
② 화상
③ 폭발로 인한 파편
④ 열폭풍(폭발풍), 압력파에 의한 손상자의 이탈(튕겨져 나감)
⑤ 건물 붕괴

PART 04

2) 폭발손상의 유형

(1) 1차 폭발손상(primary blast injury)

폭발손상은 1차부터 4차까지 분류되며(그림 10-7), 1차 폭발손상은 폭발파(blast wave)와 압력 변화에 의한 직접적 손상으로 가장 치명적이다. 공기가 가득 찬 기관에 집중적으로 영향을 미치며, 다음과 같은 특징이 있다.

(가) 발생 기전

초음속 폭발파가 신체에 직접 작용한다. 공기-조직 경계면에서 압력 차로 인한 조직 파열과 내부 기관의 내파(implosion)가 발생한다.

(나) 주요 손상 부위 및 임상 양상

1차 폭발손상에서 흔히 손상되는 기관별 임상 양상과 응급처치의 핵심이다(표 10-2). 1차 폭발손상은 외상이 겉으로 드러나지 않아도 내부 장기에 치명적인 손상이 발생할 수 있으므로, 표에 제시된 임상 증상과 치료 원칙을 숙지하는 것이 중요하다.

표 10-2. **1차 폭발손상 주요 부위 및 임상 양상**

손상기관	임상적 특징	치료 권고사항
폐	• 폐포 파열과 출혈, 정맥 공기색전증(50% 사례), 기흉(30%), 기종격(25%)이 나타난다.	• 고농도 산소(FiO_2 100%)를 투여한다. • CPAP(지속양압호흡)는 두개저 골절이 없을 때 적용한다.
고막	• 5 psi에서 50% 천공, 15 psi에서 완전 파열이 발생한다.	• 이비인후과 평가가 필요하다.
장관	• 대장 천공이 24-72시간 지연 발생하며, 복막염 위험이 높다.	• 복부 CT를 조기에 시행한다.
심혈관계	• 서맥과 저혈압(미주신경 과자극), 관상동맥 공기색전증(15% 사례)이 나타난다.	• 서맥 시 아트로핀 0.5 mg IV를 투여한다. 체위는 반좌측와위를 권장한다.

(다) 특이 사항

① 늑골 골절

㉠ 1차 손상 시 단일 골절이 발생할 수 있으나, 2차 또는 3차 손상과 동반될 때 다발성 골절(89%)이 흔하다.

㉡ 갈비표지(rib marking)는 늑간 공간과 평행한 띠 모양 출혈반(CT 민감도 92%)이 생긴다.

② 신경학적 합병증

㉠ 동맥 공기색전증(AGE)은 뇌졸중 유사 증상을 보이며, 24시간 내 40%의 사망률을 보인다.

ⓑ 미세혈관 손상은 폭발 후 72시간 내 인지기능 저하(기억력 67%, 집중력 58%)를 유발한다.

③ 치료 원칙

ⓐ 산소 치료로 SpO_2 94% 이상을 유지한다(과산소증을 방지한다).

ⓑ 수액 관리는 20 mL/kg 초기 투여 후 엄격하게 유지량을 조절한다(폐부종 위험이 있다).

ⓒ 이송 체위는 폐 손상(공기색전이 의심되는 경우) 시 엎드린 자세가 PaO_2를 35% 향상시킨다.

- 고유량 O_2: 엎드린 자세(prone position), 반좌측 측면(semi-left lateral) 또는 좌측 측면 위치(left lateral position)
- 폐의 불균형 완화: 앙와위(엎드린 자세) 시 후하부 폐의 무기폐(atelectasis)가 증가하지만, prone position는 폐의 압력 분포를 균일화하여 환기-관류 불일치를 감소시킨다.
- 횡격막 운동 개선: 복압 증가로 횡격막이 더 효율적으로 작동하며, 기류 재분배가 촉진된다.

④ 사망 기전

ⓐ 즉사 원인은 대동맥 파열(50 psi 초과), 뇌간 색전증이다.

ⓑ 24시간 내 주요 사망 원인은 공기색전증(45%), 급성 호흡곤란증후군(30%)이다.

ⓒ 지연 사망은 패혈증(72시간 후 60%), 다기관부전이 원인이다.

Tip 일차폭발손상의 유형

① 호흡기 압력손상
② 고막 천공과 중이 손상
③ 복부 출혈과 천공
④ 안구 파열
⑤ 뇌진탕(두부의 물리적 손상의 징후없이 발생하는 외상성 뇌손상)

(2) 2차 폭발손상: 파편에 의한 관통상 및 둔상

폭발 시 생성된 고속 파편이 인체에 관통상 또는 둔상을 유발하는 손상이다. 폭발물 자체의 파편뿐만 아니라 주변 환경의 잔해(유리, 금속, 콘크리트 등)도 위험요소로 작용한다.

(가) 발생 기전

① 폭발 에너지로 인해 파편이 초고속(시속 800−1,500 m/s)으로 가속된다.

② 압력파 이후 발생하는 열폭풍(blast wind)이 파편의 운동 에너지를 추가로 증가시킨다(그림 10-7).

(나) 주요 임상 특징 및 응급처치

2차 폭발손상에서 주로 발생하는 손상 유형과 각 손상별 임상적 특징, 그리고 응급처치의 기본 원칙이다(표 10-3). 2차 폭발손상은 폭발로 인해 발생한 파편이나 잔해가 신체에 관통상이나 둔상을 유발하는 것이 특징이다. 신속한 출혈 통제와 영상 검사를 통한 내출혈 확인 등, 손상 유형별로 적절한 응급처치가 중요하다.

표 10-3. **2차 폭발손상의 주요 임상 특징 및 응급처치**

손상 유형	임상적 특징	치료 원칙
목/몸통 관통상	• 대동맥·폐·간 손상, 기흉, 혈흉 • 사망의 흔한 원인	• 즉각적인 출혈 통제(압박, 투르니켓 적용)
다발성 관통상	• 1개체 당 10-50개 파편 관통, 총 출혈량 2 L 이상	• 대량수혈 프로토콜(1:1:1 비율) 활성화 (RBC:plasma:platelets)
둔상(폭발 잔해)	• 두개골 함몰골절, 복부 장기 파열	• CT 영상으로 내출혈 여부 확인

(다) 치명성 평가

① 사망률: 목 관통상 시 15분 내 사망률 72%, 복부 관통상 시 6시간 내 58%이다.

② 출혈 위험: 단일 파편이 대퇴동맥을 관통할 경우 3분 내 사혈사망 가능하다.

(라) 치료 프로토콜

① MARCH 알고리즘 적용:

㉠ Massive hemorrhage control → Airway 관리 → Respiration 확인 → Circulation 유지 → Hypothermia 예방이다.

㉡ X−ray/초음파로 파편 위치 확인: 금속성 파편은 MRI 금기이다.

㉢ 수술 적응증: 활동성 출혈, 장기 천공, 주요 혈관 손상이다.

(라) 주의사항

① 잠재적 위험: 파편 크기가 2 mm 미만일 경우 초기 진단에서 누락되기 쉬우며, 24−48시간 후 감염 · 색전증 유발 가능하다.

② 환자 이동: 목고정장치 필수 적용(척추 불안정성 23% 동반)한다.

2차 폭발손상은 외부 출혈이 뚜렷하지 않아도 내부 손상이 진행될 수 있으므로, 모든 폭발 노출 환자에서 전신 영상검사가 필수적이다.

이차폭발손상의 유형

① 탄도 관통
② 둔상
③ 안구 관통(잠재 손상 가능)

(3) 3차 폭발손상: 폭풍파(blast wind)에 의한 추진 손상

폭발 시 발생하는 강력한 폭풍파(blast wind)가 인체를 날려 주변 물체와 충돌시켜 발생하는 손상이다(그림 10-7). 이는 관통상, 둔상, 압좌손상을 복합적으로 유발하며, 특히 어린이 · 노약자에서 위험성이 높다.

(가) 발생 기전 및 역학

① 폭풍파 속도: 160–480 km/h(폭발물 종류에 따라 변동)이다.

② 추진 거리: 폭발 중심 10 m 내에서 18–25 m까지 날아간다.

③ 주요 원인

㉠ 직접 충돌: 벽, 차량, 유리창 등 고체 구조물과의 충격이다.

㉡ 고에너지 회전(tumbling): 신체가 공중에서 회전하며 타박상/골절 초래한다.

(나) 임상적 특징

3차 폭발손상에서 흔히 관찰되는 주요 외상 유형과 그 임상적 특징, 그리고 실제 군 사례에서의 발생 빈도이다(표 10-4). 3차 폭발손상은 신체가 공중으로 날아가거나 내동댕이쳐지면서 발생하는 손상으로, 두개골 골절과 뇌출혈, 척추 손상, 복강 내 장기 파열, 그리고 여러 부위의 골절이 동반될 수 있다. 이러한 손상은 즉각적인 생명 위협뿐 아니라, 장기적인 신경학적 후유증이나 기능 장애로 이어질 수 있어 신속한 진단과 다학제적 치료가 필요하다.

표 10-4. **3차 폭발손상(주요 임상적 특징)**

손상 유형	임상적 특징	빈도(군 사례 기준)
두개골 골절	• 함몰골절, 뇌출혈, 경막하혈종	23.4%
척추 손상	• 압박골절, 신경근 압박	12.8%
장기 파열	• 간·비장 파열, 복강 내 출혈	8.5%
다발성 골절	• 대퇴골(35%), 골반(22%), 상완골(18%) 골절	47.1%

(다) 치료 프로토콜

① 초기 대응

㉠ C-스파인 고정: 목 추정 손상률 17%이다.

㉡ 전산화단층촬영(CT): 두부 · 흉부 · 복부 필수 스캔한다.

② 수술 적응증

㉠ 활동성 내출혈, 개방성 골절, 복강 내 장기 손상이다.

③ 합병증 관리

㉠ 압궤 증후군: 구획압≥30 mmHg 시 즉시 절개술을 한다.

㉡ 지연성 출혈: 충돌 6-72시간 후 복강 내 출혈 발생 가능하다.

(라) 특수 고려사항

① 폐쇄 공간 vs 개방 공간

폭발 사고 시 폐쇄 공간(실내)과 개방 공간(야외)에서 발생하는 충돌 에너지와 사망률의 차이가 있다(표 10-5). 폐쇄 공간에서는 벽 등의 반사파로 인해 충돌 에너지가 2.3배 높아져 사망률이 41%로 증가한다. 반면, 개방 공간에서는 충돌 에너지가 상대적으로 낮아 사망률이 22%로 낮다. 또한, 소아 환자는 체중 대비 추진력이 커서 두부 손상 위험이 3.2배 증가하는 점도 중요한 고려사항이다.

표 10-5. **폐쇄 공간과 개방 공간에서의 폭발손상 특수 고려사항**

구분	폐쇄 공간(실내)	개방 공간(야외)
충돌 에너지	• 2.3배 높음(벽 반사파)	• 상대적으로 낮음
사망률	41%	22%

(마) 예후

① 사망 원인: 두개내출혈(54%), 복강 내 대출혈(29%)이다.

② 회복 기간: 다발성 골절 시 평균 6-18개월 재활이 요구된다.

Tip **삼차폭발손상의 유형**

① 골절과 외상성 절단
② 흉부와 복부의 둔상
③ 관통
④ 안구 파열
⑤ 개방성/폐쇄성 뇌손상
⑥ 압좌손상
⑦ 구획증후군

(4) 4차 폭발손상: 복합적 후유증 및 2차 위험 요인

폭발로 인해 직접적인 기전 외에 발생하는 모든 간접적 · 장기적 손상을 포괄하며, 신체적 · 정신적 영향을 동반한다.

(가) 주요 손상 유형

4차 폭발손상은 화재 확산, 유독 가스 노출, 건물 붕괴 등 폭발의 2차적 영향으로 인해 발생한다. 특히 정신적 외상은 장기적 회복을 저해하는 주요 요인으로, 테러 사례의 52%에서 PTSD 등이 보고된다(표 10-6).

PART 04

표 10-6. **4차 폭발손상(주요 손상 유형 및 임상적 특징)**

유형	임상적 특징	빈도(테러 사례 기준)
화상/흡입 손상	• 2차 화재로 인한 3도 화상(23%), 기도 열상(15%)	38%
독성 물질 노출	• 일산화탄소 중독(혈중 HbCO ≥20%), 화학폭발물 흡입(폐부종)	27%
압좌 증후군	• 건물 붕괴 시 근육 괴사, 신부전(크레아틴키나제 ≥5,000 U/L)	19%
정신적 외상	• PTSD(34%), 우울증(21%), 공황장애(15%)	52%

(나) 발생 기전 및 관리

① 화재 확산: 폭발 2차 화재는 1분당 3 m 속도로 번지며, 실내 온도가 600°C까지 상승한다.
② 구조물 붕괴: 콘크리트 잔해 하중(1 ㎡당 2.5톤)이 압좌손상 유발된다.
③ 화학물 누출: 휘발유 · 프로판 가스 폭발 시 VX 가스 유사 물질 생성 가능성이 있다.

(다) 치료 프로토콜

① 화상 관리
㉠ TBSA ≥ 20% 시 2,000 mL/24hr 수액 공식 적용된다.
㉡ 기도 부종 예방을 위해 조기 기관내삽관이 권고된다.

② 중금속 해독

㉠ 시안화물 노출 시 하이드록소코발라민 5 g IV 투여한다.

③ 정신과 평가

㉠ 폭발 후 72시간 내 PTSD 척도(PCL-5) 검사를 시행한다.

(라) 특수 고려사항

① 만성질환 악화

폭발 사고나 관련 손상 상황에서 기존 만성질환이 얼마나 악화될 수 있다. 특히 천식과 심부전 환자에서 악화 위험이 각각 4.2배와 3.1배 증가하는 것으로 나타나, 이들 환자에 대한 특별한 주의와 관리가 필요하다(표 10-7).

표 10-7. 만성질환 악화 위험 증가율

기저 질환	악화 위험 증가율
천식	4.2배
심부전	3.1배

② 재난 의학적 접근

㉠ MCI (mass casualty incident) 프로토콜을 활성화한다.

㉡ 역할 분담: Triage(분류), treatment(치료), transport(이송) 팀을 구성한다.

4차 폭발손상은 장기적 추적 관찰이 필수적이며, 특히 정신과적 지원이 생존자 삶의 질을 결정한다.

Tip 사차폭발손상의 유형

① 호흡기 압력손상
② 화상(화염, 부분 또는 전층 화상)
③ 흡입화상
④ 천식, 만성폐쇄성폐질환, 분진, 연기, 독성 증기에 의한 기타 호흡기 문제
⑤ 협심증
⑥ 고혈당증, 고혈압

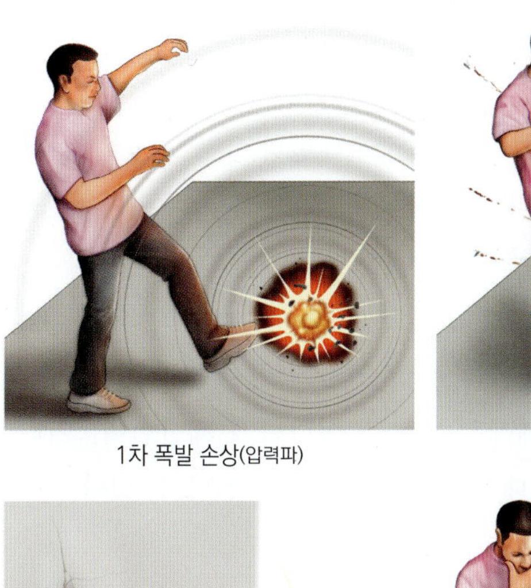
1차 폭발 손상(압력파)

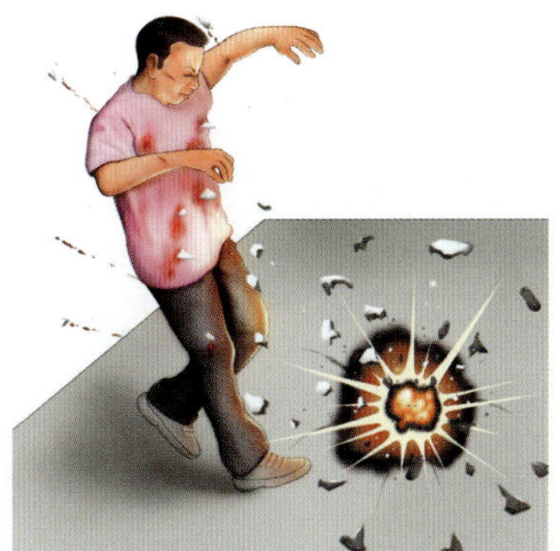
2차 폭발 손상(폭풍파)

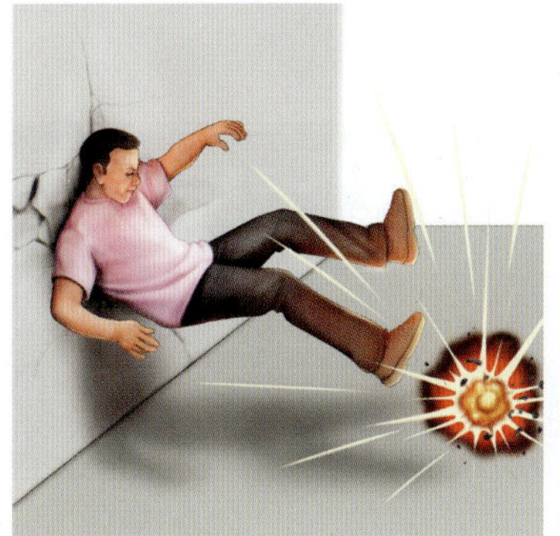
3차 폭발 손상(손상자 튕김)

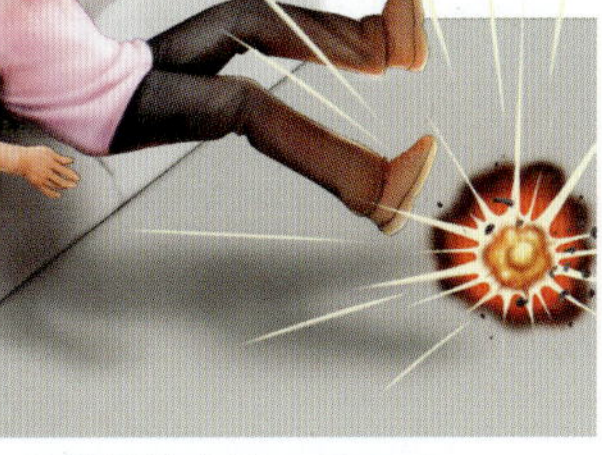
4차 폭발손상(독소노출 등)

그림 10-7. 폭발 손상의 종류

05 핵폭발

핵폭발은 핵분열 또는 핵융합 과정에서 발생하는 막대한 에너지가 방출되는 현상으로, 광범위한 지역에 걸쳐 치명적인 피해를 유발한다. 특히, 재래식 폭발물보다 훨씬 강력한 에너지 방출로 인해 다양한 유형의 손상이 발생한다.

① 복사열로 인한 화상은 가장 치명적인 손상 중 하나이다.

㉠ 복사열은 폭발 지점 근처의 모든 것을 태워버리며, 멀리 떨어진 지역에서도 심각한 화상을 유발할 수 있다.

㉡ 화상은 핵폭발로 인한 다른 손상과 결합될 경우, 그 치명성이 더욱 증가한다.

② 핵폭발로 인한 피해는 거리별 원형 구간에 따라 심각도가 다르게 나타난다(그림 10-8).

㉠ 완전한 파괴 및 전원 사망

㉡ 심각한 파괴 및 높은 사망률

㉢ 상당한 파괴 및 중간 수준의 사망률

㉣ 경미한 파괴 및 제한적 사망률

③ 폭발 에너지는 주요 사회기반시설의 붕괴를 초래한다.

㉠ 통신, 전력, 식수, 폐기물 처리, 교통, 의료 및 응급의료 서비스, 공공안전 체계 등 광범위한 인프라가 마비된다.

핵폭발은 구조대가 사고현장에 접근하는 것을 어렵게 만들며, 다수의 중증환자를 신속하게 파악하고 치료해야 하는 응급의료체계의 역량을 심각하게 제한한다. 이러한 상황은 응급의료 대응팀에게 심각한 도전이 되며, 대규모 인명피해로 이어질 수 있다.

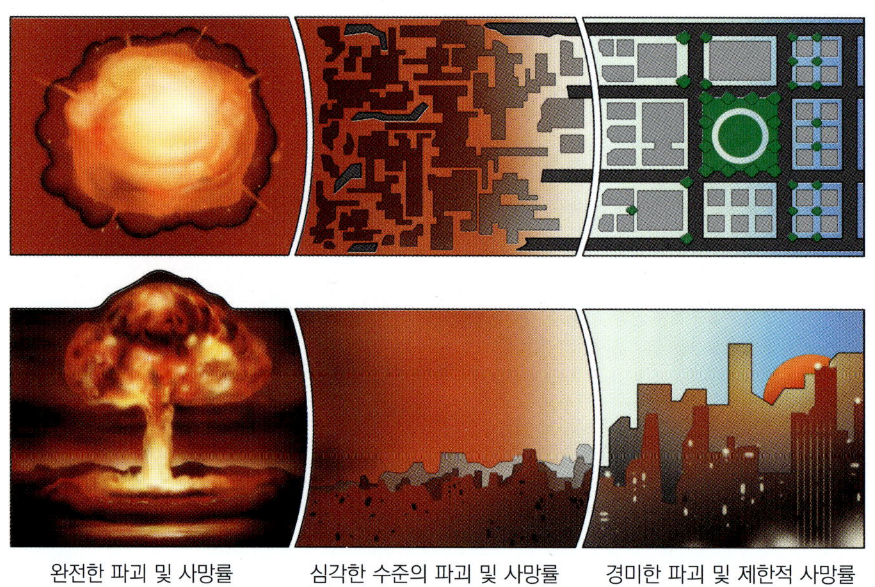

그림 10-8. **핵폭발에 의해 형성되는 원형 구간 핵폭발**

1) 핵반응

핵반응은 핵분열 또는 핵융합 과정에서 방사선을 방출하며, 파편과 미세한 분진을 생성한다.

(1) 낙진(Fallout)

핵폭발로 인해 발생한 고온의 가스는 지표의 분진을 대기 중 높은 고도로 상승시키며, 이 분진은 기류를 따라 이동하다가 시간이 지나 지상으로 떨어진다. 이렇게 형성된 낙진은 방사성 물질을 포함하고 있으며, 핵폭발 지점으로부터 수십 km 떨어진 지역까지도 영향을 미칠 수 있다. 방사성 낙진은 폭발 후 약 1시간 이내에 방사선이 존재하지 않던 지역에까지 도달할 수 있어 광범위한 오염을 유발한다.

(2) 핵 방사선(Radiation)

핵 방사선은 무색무취로 인간의 감각기관으로는 인지할 수 없지만, 인체를 통과하며 세포 수준에서 심각한 손상을 초래할 수 있다. 방사선은 세포의 분자구조와 생체 필수 구성요소를 변형시켜 다음과 같은 결과를 유발한다.

① 세포의 자연적 회복

② 세포사(세포의 죽음)

③ 암 등의 변형세포로의 전환

방사선의 인체 유해성은 노출 강도와 시간에 따라 달라지며, 고용량 또는 장시간 노출 시 생명을 위협할 수 있다.

일상생활에서도 태양광이나 자연환경에서 소량의 방사선에 지속적으로 노출되고 있지만, 이 수준은 매우 낮아 인체에 큰 해를 끼치지 않는다. 반면, 핵폭발과 낙진에 포함된 고강도의 초기 방사선에 노출될 경우에는 심각한 조직 손상이나 사망까지 초래할 수 있다.

PART 04

2) 핵 물질 사고 대응

핵폭발 이후 응급구조사는 다음의 기본 원칙을 준수하며 행동해야 한다.

(1) 초기 대응 원칙

① 낙진의 방향을 파악하여 최초 1시간 동안 환자를 방사능으로부터 보호 가능한 구조물로 대피시키는 것이 가장 중요하다.

㉠ 튼튼한 건물의 중앙부 또는 차폐 효과가 있는 장소로 환자를 신속히 이동시킨다.

㉡ 폭발지점의 외곽에서는 자력으로 이동 가능한 환자와 중상자를 우선 구조한다.

㉢ 낙진 예상 지역의 비환자 주민도 즉시 대피시킨다.

② 구조된 환자들은 최소 48시간 동안 낙진 지역을 벗어나야 한다.

㉠ 방사선 측정 결과가 안전하다고 확인되기 전까지, 사고현장에 진입하지 않는다.

③ 현장에 진입하는 응급의료팀은 낙진 노출을 최소화하기 위해 맞바람 방향 또는 기류의 측면 방향으로 진입한다.

(2) 응급의료 대응팀의 현장 활동

① 대피 및 구조 경로를 확보한다.

② 환자를 수색 및 구조하기 위해 폭발 지점 부근까지 접근한다.

③ 환자 발견 시에는 제한적 응급처치를 우선 제공한다.

④ 심각하게 붕괴되었거나 낙진이 예상되는 지역에서는 거리상 안전한 응급처치소에서 처치한다.

⑤ 감염 지역에서 구조된 환자는 제염 후 응급처치를 시행한다.

(3) 핵폭발 환자의 응급처치 원칙

① 필요시 오염 제거를 시행한다.

② 재래식 폭발과 동일한 처치: 압력손상, 감압손상, 둔상, 관통상, 열화상 등이 발생한다.

③ 화상은 가장 흔한 손상이다.

- 환자의 증상이 치명적인 경우, 생명 위협 손상부터 우선적으로 처치한다.

(4) 오염제거 절차 및 안전 조치

① 사고 피해자 이송 전, 방사선 측정기로 오염 여부 확인

㉠ 오염이 확인되면 다음 절차를 따른다.

- 환자의 의복을 제거하고, 폐기물 전용 용기에 보관한다.

㉡ 비누와 물로 부드럽게 문질러 세척한다.

- 사용한 세척수는 별도로 모아 폐기 처리한다.

㉢ 오염 제거가 완료되면, 해당 환자는 자신 및 타인에게 방사선 위험이 없다.

㉣ 현장에서 활동하는 응급구조사는 선량계(dosimeter)를 착용해 개인 방사선 노출량을 기록한다(그림 10-9).

- 선량계 수치가 위험 수위에 도달한 경우, 즉시 현장에서 철수한다.

㉤ 보건물리학자 또는 특수 훈련 대원은 방사선 노출도를 지속적으로 감시한다.

- 응급의료인력이 안전하게 활동할 수 있는 시간과 범위를 판단하여 통보한다.

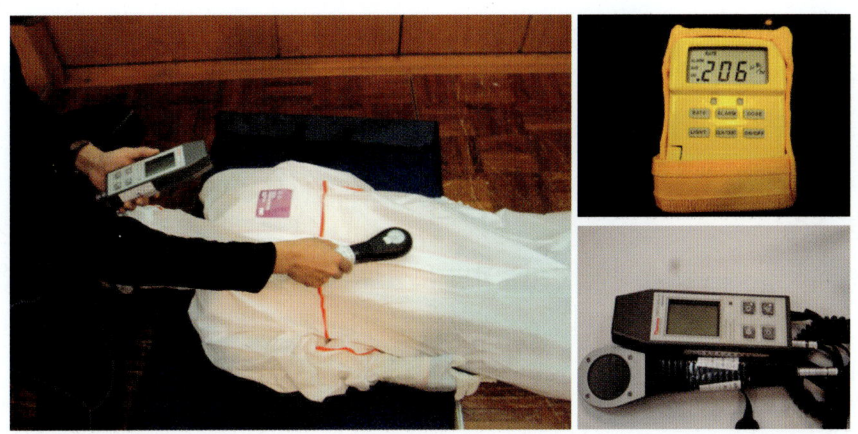

그림 10-9. 핵폭발 사고 의심 지역에서 활동한 응급구조사 또는 환자는 방사선 노출량을 측정한다.

(5) 낙진 및 지속적 방사선 노출 시 현장 대응 방안

낙진과 지속적인 방사선 노출의 위험이 있는 상황에서는 다음과 같은 대응 원칙에 따라 현장 활동이 이루어진다.

① 요오드화칼륨(KI)의 투여 요청

㉠ 응급구조사는 필요시 요오드화칼륨(KI) 제제의 투여를 요청할 수 있다.

㉡ KI는 갑상선에 방사성 요오드가 흡수되는 양을 감소시킨다.

㉢ 이를 통해 갑상선 손상 및 갑상선암 발생 위험을 줄이는 데 효과적이다.

② 방사선에 심하게 노출된 환자의 일반적인 증상

㉠ 구역질, 피로감, 권태감 등 비특이적 증상을 호소한다.

㉡ 이 경우 응급처치는 체온 유지 및 수액요법 등 보조적 치료로 제한된다.

③ 증상 발현 시간과 감염 정도의 관계

㉠ 방사선 관련 증상이 빠르게 나타날수록 감염의 중증도가 높다.

㉡ 핵폭발 이후 6시간 이내에 증상이 나타날 경우, 방사선 노출 수준이 매우 높을 가능성이 있다.

㉢ 방사선 감염의 임상 반응은 개인차가 크기 때문에, 초기 증상만으로 정확한 감염 수준을 진단하기는 어렵다.

(6) 핵폭발 대응 시 환자 중증도 분류의 필요성

핵폭발로 인한 재난 상황에서는 대량의 환자가 발생하며, 이로 인해 다음과 같은 문제들이 동반된다.

① 중증도 분류(triage)가 반드시 필요하다.

② 응급의료체계가 감당할 수 있는 수용력에는 한계가 있으며, 이로 인해 방사선 노출 환자 중 다수가 사망할 가능성이 존재한다.

3) 방사능 오염

방사능 오염은 재래식 폭발물을 이용하여 인위적으로 유발될 수 있다. 이와 같은 폭발은 핵폭발보다는 낮은 파괴력을 가지지만, 방사성 물질을 광범위하게 확산시켜 심각한 환경 및 인체 피해를 초래할 수 있다.

(1) 재래식 폭발물에 의한 방사능 오염

① 폭발지점 주변은 방사성물질에 의해 직접 오염된다.

㉠ 테러 무기의 가장 큰 위험성은, 사건이 종료될 때까지 방사능 노출 사실을 인지하지 못할 수 있다는 점이다.

㉡ 이로 인해 다수의 시민과 구조대원이 무의식 중에 노출되거나 오염될 수 있다.

(2) 방사능을 포함한 폭발물에 의한 부상자 치료

① 방사능이 포함된 폭탄에 의해 부상당한 환자는 사고 현장에서 충분히 떨어진 안전한 지역으로 이송하여 치료해야 한다.

② 치료 전 반드시 방사선 오염 여부를 확인하고, 제염 절차를 선행한다.

(3) 손상 및 응급처치 원칙

① 일반적인 재래식 폭발 사고에서 발생하는 손상과 유사하게 외상, 화상, 압력손상 등의 처치를 시행한다.

② 동시에 방사선 오염이 확인되면 적절한 제염과 방사선 보호조치를 병행해야 한다.

06 화학물질(화학작용제)

국제사회는 화학전을 방지하기 위해 대량 살상용 화학무기의 생산과 확산을 막기 위한 노력을 지속하고 있다. 그러나 화학무기는 초보적인 기술로도 비교적 쉽게 제조할 수 있어, 여전히 많은 양이 저장되어 있으며 일부 테러 조직이 이를 보유하고 있어 민간인에게 심각한 위협이 되고 있다.

① 화학무기의 최초 사용 사례

㉠ 화학무기가 처음으로 전쟁에 사용된 것은 1915년 제1차 세계대전에서였다.

㉡ 독일군은 약 180톤의 염소(Chlorine) 가스를 압축용기에 담아 벨기에 이프레(Ypres) 지역에 주둔한 영국과 프랑스군을 향해 살포하였다.

㉢ 이 공격으로 약 5,000명 사망, 10,000명 이상의 부상자가 발생했다.

② 대응 조치 및 진화 과정

㉠ 초기에는 질산염(nitrates)을 포함한 솜을 이용한 간단한 개인해독 조치가 이루어졌고, 약 2주 후에는 가스마스크가 공식 지급되어 보다 근본적인 보호가 가능해졌다.

③ 화학작용제의 발전

㉠ 염소 가스는 폐를 자극하는 1세대 유독가스로 분류되며, 이후 보다 강력한 물질로 대체되었다.

㉡ 1917년, 전쟁 말기에는 머스타드 가스(Sulfur Mustard, Dichloroethyl Sulfide)가 다시 이프레 지역에서 사용되었다.

- 머스타드 가스는 단순 자극제를 넘어, 피부와 점막을 침투하는 독성이 강한 화학무기였다.
- 이는 방호장비를 무력화시킬 수 있는 수준의 침습성을 가지고 있었다.

㉢ 머스타드 가스의 사용은 더 강력한 유기인계 화학작용제의 개발로 이어졌다.

- 이들은 머스타드 가스보다 10배에서 최대 100배 이상 강한 독성을 지닌다.
- 이후 다양한 화학작용제(chemical agents)가 개발되었으며, 그 분류는 표 10-8에 정리되어 있다.

PART 04

표 10-8. **화학작용제의 분류**

종류	제제
신경작용제	비지속성 : GA (tabun), GB (sarin), GD (soman) 지 속 성 : VX
수포작용제	머스타드, 비소제, 포스겐 옥심(phosgen oxim)
질식작용제	포스겐(phosgen), 디포스겐(disphosgen), 염소(chlorin)
혈액작용제	청산가리(시안화수소), 염화시안

Tip 화학무기 이야기

1차 세계대전이 한창이던 1915년 4월22일 땅거미가 질 무렵 벨기에의 서부 도시 이프레. 독일군과 대치하던 프랑스군 참호로 수상한 녹색 연기가 스멀스멀 몰려왔다. 불과 10여분 만에 참호 안에 있던 프랑스군 6,000여명이 심한 기침과 함께 피를 토하며 쓰러졌다. 나중에 밝혀진 연기의 정체는 치명적인 염소가스였다. 가공할 대량살상무기에 경악한 연합군은 즉각 화학무기 개발에 나섰고 그 결과 1차 세계대전 기간에 약 9만 명이 사망하고 120만 명이 부상당했다.

① VX 같은 신경가스는 불과 한두 방울로 성인 남성의 목숨을 짧게는 수분 안에 앗아갈 정도로 치명적이다.

② 나치가 2차 대전 중 유태인을 대량 학살할 때 사용한 것도 사이나(일명 청산가리)라는 치명적 혈액제 독가스이다.

③ 미국이 62년부터 70년까지 월남전에서 사용한 고엽제(에이전트 오렌지)의 양은 1천2백만 갤런(4백 56억ℓ)으로 베트남 국토의 10%가 초토화됐다.

④ 일본의 사이비 광신교인 옴 진리교가 도쿄 지하철에 뿌린 사린가스는 공중에 4–5㎏을 살포하면 수분 안에 수십만 명을 죽일 정도의 위력을 가졌다.

⑤ 1980년부터 8년간 이라크가 이란에서 신경작용제와 겨자가스 등을 살포해 수천 명을 살해하고 약 100만 명에게 피해를 입힐 수 있었다.

⑥ 88년 3월에는 이라크 공군기가 이라크 북부 쿠르드족 거주지에 화학폭탄(사린과 겨자탄)을 투하, 5천여 명이 사망했다.

신경작용제의 시초로 알려진 타분(Tabun)은 1936년 독일의 제약회사에서 살충제를 개발하던 중 우연히 발견한 독가스이며, 북한 김정남 독살에 사용된 신경가스 VX 역시 1950년대 영국 화학자 라나지트 고시가 합성해 만든 '아미톤'이라는 살충제를 영국의 포트다운 화학전연구소가 개량한 것이다. 식량 증산이라는 선한 의도에서 출발했지만 결국은 인류를 위협하는 치명적 무기로 변질된 셈이다.

독가스의 역사

① 1899년 헤이그 평화회의에서 '독가스사용금지선언'을 채택하여 독이나 독을 이용한 무기 사용을 금지하였다.
② 1915년 독일군이 대량의 염소가스 방사로 연합군을 공격했으며 최초로 독가스를 사용한 공격이다.
③ 1919년 베르사유(Versailles) 강화조약에서 독일에 대해 독가스 등의 사용·제조·수입을 금지하였다.
④ 1922년 '잠수함과 독가에 관한 5국 조약'을 체결하였다.
⑤ 1925년 '독가스 기타 사용 금지에 관한 의정서'는 질식성 물질 및 기타 독가스의 전쟁에서의 사용금지를 명시하였으나, 베트남 전쟁에서는 비치사성 가스와 고엽제 등이 사용되었다. 1969년 국제연합총회 결의로 고엽제(Agent Orange) 사용을 위법으로 정하였다.
⑥ 1993년 화학무기에 개발·생산·저장·사용의 금지 및 그 폐기에 관한 화학무기금지협약을 작성하였다.

용어정리

① G 물질(G agents)
- 독일의 과학자들이 1차 세계대전과 2차 세계대전 사이에 발견한 초기 신경물질로 사린, 소만, 타분의 세가지 물질이다.

② 사린(Sarin, GB)
- G 물질에 포함되는 신경물질로 높은 휘발성의 무색, 무취 액체, 상온에서 수 초 이내에 액체에서 가스로 변한다.

③ 타분(Tabun, GA)
- G 물질에 포함되는 신경물질로 사린의 약 50%의 치사율을 가지지만, 36배 더 큰 지속성을 가진다.
- 과일 향이 나며, GA를 만드는 데 사용되는 요소는 쉽게 얻을 수 있으며, 이 물질은 쉽게 만들 수 있다는 특징을 가진다.

④ 소만(Soman, GD)
- G 물질에 포함되는 신경물질로 사린보다 2배 큰 지속성이 있고, 5배 더 치명적이다. 알코올이 들어있기 때문에 과일 향을 내며 일반적으로 무색이다.
- 피부와 호흡기를 통해서 인체로 진입할 수 있기 때문에 접촉과 흡입위험을 동시에 가진다.

⑤ V 물질(V agents, VX)
- G 물질에 포함되는 신경물질로 무색의 깨끗한 기름질의 물질로 베이비오일과 비슷하다.
- 사린보다 100배 더 치명적이며 아주 높은 지속성을 가진다.

⑥ 포스젠(Phosgene)
- 허파관련 물질로 섬유공장이나 집의 화재, 제철소 또는 프레온(내장시설에 사용하는 화학액체) 연소 등에 의해 발생한다.
- 아주 강력한 물질로 그 증상은 몇 시간 동안 잠복한 후에 나타난다.

〈계속〉

⑦ 포스젠 옥심(Phosgene oxime, CX)
- 수포성 물질로 증상이 빠르게 나타나고 접촉 즉시 심한 고통과 불편함을 동반한다.

⑧ 시안화물(Cyanide)
- 인체가 산소를 사용하는 능력에 영향이 미치는 물질이다. 무색의 가스로 아몬드와 비슷한 향이 난다.
- 효과는 세포에서부터 시작하여 빠르게 내장기관으로 퍼진다.
- 처치는 하드록소코발라민을 정맥라인으로 투여하면 시안화물과 결합하여 비독성인 시아노코발라민(비타민 B12)으로 전환된다.

⑨ 염소(Chlorine, CL)
- 가장 처음 전쟁에 사용된 화학물질이다.
- 표백제의 냄새를 가지며 가스로 발포되면 녹색 안개를 만든다.
- 처음 노출되면 상기도 손상과 호흡곤란을 가져온다.

⑩ 유황머스타드(H 물질, sulfur mustard)
- 황갈색이 나는 기름성질로 아주 지속적인 물질이다.
- 발포되면 마늘이나 겨자의 특징적인 냄새와 함께 빠르게 피부나 점막으로 흡수된다.
- 치료가 불가능한 상태로 세포를 손상시킨다.

1) 테러에 사용되는 또 다른 대량살상무기: 화학물질 유출

테러리스트가 사용하는 대량살상무기 중 또 다른 유형은 화학물질의 고의적인 유출이다. 화학작용제는 염소가스와 같은 비교적 흔한 유해물질부터, 신경가스처럼 고도로 정교하게 제조된 독성 화합물에 이르기까지 그 종류와 독성 수준이 다양하다.

화학물질 작용제는 개방된 장소나 바람이 부는 환경에서 쉽게 확산되며, 테러의 주요 표적은 다음과 같은 밀집·폐쇄 공간이 된다.

① 지하철, 고층건물, 중앙난방 또는 에어컨 설비

② 대형 경기장, 쇼핑몰, 컨벤션센터 등 많은 인원이 모이는 장소

화학물질 작용제가 공기 중에서 어떻게 확산되는지 이해하기 위해서는 휘발성(증기압)과 비중 개념을 숙지하는 것이 중요하다. 작용제는 폭발을 통해 분산되거나, 에어로졸(분무) 형태로 공기 중에 퍼진다.

(1) 휘발성 (Volatility)

휘발성이란 액체가 증기로 변해 공기 중으로 쉽게 확산되는 성질을 말한다.

① 대부분의 화학작용제는 휘발성 액체 형태이다.

② 액체 상태의 작용제는 피부 접촉을 통해 흡수될 위험이 높으며, 장시간 잔류할 수 있다.

③ 증기, 가스, 에어로졸 형태의 작용제는 호흡기를 통해 흡입되어 인체에 피해를 줄 수 있다.

④ 대표 예시

- 지속성 작용제: 머스타드 가스(Mustard agent)
- 고휘발성 · 흡입 독성 작용제: 루이사이트(Lewisite, 미란성 독가스)

(2) 비중 (Density/Specific Gravity)

비중은 화학가스나 증기의 무게를 공기와 비교한 것이다.

① 공기보다 가벼운 가스는 위쪽으로 확산되며, 빠르게 넓은 지역으로 퍼진다.

② 반면, 공기보다 무거운 가스는 아래로 가라앉아 지표면이나 저지대에 머무른다.

㉠ 예: 지하 공간, 건물 하부, 계곡, 강변 등

㉡ 이러한 공간에서는 가스가 오랫동안 정체되며, 피해가 지속될 수 있다(그림 10-10).

③ 대표적인 비중이 큰 화학물질

㉠ 염소(Chlorine)

㉡ 포스겐(Phosgene)

PART 04

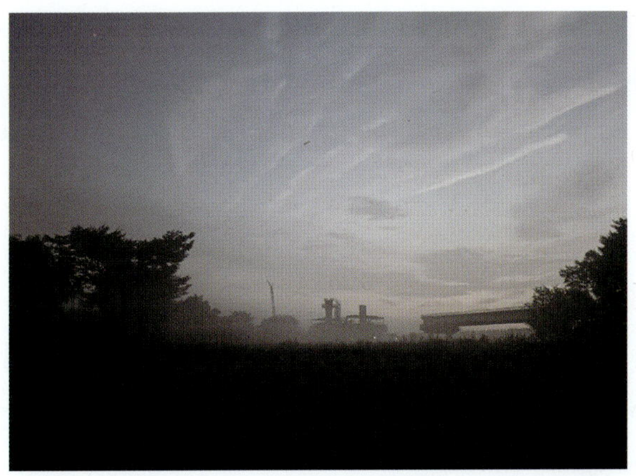

그림 10-10. **비중이 큰 가스는 아래쪽으로 가라앉아 지표 가까이 퍼진다.**

2) 화학물질 작용제의 확산에 영향을 미치는 환경적 조건

화학물질 작용제는 주변 기상 및 지형 조건에 따라 확산 방식과 피해 범위가 크게 달라진다. 주요 환경 요인은 다음과 같다.

① 강한 바람이 부는 경우

㉠ 가스와 증기가 다량의 공기와 섞이면서 빠르게 확산된다.

ⓛ 이로 인해 농도는 희석되어 독성 및 유효성은 감소한다.

② 약한 바람이 부는 경우

㉠ 화학가스가 지면 가까이 가스층을 형성한 채로 이동하게 된다.

ⓛ 이로 인해 독성이 강하게 유지되고 피해 범위가 넓어질 수 있다.

③ 무풍 상태(바람이 없는 경우)

㉠ 무풍 상태에서는 공기 중 가스층이 움직이지 않고 정체되어, 가스의 확산 범위는 줄어들지만 다음과 같은 위험이 있다.

- 가스가 한 곳에 머물면서 국소적으로 농도가 매우 높아질 수 있다.
- 이로 인해 치명적인 영향(예: 급성 중독, 질식, 화재 · 폭발 위험 등)이 있다.

④ 지형 및 장애물의 영향

㉠ 건물, 나무, 구조물 등은 가스 확산을 차단하거나 지연시킨다.

ⓛ 반대로, 개방된 공간에서는 화학가스가 빠르게 확산된다.

⑤ 강수(비) 조건

㉠ 비는 일부 화학물질, 특히 염소 계열의 가스를 흡수하거나 불활성화시켜 피해를 감소시킬 수 있다.

⑥ 시간대(기류 조건)

㉠ 새벽이나 해질 무렵(일몰 전후)은 풍속이 약해 화학물질 살포에 가장 효과적이다.

⑦ 밀폐된 건물 환경

㉠ 창문이 거의 없고 냉난방기가 가동 중인 밀폐된 건물 내부에서는 화학가스가 오래 머물러 치명적 영향을 줄 수 있다.

3) 화학물질 작용제의 분류

화학물질 작용제는 인체에 작용하는 방식에 따라 다음과 같이 분류된다.

① 신경작용제(Nerve agents)

② 수포작용제(Blister agents/Vesicants)

③ 폐 작용제(Pulmonary agents)/질식작용제(Choking agents)

④ 생물 독소(Biological toxins)

⑤ 무능화 작용제(Incapacitating agents)

⑥ 기타 유해 화학물질(Other toxic chemicals)

인체 작용기전에 따라 분류

① 질식제: 호흡기를 침범하여 숨을 쉬지 못하도록 한다.
② 미란성: 피부에 미란을 일으키는 동시에 눈을 상하게 하고 호흡기까지 침범한다.
③ 최루성: 저농도에서 눈 점막을 자극하여 일시적인 시력장애를 일으킨다.
④ 중독성: 신경계통과 혈액을 침범한다.

4) 머스타드 가스

머스타드(겨자) 가스는 제1차 세계대전 당시 가장 위험한 화학무기로 사용되었으며, 강한 피부 침투력과 낮은 탐지 가능성으로 인해 현재까지도 위협적인 제재로 간주된다. 개인이 다양한 화학무기로부터 완전한 방어하기란 매우 어렵다.

이 물질은 용액 내에서 황화수소기(sulfhydryl group), 카복실기(carboxyl group), 아미노기(amino group) 및 기타 단백질과 반응하여, 활성화된 설포늄 유도체(sulfonium derivative)로 전환된다. 머스타드 가스의 두 개의 반응성 말단은 DNA의 인접한 사슬에 결합하여 이중 알킬화(double alkylation)를 일으키며, 이로 인해 세포 복제(cell replication)가 억제된다. 머스타드 가스의 주요 특징은 다음과 같다.

① '수포형성 겨자(blistering mustard)'라고도 불린다.
② 투명한 노란색 또는 호박색(amber)의 기름 같은 액체로, 달콤한 냄새가 난다.
③ 피부와 점막에 빠르게 침투한다.
④ 침투 속도와 정도는 농도(mg/㎥)와 노출 시간(min)의 곱인 농도시간(Concentration Time, CT)에 의존한다.
  ㉠ CT가 4090에 도달하면, 노출 210시간 후 가벼운 증상이 발생할 수 있다.
⑤ 체내에서 티오다이글라이콜(Thiodiglycol)로 대사되며, 이는 혈청과 소변에서 검출된다.
⑥ 발암성이 있다.
⑦ 피부와 점막을 손상시키며,
  ㉠ 고용량에 노출될 경우 골수나 위장 점막처럼 세포 복제가 빠른 조직에 치명적인 손상을 유발한다.

(1) 증상

머스타드 가스의 주요 표적 장기(Target organs)는 눈, 호흡기계, 피부이며, 중증 중독 시 골수까지 영향을 미칠 수 있다.

① 눈(Eyes)

㉠ 농도시간(CT)이 40–90 정도일 경우, 자극으로 인해 결막염이 발생하며 약 1주일 정도 지속된다.

- 일반적인 치료로 중복감염(superinfection)을 예방할 수 있다.

㉡ CT가 90–100 수준에 도달하면 심한 화상이 발생할 수 있으며, 궤양 및 안구 파열의 위험이 있다.

㉢ 증상은 노출된 CT 내에서 빠르게 나타나며, 부종, 충혈, 자극 증상이 시작된다.

㉣ 눈에 직접 노출되면, 상피뿐만 아니라 각막의 깊은 층까지 손상이 진행된다.

- 각막 혼탁이 발생하며, 심한 경우 전체가 혼탁해질 수 있다.

② 피부(Skin)

㉠ 피부를 통해 빠르게 체내로 흡수되며, 혈류로 확산된다.

㉡ 체온이 높거나, 얇고 습한 피부일수록 흡수가 잘 이루어진다.

- 특히 겨드랑이, 서혜부(사타구니)에서 흡수가 활발하다.

㉢ 노출 후 6–12시간의 잠복기를 거쳐 가려움증과 자극성 홍반이 발생하고, 이후 수포가 형성되며 쉽게 파열된다.

㉣ 고농도에 직접 노출된 부위에서는 즉시 피부 괴사 및 궤양이 발생한다.

③ 호흡기계(Respiratory system)

㉠ 경증 노출 시, 10–12시간 경과 후 상기도 점막에 염증이 발생한다.

- 중증 노출 시 상기도 점막뿐 아니라 폐포(허파꽈리)까지 손상될 수 있다.

㉡ 호흡기계의 회복은 매우 더디며, 수개월 이상 지속될 수 있다.

- 이 기간 동안 반복 노출 시 기관지–폐 샛길(bronchopulmonary fistula) 형성의 위험이 있다.

④ 전신 독성(Systemic Toxicity)

㉠ 전신 독성은 주로 고농도에 의한 중증 중독 시 발생한다.

㉡ 빠르게 분열하는 조직, 특히 골수와 위장 점막에서 두드러진 손상이 나타난다.

㉢ 수일 내 백혈구 감소증(leukopenia), 빈혈, 메트헤모글로빈혈증(methemoglobinemia)이 발생할 수 있다.

㉣ 신장 및 간 기능 손상도 동반될 수 있으며,

- 혈청 크레아티닌(creatinine), 빌리루빈(bilirubin), 간 아미노전이효소(transaminase)의 수치가 상승할 수 있다.

(2) 진단(Diagnosis)

혈청, 소변 또는 수포액(blister fluid)에서 티오다이글라이콜(Thiodiglycol)이 검출되면 머스타드 가스중독으로 확진할 수 있다.

(3) 오염 제거 및 치료(Decontamination and treatment)

머스타드 가스는 알칼리 환경에서 산화 반응을 통해 신속히 불활성화 된다. 따라서 염소 유리 용액(chlorine−liberating solution)이나 표백제(bleach)를 사용하면 효과적으로 제거할 수 있다.

① 장비 및 건물의 오염 제거에는 3−5% 농도의 표백제가 효과적이다.

② 전신 오염 제거에는 티오황산나트륨(sodium thiosulfate)이 사용될 수 있다.

㉠ 티오황산나트륨은 알칼리 환경에서 안정적이므로, 전신 오염제거 시 짧은 시간 동안 노출시키는 것이 효과적이다.

㉡ 비누나 일반 세척제도 일정 수준의 오염제거에 유효하다.

㉢ 피부와 의복은 10% 티오황산나트륨을 포함한 녹색 알칼리성 비누(green alkaline soap)로 세정하여 해독할 수 있다.

㉣ 눈에 노출된 경우에는 2.5% 티오황산나트륨 용액으로 세척한다.

③ 건조한 오염 제거 시에는 훌러스 어스(Fuller's earth)나 중탄산나트륨(sodium bicarbonate)과 같은 알칼리성 분말을 사용하여 흡착시킨다.

④ 치료는 주로 대증적 요법에 기반 한다.

㉠ 감염예방과 이차감염(super infection)에 대한 신속한 치료가 핵심이다.

(4) 눈의 치료(Ocular management)

머스타드 가스로 인한 눈 손상 시, 홍채(iris)와 각막(cornea)의 유착을 방지하기 위해 다음과 같은 약제를 사용한다.

- 인산나트륨 덱사메타손−네오마이신(dexamethasone sodium phosphate − neomycin) 점안제
- 국소 항생제(topical antibiotics)
- 국소 마취제(local anesthetics)
- 아트로핀(atropine)

① 치료 중에는 눈을 붕대로 감거나, 눈꺼풀이 서로 붙도록 해서는 안 된다.

② 가능한 한 암실에 머무르는 것이 도움이 된다.

㉠ 검은 안경이나 눈가리개(eyepatch)를 사용할 수 있다.

PART 04

(5) 피부 치료(Skin Management)

피부 치료 시에는 우선 피부를 세척하고 노출 부위의 털이나 모발을 제거한다.

① 0.5% 차아염소산나트륨(sodium hypochlorite) 용액으로 피부 및 모발을 세척한다.

㉠ 가벼운 홍반(erythema)은 특별한 치료가 필요하지 않다.

② 심한 소양감이 있을 경우, 국소 스테로이드 연고를 적용한다.

③ 수포가 생기거나 피부가 벗겨진 부위는 화상 치료 기준에 따라 관리한다.

④ 감염 가능성이 있는 경우에는 항생제 투여를 고려한다.

(6) 호흡기 치료(Respiratory management)

흡입된 화학물질을 제거하고 감염 예방을 위해 적절한 물리적 처치가 이루어져야 한다.

① 이차 감염이 우려될 경우, 광범위 항생제를 조기에 투여한다.

(7) 전신 증상의 치료(Systemic management)

① 실험적 치료로 비타민 E를 투여한다.

② *N*-아세틸시스테인(*N*-acetylcysteine, NAC)은 정맥주사로 투여하여 전신 독성 완화에 사용한다.

5) 유기인산염

유기인산염(organophosphates)은 아세틸콜린에스터라제(Acetylcholinesterase, AChE)를 억제하는 화합물로, 제1차 세계대전 이후 화학무기로 활용되어왔다. 이 물질은 휘발성 화합물(volatilized compounds)과 지속성 화합물(persistent compounds)로 크게 분류되며, 피부 및 호흡기 점막을 쉽게 침투하고, 혈액-뇌 장벽(Blood-brain barrier) 또한 자유롭게 통과할 수 있다.

(1) 주요 작용 기전

① 유기인산염은 체내에 흡수된 후, AChE에 강하게 결합하여 해당 효소의 기능을 차단한다.

㉠ 이로 인해 아세틸콜린(ACh)의 분해가 억제되고, 체내에 과도하게 축적된다.

㉡ 결합되지 않은 유기인산염의 일부는 다른 효소계에 의해 불활성화된다.

㉢ 이때 생성된 대사물은 주로 소변을 통해 배출된다.

㉣ 고농도에 노출된 경우, 일부는 지방 조직에 축적되어 시간이 지나며 서서히 재분배된다.

(2) 아세틸콜린의 작용

① ACh는 체내의 모든 콜린성 수용체(Cholinergic receptors)에 결합하여 생리적 흥분 작용을 유발한다.

② 콜린성 수용체에는 두 가지 주요 유형이 있다.

㉠ 무스카린성 수용체(Muscarinic receptors)

㉡ 니코틴성 수용체(Nicotinic receptors)

③ 유기인산염 중독 시, 이 두 수용체 모두에 과도한 자극이 가해지며 다양한 중독 증상이 나타난다.

Tip

유기인제는 AChE와 강하게 결합하며, 결합은 시간이 지날수록 더 강해진다. 이러한 숙성(aging)은 인산화된(phosphorylated) AChE로부터 알킬기 하나가 탈 알킬(dealkylation) 되어 일어난다. 숙성이 일어나기 전에 옥심(oxim)과 같은 약물로 치료하면 AChE의 재활성이 가능하다. 숙성이 일어나면 효소는 확실히 불활성화 되고, 콜린성 신경말단(cholinergic synapse)이 정상 기능을 회복하려면 AChE의 재합성이 이루어져야 한다.

AChE는 ACh에 매우 강한 친화력을 갖는다. 그리고 콜린(choline)과 초산염(acetate)으로 빠르게 가수분해된다. 콜린도 ACh와 비슷한 작용을 하고 작용강도가 100,000분의 1 정도가 약하므로 ACh가 가수분해되면 작용이 소실되게 된다. 콜린은 ACh를 재합성하는 데 사용된다. ACh의 작은 부분만 전접합부(presynaptic site)에 분비되어 후접합부(post synaptics)까지 도달하고 나머지는 AChE에 의해 가수분해 된다.

(3) 무스카린성 작용

무스카린성 작용(Muscarinic Effects)은 절후부교감신경(postganglionic parasympathetic fibers)이 지배하는 표적세포(target cell)에 존재하는 무스카린성 수용체(Muscarinic receptors)를 자극함으로써 나타난다. 이러한 작용은 아트로핀(atropine)에 의해 억제될 수 있다. 무스카린성 수용체는 다음 부위에 분포한다.

- 홍채(동공 수축 작용)
- 평활근 방광(수뇨관) 및 위장관의 평활근(항진)
- 기관지 수축
- 모든 외분비샘(exocrine glands)(항진)
- 심장(심박 조절에 관여)

주요 생리적 효과는 다음과 같다.

① 심장 기능 저하

㉠ 심박수와 심근 수축력이 감소한다.

PART 04

– 심장 내 자극 전도를 억제하여 심박출량(cardiac output)이 감소한다.

② 혈압 저하

㉠ 말초 혈관이 확장되어 혈압이 감소한다.

③ 평활근 수축 항진

㉠ 위장관의 운동이 항진되며, 기관지가 수축된다.

④ 배뇨 촉진

㉠ 방광 및 수뇨관의 수축력이 증가하여 배뇨가 촉진된다.

⑤ 외분비샘 분비 항진

㉠ 침, 눈물, 위액 등의 분비가 증가하며, 땀 분비 역시 항진된다.

(4) 니코틴성 작용

니코틴성 작용(Nicotinic effects)은 자율신경계의 신경절 및 신경-근 접합부(neuromuscular junction)에 존재하는 니코틴성 수용체(nicotinic receptors)에 대한 자극으로 발생한다. 니코틴과 유사하게, 소량 또는 초기 노출 시에는 흥분 작용을, 고용량 또는 장시간 노출 시에는 마비 작용을 유발한다.

니코틴성 수용체는 부교감 및 교감신경의 모든 신경절(ganglia), 그리고 횡격막을 포함한 골격근과 말초신경 간의 신경-근 접합부에 존재한다. 자율신경계의 신경절은 ACh에 대한 감수성이 다르기 때문에, 니코틴성 작용은 양쪽 신경계를 모두 자극하거나 마비시킬 수 있으며, 그 결과 작용은 매우 복잡하게 나타날 수 있다.

니코틴성 작용에 따른 주요 증상

① 골격근 이상: 피하근육의 섬유속 연축(fasciculation) 및 세동(fibrillation)이 나타나며, 결국 호흡근 마비로 이어질 수 있다.

② 자율신경 자극: 부교감신경과 교감신경의 동시 자극으로 인해 빈맥(tachycardia) 및 고혈압(hypertension)이 발생할 수 있다.

(5) 중추신경계의 작용 (Central Nervous System Effects)

중추신경계(CNS)에도 아세틸콜린 수용체가 존재하며, 유기인산염의 작용으로 다양한 신경학적 증상이 나타난다.

① 경증-중등도 중독 시

㉠ 불안(anxiety), 초조(restlessness), 불면(insomnia), 기억력 저하(memory impairment), 의식 혼란(altered consciousness) 등의 행동 변화가 나타날 수 있다.

② 중증 중독 시

㉠ 심한 좌불안(extreme agitation), 혼수(coma), 호흡중추 마비, 경련(convulsions), 무호흡(apnea)이 발생할 수 있다.

(6) 임상 진단(Clinical diagnosis)

① 유기인산염 중독 시 무스카린성, 니코틴성, 중추신경계 증상이 함께 나타날 수 있다.

② 다음과 같은 징후는 중요한 진단 지표가 된다.

㉠ 기관지루(bronchorrhea)

㉡ 기관지 수축(bronchoconstriction)

㉢ 서맥(bradycardia)

㉣ 축동(miosis)

③ 섬유속 연축(fasciculation)은 심한 중독 상태인 콜린성 위기(cholinergic crisis)의 주요 지표이다.

㉠ 심한 근무력(muscle weakness)은 강한 니코틴성 작용을 나타낸다.

㉡ 혼수(coma) 및 경련(convulsions)은 중증 중독을 의미한다.

㉢ 심한 경우 호흡중추 마비로 무호흡(apnea)이 발생할 수 있다.

(7) 검사실 진단(Laboratory diagnosis)

① 급성 중독 시, 혈청 AChE (acetylcholinesterase) 수치는 정상 범위의 30% 미만으로 감소한다.

㉠ 혈청 AChE 농도 측정은 중독의 중증도 평가에 있어 중요한 지표이다.

(8) 오염 제거(Decontamination)

① 오염 제거는 현장에서 즉시 시작되어야 하며,

㉠ 알칼리성 용액을 이용한 습식 오염 제거(wet decontamination)가 권장된다.

② 피부 세척은 가능한 신속하게 시행하는 것이 중요하다.

㉠ 오염 후 1분 이내 세척을 시작하면, 5분 이후 시작했을 때보다 약 10배의 해독 효과가 있는 것으로 보고되어 있다.

(9) 치료(Treatment)

① 치료의 최우선 목표는 급성 호흡부전 예방이다.

② 노출이 예상되는 상황에서는 예방적 약물 투여가 가능하다.

㉠ 카바메이트(carbamate): 단시간 작용하는 콜린에스터라제 억제제

㉡ 피리도스티그민(pyridostigmine): 8시간마다 30 mg 경구 투여

③ 모든 증상이 있는 환자는 응급처치 후 가능한 한 빨리 오염제거를 시행해야 한다.

(10) 아트로핀

아트로핀(Atropine)은 말초 무스카린성 수용체에서 아세틸콜린(ACh)의 과도한 작용을 차단하는 약제로, 니코틴성 수용체나 중추신경계(CNS) 작용에는 영향을 미치지 않는다.

① 권장 투여량

㉠ 성인: 1회 12 mg 정맥투여

㉡ 소아: 0.003-0.005 mg/kg

② 첫 주사 후 10분 간격으로, 기관지루(bronchorrhea) 및 기관지수축(bronchospasm)이 조절될 때까지 반복 투여한다.

③ 저산소증(hypoxia) 상태에서는 정맥 아트로핀 투여가 심실성 부정맥(ventricular arrhythmia)을 유발할 수 있으므로 주의가 필요하다.

㉠ 서맥(bradycardia)이 없고 청진상 정상소견이 확인되면 아트로핀 투여를 중단할 수 있다.

(11) 옥심(Oximes)

옥심은 아세틸콜린에스터라제(AChE) 억제제에 중독된 경우, 억제된 AChE를 재활성화시켜 치료 효과를 높이는 해독제이다. 아트로핀이 무스카린성 수용체에만 작용하는 것과 달리, 옥심은 니코틴성 수용체 부위에서도 작용하여 말초 신경 마비를 회복시킬 수 있다. 단, 초기 투여 시에만 효과가 있으며, 시간이 지나면 AChE의 'aging'으로 인해 작용이 소실된다.

① 프랄리독심(Pralidoxime)

㉠ 1 g을 20분 이상 정맥 주사한 후, 혈청 농도 10 mg/L 이상이 유지되도록 시간당 500 mg 속도로 지속 주입한다.

② 오비독심(Obidoxime)

㉠ 프랄리독심보다 강한 치료 효과를 보이나, 독성 또한 더 강하므로 주의가 필요하다.

③ 트리메독심(trimedoxime)

㉠ 자동주사기(automatic injector)로 투여 가능하며, 효과는 비교적 약하지만 독성도 낮다.

AChE의 Aging이란?

유기인산염(organophosphate)이 아세틸콜린에스터라제(AChE)에 결합한 후, 시간이 지나면서 결합이 화학적으로 더 안정되고 되돌릴 수 없게 되는 과정을 말한다.

1) 유기인산염이 AChE에 결합

① 효소가 비활성화됨 (ACh 분해 불가 → 축적 → 중독 증상 발생)

2) 초기에는 옥심(oxime) 같은 해독제가 결합을 끊어내고 AChE를 재활성화할 수 있다.

그러나 시간이 지나면, 유기인산염–효소 복합체에서 알킬기 또는 알콕시기(alkyl or alkoxy group)가 떨어져 나간다(탈알킬화).

① 이로 인해 결합이 매우 안정화되어

② 옥심으로도 복원이 불가능하게 된다.

③ 이 과정을 'AChE의 aging'이라고 부른다.

(12) 기타 보조 치료(Adjunctive therapies)

① 경련 및 불안, 흥분 조절

㉠ 벤조디아제핀계 약물 사용 (예: 디아제팜(diazepam), 로라제팜(lorazepam))

② 스코폴라민(Scopolamine)

㉠ 중심성 항콜린성 제제로, 작용 범위가 좁고 독성이 강해 사용 시 특별한 주의가 필요하다.

6) 화학작용제 효과에 대한 기상조건의 영향

화학작용제의 살상력과 확산 효과는 기상조건에 크게 좌우된다. 따라서 기후 환경은 화학무기의 사용 및 방어에 있어 핵심적인 변수로 작용한다.

① 무더운 날씨에는 개인방호장비 착용이 제한되거나 어려워 방어력이 저하되며, 이에 따라 노출 시 치명적인 결과를 초래할 수 있다.

② 강한 바람이 부는 기상 조건에서는 화학작용제가 목표지역에 정확히 도달하지 못하거나 빠르게 확산되어, 효과가 감소하게 된다.

7) 화학작용제에 대한 방어 준비(preparedness against chemical agents)

화학작용제에 의한 중독 위험을 줄이기 위해서는 주민에 대한 교육과, 화학무기의 작용기전 및 방어 방법에 대한 사전 교육이 필수적이다.

① 전체 중독의 약 95%를 예방할 수 있는 가장 효과적인 방호 장비는 가스마스크이다.

② 화학작용제 방어용 의류는 완전한 보호를 제공하지는 않지만, 사용 가능한 경우 착용하는 것이 도움이 된다.

③ 건물, 선박, 차량 등의 내부 오염은 양압(陽壓)시스템을 이용한 강제 배기를 통해 효과적으로 제거할 수 있다.

④ 피난처 내에서는 다음과 같은 오염 제거법이 사용될 수 있다.

㉠ 건식 오염 제거(Dry decontamination): 훌러스 어스(Fuller's earth)나 중탄산나트륨(sodium bicarbonate) 같은 알칼리성 분말을 이용한다.

㉡ 습식 오염 제거(Wet decontamination): 일반적으로 건식 방법보다 더 효과적이다.

⑤ 대피소에는 다음과 같은 필수 물품을 구비해야 한다(표 10-9).

㉠ 깨끗한 식수, 여벌 의복, 식량, 조명 기구, 장갑, 해독제, 마스크, 라디오 등

⑥ 화학작용제에 노출된 경우, 중독 환자 이송을 위한 체계적인 연락과 조치가 필요하다.

㉠ 중독자는 반드시 습식 오염제거를 실시한 후 병원으로 이송해야 한다.

표 10-9. 화학작용제의 운영 효과에 영향을 미치는 요소

개인 활동 정도, 훈련 상태 ,보호 장비, 기상 및 지형, 지속성

표 10-10. 주요 화학물질의 특성 및 노출 요약

이름	기관 코드	향	특징	증상발현	휘발성	일차 노출경로
발포제	머스타드(H)	마늘향	수포발생	잠복	아주 낮음	접촉
	루이사이트(L)	제라니움(L)	흡기시 상기도에 심한 손상, 심한 통증과 피부가 회색으로 변함(L, CX)	즉시	아주 낮음	약간 증기 위험
	포스젠 옥심(CX)			즉시	보통	
허파관련물질	염소(CL)	표백제	자극유발, 호흡곤란	즉시	아주 높음	증기위험
	포스겐(CG)	잔디	심한 폐부종	잠복		
시안화물	시안화수소(AC)	아몬드	높은 치사율의 화학가스, 수 분 내에 사망 가능, 해독제로 완치 불가능	즉시	아주 높음	증기위험
	시안염소(CK)	자극성				

07 신경작용제

신경작용제(Nerve agents)는 신경전달에 관여하는 효소를 억제하여 중추 및 말초신경계에 치명적인 장애를 유발하는 화학작용제이다. 이들은 일반적으로 아세틸콜린 분해효소(Acetyl-cholinesterase)의 작용을 차단함으로써, 아세틸콜린 축적을 초래하고 신경계의 과흥분 상태를 유도한다. 그 결과, 다음과 같은 증상이 발생할 수 있다.

① 근육 경련
② 섬유연축
③ 발작
④ 의식소실
⑤ 호흡정지

1) 주요 신경작용제

① 사린(GB), 소만(GD), 타분(GA), VX, GF
② 살충제 중 유기인산계(말라티온, 파라티온) 및 카르바메이트계(세빈)는 작용기전이 유사하여 약화된 형태의 신경작용제로 분류된다.

2) 작용 특성 및 노출 경로

신경작용제는 기체 또는 액체 형태로 존재하며, 피부 흡수 또는 호흡기 흡입을 통해 인체에 흡수된다.

3) 증상 및 징후

신경작용제에 노출되면 수 분 내에 급성 증상이 발현되며, 다음과 같은 기억 암기어로 정리할 수 있다.

(1) DUMBELS(의학적 요약)

① D: Diarrhea(설사)
② U: Urination(배뇨)
③ M: Miosis(축동, 동공수축)
④ B: Bronchospasm(기관지 경련)
⑤ E: Emesis(구토)

PART 04

⑥ L: Lacrimation(눈물 흘림)

⑦ S: Salivation(타액 분비)

(2) SLUDGE(군용 요약)

① S: Salivation(타액 분비)

② L: Lacrimation(눈물 흘림)

③ U: Urination(배뇨)

④ D: Diarrhea(설사)

⑤ G: Gastrointestinal distress(복통)

⑥ E: Emesis(구토)

(3) 기타 증상

호흡곤란, 근섬유연축, 시야 흐림, 콧물, 오심, 다한증(과도한 발한) 등이다.

4) 질병 경과 및 예후

① 치료가 지연될 경우, 환자는 혼수상태에 빠지고, 발작 후 호흡 정지로 사망에 이를 수 있다.

② 많은 신경작용제는 효소와 비가역적으로 결합하므로, 노출 직후 빠른 해독제 투여가 예후를 좌우한다.

③ 적극적인 인공환기와 신속한 해독제 투여 시 생존 가능성은 크게 향상된다.

5) 응급처치 및 치료

신경작용제 노출 환자에 대한 치료는 다음과 같이 진행된다.

(1) 해독제 투여

① 아트로핀(Atropine)과 염화프랄리독심(Pralidoxime Chloride, PAM) 병용 투여한다.

② Mark I Kit (신경해독제 자동 주사기 세트) 사용

㉠ 아트로핀+PAM이 포함된 자가 주사기 형태로 군인, 응급구조사, 동료 간 신속한 투여가 가능하다.

㉡ 다수 환자 발생 시 현장에서 간편하고 빠르게 사용 가능하다.

(2) 발작 조절

① 디아제팜(Diazepam) 정맥 또는 근육 주사로 경련 억제한다.

(3) 투여 방법

① 자가주사기는 빠르고 간단하지만,

② 정맥 접근이 가능하고 시간 여유가 있을 경우, 정맥주사가 더 빠르고 효과적이다.

Mark I kit

① 아트로핀 2 mg과 염화프랄리독심 600 mg이 들어있다(그림 10-11).

② 신경작용제에 노출된 후 흐릿한 시력, 경미한 호흡곤란, 콧물과 같이 경미한 증상이 나타나는 경우 투여한다.

③ 증상이 호전되지 않는 경우 10분 이내 반복 투여한다.

④ 심각한 증상과 징후가 나타나는 경우, 아트로핀과 염화프랄리독심을 3회 투여 한다.

⑤ 정맥투여인 경우 매 5분마다 아트로핀 2 mg을 분비물이 건조해지거나 또는 20 mg을 투여할 때까지, 매 1시간마다 염화프랄리독심 1 g을 자발적 호흡이 돌아올 때까지 투여한다.

⑥ 소아용 Mark I kit도 사용할 수 있다.

Tip 용어정리

① MARK-1
- 아트로핀과 2-PAM 클로라이드(프랄리독심 클로라이드) 자동 투여기가 들어있는 신경물질 해독제 키트를 말한다.
- 신경물질 해독제 키트(NAAK)라고도 한다.

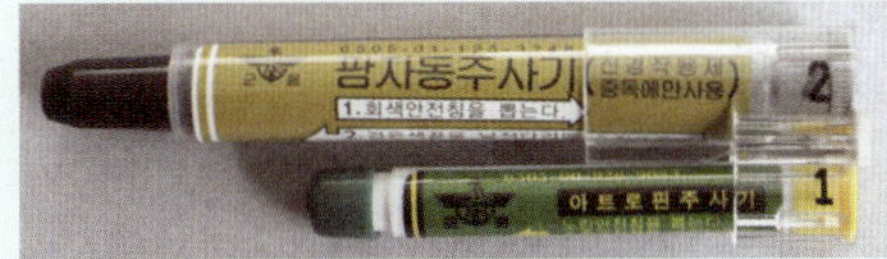

그림 10-11. Mark I kit
(참고: Nerve agents antidote kit, KMARK-1)

표 10-11. 주요 신경작용제(신경물질) 특성 요약

이름	코드	향기	특징	증상	휘발성	노출경로
타분	GA	과일향	생산 쉬움	즉시	낮음	접촉과 증기
사린	GB	없거나 강함	옷에 묻으면 가스발생	즉시	높음	호흡기 증기, 피부 접촉 치명
소만	GD	과일향	빠르게 노화, 치료 어려움	즉시	보통	피부 접촉, 낮은 증기 위험
V물질	VX	없음	가장 치명적이며 정화 어려움	즉시	아주 낮음	피부 접촉, 증기 없음

에프네프린 자가 주사기 사용방법

(1) 효과

- 혈관을 수축시켜 혈압을 높인다.
- 기관지를 확장시켜 기도개방과 호흡기능을 원활하게 한다.

(2) 사용방법

- 자가 주사기는 안정된 상태에서 투여한다.
- 119에 신고하여 도움을 요청한다.
- 구급차가 올 때까지 안정을 취한다.
- 상태가 호전되어 않을 경우 첫 주사에서 5–15분 후에 새로운 주사기로 다시 투여할 수 있다.
- 체중이 30 kg 이상인 경우 성인용, 15–30 kg인 경우 소아용 주사기 사용한다.

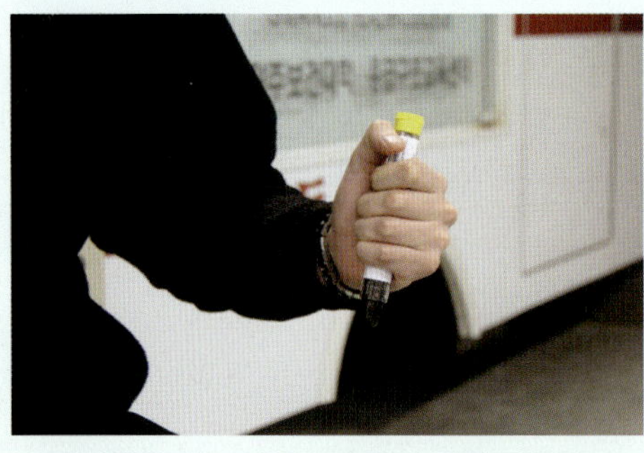

① 주사침이 있는 검은 끝 부분이 아래로 향하도록 잡는다.

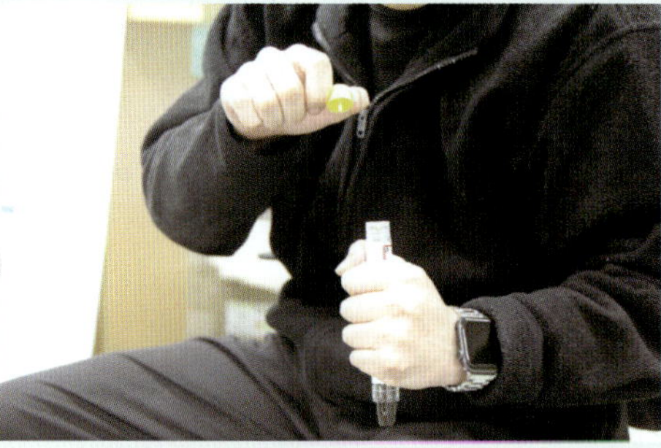

② 노란 뚜껑(안전핀)을 당겨서 제거한다.

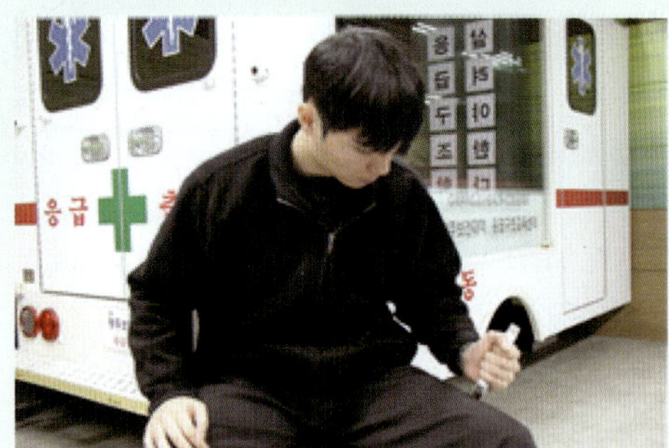

③ 주사기 검은 끝부분을 허벅지 바깥쪽에 수직으로 딸깍 소리가 날 때까지 세게 누르고 10초간 유지한다.

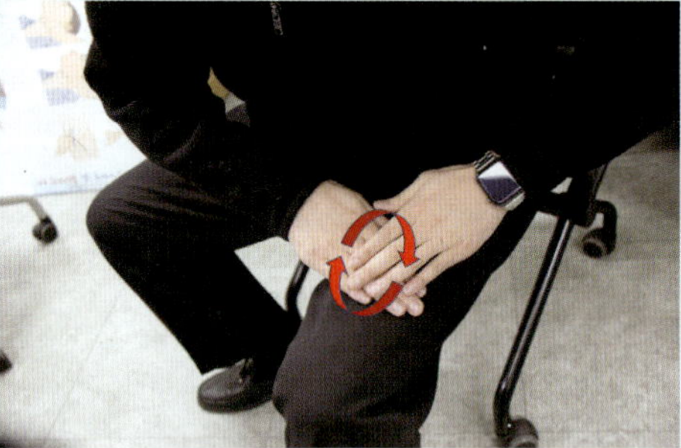

④ 주사기를 제거하고 약물 흡수를 돕기 위해 주사 부위를 10초 동안 문지른다.

그림 10–12. **에피네프린 효과와 자가 주사기 사용방법**

08 수포작용제(발포제)

수포작용제(Vesicants/Blister Agents)는 피부, 점막, 호흡기 등에 손상을 입혀 수포(물집)를 형성시키는 화학작용제로, 피부, 눈, 호흡기계, 폐 등에 염증과 화학적 화상을 유발하며, 경우에 따라 전신 증상까지 동반할 수 있다.

1) 대표적인 수포작용제

① 겨자가스 (Sulfur mustard) – 제1차 세계대전에서 사용

② 유황겨자(HD), 질소겨자(HN)

③ 루이사이트(Lewisite), 포스겐 옥심(Phosgene oxime, CX)

2) 수포작용제의 특성과 작용

포스겐 옥심(CX)을 제외한 대부분의 수포작용제는 점성이 높은 액체 상태이며, 따뜻한 온도에서 증기를 방출한다. 액체 형태의 수포작용제를 피부로 접촉할 경우, 극심한 독성 반응이 나타날 수 있다.

3) 작용 특성

① 루이사이트와 포스겐 옥심은 접촉 또는 흡입 직후 즉각적인 자극 반응을 유발한다.

② 겨자계 수포작용제는 노출 직후 증상이 거의 없거나 미약하여, 노출 시간이 길어진다.

㉠ 증상이 지연되어 수 시간 후에 악화된다.

㉡ 이에 따라 치명적인 조직 손상으로 이어질 수 있다.

4) 노출 시 임상증상

수포작용제에 노출된 환자에게 나타나는 증상 및 징후는 다음과 같다.

① 피부 및 점막 증상

㉠ 홍반, 작열감, 수포 형성 등 화학적 화상이 발생한다.

㉡ 통증과 함께 광범위한 염증 반응이 발생한다.

② 눈과 상부기도 증상

㉠ 눈물, 콧물, 작열감, 이물감이 있다.

㉡ 심한 경우 시야 흐림 및 각막 손상이 발생한다.

③ 호흡기 증상

㉠ 기침, 천명(쌕쌕거림), 호흡곤란, 폐부종이 발생한다.

④ 전신 증상

㉠ 구역질, 구토, 피로, 전신 쇠약 등이 발생한다.

5) 응급처치 원칙

수포작용제에 노출된 환자에 대한 응급처치는 신속한 오염 제거가 가장 중요하며, 수분간의 노출만으로도 영구적인 손상이 발생할 수 있으므로 즉각적인 처치가 필요하다.

① 노출 부위는 호스를 이용해 저압수로 세척한다.

② 눈은 수돗물 또는 생리식염수로 충분히 세척한다.

③ 수포가 형성된 경우, 화학 화상에 준하는 처치를 시행한다.

④ 손상 부위에는 멸균 드레싱을 적용한다.

㉠ 눈의 손상도 마찬가지로 드레싱 후 필요시 진통제 등 약물 투여를 고려한다.

용어정리

① 발포제(vesicants)

– 수포유발물질, 일차적인 노출경로는 피부이다.

② 루이사이트(Lewisite, L)

– 수포성 물질로 증상이 빠르게 나타난다.

– 접촉 즉시 심한 고통과 불편함을 동반한다.

09 폐 작용제

폐 작용제(Pulmonary Agents/Choking Agents)는 호흡기에 화학적 손상을 유발하는 물질로, 주로 폐포와 기관지 점막에 염증 및 폐부종을 일으켜 호흡곤란과 저산소증을 초래한다.

1) 주요 폐 작용제 물질

① 포스겐(Phosgene), 염소(Chlorine), 황화수소(Hydrogen Sulfide) 등

② 합성물질 연소 시 발생하는 독성 가스 (예: 플라스틱 연소 시 발생 가스 등)

2) 작용 부위

① 입인두, 코인두, 세기관지, 폐포 등 호흡기 상 · 하부 점막에 작용한다.

3) 폐 작용제 노출 시 증상

① 감염 초기 증상 (상기도 자극 증상)

㉠ 콧물, 인후 자극, 코와 입안의 작열감이 있다.

㉡ 기침, 쌕쌕거림(천명), 인후 불편감이 발생한다.

㉢ 눈물과 안구 자극이 있다.

② 감염 후기 증상

㉠ 수 시간 내 폐부종이 발생할 수 있다.

㉡ 이는 지연성 저산소증과 호흡부전으로 이어질 수 있다.

4) 응급처치 원칙

폐 작용제에 노출된 환자에 대한 응급처치는 다음과 같이 수행한다.

① 즉시 오염지역에서 이탈시켜 안전한 장소로 이동시킨다.

② 신선한 공기 공급 및 고농도 산소를 투여한다.

㉠ 필요시 안정된 환경에서 휴식 유지한다.

③ 기관 내 삽관 및 인공환기는 환자의 호흡 기능 저하가 심할 경우 신속히 시행한다.

④ 심한 호흡곤란이 있는 경우, 네블라이저를 이용해 알부테롤(0.5 mL)을 흡입시켜 기관지 확장을 돕는다.

10 생물 독소

생물 독소는 생물학적 작용제로 분류되지만, 작용 기전은 화학물질과 유사하다. 이들은 생물체(식물, 세균, 곰팡이 등)에 의해 생성되지만, 스스로는 생명체가 아닌 비생물성 독소이다. 대표적인 생물 독소에는 리신(ricin), 포도상구균 장독소 B(SEB), 보툴리눔 독소(botulinum toxin), 트리코테신 곰팡이 독소(T-2 toxin) 등이 있다.

1) 리신 (Ricin)

① VX보다 약 5배 더 치명적인 독소로 알려져 있다.

② 아주까리(피마자) 씨앗을 압착해 만든 피마자유의 부산물에서 추출된다.

③ 체내에 들어오면 폐부종, 호흡기계 및 순환기계 이상을 유발하며,

㉠ 세포 내 단백질 합성 억제를 통해 사망에 이르게 한다.

④ 아주까리 식물의 전 부위에 독성이 있지만, 씨앗이 가장 강한 독성을 지닌다.

㉠ 섭취 시 어지럼증, 구토, 복통, 심한 설사와 함께 혈관확장이 나타난다.

⑤ 임상적 증상은 노출 경로에 따라 다르게 나타난다.

㉠ 흡입, 섭취, 주입 등 모든 경로에서 치명적일 수 있다.

㉡ 성인의 경우 1-3 mg만으로도 치사량에 도달하며, 어린이는 아주까리 씨앗 1개만 삼켜도 사망할 수 있다.

㉢ 섭취보다 흡입 경로가 훨씬 치명적이다.

- 흡입 또는 섭취 시 쇼크 및 다발성 장기부전이 발생할 수 있다.
- 섭취 시 위장관 증상이 나타난다.
  - 고열, 오한, 두통, 근육통, 구토, 설사, 복통, 탈수, 위장출혈
  - 간 · 비장 · 신장 · 위장 등의 출혈 및 괴사가 유발될 수 있다.
  - 위장관 흡수율은 비교적 낮으며, 일부는 소화 중 파괴되거나 구토로 배출된다.
- 흡입 시 주 증상은 폐부종이다.
  - 무기력, 기침, 고열, 저체온, 저혈압
  - 눈 · 코 · 목 통증, 마른기침, 가슴통증, 호흡곤란, 폐수종, 폐렴, 청색증, 경련, 호흡정지 등이 나타날 수 있다.
  - 증상은 노출 4-8시간 후 시작된다.
  - 몇 시간 후 과다 발한(땀)이 나타나면 증상 악화가 종료되는 신호일 수 있다.

⑥ 적절한 치료가 없을 경우 대개 3일 이내에 사망에 이른다.

㉠ 현재까지 특이적 치료제나 백신은 존재하지 않으며, 치료는 보조요법에 의존한다.

㉡ 기도 유지 및 심폐기능 보조가 핵심이다.

- 빠른 기도 삽관, 기계환기, 호기말양압(PEEP)을 이용한 폐부종 치료가 필요하다.
- 정맥 수액 및 전해질 보충은 심한 구토와 설사로 인한 탈수를 방지하는 데 중요하다.

2) 포도상구균 장독소

포도상구균 장독소(Staphylococcal Enterotoxin B, SEB)는 황색포도상구균(Staphylococcus aureus)에 의해 생성되는 독소로, 일반적인 식중독의 주요 원인 중 하나이다.

① 감염은 주로 구강 섭취에 의해 발생하며, 이 경우 구역질(nausea), 구토(vomiting) 등의 위장관 증상이 나타난다.

② 에어로졸 형태로 흡입될 경우 호흡곤란(dyspnea), 발열(fever) 등의 호흡기 증상이 발생할 수 있다.

이 독소는 극소량만으로도 증상을 유발할 수 있으며, 감염 환자의 약 50%는 일시적으로

일상생활이 불가능한 수준의 무력감(incapacitation)을 경험한다. 중증의 경우 치명적일 수 있으므로 조기 진단과 보조 치료가 중요하다.

3) 보툴리눔 독소

보툴리눔 독소(Clostridium botulinum Toxin)는 절대 혐기성 그람양성 간균인 Clostridium botulinum이 생성하는 강력한 신경독소(neurotoxin)이다.

① 운동성을 지닌 난형 포자를 형성하는 절대 혐기성 그람양성 간균이다(그림 10-13).

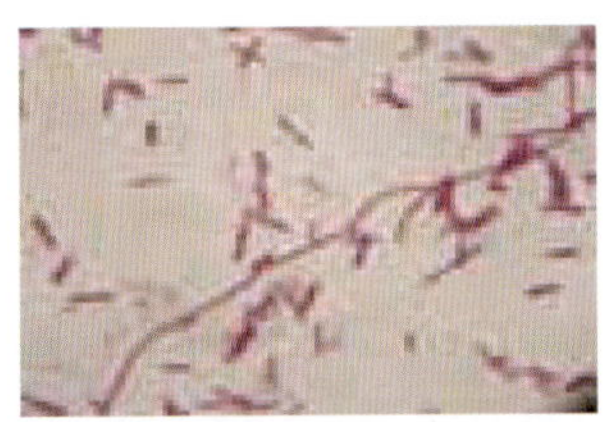

그림 10-13. **보툴리눔균(혐기성 그람양성 간균)**

② 혐기성 환경 또는 약산성 식품에서 잘 증식하며, 오염 식품을 통해 인체에 유입될 수 있다.

③ 7가지 종류의 신경독소(A-G형) 중 A, B, E, F형이 사람에게 병을 일으킨다.

④ 보툴리눔 독소는 가장 강력한 독소 중 하나로, 부적절한 통조림 조리 과정 등에서 발생할 수 있다.

⑤ 신경작용제 VX보다 약 15,000배 더 치명적이지만, 환경에 매우 불안정하여 대량 살상 무기로는 제한적이다.

⑥ 신경계에서 아세틸콜린 방출을 억제한다.

㉠ 쇠약, 근육 마비, 호흡 부전을 유발하며, 흡입 또는 섭취 경로로 감염될 수 있다.

⑦ 병원성 및 증상

㉠ 보툴리눔 독소는 신경 말단에서 아세틸콜린(ACh) 방출을 차단하여, 근육 마비 및 신경 기능 장애를 일으킨다.

- 초기 증상: 구토, 복통, 안면 근육이 마비된다.
- 진행 시: 호흡곤란, 호흡마비, 사망 위험이 있다.

⑧ 보툴리눔 중독의 유형

㉠ 식품 매개 보툴리눔 중독

- 오염된 식품 섭취로 감염된다.
- 사망률은 약 5-10%이다.

– 피로감, 호흡곤란, 수개월 회복기 필요하다.

㉡ 상처 감염형 보툴리눔 중독

– 상처 부위에서 균이 증식하며 독소 생성된다.

– 잠복기: 약 4–14일이다.

㉢ 유아 보툴리눔 중독

– 6개월 이하 유아가 오염된 식품 섭취 시 중독된다.

– 장내에서 보툴리눔균이 증식하고 독소를 흡수한다.

– 급사 위험이 존재한다.

⑨ 생물테러 가능성 및 사례

㉠ 국내 생물테러전염병 독소이며, 미국 CDC의 생물테러 Category A로 분류한다.

㉡ 에어로졸 형태로 효율적인 전파 가능, 독소 자체가 균보다 더 강한 독성을 가진다.

㉢ 1930년대 일본과 영국에서 생물무기로서의 가능성이 제기되었다.

㉣ 1984년 캐나다인, 테러 목적의 균 구매 시도한 사례가 있다.

㉤ 1990, 1993, 1995년 일본에서 보툴리눔 독소 살포 시도, 다행히 사망자는 없었다.

⑩ 예방 및 치료

㉠ 생물안전 수준에 따른 개인보호장비(PPE) 착용 필수적이다.

– 실험 시 장갑, 실험복, 호흡기 보호구를 착용해야 한다.

㉡ 항생제 치료

– 독시사이클린(doxycycline)이 우선 권장된다.

– 테트라사이클린(tetracycline)도 대체 약제로 사용할 수 있다.

㉢ 발병 후 3일 이내 항생제 투여가 가장 효과적이다.

용어정리

① 리신(ricin)

– 빨은 아주까리 씨의 기름에서 나오는 신경독, 페수종(pneumonedema)을 일으키고 호흡기와 순환기에 영향을 미쳐 사망에 이르게 한다.

② 보툴리눔 독소(botulinum)

– 바이러스로부터 생산하는 강한 신격독이다.

– 생체에 들어가면 신경계통의 기능을 공격하고 근육의 마비를 가져온다.

③ 리신(ricin)과 보툴리눔 독소(botulinum)는 인간에게 가장 치명적인 신경독(neurotoxins) 생물학적 물질이다.

4) 트리코테신 진균 독소

트리코테신 진균 독소(Trichothecene Mycotoxins, T-2 Toxin)는 곰팡이(fungi)에 의해 생성되는 생물 독소로, 주로 Trichothecium, Fusarium 등의 균류에서 유래한다. 이 독소는 단백질 및 핵산 합성을 억제하고, 빠르게 분열하는 체세포에 영향을 주어 세포 손상을 유발한다. T-2 독소는 작용이 빠르다.

(1) 노출 경로에 따라 다양한 증상

① 피부 자극 시: 통증, 화상감, 홍반, 수포 등 국소 피부염 증상
② 호흡기 자극 시: 비강 및 구강 자극, 콧물, 코출혈, 쌕쌕거림(wheezing), 호흡곤란, 객혈
③ 안구 자극 시: 눈의 통증, 결막 충혈(홍반), 눈물흘림, 시야 흐림
④ 위장관 자극 시: 구역, 구토, 복부 경련, 혈변을 동반한 설사

피부를 통한 흡수가 가장 강력한 독성 경로로 간주된다.
전신 증상으로는 다음과 같다.
① 중추신경계 이상 증상
② 저혈압(Hypotension)
③ 심할 경우 사망에 이를 수 있다.

(2) 환자 관리 및 대응

특이적 항독소는 존재하지 않으며, 치료는 보조적 처치(supportive care)에 의존한다. 생물 독소는 극소량만으로도 응급의료종사자이나 현장에 있는 사람들에게 심각한 위험을 초래할 수 있으므로, 제염(decontamination) 시 철저한 보호장비 착용과 주의가 필수이다.

Tip 생물테러 관련 용어

○ **생물테러란?**

테러리즘의 일부로서 잠재적으로 사회붕괴를 의도하고 바이러스, 세균, 곰팡이, 독소 등을 사용하여 살상을 하거나 사람, 동물, 혹은 식물에 질병을 일으키는 것을 목적으로 하는 행위이다.

○ **생물테러감염병**

고의로 또는 테러 등을 목적으로 이용된 병원체에 의하여 발생된 감염병을 말한다.
(감염병의 예방 및 관한 법률 제2조 9항)

○ **생물무기**

사람, 동물, 식물에 질병을 유발시키기 위해 군사작전 또는 생물테러에 사용되는 미생물과 독소를 말한다.
① 미생물이란? 살아있는 유기체로서 인체에 피해주는 곰팡이, 세균, 리켓치아, 바이러스 등
② 독소란? 화학 및 생물학 기술의 발달과 더불어 동물, 식물, 병원균의 신진대사 과정에서 추출한 물질로서 인공적으로 대량생산이 가능한 유독성 생화학 물질(보툴리늄 독소 등)

11 무능화 작용제

무능화 작용제(incapacitating agents)는 신체적 손상이나 사망을 유도하기 위한 목적이 아니라, 대상자의 일시적인 기능 저하(무능화)를 유도하기 위해 의도적으로 사용하는 비치명적 화학물질이다. 주로 경찰의 시위 진압, 호신용 장비, 군사 연구 목적 등에서 활용된다.

1) 주요 무능화 작용제

① CS (Crowd Control Agent), CN (Chloracetophenone, 최루탄)
② CR(디벤조옥사제핀), 캡사이신(Capsaicin) 등이 있다.

이러한 작용제는 일반적으로 다음의 상황에서 노출된다.
① 경찰이 시위 해산이나 폭력적인 개인 진압을 수행할 때
② 호신용 스프레이 등을 사용할 때

2) 무능화 작용제 노출 증상

① 안구 자극: 작열감, 눈물, 충혈이 발생할 수 있다.
② 호흡기 증상: 콧물, 기침, 인후 자극 증상이 나타난다.

③ 흡입 시: 기도 자극, 호흡곤란, 가슴 조임 등의 증상이 발생할 수 있다.

3) 응급처치 및 치료 원칙

① 즉시 오염지역에서 환자를 대피시킨다.

② 신선한 공기를 호흡하게 하여 자극 증상을 완화시킨다.

③ 증상이 심한 경우 산소를 투여할 수 있다.

④ 무능화 작용제의 효과는 일시적이며, 대부분의 증상은 시간 경과에 따라 자연적으로 호전된다.

4) 국내 무능화 작용제 사용 및 사고 사례

국내에서도 무능화 작용제가 사용된 대표적인 사례가 보고되었다.

① 2015년 11월 14일, 서울 세종로 사거리에서 경찰은 차벽 저지선을 형성한 뒤, 광화문광장 진입을 시도한 농민 시위대를 향해 캡사이신이 혼합된 물대포를 사용해 진압을 시도하였다.

㉠ 이 과정에서 물대포에 맞고 쓰러진 농민 백남기 씨가 중태에 빠진 사건이 발생하였다(그림 10-14).

② 2022년 10월 13일, 40대 남성이 냉장고에 있던 음료수를 캡사이신 함유물로 오인하고 섭취한 뒤 사망한 사례도 보고되었다.

㉠ 이는 캡사이신 노출의 위험성을 다시 한번 경고하는 사건이었다.

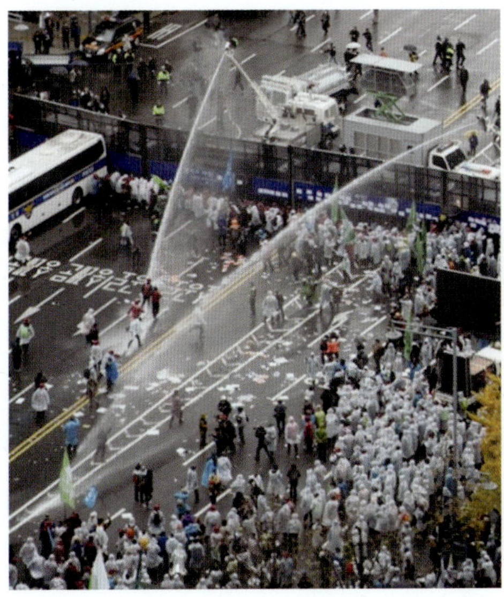

그림 10-14. 2015년 11월 14일 세울 세종로사거리, 캡사이신이 섞인 물대포를 쏘고 있다(백남기 농민 사건).

5) 항콜린제 기반 군용 무능화 작용제

아트로핀(atropine) 유도체 계열의 항콜린제(예: BZ (Benzilate Ester), QNB (3-Quinuclidinyl Benzilate))는 군에서 사용하는 무능화 작용제로 분류된다.

(1) 살포 방식

① 항콜린제는 일반적으로 폭약과 혼합된 형태로 살포된다.

② 폭발 시, 분무형 구름(aerosol cloud)이 형성되어 흡입을 통한 노출이 유도된다.

(2) 감염 증상

① 흡입 후 약 30분 이내에 증상이 나타나며, 최대 8시간까지 지속될 수 있다.

② 대표적인 증상은 다음과 같다.

㉠ 점막 건조, 동공 확장, 불분명한 발음

㉡ 방향 감각 상실, 시야 흐림, 안면 홍조

㉢ 발한 감소, 체온 상승

㉣ 특히 위험한 증상으로는

– 발한 억제로 인한 고체온, 부정맥 등 생명 위협적 상태가 포함된다.

(3) 치료

① 항콜린제 중독의 해독제로는 피조스티그민(Physostigmine)이 사용된다.

② 이는 항콜린 작용을 반전시키는 약물로, 중독 증상 완화에 효과적이다.

12 기타 유해 화학물질

모든 독성 화학물질은 상황에 따라 대량살상무기(weapons of mass destruction, WMD)로 사용될 수 있다. 현대 산업에서는 다양한 유해 화학물질이 생산되고 있으며, 이러한 물질이 공기 중이나 식수원에 누출되거나 연소되어 독성 가스를 발생시킬 경우, 인체에 심각한 피해를 초래할 수 있다.

- 사고성 누출과 테러 목적의 누출의 가장 큰 차이점은, 테러는 의도적으로 대규모 인명 피해를 유발하기 위해 계획된다는 점이다.

1) 주요 고려사항

① 테러 공격 시 위험물 식별의 어려움

㉠ 테러에 사용되는 화학물질은 용기나 외형상 식별이 어렵도록 위장되어 있을 수 있다.

㉡ 내용물에 대한 라벨이나 경고 표시가 없는 경우가 많아, 사전 발견 및 대응이 매우 어려울 수 있다.

② 비상대응지침서(emergency response guidebook, ERG)의 중요성

㉠ 모든 구급차와 소방차에는 비치되어야 한다.

㉡ 대부분의 유해물질과 대량살상무기로 사용될 수 있는 화학물질에 대한 정보가 포함되어 있다.

③ ERG의 활용

㉠ 교통 차단 범위, 대피 거리, 특수 응급처치 및 현장 관리 단계 등에 대한 지침을 제공한다.

㉡ 현장 대응팀이 신속하고 정확하게 조치를 수행할 수 있도록 지원한다.

13 화학물질 유출의 인지

화학무기 또는 유해 화학물질의 유출은 다음과 같은 형태로 나타날 수 있다.

- 안개, 증기, 가루, 고인 액체 등으로 시각적으로 관찰되기도 한다.
- 무색무취의 형태로 감지되지 않는 경우도 흔하다.

1) 화학물질 유출 시 의심할 수 있는 주요 징후

(1) 특이한 냄새

① 평소와 다른 이상한 냄새가 나는 경우 주의가 필요하다.

– 예: 풀을 갓 베어낸 냄새(포스겐), 썩은 계란 냄새(황화수소)

(2) 화학물질 냄새가 예상되지 않는 장소에서 감지되는 경우

① 해당 장소가 화학물질을 사용하지 않거나 사용할 이유가 없는 곳이라면, 화학물질 유출 가능성을 의심해야 한다.

※ 주의: 의심되는 냄새를 직접 맡거나, 액체 · 가루 물질에 직접 접촉하지 않도록 한다.

(3) 환경 내 이상징후 관찰

① 다음과 같은 현상은 화학물질 유출 가능성을 시사한다.

- 유사 증상을 호소하는 다수의 환자
- 죽어있는 곤충, 새, 소동물

※ 참고: 과거 광산에서는 잉꼬새(카나리아)를 유독가스 감지용으로 사용한 바 있다.

(4) 테러 가능성 고려

① 테러리스트는 고의적으로 유독가스를 사용할 수 있다.

- 대규모 군중이 모이는 행사장,
- 공공건물, 지하철역과 같은 밀폐된 공간에서는 특히 경각심을 높여야 한다.

(5) 식수원·음식물 공격 가능성

① 화학 · 생화학 작용제는 음식이나 식수원에 투입되어, 광범위한 인명 피해를 초래할 수 있다.

(6) 유사 증상 발생 여부

① 한 공간 또는 집단 내 복수의 사람이 동일한 증상을 보이는 경우, 화학물질 유출의 주요 지표가 될 수 있다.

(7) 일반적인 증상 및 징후

① 점막 자극: 눈, 코, 입, 인후의 작열감, 자극감이 발생할 수 있다.

② 피부 반응: 발진, 따가움, 통증이 발생할 수 있다.

③ 호흡기 증상: 가슴 압박감, 호흡곤란, 기침, 폐부종이 관찰될 수 있다.

④ 소화기 증상: 구역질, 복통, 구토, 설사가 발생할 수 있다.

⑤ 중추신경계 이상: 혼돈, 졸림, 의식 저하, 두통, 발작, 무의식이 관찰될 수 있다.

Tip 생화학적 작용제를 음식이나 식수원 공격

1923년 9월 1일 발생한 관동(關東)대지진의 혼란 속에 조선인 약 6,000명 이상의 조선인 대학살을 자행이 일본 자경단 등에 의해 억울하게 발생된 사건이 있다. '조선인이 우물에 독을 풀었다', '조선인이 방화한다'는 등의 유언비어를 퍼뜨리면서 일어난 비극적인 사건이다.

2) 화학물질 유출 시 관리 지침

화학물질이 유출된 경우, 구조자 및 시민의 안전 확보가 최우선이다. 사고 현장에서는 다음과 같은 기본 원칙을 따라 행동한다.

① 바람을 등지고, 고지대에서 사고 현장에 접근한다.

② 일반적으로 소량의 유해물질이 좁고 폐쇄된 공간에서 유출된 경우, 즉시 대피가 필요하다.

③ 다량의 화학물질이 대형 저장탱크, 화물열차 등에서 유출된 경우에는 보다 광범위한 대피 조치가 요구된다.

(1) 시민 대피 기준 (유출량이 많은 경우/화물열차, 대형 저장탱크 등)

유출 시기 및 환경에 따라 대피 기준은 다음과 같이 구분된다.

① 주간(낮 시간대) 사고 발생 시

㉠ 사고 지점 반경 200–600 m 이내의 시민 전원 대피한다.

㉡ 바람이 부는 방향으로 2.5 km 이내의 시민 전원 대피한다.

② 야간(밤 시간대) 사고 발생 시

㉠ 사고 지점 반경 600 m 이내의 시민 전원 대피한다.

㉡ 바람이 부는 방향으로 9.5–11 km 이내의 시민 전원 대피한다.

※ 야간에는 기류가 느리고 화학물질이 지면 가까이 정체되기 때문에 대피 범위가 확대된다(그림 10-15).

(2) 현장 격리 후 응급구조사의 조치 사항

화학물질 유출 현장에서 초기 격리 조치 및 시민 대피가 완료되어 위험 수준이 감소한 경우, 응급구조사는 다음과 같은 절차에 따라 현장 처치를 수행한다.

① 오염 제거 확인

손상 부위에 대한 응급처치를 시작하기 전, 환자가 적절한 제염(오염제거)을 받았는지 반드시 확인한다.

② 제염 후 기본 처치

대부분의 환자는 제염 완료 후, 신선한 공기 제공, 산소 투여, 호흡 보조 등의 일반적인 처치가 필요하다.

③ 구조대원 제염

위험지역에서 활동한 구조대원 역시 오염제거 절차를 이행해야 한다.

PART 04

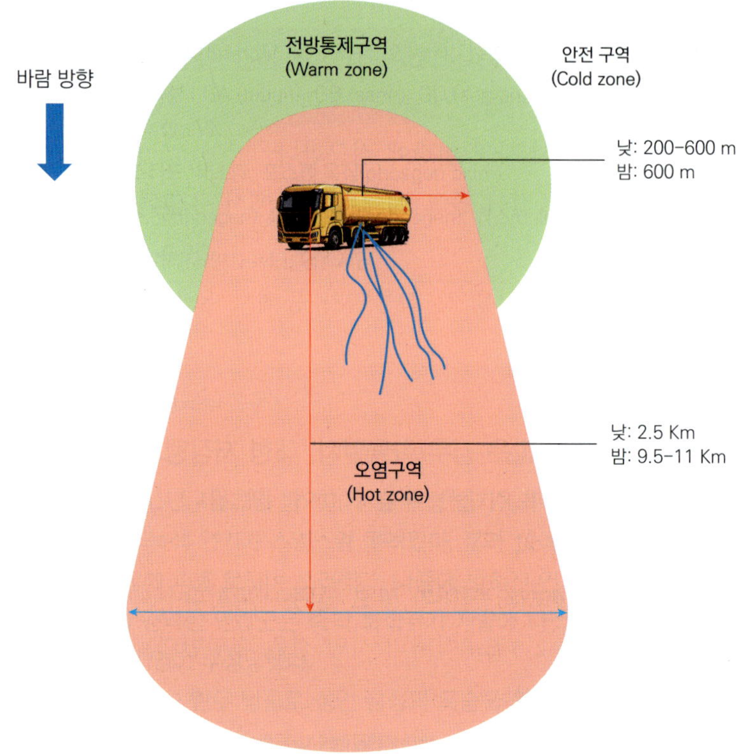

그림 10-15. **유해 물질 유출과 관련된 구역**
오염구역(hot zone), 전방통제구역(warm zone), 안전구역(cold zone)

(3) 개인보호장비(PPE) 착용 지침

현장 활동 중 응급구조사는 다음과 같은 PPE를 착용하여 2차 오염을 예방해야 한다.

- HEPA 마스크
- 니트릴 장갑
- 일회용 보호복

주의사항

① 라텍스 장갑은 화학물질 차단력이 낮아 비추천된다.
② 가죽 재질 장비(예: 벨트, 시계줄, 신발 등)는 화학물질을 흡수한 후에도 오염 상태를 지속시키므로, Hot zone(위험지역)이나 Warm zone(완충지역)에서는 부적절하다.
③ 대량살상무기(WMD)나 화학물질 유출 사고와 같은 특수 재난 상황에서의 현장 제염 작업은 일반적으로 소방기관(HazMat 팀 포함)에서 수행한다.
- ㉠ 유해물질의 확산을 억제하고, 현장 오염 제거 작업을 통해 2차 피해를 방지한다.

2) 생물학적 작용제

생물학적 작용제(Biological Agents)는 질병, 무능력 또는 사망을 유발할 목적으로 의도적으로 살포되거나 유포되는 살아 있는 미생물 또는 이들이 생성한 독소를 의미한다.

① 비접촉 전염성 생물학적 작용제(예: 탄저병)

㉠ 감염은 초기 노출자에만 국한된다.

㉡ 질병의 확산 범위가 제한적이다.

㉢ 노출 시점과 장소를 상대적으로 쉽게 추적할 수 있다.

② 전염성 생물학적 작용제(예: 천연두, 에볼라, 페스트 등)

㉠ 감염자는 증상이 나타나기 전에도 타인에게 질병을 전파할 수 있어, 조기 인식 및 대응이 어렵다.

㉡ 응급의료 및 진료 체계는 증상과 원인을 정확히 인지하지 못한 상태에서 초기 환자를 진료하게 되어 취약하다.

③ 생물학적 작용제는 특이한 냄새, 먼지, 가스 구름 등을 동반하지 않기 때문에, 노출 여부를 즉각적으로 감지하기 어렵다.

④ 대부분의 작용제는 수일-수주에 이르는 잠복기를 거친 후 증상이 발현되므로, 사전 탐지 및 초기 대응이 매우 어렵다.

⑤ 증상은 종종 인플루엔자나 기타 흔한 질환과 유사하게 나타난다.

㉠ 감염 원인이 생물학적 작용제인지 구별하기 어려운 경우가 많다(표 10-12).

표 10-12. 생물학적 작용제의 특성

질병	잠복기	사망률	증상과 징후				
			발열	오한	기침	권태감	욕지기/구토
탄저병	1-6일	90%	○		○	○	
※폐렴흑사병	1-6일	57-100%	○	○	○	○	
야생토끼병	3-5일	35%	○		○	○	
Q열(Q fever)	2-14일	1%	○		○	○	
※천연두	12일	30%	○			○	○
베네수엘라 말뇌염	1-5일	1%	○	○	○	○	○
콜레라	1-3일	50%					○
바이러스 출혈열	3-7일	5-20%	○				
※에볼라	3-7일	80-90%	○				

※ 사람과 사람간 전염되는 질병: 폐렴흑사병, 천연두, 에볼라

※ 인수공통감염병이란 동물과 사람 간에 서로 전파되는 병원체에 의하여 발생되는 감염병을 말한다.
(출처 : 감염병의 예방 및 관리에 관한 법률 2조 11항)

⑥ 생물학적 작용제 공격은 다음과 같은 경우 인지하거나 의심할 수 있다.

㉠ 다수의 환자가 동시에 동일한 증상과 징후를 보이며 응급실이나 진료소를 찾는 경우, 생물학적 공격 가능성을 고려해야 한다.

㉡ 특정 지역에서 동일한 증상을 가진 환자가 집단적으로 발생할 경우, 감염원 또는 공격 지점을 추정할 수 있다.

㉢ 해당 질병이 일반적으로 발생하지 않는 시기나 지역에서 발생한 경우도 의심의 근거가 된다.

예: 북반구에서 겨울철에 열대성 질환이 발생하는 경우 등

⑦ 명확한 단서가 발견된 경우에만, 보건당국은 질병의 발생 시점, 장소, 유출 원인에 대한 역학적 추적 및 확인 작업을 시작할 수 있다.

⑧ 전염성 생물학적 작용제의 경우, 공격이 생물학적 테러로 인지되기 전 이미 2차 감염이 발생할 수 있다.

㉠ 이러한 2차 감염은 가족, 친구, 직장 동료, 의료 종사자 등 환자와 밀접 접촉한 사람들에게서 주로 발생한다.

Tip 법령에 따른 감염병에 분류

① 제1급 감염병(전파 용이)

㉠ 특성: 생물테러감염병 또는 치명률이 높거나 집단 발생의 우려가 커서 발생 또는 유행 즉시 신고하여야 하는 감염병
음압격리와 같은 높은 수준의 격리가 필요한 감염병

㉡ 종류: 에볼라바이러스, 두창, 페스트, 탄저, 신종감염병증후군(급성출혈열, 급성호흡기증후군, 급성설사증후군, 급성황달, 급성신경증후군 등), 중증급성호흡기증후군(SARS), 중동호흡기증후군(MERS), 동물인플루엔자 인체감염증, 신종인플루엔자, 디프테리아 등

② 제2급 감염병

㉠ 특성: 전파가능성을 고려하여 발생 또는 유행시 24시간 이내에 신고하여야 하는 하는 감염병
격리가 필요한 감염병

㉡ 종류: 결핵, 수두, 홍역, 콜레라, 장티푸스, 파라티푸스, 세균성이질, 장출혈성대장균감염증, A형간염, 백일해, 유행성이하선염, 풍진 등

③ 제3급 감염병

㉠ 특성: 발생을 계속 감시할 필요가 있어 발생 또는 유행 시 24시간 이내 신고하여야 하는 감염병

㉡ 종류: 파상풍, B형간염, 일본뇌염, C형간염, 말라리아, 레지오넬라증, 비브리오패혈증, 발진티푸스, 발진열, 쯔쯔가무시증 등

④ 제4급 감염병

㉠ 특성: 유해여부를 조사하기 위하여 표본감시 활동이 필요한 감염병

㉡ 종류: 인플루엔자, 매독, 회충증, 편충증, 요충증, 간흡충증, 폐흡충증 등

Tip **재난생물학 테러에 이용될 수 있는 병원체(미국 CDC 분류)**

분류 A	**전파 용이 :** 높은 이환율 및 사망률, 질병의 진단과 조사를 위해 질병관리본부의 수행능력 향상이 필요
	병원체 : 탄저병, 흑사병, 천연두, 출혈열, 보툴리누스 중독, 야토병
분류 B	**전파 쉬움 :** 중증도의 이환률 및 낮은 사망률, 질병의 진단과 조사를 위해 질병관리본부의 수행능력이 필요
	병원체 : Q열, 브루셀라증, 정막 마비저, 알파바이러스, 베네수엘라 뇌수막염, 동부 및 서부 말 뇌수막염, 리신 독소, 클로스트리듐 페르프린젠스의 ε독소, 포도상 구균 B 내독소, 음식이나 수인성 병원체, 살모넬라증, 이질, O157:H7 대장균, 비브리오증, 작은와포좌충
분류 C	**향후 위험 가능 :** 향후 병원체 조작기술이 개발여부에 따라 대규모로 전파될 가능성 있음, 이환율 및 사망률이 높고 여파가 매우 큼
	병원체 : 니파 바이러스, 한타 바이러스, 진드기 출혈열 바이러스, 진드기 뇌염 바이러스, 황열, 다약재내성 결핵

생화학 테러보다 더 위협적인 대상은 어쩌면 '자연의 변화'일 수 있다. 최근에는 인플루엔자의 변이, 일반 감염병의 돌연변이 균주, 복합 약제 내성을 가진 병원체, 그리고 중증급성호흡기증후군(SARS)과 같은 신종 감염병이 출현하고 있으며, 이들은 예고 없이 급속히 확산되어 대규모 환자 발생을 유발할 수 있다.

자연적으로 발생하는 전염병은 경우에 따라 생화학 테러보다 더 큰 피해와 혼란을 초래할 수 있으며, 이러한 상황에 대응하기 위해서는 그 근원을 신속히 파악하고, 체계적으로 대응하는 역학적 · 의료적 조치가 필수적이다. 이러한 대응 체계는 생화학 테러 대응 절차와 사실상 유사하거나 동일한 수준의 준비와 실행력을 요구한다.

현재, 대량살상무기(WMD)와 관련하여 우려되는 감염병의 범위는 매우 광범위하다.

① 폐렴형 병원체는 폐 조직에 침입하여 염증을 일으키며, 박테리아, 바이러스, 마이코플라스마 등 다양한 미생물이 원인이 될 수 있다

② 뇌염형 병원체는 중추신경계에 침투하여 뇌실질에 염증을 유발하며, 주요 증상으로 발열, 두통, 의식 변화 등이 나타난다.

③ 이 외에도 다양한 병원체가 WMD와 관련된 감염병 범위에 포함된다.

(1) 중증급성호흡기증후군

중증급성호흡기증후군(severe acute respiratory syndrome, SARS)은 SARS coronavirus (SARS-CoV)에 의해 발생하는 급성 호흡기 질환으로, 인체의 호흡기를 감염시켜 고열과 호흡기 증상을 유발한다. 이 질환은 2002년 동남아시아 지역에서 발생한 새로운 형태의 폐렴 증세로 처음 보고되었으며, 2003년에는 동물 유래의 코로나바이러스가 인간에게 감염 가능함이 밝혀졌고, 인간 간 전파도 확인되었다.

2004년 5월 18일, 중국에서 마지막 대규모 환자 발생이 보고된 이후로는 공식적인 발생 보고는 없다. SARS는 중국, 홍콩, 대만, 캐나다, 싱가포르, 베트남 등에서 다수의 환자를 발생시켰다.

① 바이러스 전파

㉠ SARS-CoV는 감염자의 기침이나 대화를 통한 비말(droplet)로 전파되며, 눈, 코, 입의 점막을 통해 감염된다.

㉡ 외부 환경에서도 약 3시간 생존 가능하므로, 감염자의 체액이나 접촉한 물건을 통해서도 전파될 수 있다.

㉢ 남녀 간 감수성 차이는 없으며, 주로 젊은 성인층에서 많이 발생하나, 노인과 소아에서는 상대적으로 낮은 발생률을 보인다.

② 주요 증상

㉠ 초기 증상은 감기와 유사하며, 고열, 근육통, 전신통증, 두통 등으로 시작된다.

㉡ 대표 증상 출현 비율

- 고열(100%), 무력감(94.2%), 기침(92.1%), 두통(61.1%), 근육통(60%), 오한 및 어지럼증(각 46.8%), 호흡곤란(42.9%), 설사(24.2%), 콧물(22.2%), 흉통(21.6%), 오심(19.7%), 인후통(17.2%), 구토(10%)

㉢ 1주 경과 후 기침과 호흡곤란이 심화되며, 저산소증 및 호흡기능 저하가 나타난다.

㉣ 70% 환자에서 수양성 설사, 90% 환자에서 2주 이내 회복 경과를 보인다.

㉤ 바이러스 전파력은 주로 발병 2주차에 최고조에 이른다.

㉥ 특수 집단의 증상:

- 노인: 발열이 없는 경우도 많고, 폐렴 · 패혈증 동반 시 예후가 불량하다.
- 소아: 증상이 경미하고 예후가 양호하다.
- 임산부: 유산 가능성 증가, 임신 후기 사망률이 상승한다.
  - SARS의 치명률은 약 9.6%이다.

③ 진단 기준

㉠ 임상적 진단 요건은 다음 4가지 조건을 모두 해당 시 충족된다.

- 38℃ 이상의 발열
- 기침, 호흡곤란 등의 호흡기 증상
- 영상 또는 부검소견에서 폐렴 혹은 급성호흡곤란증후군(ARDS) 확인

– 감염 원인을 설명할 다른 질환이 없는 경우

㉡ 실험적 진단 방법은 아래 제시된 검사 중 2개 이상 시행을 시행함으로써 확진할 수 있다.

– Real–time PCR 기반 핵산검사(Nucleic acid test)

– 엘라이사(ELISA)를 통한 항체 혈청전환

– 바이러스 분리(Virus isolation) 검사

④ 치료 및 격리

㉠ SARS는 바이러스 질환이므로 특이 치료제는 없으며, 보존적 치료가 중심이다.

㉡ 항생제 및 항바이러스제는 보조적으로 사용될 수 있다.

– Lopinavir/ritonavir: 사망률과 기도 삽관률 감소시킬 수 있다.

– Interferon alfacon–1, corticosteroids: 임상 증상 개선에 도움을 줄 수 있다.

㉢ 환자는 즉시 격리 조치가 필요하며, 병원 내 감염 방지를 위한 감염관리지침을 엄격히 준수해야 한다.

㉣ 현재까지 SARS 백신은 개발되지 않았다.

– 사전 감시체계 구축과 발열 환자 대량 발생 시의 역학조사는 필수적이다.

⑤ SARS와 재난 대응

㉠ SARS는 재난의 개념으로도 접근 가능하다.

– 기존 의료 · 사회 시스템의 대응 역량을 초과하여 혼란을 초래하였다.

– 초유의 신종 감염병 출현으로 의료 대응 체계 미비한 상황에서 대량의 환자가 발생한 점에서 대량 재난으로 분류될 수 있다.

㉡ 이 재난은 자연재난과 인위재난의 경계를 넘나드는 복합적 성격을 지닌다.

→ 재난 대비 체계 수립 시 양측특성을 모두 고려한 접근이 필요하다.

(2) 메르스바이러스(MERS–CoV)

(가) MERS란?

중동호흡기증후군(Middle East Respiratory Syndrome, MERS)은 MERS–CoV (Middle East Respiratory Syndrome Coronavirus)에 의해 발생하는 신종 코로나바이러스 감염증이다.

① 양성극성의 RNA 바이러스로, 코로나바이러스과(Coronaviridae)에 속한다.

② 2012년 사우디아라비아에서 처음 발생이 보고되었으며, 낙타가 주요 숙주로 추정되고

있다.

③ 낙타에서 사람 간 감염이 가능하며, 이후 사람 간 전파도 보고되었지만, 정확한 감염 경로 및 전파 기전은 아직 충분히 규명되지 않았다.

④ 메르스는 약 40%에 달하는 높은 치명률을 보이는 심각한 감염병임에도 불구하고, 현재까지 효과가 입증된 치료제나 백신은 존재하지 않는다.

(나) 감염 재난이란?

감염 재난(생물학적 재난, biological disaster)이란 세균, 바이러스, 생물학적 독소 등에 의해 발생하는 재난 상황을 의미한다.

① 생물학적 재난 상황이 발생하여 대응 계획이 가동되면, 가장 우선적으로 시행되어야 할 조치는 병원 환경 및 의료 인력의 보호이다.

② 호흡기 전파가 가능한 병원체의 경우, 환자를 즉시 격리할 수 있는 음압병실 또는 전용 격리시설이 필요하다.

③ 노출 경로는 주로 다음과 같다.

㉠ 생물학적 에어로졸(biological aerosols)의 흡입한다.

㉡ 점막 또는 손상된 피부를 통한 직접 침투한다.

(다) 개인보호장비(Personal protective equipment, PPE) 등급 분류

미국 환경보호청(EPA)은 생물학적 또는 화학적 위험에 대한 대응 수준에 따라 PPE를 4단계(Level A–D)로 구분하였다.

① Level C

㉠ 호흡기 전파가 가능한 병원체에 노출된 환자를 처치하는 응급의료종사자가 착용한다.

㉡ 예: N95 마스크, 방수 가운, 고글, 장갑 등 포함한다.

② Level D

㉠ 생물학적 액체나 분말과 같은 낮은 위험물에 노출된 환경에서 착용한다.

③ Level B 이상

㉠ 정체를 알 수 없는 위험물에 노출된 환자를 응급처치할 때 필요하다.

㉡ 고위험 상황에서는 양압형 호흡보호구(PAPR), 전신 보호복 포함한다.

감염관련 용어

- ○ 감염: 감염병의 병원체가 사람의 몸에 침입하여 질병을 유발하는 모든 경우를 통칭한다.
- ○ 생물테러: 잠재적으로 사회 붕괴를 의도하고 바이러스, 세균, 곰팡이, 독소 등을 사용하여 살상을 하거나, 사람, 동물 혹은 식물에 질병을 일으키는 것을 목적으로 하는 행위
- ○ 생물테러감염병: 고의 또는 테러 등을 목적으로 이용된 병원체에 의하여 발생된 감염병 중 질병관리청장이 고시하는 감염병(탄저, 보툴리눔독소증, 페스트, 마버그열, 에볼라열, 라싸열, 두창, 야토병)을 말한다.
- ○ 신종 및 재출현 감염병: 기존에 알려지지 않은 새로운 감염병 및 과거에 사라졌다가 다시 발생한 감염병이다.
- ○ 대유행(Pandemic): 전세계적으로 새로운 감염병이 퍼지는 것이다.

생물학적 제제에 노출된 환자에게 반드시 제염(decontamination)이 필요한 것은 아니지만, 병원체가 사전에 살포되었거나, 즉각적인 작용을 유발하는 독소에 노출된 경우에는 제염이 환자 관리에 있어 매우 중요한 과정이 된다. 대표적인 제염 필요 사례는 다음과 같다.

① 포도상구균 장독소 B (Staphylococcal Enterotoxin B)

② 장독소(Enterotoxin)

③ 트리코테신 계열 곰팡이독소(T–2 Mycotoxin) 등

특히 현장에서 적절한 제염 없이 응급의료기관에 도착하는 경우, 병원균의 재분무화(re–aerosolization)나 독소에 의한 2차 감염 위험이 존재할 수 있다. 이러한 경우에는 다음과 같은 조치가 필요하다.

① 오염된 의복 제거

② 샤워를 이용한 습식 제염(wet decontamination) 실시

이 과정은 응급의료종사자와 주변 환경의 추가오염을 방지하고, 환자상태 악화를 줄이는 데 필수적이다.

3) 폐렴성 작용제

폐렴성 작용제(Pneumonic Agents)는 생물테러 공격 시 자주 사용되는 병원체로, 대표적으로 탄저병(anthrax), 페스트(plague), 야토병(tularemia), Q열(Q fever) 등이 있다. 이들은 일반적으로 기침, 호흡곤란, 발열, 전신 권태감 등의 비특이적 호흡기 증상을 유발한다. 특히 탄저병과 페스트는 사망률이 90–100%에 이를 수 있어 가장 치명적인 병원체로 분류된다.

(1) 탄저병(Anthrax)

① 매우 치명적인 질병이지만, 사람 간 전파는 발생하지 않는 비전염성 병원체이다(그림 10-16).

② 주로 소, 말, 양, 염소 등 초식동물에서 자연 발생하며, 감염된 동물과 접촉한 사람이나 육식동물에게도 전염될 수 있는 인수공통감염병(zoonosis)이다.

③ 병원체는 그람양성(Gram-positive), 호기성(aerobic)의 연쇄상 막대균이며, 내성이 강한 포자(spore)를 형성하여 환경에서 오랜 시간 생존 가능하다.

④ 탄저병은 감염 경로에 따라 다음과 같이 분류된다.

㉠ 피부형 탄저: 상처난 피부를 통해 감염된다.

㉡ 소화기형 탄저: 오염된 음식물 섭취를 통해 감염된다.

㉢ 호흡기형 탄저: 공기 중의 포자 흡입을 통해 감염된다.

㉣ 피부형 및 소화기형은 상대적으로 증상이 경미하거나 치명률이 낮은 편이다.

- 반면, 호흡기형 탄저는 감염 직후 항생제를 투여하지 않으면 치사율이 80-95%에 이르며, 조기 진단과 치료가 매우 중요하다.

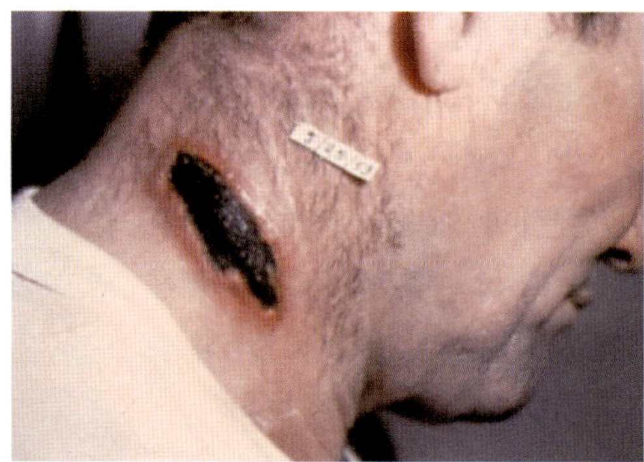

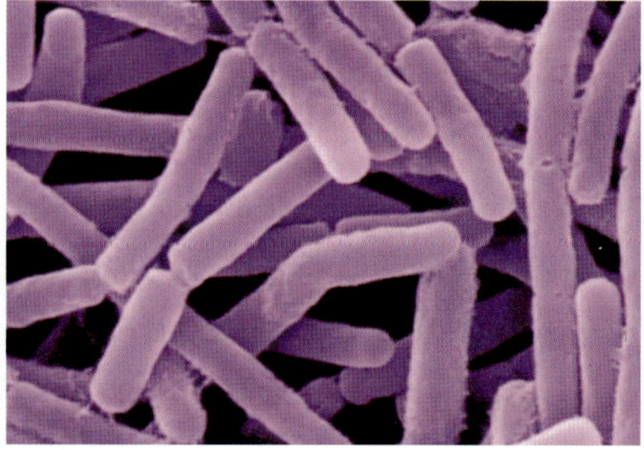

그림 10-16. 탄저균(중심부가 검은색 딱지 형성)

⑤ 감염 형태별 증상 및 치명률

㉠ 호흡기형

- 초기에는 발열, 기침 등 감기 유사 증상이 나타난다.
- 이후 호흡곤란, 피부 창백 등의 중증 증상이 진행된다.
- 2-3일 내 사망에 이를 수 있다.

㉡ 피부형

- 국소 부종 및 가려움이 먼저 발생한다.
- 1–3 cm 크기의 검은 중심부를 가진 궤양성 종기가 형성되고,
- 치사율은 약 20%이다.

㉢ 소화기형

- 현기증, 식욕부진, 복통, 토혈, 설사 등의 위장 증상이 나타난다.
- 치사율은 약 25–60%로 보고된다.

⑥ WHO 보고서: 탄저 포자 살포 시 피해 규모

- 50 kg의 탄저 포자가 최적의 기상 조건에서 인구 50–500만 명 규모의 산업화 도시(면적 20 ㎢)에 바람을 따라 수직 방향 2 ㎞ 선형으로 살포될 경우
- 수만–수십만 명이 사망하거나 기능을 상실(무능화)할 수 있다고 경고하고 있다.

⑦ 탄저병의 생물테러 관련 분류 및 특성

- 탄저병은 국내 '생물테러전염병 병원체'로 분류된다.
- 미국 CDC 기준 Category A 생물작용제에 해당한다.
- 무색 · 무취의 에어로졸 형태로 공기 중에 살포 가능하며, 탐지와 예방이 어렵다.

⑧ 생물무기로서의 특성

- 폐탄저 포자의 크기는 약 0.01 mm (10 ㎛)로, 미세분말 형태로 대량 살포가 가능하다.
  - 생물무기로서 높은 파급력을 지닌다.
- 포자 제조 방식 및 입자 크기는 탄저병의 확산력에 큰 영향을 미친다.

⑨ 예방 및 치료

㉠ 백신 접종을 통해 예방 가능하다.

- 고위험군(군인, 실험실 종사자, 고위험 지역 근무자)에게 예방 접종이 권고된다.

㉡ 고농도의 항생제 치료가 필요하다.

- 대표적으로 시프로플록사신(ciprofloxacin)을 60일 이상 장기 투여한다.
- 경우에 따라 해독제(antitoxin)도 병용 치료한다.

Tip **2001 미국 탄저균 테러**(9·11테러 이후 우편물을 이용한 탄저균 테러: 5명 사망)

영어로는 "anthrax"라는 단어는 그리스어로 '석탄'을 의미하는 단어에서 유래한 것으로 '탄저'를 가리킨다. 사람에게 탄저가 발생하면 피부에 물집이 생기고, 검은색 딱지가 앉는 데서 유래한 이름이다.

(2) 페스트

페스트는 Yersinia pestis라는 병원체에 의해 발생하는 전염성이 강한 폐렴성 작용제로, 생물테러에 자주 사용되는 병원체 중 하나이다(그림 10-17).

(가) 일반적 특성

① 폐렴형 페스트는 생물무기로 활용되며, 공기를 통해 확산된다.

② 치료를 받지 못하면 사망률은 거의 100%에 이르고, 치료 시에도 치사율은 약 57%로 매우 높다.

③ 감염 후 18시간 내에 치료하지 않으면 생존율이 급격히 감소한다.

④ 잠복기는 보통 1-4일이며, 작은 비말 또는 흡입을 통해 전파된다.

⑤ 사람과 동물 모두에 감염될 수 있는 인수공통전염병이다.

⑥ 주요 매개체는 야생 설치류에 기생하는 벼룩이다.

⑦ 호기성 그람음성 간균으로, 운동성이 없고 포자를 형성하지 않는다.

㉠ 실험실 배양은 용이하지만 햇빛이나 건조한 공기에 노출되면 쉽게 사멸한다.

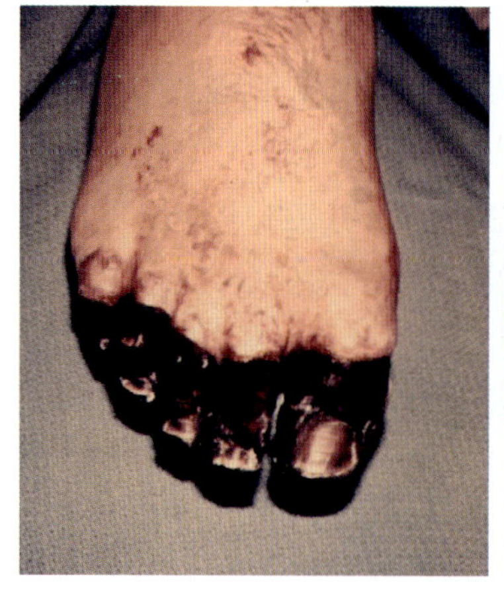
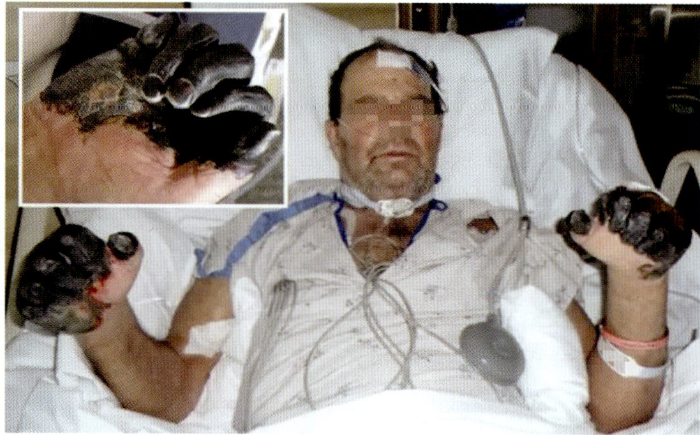

그림 10-17. **페스트 감염**

(나) 임상 분류 및 증상

페스트는 감염 경로와 임상 증상에 따라 3가지 유형으로 분류된다.

① 선(腺) 페스트(Bubonic plague)

㉠ 전체 환자의 80-90%를 차지한다.

㉡ 벼룩에 물린 부위의 국소 림프절이 붓고, 발열 증상이 나타난다.

㉢ 치료하지 않으면 사망률 약 50%에 이른다.

② 폐 페스트(Pneumonic plague)

㉠ 선 페스트가 진행되어 폐렴으로 이행하거나, 공기 중 감염으로 1차성 폐렴이 발생한다.

㉡ 고열, 기침, 두통, 호흡곤란 등 증상이 나타난다.

㉢ 치료하지 않으면 치명적이다.

③ 패혈증 페스트(Septicemic plague)

㉠ 선 페스트가 전신으로 진행되거나 혈류 감염에 의해 발생한다.

㉡ 고열, 쇼크, 파종성 혈관내 응고(DIC), 혼수 등의 증상이 나타난다.

㉢ 2–3일 내 전신 피부가 흑색으로 변하며 사망에 이를 수 있다.

(다) 생물테러 관련성

① 국내 '생물테러전염병 병원체'로 지정되어 있으며, 미국 CDC 기준 Category A 병원체에 속한다.

②역사적 생물테러 사례

㉠ 1346년 타타르족이 흑해 연안 크리미안 항구에 페스트 사체를 투석하여 생물테러를 시도하였다.

㉡ 제2차 세계대전 중, 일본군이 만주 지역에서 페스트균을 생물학전에 활용하였다.

(라) 예방 및 치료: 서술어 중심 요약

① 일부 국가에서는 약독화 생백신 또는 포르말린 처리 사균백신(Inactivated Vaccine)이 사용되고 있으며, 페스트 유행지역 거주자 및 고위험군에게 백신 접종이 권장된다.

② 치료는 항생제의 조기 투여가 핵심이다.

㉠ 스트렙토마이신(streptomycin), 테트라사이클린(tetracycline), 독시사이클린(doxycycline) 등이 사용될 수 있다.

㉡ 증상 발현 후 15시간 이내에 항생제를 투여하는 것이 가장 효과적이다.

㉢ 10일간 항생제 치료가 기본이며, 임상적으로 호전되더라도 최소 3일 이상 투약을 지속하는 것이 권장된다.

(3) 야생토끼병

야생토끼병(Tularemia, Rabbit fever or Deer fly fever; Francisella tularensis)은 Francisella tularensis에 의해 유발되는 인수공통전염병(zoonosis)으로, 주로 설치류(토끼, 다람쥐 등)를 감염시키는 병원체이다.

① 감염은 오염된 동물의 고기 섭취, 또는 피부나 점막을 통한 접촉(예: 가죽을 벗기거나 해부하는 과정)으로 발생한다.
② 잠복기는 1-10일이며, 오한, 발열, 피부 궤양, 림프절 종대 등의 증상이 나타난다.

(가) 일반적 특성

① F. tularensis는 인수공통감염병 병원체이며(그림 10-18), 증상은 보통 2-10일간 지속된다.
② 치료하지 않을 경우 치명률은 약 5%에 이른다.
③ 초미세 고체 또는 액체 입자 형태로 공기 중 또는 가스를 통해 분산 가능하며, 생물무기로 활용될 수 있다.
④ 편성 호기성의 그람음성 간균으로 운동성이 없고 포자를 형성하지 않는다.
⑤ 병원성에 따라 전염성이 높은 A형과 증상이 비교적 가벼운 B형으로 분류된다.

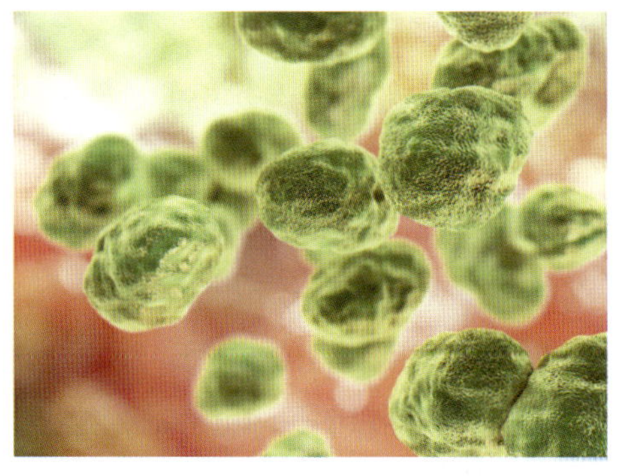
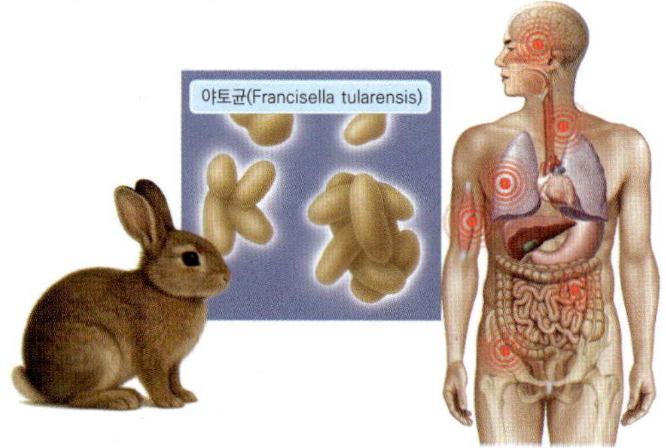

그림 10-18. **야토균(편성 호기성 그람음성 간균)**

(나) 임상 증상

① 감염 부위에 무통성 종기가 발생한다.
② 급성 통증, 발열, 구토, 기침 등 감기 유사 증상이 동반된다.
③ 흡입 감염 시 폐렴 또는 전신성 감염으로 진행될 수 있다.
④ 치료하지 않으면 발열이 3-6주간 지속될 수 있다.

(다) 감염 경로 및 위해 요소

① 감염 위험은 환자의 감염된 피부 병변, 분비물(콧물, 타액, 뇌척수액, 혈액, 소변 등), 또는 절지동물(진드기, 모기 등)의 분비액 등을 다룰 때 발생할 수 있다.
② 특히 다음과 같은 실험 및 상황에서 감염 위험이 높다.
㉠ 병원체의 대량 배양

㉡ 에어로졸 실험
㉢ 감염 동물 취급

(라) 생물테러 관련성

① 국내에서는 생물테러전염병 병원체로 지정되어 있으며, 미국 CDC 기준 Category A 병원체에 속한다.
② 생물테러 시나리오 분석
㉠ 공기 중 에어로졸 형태로 살포될 경우, 단 10–50개의 균체만으로도 감염 가능하다.
㉡ 인구 500만 명 규모의 도시에서 살포 시, 약 25만 명의 사상자, 1만 9천 명 사망이 예상된다.
㉢ 실제 생물테러 발생 보고는 없다.

(마) 예방 및 치료

① 위해성 평가 결과에 따라, 적절한 개인보호장비(PPE) 착용이 필수이다.
㉠ 실험 시: 장갑, 실험복, 호흡기 보호구 착용해야 한다.
② 노출 후 예방적 항생제 투여가 필요하다.
㉠ 노출된 경우, 테트라사이클린(tetracycline)을 2주간 복용하면 효과적으로 예방할 수 있다.

(4) Q열(Q Fever)

Q열(Q fever)은 1935년 호주에서 처음 보고된 열성 전신질환으로, Coxiella burnetii라는 세균에 의해 발생한다. 최초 발견 당시 원인 불명의 질병으로 여겨져 'Query(의문)'의 약자인 Q를 병명에 붙였다.

자연계에서는 주로 소, 양, 염소 등의 가축에 감염되며, 이들 동물의 소변, 분변, 우유, 그리고 출산 시 분비되는 태반, 양수 등에서 고농도로 검출된다. 개, 고양이 등 반려동물도 감염될 수 있으며, 축산업 종사자, 도축업자, 수의사, 동물 실험자는 감염 위험이 높다. 이들은 오염된 분비물에 직접 접촉하거나, 오염된 먼지나 공기를 흡입함으로써 폐를 통해 감염된다.

(가) 병원체 특성

① C. burnetii는 인수공통전염병 병원체이다(그림 10-19).
② 그람음성 구간형 세균으로 운동성이 없다.
③ 세포 내 증식 시 pH 4.5 이하의 산성 환경에서 포자형(spore-like form)으로 전환된다.
㉠ 이로 인해 외부 환경에서도 건조 및 고온에 대한 저항성이 강하다.

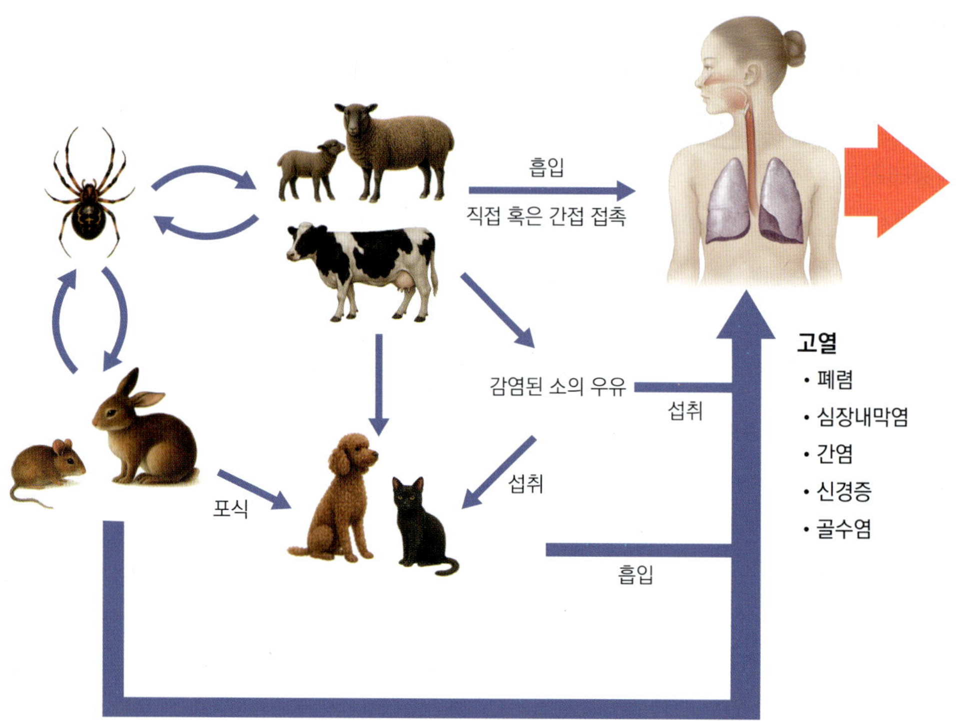

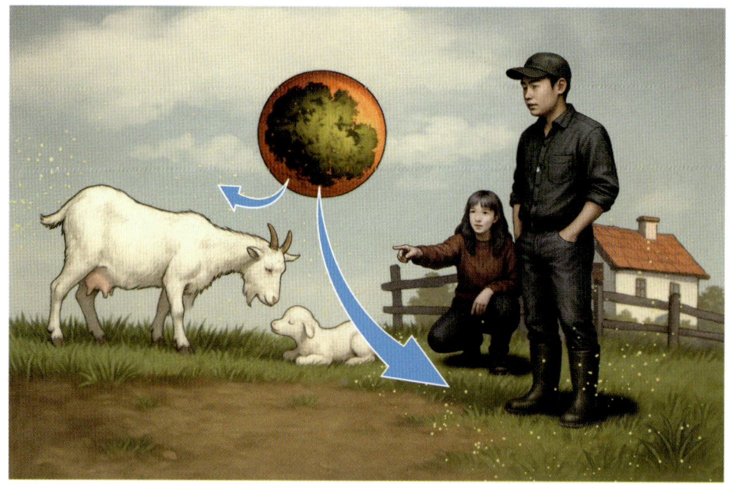

그림 10-19. **Q열 전파경로/Q열(그람음성균)**

(나) 감염 및 임상 증상

① 잠복기는 일반적으로 10–20일이다.

② 2일–2주간 증상이 지속, 환자는 일시적인 무능력 상태에 빠질 수 있다.

③ 임상 경과는 급성과 만성으로 나뉘며, 급성 감염자의 약 1–11%가 만성으로 진행될 수 있다.

㉠ 급성 감염에서는 발열, 오한, 식은땀, 근육통, 간염, 심낭염 등이 주요 증상으로 나타난다.

㉡ 약 50–60%에서 흉부 방사선상 이상 소견이 관찰된다.

㉢ 일부 환자에서는 진폐증과 체온 변화가 동반될 수 있다.

㉣ 만성 감염은 무증상 또는 미열만 보일 수 있으며, 특히 면역 저하자의 경우 심내막염으로 진행될 가능성이 있다.

(다) 감염 경로 및 위해 요소

① 감염자의 혈액, 소변, 배설물 등 임상검체에 노출되면 감염될 수 있다.

② 감염 동물의 조직, 태반, 분비물을 취급할 때 감염 위험이 있다.

③ 에어로졸 발생 실험이나 오염된 공기 비말을 흡입하면 감염될 수 있다.

④ 감염 벼룩, 오염된 건초, 먼지, 사료, 사체와의 접촉도 감염 요인이다.

(라) 생물테러 관련성

① 국내에서는 해당 병원체가 생물테러전염병 병원체로 지정되어 있으며, 미국 CDC 기준 Category B 병원체에 속한다.

② 사망률은 낮지만 감염력이 높고, 공기 중 부유 가능성이 있어 열 · 건조 상태에서도 생존하여 생물테러 수단으로 잠재 위험성이 있다.

③ 현재까지 생물테러 사례는 보고되지 않았다.

(마) 예방과 치료

① 예방을 위해 장갑, 실험복 등 기본 보호구를 착용해야 한다.

② 공기비말 감염 가능성이 있을 때는 마스크 등 호흡기 보호구 사용이 필수적이다.

③ 치료는 항생제 요법이 기본이며, doxycycline을 우선 선택 항생제로 사용한다.

㉠ 발병 3일 이내 투여 시 효과적이다.

㉡ 1일 2회 경구투약, 15–21일간 투여가 권장된다.

PART 04

 용어정리

① 탄저병(anthrax)
- 포자(보호용 외피)에서 수면상태에 들어가는 치명적인 박테리아(bacillus anthracis)이다.
- 알맞은 온도와 습기에 노출되면 포자에서 나온다.
- 침입경로는 흡입, 피부, 소화기관(포자를 포함하는 음식의 섭취)을 통해서이다.

② 폐페스트(pneumonic plague)
- 허파의 감염으로 전염성 박테리아의 흡입으로 발생하는 전염성 폐렴으로도 알려져 있다.

③ 림프절(선) 페스트(bubonic plague)
- 아시아, 중동, 유럽으로 퍼져 25백만 명의 목숨을 앗아간 전염병이다.
- 흑사병이라고도 하며 감염된 벼룩을 통해 퍼지다.
- 특징은 급성 무기력증, 고열, 임파절이 염증으로 부어오르는 임파선종이 있다.

④ 천연두(smallpox)
- 높은 전염성을 가지는 질병이다.
- 수포가 발생할 때 가장 전염성이 높다.

⑤ 바이러스성출혈열(viral bemorrhagic tevers, VHF)
- 에볼라, 리프트 밸리열, 황열병 등을 포함하는 종류로 생체의 혈액이 조직이나 혈관을 통해 나오도록 한다.

4) 뇌염성 작용제

천연두(Smallpox)와 베네수엘라 말 뇌염(Venezuelan Equine Encephalitis, VEE)은 중추신경계를 공격하는 대표적인 뇌염성 생물학 작용제로, 두통, 발열, 권태감 등 독감과 유사한 증상을 동반하며, 심한 경우 신경계 손상과 사망에 이를 수 있다. 이러한 병원체는 초미세입자 형태로 에어로졸화가 가능하고, 소량으로도 감염을 유발할 수 있어 생물학적 무기로 활용될 가능성이 높다.

(1) 천연두(Smallpox)

① 호흡기 경로를 통해 공기 중 전파되며, 전염력이 매우 강하다.

② 감염자 중 약 30%에서 치명적인 경과를 보이며, 이 중 1/3은 발병 후 5–7일 이내 사망한다.

③ 증상과 징후는 보통 12일 이상 지속된다.

④ 자연 발생 질환으로는 박멸되었으나, 일부 국가는 대량살상무기(WMD)로 천연두 바이러스를 보유 중인 것으로 알려져 있다.

(2) 베네수엘라 말 뇌염(VEE)

① 인간 간 전염은 일어나지 않는다.

② 곤충(모기 등)에 의해 전파되는 인수공통 감염병이다.

③ 일반적으로 사망률은 20% 미만으로 천연두보다 낮으나, 감염자의 중추신경계 침범 시 심각한 후유증을 유발할 수 있다.

④ 생물학 무기로 사용될 경우, 에어로졸 형태로 살포 가능하다.

5) 기타 작용제

(1) 콜레라(Cholera)

콜레라는 위생 상태가 열악한 개발도상국에서 흔히 발생하는 수인성 전염병으로, 분변-경구 경로를 통해 전파된다. 흡입 경로로는 전염되지 않으며, 오염된 음식물이나 물을 통해 감염된다. 심한 설사로 인한 탈수와 쇼크를 유발할 수 있으며, 적절한 치료가 없으면 생명이 위태로울 수 있다.

(가) 원인균

① 비브리오 콜레라(Vibrio cholerae)

㉠ 쉼표 모양의 그람음성균

㉡ 01형 혈청형균이 분비하는 장독소에 의해 쌀뜨물 같은 설사가 유발된다.

㉢ non-01형 혈청형균은 주로 멕시코만의 오염된 조개류에서 유래된다.

(나) 의심 징후 포착 시 조치

① 공공장소(약수터, 식당 등)에서 수상한 물질 누출 시

㉠ 즉시 신고하고, 주변 관계자에게 구두로 전달한다.

㉡ 건물 내 환풍기 작동을 정지한다.

㉢ 마스크 착용을 안내하고, 물건 · 시설 접촉 금지 방송을 실시한다.

㉣ 건물 전체를 봉쇄하고, 인원을 안전구역에 격리한다.

㉤ 경찰 및 응급의료요원 도착 시까지 대기한다.

② 이용 시설 또는 음식점에서 콜레라 발생 사실 인지 시

㉠ 의료기관 방문 및 의사의 지시에 따른다.

㉡ 피복 및 소지품 소독한다.

③ 개인, 집단 보호

㉠ 환자를 격리 치료하고, 화장실 · 세면대 · 이불 등은 혼용하지 않는다.

㉡ 물이나 음식물은 반드시 끓여서 섭취한다.

㉢ 개인 위생관리를 철저히 하며, 음식물 취급 전과 배변 후 반드시 손을 씻는다.

(다) 환자 또는 접촉자 발생 시 조치

① 감염자

㉠ 따뜻한 물로 신체를 세척한다.

㉡ 의료기관에서 진료를 받고, 격리 치료를 실시한다.

㉢ 환자가 사용한 물건과 공간(집, 차량 등)을 철저히 소독 및 방역한다.

② 동거인 및 동행자

㉠ 동일 시점에 진료를 권고한다.

㉡ 개인 위생관리를 철저히 한다(배변 후, 음식물 취급 전 손 씻기).

㉢ 화장실, 세면도구, 침구류를 공유하지 않는다.

㉣ 음식물과 물은 반드시 끓여서 섭취한다.

③ 발병 시

㉠ 따뜻한 물로 세척한다.

㉡ 의료기관에서 진료를 받고, 의사의 지시에 따른다.

㉢ 동행인이나 동거인도 동시에 진료를 의뢰한다.

㉣ 사용한 물건과 집, 차량 등을 방역한다.

㉤ 격리 치료를 실시한다.

(라) 소독 및 제독

① 환자 사용 비품과 오염 시설은 반드시 표 10-13의 기준에 따라 소독한다.

㉠ 락스 계열 소독제를 사용한다.

㉡ 분리된 소독 및 건조 과정을 포함한다.

표 10-13. **소독 및 제독 기준**

구 분	소 독 방 법
화장실	락스, 뜨거운 비눗물 씻음, 방역실시
집안	방역, 청소실시
이불	뜨거운 비눗물로 세탁, 일광건조
그릇, 옷, 신발 등	일광건조, 뜨거운 물에 세탁
○ 소방 및 민간에서 사용하는 소독제	
소 방	민 간
S.T.B, DS-2 제독제 등	락스, 차아염소산, 요오드 류, 사암모늄 화합물, 초산, 포르말린 등

* STB (Super Tropical Bleach): 화학 및 생물학 작용제의 표준 제독제로서 소석회에 염소가스를 혼합하여 만든 백색분말, 30%의 유효 염소 성분 함유.
* DS-2 (활성작용제, Diethlene Triamine Sodium Hydroxide)
  -디에틸렌 트리아민 소튬 하이트록 사이드

식중독 콜레라

① 감염원은 환자와 보균자가 감염원이다.

㉠ 적조가 발생하는 지역의 생선, 어패류 등에 대량 노출되어있다.

– 적조가 대량 발생하는 연근해에서 대량 서식하므로 전어회나 새우, 병어, 소라, 굴 등을 날로 섭취하는 것을 피해야 한다.

㉡ 청어과에 속하며 연안어류로 6-9월에 바깥바다에 있다가 10-5월에 연안의 내만으로 이동한다. 3-6월에 연안의 내만에 떼를 지어 몰려와 저층에 산란한다. 가을에 맛이 좋아 회로 먹다가 콜레라에 감염된 사례가 많다.

② 원인식품은 생선회, 콜레라 오염음식물이다.

③ 발생시기는 적조 발생이 많은 7-9월이다.

④ 중독증상은 분비성 설사는 콜레라 독소로 불리워지는 장독소에 의해 발생하며 E.coli의 장독소와 유사하다. 이 독소는 5개의 결합성 peptide B와 1개의 분해성 peptide A로 구성되어 있다. 점액성과 소수의 백혈구를 포함한 쌀 뜨물 같은 설사를 하며 구토 등으로 탈수증상이 나타날 수 있다. 심하면 산독증과 순환성 허탈증에 빠지는 급성 장관질환이다.

⑤ 예방 및 처치법은 경구적으로 Na^+, Cl^-, bicarbonate, 물 등을 섭취하면 50%의 치사율을 1%대로 낮출 수 있다.

(2) 바이러스성 출혈열

바이러스성 출혈열(Viral Hemorrhagic Fever, VHF)은 에볼라 바이러스와 같이 치명적인 바이러스 감염질환으로, 이름 그대로 혈관손상을 유발하여 혈액이 혈관 밖으로 누출되며 출혈이 쉽게 발생한다.

① 피부에 쉽게 멍이 들고, 점상 출혈이 자주 나타난다.

② 호흡기나 감염물질과의 직접 접촉을 통해 전파될 수 있다.

③ 사망률이 최대 90%에 이를 수 있으며, 질병을 유발하는 바이러스는 고체 또는 액체 형태의 초미세입자로 공기 및 가스를 통해 분산될 수 있다.

㉠ 이 바이러스는 세균처럼 쉽게 배양되지는 않는다.

14 감염병재난 신고 및 상황전파 체계

1) 위기징후 감시 및 전파

위기징후 감시 및 전파은 그림 10-20과 같다.

① 재난관리주관기관은 위기징후 감시체계를 구축, 위기징후 활동 상태를 지속 감시하고, 징후포착 시 징후정보 수집활동 강화한다.

② 질병관리본부는 위기징후의 활동상태 등에 대해 주기적으로 감시 및 평가하고, 필요시 관련기관에 전파한다.

③ 위기징후 감시 결과는 필요시 국가재난관리시스템(NDMS)를 통해 공유 및 전파한다.

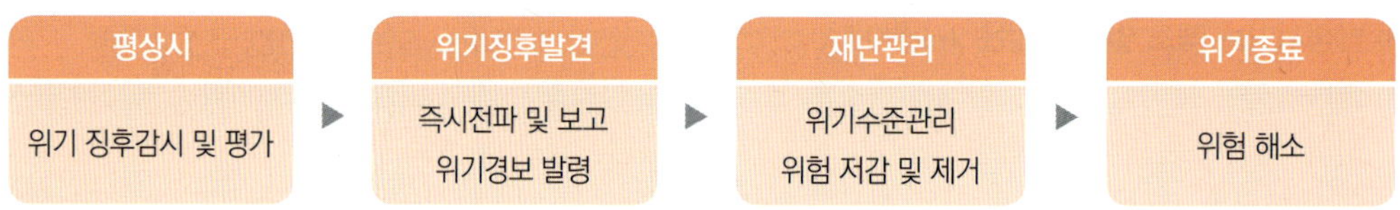

그림 10-20. 위기징후 감시체계와 운용

2) 감염병 재난 대응 절차

감염병 재난 대응 절차는 그림 10-21과 같다.

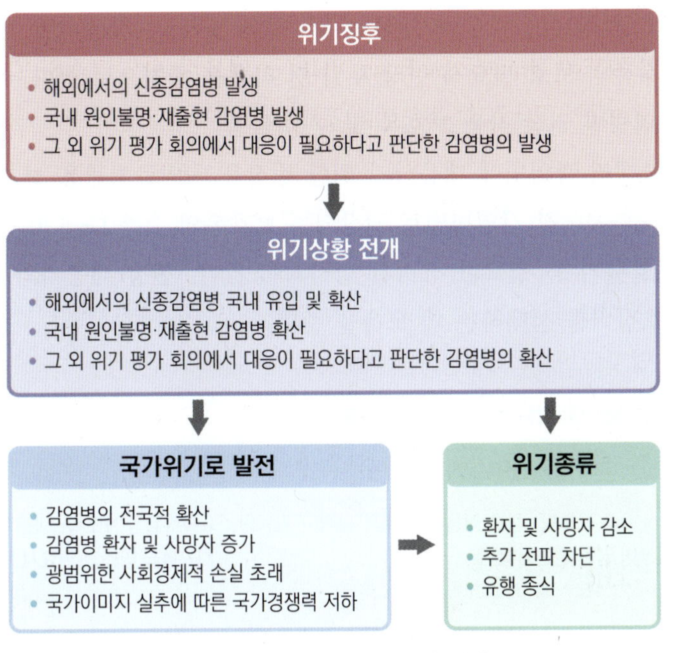

그림 10-21. **감염병 재난 대응 절차**

3) 감염병재난 의료대응

① 신종감염병, 대유행 감염병은 “감염병 재난 위기관리 표준매뉴얼(보건복지부, 질병관리청)”을 따르고, 생물테러 감염병은 “생물테러감염병 대비 및 대응지침 (질병관리청)”을 따른다.

② 감염병 비상진료기관은 감염병예방법 제36조(감염병 관리기관의 지정 등), 제37조(감염병 위기 시 감염병 관리기관의 설치 등)에 따라 관할 및 인근 지역 감염병 관리기관 지정한다.

③ 생물테러감염병 개인보호장비 착용 기본원칙

㉠ 생물테러감염병 의심병원체 확인을 위한 검체 채취 활동을 수행하는 모든 사람들은 보호복 및 보호 장비 등의 착용을 원칙으로 한다.

㉡ 노출지역에서 검체를 채취하는 경우 노출지역과 인접한 관찰지역에서 보호복을 착용하고 노출지역으로 이동하여 활동해야 한다. 노출활동 후에는 노출지역과 인접한 관찰지역에서 제독(소독) 완료 후 개인보호복을 벗어야 한다.

㉢ 초동대응요원은 2인 1조로 Level A급 착용 후 현장에 투입한다.

- Level A급 장비는 생물테러 감염병 오염 의심 장소 및 미확인 물체를 확인하기 위해 착용하는 최고 수준의 호흡기, 피부 등에 대한 보호 필요시 현장 투입 전 착용을 원칙으로 한다.

- Level C급 장비는 다중탐지키트 검사 결과에 따라 착용하며, 피부, 호흡기 모두 낮은 수준의 보호 필요시 현장 투입 전 착용을 원칙으로 한다.

④ 생물테러감염병별 권장 착용 보호복 및 구성 물품

다양한 생물테러 감염병에 대응하기 위한 현장용과 의료기관용 보호복의 등급과 구성 물품이다(표 10-14). 각 감염병별로 권장되는 보호복의 수준(Level A, C, D)과 마스크, 정화통, 공기호흡기 등 필요한 장비가 명시되어 있다. 현장 대응자와 응급의료종사자가 적절한 보호장비를 선택하는 데 도움을 준다.

표 10-14. **생물테러감염병별 권장 착용 보호복 및 구성 물품**

구분	현장용	의료기관용
탄저 페스트 야토병	Level C급 보호복, 생물 작용제의 제거 능력이 가능한 정화통이 달린 전면형 면체	Level D급 보호복, N95 혹은 KF 94급 마스크(필요시 PAPR*)
에볼라열 마버그열 라싸열	Level C급 보호복, 생물 작용제의 제거 능력이 가능한 정화통이 달린 전면형 면체	Level C급 보호복, N95 혹은 KF 94급 마스크, 안면보호구, 앞치마(필요시 PAPR*)
두창	Level A급 보호복, 공기호흡기	Level C급 보호복, PAPR*
보툴리눔 독소증	Level C급 보호복, 생물 작용제의 제거 능력이 가능한 정화통이 달린 전면형 면	Level D급 보호복, N95 혹은 KF 94급 마스크(필요시 PAPR*)

* PAPR : Powered Air Purifying Respirator

⑤ 신종 감염병 및 대유행 감염병 개인보호장비 착용

㉠ 전파양식에 따라서 호흡기전파 감염병은 Level D급 보호복에 N95급 호흡구 또는 PAPR을 착용하고, 바이러스 출혈열 등 체액 접촉에 의한 전파가 가능한 감염병은 Level C급 보호복에 N95 급 호흡구 또는 PAPR을 착용함. 추후 전파양식이 더 확실해지면 지침에 따라 보호구 수준을 조정한다.

15 생물학적 작용제 전염에 대한 보호

생물학적 무기로 인한 전염성 질병의 확산을 방지하기 위한 보호조치는 가장 신중한 의료 단계에서 적용되는 방역 조치이다. 생물학적 작용제 또는 대량살상무기(WMD)의 유출이나 테러 위협이 있는 상황에서는 다음과 같은 예방조치를 강화해야 한다.

① 기본적인 표준 예방수칙 외에도, 보다 강력하고 적극적인 대응조치가 필요하다.

② 체액을 통한 감염을 예방하기 위해 의료진은 반드시 장갑(글러브)을 착용해야 한다.

㉠ 장갑은 감염 예방에 매우 효과적인 1차 보호수단이다.

㉡ 손 위생을 철저히 하며, 자주 비누와 물 또는 손 소독제로 손을 씻어야 한다.

③ 대부분의 생물학적 작용제는 호흡기를 통해 감염되기 때문에, 소량이라도 흡입되지 않도록 밀착형 N-95 또는 HEPA 필터 마스크를 반드시 착용해야 한다(그림 10-22).

㉠ N-95 마스크는 미세한 병원체의 흡입을 효과적으로 차단한다.

㉡ 호흡기 증상이 있는 환자에게도 마스크 착용을 권장해야 한다.

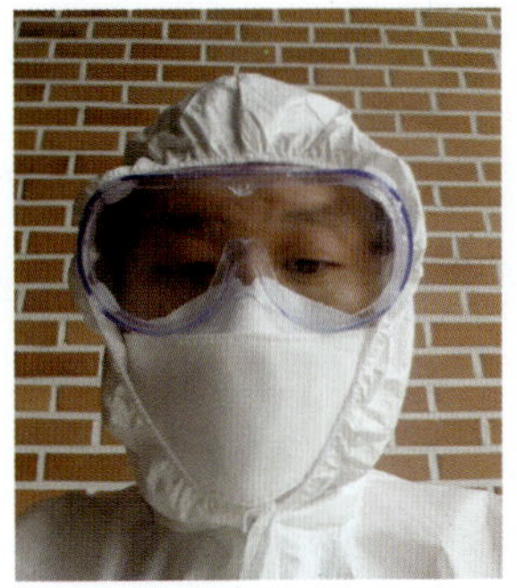

그림 10-22. N-95(HEPA 필터) 마스크를 착용하여 예방하여야 한다.

④ 0.5% 나트륨하이포아염소산염 용액 또는 기타 효과적인 소독제는 생물학적 작용제를 사멸시키는 데 효과적이다.

㉠ 구급차 내부, 구급 장비, 오염이 의심되는 물품 등은 해당 용액으로 철저히 세척 및 소독해야 한다.

⑤ 의료 지도의사와의 상담을 통해 필요한 예방접종 여부를 확인한다.

㉠ 모든 생물학적 작용제에 대해 예방접종이 가능한 것은 아니며, 일부 백신은 부작용의 위험을 동반할 수 있다.

㉡ 응급구조사에게 시행되는 예방접종이 항상 완전한 감염 예방을 보장하는 것은 아니다.

생물학적 무기에 노출된 환자에 대한 병원 전 응급처치 지침은 다음과 같다.

① 정상 체온을 유지하도록 조치한다.

② 산소를 투여하여 호흡을 유지한다.

③ 수분 공급이 필요할 경우, 정맥주사(IV) 를 시행한다.

④ 호흡기 손상이 의심되는 경우, 알부테롤 분무기 치료를 고려한다.

㉠ 단, 분무기보다는 계량형 흡입기(MDI)를 우선 고려한다.

(이유: 계량형 흡입기는 에어로졸 형성 및 흡입으로 인한 2차 감염 위험을 줄일 수 있기 때문이다.)

⑤ 병원 전 치료 이후 병원에서 원인 병원체가 확인되면, 적절한 항생제 치료법을 결정한다.

생물학적 테러가 의심되는 상황에서의 행동요령은 다음과 같다.

① 환자와 신중하게 면담을 실시한다.

㉠ 환자가 증상을 처음 인지한 시점과 그 이후 접촉한 사람의 유무를 확인한다.

㉡ 전염성이 있는 병원체의 경우, 접촉자도 감염되었을 가능성이 있으므로 확인이 필요하다.

② 생물학적 테러에 대응하는 공공보건 조치는 격리 및 검역소의 설치를 포함한다.

③ 전염성이 높은 질병에 노출된 환자 또는 보호자는 자택, 숙박시설 등 별도의 공간에서 격리해야 한다.

㉠ 증상과 징후가 있는 사람도 적극적으로 격리 조치해야 한다.

㉡ 감염자는 의료기관이 아닌 별도 격리 공간에 머물러야 하며, 다른 환자 및 의료 인력에 대한 전파를 방지해야 한다.

16 테러공격에 관한 일반적인 고려사항

1) 테러공격 시 응급구조사 및 현장요원이 고려해야 할 일반적인 사항

① 테러리스트는 구조 활동을 방해하기 위해 2차 폭발물을 설치하는 경우가 많다.

② 현장을 주의 깊게 평가하고, 자신과 동료에게 위험 요소가 있는지를 먼저 확인한다.

③ 유해물질이 관련된 사고의 경우, 특수한 훈련과 장비를 갖춘 인력만이 현장에 진입한다.

④ 방사능 낙진은 상승기류를 타고 확산되므로, 항상 바람을 등지지 말고 맞바람 방향에 위치해야 한다.

⑤ 폭발물은 건물 구조를 약화시킬 수 있으므로, 건물 붕괴의 위험성을 염두에 두고 접근한다.

⑥ 모든 위험 요소가 통제되고 안전이 확보되기 전까지는 현장에 진입하지 않는다.

⑦ 화학물질 누출은 눈에 띄지 않게 발생할 수 있다.
  ㉠ 피해자들이 비슷한 증상을 집단적으로 호소하는 경우 유의한다.
    ※ 단, 증상 발현에는 시간이 걸릴 수 있다.
  ㉡ 작은 동물, 새, 곤충 등이 무력화된 상태로 발견되는 경우, 화학물질 노출을 의심한다.
  ㉢ 화학물질을 사용하지 않는 장소에서 감염 증상이 나타나는 경우도 주의한다.
  ㉣ 응급대원은 사고 현장보다 높은 지대에서 바람을 맞바람 방향에 있어야 한다.
  ㉤ 피해자 및 노출 위험이 있는 사람을 즉시 안전지대로 대피시켜야 한다.

⑧ 환자를 치료하기 전에 자신을 보호하기 위해 반드시 니트릴 글러브, N-95 필터 마스크, 일회용 보호복을 착용한다.

⑨ Hot zone(위험지역) 및 Warm zone(전방 통제지역) 진입 여부는 신중히 고려한다.

⑩ 생물학적 작용제는 누출 시점의 인지가 어려운 경우가 대부분이다.
  ㉠ 구름층이나 증기 형태로 나타날 수 있다.
  ㉡ 노출 직후에는 환자가 즉각적인 증상 없이 정상일 수 있다(예: 탄저균이 포함된 우편물 등).
  ㉢ 잠복기 경과 후, 환자가 병원(의료기관)이나 응급실에서 진료 중 유출 사실이 발견될 수 있다.
    - 이때 공통된 증상, 같은 시기 발생, 공통 감염원에 대한 조사를 통해 생물학적 테러 여부를 확인한다.
  ㉣ 감염 가능성에 대비하여 N-95 마스크 및 글러브를 항상 착용한다.
    - 자신도 전염성 병원체의 보균자가 될 수 있다는 점을 인지하고 대응해야 한다.
    - 응급구조사가 증상을 보이거나 노출된 경우, 질병관리청(KCDC) 및 의료지도의사 지침에 따라 적절한 치료를 받고, 2차 감염을 예방해야 한다.

2) 테러공격 시 응급구조사의 역할

응급구조사는 다음과 같은 순서로 임무를 수행한다.

① 자신, 환자, 동료, 시민의 안전 확보가 최우선이다.

② 현장 안전이 확보되면, 환자에게 제염(decontamination) 절차를 실시한다.

③ 적절한 응급처치를 시행한다.
  ㉠ 교육받은 절차, 표준 프로토콜 및 재난대응계획을 따른다.

④ 대량살상무기(WMD) 사고로 확인될 경우, 조직적인 대응을 시작한다.
  ㉠ 사고지휘체계(ICS)를 수립한다.
  ㉡ 업무를 구분한다.

– 구출, 오염제거, 환자분류, 응급처치, 이송 등 각 역할을 분담한다.

⑤ 가용 자원을 손상 특성 및 환자 수, 중증도에 따라 효율적으로 배분한다.

17 전쟁에 의한 재해

전쟁은 인류의 역사와 함께해 온 현상이며, 전쟁과 함께 현장 의료와 응급의료체계도 발전해온 것이다. 그중 가장 특징적인 것은 중증도 분류이다. 현대전쟁은 과학의 발전으로 인해 점점 다양한 유형의 환자를 유발한다. 화상, 총상, 압좌손상 및 둔상과 같은 일반적인 손상에서부터 화학물질에 의한 손상 및 방사능에 의한 손상까지 매우 다양한 손상이 나타난다. 전쟁 상황은 매우 절박하여 제한된 인원과 물자로 의료를 시행해야 하므로 중증도 분류법이 매우 중요하다.

전쟁으로 인한 재해 상황에서의 중증도 분류(triage)는 제한된 의료자원을 효율적으로 활용해 최대한 많은 생명을 구하기 위한 핵심 메커니즘으로 발전해 온 것이다. 현대전의 복잡성(비선형 기동전, 화생방전, 공중전 등)은 다양한 유형의 환자를 발생시키며, 이에 대응하기 위해 체계적인 분류 시스템이 필수적이다(표 10-15).

표 10-15. 현대전의 특징

비선형 기동전	화생방전
화력선	공중전
단기 속결전	지휘, 통제, 통신, 전자전

1) 중증도 분류의 목적

① 응급처치 우선순위 결정한다.

㉠ 생명을 위협하는 중증 환자에게 즉각적인 처치를 제공한다.

② 자원 낭비 방지한다.

㉠ 생존 가능성이 낮은 경우(T4)에는 의료 자원을 배제한다.

③ 효율적 자원을 배분한다.

㉠ 인력/장비를 최적화하여 최다 생존자를 확보한다.

2) NATO 중증도 분류 체계

전쟁터에서 널리 사용되는 분류 기준은 다음과 같다. 중증도 분류의 책임자는 경험이 많은 응급의학 및 응급구조사가 맡아야 한다. 일반적으로 정신적 손상을 받은 환자에 대한 중증도 분류는 시행하지 않는 경향이 있으나, 전쟁이라는 특수한 상황과 육체적 손상으로 유발되는 정신질환에 대해서는 경험이 많은 정신과 의사에 의한 중증도 분류가 필요하다(표 10-16).

표 10-16. **NATO의 중증도 분류**

환자의 분류	손상의 정도	처리 우선순위
T1: 긴급환자	생명이나 사지를 구하기 위한 수술 필요 짧은 수술 시간 & 높은 생존 가능성	1순위
T2: 응급환자	장시간 수술 필요 지연 시 생명 위험 없음 (지연되어도 안정화에 미치는 영향이 적은 경우)	2순위
T3: 비응급환자	경미한(가벼운) 부상 전문의 개입 불필요	3순위
T4: 지연환자	복합 다발성 손상 치료가 복잡하고 시간이 많이 소요 (치료 자원 소모 대비 생존율 저조)	최하위

3) 현대전의 도전과제

① 화생방 위협에서는 화학 · 생물학적 손상에 대해 특수 치료 프로토콜이 필요하다.

② 전자전 환경에서는 통신 장애 발생 시 현장 판단력에 대한 의존도가 증가한다.

③ 공중전 양상에서는 신속한 후송 시스템 구축이 생존율을 결정한다.

전쟁터 중증도 분류는 경험이 풍부한 응급의료팀이 주관하며, 특히 정신적 외상 환자의 경우 정신과 전문의의 개입이 필요한 경우가 있다. 이 시스템은 동적 평가를 통해 자원 한계 상황에서 최적의 의료 효과를 달성하기 위해 지속적으로 진화하고 있다.

PART 04

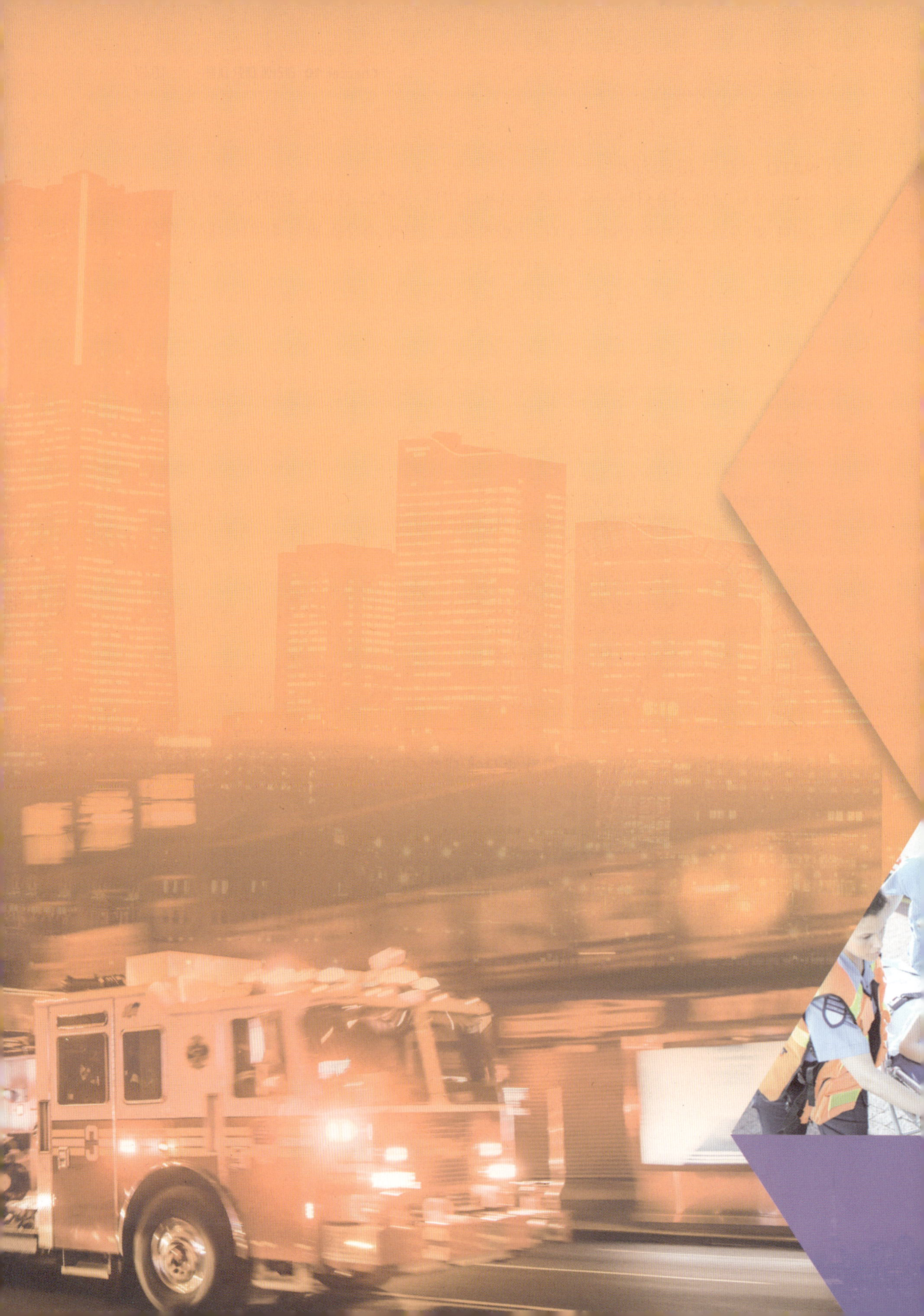

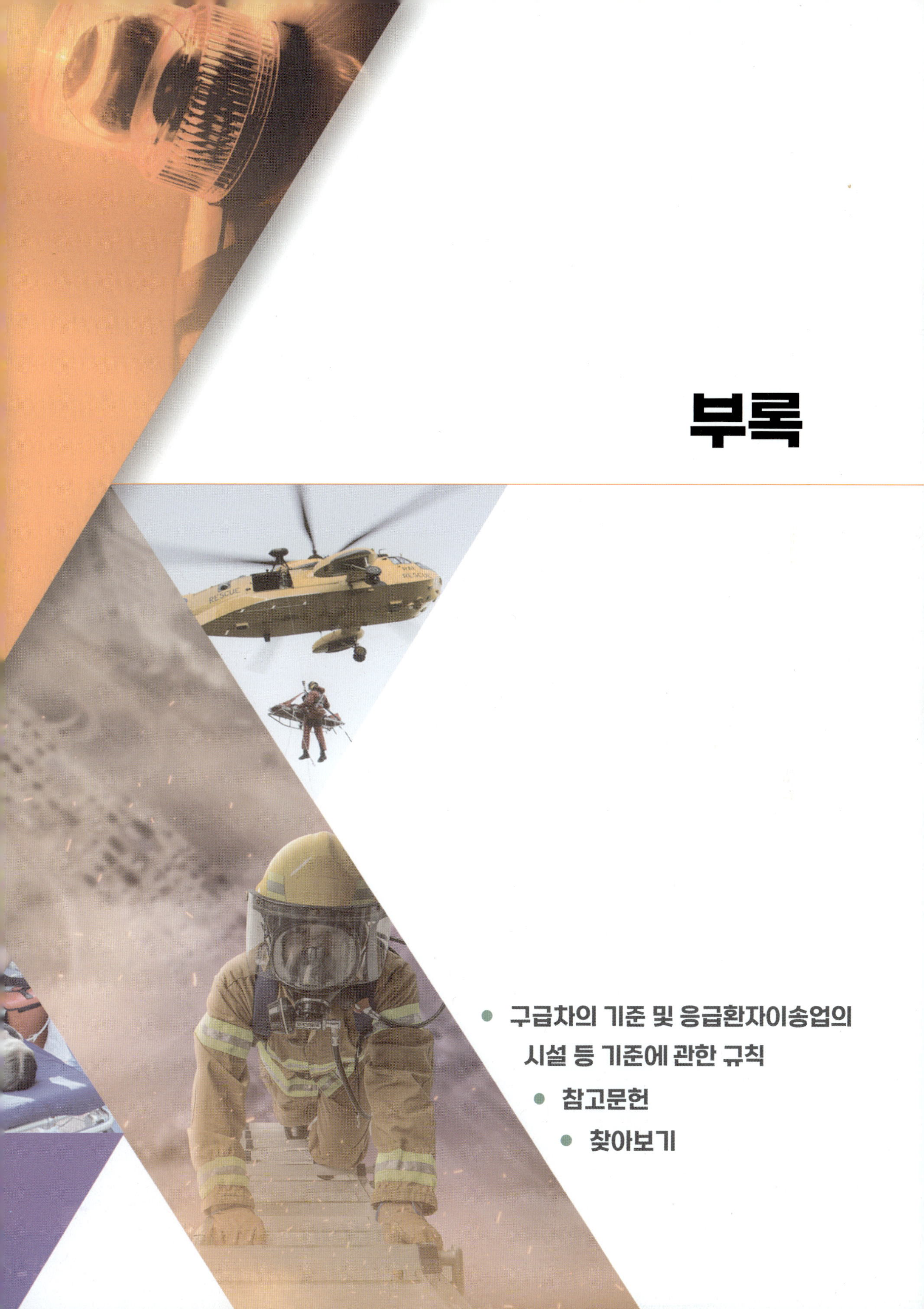

부록

- 구급차의 기준 및 응급환자이송업의 시설 등 기준에 관한 규칙
- 참고문헌
- 찾아보기

구급차의 기준 및 응급환자이송업의 시설 등 기준에 관한 규칙

[시행 2025. 3. 11.] [보건복지부령 제1097호, 2025. 3. 11., 타법개정]

보건복지부(응급의료과), 044-202-2560
국토교통부(자동차운영과), 044-201-3851

제1조(목적) 이 규칙은 「응급의료에 관한 법률」 제46조제2항에 따라 구급차의 형태 · 표시 및 내부장치 등에 관한 기준을 규정하고, 같은 법 제46조의2에 따라 구급차의 운행연한 · 운행거리 및 운행연한의 연장 등에 관한 사항을 규정하며, 같은 법 제51조제1항에 따라 응급환자이송업을 하려는 자가 갖추어야 할 시설 등에 관한 사항을 규정함을 목적으로 한다.

제2조(구급차의 형태 등)

① 구급차는 「자동차관리법」 제3조에 따른 승합자동차 또는 화물자동차로서 지붕구조의 덮개가 있어야 한다.

② 구급차에는 간이침대 또는 보조 들것에 누운 상태의 환자를 쉽게 실을 수 있는 충분한 크기의 문이 있어야 한다.

제3조(구급차의 표시)

① 구급차는 바탕색이 흰색이어야 하며, 전 · 후 · 좌 · 우면 중 2면 이상에 각각 별표 1의 녹십자 표시를 하여야 한다. 다만, 「119구조 · 구급에 관한 법률」에 따른 119구조대 및 119구급대의 구급차에 대해서는 소방관계법령에서 따로 정할 수 있다.

② 구급차 전 · 후 · 좌 · 우면의 중앙 부위에는 너비 5센티미터 이상 10센티미터 이하의 띠를 가로로 표시하여야 한다. 이 경우 띠의 색깔은 「응급의료에 관한 법률 시행규칙」 제38조제1항에 따른 특수구급차(이하 "특수구급차"라 한다)는 붉은색으로, 같은 항에 따른 일반구급차(이하 "일반구급차"라 한다)는 녹색으로 한다.

③ 특수구급차는 전 · 후 · 좌 · 우면 중 2면 이상에 붉은색으로 "응급출동"이라는 표시를 하여야 한다.

④ 일반구급차는 붉은색 또는 녹색으로 "환자이송" 또는 "환자후송"이라는 표시를 할 수 있다. 다만, "응급출동"이라는 표시를 하여서는 아니 된다.

⑤ 구급차의 좌 · 우면 중 1면 이상에 구급차를 운용하는 기관의 명칭 및 전화번호를 표시하여야 한다.

[별표 1]

녹십자 표시(제3조제1항 관련)

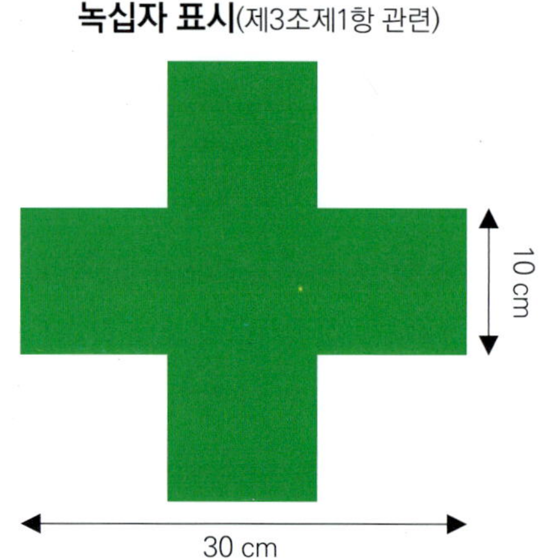

(정방형으로서 부착 위치에 따라 확대하여 표시할 수 있다)

제4조(환자실.의 길이·너비·높이)

① 구급차 환자실의 길이는 운전석과의 구획 칸막이에서 뒷문의 안쪽 면까지 250센티미터 이상이어야 하고, 간이침대 매트리스의 끝에서 뒷문의 안쪽 면 사이에는 25센티미터 이상의 공간이 있어야 한다.

② 구급차 환자실의 너비는 간이침대를 바닥에 고정시켰을 때 적어도 한쪽 면과의 통로가 25센터미터 이상이어야 한다.

③ 구급차 환자실의 바닥에서 천장 안쪽 면까지의 높이는 특수구급차는 150센티미터 이상, 일반구급차는 120센티미터 이상이어야 한다.

제5조(내부표면)

① 구급차의 환자실 내부에 설치된 장치는 표면에 견고하게 부착되어야 하며 날카로운 부분이 없도록 하여야 한다.

② 구급차의 환자실 내부에 노출된 구조물의 가장자리는 16분의 5센티미터 이상의 반지름으로 깎아 내고, 노출된 모서리는 10분의 12센티미터에서 10분의 25센티미터의 반지름으로 둥글게 하여야 한다.

③ 구급차의 환자실 표면은 다음 각 호의 기준에 적합하여야 한다.

1. 비누나 물이 스며들지 아니할 것
2. 살균할 수 있을 것
3. 곰팡이에 저항성이 있을 것

4. 열에 강할 것
5. 청소하기가 쉬울 것

제6조(내부장치) 구급차의 내부에 갖추어야 할 장치의 기준은 별표 2와 같다.

[별표 2]

구급차의 내부에 갖추어야 할 장치의 기준(제6조 관련)

구 분	장 치	형식·형태·재질 등의 기준	설치 기준
1. 공통	가. 간이침대 (Main Stretcher)	1) 시트의 재질은 가죽·인조가죽 또는 비닐이어야 한다. 2) 침대의 금속부분은 강하고 가벼운 알루미늄 재질이어야 한다. 3) 차량에서 분리가 가능하고 견고하게 부착할 수 있는 부속장치가 있어야 한다. 4) 시트에는 가슴·엉덩이·발목 등 3개 이상의 부위를 고정시킬 수 있는 환자고정장치(너비 5센티미터 이상인 띠를 말한다)를 설치하여야 한다. 이 경우 띠는 가죽·나일론 등 쉽게 끊어지지 않는 재질이어야 하고, 쉽게 조이고 풀 수 있는 조임쇠가 있어야 한다.	1식(평상시는 차량에 부착)
	나. 보조 들것 (Sub-Stretcher)	들것의 지지대는 가볍고 강한 재질이어야 하며, 접고 펼 수 있는 형태여야 한다.	1식(평상시는 접어서 한쪽 면에 부착하여 보관)
	다. 갈고리	1) 비닐팩으로 된 정맥주사용 수액 세트 등을 걸 수 있는 형태여야 한다. 2) 접으면 부착 면과 평행상태를 유지하여야 하며, 접고 펼 수 있는 구조여야 한다.	1개 이상(천장 또는 옆면에 부착)
	라. 의료장비함	여러 의료장비를 신속하고 쉽게 이용할 수 있도록 보관할 수 있어야 한다.	1개 이상
	마. 응급의료인 좌석	간이침대 옆 또는 앞에 고정식 또는 접이식으로 설치하여야 한다(일반구급차에 간이침대 옆에 긴 의자가 설치되어 있는 경우 긴 의자로 대체할 수 있다).	1개
	바. 조명장치	1) 환자실의 이동조명장치를 제외한 모든 조명을 켰을 경우 구급차 간이침대 표면에서 측정시 150럭스 이상이 되어야 한다. 2) 환자실의 조명등은 천장에 부착되어야 하고, 흰색 외에 색깔이 있는 조명등을 사용하지 않아야 한다. 3) 조명등에는 조명등이 깨질 경우 인체에 영향을 미치지 않도록 플라스틱 덮개를 설치하여야 한다.	2개 이상
	사. 이동조명장치	1) 이동시키면서 환자의 신체 부위를 비추기 쉽도록 설치하여야 한다. 2) 이동조명장치는 조명장치보다 밝은 조도를 가져, 환자 국소 처치시 활용할 수 있어야 한다.	1개
	아. 환풍기	환자실 내부 뒷면의 천장에 설치하여야 한다.	1개 이상
	자. 전기공급장치(콘센트)	환자실에 설치하여야 한다.	2개 이상
	차. 기타	「응급의료에 관한 법률 시행규칙」 별표 16에 따른 의료장비 등을 갖출 수 있는 공간 및 설치대를 마련하여야 한다.	부착물을 견고하게 부착할 수 있는 적정한 수의 부속장치 설치

구 분	장 치	형식·형태·재질 등의 기준	설치 기준
2. 특수 구급차	가. 간이침대 (Main Stretcher)	공통사항에 다음의 사항이 추가되어야 한다. 1) 접고 펼 수 있는 것으로서 네 바퀴가 달려 밀거나 당겨서 손쉽게 옮길 수 있어야 한다. 2) 침대의 윗부분을 올리고 내릴 수 있는 장치를 갖춘 구조여야 한다.	
	나. 긴 의자	1) 환자를 실은 상태로 보조 들것을 놓을 수 있는 규모여야 한다. 2) 보조 들것을 고정할 수 있는 장치가 있어야 한다. 3) 간이침대와 긴 의자 사이에는 사람이 다닐 수 있는 공간이 있어야 한다.	
	다. 물탱크와 연결된 싱크대	1) 재질은 플라스틱 또는 알루미늄 등 가볍고 잘 부서지지 않는 것으로 한다. 2) 배수가 잘 되어야 하고, 사용한 물을 저장하였다가 버릴 수 있는 설비를 연결하여야 한다.	1개(환자실 내부의 1개 모퉁이에 설치)
	라. 교류발생장치	1) 의료장비 등에 사용할 수 있는 교류전기를 발생시킬 수 있어야 한다. 2) 환자실에 있는 전기공급장치에 연결하여 전기를 사용할 수 있어야 한다.	

제7조(통신장비) 특수구급차가 「응급의료에 관한 법률 시행규칙」 제38조제2항에 따라 갖추어야 하는 통신장비는 운전기사 및 환자실의 응급구조사가 동시에 사용할 수 있도록 설치하여야 한다.

제7조의2(운행연한)

① 구급차의 운행연한(이하 "차령"이라 한다)은 9년으로 한다. 이 경우 차령의 기산일은 다음 각 호의 구분에 따른다.

1. 제작연도에 등록된 자동차: 최초의 신규등록일
2. 제작연도에 등록되지 아니한 자동차: 제작연도의 말일

② 구급차의 차령은 다음 각 호의 요건을 모두 충족한 경우에는 최대 2년까지 연장될 수 있다. 다만, 시장 · 군수 · 구청장(자치구의 구청장을 말한다. 이하 같다)은 부득이한 사유로 구급차의 수급이 현저히 곤란하다고 인정되는 때에 다음 각 호의 요건이 모두 충족되는 경우에는 「응급의료에 관한 법률」 제46조의2제2항에 따라 6개월의 범위에서 본문에 따른 차령을 초과하여 운행하게 할 수 있다.

1. 제1항에 따른 차령이 만료되기 전 2개월 이내 또는 차령이 연장된 구급차의 경우 매 6개월마다 「자동차관리법」 제43조제1항제4호에 따른 임시검사를 받아 검사기준에 적합할 것
2. 제2조부터 제7조까지에서 정한 구급차의 형태 · 표시 및 내부장치 등에 관한 사항을 준수할 것

③ 「자동차관리법」 제44조에 따른 자동차검사대행자는 제2항제1호에 따른 임시검사에 합격한 구급차의 운용자에게 별지 제1호서식의 구급차 임시검사 합격통지서를 발급하여야 한다.

④ 구급차의 운용자는 구급차의 차령을 연장하려면 별지 제2호서식의 구급차의 차령연장 신청서에 다음 각 호의 서류를 첨부하여 시장 · 군수 · 구청장에게 제출하여야 한다.

1. 「자동차관리법」 제7조에 따른 자동차등록원부
2. 「자동차관리법」 제44조에 따른 자동차검사대행자가 제3항에 따라 발급한 별지 제1호서식의 구급차 임시검사 합격통지서

⑤ 제4항에 따른 차령의 연장 신청은 해당 구급차의 차령이 만료되기 전까지 하여야 한다. 다만, 다음 각 호의 어느 하나에 해당하는 경우에는 다음 각 호의 구분에 따른 날까지 하여야 한다.

1. 차령만료일이 토요일 또는 일요일인 경우: 그 다음 월요일
2. 차령만료일이 일요일 외의 공휴일인 경우: 그 다음날
3. 차량 파손에 따른 정비 등 불가피한 사유로 차령만료일까지 차령의 연장을 신청하는 것이 곤란하여 차령만료일 이전까지 시장 · 군수 · 구청장에게 별지 제2호서식의 구급차의 차령연장 신청의 연기 신청서에 연기 사유를 증명할 수 있는 서류를 첨부하여 제출한 경우: 시장 · 군수 · 구청장이 별도로 정한 날

⑥ 차령 연장에 관하여 이 규칙에서 규정한 사항 외에는 「여객자동차 운수사업법」 제84조, 같은 법 시행령 제40조 및 같은 법 시행규칙 제107조를 준용한다.

제8조(응급환자이송업의 시설 등의 기준) 「응급의료에 관한 법률」 제51조제1항에 따라 응급환자이송업을 하려는 자가 갖추어야 할 시설 등의 기준은 별표 3과 같다.

부록

[별표 3]

■ 구급차의 기준 및 응급환자이송업의 시설 등 기준에 관한 규칙 [별표 3] 〈개정 2025. 3. 11.〉

응급환자이송업의 시설 등의 기준(제8조 관련)

구분		내용
1. 시설 기준	가. 사무실	구급차의 출동명령, 출동기록관리 등의 업무를 수행하는 데 적합한 사무실과 설비를 갖추어야 한다.
	나. 차고 및 차고부대시설	1) 「자동차관리법 시행규칙」 별표 1에 따른 자동차의 규모별 분류에 따라 각각 다음의 차고 면적을 갖추어 야 한다. - 소형 1대당 13㎡ 이상 - 중형 1대당 23㎡ 이상 - 대형 1대당 36㎡ 이상 2) 차고의 바닥을 포장(鋪裝)하여야 한다. 3) 차고에는 일상의 점검·정비와 세차를 할 수 있는 시설을 갖추어야 한다.
	다. 휴게실 및 대기실	종업원이 대기하거나 휴식하기 위하여 사용할 수 있는 규모의 시설을 갖추어야 한다.

	구분	내용
1. 시설 기준	라. 교육훈련시설	응급구조·응급처치 및 안전운행 등에 대한 교육을 수시로 실시할 수 있는 교육시설을 갖추어야 한다.
	마. 통신시설	1) 사무실 내에는 「응급의료에 관한 법률」 제27조에 따른 응급의료정보센터 및 「119구조·구급에 관한 법률」 제10조의2에 따른 119구급상황관리센터와의 정보교환이 가능하도록 온라인시스템에 의한 전산망설비를 갖추어야 한다. 2) 구급차에는 「응급의료에 관한 법률」 제27조에 따른 응급의료정보센터 및 「119구조·구급에 관한 법률」 제10조의2에 따른 119구급상황관리센터와 교신이 가능한 무선설비를 갖추어야 한다. 3) 전산망 및 무선설비 등 통신시설은 정전이 되더라도 비상통신이 가능하여야 한다.
2. 보유 구급차 기준	5대 이상의 특수구급차를 보유하여야 한다.	
3. 자본 기준	2억원 이상의 자본금(법인의 경우 총자산에서 총부채를 뺀 금액을 말하고, 법인이 아닌 경우 영업용 자산평가액을 말한다)을 보유하여야 한다.	
4. 인력 기준	보유하고 있는 특수구급차의 80퍼센트에 해당하는 특수구급차에는 1대당 운전자 2명, 응급구조사 2명을 두어야 한다. 다만, 의사 또는 간호사를 둘 때에는 그 인원만큼 응급구조사를 두지 않을 수 있다.	

제9조(규제의 재검토) 보건복지부장관은 제8조 및 별표 3에 따른 응급환자이송업의 시설 등의 기준에 대하여 2015년 1월 1일을 기준으로 매 2년이 되는 시점(매 2년이 되는 해의 1월 1일 전까지를 말한다)마다 그 타당성을 검토하여 개선 등의 조치를 하여야 한다.

참고문헌

- 김흥환, 『특수재난 초동대응 매뉴얼(5판)』, 대가출판사(2020)
- 대한중환자의학회, 대한결핵및호흡기학회, 대한감염학회, "중증 MERS-CoV 감염 중환자 지침"
- 박승용. (2022). 급성 호흡부전의 치료: 고유량 코삽입관. 대한의사협회지, 65(3), 131-143.
- 박희곤, 『응급구조학개론』, 대학서림(1995)
- 박희진 외 공저, 『환경응급』, 대학서림(2013)
- 서울대학교병원 의학역사문화원, 『전쟁과 의학』, 허원미디어(2013)
- 소방방재신문, 『119 구급차 운행 역사 다시 쓰다』, (2012년 11월 9일)
- 소방청 중앙119구조본부. 『특수재난 국내 최고의 현장대원 전문대응을 위한 화학사고 현장대응 매뉴얼』, (2020)
- 생물무기금지협약 정보망(www.bwckorea.or.kr/main.do)
- 신동민 외 공역, 『기본인명소생술기』, 메디컬코리아(2009)
- 이은옥, 『응급처치의 원리와 실제』, 수문사(1990)
- 임경수, 황성오, 안무업 『대량환자의 구조와 응급처치』, 군자출판사(1995)
- 임경수, 황성오, 안무업, 안희철 외 『재난의학』, 군자출판사(2010)
- 전주 예수병원 최초의 구급차, 연합뉴스, (2014년 2월 2일)
- 중앙119구조대, 『산악 로프구조론』(2008)
- 중앙소방학교 교육훈련팀, 『인명구조사 2급』, (2012)
- 연세대학교 원주의과대학 응급의학교실, 『응급구조와 응급처치』, 군자출판사(2007)
- 윤형완, 『현장전문응급처치학』, 디아이텍(2011)
- 응급의료에 관한 법률 시행규칙 39조, 보건복지부령 228호.
- 응급의료에 관한 법률 시행규칙 별표 16, 보건복지부령 228호.
- 이동병원출현(동아일보. 1938년 10월 11일)
- 이재민, 『익수환자 조기 기본심폐소생술에 의한 소생 사례연구- 증례 보고』, 한국보건기초의학회지, (2010년)
- 의료법 제9조, 법률 제1035호, 1962.3.20. 전부개정.
- 전국응급구조과교수협의회, 『병원전응급처치학 총론』, 대학서림(2007)
- 전국응급구조과교수협의회, 『일반응급처치학』, 대학서림(2009)
- 전국응급구조과교수협의회, 『응급환자평가』, 한미의학(2006)

- 전국응급구조과교수협의회, 『전문외상응급처치학』, 대학서림(2019년)
- 전국응급구조과교수협의회, 『특수상황에서의 전문응급처치학』, 대학서림(2006)
- 전국응급구조과교수협의회 · 대한응급의학회, 『전문응급처치학 1 · 2권』, 대학서림(2000)
- 전국응급구조과교수협의회 · 한림대학교 의과대학 응급의학교실, 『기본외상소생술』, 군자출판사(2006)
- 정요한, 홍성복, 엄태환, 『소방정보와 응급통신』, 대학서림(2007)
- 정제명, 이중의 외 공저, 『BTLS 기본외상생명유지술』, 대학서림(2007)
- 정제명, 이중의 외 공저, 『기본외상생명유지술』, 대학서림(2007)
- 정의식, 『익사에 대한 응급처치』가정의학회지, (1998), 22-26.
- 최용철, 『EMS 사고관리체계론』, 군자출판사(2005)
- (사)한국응급구조학회 · 전국응급구조과교수협의회, 『현장응급처치학』, 정담미디어(2010)
- 한국응급구조학회 · 전국응급구조과 교수협의회, 『현장응급처치학』, 정담미디어(2010)
- 화학물질 및 물리적인자의 노출기준(개정 2020. 5. 6(노동부고시 제2002-8호))
- 황성오, 임경수, 『심폐소생술과 전문심장구조술』, 군자출판사(2021)
- 119 긴급 구조, 국가기록원, 『기록으로 만나는 대한민국』, http://theme.archives.go.kr/next/koreaOfRecord/disasters.do?menuId=0902050000
- 『 1997 Medical Crew Survey』 AirMed, Vol. 5(1997).
- A ssociation of Air Medical Services(AAMS) Database, 110 N. Royal St., Ste. 307, Alexandria, VA 22314(1998)
- Acute Respiratory Distress Syndrome Network, "Ventilation with lower tidal volumes as compared with traditional tidal volumes for acute lung injury and the acute respiratory syndrome", N Engl J Med 2000; 342:1301-8.
- B ledsoe, B. E., Poter, R. S., Shade, B. R. (1997). Paramedic emergency care. 3rd edition. NJ: A Prentice Hall Englewood Cliffs.
- B olte, R. G., Black, P. G., Bowers, R. S., Thorne, J. K., Corneli, H. M.(1998).The use of extracorporeal rewarming in a child submerged for 66 minutes. Journal of the American Medical Association, 260(3), 377-379.
- CDC., "Interim infection prevention and control recommendations for hospitalized patients with Middle East respiratory syndrome coronavirus (MERS-CoV)", Healthcare Facility Preparedness Checklist. http://www.cdc.gov/coronarvirus/mers/preparedness/checklist- facility-preparedness.html
- CDC., "Interim infection prevention and control recommendations for hospitalized patients with Middle East respiratory syndrome coronavirus (MERS-CoV)", http://www.cdc.gov/coronavirus/mers/infection-prevention-control.html
- Centers for Disease Control and Prevention (U.S.), "Explosions and blast injuries : a primer for clinicians", 3/18/03, https://stacks.cdc.gov/view/cdc/28987

- Dries DJ., "Prone positioning in acute lung injury." J Trauma., 1998 Oct;45(4):849-52., doi: 10.1097/00005373-199810000-00048. PMID: 9783638.
- Guerin C, Badet M, Rosselli S, Heyer L, Sab JM, Langevin B, Philit F, Fournier G, Robert D., "Effects of prone position on alveolar recruitment and oxygenation in acute lung injury", Intensive Care Med., 1999 Nov;25(11):1222-30, doi: 10.1007/s001340051050. PMID: 10654205.
- History of Ambulances. http://www.emt-resources.com/History-of-Ambulances.html Archived 2014년 2월 21일
- History of Trauma. http://www.trauma.org/archive/history/prehospital.html Archived 2014년 8월 10일
- Holmatro 차량 인명 구출 기법/Copyright ⓒ 04-2007 Holmatro 구조장비, 네덜란드
- http://blog.knn.co.kr/44625
- http://msds.kosha.or.kr/
- https://www.cyanokit.com/
- Homma Y, Watari T, Baba T, et al. Injury Patterns After the Landslide Disaster in Oshima, Tokyo, Japan on October 16, 2013. Disaster Medicine and Public Health Preparedness. 2016;10(2):248-252. doi:10.1017/dmp.2015.167
- https://data.cdc.gov/
- https://doi.org/10.23934/2223-9022-2020-9-1-123-129
- https://ko.wikipedia.org/wiki
- J udith E. Tintinalli, MD, MS, 『EMERGENCY MEDICINE』, McGraw Hill Professional
- Manual of Definitive Surgical Trauma Care: Incorporating Definitive Anaesthetic Trauma Care [2019], Trauma [2019], Military Medicine in Iraq and Afghanistan [2018], https://taylorandfrancis.com/knowledge/Medicine_and_healthcare/Emergency_medicine/Blast_injury
- Mechanisms and management of blast injuries: A clinical review, Boston University School of Medicine, December 12, 2024, HYPERLINK "https//medicalxpress.com/news"https://medicalxpress.com/news
- Mulchong, 한국소방 100년사. http://mulchong.ye.ro/spboard/board.cgi?id=m_photo6&category=%B1%B8%B1%DE%C0%E5%BA%F1&cate_cnt=7 Archived 2014년 2월 26일
- National Center for Injury Prevention and Control (U.S.), Division of Injury Response.;Centers for Disease Control and Prevention (U.S.), "Blast injuries : fact sheets for professionals" 12;2012, https://stacks.cdc.gov/view/cdc/21571
- O rlowski, J. P. (1979). Prognostic factors in pediatric cases of drowningand near-drowning. Annals of Emergency Medicine, 8, 176-179.
- Rajeshwari R, Bodh DP, Satpathy A, Subramaniam A, Lalwani S., "Primary blast lung injury", J Lab Physicians, 2025;17:212-7, doi: 10.25259/JLP_304_2024
- Sofia Bartholdson, Johan von Schreeb, "Natural Disasters and Injuries: What Does a Surgeon Need to Know?", Current Trauma Reports, 2018,

부록

- Suner S., "History of Disaster Medicine.", Turk J Emerg Med., 2016 Mar 9;15(Suppl 1):1–4., doi: 10.5505/1304.7361.2015.69376. PMID: 27437524; PMCID: PMC4910125.
- W alters, E. "Program Profile, 20 Years of Service." Journal of Air Medical Transport, Vol. 11, No. 9(1992)

찾아보기

한글

ㄱ

ㅁ

ㅂ

부록

부록

영어

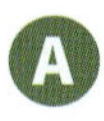

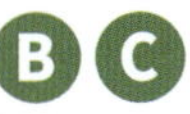

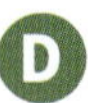

부록